CAMBRIDGE LIBRARY COLLECTION

Books of enduring scholarly value

Classics

From the Renaissance to the nineteenth century, Latin and Greek were compulsory subjects in almost all European universities, and most early modern scholars published their research and conducted international correspondence in Latin. Latin had continued in use in Western Europe long after the fall of the Roman empire as the lingua franca of the educated classes and of law, diplomacy, religion and university teaching. The flight of Greek scholars to the West after the fall of Constantinople in 1453 gave impetus to the study of ancient Greek literature and the Greek New Testament. Eventually, just as nineteenth-century reforms of university curricula were beginning to erode this ascendancy, developments in textual criticism and linguistic analysis, and new ways of studying ancient societies, especially archaeology, led to renewed enthusiasm for the Classics. This collection offers works of criticism, interpretation and synthesis by the outstanding scholars of the nineteenth century.

Claudii Galeni Opera Omnia

Galen (Claudius Galenus, 129–c. 199 CE) is the most famous physician of the Greco-Roman world whose writings have survived. A Greek from a wealthy family, raised and educated in the Greek city of Pergamon, he acquired his medical education by travelling widely in the Roman world, visiting the famous medical centres and studying with leading doctors. His career took him to Rome, where he was appointed by the emperor Marcus Aurelius as his personal physician; he also served succeeding emperors in this role. A huge corpus of writings on medicine which bear Galen's name has survived. The task of editing and publishing such a corpus, and of identifying the authentic Galenic texts within it, is a hugely challenging one, and the 22-volume edition reissued here, edited by Karl Gottlob Kühn (1754–1840) and published in Leipzig between 1821 and 1833, has never yet been equalled.

Cambridge University Press has long been a pioneer in the reissuing of out-of-print titles from its own backlist, producing digital reprints of books that are still sought after by scholars and students but could not be reprinted economically using traditional technology. The Cambridge Library Collection extends this activity to a wider range of books which are still of importance to researchers and professionals, either for the source material they contain, or as landmarks in the history of their academic discipline.

Drawing from the world-renowned collections in the Cambridge University Library, and guided by the advice of experts in each subject area, Cambridge University Press is using state-of-the-art scanning machines in its own Printing House to capture the content of each book selected for inclusion. The files are processed to give a consistently clear, crisp image, and the books finished to the high quality standard for which the Press is recognised around the world. The latest print-on-demand technology ensures that the books will remain available indefinitely, and that orders for single or multiple copies can quickly be supplied.

The Cambridge Library Collection will bring back to life books of enduring scholarly value (including out-of-copyright works originally issued by other publishers) across a wide range of disciplines in the humanities and social sciences and in science and technology.

Claudii Galeni Opera Omnia

VOLUME 17
PART 1

EDITED BY KARL GOTTLOB KÜHN

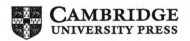
CAMBRIDGE
UNIVERSITY PRESS

CAMBRIDGE UNIVERSITY PRESS

Cambridge, New York, Melbourne, Madrid, Cape Town,
Singapore, São Paolo, Delhi, Tokyo, Mexico City

Published in the United States of America by Cambridge University Press, New York

www.cambridge.org
Information on this title: www.cambridge.org/9781108028431

© in this compilation Cambridge University Press 2011

This edition first published 1821-3
This digitally printed version 2011

ISBN 978-1-108-02843-1 Paperback

MEDICORVM GRAECORVM

OPERA

QVAE EXSTANT.

EDITIONEM CVRAVIT

D. CAROLVS GOTTLOB KÜHN

PROFESSOR PHYSIOLOGIAE ET PATHOLOGIAE IN
LITERARVM VNIVERSITATE LIPSIENSI PVBLICVS
ORDINARIVS ETC.

VOL. XVII. PARS I.

CONTINENS

CLAVDII GALENI T. XVII.

LIPSIAE

PROSTAT IN OFFICINA LIBRARIA CAR. CNOBLOCHII

1828.

ΚΛΑΥΔΙΟΥ ΓΑΛΗΝΟΥ

ΑΠΑΝΤΑ.

CLAVDII GALENI

OPERA OMNIA.

EDITIONEM CVRAVIT

D. CAROLVS GOTTLOB KÜHN

PROFESSOR PHYSIOLOGIAE ET PATHOLOGIAE IN
LITERARVM VNIVERSITATE LIPSIENSI PVBLICVS
ORDINARIVS ETC.

VOL. XVII. PARS I.

LIPSIAE

PROSTAT IN OFFICINA LIBRARIA CAR. CNOBLOCHII

1828.

CONTENTA VOLUMINIS XVII. PARTIS I.

*) Usque ad pag. 369 vitium typographicum *Γ* loco *B* in in-
scriptione paginarum obtinet.

* *) Commentariis his uti non licet, quos falsarius saeculi XVI e libris Galeni
aliorumque medicorum compilaverit, cf. notas bibliographicas vol. XX adnexas.

VI

ΙΠΠΟΚΡΑΤΟΥΣ ΕΠΙΔΗΜΙΩΝ Α. ΚΑΙ ΓΑΛΗΝΟΥ ΕΙΣ ΑΥΤΟ ΥΠΟ- ΜΝΗΜΑ Α.

Ed. Chart. IX. [1. 2.]   Ed. Baf. V. (344.)

Γαληνοῦ Προοίμιον. Οὐκ ἐν τούτῳ μὲν βιβλίῳ Ἱπποκράτης Κῶος περὶ τῶν νόσων ἑκάστῃ τῇ χώρᾳ
οἰκείων ἄγειν καθέστηκε, καθάπερ δὴ ἄλλοτέ ποτε· ὅτι ὁ
καθόλου αὐτοῦ λόγος ἢ περὶ νόσων τῶν ἐπιδημιῶν καλουμένων, τουτέστι τῶν κατὰ δήμους κατασκηπτόντων, αἱ [2]
ἀπὸ τῶν ἐπιδημιῶν οὕτω διαφέρουσαι, ὅτι αἱ μὲν κατά τι-

HIPPOCRATIS EPIDEM. I. ET GALENI IN ILLUM COMMEN- TARIUS I.

Praefatio Galeni. Non hoc quidem libro
Hippocrates Cous de propriis cujusque regionis morbis
agere inftituit, ficuti fane alias nonnunquam, quod univerfa ipfius oratio de morbis habeatur qui epidemii, hoc
eft populatim graffantes nominantur, qui a vernaculis fic
differunt, quod illi quidem per aliquod tempus quandam

να χρόνον τινὰ χώραν διαβαίνουσιν· αἱ δὲ τοῖς οἰκήτορ-
σιν ὥσπερ συγγενεῖς διὰ παντὸς ἔπωνται. ἐν τῷ γοῦν βιβλίῳ περὶ ἀέρων καὶ τόπων καὶ ὑδάτων ἔδημα τὰ νοσήματα
διδάσκει τὰ διὰ τῶν οἰκημάτων ἑκάστων προσγινόμεα. ἐν
τούτῳ δὲ τὰ νοσήματα ἐπιδήμια τὰ κατά τινα χρόνον παν-
δημεὶ τὰς πόλεις ἢ τὰς γενετὰς ἁπάσας ἐπιχειροῦντα. ταῦτα
δὲ ἄμφω τῶν νοσημάτων γένη πάγκοινά τε καὶ πάνδημα
ὀνομάζειν εἴωθεν· λοιπὰ δὲ πάντα σποραδικὰ, τὰ δή που
μὴ κοινῶς πολλοὺς, ἀλλ' ἕκαστον ἰδίᾳ καταλαμβάνει. πολλάκις γὰρ οἱ Ἕλληνες τὸ σπείρειν ἀντὶ τοῦ διασπείρειν καὶ
ὑπ' ἀλλήλων διαχωρίζειν ἔλαβον, καὶ κατὰ τοῦτον τρόπον
Θουκυδίδης περὶ τῶν νεανίσκων· ἦρος δὲ ἄλλοι ἐν τῷ ἄλλῳ τῆς πόλεως μέρει σποραδικοὶ ἀπολώλασι· τούτων δὲ νοσημάτων ὡς ἡ γένεσις, οὕτω καὶ αἰτία κοινή ἐστι. ὅταν δὲ
τρεῖς ὦσιν αἰτίαι ἀφ' ὧν τὰ νοσήματα γίνεται, μία μὲν
τοῖς προσφερομένοις ἔνεστι, δευτέρα δὲ τοῖς πραττομένοις,
τρίτη δὲ τοῖς ἔξωθεν ἐμπίπτουσι. ἀπὸ τοῦ μὲν ἑκάστου
κοινὰ τὰ νοσήματα γίνεσθαι εἴωθεν καὶ μάλιστα ἀπὸ τῆς

regionem pervadant, hi vero incolas tanquam cognati
nullo non tempore comitentur. Itaque libro de aëre,
locis et aquis vernaculos morbos docet, qui per fingulas
habitationes oboriantur. Hoc autem libro morbos epidemios, qui per aliquod tempus paffim vel civitates vel nationes univerfas adoriantur. Haec autem duo morborum
genera tum communia tum paffim graffantia nuncupare
confuevit. Cetera vero omnia difperfa, quae fcilicet non
communiter multos, fed feorfum quemque prehendunt.
Nam faepius Graeci σπείρειν pro difpergere et ab invicem
feparare ufurparunt, eoque modo Thucydides de juvenibus ait: vere autem alii in alia civitatis parte difperfi
perierunt. Horum autem morborum ut generatio ita et
caufa communis. Quum autem tres caufae fint a quibus
oboriuntur morbi, una quidem iis quae efferuntur, altera
iis quae fiunt, tertia iis quae extrinfecus incidunt. A
fingulis fane communes morbi fieri confuevere, ac potif-

Ed. Chart. IX. [2.]　　　　　　　　　　Ed. Bas. V. (344.)

ἀέρος ἡμᾶς περιέχοντος καταστάσεως. οὐ γὰρ τὰ πλεῖστα συμβαίνει ἐκ τῶν προσενεχθέντων σιτίων τὸ κοινὸν νόσημα τὴν πόλεα ἢ χώραν ἢ στρατὸν διαβαίνειν, ὥσπερ μήτ᾽ ἐκ τῶν κοινῶν πραγμάτων τε καὶ πονημάτων περιεχόμενος ἡμᾶς ἀὴρ, εἰ ἀμετρότερον θερμαίνηται ἢ καταψύχηται ἢ ὑγραίνηται ἢ ξηραίνηται τὴν σωμάτων συμμετρίαν τὴν οὖσαν ὑγιείαν διαταράττει καὶ στρέβλει καὶ ἀνατρέπει. ταῖς γὰρ ἄλλαις αἰτίαις μήθ᾽ ὁμοῦ πάντες ἀντιάζομεν μήθ᾽ ἡμέραν ὁλόκληρον ὑποκείμεθα, ἀλλὰ μόνος ἀὴρ ἅπαντας περιέχει καὶ ἀπὸ πάντων εἰσπνεῖται. γίνεσθαι γὰρ ἀδύνατον ὅτι μὴ τὰς τῶν ζώων σωμάτων εὐκρασίας μετὰ τῆς αὐτοῦ μεταβολῆς διαιθεσθαι καὶ μεταβάλλεσθαι. καὶ διὰ ταῦτα καθάπερ αὐτὸς διδάσκει ὁ Ἱπποκράτης. ἦρος μὲν τῆς ὥρας εὐκραιοτάτης οὔσης αἷμα τῶν χυμῶν εὐκρατότατος ὢν εὐπορεῖ καὶ αὐξάνεται. χειμῶνος δὲ τῆς ψυχροτάτης ὥρας οὔσης τὸ φλέγμα ψυχρότατος ὁ χυμὸς ὢν, ὥσπερ καὶ τοῦ θέρους τῆς ὥρας θερμοτάτης χυμὸς θερμότατος ἡ χολὴ ξανθή· τοῦ δὲ φθινοπώρου τῆς ὥρας ξηροτάτης μέλαινα χολὴ ἡ πλείστη

ſimum ab aëris nos ambientis ſtatu. Non enim plerumque accidit per ingeſtos cibos morbum communem civitatem aut regionem aut exercitum pervadere, ut neque per communes tum occupationes tum labores ambiens nos aër ſi immoderatius calefiat aut frigeat aut humeſcat aut ſicceſcat corporum ſymmetriam, quae ſanitas eſt, interturbat, depravat, evertit. Aliis enim cauſis neque ſimul omnes occurrimus, neque diem integrum ſubjicimur, ſed aër ſolus foris omnes ambit, atque ab omnibus inſpiratur. Fieri ſiquidem non poteſt quin corporum animantium temperamenta cum ejus permutatione afficiantur. Atque propterea, ut ipſe docet Hippocrates: *Vere quidem tem·peratiſſima tempeſtate ſanguis humorum temperatiſſimus abundat augeſcitque, hieme tempeſtate frigidiſſima, pituita humor frigidiſſimus, quemadmodum et aeſtate tempeſtate calidiſſima, calidiſſimus humor flava bilis, autumno denique ſicca tempeſtate bilis atra quae tum plurima tum vehementiſſima eſt*, peruſtis per aeſtatem duobus humori-

τε καὶ ἰσχυροτάτη ἐστὶ, κατωπτηθέντων ἐν τῷ θέρει δυοῖν
χυμοῖν τοῦ αἵματος καὶ τῆς χολῆς ξανθῆς καὶ τῆς ὠχρᾶς
καλουμένης. οὕτω τὸ λοιπὸν καὶ τὰ νοσήματα κατὰ τὴν
τῆς ἑκάστης ὥρας ἀναλογίαν προσγίνεται, ἃ μετὰ τῆς πλεονάζοντος χυμοῦ φύσεως τὴν ὁμοιότητα διαλαγχάνει. εἰ δὲ
κατὰ τὰς εἰρημένων ὡρῶν προσηγορίας εἰρημένοι χυμοὶ γεννῶνται, μήποτε δήπου γίνηται ὡς ἀπὸ τῆς σφετέρας εὐκρασίας ποτὲ νοθευόμενοι τοὺς ἄλλους διεργάζοντας. διότι δὲ ἑκάστη ὥρα κατὰ λόγον τῆς σφετέρας εὐκρασίας, ἀλλὰ μὴ ὀνόματος ἕνεκα τοὺς προειρημένους χυμοὺς αὔξει, ὅταν ἡ περιέχοντος ἡμᾶς ἀέρος εὐκρασία μετ-
αλαμβάνεται, τοὺς δὲ χυμοὺς μεταλαμβάνεσθαι ἐπάναγκές
ἐστιν, ὥσπερ ἐν τοῖς ἀφορισμοῖς αὐτὸς ἔλεγε. ἐν τῇσιν
ὥρησιν ὅταν τῆς αὐτῆς ἡμέρας ὁτὲ μὲν θάλπος, ὁτὲ δὲ
ψῦχος γίγνηται, φθινοπωρινὰ τὰ νοσήματα προσδέχεσθαι
χρή. ὥσπερ οὖν καθ' ἑκάστας ὥρας ἰδίαν εὐκρασίαν φυ-
λάττουσας κατὰ τὸν σφετερῶν φύσεων λόγον ἐκτίζετο τὰ
νοσήματα, οὕτως εἰ παρὰ φύσιν αὗται μεταλαμβάνωνται,
εἰς τὸν καταστάσεως ζῆλον τὰ νοσήματα γενήσεται. διὰ τί

bus, fanguine et bile flava, quae et pallida nominatur.
Sic demum etiam morbi pro ratione uniuscujusque tempeftatis oriuntur, qui cum humoris exuberantis natura
fimilitudinem fortiuntur. Ac fi per dictarum tempeftatum appellationes dicti humores procrearentur, nunquam
utique fieret ut a fua temperie aliquando degenerantes alios
producerent. Quia vero unaquaeque tempeftas pro fui
temperamenti ratione, non autem propter nomen, praedictos humores auget, quum ambientis nos aëris temperies permutatur, humores quoque permutari neceffe eft,
quemadmodum in aphorismis ipfe pernunciabat: *Quum
per anni tempeftates eodem die modo calor, modo frigus
oboriatur, autumnales morbi exfpectandi funt.* Quemadmodum autem fingulis tempeftatibus propriam temperaturam
fervantibus pro fuárum naturarum ratione morbi creabantur, ita fi praeter naturam permutentur, ad conftitutionis aemulationem morbi fient. Cur igitur in unaqua-

γοῦν καθ᾽ ἑκάστην ὥραν μὴ πάντες οὐχ ὑπὸ τῆς μιᾶς καὶ αὕτης νόσου ἐπιλαμβάνονται; διότι μὴ ὀλίγον διαφέρουσι καὶ ταῖς οἰκείαις φύσεσι καὶ ταῖς ἡλικίαις καὶ τοῖς διαιτήμασι. τοιγαροῦν ὁ μὲν ῥᾳδίως [3] τῇ τῆς συστάσεως παρούσης ὥρας κακουργίου ὑπερχωρήσει, ὁ δὲ σφόδρα προσπαλαίσει, ἄλλος δὲ μηδαμῶς πάντῃ βλαφθήσεται, ἄλλος ὅλως πονηροῦ τοῦ διαιτήματος ἕνεκα πρότερον ἢ τὴν τῆς ὥρας βλάβην αἰσθάνηται ὑπὸ τῆς νόσου καταλήψεται. ὥσπερ γὰρ ὅταν ἀπὸ τοῦ περιέχοντος ἐβλάπτετο ὑπὸ τοιούτου νοσήματος διετίθετο ὁ τῇ ἐκείνου κράσει ἀναλογῇ, οὕτω γενήσεται ὡς ἁμαρτήματος ἕνεκα νοσίῃ τοῦ ἐν τῇ διαιτητικῇ παρανομουμένου. ταῦτα γοῦν πᾶς τις ἔγνων, μὴ (345) μόνον προγνώσεται τὰς γινομένας νόσους ἑκάστη τῶν καταστάσεων, ἀλλὰ καὶ κωλύσει γενέσθαι ταῖς τοῦ περιέχοντος ἡμᾶς ἀμέτροις καταστάσεσι τὴν ἐναντίαν ἐπιτεχνώμενος δίαιταν. εὔδηλον γὰρ ὡς εἴπερ εὐκρασία τῶν πρώτων ἐστὶν ἡ ὑγεία, διαφθαρήσεται μὲν ὑπὸ τῆς τοῦ περιέχοντος δυσκρασίας, φυλαχθήσεται δ᾽ ὑπὸ τῆς κατὰ

que tempeftate non omnes uno et eodem morbo corripiuntur? Quoniam fane non parum diffident et per connatas naturas et per aetates nec non per vivendi formas. Quocirca hic quidem facile cedet malitiae temperaturae praefentis tempeftatis, alius vero magnopere obluctabitur, alius autem nequaquam prorfus laedetur, alius denique prava vivendi ratione prius quam tempeftatis fentiat laefionem morbo occupabitur. Nam ut quum ab ambiente laedebatur, tali morbo capiebatur qui illius temperamento refponderet, ita fiet ut pro delicti ratione aegrotet quod in vivendi forma committitur. Haec igitur quicunque novit, non folum qui in unoquoque coeli ftatu morbi oriuntur eos praenofcet, verum etiam eos procreari (victum incommoderatis circumftantis nos aëris conftitutionibus contrarium arte machinatus) prohibebit. Si namque proba primorum corporum temperies fit fanitas, quod eam quidem ambientis intemperies labefactura fit, fervatura vero contraria vivendi

τὴν δίαιταν ἐναντεώσεως. κακῶς οὖν ὁ Κόϊντος ἐξηγεῖται καὶ
ταῦτα τὰ βιβλία καὶ τὰ τῶν ἀφορισμῶν, ἐν οἷς ὡδέ πως
ἔγραψε. περὶ δὲ τῶν ὡρίων, ἦν μὲν ὁ χειμὼν αὐχμηρὸς καὶ
βόρειος γένηται, τὸ δὲ ἔαρ ἔπομβρον καὶ νότιον, ἀνάγκη τοῦ
θέρους πυρετοὺς ὀξεῖς καὶ ὀφθαλμίας καὶ δυσεντερίας γίνεσθαι. τῇ πείρᾳ γὰρ μόνη τοῦτο ἐγνῶσθαί φησιν ὁ Κόϊντος
ἄνευ τοῦ κατὰ τὴν αἰτίαν λογισμοῦ. πρῶτον μὲν αὐτὸ τοῦθ᾽
ἁμαρτάνων, ὅτι τὰς αἰτίας ὧν εἶπε κατὰ τοὺς ἀφορισμοὺς
τούτους ὁ Ἱπποκράτης, αὐτὸς αὖθις ἐν τῷ περὶ ὑδάτων καὶ
ἀέρων καὶ τόπων ἔγραψεν· εἶθ᾽ ὅτι τὸ χρήσιμον μέρος τῆς
διδασκαλίας ὑπερέβαινεν. ἀρεταὶ μὲν γὰρ εἰσιν ἐξηγητῶν δύο
αὗται, τό τε τὴν γνώμην φυλάττειν τοῦ συγγράμματος καὶ
τὸ τὰ χρήσιμα διδάσκειν τοὺς ἀναγνωσομένους αὐτοῦ τὰ ὑπομνήματα, διέφθειρε δὲ ἀμφοτέρας ὁ Κόϊντος ἐν τῷ μὴ
συνάπτειν τῇ καταστάσει τοῦ περιέχοντος ἡμᾶς ἀέρος τὰ
πλεονάσαντα νοσήματα, συνάπτεσθαι μὲν αὐτὰ βουλομένου
τοῦ Ἱπποκράτους αὐτοῦ, προγνῶναι δ᾽ ἐσόμενα καὶ κωλῦσαι
συνιστάμενα καὶ ἰᾶσθαι γενόμενα μὴ δυνησομένων ἡμῶν,
ἄνευ τοῦ γνῶναι τὴν γενομένην ἐν τῷ σώματι ἡμῶν διάθεσιν

ratio patet omnibus. Quocirca Quintus male tum hos
tum aphorismorum libros interpretatur, in quibus hoc
modo fcripfit Hippocrates: *Inter anni tempeftates, fi hiems ficca quidem et borealis fuerit, ver autem pluvium et
auftrinum, febres acutas, lippitudines, dyfenterias, ad
aeftatem oboriri neceffe eft*, nèmpe fola experientia id
cognitum effe ait Quintus citra caufae rationem. Primum
quidem eo ipfo peccat, quod eorum * * fcripferit, deinde
quod utilem doctrinae partem praetermiferit. Nam interpretum haec duo funt officia, alterum libri fenfum tueri,
alterum lecturos libri commentarios utilia docere. Munus utrumque Quintus labefactavit, dum exuberantes morbos cum ambientis nos aëris ftatu non conjungit, quum
eos ipfe Hippocrates conjungi velit, quum nos neque
futuros morbos praevidere, neque oborientes prohibere,
neque obortos curare valeamus, nifi affectionem corporibus

ΚΑΙ ΓΑΛΗΝΟΥ ΕΙΣ ΑΥΤΟ ΥΠΟΜΝΗΜΑ Α. 7

Ed. Chart. IX. [3.] Ed. Baf. V. (345.)

ἐκ τῆς δυσκρασίας τοῦ περιέχοντος. οὕτως γὰρ καὶ τῶν ἄλλων ἁπασῶν καταστάσεων παραλελειμμένων τὰς δυνάμεις αὐτοὶ ἐξευρίσκειν δυνησόμεθα. ὅστις οὖν βούλεται μεγάλως εἰς τὴν τέχνην ἐκ τῆς ἀναγνώσεως τῶν ἐπιδημιῶν ὠφεληθῆναι, προαναγνῶναι τοῦτον βέλτιόν ἐστι τὸ περὶ φύσεως ἀνθρώπου καὶ τὸ περὶ ὑδάτων καὶ ἀέρων καὶ τόπων, ἔτι τῶν ἀφορισμῶν ἐκείνους, ἐν οἷς περὶ τῶν ὡρῶν διέρχεται καὶ τὰς δυνάμεις διδάσκει τῶν ψυχρῶν καὶ θερμῶν καὶ ξηρῶν καὶ ὑγρῶν καταστάσεων. ἀναγκαῖον δέ ἐστι πρὸς τοῖς εἰρημένοις αὐτὸ τὸ προγνωστικὸν ἀνεγνωκέναι. οἷς γὰρ ἐδίδαξεν ἐν οἷς εἴρηκα βιβλίοις ἀκολουθεῖ τὰ κατὰ τῶν ἐπιδημιῶν γεγραμμένα, πρῶτον μὲν ὅτι θερμοῦ καὶ ψυχροῦ καὶ ξηροῦ καὶ ὑγροῦ συμμετρία τίς ἐστι τῶν πρώτων σωμάτων ἡ ὑγεία· δεύτερον δὲ, ὅτι τὸ μὲν ἔαρ εὐκρατότατόν ἐστιν, ὅταν γε τὴν οἰκείαν κρᾶσιν φυλάττῃ καὶ διὰ τοῦτ᾽ ἐν αὐτῷ πλεονάζει τὸ αἷμα, καθάπερ γε καὶ τὸ θέρος θερμότερον καὶ ξηρότερον τοῦ προσήκοντος, ὁ χειμὼν ὑγρότερος καὶ ψυχρότερος· ἀνώμαλον δὲ

noftris ab ambientis illatam intemperie cognoverimus. Ita namque ceterorum omnium ftatuum praetermiſſorum facultates ipfi comperire valebimus. Quamobrem quicunque ex epidemiorum lectionibus ad artem juvari vehementer defiderat, fatius eft ipfum tum librum de hominis natura tum librum de aëre, locis et aquis praelegiſſe, illos etiamnum aphorismorum libros, in quibus de anni tempeftatibus differit, et frigidorum, calidorum, ficcorum et humidorum ftatuum facultates docet. His proditis addimus neceſſarium quoque eſſe ipfum opus prognoftici evolviſſe. Nam quae in his quos protuli libris docuit, ea in epidemiis confcripta confequuntur. Primum quidem quod calidi, frigidi, ficci et humidi fymmetria quaedam primorum corporum fit fanitas. Seoundum quod ver temperatiſſimum fit ubi propriam temperaturam fervaverit, ob idque in eo exuberat fanguis, quemadmodum et aeftas quam deceat calidior et ficcior et hiems humidior et frigidior; atque inaequalis temperamento autumnus in quo ficcum

τῇ κράσει τὸ φθινόπωρον, ἐπικρατούμενον ὑπὸ τοῦ ξηροῦ τε
καὶ ψυχροῦ καὶ ὅτι πλεονάζει καθ᾽ ἕκαστον αὐτῶν εἷς τις
χυμὸς, ὡς ὀλίγον ἔμπροσθεν εἶπον. ἐπὶ τούτοις τρίτον τε
καὶ τέταρτον ἐν ἐκείνοις τοῖς βιβλίοις ἐδιδάχθη, κατὰ μὲν
τὸ περὶ φύσεως ἀνθρώπου, τῶν ἐπιδημιῶν νοσημάτων αἴτιον εἶναι τὸ περιέχον, ἐν δὲ τῷ προγνωστικῷ τῶν σημείων,
δι᾽ ὧν αἱ προγνώσεις γίνονται, ἥτις ἑκάστου δύναμίς ἐστι
κατά τε ποιότητα καὶ [4] μέγεθος. ἀξιῶ δέ σε τὸν ἀναγνωσόμενον τὴν προκειμένην πραγματείαν ὧν διῆλθον ἁπάντων πρόχειρον ἔχειν τὴν μνήμην, ἵνα τοῖς ὑφ᾽ ἡμῶν λεχθη-
σομένοις, ἀκολουθῇς ἑτοιμότερον. ἁπάντων δὲ μάλιστα τὸ
περὶ ὑδάτων καὶ ἀέρων καὶ τόπων ἀνεγνωκέναι σε βούλομαι,
ὅπως ἴδῃς ἐν οἷς Ἱπποκράτης αὐτὸς ἔγραψε καὶ πιστώσωμαι
τὰ γένη τῶν νοσημάτων ὧν δεῆλθον Ἱπποκράτει διηρημέ-
νων οὕτως, αἴτιόν γε τὸν ἀέρα ἐπιδημίων νοσημάτων ἀπο-
φαινομένῳ. κατὰ μὲν γὰρ τὸ περὶ φύσεως ἀνθρώπου ταυτὶ
γράφει· αἱ δὲ νοῦσοι γίγνονται αἱ μὲν ἀπὸ διαιτημάτων,
αἱ δὲ ἀπὸ τοῦ πνεύματος, ὃ ἐσαγόμενοι ζῶμεν. τὴν δὲ διά-

et frigidum evincant. Quod etiam in ipfis fingulis unus
quidem humor abundat, ut paulo ante dixi. Ab his tum
tertium tum quartum illis in libris declarata funt, in
libro quidem de hominis natura ambientem aërem morborum epidemiorum caufam effe, in prognoftico vero quae
fint fingulorum fignorum vires quibus praenotiones tum
in qualitate tum magnitudine fiunt. At te qui praefentem tractatum lecturus fis, promptam omnium quae differui memoriam habere volo, ut facilius quae a nobis
dicentur confequi valeas. Omnium vero maxime librum
de aëre, locis et aquis te legiffe velim, ut agnofcas in
quibus ipfe Hippocrates fcripfit et fum probaturus morborum genera quae ab Hippocrate fic diftincta percurri,
qui morborum epidemiorum caufam aërem effe pronunciat. Is fiquidem libro de hominis natura haec fcribit:
*Morbi autem oriuntur alii quidem a victu, alii vero a
fpiritu, quem introducentes vivimus. At utrorumque di-*

γνωσιν ἑκατέρων ὧδε χρὴ ποιέεσθαι. ὁκόταν μὲν ὑπὸ ἑνὸς
νοσήματος πολλοὶ ἄνθρωποι ἁλίσκωνται κατὰ τὸν αὐτὸν
χρόνον, τὴν αἰτίην χρὴ ἀνατιθέναι τουτέῳ, ὅ τι ἂν κοινό-
τατόν ἐστι καὶ μάλιστα αὐτέῳ πάντες χρεόμεθα. ἔστι δὲ
τοῦτο ὃ ἀναπνέομεν. φανερὸν γὰρ δὴ ὅτι τὰ διαιτήματα
ἑκάστου ἡμέων οὐκ αἴτιά ἐστιν ὧν τότε ἅπτεται ἡ νοῦσος
πάντων ἑξῆς καὶ τῶν νεωτέρων καὶ τῶν πρεσβυτέρων καὶ
γυναικῶν καὶ ἀνδρῶν ὁμοίως καὶ τῶν θωρησσομένων καὶ
τῶν ὑδροποτεόντων καὶ τῶν μᾶζαν ἐσθιόντων καὶ τῶν ἄρτον σιτεόντων καὶ τῶν ὀλίγα ταλαιπωρεόντων καὶ τῶν πολλὰ
καμνόντων, οὐκ ἂν οὖν τὰ διαιτήματα αἴτια εἴη γε, ὁκόταν
διαιτώμενοι πάντας τρόπους οἱ ἄνθρωποι ἁλίσκονται ὑπὸ
τῆς αὐτέης νούσου. ὁκόταν δὲ αἱ νοῦσοι γίνονται παντοδα-
παὶ κατὰ τὸν αὐτὸν χρόνον, δηλονότι τὰ διαιτήματα αἴτιά
ἐστιν ἕκαστα ἑκάστοισιν. ἐν ταύτῃ τῇ ῥήσει πάντων τῶν
ἐπιδημιῶν εἶναί φησι τὴν κατάστασιν, ἀλλὰ οὐ τὴν δίαιταν
αἰτίαν. δύναται δὲ ἄν ποτε καὶ ὕδατος μοχθηροῦ πόσις ἐργάσασθαι πάγκοινον νόση- (346) μα. καὶ ἱστορεῖται καὶ

gnotio ita efficienda eft. Quum multi homines uno morbo eodem tempore corripiuntur, in id quod communiſſi-
mum eft et quod potiſſimum omnes utimur, accepta cauſa
rejicienda eft. Quod autem reſpiramus id exiſtit. Conſtat ſiquidem victum cujusque noſtrum cauſam non eſſe,
quum ſerie omnes tum juvenes tum ſenes tum mulieres
tum viros peraeque invadat, tum juvenes, tum ſenes, vini
potores et aquae bibaces, tam eos qui mazam eſitant
quam qui pane victitant, tam eos qui modice laborant
quam qui magnopere labores ferunt. Quum itaque homines omnibus modis viventes eodem morbo corripiantur,
nequaquam cauſa fuerit victus ratio. Quum vero eodem
tempore diverſi generis morbi oriuntur, ſua ſane cuique
vivendi ratio cauſa eft. Hoc textu coeli ſtatum omnium
epidemiorum morborum cauſam eſſe, ſed non victus rationem pronunciat. Poteſt interdum quoque pravae aquac
potus morbum omnibus communem efficere idque in

τοῦτο γεγονὸς ἐπὶ στρατοπέδου, ὥσπερ γε καὶ διὰ τὴν τοῦ
χωρίου φύσιν ἔνθα πάντες ἐν ἑνὶ χωρίῳ στρατοπεδευόμενοι
διετέλεσαν. ἐνίοτε δὲ ἐκ βαράθρων τῶν καλουμένων χαρω-
νείων πνευμάτων πλεοναζόντων. ταῦτα μὲν οὖν τῷ βλάπτειν τὸν ἀέρα καὶ τὰς νόσους ἐργάζεται καὶ εἴη ἂν ἐν τῷ
προγεγραμμένῳ λόγῳ περιεχόμενα. τὰ δὲ ἀπὸ τῶν ἐδεσμάτων καὶ πομάτων σπάνιά τέ ἐστι καὶ γνωσθῆναι ῥᾷστα. ἐν
μὲν οὖν τῷ περὶ φύσεως ἀνθρώπου βιβλίῳ τὸ αἴτιον τοῦ
κοινοῦ πολλοῖς νοσήμασιν ὠνόμασι κοινότατον. ἐν δὲ τῷ
περὶ ἀέρων καὶ ὑδάτων καὶ τόπων τὰ οὕτω γινόμενα νοσήματα πάγκοινα προσηγόρευσεν ὧδέ πως εἰπών· περὶ ἑκάστου δὲ χρόνου προϊόντος καὶ τοῦ ἐνιαυτοῦ, λέγοι ἂν ὁκόσα
νοσήματα μέντοι πάγκοινα τὴν πόλιν κατασχήσειν ἢ θέρεος
ἢ χειμῶνος καὶ πάλιν οὐ μετὰ πολλά. ταῦτα μὲν τὰ νοσήματα ἐπιχώρια αὐτέοισίν ἐστι καὶ ἤν τι πάγκοινον κατάσχοι νόσημα ἐκ μεταβολῆς τῶν ὡρέων καὶ οὗτοι μετέχουσι.
καὶ πάλιν μετ᾽ ὀλίγα· τοῖσι μὲν ἀνδράσι ταῦτα τὰ νοσή-

caſtris eveniſſe memoriae proditum eſt, quomodo et ob
loci naturam, ubi omnes eodem loco caſtra metati per-
manſerunt. Interdum etiam ex barathris charoneorum
appellatorum, ex quibus abunde venti ſpirant. Haec ergo
quod aërem inficiant, propterea morbos procreant, atque
a praeſcripto textu comprehenduntur. Qui vero ab eduliis et potionibus excitantur morbi tum pauci tum cognitu faciles exiſtunt. Quare libro de natura humana
caufam ejus, quod multis morbis eſt commune, commu-
niſſimam appellavit. Libro vero de aëre, aquis et locis qui
fic generantur morbi pancoenos *univerſales* vocavit hifce
verbis uſus: *At uniuscujusque temporis procedentis et
anni ſtatum et quoscunque morbos pancoenos tam aeſtate
quam hieme urbem invaſuros praedicturus eſt.* Ac rurfum non poſt multa: *Hi quidem morbi ſunt ipſis vernaculi et ſi quis univerſalis morbus prehenderit ex temporum
anni mutatione, ii hujus etiam participes exſiſtunt.* Atque iterum poſt pauca: *At viris quidem hi morbi pecu-*

Ed. Chart. IX. [4. 5.]　　　　　Ed. Baf. V. (346.)

ματα ἐπιχώριά ἐστι καὶ χωρὶς, ἤν τι πάγκοινον κατάσχοι
ἐκ μεταβολῆς τῶν ὡρέων. καὶ κατωτέρω πάλιν· τοῦτο μὲν τὸ
νόσημα αὐτέοισι σύντροφόν ἐστι καὶ θέρεος καὶ χειμῶνος.
ἀλλὰ μηδὲ τοῦτό σε παρέλθῃ, ἐν ταῖς προγεγραμμέναις ῥήσεσιν εἰρημένον ἐν ἄλλοις τέ τισι τῶν Ἱπποκράτους. ὅσα
πλεονάζει διὰ παντὸς ἔν τινι χώρᾳ, ἅπερ δὴ καὶ ἐνδημια
προσαγορεύεται, τῶν κοινῶν πολλοῖς ὄντα καὶ αὐτὰ, καθάπερ καὶ ὁ λοιμός. ἔστι γὰρ καὶ οὕτως ἐκ τῶν κοινῶν
νοσημάτων, ὡς αὐτὸς αὖ καὶ περὶ τοῦδε σαφῶς ἐδήλωσεν ἐν
τῷ περὶ διαίτης ὀξέων ὡδέ πως εἰπών. [5] ὅταν γὰρ μὴ
λοιμώδεος νούσου τρόπος τις κοινὸς ἐπιδημήσῃ, ἀλλὰ σποράδες ὦσιν αἱ νοῦσοι καὶ μὴ παραπλήσιαι αὐτέοισιν, ὑπὸ τούτων τῶν νοσημάτων οἱ πλείους ἀπόλλυνται ἢ ὑπὸ τῶν ἄλλων τῶν συμπάντων. δῆλον οὖν ὡς ἐκ τοῦ γένους τῶν ἐπιδημίων νοσημάτων ὅσα κακοηθέστατα γίνονται καὶ λοιμώδη
καλεῖται. τὸ δὲ τῶν ἐπιδημίων ἐκ τοῦ τῶν πανδήμων τε
καὶ παγκοίνων γένους ἐστὶν, ὃ ταῖς σποράσι νόσοις ἀντι-
διαιρεῖται. ταῦτα μὲν οὕτως αὐτὸς ὠνόμασε. τοὺς λοιμοὺς

liares funt et vernaculi, item, feorfum fi quis univerfales
ex tempeftatum anni mutatione prehenderit. Deinde paulo
inferius: *Hic morbus ipfis connutritus eft tum aeftate tum
hieme.* Verum hoc neque te latuerit dictum in praefcri-
ptis et aliis quibusdam Hippocratis textibus, quicunque
morbi perpetuo aliqua in regione fcaturiunt, quos et fane
endemios vocitant, eos cenferi ex illorum genere qui
multis communes exiftunt, veluti quoque peftis. Haec
enim ex communium morborum eft numero, ut ipfe
rurfum de ea re libro de acutorum victu his verbis ita
dilucide declaravit: *Quum enim nullus communis peftilentis morbi modus fparfim graffatus fuerit, fed difperfi
fporadicive morbi ac fimiles fuerint, ab his morbis plures
quam ab aliis omnibus intereunt.* Conftat itaque morbos
qui et maligniffimi funt et peftilentes vocantur, ex morborum epidemiorum effe genere, epidemiorum vero tum
ex popularium tum univerfalium genere qui difperfis
morbis e regione opponuntur, hos quidem ita nominavit.

12 ΙΠΠΟΚΡΑΤΟΥΣ ΕΠΙΔΕΜΙΩΝ Α

Ed. Chart. IX. [5.]   Ed. Baf. V. (346.)

) δὲ πάντες ἄνθρωποι καλοῦσί τε καὶ γινώσκουσιν ὄντας ὀλέθρια νοσήματα καὶ πέμπουσι δὲ πολλάκις εἰς θεοὺς, περὶ
τῆς ἰάσεως αὐτῶν πυνθανόμενοι. οὐ μόνον δὲ ἐνταῦθα τὸ
ἐπιδημήσειν γέγραφεν, ἀλλὰ καὶ κατὰ τὸ προγνωστικὸν, ἐν
ᾧ φησι· χρὴ δὲ τὰς φορὰς τῶν νοσημάτων τῶν ἀεὶ ἐπιδη-
μεόντων ταχέως ἐνθυμέεσθαι καὶ μὴ λανθάνειν τῆς τε ὥρης
τὴν κατάστασιν. ἐν αὐτοῖς δὲ τοῖς τῶν ἐπιδημίων ποτὲ
μέν ἐστιν ἀκοῦσαι λέγοντος αὐτοῦ, ἐπεδήμησαν δὲ δυσεντερίαι κατὰ θέρος πολλαὶ, ποτὲ δὲ καὶ ἄλλαι πυρετῶν ἐπεδήμησαν ἰδέαι. καὶ γὰρ ἄλλοις τὸ νόσημα ἐπιδήμιον ἦν. γέγραπται δὲ τοῦτο τοὔνομα τὸ ἐπιδήμιον ἐν τισὶ μὲν τῶν
ἀντιγράφων διὰ δ' συλλαβῶν, τῆς τελευτῆς ἐκ τοῦ μ' καὶ ο'
καὶ ν' συνεστηκυίας, ἐν τισὶ δὲ διὰ ε', διά τε τοῦ μ' καὶ ι'.
κἄπειτα καθ' ἑτέραν συλλαβὴν τὴν τελευτὴν τοῦ ο' καὶ ν'.
μεμνῆσθαι χρὴ τούτων εἰς τὰ μέλλοντα λέγεσθαι γιγνώσκειν
ὡς ἔνια μὲν τῶν νοσημάτων κοινῇ πολλοὺς καταλαμβάνει, ἃ
δὴ λέγεται κοινὰ, ἔνια δ' ἕκαστον ἰδίᾳ. τὰ σποραδικὰ
προσαγορευόμενα. τῶν δὲ κοινῶν τὰ μὲν ἔνδημά τέ εἰσι,

Peftes autem homines univerſi et vocant et agnoſcunt
morbos eſſe pernicioſos. Et vero ad deos multoties mit-
tunt de eorum curatione conſulturi. At non hic ſolum
verbum *ἐπιδημήσειν paſſim graſſari*, ſcripſit, verum etiam
in prognoſtico, ubi pronunciavit: *oportet autem et morborum perpetuo paſſim graſſantium impetus celeriter animadvertere ac tempeſtatis ſtatum non ignorare.* In iis
autem epidemiorum libris interdum ipſum pronunciantem
audire potes; et paſſim graſſatae ſunt, aliis ſiquidem morbus erat epidemius. Porro hoc nomen *ἐπιδήμιον* quibusdam in exemplaribus quatuor ſyllabis ſcriptum eſt, po-
ſtrema conſtante ex μ, ο, ρ, ν, in quibusdam vero quinque ſyllabis, penultima conſtante αρι, altera deinde ultima
ſyllaba α, ρ, ν. Horum autem ad ea quae enunciari debent meminiſſe oportet, ac noſſe nonnullos quidem morbos communiter multos invadere, qui ſcilicet communes
dicuntur, nonnullos vero unumquamque privatim prehen-
dere et ſporadicos appellari. Inter communes *morbos* alii

τὰ δὲ ἐπίδημά τε καὶ ἐπιδήμια, διὰ τῶν δ᾽ ἢ ε᾽ συλλαβῶν, ὡς εἴρηται, γραφόμενα καὶ λεγόμενα. τούτων δὲ τὰ χαλεπώτατα λοιμώδη καλεῖται, τὴν αἰτίαν ἐκ τῆς περὶ τὸν ἀέρα καταστάσεως ἔχοντα καὶ αὐτὰ, καθάπερ ὅλον τὸ γένος τῶν ἐπιδημίων νοσημάτων. γέγραφε δὲ καὶ λοιμώδεις τινὰς καταστάσεις, ὥσπερ καὶ τὰς ἐν τῷ γ᾽, διότι καὶ τῷ γένει ὁ λοιμὸς ἐπιδήμιόν ἐστι νόσημα. ταῦτα μὲν οὖν ἄμεινόν ἐστι διωρίσθει πρὸ τῆς μελλούσης ἔσεσθαι τῶν κατὰ μέρος ἐξηγήσεως. μετὰ ταῦτα δὲ εἰς ἐκείνην ἤδη τρέψομαι τοσοῦτον ἔτι προειπὼν, ὅπερ καὶ ἐν πολλοῖς τῶν ὑπ᾽ ἐμοῦ γεγραμμένων βιβλίων εἰρῆσθαι φθάνει, προτρέποντός μου γυμνάζεσθαι τοὺς ἐκμαθεῖν θέλοντας τὴν ἰατρικὴν τέχνην, ἐν τοῖς κατὰ μέρος αἰσθητοῖς, ὡς διαγινώσκειν αὐτοὺς ἃ καθόλου προμεμαθήκασι. ταῦτα δὲ αὐτὰ τὰ κατὰ μέρος ἀρχὴν τῆς καθόλου συστάσεως οἱ ἐμπειρικοὶ φασιν εἶναι λέγοντες ἀληθῆ ἐκεῖνα τῶν θεωρημάτων, ὅσα τὴν σύστασιν ἐξ ἐμπειρίας ἔσχηκεν. ἡμῖν δὲ οὐχ οὕτως, ἀλλὰ καὶ διὰ

endemii, alii epidemi et epidemii tum quatuor tum quinque fyllabis, ut proditum eft, fcripti et pronunciati. At horum perniciofiffimi peftilentes vocantur, iique caufam ex ambientis aëris ftatu fortiuntur, quemadmodum morborum epidemiorum genus univerfum. Atque quosdam etiam peftilenter ftatus defcripfit, ut et eos de quibus in tertio epidemiorum agit, quamobrem peftis morbus fit epidemius. Atque haec praeftat definiffe priusquam particularum decreta procedat explicatio. Poftea vero jam ad illam me convertam, fi hoc unum praemonuero, quod et in multis a me fcriptis libris prius dixi, eos qui artem medicam perdifcere volunt, ut in particularibus quae fenfu percipiuntur fefe exerceant cohortatus, ut quae antea univerfaliter didicerunt dignofcant. Haec ipfa particularia univerfalis conftitutionis principium effe empirici profitentur et vera illa effe praecepta quae ab experientia conftitutionem confequuta funt, nobis autem non item. Sed praecepta multa ratione inventa effe

λόγου δοκεῖ πολλὰ τῶν θεωρημάτων εὑρῆσθαι, κρίνεσθαι
μέντοι καὶ τούτων τὴν ἀλήθειαν ὑπὸ τῆς πείρας βεβαιωμέ-
νην τε καὶ μαρτυρουμένην, οὕτως γοῦν καὶ τοῖς περὶ μεγε-
θῶν, ἀποστήματος ἡλίου καὶ σελήνης, τοῖς ἀποδεδειγμένοις
μὴ πιστεύοντες, ὅταν ὑπὸ αἰσθητῶν τε πολλῶν ἄλλων ὅσα
κατὰ γεωμετρικοὺς λόγους εὑρίσκεται καὶ τῶν κατὰ μέρος
ἐκλείψεων μαρτυρεῖται, βεβαιότερον ἴσχομεν τὴν πίστιν.
ὅπου τοίνυν τὰ διὰ γεωμετρίας ἀποδειχθέντα πιστότερα
γίνονται μαρτυρούμενα πρὸς τῶν κατὰ μέρος ἀποβαινόντων
καὶ πιστότερα γινόμενα βεβαιοτέραν ἔχει. πολλῷ δὴ μᾶλλον ὅσα ἐπὶ τῆς ἰατρικῆς τὴν ἀλήθειαν, [6] ἐξηύρηνται
βεβαιοῦσθαι δεῖ ἀναγόμενα ὑπὸ τὴν κατὰ μέρος πίστιν.
ταῦτ᾽ οὖν ἡμεῖς ἐπιδειξόμεθα ἐν τοῖς τῶν ἐπιδημίων βιβλίοις γινόμενα.

---

videntur, quorum tamen veritas judicatur quum ab experimentis tum ſtabilitur tum fidem accipit. Sic ſane et
his quae de ſolis et lunae magnitudine et diſtantia demonſtrata ſunt, fidem non adhibentes, ubi a ſenſibilibus
multis aliis quae per geometricas rationes reperiuntur et
ab ecclipſibus ſingularibus ſtabiliuntur, certiorem fidem
habemus. Ubi itaque quae per geometriam demonſtrata
ſunt, ſi a ſingulariter contingentibus majorem fidem accipiant, atque credibiliora reddita certiorem habeant veritatem, ſane multo magis quae in medica diſciplina univerſaliter dicta ſunt, certiorem habebunt fidem, ſi particularibus exemplis ſtabiliantur. Haec igitur nos in epidemiorum libris fieri oſtendemus.

ΚΑΙ ΓΑΛΗΝΟΥ ΕΙΣ ΑΥΤΟ ΥΠΟΜΝΗΜΑ Α. 15

Ed. Chart. IX. [6.]   Ed. Baf. V. (346.)

α'.

Ἐν Θάσῳ φθινοπώρου περὶ ἰσημερίην καὶ ὑπὸ πλειάδος
ὕδατα πολλὰ ξυνεχέα, μαλθακά, ὡς ἐν νοτίοισι.

Ὅτι μὲν καὶ ἡ τοῦ χωρίου γνῶσις εἰς τὴν τῶν ἐπιδημίων νοσημάτων διδασκαλίαν ὠφέλιμός ἐστιν ὕστερον λέξω.
νυνὶ δὲ τὴν λέξιν αὐτὴν πρότερον ἐξηγήσομαι, τοῦ συγγραφέως εἰπόντος περὶ ἰσημερίην καὶ ὑπὸ πλειάδος. δυοῖν γὰρ
οὐσῶν ἰσημεριῶν καὶ δυοῖν πλειάδων ἐπισημασιῶν, οὗτος
ἐδήλωσεν ὁποίαν αὐτῶν λέγει, προσθεὶς τῷ λόγῳ τὸ φθινόπωρον. κατὰ μὲν γὰρ τὸ ἔαρ ἡ ἑτέρα γίνεται καὶ ἡ ἀρχὴ
αὐτοῦ κατὰ τὴν ἡμετέραν οἴκησίν ἐστιν αὕτη, καθάπερ καὶ
τελευτὴ πᾶσα ὑπὸ τῶν πλειάδων ἐπιτολήν. κατὰ δὲ τὸ
φθινόπωρον ἡ ὑπόλοιπος ἰσημερία γίνεται καὶ ἡ τῶν πλειάδων δύσις. οὐδὲν δὲ διοίσει λέγειν ἤτοι κατὰ τὸν πληθυν-
τικὸν ὀνομαζόμενον ἀριθμὸν τὰς πλειάδας ἢ κατὰ τὸν ἑνικὸν τὴν πλειάδα. γίνεται δὲ ἡ τῆς πλειάδος δύσις ὡς με-

I.

*In Thaſo autumno circiter aequinoctium et ſub vergilias
pluviae multae, aſſiduae, molles fuerunt, ut per au--
ſtrales ventos.*

Cognitionem loci ad morborum quidem epidemiorum
doctrinam utilem exiſtere poſtea dicturus ſum. Nunc
vero ipſum auctoris textum prius explicabo pronuncian-
tis, *circiter aequinoctium et ſub vergilias.* Quum enim
duo ſint aequinoctia, duae quoque vergiliarum ſignificati-
ones, quoddam ex illis dicat adjecto orationi autumno
ipſe prodidit. Vere ſiquidem fit alterum principiumque
ipſius in noſtra habitatione ipſum eſt, veluti etiam finis
omnis ſub vergiliarum ortum. Reliquum aequinoctium
autumno ſit, atque vergiliarum occaſus: nihil autem inter-
erit vel numero plurali pleiades nominare vel ſingulari
pleiada. Occaſus autem fit vergiliarum ab autumnali

τὰ πεντήκοντα ἡμέρας τῆς φθινοπωρινῆς ἰσημερίας, εἰδότων
ἡμῶν τὰς μὲν ἰσημερίας καὶ τροπὰς ἑνὶ καιρῷ γινομένας
ἐν ἁπάσαις ταῖς οἰκήσεσιν, τὰς δὲ ἐπιτολὰς καὶ δύσεις τῶν
ἀστέρων ὑπαλλασσομένας, ὡς καθ᾽ ἑκάστην οἴκησιν ἰδίαν
εἶναι. μόνοις γὰρ τοῖς ὑπὸ τὸν αὐτὸν οἰκοῦσι πόλον κοιναὶ τῶν ἄστρων αἵ τ᾽ ἐπιτολαὶ καὶ δύσεις γίνονται. καλοῦσι
μὲν οἱ Ἕλληνες ὡς τὰ πολλὰ τὸ συγκείμενον ἐκ πολλῶν
ἀστέρων ἄστρον οἷον τὸν ταῦρον ὅλον, ἤ τι μέρος αὐτῶν, τὰς
ὑάδας ἢ τὰς πλειάδας. ὅμως μήν ἐστιν ὅτε καὶ τῶν ἀστέρων ἕκαστον ὀνομάζουσιν ἄστρον, οὐ μὴν τόν γε συγκείμενον ἐκ πολλῶν ἀστέρα καλοῦσιν, ἀλλ᾽ ἄστρον ἀεὶ μόνως οὕτως. ἕνα δὲ ἕκαστον οὐκέτι ἀστέρα μόνον, ὡς εἶπον, ἀλλὰ
καὶ ἄστρον, οἷον τὸν ἀρκτοῦρον, τὸν σείριον, τὸν ἑωσφόρον,
τὸν [7] ἑσπέριον. (347) ἀναγκαιότατόν δέ ἐστιν εἰς ὅλην
τὴν ἐνεστῶσαν πραγματείαν ἐπίστασθαι τὰς καθ᾽ ἑκάστην
χώραν, ἐν αἷς ἂν ἰατρεύειν μέλλωμεν, ἑκάστου τῶν ἄστρων
ἐπιτολάς τε καὶ δύσεις, ἐπειδὴ περιγράφουσιν αὐταὶ τὰς
ὥρας, αὐτίκα γέ τοι κατὰ τὸν τῆς Ἑλλησπόντου παράλλη-

aequinoctio diebus circiter quinquaginta, nobis ſcientibus
aequinoctia et ſolſtitia in plagis omnibus uno tempore
fieri, ſiderum vero ortum et occaſum ita variari, ut his
ſingulis in regionibus proprii ſint. Solis enim ſub eodem
polo habitantibus communes ſunt aſtrorum tum ortus tum
obitus. At vocant Graeci plerumque ſidus quod ex multis ſtellis conſtat, qualem taurum univerſum vel aliquam
ejus partem, ut ſuculas et vergilias. Interdum tamen
ſingulas ſtellas aſtrum ſidusve appellitant, non tamen quod ex multis conſtet ſtellam appellant, aſtrum perpetuo dumtaxat hoc modo, unamquamque vero non ſtellam ſolum, ut dixi, ſed et ſidus, ut arcturum, caniculam,
luciferum, heſperum. Eſt autem ad univerſum quod inſtat opus maxime neceſſarium ſingulis in regionibus, ubi
medendi artem facturi ſumus, ſingulorum aſtrorum tum
ortus tum occaſus cognoſcere, quandoquidem hi anni
tempeſtates circumſcribunt, exempli gratia, in Hellefponti

λον ἀρχὴ μὲν τοῦ ἦρός ἐστιν ἡ κατ᾽ ἐκεῖνον τὸν καιρὸν
ἰσημερία, τελευτὴ δὲ τῶν πλειάδων ἡ ἐπιτολή. αὕτη δὲ
καὶ θέρους ἐστὶν ἀρχή, καθάπερ γε καὶ τελευτὴ μὲν τοῦ
θέρους, ἀρχὴ δὲ τοῦ φθινοπώρου ἡ ἐπιτολὴ τοῦ ἀρκτούρου, προλαμβάνουσα τὴν φθινοπωρινὴν ἰσημερίαν ἡμέραις ὡς δώδεκα. καὶ μέν γε καὶ ἡ δύσις τῆς πλειάδος
ἀρχὴ μὲν τοῦ χειμῶνός ἐστι, τελευτὴ δὲ τοῦ φθινοπώρου.
θαυμάζειν δ᾽, οἶμαι, δεῖ καὶ ζητεῖν τὴν αἰτίαν τοῦ παραλελεῖφθαι κατὰ τὸν λόγον ἐπιτολὴν ἀστέρος τοῦ ἐπισημοτάτου,
γινομένην ἐν θέρει τοῦ καλουμένου σειρίου· ὀνομάζουσι δὲ
αὐτὸν ἔνιοι καὶ κύνα, καταχρώμενοι τῇ τοῦ παντὸς ἄστρου
προσηγορίᾳ· κύων μὲν γὰρ τὸ σύμπαν ἄστρον, ὁ δ᾽ ἐπὶ
τῆς γένυος αὐτοῦ σείριος, ὃν ὀρθῶς ἄν τις ὀνομάζοι τὸν
προκύνα, οὐ τὸν κύνα, καὶ ἀρχή γε τῆς καλουμένης ὀπώρας
ἡ ἐπιτολὴ τούτου τοῦ ἀστέρος ἐστί. καὶ ὅσοι τὸν ἐνιαυτὸν
εἰς ζ τέμνουσιν ὥρας, ἄχρι μὲν ἐπιτολῆς τοῦ κυνὸς ἐκτεί-
νουσι τὸ θέρος, ἐντεῦθεν δὲ μέχρις ἀρκτούρου τὴν ὀπώραν.
οἱ δ᾽ αὐτοὶ καὶ τὸν χειμῶνα τριχῇ τέμνουσι, μέσον μὲν

parallelo veris principium quidem eſt quo tempore eſt
aequinoctium, finis vero vergiliarum ortus, qui et aeſtatis initium exiſtit, quemadmodum etiam aeſtatis finis,
autumni principium arcturi ortus, qui autumnale aequinoctium diebus quaſi duodecim antecedit. Praeterea vergiliarum occaſus hiemis principium et autumni finis eſt.
Morari vero arbitror oportet ac cauſam quaerere cur in-
termiſſus ſit in oratione ſtellae illuſtriſſimae ortus qui
aeſtate fit, haecque ſirius vocatur. Ipſum autem nonnulli
etiam canem nominant totius aſtri appellatione abuſi, canis ſiquidem aſtrum univerſum eſt. Sirius vero ipſius
maxillae inſidet, quem recte quispiam antecanem, non
canem appellaverit, ſtellaeque hujus exortus partis anni
quam oporam vocant principium eſt. Atque qui annum
in ſeptem tempora dividunt, aeſtatem adusque canis exortum protendunt, hinc vero ad arcturum usque oporam.
Iidem et hiemem in tres ſecant partes et medium quidem
hujus quod circa ſolſtitium eſt tempus conſtitſtuunt, de

αὐτοῦ ποιοῦντες τὸν περὶ τὰς τροπὰς χρόνον, τοὺς δ' ἑκατέρωθεν τοῦδε σπορητὸν μὲν πρόσθεν, φυταλιὰν δὲ τὸν
ἕτερον, αὐτοὶ γὰρ οὕτως ὀνομάζουσι. καὶ μέντοι κἂν τῷ
περὶ ἑβδομάδων Ἱπποκράτους ἐπιγραφομένῳ βιβλίῳ διῃρη-
μένον ἔστιν εὑρεῖν τὸν ἐνιαυτὸν εἰς ἑπτά, τοῦ μὲν φθινοπώρου καὶ τοῦ ἦρος ἀτμήτων πεφυλαγμένων, τετμημένων
δὲ τοῦ μὲν χειμῶνος εἰς τρία μέρη, τοῦ δὲ θέρους εἰς δύο.
χρησίμη μὲν οὖν ἐστι καὶ ἡ τοιαύτη διαίρεσις, ὡς προϊὼν
ὁ λόγος δείξει, χρησίμη δὲ καὶ εἰς τέσσαρας ὥρας, ὡς καὶ
τοῦτο δέδεικται πρότερον ὑπ' αὐτοῦ τοῦ Ἱπποκράτους ἐν
οἷς τάς τε τῶν χυμῶν ἐπικρατείας διδάσκει καὶ τὰς τῶν
νοσημάτων ἰδέας καὶ τὰς ἀμφοτέρας τούτων ἡγουμένως κράσεις τοῦ περιέχοντος, τέτταρας ἐχούσας διαφοράς. εἰ γὰρ
καὶ ὅτι μάλιστα δίχα τις τέμνῃ τὸν μεταξὺ πλειάδων ἐπιτολῆς καὶ ἀρκτούρου χρόνον, ἀλλά τοι κοινόν ἐστιν αὐτὸ
παντί, τῷ ξηροτέρῳ τοῦ συμμέτρου εἶναι, καθάπερ γε καὶ
τῷ χειμῶνι, τῷ ψυχροτέρῳ τε καὶ ὑγροτέρῳ, κἂν τριχῇ
τέμνηται. αἱ μὲν οὖν μεγάλαι διαφοραὶ τῆς κράσεως, ἅς
καὶ γενικὰς ἄν τις εἴποι προσηκόντως, εἰς τέσσαρας διαι-

extremis vero duobus prius fementem, pofterius confitio-
nem, nam ipfi ita nominant. Quin etiam libro de he-
bdomadis Hippocratis infcripto annus in feptem partes di-
vifus invenitur, infectis quidem autumno et vere manentibus, fectis vero hieme quidem tres in partes, aeftate
vero in duas. Utilis itaque talis etiam eft divifio, ut in
praecedenti declarabit oratio. Utilis quoque in quatuor
anni tempeftates fectio, ut et id prius ab ipfo Hippocrate demonftratum eft, ubi et humorum exuperantiam et
morborum fpecies docet et quae ambo haec praecedunt,
aëris temperamenta, quae quatuor habent differentias.
Etenim fi quis quam maxime bifariam tempus, vergiliarum ortus atque arcturi medium fecuerit, nihilominus
ipfum commune eft omni ut commoderato ficcius exiftat,
quemadmodum etiam et hiemi ut et frigidior et humidior
fit, etiamfi trifariam dividatur. Magnae igitur temperamenti differentiae, quas et generales decenter quispiam

ΚΑΙ ΓΑΛΗΝΟΥ ΕΙΣ ΑΥΤΟ ΥΠΟΜΝΗΜΑ Α. 19

Ed. Chart. IX. [7. 8.]　　　　　　　Ed. Baf. V. (347.)
ροῦσιν ὥρας τὸν ἐνιαυτὸν, ἤτοι γ' ἑτερογενεῖς ἢ ἑτεροειδεῖς
ἀλλήλων, ὡς ἂν ἐθέλῃ τις ὀνομάζειν. αἱ δὲ καθ' ἑκάστην
τῶν διαφορῶν τούτων, εἰς τὸ μᾶλλόν τε καὶ ἧττον τομαὶ,
τὸ θέρος μὲν εἰς δύο, τὸν χειμῶνα δ' εἰς τρεῖς μοίρας
τέμνουσιν. ἡ δὲ τῶν ὡρῶν τούτων τομὴ ἐκ τοῦ κατὰ
ταύτας χρόνου, τεσσάρων γὰρ μηνῶν ὁ μεταξὺ πλειάδος τε
καὶ ἀρκτούρου χρόνος ἐστί. πλειόνων δὴ καὶ τεσσάρων ὁ
μεταξὺ πλειάδος δύσεως καὶ τῆς ἐαρινῆς ἰσημερίας. ὁ δὲ
τοῦ ἦρος, οὐδ' ὅλων δύο μηνῶν, ὥστ' ἄτμητος εἰκότως ἐφυλάχθη. διὰ ταῦτα δὲ καὶ τοῦ φθινοπώρου μείζων μὲν ἦν
ἡ παρὰ τὸ ἔαρ· ἐκτείνεται γὰρ εἰς δύο μῆνας, ἀπολειπό-
μενος δὲ τῷ μεγέθει πάμπολυ κατὰ τὸ θέρος τε καὶ τὸν
χειμῶνα χρόνου. ταῦτα οὖν ὡς ἅπαξ μὲν εἰρήσθω μοι νῦν·
εἰς δὲ τὸν ἑξῆς ἅπαντα λόγον μνημονευέσθω πρὸς τὸ μετά-
γεσθαι ῥᾳδίως εἰς τοὺς ἐν [8] ἑκάστῳ τῶν ἐθνῶν μῆνας,
ἄλλους παρ' ἄλλοις ὄντας, ὡς εἰ πάντες εἶχον τοὺς αὐτοὺς,
οὐκ ἂν ἀρκτούρου καὶ πλειάδος καὶ κυνὸς ἰσημεριῶν τε καὶ

dixerit, annum in quatuor tempora dividunt inter fe,
five genere five fpecie differentia, prout quisque appellare
voluerit. At fingulae harum differentiarum in magis et
minus factae fectiones aeftatem quidem in duas, hiemem
vero in tres partes fecant. Horum vero anni temporum
divifio ex ipforum tempore efficitur; quod enim tempus
vergilias arcturumque interjacet, quatuor eft menfium, plurium vero quam quatuor vergiliarum occafus et verni
aequinoctii medium exiftit. Veris autem tempus non in-
tegros quidem duos habet menfes, quo factum eft ut jure
indivifum permanferit, propterea vero autumni tempus
quam veris majus fuit, quod in menfes duos extenditur,
hoc vero magnitudine ab hiemis aeftatisque tempore multopere fuperatur. Haec itaque femel quidem a me dicta
fint, ad omnem vero fequentem orationem memoria te-
neantur, quo facile ad fingularum nationum menfes aliis
alios exiftentes deducamur, nam fi omnes eosdem haberent, non arcturi vergiliarumque et canis et aequinoctio-
rum et folftitiorum meminiffet Hippocrates, fed ipfi fatis

Ed. Chart. IX. [8.]   Ed. Baf. V. (347.)
τροπῶν ἐμνημόνευσεν ὁ Ἱπποκράτης, ἀλλ' ἤρκεσεν ἂν εἰπεῖν
αὐτῷ κατὰ Μακεδόνας, εἰ οὕτως ἔτυχεν, ὀνομάζοντι τοῦ
Δίου μηνὸς ἀρχομένου, τοιάνδε τινα γενέσθαι κατάστασιν
ἐν τῇ τοῦ περιέχοντος κράσει. νυνὶ δ' ἐπειδὴ τὸ Δίον Μα-
κεδόσι μὲν μόνοις σαφές, Ἀθηναίοις δὲ καὶ τοῖς ἄλλοις ἀνθρώποις οὐ σαφές, Ἱπποκράτης δ' ἐβούλετο τοὺς ἐξ
ἁπάντων τῶν ἐθνῶν ὠφελεῖν, ἄμεινον ἦν αὐτῷ γράψαι μόνην τὴν ἰσημερίαν, ἄνευ τοῦ μνημονεῦσαι τινὸς μηνός. ἡ
μὲν γὰρ ἰσημερία κοσμικόν ἐστι πρᾶγμα, οἱ δὲ μῆνες ἐπι-
χώριοι καθ' ἕκαστον ἔθνος. ὅστις γοῦν ἀστρονομίας ἀπείρως ἔχει μάλιστα μὲν ἔστω μὴ πειθόμενος Ἱπποκράτους,
προτρέποντος πρὸς αὐτὴν, ἕνεκα τῆς τῶν εἰρημένων χρήσεως. ἐπεὶ δὲ φιλάνθρωπον εἶναι δοκεῖ καὶ τοὺς τοιούτους
ὠφελεῖν, ἐγὼ πειράσομαι τὴν ἐνδεχομένην ὑπογράψαι βοήθειαν, ᾗ εἰ προσέχοιεν τὸν νοῦν, ἁπάντων ὧν Ἱπποκράτης
λέγει καρπώσονται τὴν χρῆσιν. τιμιομένου δὴ τοῦ παντὸς
ἔτους ἐκ τεσσάρων καιρῶν κατ' ἰσημερίαν τε καὶ τροπὰς,
ἅπαξ τις ἐρωτήσας ἀστρονομικὸν ἄνδρα, τὰ τέσσαρα μέρη

fuiffet dicere apud Macedonas verbi gratia menfe incipiente quem Dios appellant talem quaedam ftatum
fuiffe in ambientis nos aëris temperamento. Nunc vero
quoniam Dion folis quidem Macedonibus manifeftum
eft, Athenienfibus vero aliisque hominibus non manifeftum,
volebatque Hippocrates cunctis nationibus prodeffe, fatius
ipfi fuit fine nullo memorato menfe folum aequinoctium
fcribere, aequinoctium fiquidem univerfitatis mundi res
eft, menfes vero fingulis nationibus fui et peculiares. Qui
ergo aftronomiae imperitus eft, fciat potiffimum Hippocrati ad eam ob dictorum ufum exhortanti non obfequi.
Quia vero humanum effe videtur ejusmodi imperitis opem
ferre, tentabo ego, quatenus licebit, auxilium fubfcribere,
cui fi mentem adhibeant, horum omnium quae edicit
Hippocrates, fructum ac emolumentum accepturi funt.
Toto igitur anno in quatuor tempora per aequinoctia et
folftitia divifo, fi quis femel aftronomum virum rogaverit
quibus menfibus quatuor hae partes fiant, deinde iis prae-

ταῦτα ἐν τίσι γίνονται μησὶν, εἶτα εἰδὼς αὐτὰ δυνήσεται
καὶ περὶ τῶν ἄλλων ἐπισημασιῶν τῶν καθ' ἕκαστον ἄστρων
ἀκούων ἔπεσθαι. οἷον εἰ οὕτως ἔτυχεν, ἐὰν προμάθῃ τὸ κατὰ τὴν ἀρχὴν τοῦ Δίου μηνὸς καὶ φθινοπώρου γίνεσθαι
ἰσημερίαν, εἴσεται τὴν μὲν χειμερινὴν τροπὴν ὡς μετὰ τρεῖς
μῆνας ἐσομένην ἐν ἀρχῇ τοῦ κατ' ἐνιαυτὸν πέρατος μηνός.
τοῦτο γὰρ σημαίνει κατὰ Μακεδόνας, τὴν δὲ ἐαρινὴν ἰσημερίαν Ἀρτεμισίου, καθάπερ γε καὶ τὴν θερινὴν τοῦ Λώου.
κατὰ γὰρ τὰς ἀρχὰς τῶν εἰρημένων μηνῶν αἵ τ' ἰσημερίαι
καὶ αἱ τροπαὶ γίνονται κατὰ Μακεδόνας, ἀριθμούντων τε
καὶ ὀνομαζόντων τοὺς μῆνας. ὁ τοίνυν ταῦτα μαθὼν εἰ
προσεπιμάθῃ τὸν μὲν ἀρκτοῦρον ἐπιτέλλοντα πρὸ ἡμερῶν
ὡς ιβ'. τῆς φθινοπωρινῆς ἰσημερίας, πλειάδας δὲ δῦναι ὡς
μετὰ ἡμέρας πεντήκοντα, γνώσεται πόση τοῦ καθ' ἕκαστον
αὐτῶν μηνὸς ἑκάτερον τῶν ἄστρων ἐπιτέλλει, παραφυλάξει
τε βουλόμενος ἀκολουθεῖν Ἱπποκράτει τὴν μεταβολὴν τῆς
περὶ τὸν ἀέρα κράσεως ὁποία τις ἐγένετο. χρὴ δὲ δηλονότι
τοὺς μῆνας οὐ πρὸς σελήνην ἀριθμεῖσθαι, καθάπερ ἐν ταῖς
πλείσταις νῦν τῶν Ἑλληνίδων πόλεων, ἀλλὰ πρὸς ἥλιον καὶ

ceptis, poterit et quum de caeteris fingulorum aftrorum
fignificationibus audierit, voti effe compos. Ut fi, exempli gratia, antea didicerit autumnale fieri aequinoctium in
principio menfis Dii, fciet hiemale folftitium fieri quafi
poft tres menfes in principio menfis qui anni finis eft;
hoc enim apud Macedonas fignificat, vernum autem aequinoctium Artemifii principio, quemadmodum et aeftivum
folftitium initio Loï. In principio namque commemoratorum menfium tum aequinoctia tum folftitia apud Macedonas fiunt, qui menfes ita numerant et appellant.
Qui igitur haec perceperit, ac praeterea arcturum ante
autumnale aequinoctium duodecim fere diebus exoriri didicerit, vergilias vero occidere poft dies circiter quinquaginta, fciet quoto menfis cujusque anni die utrumque
fidus exoriatur obfervabitque, fi Hippocratem fequi velit,
eam quae et qualis aëri oborta fit temperamenti mutationem. Ceterum non ratione lunae quemadmodum nunc

ἐν ἁπάσαις τε τῶν ἀρχαίων καὶ ἐν πολλοῖς τῶν ἐθνῶν
ἀριθμεῖται καὶ παρὰ Ῥωμαίων ὁ σύμπας ἐνιαυτὸς εἰς ιβ'
διαιρούμενος. ἑνὸς μὲν αὐτῶν ὀκτὼ καὶ εἴκοσιν ἡμερῶν
ὄντος, ὃν δεύτερον λέγουσι μετὰ τὰς τροπὰς χειμερινάς.
αὐτοῦ δὲ τοῦ πρώτου μετὰ τὰς τροπὰς, ὃν καὶ πρῶτον
ὅλου τοῦ ἔτους ἀριθμοῦσιν, μίαν ἐπὶ ταῖς λ' προσειληφότος,
ὥσπερ γε καὶ τοῦ γ' μετὰ τὰς τροπάς. καὶ γὰρ καὶ οὗτος
αὐτός ἐστι μιᾶς καὶ λ' ἡμερῶν, ὁ δὲ τέταρτος τριακονθήμερος, ὁ δὲ πέμπτος μίαν ἐπὶ ταῖς λ' προσείληφεν, ὁ δ'
ἕκτος τριακονθήμερος, μετὰ δὲ τὸν ἕκτον μῆνες δύο, μιᾶς
καὶ τριάκοντα, ὁ δὲ μετὰ τούτους τριάκονθ' ἡμερῶν, ὁ δ'
ἐφεξῆς τῷδε μιᾶς καὶ τριάκοντα, δέκατος ὢν τὸν ἀριθμὸν
ὅλου τοῦ ἔτους. καὶ ὁ μὲν ια' τριάκονθ' ἡμερῶν, ὁ δὲ ιβ'
μιᾶς ἐπὶ ταῖς λ'. συναριθμοῦντι δέ σοι [9] τὰς καθ' ἕκαστον τῶν μηνῶν γενομένας ἡμέρας αἱ πᾶσαι γίνονται ε' καὶ
ξ' καὶ τ' καὶ τεσσάρων δ' οὕτως ἀριθμηθέντων τῶν ἐτῶν,
ἐν δὲ τῷ δ' ἔτει τὸν τρίτον ἀπὸ τοῦ δ' ποιοῦσι δυοῖν καὶ

in plurimis Graeciae civitatibus fupputandi funt, fed ratione folis, ut apud omnes prifcas urbes et plerasque nationes numerantur. Atque apud Romanos univerfus annus
in duodecim menfes dividitur, quorum unus octo et viginti diebus conftat, quem a folftitio brumali fecundum
vocitant. Primus vero a folftitio, quem et totius anni
primum numerant, unum fupra triginta affumfit, quemadmodum a folftitio tertius; etenim etiam is ipfe unius
et triginta dierum eft. Quartus eft triginta dierum. Quintus unum et triginta fortitur. Sextus triginta dies com-
plectitur. Qui vero fextum duo fequuntur feptimus et
octavus, uno et triginta conftant. Qui hos excipit nonus
triginta dierum eft. Huic fuccedens unius et triginta,
qui decimus totius anni exiftit numero. Undecimus triginta dierum eft. Duodecimus unius fupra triginta. Connume-
ranti vero tibi confcripti fingulorum menfium dies, omnes
trecenti fexaginta et quinque oboriuntur. Atque quum
ita quatuor annos numeraveris, anno quarto menfem ter-

λ' ἡμερῶν, ἵν' ἕκαστος τῶν ἐνιαυτῶν γένηται τξέ ἡμερῶν
καὶ ποσέτι τετάρτης, ἡμέρας μιᾶς. τοῖς δὲ κατὰ Παλαιστί-
νην ἀριθμοῦσιν οἱ δώδεκα μῆνες ἀριθμὸς ἡμερῶν γίρονται
τνδ'. ἐπειδὴ γὰρ ὁ ἀπὸ συνόδου τῆς πρὸς ἥλιον αὑτῆς χρόνος ἄχρι πάσης (348) ἄλλης συνόδου πρὸς τὰς θ' καὶ
εἴκοσιν ἡμέρας ἔτι καὶ ἄλλο μέρος ἥμισυ προσλαμβάνει, διὰ
τοῦτο τοὺς δύο μῆνας ἡμερῶν γινομένους θ' καὶ ν' τέμνουσιν εἰς ἄνισα μέρη, τὸν μὲν ἕτερον αὐτῶν λθ' ἡμερῶν ἐρ-
γαζόμενοι, τὸν δ' ἕτερον θ' καὶ κ'. ἀναγκάζονται τοιγαροῦν
οἱ οὕτως ἄγοντες τοὺς μῆνας ἐμβόλιμόν τινα ποιεῖν, ὅταν
πρῶτον ἀθροισθῇ τὸ τῶν ἔμπροσθεν ἐνιαυτῶν ἔλλειμα καὶ
γίνηται χρόνος ἑνὸς μηνός. καὶ γέγραπταί γε τῶν ἀστρονόμων καὶ ἄλλοις τισὶ καὶ Ἱππάρχῳ ὁπηνίκα χρὴ τοὺς
ἐμβολίμους μῆνας ἐμβάλλεσθαι. διόπερ, ὡς ἔφην, οὕτως ἐπὶ
τούτων ἀριθμούντων τοὺς μῆνας οὐκ ἔστιν ὁρίσαι τὰς ἡμέρας, ἐν αἷς αἱ ἰσημερίαι τε καὶ τροπαὶ καὶ τῶν ἐπιφανῶν
ἄστρων αἱ ἐπιτολαὶ γίνονται. κατὰ δὲ τοὺς ἥλιον ἄγοντας,

tium duorum et triginta dierum faciunt, ut anni finguli
trecentorum fexaginta quinque fint dierum, ac praeterea
quadrantis unius diei. Ex Palaeftinorum vero fupputatione
duodecim menfes efficiunt dies trecentos quinquaginta et
quatuor. Nam quia tempus a lunae cum fole conjunctione adusque omnem aliam conjunctionem praeter novem et viginti dies aliam etiamnum dimidiam affumit partem, propterea duos menfes, qui novem et quinquaginta
dies continent, in duas fecant inaequales partes, alteram
dierum triginta faciunt, alteram viginti novem. Qui ergo
ita menfes inftituunt, aliquem intercalarem ftatuere coguntur, ubi primum fuperiorum annorum refiduum collectum fit et unius menfis tempus fiat. Quo vero modo
menfes intercalares inferendi fint, ab aftronomis tum
aliis quibusdam tum Hipparcho fcriptum eft. Quare, ut
dixi, apud illos qui menfes ita numerant, definiri dies
non poffunt, in quibus tum aequinoctia tum folftitia tum
fiderum illuftrium exortus fiant. Apud eos vero qui pro
folis ratione numerant, definiri poffunt, ut dixi, apud

24 ΙΠΠΟΚΡΑΤΟΥΣ ΕΠΙΔΗΜΙΩΝ Α

Ed. Chart. IX. [9.]   Ed. Baf. V. (348.)
ὁρίσαι δυνατὸν, ὥσπερ ἔφην, ὑπό τε Ῥωμαίων καὶ Μακε-
δόνων Ἀσιανῶν τε τῶν ἡμετέρων καὶ πολλῶν ἄλλων ἐθνῶν.
ὁπότ' οὖν εἴρηταί μοι ταῦτα κοινὰ τῶν ἐφεξῆς λόγων ἀπάν-
των, πάλιν ἐπὶ τὴν προκειμένην ἀνάξω ῥῆσιν, ἐν ᾗ τῆς γενομένης ἐν Θάσῳ καταστάσεως ἀρχόμενος ἔφη φθινοπώρου
περὶ ἰσημερίην καὶ ὑπὸ πλειάδος πολὺν ὑετὸν γενέσθαι.
ὄντος γὰρ τοῦ φθινοπώρου περὶ ἰσημερίην καὶ δυοῖν μηνῶν,
οὐκ εὐθέως ἀπ' ἀρχῆς συνεισέβαλεν ἡ εἰρημένη κατάστασις,
ἀλλὰ περὶ τὴν ἰσημερίαν ἤρξατο καὶ παρέτεινεν ἄχρι πλειάδος δύσεως ἡμέραις ὡς πεντήκοντα, ἐν Θάσῳ φθινοπώρου.
κατὰ μὲν τὸν Κόϊντον οὔθ' ἡ χώρα συνενδείκνυταί τι πρὸς
τὴν τῶν νοσημάτων πρόγνωσιν οὔθ' ὅλως δυνατόν ἐστι τὰ
γενησόμενα προγνῶναι, μόνον δὲ τὸ γεγενῆσθαί τινα νοσήματα, διεφθαρμένης τῆς κατὰ φύσιν ἐν ταῖς ὥραις κράσεως. ἐνίοτε δὲ καὶ τὴν ἰδέαν αὐτῶν οὐκ ἐκ μεθόδου λογικῆς, ἀλλ' ἐκ πείρας μόνης φησὶν ἐγνῶσθαι. καὶ τάς τε
τῶν δυσκρασιῶν ἐπιπλοκὰς, ἃς συνδρομὰς ὀνομάζουσιν οἱ
ἐμπειρικοὶ τῶν ἰατρῶν, ἐξηγούμενοι τοὺς ἀφορισμοὺς, ἐκ

Romanos et Macedonas et Afiaticos noftrates et apud alias
multas nationes. Itaque quum haec fequentium orationum omnium communia a me dicta funt, ad propofitam
me referam orationem, in qua ab aëris ftatu qui in Thafo
fuit incipiens inquit: *Autumno circiter aequinoctium et
fub vergilias pluviae multae.* Quum enim autumnus
ad aequinoctium fit duosque menfes fortiatur, non quamprimum ab initio enunciatus ftatus fimul invafit, fed circa
aequinoctium exortus eft et adusque vergiliarum occafum
dies circiter quinquaginta perfeverant. *In Thafo autumnus.* Quinti fententia neque ad morborum praenotionem aliquid regio demonftrat, neque prorfus fieri poteft
ut futuri morbi praenofcantur, fed folum morbi quidam,
corrupto eo qui anni tempeftatibus fecundum naturam inerat temperamento. Interdum autem et ipforum ideas
non ex rationali methodo, fed ex fola experientia notas
effe profert. Et vero etiam intemperierum implicationes,
quas fyndromas vel concurfus appellant empirici medici

Ed. Chart. IX. [9. 10.]   Ed. Baf. V. (348.)

πείρας ἔλεγον εὑρῆσθαι τῶνδε τινῶν νοσημάτων αἰτίας γινομένας, οἷον ὅταν μὲν ὁ χειμὼν αὐχμηρὸς καὶ βόρειος γένηται, τὸ δὲ ἔαρ ἔπομβρον καὶ νότιον, κατὰ τὸ θέρος ἔσονται πυρετοὶ ὀξεῖς καὶ ὀφθαλμίαι καὶ δυσεντερίαι. καὶ πάλιν·
εἰ μὲν ὁ χειμὼν ἔπομβρος καὶ νότιος γένηται, τὸ δὲ ἔαρ
αὐχμηρὸν καὶ χειμέριον, αἱ μὲν γυναῖκες ᾖσιν οἱ τόκοι πρὸς
τὸ ἔαρ ἐκ πάσης προφάσιος ἐκτιτρώσκουσι καὶ τἄλλα ὅσα
τούτων ἐφεξῆς κατέλεξε, τέσσαρας μόνας διαφορὰς καταστάσεων γράψας, καίτοι παμπόλλων οὐσῶν, ὅπερ ἐχρῆν ἐν-
θυμηθέντα τὸν Κόϊντον ἐπισκέψασθαί τε καὶ ζητῆσαι, πρῶτον μὲν αὐτὸ δὴ τοῦτο παρὰ φύσιν ἐκτρεπομένων τῶν
ὡρῶν, εἶθ᾽ εὑρόντα πλείους ζητῆσαι τὸν ἀριθμὸν ἁπασῶν,
εἶτα σκέψασθαι διὰ τί τῶν τεττάρων ἐμνημόνευσε μόνων ὁ
Ἱπποκράτης, ἐφ᾽ οἷς ἅπασιν εὑρεθεῖσι ζητῆσαί τινα μέθοδον, ᾗ χρώμενοι [10] τὰς τῶν ἄλλων ἁπασῶν καταστάσεων γνωρισόμεθα δυνάμεις. μόνος γὰρ ἂν οὗτος ἱκανῶς
προγινώσκειν γινόμενα καὶ τὰς μελλούσας ἐπιδημήσειν νό-

qui aphorismos explicant, experimentis inventas eſſe prae-
dicabant, quae quorundam morborum cauſae ſint. Exempli gratia: *Quum hiems ſicca quidem et aquilonia fuerit, ver autem pluvium et auſtrinum, aeſtate erunt febres acutae et lippitudines et dyſenteriae.* Ac rurſus:
*Si hiems quidem pluvioſa et auſtrina fuerit, ver autem
ſqualidum et hiemale, mulieres quibus vere partus inſtat,
quacunque occaſione abortiunt,* et quae cetera deinceps
recenſuit, ubi duntaxat quatuor tempeſtatum differentias
ſcripſit, etiamſi permultae ſint, quod animadvertere Quintum oportebat, tum conſiderare, tum perquirere primum
quidem anni tempeſtatum in ſtatum qui praeter naturam
ſit mutationes, deinde pluribus inventis numerum omnium
indagare, cur quatuor duntaxat meminerit Hippocrates, a
quibus omnibus inventis aliquam methodum inveſtigare liceret, qua uſi ceterorum omnium ſtatuum facultates cogno-
ſceremus. Hic enim ſolus tum ad eos qui creantur tum ad
graſſaturos in vulgus praenoſcendos morbos erit idoneus, imo et

σους, ἀλλὰ καὶ προφυλάσσεσθαι καθ᾽ ὅσον οἷόν τε πρὸς τὸ
μηδ᾽ ὅλως αὐταῖς περιπεσεῖν διὰ τῆς εἰρημένης ὁδοῦ προελθὼν, ἱκανῶς ἔσται μόνος, ἢ εἰ τοῦτ᾽ ἀδύνατον εἴη, διὰ τὸ
μέγεθος τῆς αἰτίας ὡς μετριωτάταις γοῦν ταύταις ἁλῶναι.
ὅτι δὲ τὴν θεραπείαν τῶν νοσημάτων ὁ γυμνασθεὶς τὸν λο-
γισμὸν οἷς εἶπον ἅπασιν ἄμεινον εὑρίσκει τῶν μηδὲν προε-
σκεμμένων οὐδὲ τοὺς ἐπιτυχόντας ἀγνοεῖν ἡγοῦμαι, μήτοι
γε τοὺς νομίμως πεπαιδευμένους. ὅτι μὲν αὐτὸς ὁ Ἱπποκράτης οἶδε πλείους τῶν ἐν ἀφορισμοῖς γεγραμμένων τεσσάρων καταστάσεων ἐξ αὐτῶν τῶνδε τῶν βιβλίων, ἃ νῦν ἡμῖν
ἐξηγεῖσθαι πρόκειται, γένοιτ᾽ ἂν ἱκανῶς σαφές. ἐν μὲν γὰρ
τῷ πρώτῳ τῶνδε τὴν πρώτην ἔγραψε κατάστασιν, ὑπὲρ
ἧς αὐτὸς εἶπεν ἐπὶ τῇ τελευτῇ· γενομένης δὲ τῆς ἀγωγῆς
ὅλης ἐπὶ τὰ νότια καὶ μετὰ αὐχμῶν. δευτέραν δὲ, ἐν ᾗ
πάλιν ἔφη· γενομένου δὲ τοῦ ἔτεος ὅλου ψυχροῦ καὶ ὑγροῦ
καὶ βορείου. τρίτην δὲ ἀνώμαλόν τε καὶ ποικίλην, ἀρξαμένην μὲν ὀλίγου πρὸ ἀρκτούρου, ψυχρὰν καὶ ὑγράν. ἐφεξῆς
δὲ γενομένην ἀπὸ τῆς φθινοπωρινῆς ἰσημερίας ἄχρι πλειά-

quoad fieri poſſit, ad eos praecavendo arcendos, ne quis plane
in eos incidat qui commemorata via procedit, aut ſi hoc
propter cauſae magnitudinem aſſequi nequeat, ſaltem his
commoderatiſſimis afficiatur.   Quod enim melius morborum curationem inventurus ſit, quae in his a me proditis
omnibus mentem exercitaverit quam qui nihil antea ſint
perſcrutati, neque plebejos ignorare arbitror, nedum probe
inſtitutos.   Quod enim ipſe Hippocrates plures quam quatuor. ſtatus in aphorismis deſcriptos noverit,   ex his ipſis
libris quos explicare propoſuimus ſatis patebit.   In horum namque primo primum ſtatum deſcripſit, de quo ipſe
in calce pronunciavit: *Quum autem totus hic ſtatus ad
auſtrum et cum ſqualoribus exiſteret.*   Secundum autem,
in quo rurſum ait: *Quum vero totus annus frigidus et
humidus et aquilonius*; tertium denique tum inaequalem
tum varium, qui paulo ante arcturum coepit, frigidum et
humidum.   At deinceps factum ab autumnali aequinoctio
ad pleiadum occaſum uſque, prorſus auſtrinum una cum

δων δύσεως, ἅπασι νότιον ἅμ' ἀμετρίαις ὑγρότησιν. εἶτ' ἐφεξῆς
ψυχρὰν καὶ ξηρὰν ἅμα πνεύμασι βορείοις μεγίστοις, ὅλῳ σχεδόν
τι τῷ χειμῶνι· κἄπειτα ψυχρὰν καὶ ξηρὰν ἄχρι κυνὸς ἐπιτολὴν,
ἐντεῦθεν ἀθρόως καύματα μεγάλα μέχρις ἀρκτούρου, καθ' ὃν
ὕδατα νότια μέχρι τῆς ἰσημερίας. ταύτης οὖν τῆς καταστάσεως
ἀνωμάλου γενομένης ὅμως ἐπεκράτει τὸ ψυχρὸν καὶ ξηρόν.
ἐν δὲ τῷ τρίτῳ τῶν βιβλίων τούτων ἔγραψε κατάστασιν, ἣν
εἰς ἓν πάλιν ἀναγαγὼν κεφάλαιον ἔφησεν· ἔτος νότιον
ἔπομβρον, ἄπνοια διὰ τέλεος. ἄλλην δ' ἐν τῷ δευτέρῳ κατάστασιν ἐν ἀρχῇ γράφων εἶπεν· ἄνθρακες ἐν Κρανῶνι θερινοὶ, ὗεν καύμασιν ὕδατι λάβρῳ διόλου, ἐγένοντο μᾶλλον νότῳ.
ὥσπερ καὶ αὐτὴ θερμοτάτη ἐστὶ καὶ μετρίως ὑγρὰ, ὡς κατὰ μίαν ὥραν γενομένη τὸ θέρος, ὥσπερ καὶ ἡ κατὰ τὸ
τρίτον βιβλίον ἐν ὅλῳ τῷ ἔτει. γεγραμμέναι δ' εἰσὶ καὶ
ἄλλαι καταστάσεις ἐν τοῖς τῶν ἐπιδημιῶν βιβλίοις, ἃς οὐκ
εἶπ' ἐν ἀφορισμοῖς. ἀλλ' ὡς συνεχέστερόν τε τῶν ἄλλων
γινομένας τὰς τέσσαρας, ἀκούσας τε παράδειγμα γίγνεσθαι,

immoderatis humiditatibus. Deinde continuata ferie frigidum et ficcum cum ventis aquiloniis maximis per totam prope hiemem, poftea frigidum et ficcum adusque
canis ortum. Hinc affatim magni aeftus ad arcturum ufque, quo pluviae auftrinae ad aequinoctium ufque.
Quamquam vero hic ftatus erat inaequalis, frigidum tamen et ficcum in eo vincebant. Statum praeterea fcripfit in horum librorum tertio quem rurfus in unum caput reduxit hifce verbis: *Annus auftrinus, pluvius, affidue ventorum expers.* In fecundo vero alium ftatum per
initia fcribens inquit: *In Cranone aeftivi carbunculi plue-
bant per aeftum largo imbre, oriebantur autem magis
auftro fpirante.* Atque ut hic ftatus calidiffimus eft et
moderate humidus, in una fcilicet qua obortus eft anni
tempeftate, ita quoque qui in tertio libro per totum annum defcribitur. Sunt vero et alii ftatus defcripti in
epidemiorum libris, quos in aphorifmis fubticuit. Verum
quatuor, quod ceteris frequentius contingerent exemplis
effici intellexit, cum aftrologia quam libro de aëre, locis

μετὰ τῆς ἐν τῷ περὶ ὑδάτων καὶ ἀέρων καὶ τόπων αἰτιο-
λογίας ἠξίωσε τοῖς ἀφορισμοῖς γραφῆναι. ἀλλὰ καὶ εἰ μὴ
παραλέλοιπε τελέως τὴν αἰτιολογίαν, ἡμεῖς ἂν αὐτὴν εὕρω-
μεν ἐκ τῶν ἐν τοῖς ἀφορισμοῖς ὑπ' αὐτοῦ γεγραμμένων,
ἱκανῶν ὄντων ἀνδρὶ λογικῷ πρὸς τὴν τῶν εἰρημένων εὕρεσιν. ἐπίστασθαι γάρ σε χρὴ τοῦτο δεδειγμένον μὲν ὑφ'
ἡμῶν ἤδη πολλάκις ἐν πολλοῖς αὐτάρκως, εἰρησόμενον δὲ καὶ
νῦν εἰς ὅσον ἀναγκαῖόν ἐστιν αὐτοῦ μνημονεῦσαι, ὡς τὰς κατὰ μέρος ἐν ἁπάσαις τέχναις συμπλοκὰς τῶν ἁπλῶν φαρμάκων
ἀδύνατον εἶναι, δι' ἐμπειρίας γνωσθῆναι, διὰ τὸ πλῆθος,
ἀλλ' ἐπὶ πάσαις αὐταῖς ὁδὸς μία τῆς εὑρήσεώς ἐστιν, ἡ
διὰ τῶν οἰκείων στοιχείων, ὥσπερ καὶ ἐπὶ γραμματικῇ. τίνα
τοίνυν οἰκεῖα στοιχεῖα τῶν καταστάσεών ἐστιν, ἴδωμεν ἀπὸ
τοῦ πράγματος τῆς οὐσίας ὁρμηθέντες, ὡς ἐν τοῖς περὶ
ἀποδείξεως ἐδιδάχθημεν. ἀναλαβὼν οὖν ἀπ' ἀρχῆς τὸν λόγον ἤδη σοι δίειμι ἅπαντα κατὰ τὸ συνεχές, μηδὲν παραλιπών.
αἱ ὧραι [11] τοῦ ἔτους διαφέρουσιν ὑγρότητι καὶ θερμότητι καὶ
ψυχρότητι καὶ ξηρότητι, τοῦ μὲν χειμῶνος ὑγρότητι καὶ ψυχρό-
χρότητι τὰς ἄλλας ὑπερβάλλοντος, ὥσπερ γε τοῦ θέρους

et aquis fcribere voluit. Enimvero fi caufarum declarationem omnino praetermififfet, nos certe ex his quae ab
ipfo in aphorismis fcripta funt, invenire potuiffemus quae
viro logico ad dictorum inventionem fufficiunt. Te namque hoc fcire oportet, quod jam a nobis multis in locis
multoties abunde demonftratum eft, atque nunc etiam dicendum, quoad ejus meminiffe neceffe fit, fieri non poffe
ut particulares in artibus omnibus fimplicium medicamentorum complexiones experimentis ob multitudinem
cognofcantur: fed his in omnibus una inventionis via eft
per propria elementa, quemadmodum et in grammatica
procedimus. Quaenam igitur propria ftatuum elementa
fint a rei fubftantia concitati fpeculemur, ut in libris de
demonftratione didicimus. Quare repetita ab exordio
oratione jam tibi continua ferie omnia, nullis praeter-
miffis, percurram. Anni tempeftates humiditate, caliditate,
frigiditate et ficcitate differunt: hiems quidem humiditate

θερμότητι καὶ ξηρότητι, τοῦ δ᾽ ἦρος ἀκριβῶς ἀμφοῖν ὄντος ἐν τῷ
μεταξύ. κρατεῖ γὰρ οὐδέτερον ἐν αὐτῷ κατ᾽ οὐδετέραν ἀντίθεσιν,
οὔτε τοῦ ξηροῦ τὸ ὑγρὸν οὔτε τοῦ θερμοῦ τὸ ψυχρόν, ἀλλ᾽ οἷον
ἰσομοιρία τις ἀμφοτέρων ἐστὶ τῶν ἀντιθέσεων, ὁμοιότης τε
τῶν ὡρῶν ἁπασῶν ὅλης τῆς ἡμέρας, ὡς ἔγγιστα καὶ τῆς
νυκτός, μηδεμιᾶς μεγάλης μεταλλαγῆς ἢ ὑπεροχῆς ἐν αὐτοῖς
γινομένης, ὁποία κατὰ φθινόπωρον ὁρᾶται, κρύους μὲν
ἕωθεν ὄντος, ἀμφὶ δὲ τὸ μέσον τῆς ἡμέρας θάλπους ἰσχυροῦ μεταπίπτοντος αὖ πάλιν εἰς κρύος καὶ τοῦδε, δείλης ὀψίας.
ἐπικρατεῖ δ᾽ ὅμως αὐτῶν τὸ μὲν ξηρὸν τοῦ ὑγροῦ, τὸ δὲ ψυχρὸν
τοῦ θερμοῦ. τοιαύτη μὲν ἡ κρᾶσίς ἐστι τῶν ὡρῶν τοῦ
ἔτους, ὡς ἐπὶ τὸ (349) πολὺ μεταβολῆς γινομένης κατὰ
βραχὺ μὲν, ὡς μηδ᾽ αἰσθάνεσθαί τινα διὰ παντὸς τοῦ χρόνου, κατὰ μείζονα δὲ αἰσθητῶς, οὐ μὴν ἀθρόως γε οὐδ᾽
ἀμέτρως ἐν ταῖς τῶν ὑγρῶν ὡρῶν καὶ κατὰ φύσιν μεταβο-
λαῖς. ἀρκτούρου γοῦν ἐπιτέλλοντος ὡς τὸ πολὺ σὺν ἀνέμοις ψυχροῖς ὑετὸς γίνεται. κἀντεῦθεν ἤδη φθινόπωρον
μὲν ἄρχεται, παύεται δὲ τὸ θέρος. εἶτ᾽ ἐν τῷ μετὰ ταῦτα

et frigiditate praeftat ceteris, aeftas vero caliditate et ficcitate, ver autem in ambarum medio plane exiftit. In
neutra fiquidem oppofitione altera alteram fuperat, neque
ficco humidum praeftat, neque calido frigidum, fed quaedam partium utriusque oppofitionis aequabilitas atque
omnium horarum totius prope diei et noctis fimilitudo,
nulla infigni facta in ipfis vel permutatione vel exuperantia, quales per autumnum confpiciuntur, frigore quidem
mane vigente, circa vero meridiem calore vehementi, qui
rurfus ad crepufculum vefpertinum in frigus tranfit, do-
minatur tamen in eo ficcum humido et frigidum calido.
Talis tempeftatum anni temperatura, ut magna ex parte
mutatio fiat, paulatim quidem ut toto tempore a nemine
percipiatur, repente vero magis, non tamen univerfim, neque immoderate, in humidorum temporum et fecundum
naturam mutationibus. Exoriente igitur arcturo plerumque
pluit cum frigidis ventis. Etiam hinc autumnus incipit et
finitur aeftas. Deinde fequnti tempore fenfim et fine

Ed. Chart. IX. [11.]   Ed. Baf. V. (349.)
χρόνῳ κατὰ βραχὺ καὶ ἀνεπαισθήτως γινομένης τῆς ἐπὶ τὸ
ψυχρότερον μεταβολῆς ἡ τῆς πλειάδος δύσις αἰσθητὴν
ἐργάζεται τὴν τροπήν. ἐντεῦθέν τε πᾶσιν ὁμοίως ἐπὶ τὴν
ἐαρινὴν ἰσημερίαν ἀφικνεῖται, καὶ ποτὲ μὲν ὁμοία προσθήκη
μέχρι πλειάδος ἐπιτολῆς γίνεται, πολλάκις δ' αἰσθητὴ μέν
τις ἐν τῷ περὶ τὴν ἰσημερίαν χρόνῳ, σύμμετρος δέ. καὶ
μέντοι μετὰ τὴν πλειάδος ἐπιτολὴν αὔξάνεται τὸ θερμὸν
καὶ τὸ ξηρὸν ἄχρι κυνὸς ἐπιτολῆς συμμέτρως καὶ κατὰ
βραχὺ, ἐλθόντος τε τούτου γενήσεται νότιον μὲν ὀλίγον,
ἐπ' αὐτοῖς δ' ὑετοὶ ἐπίσης τοῖς ἐτησίοις πνεύμασιν ἄχρι τῆς
κατὰ τὸν ἀρκτοῦρον ἐπιτολῆς. καὶ τοίνυν ἥ γε πεῖρα καὶ
ὁ λόγος ἡμᾶς ἐδίδαξεν, ὅταν οὕτως αἱ ὧραι τοῦ ἔτους προ-
έρχονταί τε καὶ εἰς ἄλληλα μεταβάλλουσι, μήτε λοιμόν τινα
μήθ' ὅλως ἐπιδήμια νοσήματα γινόμενα, μόνας δὲ τὰς ὀνομαζομένας ὑπ' αὐτοῦ σποράδας νόσους, τὰς κατὰ τὴν δίαιταν ἐπομένας. ἐπειδὴ καθ' ἑκάστην τῶν ὡρῶν ἴδιος μὲν
ἐπικρατεῖ χυμός, ὡς αὐτὸς ἐδίδαξε τοῦ μὲν χειμῶνος τὸ
φλέγμα, τοῦ δὲ ἦρος τὸ αἷμα, τοῦ δὲ θέρους χολὴ, φθινοπώρου δὲ ἡ ὀξεῖα· διὰ τοῦτο τοῖς κακῶς διαιτωμένοις οὐ

fenfu quum ad frigidius fit mutatio, vergiliarum occafus
manifeftum folftitium efficit. Atque hinc omnino fimiliter
ad vernum aequinoctium pervenitur fimilisque interdum
ad ufque vergiliarum exortum fit adjectio, faepe vero
confpicua quaedam circiter tempus aequinoctii, commode-
rata tamen. Quin etiam ab exortu vergiliarum ad ufque
canis exortum calidum et ficcum augentur tum commoderate tum pedetentim, qui quum appulit, auftrina quidem
pauca orietur tempeftas, mox autem pluviae fuccedent
peraeque ac etefiae venti ad arcturi ortum ufque. Nos
itaque tum experientia tum ratio docuerunt quum ita
anni tempeftates procedunt ac in fe invicem commutantur, nullam peftem nullosque epidemios morbos graffari,
fed folos morbos fporadas, hoc eft difperfos, diaetae
fuccedentes. Quia vero fingulis anni tempeftatibus proprius evincit humor, ut ipfe docuit, hieme quidem pituita, vere fanguis, aeftate bilis, autumno denique bilis

τὰ αὐτὰ πλεονάζουσι νοσήματα κατὰ πάσας τὰς ὥρας, ἀλλὰ
ὡς αὐτὸς ἐδίδαξε, τοῦ μὲν ἦρος τὰ μελαγχολικὰ καὶ τὰ
μανικὰ καὶ ἐπιληπτικὰ καὶ αἵματος ῥύσιες καὶ τἄλλα ὅσα
τούτων ἐφεξῆς καταλέγει. τοῦ δὲ θέρους ἔτους, ὁμοίως καὶ
τοῦ φθινοπώρου, χειμῶνος δ᾽ ἄλλα γινόμενα μὲν ἐκ τῶν
κατὰ τὴν δίαιταν ἁμαρτημάτων, ὑπαλλασσόμενα δὲ ταῖς ἰδέαις
διά τε τὴν ὥραν τοῦ ἐνιαυτοῦ καὶ τὴν ἡλικίαν τε καὶ φύσιν. ἐπειδὴ γὰρ καὶ κατὰ τὰς φύσεις καὶ κατὰ τὰς ἡλικίας αἵ τε κράσεις τῶν σωμάτων ἕτεραι γίνονται καὶ αἱ
τῶν χυμῶν ἐπικράτειαι διαφέρουσι, διὰ τοῦτο καὶ κατὰ
ταύτας νῦν ὑπαλλάσσεται τῶν νοσημάτων ἡ ἰδέα. περὶ μὲν
οὖν τῶν ἐν ταῖς ἡλικίαις διαφορῶν ὡδί πως ἔγραψεν· ἐν δὲ
ταῖς ἡλικίαις συμβαίνει τοῖσι μὲν σμικροῖς καὶ νεογενέσι
παιδίοισιν ἄφθαι, ἔμετοι καὶ τἄλλα τὰ τούτων ἐφεξῆς γεγραμμένα κατὰ πᾶσαν ἡλικίαν. περὶ δὲ τῶν φύσεων ὡδί
πως· τῶν φύσεων αἱ μὲν πρὸς θέρος, αἱ δὲ πρὸς χειμῶνα
εὖ καὶ κακῶς πεφύκασι. γίνεται τοίνυν καὶ ἴσον μὲν ἔχον
λόγον τὸ σῶμα τοῦ κάμνοντος αἰτίου ποιητικὸν πρὸς τὸ

acida; propterea pravo uſis victu non iidem omnibus anni
tempeſtatibus fcatent morbi, fed, ut ipfe docuit, vere quidem melancholiae et maniae, epilepfiae, fanguinis eruptiones et ceteri quos continuata ferie recenfet morbi. Aeftate autem alii fimiliter atque alii autumno, item alii
hieme qui ex diaetae erroribus oboriuntur, fed formis pro
anni tempeſtate, aetate et natura permutantur. Nam quia
pro naturis et aetatibus tum corporum temperamenta alia
evadunt tum humorum victoriae differunt, proindeque
pro harum ratione morborum formae permutantur. Itaque de aetatum differentiis ita fcripfit: *In aetatibus autem contingunt, parvis quidem et nuper genitis pueris
aphthae, vomitus* et contra, quae deinceps fecundum aetatem fcripta funt. De naturis autem fic pronunciat. Naturarum aliae quidem ad aeftatem, aliae vero ad hiemem
bene aut male comparatae funt. Quo fit ut laborantis corpus
parem cum aëre efficientis caufae rationem habeat. Ex

περιέχον. ἐξ ἀμφοῖν δὲ συνελθόντων ἡ ἐπίκτητος ἐπιτε-
[12] λεῖται κρᾶσις, ἐφ᾽ ᾗ τῶν ἐπιδημησάντων νοσημάτων
ἡ γένεσις. ἐὰν οὖν ἴδωμεν οἷόν τι πέφυκεν εἰς τὸ σῶμα
δρᾶν τῶν ἀνθρώπων ἡ τοῦ περιέχοντος θερμότης, ὁποῖον
δὲ ἡ ψυχρότης τε καὶ ξηρότης καὶ ὑγρότης, ἴδωμεν δὲ καὶ
τὴν ὕλην αὐτὴν τὴν πάσχουσαν ὁποία τίς ἐστιν, οὐδὲν ἔτι
χαλεπὸν εὑρεῖν καὶ προγνῶναι τὰ γενησόμενα νοσήματα. καὶ
τούτων αὐτῶν ἔτι πρότερον εἰσόμεθα καλῶς εἰρημένον τὸ
ἐν τοῖσι καθεστῶσι καιροῖσιν, ἢν αἱ ὧραι τὰ ὡραῖα ἀποδι-
δῶσι, εὐσταθέσταται καὶ εὐκρινέσταται αἱ νοῦσοι γίνονται,
ἐν δὲ τοῖσιν ἀκαταστάτοισιν ἀκατάστατοι καὶ δύσκρατοι.
τίνες οὖν αἱ δυνάμεις εἰσὶ τῶν εἰρημένων ποιοτήτων ὑγρότητος καὶ ξηρότητος, θερμότητος καὶ ψυχρότητος, ἀκούσωμεν αὐτοῦ τοῦ Ἱπποκράτους ἐν ἀφορισμοῖς λέγοντος· τῶν
δὲ καταστάσεων τοῦ ἐνιαυτοῦ τὸ μὲν ὅλον οἱ αὐχμοὶ τῶν
ἐπομβρίων εἰσὶν ὑγιεινότεροι καὶ ἧσσον θανατώδεις. νοσήματα δ᾽ ἐν ταῖς ἐπομβρίαις ὡς τὰ πολλὰ γίνονται, πυρετοί τε μακροὶ καὶ κοιλίης ῥύσιες καὶ σηπεδόνες, ἐπίληπτοι

utrisque autem concurrentibus afcititium efficitur temperamentum, unde morborum in vulgus graffantium ortus.
Quare fi noverimus quid in hominum corpus efficere poffit ambientis calor, quidque frigus, ficcitas et humiditas, noverimus quoque ipfam qualis fit quae patitur naturam, jamque futuros morbos tum invenire tum praenofcere non amplius arduum fuerit. Atque his ipfis etiamnum prius fciemus illud probe pronunciatum effe, in conftantibus temporibus fi tempeftive tempeftiva praecedant,
morbi conftantes ac boni fiunt judicii, in conftantibus inconftantes ac difficilis judicii. Quaenam igitur fint dictarum qualitatum vires, humiditatis, ficcitatis, caloris et
frigoris, audiamus ipfum Hippocratem in aphorismis edi-
centem. Ex anni tempeftatibus in univerfum ficcitates imbribus funt falubriores minusque lethales. Morbi autem
plerumque per imbres oriuntur, febres longae, alvi profluvia, putredines, epilepfiae, apoplexiae et anginae; at

καὶ ἀπόπληκτοι καὶ κυνάγχαι, ἐν δὲ τοῖς αὐχμοῖσι φθινώδεις, ὀφθαλμίαι, ἀρθρίτιδες, στραγγουρίαι. ταῦτα μὲν οὖν
ἐν αὐτῷ λέλεκται περὶ τῶν εἰς πλείονα χρόνον ἐκτεταμένων
καταστάσεων. ὥσπερ δὲ καὶ περὶ τῆς καθ' ὑγρότητα καὶ
ξηρότητα διαφορᾶς ἐν τούτοις ἐδίδασκεν, οὕτως περὶ τῆς
κατὰ θερμότητα καὶ ψυχρότητα δι' ὧν ἔγραψε περὶ τῶν
βορείων τε καὶ νοτίων καταστάσεων. ἐπὶ γὰρ τῆς ἡμετέ-
ρας οἰκήσεως ὁ μὲν βοῤῥᾶς ψυχρὸς, ὁ δὲ νότος θερμός
ἐστι, πλὴν εἴ που σπανίως ἐν ἀρχῇ τοῦ ἦρος ψυχρὸς, ἢ
κατ' ἄλλην τινὰ ὥραν ἐπὶ βραχὺ πνεύσειε τοιοῦτος, οὐδὲ
τότε τοῦ βοῤῥᾶ ψυχρότερος. ἄκουσον οὖν ἑξῆς καὶ ὡς περὶ
τούτων ἐν ἀφορισμοῖς ἔγραψεν ἀρξάμενος ὧδε· νότοι βαρυήκοοι, ἀχλυώδεις, καρηβαρικοὶ, νωθροὶ, διαλυτικοὶ, ὅταν
οὕτως δυναστεύῃ τοιαῦτα ἐν ταῖς ἀῤῥωστίαις πάσχουσιν, ἢν
δὲ βόρειον ᾖ, βῆχες φάρυγγος, κοιλίαι σκληραὶ, δυσουρίαι
φρικώδεις, ὀδύναι πλευρέων, στηθέων. ὅταν οὗτος δυναστεύῃ, τοιαῦτα ἐν τῇσιν ἀῤῥωστίῃσι προσδέχεσθαι. ταῦτα
μὲν οὖν αὐτῷ λέλεκται περὶ τῶν ἰσχυρῶν νοτίων καὶ βο-

per ficcitates, tabes, lippitudines, arthritides, ftranguriae.
Haec itaque ab ipfo de ftatibus in longius tempus extenfis pronunciata funt.   Quemadmodum autem et in his de
differentiis in humiditate et ficcitate docuit, ita et de his
quae in calore in frigore funt, ubi fcripfit de ftatibus
tum aquiloniis tum auftrinis.   In plaga fiquidem noftra
aquilo frigidus eft, aufter calidus, nifi fortaffis, quod rarum exiftit, principio veris frigidus fit, vel in alia quadam anni tempeftate aliquantisper talis fpiraverit,   neque
tunc aquilone frigidior.   Audi igitur deinceps quo pacto
de his aphorismis fcripferit, fic exorfus: auftri auditus
hebetudinem, vifus caliginem, capitis gravitatem, torporem ac refolutionem excitant.   At fi aquilonia fuerit
tempeftas, tuffes, faucium afperitates, alvi durae, dyfuriae,
horrores, laterum et pectoris dolores oboriuntur.   Hoc
itaque dominante talia in morbis expectanda funt.   Haec
itaque de vehementibus tum auftrinis,   tum aquiloniis

ρείων καταστάσεων τῶν ἐπὶ πλέον ἐν χρόνῳ γινομένων.
ἐνδείκνυται γὰρ διὰ τοῦ δυναστεύειν περὶ πνεύματος οὐκ
ἂν ἐπὶ τοῦ ἦρος, οὔτε βραχεῖ χρόνῳ πνεύσαντος οὔτ᾽ ἐπὶ
πλείοσιν ἡμέραις, ἀλλ᾽ ἀσθενοῦς, εἰπὼν τοῦτο τοὔνομα. περὶ
δὲ τῶν ἐφημέρων νοτίων τε καὶ βορείων πνευμάτων ἄκουσον αὖθις ἃ λέγει· αἱ μὲν καθημεριναὶ καταστάσιες αἱ
μὲν βόρειοι τά τε σώματα συνιστῶσι καὶ εὔτονα καὶ εὐκί-
νητα καὶ εὐδύνατα καὶ εὔχροα καὶ εὐηκοώτερα ποιέουσι καὶ
τὰς κοιλίας ξηραίνουσι καὶ τὰ ὄμματα δάκνουσι καὶ περὶ
τὸν θώρακα ἄλγημα, ἤν τι προϋπάρχῃ, μᾶλλον πονέουσι.
αἱ δὲ νότιοι διαλύουσι τὰ σώματα καὶ ὑγραίνουσι καὶ βα-
ρυκοΐας καὶ καρηβαρίας καὶ ἰλίγγους ἐμποιέουσιν ἔτι τοῖς
ὀφθαλμιῶσι καὶ ἐν τῷ σώματι δυσκινησίαν, καὶ τὰς κοιλίας
ὑγραίνουσιν. εἴρηται δὲ ἐν ἀφορισμοῖς ὑπ᾽ αὐτοῦ καὶ ἄλλα
γέ τινα περί τε φύσεως ὡρῶν καὶ τῆς ἀθρόας εἰς ἄλληλα
μεταβολῆς, ὧν ἕκαστον κατὰ τὸν προσήκοντα καιρὸν μνημο-
νεύσομεν. ἐν τῷ παρόντι τοῦτο μόνον ἀρκεῖ, διδαχθέντας
τὰς πρώτας στοιχειώδεις δυνάμεις τῶν καταστάσεων ὑπ᾽ αὐ-

ſtatibus longo tempore perdurantibus ab eo pronunciata
funt. Nam per *δυναστεύειν*, hoc eſt praevalere, id non de flatu
qui vere aut brevi tempore ſpirat, neque de eo qui pluribus quidem diebus, ſed de eo qui imbecillus eſt, id
vocabulum praedicari demonſtrat. De quotidianis autem
tum auſtrinis tum aquiloniis flatibus audi iterum quae
commemorat: Quotidiani vero ſtatus, aquilonii quidem
corpora robuſta, motu facilia, valida, bene colorata ac
probe audientia faciunt, ventres exſiccant, oculos mordent, et ſi quis thoracem dolor prius obſederit, eum adaugent. Auſtrini vero corpora exſolvunt et humectant, au-
ditum obtundunt, capitis gravitatem et vertigines procreant movendique difficultatem tum oculis tum corpori concitant, alvos denique humectant. At in aphorismis ab eo
dictum eſt alia quaedam de anni temporum natura, atque
univerſa inter ſe converſione, quorum unumquodque ſuo
tempore memorabimus. In praeſenti hoc unicum ſatis
ſit, ſi didicerimus primas elementares ſtatuum facultates

τοῦ τοῦ Ἱπποκράτους εἰρῆσθαι, καθ' ἃς χρὴ περὶ πασῶν
τῶν ὁπωσοῦν καταστάσεων τῶν γενομένων ὁδῷ καὶ τάξει προϊόντας ἡμᾶς ἐξευρίσκειν, ὁποῖά τέ τινα γενήσεται
νοσήματα καὶ ὅπως αὐτὰ κωλυτέον ἐστὶν [13] ἢ συστάντα
θεραπευτέον, οὗτος γὰρ μέγιστος καρπὸς τῆς ἐνεστώσης
πραγματείας. ἐν δὲ τοῖς στοιχειώδεσι τούτων ἔστι καὶ ἡ
χώρα συνενδεικνυμένη καὶ αὐτή τι πρὸς τὴν τῶν νοσημάτων πρόγνωσιν, ὥσπερ ἥ τε φύσις ἑκάστου καὶ ἡ ἡλικία
καὶ τὸ ἐπιτήδευμα καὶ ἡ δίαιτα. δέδεικται δ' ὑπ' αὐτοῦ
σαφῶς ἐν τῷ περὶ ὑδάτων καὶ ἀέρων καὶ τόπων ὁποῖα τὰ
καθ' ἑκάστην χώραν πλεονάζει νοσήματα. δυνήσῃ τοιγαροῦν
ὅθεν ἡ τοῦ περιέχοντος ἡμᾶς κατάστασις ἀμέτρως ψυχρὰ
καὶ ὑγρὰ γινομένη, κατὰ τὴν ἑαυτῆς φύσιν ἐργάζεσθαι μέλλει τὰ ὑπ' αὐτοῦ δεδειγμένα νοσήματα καὶ τὴν παρὰ τῆς·
οἰκήσεως ἔνδειξιν λαβεῖν ὁμοίαν τῇ παρὰ τῆς ἡλικίας καὶ
τῆς φύσεως καὶ τῶν ἐπιτηδευμάτων καὶ τῆς ὅλης διαίτης.
τὰ μὲν γὰρ ὑγρὰ καὶ ψυχρὰ τῆς φύσεώς τε καὶ κατὰ τὰς
ἔξωθεν περιστάσεις ῥᾷον ἁλώσεται τοῖς ὑπὸ (350) τῆς

ab ipfo Hippocrate pronunciatas effe, quibus oportet de
omnibus quibusvis ftatibus nos via et ordine progreffos
invenire quinam morbi acceffuri fint, qua ratione ipfi pro-
hibendi, vel jam oborti curandi, hic enim maximus eft
praefentis tractationis fructus. In horum autem elemen-
tis eft etiam regio quae et ad morborum praenotionem
ipfa quoque nonnihil coindicat, quemadmodum et unius
cujusque natura et aetas et vitae inftitutum et victus
ratio. Demonftratum autem eft ab eo dilucide libro de
aëre, locis et aquis qui et quales cuique regioni affluant
morbi. Quare poteris ubi ambientis nos aëris ftatus immoderate tum frigidus tum humidus redditus fuapte natura morbos ab ipfo demonftratos procreaturus fit et fimilem ex regione indicationem capere, ab aetate quoque et
natura et vitae inftitutis et tota victus ratione. Humidi
fiquidem et frigidi tum natura tum externis circumftantiis
facilius a morbis qui ex humido et frigido ftatu futuri
funt, corripientur, contrarii vero difficilius. Itaque fi ha-

ὑγρᾶς καὶ ψυχρᾶς καταστάσεως ἐσομένοις νοσήμασι, τὰ δὲ
ἐναντία δυσχερέστερον. ἐὰν οὖν οἴκησις ὑγρὰ καὶ ψυχρὰ
κατὰ τὸν ἑαυτοῦ λόγον καὶ τὴν κατάστασιν ἔχοι τοιαύτην,
ἕτοιμον τῶν οἰκείων τῇ καταστάσει νοσημάτων ἡ γένησις
ἔσται, συντελούσης τι καὶ τῆς οἰκήσεως. ὥσπερ γε πᾶσα
ἡ ἀμέτρως θερμή ποτε γένοιτο καὶ ὑγρὰ κατάστασις, οἵαν
ἐν τῇ β΄ τῶν ἐπιδημιῶν ἔγραψεν ἐν ἀρχῇ λέγων, ὗεν ἐν
καύμασιν ὕδατι λάβρῳ διόλου. συντελὲς δέ τι πρὸς τὴν
τῶν εἰρημένων σηπεδόνων νοσημάτων γένεσιν ἡ χώρα, μάλιστα μὲν εἰ κατ᾽ ἄμφω δύσκρατος εἴη θερμοτέρα καὶ ὑγροτέρα καταστῶσα, συντελέσει δὲ καὶ κατὰ τὸ ἕτερον τούτων
εἰ ἀμέτρως ᾖ κεκραμένη, καθάπερ ἡ Κρανὼν ἐν κοίλῳ καὶ
μεσημβρινῷ χωρίῳ κειμένη. καὶ διὰ τοῦτο μάλιστα σηπε-
δονώδεσι νοσήμασι, τοῖς ἄνθραξιν ἁλοῦσα πρὸς τοῖς ἄλλοις
ἀτόποις, ἔτι καὶ διὰ τὸ τὰ βόρεια τῶν πνευμάτων ἀπεστρά-
φθαι, πνεύσεσι καὶ ταῖς καλουμέναις νηνεμίαις κατεχομένη.
Κρανὼν μὲν οὖν τοιαύτη, Θάσος δὲ τοὔμπαλιν. ἔστραπται
γὰρ πρὸς τὰ βόρεια καὶ ψυχρὰ πνεύματα κατάντικρυ τῆς

bitatio fui ratione frigida et humida fuerit talemque ſtatum habuerit, familiarium huic ſtatui morborum facilis
erit generatio, conferente etiam ad hoc habitatione. Quemadmodum ſane ſi ſtatus immoderate calidus et humidus
aliquando oboriatur, qualem ſecundo epidemiorum morborum in principio hiſce verbis deſcripſit: pluebat per
aeſtus largo imbri aſſidue. At regio ad dictorum putridorum morborum generationem confert, maxime quidem,
ſi in utroque intemperata fuerit calidior et humidior con-
ſtituta. Conferet quoque ſi in horum altero fuerit intemperata, ut Cranon in concavo et meridiano loco ſita,
quae ob id putridis morbis potiſſimum ut carbunculis
exercetur, atque praeter caetera incommoda a ventis
etiam aquiloniis eſt averſa, ſpiraculis et nenemiis appellatis, id eſt ventorum qualitatibus occupata. Cranon
itaque ejusmodi eſt, Thaſus vero contrario modo ſita eſt.
Ad ventos ſiquidem aquilonios frigidosque converſa eſt

Θράκης κειμένη. γενομένης οὖν τῆς καταστάσεως ὅλης ἐπὶ τὰ νότια καὶ μετ᾽ αὐχμῶν οὐκ ἦν εὐάλωτον τὸ χωρίον, ὅσον ἐφ᾽ ἑαυτῷ τῇ καταστάσει. εἰ γὰρ μεσημβρινὸν ἦν ἔτι καὶ κοῖλον, ἐσχάτως ἂν ἡ εἰρημένη κατάστασις ἐγεγόνει λοιμώδης αὐτῇ.

β'.

Ὕδατα πολλὰ, ξυνεχέα μαλθακῶς, ὡς ἐν νοτίοισι.

Τρισσῶς ὕδατα γίνεται πολλὰ, ποτὲ μὲν διὰ τὸν ὑετὸν αὐτὸν ἀθρόον ἐκρηγνύμενον, ἐνίοτε δὲ τῷ μήκει τοῦ χρόνου, κἂν ψεκάδες ὦσι μόναι καθ᾽ ἑκάστην ἡμέραν γινόμεναι, καί ποτ᾽ ἀμφοῖν ἅμα συνελθόντων. ἔχεις δὲ αὐτῶν πάντων παραδείγματα γεγραμμένα, κατὰ τὰ τῶν ἐπιδημιῶν βιβλία, τοῦ μὲν πρώτου τρόπου τὴν κατάστασιν, ἧς ἄρχεται τόνδε τὸν τρόπον· ἐν Θάσῳ πρὸ ἀρκτούρου ὕδατα πολλά. δηλοῖ γὰρ ταῦτα τὰ [14] *μεγάλα, πλῆθος ὕδατος ἀθρόου. τοῦ δὲ δευτέρου τρόπου παράδειγμα τὸ νῦν εἰρημένον ἐστίν· ὕδα-*

Thraciae ex adverfo. Quum itaque totus ftatus ad auftrina factus effet et cum fqualoribus, locus pro fui ratione huic ftatui non facile patebat: fi namque meridionalis fimul et concavus fuiffet, dictus ftatus fumme peftilens ipfi fuiffet.

11.

Pluviae multae, affiduae, molles, ut per auftros.

Tribus modis pluviae multae fiunt, interdum quidem ob pluviam ipfam confertim decidentem, interdum vero propter temporis diuturnitatem, etiamfi pluviarum ftillae minutulae folae quotidie delabantur, atque interdum concurrentibus ambobus. Habes autem ipforum omnium fcripta exempla in epidemiorum libris. Primi quidem modi ftatum, quo ita exorditur: *In Thafo ante arcturum imbres multi*, oftendit fiquidem pluvias fuiffe magnas, aquae confertim delabentis copia. Alterius modi exem-

τὰ πολλὰ, ξυνεχέα μαλθακῶς. τὸ γὰρ πλῆθος αὐτῶν ἠθροίσθη, διὰ τὸ συνεχὲς ἐν χρόνῳ πλέονι γενέσθαι καὶ μὴ κα-
θάπαξ λάβρως ἐν ἑνὶ καιρῷ. τοῦ δὲ τρίτου τρόπου παράδειγμά ἐστι τὸ κατὰ τὸ δεύτερον τῶν ἐπιδημιῶν ἐν ἀρχῇ
γεγραμμένον, ὕεν ἐν καύμασιν ὕδατι λάβρῳ διόλου. τὸ μὲν
γὰρ λάβρον πρὸς τὸν προειρημένον τρόπον κοινόν ἐστι, τὸ
δὲ διόλου πρὸς τὸν δεύτερον. περὶ μὲν οὖν ἐκείνων τῶν
καταστάσεων αὖθις ἐροῦμεν κατὰ τὸν οἰκεῖον ἑκάτερον, ἣν
προκείμενον ἦν ἐν τῷ λόγῳ μεταξὺ τῆς φθινοπωρινῆς ἰσημερίας καὶ τῆς ἀρχῆς τοῦ χειμῶνος γενομένης ὕδατος καθ᾽
ὅλην αὐτὴν ἔσχε μαλθακῶς, ὡς αὐτὸς ἔφην, ὅπερ ἀντίκειται
τῷ ἀθρόως καὶ λάβρως καὶ σφοδρῶς.

γ᾽,

Χειμὼν νότιος.

Ὅτι φθινοπώρου πέρας οἶδε καὶ αὐτὸς τὴν τῆς πλειάδος
δύσιν, ἣν διὰ συντόμου φωνῆς ὀνομάζει καὶ πλειάδα, σα-
plum id nunc enunciatum eft: Pluviae multae, affiduae,
molles. Nam ipfarum copia acervata erat, quod continua
longo tempore fuiffet pluvia et non prorfus uno tempore
copiofa. Tertii modi exemplum eft, quod in principio
fecundi epidemiorum fcriptum eft: Pluebat per aeftus
largo imbre affidue. Largum fiquidem ad praedictum
modum commune, adfidue vero ad fecundum. De ftatibus itaque illis rurfum utroque fuo loco dicemus. Qui
vero propofitus erat oratione inter autumnale aequinoctium et hiemis principium obortus pluviam habuit toto
fuo tempore mollem, ut ipfe profert, quae confertim
large et vehementer cadenti opponitur.

III.

Hiems auftrina.

Quod autumni finem noverit et ipfe pleiadum occafum quem concifa voce appellat et pleiada, his verbis

φῶς ἐδήλωσεν εἰπὼν, μετὰ τὸ προειπεῖν περὶ ἰσημερίην καὶ
ὑπὸ πλειάδος, γράψας τε ἐφεξῆς, χειμὼν νότιος, ὡς οὐδενὸς
ὄντος μεταξὺ χρόνου διηγήσεως ἰδίας δεομένου, συνάπτον-
τος δὲ χειμῶνος τῇ δύσει τῆς πλειάδος.

δʹ.
Μικρὰ πνεύματα βόρεια.

Μικρὰ φησι πνεύματα γίνεσθαι τοῦ χειμῶνος. εἰ δέ
γε κατὰ τὴν ἑαυτοῦ φύσιν ὁ χειμὼν ἐπεραίνετο, πάντως
ἂν ἐγένετο μεγάλα. καὶ κατὰ διττὸν τρόπον ὑπῆρξεν ἂν
αὐτοῖς τοῦτο, καθάπερ καὶ νῦν ἔοικε γεγονέναι σμικρὰ, κατά τε τὸ ἴδιον μέγεθος αὐτῶν καὶ κατὰ τὸ μῆκος τοῦ χρόνου. καὶ γὰρ ὀλίγαις ἡμέραις ἐγένετο βόρεια καὶ οὐκ ἰσχυρὰ, τοῦ χειμῶνος εἰθισμένου μέγαν ἔχειν βοῤῥᾶν ἐν χρόνῳ πολλῷ.

manifeſte indicavit, *hiems auſtrina.* Ubi namque praedixiſſet circiter aequinoctium, addidit et ſub pleiadas
ſcripſitque deinde *hiems auſtrina,* tanquam nullum tempus intercedat, quod peculiarem poſtulet explicationem,
ſed pleiadum occaſu hiems copulata ſit.

IV.
Parvi flatus aquilonii.

Ventos inquit hieme parvos fuiſſe. Quod ſi ſecundum ſuam naturam adusque finem hiems perducta fuiſſet,
magni prorſus exſtitiſſent. Atque hoc ipſis bifariam adfuit,
quemadmodum etiam nunc parvi fuiſſe viſi ſunt et ſecundum temporis prolixitatem. Etenim paucis diebus aquilonii non vehementes perflarunt, quum hiems vehementem multo tempore aquilonem habere conſueverit.

ε'.

Αὐχμοί.

[15] Τὴν ξηροτέραν τοῦ προσήκοντος κατάστασιν
αὐχμὸν ὠνόμασεν οὐ πάνυ τι συνήθως. εἰώθαμεν γὰρ οὐ
τὴν ἁπλῶς ξηροτέραν, ἀλλὰ τὴν ἄκρως ξηρὰν ὀνομάζειν οὕτως. ἀμήχανον δέ ἐστι καὶ ἄπιστον εἰς τοσοῦτον γενέσθαι
τὸν χειμῶνα ξηρὸν, ὡς αὐχμηρὰν ἀπεργάζεσθαι τὴν γῆν
ὥσπερ ἐν θέρει. οὐ γὰρ ἐν ἦρι τοιαύτη γίνεται κατάστασις, ᾗ νῦν ὅμοιον γεγονέναι φησὶ τὸν χειμῶνα τὸ σύνολον.

ζ'.

Τὸ σύνολον εἴς γε χειμῶνα ὁκοῖον ἔαρ γίνεται.

Ξηρότερον μὲν ἑαυτοῦ φησὶ γεγονέναι τὸν χειμῶνα,
οὐ μὴν ὡσαύτως τῷ θέρει ξηρὸν, ὥστε καὶ τὸν αὐχμὸν ὂν
ὀλίγον ἔμπροσθεν ἔφαμεν οὐ πάνυ τι κυρίως εἰρῆσθαι. δε-

V.

Squalores.

Sicciorem juſto ſtatum ſqualorem non admodum uſi-
tate appellavit; ita namque non abſolute ficciorem, ſed
fumme ficcum appellare confuevimus. Quod vero hiems
usque adeo ficca fiat, ut terram tamquam aeſtate ſqualidam reddat, tum praeter opinionem tum praeter fidem
exiſtit. Non enim vere talis fit ſtatus, cui nunc ſimilem
factam eſſe omni ex parte hiemem proferat.

VI.

Hiems univerſa quale ver ducitur.

Sicciorem quidem quam pro ſua natura hiemem exſtitiſſe pronunciat, non tamen aeſtati peraeque ficcam;
quare quem ſqualorem paulo ante non admodum proprie

κτέον οὖν ἐστιν οὐχ ἁπλῶς ὑπ' αὐτῶν εἰρῆσθαι νῦν, ἀλλ' ἐν
τῇ πρός τι, καθάπερ μύρμηκα μέγαν ἢ ὄρος μικρόν. ὡς
γὰρ ὁ χειμὼν ἐγένετο νῦν, οὐχ ἁπλῶς αὐχμηρὸς, ὥσπερ οὐδὲ
μέγας μύρμηξ ἁπλῶς μέγας, ἀλλ' ὡς μέγας μύρμηξ, οὗτός
τε οὖν τοῦ ὄρους τοῦ σμικροῦ σμικρότερός ἐστιν, ὅ τε χειμὼν ὁ αὐχμηρὸς ὑγρότερος τοῦ θέρους, ὥσπερ καὶ τὸν
νῦν γεγενημένον χειμῶνα παραβάλλων εἶπε, τὸ ξύνολον εἰς
χειμῶνα ὁκοῖον ἔαρ γίνεται.

η'.
Ἦρ δὲ νότιον, ψυχινὸν, μικρὰ ὕσματα.

Ἔοικεν οὖν εἰρηκέναι τὸ ἔαρ νότιον οὐχ ὡς οὐδ' ὅλως
ἐν αὐτῷ γενομένων τῶν βορείων, ἀλλ' ὡς ὀλιγίστων ἐν ἀρχῇ
καὶ οὕτως ὀλίγον ὥστε τὴν ὅλην κατάστασιν τῆς ὥρας ἐκείνης νότιον εἰπεῖν.

ufurpari diximus, accipere par eft non abfolute nunc ab
eo pronunciatum effe, fed ad aliquid, ut formicam
magnam vel montem parvum. Quod enim hiems effet
in praefenti non abfolute fqualida, quemadmodum neque
magna formica fimpliciter magna eft, fed ut magna formica, quae fane et ipfo monte parvo minor eft, atque
hiems fqualida aeftate humidior exiftit, quomodo et hiemem comparatione dixit: *hiems tota quale ver fuit.*

VII.
Ver autem auftrinum frigidum, parvae pluviae.

Ver auftrinum dixiffe videtur, non quod in eo prorfus aquilonii venti minime perflaverint, fed quod pau-
ciffimi principio, atque adeo pauci, ut totum illius temporis flatum auftrinum enunciaret.

ϑ'.

Θέρος ὡς τοπολὺ ἐπινέφελον, ἀνυδρίαι, ἐτησίαι ὀλίγαι, σμικραὶ διεσπαρμένως ἔπνευσαν.

*

Εἴ τις ἄπαντα τὰ περὶ τοῦ θέρους εἰρημένα συνθείη,
φαίη ἂν καὶ τοῦτο νότιόν τε καὶ αὐχμηρὸν ἅμα γεγονέναι.

ι.

[16] Γενομένης δὲ τῆς ἀγωγῆς ὅλης ἐπὶ τὰ νότια καὶ μετὰ αὐχμῶν.

*

Οὐχ ὡς οὐδέποτε γενομένης ἐκδοχῆς ὑδάτων ἐν ὅλῳ
τῷ ἔτει τὸ μετ' αὐχμῶν εἶπεν, ἀλλ' ὡς ὀλιγίστων παντάπασιν. πλὴν γὰρ τοῦ πρώτου χρόνου τοῦ μετὰ τὴν φθινοπωρινὴν ἰσημερίαν ἄχρι πλειάδος, πᾶς ὁ λοιπὸς ἐπικρατοῦσαν
ἔσχηκεν ἱκανῶς τὴν ἀνυδρίαν. ἀγωγὴν δὲ δηλονότι τὴν κατάστασιν ὠνόμασε τοῦ περιέχοντος. εἴπερ οὖν (351) ἀληθές ἐστιν ὡσαύτως τῷ περιέχοντι συνεξαλλοιοῦσθαι τὰ τῶν

VIII.

Aeſtas plerumque nubila, pluviae nullae, etefiae pauci
parvique ſparſim ſpirarunt.

*

Si quis omnia de aeſtate pronunciata compoſuerit,
dicat et hanc tum auſtrinam tum ſimul ſqualidam obortam fuiſſe.

IX.

Oborto igitur toto ad auſtros et cum ſqualoribus ſtatu.

*

Non quod nullae aquarum affuſiones fuiſſent per totum annum cum ſqualoribus loquutus eſt, ſed quod omnino
pauciſſimae. Praeter enim tempus primum ab autumnali
aequinoctio adusque pleiadas reliquum omne tempus ſatis
vincentem habuit imbrium carentiam. Ἀγωγὴν autem
appellavit ambientis nos aëris ſtatum. Quare ſi verum
ſit animalium corpora ut ambientem nos aërem alterari,

ζώων σώματα, κατὰ μὲν τοὺς ὄμβρους ὑγρότερα γενήσονται, κατὰ δὲ τοὺς αὐχμοὺς ξηρότερα. καὶ κατὰ μὲν τὰς
θερμότητας ἐπικρατούσας ἡ κεφαλὴ ῥωστικὴ, κατὰ δὲ τὰς
ψυχρότητας, αὐτὴ μὲν ἔσται κουφοτάτη, τὰ δὲ κατὰ θώρακα καὶ πνεύμονα μόρια πονέσει. τῇ τοίνυν εἰρημένῃ καταστάσει, περὶ ἧς πρόκειται σκοπεῖσθαι, μεταξὺ τὴν φύσιν
ἐχούσῃ τῆς τε αἰθρίου καὶ καθαρᾶς ἀκριβῶς καὶ τῆς μετ᾽
ὄμβρων, ὁμοιούμενα τὰ σώματα μέσην ἕξει κατάστασιν
κράσεως, ἣν ἐπίτρεψόν μοι καλέσαι νεφελώδη. τοιούτου
γὰρ ὄντος τοῦ περιέχοντος, ὑποκειμένης δὲ καὶ τοῦ συναλ-
λοιοῦσθαί τε καὶ συνεξομοιοῦσθαι τούτῳ τὰ σώματα, σαφηνείας ἕνεκεν οὐδὲν ἂν εἴη χεῖρον ὠνομάσθαι τὴν ἐν αὐτοῖς
γενομένην κατάστασιν οἷον νεφελώδη τινά. καθάπερ οὖν
ὅταν ὁ χειμὼν φυλάττῃ τὴν οἰκείαν κρᾶσιν, ἀναγκαῖόν ἐστιν
ὑγρὸν καὶ ψυχρὸν χυμὸν γεγενῆσθαι τὸ φλέγμα, τοῦ θέρους δ᾽ ἔμπαλιν τὸ θερμὸν καὶ ξηρὸν τὴν ὠχρὰν χολήν, οὕτως ὁπότε νεφελῶδές ἐστι τὸ περιέχον, ἐπικρατεῖ τις τῶν
χυμῶν ἐν μὲν ταῖς φλεγματικαῖς φύσεσι ὁμιχλῶδές τε καὶ

per imbres quidem evadent humidiora, per fqualores vero
ficciora; atque quum evincent quidem calores, robuftum
erit caput, per frigora vero leviffimum; ceterum thoracis
et pulmonis partes laborabunt. Quae ergo narrato ftatui,
quem contemplari propofuimus, mediam inter ferenum ac
plane purum et pluviofum naturam fortienti affimilan-
tur corpora medium temperamenti ftatum, quem nubilofum ut appellem mibi permitte. Nam fi talis fit aër,
fuppofitumque et corpora fimul tum alterari tum ipfi af-
fimilari, perfpicuitatis gratia, ut ftatus in ipfis genitus
veluti nubilofus quidam appelletur, nihil abfurdum fuerit. Quomodo itaque, quum hiems fuum fervaverit temperamentum, neceffe eft ut humor tum humidus tum
frigidus generetur, pituita fcilicet; aeftate vero contra
calidus et ficcus ut pallida bilis: fic ubi circumftans aër
nubilofus eft, quidam exuberat humor, in pituitofis quidem naturis pituita, prout aliquis dixerit, tum nebulofa

νεφελῶδες, ὡς ἄν εἴποι τις, φλέγμα. κατὰ δὲ τὰς πικροχόλους αὖ πάλιν ἡ ὁμιχλώδης τε καὶ νεφελώδης χολή. διὰ
παντὸς μὲν γὰρ ἀποῤῥεῖ τι τοῦ σώματος ἡμῶν ἀτμῶδες,
ἀλλ᾽ ἐν μὲν ταῖς ξηραῖς καταστάσεσι πλεῖστον, ἐν δὲ ταῖς
ὑγραῖς ὀλίγιστον. ἀθροιζόμενον οὖν ἔνδον τοῦτο παραπλήσιον ὁμίχλῃ καὶ ἀχλύϊ τὸ σύμφυτον ἡμῶν ἐργάζεται πνεῦ-
μα· ὅμοιος γάρ ἐστιν ἐν τῷ περιέχοντι τὰ ζῶα πνεύματι ὁ
ἀτμός, ὥστε κἀνταῦθα θαρσήσας ἄν τις εἴπεν ἐν τοιαύτῃ
καταστάσει γίνεσθαι τὸ ἐν ἡμῖν πνεῦμα. καὶ μὴν ὅταν
ὁμίχλη τις ἢ ἀχλὺς ἐν ἑνὶ χρόνῳ ᾖ, πάσχουσα δύο ταυτὶ
παθήματα, τό τ᾽ ἀναφέρεσθαι καὶ τὸ πιλοῦσθαι, νεφέλη
γίνεται λευκή. ἄνευ μὲν γὰρ ὑγρότητος βορείου τοῖ ἀέρος
ἀκριβῶς ὄντος οὐκ ἄν ποτε γένοιτο νέφος. ἤτοι δὲ λαμπρὸν ἢ μέλαν ἀποτελεῖται τοῦτο δι᾽ ἀραίωσιν ἢ πίλησιν. ἀραι-
ούμενον οὖν τὸ νέφος εἰς ἑαυτὸ καταδέχεται τὸ τοῦ ἡλίου φῶς
καὶ κατὰ τοῦτο φαίνεται λαμπρὸν ὡς ἄν ἐκλαμπούσης αὐτῷ τῆς

tum nubilofa. Semper enim aliquid a noftro effluit corpore quod vaporofum exiftit, in ficcis quidem ftatibus
plurimum, in humidis vero pauciffimum. Hoc itaque quum
in corpore acervatur, fimilem tum nebulae tum caligini
innatum noftrum fpiritum facit; in ambiente fiquidem
animalia aëre fpiritui fimilis eft vapor ut quisquam audeat dicere tali in ftatu talem in nobis effe fpiritum. Atque ubi eodem tempore nebula vel caligo duo haec habuerit pathemata, ut nimirum tum attollatur tum diften-
datur, alba nubes procreatur. Nunquam enim absque
humiditate, aëre exacte aquilonio exiftente, procreatur
nubes; propter enim raritatem vel denfitatem fplendida
aut atra completur. Quae igitur rarefcit nubes folis lucem in fe fufcipit, proindeque pellucida confpicitur, eam
fcilicet illuminante folis fplendore, quemadmodum in pel-
lucidis corporibus; conftricta vero et condenfata nube,
folis lux per eam non tranfit; atque hoc merito nigra talis cernitur, non fecus quam aër ipfe noctis, ubi folis

ἡλιακῆς αὐγῆς ὥσπερ ἐν τοῖς [17] διαφανέσι σώμασιν. πιληθέν-
τος δὲ καὶ πυκνωθέντος τοῦ νέφους οὐ διεισέρχεται μὲν αὐτὸ
τὸ ἡλιακὸν φῶς, μέλαν δὲ εἰκότως φαίνεται τὸ τοιοῦτον,
ὥσπερ καὶ αὐτὸς ὁ ἀὴρ τῆς νυκτὸς, ἀπολιπόντος αὐτὸν τοῦ
παρ' ἡλίου φωτός. καὶ φαίνεται σαφῶς ὁμίχλη πολλάκις
μὲν ἐπὶ τὴν γῆν καταῤῥέουσα καὶ καλεῖται τὸ τοιοῦτον δρόσος,
ἐνίοτε δὲ εἰς ὕψος αἰρομένη καὶ προφανῶς γινομένη νέφος, ἤτοι
λευκὸν ἢ μέλαν, λευκὸν μὲν ὅταν, ὡς εἶπον, εἰς ὅλον αὐτὸν
δέξηται τὴν ἡλιακὴν αὐγὴν, μέλαν δὲ ἐπειδὰν μηδ' ὅλως ὑποδέχη-
ται. τὰ δὲ ἄλλα τὰ μεταξὺ τούτων χρώματα κατὰ τὸ ποσὸν
τῆς κεραννυμένης αὐγῆς τὰ νέφη λαμβάνει, καί σοι τάχα
δόξει διαφέρεσθαι πρὸς ἑαυτὸν ὁ λόγος, ἀναφέρεσθαί τε
λέγων εἰς ὕψος τὴν ὑγρότητα καὶ πιλοῦσθαι. τὸ μὲν γὰρ
ἀναφέρεσθαι θερμότητος ἔργον ἐστὶ, τὸ δὲ πιλοῦσθαι ψυχρότητος. οὐ δυνατὸν δέ ἐστι ταὐτὸν ἅμα θερμὸν εἶναι
καὶ ψυχρόν. ἀλλ' ἐὰν ἐννοήσῃς αὐτὴν μὲν τὴν ἀναφερομένην ἀτμίδα θερμὴν εἶναι καὶ διὰ τοῦτο πρὸς τὸ μετέωρον
αἴρεσθαι, τὸν δὲ ὑποδεχόμενον αὐτὴν ἀέρα ψυχρὸν, οὐκέτι
ἀπορήσεις ὅπως ἀναφέρεταί τε ἅμα καὶ πιλεῖται. τὸ μὲν

splendor ipfam reliquerit. Manifefte etiam cernitur nebula
multoties quidem ad terram defluere, quae ros vocatur:
interdum vero in altum tolli, manifefteque fieri nubes
aut candida aut atra; candida quidem quum, ut dixi,
in fe totum folarem receperit fplendorem, atra vero
ubi nullo pacto receperit. Intermedios autem colores
pro fplendoris admixti quantitate nubes accipiunt. Verum
forfan hic fermo tibi videbitur fecum effe controverfus,
qui fcilicet dicat in altum tolli humiditatem et conden-
fari. Surfum namque tolli caloris opus eft, denfari vero
frigoris: nequit autem idem calidum effe fimul et frigidum. At fi intellexeris eam quae furfum fertur exhalationem calidam effe, ob idque fublimem vehi, aërem vero
qui eam excipit, frigidum, non amplius dubitabis quomodo tum furfum feratur tum fimul condenfetur. Nam
ut furfum feratur, ex fe habebit; ut vero tum cogatur

γὰρ ἀναφέρεσθαι παρ᾽ ἑαυτῆς ἕξει, τὸ δὲ συνάγεσθαι καὶ
σφίγγεσθαι διὰ τὸν ὑποδεχόμενον ἀέρα, καὶ ὅσῳ δ᾽ ἂν ᾖ
ψυχρότερος οὗτος, τοσοῦτον μᾶλλον πιλήσει τε καὶ συνάξει
τὴν ἀναφερομένην ὁμίχλην. ὅταν οὖν ὁ ἀὴρ μήτε θερμαίνῃ
ἐναργῶς μήτε ψυκταλίδα ἔχῃ τοιαύτην, ἀναγκαῖόν ἐστιν ἐν
αὐτῷ διαμένειν τὴν ὑψωθεῖσαν ὁμίχλην οἷάπερ ἦν ἐξ ἀρχῆς καὶ γίγνεσθαι λευκὸν μὲν ἀκριβῶς ἐξ αὐτῆς νέφος,
ἐπειδὰν ὑπὸ τῆς ἡλιακῆς αὐγῆς κινηθῇ. μεταξὺ δὲ λευκοῦ
τε καὶ μέλανος, ὅταν μὴ τελέως αὐτὴν ὁ ἥλιος καταλάμπῃ.
μὴ τοίνυν θαύμαζε διὰ τί τὰ σώματα τῶν ζώων ὁμοίαν
ἴσχει ποτὲ τοιᾷδε καταστάσει τὴν ἐν αὐτοῖς διάθεσιν, ἀλλὰ
πείθου λέγοντος Ἱπποκράτους, νότοι βαρυήκοοι, ἀχλυώδεις,
καρηβαρικοί, νωθροὶ, διαλυτικοί. διηγεῖται γὰρ ἐν τῷ λόγῳ
τῷδε τὰ παθήματα τοῦ σώματος, ἃ πάσχει μὲν ἐν ταῖς νοτίοις καταστάσεσιν, ὥστε ὥσπερ τὸ βαρυήκοοι καὶ διαλυτικοὶ καὶ νωθροὶ κατὰ τῶν ὑπὸ τοῦ νότου γινομένων ἐν
τοῖς ἡμετέροις σώμασιν εἴρηται, προδήλως οὕτως ἡγεῖσθαι

tum conftringatur, ob accipientem aërem, qui quo frigidior fuerit, eo magis nebulam quae furfum tollitur tum
denfabit tum coget. Quare quum aër neque evidenter
calefaciat neque talem refrigerationem habeat, neceffe
eft ut in eo talis permaneat furfum lata nebula, qualis
ab initio erat, fiatque alba quidem exacte ex ea nube, ubi
a folis fplendore moveatur; media vero inter albam et
nigram, ubi non perfecte eam fol illuminaverit. Noli
itaque demirari cur animantium corpora fimilem huic ftatui fortiantur in fe difpofitionem, quin potius Hippocrati
fidem adhibe dicenti: auftri auditus hebetudinem, vifus
caliginem, capitis gravitatem, torporem ac refolutionem
excitant. Explicat enim hoc textu corporis pathemata,
quae in auftrinis ftatibus patitur. Quare ut auditus hebetudinem concitantes, torporem ac refolutionem, de his
quae ab auftro in noftris fiunt corporibus dicantur manifefte, ita exiftimare oportet et caliginofum dictum effe

χρὴ καὶ τὸ ἀχλυῶδες λελέχθαι τῆς ἐν ἡμῖν ἀθροιζομένης
ἀχλύος δι' αὐτὸν δηλωτικὸν ὂν, οὐ τοῦ περιέχοντος.

κʹ.

Πρωΐ μὲν τοῦ ἦρος ἐκ τῆς πρόσθεν καταστάσιος ὑπεναν-
τίης καὶ βορείου γενομένης ὀλίγοισιν ἐγένοντο καῦσοι,
καὶ τουτέοισι πάνυ εὐσταθεῖς, καὶ ὀλίγοις ἡμορράγησαν,
οὐδ' ἀπέθνησκον ἐκ τουτέων.

Ὅτι μὲν ὀλιγοχρόνιος ἡ βόρειος κατάστασις ἐγίνετο
πρωΐ τοῦ ἦρος εὔδηλόν ἐστιν ἐκ τοῦ τὴν ὅλην κρᾶσιν προειρῆσθαι πρὸς αὐτοῦ νότιον, οὐκ ἂν οὕτως εἰπόντος, εἰ ἐπὶ
πολλὰς [18] ἡμέρας ἔπνευσεν ὁ βορρᾶς. ὅμως δὲ καὶ πρὸς
ὀλίγας ἡμέρας γινομένου βορείου τοῦ περιέχοντος, καυσώδη
τινὰ νοσήματα συνέπεσεν ὀλίγοις, ἐπιεικῆ πάνυ καὶ ταχέως καθιστάμενα. φησὶ γὰρ καὶ τούτοισι πάνυ εὐσταθεῖς.
γράφουσι δ' ἔνιοι πάνυ εὐσταθῆ, τινὲς δὲ εὐσταθέα, κατὰ
τὴν Ἰωνικὴν γλῶτταν, ἐν ἴσῳ τῷ μέτρῳ καὶ οὐδὲν ὀλέθριον

quod acervatam in nobis ob ipfum, non aëris indicat caliginem.

X.

*Ante ver quidem ex fuperiori ftatu fubcontrario et aqui-
lonio procedente paucis febres ardentes obortae funt;
hisque prorfus bene moratae, atque paucis fanguis erupit, neque ex his ulli interibant.*

Statum aquilonium ante ver pauci quidem temporis
fuiſſe liquido conſtat, quod totum temperamentum ab ipſo
prius auſtrinum vocatum ſit, qui non ita loquutus eſſet,
ſi multos dies aquilo ſpiraſſet. Attamen quum aër paucis
diebus fuiſſet aquilonius, pauci acciderunt ardentes morbi,
admodum mites, quique derepente conſiſterent. Ait enim:
atque his admodum bene morati. Scribunt autem nonnulli, πάνυ εὐσταθῆ, quidam vero εὐσταθέα Ionica lingua,
aequali modo, nihilque periculoſum habentia. Praeterea

ἔχοντα. καὶ μέντοι καὶ ὀλίγοις αἱμοῤῥαγῆσαί φησιν, ὅπερ
ἦν ἴδιον τῶν σφοδρῶν καύσων, ὥσπερ καὶ τὸ παραληρεῖν
καὶ τὸ ἀποθνήσκειν, ἅπερ οὐδ' αὐτοῖς τοῖς τότε γενομένοις
συνέπεσεν, ἀλλὰ μετριώτατοί τε καὶ ὀλιγίστοις ἐγένοντο, τοῦ
σφοδροῦ καὶ ὡς ἂν εἴποι τις γνησίου καύσου τὴν γένναν
ἐπὶ τῇ ξανθῇ χολῇ λαμβάνοντος, ἦν δὴ καὶ ὠχρὰν χολὴν
ὀνομάζουσι. ταύτην δ', ὡς ἐδείκνυμεν, ἐν τῇ προκειμένῃ καταστάσει μόνον κατὰ τὸ προγεγονὸς θέρος ἔσχον οἱ φύσει
χολώδεις οὐ πολλὴν, οὐκ ἐν τῷ μετὰ ταῦτα χρόνῳ διὰ τὸ
τὴν εἰρημένην κατάστασιν ὑγρὰν οὖσαν, ἔτι καὶ μᾶλλον
ἀχλυώδη τε καὶ ὀμιχλώδη γίνεσθαι. εἰκότως οὖν ὀλίγοις τε
συνέπεσεν ὁ καῦσος, οἳ πάνυ χολώδεις ἦσαν, καὶ τούτοις οὐκ
ἀκριβὴς οὐδὲ σφοδρὸς, ἀλλ' ἐπιεικὴς καὶ λυθῆναι ῥᾳδίως.
οἷς δ' οὖν συνέβη, διὰ τήνδε τὴν αἰτίαν ἐγένετο. προηγεῖται μὲν δὴ τὸ θέρος τοῦ φθινοπώρου κατὰ φύσιν ἔχον.
ἄρχεται γὰρ ὁ Ἱπποκράτης τῆς τῶν καταστάσεων διηγήσεως,
ὅταν πρῶτον εἰς τὸ παρὰ φύσιν ἐκτραπῇ τὸ περιέχον

etiam paucis fanguinem erupiffe pronunciavit, quod febrium ardentium vehementium erat proprium, quemadmodum etiam delirare et mori quae neque his tunc obortis
fucceſſerunt, fed febres tum moderatiffimae tum pauciffimis evenere, vehementi et, ut quisquam dixerit, legitima ardente febre a flava bile, quam et pallidam bilem
nominant, ortum fumente. Hanc autem, ut oftendimus,
in propofito ftatu fuperiori aeftate folum habebant qui
natura erant biliofi, non multam, non in eo quod fequebatur tempore, quod dictus ftatus humidus effet, atque
etiamnum magis tum ealiginofus, tum nubilofus. Jure
itaque paucis contigit febris ardens, qui perquam biliofi
effent, hisque non exquifita neque vehemens, fed lenis
ac folutu facilis. Quibus itaque oborta eft, iis eam ob
caufam accidit; praecefferat enim autumnum aeftas fecundum naturam conftituta. Exorditur enim ftatuum enarrationem Hippocrates, ubi primum aër in eum qui praeter naturam eft ftatum converfus eft. At in naturali

Ed. Chart. IX. [18.]　　　　　　Ed. Baf. V. (351. 352.)

ἀναγκαῖον δ᾽ ἦν ἐν τῷ κατὰ φύσιν θέρει τοῖς πάνυ χολώδεσιν ἠθροῖσθαι πλέονα τὸν χυμὸν τοῦτον. ἐφεξῆς οὖν ἡ
γενομένη κατάστασις ἐν ἅπαντι τῷ χειμῶνι μέχρι τοῦ ἦρος,
οὔτ᾽ ηὔξησέ τι τὸν χυμὸν τοῦτον· οὐ γὰρ ἦν θερμὴ σφοδρῶς καὶ ξηρὰ καθάπερ τὸ θέρος· οὔτ᾽ ἐμείωσέ τι· τὸ
γὰρ οὐχ ἱκανῶς ψυχρὰ, καθάπερ ὁ κατὰ φύσιν ἔχων χειμὼν, ἀλλ᾽ οὐδὲ (352) διεφόρησεν, οὐ γὰρ ἦν ἀκριβῶς ξηρά.
λείπεται τοίνυν αὐτὸν διαφυλαχθῆναι προσλαβόντα τὴν οἷον
ἀχλυώδη τε καὶ ὁμιχλώδη, διὰ τὴν τοῦ περιέχοντος ὀλίγην
ὑγρότητά τε καὶ θερμότητα συντραφεῖσαν ἀτμίδι. πρωῒ δὲ
τοῦ ἦρος ἐξαίφνης ἀήθως γενομένου τοῦ βοῤῥᾶ, πρὸς τὸ
βάθος τοῦ σώματος ὠθουμένων ὑπ᾽ αὐτοῦ τῶν χυμῶν, ὁ
λεπτότατος πρῶτος ἐῤῥύει καὶ οὕτως εἰργάσατο τὸν καῦσον.
οὐ γὰρ ἐν οἷς ἔτυχε μορίοις ἀθροιζόμενος τοῦ σώματος ὁ
χυμὸς οὗτος ἐργάζεται καῦσον, ἀλλὰ περί τε τὴν γαστέρα
καὶ ταύτης μάλιστα τὸ στόμα καὶ τοῦ ἥπατος τὰ σιμὰ καὶ
ὁμοίως οὐχ ἡμοῤῥάγει, ἴδιον εἴπερ τι ἄλλο τῶν ἀκριβῶν

aeftate magnopere biliofis hunc humorem copiofiorem acer-
vari neceſſe erat. Qui igitur ftatus fucceſſit per totam
hiemem ad ver usque, nihil hunc humorem auxit: non
enim vehementer erat calidus, neque ſiccus ut aeftas; neque
etiam imminuit: non enim fatis erat frigidus ut hiems,
quae fecundum naturam eft; imo neque difcuſſit, non enim
erat exquiſite ſiccus. Reftat igitur hunc humorem con-
fervatum fuiſſe, accepta veluti tum caliginofa tum nebulofa forma, propter modicam aëris tum humiditatem tum
calorem exhalationi connutrito. Verum ante ver quum
repente praeter confuetudinem perflaſſet aquilo, in corporis profundum propulfis ab ipfo humoribus tenuiſſimus
primus fluebat, atque ita febrem ardentem fecit. Non in
quibusvis corporis partibus acervatus hic humor febrem
ardentem procreat, verum etiam circa ventriculum et
maxime ipfius orificium fimasque jecoris partes: eodem
modo etiam non erumpebat fanguis, proprium ſiquidem

καύσων ἐστὶ τὸ δι᾽ αἱμορραγίας κρίνεσθαι. καλεῖ δ᾽ αἱμορραγίαν ὁ Ἱπποκράτης ἄνευ τοῦ προσθεῖναι τὸ μέρος ἐξ
οὗ κενοῦται τὸ αἷμα, τὰς ἐκ τῶν μυκτήρων ἀποτελουμένας.
οὐδὲν δὲ θαυμαστὸν ἀναστομοῦσθαί τε καὶ ἀναρρήγνυσθαι
τὰς ἐνταῦθα φλέβας ὑπὸ τοῦ αἵματος ἐπὶ τὸ μετέωρον ἀναφερομένου διὰ τὴν θερμασίαν, ἱφ᾽ ἧς ἀναγκαῖόν ἐστιν αὐτὸ
καὶ πνευματοῦσθαι καὶ τότε τὰς φλέβας ἀναστομοῦσθαί τε
καὶ ἀναρρήγνυσθαι, διὰ τὸ τοῦ πνεύματος πλῆθος, ὃ καὶ
τοὺς ἀσκούς τε καὶ τοὺς πίθους ῥήγνυσιν ἀθροιζόμενον ἐν
τῷ γλεύκει ζέονει. τοῦτ᾽ οὖν τὸ σύμπτωμα τοῖς τότε γενομένοις καύσοις οὐκ ἠκολούθησεν, οὖσί γε μετρίοις, ὡς προείρηται.

ια᾽.

[19] Ἐπάρματα δὲ παρὰ τὰ ὦτα πολλοῖσιν ἑτερόρροπα
ἦν καὶ ἐξ ἀμφοτέρων τοῖσι πλείστοισιν, ἀπύροισιν ὀρθοστάδην, ἔστι δ᾽ οἷς καὶ σμικρὰ ἐπεθερμαίνοντο, κατέσβη πᾶσιν ἀσινέως, οὐδ᾽ ἐξεπύησεν οὐδενὶ ὥσπερ τὰ ἐξ

aliud eft exquifitarum febrium ardentium per haemorrhagias judicari. Appellat autem haemorrhagiam Hippocrates, non addita unde fanguis evacuetur parte, eam quae
per nares fit fanguinis eruptionem: nihil autem mirum eft
fi tum aperiantur tum rumpantur quae huc ducuntur venae, a fanguine qui in fublime fertur ob calorem a quo
ut infletur neceffe eft, venaeque tum aperiantur tum
rumpantur ob fpiritus copiam, qui et utres et dolia dis-
rumpit, quum in mufto acervatur. Hoc itaque fymptoma
febres ardentes confequutum non eft, quae fcilicet, ut praedictum eft, effent moderatae.

XI.

*Multis autem circa aures tubercula ad alteram,
plurimis etiam ad utramque propendebant, febre vacuis
et recta ftantibus; etfi nonnullis paulisper incalefcebant,
omnibus extincta funt, neminique fuppurarunt, quemad-*

ἄλλων προφασίων. ἦν δ᾽ ὁ τρόπος αὐχέων χαῦνα, μεγάλα, κεχυμένα, οὐ μετὰ φλεγμονῆς ἀνώδυνα, πᾶσιν ἀσήμως ἠφανίσθη.

Τὰ εἰρημένα πάντα διὰ τὴν πλεονεξίαν ἐγένετο τῆς
ἀχλυώδους οὐσίας, ὑφ᾽ ἧς τὰ μὲν ἅμα τῷ φλέγματι πέφυκε
γίνεσθαι, τὰ δὲ ἅμα τῇ ξανθῇ χολῇ, τὰ ἐρυσιπελατώδη.
ὅταν δ᾽ ἅμα τῷ αἵματι, τὰ φλεγμονώδη. καθίσταται δὲ
ἅπαντα ῥᾳδίως, διαφορουμένης τῆς τοιαύτης οὐσίας ἑτοί-
μως. ἔμπαλιν δ᾽ αὐτῆς ὅσα διὰ παχὺν καὶ γλίσχρον γίνεται χυμὸν, δυσδιαφόρητα δεινῶς ὑπάρχει. τὰ δ᾽ ἐν τῇ
προκειμένῃ καταστάσει γεγενημένα χαῦνά τε ἦν, τουτέστι
μαλακὰ καὶ ὑπείκοντα τοῖς δακτύλοις καὶ κατὰ τὴν ἐπίθροι-
σιν αὐτῶν βοθρούμενα καὶ μετὰ φλεγμονῆς, ὅπερ ἐστὶν οὐ
μετὰ φλογώσεως, ἀνώδυνά τε διὰ τὸ μηδέτερον αὐτοῖς
συνεῖναι τῶν τὰς ὀδύνας ἐργαζομένων· ἔστι δὲ ταῦτα τάσις
τῶν σωμάτων καὶ δυσκρασία σφοδρά. τάσις μὲν οὖν γίνε-

modum ea quae aliis ex caufis oborta funt. Eorum
autem haec erat forma; laxa erant, magna, fufa, citra inflammationem, doloris expertia, omnibus absque
fignis evanuerunt.

Quae pronunciata funt omnia eparmata ob fubftantiae
redundantiam acciderunt, a qua alia quidem cum pituita
gigni confueverunt, qualia phlegmatodea, alia a flava bile,
ut eryfipelatofa. Defiftunt vero omnia facile, quod talis
fubftantia prompte difcutiatur: e contrario autem quae ex
craffo lentoque humore procreantur difficile difcutiuntur.
Quae in praefenti ftatu exftiterunt, laxa erant, hoc eft
mollia, digitis cedentia et quae quum premerentur, cava
manebant et fine phlegmone, hoc eft fine flagratione;
etiam fine dolore, quod neutrum ipfis ineffet ex iis quae
dolores pariunt. Sunt autem haec corporum tenfio et
vehemens intemperies. Tenfio fit propter craffos lentosque
humores affectis partibus ita impactos, ut refolvi citra

Ed. Chart. IX. [19.]   Ed. Baf. V. (352.)

ται διὰ τοὺς παχεῖς καὶ γλίσχρους χυμοὺς ἐμφρασσομένους
δυσλύτως τοῖς πάσχουσι μέρεσι· δυσκρασία δ' ἰσχυρὰ, διὰ
τὸ θερμοὺς ἄγαν ἢ ψυχροὺς ὑπάρχειν αὐτοὺς, ὥστ' εἰκότως
ἀνώδυνα τὰ χαῦνα καὶ χωρὶς ἑλκώσεώς ἐστιν οἰδήματα,
διότι δὲ τοιαῦτ' ἦν καὶ ῥᾳδίως ἐλύετο, διὰ ταῦτ' οὐκ ἐξεπύησεν, ὥσπερ τὰ ἐπ' ἄλλαις προφάσεσιν. ὀνομάζει δὲ
προφάσεις ὁ Ἱπποκράτης ἐνίοτε μὲν ὡς ἔθος ἐστὶ τοῖς
πολλοῖς, ἐπὶ τῶν ψευδῶς λεγομένων αἰτίων φέρων τοὔνομα,
πολλάκις δὲ τὰς φανερὰς αἰτίας οὕτως καλεῖ, καί ποτε καὶ
πάσας τὰς ἁπλῶς, ἀλλὰ νῦν γε τὰς ἐπ' ἄλλαις προφάσεσιν
ἐκπυήσεις εἴρηκεν, ὅσας ἐδίδαξεν αὐτὸς ἐν πυρετοῖς γινομένας, ἐν οἷς μὲν ἠθροισμένοι εἰσὶ χυμοὶ πολλοὶ παχεῖς καὶ
ὠμοὶ, διὰ δὲ τὴν σφοδρότητα καὶ τὴν ὀξύτητα καὶ τὸ
πλῆθος τῆς θερμασίας τῆς πυρετώδους ἀναφέρονται πρὸς
τὴν κεφαλὴν, εἶτ' ἀποτιθεμένης αὐτοὺς τῆς φύσεως εἰς τοὺς
ἐπὶ τοῖς ὠσὶν ἀδένας αἱ καλούμεναι γίνονται παρωτίδες.
οὔτ' οὖν τοιαύτη τις ἦν περιουσία χυμῶν εἰς τὴν νῦν γενομένην κατάστασιν καὶ φθάσαντα διεφορήθη τὰ συστάντα

negotium nequeant; intemperies vero vehemens, quod
admodum calida aut frigida exiftant. Quare merito tumores funt dolore vacui, laxi et absque ulceratione.
Quod autem effent hujusmodi facileque folverentur, propterea non ad fuppurationem ducta funt, ut quae ex aliis
oriuntur caufis, vocat autem προφάσεις occafiones vel
caufas Hippocrates, interdum quidem, ut confuetudo eft
multis, nomen in caufis quae falfo dicuntur, inferens, faepius autem manifeftas caufas ita vocitat; interdum quoque et fimpliciter omnes: at nunc aliis ex caufis ortas
fuppurationes dixit, quas in febribus fieri ipfe docuit, in
quibus affervati funt humores multi, craffi, crudi, qui
propter caloris febrilis vehementiam, celeritatem et copiam furfum ad caput fertur; deinde ad aurium glandulas eos natura deponente vocatae parotides procreantur.
Non erat fane hoc in ftatu hujusmodi quaedam humorum
redundantia, et qui tumores poft aures confiftebant, propter flatulentam fubftantiam ftatim discuffi funt. Patet

παρὰ τοῖς ὠσὶν οἰδήματα, διὰ τὸ πνευματῶδες τῆς οὐσίας.
εὔδηλον οὖν ὅτι τὰ μὲν καυσώδη κατὰ τὴν ἀρχὴν τοῦ ἦρος
ἐγένετο τῶν βορείων πνευσάντων, αἱ δ᾿ εἰρημέναι παρωτίδες ἐν τῷ λοιπῷ παντί. μετριώταται δ᾿ ἦσαν εἰκότως δι᾿
ἃς εἶπον αἰτίας, ὥστε καὶ ὀρθοστάδην ὑπ᾿ αὐτῶν ἐνοχλεῖ-
σθαι τοὺς ἀνθρώπους, ὅπερ ἐστὶ φέρειν αὐτὰς ἀλύπως [20]
περιερχομένους καὶ πράσσοντας τὰ συνήθη καὶ μὴ κατα-
ναγκαζομένους κλινήρεις γίνεσθαι, καθάπερ ἐν τοῖς σφοδροτέροις νοσήμασι. τά τε γὰρ ἄλλα καὶ οὐδ᾿ ἐπύρεσσον ἀξιολόγως, ἀλλ᾿ εἰ καί πού τις ἐξ αὐτῶν ἐγένετο θερμότερος,
ἐπὶ βραχὺ τοῦτ᾿ ἔπασχε, διὰ τὴν τοῦ πλεονάσοντος, ὡς εἴρηται, χυμοῦ φύσιν, ἀερώδους τοῦ πλέονος ὄντος καὶ ψυχροῦ.

_____

ιβ´.

Ἐγίνετο δὲ ταῦτα μειρακίοισι, νέοισιν, ἀκμάζουσι καὶ τουτέων τοῖσι περὶ παλαίστραν καὶ γυμνάσια πλείστοισι, γυναιξὶ δ᾿ ὀλίγῃσιν ἐγένετο.

_____

ergo febres quidem ardentes in veris principium perflantibus aquiloniis incidiſſe; narratas vero parotidas toto reliquo tempore, ſed jure moderatiſſimae percipiebantur
ob eas quas recenſuimus cauſas, ita ut homines recti
ſtantes ab ipſis affligerentur, hoc eſt ut eas ferrent citra
moleſtiam obambulantes et conſueta obeuntes munera,
neque quemadmodum in gravioribus morbis decumbere
neceſſario cogerentur. In ceteris enim neque inſigniter
febricitabant; imo ſi quis etiam ex illis eſſet calidior, id
brevi patiebatur propter redundantis, ut dictum eſt, humoris naturam, qui aërius magis quam frigidus erat.

_____

XII.

At haec oriebantur adoleſcentibus, juvenibus, aetate
florentibus horumque plurimis qui in palaeſtra et
gymnaſiis exercebantur, mulieribus vero paucis contingebant.

_____

Κοινὸν τοῦτο αἴτιον ἐπὶ πάντων τῶν ἀποσκημμάτων
ἐπίστασθαι χρὴ λελεγμένον ὑπ᾽ αὐτοῦ δι᾽ ἄλλων, ὡς οἱ μὲν
θερμότεροι τῶν χυμῶν εἰς τὰ μετέωρα τοῦ σώματος ἀπο-
σκήπτουσιν, οἱ δὲ ψυχρότεροι κάτω. ἐπεὶ τοίνυν ὁ πλεονάσας
ἐν τῇ καταστάσει χυμὸς ὑπόψυχρός τε καὶ ἀερώδης ἦν ἐν
τῷ μέσῳ τὴν φύσιν καθεστὼς τῶν τ᾽ ἄνω ῥᾳδίως φερομένων καὶ τῶν κάτω ῥεπόντων, διὰ τοῦτο μόνοις τοῖς θερμοτέροις τὴν κρᾶσιν ἢ διὰ τὴν ἡλικίαν ἢ διὰ τὸ ἐπιτήδευμα
τὴν ὁρμὴν ἔσχε τὴν κεφαλήν. ἴσμεν δ᾽ ὅτι τὰ μειράκια
διὰ τὴν ἡλικίαν, οὐ διὰ τὸ ἐπιτήδευμα θερμά, καθάπερ γε
καὶ ἀκμάζοντες. οἱ δὲ περὶ παλαίστραν καὶ γυμνάσια δια-
τρίβοντες ἐκ τῶν ἐπιτηδευμάτων. εἰκότως γοῦν ὀλίγαις γυναιξὶν ἐγένετο, ταῖς δηλονότι νέαις τε καὶ φύσει θερμοτέραις
καὶ μὴ πάνυ τι βίον ἀργὸν ἐζηκυίαις.

Caufam hanc communem in omnibus humorum decu-
bitibus fcire, oportet, prolatam alias ab ipfo Hippocrate,
calidiores quidem in fublimiores corporis partes decumbere, frigidiores vero in inferiores. Quia igitur redundans hoc in ftatu humor tum frigidus tum aëreus effet
mediamque obtineret naturam tum eorum quae furfum
facile feruntur, tum eorum quae ad inferas repunt partes,
propterea folis temperamento calidioribus vel aetate vel
vitae inftituto impetum ad caput habebant. Scimus autem adolescentes propter aetatem, non propter vitae inftitutum calidos effe, ut et aetate florentes: qui vero in
palaeftris gymnafiisque verfantur, ob vitae inftituta calidi
exiftunt. Jure igitur paucis mulieribus oriebantur, juvenibus fcilicet et natura calidioribus atque his quae non
admodum in otio vitam duxerunt.

ιγ'.

Πολλοῖσι δὲ βῆχες ξηραὶ, βήσσουσι καὶ οὐδὲν ἀνάγουσι, καὶ
φωναὶ βραγχώδεες οὐ μετὰ πολύ.

Τίνες μὲν αἱ ξηραὶ βῆχές εἰσιν αὐτὸς ἐδήλωσεν εἰπὼν,
οὐδὲν ἀνάγουσι. γίνονται δ' αὗται ποτὲ μὲν τραχύτητος
μόνης τῶν κατὰ τὴν φάρυγγα καὶ λάρυγγα μορίων οὐδεμιᾶς
ἐν τῷ πνεύμονι περιουσίας ὑγρῶν οὔσης. οὗτοι μὲν οὖν οὐδὲν ἀναπτύουσι τῷ μηδ' ὅλως ἔχειν τι περισσὸν ἀναγωγῆς
τε καὶ κενώσεως δεόμενον. ἕτεραι δὲ βῆχες γίνονται ξηραὶ
διὰ δυσκρασίαν τῶν ἀναπνευστικῶν ὀργάνων, ἐφ' ὧν οὐδ'
αὐτῶν ἐστί τι ἀναπτυσθῆναι δεόμενον, ἄλλαι δ' αὖ γίνονται
μὲν ὑγρῶν περιεχομένων αὐτοῖς ἐκκριθῆναι δεομένων, [21]
ἀλλ' οὐκ ἐκκρίνεται ταῦτα διὰ διττὴν αἰτίαν, ἢ τῷ γλίσχρα
τ' εἶναι καὶ παχέα καὶ δυσαπολύτως ἐμπεπλάσθαι τοῖς κατὰ
τὸν πνεύμονα βρόγχοις, ὅπερ ἐπὶ τῶν ἀπτύ- (353) στων
ὀνομαζομένων γίνεται πλευριτίδων, ἢ τῷ τὸ καταφερόμενον

XIII.

Plurimis tuſſes aridae nihilque a tuſſientibus educebatur
atque voces non multo poſt raucefcebant.

Quaenam tuſſes aridae fint, his ipfe verbis prodit:
nihilque a tuſſientibus educebatur. Hae autem excitantur interdum quidem ob folam partium tum faucium tum
gutturi¢ afperitatem, nulla pulmoni incumbente humorum
redundantia. Atque hi nihil quicquam expuunt, quod
nihil fupervacaneum habeant, quod tum eductionem tum
vacuationem expoftulet. Aliae vero tuſſes fiunt ob intemperiem fpirabilium organorum, in quibus nihil quicquam
eft quod expui defideret. Aliae rurfus fiunt contentis in
ipfis humoribus fui excretionem defiderantibus, fed hi
geminam ob caufam, aut quod et lenti et craffi fint et
ita bronchiis pulmonis impacti, ut vix diffolvi queant,
quod in aptyftis nominatis pleuritibus fit, id oft fputo vacuis, aut quod humor qui a capite defertur confiftentis

ὑγρὸν ἀπὸ τῆς κεφαλῆς λεπτὸν εἶναι κατὰ τὴν σύστασιν,
οἷόν περ τὸ ὕδωρ. φθάνει γὰρ τὸ τοιοῦτον ἐν τῷ καταφε-
ρέσθαι διά τε τοῦ λάρυγγος καὶ τῆς τραχείας ἀρτηρίας ἐν
τῷ πνεύμονι χεῖσθαι πρὶν ὑπὸ τοῦ κατὰ τὰς βῆχας ἀνε-
νεχθῆναι πνεύματος, ὅπερ καὶ τότε τοῖς Θασίοις ἔοικεν εἶναι, πεπληρωμένης μὲν ὑπὸ τῆς νοτίου καταστάσεως τῆς
κεφαλῆς αὐτῶν, ἐπιπεμπούσης δὲ ῥεῦμα τοῖς κατὰ θώρακα
πᾶσι χωρίοις. ὅτι δὲ τοιαύτη ἦν ἡ βῆξ μαρτυρεῖ καὶ τὸ
ξυνεδρεῦον αὐτῇ σύμπτωμα. βραγχώδεις γὰρ, φησὶν, οὕτω
βήσσοντες ἐγένοντο, διαβρεχομένων δηλονότι τῶν ὀργάνων
τῶν φωνητικῶν πρὸς τῆς καταφερομένης ὑγρότητος, ὡς ἐν
τοῖς περὶ φωνῆς ἐπιδέδεικται.

ιδ'.

Τοῖσι δὲ καὶ μετὰ χρόνον φλεγμοναὶ μετ' ὀδύνης εἰς ὄρχιν
ἑτερόρροπον, τοῖσι δ' ἐς ἀμφοτέρους.

aquae inftar fit tenuis. Talis enim quum per guttur et
afperam arteriam defertur, prius in pulmones fundi-
tur quam a fpiritu per tuffes furfum feratur, quod tum
Thafiis accidiffe videtur, repleto quidem ab auftrino flatu
eorum capite, fed omnibus thoracis regionibus defluxio-
nem immittente. Quod autem talis effet tuffis teftatur et
quod ipfi affidet fymptoma. Rauci fiquidem, inquit, ita
tuffientes fiebant, humectatis fcilicet vocalibus organis ab
eo qui deorfum ferebatur humore, ut in commentariis de
voce demonftratum eft.

XIV.

*Quibusdam vero et multo poft tempore inflammatione cum
dolore in alterum teftem repferunt, quibusdam etiam in
utramque.*

Τοῦ κατενεχθέντος ἐκ τῆς κεφαλῆς εἰς τὸν πνεύμονα
μέρος τι κατὰ τὴν κοινωνίαν τῶν ὀργάνων εἰς τοὺς ὄρχεις
ἀφίκετο. λέλεκται δ᾽ αὐτῷ περὶ τῆς κοινωνίας τῶν γεννητι-
κῶν μορίων πρὸς τὰ κατὰ θώρακα δι᾽ ἑτέρων γραμμάτων.
ἀλλὰ τοῦτό γε τὸ καταυκῆψαν εἰς τοὺς ὄρχεις κακοηθέστερον ἦν ἤδη, οὐκέθ᾽ ὅμοιον τῷ ἐξ ἀρχῆς, ὡς ἂν ἐν χρόνῳ
πλείονι διασεσηπὸς ἐν τοῖς κατὰ πνεύμονα χωρίοις. εἰκότως τοιγαροῦν αἱ κατὰ τοὺς ὄρχεις φλεγμοναὶ μετ᾽ ὀδύνης
ἐγίνοντο καὶ οὐχ ὥσπερ αἱ παρωτίδες ἀνώδυνοι. τοῦ δ᾽
ἤτοι τὸν ἕτερον ὄρχιν ἢ ἀμφοτέρους δέξασθαι τὴν περιουσίαν τῶν ὑγρῶν αἴτιον ἦν τὸ ποσόν. ἐν αὐτοῖς γὰρ ὀλίγον
ἀφίκετο, κατὰ τὸν ἕτερον ὄρχιν ἐστηρίζετο· οἷς δὲ πλέον,
κατ᾽ ἀμφοτέρους.

ιε΄.

Πυρετοὶ τοῖσι μὲν, τοῖσι δ᾽ οὔ.

Τοὺς πλεονάσαντας χυμοὺς ἔφαμεν οὔτε θερμοὺς

Pars quaedam humoris a capite in pulmonem delapſi
ex organorum ſocietate ad teſtes pervenit. De partium
autem genitalium ad thoracem ſocietate aliis in libris
orationem fecit Hippocrates. Sed quod in teſtes delapſum
eſt, jam malignius erat, neque amplius primo illi ſimile,
quod ſcilicet longo tempore in pulmonis regionibus
computruiſſet. Jure itaque optimo teſticulorum phlegmones cum doloribus erant, neque ut parotides dolore va-
cuae. Quod autem vel alter teſtis vel uterque redundantiam excepiſſet, humorum quantitas ipſorum erat cauſa,
quibus enim paucus perveniſſet, in teſte altero firmaba-
tur, quibus copioſior, in utroque.

XV.

Quibusdam febres, aliis minime oriebantur.

Qui redundarunt humores, eos neque magnopere cali-

ἰσχυρῶς οὔτε ψυχροὺς ἄγαν εἶναι, μεταξὺ δ' ἀμφοῖν τῇ
φύσει καὶ μέσους τῇ κράσει, ὥστε παρά τε τὰς ἡλικίας καὶ
τὰς φυσικὰς κράσεις καὶ τὰ ἐπιτηδεύματα τῶν νοσούντων, τοῖς
ἐπὶ τὸ θερμότερον ἔρρεπε καὶ κατὰ ταῦτ' ἐπύρεξαν, ἔνιοι
δὲ τὴν ἐξ ἀρχῆς ἐφύλαξαν κρᾶσιν, οὐχ ἱκανὴν οὖσαν ἐγεῖ-
ραι πυρετούς.

ιϛ'.
[22] Ἐπιπόνως ταῦτα τοῖσι πλείστοισι.

Κατὰ πάντων ὧν εἶπεν ἐπιπεφώνηκε τοῦτο. προειρήκει δὲ βῆχάς τε καὶ φωνὰς βραγχώδεις καὶ ἀποστάσεις εἰς
ὄρχιν καί τισιν αὐτῶν καὶ πυρετούς. ταῦτ' οὖν φησι τὰ
συμπτώματα τοῖς πλείστοις τῶν καμνόντων ἐπιπόνως συμβῆναι, τουτέστιν οὐκ εὐφόρως, οὐδ' ὥστε ῥᾳδίως ἀνέχεσθαι
περιιόντας ὀρθοστάδην, ἀλλὰ τοὺς πλείστους αὐτῶν γενέσθαι
κλινήρεις, ὡς ἂν ἀεὶ καὶ μᾶλλον ἐν χρόνῳ προϊόντι τῶν
ἠθροισμένων περιττωμάτων δριμυτέρων τε καὶ κακοηθε-
στέρων γινομένων. αἱ γάρ τοι νότιοι καταστάσεις χρονίζου-

dos, neque admodum frigidos effe diximus, fed inter
utrosque tum natura tum temperamento medios. Quare
pro aetatibus, naturalibus temperamentis et vitae inftitutis aegrotantium, aliis quidem ad calidius inclinarunt
proindeque febricitaverunt, nonnulli quod a principio
habebant temperamentum fervarunt, quod febrem excitare non fufficeret.

XVI.
Haec laboriofe plurimis oborta funt.

De omnibus quae pronunciavit hoc acclamavit.
Praedixit autem tuffes, voces raucas, et in teftem abfceffus et eorum quibusdam febres. Haec ergo ait fymptomata plurimis aegrotantibus laboriofe, hoc eft citra eupho-
riam accidiffe, neque ut recti incedentes facile fuftinerent,
fed ut ipforum plurimi decumberent, propterea quod affi-
duc magisque progreffu temporis affervata excrementa tum

σαι σηπεδόνας ἐργάζονται, καὶ μάλισθ᾽ ὅταν ὦσιν ὑγραί.
τῆς δὲ νῦν καταστάσεως οὐ γενομένης ὑγρᾶς μέχρι πλείστου μὲν οὐδὲν ἀνιαρὸν ἔπασχον τὰ σώματα, τῷ χρόνῳ δ᾽
εἰς τὸ πάσχειν ἀφίκετο, καὶ τοιαῦτα συνέβη τισὶν αὐτῶν
ὕστερον, οἷα κατ᾽ ἀρχὰς εὐθέως πᾶσιν ἦσαν, εἰ νότιος κατάστασις ὑγρὰ ἐγένετο.

ιη΄.

Τὰ δὲ ἄλλα, ὁκόσα κατ᾽ ἰητρεῖον, ἀνόσως διῆγον.

Διχῶς ἐστὶν ἐν τοῖς ἀντιγράμμασιν εὑρεῖν τὴν κατ᾽
ἰητρεῖον φωνήν· ἐν τισὶ μὲν, ὡς εἴρηται νῦν, τῆς ἐσχάτης
συλλαβῆς διὰ τοῦ ο γραφομένης, ἐν τισὶ δὲ διὰ τοῦ η
σημαινούσης, τῆς μὲν προτέρας γραφῆς τὰ κατὰ τὸ
ἰητρεῖον πραττόμενα, τῆς δὲ δευτέρας γραφῆς τὰ κατὰ
τὴν ἰατρικὴν ὅλην, ὡς ἤτοι τῶν κατὰ τὸ ἰητρεῖον ἔργον ἐπὶ τοῖς κάμνουσι γινομένων ἔξω καθεστηκέναι τοὺς
Θασίους, ἢ τῶν καθ᾽ ὅλην τὴν ἰατρικὴν τὰ προειρημένα

acriora tum maligniora fierent. Auftrini fiquidem ftatus fi diutius dirent, putredinem inducunt, ac praefertim
quum humidi fuerint. Quum vero ftatus nunc humidus non effet, diutiffime quidem nihil molefti patiebantur corpora, fed tempore effectum eft ut paterentur.
Talia quoque horum quibusdam poftea accidebant, qualia
per initia ftatim erant omnibus fi auftrinus humidus fuiffet.

XVII.

De ceteris quae in officina medici ad chirurgiam fpectant, fine morbo degebant.

Bifariam vox κατ᾽ ἰητρεῖον in exemplaribus reperitur, in quibusdam ut nunc dictum eft, fyllaba ultima per
o fcripta, in nonnullis per η, fignificante priore fcriptura
quae ad chirurgiam fpectant, pofteriore vero quae ad univerfam medicinam attinent, ut vel a chirurgicis operibus,
quae in aegris fieri folent, abftinerent Thafii vel ab iis quae

πασχόντων τῶν καμνόντων. καθ᾽ ἑκατέραν δὲ τήν τε γραφὴν καὶ τὴν διάνοιαν φαίνεται τὸ μετρίως ἐνοχληθῆναι
τοὺς ἀνθρώπους ἐν τῷ χρόνῳ τοῦ ἦρος, ὡς ἂν τῆς τὰς νόσους ἐργαζομένης αἰτίας οὐδέπω τι κακόηθες ἐχούσης, ὃ
προϊόντος ἔσχε τοῦ χρόνου.

ιζ᾽.

Πρωῒ δὲ τοῦ θέρεος ἀρξαμένου καὶ διὰ θέρεος καὶ κατὰ
τὸν χειμῶνα, πολλοὶ τῶν ἤδη πολὺν, χρόνον ὑποφθειρο-
μένων φθινωδῶς κατεκλίθησαν, ἐπεὶ καὶ τοῖσιν ἐνδοιαστῶς ἔχουσι πολλοῖσιν ἐβεβαίωσε τότε.

[23] Οἷς ἔμπροσθεν εἶπον βήσσειν μὲν, ἀνάγειν δὲ
οὐδὲν ἐν τῷ ἦρι, τούτους ἐν τῷ θέρει φησὶ καὶ τῷ μετὰ
θέρος χρόνῳ φθινώδεις γίνεσθαι, συμφωνοῦν τι τοῦτο ἀεὶ
τοῖς ὁρωμένοις διηγούμενος. ὅσα γὰρ ἀπὸ κεφαλῆς ῥεύματα,
βηχώδεις μὲν καὶ βραγχώδεις κατ᾽ ἀρχὰς ἐργάζεται τοὺς
ἀνθρώπους, ἐν δὲ τῷ χρόνῳ προϊόντι μὴ καθίσταται, ταῦτα

in tota medicina fiunt aegris praedicta patientibus. Ex
hac utraque tum fcriptura tum intelligentia moderate
vexati fuiffe videntur homines veris tempore, caufa morbos efficiente nondum quicquam quod malignum effet habente, id quod progreffu temporis obtinuit.

XVIII.

*At vero ante incipientem aeftatem et per aeftatem atque
in hieme eorum multi qui longo jam tempore fubta-
befcebant, tabidi decubuerunt, quandoquidem multis
etiam dubie fe habentibus tabes tunc confirmata eft.*

Quos fuperius dixit tuffire quidem, fed vere nihil
educere, hos aeftate ait atque poft aeftatem tempore tabidos evafiffe, rem perpetuo his quae confpiciuntur confonam enarrans; nam quae capitis rheumata per initia tuffim et raucedinem hominibus concitant, praecedente vero
tempore non confiftunt, haec alteram tabis differentiam

τὴν ἑτέραν διαφορὰν τῶν φθίσεων ἐργάζεται. δύο γὰρ αὐ
τῶν εἰσὶν αἱ μέγισται διαφοραί, μία μὲν ἐκ τῶν ἀπὸ τῆς
κεφαλῆς ῥευμάτων συνισταμένη, ἑτέρα δὲ ἡ ἐκ τῶν κατ᾽
αὐτὸν τὸν πεύμονα παθῶν ὁρμωμένη, τοὐπίπαν μὲν ἐπὶ
ταῖς τοῦ αἵματος πτύσεσι, μάλισθ᾽ ὅταν ἀγγεῖον ῥαγῇ, πολλάκις
δὲ καὶ ῥευματισθέντος τοῦ σπλάγχνου, διά τινα ἄλλην αἰτίαν
ἐκ μορίων ἑτέρων, οὐκ ἐκ τῶν ἐκ τῆς κεφαλῆς. εἰ μὲν οὖν ἐπὶ τῷ
ἦρι νοτίῳ γινομένῳ, τὸ θέρος εἰς βόρειον μετέπεσι κατά
στασιν, οὐκ ἂν ἐξηλέγχθησαν οἱ φθινωδῶς ὑποφθειρόμενοι
καὶ τελέως ἐγένοντο φθινώδεις. ἐπεὶ δ᾽ οὐ μόνον οὐ μετέ
πεσεν ἡ νότιος κατάστασις ἐπὶ τὸ βόρειον, ἀλλὰ καὶ το
πλεῖστον τοῦ θέρους ἐπινέφελον ἐγένετο, διὰ τοῦτο τὰ ἀπὸ
τῆς κεφαλῆς ῥεύματα παρέμενον, οἵ τ᾽ ἐν τῷ ῥεύματι χυ
μοὶ πάντες καὶ μάλιστα κατὰ τὸν πνεύμονα διεσάπησαν,
ὥστε μηδὲν ἐλλείπειν εἰς ἀκριβοῦς φθίσεως γένεσιν.

pariunt. Duae namque funt ejus differentiae maximae: una quidem ex capitis defluxionibus conftat, altera vero quae ex ipfius pulmonis affectibus ortum ducit, prorfus quidem ex cruentis fputis maximeque rupto vafe, faepius vero et rheumate affecto vifcere, ob aliam quandam ex aliis partibus, non ex capite caufam. Si itaque ex vere auftrali aeftas ipfa in ftatum aquilonium permutata fuiffet, non fuiffent manifefti, qui a tabe clam exedebantur, neque abfolute tabuiffent. Quia vero non folum in aquilonium auftrinus ftatus converfus non eft, imo et plurima pars aeftatis nebulofa fuit, propterea quae prodierunt a capite rheumata permanferunt humoresque ex rheumate omnes, ac praefertim in pulmone ita putruerunt, ut ad fincerae tabis procreationem nihil deficeret.

Ed. Chart. IX. [23.]   Ed. Baf. V. (353. 354.)
ιθ'.

Ἔστι δ᾽ οἷσιν ἤρξατο πρῶτον, τουτέοισιν ἔρρεπεν ἡ φύσις
ἐπὶ τὸ φθινῶδες.

Φθινώδεις ὀνομάζουσιν οἱ παλαιοὶ τῶν ἰατρῶν ὅσοι
καὶ φθινώδη νόσον, ἣν καὶ φθόην τινὲς ὀνομάζουσιν, ἐπι
τήδειοι παθεῖν. τοιοῦτοι δ᾽ ὑπάρχουσι φανερώτατον, ὅταν
ὁ θώραξ στενὸς καὶ ἀβαθὴς εἰς τοιοῦτον, ὡς τοὺς ὠμοπλά
τας ἐξέχειν ὀπίσω δίκην πτερύγων, ἐντεῦθεν δὲ καὶ πτε
ρυγώδεις ὀνομάζουσι τοὺς τοιούτους. ἀλλὰ καὶ ὅσοι
τὴν κεφαλὴν εὐπλήρωτοί τέ εἰσι καὶ ῥεύματα πολλὰ τοῖς
ἀναπνευστικοῖς μορίοις ἐπιπέμπουσαν ἔχουσι καὶ οὗτοι
φθινώδεις ῥᾷστα (354) γίνονται. συνελθόντων δ᾽ εἰς
ταυτὸν ἀμφοῖν, τῆς τε κατὰ τὸν θώρακα διαπλάσεως καὶ
τῆς κατὰ τὴν κεφαλὴν ἀσθενείας, ἀκριβῶς αἱ τοιαῦται φύ
σεις φθινώδεις εἰσὶ κατ᾽ ἀμφοτέρας τῆς φύσεως τὰς αἰ
τίας. καὶ γὰρ οἱ ἀπὸ τῆς κεφαλῆς εἰς τὸν πνεύμονα ῥευ
ματιζόμενοι τῷ χρόνῳ φθινώδεις γίνονται καὶ ἀναρρήγνυν
τα πολλάκις αὐτοῖς ἀγγεῖον ἐν τῷ πνεύμονι διά τε τὴν στε

XIX.

Quibusdam autem primum coepit hisque ad tabem natura
vergebat.

Phthificos et tabidos nominant medici veteres qui
tabem morbum, quem etiam phthoen quidam appellitant,
pati funt idonei. Tales autem planiſſime exiſtunt qui
thorace uſque adeo funt anguſto atque non profundo, ut
ſcapulae alarum inſtar retro promineant, unde etiam tales
pterygodes, hoc eſt alatos, vocitant. Quibus praeterea
facile caput impletur et fluxiones multas ad ſpirabiles
partes demittit, hi tabide prompte fiunt. Utrisque in
eundem concurrentibus, tum thoracis conformatione tum
capitis imbecillitate, hujusmodi naturae funt tabi obnoxiae ob ambas naturae cauſas. Etenim quibus a capite
ad pulmonem fluxiones mittuntur, hi temporis diuturnitate tabidi fiunt, ac ipſis plerumque vas in pulmone ob

νότητα τοῦ σπλάγχνου καὶ τὴν ἀσθένειαν. τοιοῦτοί μέν τινές οἱ φθινώδεις. εἰρηκότος δὲ τοῦ Ἱπποκράτους, ἐπεὶ καὶ
τοῖσιν ἐνδοιαστῶς ἔχουσι, πολλοῖσιν ἐβεβαίωσε τότε, τουτέστι κατὰ τὸ θέρος, εἶτ᾽ ἐπιφέροντος, ἔστι δ᾽ οἷσιν ἤρξατο
πρῶτον, τουτέοισιν ἔῤῥεπεν ἡ φύσις ἐπὶ τὸ φθινῶδες, ἤ μοι
δοκεῖ τὸ εἰρημένον εὔλογον εἶναι. πολὺ γὰρ οὖν πιθανώτερον ἐν τῷ ἦρι τοὺς τοιούτους ἄρχεσθαι μᾶλλον ἢ κατὰ
τὸ θέρος. οἱ γὰρ ἐπιτήδειοι πάθεσιν ἁλίσκεσθαί τισιν
ἑτοιμότερον τῶν ἀνεπιτηδείων αὐτοῖς περιπίπτουσιν. ἔοικεν
οὖν ὥσπερ καὶ ἄλλα τινὰ κατὰ τῶν ἐπι- [24] δημιῶν τὰ
βιβλία ταυτὶ τὴν τάξιν ἠλλαγμένην ἔχειν, τοῦ γράψαντος
αὐτὰ πρώτου σφαλέντος, εἶτα φυλαχθείσης τῆς ἁμαρτίας,
οὕτως καὶ ταύτῃ τῇ ῥήσει συμβεβηκέναι καὶ εἶναι τὸ συνεχὲς τῇ λέξει τοιόνδε. ἐπεὶ καὶ τοῖσιν ἐνδοιαστῶς ἔχουσι
πολλοῖσιν ἐβεβαίωσε τότε, οἷσιν ἔῤῥεπεν ἡ φύσις ἐπὶ τὸ
φθινῶδες. εἶτ᾽ ἐφεξῆς, ἔστι δ᾽ οἷσιν ἤρξατο πρῶτον τότε.
καὶ μετὰ τοῦτο ἐφεξῆς·

---

vifceris tum angustiam tum imbecillitatem. Tales quidem
tabidi nonnulli. Quum autem dixit Hippocrates, quandoquidem multis etiam dubie fe habentibus tabes tunc, hoc
eft aeftate confirmata eft. Deinde infert: quibusdam autem coepit primum, hisque ad tabem natura vergebat.
Non mihi videtur rationi oratio effe confona; multo
namque probabilius erat tales vere magis quam aeftate
incipere. Qui namque quibusdam affectibus prehendendis
idonei ac parati funt, quam imparati nec idonei promptius in eos incidunt. Quemadmodum igitur et alia quaedam in epidemiorum libris, ita haec ordinem inverfum
habere videntur, eo falfo ac decepto qui primus haec fcripfit; deinde fervato errore, ita et huic textui accidiffe
videtur et continuata orationis feries ejusmodi effe: *quan-*
doquidem multis etiam dubie fe habentibus tunc tabes
confirmata eft, quibus vergebat ad tabem natura. At
deinde: *quibusdam autem primum coepit.* Ac poftea
deinceps.

Ed. Chart. IX. [24.]   Ed. Baf. V. (354.)

κ'.

Ἀπέθανον δὲ πολλοὶ καὶ πλεῖστοι τουτέων καὶ τῶν κατα-
κλιθέντων, οὐκ οἶδα δ᾽ εἴ τις καὶ μέτριον τοῦτο χρόνον
διεγένετο.

Τῶν φθινωδῶν δηλονότι. τοῦτο γὰρ ἀκοῦσαι χρὴ,
κατὰ τὸν εἰρημένον τρόπον τῆς ῥήσεως ὅλης γεγραμμένης·
καὶ γὰρ αὖ καὶ μετὰ τοῦτο πάλιν ἐφεξῆς εἰρημένα πάντα
φθινωδῶν ἐστι κοινά. μαθήσῃ δὲ προσέχων τὸν νοῦν ταῖς
ῥήσεσιν, ὧν πρῶτον ἄρξομαι τῆς ἐφεξῆς γεγραμμένης.

ικ'.

Ἀπέθανον δ᾽ ὀξυτέρως ἢ ὡς εἴθισται διάγειν τὰ τοιαῦτα.

Τοὺς φθινώδεις φησὶ παρὰ τὸ εἰωθὸς ἀποθανεῖν ὀξύτερον. εἶθ᾽ αὐτὸς ἐφεξῆς ἐρεῖ τὴν αἰτίαν, ἔνθα φησὶ, ἦν
δὲ τοῖς πλείστοισιν αὐτῶν παθήματα τοιάδε. φρικώδεες

XX.

Ex his multi atque etiam plurimi interierunt. Atque
haud ſcio, si quis ex decumbentibus etiam modico tempore ſupervixerit.

Tabidorum ſcilicet.   Id enim intelligere oportet,
enunciato totius orationis modo.   Etenim et quae ab eo
deinceps dicuntur omnia, tabidis communia exiſtunt; idque
didiceris, ſi textibus mentem adhibeas, exordiarque primum ab ea quae ſcripta ſubſequitur.

XXI.

Celerius vero interierunt quam vitam ducere talibus conſuetum eſſet.

Phthiſicos ait praeter conſuetudinem celerius interi-
iiſſe; deinde cauſam ipſe deinceps adfert hisce verbis:
exercebant autem plurimo, eorum ejusmodi pathemata,
febres horridae, continuae, acutae.   Non enim id cum

πυρετοὶ, ξυνεχέες, ὀξέες. οὐ γὰρ εἰθισμένον τοῦτο συνυπάρχειν ταῖς φθίσεσι, ὃ φαίνεται τότε γεγενημένον. αἰτία
δὲ τοῦ συνελθεῖν εἰς ταυτὸ ἄμφω, τήν τε φθίσιν καὶ τὸν
τοιοῦτον πυρετὸν, ἡ τῆς γενομένης καταστάσεως πρὸς τὰ
σώματα πάσχοντα σχέσις. ἐλέχθη γάρ μοι καὶ μικρὸν ἔμπροσθεν ἐκείνους ἁλῶναι μάλιστα τοῖς ἀπὸ τῆς κεφαλῆς κα-
τάρροις, ὅσοι θερμότεροι τὴν κρᾶσιν ἦσαν, οὗτοι γὰρ καὶ
μάλιστα ἐπληρώθησαν τὴν κεφαλὴν ἐν τῇ τοῦ νότου καταστάσει. τοῖς αὐτοῖς δὲ τούτοις ἐπὶ πλέον ἐκταθείσης τῆς
νεφελώδους διαθέσεως συνέβη σαπῆναι τοὺς ἐν τῷ σώματι
χυμοὺς, κἀντεῦθεν συνέβη κακοήθεια τῶν πυρετῶν. οἷς δ'
ἧττον ἦν ἡ κρᾶσις θερμὴ, τούτοις οὐχ ἡ τῶν χυμῶν
σῆψις οὔθ' ἡ τῆς κεφαλῆς πλήρωσις ἐγένετο, πλὴν ὀλίγοις τισὶν αὐτῶν ἐπὶ προήκοντι τῷ χρόνῳ. ὃ γὰρ ἐν
ὀλίγῳ χρόνῳ πάσχουσιν αἱ παθεῖν ἐπιτήδειοι φύσεις,
τοῦτο ἐν πλείονι ταῖς ἄλλαις συμβαίνει. καὶ οὐδὲν ἦν
θαυμαστὸν ἐπὶ νοτίῳ τῇ πρόσθεν καταστάσει τὸ θέρος
οὐ νότιον μόνον, ἀλλὰ καὶ νεφελῶδες γενόμενον ἐργάσα-

tabe eſſe conſuevit, quod ſcriptum tunc eveniſſe videtur.
Cauſa vero cur ambo haec in idem concurrerint, tum
phthiſis tum febris, hujusmodi ſtatus eſt antecedentis ad
affecta corpora dispoſitio : nam paulo ante a me dictum
eſt, qui calidiore erant temperamento, illos maxime lapſis
a capite catarrhis laboraſſe : per auſtrinum enim ſtatum
horum caput maxime repletum erat. His autem ipſis
longius protenſa nebuloſa dispoſitione contigit humores
in corpore putreſcere, indeque orta eſt febrium malignitas. Quibus autem temperamentum minus calidum eſſet,
his neque humorum putrefactio, neque capitis repletio
facta eſt, praeterquam pueris ex horum temporis progreſſu. Quod enim pauco tempore patiuntur quae ad
patiendum ſunt idoneae naturae, id ceteris longiori accidit tempore. Et ſane nihil mirum fuit, ſi ex praecedente
auſtrino ſtatu facta aeſtas non auſtrina ſolum, verum etiam nebuloſa quandam humorum putredinem procreave-

Ed. Chart. IX. [24. 25.]   Ed. Baf. V. (354.)
σθαί τινα σῆψιν χυμῶν, οὐ μόνον ἐν τοῖς θερμοτέροις, ἀλλὰ
καὶ ἐν ψυχροτέροις σώμασιν.

κβ'.

[25] Ὡς τά γε ἄλλα καὶ μακρότερα καὶ ἐν πυρετοῖσιν
ἐόντα εὐφόρως ἤνεγκαν καὶ οὐκ ἀπέθνησκον, περὶ ὧν
γεγράψεται.

Ἄλλα φησὶ νοσήματα χωρὶς τοῦ φθινωδικῶν, ὑπὲρ
ὧν ὁ λόγος ἦν αὐτῷ, καίτοι μακρότερα γενόμενα καὶ μετὰ
πυρετῶν, ὅμως εὐφόρως ἠνέχθη, καὶ εἴρηται ἡ αἰτία μικρὸν ἔμπροσθεν ὑφ' ἡμῶν, ὅτι τούτοις ἧττον κακοήθης ὁ
χυμὸς ἐκ τῆς σήψεως ἐγίνετο.

κγ'.

Μοῦνον γὰρ καὶ μέγιστον τῶν τότε γενομένων νοσημάτων
τοὺς πολλοὺς τὸ φθινῶδες ἔκτεινε.

rit, non tantum in calidioribus corporibus, fed et in frigidioribus.

XXII.

Nam tum alios tum longiores morbos etiam febribus
conjunctos facile pertulerunt, neque interibant, de quibus fcribetur.

Alios inquit morbos absque tabidis, de quibus ipfi
fuit oratio, qui etiamfi diuturniores et cum febribus
effent, placide tamen tulerunt, atque caufa a nobis paulo
ante prodita eft, quod his minus malignus ex putredine
fuiffet humor.

XXIII.

Sola namque et eorum qui tunc oriebantur, morborum
maximus tabes multos peremit.

Είρηται τούτου μικρον έμπροσθεν ή αιτία, την
κρᾶσιν του σώματος ήμῶν αιτιασαμένων, δι' ής τοῖς φθινώδεσιν έάλωσαν νοσήμασι και τοῖς κακοήθεσι πυρετοῖς,
υπέρ ών έφεξῆς έρεῖ.

κδ'.

Ήν δέ τοῖς πλείστοισιν αυτέων τά παθήματα τοιάδε, φρικώδεες πυρετοί, συνεχέες οξέες, τό μέν όλον ου διαλείποντες, ο δέ τρόπος ήμιτριταῖος, την μίην κουφοτέρην, τῆ δ'
έτέρη έπιπαροξυνόμενοι και τό όλον έπί τό οξύτερον έπι-
διδόντες.

Τοῖς πλείστοις τῶν φθινωδῶν υπέρ ών έποιεῖτο λόγον
παθήματα γενέσθαι φησίν ά κατέλεξεν αυτός έφεξῆς, καλοῦσι δή παθήματα πάντες οι Έλληνες, όσα παρά φύσιν έν
τοῖς σώμασιν γίνεται· μέμνηται δέ πρῶτον μέν αυτῶν του
φρικώδεες [φησίν ήσαν οι πυρετοί], σημαίνει δέ τοῦτ' αυ-

Rei hujus caufa paulo ante enunciata eft, quum corporis temperamentum caufam effe explicaremus, per quod
tabidis correpti funt morbis febribusque malignis, de quibus deinceps loquitur.

XXIV.

Ipforum autem plurimis hujusmodi affectus aderant, horridae febres, affiduae, acutae, in totum quidem non intermittentes, fed earum typus erat femitertianus, uno
die leviores, altero infuper exacerbantes, omnino acutius
increfcentes.

Plurimis tabidorum, de quibus orationem inftituebat,
pathemata ait oborta fuiffe, quod in textu ipfe ordine
recenfet. At vocitant pathemata omnes Graeci, quae
praeter naturam in noftris corporibus fiunt. Meminit autem primum quidem inter ipfa dictionis φρικώδεες quum

τὸ τὸ μέχρι πλεῖστον τῆς ἀναβάσεώς τε καὶ ἐπιδόσεως καλουμένης τοῦ παροξυσμοῦ, τὰς φρίκας γενέσθαι τοῖς νοσοῦσιν. οὐ γὰρ δὴ τούς γε κατὰ τὴν ἀρχὴν τῆς ἐπισημασίας
φρικώδεις γενομένους οὕτως ὠνόμασεν, ἀλλ' ἐφ' ὧν ἐπὶ πλεῖστον ὅλου τοῦ παροξυσμοῦ τὸ τῆς φρίκης ἐκτέταται σύμπτωμα. καὶ γίνεται διττῶς, ἐνίοτε μὲν ἀναδιπλώσεις
ποιούσης τῆς ἐπιτάσεως, ἐνίοτε δ' αὐτὸ τοῦτο μόνον, ἀνώμαλον ἀνάβασιν. ἡ διαφορὰ δέ ἐστιν [26] ἐν τῷ ποσῷ
τοῦ χρόνου. βραχέσι μὲν γὰρ πάνυ διαλείμμασι διοριζομέ-
νων ἀπ' ἀλλήλων τῶν φρικωδῶν κινήσεων, ἀνώμαλός τε καὶ
φρικώδης κίνησις λέγεται. μειζόνων δὲ τῶν διαλειμμάτων
ὄντων ἀναδίπλωσις γίνεταί τε καὶ ὀνομάζεται τὸ τοιοῦτον
σύμπτωμα. καὶ γίνεται μάλιστα αὕτη κατὰ τοὺς ἡμιτριταίους ὀνομαζομένους πυρετούς, διὸ καὶ τρεῖς ὡς τὸ πολὺ καὶ
τέτταρες εἰσίν. δέδεικται δὲ τοῦτο ἡμῖν ἐν τοῖς περὶ πυρετῶν λογισμοῖς, ὁ ἡμιτριταῖος ἐπ' ἀνωμάλῳ συνιστάμενος
χυμῷ τὸ μέν τι πικρόχολον δριμὺ, τὸ δέ τι φλεγματῶδες

inquit: *horridae febres erant.* Id autem ipfum fignificat
horrores plurimam partem afcenfus et incrementi, prout
vocant, acceffionis in aegrotantibus tenuiffe: non enim
eos qui in principio infultus acceffionis fiunt, horrores
ita appellavit, fed in quibus per plurimam totius acceffionis partem horroris extendatur fymptoma. Fitque bifariam, interdum quidem quum incrementum reduplicationes facit, interdum vero quum hoc ipfum folum inaequalem adfcenfum. Difcrimen autem in temporis
quantitate confiftit. Si namque brevibus admodum intervallis ab invicem horrifici motus diftinguantur, motus tum
inaequalis tum horrificus dicitur. Si vero majora fint
intervalla, reduplicatio fit et appellatur tale fymptoma.
Atque ea potiffimum efficitur in femitertianis appellatis
febribus, proindeque tres plerumque et quatuor funt.
At hoc a nobis in libris de febribus demonftratum eft,
femitertianam ex inaequali humore confiftere, qui partim
amaram bilem acrem, partim pituitam putrentem fortiatur.

σηπόμενον ἔχοντι. τοιούτους οὖν τότε συνεδρεῦσαί φησι
τοὺς φρικώδεις πυρετοὺς διὰ τὴν γενομένην κατάστασιν,
ὡς προείρηταί μοι. συνεχέας δ' αὐτοὺς ὠνόμοσεν, ἐνδεικνύμενος τὸ μὴ λήγειν εἰς ἀπυρεξίαν, ὃ δὴ καὶ αὐτὸς ἐξηγούμενος ἐρεῖ, τὸ μὲν ὅλον οὐ διαλείποντες. διαλείποντας γὰρ
ἐκείνους ὀνομάζουσιν ἰδίως πυρετοὺς, ὅσοι μετὰ τὴν ἀκμὴν
ἀπυρεξίαν τινὰ φέρουσιν, ὅσοι δ' αἰσθητὴν μὲν ποιοῦνται
παρακμὴν, ἀπυρεξίαν δὲ οὐδεμίαν ἔχουσιν, ὀξεῖς καὶ συνεχεῖς καλεῖ, τὴν μὲν ὅλην περίοδον ἔχοντας ὀκτὼ καὶ τεσσαράκοντα ὡρῶν τοὐπίπαν, ὅσων ὥσπερ καὶ (355) ὁ ἡμιτριταῖος, ἀλλ' οὔτ' εἰς ἀπυρεξίαν λήγοντας ἔν τε τῇ ἑτέρᾳ τῶν ἡμερῶν τῇ κουφοτέρᾳ φέροντας πάλιν ἕτερον παροξυσμὸν, μικρότερον μὲν θατέρου τοῦ τῆς ἄλλης περιόδου,
οὐδὲ τὰς ἀναδιπλώσεις ἔχοντα, δυσεκθέρμαντον δὲ καὶ μόλις ἐπὶ τὴν ἀκμὴν ἀνιόντα. ἴδιον δ' αὐτοῦ καὶ τὸ τὰς
ἐφεξῆς τῇ πρώτῃ περιόδους οὔτε ἀλλήλαις τῇ πρώτῃ ἴσας
γίνεσθαι κατὰ τὴν ὀξύτητα, παραυξάνεσθαι δὲ ἀεὶ καὶ σφο-
δρύνεσθαι μέχρι τῆς τοῦ νοσήματος ἀκμῆς.

Tales itaque ait tunc febres horrificas ob praecedentem
ſtatum affeciſſe, ut a me ſupra enarratum eſt. Continuas
autem ipſas nominavit, ad integritatem, non deſinere oſten-
dens, quod ipſe explicans ait: *in totum quidem non intermittentes.* Nam intermittentes illas proprie febres nominant, quae a vigore integritatem aliquam praeſtant,
quae vero ſenſui perviam faciunt declinationem, ſed integritatem nullam habent, illas acutas et continuas vocitat,
quae totum quidem circuitum habent, magna ex parte octo
et triginta horarum quantum et ſemitertiana, ſed neque ad
apyrexiam deſinunt, atque altero die leviore alteram rurſus
acceſſionem adferunt, minorem quidem altera circuitus alterius neque reduplicationes habentem, verum quae vix incale-
ſcat vixque ad vigorem perveniat. Habet quoque hoc et
ipſa proprium ut qui circuitus primo ſuccedunt, neque
inter ſe acuti ſint neque primo aequales, ſed perpetuo adusque morbi vigorem tum increſcant tum vehementiores fiant.

κέ.

Ἱδρῶτες δ᾽ αἰεὶ, οὐ διόλου, ψύξις ἀκρέων πολλὴ καὶ μόγις
ἀναθερμαινόμενα.

Ὅτι ταῦτα τὰ συμπτώματα κακοήθων ἐστὶ πυρετῶν
ἐν τῷ προγνωστικῷ μεμαθήκαμεν.

κϛ'.

Κοιλίαι ταραχώδεες, χολώδεσιν, ὀλίγοισιν, ἀκρήτοισι, λεπτοῖσι, δακνώδεσι, πυκνὰ ἀνίσταντο.

Ἀκρήτους ἐκκρίσεις εἴωθεν ὀνομάζειν τὰς ἀκριβῶς χολώδεις, ὅταν δὲ μεθ᾽ ὑγρότητος ὑδατώδους μιχθῇ καὶ ἐκκενοῦται, τὸν τοιοῦτον χυμὸν οὐκέτι ἄκρητον ὀνομάζει.
ἐμάθομεν δὲ καὶ αὐτὸ τοῦτο περὶ τῶν ἀκράτων ἐκκρίσεων,
ὧν εἶπε κακοήθειαν ἐν τῷ προγνωστικῷ καὶ περὶ τῶν λεπτῶν τὴν σύστασιν χυμῶν, ὅτι πάντες ἄπεπτοι καὶ δεόμενοι

XXV.

Sudores autem perpetuo, non tamen copiofe manabant,
extremorum refrigeratio multa vixque recalefcebant.

Quod haec fymptomata malignarum fint febrium, in
prognoftico didicimus.

XXVI.

Alvi perturbatae erant biliofis, paucis, finceris et mordacibus dejectionibus crebroque exonerandi affurgebant.

Sinceras excretiones nominare confuevit plane biliofas.   Quodfi hujusmodi humor cum aquofa humiditate
permixtus vacuetur, eum non amplius fincerum appellat,
didicimus autem et hoc ipfum de finceris excretionibus,
quarum malignitatem in prognoftico pronunciavit, etiam
de tenuibus confiftentiae humoribus, quod omnes incocti
fint, atque ut coquantur robufta opus habent natura.

[27] *ῥωμαλέας φύσεως εἰς τὸ πεφϑῆναι. δακνώδεις δ' εἰ-*
κότως ἦσαν, εἴπερ γε καὶ χολώδεις καὶ ἄκρατοι. τοῦτο δ' αὖ
πάλιν εἵπετο τῷ δακνῶδες εἶναι, τὸ συνεχῶς ἐξανίστασϑαι,
ὥστε καὶ κατὰ τοῦτο τὸ σύμπτωμα κάμνειν τῶν νοσούντων
τὴν δύναμιν.

κζ'.

Οὖρα δ' ἦν λεπτὰ καὶ ἄπεπτα καὶ ἄχροα καὶ ὀλίγα ἢ
πάχος ἔχοντα καὶ σμικρὴν ὑπόστασιν, οὐ καλῶς καϑιστά·
μενα, ἀλλ' ὠμῇ τινι καὶ ἀκαίρῳ ὑποστάσει.

Καὶ περὶ τῶν οὔρων ἐμάθομεν ὅτι τὰ λεπτὰ καὶ ἄ-
χροα καὶ ὀλίγα, ἢ πάχος ἔχοντα καὶ ὀλίγα, μοχθηρά, καθά-
περ καὶ τὰ παχέα μὲν, ὑπόστασιν δ' οὐδ' ὅλως ἢ πάνυ σμι-
κρὰν ἔχοντα. καὶ τοῦτο αὐτοῖς συμβαίνει, διὰ τὸ μὴ καλῶς
καθίστασϑαι. τοῦτο δ' αὐτοῖς πάλιν ἐκείνοις γίνεται τοῖς
πυρετοῖς, ἐν οἷς θερμασία πολλὴ καὶ φλογώδης τῶν ὠμῶν

Mordaces autem erant jure excretiones, fi ntique et biliofae et fincerae erant.   Rurfus quoque et furrectio ad-
fidua excretionum mordacitatem fequebatur, qua ratione
effectum eft, ut propter hoc fymptoma aegrotantium vires
laborarent.

XXVII.

Urinae tenues, incoctae, decolores et paucae aut craffi-
tudinem habentes paucumque fedimentum, non probe
fubfidentes, fed crudo quodam et intempeftivo fedi-
mento.

De urinis etiam didicimus, tenues, decolores et paucas, vel craffamentum fortitas ac paucas, pravas effe,
quemadmodum etiam craffas quidem, fed quae fedimentum nullum aut pauciffimum haberent.   Hoc autem illis
in febribus oboritur, in quibus calor multus ac flammeus
humorum tum crudorum, tum crafforum fervorem quen-

72   ΙΠΠΟΚΡΑΤΟΥΣ ΕΠΙΔΗΜΙΩΝ Α

Ed. Chart. IX. [27.]   Ed. Baf. V. (355.)

χυμῶν καὶ παχέων, ἐργάζεταί τινα ζέσιν. εἰκότως οὖν ἐπ᾽
αὐτῶν, ἢ οὐδ᾽ ὅλως γίνεται, ἢ καὶ αὐτὴ, καθάπερ αὐτὸς
εἶπεν, ὠμὴ καὶ ἄπεπτος. λέλεκται δ᾽ αὐτῷ περὶ τῶν μοχθηρῶν ὑποστάσεων ἐν τῷ προγνωστικῷ.

κη΄.

Ἔβηττον δὲ σμικρὰ καὶ πυκνὰ, κατ᾽ ὀλίγον μόγις ἀνάγοντες.
οἷσι δὲ τὰ βιαιότατα ξυμπίπτοι, οὐδ᾽ ἐπ᾽ ὀλίγον πεπασμὸς ἦν, ἀλλὰ διετέλεον ὠμὰ πτύοντες.

Ταῖς μὲν κακοηθεστάταις φθίσεσι καὶ οἷς ἐγγὺς ἦν
θάνατος, οὐδ᾽ ἐπ᾽ ὀλίγον πέττεται τὰ πτυόμενα. ταῖς δ᾽
ἄλλαις, ὅσαι μετρίαι γε εἰς πλείονα χρόνον ἐκπίπτουσιν, δι᾽
αὐτὸ τοῦτο πέττεται καλῶς ἡ περὶ τοῦ πνεύμονος περιουσία τῶν χυμῶν καὶ ἀποπτύεται ῥᾳδίως. ἀλλὰ τούτος γε τοῖς
γεγενημένοις φθινώδεσι οὐδὲν τούτων ὑπῆρχε. ἤτοι γὰρ
παντάπασιν ἄπεπτον ἔπτυον, ἢ πεπεμμένον μὲν, μικρὸν δὲ

dam accendit. Jure igitur in iis aut prorſus non ſit,
aut ſi ſiat, ea ut ipſe protulit et cruda et incocta urina
eſt. De pravis autem ſedimentis in prognoſtico egit.

XXVIII.

Tuſſiebant autem pauca, denſa, cocta, paulatim vix edu-
centes. Quibus vero violentiſſima concidiſſent, neque paulatim his aderat maturatio, ſed perpetuo cruda
expuebant.

In maligniſſimis quidem tabibus et quibus prope mors
eſt, neque paulatim coquuntur, quae expuuntur; in ceteris vero quae moderatae ſunt et quae in longius tempus
prodeunt, quamobrem ſupervacaneus in pulmone humor
probe coquitur et facile expuitur. At deſcriptis tabidis
nihil horum adfuit: aut enim prorſus incoctum expuebant,
aut coctum quidem, ſed paucum et quod paulatim vix

καὶ κατὰ βραχὺ μόγις ἀναφερόμενον. εἴρηκε δὲ καὶ περὶ τῆς
τοιαύτης πτύσεως ἐν τῷ προγνωστικῷ.

κθ'.

Φάρυγγες δὲ τοῖσι πλείστοισι τούτων ἐξ ἀρχῆς καὶ διὰ τέλεος ἐπώδυνον εἶχον, ἔχοντες ἔρευθος μετὰ φλεγμονῆς,
ῥεύματα σμικρὰ, λεπτὰ, δριμέα, ταχὺ τηκόμενοι καὶ
κακούμενοι.

[28] Τὰ συμπτώματα προειπὼν, ὅσα τοῖς τότε φθινώδεσιν ἐφαίνετο περὶ τὴν φάρυγγα, τὴν αἰτίαν αὐτὸς προσέθηκεν ἐν τῷ φάναι, ῥεύματα σμικρὰ, δριμέα. διὰ γὰρ
τὴν τῶν ῥευμάτων κακοήθειαν ἀπὸ τῆς κεφαλῆς δηλονότι
καταφερομένων αἱ φάρυγγες ἐπώδυνοι μὲν ἦσαν, τῷ δάκνεσθαι δὲ πρὸς αὐτῶν ἔρευθος καὶ φλεγμονὴν ἔσχεν, ὅτι
καὶ αὐτὸ ῥεῦμα θερμὸν ἦν, οὐδὲν ἦν θαυμαστὸν ἐν Θάσῳ
τῶν ἄλλων φθινωδῶν, εἰ οὕτως ἔχοντες εἰς ἐσχάτην ἰσχνό-
τητα παρεγένοντο.

educeretur. Atque de ejusmodi exereatione in prognoſtico
pronunciavit.

XXIX.

*Horum plurimis fauces a principio ad extremum usque
rubore cum inflammatione affectae dolebant; fluxiones
parvae, tenues, acres, citoque macie extenuabantur et
male habebant.*

Quae ſymptomata tunc tabidis circa fauces apparuerunt praefatus cauſam, ipſe addidit hisce verbis: *fluxiones parvae, tenues, acres.* Nam propter fluxionum malignitatem a capite ſcilicet delatarum, fauces quidem
doluerunt; ſed quod ab ipſis morderentur, ruborem et
phlegmonem habuerunt, quodque defluxus calidus eſſet,
nihil mirum in Thaſo erat, ſi praeter tabidos alios ita
habentes ad ſummam extenuationem devenirent.

λ'.

Απόσιτοι πάντων γευμάτων διετέλεον.

Ότι τοὺς ἀνορέκτους ἀσίτους ὀνομάζουσιν οἱ Έλληνες, τοὺς μὴ προσενηνεγμένους σιτία, τοὺς δ' ἀπεστραμμένους προσίεσθαι καλοῦσιν ἀποσίτους. πρόδηλον δ' ὅ τικαὶ τουτὶ τὸ τῆς ἀνορεξίας σύμπτωμα τοῖς φθινώδεσιν ἐγένετο τοῦ τὴν φάρυγγα καὶ τὸν πνεύμονα κακοῦντος ῥεύματος, μέρους τινὸς εἰς γαστέρα καταῤῥέοντος.

λα'.

Άδιψοι.

Οὐ κατὰ τὴν κακοήθειαν τοῦ ῥεύματος, ἅπερ αὐτὸς ὠνόμαζε δριμέα, τουτὶ τὸ σύμπτωμα τοῖς φθινώδεσι συνέπεσε. διό μοι δοκεῖ καὶ ὁ Ἱπποκράτης ἐπισημαινόμενος αὐτῶν τὸ παράλογον αὐτὸς προσγράψαι τὸ ἄδιψοι. κακοη-

XXX.

Cibos omnes averfabantur.

Qui cibos non appetunt nec ingerunt, eos Graeci ἀνορέκτους et ἀσίτους vocitant, hoc eft non appetentes et a cibo abftinentes; qui vero ciborum affumptum averfantur faftidiuntque ἀποσίτους. Hoc autem inappetentiae fymptoma tabidis accidiffe, quod fluxionis ejus, quae tum fauces tum pulmonem laedebat, pars in ventrem defluxerit, conftat omnibus.

XXXI.

Siti vacui.

Non ob malignitatem rheumatum, quae acria ipfe appellavit, tabidis hoc accidit fymptoma. Quare videtur mihi et Hippocrates quod his praeter rationem evenit,

θείας γάρ ἐστι μεγίστης σημεῖον, ὅταν ἤτοι θερμοῦ καὶ
διακαοῦς᾽ ὄντος τοῦ πυρετοῦ μὴ διψῶσιν ἢ ῥεύματος εἰς
γαστέρα καταφερομένου δριμέος. καὶ δηλοῦται πρὸς τοῦ
συμπτώματος ἡ αἰσθητικὴ τοῦ μορίου δύναμις ἀπολωλέναι
καὶ νενεκρῶσθαι, ἅ γε τῆς κατὰ μέρος διαθέσεως οὐκ
αἰσθάνεται.

λβ'.
Καὶ παράληροι πολλοὶ περὶ θάνατον   περὶ μὲν τὰ φθινώδεα ταῦτα.

Οὐδὲ τοῦτο τοῖς ἄλλοις φθίνουσιν εἴωθε συμπίπτειν,
ἀλλὰ διὰ τὴν κακοήθειαν τῶν τότε γενομένων πυρετῶν
ἠκολούθησε τοῖς ἐν τῇ προκειμένῃ καταστάσει νοσήμασι.

λγ'.
[29] Κατὰ δὲ θέρος ἤδη καὶ φθινόπωρον πυρετοὶ πολλοί,

fignificare volens adfcripfiſſe *fiti vacui.* Summae fiquidem
malignitatis fignum eft, ubi vel quum rheuma ad ventrem
acre defertur, non fitiverint: fignificat etiam hoc fymptoma
fenfitricem partis facultatem tum deperditam tum extin-
ctam eſſe, quod partis alterationem non fentiat.

XXXII.
Multique circiter mortem delirabant. Haec quidem de
tabidis.

Neque hoc tabidis aliis accidere confuevit; fed ob
febrium quae tunc procreatae funt malignitatem, praefentis ftatus morbos comitatum eft.

XXXIII.
Jam vero aeftate et autumno febres multae, affiduae, non

ξυνεχέες, οὐ βίαιοι, μακρὰ δὲ νοσέουσιν, οὐδὲ περὶ τὰ ἄλλα
δυσφόρως ἔχουσιν ἐγένετο.

Εἰρήκει δὲ καὶ πρόσθεν ὡς τὸ φθινῶδες μόνον ὀλέθριον ἐγένετο καὶ ἡμεῖς τὴν αἰτίαν προσπαρεθήκαμεν.
ἀκόλουθα τοίνυν ἐστὶν ἐκείνοις τά τε κατὰ τὴν προκειμένην ῥῆσιν εἰρημένα καὶ τὰ τούτων ἐφεξῆς, ἐν οἷς φησίν·

λδ΄.

(356) Κοιλίαι ταραχώδεες τοῖσι πάνυ εὐφόρως καὶ οὐδὲν
ἄξιον λόγου προσέβλαπτον, οὐρά τε τοῖσι πλείστοισιν
εὔχροα μὲν καὶ καθαρά, λεπτὰ δὲ καὶ μετὰ χρόνον περὶ
κρίσιν πεπαινόμενα.

Καὶ τἆλλα ἃ περὶ τῶν οὔρων εἶπε, ὥσπερ γὰρ τὰ πρόσθεν ὅσα περὶ τῶν φθινωδῶν κατέλεξεν ἦν κακοήθη, οὕτω
καὶ τὰ νῦν λεγόμενα πάνυ ἐστὶ μέτρια.

violentae, fed aegrotantibus diuturnae, neque in ceteris
molefte habentibus oboriebantur.

Sed et fuperius tabem folum perniciofam fuiffe dixit
et nos caufam appofuimus. Confequuntur itaque illa,
quaeque in praefenti oratione narrata funt et quae haec
fequuntur, in quibus ait.

XXXIV.

Alvi plurimis perturbatae facillime ferebantur, nihilque
effatu dignum oblaedebant; urinae quoque plurimis
boni quidem coloris erant et purae; fed tenues et poftea tempore circa crifin concoctae.

Et cetera quae de urinis retulit confequuntur. Quemadmodum enim quae fupra de tabidis recenfuit, erant
maligna, ita et quae nunc enunciantur, valde moderata
exiftunt.

λέ.

Βηχώδεες οὐ λίην, οὐδὲ τὰ βησσόμενα δυσκόλως, οὐδὲ ἀπόσιτοι, ἀλλὰ καὶ διδόναι πάνυ ἐνεδέχετο.

Οἱ πλεῖστοι τῶν ἐξηγησαμένων τὸ βιβλίον ἐπὶ τοὺς φθινώδεις αὐτὸν ἐν τῇδε τῇ ῥήσει μεταβεβηκέναι φασίν. ἐγὼ δὲ ἡγοῦμαι ἔτι περὶ τῶν ἄλλων πυρετῶν ὧν διηγεῖται κατὰ ταυτὸ λέγεσθαι. πῶς γὰρ ἂν εἰρηκὼς ἔμπροσθεν ἐπὶ τῶν φθινωδῶν, ὡς ἀπόσιτοι πάντων γευμάτων διὰ τέλεος ἦσαν, ἐνταυθοῖ νῦν ἔλεγεν, οὐδ' ἀπόσιτοι, ἀλλὰ καὶ διδόναι πάνυ ἐνεδέχετο. τί δή ποτ' οὖν ἔγραψεν ἐν τῷδε τῷ λόγῳ, βηχώδεες οὐ λίην. τοῦτο γὰρ ἐστι τὸ τὴν φαντασίαν παρασχὸν τοῦ λέγεσθαι ταῦτα περὶ τῶν φθινωδῶν αὐτῶν. ἐγὼ δὲ νομίζω περὶ τῶν ἄλλων ἔτι πυρετῶν τοῦ λόγου γιγνομένου προσγεγράφθαι. γίνονται γὰρ βηχώδεις συνεισβαλλούσης τῆς βηχὸς αὐτοῖς λόγῳ συμπτώματος, οὐ μὴν φθινώδεις γε πάντως εἰσὶν οὗτοι. θαυμαστὸν οὖν οὐδὲν ἅμα πυρέσσειν ἄρξασθαί τινας τῶν Θασίων ἐπὶ τῇ προγεγραμμένῃ καταστάσει καὶ πληρωθεί-

XXXV.

Tuffiebant non admodum, neque quae per tuffim educebantur, infeftabant: neque cibos folum non averfabantur, verum etiam ipfis exhibere valde licebat.

Plurimi hujus libri interpretes Hippocratem hac in oratione ad tabidos tranfiiffe proferunt. Ego vero de aliis quas exponit febribus etiamnum impraefentiarum dici arbitror. Nam quomodo praefatus tabidos cibum omnem perpetuo averfatos fuiffe, hic nunc dicat: *nec cibos modo non averfabantur, verum etiam ipfis exhibere valde licebat.* Cur itaque hoc in loco fcripfit: *non tuffiebant.* Hoc enim opinionem illis praebuit, ut haec de tabidis ipfis dici exiftimarent. Ego equidem arbitror quum de aliis etiamnum febribus fermo effet, adfcriptum effe. Fiunt fiquidem tufficulofi tuffi ipfa fymptomatis ratione fimul invadente; non tamen hi prorfus tabidi funt. Nihil itaque mirum fi cum febre coeperint Thafii quidam ex ante fcri-

σης αὐτῆς τότε τῆς κεφαλῆς, συνελθόντος τοῦ πυρετοῦ τῇ
καταστάσει βηχώδεις γενέσθαι. ἀλλ᾽ οὔτε λίαν αὐτοῖς [30]
ἐνώχλει τὸ σύμπτωμα, οὔτε τὰ βησσόμενα δυσχέρειαν εἶχεν,
οὐ γὰρ ἦσαν οὗτοι φθινώδεις.

λς᾽.

Τὸ μὲν οὖν ὅλον ὑπενόσεον οἱ φθινώδεες τρόπον, πυρετοῖσι
φρικώδεσι, σμικρὰ ἐφιδροῦντες, ἄλλοτε ἄλλοι ὡς παροξυνόμενοι πεπλανημένως, τὸ μὲν ὅλον οὐκ ἐκλείποντες, παροξυνόμενοι δὲ τριταιοφυέα τρόπον.

Αὕτη πᾶσα ἡ ῥῆσις ἐπαγομένη τῇ προειρημένῃ τὴν
φαντασίαν βεβαιοτέραν εἰργάσατο τοῖς πλείστοις τῶν ἐξηγητῶν, ὑπὲρ τοῦ καὶ τὴν ἔμπροσθεν ῥῆσιν ὑπὲρ τῶν φθινωδῶν αὐτῶν λελέχθαι. ἀλλ᾽ ὅτι μὲν ἐκείνην ἀδύνατόν ἐστιν
ἐπ᾽ αὐτῶν εἰρῆσθαι, δέδεικταί μοι, δι᾽ ὧν ἀπεδείκνυον, ἀποσίτους μὲν ὠνομάσθαι πρὸς αὐτοῦ τοὺς φθινώδεις, οὐκ

pto ſtatu et repleto tunc capite, conveniente ſcilicet ſtatui febre, tuſſire. Sed non admodum moleſtum erat illis
ſymptoma, neque quae per tuſſim educebantur, difficultatem praeſtabant: hi namque non erant tabidi.

XXXVI.

In ſumma tabeſcentes leviuscule aegrotabant, neque tabidorum modo febribus horrificis correpti exudabant,
atque alias alios ut erraticae acceſſiones invadebant,
neque febres in totum definebant, ſed tritaeophyarum
modo exacerbabantur.

Totus hic textus ſuperiori ſuccedens plerisque interpretum opinionem fecit textum praecedentem de tabidis
ipſis pronunciatum eſſe. Verum quod ille quidem de tabidis dici nequeat, a me per ea quae demonſtravi declaratum eſt, cibos averſantes quidem ab ipſo tabidos
appellari, hos autem non cibos averſantes. Sequens

ἀποσίτους δὲ τούτους. ἡ δ᾽ ἐφεξῆς ῥῆσις ἡ νῦν προκειμένη
κατὰ διττὸν ἂν τρόπον ἐξηγήσεως τύχῃ, καθ᾽ ἕνα μὲν ὧδέ
πως ἡμῶν λεγόντων. ἀναλήψομαι δὲ τὴν προγεγραμμένην
ῥῆσιν, εἶτα συνάψω τῇ νῦν, παρενθεὶς αὐτῇ μίαν συλλαβὴν ἕνεκα σαφηνείας, βηχώδεες οὐ λίην, οὐδὲ τὰ βησσόμενα
δυσκόλως, οὐδ᾽ ἀπόσιτοι, ἀλλὰ καὶ διδόναι πάνυ ἐνεδέχετο.
τὸ μὲν γὰρ ὅλον ὑπενόσεον οἱ φθίνοντες, οὐ τὸν φθινώδεα
τρόπον. ἐνδέχεται δι᾽ αὐτὸν οὕτως εἰρηκέναι περὶ τῶν ἄλλως πυρεσσόντων, γράφοντα κοινὸν σύμπτωμα τῶν νόσων
ἐχόντων τὰ βηχώδη συμπτώματα, μὴ μέντοι καὶ αὐτῶν
φθινόντων. ἐπαναλαβεῖν γὰρ αὖθις εἰκός ἐστι τὸν περὶ τῶν
φθινωδῶν λόγον, εἰς ἀνάμνησιν τοῦ διαφέρειν τοὺς ἀρρώστους τούσδε, περὶ ὧν νῦν διέρχεται τῶν ἔμπροσθεν τῶν
φθινωδῶν. καὶ γάρ τοι καὶ τὰ συμπτώματα πάλιν εἶπε τὰ
αὐτὰ τοῖς ἔμπροσθεν εἰρημένοις. μία μὲν αὕτη παρα-
μυθία τῆς κατὰ τήνδε τὴν ῥῆσιν ἐπαναλήψεως τοῦ περὶ
τῶν φθινωδῶν λόγου, ἑτέρα δ᾽ ἦν ἴσμεν πολλάκις γιγνομέ-

oratio nunc propofita duplicem explicationis modum fortitur; uno quidem ita nobis dicentibus: fed ante fcriptam orationem repetam; deinde praefenti alteram conciliaturus fum, adjecta ipfi perfpicuitatis gratia una fyllaba. Tuffiebant non admodum, neque quae per tuffim educebantur, infeftabant; neque cibos folum non averfabantur verum etiam ipfis exhibere valde licebat. Nam in fumma leviter aegrotabant tabidi non tabidorum modo. Fieri autem poteft ipfum ita dixiffe de aliter febricitantibus, fcribentem commune fymptoma morborum qui tufficulofa fymptomata fortiuntur, non autem ipforum tabidorum. Quod enim fermonem de tabidis iterum affumpferit, ut memoria teneamus hos aegrotos, de quibus nunc agit, a praedictis tabidis differre, verifimile eft. Etenim antedictis eadem repetit fymptomata. Una quidem ea eft hoc in textu repetitionis fermonis de tabidis excufandae caufa; altera vero quam fcimus multis in libris faepenumero

ινην ἐπὶ πολλῶν συγγραμμάτων. ἐνίοτε γὰρ ὑπὲρ ἑνὸς πράγματος διττῶς ἡμῶν γραψάντων, εἶτα τῆς μὲν ἑτέρας γραφῆς κατὰ τὸ ὕφος οὔσης, τῆς δ' ἑτέρας ἐπὶ θάτερα τῶν μετώπων, ὅπως κρίνωμεν αὐτῶν τὴν ἑτέραν, ἐπὶ σχολῆς δοκιμάσαντες, ὁ πρῶτος μεταγράφων τὸ βιβλίον ἀμφότερα ἔγραψεν, εἶτα μὴ παρασχόντων ἡμῶν τὸ γεγονός, μηδ', ἐπανωρθωσαμένων τὸ σφάλμα, διαδοθὲν εἰς πολλοὺς τὸ βιβλίον ἀνεπανόρθωτον ἔμεινεν.

λζ'.

Ἐκρίνετο δὲ τουτέων, οἷσι τὰ βραχύτατα γίγνοιτο, περὶ εἰκοστὴν ἡμέρην, τοῖσι δὲ πλείστοισι περὶ τεσσαρακοστήν, πολλοῖσι δὲ περὶ τὴν ὀγδοηκοστήν. ἔστι δ' οἷσιν οὐδ' οὕτως, ἀλλὰ πεπλανημένως τε καὶ ἀκρίτως ἐξέλιπον. τουτέων δὲ τοῖσι πλείστοισι, πλὴν οὐ διαλείποντες χρόνον, ὑπέστρε- [31] ψαν οἱ πυρετοὶ πάλιν. ἐκ δὲ τῶν ὑποστροφέων ἐν τῇσιν αὐτῇσι περιόδοισιν ἐκρίνοντο. πολλοὶ δὲ αὐτέων ἀνήγαγον, ὥστε καὶ ὑπὸ χειμῶνα νοσεῖν.

fieri. Quum enim interdum de una re bifariam fcripferimus, ut ex fcripturis altera quidem in orationis textura fit, altera vero in altero fit appofita margine, ut de ipfarum altera nacti otium judicemus, cenfuramque faciamus, qui primus librum tranfcripfit, fcripfit utramque. Deinde quum patratum non animadvertimus, neque erratum correximus, liber ubi ad multos acceffit, incorrectus permanfit.

XXXVII.

Iudicabantur autem inter hos, quibus breviſſimi erant morbi, circa vigeſimum diem; plurimis circa quadrageſimum; multis circa octogeſimum. Erant autem nonnulli, quibus non ita, fed tum erratice tum citra judicationem exolefcebant, quorum plerisque febres non multo tempore intermittentes revertebantur, atque a reverſione iisdem periodis judicabantur. Plerisque vero ipforum ita producebantur, ut fub hiemem aegrotarent.

Τίνων δὲ τούτων κριθῆναί φησι τὸ νόσημα περὶ τὴν
κ΄ ἡμέραν; ὅτι περὶ ὧν ἐποιεῖτο τὸν λόγον, ὡς ἐγώ φημι,
τῶν ἄλλων νοσησάντων, οὐχὶ τῶν φθινόντων. ὁμολογεῖ δὲ
τούτῳ καὶ τὰ ἐφεξῆς ἅπαντα. καὶ γὰρ ἄχρι τῆς ὀγδοηκο-
στῆς ἡμέρας ἐκταθῆναί φησι τὸ νόσημα τισὶν αὐτῶν, ἄλλοις
δὲ πεπλανημένως τε καὶ ἀκρίτως ἐκλείπειν, καὶ τούτων τοῖς
πλείστοισιν ὑποστρέψαι πάλιν. τοὺς δ᾽ ἐκ τῶν ὑποστροφέων
πυρετοὺς ἐν ταῖς αὐταῖς περιόδοις πάλιν κριθῆναι καὶ πολλοῖς αὐτῶν καὶ μέχρι τοῦ χειμῶνος ἐκταθῆναι τὸ νόσημα. ταῦτα δὲ πάντα τοῖς ἀνωτέρω εἰρημένοις ὁμολο-
γεῖν σαφῶς ἐστιν, ἐν οἷς ἔλεγε· κατὰ δὲ θέρος ἤδη καὶ περὶ
φθινόπωρον, πυρετοὶ πολλοὶ, ξυνεχέες, οὐ βιαίως, μακρὰ δὲ
νοσέουσιν, οὐδὲ περὶ τὰ ἄλλα δυσφόρως διάγουσιν, ἐγένετο.
ταῦτα μὲν ὁμολογεῖ τοῖς κατὰ τὴν προκειμένην ῥῆσιν εἰρημένοις ὑπ᾽ αὐτοῦ συμπτώμασιν· ὅσα δὲ περὶ τῶν φθινωδῶν
εἶπεν οὐχ ὁμολογεῖ, μάθοις δ᾽ ἂν, εἰ ἀναμνησθείης βραχέος
μορίου τῆς ὑπὲρ αὐτῶν διηγήσεως, ἔνθα φησίν· ἀπέθνησκον
δ᾽ ὀξυτέρως ἢ ὡς εἴθισται τὰ τοιαῦτα διάγειν. τοῦτο μὲν

Quorumnam morbum ad vigeſimum diem judicatum
eſſe pronunciat? Hi ſunt, mea quidem ſententia, de quibus agebat, qui aliter quam tabidi aegrotarunt. Cui rei
adſtipulantur, quae conſequuntur omnia: etenim horum
quibusdam ad octogeſimum usque diem productum fuiſſe
morbum ait; atque alios tum erratice, tum absque judicio deſeruiſſe, horumque plurimis revertiſſe. Febres autem ex reverſionibus eisdem circuitibus iterum fuiſſe judicatas, nec non ipſorum multis ad hiemem usque productum morbum exſtitiſſe. Haec omnia ſuperius proditis
manifeſte conſentiunt, in quibus edicit: *jam vero aeſtate
et autumno febres multae, aſſiduae, non violentae; ſed
aegrotantibus diuturnae, neque in ceteris moleste habentibus oboriebantur.* Haec ſane ſymptomatis conſentiunt,
quae in praeſenti textu ab ipſo pronunciata ſunt. Quae
vero de tabidis loquutus eſt, non conſentiunt, quod didiceris ubi ad memoriam revocaveris brevem partem quae
de his eſt expoſitionis, ubi ait: interierunt autem cele-

Ed. Chart. IX. [31.]   Ed. Baf. V. (356. 357.)
γὰρ αὐτῷ περὶ τῶν φθινωδῶν εἴρηται, καί φησιν αὐτοὺς
ὀξυτέρως ἀποθανεῖν. περὶ δὲ τῶν ἄλλως νοσησάντων ἐφεξῆς ἔγραψε τούτοις ὧδέ πως τά τ᾽ ἄλλα καὶ μακρότερα
ἐν πυρετοῖσιν ἐόντα εὐφόρως ἤνεγκαν καὶ οὐκ ἀπέθνησκον, περὶ ὧν γεγράψεται. ταῦτ᾽ οὖν ὁμολογεῖ τοῖς
κατὰ τὴν προκειμένην ῥῆσιν τὴν τῶν πυρεξάντων διὰ
τοῦ (357) φθινοπώρου καὶ τοῦ χειμῶνος. ἀλλὰ καὶ
διὰ τὸ προειπεῖν μὲν αὐτὸν περὶ ὧν γεγράψεται, μηδεμίαν
δ᾽ ἄλλην ἡμᾶς ἔχειν δεῖξαι γραφὴν, ὅτι μὴ τὴν νῦν προκειμένην ἐπ᾽ αὐτοῖς γενομένην, ἀναγκαῖόν ἐστι περὶ τῶν ἄλλως νοσησάντων, οὐ φθινωδῶς ἅπαντα τοῦτον αὐτῷ τὸν
λόγον εἰρῆσθαι.

──────────

λη΄.

Ἐκ πάντων δὲ τῶν ὑπογεγραμμένων ἐν τῇ καταστάσει ταύτῃ μόνοισι τοῖσι φθινώδεσι θανατώδεα ξυνέπεσεν. ἐπὶ
τοῖσί γε ἄλλοισι εὐφόρως πᾶσι καὶ θανατώδεες ἐν τοῖσιν
ἄλλοισι πυρετοῖσιν οὐκ ἐγένοντο.

──────────

rius quam confuetum illis effet; ab ipfo namque de tabidis dictum eft, atque ipfos celerius interiiffe profert.
De his vero qui aliter aegrotarunt ab his, deinceps fcripfit hoc modo: *alia autem et diuturniora et cum febribus
exiftentia placide et quiete tulerunt et non interibant;* de
quibus fcribetur.   Haec ita his confentiunt quae in propofito textu de his quae autumno et hieme febricitaverunt dicuntur. Imo vero quod ipfe praedixit de quibus
fcribetur; nullam autem aliam orationem quam fcripferit
oftendere valeamus, nifi eam quae nunc de ipfis facta eft,
neceffe eft de aliter aegrotantibus quam ex tabe hanc
omnem orationem habitam effe.

XXXVIII.

*Ex omnibus quidem hoc in ftatu defcriptis folis tabidis
letalia contigerunt fymptomata; in aliis vero omnibus leviter ferebantur; in ceteris denique febribus letalibus nequaquam oborta funt.*

──────────

Ἐσχάτη ῥῆσίς ἐστιν αὕτη τῶν εἰρημένων αὐτῷ περὶ
τῆς πρώτης καταστάσεως, οὐδὲν μὲν πλέον διδάσκουσα,
ἀνακεφαλαίωσιν δέ τινα ἔχουσα τῶν προειρημένων, ὅπερ
εἴωθεν ὁ ἀνὴρ πολλάκις ποιεῖν.

Poftrema haec eft eorum, quae de primo ftatu ab
Hippocrate prodita funt, oratio, quae nihil quidem docet
amplius, fed fummatim colligit, quae prius enunciata
funt; quod vir faepenumero praeftare confuevit.

ΙΠΠΟΚΡΑΤΟΥΣ ΕΠΙΔΗΜΙΩΝ Α. ΚΑΙ ΓΑΛΗΝΟΥ ΕΙΣ ΑΥΤΟ ΥΠΟΜΝΗΜΑ Β.

Ed. Chart. IX. [32. 33.]   Ed. Baf. V. (357.)

Γαληνοῦ Προοίμιον. Ἐν τῷ πρὸ τούτου βι-
βλίῳ λέλεκται περὶ τῆς τῶν ὡρῶν εἰς ἄλληλα μεταβολῆς, εἴρηται δὲ καὶ ἡ κατὰ φύσιν ἑκάστης κρᾶσις, αἵ τε προθε-
ομίαι τῆς ἀρχῆς αὐτῶν καὶ τῆς τελευτῆς. [33] ὡς ἂν οὖν
ἐκείνων μεμνημένων ἡμῶν, ὅσα τῶν νῦν λεγομένων ἐξηγήσεως δεῖται, προσθήσω, στοχαζόμενος οὔτε μόνον ἐσχάτως

HIPPOCRATIS EPIDEM. I. ET GALENI IN ILLUM COMMENTARIUS II.

Galeni Praefatio. Libro hunc praecedente
de mutua tempeftatum anni permutatione pronunciatum
eft, naturale fingularum temperamentum explicatum, earum
denique tum principii tum finis praefiniti dies. Illis
itaque a nobis memoratis quaecunque jam nunc pronun-
cianda explanationem expoftulant additurus fum, non ad

ἀμαθῶν, οὔτε μόνων τῶν ἱκανὴν ἐχόντων τὴν παρασκευήν.
πρὸς ἅπαντας γὰρ ὁ τοιοῦτος λόγος ἕξει μετρίως, τῶν δ'
ἄλλων ὁ μὲν τοῖς ἐσχάτως ἀμαθέσιν οἰκεῖος ἀνιάσει τοὺς
ἐν ἕξει διὰ τὸ μῆκος. ὁ δὲ τούτοις ἐπιτήδειος ἀσαφὴς
ἔσται τοῖς ἀμαθέσιν. ἀλλ' οὐδὲ χρὴ τοῖς τοιούτοις ὑπομνήμασιν ἐντυγχάνειν ἀγαπῶντας, ἀλλὰ καὶ ἄλλως ἄλλο καὶ
παρ' ἄλλου ἀκούσαντες πλατύτερον πολλάκις ι ταυτὰ καὶ
ἄλλως πολλάκις ταῦτα δυνηθεῖεν ἄνευ παρακοῆς ἐκμανθά-
νειν τι χρηστόν.

α'.

Ἐν Θάσῳ πρωὶ τοῦ φθινοπώρου χειμῶνες οὐ κατὰ καιρὸν,
ἀλλ' ἐξαίφνης ἐν βορείοισι καὶ νοτίοισί γε πολλοῖσιν,
ὑγροὶ καὶ προεκρηγνύμενοι.

Τὸ φθινόπωρον εἶπον ἄρχεσθαι τῇ τοῦ ἀρκτούρου
ἐπιτολῇ, γινομένῃ πρὸ τῆς φθινοπωρινῆς ἰσημερίας. τηνι-

fumme rudes duntaxat, neque ad folos idoneam eruditio-
nem animum dirigens; his enim omnibus moderate hujusmodi quadrabit oratio. At ex ceteris quae abfolute
imperitis familiaris eft, ea doctis ob prolixitatem moleftiam invehet; his autem idonea imperitis obfcurabitur.
Verum neque hos talibus commentariis contentos effe
oportet, fed et alias aliud et ab alio percipientes et latius faepe haec atque alias haec faepius quiddam utile
citra pravam doctrinam difcere poterunt.

I.

*In Thafo ante autumnum tempeftates frigidae non tem-
peftive, fed derepente in aquilonibus et auftris multis
eaeque humidae praerumpebant.*

Autumnum dixit arcturi ortu ante autumnale aequinoctium edito incipere. Tunc igitur, ait, *ante autumnum*
magnas, priusquam oporteret, obortas fuiffe frigidas tempe-

καῦτα οὖν ἔφη γενέσθαι χειμῶνας μεγάλους πρὸ τοῦ δέοντος.
τοῦτο γὰρ αὐτῷ τὸ οὐ κατὰ καιρὸν καὶ τὸ προεκρηγνύμενοι σημαίνει. τὸ μὲν οὖν οὐ κατὰ καιρὸν τοῦ προφθά-
σαι μόνον δηλωτικὸν ὑπάρχει, τὸ δὲ προεκρηγνύμενοι καὶ
τὸ μεθ᾽ ὑετῶν ἀθρόως αὐτοὺς γινέσθαι.

β΄.

Ταῦτα δὴ ἐγίνετο τοιαῦτα μέχρι πληϊάδος δύσεως καὶ ὑπὸ
πληϊάδος.

Ὅτι τῆς πλειάδος ἡ δύσις ὁρίζει φθινόπωρον εἴρηται
πρόσθεν· ἀλλὰ καὶ ὅτι δύο μῆνές εἰσιν ἀπ᾽ ἀρκτούρου
μέχρι πλειάδος, ὅτι τε μία ἐπισημασία κατὰ τὸ περιέχον
ἀπ᾽ ἀρκτούρου γίνεται, δύο δ᾽ ἐπὶ πλειάδι, μία μὲν ὁπότε
συνάπτει τῷ φθινοπώρῳ χειμὼν ἐπὶ τέλος οὖσα, ἑτέρα δὲ
ὁπότε ἔαρ τῷ θέρει. τοῦ δ᾽ ἀρκτούρου τῆς ἐπιτολῆς μόνης οὐδὲ μνημονεύειν εἴωθεν Ἱπποκράτης, ἐπειδὴ κατ᾽ αὐτὸν ἀρχὴ μὲν γίνεται τοῦ φθινοπώρου, τελευτὴ δὲ τοῦ
θέρους. εἴρηται δ᾽ ἔμπροσθεν ἤδη περί τε τῆς εἰς τὰς δ᾽
ὥρας διαιρέσεως ὅλου τοῦ ἐνιαυτοῦ καὶ περὶ τῆς εἰς ἑπτὰ,

ftates. Hoc enim ipfi *non tempeftive* et illud *praerumpebant* fignificant. Itaque hae dictiones *non tempeftive*
anticipationis folum indices exiftunt; haec vero *praerumpebant* eas etiam cum imbribus confertim factas effe
produnt.

II.

*Haec profecto talia adusque vergiliarum occafum et fub
vergilias oboriebantur.*

Quod vergiliarum occafus autumnum finiat, antea dictum eft. Imo etiam quod duo fint menfes ab arcturo ad
vergilias; quodque fignificatio una fit in aëre ab arcturo,
duae vero a vergiliis, quum hiems autumno copulatur ad
finem exiftens, altera vero quum ver aeftati. Solum vero
arcturi ortum memorare non confuevit Hippocrates, quod
in eo principium autumni conftituatur aeftatisque termi-

καὶ ὅτι θέρος μὲν ὁρίζουσιν ἐπιτολῇ πλειάδος καὶ ἀρκτούρου καὶ ὡς [34] ἐστὶν αὕτη μόριόν τι τῆς εἰς ἑπτὰ διαιρέσεως ὅλου τοῦ ἐνιαυτοῦ, διχῇ μὲν τοῦ θέρους τεμνομέ-
νου, τριχῇ δὲ τοῦ χειμῶνος. εἴρηται δὲ καὶ ὡς οὐδὲν διαφέρει πλειάδα λέγειν ἑνικῶς ἢ πληθυντικῶς πλειάδας.

γ'.

Χειμὼν δὲ βόρειος.

Ἐφεξῆς τῇ πλειάδι χειμῶνος μνημονεύει, σαφῶς ἐνδεικνύμενος ὅρον εἶναι τοῦ φθινοπώρου τὴν πλειάδα. προσ-
έχομεν οὖν αὐτῷ διηγουμένῳ περὶ τοῦ τότε γενομένου χειμῶνος.

δ'.

Ὕδατα πολλά, λαῦρα, μεγάλα, χιόνες, μιξαίθρια τὰ πλεῖστα.

ταῦτα δ' ἐγένετο μὲν πάντα, οὐ λίην δ' ἀκαίρως τὰ τῶν

nus; praeterea et de totius anni in quatuor partes divifione jam antea dictum eſt, item de ea quae in feptem
fit; quodque et aeſtatem ortus terminet tum pleiadum
tum arcturi, et quod is pars quaedam totius anni in
feptem partes diviſionis, fecta quidem duas in partes,
aeſtate et hieme in tres; quod etiam nihil referat, fi pleiada
fingulariter dixeris aut pluraliter pleiadas.

III.

Hiems autem aquilonia.

Poſt pleiadas hiemem memoravit, autumni terminum
eſſe pleiada manifeſte prodens. Ipſi itaque de hieme tunc
oborta differenti mentem adhibeamus.

IV.

Aquae multae, largae, magnae, nives, mixtae ferenitates
plurimae. Atque haec omnia contingebant, non tamen

ψύξεων. ἤδη δὲ μεθ᾽ ἡλίου τροπὰς χειμερινὰς καὶ ἡνίκα
ζέφυρος πνέειν ἄρχεται, ὀπισθοχείμωνες μεγάλοι, βόρεια
πολλά, χιὼν καὶ ὕδατα πολλὰ συνεχέως καὶ οὐρανὸς λαιλαπώδης καὶ ἐπινέφελος. ταῦτα δὲ ξυνέτεινε καὶ οὐκ ἀνίει
μέχρις ἰσημερίας. ἔαρ δὲ ψυχρὸν, βόρειον, ὑδατῶδες, ἐπινέφελον. θέρος οὐ λίην καυματῶδες ἐγένετο. ἐτησίαι ξυνε-
χῶς ἐπέπνευσαν. ταχὺ δὲ περὶ ἀρκτοῦρον, ἐν βορέοισι
πολλὰ πάνυ ὕδατα.

Πολλὰ λέγομεν ὕδατα γίνεσθαι κατά τινα καιρὸν, διὰ
τὸ τοῦ χρόνου μῆκος, εἰ καὶ μὴ λάβρον ἐν αὐτῷ καταρρήσ-
σοιτο. λέγομεν δὲ πολλὰ, κἂν ἐν ὀλίγῳ χρόνῳ ὑπέλθοι λάβρα. δύναται δὲ ταῦτα καὶ μεγάλα καλεῖσθαι, ἀλλ᾽ ὅταν
γ᾽ ἐφεξῆς ἀλλήλων εἴποι τις ὕδατα λάβρα καὶ μεγάλα γεγονέναι, καθάπερ Ἱπποκράτης συνέγραψεν, ἀκουσώμεθα λάβρα μὲν τὰ ἐξαιφνίδια, σφοδρά τε καὶ ὀλιγοχρόνια, μεγάλα δὲ τὰ μήτ᾽ ἐξαιφνίδια μήτ᾽ ὀλιγοχρόνια παντάπασιν,

---

valde intempeſtive frigora. Jam vero poſt brumale
ſolſtitium, quumque ſpirare coepit Favonius, poſteriora
frigora magna, aquilonia multa, nives et aquae continenter multae; coelumque procelloſum et nubilum. Haec
autem ſimul urgebant, neque ad aequinoctium usque
remittebant. Ver autem frigidum, aquilonium, aquoſum, nubilum. Aeſtas non admodum aeſtuoſa fuit.
Eteſiae continenter ſpiraverunt; mox circiter arcturum
perflantibus aquilonibus copioſae admodum aquae.

Multas aquas quodam tempore fieri dicimus, propter
temporis longitudinem, etiamſi non in eo vehementer
erumpant. Dicimus etiam multas, etiamſi pauco tempore
largae et impetuoſae deciderint: hae vero poſſunt et ma-
guae vocari. Verum quum quis continenter aquas largas
et magnas decidiſſe profert, quemadmodum ſimul ſcripſit
Hippocrates, largas quidem repentinas, vehementes et
brevis temporis; magnas vero neque repentinas neque

Ed. Chart. IX. [34. 35.]　　　　　Ed. Baf. V. (357. 358.)
ὥσπερ γε μηδὲ πολυχρόνια. σαφηνείας δ᾽ ἕνεκεν οὐδὲν
κωλύσει καὶ μακροτέρα βραχεῖ χρήσασθαι διηγήσει. γιγνέσθω
τοίνυν ἐξαίφνης ὑετὸς πάμπολυς ὥραις τρισὶν ἢ τέτρασιν,
εἶτ᾽ εὐθέως παυέσθω, λάβρον τοῦτον ὀνομάσομεν. ἄλλος
δέ τις κατὰ βραχὺ μὲν ἀρξάσθω, κατὰ βραχὺ δ᾽ αὐξηθή-
τω καὶ τοῦτο ταθήτω δι᾽ ὅλης ἡμέρας καὶ νυκτὸς, εἶτ᾽
ἀκμάσας πάλιν ἀφαιρείτω τοῦ πλήθους κατὰ βραχὺ δι᾽ ὅλης
τῆς ὑστέρας ἡμέρας, εἶτα παυσάσθω, τὸν τοιοῦτον ὑετὸν
οὐκ ἐροῦμεν λάβρον, ἀλλὰ μέγαν. ὁ τοίνυν χειμὼν ὃν διηγεῖται ποτὲ μὲν λάβρους ἔσχεν ὑετοὺς, ποτὲ δὲ μεγάλους
ἐκ διαλειμμάτων, καθαροῦ δηλονότι γινομένου πολλάκις ἐν
τῷ μεταξὺ τοῦ περιέχοντος. τοῦτ᾽ οὖν ὁμολογεῖ καὶ τὸ γεγραμμένον ὑπ᾽ [35] αὐτοῦ, μιξαίθρια τὰ πλεῖστα. καὶ
χιόνας δέ φησι γεγενῆσθαι ἐν τῷ χειμῶνι, μὴ προσθεὶς
αὐτὰς πολ- (358) λὰς ἢ ὀλίγας, ὡς ἂν οὐδέτερον ἱκανῶς ἐσχηκυίας, ἀλλὰ κατὰ τῆς πόλεως ἔθος μᾶλλον γενομένας. διὸ καὶ προσέθηκεν αὐτὸς, οὐ λίην δ᾽ ἀκαίρως τὰ τῶν

brevis omnino temporis, ut et neque diuturnas. Sed
perfpicuitatis gratia nihil prohibebit etiam paulo proli-
xiore uti explicatione. Fiat igitur repentina pluvia multa
horis tribus vel quatuor; deinde quamprimum ceffet, largam hanc appellabimus. Alia vero quaedam paulatim
quidem incipiat paulatimque increfcat, idque per totum
diem et noctem extendatur; deinde a vigore rurfum mi-
nuatur paulatim copia toto fequenti die, mox defiftat,
hujusmodi pluviam non largam, fed magnam vocabimus.
Hiems itaque quam exponit, interdum quidem largas habuit pluvias, interdum vero per intervalla magnas. Aër quoque plerumque purus interea ferenabat: huic namque rei
affentitur quod ab ipfo fcriptum eft, *mixtae ferenitates
plurimae.* Nives praeterea dixit hac hieme fuiffe, non
ipfas multas, nec paucas adjecit, ut quae neutram abunde
haberent, fed quae ex urbis confuetudine magis effent:
ideoque ipfe appofuit: *non tamen valde intempeftive frigora.* Atque cetera quae fequuntur omnia, hiemem fri-

ψύξεων. καὶ τἄλλὰ δὲ τούτων ἐφεξῆς πάντα τὸν χειμῶνα ψυχρὸν καὶ ὑγρὸν γεγονέναι δηλοῖ, κατὰ φύσιν μόνον
αὐτὸν γινόμενον τοιοῦτον, μᾶλλον δὲ τοῦ προσήκοντος ὑγρὸν
τηνικαῦτα συμβάντα. καὶ μέντοι καὶ τὸ ἔαρ ὑδατῶδες, ψυχρόν τε καὶ βόρειον ἔφη γεγονέναι, πρὸς δὲ τούτῳ καὶ ἐπινέφελον, εἶτα τὸ θέρος μέτριόν πως, ἐφ᾽ οἷς πᾶσιν ἐν βορείοις τισὶ, περὶ ἀρκτοῦρον ὕδατα γενέσθαι πολλά. καὶ
μετὰ ταῦτα τὸ κεφάλαιον ὅλης τῆς καταστάσεως ἐρεῖ κατὰ
τὴν λέξιν· γενομένου δὲ τοῦ ἔτεος ὅλου ὑγροῦ καὶ ψυχροῦ
καὶ βορείου, οὐρανὸς λαιλαπώδης καὶ ἐπινέφελος. οὐρανὸν
εἴρηκε κατὰ τὸ τῶν ἰδιωτῶν ἔθος τὸν ὑπὲρ ἡμᾶς ἀέρα
μέχρι τῆς χώρας τῶν νεφελῶν. ὁ δ᾽ ὑπὸ τῶν ἀστρονόμων
τε καὶ φιλοσόφων οὐρανὸς ὀνομαζόμενος ἀπὸ τῶν κατὰ
τὴν σελήνην ἄρχεται τόπων. λαίλαπας δὲ τοὺς ἐξαιφνιδίους
καὶ σφοδροὺς ἀνέμους οἱ Ἕλληνες ὀνομάζουσι, καὶ μάλισθ᾽
ὅταν ὑετὸς ἅμα ἐν αὐτοῖς γίγνηται λάβρος.

---

gidam et humidam fuiffe declarant, fecundum naturam
ipfam folum frigidam, fed tamen quam conveniat humi-
diorem tunc accidiffe. Ver item aquofum, frigidum et
aquilonium fuiffe pronunciat, praetereaque nubilum, deinde
aeftatem aliquantulum moderatam. A quibus omnibus
circiter arcturum fpirantibus aquilonibus aquas fuiffe multas; atque poftea totius ftatus fummam hisce verbis recenfet: *facto autem anno toto humido frigido et aquilonio,
coelumque procellofum et nubilum;* coelum dixit ex vulgi
confuetudine, qui fupra nos eft aër ad nubium usque
regionem. Quod autem tum aftronomi, tum philofophi
coelum appellitant, a lunae loco exorditur. Procellas
autem repentinos et vehementes ventos Graeci nominant
et praefertim quum pluvia fimul cum illis larga fuerit.

έ.

Γενομένου δὲ τοῦ ἔτεος ὅλου ὑγροῦ καὶ ψυχροῦ καὶ βορείου, κατὰ χειμῶνα μὲν ὑγιηρῶς εἶχον τὰ πλεῖστα, πρωὶ
δὲ τοῦ ἦρος πολλοί τινες καὶ οἱ πλεῖστοι διῆγον ἐπιπόνως.

Δέδεικται διὰ τῶν ἔμπροσθεν ἡμῖν ὅτι εἴωθεν ὁ Ἱπποκράτης τῆς διηγήσεως τῶν γενομένων περὶ τὸν ἀέρα καταστάσεων ἄρχεσθαι κατ᾽ ἐκεῖνον τὸν χρόνον, ὅταν πρῶτον
ἐκτραπῇ τῆς κατὰ φύσιν κράσεως, καὶ οὐκ ἀπὸ τοῦ λόγου
ἐστὶ τοῦτο πράττειν τῷ μέλλοντι συνάψειν τῇ τοῦ περιέχοντος ἀέρος δυσκρασίᾳ τὰς τῶν ἐπιδημησάντων νοσημά-
τοιν ἰδέας. ἐπεὶ τοίνυν ἀπὸ φθινοπώρου τὴν ἀρχὴν ἐποιήσατο, δῆλον ὅτι τὸ πρὸ αὐτοῦ θέρος ἐστὶ καὶ ἔπεται τῷ
πρὸ αὐτοῦ. καὶ τοίνυν ὅσον ἐπὶ ταῖς ὥραις, κατὰ φύσιν
ἔχοντα τὰ σώματα παραλαβὸν τὸ φθινόπωρον ὑγρὸν καὶ
ψυχρὸν γενόμενον οὐδὲν εἰργάσατο φαῦλον, ἀλλ᾽ ἴσως ἔνια

V.

Facto autem anno toto humido, frigido et boreali, per
hiemem quidem ſalubriter plurimi habebant, ante ver
autem plerique nonnulli atque etiam plurimi laborioſe
degebant.

A nobis ex ſuperioribus demonſtratum eſt Hippocratem conſueviſſe narrationem eorum qui in aëre facti ſunt
ſtatuum ab illo exordiri tempore, quum primum a naturali temperamento deceſſerit, neque absque ratione id efficit, qui morborum in vulgus graſſantium ideas aëris
nos ambientis intemperiei copulaturus ſit. Quoniam itaque
ab autumno duxit exordium, conſtat aeſtatem ante ipſum
eſſe: idque ſequi quod ante ipſum eſt. Itaque pro anni
tempeſtatum ratione ſecundum naturam degentia corpora
excipiens autumnus humidus et frigidus factus nihil quicquam mali attulit; imo fortaſſis etiam nonnullis corporibus opitulatus eſt, quae quum temperamentis calidiora et

σώματα καὶ προσωφέλησεν, ὅσα θερμότερα καὶ ξηρότερα ταῖς
κράσεσιν ὄντα κατὰ τὸ θέρος εἴωθεν εἰς ἀμετρίαν ἀφικνεῖσθαι.
τούτων οὖν ὥσπερ ἴαμά τι τὸ φθινόπωρον ἐγένετο, ψυχρὰν καὶ
ὑγρὰν ἔσχον τὴν κατάστασιν. οὐ μὴν οὐδὲ κατὰ τὸν χειμῶνα νόσος ἐπιδήμιος ἐγεννήθη διηγήσεως ἀξία. τοιοῦτον
γὰρ ἐπισημαίνει λέγων, κατὰ χειμῶνα μὲν ὑγιηρῶς εἶχον
τὰ πλεῖστα· καὶ γὰρ ὁ χειμὼν ὑγρότερος μὲν ἐγένετο, ψυχρότερος δ᾽ οὐκ ἐπὶ πλέον ἢ κατὰ φύσιν αὐτῷ συμβέβηκεν
εἶναι ψυχρῷ. διὸ δὴ καὶ διηγούμενος ὑπὲρ τῆς ἐν αὐτῷ
καταστάσεως εἶπεν, οὐ λίην δὲ ἀκαίρως τὰ τῶν ψύξεων.
πρῶτον δὲ εὔλογον ἦν ἄρξασθαι νόσους ἐκ τῆς τοῦ περιέχοντος ἐπὶ πλέον ἔξαλ- [36] λαγῆς, ἡνίκα φησὶν αὐτός·
ἔαρ δὲ ψυχρὸν, βόρειον, ὑδατῶδες, ἐπινέφελον. ἔαρ γὰρ
εὔκρατον εἶναι χρὴ, οὐ ψυχρὸν, ὥσπερ οὐδ᾽ ἐπινέφελον,
οὐδ᾽ ὑδατῶδες. ὅτι δ᾽ ἀπὸ τῆς ἰσημερίας ἄρχεται τῆς μετὰ
τὸν χειμῶνα τὸ ἔαρ ἐῤῥέθη ἡμῖν κατὰ τὸ πρόσθεν ὑπόμνημα, καὶ αὐτὸς δὲ σαφῶς ὁ Ἱπποκράτης ἐνεδείξατο κατὰ
τὴν προκειμένην διήγησιν. εἰπὼν γὰρ ὅτι ὀπισθοχείμων,

ficciora fint, ad incommoderationem per hiemem pervenire confueverunt. His igitur autumnus tanquam medela
quaedam fuit frigidum et humidum ftatum fortitus. Non
tamen hieme morbus fuit epidemius explicatione dignus:
hoc enim fignificat his verbis: *per hiemem quidem falubriter habebant plurimi.* Etenim humidior erat hiems,
fed non multopere frigidior, quum illi effe frigido fecundum naturam accidit. Idcirco fane ftatum ipfius narrans
haec profert: *non tamen admodum intempeftive frigora.*
At rationi confentaneum erat morbos ortum habuiffe ex
majori ambientis aëris immutatione, quum ipfe loquitur:
ver autem frigidum, aquilonium, aquofum, nubilum. Ver
enim temperatum effe oportet, non frigidum, ut nec nubilum nec aquofum. Quod autem ver ab eo quod hiemem
fequitur aequinoctio exordiatur in praecedente commentario explicatum eft, atque ipfe Hippocrates in praefenti
narratione dilucide demonftravit. Quum enim docuiffet

κἄπειτα προσθείς, ταῦτα δὲ συνέτεινε καὶ οὐκ ἀνίει μέχρι
ἰσημερίας, ἐφεξῆς προσέγραψεν, ἔαρ δὲ ψυχρὸν, βόρειον,
ὑδατῶδες, ἐπινέφελον. ἴδωμεν οὖν ὁποίᾳ τῇ καταστάσει τοῦ
περιέχοντος ἠκολούθησε νοσήματα.

ς'.

Ἤρξαντο μὲν οὖν τὸ πρῶτον ὀφθαλμίαι ῥοώδεες, ὀδυνώδεες,
ὑγραὶ, ἄπεπτοι, λημίαι σμικραὶ καὶ δυσκόλως πολλοῖσιν
ἐκρηγνύμεναι, τοῖσι πλείστοισιν ὑπέστρεφον, ἀπέλιπον
ὀψὲ πρὸς τὸ φθινόπωρον.

Καὶ διὰ τί μὲν ἐν ἦρι τῶν ἐπιδημίων νοσημάτων ἡ
γένεσις ἤρξατο προείρηται· διὰ τί δ' ὀφθαλμίαι μᾶλλον
τῶν ἄλλων παθῶν ἐγένοντο μάθοις ἂν εἰ τῆς ἐν αὐτῷ
καταστάσεως ἀναμνησθείης. ψυχρότερον γὰρ ἔφη καὶ βόρειον καὶ ὑδατῶδες καὶ ἐπινέφελον γεγονέναι αὐτό. εἰ μὲν
οὖν ὑπὸ τῶν ἀνέμων μόνον ἐπλήγησαν οἱ ὀφθαλμοὶ, χωρὶς

posteriora frigora magna fuisse, adjecit postea: *haec
autem simul urgebant, neque ad aequinoctium usque remittebant.* Adscripsit deinceps: *ver autem frigidum, aquilonium, aquosum et nubilum.* Itaque quinam hujusmodi
aëris statum morbi consequuti sint videamus.

VI.

*Coeperunt itaque primum ophthalmiae fluentes cum dolore:
humidae, crudae, lemiae parvae; quae difficile multis
erumpentes plurimis revertebantur, ac fero ad autumnum
reliquerunt.*

Cur etiam vere quidem coeperit morborum epidemiorum generatio, praenarratum est. Cur vero lippitudines
ceteris morbis frequentius crearentur didiceris, si statum
ipsius memineris. Frigidiorem enim, aquilonium, aquosum et nubilum fuisse pronunciat. Si itaque a ventis
oculi icti solum fuissent, ipsis citra defluxum lippitudines

ῥεύματος ἂν αἱ ὀφθαλμίαι συνέπεσον αὐτοῖς. ἐπεὶ δὲ μεθ᾽
ὑγρότητος πολλῆς ἐγένετο τὰ βόρεια πνεύματα, εἰκότως
ῥοώδεις ἔφη τὰς ὀφθαλμίας γεγονέναι, τουτέστιν ὑγρὰς, ὡς
ἀπὸ καταστάσεως ὑγρᾶς γεννηθείσας. ὀδυνώδεις δ᾽ ἑκατέρως
ἦσαν καὶ μετὰ ῥεύματος συνιστάμεναι καὶ χωρὶς τούτου,
τῷ διαμένειν τὴν ψύξιν. ἱκανὴ γὰρ καὶ αὕτη τοὺς ὀφθαλμοὺς ὀδυνώδεις ἐργάσασθαι. νυνὶ δ᾽ εἰκὸς αὐξηθῆναι τὰς
ὀδύνας, τῆς ψύξεως τῶν ὀφθαλμῶν ἅμα τῷ κατ᾽ αὐτοὺς ῥεύματι συνελθούσης. ἄπεπτοι δὲ γίνονται καὶ χρόνῳ πολλῷ
παρέμενον διά τε τὴν ὑγρότητα καὶ τὴν ψύξιν. τὸ γάρ
τοι πέττεσθαι τοῖς ῥεύμασι γίνεται κρατουμένοις ὑπὸ τῆς
ἐμφύτου θερμασίας. κρατεῖται δὲ ῥᾷον, ὅταν ὀλίγον τε ᾖ τὸ
ὑγρὸν καὶ μὴ πάνυ ψυχρὸν, ὅταν δὲ πολὺ καὶ ψυχρὸν,
δυσκόλως πέττεται. καὶ μὲν δὴ καὶ ἡ κατὰ φύσιν ἐν τοῖς
ζώοις θερμότης ἰσχυρὰ μὲν οὖσα θᾶττον ἐκπέττει τὰς ἐν
αὐτοῖς ὑγρότητας· εἰ δ᾽ ἀσθενὴς, μόγις ἐν χρόνῳ πλείονι
περιγίνεται καὶ κρατεῖν δύναται τῶν ὑγρῶν. διὸ καὶ εἰ

accidiffent. Quia vero cum humiditate copiofa aquilonii
venti perflaffent, jure oculorum inflammationes fluentes,
hoc eft humidas fuiffe profert, tamquam ab humido ftatu
procreatas: *cum dolore* autem utroque modo erant et
cum rheumate confiftentes et absque hoc, quod frigus
perfeveraret. lpfum namque frigus ad dolores oculis
excitandos idoneum erat. Nunc autem dolores auctos
effe verifimile eft, oculorum frigore et rheumate in ipfis
fimul concurrentibus. lncoctae vero erant et longo tempore permanebant, propter tum humiditatem tum frigus:
coctiones namque fiunt rheumatibus a nativo calore fu-
peratis. Facile vero fuperantur, quum his paucus humor
fuerit nec multopere frigidus. Quum enim multus ac
frigidus fuerit, difficulter coquitur. Jam vero calor animalium fi fecundum naturam robuftus quidem fuerit,
ipforum humores citius concoquit: fi vero imbecillus, vix
longiori tempore fuperior evadit humoresque poteft evin-
cere. Quocirca fi ophthalmiis curati fuerint, rurfus in

τινὲς ἐθεραπεύθησαν, ὑπέστρεφον αὖθις. ἠσθενηκότας γὰρ
ἐν ταῖς ὀφθαλμίαις τοὺς ὀφθαλμοὺς τὸ περιέχον ψυχρὸν
καὶ βόρειον ὑδατῶδες καὶ ἐπινέφελον γενόμενον εἰκότως
ἔβλαπτε. εἴωθε δὲ ταῖς τοιαύταις ὀφθαλμίαις λημία γίνεσθαι μικρὰ, μόγις ἐκπίπτουσα διὰ τὴν πύκνωσιν τῶν χιτώ-
νων, ἣν ἐκ τῆς τοῦ περιέχοντος ψυχρότητος ἔσχον. ὅλῳ
μὲν οὖν τῷ ἦρι [37] χείρους ἀναγκαῖον ἦν ἐν αὐτῷ γίνεσθαι τοὺς ὀφθαλμοὺς, ἐν δὲ τῷ θέρει τὴν γενομένην ἐν
αὐτοῖς σκιῤῥώδη διάθεσιν ἐς πέψιν ἀχθῆναι κατὰ βραχύ.
τὰ γὰρ ἐν χρόνῳ κατασκευασθέντα νοσήματα, καὶ μάλιστα
ὑπὸ ψυχρῶν τε καὶ ὑγρῶν, οὐκ ἐνδέχεται λυθῆναι ταχέως.
εἰκότως οὖν ἔφη τελέως παύεσθαι τὰ κατὰ τοὺς ὀφθαλμοὺς
πάθη κατὰ τὸ φθινόπωρον.

ζ.

Κατὰ δὲ θέρος ἤδη καὶ τὸ φθινόπωρον λειεντεριώδεες καὶ δυσεντεριώδεες καὶ τεινεσμοὶ καὶ διάῤῥοιαι χολώδεσι, λεπτοῖσι,
πολλοῖσι, ὠμοῖσι καὶ δακνώδεσιν, ἔστι δ' οἷσι καὶ ὑδατώδεσι.

eas deciderunt. Debilitates ſiquidem ophthalmiis oculos
ambiens frigus aquilonium, aquoſum et nebulum jure
oblaedebat. Conſuevit hujusmodi oculorum inflammationibus parva oboriri lemia, *quae minutiſſima ſordes exiſtit,*
vix excidens propter tunicarum denſitatem, quam ex am-
bienti frigore fortitae ſunt. Quare toto vere neceſſario
deteriores oculi evadebant; aeſtate vero quae ſcirrhoſa
fuerat affectio, ea ſenſim ad coctionem deducta eſt. Qui
namque longo tempore procreati erant morbi et praeſertim a frigore et humiditatibus, ſolvi celeriter non potuerunt. Merito igitur oculorum affectus per autumnum abſolute ceſſaſſe protulit.

VII.

Jam vero aeſtate et autumno lienteriae, dyſenteriae, te-
nesmi et diarrhoeae ex bilioſis, tenuibus, multis crudis
et mordacibus dejectionibus graſſatae ſunt, quibusdam

πολλοῖσι δὲ καὶ περίρῥοιαι μετὰ πόνου χολώδεες, ὑδατώ-
δεες, ξυσματώδεες, πυώδεες καὶ στραγγουριώδεες.

Οὐ ταῦτα μόνον ἐγίνετο νοσήματά τε καὶ συμπτώματα
τοῖς Θασίοις, ἀλλὰ καὶ ἄλλα τινὰ περὶ ὧν ἐφεξῆς ἐρεῖ.
ποικιλώτατα γὰρ ἐνόσησαν, ἑτερογενέσι περιπεσόντες νοσήμασι. τὸν κοινὸν δ᾽ οὖν λόγον, ὃς καὶ πρὸς τὸ μὴ νοσεῖ-
σθαι πάντας τοὺς ἐν τοιαύτῃ καταστάσει γενομένους ἐστὶ
χρήσιμος, ἐρῶ πρότερον, εἶθ᾽ ἑξῆς ἐπὶ τὰ κατὰ μέρος ἀφί-
ξομαι (359) νοσήματα. σκοπεῖσθαι δεῖ ἐν πάσαις ταῖς
καταστάσεσι τὴν ἡλικίαν καὶ τὴν φύσιν ἑκάστου τῶν ἀνθρώπων, ὅπως ἔχει σχέσεως πρὸς τὴν κατάστασιν. ἤτοι γὰρ
εὐάλωτον ἢ δυσάλωτον ἢ μετρίως ἔχοντα πρὸς αὐτὴν εὑρήσεις αὐτά. εἶθ᾽ ἑξῆς ἁρμόσεις τά τ᾽ ἐπιτηδεύματα καὶ
σύμπασαν τὴν ὑγιεινὴν δίαιταν ὑπεναντίον τῇ καταστάσει.
τὸ μὲν οὐκ εὐάλωτόν τε καὶ δυσάλωτον εἶναι τὸ σῶμα τοῖς
ἔξωθεν αἰτίοις εἴρηται πολλάκις ἡμῖν, διά τε τῶν ὁμοιότη-

etiam aquofis. Plerisque autem perirrhoeae cum dolore
biliofae, ramentofae, aquofae, purulentae et cum ſtranguria contigerunt.

Non hi tantum morbi et ſymptomata Thaſiis oboriebantur, verum etiam alia quaedam, de quibus deinceps
acturus eſt. Nam varie admodum aegrotabant, qui in diverſi generis morbos inciderant. Communem itaque prius
adferam rationem ad id utilem, cur non omnes eo in ſtatu
aegrotarent; deinde ad ſingulos morbos deveniam. Conſiderare autem oportet in ſtatibus omnibus uniuscujusque
hominis tum aetatem tum naturam, cujusnam ſcilicet
diſpoſitionis ad ſtatum fuerit. Aut cnim illum ad ſtatum
facile aut difficile aut aliquatenus paratum eſſe invenies;
deinde tum vitae inſtituta tum univerſam ſalubrem victus rationem ſtatui ſubcontrariam conſtitues. Quod enim
corpus tum facile tum difficile ab externis injuriis affi-

τα καὶ τὴν ἀνομοιότητα τῆς κράσεως γενέσθαι. τῆς γὰρ
ὑγείας ἐκ συμμετρίας γινομένης τῶν τεττάρων στοιχείων,
εἴτε ποιοτήτων εἴτε δυνάμεων θέλεις ὀνομάζειν, ὑγρότητος καὶ
ξηρότητος καὶ θερμότητος καὶ ψυχρότητος, ἔνια τῶν σωμάτων καὶ
φύσεων καὶ ἡλικιῶν ἐστὶ δύσκρατα. τούτοις οὖν αἱ μὲν ὅμοιαι
καταστάσεις νοσώδεις εἰσὶν, αἱ δ' ἐναντίαι συμφέρουσιν
αὐτοῖς. τοῖς δ' εὐκράτοις σώμασιν αἱ μὲν εὔκρατοι καταστάσεις ὑγιειναὶ, βλαβεραὶ δ' αἱ δύσκρατοι. ἀλλ' ὥσπερ
οὐδεμία τῶν δυσκράτων καταστάσεων ἀγαθὴ τοῖς εὐκράτοις
ἐστὶν, οὕτως οὐδὲ μεγάλως βλαβερὰ, καθάπερ τοῖς δυσκράτοις. αἱ μὲν γὰρ ἰσχυρῶς ὑγραὶ καταστάσεις ἐσχάτως
βλάπτουσι τὰ δύσκρατα σώματα καθ' ὑγρότητα καὶ ψυχρότητα, καθάπερ γε καὶ αἱ ὑγραὶ καὶ [38] αἱ θερμαὶ καταστάσεις τὰς ὑγρὰς καὶ θερμὰς τῶν κράσεων βλάπτουσι.
καὶ κατὰ τὸν αὐτὸν λόγον αἱ θερμαὶ καὶ ξηραὶ τὰς ὁμοίας.
ὅσα γὰρ ἐγγὺς ἤδη τοῦ νοσεῖν ἐστι σώματα, νόσον τοιάνδε
διὰ τὴν οἰκείαν δυσκρασίαν ἐξελέγχεται. τὰ δ' ἐναντίως

ciatur, temperamenti tum fimilitudinem caufam effe a
nobis faepenumero proditum eft. Quum enim fanitas ex
quatuor elementorum commoderatione conftet, five qualitates five facultates appellare volueris, humiditatis, ficcitatis, caliditatis et frigiditatis, nonnulla tum tempora,
tum naturae, tum aetates, intemperata funt, quibus hi
quidem fimiles ftatus morbos excitant; illi vero contrarii
conferunt. Temperatis enim corporibus temperati ftatus
falubres funt; intemperati vero noxii. Verum ut intem-
peratorum ftatuum nullus temperatis bonus eft, ita neque
admodum noxius, quemadmodum intemperatis. Nam vehementer humidi et frigidi ftatus intemperata corpora
humiditate et frigiditate fumme laedunt, quemadmodum
etiam et humidi et calidi ftatus tum humida tum calida
temperamenta laedunt. Eadem quoque ratione calida et
ficca fimilia: nam quae corpora jam prope funt ut hunc
morbum incurrant, ex peculiari intemperie arguuntur.
Quae vero contrario quam aër modo temperata funt,

κεκραμένα τῷ περιέχοντι πρὸς τῷ μηδὲν ἀδικεῖσθαι γίνεται βελτίω τῇ ἀμετρίᾳ κολαζόμενα. τὰ γὰρ ἐναντία τῶν
ἐναντίων ἐστὶν ἰάματα. ταῖς οὖν θερμαῖς καὶ ξηραῖς κράσεσιν ἡ ὑγρὰ καὶ ψυχρὰ κατάστασις ὠφέλειαν μᾶλλον ἢ
βλάβην παρέχει, διὰ τῆς εἰς τοὐναντίον ἀγωγῆς μεσότητα
κράσεως ἐργαζομένη. καὶ τοῦτ᾽ ἦν αἰτία τοῦ μὴ νοσεῖν
ἅπαντας ἐν ταῖς δυσκράτοις καταστάσεσιν. ἐὰν οὖν τις
τοῦτο γινώσκῃ, τὴν ὑγείαν φυλάξει, τοῖς σώμασι τἀναντία
διαιτήματα προσάγων. ἂν γὰρ ὑγρὸν καὶ ψυχρὸν τὸ περιέχον ἡμᾶς ἐστι, δεήσει θερμαίνειν τὰ σώματα, καὶ μάλισθ᾽
ὅσα ψυχρότερά τέ ἐστι καὶ ὑγρότερα. γυμνάσιά τε οὖν
πλείω τοῖς τοιούτοις ὠφέλιμα καὶ οἶνος ὀλίγος θερμότερος
φύσει ὢν καὶ ὕδωρ προσλαβὼν, ἐδέσματά τε θερμαίνοντα.
καὶ μέντοι καὶ τὸ καθ᾽ ἕκαστον αὐτῶν ποσὸν ἔκ τε τῆς
τοῦ σώματος κράσεως εἰσόμεθα καὶ τῆς τοῦ περιέχοντος,
ἐφ᾽ ὅσον ἑκάτερον ἐκτέτραπται τῆς εὐκρασίας ἐπισκοπούμε-
νοι. κατὰ γὰρ τὸ μέγεθος τῆς ἐκτροπῆς καὶ τὸ ποσὸν τῆς
διαίτης ὑπαλλακτέον, οἷον εἴ τί ἐστι σῶμα τῆς εὐκρασίας

praeterquam quod nihil injuriae accipiant, redduntur
quoque meliora ab immoderatione emendata: contraria
fiquidem contrariorum funt remedia. Calidis igitur et
ficcis temperamentis humidus et frigidus ftatus opem magis quam laefionem praeftat, qui quod ad contrarium
ducat, temperamenti medium efficit. Itaque caufa fuit
cur non omnes in intemperatis ftatibus aegrotarent. Si quis
igitur id noscat, corporibus fanitatem fervabit, contrariam victus rationem adhibiturus. Nam fi humidus et
frigidus fit qui nos ambit aër, calefacienda funt corpora,
ac praefertim quae tum frigidiora tum humidiora exiftunt,
quibus exercitationes frequentiores funt perutiles, vinumque
paucum natura calidius et quod aquam acceperit et quae
calefaciant edulia. Ac praeterea ipforum fingulorum quantitatem tum ex corporis tum ex aëris ambientis temperamento agnofcemus, fi quantum ab optimo temperamento
alterutrum decefferit confideremus. Nam pro deceffionis
magnitudine etiam victus quantitas permutanda venit, ut

ἐπὶ πλεῖστον ἀποκεχωρηκὸς πρὸς ὑγρότητά τε καὶ ψυχρότητα, τοῦτο κατὰ τὴν προκειμένην κατάστασιν ἐπὶ πλίον
αὐτοὶ ξηρανοῦμέν τε καὶ θερμανοῦμεν. εἰ δὲ μετρίως εἰς
τοιοῦτον, ἄλογον ἂν εἴη ἐσχάτως αὐτῷ τοῦτο ποιεῖν, ἀναλόγως ἄν. πολὺ δὲ δὴ μᾶλλον ἐπὶ τῶν ξηρῶν καὶ θερμῶν
σωμάτων οὐ χρὴ τὰ διαιτήματα σφοδρῶς εἶναι θερμὰ καὶ
ξηρὰ, παρ' ἑαυτῶν γὰρ ἔχει τοῦτο. σκοπεῖσθαι δὲ μόνον,
ὑπόσον τὸ περιέχον ἐκτέτραπται τῆς προσηκούσης εὐκρασίας. εἰ μὲν γὰρ ὀλίγον, οὐδ' ὅλως ὑπανάξομεν τὴν μέσην
δίαιταν ἐπὶ • τῶν θερμῶν καὶ ξηρῶν σωμάτων· εἰ δ' ἐπὶ
πλίον, ἀρκέσει τὸ μετρίως ὑπαλλάξαι. ταῦτ' οὖν ὅστις
ἐστὶν ἐπιστάμενος τὰς αἰτίας τῆς ἑκάστου τῶν νοσημάτων
γινέσεως, ἐν ἑκάστῃ καταστάσει φυλάξει. Κόϊντος δὲ τοῖς
ἐμπειρικοῖς ὁμοίως ἀρνούμενος ἐπίστασθαι τῶν οὕτω γινομένων παθῶν τὰς αἰτίας, ἀναφέρων δ' εἰς πεῖραν μόνην
αὐτὰς, τῶν προσηκόντων βοηθημάτων τῆς εὑρέσεως ἠπόρει,
καίτοι δι' αὐτὸ τοῦτο χρησίμης οὔσης ἀνεγνῶσθαι τῆς γενέσεως τῶν ἐπιδημιῶν νοσημάτων. ἐπισκεψώμεθα οὖν ἡμεῖς

ſi quod corpus ab optimo temperamento plurimum ad humiditatem et frigiditatem deceſſerit, hoc in praeſenti ſtatu
plurimum ipſi et ſiccabimus et calefaciemus. Quod ſi
mediocriter ab hocce deceſſerit, citra rationem ſuerit
ſumme ipſi hoc efficere, ſed proportione. At ſane multo
magis ſiccis et calidis corporibus victus rationem vehementer calidam et ſiccam eſſe non oportet: apud ſe namque id habent. Obſervandum eſt autem duntaxat quantum circumſtans aër a decenti temperie deflexerit. Si namque parum, in calidis et ſiccis corporibus mediam victus
rationem immutabimus; ſi vero amplius, mediocriter per-
mutaſſe ſufficiet. Quisquis igitur haec ſciverit, generationis ſingulorum morborum cauſas in ſingulis ſtatibus ob-
ſervaturus eſt. Quintus autem dum negat cum empiricis
morborum ita procreatorum ſciri cauſas, quas ad ſolam
experientiam referens convenientium praeſidiorum inven-
tione deſtituitur, etiamſi ob id ipſum morborum epidemiorum generatio ut cognoſcatur utilis ſit. Nos igitur

τὴν προκειμένην κατάστασιν, ἀναλαβόντες ἐξ ἀρχῆς. ἐγένετο δὲ, καθάπερ ὁ Ἱπποκράτης ἐδήλωσεν, ὑγρὰ καὶ ψυχρὰ,
τὴν ἀρχὴν ἀπὸ φθινοπώρου ποιησαμένη. διὰ τοῦτ᾽ οὖν ἐν
μὲν αὐτῷ τῷ φθινοπώρῳ καὶ τῷ μετ᾽ αὐτὸν χειμῶνι μετρίως
διῆγον οἱ Θάσιοι. κατὰ δὲ τὸ ἔαρ ἐπειδὴ καὶ αὐτὸ ψυχρόν
τε καὶ ὑγρὸν ἐγένετο, πρῶτοι πάντων ἐνόσησαν οἱ ὀφθαλμοὶ, διότι μὴ μόνον ὑγρὸν ἦν καὶ ψυχρὸν τὸ περιέχον,
ἀλλὰ καὶ λαιλαπῶδες ἔμπροσθεν ἐγεγόνει. πληττομένους οὖν ὑπὸ
ψυχρῶν ἀνέμων τοὺς ὀφθαλμοὺς εἰκὸς ἦν πρώτους τῶν ἄλλων
μερῶν νοσῆσαι τοῦ σώματος, κατὰ τὴν τοῦ δρῶντος· αἰτίου φύσιν,
ὥστ᾽ οὐκ ἄλλως αὐτοῖς ὑγρὰ καὶ ψυχρὰ ῥεύματα συνέπεσεν. ἐπειδὴ
δ᾽ οὐκ ἤχθη εἰς ἐσχάτην ἡ κατάστασις ὑγρότητα, διὰ τοῦτο
τῶν ἄλλων παθημάτων οὐδὲν ἠκολούθησεν, ὅσα πλεονεκτού-
σης ἐν τῷ περιέχοντι τοιαύτης κράσεως εἴωθε γίνεσθαι.
λέγω δὲ ἀποπληξίας καὶ σπασμοὺς καὶ παλμοὺς καὶ τετά-
νους, περιπνευ- [39] μονίας τε καὶ πλευρίτιδας. ἀλλ᾽ ὕστε-
ρόν γε νοσήματα πληθωρικὰ μετὰ διαφορᾶς ἐγένετο, σηπομένων ἤδη τῶν χυμῶν διὰ τὴν πολυχρόνιον ἔνδον μονήν. καὶ
γὰρ τὰ ψυχρὰ τῶν αἰτίων πυκνοῦντα τὸ δέρμα κω-

praeſentem ſtatum conſideremus et ab initio repetamus.
Hic autem fuit, quemadmodum Hippocrates declaravit, frigidus et humidus ab autumno principium ducens. Quamobrem ipſo in autumno et ſequenti hieme Thaſii mediocriter habuerunt. Vere autem quia et ipſum frigidum et
humidum fuerit primi omnium oculi aegrotarunt, quod
non ſolum humidus et frigidus fuiſſet aër, verum etiam
et antea procelloſus. Ictos itaque a frigidis ventis oculos
primos ante caeteras corporis partes laboraſſe par eſt ex
cauſae efficientis natura. Quare neque absque ratione
ipſis frigidae et humidae fluxiones acciderunt. Verum quia
ſtatus ad ſummam humiditatem non devenit, propterea
nullus aliorum affectuum, qui redundanti tali in aëre
temperatura fieri conſueverunt, conſequutus eſt, apople-
xias dico, convulſiones, palpitationes, tetanos, peripneumonias et pleuritides. Sed poſtea humoribus ob diuturnam intus moram putreſcentibus, cum corruptione morbi

λύει διαφορεῖσθαι τοὺς χυμοὺς, ἢ θ᾽ ὑγρότης ἡ ἐκ τοῦ περιέχοντος οὐ μόνον οὐδὲν ἀπάγει τοῦ σώματος, ἀλλὰ προσ-
δίδωσιν. ἀμφοτέρων οὖν ὁμοῦ γενομένων ἐν τῇ προκειμένῃ
καταστάσει, πλῆθος ἠθροίσθη κατὰ τὰ σώματα τῶν νοσησάντων οὐχ ὅμοιον ἅπασιν. οἷς μὲν γὰρ ἦν ἐν τῷ σώματι
χολῶδες περίττωμά τι, οὐ διαφορηθὲν τοῦτο χολῶδες τὸ
πάθος ἐποίησεν, οἷς δὲ φλεγματικὸν ἢ μελαγχολικὸν ἢ αἱ-
ματικόν, αὐτίκα καὶ τὸ πάθος ἦν ὅμοιον τῷ μὴ κενωθέντι.
διαφθείρεσθαι δὲ πεφυκυίας ἐν τῷ σώματι καὶ σήπεσθαι
τῆς τοιαύτης περιουσίας εὔλογον ἦν ἄλλους ἄλλοις ἁλῶναι
νοσήμασιν, πρὸς τῷ καὶ τὰ μέρη τοῦ σώματος οὐχ ὁμοίως
διακείμενα ἅπαντας ἔχειν, ἀλλὰ τῷ μὲν ἧπαρ ἀσθενέστερον εἶναι,
τῷ δὲ σπλῆνα, τῷ δὲ γαστέρα, τῷ δὲ ἔντερον, τῷ δὲ ἄλλο τι. δε-
χομένων οὖν ἀεὶ τῶν ἀσθενεστέρων μορίων τὴν ἐκ τῶν ἰσχυροτέρων περιουσίαν ἀκόλουθον ἦν καὶ παρὰ τὴν τῶν τόπων
φύσιν ἄλλον ἄλλο παθεῖν τῶν Θασίων. αἱ μὲν οὖν δυσεντερίαι
καὶ οἱ τεινεσμοὶ καὶ αἱ διάῤῥοιαι καὶ λιεντερίαι ῥυέντων εἰς

plethorici procreati funt. Etenim caufae frigidae cutim
denfantes humores difcuti prohibent; quae vero ex ambiente nos aëre funt humiditates, non folum a corpore nihil
quicquam educunt, fed adjiciunt. Quum igitur utraque
fimul in praefenti ftatu oborta fint, plenitudo in aegrotantium corporibus acervata eft, non eadem omnibus.
Quibus enim in corpore quicquam biliofum effet excrementum, id non difcuffum biliofum morbum creavit;
quibus vero pituitofum aut melancholicum aut fanguineum,
quam primum excremento non vacuato affectus fuit fimilis. Quum vero talis in corpore humor redundans tum
corrumpi tum putrefcere confueverit, rationi confonum
fuit alios aliis morbis prehendi. Cui rei accedit quod
omnes corporis partes non fimiliter afficerentur, fed huic
quidem jecur debilius erat, huic vero lien, alteri ventri-
oulus, alteri inteftinum, alteri denique pars altera. Quum
igitur partes imbecilliores a robuftioribus humorum redundantiam perpetuo exciperent, confequens erat atque

Ed. Chart. IX. [39.]   Ed. Baf. V. (359.)

ἔντερα τῶν περιττῶν ἐγένοντο, δυσουρίαι δ' εἰς τὴν κύστιν
τρεπομένων, ἔμετοι δ' ἐπὶ τὸ στόμα τῆς γαστρὸς ἀφικομένων. ἀλλὰ ταῦτα μὲν ἔσωθεν τοῦ σώματος ὥρμησε διὰ
τὴν ἐκ τοῦ περιέχοντος ψύξιν. ἐν δὲ τῷ θέρει ταῖς θερμοτέραις κράσεσι τῶν σωμάτων ἰσχυρά τε τὰ ἔνδον ἐχούσαις, εἰκὸς ἦν ἱδρῶτας γενέσθαι, καὶ τισὶ μὲν αὐτῶν ἄνευ
πυρετῶν τοῦτο συμβῆναι μηδέπω σῆψιν ἱκανὴν ἐσχηκυίας
τῆς περιουσίας, ἐνίοις δὲ καὶ μετὰ τοῦ πυρέττειν. ἐν δὲ
τῷ χρόνῳ προήκοντι καὶ πυρετοὺς γενέσθαι ποικίλους, ἄλλον
ἄλλης ἰδέας, ἐπειδὴ καὶ οἱ σηπόμενοι χυμοὶ διαφέροντες
ἦσαν. οὐ γὰρ ἐγεννήθησαν ὑπὸ τοῦ περιέχοντος, ἀλλ'
ἠθροίσθησαν, ἅτε τῆς καταστάσεως ψυχρᾶς, οὐ θερμῆς
γενομένης, ἵνα κατὰ τὸ ἑαυτῆς λόγον ἐκθερμαίνει τὸ σῶμα
καὶ ἡ μετὰ κυνὸς ἐπιτολὴ, ἀεὶ γίνεσθαι πεφύκασι πυρετοὶ
διακαεῖς. ἀλλὰ νῦν γε οὐχ ὑπ' αὐτῆς πρώτως ἐγένετο τῆς
καταστάσεως, ἀλλὰ διὰ μέσης τῆς πυκνώσεως τοῦ δέρματος.
ἡ μὲν οὖν σύνοψις τῶν ἐπιδημησάντων τότε παθημάτων

pro partium natura ex Thaſiis alium aliud pati. Dyſenteriae atqne tenesmi, diarrhoeae et lienteriae, fluentibus
in alinm excrementis creabantur; dyſuriae vero in veſicam
converſis, vomitus autem in ventriculi orificium perve-
nientibns. Verum haec ſane propter ambientis frigus
intra corpns impetum fecerunt. Aeſtate vero calidioribus
eorporum temperamentis interiores partes robuſtiores obti-
nentibus ſudores erupiſſe veriſimile eſt et eornm quibusdam id citra febres accidiſſe, quum nondum ſupervacaneus
humor non idoneam putredinem habuiſſet; nonnullis etiam
cum febre. Procedente vero tempore variae febres diver-
ſas ideas ſortitae oriebantur, quod etiam putreſcentes humores eſſent diverſi. Non enim ex ambiente procreati
fuerant, ſed ex ſtatu, qui frigidus eſſet, non calidus, acer-
vati, ut qnum ſua ipſius ratione corpus calefacit canis
ortns, perpetuo febres ardentes fieri ſoleant. At nunc
non ab ipſo primum ſtatu accidit, ſed propter mediam
cutis conſtipationem. Itaque qni morbi tunc in vulgus

Ed. Chart. IX. [39. 40.]   Ed. Baf. V. (359. 360.)
εἴρηταί μοι· πρὸς δὲ τὸ μετὰ μέρος ἤδη τρέψομαί, μετὰ
τοῦ καὶ τὴν λέξιν, εἴ πού τι φαίνοιτο μὴ σαφὲς ἔχειν,
ἐξηγεῖσθαι.

――――

η΄.
(360) Οὐ νεφριτικαὶ, ἀλλὰ τουτέοισιν ἄλλα ἀντ᾽ ἄλλων.

Καὶ διὰ τῆς ἕδρας ἐκκρίσεις γίνονται μοχθηραὶ πολλάκις, ἀπαθῶν μὲν τῶν κατὰ τὴν γαστέρα μενόντων, ἐκκαθαιρομένου δὲ δι᾽ αὐτῶν ὅλου τοῦ σώματος ἢ ἀποστάσεως
οὔσης κατ᾽ αὐτὴν, κατ᾽ ἔκρουν τινα, κατ᾽ αὐτὸν τὸν Ἱπποκράτην βουλόμενον οὐ μόνον κατ᾽ ἀπόθεσιν, ἀλλὰ καὶ κατ᾽
[40] ἔκρουν ἀπόστασιν γίνεσθαι. οὕτως οὖν καὶ διὰ
νεφρῶν καὶ κύστεώς ἐστιν ὅτε πᾶν ἐκκαθαίρεται τὸ σῶμα
μηδὲν αὐτῶν τῶν ὀργάνων ἴδιον ἐχόντων πάθος, ὥσπερ ἐπὶ
τῆς προκειμένης καταστάσεως ἐγίνετο, διότι καὶ προελθὼν
αὐτὸς ἐρεῖ κατὰ λέξιν· μοῦνον δὲ χρηστὸν καὶ μέγιστον
τῶν γινομένων σημείων καὶ πλείστους ἐρρύσατο τῶν ὄντων

graſſati ſunt, eorum compendium a me dictum eſt, ad
particularia autem jam convertar, ſimulque ſi quid obſcurum in dictione videatur, explicaturus ſum.

――――

VIII.
Non nephriticae, ſed his alia pro aliis.

Et per ſedem excretiones pravae fiunt ſaepenumero
illaeſo ipſo ventre permanente; ubi per ipſum totum corpus expurgatur, vel quum abſceſſus in illo ſuerit per
emiſſionem aliquam ex Hippocrate abſceſſum fieri volente,
non ſolum per repoſitionem, verum etiam per emiſſionem.
Ita quoque per renes et veſicam interdum totum expurgatur corpus, nullo ipſorum inſtrumentorum propria affectione obſeſſo, quemadmodum hoc in ſtatu accidit.
Quamobrem in ſermonis progreſſu ad verbum ipſe ita loquitur: *ex his vero quae fiebant figuis, unicum utile et
maximum, plurimisque qui in maximis verſarentur peri-*

ἐπὶ τοῖς μεγίστοις κινδύνοισιν, οἶσιν ἐπὶ τὸ στραγγουριῶδες
ἐτράπετο καὶ εἰς τοῦτο ἀποστάσεις ἐγίνοντο. τουτ᾽ οὖν
ἐστι τὸ καὶ νῦν εἰρημένον, οὐ νεφριτικαὶ, ἀλλὰ τούτοισιν
ἄλλα ἀντ᾽ ἄλλων. καὶ γὰρ τῶν ἐν ὅλῳ τῷ σώματι περιττῶν
ῥυέντων ἐπὶ νεφροὺς καὶ κύστιν, ἔκκρίσεις ἐπεγίνοντο παραπλήσιαι ταῖς νεφριτικαῖς.

ϑ'.

Ἔμετοι φλεγματώδεες, χολώδεες καὶ σιτίων ἀπέπτων ἀνα-
γωγαί.

Τῆς ἔσω ῥεπούσης περιουσίας τῶν χυμῶν, ὅσον ἐπὶ
τὴν ἕδραν ἐῤῥύη, διαῤῥοίας τε καὶ τεινεσμοὺς καὶ δυσεντερίας καὶ λιεντερίας εἰργάσατο. διὰ νεφρῶν δὲ καὶ κύστεως
ἄλλο τὴν ἔκκρισιν ἔσχεν. οὕτως οὖν ἐῤῥύη τὸ περιττὸν εἰς τὴν
ἄνω γαστέρα καὶ δι᾽ ἐμέτων ἐπιπολάσαν, ἐξεβλήθη, τοῖς μὲν
φλεγματώδεσι φύσει φλεγματωδῶν ἐμέτων γινομένων, τοῖς
δὲ χολώδεσι χολωδῶν. εἴρηται γὰρ ὅτι διὰ μὲν τὴν κατά-

culis vindicavit, quibus ad ſtranguriam converterentur,
atque in hoc abſceſſus fierent, idque exiſtit quod nunc
narratum eſt; non nephriticae, ſed his alia pro aliis.
Etenim quum totius corporis excrementa ad renes et veſicam defluerent, excretiones nephriticis excretionibus
ſimiles ſuccedebant.

IX.

Vomitus pituitoſi, bilioſi, crudorumque ciborum eductiones.

Quod ex humorum redundantia ad interiores partes
repente in ſedem defluxit, diarrhoeas, tenesmos et dyſenterias et lienterias concitavit. Aliud excretionem per
renes et veſicam habuit. Sic igitur ſuperfluitas in ſuperiorem ventrem fluxit, atque innatans per vomitus rejecta
eſt, pituitoſis quidem naturis pituitoſus fuit vomitus,
bilioſis vero bilioſus. Nam dictum eſt ſuperfluos per ſta-

στασιν ἠθροίσθη τὰ περιττὰ, διέφερον δ᾽ ἀλλήλων ταῦτα
ταῖς ποιότησι κατὰ τὰς φύσεις τῶν σωμάτων. θαυμαστὸν
δ᾽ οὐδὲν εἰ καὶ σιτίων ἀπέπτων ἀναγωγαὶ τούτοις ἐγένοντο,
φλεγματωδῶν καὶ χολωδῶν χυμῶν εἰς τὴν γαστέρα συρρεόντων.

ί.

Ἱδρῶτες.

Ὅσοις φαμὲν διὰ τοῦ δέρματος ἀπόῤῥοιαι πλείους ἐγίνοντο, κατ᾽ ἐκεῖνον τὸν χρόνον ἴσχυσεν ἡ φύσις ἀπώσασθαι
τὸ περιττὸν, ἐνταῦθα καὶ οὕτως τούτοις ἱδρῶτας γενέσθαι.

ιά.

Πᾶσι πάντοθεν πολὺς ὁ πλάδος.

Τὴν περιττὴν ὑγρότητα πλάδον εἴωθεν ὀνομάζειν.

tum humores acervatos fuiſſe qui inter ſe pro naturis
corporum qualitatibus differebant. Neque ſane mirum ſi
ciborum incoctorum rejectiones his fierent, humoribus
pituitoſis ac bilioſis in ventrem confluentibus.

X.

Sudores.

Quibus diximus per cutim effluxiones multas eſſe,
potuit natura ex tempore illuc rejicere quae ſuperflua
erant, atque his ſudores ita prodiiſſe.

XI.

Omnibus undecunque copioſa humiditas.

Redundantem humiditatem πλάδον appellare conſueve-

Ed. Chart. IX. [40. 41.]   Ed. Baf. V. (360.)
ἐπεὶ τοίνυν ἄλλοις ἄλλως, τισὶ δὲ καὶ πολυειδῶς ἐξεκενοῦντο
[41] τὰ συνειλεγμένα χρόνῳ τῶν ὑγρῶν, διὰ τοῦτο εἰκότως
ἔφη, πᾶσι πάντοθεν πλάδος.

ιβʹ.

Ἐγίνοντο δὲ ταῦτα πολλοῖσιν ὀρθοστάδην ἀπύροισι, πολλοῖσι δὲ πυρέττουσι, περὶ ὧν γεγράψεται.

Ὅσοις μὲν ἔφθασε τὸ ἠθροισμένον πλῆθος, ἤ τι χολῶδες ὑπάρχον, ὅλως εὐδιάφθαρτον, εἰς σηπεδόνα πυρετώδη
μεταβαλεῖν, ἐπύρεξαν οὗτοι παραχρῆμα. τινὲς δʹ ὀρθοστάδην ἢ οὐ πρότερον εἰς τοὺς πυρετοὺς ἠνέχθησαν.

ιγʹ.

Ἐν οἷσι δὲ ἐπεφαίνετο πάντα τὰ ὑπογεγραμμένα μετὰ πόνου, φθινώδεες μὲν, ἤδη δὲ φθινοπώρου καὶ ὑπὸ χειμῶνα.

runt. Quum itaque aliis aliter, atque quibusdam varie
evacuarentur collecta multo tempore humida, ob id decenter ait: *omnibus undecunque fuperflua humiditas.*

XII.

*Haec autem multis erectis ſtantibus, febre vacuis oborie-
bantur; plerisque etiam febre correptis, de quibus ſcri-
betur.*

Quibus quidem coacervata plenitudo aut biliofum
quiddam corruptioni non prorſus contumax ad putredinem
febrilem jam converſa eſſet, hi quam primum febricitaverunt. Quidam vero recti ſtantes, aut non prius in febres deciderunt.

XIII.

*In quibus deſcripta haec omnia conſpiciebantur, ii jam
quidem autumno et ſub hiemem cum labore tabidi evadebant.*

Ed. Chart. IX. [41.]   Ed. Baf. V. (360.)

Περὶ δὲ τοῦ δευτέρου φθινοπώρου δηλονότι λέγει καὶ
τοῦ δευτέρου χειμῶνος, ἐπεὶ περὶ γε τοῦ προτέρου προείρηκεν οὕτως, κατὰ χειμῶνα μὲν ὑγιεινῶς ἔχον τὰ πλεῖστα.
πρὸ δὲ τοῦ ἦρος πολλοί τινες καὶ οἱ πλεῖστοι διῆγον ἐπιπόνως. εἶτα περὶ τῶν ἐν τῷ ἦρι γενομένων διελθών, ἐφεξῆς
τοῦ θέρους ἐμνημόνευσε καὶ μετὰ τοῦτο τοῦ δευτέρου φθινοπώρου, περὶ οὗ κατὰ τὴν τελευτὴν τῆς ὅλης καταστάσεως
εἴρηκει. ταχὺ περὶ ἀρκτοῦρον ἐν βορείοισι, πολλὰ πάνυ
ὕδατα. φθινώδεας δὲ τίνας εἴρηκεν οὐ πάνυ σαφές ἐστιν,
εἴωθε γὰρ τοὺς ὁπωσδήποτε ἰσχνουμένους τὸ σῶμα καὶ
φθίνοντας οὕτως ὀνομάζειν, οὐ μόνον τοὺς διὰ τὴν τοῦ
πνεύμονος ἕλκωσιν ὅλον τὸ σῶμα τηκομένους. εἰκὸς δὲ καὶ
νῦν ἐπ' αὐτοῦ λελέχθαι φθινώδεις τοὺς ὁπωσδήποτε τὸ σῶμα λεπτυνομένους, μηδενός γε προειρημένου περὶ τῶν κατὰ
τὸν πνεύμονα νοσημάτων. οὔτε γὰρ αἵματος ἀναγωγὴν ἐξ
αὐτῶν γεγονέναι προειπὼν οὔτε περιπνευμονίαν οὔτε ῥεῦμα
κατασκῆψαι τῷ σπλάγχνῳ τούτῳ, πῶς ἂν εἰκότως δόξαις
φθινώδεις λέγειν γεγονέναι τοὺς τότε κάμνοντας ἐπὶ τῇ

De fecundo fcilicet autumno et de fecunda hieme
loquitur, quandoquidem de priore antea fic pronunciavit:
per hiemem quidem plurimi falubriter habebant; ante ver
autem multi quidam, etiam plurimi laboriofe degebant.
Deinde iis quae vere oborta funt commemoratis, mox
aeftatis meminit, atque ab ea fecundi autumni, de quo
circa finem totius ftatus pronunciaverat: *ftatim vero cir-*
citer arcturum fpirantibus aquilonibus aquae quam pluri-
mae. Sed quosnam tabidos appellaverit, non admodum
conftat. Nam et quocunque modo extenuatos et tabefcen-
tes corpore ita nominare confuevit, nec eos duntaxat
qui ob pulmonis ulcerationem toto corpore liquefcunt.
Verifimile eft autem et nunc eos ab ipfo tabidos accipi
qui quomodocunque corpore extenuatos nullo prius verbo
de pulmonum morbis edito. Neque enim fanguinis rejectio-
nem ex ipfis obortam effe praedixit, neque peripneumoniam, neque hoc in vifcus rheuma decubuiffe. Quomodo
jure exiftimaturus es tabidos dicere factos effe, qui tunc

κακώσει τοῦ πνεύμονος; οὐ μὴν ἀδύνατόν γε, καθάπερ ἐπὶ
γαστέρα καὶ νεφροὺς ἧκέ τι τῆς καθ᾽ ὅλον τὸ σῶμα περιουσίας, οὕτως καὶ τοῖς πνευματικοῖς κατασκῆψαι.

ιδ'.

[42] Πυρετοὶ ξυνεχέες.

Τὸ ὑπὸ χειμῶνα μεταξὺ λεγόμενον τῆς τε προγεγραμμένης λέξεως καὶ ταύτης οἱ μὲν ἐκείνη προσένειμαν, οἱ δὲ
ταύτῃ. ἐμοὶ δὲ σύμπας ὁ λόγος φαίνεται τοιόσδε. καὶ κατὰ
τὸ φθινόπωρον ἤδη τινὲς ἐγένοντο φθινώδεις, ὡσαύτως δὲ
καὶ κατὰ τὸν χειμῶνα, καὶ μέντοι καὶ πυρετοὶ συνεχεῖς καὶ
κατὰ τὸ φθινόπωρον ἐγένοντο καὶ κατὰ τὸν χειμῶνα. πρόδηλον δ᾽ ὅτι τοῦ δευτέρου χειμῶνος οὐκ ἔγραψε τὴν κατάστασιν ὡς φυλάξαντος τὴν οἰκείαν χειμῶνος κρᾶσιν. ἐμάθομεν οὖν ἐκ τοῦ δευτέρου λόγου νοσήματα γίνεσθαι κατ᾽
ἐνίας τῶν ὡρῶν οὐδὲν αὐτὰς πεπονθυίας, ἀλλὰ τὰ τῶν
πρόσθεν ἁμαρτήματα διαδεξαμένας.

pulmonis vitio aegrotarent? Non tamen impoſſibile eſt
ut in ventrem renesque totius ſuperfluitatis corpris portio
devenit, ita et inſpirabiles partes decubuiſſe.

XIV.

Febres continuae.

　　Orationem ſub hiemem, quae media dicta eſt inter
hanc et ante ſcriptam dictionem, alii illi, alii huic af-
ſignant. Verum univerſa talis eſſe mihi videtur oratio.
Et jam autumno quidam tabidi erant, ſimiliter et hieme;
praeterea febres continuae et autumno et hieme creabantur.
Quod ſecundae hiemis ſtatum non ſcripſerit, utpote quae
peculiarem hiemis naturam ſervaſſet, conſtat omnibus.
Itaque didicimus ex altera oratione morbos quibusdam
anni tempeſtatibus creari, nulla re ſcilicet affectis, ſed
quae priorum delicta exciperent.

Ed. Chart. IX. [42.]   Ed. Baf. V. (360. 361.)

ιε'.

Καὶ τίσιν αὐτέων ὀλίγοισι καυσώδεες.

Οὐ κατὰ τὸν ἴδιον λόγον τῆς καταστάσεως οἱ καυσώδεις ἐγίνοντο πυρετοὶ, κατά τι δὲ συμβεβηκὸς, καθάπερ
πρόσθεν εἴπομεν τὰ συμβεβηκότα. ἐπισχεθείσης γὰρ τῆς
καθ' ὅλον τὸ σῶμα διαπνοῆς τὰ περιττεύειν ἑκάστῃ τῶν
φύσεων εἰθισμένα κωλυθέντα τῆς κενώσεως οἰκείας ἑαυτοῖς
ἐγέννησαν νόσους, ὡς ὅσοι σφοδρῶς ἦσαν χολώδεις, τούτοις
φύσει εἰθισμένως συνέβη τὸν καῦσον γενέσθαι, διὸ καὶ περὶ
αὐτῶν ἐφεξῆς ἐρεῖ· οἱ μὲν οὖν καῦσοι ἐλαχίστοισιν ἐγένοντο
καὶ ἥκιστα τῶν καμνόντων οὗτοι ἐπόνησαν. οὐ γὰρ θερμὴ
καὶ διακαὴς καὶ αὐχμηρὰ κατάστασις ἐγέννησεν αὐτούς. πολλοὶ γὰρ ἂν ἐγένοντο καὶ πολλοῖσι καὶ μετὰ πόνων ἰσχυρῶν.

ις'.

(361) *Ἡμερινοὶ, νυκτερινοὶ, ἡμιτριταῖοι, τριταῖοι ἀκριβεῖς, τεταρταῖοι, πλάνητες. ἕκαστοι δὲ τῶν ὑπογεγραμμέ-*

XV.

Atque eorum paucis quibusdam ardentes.

Non propria ſtatus ratione febres ardentes creabantur, ſed per accidens, quemadmodum antea diximus quae
acciderunt. Impedita ſiquidem totius corporis perſpira-
tione, quae ſingulis naturis excrementa eſſe conſueverunt
vacuatione prohibita peculiares ſibi morbos excitarunt.
Quare qui bilioſi vehementer erant, his pro naturae fami-
liaritate febrem ardentem fuiſſe contigit; proindeque de
iis agit poſtea. Febres vero ardentes pauciſſimis oboriebantur et inter aegrotantes hi minime laboraverunt; non
enim eas calidus, urens et ſqualidus ſtatus procreaverat:
nam multa fuiſſent et multis cum vehementi labore.

XVI.

Diurnae, nocturnae, ſemitertianae, tertianae, exquiſitae,

Ed. Chart. IX. [42. 43.]   Ed. Baf. V. (361.)
νων πυρετῶν πολλοῖσιν ἐγίνοντο· οἱ μὲν καῦσοι ἐλα-
σχίστοισί τε ἐγένοντο καὶ ἥκιστα τῶν καμνόντων οὗτοι
ἐπόνησαν.

Διὰ τί πᾶν μὲν εἶδος ἐν τῇ προγεγραμμένῃ καταστάσει συνέβη γενέσθαι πρόσθεν εἴρηται. τὸ δ᾽ ἀκριβὲς
μεταξὺ κείμενον, τοῦτο τριταίου καὶ τεταρταίου προσνέμειν
ἑκατέροις χωρεῖ.

ιζ΄.
[43] Οὔτε γὰρ ᾑμορράγησεν, εἰ μὴ πάνυ τι σμικρὰ καὶ
ὀλίγοισιν, οὔθ᾽ οἱ παράληροι, τά τ᾽ ἄλλα πάντα εὐφόρως.

Ἴδιον Ἱπποκράτους ἐστὶ τὸ διδάσκειν ἐν παρέργῳ θεωρήματα χρήσιμα. τὰ γὰρ τῶν οἰκεῖα νοσημάτων συμπτώματα μὴ γενόμενα τότε κατὰ τοῦτον εἴωθε τὸν τρόπον
ἑρμηνεύειν, ἐκ τοῦ μὴ γενέσθαι τότε, γενέσθαι πολλάκις

quartanae, erraticae. Singulae vero deſcriptae febres
multis oboriebantur; at ardentes et pauciſſimis et ex
aegrotantibus hi minimum laboraverunt.

Cur omnis quidem ſpecies in ſupra ſcripto ſtatu acciderit, antea explicatum eſt. Dicto autem exquiſitae,
quae verbis tertianae et quartanae interjacet, tribui utrique
poteſt.

XVII.
Neque enim ſanguis e naribus niſi perpaucis et paucis
profluxit, neque hi delirarunt, caeteraque omnia placide
tulerunt.

Hippocratis proprium eſt obiter utilia praecepta docere. Peculiaria namque morborum ſymptomata, quae
tunc non fuerunt, conſuevit hoc modo interpretari, ex
eo quod non eo tempore fuerant, fuiſſe ſaepius ea docens.

αὐτὰ διδάσκων. ἐν μὲν οὖν τοῖς γνησίοις, ὡς ἂν εἴπῃ τις,
καύσοις διὰ τὸ πλῆθος τῆς θερμασίας ἐπὶ τὴν κεφαλὴν
ἀναφερομένων τῶν - χυμῶν αἱμοῤῥαγίαι τε καὶ παράληροι
γίνονται. νυνὶ δὲ, οὐ καὶ ἦν γνήσιος ὁ καῦσος, εἰκότως
οὐδὲ τὰ συμπτώματα ἔσχε τὰ καύσων ἴδια.

_____

ιή.

Ἐκρίνετο δὲ τουτέοισι πάνυ εὐτάκτως, τοῖσι πλείστοισι
ξὺν τῇσι διαλειπούσῃσιν ἐν ἑπτακαίδεκα ἡμέρῃσιν.

Καὶ τοῦτο τῶν τότε γινομένων καύσων ἴδιον, οὐ κοινὸν πρὸς τοὺς ἄλλους οὓς γνησίους ὠνόμασεν. ἐκεῖνοι γὰρ
ὥσπερ σφοδροὶ τοῖς πυρετοῖς, οὕτω καὶ τῇ δίψῃ καὶ
τῇ ἀγρυπνίᾳ καὶ τῇ δυσφορίᾳ καὶ που καὶ τῇ παραφορᾷ τῆς διανοίας ἐνοχλοῦσι. διὰ δὲ τὴν τοιαύτην ὀξύτητα καὶ τὴν κρίσιν ἔχουσιν ἐν τάχει γινομένην. ἐν δὲ
τῷ νῦν ἐπιδημήσαντι καύσῳ, καθάπερ τὸ ὀξύτητος ἦν μέτριον καὶ τῶν ἐπιπόνων συμπτωμάτων οὐδέν, οὕτως οὐδ᾽ ἡ

In legitimis itaque, ut ita quis dixerit, febribus ardentibus, furfum latis ad caput ob caloris copiam humoribus,
fanguinis eruptiones fiunt ac deliria. Nunc autem quod
exquifita febris ardens non fuiſſet, jure fymptomata non
habuit, quae ardentium febrium eſſent peculiaria.

_____

XVIII.

Judicabantur autem his plerisque ſtato admodum ordine
cum intermittentibus ſeptemdecim diebus.

_____

Atque hoc febrium quae tunc erant ardentium proprium eſt, non ad reliquas commune, quas legitimas appellavit. Quemadmodum enim illae inter febres vehementes funt, fic et fiti et vigiliis et difficili tolerantia,
ac interdum cum mentis perturbatione fatigant. Quod
autem ita acutae fint, propterea celeriter judicantur. In
febre vero ardenti quae nunc graſſabatur, ut moderate
acuta erat et nullo pacto laborioſa fymptomata, fic neque

112   ΙΠΠΟΚΡΑΤΟΥΣ ΕΠΙΔΗΜΙΩΝ Α

Ed. Chart. IX. [43. 44.]   Ed. Baf. V. (361.)

κρίσις ἐγίνετο βέβαιος, ἀλλ' οἷον ἡμίῤῥοπός τις, ὡς ἐξ ὑποστροφῆς αὖθις κρίνεσθαι τὸ δεύτερον. ἐν γὰρ τῷ φάναι,
σὺν τῇσι διαλειπούσῃσι τὸ προκεκρίσθαι μὲν ἐνδεῶς, ἐξ
ὑποστροφῆς δὲ κριθῆναι τὸ δεύτερον ἐνεδείξατο.

ιθ΄.

Οὐδ' ἀποθανόντα οὐδένα οἶδα τότε ἐν καύσῳ, οὐδὲ φρενιτικὰ τότε γενόμενα.

[44] Οὐδεὶς μὲν ἀπέθανε ἐν τῷ τότε καύσῳ ὅτι μέτριος ἐγένετο, καὶ λέλεκται πρόσθεν ἡ αἰτία τούτου. τὰ
φρενιτικὰ δ' οὐκ ἐγένετο, διότι μὴ ἐπληροῦτο τούτοις ἡ κεφαλὴ τῆς καταστάσεως ὅλης ψυχρᾶς οὔσης. ἐδείχθη δ' ὅτι
φρενίτιδες ὑπὸ θερμαινομένων τῶν κατὰ τὸν ἐγκέφαλον χωρίων γίνονται.

κ΄.

Οἱ δὲ τριταῖοι πλείους μὲν καύσων καὶ ἐπιπονώτεροι.

judicatio certa fiebat, fed veluti ad dimidium quodammodo
declinans, ut ex recidiva rurfus fecundo judicaretur. Nam
quum dicit cum intermittentibus, oftendit ante quidem
judicatas imperfecte, fed a reverfione fecundo judicatas.

XIX.

*Nullumque hac febre ardente tunc interemtum, neque tunc
cuiquam phrenitim obortam fuiffe.*

Nullus quidem ex hac febre ardente obiit, quod moderata effet, hujusque rei caufa eft ante dicta. Neque
phrenitis fuit, quod quum totus ftatus effet frigidus, caput his non repleretur. Quod autem ab incalefcentibus
capitis regionibus phreuitides fiant demonftratum eft.

XX.

At vero tertianae plures quidem quam ardentes febres

εὐτάκτως δὲ τούτοισι πᾶσιν ἀπὸ τῆς πρώτης λήψεως
τέσσαρας περιόδους. ἐν ἑπτὰ δὲ τελέως ἐκρίνοντο, οὐδ'
ὑπέστρεψαν οὐδενὶ τούτων.

Ἔν τε τοῖς περὶ διαφορᾶς πυρετῶν ὑπομνήμασι κἄν
τοῖς περὶ κρίσεων ἐπιδέδεικται τά τ' ἄλλα καὶ ὅτι διὰ πλεονεξίαν χολῆς ξανθῆς οἵ τε καῦσοι καὶ οἱ τριταῖοι γίνονται
καὶ τοῦτο ἔχοντες κοινὸν διαφέρουσι τοῖς τύποις ἐν οἷς
ὁ πλεονάζων ἀθροίζεται χυμός. ἐν μὲν γὰρ τοῖς καύσοις
κατὰ τὰς φλέβας πλεονάζει καὶ μάλιστα τὰς καθ' ἧπαρ καὶ
γαστέρα. τριταῖοι δὲ πυρετοὶ γίνονται κατὰ τὰς ἐν ὅλῳ
τῷ σώματι σάρκας ἐπικρατούσης τῆς ξανθῆς χολῆς. ἐπισχεθείσης οὖν τῆς διαπνοῆς τοῖς φύσει χολώδεσιν, ὅσον ἐν
τῷ σαρκώδει γένει τῆς χολῆς ἀθροιζόμενον ἐκενοῦτο πρότερον, οὐ κενωθὲν ἐν τῇ νῦν καταστάσει, τοὺς τριταίους ἐγέννησε πλείους τῶν καύσων. ἐκεῖνοι γὰρ οὐ πάνυ τι τὴν γένεσιν ἐξ ἐπισχέσεως ἔχουσι χολωδῶν περιττωμάτων, ἀλλὰ

---

gravioresque fuerunt. Verum rite ac ordine his in
omnibus a primo infultu ad quatuor circuitus procef-
fere; in feptem autem perfecte judicabantur, horumque
nemini reverfae funt.

In commentariis de febrium differentiis et de crifibus
tum alia tum quod propter bilis flavae redundantiam
et febres ardentes et tertianae fiant oftendimus, quodque
hoc commune habeant, fed locis differant in quibus redundans humor acervetur. Nam in ardoribus febris redundat in venis et praefertim jecoris et ventris. Tertianae autem creantur, quum in totius corporis carnibus
flava bilis exuperat. Prohibita itaque perfpiratione quantum biliofis naturis in carnofo genere bilis acervatum
prius expurgabatur, in praefenti ftatu non vacuatum tertianas plures quam febres ardentes procreavit. Nam febres
ardentes non magnopere fiunt excrementorum retentione,
fed ex calore tum vaforum tum vifcerum adaucto, ex

Ed. Chart. IX. [44.]　　　　　　　　Ed. Baf. V. (361.)

) τῆς ἐν τοῖς ἀγγείοις τε καὶ σπλάγχνοις θερμασίας ἀπεκτα-
θείσης, ἐκφλογωθείσης τῆς καταστάσεως τῆς θερμῆς ἰσχυρῶς, ὡς γίνεται τοῖς γυμνασαμένοις ἐπὶ πλέον ἢ φροντίσα-
σιν ἰσχυρῶς ἢ διατρίψασιν ἐπὶ πλέον ἐν ἡλίῳ ἢ ἐδέσμασι
καυσώδεσι χρησαμένοις δαψιλῶς ἢ καὶ τὰ πλεῖστα τούτων
ἢ καὶ τὰ πάντα πράξασί τε καὶ παθοῦσιν. ἀλλ᾽ οὐχ ἡ νῦν
κατάστασις ἰσχυρῶς θερμὴ, διόπερ οὐδ᾽ οἱ καῦσοι πολλοῖς
ἐγίγνοντο, μᾶλλον δὲ τοῖς λίαν χολώδεσι, καὶ τούτοις μετριώ-
τατοι. τοῖς δ᾽ αὐτοῖς τούτοις εἰκότως μᾶλλον οἱ τριταῖοι
συνέβησαν ἐκ τοῦ τὰς εἰθισμένας ἀπορροίας τῶν χολωδῶν
περιττωμάτων ἐπισχεθῆναι. κατὰ λόγον οὖν τούτοις ἐπιπο-
νώτεροί τε τῶν καύσων ἐγίνοντο, διότι καὶ γνησιώτεροι καὶ
τὰς κρίσεις οἰκείας ἔσχον.

_____

κα΄.

Οἱ δὲ τεταρταῖοι πολλοῖσι μὲν ἐξ ἀρχῆς· ἐν τάξει τεταρταίου ἤρξαντο. ἔστι δ᾽ οἷσιν οὐκ ὀλίγοισιν ἐξ ἄλλων πυρετῶν καὶ νοσημάτων ἀποστάσιες ἐς τεταρταίους ἐγίνοντο.

_____

ftatu vehementer calido in flammam converſo, ut fit in his
qui plus quam oporteat ſeſe exercitaverunt aut admodum
meditati ſunt aut plus quam deceat in ſole verſati ſunt aut
cibis ardentioribus uſi ſunt aut qui ex his plurima vel
omnia tum fecerunt tum perpeſſi ſunt. At quum praeſens
ſtatus vehementer calidus non eſſet, ac ideo neque febres
ardentes multis excitabantur; ſed magis valde bilioſis,
iisque moderatiſſimae. Jure vero eisdem etiam magis acciderunt, tertianae ob prohibitos bilioſorum excrementorum conſuetos effluxus. Non igitur absque ratione his
laborioſiores fiebant quam febres ardentes, quod et legi-
timae magis eſſent et judicationes peculiares haberent.

_____

XXI.

_Quartanae vero multis quidem ab initio quartanae ordine
coeperunt._ _Quibusdam autem aliisque non paucis ex
aliis febribus et morbis deceſſus in quartanas fiebant_

μακρὰ δὲ, ὡς εἴθισται, τουτέοισι καὶ ἔτι μακρότερα ξυνέπιπτον.

[45] Οὐδ' οὗτοι διὰ τὴν κατάστασιν ἐγένοντο πρώτως, ἀλλ' ἐκ τοῦ μὴ κενοῦσθαι ταῖς μελαγχολικαῖς φύσεσι
τὴν περιουσίαν τῆς μελαίνης χολῆς ἀλῶναι τοῖς τοιούτοις
νοσήμασι συνέβη. χρονίσαι δ' αὐτοὺς ἐγένετο τῆς καταστάσεως οὔσης ὑγρᾶς καὶ ψυχρᾶς, ἐν ᾗ πάντα τὰ αἴτια μέχρι πλείστου κατὰ τὸ σῶμα μένει, μήτε πεττόμενα μήτε
διαπνεόμενα. μέμνητο δὲ πάλιν ἐνταῦθα τῆς περὶ τοὔνομα
χρήσεως, τοῦ Ἱπποκράτους εἰπόντος ἀποστάσεις ἐς τεταρταίους γεγονέναι. φαίνεται οὐ μόνον κατ' ἔκρουν ἀποστάσεις τινὰς ὀνομάζων, ἀλλὰ καὶ κατὰ μετάστασιν ἐξ ἑτέρου
νοσήματος εἰς ἕτερον.

κβ'.

Ἀμφημερινοὶ δὲ καὶ· νυκτερινοὶ καὶ πλάνητες πολλοὶ πολ-

longaeque his pro confuetudine, atque etiamnum longiores contingebant.

Hae febres non ob ftatum per fe primumque creabantur, fed quod melancholicis naturis bilis atrae redundantia vacuaretur, his accidit talibus prehendi morbis.
Diuturnae autem fiebant, quod frigidus et humidus effet
ftatus, quo caufae omnes plurimum in corpore permanent,
neque coctae, neque perfpirantes. Ut autem in praefentia memoriae mandes volo ufum nominis quum inquit
Hippocrates, deceffus in quartanas fiebant. Videtur enim
non folum per effluxum deceffus appellare, verum etiam
et per alterius morbi in alterum tranfitum.

XXII.

At quotidianae, nocturnae et erraticae multae multis longo

Ed. Chart. IX. [45.]   Ed. Baf. V. (361. 362.)
λοῖσι καὶ πολὺν χρόνον παρέμενον, ὀρθοστάδην τε καὶ
κατακειμένοισιν.

———

Οὐ μόνον οὗτοι τῷ λόγῳ τοῦ πλήθους, ἀλλὰ καὶ τῇ
τῆς καταστάσεως κράσει τὴν γένεσιν ἔχοντες εἰκότως ἐγένοντο πολλοί τε καὶ πολλοῖσιν. ἡ γὰρ ὑγρά τε καὶ. ψυχρὰ
κατάστασις, ὥσπερ ὁ χειμών, φλεγματώδη γεννᾷ χυμὸν, ἐφ' ᾧ
τοὺς ἀμφημερινοὺς ἐδείξαμεν γίνεσθαι πυρετούς. οἱ πλάνητες δὲ ποικιλωτέρων χυμῶν ἐδείχθησαν ἔκγονοι. θαυμαστὸν (362) δ' οὐδὲν, εἰ πολλῷ χρόνῳ περιέμενον οἱ τοιοῦτοι πυρετοὶ, τῆς καταστάσεως ὑγρᾶς καὶ ψυχρᾶς ὑπαρχούσης καὶ διὰ τοῦτο μήτε πέπτεσθαι τοὺς χυμοὺς ἐπιτρε-
πούσης, ἢ ἄλλως χρονίοις τε καὶ δυσπέπτοις διὰ τὴν ψύξιν.

———

κγ'.

Τοῖσι πλείστοισι τουτέων ὑπὸ πληϊάδα καὶ μέχρι χειμῶνος οἱ πυρετοὶ παρείποντο.

———

tempore permanferunt tum erectis tum decumbentibus.

———

Hae febres non folum plenitudinis ratione, verum
etiam ftatus temperamento generationem habentes jure
tum multae tum multis creabantur. Nam humidus et
frigidus ftatus, quemadmodum hiems proprium humorem
pituitofum procreat, ex quo quotidianas febres excitari
demonftravimus. Errantes vero febres diverforum humorum
foboles effe proditae funt. Quod autem hujusmodi febres
multo tempore permanferint, mirum non eft, quum ftatus
effet humidus et frigidus, ob idque humores coqui non
fineret, qui alioqui et diuturni effent et propter frigus
cocta difficiles.

———

XXIII.

Horumque plurimos febres fub vergilias et ad hiemem
usque comitabantur.

———

Πρόδηλον δ᾽ ὅτι τῆς πλειάδος οὐ τῆς ἐν τῇ νῦν καταστάσει οὔσης ἐμνημόνευσεν, ἀλλὰ τῆς μετὰ τὴν ἄλλην
κατάστασιν ἐν τῷ δευτέρῳ ἔτει, καθότι καὶ πρόσθεν ἐλέ-
γομεν· ἐπὶ τέλει γὰρ ἐκείνης τῆς καταστάσεως ἔγραψε· ταχὺ
δὲ περὶ ἀρκτοῦρον ἐν βορέοισι πολλὰ πάνυ ὕδατα καὶ μετὰ
τοῦτο δ᾽ εἶπεν, ὡς ἐπὶ τὸ κατὰ φύσιν ἤδη τῆς τῶν ὡρῶν τάξεως
ἀφιγμένης καὶ τοῦ λοιποῦ παντὸς τοῦ μετὰ τὴν ἀρκτοῦρον,
ὥσπερ γε καὶ τοῦ μετὰ τὸν χειμῶνα. εἰκότως οὖν ὅσα τῆς
πρώτης καταστάσεως ἦν λείψανα, κατὰ τὸ φθινόπωρον ἐπέφθη
καὶ τοῦ χειμῶνος οὐδεμίαν οὐκέτι νόσον ἐπιδεόμενοι οἱ Θάσιοι.

ια΄.

[46] Πολλοῖσι δὲ σπασμοί, μᾶλλον δὲ παιδίοισιν ἐξ ἀρχῆς καὶ ἐπύρεσσον καὶ ἐπὶ πυρετοῖσιν ἐγίνοντο σπασμοί,
χρόνια μὲν τοῖσι πλείστοισι τουτέων, ἀβλαβέα δέ, εἰ μὴ
ἐπὶ τοῖσι καὶ ἐκ τῶν ἄλλων πάντων ὀλεθρίως ἔχουσιν.

Οἱ σπασμοὶ ἐγίνοντο τῆς καταστάσεως ὑγρᾶς καὶ

Quod vergilias memoravit, non eas quae hoc in ſtatu
erant, ſed eas quae poſt hunc ſtatum in ſecundo eſſent
anno conſlat omnibus, prout antea dicebamus. Nam iu
ſine illius ſtatus ſcripſit, mox circa arcturum ſpirantibus
aquilonibus copioſae admodum aquae. Atque poſtea dixit,
tanquam jam ad naturam anni tempeſtatum ordo reverſus
ſit et reliquum omne quod arcturo ſucceſſit et quod hiemi.
Jure igitur quae ex primo ſtatu reliqua extabant, autumno
cocta ſunt atque hieme nullum amplius morbum Thaſii
incurrerunt.

XXIV.

*Multis autem convulſiones ac magis pueris ab initio obo-
riebantur, atque febricitabant, febribusque convulſiones ſuccedebant, erantque haec plurimis horum
diuturniora quidem, ſed innoxia, niſi his qui ex aliis
omnibus pernicioſe haberent.*

Convulſiones oriebantur oborto ſtatu frigido et hu-

ψυχρᾶς γενομένης. ἐπιτηδειότατα δὲ τὰ παιδία σπασμοῖς ἁλίσκεσθαι διὰ τὴν ἀσθένειαν τοῦ νευρώδους γένους.
διὰ τοῦτο γὰρ καὶ ῥαδίως ἐπὶ σμικραῖς προφάσεσι γίνεται
τὸ πάθος αὐτοῖς καὶ ἧσσον κινδυνῶδές ἐστι. φησὶ δὲ τοὺς
σπασμοὺς ἐνίοις μὲν ἐξ ἀρχῆς εὐθὺς γίνεσθαι, τισὶ δὲ πυρετοῦ προγενομένου, παρὰ τὴν ἐπιτηδειότητα δηλονότι τὴν
πρὸς ἑκάτερον ὑπάρχουσαν τοῖς ἁλισκομένοις τοῖς σπασμοῖς καὶ τῷ πυρετῷ. πρὸς ὃ γὰρ ἐπιτηδειότερον εἶπεν
ἕκαστος, ἐκεῖνο πρότερον ἐγίγνετο, μετ᾽ αὐτὸ δὲ ἠκολούθει
τὸ δεύτερον. ἐχρόνιζον δ᾽ εἰκότως οἱ σπασμοὶ τοῦ δευτέρου φθινοπώρου πάλιν, περὶ οὗ κατὰ τὸ τέλος ἔγραψε τῆς
ὅλης καταστάσεως, ὑγροῦ καὶ ψυχροῦ καὶ βορείου γενομένου.

α΄.

Οἱ δὲ δὴ ξυνεχέες μὲν τὸ ὅλον καὶ οὐδὲν ἐκλείποντες, παροξυνόμενοι δὲ πᾶσι τριταιοφυία τρόπον, μίαν μὲν ὑπο-
κουφίζοντες καὶ μίαν ἐπιπαροξυνόμενοι, πάντων βιαιότα-

---

mido. At pueri ob nervoſi generis imbecillitatem convulſionibus prehendendis maxime ſunt idonei. Nam ob
id etiam facile parvis ex cauſis is ipſis affectus creatur,
minusque periculoſus eſt. Dicit autem convulſiones nonnullis quidem quamprimum ab initio concitari, quibusdam
vero febre prius orta, prout nimirum qui convulſionibus
caperentur et febre, ad alterutrum maxime idonei fuiſſent.
Ad quod enim, inquit, promptior aliquis erat, prius illud fiebat, cui alterum ſuccedebat. Diuturnae autem jure
convulſiones erant autumno ſecundo, de quo in fine ſcripſit. Facto autem anno toto humido et frigido et boreali.

XXV.

At continuae quidem febres nihil quicquam prorſus inter-
mittebant, ſed omnes tritaeophyae, tertianae naturam
typo referentes invadebant, uno quidem die aliquantu-

τοι τῶν τότε γενομένων καὶ μακρότατοι καὶ μετὰ πόνων
μεγίστων γενομένοι, πρηέως ἀρχόμενοι καὶ τὸ ὅλον ἐπιδι-
δόντες ἀεὶ καὶ παροξυνόμενοι ἐν κρισίμοισι καὶ ἀνάγοντες
ἐπὶ τὸ κάκιον, σμικρὰ διακουφίζοντες καὶ ταχὺ πάλιν ἐξ
ἐπισχέσεως βιαιοτέρως παροξυνόμενοι, ἐν κρισίμοισιν ὡς
ἐπὶ τὸ πολὺ κακούμενοι. ῥίγεα δὲ πᾶσιν ἀτάκτως καὶ
πεπλανημένως ἐγίνοντο. ἐλάχιστα δὲ καὶ ἥκιστα τουτέοισιν, ἀλλ᾽ ἐπὶ τῶν ἄλλων πυρετῶν μείζω.

Εἰ μὴ προσέγραψεν αὐτὸς ὅπως οἱ τότε γενόμενοι τεταγμένους πυρετοὶ τοὺς παροξυσμοὺς ἐποιοῦντο, μεγάλην
ἂν ἡμῖν ἀπορίαν ὑπέλιπεν ζητοῦσιν εὑρεῖν τίνας ὀνομάζει
τριταιοφυεῖς. ἐπεὶ δ᾽ αὐτὸς εἶπε, τὸν τρόπον τῶν τρι- [47]
ταιοφυέων, οὐκέτι περὶ πράγματός ἐστιν ἡ ζήτησις, ἀλλ᾽
ὥσπερ σημαινομένου τοῦ τριταιοφυοῦς ὀνόματος. ἐπισυνά-
πτεται δὲ τούτῳ καὶ τὸ περὶ τοῦ τριταίου τε καὶ ἡμιτρι-

lum leviores remittebant, altero vero vehementiores
exacerbabant, omnium quae tunc obortae ſunt violen-
tiſſimae, longiſſimae et maximis comitatae laboribus.
Leniter incipiebant, in totum perpetuo increſcebant,
diebus judicatoriis exacerbabantur, in deterius procedebant, parum remittebant, quam primum rurſus ex remiſſione vehementius invadebant et diebus judicatoriis
plerumque deterius vexabant. Rigores autem omnibus
inordinate et erratice oriebantur, ſed his pauciſſimis
ac minimi. Verum in ceteris febribus majores.

Niſi ipſe quomodo febres quae tunc fuerunt ordinatas acceſſiones faciebant adſcripſiſſet, magnam nobis ambiguitatem reliquiſſet invenire quaerentibus quasnam appellet tritaeophyas. Sed quoniam protulit tritaeophyarum
modum, nulla amplius eſt de re quaeſtio, ſed de nominis
tritaeophyae ſignificatu. Huic autem annectitur tum tertianae tum ſemitertianae nomen atque utriusque differentia: quid exquiſita tertiana et non exquiſita: ſed quod

ταίου καὶ τῆς ἑκατέρων διαφορᾶς ἀκριβοῦς τριταίου καὶ
οὐκ ἀκριβοῦς, ἀλλ᾽ ὅτι βραχύ τι παραυξηθέντος ἢ πλέον ἢ
ἐπὶ πλεῖστον, ἄχρι τε πόσου τούτων ἕκαστος ἐκτείνεται
καὶ τίς μὲν ὁ μέγας ἡμιτριταῖός ἐστι, τίς δ᾽ ὁ μέσος,
τίς δ᾽ ὁ μικρός. Ἀγαθίνῳ γοῦν ὅλον βιβλίον γέγραπται
πρῶτον περὶ ἡμιτριταίων, τὸ σημαινόμενον ὑπὸ τῆς προσηγορίας ταύτης ἐπεξηγουμένῳ. ἐὰν δὲ καὶ τὰ τοῖς μεθοδι-
κοῖς γεγραμμένα περὶ αὐτοῦ διέρχωμαι νῦν ἢ τὰ μετὰ ταῦτα ὑπ᾽ Ἀρχιγένους οὐχ ἅπαξ, ἀλλὰ πλεονάκις ἐν πλείοσι
πραγματείαις εἰρημένα, μετὰ τοῦ καὶ διακρίνειν ὅσα καλῶς
ἢ μὴ καλῶς εἰρήκασι, τρία μοι νομίζω βιβλία πληρωθήσεσθαι.
τό γε μὴν εἰς τὰ τῆς τέχνης ἔργα χρήσιμον εἴρηται μὲν ἤδη
κἂν τοῖς περὶ τῶν πυρετῶν διαφορᾶς· εἰς δὲ τὰ παρόντα
βέλτιόν ἐστι συγγράψαι τὸ λεγόμενον εἶδος τοῦ πυρετοῦ τῇ
καταστάσει. φησὶν οὖν αὐτὸς τῇ μὲν ἑτέρᾳ τῶν ἡμερῶν
παροξύνεσθαι, τῇ δὲ ἑτέρᾳ ὑποκουφίζεσθαι. μετὰ γὰρ τῆς
ὑπὸ προθέσεως γράψαντος αὐτοῦ τὸ ῥῆμα καὶ ἡμᾶς ἀκούειν προσῆκον ἕτερόν τι σημαινόμενον ἐκ τῆς συνθέτου φω-

parum aucta aut liberalius aut plurimum et quantum ba-
rum unaquaeque extendatur, tum quae magna eft femitertiana tum quae media et quae parva. Agathinus certe
integrum librum fcripfit, primum de femitertianis, ubi
quid hoc vocabulum fignificet interpretatur. Jam fi quae
a methodicis de hoc vocabulo fcripta funt nunc percurrere velim vel quae poft haec ab Archigene non femel,
fed in pluribus commentariis faepius dicta funt, ac fimul
quae bene et quae male dixerunt difcernere, tria me arbitror impleturum volumina. At quod ad artis opera
conducit jam dictum eft et in libris de febrium differentiis. Quoad praefens attinet, febris fpeciem quae hoc in
ftatu dicitur, fatius eft confcribere: dicit enim ipfe altero
quidem die exacerbari, altero vero aliquantulum remitti.
Nam verbum κουφίζεσθαι cum praepofitione ὑπὸ fcripfit,
ubi nos intelligere convenit quiddam aliud a voce compofita fignificari quam a fimplici. Nam per κουφίζεσθαι

Ed. Chart. IX. [47.]   Ed. Baf. V. (362.)

νῆς παρὰ τὴν ἁπλῆν. τὸ μὲν γὰρ κουφίζεσθαι δύναιτ' ἂν
τις ἀκούειν τὴν ἀξιόλογον ἔνδοσιν σημαίνειν τοῦ πυρετοῦ,
τὸ δ' ὑποκουφίζεσθαι μετριωτέραν. οὐ μὴν διωρισμένως
τε καὶ σαφῶς ἐδήλωσεν εἴτε παροξύνονται τῇ ἑτέρᾳ τῶν
ἡμερῶν οἱ οὕτω πυρέξαντες ἕτερον παροξυσμὸν ἐλάττονα
τοῦ κατὰ τὴν προτεραίαν, εἴτε καὶ διαμένων ἐκεῖνος ἐκουφίζετο κατὰ τὴν δευτέραν. δοκεῖ γέ μοι οὖν μᾶλλον ἐμφαίνειν ἡ λέξις ἕνα γίνεσθαι τὸν διὰ τρίτης παροξυσμὸν, ὑπο-
κουφίζοντα κατὰ τὴν ὑστεραίαν. λέγει δὲ καὶ ὀλίγη γίνεσθαι
τούτοισι πεπλανημένως, ὅπερ σημαίνει τὸ μὴ καθ' ἕκαστον
παροξυσμὸν, ἀλλ' ἐνίοτε, καὶ ταῦτα σμικρά. οὕτως δὲ καὶ
ἱδρῶτας ὀλίγους, ἀλλὰ καὶ ψύξιν ἀκρέων δυσεκθερμάντων,
ἐξ ὧν ἁπάντων δῆλόν ἐστιν ὠμῶν καὶ φλεγματικῶν χυμῶν
σηπομένων γίνεσθαι τὸν τοιοῦτον πυρετὸν, ἐπιμεμιγμένης
αὐτοῖς ξανθῆς χολῆς. ὁ μὲν οὖν ἐπὶ μόνῃ τῇ τοιαύτῃ χολῇ
συνιστάμενος ὀνομάζεται τριταῖος, ὁ δὲ καὶ τὸν ὠμὸν χυμὸν ἰσοσθενῆ προσλαβὼν, ἀκριβὴς ἡμιτριταῖος γίνεται, πλεῖστον ἐν Ῥώμῃ γινόμενος, ὡς ἂν τῶν κατὰ τὴν πόλιν ἀν-

poteſt quis intelligere effatu dignam ſignificari febris remiſſionem, verum per ὑποκουφίζεσθαι moderatiorem. Non
tamen tum diſtincte tum clare expoſuit utrum qui ita
febricitarunt acceſſionem haberent altero die minorem ea
quae priore die fuiſſet, an et ita permanens ſecundo die
remitteretur. Arbitror ego contextum indicare magis unam
tertio die acceſſionem fieri et poſtero quadamtenus remitti.
Docet quoque et rigores erratice his fieri, quod ſignificat
non in ſingulis acceſſionibus fieri, ſed interdum, eosque
parvos, ſic et ſudores exiguos atque item frigus extremitatum quae aegre concaleſcerent. Ex quibus omnibus
conſtat crudis pituitoſisque humoribus putreſcentibus talem oboriri febrem, his admixta flava bile. Quae igitur
ex ſola hujusmodi bile conſtat, tertiana nominatur. Quae
vero crudum humorem aequipollentem acceperit, exquiſi-
ſita ſemitertiana efficitur, quae plurimum Romae creatur,
hujus nimirum urbis hominibus familiariſſima. Haec qui-

Ed. Chart. IX. [47. 48.]   Ed. Baſ. V. (362. 363.)

θρώπων οἰκειότατος ὤν. αὐτὸς μὲν οὖν φρικώδης τ᾽ ἐστὶ
καὶ μετὰ τῶν καλουμένων ἀναδιπλώσεων γίνεται, παροξύνων
οὐ μόνον τῇ προτέρᾳ τῶν ἡμερῶν, ἀλλὰ καὶ τῇ μετὰ ταύτην, ἐλάσσονά τε τῶν προγεγενημένων παροξυσμὸν, ἧττόν τε
φρικώδη καὶ τὴν ἐπανάληψιν ἤτοι γ᾽ ἧττον ἢ οὐδ᾽ ὅλως
ἔχοντα. νυνὶ δὲ περὶ τοῦ διὰ τρίτης μὲν γινομένου, κουφί-
ζοντος δὲ κατὰ ταῦτα τὴν ἑτέραν ἡμέραν ὁ λόγος ἐστὶν, ὃς
δόξῃ εἶναι ἐγγυτέρω τῆς τοῦ ἐπιπαροξυνομένου τριταίου φύσεως, πλέον ἀποκεχωρηκὼς τοῦ ἡμιτριταίου. μεγάλη γὰρ
ἀπόστασις τό τε μὴ παροξύνεσθαι τῇ ἑτέρᾳ τῶν ἡμερῶν καὶ
τὸ χωρὶς ἀναδιπλώσεως γίνεσθαι. καὶ τό γε μὴν σμικρὸν
ῥῖγος ἐγγύς ἐστι τῇ φρίκῃ. καίτοι οὐδὲ τοῦτο συνεισβάλ-
λειν εἰσαεὶ τοῖς παροξυσμοῖς εἶπεν, ἀλλὰ πεπλανημένως, εἰ
μή τι ἄρα τὸ πεπλανημένως ἐπὶ μὲν τῶν ἄλλων πυρετῶν
εἶπεν, ἐπὶ δὲ τῶν τριταιο- (363) φυέων οὐκ εἶπεν. ἐλάχιστα δὲ καὶ ἥκιστα ῥίγη γίνεσθαι τούτοισιν εἰπὼν τὴν φρίκην μὲν ἐδήλωσεν, οὐκ ἀφείλετο δὲ τελέως αὐτὰ τῶν παροξυσμῶν. [48] ὅπως δ᾽ ἄν σοι ᾖ περὶ τούτων πρόδηλον,

dem horrida eſt fitque cum reduplicationibus appellatis,
nec folum priori die acceſſionem efficit, verum etiam fequenti, fed priore minorem minusque horridam et quae
repetitionem vel minorem vel prorfus nullam habeat.
Nunc autem de ea quae tertio quidem fit die, fed altero
in his remittitur, fermo eſt Hippocrati, quae propior naturae tertianae exacerbanti et a femitertiana magis diſſita.
Magnum fiquidem diſſidium eſt tum altero die non accedere, tum absque reduplicatione exiſtere. Et vero parvus
rigor horrori confinis eſt; quanquam ne hunc quidem
perpetuo cum acceſſionibus invadere dicat, fed erratice,
niſi forfan adverbium *erratice* de aliis febribus protulerit
et non de febribus tritaeophyis. Quum autem pauciſſimos
et minimos rigores his fieri profert, horrorem quidem
manifeſtavit non tamen eos abfolute ab acceſſionibus fu-
ſtulit. Ut autem de his certior fias, res ita fe habet:
haec enim febris merito tritaeophya nominatur. Non
enim femitertiana eſt, quod neque fecundo accedat die,

τοῦτό γε τοιοῦτόν ἐστιν, ὅτι οὗτος ὁ πυρετὸς εἰκότως εἴρηται τριταιοφυής. οὔτε γὰρ ἡμιτριταῖός ἐστιν ὡς ἂν μήτε τῇ
δευτέρᾳ παροξυνόμενος, ἀναδιπλώσεις τε μὴ ποιούμενος,
οὔτε παρεκτεταμένος, εἴ γε μηδ᾽ ὅλως εἰς ἀπυρεξίαν τελευτᾷ.
δίκαιον οὖν ἦν αὐτῷ τινὰ προσηγορίαν παρακειμένην ταῖς
προειρημέναις προσειπεῖν. ἦν δ᾽ ὁ λόγος εἰπεῖν οὐκέτ᾽ οὐδεμίαν παρὰ τὴν τοῦ τριταιοφυοῦς· τό γε μὴν ἐν κρισίμοις
ὡς ἐπὶ τὸ πολὺ κακοῦσθαι τριταιοφυῶν ἴδιον, οὐ κοινὸν
ἁπάντων ἐστίν. ἐμάθομεν δ᾽ ἐν τοῖς περὶ κρισίμων τοῖς
κακοήθεσι νοσήμασι τοῦτο γινόμενον, σμικρὰ κουφίζοντες καὶ
ταχὺ πάλιν ἐξ ἐπισχέσεως βιαιοτέρως παροξυνόμενοι τῷ μεμνημένῳ τῶν εἰρημένων ἐν τοῖς περὶ κρίσεών τε καὶ κρισίμων καὶ τοῖς περὶ διαφορᾶς πυρετῶν, οὐδὲν ἔτι δευτέρας
ἀναμνήσεως δεῖται. δέδεικται γὰρ ἐν ἐκείνοις ὑπὲρ ἁπάντων τῶν τοιούτων ὁποῖον καὶ τὸ νῦν εἰρημένον ἐστὶ, τὸ
διακουφίζοντες. οἱ γοῦν τοιοῦτοι πυρετοὶ τὴν γένεσιν ἔχουσιν οὐκ ἐξ ἑνὸς, ἀλλὰ καὶ ἐκ πλεόνων χυμῶν, ὧν ὁ μὲν
θερμότερος ἀνάπτει τὸν ὀξὺν πυρετὸν ἐν τάχει τε παύεται.

neque reduplicationes faciat, neque extenſa eſt, quum
utique nullo pacto ad integritatem deſinat. Aequum itaque
ipſi erat oppoſitam quandam praedictis febribus appellationem indere; eratque ratio ut nullum aliud praeterquam
tritaeophyae nomen inderetur.   Deteriorem vero eſſe ut
plurimum diebus judicatoriis febrium tritaeophyarum proprium eſt, non omnium commune. Didicimus enim ex
libris de diebus judicatoriis malignis morbis iſtud fieri,
ipſas aliquantulum remitti, citoque rurſus ex remiſſione
violentius invadere.   Si autem memor ſis eorum quae in
libris de judicationibus, diebus judicatoriis et febrium differentiis edita ſunt, nihil ſecundo meminiſſe opus eſt.
Nam illis in libris de ejusmodi omnibus diſſeruimus,
quale eſt et quod ‘nunc pronunciatum eſt, parum remit-
tentes.   Itaque febres hujusmodi generationem habent non
ex uno, ſed ex pluribus humoribus, quorum calidior
quidem febrem accendit acutam atque celeriter deſinit,

Ed. Chart. IX. [48.] Ed. Baf. V. (363.)

τούτου δὲ κατειληφότος τὸ σῶμα συμβαίνει διαφθείρεσθαί τε καὶ σήπεσθαι τοῖς ψυχροτέροις, εἶθ᾽ οὕτως ἀνάπτεσθαι πάλιν ἐκ τῆς γινομένης ἐπισχέσεως, ὅπερ ἐστὶν οἷον ἀναπαύσεως καὶ μειώσεως τοῦ πυρετοῦ. χείρων δὲ τοῦ πρόσθεν ὁ τοιοῦτος γίνεται πυρετὸς, ὡς ἂν προκεκμηκυῖαν ἤδη τὴν δύναμιν ἐκ τῶν ὀχληρῶν εὑρών. εὔδηλον γὰρ ὅτι κἂν ἴσος ᾖ τῷ μεγέθει, πολὺ γοῦν μειζόνως ἂν ὀχλεῖ τὰς μὲν ἰσχυροτέρας δυνάμεις, μᾶλλον δὲ τῶν τὰς ἀσθενεστέρας.

η'.

Ἱδρῶτες πολλοί.

Δηλονότι τοῖς ἄλλοις πυρετοῖς ἐφάνησαν ἱδρῶτες πολλοὶ, δυνατὸν δὲ καὶ τοῖς ἄνευ πυρετοῦ πάθεσιν, οἷον τοῖς σπασμοῖς ἱδρῶτας ἐπιφανῆναι πολλοὺς ἐκ τῆς ἠθροισμένης ἐν τῷ σώματι πολλῆς ὑγρότητος ψυχρᾶς διὰ τὴν κατάστασιν, ὑπὸ δὲ τῆς τοῦ σπασμοῦ βίας ἐκκρινομένης· ἀλλὰ καὶ

quae ubi corpus prehenderit, frigidiores tum corrumpi tum putrefcere evenit, deinde ita rurfum accendi ex facta remifsione, hoc eft veluti febris requie ac imminutione, quod vires jam ex infeftantibus fatigatas offendat. Si namque par fit magnitudine, multo quidem vehementius imbecilliores vires quam validiores divexare patet omnibus.

XXVI.

Sudores multi.

Nimirum aliis in febribus multi fudores apparuerunt, potuerunt autem et citra febrem affectibus, veluti convulfionibus copiofi fudores fuperapparuifse ex accumulato in corpore copiofo humore propter frigidum ftatum con-

Ed. Chart. IX. [48. 49.] Ed. Baf. V. (363.)
οἷς γέ τισιν ἔφη γενέσθαι, τούτοις οὖν αὐτοῖς καὶ εἰκός
ἐστιν, ἱδρῶτες πολλοί.

β'.

Τουτέοισιν ἐλάχιστα κουφίζοντες οὐδὲν, ἀλλ' ὑπεναντίως
βλάβας φέροντες.

Τούτοις φησὶ τοῖς πυρετοῖς, ὑπὲρ ὧν ὁ λόγος ἐστὶ, τοῖς
τριταιοφυέσιν ἱδρῶτες συνήδρευον οὐδὲν ὠφελοῦντες. ἡ
δ' αἰτία πρόδηλος, ἀποδεδωκότων ἡμῶν ἀπέπτοις [49] νοσήμασιν, οὔτ' ὠφελεῖν τοὺς ἱδρῶτας οὔτ' ἀγαθὸν εἶναι ση-
μεῖον· ἢ γὰρ πλεονεξίαν ὑγρῶν· ἢ ἀῤῥωστίαν δυνάμεως ἐνδείκνυται.

κη'.

Ψύξις πολλὴ τουτέοισι τῶν ἀκρέων, καὶ μόλις ἀναθερμαινόμενα.

---

vulſionis violentia excreto. At quibus ait accidiſſe, his
ſane, ut par eſt, copioſi ſudores eruperunt.

XXVII.

Qui nullam his levationem, imo contra noxas adferunt.

His inquit, ſebribus tritaeophyis de quibus eſt oratio, qui ſudores nihil juvarent aſſederunt. Cauſa manifeſta eſt, quum nos attribuerimus incoctis morbis ſudores
neque prodeſſe neque bonum ſignum eſſe; hi namque
aut humorum redundantiam aut virium imbecillitatem
denunciant.

XXVIII.

His ingens frigus extremorum quae vix etiam recaleſce-
rent.

Καὶ διὰ φλεγμονὴν μὲν ἀξιόλογον σπλάγχνων ἐν τοῖς
παροξυσμοῖς δυσεκθέρμαντα γίνονται τὰ ἄκρα καὶ διὰ πλῆθος δὲ ψυχρῶν χυμῶν, ὡς ἀπεδείξαμεν ὑπὲρ ἀμφοτέρων ἐν
ταῖς προειρημέναις πραγματείαις.

κθ'.

Οὐδὲ ἄγρυπνοι τὸ σύνολον, μάλιστα δ' οὗτοι καὶ πάλιν
κωματώδεες.

Καὶ πάλιν ἀγρύπνους μὲν αὐτούς φησι γεγονέναι μᾶλλον ἐν μέρει, οὐ μὴν τὸ σύνολόν γε ἐπὶ τούτοις, οὐδ' ἐναν-
τίωσις σφοδρά. φησὶ γὰρ αὐτοῖς ἐν μέρει καὶ τὸ κωματῶδες σύμπτωμα γεγονέναι. τοῦτο δ' ἐστὶν ὅταν καταφέ-
ρωνται, μὴ δυνάμενοι τὰ τῶν ἐγρηγορότων πράττειν, ὡς
ἀπεδείξαμεν.

λ'.

Κοιλίαι δὲ πᾶσι ταραχώδεες καὶ κακαί, πολὺ δὲ τουτέοισι
κάκισται.

Corporis extrema difficile recalefcunt in acceffionibus,
tum ob infignem vifcerum phlegmonem, tum frigidorum
humorum copiam, ut de praedictis utriusque tractatibus
demonftravimus.

XXIX.

*Neque hi prorfus erant pervigiles, fed etiamnum maxime
comatofi.*

Vigiles rurfus ait eos fuiffe magis viciffim, non id
tamen his prorfus erat, neque contrarietas magna. Dicit
enim ipfis viciffim et comatofum fymptoma faetum fuiffe;
hoc autem eft, quum ad fomnum deferuntur, nequeuntes
vigilantium munera obire, ut demonftravimus.

XXX.

*Alvi omnibus turbatae erant et malae, longe autem his
peffimae.*

Ed. Chart. IX. [49. 50.]   Ed. Baf. V. (363.)

Τῆς περιουσίας τῶν χυμῶν εἰς τὴν γαστέρα ῥεούσης,
ὡς ἔμπροσθεν εἶπον, εἰκὸς ἦν ταραχώδεις γίνεσθαι αὐτάς.
τούτοις οὖν τοῖς τριταιοφυέσιν, ὑπὲρ ὧν ποιεῖται τὸν λό-
γον, ὡς ἂν κακοηθεστέροις τῶν ἄλλων νοσημάτων, ἀναγκαῖον
ἦν καὶ κατὰ τὴν γαστέρα χείρους γίνεσθαι.

λα'.

Οὖρα δὲ τοῖσι πλείστοισι τουτέων ἢ λεπτὰ καὶ ὠμὰ καὶ
ἄχροα καὶ κατὰ χρόνον σμικρὰ πεπαινόμενα κρισίμως, ἢ
πάχος μὲν ἔχοντα, θολερὰ δὲ καὶ οὐδὲ καθιστάμενα,
οὐδὲ ὑφιστάμενα, οὐδὲ πεπαινόμενα, ἢ σμικρὰ καὶ ὠμὰ
καὶ κακά, τὰ δὲ ὑφιστάμενα καὶ κάκιστα ταῦτα πάντα.

[50] *Ταῦτα πάντα τὰ καθόλου διὰ τοῦ προγνωστικοῦ*
γράμματος ἐδίδαξε, ταῦτα καὶ νῦν ὡς ἐπὶ παραδειγμάτων
διὰ τῶν κατὰ μέρος πιστοῦται· προεξηγησάμενοι δὲ κατὰ
τὸ προγνωστικὸν οὐδὲν ἔτι δεόμεθα περὶ τῆς συμφωνίας

Defluente in ventrem humorum redundantia, ut ante
dixi, ipſum turbari par erat. Has igitur tritaeophyas,
de quibus orationem facit, tanquam ceteris morbis maligniores ac in ventre deteriores eſſe neceſſe erat.

XXXI.

Horum autem plurimis urinae et tenues erant, crudae,
pallidae, ac tempore parum concoctae judicatorie, aut
craſſum quidem habentes, verum turbidae, neque con
fiſtentes, neque ſubſidentes, neque concoctae, aut paucae,
crudae, pravae, ſubſidentes autem et hae omnes peſ-
ſimae.

Haec omnia in univerſum libro prognoſtici docuit,
quae quidem et hoc in libro velut exemplis per ſingula-
ria creduntur. Quae autem quum in prognoſtico expo-
ſuerimus, non eſt amplius quod de eorum conſonantia

τούτων πρὸς ἐκεῖνα λέγειν, ἐναργῶς φαινομένης, ἐδείχθη
γὰρ ἡμῖν ἐν ἐκείνοις ὠμῶν καὶ ἀπέπτων χυμῶν σημεῖα
τὰ τοιαῦτα.

λβ΄.

Βῆχες μὲν παρείποντο τοῖς πυρετοῖσι, γράψαι δὲ οὐκ ἔχω
βλάβην οὐδ᾽ ὠφελείην γινομένην διὰ βηχὸς τότε.

Τῆς πλεονεξίας τῶν χυμῶν ἐκκαθαιρομένης εἰώθασιν
αἱ βῆχες ἐπιφέρειν.

λγ΄.

Χρόνια μὲν οὖν καὶ δυσχερέα καὶ πάνυ ἀτάκτως καὶ πεπλανημένως καὶ ἀκρίτως τὰ πλεῖστα τουτέων διετέλει γινόμενα καὶ τοῖσι πάνυ ὀλεθρίως ἔχουσι καὶ τοῖσι μή. εἰ
γάρ τινες αὐτέων διαλείποιεν μικρά, ταχὺ πάλιν ὑπέστρεφον. ἔστι δ᾽ οἶσιν ἔκρινεν αὐτῶν ὀλίγοισιν, οἶσι τὰ
βραχύτατα γίγνοιτό περὶ ὀγδοηκοστὴν ἐοῦσι καὶ τούτων

cum illis dicamus quae apparent confspicua: nam in illis
figna talia crudorum et incoctorum effe demonftravimus.

XXXII.

Tuffes quidem febrium erant comites, fed quae laefio aut
utilitas ex tuffi prodierit, eam fcribere non poffum.

Expurgata humorum redundantia tuffes inferri confueverunt.

XXXIII.

Itaque diuturna ac difficilia haec erant et admodum inordinate et erratice et citra crifin. Horum plurima
tum his qui valde perniciofe tum his qui nequaquam
ita fe haberent permanebant. Si namque ipforum quibusdam paululum intermitterent, celeriter etiamnum
revertebantur. Quibusdam eorum, iisque paucis octogefimo die breviffime judicabantur, atque ipforum non-

ἐνίοις ὑπέστρεψαν, ὥστε κατὰ χειμῶνα τοὺς πλείστους
αὐτέων ἔτι νοσεῖν, τοῖσι δὲ πλείστοισιν ἀκρίτως ἐξέ-
λειπον.

Εὔδηλον δ᾽ ὅτι τοῦ δευτέρου χειμῶνος μέμνηται νῦν
οὗτος, οὐ τοῦ προτέρου, κατὰ τὴν προτέραν αὐτῷ λελεγμένου τῆς ὅλης καταστάσεως. ἅπαντα γὰρ ταῦτα τὰ νοσήματα περὶ ὧν ὁ λόγος αὐτῷ νῦν ἐστιν, ἤκμασε μάλιστα
καὶ κατὰ τὸ δεύτερον φθινόπωρον, εἶτα τινὰ μὲν αὐτῶν
ἐπαύσατο χειμῶνος ἀρχομένου, τινὰ δὲ μέχρι πλείονος ἐπε-
τάθη. (364) τὸ δ᾽ ἄτακτον αὐτῶν καὶ ὑποστροφῶδες
ἐπὶ τῇ ψυχρότητι δηλονότι καὶ τῷ πλήθει τῶν ἐργαζομένων τὰ νοσήματα χυμῶν εἰκότως ἀπήντησε, διὸ καὶ συμ-
πεσεῖν ὁμοίως αὐτὰ τοῖς περιγενομένοις.

λδ΄.

Ὁμοίως δὲ ταῦτα ξυνέπιπτε τοῖσι περιγενομένοισι καὶ τοῖσι
οὔ. πολλῆς δέ τινος γενομένης ἀκρισίης καὶ ποικίλης

nullis reverſa ſunt. Quare hieme adhuc ipſorum plurimi aegrotabant, plerosque vero citra criſin reliquerunt.

Quod nunc Hippocrates de ſecunda hieme mentionem
faciat, non de prima, quam in principio totius ſtatus recenſuit, patet omnibus. Siquidem omnes morbi, de
quibus ipſi nunc oratio eſt, ſecundo potiſſimum autumno
viguerunt, deinde eorum quidam incipiente hieme ceſſa-
verunt, nonnulli vero longius producti ſunt. Quod vero
ipſi citra ordinem eſſent et reverterentur ex frigore nimirum et humorum morbos procreantium multitudine,
jure incidit, indeque ſuperſtitibus eadem acciderunt.

XXXIV.

Haec autem tum ſoſpitibus tum minime ſuperſtitibus acciderunt fuitque multa ac varia in morbis acriſia, ma-

ἐπὶ τῶν νοσημάτων καὶ μεγίστου μὲν σημείου καὶ κακίστου
διὰ τέλεος παρεπομένου, τοῖσι πλείστοισιν ἀποσίτους εἶναι
πάντων γευμάτων, [51] μάλιστα δὲ τουτέων οἷσι καὶ τὰ
ἄλλα ὀλεθρίως ἔχοι. διψώδεες δὲ οὐ λίην ἀκαίρως ἦσαν ἐπὶ
τοῖσι πυρετοῖσι τούτοισιν.

Ὅτι τὸ ἐῤῥῶσθαι τὴν διάνοιαν καὶ εὖ ἔχειν πρὸς τὰς
προσφορὰς ἀγαθὸν μέγιστον ἑτέρωθι πρὸς αὐτοῦ λέλεκται
καὶ καθόλου καὶ νῦν καὶ διά τινος τοῦ κατὰ μέρος παραδείγματος ἐπιστώθη. τὸ δὲ μὴ λίαν αὐτοὺς διψώδεες εἶναι τῇ ποιότητι τῶν πλεοναζόντων χυμῶν εἰκότως ἠκολούθησε.

λε'.

Γιγνομένων δὲ χρόνων μακρῶν καὶ πόνων πολλῶν καὶ κακῆς
συντήξεως, ἐπὶ τουτέων ἀποστάσιες ἐγίγνοντο ἢ μείζους
ὥστε ὑποφέρειν μὴ δύνασθαι ἢ μείους ὥστε μηδὲν ὠφε-

---

ximum etiam ac peſſimum ſignum perpetuo comitabatur,
quod cibos omnes plerique averſarentur, iique maxime
quibus cetera quoque pernicioſa exiſterent.   His autem
in febribus non admodum intempeſtive ſitiebant.

Quod mente conſtare et ad ciborum oblationes bene
habere bonum ſit maximum alias ab Hippocrate univerſaliter pronunciatum eſt; atque hoc loco particulari
exemplo confirmatum eſt.   Quod non admodum ipſi ſiti-
rent, qualitatem humorum redundantium merito conſecutum eſt.

XXXV.

Quum autem tempora producerentur multique labores
eſſent et prava colliquatio, his humorum ſeceſſus oboriebantur vel majores quam pro viribus ſuſtinerent au

λέειν, ἀλλὰ ταχὺ παλινδρομέειν καὶ ξυνεπείγειν ἐπὶ τὸ κάκιον.

῞Οταν τὸ πλῆθος ᾖ πολὺ χυμῶν ἀπέπτων, αἱ ἀποστάσεις γίνονται· εἰ μὲν σμικραὶ εἶεν αἱ ἀποστάσεις, οὐδὲν
ὠφελοῦσιν, εἰ δὲ μεγάλαι, φέρειν αὐτὰς ἡ δύναμις οὐ δύναται. ὅτι δὲ καὶ νῦν τὰς κατ᾽ ἔκρουν κενώσεις ἀποστάσεις ὀνομάζει διὰ τῆς ἐπιφερομένης ῥήσεως σαφῶς ἐδήλωσε.

λστ᾽.

῏Ην δὲ τουτέοισι τὰ γενόμενα δυσεντεριώδεα καὶ τεινεσμοὶ
καὶ λειεντερίαι καὶ ῥοώδεες, ἔστι δ᾽ οἷσι καὶ ὕδρωπες, μετὰ
τούτων καὶ ἄνευ τούτοιν ἆσαι.

῍Ας διὰ τῆς προγεγραμμένης ῥήσεως ἐν τῷ καθόλου
γεγονέναι φησὶν ἀποστάσεις, ταύτας νῦν διεξέρχεται κατὰ
μέρος. προείρηται δ᾽ ἡμῖν ἐν τοῖς πρόσθεν εἰκότως γενέσθαι τὰ τοιαῦτα νοσήματα τῶν περιττωμάτων εἰς τὴν

minores quam quicquam prodeffent, verum qui derepente recurrerent et in deterius evaderent.

Quum incoctorum humorum copia multa faerit, abs-
ceffus creantur. Si parvi abfceffus fuerint, nihil conferunt; fi magni, eos ferre vires nequeunt. Quod autem
et nunc per effluxum vacuationes, apoftafes vel abfceffus
vocitet, per eam quae infertur orationem demonftravit.

XXXVI.

Quae hos exercebant dyfenteriae, tenefmi, lienteriae et
alvi fluxiones, quibusdam etiam hydropes, cum his et
fine his molefiae.

Quos fuperius fcripto textu univerfe abfceffus fuiffe
profert, hos nunc particulatim percurrit. Morbos hujusmodi merito antea fuiffe praediximus, confluentibus in
alvum excrementis, dyfenterias quidem cum cruentis fci-

Ed. Chart. IX. [51. 52.]   Ed. Baf. V. (364.)

γαστέρα συρρεόντων, τὰς μὲν δυσεντερίας δηλονότι μετὰ
τῶν αἱματωδῶν διαχωρημάτων καθ᾽ ὁντιναοῦν τρόπον
γενομένας, τοὺς δὲ τεινεσμοὺς τάσεις ὄντας σφοδρὰς ἐπὶ
τῆς κατὰ τὸ ἀπευθυσμένον ἑλκώσεως, τὰς δὲ λειεντερίας
ταχείας διεξόδους ἀμεταβλήτων σιτίων οὔσας. ῥοώδεις δὲ
λέγει τοὺς χωρὶς τούτων τῶν εἰρημένων παθημάτων διαχω-
ροῦντας, ἀεί τε καὶ συνεχῶς ὑγρὰ διαχωρήματα. τοὺς δὲ
καὶ εἰς ὑδέρους ὀξεῖς φη [52] σι κατασκῆψαι διὰ τὴν
πλεονεξίαν τῶν ψυχρῶν καὶ ὑγρῶν χυμῶν, ἐνίοις μὲν μετὰ
τῶν προειρημένων συμπτωμάτων, ἐνίοις δὲ ἄνευ τούτων.

λζ΄.

Ὅτι δὲ παραγένοιτο τούτων βιαίως, ταχὺ ξυνῄρει ἢ πάλιν,
ἐπὶ τὸ μηδὲν ὠφελέειν.

Τὰ διὰ δυσπεψίαν καὶ πλῆθος τῶν ὠμῶν χυμῶν γινόμενα νοσήματα πρὸς τῶν ἐκκρίσεων οὐδὲν ὠφελεῖται. ἔφη

licet dejectionibus quocunque modo creatis; tenefmos vero
qui tenfiones funt vehementes et inteftini recti ulceratione obortae, lienterias autem quae celeres funt ciborum non mutatorum tranfitus, alvi fluxiones vocat, quum
fine praedictis affectibus dejiciuntur tum perpetuo tum
affidue humida excrementa. Nonnullos et in hyderos
acutos decubuiffe ait propter humorum frigidorum et
humidorum redundantiam; nonnullos quidem cum praedictis fymptomatis, nonnullos vero fine his.

XXXVII.

Quicquid autem ex his violenter accidebat, derepente vi-
res tollebat aut prorfus nihil conferebat.

Qui propter coctionis difficultatem et propter crudorum humorum copiam creantur morbi, ab excretionibus
nihilo juvantur. Dixit enim multas quidem et violentas
cito vires devertere; at quae tales non funt nihil con-

γὰρ τὰς μὲν πολλὰς βιαίους ταχὺ καθαιρεῖν τὴν δύναμιν,
τὰς δὲ μὴ τοιαύτας οὐδὲν ὀνινάναι. οὐσῶν δὲ καὶ τούτων
διττῶν, οὐδὲν ὠφελήσουσιν αἱ χωρὶς τοῦ πεφθῆναι, ἅτε καὶ
τούτων ἔτι πολλῶν οὐδὲν ὠφελήσει τι χωρὶς τοῦ πεφθῆναι.

λη΄.

Ἐξανθήματα μικρὰ καὶ οὐκ ἀξίως τῆς ἐκκρίσεως τῶν νοσημάτων καὶ ταχὺ πάλιν ἀφανιζόμενα ἢ παρὰ τὰ ὦτα
οἰδήματα μὴ λυόμενα καὶ οὐδὲν ἀποσημαίνοντα.

Κεφάλαιον ἁπάντων τῶν γενομένων παθημάτων ἢ τῶν
χυμῶν ἦν ἀπεψία. εἰ δὲ καί που βιασαμένη τινὰς αὐτῶν
ἡ φύσις ἐκκρίνειν ἐπεχείρησεν, οὐδὲν ἤνυσεν, ἀλλ᾽ ἡττη-
θεῖσα πρὸς αὐτῶν ἢ ἐπέτρεψεν αὐτίκα παλινδρομῆσαι πρὸς
τὸ βάθος, ἢ δι᾽ ὀλιγότητα τῶν γενομένων ἐκκρίσεων εἰς
ἀπόστασιν ὥρμησε.

ferre.   Quum autem hae duobus fint modis, nihil hac
conferent quae fine concoctione fint; nihil quoque et
aliae; quamvis etiam multae juvant, nifi coquantur.

XXXVIII.

*Papulae parvae etiamnum pro excretionis morborum ma-
gnitudine erumpebant; imo cito prorfum occultabantur
aut pone aures oedemata nigricantia oriebantur, quae
non folverentur nihilque fignificarent.*

Omnium quae tunc fuerunt pathematum principium
fuit humorum cruditas.   Si namque natura per vim
eorum quosdam excernere aggreffa effet, nihil juvabat.
Imo ab ipfis evicta aut confertim in profundum recurrere
permifit aut ob factarum excretionum paucitatem ad abs-
ceffum efficiendum concitata eft.

λθ'.

Ἔστι δ' οἷσιν ἐς ἄρθρα μάλιστα δὲ κατὰ τὸ ἰσχίον, ὀλίγοισι κρισίμως ἀπολιπόντα καὶ ταχὺ πάλιν ἐπικρατενό-
μενα ἐπὶ τὴν ἐξ ἀρχῆς ἕξιν.

Ὅτι μὲν οὖν ἡ κατ' ἀπόθεσιν ἀπόστασις ἐν τοῖς χρονίοις μάλιστα νοσήμασι γίγνεται καὶ ὅτι μάλιστα παρ'
αὐτοῦ μεμαθηκότες ἐκ τοῦ καθόλου καὶ νῦν ἐκ τοῦ κατὰ
μέρος τούτου μαρτυρούμενον ἕξομεν. [53] διὰ δὲ πολλὴν
εἶναι τὴν περιουσίαν τῶν ὠμῶν καὶ ψυχρῶν χυμῶν καὶ
ἀπέπτων εἰς τὸ μέγιστον τῶν ἄρθρων πολλοῖς ἀπέσκηψεν,
ἀλλ' οὐκ ἐκκρίνοντο, διὰ τὸ δύσπεπτον τῶν χυμῶν. εἰ δέ
τινι τοῦτο ἔδοξε λωφῆσαι, ταχὺ πάλιν ὑπέστρεφε, τοῦτο γάρ
ἐστι τὸ δηλούμενον, ἀπολιπόντα τὰ οἰδήματα, τῆς ἄνω φορᾶς
γεγονυίας, ὑποστρέφοντα δὲ πάλιν ἐπὶ τὴν ἐξ ἀρχῆς ἕξιν ἀνέ-
σκηψε. καὶ γὰρ καὶ τοῦτο δηλοῦται πρὸς αὐτοῦ διὰ τοῦ

XXXIX.

*Quibusdam in articulos praecipueque in coxendicem de-
cumbebant, paucis decretorie ceffabant, ftatimque rurfus evicti ad priftinum habitum revertebantur.*

Itaque quod abfceffus per decubitum aut repofitionem
in diuturnis morbis potiffimum fiat quodque inprimis ad
articulos ab eo in univerfum didicerimus etiam nunc
ex hoc particulari teftimonio confirmatum habebimus. Quia
vero multa effet tum crudorum tum frigidorum tum incoctorum humorum redundantia, propterea multis in maximum articulum decubuit, fed non excernebantur propter
difficilem humorum concoctionem; fi cui vero etiam ceffaviffe viderentur, quamprimum recidebant; hoc enim eft
quod fignificatur, relinquebantur oedemata facta furfum
latione; rurfus autem revertentia in priorem habitum re-
lapfa funt. Etenim etiam id ab eo declaratur hisce ver-

Ed. Chart. IX. [53.]   Ed. Baf. V. (364.)

φάναι καὶ ταχὺ πάλιν ἐπικρατούμενα ἐπὶ τὴν ἐξ ἀρχῆς
ἕξιν.

μ΄.

Ἔθνησκον δὲ ἐκ πάντων μὲν, πλεῖστοι δὲ ἐκ τουτέων, παιδία, ὅσα ἀπὸ γάλακτος ἤδη καὶ πρεσβύτερα, ὀκταέτεα
καὶ δεκαέτεα καὶ ὅσα πρὸ ἥβης ἦσαν. ἐγίνετο δὲ τούτοισι ταῦτα οὐκ ἄνευ τῶν πρώτων γεγραμμένων. τὰ δὲ
πρῶτα πολλοῖσιν ἄνευ τουτέων.

Τῆς καταστάσεως ἐπικρατοῦν ἐσχηκυίας μάλιστα τὸ
ὑγρὸν, ἐπὶ πλεῖστον γὰρ τοῦτο τοῦ κατὰ φύσιν ἐξετράπετο
τῆς καθ᾽ ὑγρότητα καὶ ψυχρότητα μοχθηρίας, ἐπ᾽ ὀλίγον
ὄντες ψυχροὶ καὶ ξηροί. δέδεικται γὰρ ἡμῖν ἑτοιμότερόν
πάσχειν τὰ σώματα πρὸς ἐκείνων τῶν αἰτίων, ὅσα συγγενῆ
ταῖς δυσκρασίαις αὐτῶν ἐστίν.

---

bis: ſtatimque rurſus evicta ad priſtinum habitum revertebantur.

XL.

Moriebantur autem ex omnibus quidem atque ex his plu-
rimi pueri jam ablactati et natu majores, octennes,
ac decennes et prope puberes. His autem iſta non absque
prius deſcriptis; prima vero plerisque ſine his contin-
gebant.

Quum praeſens ſtatus evincentem habuiſſet potiſſimum humiditatem, (ea namque a naturali deſciverat) qui
frigidi et ſicci eſſent humores, humiditatis et frigiditatis
pravitati minus patebant; nam corpora promptius ab his
pati cauſis demonſtravimus, quae ipſorum intemperiebus
congeneres exiſtunt.

μα.

Ἕν μοῦνον δὲ χρηστὸν καὶ μέγιστον τῶν γενομένων σημείων
καὶ πλείστους ἐῤῥύσατο τῶν ὄν- (365) των ἐπὶ τοῖς
μεγίστοισι κινδύνοισιν, οἷσιν ἐπὶ τὸ στραγγουριῶδες ἐτράπετο καὶ ἐς τοῦτο καὶ ἀποστάσιες ἐγίνοντο. ξυνέπιπτε
δὲ καὶ ἐν τοῖσι πλείστοισι τὸ στραγγουριῶδες τῇσι ἡλι-
κίῃσιν ταύτῃσι γίνεσθαι μάλιστα. ἐγίνετο δὲ καὶ τῶν
ἄλλων πολλοῖσιν ὀρθοστάδην καὶ ἐπὶ τῶν νοσημάτων,
ταχὺ δὲ καὶ μεγάλη τις ἢ μεταβολὴ τούτοισι πάντων
ἐγίνετο· κοιλίαι τε γὰρ εἰ καὶ τύχοιεν ἐφυγραινόμεναι,
κακοήθεα τρόπον ταχὺ ξυνίσταντο, γεύμασί τε πᾶσιν
ἡδέως εἶχον, οἵ τε πυρετοὶ πρηέες μετὰ ταῦτα. χρόνια δὲ τουτέοισι τὰ περὶ τὴν στραγγουρίαν καὶ ἐπίπονα ἦν.

―――――

Εἰρήκει καὶ πρόσθεν στραγγουριώδη καὶ ἀνεφριτικὰ
τούτοις γενέσθαι συμπτώματα καίπερ ἔχοντά τινα κοινωνίαν, ἀλλ' ἄλλα ἀντ' ἄλλων. καὶ ἡμεῖς ἔφαμεν ἐκκαθαι-

XLI.

Unicum vero utile et eorum quae edebantur fignorum maximum, quodque plurimos maximis periculis immerfos
liberavit, hoc fuit, quibus ad ftranguriam divertiffent
et in hanc abfceffus concidiffent.   Accidebat quoque
caeteris multis tum furrectis tum decumbentibus.   His
etiam illico magna quaedam omnium mutatio contingebat: alvi namque etiamfi forfan humectatae effent,
ftatim maligno modo tum fiftebantur, feque jucunde ad
omnes cibos habebant; pofteaque febres mites percipiebantur.   Verum ftranguria diuturna ac laboriofa
erat.

―――――

Dixerat etiam fuperius ftranguriofa et non nephritica
fymptomata his accidiffe, etfi quandam communitatem fortiuntur, verum alia pro aliis.   Nosque diximus, ubi corporis excrementa per renes expurgantur, fit illis ftranguria

ρομένου τοῦ σώματος ὅλου τὰ περιττώματα διὰ τῶν νεφρῶν
τὴν στραγγουρίαν αὐτοῖς γίγνεσθαι μὲν καὶ ἄλλως, μάλιστα
δὲ διὰ δριμύτητα τῶν συῤῥεόντων οὔρων, ἐφ᾽ ᾗ καὶ νῦν
αἰτία συνέστη. μεμνῆσθαι δὲ χρὴ πάλιν ὅτι καὶ νῦν ἀποστάσεις ἐπὶ στραγγουρίαν ἔφη γε- [54] γονέναι καίτοι
κατ᾽ ἔκρουν, οὐ κατ᾽ ἀπόθεσιν τῶν λυπούντων χυμῶν ἀπο-
χωρησάντων ὅλου τοῦ σώματος. ὥσπερ γὰρ διὰ γαστρὸς
πολλάκις ἐκκαθαίρεται τὸ σύμπαν σῶμα, οὕτω καὶ διὰ
νεφρῶν καὶ κύστεως. χρόνια τούτοισι τὰ κατὰ τὴν στραγγουρίαν καὶ ἐπιπόνως ἐκκαθαίροντες ὅλον τὸ σῶμα διὰ τῆς στραγγουρίας. ταῦτα δ᾽ ἀναγκαῖον ἦν πάσχειν τὰ μόρια, δι᾽ ὧν
ἡ ἔκκρισις ἐγίγνετο τῶν δριμέων οὔρων, δηλονότι δακνόμενα καὶ τῷ συνεχεῖ τῆς ἀποκρίσεως ἐνοχλούμενα, διόπερ
καὶ ἐπιπόνως εἶχον ἐν αὐτῇ τῇ διόδῳ τῶν οὔρων. χρόνῳ
δ᾽ αὐτοῖς πλείονι τὰ τοιαῦτα συμπτώματα ἐγίνετο, διὰ τὸ
πλῆθος τῶν ἐκκαθαιρομένων περιττωμάτων.

tum alias tum maxime propter confluentium urinarum
acrimoniam, ex qua et nunc caufa fuit. Tenere autem
memoria oportet nunc etiam abfceffus ad ftranguriam factos ipfum dicere, quamquam per effluxum, non per decubitum toto corpore molefti humores fepararentur. Ut
enim per alvum faepius univerfum corpus expurgatur,
fic et per renes et veficam. At his diuturna eft ftranguria et laboriofe univerfum corpus per ftranguriam expurgatur. Has autem partes per quas acrium urinarum excretio fiebat pati erat neceffe, quod fcilicet morderentur
et excretionis continuitate infeftarentur, hinc et in ipfo
urinarum tranfitu laboriofe habebant. Hujusmodi vero
fymptomata diutius ipfis facta funt ob excrementorum
quae expurgabantur plenitudinem.

μβ'.

Οὖρα δὲ τουτέοισιν εἴη πολλὰ, παχία, ποικίλα καὶ ἐρυθρὰ,
μιξόπυα μετ' ὀδύνης.

Ταῦτα πάντα τοῦ παντὸς σώματος ἀποτιθεμένου τὴν
περιουσίαν τῶν μοχθηρῶν χυμῶν ἐγίνετο, διὸ καὶ πάντες
ἐσώθησαν. ποικίλης δ' οὔσης αὐτῆς, ὡς ἔμπροσθεν ἔφαμεν,
ἄλλο γὰρ ἄλλῳ τὸ πλεονάζον ἦν, εἰκότως κἂν τοῖς οὔροις
γενέσθαι ποικιλίαν, οὐχ ἅπασιν ὁμοίων γιγνομένων αὐτῶν,
ἀλλὰ τοῖς μὲν τοίως, τοῖς δὲ τοίως.

μγ'.

Περιεγένοντο δὲ πάντες οὗτοι καὶ οὐδένα τούτων οἶδα ἀποθανόντα. ὅσα δ' ἀκινδύνως.

Διὰ τί μὲν περιεγένοντο προείρηται, ἐξηνέχθησαν δὲ
διὰ τῶν οὔρων. τὸ δ' ὅσα ἀκινδύνως ἔστιν ἔνιοι τῆς ἐχο-

XLII.

His autem extiterunt urinae copiofae, craffae, variae et
rubrae, cum dolore putri permixtae.

Haec omnia toto corpore pravorum humorum fuperfluitatem deponente oboriebantur, quapropter etiam omnes
confervati funt. Quum autem ea varia effet, ut ante
docuimus, aliud fiquidem alteri redundabat, merito et in
urinis ipfis fuit varietas. Quum enim non omnibus effent
fimiles, fed his quidem talis, aliis vero alia.

XLIII.

At hi omnes fuperftites evaferunt, eorumque nullum interiiffe novi. Quaecunque citra periculum erant.

Quare fuperftites evaferunt praenunciatum eft: per
urinas enim expurgati funt. Hoc autem quaecunque citra

Ed. Chart. IX. [54. 55.]   Ed. Baf. V. (365.)
μένης λέξεως προτάττουσιν, ἔνϑα καὶ τὴν ἐξήγησιν αὐτοῦ
ποιησόμεϑα μετὰ τὴν δευτέραν κατάστασιν.

μδ΄.

Πεπασμοὺς τῶν ἀπιόντων πάντας πάντοϑεν ἐπικαίρους ἢ
καλὰς καὶ κρισίμους ἀποστάσιας σκοπέεσϑαι.

[55] Ἔνιοι δὲ τὸ πέρας τῆς προγεγραμμένης καταστάσεως ἀρχὴν ἐποιήσαντο τῆς νῦν προκειμένης ἐξηγήσεως,
ὡς ἔχειν αὐτὴν οὕτως· ὅσα δ᾽ ἀκινδύνως πεπασμοὺς τῶν ἀπιόντων
πάντας πάντοϑεν ἐπικαίρους ἢ καλὰς καὶ κρισίμους ἀποστάσιας σκοπεῖσϑαι, ἵνα ἡ διάνοια τοῦ λόγου τοιαύτη τις
εἴη. ὅσα δ᾽ ἀκινδύνως προέρχεται πάϑη, σκεπτέον ἐπ᾽ αὐτῶν ἐστι τοὺς πεπασμούς. ἐγχωρεῖ γε μὴν καὶ αὐτὴν καϑ᾽
ἑαυτὴν ἀναγινώσκειν τὴν προκειμένην ῥῆσιν, ἵν᾽ ὁ λόγος
ᾖ περὶ πάντων ἁπλῶς νοσημάτων αὐτῷ καϑόλου λεγόμενος
τῶν χωρὶς πεπασμοῦ. πέψις γάρ τίς ἐστι τῶν παρὰ φύ-

periculum erant, nonnulli fequenti orationi praeponunt,
ubi ipfius poft fecundum ftatum explicationem facturi
fumus.

XLIV.

*Omnes excretorum undique fecedentium concoctiones tem-
peftivas aut bonos et judicatorios abfceffus explorare
decet.*

Nonnulli prius defcripti ftatus finem praefentis enarrationis principium fecerunt, ut ea fic fe habeat: Quaecunque citra periculum omnes excretorum undique fecedentium concoctiones tempeftivas aut bonas et judicatorios
abfceffus explorare decet, ut orationis intelligentia talis
quidem fuerit. Quicunque citra periculum affectus procedunt, in his concoctiones confiderandae funt; fieri vero
poteft ut et per fe propofita oratio legatur, ut de omnibus fimpliciter morbis ab ipfo univerfe dicatur qui absque
matura concoctione funt. Concoctio namque eft quaedam

140   *ΙΠΠΟΚΡΑΤΟΥΣ ΕΠΙΔΗΜΙΩΝ Α*

Ed. Chart. IX. [55.]   Ed. Baf. V. (365.)

σιν ὁ πεπασμὸς τοῦ νοσήματος, αὕτη δὲ ἡ πέψις εἰς τὴν
τοῦ πέττοντος οὐσίαν ἀγωγή τίς ἐστι τοῦ πεττομένου.
κατὰ φύσιν μὲν οὖν ἔχοντος τοῦ σώματος, ὅταν καὶ τὸ πεττόμενον
οἰκείαν ἔχῃ φύσιν τῷ πέττοντι, μεταβολὴ καὶ ἀλλοίωσις
ἁπάσης τῆς πεττομένης οὐσίας ἢ τοῦ πλείστου μέρους αὐτῆς γίνεται, βραχυτάτου περιττεύοντος ἡμῖν ἡμιπέπτου.
παρὰ φύσιν δὲ διακειμένων, ὅπερ ἐστὶν ἀλλοτρίων ὑπαρχόντων τῇ τοῦ μεταβάλλοντός τε καὶ ἀλλοιοῦντος φύσει,
τὸ μὲν ἐξομοιούμενον ὀλίγον γίνεται, τὸ δ᾽ ἡμίπεπτον περίττωμα πολύ. καθάπερ δ᾽ ἐπὶ τῶν κατὰ φύσιν ἐχόντων
σωμάτων τὰ περιττώματα τὴν πέψιν ἐνεδείκνυτο, κατὰ τὸν
αὐτὸν τρόπον ἐπὶ τῶν νοσούντων σωμάτων ἐνδείξεται. τῶν
μὲν οὖν τὴν γαστέρα τὰ περιττώματα κάτω διαχωρούμενα
τὴν ἀπεψίαν τε καὶ πέψιν ἐκ τῆς ἑαυτῶν ἰδέας ἐνδείκνυται, τῶν δὲ κατὰ θώρακα καὶ πνεύμονα τὰ κατὰ βηχὸς
ἀναγόμενα, τῶν δὲ κατὰ τὸν ἐγκέφαλον τὰ διὰ τῆς ῥινὸς
ἐκκρινόμενα, τὰ δὲ κατὰ τὰς φλέβας τὰ κατὰ τῶν οὔρων
ἀπερχόμενα. δέδεικται δὲ περὶ τούτων ἔν τε τοῖς περὶ φυ-

eorum, quae praeter naturam funt, morbi maturatio. At
ipfa concoctio eſt in coquentis ſubſtantiam deductio quaedam ejus quod concoquitur. Corpore igitur ſecundum
naturam habente, quum concoquitur familiarem habuerit
naturam, totius materiae concoquendae fit mutatio et al-
teratio aut maximae ejus partis, pauciſſima nobis immo-
rante ſemicocta. Praeter naturam vero affectis corporibus,
hoc eſt a natura tum permutantis tum alterantis alienis,
quod quidem aſſimilatur paucum eſt; ſemicoctum vero
ſuperfluum copioſum. Ut autem in corporibus ſecundum
naturam habentibus excrementa coctionem demonſtrant,
ſic et in laborantibus demonſtrabunt. Alvi itaque dejecta
deorſum excrementa tum incoctionem tum coctionem ex
propria produnt forma, quae cum tuſſi rejiciuntur eorum
quae in thorace et pulmonibus funt; quae per naſum ex-
cernimus eorum quae in cerebro exiſtunt; at quae per
urinas procedunt eorum quae in venis. Verum de his
demonſtratum eſt tum in commentariis de naturalibus fa-

σικῶν δυνάμεων ὑπομνήμασι καὶ ἐν τοῖς περὶ κρίσεων
λόγοις, οὐχ ἥκιστα δὲ κἂν τοῖς περὶ τῶν ἐν νόσοις καιρῶν,
οἷς γέγραπται τῶν πεττομένων νοσημάτων τὰ γνωρίσματα.
καὶ νῦν οὖν ὁ Ἱπποκράτης αὐτὸ τοῦτό γε κελεύει πράττειν
ἐπισκοποῦντας τοὺς πεπασμοὺς τῶν νοσημάτων ἐκ τῶν ἐκκρινομένων περιττωμάτων. ἔνιοι δὲ κατὰ τὸ πέρας τῆς ῥήσεως ἀντὶ τοῦ σκοπεῖσθαι γράφουσι ποιέεσθαι, πρακτικόν
τινα καὶ θεραπευτικὸν καὶ συμβουλευτικὸν εἶναι βουλόμενοι
τὸν λόγον, οὐ διαγνωρισμός. εἰ μὲν γὰρ σκοπεῖσθαι τοὺς
πεπασμοὺς κελεύει, διαγνωστικός τε καὶ προγνωστικὸς ὁ λόγος ἐστίν· εἰ δ' αὖ ποιεῖσθαι, θεραπευτικός ἐστιν. εὔδηλον δ' ὅτι πεπασμοὺς ἐργάζεται τὰ συμμέτρως θερμαίνοντα
πάντα, τοῦτο μὲν ἐδέσματα, τοῦτο δὲ καταντλήματα καὶ
καταπλάσματα, καὶ τρίψις δὲ μετρία καὶ λουτρὸν ἐκ τούτου
τοῦ γένους εἰσίν. εἴρηται δ' αὐτῶν πάντων ἡ κατὰ μέρος
χρῆσις ἐν τοῖς τῆς θεραπευτικῆς μεθόδου γράμμασιν. οὐ
μόνον δὲ πεπασμοὺς τῶν νοσημάτων σκοπεῖσθαι προσῆκεν
ἢ ποιεῖν αὐτὸν, ἑκάτερον γὰρ ἀληθές, ἀλλὰ καὶ τὰς ἀποστάσεις τὰς κατ' ἔκρουν, ὅπερ καὶ μάλιστα χρὴ σπουδάζειν,

cultatibus tum in libro de crifibus ac praefertim in libro
de morborum temporibus, in quibus fcriptae funt eorum
qui concoquuntur morborum notae, quodque nunc Hippocrates eos facere imperat qui ex vacuatis excrementis
morborum concoctiones explorant. Nonnulli vero in orationis fine pro *explorare, facere* fcribunt, orationem quandam actionis, curationis et confilii, non dignotionis effe
volentes. Si namque concoctiones explorare jubeat, ad
dignotionem praenotionemque fpectabit oratio; fi vero
facere, ad curationem pertinebit. Quod autem concoctiones faciant omnia, quae mediocriter calefaciunt tum cibi
tum fomenta tum cataplasmata, frictio item mediocris,
atque ex eo genere balnea, conftat omnibus. Quorum
omnium fingularis ufus in libris methodi medendi expla-
natus eft. Non folum autem morborum concoctiones ipfum
confiderare vel facere conveniebat, utrumque enim verum
eft, verum etiam et abfceffus per effluxum, quos et prae-

ἤτοι τὰς κατ᾿ ἀπόθεσιν εἰς ἀκυρώτερα μέρη· δεύτερος γὰρ
οὗτος σκοπὸς ἀποτυγχανομένου τοῦ κατ᾿ ἔκρουν. εἰ μὲν οὖν
ἐπὶ γαστέρα ῥέποι τὰ περιττώματα, ταῦτα συνεργεῖν προσήκει, κλύσμασί τε χρώμενον ἐπισπᾶσθαι δυναμένοις ἐνταῦθα
καὶ τοῖς κατὰ τὴν δίαιταν πᾶσαν εἰς τοῦτο συντελοῦσιν.
εἰ δ᾿ ἐπὶ νεφροὺς, τοῖς οὐρητικοῖς, εἰ δὲ ἐπὶ κῶλον, ἐκεῖνο
θερμαίνοντα διὰ τῶν δριμυτέρων φαρμάκων.

με΄.

[56] Πεπασμοὶ ταχύτητα κρίσεως καὶ ἀσφάλειαν ὑγιεινὴν
σημαίνουσι.

(366) Ἐπὶ τῆς προγεγραμμένης ῥήσεως ἔφην ἐνίους
μὲν σκοπεῖσθαι τοὺς πεπασμοὺς ἀξιοῦν, ἐνίους δὲ καὶ ποιεῖσθαι καὶ γράφειν ἑκατέρους τὸ τέλος τῆς ῥήσεως διττῶς
ἐξηγουμένους, τοὺς μὲν ἑτέρους σκοπεῖσθαι τοῖς ἰατροῖς,
τοὺς δὲ ἑτέρους ποιεῖσθαι. χρησίμως δ᾿ ἔφην ἑκάτερον

eipue cum diligentia curare oportet, aut eos qui per decubitum in partes ignobiliores fiunt: fecundus enim hic
eft fcopus, quum abfceffus per emiffionem confequi ne-
queamus. Quum itaque ad ventrem repunt excrementa,
haec juvare convenit clyfteribus, qui eo attrahere valeant
atque his quae in tota victus ratione ad id conferant;
fin ad renes, urinas cientibus, fi ad colum, acribus medicamentis illud calefacientibus.

XLV.

*Concoctiones crifis celeritatem ac fecuram fanitatem figni-
ficant.*

Superiori textu dixi nonnullos quidem confiderare
concoctiones jubere; nonnullos vero facere et utrosque
orationis finem bifariam fcribere, quum enarrant alteros
medicos confiderare, alteros facere. Dixi autem utrumque
commode a medicis exerceri: nam fi confiderare fcriptum

Ed. Chart. IX. [56.]   Ed. Baf. V. (366.)

ἀσκεῖσθαι τοῖς ἰατροῖς, ὥστε καὶ σκοπεῖσθαι γεγραμμένον,
εἰ πάντως ἀκολουθεῖ αὐτῷ καὶ τὸ ποιεῖσθαι. μιμητὴν γὰρ
ἅμα καὶ ὑπηρέτην ὁ Ἱπποκράτης ἀξιοῖ τὸν ἰατρὸν εἶναι
τῆς φύσεως. ὅτι μέντοι βέλτιόν ἐστι γράφειν ἐπὶ τῆς προτέρας ῥήσεως τὸ σκοπεῖσθαι δῆλον ἐποίησε κατ᾽ αὐτὴν
εἰπὼν τοὺς πεπασμοὺς σημαίνειν ταχύτητα κρίσεως καὶ
ἀσφάλειαν ὑγιεινήν. οὐδὲ γὰρ ἂν ἔφησε σημαίνουσιν, ἀλλὰ
ποιέουσιν, εἰ συνεβούλευσε τοῖς ἰατροῖς αὐτοῦ ἐργάζεσθαι τοὺς
πεπασμούς. ἀλλὰ τοῦτο μὲν ἐν οἷς θεραπεύει τὰ νοσήματα
συμβουλεύει. νῦν δὲ κατὰ τὴν τῶν ἐπιδημιῶν πραγματείαν
εἰς διαγνώσεις αὐτοὺς καὶ προγνώσεις ἐπανατείνει, συν-
εμφαινομένης μὲν ἐν τῇ καθόλου καὶ τῆς θεραπευτικῆς
ὁδοῦ, μὴ μέντοι λεγομένης. ὅτι δὲ συνεμφαίνεται δῆλον.
εἰ γὰρ ἀξιοῖ τὰ καλῶς ὑπὸ τῆς φύσεως γινόμενα μιμεῖσθαι
τὸν ἰατρὸν, εἰ πεπασμοὶ δὲ ἔργον αὐτῆς ἐστιν, εὔδηλον ὅτι
καὶ τάχος κρίσεως καὶ ἀσφάλειαν καὶ ὑγείαν δηλώσουσι, καὶ
ἡμεῖς δὲ συνεργοῦντες αὐτοῖς ἐργασόμεθα πεπασμούς.

---

fit, prorſus id facere conſequitur. Aemulum ſiquidem
naturae ſimulque miniſtrum medicum eſſe vult Hippocrates. Quod vero praeſtiterit ſcribere in priore oratione,
conſiderare, planum fecit quum hic per hanc pronunciat
concoctiones criſis celeritatem et ſecuram ſanitatem portendere. Neque enim ſignificare dixiſſet, ſed facere, ſi
medicis ipſis conſuluiſſet concoctiones facere, ſed hoc
quidem ubi morbos ſanat conſulit; nunc in epidemiorum
tractatu dignotiones et praenotiones ipſis proponit viamque
medendi ſimul univerſe innuit, etiamſi non exprimat.
Nam quod ſimul innuat manifeſtum eſt. Si enim quae
probe a natura fiunt, medicum imitari velit, concoctiones autem ipſius opus ſint, liquet ipſas et criſis celeritatem et ſecuram ſanitatem ſignificaturas; nos autem ipſas
adjuvantes concoctiones effecturos.

144 *ΙΠΠΟΚΡΑΤΟΥΣ ΕΠΙΔΗΜΙΩΝ Α*

Ed. Chart. IX. [56. 57.]   Ed. Baf. V. (366.)

μστ'.

Ὠμὰ δὲ καὶ ἄπεπτα καὶ ἐς κακὰς ἀποστάσιας τρεπόμενα ἢ
ἀκρισίας ἢ πόνους ἢ χρόνους ἢ θανάτους ἢ τῶν αὐτῶν
ὑποστροφάς.

ὥσπερ οἱ πεπασμοὶ γίνονται τῆς φύσεως κρατούσης
τῶν νοσωδῶν αἰτίων, οὕτω καὶ μὴ κρατούσης τὰ ἐναντία.
τῷ μὲν οὖν ἐπὶ τῶν πεπασμῶν εἰρημένῳ, ταχύτητα κρίσεως,
ἐναντίον ἐστὶ τὸ χρονίζειν τὰ νοσήματα, τῷ δ᾽ ἐπ᾽ ἐκείνοις ἀσφάλειαν ἀντίκειται τό τε τῆς ἀκρισίας καὶ τὸ τοῦ
θανάτου καὶ τὸ τῶν αὐτῶν ὑποστροφάς. τῷ δ᾽ ἐπ᾽ ἐκείνοις ὑγιεινὴν κοινῇ μὲν πάντα τὰ νῦν εἰρημένα καὶ κατὰ μέρος
δὲ οἱ πόνοι. τὰ γὰρ ὑγιαίνοντα σώματα τὴν εἴτ᾽ ἀπονίαν
εἴτ᾽ ἀνωδυνίαν εἴτ᾽ ἀοχλησίαν ἐθέλοις ὀνομάζειν, [57] ἴδιον
ἀχώριστον ἔχει. τὸ δὲ τῆς ἀκρισίας ὄνομα μέμνημαι δήπου
λεγόμενον ὑπ᾽ αὐτοῦ διττῶς, ὡς ἤτοι μηδ᾽ ὅλως ἐσομένης
κρίσεως ἢ μοχθηρῶς ἐσομένης, κατ᾽ ἄμφω τε ταῦτα τὰ σημαινόμενα ταῖς ἀπεψίαις τῶν νοσημάτων ἀκολουθοῦσιν αἱ

XLVI.

*Cruda vero et incocta et in malos abfceffus converfa
acrifias aut dolores aut diuturnitatem aut mortem aut
eorundem reverfiones fignificant.*

Quemadmodum concoctiones fiunt natura morbofas
caufas evincente, fic etiam non evincente contraria. Itaque celeritati judicationis in coctionibus dictae contraria
eft morborum diuturnitas; fecuritati vero in illis et acri-
fia et mors et recidivae opponuntur; fanitati autem illic
communiter quae nunc dicta funt omnia et particulatim
dolores. Nam quae fana funt corpora, doloris carentiam
aut indolentiam vel moleftiae vacuitatem (nihil enim refert quo appellare modo volueris) propriam habent in-
feparabile, at acrifiae vocabulum bifariam memini ab
ipfo dici, aut quum nullo modo futura fit crifis, aut prava
futura. Atque hoc utroque fignificatu morborum incoctio-
nes acrifiae comitantur. Efte vero memores omnem mor-

ΚΑΙ ΓΑΛΗΝΟΥ ΕΙΣ ΑΥΤΟ ΥΠΟΜΝΗΜΑ Β. 145

Ed. Chart. IX. [57.]   Ed. Baſ. V. (366.)
ἀκρισίαι. μέμνησθε δὲ, ὡς ἡ ὅλη πέψις τοῦ νοσήματος ἐν
τῇ τῶν χυμῶν ἀλλοιώσει γίνεται. διά τε γὰρ τῶν στερεῶν
σωμάτων ἡ φύσις διατέταται, δύναμις ἐκείνων οὖσα, καὶ τὸ
πέττεσθαι τοῖς χυμοῖς ὑπὸ τῶν στερεῶν ὑγιαινόντων γίνεται, ὡς ὅταν γε καὶ αὐτὰ ταῦτα νοσεῖ, καθ' ἕξιν μὲν ἤδη
τὸ νόσημα τοῦτο καὶ κίνδυνον ἔσχατόν ἐστιν οἷς ἐπάγει.
θεραπευθῆναι δ' οὐ δύναται πρὶν αὐτὰ τὰ στερεὰ σώματα
τὴν οἰκείαν ἀνακτήσασθαι δύναμιν, ἥτις ἐν συμμετρίᾳ κεῖται θερμοῦ καὶ ψυχροῦ καὶ ξηροῦ καὶ ὑγροῦ. διὸ καὶ τῆς
ὑγείας αὐτῆς τῶν στερεῶν σωμάτων ἐν τῇ τούτων συμμετρίᾳ τὴν ὕπαρξιν ὑπάρχειν, ὡς μηδὲν διαφέρειν ἢ εὐκρασίαν ὁμοιομερῶν φάναιτ' ἂν εἶναι τὴν ὑγείαν ἢ συμμετρίαν
τῶν στοιχείων ἐξ ὧν γεγόναμεν. ὅπως δὲ χρὴ τὰς αὐτῶν
τῶν στερεῶν σωμάτων νόσους ἰάσασθαι, λέλεκται διὰ τῶν
τῆς θεραπευτικῆς μεθόδου βιβλίων. ἅπαντα δ' ἐν πᾶσιν
οὐκ ἐγχωρεῖ λέγειν· ἀρκεῖ γὰρ μόνον ἐνταῦθα τῶν περι-
πιπτόντων θεραπευτικῶν λογισμῶν ἐπισημαίνεσθαι τὰ κεφάλαια, καθάπερ ἐν τοῖς θεραπευτικοῖς τῶν διαγνωστικῶν.

borum concoctionem in humorum alteratione conſiſtere.
Etenim protenſa eſt per ſolida corpora natura, quae illorum eſt facultas, ſit humoribus concoctio a ſolidis corporibus ſanis ; ut quum haec ipſa aegrotant, jam in habitu
morbus ſit, extremumque periculum exiſtat quibus ipſum
invehit. Sanari autem prius non poteſt quam ſolida ipſa
corpora propriam facultatem recuperaverint quae in calidi
frigidi, humidi et ſicci ſymmetria poſita eſt; quare etiam
ipſa corporum ſolidorum ſanitas in horum ſymmetria ſita
eſt, ita ut nihil referre videatur vel bonam partium ſimi-
larium temperiem ſanitatem eſſe dicas vel elementorum
ex quibus generati ſumus ſymmetriam. At quomodo
ſolidorum corporum morbis medendum ſit, in libris methodi medendi enunciatum eſt. Ut autem in omnibus
omnia dicantur, fieri nequit. Hic enim ſumma incidentium medendi ſpeculationem capita duntaxat annotare
ſatis eſt, quemadmodum et eorum quae ad dignotionem

τὸ μὲν γὰρ ἴδιον ἑκάστης πραγματείας, χρὴ τελέως διεξέρ-
χεσθαι, τὸ δὲ παραπίπτον, ἐπισημαίνεσθαι διὰ κεφαλαίων.

μζ'.

῟Ο τι δὲ τουτέων ἔσται μάλιστα, σκεπτέον ἐξ ἄλλων.

῟Ων ἀναμιμνήσκει τῆς προγνωστικῆς τέχνης καὶ ὧν ἐδίδαξεν ἐν τῷ προγνωστικῷ συγγράμματι. τῶν γὰρ προειρημένων
ἕκαστον ἐκ τῶν ἐν ἐκείνῳ τῷ βιβλίῳ γεγραμμένων καὶ ἡμεῖς
ἐξηγησάμεθα διὰ τῶν τριῶν ὑπομνημάτων. καὶ κατά γε τὸ
τέλος δέδεικται τὰ τῶν ἐπιδημιῶν ἑπόμενα τῷ προγνωστικῷ. καὶ πρὸς τούτοις δὲ, τοῦ γραφῆναι τὰ εἰς ἐκεῖνο τὸ
βιβλίον ὑπομνήματα, διὰ τῶν περὶ κρίσεων, εἴρηντο προγνώσεις ὀλεθρίου καὶ ἐπιεικοῦς νοσήματος. αἵτινες δὲ προ-
θεσμίαι τῶν κρίσεών εἰσιν ἐφ' ἑκάστῳ καὶ τίνες μὲν ἀγαθαὶ κρίσεις, τίνες δὲ σφαλεραὶ, βίαιοί τε καὶ οὐ βίαιοι.

ſpectant. Nam quod unicuique tractatui proprium exiſtit,
abſolute percurrere oportet, quod vero obiter incidit,
per capita prodere.

XLVII.

Horum autem quodcunque maxime futurum ſit, ex aliis
conſiderandum eſt.

Quorum de arte praenoſcendi mentionem fecit, ea
in prognoſtici libro docuit. Singula namque praedicta ex
his quae illo in libro ſunt ſcripta patent, nosque illum
tribus commentariis explanavimus. In quorum fine quod
epidemiorum libri prognoſticum ſequantur oſtendimus,
ſcriptosque illum in librum commentarios propter libros
de criſibus, in quibus praenotiones explicatae ſunt tum
pernicioſi tum manſueti morbi, qui item in unoquoque
judiciorum praeſiniti dies, quaenam bona judicia, quae

περὶ τε τῶν ἄλλων ἁπάντων καὶ ὅσης ταύτης ἔχεται τῆς
θεωρίας.

———

μη'.

Λέγειν τὰ προγινόμενα, γινώσκειν τὰ παρεόντα, προλέγειν
τὰ ἐσόμενα.

———

Καὶ τῷ προγνωστικῷ συγγράμματι κατ' ἀρχὰς εὐθὺς
εἶπε, προγινώσκων γὰρ καὶ προλέ- [58] γων. τά τε παρεόντα καὶ τὰ προγενόμενα καὶ τὰ μέλλοντα ἔσεσθαι, ὡς
περὶ τοὺς τρεῖς χρόνους καταγινομένης τῆς προγνώσεως.
καὶ ὅπως χρὴ τοῦτο διαπράττεσθαι, διὰ τῶν εἰς ἐκεῖνο τὸ
βιβλίον ὑπομνημάτων εἴρηται.

———

μθ'.

Μελετᾶν ταῦτα.

———

fecura, quae violenta. Jam et de omnibus aliis quae ad
hanc fpeculationem fpectant.

———

XLVIII.

*Praeterita enuncianda, praefentia cognofcenda et futura
praedicenda.*

———

Etiam in prognoſtici libro ſtatim ab initio pronunciavit, praenoſcens enim ac praedicens coram aegris tum
praefentia tum praeterita tum futura. Quod praenotio
circa tria verfetur tempora et quonam pacto hoc eſſicere
oporteat, in illius libri commentariis dictum eſt.

———

XLIX.

Haec exercere oportet.

———

Ed. Chart. IX. [58.]   Ed. Baf. V. (366.)

'Ενταῦθα νῦν τὸ μελετᾶν ἀντὶ τοῦ ἀσκεῖν εἶπεν, ἐν ἄλλοις δὲ πολλάκις τὴν ἐπιμέλειαν ὀνομάζει μελέτην.

ν'.

Ἀσκεῖν περὶ τοῦ τὰ νουσήματα δύο ὠφελέειν ἢ μὴ βλάπτειν.

'Εγὼ τοῦτο μικρὸν ᾤμην τότε καὶ οὐκ ἄξιον Ἱπποκράτους. ἅπασι γὰρ ἀνθρώποις ὑπάρχειν πρόδηλον ἐνόμιζον, χρὴ τὸν ἰατρὸν στοχάζεσθαι μὲν μάλιστα τῆς ὠφελείας τῶν καμινόντων, εἰ δὲ μὴ, ἀλλὰ τοῦ μὴ βλάπτειν αὐτούς. ἐπεὶ δὲ πολλοὺς τῶν ἐνδόξων ἰατρῶν ἐθεασάμην ἐγκληθέντας δικαίως ἐφ' οἷς ἔπραξαν ἢ φλεβοτομήσαντες ἢ λούσαντες ἢ φάρμακον διδόντες ἢ οἶνον ἢ ὕδωρ ψυχρὸν, ἐνενόησα τάχα μέν τι καὶ αὐτῷ τῷ Ἱπποκράτει συμβῆναι τὸ τοιοῦτον, ἐξ ἀνάγκης δ' οὖν, πολλοῖς καὶ ἄλλοις τῶν κατ' αὐτὸν ἰατρῶν, ἐξ ἐκείνου τε, περὶ παντὸς ἐποιησάμην, εἴ ποτέ τι τῷ κάμνοντι μέγα προσφέροιμι βοήθημα, προδια-

---

Hoc loco nunc curare pro exercere dixit. In aliis autem faepius exercitationem curam nominat.

L.

In his duobus te exercere oportet, ut morbis auxilieris aut non laedas.

Id ego parvum aliquando duxi et indignum Hippocrate: nempe omnibus hominibus confpicuum eſſe putabam. Oportet fiquidem medicum imprimis aegrorum auxilio animum intendere, fin minus, ipfos tamen non laedere. Quia vero multos vidi praeclaros medicos in his jure culpatos quae fecerant aut quum venam fecuerint aut laverint aut medicamentum aut vinum aut aquam frigidam exhibuerint, animadverti mecum forfan et Hippocrati ipfi tale quid accidiſſe, ob idque ceteris multis fuis aequalibus medicis, exindeque prorfus feci, ut fi quando magnum quoddam aegro auxilium allaturus fim,

Ed. Chart. IX. [58. 59.]   Ed. Baf. V. (366. 367.)

σκέπτεσθαι παρ' ἑαυτῷ, μὴ μόνον ὅσον ὠφελήσω τοῦ σκοποῦ τυχὼν, ἀλλὰ καὶ ὅσον βλάψω ἀποτυχών. οὐδὲν οὖν
οὐδεπώποτ' ἔπραξα μὴ πειράσας αὐτὸς πρότερον, ἐὰν ἀπο-
τύχω τοῦ σκοποῦ, μηδὲν βλάψαι τὸν νοσοῦντα. τινὲς δὲ
τῶν ἰατρῶν ὁμοίως τοῖς τοὺς κύβους ἀναῤῥίπτουσιν εἰώθασιν ἐπὶ τῶν καμνόντων βοηθήματα προσφέρειν, ὧν ἡ
ἀποτυχία μεγίστην ἐπιφέρει βλάβην τοῖς νοσοῦσι. τοῖς μὲν
οὖν μανθάνουσι τὴν τέχνην οἶδ' ὅτι δόξει καθάπερ μοί
ποτε τὸ ὠφελέειν ἢ μὴ βλάπτειν οὐκ ἄξιον πρὸς Ἱπποκράτους γεγράφθαι πρῶτον, τοῖς δ' ἰατρεύουσιν ἤδη σαφῶς
οἶδα τὴν δύναμιν αὐτοῦ φανησομένην. ἐὰν δὲ καὶ διὰ προ-
πετῆ χρῆσιν ἐνίοτε βοηθήματος ἰσχυροῦ συμβῇ τὸν κάμνοντα διαφθαρῆναι, μάλιστα νοήσουσιν οὗ νῦν ὁ Ἱπποκράτης
παρήνεσε τὴν δύναμιν.

να'.

[59]   (367)   Ἡ τέχνη διὰ τριῶν, τὸ νόσημα, ὁ νοσέων

ut antea apud me cogitem, non folum quantum juvero fi
voti compos fuerim, fed etiam ne quid laedam. Nihil
itaque unquam feci non ipfe prius expertus, ne quid fi
voti compos non effem aegrotum laederem. Quidam
vero medici aleatoribus tefferas projicientibus fimiles aegrotis offerre remedia confueverunt, quorum fruftratio
maximam noxam inferunt aegrotantibus. Artem vero
difcentibus fcio vifum iri ut mihi nonnunquam juvare
vel non laedere indignum effe ab Hippocrate primo fcriptum fuiffe. Verum jam medentibus manifefte fcio vir-
tutem ipfius apparituram. Quod fi aliquando propter in-
confultum vehementis remedii ufum aegrotum interire
contingat, maxime facultatem hujus quod nunc Hippocrates propofuit, fentient.

LI.

Artem tria circumfcribunt, morbus, aegrotus et medicus.

καὶ ὁ ἰητρὸς ὑπηρέτης τῆς τέχνης. ἐναντιοῦσθαι τῷ
νοσήματι τὸν νοσέοντα μετὰ ἰατροῦ χρή.

Τρία πάντ᾽ εἶναί φησι, περὶ ὧν καὶ δι᾽ ὧν θεραπεία
περαίνεται, πρῶτον μὲν τὸ νόσημα, εἶθ᾽ ὁ ἰατρὸς, ἀνταγω-
νιζομένων ἀλλήλοις καὶ ὡς ἄν τις εἴποι, διαμαχομένων τε
καὶ πολεμούντων, τοῦ τε ἰατροῦ καὶ τοῦ νοσήματος. ὁ μὲν
γὰρ ἰατρὸς ἀνελεῖν ἐπιχειρεῖ τὸ νόσημα, τῷ δὲ μὴ νικηθῆναι πρόκειται. τρίτος δ᾽ ἐπ᾽ αὐτοῖς ὁ κάμνων ἐστὶν, ἐὰν
μὲν πείθηται τῷ ἰατρῷ καὶ τὰ προστατόμενα πράττῃ,
συναγωνιστὴς γενόμενος αὐτῷ καὶ πολεμῶν τῷ νοσήματι,
ἐὰν δ᾽ ἀποστὰς αὐτοῦ τὰ κελευόμενα πρὸς τοῦ νοσήματος
ποιῇ, κατὰ διττὸν τρόπον ἀδικεῖ τὸν ἰατρὸν, ἕνα μὲν ὅτι
τε μόνον εἴασεν, ἕτερον δὲ ὅτι δεύτερον ἐποίησεν, ὄντα πρότερον ἕνα. ἰσχυροτέρους δ᾽ ἀναγκαῖον εἶναι τοὺς δύο τοῦ ἑνός.
δῆλον δὲ ὅτι τὰ κελευόμενα τῆς νόσου ὁ κάμνων πράττει,
καταλιπὼν τὸν ἰατρὸν, ὅταν ὁ μὲν ἰατρὸς αὐτὸν κελεύῃ ἀπέχεσθαι ψυχροῦ πόσεως, ὁ δὲ ὑπὸ τοῦ πυρετοῦ διακαιόμε-

*Medicum artis effe miniftrum, aegrumque cum medico
morbo obluctari oportet.*

Tria univerfa effe pronunciat, ex quibus et per quae
curatio abfolvitur. Primum quidem morbus eft, deinde
medicus, his mutuo concertantibus et prout aliquis protulerit, compugnantibus ac dimicantibus tum medico
tum morbo. Medicus fiquidem morbum profligare conatur,
morbo vero ne evincatur propofitum eft. Tertium autem
ex his aeger eft, qui fi medico crediderit atque imperata
fecerit, huic certaminis focius efficitur hoftisque morbo.
Si vero a medico defciverit et quae a morbo concitantur
egerit, duobus modis medico facit injuriam: uno quidem
quod dimiferit, altero vero quod fecundum fecerit qui
primus unus effet. Ut autem duos uno validiores effe
neceffe eft; conftat autem aegrum a morbo imperata, de-
ferto medico, agere, quum fcilicet medicus aegrum a frigidae potu abftinere jubet, is autem a febre peruftus, ab

νος ἀναπείθηται πρὸς αὐτοῦ πίνειν. οὕτως δ᾽ εἰ καὶ λού-
οιτο καὶ προσφέροιτο οἶνον καί τι τοιοῦτον ἕτερον, ὧν ὁ ἰατρὸς ἀπαγορεύῃ μὴ ποιεῖν, αὐξήσει δηλονότι τὸ νόσημα,
πράττων ἃ φίλον ἐκείνῳ, προδώσει δὲ τὸν ἰατρὸν, ἃ μὴ
βούλεται ποιῶν. ἐν πολλοῖς μὲν οὖν τῶν ἀντιγράφων γέγραπται ὁ ἰατρὸς ὑπηρέτης τῆς τέχνης, ἔν τισι δ᾽ οὐ τῆς
τέχνης, ἀλλὰ τῆς φύσεως γέγραπται. διαφέρει δ᾽ οὐδὲν
πρὸς τὴν ὅλην τοῦ λόγου διάνοιαν.

νβ'.

Τὰ περὶ κεφαλὴν καὶ τράχηλον ἀλγήματα καὶ βάρη σὺν πυρετοῖς καὶ ἄνευ πυρετῶν.

Τοῦτο προγράμματος ἔχει δύναμιν ἐπαγγελλομένου τοῦ
Ἱπποκράτους, πῇ τελευτᾶν εἴωθε τὰ περὶ κεφαλὴν καὶ τράχηλον ἀλγήματα καὶ βάρη καὶ ἅστινας ἔχει διαφορὰς ἐπαγ-

ipfa quo patet, impellitur. Ita vero fi et lavetur et vinum affumat aut quicquam aliud agat hujusmodi quod
interdixit medicus, profecto morbum aucturus eft, fi quae
illum oblectant egerit; medicum vero proditurus, fi quae
non imperat moliatur. Porro in multis exemplaribus
fcriptus eft medicus artis minifter, in quibusdam vero
non artis minifter, fed naturae fcriptis mandatur. Nihil
tamen ad totius orationis intelligentiam differt.

LII.

*Capitis cervicisque dolores et cum doloribus gravitates cum
febribus et citra febres oboriuntur.*

Hic textus praefcriptionis vim habet, quum profiteatur Hippocrates quo capitis cervicisque dolores et gravitates finiri confueverint, quasque fortiantur differentes
fefe deinceps pronunciaturum, ac proinde quae ab ipfo

γελλομένου ἑξῆς ἐρεῖν. καὶ τοίνυν προσέχωμεν αὐτῷ τοῦτο
ποιοῦντι διὰ τῶν εἰρημένων.

νγ´.

Φρενιτικοῖσι μὲν σπασμοί.

[60] Σπασμοί, φησι, γίνονται τοῖς φρενιτικοῖς, τῶν
περὶ τὴν κεφαλὴν καὶ τὸν τράχηλον ἀλγημάτων παραμενόν-
των καὶ βαρῶν.

νζ´.

Ἀλλὰ καὶ ἰώδη ἐμέουσι καὶ ἔνιοι ταχυθάνατοι τουτέων.

Ἐδείχθη δὲ ἡμῖν τὰ τοιαῦτα πάντα διαχωρήματά τε
καὶ ἐμέσματα, τῆς ξανθῆς χολῆς κατοπτωμένης γινόμενα,
διὸ καὶ τούτοις ἐφεξῆς ἐρεῖ ὅτι ταχυθάνατοι ἔνιοι γίνονται, τουτέστιν, εὐθέως ἐπὶ τοῖς ἐμεθεῖσιν ἀποθνήσκουσιν,
ὡς ἂν ἐν τοῖς κατὰ τὸν ἐγκέφαλόν τε καὶ τὰς μήνιγγας

pronunciantur, ad ipfum hoc facientem animum conver-
tamus.

LIII.

Phreniticis quidem convulfiones.

Convulfiones, inquit, fiunt phreniticis perfeveranti-
bus capitis collique doloribus et gravitatibus.

LIV.

mo etiam aeruginofa vomunt, ex hisque nonnulli celeriter intereunt.

A nobis autem demonftratum eft ejusmodi dejectiones et vomitiones affata flava bile procreari, ob eamque
caufam hisce deinceps verbis pronunciat, nonnulla celerrime interire, hoc eft ftatim a vomitu emori, confiftente
ex flava bile in cerebri meningumque regionibus phreni-

Ed. Chart. IX. [60.]   Ed. Baf. V. (367.)

χωρίοις τῆς φρενίτιδος συνισταμένης ἐπὶ τῇ ξανθῇ χολῇ.
θαυμαστὸν οὖν οὐδὲν ὑπερξηρανθέντων τῶν μορίων τούτων
γίνεσθαι τοὺς σπασμούς. ἔνιοι μὲν οὖν ἅμα τῷ σπασθῆ-
ναί τε καὶ ἰώδη ἐμέσαι παραχρῆμα ἀποθνήσκουσιν, ἔνιοι
δὲ διὰ ῥώμην δυνάμεως ἐπέζησαν ἡμέραν ἢ δύο ἢ τρεῖς, ἔστιν
ὅτε πέντε.

νη΄.

Ἐν καύσοισι δὲ καὶ τοῖσιν ἄλλοισι πυρετοῖσιν, οἷσι μὲν
τραχήλου πόνος καὶ κροτάφων βάρος καὶ σκοτώδεα περὶ
τὰς ὄψιας ἢ καὶ ὑποχονδρίου ξύντασις, οὐ μετ᾽ ὀδύνης
ἐγγίγνηται, τουτέοισιν αἱμορραγέει διὰ ῥινός.

Εἴρηταί μοι κατὰ τὴν ἐξήγησιν τοῦ προγνωστικοῦ περὶ
τῶν οὕτω γινομένων αἱμορραγιῶν, ἐκείνην ἐξηγουμένῳ τὴν
ῥῆσιν ἧς ἡ ἀρχή, οἷσι δὲ καὶ ἐν τοιουτοτρόπῳ πυρετῷ
κεφαλὴν ἀλγέουσιν ἀντὶ μὲν τοῦ ὀρφνῶδές τι πρὸ τῶν ὀφθαλμῶν φαίνεσθαι ἀμβλυωγμὸς γίνεται ἢ μαρμαρυγαὶ προ-

tide. Nihil igitur mirum deſiccatis his partibus convulſiones oboriri. Nonnulli quidem ſimul atque tum cum
convulſi, tum aeruginoſa vomuerint, quamprimum intereunt,
nonnulli vero ob virium robur diem unum aut duos aut
tres aut interdum quinque ſupervixerunt.

LV.

In ardentibus autem aliisque febribus, quibus cervicis quidem adeſt dolor, temporum gravitas et tenebrae oculis
   obortae aut etiam hypochondrii minime cum dolore
   contentio ſupervenit, his ſanguis per nares erumpit.

Quae ita fiunt ſanguinis eruptiones, de his in prognoſtici explicatione verba fecimus, quum textum illum
interpretaremur, cujus extat exordium. At quibus per
febrem hujusmodi caput dolentibus pro nigri cujusdam

φαίνονται, ἀντὶ μὲν τοῦ καρδιώσσειν ἐν τῷ ὑποχονδρίῳ ἢ
ἐπὶ δεξιὰ ἢ ἐπ' ἀριστερὰ ξυντείνεταί τι μήτε μετ' ὀδύνης
μήτε σὺν φλεγμονῇ, αἷμα διὰ ῥινῶν ῥυῆναι τούτοισι προσ-
δόκιμον ἀντὶ τοῦ ἐμέτου. καὶ ὅτι τελεώτερον ἐκεῖ περὶ
τούτων ἔγραψεν, εἰ παραβάλλοις ἀλλήλαις τὰς ῥήσεις, ἐναργῶς μαθήσῃ. τοσοῦτον οὖν μοι μόνον ἐνταῦθα προσθεῖναι
δεήσει διὰ τοὺς περὶ τὸν Καπίτωνα γράψαντας ἐν τῇ προκειμένῃ ῥήσει καὶ ὑποχονδρίου ξύντασις μετ' ὀδύνης. οὐκ
ὀρθῶς γὰρ ἀφεῖλον τὴν ἀπόφασιν, τὴν οὐ, διά τε τὸ ἀληθὲς
αὐτὸ καὶ ὅτι κατὰ τὸ προγνωστικὸν Ἱπποκράτους εἴρηται,
ὅταν ἐν τῷ ὑποχονδρίῳ ἐπὶ δεξιὰ ἢ ἀριστερὰ συντείνεταί τι
μήτε σὺν ὀδύνῃ μήτε σὺν φλεγμονῇ, αἷμα διὰ τῶν ῥινῶν ῥυῆναι
τούτοις προσδόκιμόν ἐστι. τῆς γὰρ ἐπὶ τὴν κεφαλὴν ῥοπῆς τῶν χυμῶν σημεῖόν ἐστιν ἡ τοῦ ὑποχονδρίου σύντασις
[61] χωρὶς ὀδύνης γινομένη. ὡς εἴ γε μετ' ὀδύνης ᾖ, τῇ
τῶν σπλάγχνων ἀκολουθεῖ φλεγμονῇ, ὅταν δὲ τῆς περὶ τὴν
κεφαλὴν θερμασίας ἑλκούσης ἄνω τὸ αἷμα καὶ τοῦ ἥπατος

ante oculos vifione caligo adeft aut vibrantes lucis fplen-
dores obverfantur et pro ftomachi morfu hypochondrio
ad dextra aut finiftra quiddam neque cum dolore, neque
cum inflammatione contenditur, iis pro vomitu fanguis e
naribus fluxurus expectatur. Quodque perfectius illic de
his fcripferit, fi textus inter fe comparaveris, didiceris.
Tantum itaque mihi folum hoc loco adjiciendum erit propter Capitonem qui in praefenti oratione fcripfit, *et hypochondrii contentio cum dolore.* Non enim recte negationem *non* fuftulit, tum ob ipfam veritatem tum quod
in prognoftico ab Hippocrate pronuntiatum fit; quum in
hypochondrio dextro aut finiftro quiddam contenditur,
neque cum dolore, neque cum inflammatione, his fanguis
e naribus fluxurus expectandus eft. Nam quae hypochondrii fine dolore fit contentio, impetus humorum ad caput
fignum eft. Quod fi cum dolore fit, vifcerum phlegmonem fequitur. Quum vero capitis calore furfum fangui-

ὠθοῦντος ἡ σύστασις γίγνηται, τὴν αἱμορραγίαν προσδέχεσθαι χρή.

_____

ξστ'.

Οἷσι δὲ βάρεα μὲν ὅλης τῆς κεφαλῆς, καρδιωγμοὶ δὲ καὶ
ἀσσώδεές εἰσιν, ἐπανεμέουσι χολώδεα καὶ φλεγματώδεα.

"Ὅτι τοῦτον τὸν λόγον ἐν τῷ προγνωστικῷ διὰ τῆςδε
τῆς ῥήσεως ἐδίδαξεν, ὅστις δ' ἂν ἐν πυρετῷ μὴ θανατώ-
δει φησὶ κεφαλὴν ἀλγῇ ἢ καὶ ὀρφνῶδές τι πρὸ τῶν ὀφθαλμῶν γίνηται ἢ καρδιωγμὸς τουτέῳ προσγένηται, χολώδης
ἔμετος παρέσται. ἢν δὲ καὶ ῥῖγος ἐκλάβῃ καὶ τὰ κάτω
μέρη τοῦ ὑποχονδρίου ψυχρὰ ᾖ, ταχύτερον ὁ ἔμετος
παρέσται. ἢν δέ τι καὶ πίῃ καὶ φάγῃ ὑπὸ τοῦτον
τὸν χρόνον, κάρτα ταχέως ἐμέεται. τούτων δὲ οἷσιν ἂν ἄρξηται ὁ πόνος, τῇ πρώτῃ ἡμέρᾳ τεταρταῖοι πιεζοῦνται μᾶλλον ἢ πεμπταῖοι, ἐς δὲ τὴν ἑβδόμην ἀπαλλάσσονται. οἱ μέντοι πλεῖστοι αὐτῶν ἄρχονται μὲν πονέεσθαι τεταρταῖοι,
πιέζονται δὲ πεμπταῖοι μάλιστα, ἀπαλλάσσονται δ' ἐνναταῖοι

nem trahente et jecore impellente fiat contentio, fanguinis eruptio exfpectanda eft.

LVI.

*Quibus univerfi capitis gravitates, ftomachi morfus, nau-
feae ac faftidia funt, his biliofae ac pituitofae vomitiones oboriuntur.*

_____

Hanc orationem in prognoftico his verbis docuit:
quicunque per febrem non lethalem caput dolere dixerit
aut etiam prae oculis tenebrofum quiddam apparere aut
ftomachi morfus huic accefferit, biliofus aderit vomitus.
Quod fi rigor eluxerit ac inferiores hypochondrii partes
frigidae exftiterint, celerior etiamnum aderit vomitus. Si
quid autem fub hoc tempus aut biberit aut efitaverit, celerrime vomiturus eft. Quibus ex his primo die dolor
coeperit, ii quarto die magis quam quinto premuntur,
at feptimo liberantur. Quin eorum plurimi quarto quidem die dolere incipiunt, quinto vero maxime vexantur,

Ed. Chart. IX. [61.]   Ed. Baf. V. (367. 368.)
ἢ ἐνδεκαταῖοι. οἱ δ᾽ ἂν ἄρξωνται πεμπταῖοι πονέεσθαι καὶ
τὰ ἄλλα κατὰ λόγον αὐτοῖσι τῶν πρόσθεν γίγνηται, ἐς τὴν
τεσσαρεςκαιδεκάτην ἀπαλλάσσονται. γίνεται δὲ ταῦτα τοῖσι
μὲν ἀνδράσι καὶ τῇσι γυναιξὶν ἐν τοῖς τριταίοις μάλιστα,
τοῖσι δὲ νεωτέροισι γίνονται μὲν καὶ ἐν τούτοισι, μᾶλλον δὲ
τοῖς συνεχεστέροισι πυρετοῖς καὶ τοῖσι γνησίοισι τριταίοισιν.
αὕτη περὶ τῶν αὐτῶν, ὧν νῦν διέρχεται (368) ῥῆσις ἐν
τῷ προγνωστικῷ γέγραπται καὶ αὐτὴν ἐξηγησάμεθα κατὰ
τὸ γ΄ τῶν εἰς ἐκεῖνο τὸ βιβλίον ἡμῖν γεγραμμένων, ὥστ᾽
οὐδὲν δεῖ πάλιν περὶ τῶν αὐτῶν ἐνταῦθα λέγειν, ὁρῶντας
ἀκριβέστερον ἐν τῷ προγνωστικῷ γεγραμμένον ὅλον τὸν λόγον. εἰ δέ τι περιττότερον ἐν τούτῳ τῷ βιβλίῳ πρόσκειται, τοῦτο διὰ τῶν ἑξῆς ῥήσεων ἐξηγήσομαι, μεμνημένων
ἡμῶν ὅτι τὸ μὲν κυρίως ὀνομαζόμενον ἐξηγεῖσθαι κατὰ
τὰς ἀσαφεῖς γίνεται λέξεις· ἤδη δὲ διὰ τὸ τῶν ἐξηγητῶν
ἔθος καταχρώμενοι καὶ τὰς ἀντιλογίας τῶν ἀσαφῶς εἰρημένων ἐξηγήσεις ὀνομάζομεν, ὅπερ καὶ νῦν ἡμεῖς ποιοῦμεν

verum nono et undecimo liberantur. Qui vero quinto die
dolere incipiunt et quae cetera pro ratione prioribus ipfis
accidunt, iis ad decimum quartum diem morbus definet.
Haec autem oboriuntur viris quidem ac mulieribus in
tertianis praefertim, junioribus vero tum in his quidem
accidunt, fed magis in continuis febribus tum in legitimis tertianis. Haec oratio de iisdem quae nunc praecur-
rit, in prognoftico fcripta eft, ac ipfam nos in tertio quem
in eum fcripfimus commentario interpretati fumus. Quare
quum accuratius totum hunc fermonem in prognoftico
fcriptum videamus, de iisdem rurfum hoc loco dicere
non opus eft. Si quid autem hoc in libro excellentius
procumbat, id fequentibus orationibus explicaturus fum;
tenentibus memoria nobis quod proprie vocata expofitio
in obfcuris fiat dictionibus. Jam vero ex interpretum
confuetudine caufiloquia feu caufarum difceptationes obfcure dictorum per abufum expofitiones appellamus, quod
et nos hic facimus vincentem confuetudinem fequuti.

ἑπόμενοι τῇ κρατούσῃ συνηθείᾳ. τὴν γὰρ λέξιν αὐτὴν οὐ-
σαν σαφῆ καὶ μηδεμιᾶς ἐξηγήσεως δεομένην προσφερόμενοι
τῷ ὑπ᾿ αὐτῆς δηλουμένῳ, σαφῶς τὰς αἰτίας ἐπιχειροῦμεν
λέγειν.

ξζʹ.

Ὡς τὸ πολὺ δὲ παιδίοισιν ἐν τοῖσι τοιούτοισιν οἱ σπασμοὶ μάλιστα.

[62] Τὰ παιδία διὰ τὴν ἀσθένειάν τε ἅμα καὶ μαλακότητα τοῦ νευρώδους γένους ἑτοιμότατα πρὸς τοὺς σπασμούς ἐστιν.

νηʹ.

Γυναιξὶ δὲ καὶ ταῦτα καὶ ἀπὸ ὑστερέων πόνοι.

Καὶ τὰ προειρημένα πάντα γίνεται ταῖς γυναιξὶν, ὡς
καὶ τοῖς ἄῤῥεσι, καθόσον ἄνθρωποί τέ εἰσι καὶ πάντα ἔχου-

Ipfam namque orationem, quae manifefta eft, nulla indiget explicatione, proferentes caufas eorum quae ab ipfa
fignificatione dilucide pronuntiare contendimus.

LVII.

*Plerumque vero pueris hisce in affectibus convulfiones ma-
xime oboriuntur.*

Pueri propter nervofi generis tum infirmitatem tum
mollitiem ad convulfiones funt promptiſſimi.

LVIII.

Mulieribus eadem etiam et ab utero dolores contingunt.

Praedictis quoque omnia fiunt feminis, ut maribus,
quatenus funt homines, talesque omnes habent partes

σι τοιαῦτα τοῖς ἄρρεσι μόρια. καθόσον δ᾽ αὐταῖς ἐξαίρετον ὑπάρχει μόριον ἢ μήτρα, κατὰ τοῦτο καὶ τοῖς ἐκείνων
ἁλίσκεται νοσήμασι καὶ μάλιστ᾽ ἐφ᾽ ὧν τῷ στομάχῳ συμπάσχει.

νθ᾽.

Πρεσβυτέροισι δὲ καὶ ὅσοισιν ἤδη τὸ θερμὸν κρατέεται καὶ
παραπληκτικὰ ἢ μανικὰ ἢ στερήσιες ὀφθαλμῶν.

Ὁ λόγος ἦν αὐτῷ περὶ τῶν βαρυνομένων τε ἅμα τὴν
κεφαλὴν καὶ καρδιωσσόντων καὶ ἀσσωμένων, οὓς ἐπανεμεῖν
ἔφη χολώδη καὶ φλεγματώδη καὶ μάλιστα εἰ παιδία εἶεν,
ἐν οἷς καὶ σπασμοὺς γίνεσθαι μᾶλλον ἢ τοῖς τελείοις. ἀλλὰ
καὶ γυναιξὶν ἔφη καὶ ταῦτα καὶ ἀπὸ ὑστερῶν πόνους συμβαίνειν. ἐφεξῆς οὖν φησι τοῖς πρεσβυτέροις παραπληξίας τε
γίνεσθαι καὶ μανίας καὶ στερήσεις ὀφθαλμῶν, προσέθηκε
δὲ τῷ λόγῳ τὸ οἷσιν ἤδη τὸ θερμὸν κρατέεται, τὴν αἰτίαν
ἐνδεικνύμενος δι᾽ ἣν ταῦτα γίνεται. παραπληγίας μὲν καλεῖ

---

quales viri. Quatenus autem ipſis praecipua ineſt pars
uterus, eatenus et partis hujus capiuntur morbis et maxime in quibus ſtomacho conſentit.

LIX.

Senioribus vero et calor evincitur, paraplegiae aut maniae
aut oculorum caecitates.

De capitis gravitate ſimulque cardiogmo et faſtidio
laborantibus ipſi erat oratio, quos ait poſtea bilioſa et
pituitoſa vomere, ac maxime ſi pueri ſint, quibus et convulſiones magis quam adultis oboriri pronunciat, atque
haec mulieribus et ab utero dolores accidere. At deinceps
narrat paraplexias, manias et caecitates ſenioribus evenire. Addidit autem orationi *et quibus jam calor evinci-*
tur, cauſam qua haec oboriebantur reddens, paraplexias
quidem vocat paralyſes ex apoplexia in partem aliquam

Ed. Chart. IX. [62. 63.]   Ed. Baf. V. (368.)

τὰς ἐξ ἀποπληξίας εἴς τι μόριον κατασκηπτούσας παραλύ-
σεις, μανίας δὲ τὰς ἄνευ πυρετοῦ παραφροσύνας. εἴωθε
δὲ ταῦτα γίνεσθαι τοῖς πρεσβυτέροις διὰ τὴν ἀσθένειαν τῆς
φύσεως, ἀδυνατούσης ἐκκρῖναι δι' ἐμέτων ἢ αἱμοῤῥαγίας τὸ
περὶ τὴν κεφαλὴν ἠθροισμένον πλῆθος, ἐφ' ᾧ καὶ στερήσεις ὀφθαλμῶν ἐνίοτε γίγνονται κατασκήπτοντος τούτοις.

ξ'.

[63] Ἐν Θάσῳ πρὸ ἀρκτούρου ὀλίγον καὶ ἐπ' ἀρκτούρῳ
ὕδατα πολλὰ ἐν βορέοισι μεγάλα, περὶ δὲ ἰσημερίην καὶ
μέχρι πληϊάδος νότια ὕδατα σμικρὰ, ὀλίγα, χειμὼν βόρειος, αὐχμοὶ, ψύχεα, πνεύματα, μεγάλαι χιόνες. περὶ
δ' ἰσημερίην χειμῶνες μέγιστοι, ἔαρ βόρειον, αὐχμοὶ,
ὕσματα ὀλίγα, ψύχεα. περὶ δὲ ἡλίου τροπὰς θερινὰς,
ὕδατα ὀλίγα, μεγάλα ψύχεα μέχρι κυνός. μετὰ δὲ κύνα
μέχρις ἀρκτούρου θέρος θερμὸν, καύματα μεγάλα καὶ
οὐκ ἐκ τῆς προσαγωγῆς, ἀλλὰ συνεχέα καὶ βίαια. ὕδωρ

decumbente, manias vero citra febrem deliria. At haec
fieri confueverunt fenioribus ob naturae imbecillitatem
collectam in capite plenitudinem per vomitus aut fanguinis eruptiones nequeuntis excernere, unde etiam nonnunquam oculorum caecitates ea in ipfos decumbente procedunt.

LX.

In Thafo paulo ante arcturum et fub arcturo aquae copiofae et magnae per aquilonios. Circa aequinoctium
autem et ad Vergilias usque auftrinae pluviae, parvae
et paucae, hiems aquilonia, squalores, frigora, venti,
magnae nives. At circa aequinoctium tempeftates maximae, ver aquilonium, squalores, pluviae modicae, frigora. Ad folftitium aeftivum imbres pauci, magna
adusque canem frigora. A cane vero ad arcturum
usque aeftas calida, aeftus magni qui non paulatim increfcebant, fed tum continui tum vehementes, non plue-

Ed. Chart. IX. [63.]   Ed. Baf. V. (368.)
οὐκ ἐγένετο, ἐτησίαι ἐπέπνευσαν.   περὶ δὲ ἀρκτούρου
ὕσματα νότια μέχρι ἰσημερίης ἦρος. ἐν δὲ τῇ καταστάσει ταύτῃ κατὰ χειμῶνα μὲν ἤρξαντο παραπληγίαι καὶ
πολλοῖσιν ἐγίγνοντο, καί τινες αὐτῶν ἔθνησκον διὰ ταχέων,
καὶ γὰρ ἅλις τὸ νόσημα ἐπιδήμιον ἦν, τὰ δ' ἄλλα διετέλεον ἄνοσοι.

_____

Ψυχρὰ καὶ ξηρὰ κατάστασίς ἐστιν ἣν διηγεῖται καὶ
τι καὶ ἀνώμαλον ἔχουσα. κατὰ πάντ' οὖν ταῦτα φθινοπώρῳ
παραπλησία οὖσα καὶ τὰ νοσήματα τοιαῦτα ἔσχεν, οἷα μάλιστα πλεονάζειν εἴωθε φθινοπώρῳ. ὅτι μὲν οὖν ἀνώμαλος
ἐγένετο, δῆλον ἐκ τῶνδε. περὶ γὰρ ἀρκτούρου εἰσβολὴν,
μετὰ βορείων πνευμάτων, ὑετοὺς μεγάλους γενέσθαι φησὶν.
ἀκολουθῆσαι δὲ τὸ φθινόπωρον ὅλον ἐναντίον τῇδε τῇ καταστάσει, ἀντὶ μὲν βορείου νότιον γενόμενον, ἀντὶ δὲ ἐπομ-
βρίου βραχέα ἔχον ὕδατα. πάλιν δὲ τὸν χειμῶνα βόρειόν
τε καὶ ξηρὸν εἶναι, εἶτα καὶ τὸ ἔαρ ὅλον ἄχρι κυνὸς ἐπι-

_____

bat, fpirarunt Etefiae. Circa arcturum pluviae auftrinae ad aequinoctium usque vernum. Hoc in ftatu hieme
quidem paraplegiae coeperunt multosque invaferunt,
eorumque nonnulli derepente interierunt (hic enim morbus univerfim graffabatur), ceterum morbo vacui degebant.

_____

Quem ftatum explicat, is frigidus et ficcus eft aliquid
inaequale prae fe ferens.   Quum itaque his in omnibus
autumno effet fimilis, tales etiam morbos habuit quales
autumno maxime redundare confueverunt.   Quod itaque
etiam effet inaequalis, ex his manifeftum eft.   Nam circa
arcturi ingreffum pluvias magnas cum aquiloniis ventis
fuiffe pronuntiat; deinde et autumnum totum huic ftatui
contrarium fequutum; pro aquilonio quidem auftrinum
contigiffe et pro pluviofo paucas aquas habuiffe.   Rurfus
et hiemem tum aquiloniam tum ficcam extitiffe, deinde

Ed. Chart. IX. [63.]   Ed. Baf. V. (368.)

τολῆς, ὥστε πρόδηλον μέν ἐστιν ἱκανῶς ἐπικρατῆσαι ἐν τῇ
καταστάσει τὸ ξηρὸν καὶ τὸ ψυχρόν. ἐδείχθη δὲ καὶ ἀνώ-
μαλα τὰ πρῶτα αὐτῆς μέχρι χειμῶνος, εἶτα μετὰ κύνα πάλιν ἐκ τῶν βορείων καὶ ψυχρῶν ἐξαίφνης γενέσθαι φησὶ
καύματα μεγάλα καὶ βόρεια καὶ μετὰ ταῦτα πάλιν ὕδατα
νότια. δῆλον οὖν ὅτι καὶ τὸ τέλος τῆς ὅλης καταστάσεως
τὸ μετὰ κύνα σφοδρῶς ἀνώμαλον ἐγένετο. ἐξηγεῖται τοιγαροῦν ἐφεξῆς τὰ γενόμενα νοσήματα σαφῶς ἅπαντα μηδεμιᾶς λέξεως ἀσαφοῦς περιεχομένης, ὅτι μὴ σπανίως. ἀλλ'
ἐπεὶ καὶ τὰς αἰτίας τῶν γενομένων νοσημάτων προεθέμεθα
λέγειν, ἐκείνας δεήσει προστιθέναι ταῖς ῥήσεσιν αὐτοῦ, τὰς
λέξεις δὲ αὐτὰς διὰ κεφαλαίων συντέμνειν, αἷς ἀκολουθήσου-
σιν οἱ προμεμνημένοι τῶν τε κατὰ τὸ πρῶτον βιβλίον εἰρημένων καὶ τῶν ἔμπροσθεν ἐν τούτῳ. παραπληγίας μὲν οὖν
ἐν τῷ χειμῶνι γενέσθαι τῆς κεφαλῆς δηλονότι πληγείσης
ὑπὸ τῶν ἐν αὐτῷ γενομένων ψυχρῶν πνευμάτων καὶ μάλιστα ὅτι τὸ φθινόπωρον ὅλον νότιον γενόμενον ἐθέρμηνέ
τε καὶ ἠραίωσεν αὐτὴν ἅμα τῷ πληρῶσαι. ἡ γὰρ οὕτως

et ver totum ad canis ortum usque. Quare conftat hoc
in ftatu tum frigidum tum ficcum fatis fuperaffe. At demonftratum eft etiam primordia ipfius inaequalia ad hiemem usque fuiffe; deinde rurfum poft canem ex aquiloniis
et frigidis ait derepente magnos et aquilonios aeftus et
ab his etiamnum aquas auftrinas eveniffe. Liquet igitur
totius ftatus finem a cane admodum inaequalem fuiffe.
Itaque morbos omnes dilucide explicat ordine quo confequuti funt, nulla quae obfcura fit, nifi raro pofita dictione.
Ceterum quum incidentium morborum caufas explanare
inftituimus, illae ejus orationibus, orationes ipfae per
fumma capita dividendae funt, quae affequentur qui prius
tum quae in primo commentario tum quae in hocce praedicta funt memoria tenent. Paraplegias itaque hieme
fuiffe ait, percuffo nimirum a frigidis ventis, quum ex-
fpiraverunt, capite ac maxime quod autumnus totus auftrinus factus ipfum tum calefeciffet tum irrigaffet tum

162 ΙΠΠΟΚΡΑΤΟΥΣ ΕΠΙΔΗΜΙΩΝ Α

Ed. Chart. IX. [63. 64.] Ed. Baf. V. (368. 369.)

προσδιακειμένη πλεῖστα πάσχει κατὰ τὰ ψυχρὰ βόρεια πνεύματα, οὐ μὴν ἄλλο γέ τι νόσημα τὸν χειμῶνα
παρελύπει, διότι ξηρὸς ἦν. εἴρηται δὲ καὶ κατὰ τοὺς ἀφορισμοὺς τοὺς αὐχμοὺς τῶν ἐπομβρίων ὑγιεινοτέρους εἶναι.
κατὰ μέντοι τὰς παραπληγίας ἀπέθνησκον, αὐτοῦ τοῦ Ἱπποκράτους εἰπόντος. καὶ γὰρ ἅλις τὸ νόσημα ἐπιδήμιον ἦν
ἐν ἴσῳ τῶν ξενιζόντων, διὰ τὴν παρὰ τὸ σύνηθες γενομένην παραπληγίαν. ἡ γάρ τοι συνήθως γενομένη κατασκήπτει μὲν εἰς μέρους παράλυσιν, οὐ μὴν ἀναιρεῖ γε τὸν
ἄνθρωπον. ἀλλ' ἡ κατὰ τὴν προκειμένην κατάστασιν ἐπι-
δημήσασα [64] παραπληγία θανατώδης ἦν, ἅτε κατεψυ-
γμένης ἱκανῶς τῆς κεφαλῆς.

ξα΄.

Πρωῒ δὲ τοῦ ἦρος ἤρξαντο καῦσοι καὶ διετέλεον ἀπ'
ἰσημερίης ἄχρι πρὸς τὸ θέρος. ὅσοι (369) μὲν οὖν ἦρος

fimul repleviffet. Caput enim ita calefactum plurimum
ex ventis frigidis et aquiloniis patitur, non tamen alius
morbus hiemem infeftavit, quod ficca effet. Dictum eft
autem et in aphorismis ficcitates imbribus effe falubriores. Verum ex paraplegiis moriebantur, pronuntiante ipfo
Hippocrate. Etenim et hic morbus univerfim epidemius
erat, inauditorum infuetorumque more propter paraplegiam, quae praeter confuetudinem accidit. Nam quae
confueta eft, decumbit quidem in partis paralyfin, non
tamen tollit hominem. At quae hoc in ftatu paraplegia
graffata eft, letalis erat, refrigerato fcilicet admodum
capite.

LXI.

Febres autem ardentes ante ver coeperunt et ab aequinoctio ad aeftatem usque perdurabant. Quicunque autem
vere et aeftate ineunte ftatim aegrotare coeperunt,

Ed. Chart. IX. [64.]   **Ed. Baf. V. (369.)**

καὶ θέρεος ἀρχομένου αὐτίκα νοσεῖν ἤρξαντο, οἱ πλεῖστοι διεσώζοντο, ὀλίγοι δέ τινες ἔθνησκον.

———

Δῆλόν ἐστιν ὡς οὐκ αὐτῶν ἕκαστον τῶν ἀρξαμένων
καύσων πρωὶ τοῦ ἦρος ἄχρι θέρους ἐκταθῆναί φησιν,
ἀλλὰ τὴν ἐπιδημίαν αὐτῶν τῆς 'γενέσεως ἐν ἅπαντι χρόνῳ
συμβαίνειν, ποτὲ μὲν ἄλλῳ δηλονότι χρόνῳ, ποτὲ δ' ἄλλῳ
τῶν Θασίων ἁλισκομένων τῷ τοιούτῳ πυρετῷ. γέγραπται
δ' οὐχ ὡσαύτως ἐν ἅπασι τοῖς ἀντιγράφοις ἡ ῥῆσις, ἀλλ'
ἔγωγε τὴν ἀρίστην γραφὴν εἱλόμην κατὰ μὲν τὴν ἑξῆς ῥῆσιν, ὅτι καὶ διὰ τοῦ θέρους ὅλου παρέμενεν, ἡ γένεσις τῶν
καύσων δηλώσειε καὶ ὡς ἐν ἅπαντι μὲν καιρῷ τούτῳ μέτριοι καὶ οὐ θανατώδεις ἦσαν, ἐν ἀρχῇ δὲ τοῦ φθινοπώρου πολλοὶ τῶν ἁλισκομένων αὐτοῖς ἀπώλοντο. τὸ μὲν οὖν
ἄχρι πολλοῦ τοὺς καύσους ἐπιεικεῖς γενεσθαι λόγον ἔχειν
εἰκότως φαίνεται, μέτριοι γὰρ ἐγίνοντο, καθάπερ οἱ ἐν τῇ
πρὸ ταύτης καταστάσει, καὶ οὐκ ἀκριβεῖς, ὡς ἂν οὐδ' ὑπὸ

———

eorum plurimi foſpites evaferunt, pauci vero nonnulli
interierunt.

———

Conſtat Hippocratem non enuntiare ipſas febres ardentes quae ante ver coeperunt, ad aeſtatem usque pro-
ductas fuiſſe, fed ortus ipſarum graſſatarum toto eo tempore contigiſſe, Thaſiis nimirum hoc tempore, nunc illo
ejusmodi febre correptis. At haec oratio non eodem modo
in omnibus exemplaribus ſcripta eſt. Ego vero exiſtima-
verim optimam ſcripturam ſecundum ſequentem orationem,
quae quod tota aeſtate perduraret, febrium ardentium generatio ſignificet, quodque toto eo tempore moderatae et
non letales eſſent; in autumni vero principio plerique
his correpti perierunt. Itaque quod diu moderatae ac
lenes eſſent, rationi conſentaneum eſſe videtur; erant enim
mediocres, quemadmodum quae hoc in praedicto ſtatu, nec

Θερμῆς ἀκριβῶς καὶ ξηρᾶς καταστάσεως ἀποτελεσθέντες,
οὔτε μὴν πάσαις ἐπισυμβάντες κράσεσιν, ἀλλὰ καὶ ταῖς τὸ
χολῶδες ἠθροικέναι φθανούσαις. τὸ δ᾽ ὅλως γίνεσθαι καύσους τηνικαῦτα τὴν τῆς αἰτίας εὕρεσιν οὐκ ἔχει σαφῆ διὰ
τὸ μηδ᾽ ὅλως μνημονεύεσθαι τὸν Ἱπποκράτην τοῦ προηγη-
σαμένου θέρους, ἀλλ᾽ ἀπὸ τῆς ἀρχῆς τοῦ φθινοπώρου τὴν
ἀρχὴν τῆς ἐξηγήσεως ποιήσασθαι καὶ πολὺ χαλεπωτέραν,
ὅτι πιθανὸν ἦν τὸ θέρος ἐκεῖνο τὴν κατὰ φύσιν ἑαυτοῦ
φυλάξαι κρᾶσιν ἢ εἰ πάντως ἂν ἐξετράπετο κατά τι, διηγή-
σαιτ᾽ ὁ Ἱπποκράτης αὐτοῦ τὴν κατάστασιν. ἴσως οὖν θερμότερον ἐγένετο καὶ οὐ πάνυ πολλῷ τοῦ κατὰ φύσιν ἐξηλ-
λαγμένον, ὅθεν οὐδὲ ἠξίωσεν αὐτὸ γράφειν ὡς ἤδη παρὰ
φύσιν ἔχον. ἀλλ᾽ ὅμως ἐπειδὴ καὶ τὸ θέρος, εἰ κατὰ φύσιν
ἔχον σταίη, τὸν πικρόχολον χυμὸν ἀνάγκη πλείονα γίνεσθαι,
διὰ τοῦτο καὶ τότε πλείων ὢν οὕτως, οὐ μόνον τοῦ εἰωθό-
τος, ἀλλ᾽ ἔτι καὶ μᾶλλον ἐν ἐκείνῳ τῷ θέρει γιγνόμενος,
ὑπὸ τοῦ μετὰ ταῦτα ἐπιγενομένου κρύους ἔνδον ἐφυλάχθη
μὴ διαπνευσθεὶς μηδὲ διαφορηθείς, ἐπὶ πλεῖον δ᾽

exquifitae, ut quae neque ab exquifite tum calido tum
ficco ftatu procreatae, neque etiam temperamentis omnibus obortae funt, fed his qui primum bilem acervaffent.
Quod autem tunc febres ardentes prorfus extarent caufae
inventio facilis non eft, quod Hippocrates praecedentem
aeftatem plane non memoraverit, fed explanationis exordium ab autumni principio fecerit, idque longe difficilius,
quod probabile fit aeftatem illam fuum naturale temperamentum fervaffe; quae fi prorfus in quodam defciviffet,
ipfius ftatum Hippocrates explicaffet. Ergo calidior fortaffis fuit, neque admodum a natura fua permutata, unde
neque illam fcribere voluerit, tamquam jam praeter naturam haberet. Quia vero aeftate etiamfi fecundum naturam extiterit, attamen humorem biliofum copiofiorem
creari neceffe eft, propterea tunc etiam hic copiofior
creatus non tantum folito, verum etiam longe auctior
per illam aeftatem evadit, a frigore poftea fuccedente in-

ἐμφωλεύσας τῷ χρόνῳ καὶ διασαπεὶς τοὺς καύσους
ἤνεγκεν.

_____

ξβʹ.

Ἤδη δὲ τοῦ φθινοπώρου καὶ τῶν ὑσμάτων γινομένων θανατώδεες ἦσαν καὶ πλείους ἀπώλλοντο.

[65] Ἀναμνησθῶμεν οἷς κατὰ τὸ τέλος τῆς ὅλης διηγήσεως, ἣν ἐποιήσατο περὶ τῆς καταστάσεως, ἔγραφεν, ὕδατα
νότια μέχρι ἰσημερίης ἦρος. εἰρήκει δὲ καὶ περὶ τοῦ μετὰ
κυνὸς ἐπιτολὴν χρόνου μέχρις ἀρκτούρου κατὰ λέξιν οὕτως,
θέρος θερμὸν, καύματα μεγάλα καὶ οὐκ ἐκ προσαγωγῆς,
ἀλλὰ συνεχέα καὶ βίαια, ὕδωρ οὐκ ἐγένετο. πρόδηλον οὖν
ὅτι χολοποιὸς ἡ τοιαύτη κατάστασις ἐγένετο, ὥστ' εἰκότως ὑδάτων νοτίων διαδεξαμένων αὐτὴν οἱ καῦσοι
πλείους τε καὶ θανατώδεις ἐγίγνοντο, τοῦ νότου πεφυκότος
διαλύειν τε τὰ σώματα καὶ χεῖν τοὺς χυμοὺς καὶ μέντοι
καὶ σήπειν ἅμα, ὅταν ἅμα πλείοσιν ὑετοῖς γένηται.

_____

tus confervatus, neque perfpiratus, neque difcuffus, fed
diutius occultatus et putrefactus febres ardentes attulit.

_____

LXII.

_Jam autumno et obortis imbribus letales erant pluresque
peribant._

_____

In mentem revocemus quod in fine fcripfit totius
orationis, quam de hoc ftatu fecit: _aquae auftrinae ad aequinoctium vernum usque._ Dixit autem de tempore poft
canis ortum ad arcturum usque his verbis: _aeftas calida,
aeftus magni qui non paulatim increfcebant, fed tum continui tum vehementes, non pluebat._ Hinc liquet hujusmodi
ftatum bilis procreatorem fuiffe. Quare quum huic aquae
auftrinae fuccederent, jure febres ardentes tum copiofae
tum letales oriebantur. Aufter fiquidem corpora diffolvere confuevit, humores fundere et praeterea fimul putre-
facere, ubi cum uberioribus pluviis extiterit.

_____

νγ'.

*Ην δὲ τῶν καύσων τὰ παθήματα οἷσι μὲν καλῶς καὶ
δαψιλέως διὰ ῥινῶν ἡμορράγησαν καὶ διὰ τοῦτο μάλιστα
σώζεσθαι, καὶ οὐδένα οἶδα εἰ καλῶς αἱμορραγήσειεν ἐν τῇ
καταστάσει ταύτῃ ἀποθανόντα. ἐν Φιλίσκῳ γὰρ καὶ
Ἐπαμίνοντι καὶ Σιληνῷ, τεταρταίῳ καὶ πεμπταίῳ, σμικρὸν ἀπὸ ῥινῶν ἔσταξε καὶ ἀπέθανον.

Καὶ ἄλλως μὲν ἴδιόν ἐστι καύσων πυρετῶν αἱμορραγίαις ταῖς ἐκ ῥινῶν οἷς τὰ πολλὰ κρίνεσθαι καὶ τότε πλείους αἱμορρῆσαί φησι. καὶ μέντοι καὶ τὰ ἐφεξῆς αὐτῷ γεγραμμένα πάντα τῶν κατὰ μέρος γεγραμμένων ἑκάστοισιν
ἕν ἔχει τοῦτο κεφάλαιον. ὅσοις μὲν αἱμορραγίαι τελέως ἐγίνοντο, σωθῆναι τούτους, οἷς δ' ἐλλιπῶς ἢ οὐδ' ὅλως ἦν στάξις αἵματος ἐκ ῥινῶν, μόνους διαφθαρῆναι τούτους. ἐν ἄλ-

---

LXIII.

*Hae vero affectiones febribus ardentibus oboriebantur.
Quibus quidem recte ac large sanguis per nares erupit,
ii propterea maxime servati sunt, nullumque novi, si
decenter sanguis profluxisset, hoc in statu mortuum
fuisse. In Philisco siquidem et Epaminonte et Sileno
quarto et quinto die paucum e naribus stillavit sanguinis et obierunt.*

Ac maxime quidem febrium ardentium proprium eft, eas
plerumque per sanguinis e naribus eruptiones judicari, atque
tunc pluribus sanguinem erupisse pronuntiat. Praeterea
quae deinceps ab eo scripta sunt omnia, eorum quae
sigillatim unicuique adscribantur, unam hanc summam
consequuntur. Quibus quidem sanguinis profluvia perfecte oborta sunt, eos salvos evasisse; quibus vero non
plene sanguinis e naribus stillatio fuit, eos solos periisse,

Ed. Chart. IX. [65. 66.]　　　　　Ed. Baf. V. (369.)

λοις δὲ τισι φυσικῶν ἄλλων ἐκκρίσεων ἤτοι διὰ γαστρὸς ἢ δι' οὔρων γενομένων σωθῆναι.

ξδ'.

Οἱ μὲν οὖν πλεῖστοι τῶν νοσούντων περὶ κρίσιν ἐρρίγουν καὶ μάλιστα οἷσι μὴ αἱμορραγίαι, ἐπερρίγουν δ' οἱ αὐτοὶ καὶ ἐξίδρουν.

'Εν τοῖς περὶ ῥίγους λόγοις ἐδείχθη διὰ τὸν πικρόχολον ὁρμὴν ἔχοντα φέρεσθαι διὰ τῶν αἰσθητικῶν καὶ σαρκωδῶν σωμάτων ἐπὶ τὴν ἔκκρισιν ἔπεσθαι τὸ ῥῖγος. ἐδείχθη δὲ ὅτι καὶ τῇ κινήσει ταύτῃ κατὰ λόγον ἐστὶν ἀκολουθεῖν ἱδρῶτας, ἐνίοτε δὲ καὶ χολώδεις ἐμέτους καὶ διαχωρήσεις.

ξε'.

[66] 'Εστι δ' οἷσιν ἴκτεροι ἑκταίοισιν, ἀλλὰ τούτοισιν ἡ κατὰ κύστιν κάθαρσις ἢ κοιλίη ἐκταραχθεῖσα ὠφέλησεν

aliis denique alias naturales excretiones aut per ventrem aut per urinas factas falutem attulisse.

LXIV.

At aegrotantium plerique circa crifin vigebant ac maxime quibus fanguis non erumpebat, iidem tamen fuperriguerunt et exfudarunt.

In libris de rigore demonftratum eft ob amaram, quae cum impetu cietur, bilem quae per fenfibilia et carnofa corpora ad excretionem fertur, rigorem confequi. Declaratum eft etiam huic motui ratione fudores comitari interdum vero et biliofas vomitiones et alvi dejectiones.

LXV.

Quibusdam fexto die regius morbus accidit, verum his per veficam purgatio aut alvus perturbata profuit, aut

η δαψιλὴς αἱμοῤῥαγίη οἷον Ἡρακλείδης, ὃς κατέκειτο παρὰ
Ἀριστοκλείδῃ, καίτοι τούτῳ καὶ ἐκ ῥινῶν ἡμοῤῥάγησε
καὶ ἡ κοιλία ἐπεταράχθη καὶ τὰ κατὰ κύστιν ἐκαθήρατο.
ἐκρίθη δὲ εἰκοσταῖος, οὐχ οἵαν ὁ Φαναγορίων οἰκέτης, ᾧ
οὐδὲν τούτων ἐγένετο, ἀπέθανεν.

_____

Οἷς οὐκ ἠδυνήθη τὴν χολὴν ἡ φύσις ἐκκρῖναι, τούτοις
ἀθροισθεῖσα κατὰ τὸ δέρμα τοὺς ἱκτέρους εἰργάσατο.
μοχθηρὸν δὲ τὸ πρὸ τῆς ἑβδύμης αὐτοὺς γενέσθαι, καθότι κἂν τοῖς ἀφορισμοῖς εἴρηται. καὶ τούτων δ' αὐτῶν ἐκεῖνοι μόνοι ἐσώθησαν, οἷς ἂν ἡ φύσις ἠδυνήθη δι' ἑτέρου
τρόπου τὴν περιουσίαν ἐκκρῖναι. τριῶν δὲ τούτων ἐμνημόνευσεν, ἐκκρίσεων οὔρων, γαστρὸς ἐκταράξεως καὶ αἱμοῤῥαγίας. ἐνίοις δὲ καὶ ταῦτα πάντα γίνεσθαί φησιν, ὥσπερ
τῷ Ἡρακλείδῃ, καὶ κριθῆναι τοῦτον εἰκοσταῖον.

_____

*larga e naribus fanguinis eruptio, ut Heraclidae apud
Aristoelidem decumbenti contingit. At huic et ex naribus profluxit fanguis et alvus perturbata fuit et per
veficam purgatus eft. Vigefimo autem die dijudicatus
eft, non ut Phanagoreon fervus, cui quum ipfi nihil
horum obtigiffet, periit.*

_____

Quibus non potuit natura bilem excernere, his ea
in cute acervata icteros excitavit. Perniciofum autem id
erat ante feptimum diem ipfos oboriri, prout etiam in
aphorismis enunciatum eft. Atque ex his ipfis illi foli
falvi evaferunt, quibus natura potuit alio modo humorum
redundantiam excernere. Hos autem tres modos commemoravit, urinarum excretiones, ventris exturbatione⁻ et
fanguinis eruptiones. Nonnullis autem et haec omnia
eveniffe pronunciat, quemadmodum Heraclidae, qui vigefimo die judicatus eft.

ξστ'.

*Αἱμοῤῥαγίαι δὲ τοῖσι πλείστοισι, μάλιστα δὲ τοῖσι μειρακί-
οισι καὶ ἀκμάζουσι καὶ ἔθνησκον πλεῖστοι τούτων οἷσι
μὴ αἱμοῤῥάγει. πρεσβυτέροισι δὲ ἐς ἰκτέρους ἢ κοιλίαι
ταραχώδεες ἢ δυσεντεριώδεες, οἷον Βίωνι τῷ παρὰ Σι-
λήνῳ κατακειμένῳ. ἐπεδήμησαν (370) δὲ καὶ δυσεντερίαι κατὰ θέρος καί τισι διανοσησάντων, οἷσι καὶ αἱμοῤῥαγίαι ἐγένοντο, ἐς δυσεντεριώδεα ἐτελεύτησαν, οἷον τῷ
Ἐράτωνος τῷ παιδὶ καὶ Μύλῳ, πολλῆς αἱμοῤῥαγίης γενομένης ἐς δυσεντεριώδεα κατάστασιν περιεγένοντο.*

---

*Μειρακίοισι μὲν ὅτι κατὰ λόγον ᾑμοῤῥάγει πρόδηλον,
ἐφεξῆς δ' αὐτῶν καὶ τοῖς ἀκμάζουσι. τοῖς δὲ τούτων πρεσβυτέροις ἀσθενεστέρας τε τῆς δυνάμεως οὔσης καὶ τῆς ἐμφύτου θερμασίας ἐλάττονος εἰς ἰκτέρους μᾶλλον ἢ ἀπόθεσις ἐγένετο τῆς πλεοναζούσης χολῆς. ἐγένετο δ' ἐνίοις καὶ
διὰ γαστρὸς ἔκκρισις ταραχώδης ἢ δυσεντεριώδης, οἷς ἐν-*

LXVII.

*Haemorrhagiae plerisque obortae funt, maxime vero ado-
lefcentibus et aetate vigentibus, eorumque plurimi interierunt quibus fanguis non erupit; fenioribus vero ad
icteros res aegrotantium ferebantur, aut alvi turbatae
aut dyfenteriae fuccedebant, ut Bioni apud Silenum
decumbenti contigit. Dyfenteriae quoque per aeftatem
in vulgus graffatae funt; quibusdam etiam aegrotantibus, quibus haemorrhagiae oboriebantur, in dyfenteriam
ipfarum factus tranfitus, ut Eratonis puero et Mylo,
qui copiofa fanguinis eruptione oborta, in dyfentericam
affectionem delapfi fofpites evaferunt.*

Adolefcentibus ex ratione fanguinem e naribus erumpere, poft has vero aetate florentibus liquido conftat. His
vero fenioribus tum prae imbecillioribus viribus tum im-
minuto nativo calore, in regium morbum redundantis bilis magis fit decubitus. Fiebat autem et nonnullis per
ventrem excretio turbulenta, aut dyfenterica, quibus alvi

τεῖθεν ἔῤῥευσε τὸ περιττὸν τῆς κοιλίας. ἐκ τούτων οὖν
τῶν προειρημένων καὶ μέντοι καὶ τῶν ἑξῆς εἰρησομένων
οὐκ ἄδηλον ἔσται σοι τὰς ἐν τοῖς καύσοις αἱμοῤῥαγίας γίνεσθαι διὰ τὴν ἐπικρατοῦσαν ξανθὴν χολὴν, ἥτις μεμιγμένη
τῷ αἵματι, διακαίουσά τε τοῦτο καὶ σὺν [67] αὐτῷ πολλὴν θερμασίαν ἀναφέρουσα πρὸς τὴν κεφαλὴν, ὅταν ῥήξῃ
τὰς ἐν τῇ ῥινὶ φλέβας, αἱμοῤῥαγίας ἐργάζεται.

ξζ'.

*Πολὺς μὲν οὖν καὶ μάλιστα ὁ χυμὸς οὗτος ἐπεπόλασεν.
ἐπεὶ καὶ οἷσι περὶ κρίσιν οὐχ ᾑμοῤῥάγησεν, ἀλλὰ παρὰ
τὰ ὦτα ἐπαναστάντα ἠφανίσθη. τούτων δὲ ἀφανισθέντων παρὰ τὸν κενεῶνα βάρος τὸν ἀριστερὸν καὶ εἰς
ἄκρον ἰσχίον. ἀλγημάτων δὲ μετὰ κρίσιν γενομένοιν καὶ
οὔρων λεπτῶν διεξιόντων αἱμοῤῥαγέειν σμικρὰ ἤρξαντο.
περὶ δὲ τετάρτην καὶ εἰκοστὴν ἐγίνοντο εἰς αἱμοῤῥαγίαν
ἀποστάσεως Ἀντιφῶντι τῷ Κριτοβούλου, ἀπεπαύσατο καὶ
ἐκρίθη τελέως περὶ τεσσαρακοστήν.*

excrementum defluxit. Ex his itaque tum praedictis tum
poftea dicendis tibi obfcurum non fuerit fanguinis eruptiones in ardentibus febribus fieri ob vincentem flavam
bilem, quae et fanguini commixta et ipfum deurens et
cum ipfo ex multo calore furfum ad caput erecta, quum
venas in naribus ruperit, fanguinis parit eruptiones.

LXVII.

*Itaque copiofus ac maxime hic humor redundavit. Etenim
quibusdam impendente crifi fanguis e naribus non profluxit, fed orta ad aures tubercula difparuerunt. His
autem evanefcentibus ad ilium finiftrum fummamque
coxendicem gravitas decubuit. Obortis praeterea poft
crifin doloribus urinisque tenuibus prodeuntibus, paucum
fanguinis profundere coeperunt. Verum circa quartum
et vigefimum diem Antiphonti Critobuli filio ad fanguinis eruptionem abfceffus facti funt, quod ceffavit et
circa quadragefimum diem perfecte judicatus eft.*

Διὰ κίνδυνον δηλονότι καὶ δεῖ ἀγὼν ὅσους μικροῦ τοῦ
σωθῆναι τούτους ὑπῆρξε, μόγις ἀπὸ τῆς τετάρτης καὶ
εἰκοστῆς καὶ τῆς τεσσαρακοστῆς δι' αἱμορῥαγίας ὠφελήθεισε.

Γυναῖκες δ' ἐνόσησαν μὲν πολλαί, ἐλάσσους δ' ἢ ἄνδρες καὶ
ἔθνησκον ἥσσους. ἐδυστόκεον δὲ πλεῖσται καὶ μετὰ τοὺς
τόκους ἐπενόσεον καὶ ἔθνησκον αὗται μάλιστα, οἷον Τελεσ-
βούλου θυγάτηρ ἀπέθανεν ἑκταίη ἐκ τόκου. τῇσι μὲν οὖν
πλείστῃσιν ἐν τοῖσι πυρετοῖσι γυναικεῖα ἐπεφαίνετο. ἔστε
δ' οἷσιν ἐκ ῥινῶν ἡμορῥάγησε καὶ παρθένοισι πολλῇσι
τότε πρῶτον ἐγένετο. ἔστι δ' οἷσι καὶ ἐκ ῥινῶν καὶ τὰ
γυναικεῖά τισιν ἐπεφαίνετο, οἷον τῇ Δαιθαρσίως θυγατρὶ
παρθένῳ τότε ἐπεφαίνετο πρῶτον καὶ ἐκ ῥινῶν λάβρον
ἐῤῥύη καὶ οὐδεμίην οἶδα ἀποθανοῦσαν, ᾗσι τούτων τι
καλῶς γένοιτο, ᾗσι δὲ συνεκίρησεν ἐν γαστρὶ ἐχούσῃσι
νοσῆσαι, πᾶσαι ἀπέφθειραν, ἃς καὶ ἐγὼ οἶδα.

Propter periculum fcilicet et quoscunque devinciebat
labor, eos vix fervari contigit, vigefimo quarto et quadragefimo die auxilium a fanguinis eruptionibus confequutos.

LXVIII.

*At multae quidem mulieres aegrotarunt, fed pauciores
quam viri; pauciores etiam morti occubuerunt. Arduum
vero partum plurimae fortiebantur et a partu infuper
aegrotabant ipfaeque potiffimum moriebantur, veluti
Telesbuli filia, quae fexto a partu die mortua eft. In
febribus itaque plurimis menfes apparebant; quibusdam
vero e naribus fanguis profluxit tuncque multis virginibus id contingebat, nonnullis etiam e naribus fanguis et
menftrua prorumpebant, ut in Daetharfis filia virgine
tum primum patuit largeque e naribus fanguis profluxit
nullamque ex iis mortuam novi, quibus horum quicquam
probe fuccefffet. Quibus vero praegnantibus aegrotare
contigit, quas novi, omnes foetus perdiderunt.*

172 ΙΠΠΟΚΡΑΤΟΥΣ ΕΠΙΔΗΜΙΩΝ Α

Ed. Chart. IX. [67. 68.]   Ed. Baf. V. (370.)

Εἰκότως ἦν τὰς γυναῖκας ἧσσον τῶν ἀνδρῶν νοσῆσαι
καὶ διακινδυνεῦσαι, ὡς δι᾽ αἱμορραγίας τὰς κρίσεις ἐργασα-
μέναις, ὡς ἂν ἐχούσαις σύμφυτον βοήθημα τὴν ἔμμηνον
κένωσιν. ἐδυστόκησαν δὲ διὰ τὴν κατάστασιν ψυχρὰν οὖσαν.
ἀλλὰ καὶ ἐν αἷς ἐφάνη τι νόσημα, καὶ αὗται διέφθειραν τὰ
ἔμβρυα κατὰ τὸν αὐτὸν λόγον.

_____

ξθ′.

[68] Οὖρα δὲ τοῖς πλείστοισιν εὔχροα μὲν, λεπτὰ δὲ καὶ
ὑποστάσεις ὀλίγας ἔχοντα διαχωρήμασι λεπτοῖσι καὶ χολώδεσιν, πολλοῖσι δὲ τῶν ἄλλων κεκριμένων ἐς δυσεντερίας τελευτᾷ, οἷον Ξενοφάνει καὶ Κριτίᾳ.

Καὶ ταῦτα μὲν εἶναι λεπτὰ οὖρα, τουτέστιν ὑδατώδη
φησὶ καὶ μέντοι καὶ κατ᾽ ὀλίγα πάλιν ἔγραψεν·

_____

Mulieres merito minus quam viros aegrotaſſe minusque
pericula ſubiiſſe contigit; ut quae ſuper ſanguinis eruptiones criſes efficeret et congenitum auxilium menſtruam
vacuationem haberent. Difficilem vero partum habuerunt,
quod frigidus eſſet ſtatus. Imo in quibus morbus aliquis
apparuit, hae oboriebantur eademque ratione ſetus cor-
rumpebant.

_____

LXIX.

Urinae autem plurimis bene coloratae, pauca ſedimenta
conſequutae cum dejectionibus tenuibus et bilioſis. Ple-
risque vero ceteris judicatis in dyſenterias deſierunt,
ut Xenophani et Critiae.

_____

Has quoque tenues, hoc eſt aquoſas urinas eſſe, pronunciat. Propterea et paulo poſt rurſum ſcripſit:

_____

ΚΑΙ ΓΑΛΗΝΟΥ ΕΙΣ ΑΥΤΟ ΥΠΟΜΝΗΜΑ Β. 173

Ed. Chart. IX. [68.]   Ed. Baf. V. (370.)

ο΄.

Οὖρα δὲ ὑδατώδεα πολλὰ, καθαρὰ, λεπτὰ μετὰ κρίσιν καὶ
ὑποστάσιος πολλῆς γενομένης καὶ τῶν ἄλλων καλῶς κεκριμένων. ἀναμνήσομαι οἷσιν ἐγένετο, Βίωνι, ὃς κατέκειτο
παρὰ Σιληνὸν, Κρατίῃ τῇ παρὰ Ξενοφάνους, Ἀρέτωνος
παιδὶ, Μνησιστράτου γυναικί.

Διελθὼν τὰ ὀνόματα τῶν οὐρησάντων τοιαῦτα ἐφεξῆς
φησί.

οα΄.

Μετὰ δὲ ταῦτα δυσεντεριώδεις ἐγένοντο οὗτοι πάντες, ἠρά-
γε οὖρα ὅτι οὔρησαν ὑδατώδεα σκεπτέον.

Εἰκὸς γὰρ ἦν καὶ διότι τοῖς οὔροις οὐκ ἐξεκαθάρθη
τὸ χολῶδες, ἐπὶ γαστέρα ῥυὲν, τὰς δυσεντερίας ἐργάσασθαι.
εἰκὸς δὲ καὶ διὰ πολλὰς πλεονεξίας τοῦ χυμοῦ τούτου γεγο ,

LXX.

*At urinae aquofae, copiofae, fincerae ac tenues poft cri-
fin multoque fedimento facto aliisque probe judicatis.
Quibus haec contingebant, eos memorabo, Bionem qui
apud Silenum decumbebat, Critiam, qui apud Xeno-
phanem, Aretonis filium et Mnefiftrati uxorem.*

Quum qui tales urinas excreverunt, eorum nomina
recenfuit, fequentia profert.

LXXI.

*Poftea vero hi omnes dyfenterici evaferunt; an quod uri-
nas aquofas minxerint, confiderandum.*

Confentaneum enim erat et quod per urinas aquofas
non evacuatus fuiffet biliofus humor, eum in ventrem
delapfum dyfenterias feciffe: verifimile quoque ob multas

νέναι καὶ εἰ μὴ χολώδη τοῖς οὔροις ἐξεκενώθησαν, ἐκ τοῦ
περιττεύοντος ἔτι κατὰ τὸ σῶμα, τὴν δυσεντερίαν αὐτοῖς
γενέσθαι.

οβ'.

Περὶ δ' ἀρκτοῦρον ἑνδεκαταίοισι πολλοῖς ἔκρινε καὶ τουτέοισιν οὐ κατὰ λόγον γινόμεναι ὑποστροφαὶ ὑπέστρεφον.
ἦσαν δὲ καὶ κωματώδεες περὶ χρόνον τοῦτον. πλείω δὲ
παιδία, καὶ ἔθνησκον ἥκιστα οὗτοι πάντων.

[69] Εὔδηλον ὅτι τῆς κατὰ τὸ δεύτερον ἔτος ἐπιτολῆς ἐκ τούτου μέμνηται, γεγραμμένης ἐπὶ τέλει τῆς διηγήσεως. αὕτη τοίνυν ἐγένετο νότιος, τοὺς ὑετοὺς ἔχουσα μέχρι τῆς φθινοπωρινῆς ἰσημερίας. ἐν τούτῳ δὴ τῷ χρόνῳ
φησὶν ἑνδεκαταίους πολλοὺς ἀσφαλῶς κριθῆναι γενομένους
ἅμα κωματώδεις, διὰ τὴν νότιον δηλονότι κατάστασιν. διὰ
δὲ τὴν αὐτὴν καὶ αἱ κρίσεις αὐτοῖς ἐγίνοντο βεβαιότεραι

hujus humoris factas redundantias, etiamfi biliofa per
corpus incrementa evacuata fuiffent, ex fupervacante etiamnum in corpore humore dyfenteriam ipfis obortam fuiffe.

LXXII.

*At circa arcturum undecimo die plerisque crifis oborta
eft, neque his pro ratione reverfiones reciderunt. Sub
hoc autem tempus fopore premebantur. Inter quos
plures pueri hique minime omnium interibant.*

Hippocratem ortus arcturi alterius anni meminiffe
perfpicuum eft in narrationis fine defcripti. Hic autem
erat auftrinus, qui ad aequinoctium autumnale usque imbres habebat. Hoc autem tempore multos ait undecimo
die fecure judicatos fuiffe, fimulque comatofos propter
auftrinum fcilicet ftatum, ob quem ipfum etiam ipfis judicia quam alio tempore certiora fuerunt, quum ambien-

τῶν κατὰ τὸν ἄλλον χρόνον, ἡνίκα ἐπεκράτει τοῦ περιέχοντος (371) ἡ ψυχρὰ κρᾶσις, ἐν ᾗ χρονίας ἔφη γενέσθαι
τὰς κρίσεις. τοῦ μέντοι μεταξὺ κυνὸς καὶ ἀρκτούρου, θερμὴν καὶ ξηρὰν ἔχοντος κατάστασιν, οὐκ ἐμνημόνευσεν, ἐν ᾗ
μᾶλλον εἰκὸς ἦν ὀξέως κριθῆναι πολλοὺς, ὡς μηδὲ τὴν ἑβδόμην ὑπερβῆναι. μή τι οὖν τοῦτο μὲν ὡς οἰκεῖον τοῦ καιροῦ παρέλιπε, τὰ δ᾽ ἐπιδημήσαντα μόνα διέρχεται.

———

ογ΄.

Περὶ δ᾽ ἰσημερίην καὶ μέχρι πληϊάδος καὶ ὑπὸ χειμῶνα
παρείποντο μὲν καὶ οἱ καῦσοι, ἀτὰρ καὶ φρενιτικοὶ τηνικαῦτα πλεῖστοι ἐγίνοντο καὶ ἔθνησκον τούτων πλεῖστοι.

———

Τοὺς καύσους καὶ τὰς φρενίτιδας ὁ μὲν αὐτὸς ἐργάζεται χυμός, οὐ τὸν αὐτὸν δὲ τόπον ἔχων. ἐν μὲν γὰρ ταῖς
εὐρυχωρίαις τῶν ἀγγείων περιεχομένης τῆς ξανθῆς χολῆς

———

tis nos aëris frigidum eſſet temperamentum, quo diuturniora fuiſſe judicia profert.   Ceterum tempus canis et
arcturi intermedium, quod calidam et ſiccam conſtitutionem
fortiretur, non memoravit, quo veriſimilius erat, celerius
multos judicatos fuiſſe, ut ne ſeptimum diem transgrede-
rentur.   Hoc itaque tanquam illi tempori familiare prae-
termiſi'; ſolos vero morbos qui graſſati ſunt, percurrit.

———

LXXIII.

*Ad aequinoctium vero et ad vergilias usque et ſub hie-
mem febres ardentes conſequebantur; quin etiam tunc
plurimi phrenitici fiebant, ex hisque plurimi moriebantur.*

———

Febres ardentes et phrenitidas idem humor facit, ſed
non eundem locum occupat.   Quum enim in vaſorum
capacitatibus una cum ſanguine flava bilis continetur, ac-

176　　*ΙΠΠΟΚΡΑΤΟΥΣ ΕΠΙΔΗΜΙΩΝ Α*

Ed. Chart. IX. [69.]　　　　　　　Ed. Baf. V. (371.)

ἅμα τῷ αἵματι, συμβαίνει καθ᾽ ὃν ἂν τρόπον ἐκπυρωθῇ,
τοὺς καύσους γίνεσθαι, καὶ μάλιστα ὅταν ἐν ταῖς κατὰ
γαστέρα καὶ ἧπαρ ἢ κατὰ πνεύμονα φλεψὶν ἡ ζέσις γένηται τῆς χολῆς. ὅταν δ᾽ εἰς τὰ στερεὰ μόρια τοῦ σώματος
ἀφικνῆται καὶ δι᾽ αὐτῶν φέροιτο, ῥῖγος ἐργάζεται. κατὰ δὲ
τὸν ἐγκέφαλόν τε καὶ τὰς μήνιγγας στηριχθεῖσα τὰς φρενίτιδας ἐργάζεται. πρὶν δὲ στηριχθῆναι, διαῤῥέουσα κατὰ
τὰς ἐν αὐτοῖς φλέβας, οὐ φρενίτιδας, ἀλλὰ τὰς ἐν ταῖς
ἀκμαῖς τῶν πυρετῶν ἐπιφέρει παραφροσύνας. ἡ τοίνυν ἔμπροσθεν ἐν ταῖς κάτω φλεψὶ τὸν καῦσον ἐργαζομένη χολὴ,
κατὰ τὴν ἀπ᾽ ἀρκτούρου μέχρι τῆς ἰσημερίας νότιον κατάστασιν, εἰς τὴν κεφαλὴν ἀναληφθεῖσα καὶ στηριχθεῖσα κατὰ
τὸν ἐγκέφαλόν τε καὶ τὰς μήνιγγας ἐγέννησε τὰς φρενίτιδας.

－－－－－

οθ.

Εγένοντο δὲ καὶ κατὰ θέρος ὀλίγοι.

－－－－－

cidit, quocunque modo excanduerit, febres ardentes procreari, ac praefertim quum in ventris et jecoris aut pulmonis venis bilis fervor urgeat; ubi vero ad folidas corporis partes appulerit, atque per eas feratur, rigorem
excitat; fi vero in cerebrum ipfiusque membranas fefe
firmaverit, phrenitidas efficit. Priusquam autem fefe
firmaverit per ipfarum venas diffluens, non phrenitidas,
fed in febrium vigoribus deliria invehit. Itaque bilis
quae prius in venis inferioribus ardentem febrem faceret,
hoc in ftatu ab arcturo ad aequinoctium usque auftrino
ad caput collecta atque in cerebro ipfiusque membranis
firmata phrenitidas procreavit.

－－－－－

LXXIV.

Pauci vero etiam per aeftatem tales *efficiebantur.*

－－－－－

Ὀλίγους φησὶ γεγονέναι φρενιτικούς. τὸ μὲν γὰρ ἄχρι
κυνὸς αὐτοῦ μέρος ψυχρὸν ἦν, τὸ δὲ μέχρι ἀρκτούρου θερμὸν καὶ ξηρὸν, ὥστ᾽ οὐ δυνατὸν ἦν πληρῶσαι τοῦτο μεταξὺ
τὴν κεφαλὴν [70] ὥσπερ οὐδ᾽ ὁ περὶ τὸν ἀρκτοῦρον ἄχρι
τῆς ἰσημερίας γενομένης νότος. οὔτε γὰρ ὑγρὸν ἦν οὔτε
νότιον οὔτε πολυχρόνιον τὸ μεταξὺ κυνός τε καὶ ἀρκτούρου.
ἐῤῥέθη ὅτι χολῆς πολλῆς ἐνεχθείσης ἐν τοῖς κατὰ τὸν ἐγκέφαλον χωρίοις καὶ φρενίτιδες ἐγένοντο.

———————

οε´.

Τοῖσι μὲν οὖν καυσώδεσιν ἀρχομένοισιν ἐπεσήμαινεν, οἷσι
τὰ ὀλέθρια συνέπιπτεν, αὐτίκα γὰρ ἀρχομένοισι πυρετὸς
ὀξὺς, σμικρὰ ἐπεῤῥίγουν, ἄγρυπνοι, ἀδήμονες, διψώδεες,
ἀσώδεες, σμικρὰ ἐφιδροῦντες περὶ τὸ μέτωπον καὶ κληῖδας, αὖθις οὐδεὶς διόλου, πολλὰ παρέλεγον, φόβοι, δυσθυμίαι, ἄκρεα ὑπόψυχρα, πόδες ἄκροι, μᾶλλον δὲ τὰ περὶ
χεῖρας, οἱ παροξυσμοὶ ἐν ἀρτίῃσι. τοῖς δὲ πλείστοισι

———————

Paucos ait aeſtate phreniticos fuiſſe. Nam pars ejus
ad canem usque erat frigida; pars vero ad arcturum usque
calida et ſicca. Quare non poterat haec caput interim
replere, ut neque auſter, qui circa arcturum ad aequinoctium usque perflavit. Neque enim humidum erat, neque auſtrinum, neque diuturnum quod inter canem et
arcturum interceſſit. Ubi copioſa bilis in cerebri regiones invecta eſt et phrenitidas creari pronunciatum eſt.

———————

LXXV.

Itaque febribus ardentibus incipientibus, quibus impenderet
pernicies portendebatur; quam primum enim ab initio
febris acuta prehendebat, parumque ſuperrigebant; in-
ſomnes anxii, ſitibundi, nauſeabundi; paululum in fronte
et claviculis exudabant; ad haec nemo per univerſum
corpus, admodum delirabant, his timores, moeſtitiae;
extrema frigida, ut ſummi pedes, ſed magis etiam ma-
nus; acceſſiones diebus paribus, plurimis quarto die

τεταρταίοισιν οἱ πόνοι μέγιστοι καὶ ἱδρῶτες ἐπὶ πλεῖστον
ὑπόψυχροι καὶ ἄκρεα οὐκετ᾽ ἀναθερμαινόμενα, ἀλλὰ ἦσαν
πελιδνὰ, ὑπόψυχρα, οὐδ᾽ ἐδίψων. ἔτι τούτοισιν οὖρα μέλανα, λεπτὰ, ὀλίγα καὶ κοιλίαι. ἐφίσταντο οὐδ᾽ ἡμορράγησαν ἐκ ῥινῶν, οὐδὲ τοῖσιν οἷσι ταῦτα συμπίπτει, ἀλλὰ
σμικρὰ ἔσταξεν. οὐδ᾽ ἐς ὑποστροφὴν οὐδενὶ τούτων ἦλθεν, ἀλλ᾽ ἑκταῖοι ἀπέθνησκον σὺν ἱδρῶτι.

Ὥσπερ ἅπαντα τὰ κατὰ τοῦτο τὸ σύγγραμμα τῶν καθόλου λεγομένων αὐτῷ δι᾽ ἑτέρων βιβλίων παραδείγματ᾽
ἐστὶ τὴν ἐξέτασιν ἐν τοῖς καθ᾽ ἕκαστα λαμβάνοντι δι᾽ αὐ-
τοψίας, κατὰ τὸν αὐτὸν τρόπον καὶ ταῦτα τὰ νῦν λεγόμενα. τοῖς γὰρ ὀλεθρίοις καύσοις γενέσθαι συμπτώματα
φησὶ, κατ᾽ ἀρχὰς ἐπιρριγοῦντες καὶ ἀγρυπνοῦντες καὶ ἀσώδεες, ἐφιδροῦντες μικρὰ περὶ μέτωπον καὶ κλεῖδα. τὸ μὲν
γὰρ ὀξύν τε τὸν πυρετὸν αὐτοῖς εἶναι καὶ δίψος παρεῖναι
τῆς τοῦ πάθους φύσεως ἴδια, καὶ ταῦτα τῆς κακοηθείας
ἴδια, τό τε ῥιγοῦν εὐθέως ἐν ἀρχῇ. καὶ γὰρ κρίνειν εἴωθε

---

labores maximi et fudores diutiſſime ſubfrigidi, nec
amplius extrema recaleſcebant, ſed livida et ſublivida
manebant, non ſitiebant; praeterea his erant urinae ni-
grae, tenues, paucae, alvique fiſtebantur, nec erupit e
naribus ſanguis; neque quibus haec acciderunt, ſed
paucis ſtillavit; neque horum cuiquam res ad recidivam
devenit, verum ſexto die cum ſudore moriebantur.

Quemadmodum omnia quae hoc in opere ſcribuntur,
eorum quae ab eo aliis in libris univerſe dicuntur, exempla ſunt, ſingula oculata experientia explorante, eodem
modo et haec quae nunc dicuntur. Pernicioſis ſiquidem
febribus ardentibus accidiſſe ſymptomata pronunciat, per
initia ſuperrigentes, vigilantes, nauſeabundos, paululum in
fronte et claviculis exudantes: nam acutam febrem ipſis
oboriri et ſitim adeſſe, affectionis naturae erant propria,
ſtatim vero a principio rigere haec quoque malignitatis

τοὺς καυσώδεις πυρετοὺς τὸ ῥῖγος, οὐ μὴν αὐτίκα γ᾽ ἐπιφαίνεσθαι χρὴ κρίσιμα. τὸ δὲ τῆς ἀγρυπνίας καὶ τῆς
ἀδημονίας σύμπτωμα διὰ παντός ἐστι μοχθηρὸν, οὐ κατὰ
μόνην τὴν ἀρχὴν, ὥσπερ γε καὶ τὸ ἐφιδροῦν. τὸ δὲ παρα-
λέγειν, ὅπερ ἐστὶ παρὰ τὰ κατὰ φύσιν λέγειν, τουτέστι παραφρονεῖν, βεβλαμμένον δηλοῖ τὸν ἐγκέφαλον. οἵ γε μὴν φόβοι δριμείας ἱκανῶς καὶ κατωπτημένης τῆς ξανθῆς χολῆς
εἰσι συμπτώματα. συγγενεῖς δὲ τοῖς φόβοις εἰσὶ καὶ αἱ
δυσθυμίαι. ἡ δὲ τῶν ἄκρων περίψυξις ὀλεθριώτατον καύσοις ἐστὶ σύμπτωμά τε καὶ σημεῖον, ὥσπερ γε καὶ τὸ παρα-
νοῆσαι, διὰ τὴν τοῦ πυρετοῦ θερμασίαν ἐκπυρουμένης τῆς
κεφαλῆς. ἴδιον δ᾽ ἐστὶ καὶ οἰκεῖον ὀξέων πυρετῶν καὶ τὸ
διακαίεσθαι τοῖς ἄκροις τοῦ σώματος μέρεσιν. ἐάν ποτ᾽
οὖν καταψύχηται ταῦτα, διακαιομένων τῶν περὶ τὰ
σπλάγχνα χωρίων, ἐν μὲν τοῖς μέσοις τοῦ σώματος ἠθροῖσθαι δηλοῦται τὸ αἷμα, τὰ δ᾽ ἄκρα λειφαιμεῖν τε καὶ κα-
ταψύχεσθαι καὶ νεκροῦσθαι τελέως, ἀπολιπούσης ἤδη τῆς
φύσεως αὐτά. καὶ μὴν καὶ οἱ παροξυσμοὶ κατὰ τὰς ἀρ-

propria. Etenim febres ardentes rigor judicare confuevit:
non tamen judicatoria ftatim apparere oportet. Vigiliarum
autem et angoris fymptomata femper pravum eft, non in
principio folo, quemadmodum et exudare. Jam vero delirare, quod eft quae abfurda funt loqui, hoc eft defipere,
laefum cerebrum fignificat. Timores vero acris admodum
et de affatae flavae bilis fymptomata exiftunt. Timoribus
autem etiam moeftitiae funt congeneres. At extremorum
perfrictio febribus ardentibus maxime letale tum fymptoma tum fignum eft; quemadmodum et delirare propter
febris in ardente capite calorem. Proprium autem eft et
familiare febribus acutis fummas etiam corporis partes
peruri: fi quando igitur hae refrigerentur, ex ardentibus
vifceribus fanguinem in medio corpore collectum effe declarant. Extrema vero egere fanguine, refrigerari et prorfus emori exftinguique, ea jam deferente natura. Praeterea acceffiones fi diebus paribus ab initio ftatim fiant,

Ed. Chart. IX. [70. 71.]   Ed. Baf. V. (371.)

τίας ἡμέρας γιγνόμενοι κατ᾽ ἀρχὴν εὐθέως ἐνίοτε μὲν ἐκταίαν προδηλοῦσιν ἔσεσθαι κακίστην κρίσιν, [71] ἐνίοτε δὲ εἰς μῆκος ἐκταθήσεται τὸ νόσημα. καὶ ὅταν γε σφοδρῶς κινῆται, τῆς τετάρτης μοχθηρὸν παροξυσμὸν ἐχούσης, ἀποθνήσκουσιν ἑκταῖοι, καθάπερ καὶ οὗτοι περὶ ὧν ὁ λόγος ἐστί. τεταρταίοις οὖν αὐτοῖς φησὶ τούς τε πόνους μεγίστους γενέσθαι, τουτέστιν ἅπαντα τὰ ὀδυνώδη συμπτώματα, καὶ ἱδρῶτας ὑποψύχρους ἐπὶ πλεῖστον. τούτοις μὲν οὖν καὶ ὅτι καὶ ἡ ἕκτη τὸν θάνατον οἴσει μεθ᾽ ἱδρώτων πρόδηλον. τὸ δὲ καὶ τὰ ἄκρα πελιδνὰ γενέσθαι καὶ μηκέτ᾽ ἀναθερμαινόμενα νεκρώσεώς τε σημεῖόν ἐστι καὶ βέβαιον γνώρισμα τοῦ μὴ δύνασθαι τῆς ἕκτης ἡμέρας ἐξωτέρῳ τὴν δύναμιν ἐξαρκέσαι. ἐκ περιουσίας δέ τι καὶ ἄλλο σημεῖον αὐτοῖς ὀλέθριον προσεγένετο, τὸ μηκέτι διψῆν, καίτοι πρότερον ἐκαυσοῦντο. δυοῖν δὲ δήπου τούτοιν ἀναγκαῖόν ἐστι τὸ ἕτερον εἶναι, τὸ τοὺς διακαιομένους ἔμπροσθεν ὑπὸ δίψης ὕστερον ἀδίψους γενέσθαι, ἤτοι λύσιν τοῦ νοσήματος ἢ νέκρωσιν τῆς δυνάμεως, ὡς μηκέτ᾽ αἰσθάνεσθαι τῶν παρόν-

interdum quidem judicium peffimum fexto futurum die pronunciant, interdum vero et diuturnum fore morbum; atque fi vehemens motus fuerit pravamque acceffionem quartus dies habuerit, fexto die moriuntur, quemadmodum hi de quibus eft oratio. Quarto itaque die degentibus ait labores maximos ipfis factos fuiffe, hoc eft dolorifica omnia fymptomata, fudoresque fubfrigidos diutiffime. Quapropter quod fextus dies cum fudoribus illaturus effet conftat omnibus. Atque extrema livefcere, neque amplius recalefcere interitus tum fignum tum certum indicium eft et vires ultra feptimum diem fufficere non poffe. Aliud autem ex abundantia fignum quoddam ipfis fuit, etiamfi prius aeftuaffent, non amplius fitirent. Itaque fi qui antea ex fiti arderent, poftea fine fiti fuerint, ex duobus alterutrum effe neceffe eft, aut morbi folutionem, aut facultatis interitum, ut non amplius praefentia mala perciperentur. At non fuit illis folutio, quum perniciofa

τῶν κακῶν. ἀλλ᾽ οὐκ ἐγίνετο τούτοις λύσις, ὀλεθρίων ὄντων συμπτωμάτων, ὥστ᾽ ἀναισθησίας ἦν σημεῖον αὐτοῖς τὸ
μὴ διψῆν. ταῦτα μὲν οὖν ἅπαντα τὰ εἰρημένα συμπτώματα κακοήθη τε πάντα ἐστὶ δεινῶς καὶ ὀλέθρια, σὺν
αὐτοῖς (372) δ᾽ οὐχ ἥκιστα καὶ τὰ οὖρα μέλανά τε καὶ
λεπτὰ ὀλίγα γιγνόμενα· μέλανα μὲν, ὡς ἂν ἤδη κατωπτη-
μένου τοῦ χολώδους χυμοῦ, ὀλίγα δὲ διὰ τὸ ἐκπεφρύχθαι
τὴν ἰκμάδα πᾶσαν ἐκ τοῦ αἵματος ὑπό τε τοῦ καυσώδους
πυρετοῦ κἀκ τῶν οὐρητικῶν ὀργάνων ἤδη νενεκρωμένων.
διὰ δὲ τὰς αὐτὰς αἰτίας καὶ κοιλίαι ἐφίστανται. καὶ μὲν
δὴ καὶ τὰς ἐκ ῥινῶν στάξεις ὀλέθριον οὔσας σημεῖον καὶ ἄλλοις μὲν, ἐν καύσοις δὲ μάλιστα γενέσθαι φησὶν αὐτός.
ὅτι ὀλεθριώτατον τοῦτο τοῖς καύσοις, δῆλον, εἴγε μάλιστα
οἰκεῖόν ἐστιν αἱμορραγία.

οστ´.

Τοῖσι δὲ φρενιτικοῖσι ξυνέπιπτε μὲν καὶ τὰ ὑπογεγραμμένα

essent symptomata. Quare non eos fitire deperditi fenfus
his fignum fuit. Haec igitur omnia enunciata symptomata
tum maligna tum admodum exitialia funt. Cum his etiam
urinae nigrae, tenues et paucae numerantur. Nigrae
quidem tamquam deaffato jam humore biliofo; paucae
vero ad univerfum fanguinis humorem torrefactum tum
ex ardente febre tum ex jam cadaveratis urinae inferrvien-
tibus organis. Ob easdem caufas etiam alvus fuppreffa
eft. Ait praeterea ipfe fanguinis e naribus ftillas perniciofum effe fignum cum in aliis tum maxime in ardentibus febribus. Hoc aut perniciofiffimum febribus ardentibus fignum effe patet, quod his maxima fit fanguinis
eruptio.

LXXVI.

Phreniticis autem contigerunt quidem defcripta non omnia

ἅπαντα, ἐκρίνετο δὲ τούτοισιν ὡς τὸ πολὺ ἑνδεκαταίοισιν,
ἔστι δ᾽ οἷσι καὶ εἰκοσταίοισι.

Τοῖς ἄνευ τοῦ καυσωθῆναι φρενιτικοῖς γιγνομένοις τὰ
εἰρημένα οὐ συνέπεσεν, ἐπεὶ τοῖς γε μετὰ τοῦ καυσωθῆναι
περὶ τὴν ἕκτην ἡμέραν ὁ θάνατος ἐγένετο, διπλασιασθέντος
αὐτοῦ τοῦ κακοῦ, φρενῖτις ἐγένετο. περὶ δὲ τὴν ἑνδεκάτην
ἡμέραν ἀκολουθῆσαί φησι τὴν κρίσιν, ἐνίοις δὲ κατὰ τὴν
εἰκοστήν.

οζ'.

[72]   Οἷσιν εὐθὺς οὐκ ἐξ ἀρχῆς ἡ φρενῖτις ἤρξατο περὶ
τρίτην ἢ τετάρτην ἡμέραν, ἀλλὰ μετρίως ἔχουσιν ἐν τῷ
πρώτῳ χρόνῳ, περὶ τὴν ἑβδόμην εἰς ὀξύτητα τὸ μέτωπον μετέπεσεν.

Οἷς μὲν περὶ τὴν γ' ἢ τετάρτην ἡμέραν ἤρξατο,
διεκόπη δὲ μεταξὺ, κρίσεως ἡμιῤῥόπου γινομένης. τὸ δὲ

*fed his plerumque undecimo die, quibusdam etiam vi-
gefimo crifis oriebatur.*

Qui fine febre ardente phrenitici fuerunt, his quae
praenunciata funt non evenerunt. Quoniam quibus una
cum ardente febre fexto die mors acciderat, his dupli-
cato malo phrenitis oriebatur. Circa vero undecimum
diem judicationem fecutam effe pronunciat, nonnullis autem vigefimo.

LXXVII.

*Quibus non ftatim a principio circa tertium aut quartum
diem coepit phrenitis, verum primo tempore mediocriter
affectis circa feptimum diem in acutiem et celeritatem
morbus excidit.*

Quibus circa tertium aut quartum diem coepit, fed
in medio intercifa eft, dimidia facta judicatione, phreni-

σφοδρῶς ὀξὺ τῆς φρενίτιδος οὐκ ἔσχον οἱ νοσοῦντες.
ἐθεασάμεθα γὰρ ἤδη καὶ τοιαύτας φρενίτιδας.

———

οη'.

Πλῆθος μὲν οὖν τῶν νοσημάτων ἐγένετο. ἐκ δὲ τῶν καμνόντων ἀπέθνησκον μάλιστα μειράκια, νέοι, ἀκμάζοντες,
λεῖοι, ὑπολευκόχρωτες, ἰθύτριχες, μελανότριχες καὶ μελανόφθαλμοι, ἡσυχῇ καὶ ἐπὶ τὸ ῥάθυμον βεβιωκότες, ὑψόφω-
νοι, ἰσχνόφωνοι, τρηχύφωνοι, τραυλοί, ὀργίλοι, καὶ γυναῖκες
πλεῖσται ἐκ τούτου τοῦ εἴδεος ἀπέθνησκον.

Ὥσπερ ἔμπροσθεν ἔφην αὐτὰ μὲν τὰ γινόμενα ἀσαφῆ
αὐτὸν διηγεῖσθαι, προστίθεσθαι δ' ὑφ' ἡμῶν τὰς αἰτίας,
οὕτω νῦν φημὶ καὶ αὐτὴν τὴν διάνοιαν τοῦ λόγου οὐκ εἶναι σαφῆ.
πότερον γὰρ ἐπὶ φρενιτίδων μόνον ἀκούειν χρὴ τῶν εἰρημένων ἢ ἐπὶ πάντων τῶν νοσημάτων ὧν προείρηκεν, ἄδηλον. καὶ γὰρ οὖν αὐτὴν τὴν ἀρχὴν τοῦ προκειμένου λόγου

tis vehementer acuta non erat aegrotantibus. Jam enim
et hujusmodi phreniticos confpeximus.

LXXVIII.

*Itaque morborum fuit multitudo, atque ex aegris praeci-
pue interibant adolefcentes, juvenes, aetate florentes,
glabri qui cute erant fubalbicante, rectis crinibus, nigris pilis, nigris oculis, qui in otio et focordia vitam
degerant; qui alba, qui gracili, qui afpera voce loquebantur, blaefi, iracundi atque hujus generis mulieres
plurimae moriebantur.*

———

Quemadmodum antea enunciavi, quae obfcura quidem funt, ea ipfum enarrare, eorum vero caufas a nobis
adjici, fic nunc orationis fententiam manifeftam non effe
profero. Utrum enim quae de folis phrenitidibus intelligere oporteat, an de morbis quos pronunciavit omnibus,
abditum eft. Etenim ipfum propofitae orationis exordium

διαφερόντως γράφουσιν, ἔνιοι μὲν ὡδὶ πως, πλῆθος δὲ τῶν νοσημάτων ἐγένετο, περὶ τῶν φρενιτικῶν αὐτῶν μόνων οἷς ἐπενήνεγκται ταῦτα βουλόμενοι τὸν λόγον εἶναι. τινὲς δὲ ὡδί. πλῆθος μὲν οὖν ἐγένετο τῶν νοσημάτων, περὶ πάντων αὖ καὶ οὗτοι τῶν εἰρημένων ἀξιοῦντες εἶναι τὸν λόγον. εἰ μὲν ἐπὶ πάντων ἀκούοιμεν ἄνευ τοῦ διορίσασθαι κατὰ τίνα μὲν τά τε μειράκια καὶ νέοι καὶ ἀκμάζοντες ἀπόλλυνται, κατὰ τίνα δ᾽ οἱ λεῖοι καὶ ὑπολευκόχρωτες, κατὰ τίνα δ᾽ οἱ ἰθύτριχες καὶ μελανότριχες καὶ μελανόφθαλμοι, κατὰ ποῖα δὲ ἡσυχῇ καὶ ἐπὶ τὸ ῥᾴθυμον βεβιωκότες, ἢ πάλιν ἐν τίσιν οἱ ἰσχνόφωνοι, ἐν τίσι γ᾽ οἱ τραυλοὶ, ὥσπερ καὶ ὀργίλοι μὲν ἐν τίσι, γυναῖκες δ᾽ ἐν τίσι, εἰ μὴ πάντα ταῦτα διορισθείη, πλέον οὐδὲν ἡμῖν οὔτε εἰς πρόγνωσιν οὔτ᾽ εἰς θεραπείαν ἐκ τῶν εἰρημένων ὑπάρξει. [73] εἰ δὲ μὴ περὶ πάντων τῶν νοσημάτων, ἀλλὰ περὶ ὧν τὸν λόγον ἐποιεῖτο μόνων τῶν φρενιτικῶν, ἀκούοιμεν εἰρῆσθαι ταῦτα, χαλεπώτατόν ἐστι καὶ οὕτως εὑρεῖν τὰς αἰτίας, δι᾽ ἃς ἀπόλοιντο οἱ πλεῖ-

diverfe fcribunt. Nonnulli quidem ita: *Morborum autem fuit multitudo*, de phreniticis ipfis folis quibus haec intulit orationem effe volunt. Quidam vero hoc pacto: *itaque morborum fuit multitudo;* atque hi contra de praedictis omnibus orationem haberi augurantur. Si de omnibus quidem intellexerimus, non definientes quam ob caufam adolefcentes, juvenes et aetate florentes interierunt; quam ob caufam et pilo nudi et fubcandidi; quam ob caufam qui rectos et nigros habent capillos, oculos item nigros; quam ob eaufam qui tum quiete tum fegniter vixerunt; quare et qui lingua haefitant feu exili voce funt praediti; cur balbi ut et iracundi, cur et mulieres, nifi haec omnia diftincta fuerint, nihil nobis ex dictis ad praenotionem neque ad curationem magis profuerit. Si vero non de omnibus morbis, fed de quibus folis phreniticis fermonem fecit, intellexerimus dicta haec fuiffe, difficillimum eft et ita caufas invenire, quibus plurimi ex his interierint. Atque poft ipfum textum (plurimos interiiffe)

στοι τῶν εἰρημένων. μετὰ καὶ αὐτὸ τὸ, τοὺς πλείστους
ἀπόλλυσθαι, διττὸν εἶναι· τὸ μὲν ἕτερον, ἐπειδὴ πολλοὶ
τῶν τοιούτων ἑάλωσαν τῷ φρενιτικῷ νοσήματι θανατώδη
ἔχοντι τὴν τότε ἐπιδημίαν, διὰ τοῦτο εἰρῆσθαι πολλοὺς αὐτῶν διαφθαρῆναι, τὸ δ' ἕτερον εἶναι, τῶν ἁλόντων τῇ φρενίτιδι τοὺς πλείστους ἀπολωλότας ἠκούσαμεν. ὥστε καὶ τὴν
αἰτιολογίαν γίνεσθαι διττὴν, ὥστε καὶ πάντας οὓς εἶπεν
ἐπιτηδείους ἁλῶναι τῷ φρενιτικῷ πάθει, κατὰ τὴν ὑποκει-
μένην κατάστασιν, ἐπιδεικνύντων ἡμῶν τῶν φρενιτισάντων
τοὺς τοιούτους μάλιστα ἀποθανεῖν. ἡ μὲν οὖν ἀσάφεια τοῦ
λόγου τοιαύτη ἐστὶ καὶ τοιαύτη, προηγεῖται δ' αὖθις εὑρεῖν τὴν κρᾶσιν ἑκάστου τῶν εἰρημένων. οὐ γὰρ οἷόν τε
συνῆφθαι τῇ καταστάσει τὸν λόγον ἄνευ τούτου. φαίνεται
δ' ἐν οἷς εἶπεν ὁ Ἱπποκράτης ἡλικιῶν μὲν θερμοτάτων
μνημονεύων, μειράκια γὰρ, φησὶ, καὶ νέοι καὶ ἀκμάζοντες,
φύσεών τε δυσδιαπνεύστων· καὶ γὰρ οἱ λεῖοι καὶ οἱ ὑπολευκόχρωτες, ἰθύτριχές τε, οἱ μελανότριχες καὶ οἱ μελανόφθαλμοι καὶ οἱ οἴκοι καὶ ἡσυχῇ καὶ ἐπὶ τὸ ῥᾴθυμον βεβιωκό-

dupliccm eſſe cauſam, altera eſt quia plerique tales phrenitico morbo letalem tunc graſſationem ſortito, correpti
ſunt, propterea eorum multos interiiſſe pronunciatum eſt;
altera vero eſt, quod qui phrenitide correpti ſunt, eorum
plurimos interiiſſe intellexerimus. Quare et cauſae decla-
ratio gemina eſt, proindeque quos dixit hoc in ſtatu
omnes phrenitico aſſectui capiendo opportunos eſſe, nobis
ex his qui phrenitide correpti ſunt, tales maxime interire demonſtrantibus. Orationis igitur obſcuritas tanta
ac talis exiſtit; praeterea vero praecedit commemoratorum
ſingulorum inventio. Non enim ſine ea ſtatui coaptari
poteſt oratio. Videtur autem Hippocrates inter ea quae
dixit, calidiſſimas aetates commemoraſſe, inquit enim
adoleſcentes, juvenes, aetate florentes. Naturas item quibus
difficilis eſt perſpiratio, nempe pilis nudos candidosque et qui
capillis rectis, capillis nigris et nigris oculis exiſtunt et qui
vitam quietam otioſamque degerunt, tum in aliis commen-

τες ἐδείχθησαν ἡμῖν ἐν ἄλλοις τέ τισιν ὑπομνήμασι καὶ
ἐν τοῖς περὶ κράσεων ἧιτον διαπνεόμενοι, διότι καὶ ψυχρότεροι ταῖς κράσεσίν εἰσι. καὶ διὰ τὴν αὐτὴν αἰτίαν καὶ
γυναῖκες, ἃς διὰ τὴν ἔμμηνον κάθαρσιν ἧσσον ἠδίκησεν
ἡ κατάστασις, ὡς ἔμπροσθεν εἶπον, αἱ δ᾽ ἀποθανοῦσαι ἐκ
τούτου τοῦ εἴδους ἧσαν. λοιπὸν οὖν ἐστιν ἐπισκέψασθαι
περὶ τῶν ἰσχνοφώνων καὶ τραχυφώνων καὶ τραυλῶν καὶ
ὀργίλων καὶ πρῶτον γεγραμμένων τῶν ἰσχνοφώνων. εἰ μὲν
οὖν οὕτως εἴη γεγραμμένον τοὺς ἰσχνοὺς τὴν φωνήν· ἰσχνόφωνοι γὰρ ἔτι καὶ νῦν λέγονταί τινες, ὥσπερ γε καὶ λεπτό-
φωνοι, ταῦτ᾽ οὖν ἑκατέρου ὀνόματος σημαίνοντος, διαφέρουσιν οὗτοι τῶν ἰσχνοφώνων, ὡς ἐν τοῖς περὶ φωνῆς εἴρηται,
καὶ δέδεικται γίνεσθαι διὰ τὴν στενότητα τῆς τραχείας
ἀρκτηρίας τοῦ λάρυγγος. οἱ δὲ ἰσχνόφωνοι τὴν φωνὴν
διὰ τὴν φυσικὴν μοχθηρίαν τῶν κινούντων τὸν λάρυγγα
μυῶν, ἑκάτεροι δὲ δι᾽ ἀρρωστίαν τῆς ἐμφύτου θερμασίας
ἀποτελοῦνται τοιοῦτοι, κατὰ τὴν πρώτην διάπλασιν. ὥσπερ

tariis tum in libro de temperamentis minus difflari oftendi-
dimus, quod frigidioribus fint temperamentis. Eandem
quoque ob caufam mulieres, quas ftatus ob menftruam
purgationem minus oblaedit, ut antea diximus. Quae
autem interibant, ex eo erant genere. Reliquum eft igitur de iis agere, qui lingua haefitant aut gracili voce loquuntur et qui afperam vocem habent, de blefis et iracundis ac primum fcriptis ifchnophonis gracili voce lo-
quentibus. Si igitur ita fcriptum fuerit, voce gracili loquentes fignificantur : voce namque graciles etiamnum ita
quidam, ut et voce tenues effe dicantur. Quum itaque
nomen utrumque idem fignificet, voce tamen tenues a
voce gracilibus differunt, ut in libro de voce docuimus.
Nam ob afperae gutturis arteriae anguftiam voce tenues
fieri demonftravimus. Voce vero graciles ob naturalem
mufculorum guttur moventium pravitatem fieri oftendimus.
Utrique autem ob caloris nativi infirmitatem in prima
conformatione tales efficiuntur.   Quemadmodum autem

δ᾽ ἐν τοῖς τὸν λάρυγγα κινοῦσι μυσὶ φαυλότερον ἐξ ἀρχῆς
οἱ ἰσχνόφωνοι διεπλάσθησαν, οὕτως τοῖς τῆς γλώττης οἱ
τραυλοὶ τραχύφωνοι γίνονται διὰ τὴν τραχύτητα τῶν φωνητικῶν ὀργάνων. ὀνομάζω δ᾽ ὄργανα φωνητικὰ δι᾽ ὧν ἐκ-
πεμπόμενον τὸ πνεῦμα φωνὴ γίνεται. ταῦτα δ᾽ ἐστὶν ἡ
τραχεῖα ἀρτηρία καὶ ὁ λάρυγξ καὶ ἡ φάρυγξ, οἷον πλῆκτρον
τοῦ φερομένου δι᾽ αὐτοῦ πνεύματος, ἐδείχθη γὰρ οὗτος
ὄργανον φωνῆς, ὡς διαλέξεως γλῶττα. βραχὺ δὲ πρὸς
γένεσιν καὶ ἡ φάρυγξ συντελεῖ, δασεῖαν αὐτὴν ἐργαζομένη.
ταῦτ᾽ οὖν τὰ ὄργανα λεῖα μὲν ὄντα λεῖαν ἐδείχθη καὶ τὴν
φωνὴν ἐργαζόμενα, τραχέα δὲ τραχεῖαν. ἡ δὲ τραχύτης
αὕτη ἐδείχθη διὰ ξηρότητα γινομένη. τὰ μὲν οὖν ἄλλα
πάντα μετὰ τὰς ἡλικίας (373) ἄχρι δεῦρο λελεγμένα ψυχρᾶς ἐστι κράσεως σημεῖα. μόνη δ᾽ ἡ ξηρότης ἀμ- [74]
φοτέραις ταῖς κράσεσι συνέρχεται, τῇ τε ψυχρᾷ καὶ τῇ
θερμῇ. τοῖς μὲν οὖν ἅμα τῷ ξηρῷ τῆς κράσεως ψυχροῖς
οὖσι δυσδιαπνεύστοις εἶναι συμβήσεται, καθάπερ καὶ τοῖς
προειρημένοις. ὅσοι δὲ θερμότεροι τούτων ὑπάρχουσιν, οὐκ

voce graciles deteriorem a principio mufculorum guttur
moventium conformationem confequuti funt: ita musculorum linguae blefi. Aspera voce loquuntur trachyphoni
propter vocalium organorum afperitatem. At vocalia voco
organa vel voci infervientia, quibus emiffa vox efficitur.
Haec funt aspera arteria, guttur, voces veluti plectrum,
fpiritus per ipfas delati. Fauces enim vocis inftrumen-
tum effe demonftratum eft, ut loquutionis linguam, nonnihil autem ad vocis generationem fauces conferunt, quae
denfam eam efficiunt. Haec itaque organa fi laevia quidem exiftant, laevem ea vocem efficere demonftratum eft,
afpera afperam. Ipfam autem afperitatem ob ficcitatem
effici docuimus. Itaque cetera poft aetates omnia huc
usque commemorata frigidi temperamenti figna funt. Sola
ficcitas temperamentis cum calidis tum frigidis copulatur. Frigidis itaque et ficcis temperamento, ut et praedictis contingit non facile difflari. Qui vero his calidio-

εὐθὺς ὑπάρχει τοῦτο, διότι τοὺς μὲν ἐξείλωμεν τοῦ λόγου,
τοὺς δ' ἄλλους φῶμεν, οἷς ἐφαρμόττει ὁ λόγος. ἦν δὲ προκείμενον ἀποθανεῖν πολλούς, ἐξ ὧν κατέλεξεν ἡλικιῶν τε καὶ
φύσεων. ἔλεγον δὲ ἡλικίας εἶναι θερμάς, ἐν αἷς ὁ πικρό-
χολος πλεονάζει χυμός· τὰς φύσεις δὲ δυσδιαφορήτους, ὥστ'
ἄχρι μὲν τοῦδε τὴν ἀρχὴν ὧν εἰρήκαμεν, ἔτι λείπεται περὶ
τῶν ὀξυθύμων εἰπεῖν, οὓς ἐναντιωτάτους φησὶ τοῖς θυμώ-
δεσιν ὄντας. ἀνδρεῖοι μὲν γάρ εἰσιν οἱ θυμώδεις καὶ κα-
ταφρονικοὶ τῶν μικρῶν πραγμάτων. μικρόψυχοι δ' εἰσὶν οἱ
ὀξύθυμοι, διότι τὸ γενναῖον τῆς τῶν ἀνδρῶν ψυχῆς οὐκ
ἔχουσιν, ὥστε καὶ οἱ ὀξύθυμοι ψυχρότεροί τε ταῖς κράσεσι
καὶ δυσδιαφόρητοι γενήσονται. τὸ δ' ἐπὶ τῇ τελευτῇ τῆς
ῥήσεως εἰρημένον, καὶ γυναῖκες πλεῖσται ἐκ τούτου τοὺς
εἴδους ἀπέθνησκον, οὐ δῆλόν ἐστιν εἴτε πρὸς τὸ τέλος
ἀναφέρειν χρὴ μόνον εἴτε πρὸς αὐτὰ τὰ προειρημένα.
τελευταῖοι δ' αὐτῶν εἰσιν οἱ ὀξύθυμοι καὶ αὐτῶν τῶν γυναικῶν τὰς συγγενεῖς τοὺς εἴδους τούτου πλείστας ἀποθνή-

res exiſtunt, his non ſtatim hoc ineſt. Ideo hos ab oratione excepimus, alios autem narramus, quibus oratio
confentanea eſt. Erat autem propoſitum multos interiiſſe,
quos inter naturas ac aetates commemoravit. Aetates
autem calidas eſſe dicebam in quibus bilioſus humor re-
dundaret; naturas vero quae difficile diſcuterentur. Itaque
de quibus hucusque mentionem fecimus, ex his reliquum
adhuc eſt de iracundis diſſerere, quos animoſis eſſe maxime contrarios proferunt. Etenim animoſi magnanimi
ſunt et rerum humilium contemtores. Iracundi vero pu-
ſillanimes ſunt, quod virilis animi generoſitatem non habeant; quare ex temperamento frigidiores erunt ac difficilius diſcutientur. Quod autem in orationis fine pronunciatum eſt, atque hujus generis mulieres plurimae
moriebantur, num ad finem tantum referre oporteat, an
ad ea quae pronunciata ſunt, non conſtat. Poſtremi autem illorum ſunt iracundi, atque ex mulieribus huic ſpe-
ciei congeneres plurimas interiiſſe adjecit. Utroque ſane

σκειν ἐπενήνεκται. δύναταί γε μὴν ἀληθὴς ὁ λόγος εἶναι
κατ᾽ ἄμφω καὶ πρὸς πάντα τὰ προειρημένα τὴν ἀναφορὰν
ποιουμένου τοῦ Ἱπποκράτους καὶ πρὸς μόνον τὸ τελευταῖον.
εἰ δὲ τὸ πρὸς πάντα ἀναφέρειν ἀληθές ἐστιν, ἄμεινον οὕτως ἀκούειν. ἐν μὲν γὰρ τοῖσι παισὶ καὶ τὸ τελευταῖον
εἰρήμενον περιέχεται, κατὰ τοῦτο δ᾽ οὐκέτι τὰ πάντα λέλεκται. τὰς μέντοι γυναῖκας τὸ εἴδους ἀποθανεῖν τούτου
λέγειν αὐτὸν, αὐτοῖς ἀνδράσι παραβάλλοντα, προείρηται
γὰρ ἀνωτέρω, γυναῖκες δ᾽ ἐνόσησαν μὲν πάμπολλαι, ἐλάσσους δ᾽ ἢ ἄνδρες, καὶ ἔθνησκον ἦσσον. ἀλλ᾽ ὁ νῦν λόγος
αὐτῷ τοιοῦτός τίς ἐστι. τῶν γυναικῶν ὅσαι τοῖς εἰρημένοις πάθεσιν ἑάλωσαν ἀπέθνησκον μᾶλλον, ὅσαι τῆς προειρημένης ἰδέας ἦσαν.

οθ'.

Ἐν δὲ τῇ καταστάσει ταύτῃ ἐπὶ σημείων μάλιστα τεσσάρων
διεσώζοντο. οἶσι γὰρ ἢ διὰ ῥινῶν καλῶς ἡμορράγησαν
ἢ κατὰ κύστιν οὖρα πολλὰ καὶ πολλὴν ὑπόστασιν καὶ

----

modo vera eſſe poteſt oratio, ſive ad praedicta omnia
relationem faciat Hippocrates, ſive ad poſtremum tantum.
Quod ſi ad omnia referre verum ſit, ita percipere melius
eſt. In pueris ſiquidem et quod ultimo dictum eſt, continetur. Sed in hunc modum nequaquam prodita ſunt
omnia. Mulieres tamen hujus generis interiiſſe ipſe pronunciat, viris eas comparans, quod ſuperius dictum eſt.
Verum mulieres permultae aegrotaverunt quidem, minus
vero quam viri minusque interierunt. Caeterum praeſens
Hippocratis oratio talis quaedam exiſtit. Mulieres commemoratis affectibus captae magis interibant, quae prae-
dicti eſſent generis.

LXXIX.

At hoc in ſtatu ex quatuor ſignis ii maxime ſervabantur,
    quibus aut per nares probe ſanguis profluxit, aut qui-
    bus urinae copioſae copioſum ac laudabile ſedimentum

καλὴν ἔχοντα ἔλθοι, ἢ κατὰ κοιλίην ταραχώδεα χολώδεα
ἐπικαίρως ἢ δυσεντερικοὶ γένοιντο. πολλοῖς δὲ ξυνέπιπτε
μὴ ὑφ᾽ ἑνὸς κρίνεσθαι τῶν ὑπογεγραμμένων σημείων,
ἀλλὰ διεξιέναι διὰ πάντων τοῖς πλείστοισι καὶ δοκέειν
μὲν ἔχειν ὀχληροτέρως, διεσώζοντο δὲ πάντες οἷσι ταῦτα
ξυμπίπτει· γυναιξὶ δὲ παρθένοισι συνέπιπτε μὲν καὶ τὰ
ὑπογεγραμμένα σημεῖα πάντα. ᾗσι δὲ ἢ τούτων τι καλῶς γένοιτο ἢ τὰ γυναικεῖα δαψιλέως ἐπιφανείη, διὰ
τούτων ἐσώζοντο, καὶ ἔκρινε καὶ οὐδεμίαν οἶδα ἀπολου-
μένην [75] ᾗσι τούτων τι καλῶς γένοιτο. Φίλωνος γὰρ
τῇ θυγατρὶ ἐκ ῥινῶν λαῦρον ἐῤῥύη, ἑβδομαίη δὲ ἐοῦσα
ἐδείπνησεν ἀκαιροτέρως, ἀπέθανεν.

* * *

Καὶ οὗτος ὁ λόγος σαφὴς καὶ ὁ ἐφεξῆς, ἔνθα περὶ
τῶν γυναικῶν διαλέγεται. κεφάλαιον γὰρ ἐστιν ὃ διδάσκει,
τοὺς μὲν δι᾽ αἱμορῤαγίας, τοὺς δὲ δι᾽ οὔρων ἢ διαχωρημά-

continentes per veſicam proceſſerunt, aut per alvum
turbulenta biliofa tempeſtive prodiderunt, aut qui dys-
enterici facti ſunt. Multis autem contingebat non ab
uno deſcriptorum ſignorum judicari; ſed per omnes vias
plurimis excretionem fieri, qui gravius quidem habere
videbantur, ſed quibus haec contigerunt, omnes incolumes evadebant. Mulieribus et virginibus paulo
ante deſcripta ſigna omnia contigerunt. Quibus vero
ex his aliquod probe ſuccederet, aut menſtrua largius
apparerent, per haec ſervabantur et judicabantur nullamque ex his interire novi, quibus horum quicquam
probe accidiſſet. Philonis namque filiae liberaliter ex
naribus ſanguis effluebat, quod vero ſeptimo die intempeſtive coenaſſet, mortem obiit.

* * *

Hic quoque et qui ſequitur textus maniſeſtus eſt, ubi
de mulieribus diſſerit. Summa namque eſt quam docet,
alios quidem per ſanguinis eruptiones, alios vero per

ΚΑΙ ΓΑΛΗΝΟΤ ΕΙΣ ΑΤΤΟ ΤΠΟΜΝΗΜΑ Β. 191

Ed. Chart. IX. [75.]   Ed. Baf. V. (373.)
των, ἐνίους δὲ καὶ εἰς δυσεντερίαν ἀποσκηψάντων τῶν αἰτίων δυνηθῆναι σωθῆναι.

———

π'.

Οἷσι ἐν πυρετοῖσιν ὀξέσι μᾶλλον καυσώδεσιν ἀεκούσια δάκρυα ἀπορρεῖ, τούτοισιν ἀπὸ ῥινῶν αἱμορραγίαν προσδέχεσθαι, ἢν καὶ τὰ ἄλλα ὀλεθρίως μὴ ἔχωσιν, ἐπεὶ τοῖσί γε
φλαύρως ἔχουσιν οὐχ αἱμορραγίην, ἀλλὰ θάνατον σημαίνει.

"Ἐν τι καὶ τοῦτο τῶν αἱμορραγικῶν σημείων παραλελειμμένων αὐτῷ διὰ τῶν ἔμπροσθεν εἴρηται νῦν, ἔστι δ'
ἱκανῶς ὁ λόγος σαφὴς τοῖς μεμνημένοις ὧν ἔμπροσθεν εἶπε
καὶ κατὰ τοῦτο βιβλίον ὧν τε ἐν τῷ προγνωστικῷ. καί
μοι λέλεκται ταῦτα πάντα μετὰ τῶν οἰκείων διορισμῶν ἐν
τοῖς κατὰ τὸ προγνωστικὸν ὑπομνήμασι καὶ ἐν τοῖς περὶ
κρίσεων.

———

urinas vel dejectiones, nonnullas etiam decumbentibus
in dyfenteriam caufis fervari potuiffe.

LXXX.

Quibus per febres acutas atque adeo ardentes invitae ef-
fluxerunt lacrymae, fanguinis e naribus profluvium ex-
pectandum eft, fi in ceteris perniciofe non habuerint.
Qui namque male habent, his non haemorrhagiam, fed
mortem portendunt.

———

Unum etiam quoddam fignorum haemorrhagias por-
tendentium ab ipfo in fuperioribus praetermifforum in
praefentia pronunciatur. Eft autem dilucida fatis oratio
his, qui quae antea tum hoc in libro tum in prognoftico
loquutus eft meminerint. Dicta quoque a me funt et haec
omnia cum propriis limitationibus in prognoftici commentariis et in libro de judicationibus.

———

πα'.

Τὰ περὶ τὰ ὦτα ἐν πυρετοῖσιν ἐπαιρόμενα μετ᾽ ὀδύνης
ἔστιν οἷσιν ἐκλείποντος τοῦ πυρετοῦ κρισίμως οὔτε καθίσταται οὔτ᾽ ἐξεπύει, τουτέοισι διάῤῥοια χολωδέων ἢ
δυσεντερίη ἢ παχέων οὔρων 'ὑπόστασις γενομένη ἔλυσε,
οἷον Ἑρμίππῳ τῷ Κλαζομενίῳ.

Χρησιμώτατόν ἐστι κατὰ τῶν εἰρημένων ἀρτίως
προμνησθέντων πρὸς τὸ μὴ διὰ παντὸς ἡγεῖσθαι τὰς παρωτίδας ἀνεκπυήτους μενούσας μοχθηρὸν εἶναι σημεῖον·
ἐν γὰρ τῇ προκειμένῃ καταστάσει τοὺς μὲν πυρετούς φησι
παύσασθαι κρισίμως ἐνίοις, ὅπερ ἐστὶν ἐν ἡμέρᾳ κρισίμῳ
καὶ μεθ᾽ ἱδρῶτος ἤ τινος ἄλλου τῶν οὕτω κρινόντων, ἔτι
διαμένειν τὰς παρωτίδας, εἶτα ἐν τῷ χρόνῳ προϊόντι κατα-
στῆναι δι᾽ ὧν εἶπεν οὔρων καὶ διαχωρημάτων καὶ δυσεντερίας, ἐκκαθαρθέντων τῶν τὴν νόσον ἐργαζομένων αἰτίων.

LXXXI.

*Quibus tumores circum aures in febribus cum dolore exur-
gunt; quibusdam judicatorie ceſſante febre neque ſuppurantur, eos aegris oborta biliofa diarrhoea aut dysenteria aut craſſarum urinarum ſedimentum, veluti Her-
mippo Clazomenio, ſoluit.*

Perutile eſt cum nuper pronunciatis prius commemoratis ad hoc ut non perpetuo cenſeamus parotidas citra ſuppurationem manentes pravum eſſe ſignum. Nam
in praeſenti ſtatu febres ait decretorie nonnullis ceſſaſſe,
quod eſt judicatorio die et cum ſudore aut alio quodam
ita judicantium ac parotidas permanſiſſe; deinde proceſſu
temporis reſediſſe per quas dixit urinas, dejectiones et
dyſenterias, expurgatis morbum efficientibus cauſis.

πβ'.

[76] *Τὰ δὲ περὶ τὰς κρίσιας ἐξ ὧν καὶ διαγινώσκομεν ἢ ὅμοια ἢ ἀνόμοια.*

῞Οσα περὶ κρίσεων ἢ κρισίμων ἡμερῶν αὐτῷ λέλεκται, πάντα κατὰ δύο πραγματείας ἠθροισμένα ἔχεις πρὸς ἡμῶν, τῇ τε περὶ τῶν κρισίμων καὶ κρίσεων. ἀλλὰ καὶ νῦν διὰ βραχέων εἰρήσεται τὸ κεφάλαιον τοῦ λόγου. τὰ περὶ κρίσιας, φησὶ, κατὰ τὶ μὲν ὅμοια, κατὰ τὶ δὲ ἀνόμοια γενέσθαι. κἄπειτα παρατίθεται πολλοὺς ἐξ ὑποστροφῆς καὶ αὐτοὺς κατὰ τὰς αὐτὰς προθεσμίας ἑπτακαιδεκαταίους κριθῆναι τὸ σύμπαν, εἶτ᾽ ἄλλους εἰκοσταίους ἐξ ὑποστροφῶν καὶ αὐτοὺς οὐχ ὁμοίως γενομένους. παραδείγματος δὲ χάριν μέμνηται πρῶτον ἀδελφῶν δυοῖν ἐν τῇδε τῇ ῥήσει.

πγ'.

(374) *Οἷον οἱ δύο ἀδελφοὶ καὶ ἤρξαντο ὁμοῦ τὴν αὐτὴν*

LXXXII.

Quae circa crifes exiftant et ex quibus dignofcimus, ea aut fimilia aut diffimilia funt.

Quae de crifibus aut judicatoriis diebus ab ipfo edicta funt, omnia duobus in libris a nobis collecta confequeris, tum libro de judicationibus tum libro de diebus judicatoriis. Verum nunc quoque orationis fumma promulgabitur. Judicia ait partim quidem fimilia, partim vero diffimilia fuiffe. Deinde citat multos ex recidiva eosdemque eodem praeftituto decimo feptimo die plane judicatos. Alios etiam a recidiva die vigefimo eosque non fimiliter. Exempli gratia primum duorum fratrum fequenti textu mentionem fecit.

LXXXIII.

Ut duo fratres qui fimul eadem hora febricitare coepe-

ὥρην· κατέκειντο παρὰ τὸ θέατρον Ἐπιγένεος ἀδελφεοὶ,
τουτέων τῷ πρεσβυτέρῳ ἔκρινεν ἑκταίῳ, τῷ δὲ νεωτέρῳ
ἑβδομαίῳ. ὑπέστρεψεν ἀμφοτέροισιν ὁμοῦ τὴν αὐτὴν ὥ-
ρην καὶ διέλιπεν ἡμέρας πέντε. ἐκ δὲ τῆς ὑποστροφῆς
ἐκρίθη ἀμφοτέροισιν ὁμοῦ τὸ σύμπαν ἑπτακαιδεκαταίοισιν,
ἔκρινε δὲ τοῖσι πλείστοισι πεμπταίοις, διέλιπεν ἑβδομαίοις.
ἐκ δὲ τῆς ὑποστροφέων ἔκρινε πεμπταίοισι, οἷσι δ᾿
ἔκρινεν ἑβδομαίοισι, διέλιπεν ἑβδομαίοισιν, ἐκ δὲ
τῆς ὑποστροφῆς ἔκρινα τριταίοισιν. οἷσι δὲ ἔκρινεν
ἑβδομαίοισι, διαλιπόντας τὴν τρίτην ἔκρινεν ἑβδομαίοισι, οἷσι δ᾿ ἔλειπεν ἑκταίοισι, διαλιπόντας ἕκτην,
ἐλάμβανε τριταίους. οἷσι δὲ ἔλειπε πρώτη ἐλάμβανε καὶ
ἔκρινε πρώτη, οἷον Εὐάγοντι τῷ Δαϊφάρσους. οἷσι δ᾿
ἔκρινε ἑκταίοισι, διέλιπεν ἑβδομαίοισιν. ἐκ δὲ τῆς ὑποστροφῆς ἔκρινε τεταρταίοισιν, οἷον τῇ Ἀγλαΐδου θυγατρί.
οἱ μὲν οὖν πλεῖστοι τῶν νοσησάντων ἐν τῇ καταστάσει
ταύτῃ τούτῳ τῷ τρόπῳ διενόσησαν καὶ οὐδένα οἶδα τῶν
περιγενομένων ὅντινα οὐχ ὑπέστρεψαν κατὰ λόγον αἱ

runt. Decumbebant autem juxta Epigenis theatrum
fratres. Horum aetati provectiori criſis ſexto die, juniori ſeptimo borta eſt. Reverſus utrique ſimul eadem
hora morbus quinque dies intermiſit et a recidiva uterque ſimul decimo ſeptimo prorſus judicatus eſt. Plurimis quinto die morbus judicatus eſt, diebus ſeptem
intermiſit et a recidiva tertio judicatus eſt. Nonnullis
quoque die ſeptimo judicatus eſt, intermiſit tribus diebus et ſeptimo judicatus eſt. Alios reliquit ſexto, intermiſit ſex et tertio prehendit. Aliis intermiſit primo et
primo prehendit et judicatus eſt, quemadmodum Eva-
gonti Daïpharſis filio contigit. Aliis ſexto judicatus
eſt, intermiſit ſeptem, a recidiva quarto judicatus eſt,
ut Aglaïdae filiae. Itaque qui hoc in ſtatu aegrotarunt, eorum plurimi hoc morbi tenore laborarunt: atque qui ſuperfuerunt, eorum novi neminem, cui factae
morborum reverſiones ſecundum rationem non recurre-

Ed. Chart. IX. [76. 77.]   Ed. Bas. V. (374.)

ὑποστροφαὶ γενόμενα καὶ διεσώζοντο πάντες οὓς ἐγὼ
οἶδα, οἷσιν αἱ ὑποστροφαὶ διὰ τοῦ εἴδεος τούτου γενοίατο.
οὐδὲ τῶν διανοσησάντων διὰ τούτου τοῦ τρόπου, οὐδενὶ
οἶδα ὑποστροφὴν γενομένην πάλιν. ἔθνησκον δὲ ἐν τοῖσι
νοσήμασι τούτοισιν οἱ πλεῖστοι ἑκταῖοι, οἷον Ἐπαμινών-
δας καὶ Σιληνὸς καὶ Φιλίσκος ὁ Ἀνταγόρεω.

Τὸ μὲν χρήσιμον τοῦ λόγου πρόδηλον ἐπὶ τῶν εἰρημένων ἐστὶ, τὸ δ' ἄχρηστον ἄδηλον, ὥστ' οὐ ζητεῖν αὐτὸ προσῆκεν, [77] ἀλλ' οἱ μὲν τὰ χρήσιμα σπουδάζοντες ἑαυτοῖς πράγματα παρέχουσι, ζητοῦντες πῶς εἰπὼν ὁ Ἱπποκράτης τῷ μὲν πρεσβυτέρῳ τὴν κρίσιν ἑκταίαν γενέσθαι,
τῷ δὲ νεωτέρῳ ἑβδομαίην. καὶ μετὰ ταῦτα πάλιν εἰπὼν,
ἐπέστρεψεν ἀμφοτέροις ὁμοῦ τὴν αὐτὴν ὥρην, ἐπήνεγκε,
διέλιπον ἡμέρας πέντε. οὐ γὰρ ἀμφοτέροις δυνατόν ἐστι
τὰς πέντε διαλιπεῖν, ἀλλὰ τῷ ἑτέρῳ μόνῳ, καίτοι γε καὶ
δυνατόν ἐστιν αὐτὸ τοῦθ' ὅ λέγουσιν, ἀκοῦσαι περὶ μόνου
τοῦ ἑνὸς, τοῦ δευτέρου κατὰ τὴν διήγησιν εἰρημένου, τοῦ

rint; quosque ego vidi, ii omnes fervabantur, quibus
hujus generis morborum reverfiones contigerunt. At
hoc modo aegrotantium nemini recidivam a decimo
feptimo rurfus obortam fuiffe novi. Hisce vero morbis
plurimi fexto die moriebantur, ut Epaminondas, Silenus et Philiscus Antagorei filius.

Utile quidem orationis ex productis manifeſtum, inutile vero obſcurum eſt. Quare ipſum inveſtigare non
decuit. Ceterum qui utilibus ſtudent, ſibi negotium faceſ-
ſunt inquirendo pronunciaverit Hippocrates, aetate provectiori ſexto die criſin, juniori ſeptimo obortam fuiſſe.
At rurſus poſtea utrique ſimul eadem hora reverſus eſt,
mox ſubintulit, intermiſit dies quinque. Non enim fieri
potuit ut utrique dies quinque, ſed alteri ſoli intermitte-
ret, etiamſi concedatur, quod proſerunt hoc ipſum de uno
ſolo intelligi poſſe, altero in narratione enunciato ſeptimo

κριθέντος ἑβδομαίου τὴν πρώτην κρίσιν. καὶ εἰ δὴ τούτῳ
διέλιπεν ἡμέρας πέντε, πρόδηλον ὅτι τῷ κατὰ τὴν ἕκτην
ἡμέραν κριθέντι [κατὰ τὴν δευτέραν ἡμέραν κριθέντος]
διέλιπεν ἕξ. ἐγχωρεῖ δὲ κατ᾽ ἀρχὴν εὐθὺς ὑπὸ τοῦ βιβλιογράφου τὴν λέξιν ἁμαρτηθεῖσαν φυλαχθῆναι, καθάπερ καὶ
ἄλλαι πολλαὶ τοῦτο πεπόνθασι, παρά τε τῷ Ἱπποκράτει
καὶ ἄλλοις οὐκ ὀλίγοις. ὃ δὲ λέγω σφάλμα τοῦ βιβλιογράφου
γενέσθαι, τοιόνδε ἐστίν. ἐνεδέχετο γεγράφθαι μὲν ὡδί πως
τὴν λέξιν, διέλιπεν ἡμέρας ἓξ μὲν τῷ πρεσβυτέρῳ, τῷ
δ᾽ ἑτέρῳ πέντε. τὸ γράψαι δὲ τὸν ἁμαρτάνοντα, διέλιπε
πέντε, καὶ πιθανώτερον ἐπὶ τῷ πρεσβυτέρῳ, τὰς ἓξ διαλιπεῖν, τῷ δὲ νεωτέρῳ τὰς πέντε, τῆς δ᾽ ὑποστροφῆς ἅμα
ἀμφοτέροις γενομένης κατὰ τὴν δωδεκάτην ἡμέραν. ἐφεξῆς
γοῦν φησὶ, ἔκρινε δὲ τοῖσι πλείστοισιν ἑκταίοισι, διέλιπε
πεμπταίοισιν, ὥστ᾽ εἰκάσαι τοὺς ἀδελφοὺς τῶν τοῖς πλείστοις
γενομένων κρίσεων καὶ αὐτοὺς εἶναι παράδειγμα. μετά γε
μὴν τὴν τούτων διήγησιν καὶ ἄλλας κρίσεις ἔγραψε πολυ-
ειδεῖς ἁπάσας τῇ ἑπτακαιδεκάτῃ περιγραφομένας ἡμέρᾳ,

die prima judicatione judicato. Jam fi huic intermifit
dies quinque patet alteri, qui fexto die judicatus eft, fex
dies intermififfe. Fieri quoque poteft per initia vitiatam
a librario dictionem fervatam effe, quemadmodum et aliae
multae id ipfum fubierunt tum apud Hippocratem tum
apud alios- non paucos. Quod autem dico librarii erratum fuiffe, tale eft. Potuit enim fcripta effe dictio in
hunc modum; intermifit alteri fex dies, alteri quinque;
qui vero aberravit, fcripfiffe potuit: intermifit quinque,
atque veri fimilius eft feniori quidem fex dies intermififfe,
juniori vero quinque, quum utrique fimul reverfio in diem
duodecimum inciderit. Sequenti itaque textu ait: plurimis
fexto judicatus eft, intèrmifit quinto; ut videantur et
fratres ipfi exemplum effe judicationum quae plurimis
contigerunt. Poft vero horum enarrationem judicationes
alias fcripfit, varias omnes quae decimo feptimo die circumfcribuntur; talem vero nullam qualem in duobus fra-

τοιαύτην δ᾽ οὐδεμίαν, οἶαν ἐπὶ τῶν δύο ἀδελφῶν ἐγώ φημι
δεῖν ἀκούειν, ὥσθ᾽ ὑποστρέψαι κατὰ τὴν δωδεκάτην ἡμέραν
αὐτοὺς ἀμφοτέρους καὶ νεωτέρου διαλείποντος τὰς πέντε.
πιθανὸν μὲν οὕτως ἐν αὐτοῖς ἐῤῥέθη, ἵνα τό τε πρὸς τοῖς
ἄλλοις ὅμοιον αὐτοῖς διασώζηται, τὸ ἐξ ὑποστροφῆς ἑπτακαιδεκαταίους κριθῆναι καὶ τὸ ἴδιον, ὅτι περὶ τὴν δωδεκάτην ὑπέστρεψαν. καὶ καλὸν δ᾽, ὡς ἔφην, μὴ ζητεῖν ἔχοντα χρήσιμα. καὶ τοίνυν ἤδη καταλείπωμεν ἅπαντα τὰ περὶ
κρίσεις ἐφεξῆς αὐτῷ λελεγμένα, κεφάλαια ἔχοντες κατὰ τί
μὲν ὁμοίας αὐτὰς γενέσθαι, κατὰ τί δ᾽ ἀνομοίας. τῶν γάρ
τοι πρώτων κρίσεων ἤτοι κατὰ τὴν ἕκτην ἡμέραν ἀναι-
ρούντων τοὺς νοσοῦντας ἢ ἀπίστων γινομένων ὡς ὑποστρέφειν αὖθις ἐπὶ τὴν ὑστάτην τε καὶ τελείαν κρίσιν, ἐπὶ τῆς
ἑπτακαιδεκάτης ἡμέρας λαμβανουσῶν, ἐν τούτῳ τὸ ὅμοιον
καὶ τὸ ἀνόμοιον ἐγίγνετο. μετὰ δὲ ταῦτα κρίσεων ἄλλων
μνημονεύει καὶ ὑποστροφῶν γινομένων εἰς τὴν εἰκοστὴν
ἡμέραν, ὥστ᾽ ἐν ταύτῃ τελείως κριθῆναι. κατέκειντο παρὰ
τὸ θέατρον. γράφουσί τινες οὐ θέατρον, ἀλλὰ θέρετρον, ἵν᾽

tribus intelligendam dico, ut in duodecimo die utrique
morbus reverteretur et juniori quinque diebus intermitte-
ret. Probabiliter quidem ita in ipfis dictum eft, ut tunc
quod ipfis cum aliis effet fimile, fervaretur et quod
a recidiva decimo feptimo die judicarentur et peculia-
riter quod duodecimo morbus reverteretur. Sed hone-
ftum eft, ut dixi, non perveftigare quum quod utile fit
habeas, et jam praetermittamus judicia omnia quae ab
ipfo ferie continuata dicta funt, fummis contenti, quatenus quidem fimilia ipfa fuerint et quatenus diffimilia.
Quum enim primae judicationes aut fexto die aegrotantes
tollerent aut ita infidae effent, ut morbi rurfum ad ultimam abfolutamque redirent judicationem, die decimo feptimo prehendentes, in hoc tum fimile tum diffimile fiebat. Poft haec vero judicationes alias commemorat et
reverfiones, quae in vigefimum diem ita inciderunt, ut in
eo abfolute judicarentur. *Habitabant juxta theatrum.*
Quidam fcribunt non theatrum, fed theretrum, ut inter-

ἔχωσιν ἐξηγεῖσθαι χωρίον τι εἶναι παρὰ τὸ θέρεσθαι κεκλη-
μένον οὕτως διαφέρει δ᾽ οὐδὲν εἰς τὴν προκειμένην θεωρίαν ὅπως ἄν τις γράφει τὰ τοιαῦτα τῶν ὀνομάτων. καὶ
γὰρ εἴτε Περιγένους εἴτε Δίωνος ἢ Θέωνος ἦσαν ἀδελφοὶ διήνεγκεν οὐδὲν, ἀλλ᾽ οἱ μὴ δυνάμενοι τὰ κατὰ τὴν
ἰατρικὴν τέχνην ἐξηγεῖσθαι καλῶς, ἐπὶ τὰς τοιαύτας ἐκτρέ-
πονται περιεργίας.

<hr>

πθ´

[78]   Οἶσι δὲ τὰ παρὰ τὰ ὦτα γενοίατο, ἔκρινε μὲν εἰκοσταίοισι. κατέσβη δὲ πᾶσιν οἷς οὐκ ἐξεπύησεν, ἀλλ᾽ ἐπὶ
κύστιν ἐτράπετο. Κρατιστονάκτη τῷ παρὰ Ἡρακλίῳ ᾤκει
καὶ Σκύμνου τοῦ γναφέως θεραπαίνη ἐξεπύησεν, ἀπέθανεν.
οἶσι δὲ ἔκρινεν ἑβδόμη, διέλιπεν, ἐνάτη ὑπέστρεφεν, ἔκρινεν ἐκ τῆς ὑποσιροφῆς. ἔκρινεν ἑβδόμη Φανοκρίτῳ, ὃς
κατέκειτο παρὰ Γνάθωνι τῷ γραφεῖ.

<hr>

pretentur locum eſſe aliquem aeſtivae habitationi accom-
modum ab ardendo ſic appellatum. Sed quomodo quis
talia ſcribat nomina, nihil ad praeſentem ſpeculationem
intereſt; neque quicquam refert an Perigenis vel Theonis
vel Dionis fratres eſſent, at qui probe ſecundum artem
medicam enarrare nequeunt, hi ad tales curioſitates digre-
diuntur.

<hr>

LXXXIV.

Quibus autem ad aures tubercula procreata eſſent, his
vigeſimo die criſis oriebatur. Quibus vero non ſuppurarunt, iis omnibus reſtincta et ſedata ſunt, ſed ad
veſicam converſa. Cratiſtonactae apud Heraclium decumbenti et Symni fullonis ancillae ſuppurarunt ac interierunt. Quibusdam vero morbus ſeptimo die judicatus eſt; novem diebus intermiſit, reverſus eſt et ex
recidiva quarto die judicatus eſt. Phanocrito apud
Gnathonem pictorem decumbenti die ſeptimo judicatus eſt.

Ed. Chart. IX. [78.]   Ed. Baf. V. (374. 375.)

Ὅ καὶ πρόσθεν εἶπον ἄξιον εἶναι μνήμης, ἀναμνήσω καὶ νῦν, ὅτι παραδοξότερόν τε καὶ σπανιώτερον ἐκείνου. τὸ γὰρ χωρὶς τοῦ διαπυῆσαι τὰς παρωτίδας ὑπὸ μόνων τῶν κάτω γενομένων ἐκκρίσεων θεραπευθῆναι, μὴ πάνυ σύνηθες γενόμενον. ἐπέτεινεν ἐν τῷ νῦν λόγῳ γράψας Κρατιστονάκτῃ καὶ τὴν τοῦ γραφέως θεράπαιναν ἀποθανεῖν (375) ἐκπυησάντων τῶν περὶ τὰ ὦτα. μάχεσθαι γὰρ δόξει τό, πεπασμοὶ ταχυτῆτα κρίσεως καὶ ἀσφάλειαν ὑγιεινὴν σημαίνουσιν. ἀλλὰ νῦν γε τὰ μὲν κατὰ τὰς φλέβας αἴτια τῶν πυρετῶν οὐκ ἔφθασε πεφθῆναι τῷ Κρατιστονάκτῃ καὶ τῇ θεραπαίνῃ τοῦ γραφέως, ἢ οὐκ ἂν ἀπέθανεν. αἱ μέντοι παρωτίδες ἐπέφθησαν, ὅπερ ἔφην σπάνιον εἶναι καὶ δεῖν αὐτοῦ μνημονεύειν, ὡς ἐνδεχόμενον μερικὴν γενέσθαι πέψιν ἐν μορίῳ τινί, καίτοι τῆς ὅλης νόσου μὴ πεφθείσης. τὰ δ᾽ ἄλλα πάντα τὰ κατὰ τὸν τρόπον τοῦτον εἰρημένα περὶ τῶν κρίσεων ἐξειργασάμεθα τελέως ἐν τοῖς περὶ κρίσεων καὶ κρισίμων ἡμερῶν γεγραμμένοις ἡμῖν ὑπομνήμασιν.

Quod et antea dixi memoria dignum eſſe, id nunc quoque memoraturus ſum, quod illo tum admirabilius, tum rarius. Quod enim parotides citra ſuppurationem curatae ſint ſolis ad inferiores partes factis excretionibus, non vàlde conſuetum eſt, ſed rem auxit ſcribens hac in oratione Cratiſtonacten et pictoris ancillam interiiſſe ductis ad ſuppurationem parotidibus: nam cum hoc pugnare videtur. Concoctiones judicationis celeritatem ſecuramque ſalutem denunciant. Verum et nunc quae febrium in venis continebantur cauſae non prius erant concoctae Cratiſtonactae et ancillae pictoris aut non interiiſſent. Parotides vero maturaverunt, quod rarum eſſe et memoria tenendum dixi, quod poſſibile ſit particularem in parte aliqua concoctionem fieri, morbo toto haudquaquam concocto. Quae cetera hoc modo de judicationibus dicta ſunt, omnia abſolute proſequuti ſumus in his quos de judicationibus et diebus judicatoriis commentariis ſcripſimus.

πε'.

Ὑπὸ δὲ χειμῶνα περὶ ἡλίου τροπὰς χειμερινὰς καὶ μέχρι
ἰσημερίης παρέμενον μέν καὶ οἱ καῦσοι καὶ τὰ φρενιτικὰ
καὶ ἔθνησκον πολλοί.   αἱ μέντοι κρίσιες μετέπεσον καὶ
ἔκρινε τὸ τοῖς πλείστοισιν ἐξ ἀρχῆς πεμπταίοισι, διελί-
πετο τεταρταίοισι, ὑπέστρεφεν. ἐκ δὲ τῆς ὑποστροφῆς
ἔκρινε πεμπταίοισιν.   τὸ δὲ σύμπαν τεσσαρεσκαιδεκα-
ταίοισι. ἔκρινε δὲ παιδίοισιν οὕτω τοῖς πλείστοισιν, ἀτὰρ
καὶ πρεσβυτέροισιν.   ἔστι δ' οἷσιν ἔκρινεν ἑνδεκάτῃ, ὑπέστρεφε τεσσαρεσκαιδεκάτῃ,   ἔκρινε τελείως εἰκοστῇ.   εἰ
δέ τινες ἐπερρίγουν περὶ τὴν εἰκοστὴν, τουτέοισιν ἔκρινεν
τεσσαρακοστῇ ἐπερρίγουν δὲ οἱ πλεῖστοι περὶ κρίσιν τὴν
ἐξ ἀρχῆς. οἱ δὲ ἐπιρριγώσαντες ἐξ ἀρχῆς περὶ κρίσιν
καὶ ἐν τῇσιν ὑποστροφῇσιν ἅμα κρίσει.

[79] Χειμῶνος νῦν μνημονεύει κατὰ τὸ δεύτερον ἔτος, οὐχὶ
κατὰ τὸ πρότερον, ὃν ἐν τῇ καταστάσει διηγήσατο καὶ λέλεκταί μοι

LXXXV.

Sub hiemem circa brumale folftitium et ad aequinoctium
usque febres ardentes et phrenitides perdurabant multique moriebantur.   Crifes tamen varie exciderunt et ex
principio plurimis quinto die morbus judicatus eft, diebus
quatuor intermifit, repetiitque et a recidiva quinto die
judicabatur, denique fumma dierum quatuordecim. Pueris ita plurimis etiam natu grandioribus judicatio contigit.   Quibusdam etiam undecimo judicabatur, decimo
quarto recidebat   ac vigefimo perfecte judicabantur.
Quod fi qui vigefimo fuperriguerint, his quadragefimo
judicabatur. Superriguerunt autem plurimi fub judicium
primum   Qui vero fub judicium per initia riguerunt,
etiam in recidivis una cum judicio riguerunt.

Hic hiemis anni fecundi non primi meminit, quam
ipfo in ftatu explicuit, fuperius a me caufa dicta eft, cu-

Ed. Chart. IX. [79.]   Ed. Baf. V. (375.)

πρόσθεν ἡ αἰτία, δι᾽ ἣν αἱ φρενίτιδες ὕστερον ἐπλεόνασαν, οὐκ
οὖσαι κατ᾽ ἀρχὰς, ἀλλὰ καὶ τὰς τῶν κρίσεων προθεσμίας με-
ταπεσεῖν φησὶ καὶ διηγεῖται αὖ καὶ τὴν τούτων ποικιλίαν,
κοινὸν ἐχουσῶν πρὸς τὰς ἔμπροσθεν εἰρημένας τὸ μεθ᾽
ὑποστροφῶν γίνεσθαι. παιδίοις μὲν οὖν καὶ τοῖς τούτων
ἔτι πρεσβυτέροις τεσσαρεσκαιδεκαταίας τὸ σύμπαν γενέσθαι φησὶ τὰς κρίσεις. καὶ γὰρ δαφορεῖται τάχιστ᾽ αὐτοῖς
τὰ τῶν νόσων αἴτια καὶ πέττεται. τοῖς δ᾽ ἄλλοις οὐ μόνον εἰς τὴν εἰκοστὴν, ἀλλὰ καὶ εἰς τὴν τεσσαρακοστὴν ἀφι-
κνεῖσθαί φησιν ἐξ ὑποστροφῆς τὴν ὑστάτην κρίσιν, καὶ οὐδὲν θαυμαστὸν ἀξιολόγους γενέσθαι διαφορὰς τῶν κρίσεων
ἐπὶ τῇ ποικιλίᾳ τῶν νοσημάτων.

———

πστ´.

Ἐπερρίγουν δ᾽ ἐλάχιστοι μὲν τοῦ ἦρος, θέρεος δὲ πλείους,
φθινοπώρου δ᾽ ἔτι πλείους, ὑπὸ δὲ χειμῶνα πολλῷ πλεῖστοι, αἱ δ᾽ αἱμορραγίαι ὑπέλειπον.

———

jus gratia phrenitides non per initia, fed poſtea redun-
darint. Praeterea praefinitos judicationum dies immuta-
tos eſſe pronunciat, ac rurſum etiam harum varietatem
exponit, quae cum praedictis communem habent recidivam. Pueris quoque atque his etiamnum aetate prove-
ctioribus judicationes decimo quarto prorſus accidiſſe profert. His etenim morborum cauſae celerrime diſcutiuntur
concoquuntque. Ceteris non folum ad vigeſimum, verum
et ad quadrageſimum perveniſſe ait ex recidiva judicationem ultimam, nihilque mirum eſt ſi inſignes judicationum
differentiae in morborum varietate extiterint.

———

LXXXVI.

*Vere autem rigebant pauciſſimi, aeſtate plures, autumno
etiamnum plures, ſub hiemem longe plurimi. At ſanguinis per nares profluvia ceſſarunt.*

———

202 ΙΠΠΟΚΡΑΤΟΥΣ ΕΠΙΔΗΜΙΩΝ Δ κ. τ. λ.

Ed. Chart. IX. [79.]   Ed. Baf. V. (375.)
Ἧρος μέμνηται νῦν τοῦ κατὰ τὴν πρώτην κατάστασιν ὑπ' αὐτοῦ ῥηθέντος, οὐ κατὰ τὸ δεύτερον ἔτος. οὐ γὰρ
ἐξέτεινεν ἐπὶ τοσούτῳ γε τὴν διήγησιν τῶν γιγνομένων νοσημάτων, ἀλλὰ μέχρι καὶ τοῦ δευτέρου χειμῶνος ἀφίκετο.
διὰ τί δὲ τὸ τοῦ χρόνου προϊόντος ἀεὶ καὶ μᾶλλον ὁ τῶν
ἐπιρριγούντων ἀριθμὸς ηὐξάνετο πρόσθεν ἤδη μοι δυνάμει
λέλεκται κατ' ἐκεῖνον τὸν λόγον, ἡνίκα μὲν ἀνεμίμνησκον,
ἐπιδέδεικται μοι τὸ ῥῖγος γινόμενον, διὰ τῶν στερεῶν σωμάτων διερχομένης τῆς ξανθῆς χολῆς, οὐκ ἐν ταῖς κοιλό-
τησι τῶν ἀγγείων περιεχομένης. ἐν ἀρχῇ μὲν οὖν ἐν κινήσει οὖσα τοὺς καύσους ἐγέννησε, μεταλαμβανομένη δ' ὕστερον εἰς τὰ σαρκώδη μόρια καὶ δι' αὐτῶν ἐπὶ τάκιος φερομένη τὸ ῥῖγος εἰργάσατο. κατ' ὀλίγον δ' ἀποπαύεσθαι τὰς
αἱμορραγίας, μηκέτ' ἐν ταῖς φλεψὶν οὔσης, ἀλλὰ διασκεδαν-
νυμένης εἰς ὅλον τὸ σῶμα.

Veris nunc meminit quod in primo ſtatu ab ipſo
pronunciatum eſt, non ſecundi anni. Non enim eo usque
morborum graſſantium enarrationem produxit, verum ad
ſecundam usque hiemem extendit. Cur autem temporis
progreſſu in dies etiam atque etiam ſuperrigentium numerus augeretur, jam pro viribus antea narravi illa oratione, ubi quum admonerem, oſtendi rigorem fieri quum
flava bilis ſolida permeat corpora, non autem in vaſorum cavitatibus continetur. Itaque quum in motu per
initia eſſet, febres ardentes procreavit; poſtea vero in
carnoſas tranſiens partes, ubi per eas foras pelleretur,
rigorem fecit. Paulatim vero ſanguinis eruptiones deſinebant, quod bilis non amplius in venis eſſet, ſed in univerſum corpus diffuſa eſſet.

ΙΠΠΟΚΡΑΤΟΥΣ ΕΠΙΔΗΜΙΩΝ Α.
ΚΑΙ ΓΑΛΗΝΟΥ ΕΙΣ ΑΥΤΟ ΥΠΟ-
ΜΝΗΜΑ Γ.

Ed. Chart. IX. [80.]   Ed. Baf. V. (375.)

α'.

Τὰ δὲ περὶ τὰ νοσήματα ἐξ ὧν διαγινώσκομεν μαθόντες
ἐκ τῆς κοινῆς φύσεως ἁπάντων καὶ τῆς ἰδίης ἑκάστου,
ἐκ τοῦ νοσήματος, ἐκ τοῦ νοσέοντος, ἐκ τῶν προσφερομένων, ἐκ τοῦ προσφέροντος. ἐπὶ τὸ ῥᾷον γὰρ καὶ χαλεπώτερον ἐκ τούτων, ἐκ τῆς καταστάσεως ὅλης καὶ κατὰ

HIPPOCRATIS EPIDEM. I. ET
GALENI IN ILLUM COMMEN-
TARIUS III.

I.

*M*orbos dignofcimus ex communi omnium natura et cujusque propria edocti.   Ex morbo, ex aegroto, ex
oblatis et offerente, ex his etenim ad faciliorem ac
difficiliorem dignotionem deducimur; ex universali ac
particulari caeleftium ftatu et uniuscujusque regionis,

Ed. Chart. IX. [80. 81.]   Ed. Baf. V.· (375. 376.)

μέρεα τῶν οὐρανίων καὶ χώρης ἑκάστης καὶ ἑαυτοῦ
ἔθεος [81] ἐκ τῆς διαίτης, ἐκ τῶν ἐπιτηδευμάτων, ἐκ
τῆς ἡλικίης ἑκάστου, λόγοισι, σιγῇ, διανοήμασιν, ὕπνοισιν,
οὐχ ὕπνοισιν, ἐνυπνίοισί τισι καὶ ὅτε, τιλμοῖσι, κνησμοῖσι,
δακρύοισιν, ἐκ τῶν παροξυσμῶν, διαχωρήμασιν, οὔροισι,
πτύσμασιν, ἐμέτοισιν. καὶ ὅσαι ἐξ οἵων εἰς οἷα διαδοχαὶ νοσημάτων καὶ ἀποστάσιες ἐπὶ τὸ ὀλέθριον καὶ κρίσιμοι. ἱδρὼς, ῥῖγος, ψύξις, βὴξ, πταρμοὶ, λυγμοὶ,
πνεύματα, ἐρεύξεις, φῦσαι σιγώδεες, ψοφώδεες [ἠχώδεες],
αἱμορραγίαι, αἱμορροΐδες, ἐκ τούτων δὲ καὶ ὅσα διὰ τούτων, σκεπτέον.

Ἔνιοι ταῦτα παραγεγράφθαι νομίσουσιν ὁμοίαν ἔχοντα
τὴν ἑρμηνείαν καὶ τὴν διάνοιαν τοῖς ἐν τῷ περὶ χυμῶν
γε- (376) γραμμένοις, ἃ προεξήγημαι δι᾿ ἑτέρων ὑπομνημάτων. ἔστι δὲ δηλονότι προγνωστικὰ καὶ τὰ θεωρήματα
διδάσκοντος αὐτοῦ καθόλους σκοπούς, ἀφ᾿ ὧν χρὴ τὰς προ-

---

*ex consuetudine, ex victu, ex vitae inftitutis, ex cujusque
aetate, fermonibus, moribus, filentio, cogitationibus,
fomnis, vigiliis, infomniis quibusdam et quando; vellicationibus, pruritibus, lacrymis, accessionibus, dejectionibus, urinis, fputis, vomitionibus et quae ex quibus,
in quos morborum fuccessiones et qui abfcessus ad perniciem aut ad judicium; fudor, rigor, frigus, tussis,
fternutamenta, fingultus, fpiritus, ructus, flatus filen-
tes, ftrepentes, fonori; haemorrhagiae, haemorrhoides.
Ex his autem et quae per haec contingunt confideranda funt.*

Haec adfcripta effe nonnulli cenfent, his fimilem
fortita tum interpretationem, tum fententiam in libro de
humoribus defcriptis, quae aliis commentariis prius interpretati fumus Haec fane funt prognoftica theoremata,
quibus docet Hippocrates univerfales fcopos a quibus
praenotiones fieri oportet. Ceterum communem quidem

ΚΑΙ ΓΑΛΗΝΟΥ ΕΙΣ ΑΥΤΟ ΥΠΟΜΝΗΜΑ Γ. 205

Ed. Chart. IX. [81.]   Ed. Baf. V. (376.)
γνώσεις ποιεῖσθαι. κοινὴν μὲν οὖν φύσιν ὀνομάζει τὴν
ἁπάντων ἀνθρώπων, ἰδίαν δὲ τὴν καθ᾽ ἕκαστον ἡμῶν. ὅτε
μὲν ἐξ ἀμφοτέρων δεῖ ποιεῖσθαι τὰς διαγνώσεις καὶ προγνώσεις, ἀσφαλεστέρα δ᾽ ἐστὶν ἐκ τῆς ἰδίας φύσεως γιγνομένη,
μεμάθηκας ἐν τῷ προγνωστικῷ, κἀν τῷ περὶ ἀγμῶν τε
καὶ περὶ ἄρθρων, ἐπί τε τῶν ἐν τῇ κεφαλῇ τραυμάτων,
ἃ καὶ αὐτὰ προεξηγησάμεθα. κελεύων οὖν ἀεὶ παραβάλλειν
τὸ πεπονθὸς μόριον τῷ κατὰ φύσιν περιέχοντι, προσέθηκε
τῷ λόγῳ, ὅτι μὴ τὰ ἀλλότρια καθορᾶν. οὕτως δὲ κἀπειδὰν φησιν· σκέπτεσθαι δὲ χρὴ ὧδε ἐν τοῖς ὀξέσι νοσήμασιν, πρῶτον μὲν τὸ πρόσωπον τοῦ νοσέοντος, εἰ ὅμοιόν ἐστι
τοῖσι τῶν ὑγιαινόντων, μάλιστα δ᾽ εἰ αὐτὸ ἑαυτῷ (οὕτω
γὰρ ἂν εἴη ἄριστον) καὶ ἔστ᾽ ἄν γε τὸ ἴδιον ἑκάστου τῶν
νοσούντων ἐπιστάμεθα χρῶμα καὶ μέγεθος, οὐδὲν τοῦ κοινοῦ δεόμεθα. διὰ δὲ τὸ μὴ προγινώσκειν ἡμᾶς ἅπαντας
ἀνθρώπους ὅπως εἶχον φύσεως, ἀλλ᾽ ἐξαίφνης πολλάκις ἐπὶ
τοὺς ἀγνωσίους καλεῖσθαι, τὴν ἀρχὴν τῆς τε διαγνώσεως ἀπὸ τῶν παθῶν καὶ τῆς ἐσομένης προγνώσεως
ἀπὸ τῶν κοινῶν ποιούμεθα. οἷς γὰρ μήτε ὂἲς ὀξεῖα μήτ᾽

naturam appellat, quae omnium hominum eft; propriam
vero uniuscujusque noftrum.   Quod autem ex ambabus
fieri tum dignotiones tum praenotiones oporteat quodque
fecurior fit ea quae ex propria oritur natura, in prognoftico et in libris de fracturis, de articulis et de capitis
vulneribus et quos antea explicavimus.   Jubens itaque
femper partem affectam cum fuo, qui fecundum naturam
eft, ftatu conferre, orationi adjecit aliena negligenda non
effe, ita vero et quum inquit: at in acutis morbis fpeculari fic oportet.   Primum fi aegroti facies fanorum fa-
ciebus et praefertim fuae fimilis fit (hoc enim pacto
optima fuerit).   Quod fi proprium cujusque aegrotantis
colorem magnitudinemque noverimus, communi non opus
erit.   Quia vero non propriam hominum omnium naturam prius agnofcimus, imo quod ex inopinato faepius ad
ignotos vocemur,   principium dignotionis morborum et
praenotionis futurorum a communibus facimus. Si namque

ὀφθαλμοὶ κοῖλοι μήτε κρόταφοι ξυμπεπτωκότες εἶεν, οὐδὲν
ἐρωτῶμεν οὐδένα περὶ τοῦ νοσοῦντος. εἰ δὲ ῥὶς μὲν ὀξεῖα,
ὀφθαλμοὶ δὲ κοῖλοι, κροταφοί τε ξυμπεπτωκότες φαίνονται,
τηνικαῦτα ἐρωτῶμεν ὅπως διέκειτο κατὰ φύσιν ἔχων. οὕτω
δὲ κἀκ τοῦ νοσήματος αἱ προγνώσεις γίνονται τῶν μελλόντων
ἔσεσθαι. δέδεικται γάρ σοι διὰ πλειόνων ἔν τε τοῖς περὶ
κρίσεων καὶ τοῖς εἰς ἀφορισμοὺς ὑπομνήμασι τριταῖος μὲν
ἀκριβὴς ταχυκρίσιμος εἶναι, τεταρταῖος δὲ, χρόνιος, ἀμφότεροι δ᾽ ἀκίνδυνοι. φρενῖτις δὲ καὶ λήθαργος, ἄμφω κινδυνώδη καὶ ὀξέα. σκίῤῥος δὲ σπληνὸς ὀλέθριόν τε καὶ
χρόνιον. ἐκ δὲ τοῦ νοσοῦντος αὐτοῦ πρόγνωσις γίνεται
τῶν ἐσομένων κατὰ διττὸν τρόπον. ἔστι δ᾽ αὐτῶν ὁ μὲν
ἕτερος τοιοῦτος· ἐκ κοσμίου, φησὶ, θρασεῖα ἀπόκρισις κακόν·
ἔμπαλιν δὲ θορυβώδης ἄνθρωπος νοσῶν οὐ μόνον εἰ
φθέγξεται θρασέως, ἀλλ᾽ οὐδ᾽ εἰ παραφρονήσει ἐν διακαεῖ
πυρετῷ κινδυνεύσειεν. ὁ δ᾽ ἕτερος τρόπος τοιόσδ᾽ ἐστὶν,
εἰ πάντα τὰ προσήκοντα ποιῶν ὁ κάμνων καὶ κατακούων
τῷ ἰατρῷ οὐδὲν ὀνίναται, χαλεπῶς νοσεῖ. τοὐναντίον δ᾽

naſus acutus non ſit, neque cavi oculi fuerint, neque
collapſa tempora, neminem de aegro interrogamus. Si
vero naſus acutus fuerit cavique oculi et collapſa
tempora apparuerint, tum quo pacto haberet, quum
ſecundum naturam eſſet, interrogamus. Sic autem
et ex morbo praenotiones futurorum fiunt, nempe tibi
pluribus demonſtratum eſt tum in libris de criſibus tum
in aphorismorum commentariis, tertianae exquiſitas celeriter judicari, quartanas vero diuturnas eſſe et utrasque
periculis vacare, phrenitidem praeterea et lethargum pe-
riculoſos et acutos; lienis item ſcirrhum tum periculoſum tum diuturnum. Ex ipſo autem aegroto futurorum
praenotio duplici modo fit. Alter modus eſt, quum inquit: in compoſito homine audax reſponſio malum. Contra turbulentus ſi aegrotaverit, non ſolum ſi audacter loquatur verum neque ſi in urente febre deliraverit, peri-
clitabitur. Alter modus talis eſt: ſi aeger quae deceant
omnia fecerit et medico obtemperans nihil juvetur, gra-

ἅπαν, εἰ μηδὲν τῶν δεόντων πράττων νοσῶν, μετρίως διά-
κειται. οὕτως δὲ κἀκ τῶν προσφερομένων ἡ πρόγνωσις
ἔσται. μοχθηρῶν γὰρ ὄντων αὐτῶν, ἐπειδὰν μὴ χείρω
γίγνοιτο [82] μετρίως νοσεῖ, προσηκόντως δ' ἁπάντων
γιγνομένων, εἰ πρὸς τῷ μηδὲν ὀνίνασθαι, σφοδρύνοιτο,
μοχθηρόν. ἐγὼ δ' ὅτι μὴ μόνον τοὺς τρόπους τῶν νοσημάτων, ἀλλὰ καὶ τὰς ἰδέας ἐνίοτε διέγνων ἐκ τῶν προσφερομένων, ἐθεάσασθε πολλάκις. ἀλλ', ὡς ἔφην, ἐπὶ πλέον ἐν
ἑτέροις ὑπὲρ ἁπάντων τούτων διῆλθον. ὅταν δὲ κἀκ τοῦ
προσφέροντος λέγει προγινώσκεσθαι ῥᾷον ἢ χαλεπώτερον,
ἐν ταῖς νόσοις ἀκούειν χρή. τοιόνδε τι θεώμενοι πολλάκις,
ἤτοι διάθεσις χρονία ἢ καὶ πυρετώδη νοσήματα χρόνια,
προστίθεμέν τι τῇ διαγνώσει, κἀκ τοῦ γνῶναι τίς ὁ θερα-
πεύων ἦν ἰατρός, εἰ μὲν γὰρ ἀξιόλογος, ὀλίγας ἐλπίδας
ἔχομεν τῆς ἰάσεως, εὔδηλον γὰρ ὅτι κακοήθης ἐστὶν ἡ νόσος, εἰ πάντων ὀρθῶς γιγνομένων οὐδὲν ὀνίνανται. φαύλου
δ' ὄντος εἰκὸς εἶναι νομίζομεν, εἰ καλῶς ἅπαντα πραχθείη,
σωθήσεσθαι τὸν ἄνθρωπον. ἀλλὰ κἀκ τῆς καταστάσεως

viter aegrotat; contrario vero prorfus modo, fi nihil aegrotus quod oporteat fecerit, mediocriter habet. Sic et
ex cibis exhibendis praenotio erit. Quod fi cibi pravi
fuerint et nihilo deterior fiat, mediocriter aegrotat; quum
vero omnia decenter fiunt, fi praeter id quod nihil juvetur, etiam exacerbetur, malum. At me non morborum
duntaxat modos, verum etiam ideas interdum ex oblatis
cibis dignovifſe plerumque vidiftis. Sed de his omnibus,
ut dixi, alias plura difſerui. Quum vero et ex offerente
cibos praenofci facilius aut difficilius pronunciat, in morbis intelligere oportet. Tale autem quicquam faepius
confpicientes five morbus diuturnus fit, five febriles affectus diuturni fuerint, dignotioni quidpiam addimus et
ex eo quod nofcamus quisnam effet medicus, qui clarus
et infignis fit, fpem fanationis minimam habemus, quod
enim malignus fit morbus, fi omnibus recte factis nihil
juvetur, conftat omnibus. Si vero vilis fit et imperitus,
incolumem fore hominem, fi omnia rite inftituta effent,

ἔφη, τουτέστι τῆς ἰδίας τοῦ περιέχοντος κράσεως ἔσεσθαι
τὰς προγνώσεις. τὸ δ' ὅλης καὶ κατὰ μέρεα τῶν οὐρανίων
ἐστὶν, εἰ μεμνήμεθα τῶν ἐν ταῖς προγεγραμμέναις τρισὶ
καταστάσεσιν εἰρημένων, ἐφ' ὧν αὐτὸς ὁ Ἱπποκράτης τὰ ἐν
τῷ περιέχοντι γιγνόμενα κατὰ θερμότητα καὶ ψυχρότητα
διερχόμενος, ἐπὶ τῆς τελευτῆς αὐτῶν ἀπεφήνατο τὴν ἐπικρα-
τήσασαν κρᾶσιν, οἷον ὅταν εἴπῃ, γενομένης δὲ τῆς ἀγωγῆς
ὅλης ἐπὶ τὰ νότια καὶ μετ' αὐχμῶν, καίτοι οὔτε δι' ὅλου
τοῦ ἔτους οὔτε νότος ἔπνευσεν οὔτ' αὐχμὸς ἐγένετο. πάλιν δὲ, ὅταν εἴπῃ, γενομένου δὲ τοῦ ἔτεος ὅλου ὑγροῦ καὶ
ψυχροῦ καὶ βορείου, κατὰ πλεονάζον ἀποφαίνεται. τὸ γὰρ
μηδεμίαν ἡμέραν ἐν ὅλῳ τῷ ἔτει μήτε θερμὴν γενέσθαι μήτε
ξηρὰν μήτε νότιον ἀδύνατον ἦν. οὕτως δὲ καὶ τὰς τῶν
νοσημάτων ἰδέας πολὺ μὲν ἐνεδέχετο γενέσθαι τοίας, οὐ μὴν
ἄνευ τοῦ παρεμπεσεῖν ἑτέρας. ἀμέλει συντελέσας τῆς πρώτης καταστάσεως τὴν διήγησιν, ἐπὶ τῇ ταύτης τελευτῇ κατὰ
λέξιν οὕτως ἔγραψεν ἐκ πάντων δὲ τῶν ὑπογεγραμμένων

probabili ratione auguramur. Imo etiam ex ſtatu, hoc eſt
peculiari ambientis nos aëris temperamento fore praenotiones pronunciat. Iſtud autem ex univerſali ac particulari coeleſtium ſtatu tale eſt: ſi meminerimus eorum quae
prius in deſcriptis tribus ſtatibus enunciata ſunt, in quibus Hippocrates ipſe quae in ambiente contingebant ſecundum calorem et frigus percurrens ad illorum finem
praepollens temperamentum pronunciavit, ut quum loquitur. Toto autem ſtatu auſtrino et calido facto, etiamſi
neque per totum annum auſter ſpiraſſet, neque ſqualor
fuiſſet. Rurſum quum effatur: facto autem anno toto
humido, frigido et aquilonio quod redundabat, pronunciavit. Non enim fieri poterat ut nullus dies toto anno
calidus fuiſſet, nullus ſiccus, nullus humidus. Sic etiam
morborum formas tales eſſe ſane multo erat convenien-
tius, non tamen quin aliae interciderint. Hic tandem
abſoluti primi ſtatus expoſitione in hujus fine ſic ad verbum ſcripſit. Ex omnibus qui hoc in ſtatu ſcripti ſunt

ἐν τῇ καταστάσει ταύτῃ μόνοις τοῖσο φθινώδεσι θανατώδεα
συνέπεσεν ἐπεὶ τοῖσί γ᾿ ἄλλοις εὐφόρως πᾶσι καὶ θανατῶδες ἐν τοῖς ἄλλοις πυρετοῖς οὐκ ἐγένετο, οὔτε ἓν εἶδος ἐπε-
δήμησε νοσημάτων οὔτε μία κατάστασις ἐν ὅλῳ τῷ ἔτει
διὰ παντὸς ἐγένετο. κατὰ δὲ τὸ ἐπικρατοῦν τῆς κράσεως
ἤτοι ψυχρὰν καὶ ὑγρὰν ἤ τινα τῶι ἄλλων κράσεων ἡμεῖς
λέγομεν. ὁ δ᾿ Ἱπποκράτης ἔγραψεν· ἦρος μὲν γὰρ ἄλλα
νοσήματα, θέρους δ᾿ ἄλλα, καὶ φθινοπώρου μὲν ἄλλα, χειμῶνος δ᾿ ἄλλα συνέβη γενέσθαι καθ᾿ ἑκάστην ὧν ἔγραψε
καταστάσεων ἐπικρατεῖν δ᾿ ὅμως ἐν ὅλῳ τῷ ἔτει κατὰ
μὲν τήνδε τὴν κατάστασιν τουτὶ τὸ νόσημα, καθ᾿ ἑτέραν δὲ
τουτί. τοῦτ᾿ οὖν ἐστι τὸ λεγόμενον, ἐκ τῆς καταστάσεως
ὅλης καὶ κατὰ μέρεα τῶν οὐρανίων, προσέθηκε καὶ τῷ λόγῳ,
τῶν οὐρανίων, ἐπειδὴ ψιλῶς λεχθὲν ἄνευ τῆς προσθήκης
τὸ τῆς καταστάσεως ὄνομα καὶ τὴν τῆς χώρας ἰδέαν δηλοῦν δύναται καὶ παντὸς ἄλλου πράγματος. ἀμέλει καὶ
συνάπτων ἐρεῖ, ἐκ τῆς καταστάσεως ὅλης τε καὶ κατὰ μέρεα τῶν οὐρανίων, καὶ χώρας ἑκάστης καὶ τοῦ ἔθεος. ὅτι
δὲ καὶ ἡ τῆς χώρας ἰδέα μεγάλα συντελεῖ πρὸς τὴν τῶν

letale pathema folis tabidis accidit: in ceteris enim omnibus commode habebant, neque letale quicquam aliis in
febribus, neque graſſabatur una morborum ſpecies neque
ſtatus unus toto anno perpetuo erat. At ex temperamenti victoria aut frigidum aut humidum aut aliud quoddam nos temperamentum dicimus. Hippocrates autem
ſcripſit: vere namque alii morbi, aeſtate alii, autumno
alii et hieme alii acciderunt in frigidis quos ſcripſit ſtatibus; per totum tamen annum hoc ſtatu hic morbus do-
minabatur, atque alter in altero. Quod autem dicitur,
id exiſtit: *ex univerſo et particulari ſtatu coeleſtium.*
Addidit autem orationi, coeleſtium, quoniam nude et ſine
adjectione enunciatum ſtatus nomen regionis ideam quoque indicare poteſt, reique alterius cujuscunque. Ac tandem
connectens ait: ex univerſo et particulari ſtatu coeleſtium,
ex unaquaque regione et conſuetudine. Quod autem et
regionis idea ad futurorum praenotionem magnopere con-

Ed. Chart. IX. [82. 82.]   Ed. Baf. V. (376.)
ἐσομένων πρόγνωσιν ἐπιδέδεικται πολλάκις. ἀρκεῖ δὲ νῦν
ἀναπέμψαι πρὸς τὸ περὶ ἀέρων καὶ ὑδάτων καὶ τόπων βιβλίον, ἐν ᾧ διδάσκει τίνα καθ᾽ ἑκάστην ὥραν πλεονάζει
νοσήματα· τούτων γὰρ ἥ τε γένεσις τοῖς ἐπιχωρίοις σύντρο-
φος ὅ τ᾽ ἀπ᾽ αὐτῶν κίνδυνος ἥττων, ὡς ἂν οἰκείων ὄντων.
ἀλλὰ [83] κἀκ τοῦ ἔθους εἰς πρόγνωσιν ὠφελεῖσθαί σε διδάσκει. ἐν γοῦν τῷ προγνωστικῷ προστιθεὶς αὐτοὺς τοὺς
ἐκ τῆς συνηθείας διορισμοὺς ἐνίοτε μὲν οὕτως φησίν· ἐπὶ γαστέρα δὲ κατακεῖσθαι ᾧ μὴ σύνηθές ἐστι καὶ ὑγιαίνοντι οὕτω κοιμᾶσθαι, παραφροσύνην σημαίνει ἢ ὀδύνην τῶν περὶ τὴν κοιλίην.
ἐνίοτε δὲ οἴως ὀδόντας πρίειν ἐν πυρετοῖσιν, ὁκόσοισι μὴ
σύνηθές ἐστιν ἀπὸ παίδων μανικὸν καὶ θανατῶδες. ἀλλὰ κἀκ
τῆς διαίτης τοῦ κάμνοντος ἢ διῃτήθη δύνατόν ἐστι στο-
χάσασθαι τεχνικῶς ὁποῖοί τέ εἰσι καὶ ὁπόσοι οἱ πλεονά-
ζοντες χυμοί. τούτων δὲ γνωσθέντων ἥ τε παροῦσα τοῦ
σώματος διάθεσις εὐγνωστοτέρα καὶ ἡ πρόγνωσις τῶν ἀπο-
βησομένων ἑτοιμοτέρα γίγνεται. ἀλλὰ κἀκ τῶν ἐπιτηδευμάτων ἀξιοῖ τὰς προγνώσεις ποιεῖσθαι. καλοῦσι δ᾽ ἐπιτηδεύ-

ferat faepius demonſtratum eſt. Nunc vero ſatis ſit ad
librum de aëre, locis et aquis remittere, in quo docet
Hippocrates quinam morbi in unaquaque regione exuberent: horum enim generatio indigenis eſt vernacula minusque ab ipſis impendet periculi quod familiares ſint.
Imo vero etiam ex conſuetudine ad praenotionem auxilium
eſſe docet. Itaque in prognoſtico additis ex conſuetudine
diſtinctionibus interdum quidem ita loquitur. Pronum
vero in ventrem cubare cui per ſanitatem ita dormire
conſuetum non eſt aut delirium aut ventris dolorem portendit. Interdum vero ita: per febres dentibus ſtridere
quibus a pueris conſuetum non eſt inſaniam ac mortem
ſignificat. Praeterea ex laborantis victu quo uſus ſit
artificioſe conjici queant quales et quanti humores exuberent. Hisce vero cognitis praeſens corporis affectus cognitu facilior eſt et expeditior venturorum praenotio redditur. Ex vitae quoque inſtitutis imperat praenotione

ματα πάντα ὅσα (377) πράττουσιν οἱ ἄνθρωποι διὰ
χρείαν ἢ ἀνάγκην, εἴτε ναυτιλλόμενοι εἴτε γεωργοῦντες, ἢ
οἰκοδομοῦντές τε καὶ τεκταινόμενοι, κυνηγετοῦντες ἢ φιλο-
γυμναστοῦντες, ὡς λούεσθαι πολλάκις ἐν ὕδασι θερμοῖς ἢ
ψυχροῖς. ἔνεστιν οὖν ἐφ' ὧν ἐπιτηδεύουσι τεκμήρασθαι
περὶ τῆς κατὰ τὴν νόσον διαθέσεως. ὁ μὲν γὰρ ἐν ἀγρῷ
διῃτημένος ὥρᾳ θέρους ἐν ἡλίῳ ὑπαίθριος καὶ πόνοις
καὶ λεπτῇ διαίτῃ τὸν πικρόχολον χυμὸν μᾶλλον ἢ
τὸν φλεγματικὸν ὅσον ἐπὶ τούτῳ ἠθροικέναι δύναται.
ὅστις δ' ἔμπαλιν τῷδε κατὰ πόλιν, ἐν σκιᾷ λουόμενος δὶς τῆς
ἡμέρας, ἀργῶς δ' ἐμπιπλάμενος διατελεῖ, τὸν φλεγματικὸν
μᾶλλον, ἐπί τε δ' ἄλλων ἀνάλογον. ὅτι δὲ κἀκ τῆς ἡλικίας
εἴς τε τὴν τῶν παρόντων διάγνωσιν καὶ τὴν τῶν ἐσομένων
πρόγνωσιν οἱ σμικρὰν ὠφέλειαν ἔχομεν ἔκ τε τῶν ἀφορισμῶν μαθήσῃ, καθ' οὓς περὶ τῶν ἡλικιῶν διελέγετο, προεξηγησάμεθα δ' ἤδη τὸ βιβλίον. ἀλλὰ κἀκ τῶν λόγων ὧν ὁ
κάμνων λέγει δυνατόν ἐστι πρὸς τὴν τῶν παρόντων διά-

duci. Vocitant autem omnia vitae inftituta, quaecunque
faciunt homines aut utilitate aut necelIitate ducti, qui
vel navigant vel terram colunt aut aedificant et fabrifi-
cant aut venantur aut lubenter fefe exercent, ut qui faepius in aquis calidis aut frigidis lavantur. Itaque licet
ex his ad quae ftudia fua conferunt, de morbi difpofitione conjectare. Qui namque in agro egit aeftate in
fole apricatus, in laboribus et victu tenui, is amaram
bilem potius quam in pituitofum humorem, quantum in
ipfo fuit, collegiffe poteft. Contra vero qui urbem inco-
luerit, in umbra bis die lotus, atque in otio fefe perfecte
cibis impleverit, is pituitofum magis accumulaffe poteft,
fed et in caeteris eadem eft ratio. Quod autem et ex
aetate ad praefentium dignotionum et futurorum praenotionem non parvum emolumentum habeamus, disces ex
aphorismis, in quibus de aetatibus differuit. Jam vero
librum hunc antea expofuimus. Quin et ex verbis ab
aegrotante prolatis tum ad praefentium dignotionem tum

γνωσιν καὶ πρὸς τὴν τῶν μελλόντων πρόγνωσιν ὠφελεῖσθαι.
συνῆπται δ᾽ ἡ σημείωσις αὕτη καὶ κοινωνεῖ τῇ κατὰ τὸ ἦθος. ἐὰν
μὲν γὰρ κατὰ τὸ ἦθος ὃ πρόσθεν ἐτύγχανεν ἔχων ἐν τῷ ὑγιαίνειν
ὁ κάμνων οἱ λόγοι φαίνονται γιγνόμενοι, χαλεπὸν οὐδὲν ἔσεσθαι
προσδοκήσομεν, εἰ δ᾽ ἐναντίους τῶν ἐθῶν ὁ κάμνων λόγους λέγει,
μοχθηρὸν τὸ σημεῖον. ὑπόνοια γάρ τις ἡμῖν ἐκ τούτου
γίγνεται βεβλάφθαι τὴν διάνοιαν αὐτοῦ, τὸ δὲ τρόποισιν
ἐφεξῆς εἰρημένων ἴδωμεν τί σημαίνει. χρῶνται γὰρ οἱ
παλαιοὶ τῇ φωνῇ ταύτῃ κατὰ δυοῖν σημαινομένων, ἐνίοτε
μὲν ἐπὶ τὸ τῆς ψυχῆς ἦθος αὐτὸ φέροντες, ἐνίοτε δ᾽ ἐπὶ
τὰς διαφορὰς ἢ τὰς ἰδέας τοῦ προκειμένου κατὰ τὸν λόγον
πράγματος, οἷον εἰ περὶ διαίτης ὁ λόγος. τρόπους διαίτης
εἰπὼν ὁ συγγραφεὺς τὰς διαφορὰς αὐτὰς ἢ τὰς ἰδέας δηλοῖ, καθάπερ γε καὶ εἰ πυρετῶν εἴποι τρόπους εἶναι πολλοὺς τὰς διαφορὰς τούτων ἢ τὰ εἴδη σημαίνει. καὶ τοίνυν ἤτοι τὰ τῆς ψυχῆς ἤθη δηλοῖ διὰ τοῦ φάναι τρόποισιν, ἢ τὰς τῶν λόγων διαφορὰς, ἐπειδὴ περὶ λόγων προεί-

ad futurorum praenotionem juvari poſſumus.   At ipſa
ſignificatio illi quae ex moribus ducitur conjuncta eſt et
communicat. Si namque ſermones aegrotanti ſint quos
pro more per ſanitatem habuerit, nihil periculoſum fore
ſpectabimus, ſi vero conſuetis contrarios aeger proferat,
pernicioſum ſignum eſt: quaedam enim ſuſpicio nobis inde
eſt laeſam eſſe ipſius mentem.   Quod autem deinceps
τρόποις, hoc eſt modis, ab Hippocrate pronunciatum eſt,
quid id ſignificet videamus. Hac enim voce veteres in
duobus ſignificatis utuntur: interdum quidem ad animi
mores referunt, interdum vero ad differentias vel ideas
rei de qua agitur praeſentis, ut ſi de victus ratione ſit
oratio. Auctor ſi victus rationes τρόπους dicat, ipſius differentias vel formas declarat, quemadmodum etiam ſi febrium τρόπους multos eſſe dixerit, harum differentias
vel ſpecies ſignificat. Hoc itaque loco vel animi mores
ſignificat per verbum τρόποισι vel ſermonum differentias,
quoniam de ſermone mentionem fecit, ac ſi ita dixerit:

ρηκεν, ὡς εἰ καὶ οὕτως εἶπε, λόγοισι καὶ ταῖς τῶν αὐτῶν
ἢ διαφοραῖς. διαφορὰς γὰρ ἢ ἰδέας ἢ εἴδη κατὰ τὸ ᾿παρὸν
οὐ διοίσει λέγειν, ἁπάντων τούτων γιγνομένων ἐν τῇ τομῇ
τῶν γενικῶς νοουμένων. ὥσπερ δ᾽ οἱ λόγοι διδάσκουσί τι
περὶ τῆς διαθέσεως τοῦ νοσοῦντος, οὕτω καὶ ἡ σιγὴ παρὰ
φύσιν ἢ κατὰ φύσιν οὖσα τῷ κάμνοντι τῷ μὲν γὰρ φύσει
σιω- [84] πηλῷ κατὰ φύσιν ἐστί, τῷ δ᾽ ἐναντίῳ παρὰ
φύσιν. ὥστε τούτῳ μὲν ἤτοι νωθρότης τίς ἐστι καταφο-
ρικὴ, δι᾽ ἣν σιωπᾷ παρὰ φύσιν, ἢ μελαγχολίας ἀρχὴ, τῷ
δὲ σιωπηλῷ τὸ μὴ σιωπᾶν, ἀλλὰ πλείω φθέγγεσθαι τῶν
εἰωθότων παρακρουστικόν. ἑξῆς δ᾽ εἰπὼν διανοήματα οὐκ
αἰσθητὸν οὐδὲ φαινόμενον ἐδήλωσεν, ἀλλ᾽ ἐκ τεκμηρίων εὑ-
ρισκόμενον πρᾶγμα. τεκμήριον δέ ἐστιν ὃ ἀποφθέγγονταί
τε καὶ πράττουσιν οἱ κάμνοντες. παραγενόμενος γοῦν τις
ἡμῶν ἕωθεν, ὡς ἔθος, ἐπὶ τὴν ἐπίσκεψιν αὐτοῦ δι᾽ ὅλης
ἔφη τῆς νυκτὸς ἠγρυπνηκέναι, σκοπούμενος, εἰ δόξειε τῷ
Ἄτλαντι κάμνοντι μηκέτι βαστάζειν τὸν οὐρανὸν, ὅ τί ποτ᾽

fermonibus et ex eorum fpeciebus vel differentiis; differentias enim vel formas vel fpecies in praefenti nihil
refert dicere, quum haec omnia fiant in eorum fectione
quae generaliter intelliguntur. Quemadmodum autem fermones de aegrotantis difpofitione quidpiam docent, fic et
taciturnitas quae praeter naturam vel fecundum naturam
in aegro comperitur. Haec enim natura taciturno fecundum naturam eft, contrario vero praeter naturam. Quare
huic veternus quidam atque in fomnum propenfio eft, ob
quam tacet praeter naturam aut melancholiae principium.
Taciturno autem non tacere, fed plura quam confuetum
fit loqui, mentis vacillationem portendit Quum deinceps
διανοήματα, hoc eft cogitationes feu imaginationes dicit,
rem neque fenfibilem, neque apparentem declaravit, fed
quae conjecturis reperitur. Conjectura autem eft, quod
aegri tum eloquuntur tum agunt. Nam quum quis noftrum mane aegrum de more invififfet, is tota nocte fefe
invigilaffe dixit, dum cogitaret quidnam contingeret, fi

214   *ΙΠΠΟΚΡΑΤΟΥΣ ΕΠΙΔΗΜΙΩΝ Α*

Ed. Chart. IX. [84.]   Ed. Baf. V. (377.)

ἂν συμβαίνῃ. τοῦτο εἰπόντος αὐτοῦ συνήκαμεν ἀρχήν τινα
μελαγχολίας εἶναι. παραπλησίως δὲ καὶ διὰ τῶν ἔργων ὧν
πράττουσιν οἱ κάμνοντες ἐνδείκνυται τὸ τῆς ψυχῆς ἦθος.
ἑξῆς δὲ τούτων ὁ συγγραφεύς φησιν, ὕπνοισιν οὐχ ὕπνοισι,
περὶ ὧν οὐδὲν ἐνταῦθα θέλω λέγειν, ἔν τε τοῖς ἀφορισμοῖς
κἂν τῷ προγνωστικῷ καὶ τοὺς ὕπνους τε καὶ ἀγρυπνίας
προεξηγημένος   ἀλλὰ καὶ περὶ τῶν ἐνυπνίων προεξήγημαι,
τῶν τ᾽ ἄλλων καὶ ὅσα διάθεσίν τινα τοῦ σώματος ἐνδείκνυται, καθάπερ κἂν τῷ περὶ διαίτης ὑγιεινῶν γέγραπται.
πυρκαϊὰς μὲν γάρ τις ὁρῶν ὄναρ ὑπὸ τῆς ξανθῆς ὀχλεῖται
χολῆς, καπνοὺς δὲ ἢ γνόφους ἢ βαθέα σκότον ὑπὸ τῆς μελαίνης χολῆς, ὄμβρους δὲ ψυχρὰν ὑγρότητα πλεονάζειν
ἐνδείκνυται, καθάπερ γε καὶ εἰ χιόνα καὶ κρύσταλλον καὶ
χάλαζαν, φλέγμα ψυχρόν· ἐν χωρίῳ δὲ δοκῶν εἶναι δυσώδει σηπεδόνα χυμῶν, λόφους δ᾽ ἀλεκτρυόνων ἢ τινα πυῤῥὰ
αἷμα πλεονάζειν. ζοφώδη δέ τινα ὁρᾶν ἢ ἐν ζοφώδεσι τόποις ἵστασθαι πνεύματα δηλοῖ. διὸ καὶ προσέθηκε τῷ

Atlanti feſſo non amplius coelum fuſtinendum videretur.
Hoc quum diceret, quoddam melancholiae principium eſſe
intelleximus. Simili modo et operibus quae aegri faciunt
animi mores produntur. Haec ſequentibus auctor loquitur
ſomnis et vigiliis, de quibus nihil hic dicere intendo tum
quod in aphorismis tum in prognoſtico et ſomnos et vigilias ante expoſuerim. Praeterea de infomniis prius ex-
poſui tum aliis tum iis quae corporis affectum quendam
produnt, quemadmodum et in libro de ſanorum victu
ſcriptum eſt. Si quis enim per inſomnia rogos viderit, a
flava bile infeſtatur; ſi fumum vel caliginem vel profun-
das tenebras, ab atra bile; ſi imbres, frigidum humorem
redundare oſtendit, ut ſi nivem, glaciem et grandinem,
frigidam pituitam; ſi in foetido loco eſſe videatur, humorum putredinem; ſi gallorum gallinaceorum criſtas aut
rufa quaedam, ſanguinem redundare; ſi caliginoſa quaedam
videre videatur, aut in caliginoſis eſſe locis, flatus indicat   Quare et verbo inſomniis adjecit quibus et quando,

ἐνυπνίοις τίσι καὶ ὅτε, τὸ μὲν τίσι τὰς διαφορὰς αὐτῶν
ἐνδεικνύμενον καὶ μὴ προσθέντος αὐτοῦ πρόδηλον ἦν, τὸ
δ' ὅτε τὸν καιρὸν ἐν ᾧ γίνεται τὰ ἐνύπνια, τουτέστιν εἴτε κατὰ τὴν εἰσβολὴν τῶν παροξυσμῶν εἴτε κατὰ τὴν
ἀκμὴν εἴτ' ἐν ἄλλῳ τινὶ καιρῷ. καὶ εἰ μετὰ τροφὴν καὶ
τοιάνδε τινὰ τροφὴν εὐθέως ἢ χωρὶς τροφῆς, γίνεται γάρ
τις ἔνδειξις ἐκ τούτων. ὁ γοῦν χιονίζεσθαι δοκῶν, εἰ ἐν
εἰσβολῇ παρυξυσμοῦ μετὰ ῥίγους ἢ φρίκης ἢ καταψύξεως
γιγνομένου τοῦτο φαντασθῇ, τῷ καιρῷ τὸ πλέον, οὐ τῇ διαθέσει τοῦ σώματος ἀναφέρειν χρή. κατὰ μέντοι τὴν παρακμὴν τοιοῦτον ὄναρ θεασάμενος βεβαιοτέραν ἡμῖν ἔνδειξιν
ἐργάζεται τῆς τῶν ἐπικρατούντων χυμῶν ψυχρότητος. ἔτι
δὲ μᾶλλον, ἐὰν μὴ ἐδηδοκὼς ᾖ τῶν φλερματικῶν ἐδεσμάτων
ὧν ἐν τῇ γαστρὶ περιεχομένων, ἐνδέχεταί τινι τοιαύτην γίνεσθαι φαντασίαν, καίτοι τῆς ἐν ὅλῳ τῷ σώματι διαθέσεως οὐκ οὔσης ὁμοίας· τὸ δὲ τιλμοῖσιν, ὅπερ ἐφεξῆς εἴρηται προεξήγημαι κἀν τοῖς περὶ χυμῶν ὑπομνήμασιν, ὥσπερ
καὶ ἄλλα πολλὰ τῶν νῦν εἰρημένων, ἐπί τε τῶν κροκυδιζόν-

ut verbum, quibus eorum differentias demonſtret; quod ſi
id adjectum non eſſet, etiam manifeſtum exiſteret. Quando
vero tempus indicat, quo fiunt inſomnia, hoc eſt vel
primo acceſſionis inſultu vel in vigore vel alio tempore,
atque ſi poſt cibum et talem quendam cibum ſtatim vel
absque cibo; fit enim quaedam ex his demonſtratio. Itaque
qui nive ſpargi videtur, ſi in acceſſionis ingreſſu cum
rigore vel horrore vel frigore fieri id ſibi videat, ad
tempus magis quam ad corporis affectum referre oportet.
Si vero in declinatione tale inſomnium conſpexit, certius
nobis indicium facit humorum frigore exſuperantium;
atque magis etiamnum, ſi pituitoſorum ciborum nihil ede-
rit, qui ſi in ventre contineantnr, fieri poteſt ut cuidam
talis fiat viſio, etiamſi in univerſo corpore nulla ſit ſimilis affectio. Quod autem deinceps dicitur, vellicationibus
antea explicui et in commentariis de humoribus, quemadmodum et alia multa eorum, quae nnnc enunciata ſunt;

των καὶ καρφολογούντων εἰρῆσθαι δυνάμενα καὶ τῶν ὁτιοῦν
μέρος αὐτῶν τιλλόντων, ἐν ᾧ διάθεσίς τίς ἐστιν ὀδυνώδης
ἐν βάθει. πολλάκις δὲ καὶ πύου περιεχομένου κατὰ τὸ μόριον ἤ τινος ἄλλου δριμέος χυμοῦ τίλλουσι τὸ μέρος, ὥσπερ
γε καὶ λόγῳ παραφροσύνης ἔστιν ὅτε.   τὸ δὲ κνησμοῖσι
[85] μετὰ τοῦτο γεγραμμένον ἐνδείκνυται χυμοὺς ὀδαξέον-
τας εἶναι κατὰ τὸ δέρμα, δι' οὓς κνῶνται. περὶ δακρύων
ἐμάθομεν ἤδη τῶν ἑκουσίων τε καὶ ἀκουσίων, ὁποῖόν τι
σημαίνειν ἑκάτερον πέφυκεν. ὥσπερ γε καὶ περὶ τῆς ἰδέας
τῶν παροξυσμῶν, ἀλλὰ καὶ περὶ διαχωρημάτων καὶ οὔρων
καὶ πτυέλων καὶ τῶν ἐμουμένων αὐταρκέστατα διὰ τοῦ
προγνωστικοῦ δεδήλωται, μετὰ τοῦ καὶ κατὰ τοὺς ἀφορισμοὺς εἰρῆσθαι πολλάκις καὶ κατὰ τὸ προρρητικόν. ἐφεξῆς δὲ λέγοντος αὐτοῦ καὶ ὅσαι ἐξ οἵων εἰς οἷα διαδοχαὶ
νοσημάτων καὶ ἀποστάσιες ἐπὶ τὸ ὀλέθριον καὶ κρίσιμον,
ἀναμιμνήσκεσθαι χρὴ κἀνταῦθα τῶν προδιδαχθέντων, ἐν
οἷς προεξηγήμεθα. διαδοχαὶ γοῦν ὀλέθριοί τε καὶ κρίσιμοι

quae et floccos carpentibus et feſtucas legentibus dici valent aut etiam de vellicantibus qualemcunque ſuam partem, in qua quidam affectus dolorificus profundum occupat. Saepe vero etiam vellicant et partem in qua pus
continetur, aut alius quidam acris humor, quod utique et
interdum deſipientiae ratione contingit. Quod autem poſtea
ſcriptum eſt, pruritibus mordentes eſſe in cute humores,
quibus pruriunt, oſtendit. De lacrymis tum ſpontaneis
tum invitis quidnam utraeque ſignificare conſueverint
jam didicimus, quemadmodum et de acceſſionum formis,
imo de dejectionibus, urinis, ſputis et vomitionibus ſuf-
ficientiſſime in prognoſtico demonſtratum eſt, ſimulque
in aphorismis et jn prognoſtico dictum. Poſtea vero ipſo
dicente et quae, ex quibus, in quos morborum ſucceſſio-
nes et abſceſſus ad perniciem aut ad judicium hic ad memoriam revocanda ſunt quae ante docuimus, in quibus
prius enarrationes fecimus. Succeſſiones itaque morborum
fiunt tum pernicioſae tum judicatoriae et ex morborum

γίνονται νοσημάτων, κατά τε τὴν τῶν νόσων αὐτῶν διαφορὰν καὶ τοὺς πάσχοντας τόπους. ἡ μὲν γὰρ εἰς ἐπιεικέ-
στερα νοσήματα καὶ τόπους ἀκυρωτέρους διαδοχὴ σωτήριος·
εἰ δ᾽ εἰς χαλεπώτερά τε νοσήματα καὶ τόπους κυριωτέρους,
ὀλέθριος.   οὕτω δὲ καὶ ἀποστάσεις αἱ μὲν κατ᾽ ἔκρουν,
ἀμείνους, αἱ δὲ κατ᾽ ἀπόθεσιν ἧττον ὠφέλιμοι. τούτων δ᾽
αὐτῶν αἱ μὲν πορρωτέρω τε τοῦ κάμνοντος τόπου καὶ εἰς
ἄκυρα μόρια πάσχοντος ἀγαθαὶ, αἱ δ᾽ ἐναντίαι τούτων
μοχθηραί.   καὶ μὴν καὶ τὰ τούτων ἐφεξῆς εἰρημένα κατὰ
τὸ σύγγραμμα πᾶν (378) ἐπὶ πλεῖστον ἐξειργασάμεθα
δι᾽ ὧν προεξήγημαι βιβλίων.   ἔν τε γὰρ ἀφορισμοῖς καὶ
προγνωστικῷ περί τε τοῦ ῥίγους καὶ τῶν ἱδρώτων καὶ βηχὸς καὶ πταρμοῦ καὶ λυγμοῦ, ἐν δὲ ταῖς ἄλλαις πραγματείαις ἃς ἐποιησάμεθα καὶ περὶ τούτων μὲν, ἀλλὰ καὶ περὶ τῶν
ἄλλων ἁπάντων ὅσα χρήσιμα πρός τε τὰς διαγνώσεις καὶ
προγνώσεις ἐστίν. ἐφεξῆς δὲ πάλιν ψύξεως αὐτοῦ μνημονεύσαντος
ἐπισκεπτέον, ἆρά γε τοῦ παντὸς σώματος ψύξις, ὡς διακαίεσθαι
τὸ βάθος ἢ τῶν ἀκρωτηρίων ἀκούειν προσῆκεν ἢ περὶ πάντων

ipforum differentia et locis affectis.   Nam fucceffio in
morbos leviores et locos ignobiliores falutaris eft, in gra-
viores vero morbos et locos principaliores perniciofa.   Ita
vero et abfceffus qui per effluxum quidem fiunt meliores,
per decubitum vero minus commode.   Atque horum ipforum a loco quidem affecto remotiffimi et in partes laborantis ignobiles boni funt, his vero contrarii pravi.   At
vero quae deinceps per totum opus pronunciata funt, am-
pliffime his in libris a me prius explanatis enarravimus,
nimirum in aphorismis et prognoftico, de rigore, fudoribus, tuffi, fternutamento et fingultu.   In ceteris vero a
nobis conditis tractatibus et de his quidem, imo et de aliis
omnibus, quae tum ad dignotiones tum praenotiones con-
ducant diximus.   Quum autem deinceps rurfum frigoris
effe meminerit, animadvertendum eft utrumne frigus
univerfi corporis intelligere confentaneum fit, ut profundum inardeat, an partium extremarum, an de his omni-

Ed. Chart. IX. [85.]   Ed. Bas. V. (378.)

τούτων λέγειν αὐτὸν ἄμεινόν ἐστιν ὑπολαβεῖν. ἄλλο μὲν γάρ
τι σημαίνει ψύξις ἐν ἀρχῇ παροξυσμοῦ, ἄλλο δ' ἐν παρακμῇ
γενομένη, καθάπερ γε καὶ εἰ διὰ παντὸς τοῦ παροξυσμοῦ
παραμένοι καὶ αὐτὴ, σημεῖόν ἐστιν οὐκ ἀγαθὸν, ὥσπερ γε
καὶ εἰ τοιαύτης οὔσης αὐτῆς ἀεὶ διακαίοιτο τὸ βάθος, ὑπὲρ
ὧν ἁπάντων οἷς ἐξηγησάμεθα καὶ κατὰ τὴν περὶ κρίσεων
πραγματείαν εἴρηται. πνεύματα δ' ὅταν εἴπῃ, τὰς περὶ
τῆς ἀναπνοῆς διαφορὰς ἀκουστέον. ἐπειδὴ δὲ τῶν φυσῶν
ἐφεξῆς ἐμνημόνευσε καὶ αὗται τοῦ γένους εἰσὶ τῶν πνευμάτων. εἴρηται δὲ περὶ τούτων ἐν τοῖς εἰς τὸ προγνωστικὸν καὶ τῇ περὶ δυσπνοίας πραγματείᾳ καὶ τῇ περὶ τῆς
κατὰ ἀναπνοὴν πνευμάτων διαφορᾶς, ὥσπερ γε καὶ περὶ
φυσῶν ἐν τῷ προγνωστικῷ. καὶ ἐρυγαὶ δὲ τοῦ γένους μέν
εἰσι τῶν πνευμάτων καὶ κατὰ τοῦτο κοινωνοῦσί πως τῆς
κατὰ τὴν ἀναπνοὴν, ἐν εἴδει δὲ φυσωδῶν πνευμάτων ὑπάρ-
χουσαι πάλιν κατὰ τοῦτο κοινωνοῦσι ταῖς φύσαις, ὥστε καὶ
αὗται δηλοῦσι φυσῶδες ἐν τῇ κοιλίᾳ τῇ ἄνω γεννᾶσθαι πνεῦμα.

bus ipfum verba facere fatius fit exiftimare. Aliud enim
quiddam fignificat frigus in acceffionis principio, aliud
vero in declinatione, quemadmodum etiamfi per totam
acceffionem ipfum permanferit, non bonum fignum eft,
fic et fi tali eo exiftente perpetuo profunditas inuratur.
De quibus omnibus in libris quos explanavimus et in
opere de judiciis enunciatum eft. Quum autem fpiritus
protulit, refpirationis differentiae intelligendae funt. Quoniam vero flatuum deinceps mentionem fecit, hi quoque
in fpirituum funt genere. De his autem in prognoftici
commentariis dictum eft, et in libro de fpirandi difficultate, de fpirituum in refpiratione differentiis, ut et de
flatibus in prognoftico. Ructus quoque et in fpirituum
genere exiftunt ob idque cum refpirationis fpiritibus quodam modo communicant. Quatenus autem in flatulento-
rum fpirituum funt genere, eatenus cum flatibus communicant: quare et ipfi flatulentum in ventre fuperiori
procreari fpiritum oftendunt. Quod autem in textus fine

Ed. Chart. IX. [85. 86.]   Ed. Baſ. V. (378.)
καὶ τὸ κατὰ τὴν τελευτὴν τῆς ῥήσεως εἰρημένον εὔδηλον.
αἱμοῤῥαγίαι τε γὰρ καὶ αἱμοῤῥοΐδες ὅπως αἱ μὲν ἐπ' ὠφε-
λείᾳ γίνεσθαι πεφύκασιν, αἱ δ' ἐπὶ βλάβῃ μεμαθήκαμεν.

<hr>

β.

[86]   Πυρετοὶ οἱ μὲν συνεχέες, οἱ δὲ ἡμέρην ἔχουσι, νύκτα διαλείπουσι, νύκτα ἔχουσιν, ἡμέραν διαλείπουσιν.
ἡμιτριταῖοί τε καὶ τεταρταῖοι, πεμπταῖοι, ἑβδομαῖοι καὶ
ἐναταῖοι.

<hr>

Καὶ τῷ τοῦ συνεχοῦς ὀνόματι καὶ τῷ τοῦ διαλείποντος οἱ παλαιοὶ δισσαῖς φαίνονται χρώμενοι. συνεχεῖς γοῦν
ὀνομάζουσι πυρετοὺς ἐνίοτε μὲν ἅπαντας ὅσοι μὴ λήγουσιν εἰς ἀπυρεξίαν, ἐνίοτε δ' οὐχ ἅπαντας τοὺς μὴ λήγοντας
εἰς ἀπυρεξίαν, ἀλλ' ἐκείνους μόνους ἐξαιρέτοις, ὅσοι μηδεμίαν ἴσχουσι μεταβολὴν ἄχρι κρίσεως. οὕτω δὲ καὶ διαλεί-

<hr>

pronunciavit, patet omnibus. Etenim haemorrhagiae et
haemorrhoides quomodo auxiliari quidem conſueverunt,
ea et laeſionem adſerre, ut didicimus.

<hr>

II.

Febres quaedam continuae ſunt, quaedam interdum obſi-
dent, noctu intermittunt. Aliae noctu prehendunt, in-
terdiu intermittunt. Sunt et ſemitertianae, tertianae,
quartanae, quintanae, ſeptimanae et nonanae.

Continuae et intermittentes nomine bifariam veteres
uti videntur. Continuas namque febres appellant interdum quidem omnes quae ad integritatem non deſinunt,
interdum vero non omnes quae ad integritatem febris
non deſinunt, ſed illas ſolas praecipue quae adusque judicium nullam permutationem ſortiuntur. Ita vero
et intermittentes interdum quidem illas ſolas nominant,

220   *ΙΠΠΟΚΡΑΤΟΥΣ ΕΠΙΔΗΜΙΩΝ Α*

Ed. Chart. IX. [86.]   Ed. Baf. V. (378.)

ποντας, ἐνίοτε μὲν ἐκείνους μόνους ὀνομάζουσι τοὺς εἰς ἀπυρεξίαν παυομένους, ἐνίοτε δὲ τοὺς μὴ παυομένους εἰς ἀπυρεξίαν, ἀξιολόγους δὲ μεταβολὰς ποιουμένους τῶν κατὰ μέρος παροξυσμῶν, εἰς ἀρχήν τε καὶ ἀνάβασιν, ἀκμήν τε καὶ
παρακμήν. ἔνιοι δὲ τῶν νεωτέρων ἰατρῶν τοὺς μηδεμίαν
ἀξιόλογον ἴσχοντας μεταβολὴν οὐ συνεχεῖς, ἀλλὰ συνόχους
ὀνομάζουσι, συνεχεῖς δὲ μόνους ἐκείνους, ὅσοι μετ᾽ εἰς ἀπυρεξίαν λήγουσι καὶ διαλειμπάνουσι τοῖς κατὰ μέρος παροξυσμοῖς. τούτους οἱ παλαιοὶ ποτὲ μὲν συνεχεῖς ὀνομάζουσι,
ποτὲ δὲ διαλείποντας. εἰσὶ γὰρ ὄντως ἐν τῷ μέσῳ τῶν
συνεχῶν καὶ τῶν εἰς ἀπυρεξίαν παυομένων. εἰκότως οὖν
ὅταν μὲν τοῖς συνέχοις παραβάλλωνται, διαλείποντες κα-
λοῦνται, ὅταν δὲ τοῖς εἰς ἀπυρεξίαν λήγουσι, συνεχεῖς. ἐν δὲ τῇ προκειμένῃ ῥήσει πυρετῶν διαφορὰν
γράφων ὁ Ἱπποκράτης ἐνίους μὲν αὐτῶν φησιν εἶναι
συνεχεῖς, εἰσὶ γὰρ ὄντως πολλοὶ συνεχεῖς κατὰ ἀμφότερα τὰ σημαινόμενα τοῦ συνεχοῦς, ἐνίους δ᾽ ἤτοι

quae ad apyrexiam definunt, interdum vero quod ad integritatem non definunt, fed infignes faciunt fingularum
accessionum mutationes in principium, incrementum, vigorem et remissionem. At ex recentioribus medicis nonnulli febres nullam infignem mutationem fortitas non
continuas, fed continentes appellant, continuas vero folas illas, quae ad integritatem non definunt et particularibus accessionibus intermittunt. Has prisci continuas
aliquando vocitant, aliquando intermittentes. Sunt enim
revera inter continuas et eas quae ad integritatem definunt mediae Jure itaque ubi cum continentibus confe-
runtur intermittentes vocantur, ubi vero cum his quae
ad integritatem definunt, continuae. Hoc autem in praesenti textu febrium differentias fcribens Hippocrates, earum nonnullas ait esse continuas, (funt enim vere continuae fecundum utrumque continui fignificatum) nonnullas autem vel noctu vel interdiu intermittere. Ex quibus
quae ad integritatem non definunt, eas quidem recentio-

τὴν νύκτα διαλιπεῖν ἢ τὴν ἡμέραν, ὧν τοὺς μὲν εἰς ἀπυρεξίαν μὴ λήγοντας ἔνιοι τῶν νεωτέρων ἰατρῶν μεθημε-
ρινοὺς ἢ καθημερινοὺς ὀνομάζουσι, τοὺς δὲ λήγοντας ἀμφημερινοὺς, τῆς τοιαύτης λεπτολογίας τῶν ὀνομάτων οὐκ
οὔσης παρὰ τοῖς παλαιοτέροις. τοῦ γὰρ διαλείπειν διχῶς
νοουμένου τε καὶ λεγομένου, καθότι προείρηται, τοὺς καθ᾽
ἑκάστην ἡμέραν ἢ νύκτα παροξυνομένους διαλείποντας ἐροῦμεν, ἐάν τ᾽ εἰς ἀπυρεξίαν, ἐάν τ᾽ εἰς καλουμένην ἔνδοσιν
ἥκωσιν, εἶθ᾽ ἑξῆς καταλέγει διαφορὰς πυρετῶν ἑτέρας τῶν
προειρημένων, ἡμιτριταίων, τριταίων, τεταρταίων, πεμπταίων,
ἑβδομαίων καὶ ἐναταίων μνημονεύων. τριταῖοι μὲν καὶ τεταρταῖοι σαφῶς εἰς ἀπυρεξίαν λήγουσι, τῶν δ᾽ ἡμιτριταίων
ἔνιοι μὲν ἀμφοτέραις ἄγουσι ταῖς διαγωγαῖς, ἔνιοι δὲ κατὰ
τὴν ἑτέραν μόνην τῶν μὴ ληγόντων εἰς ἀπυρεξίαν. ἐὰν δ᾽
ἐννοήσαις ὅτι καθάπερ ἐπὶ τῶν καθ᾽ ἑκάστην ἡμέραν παροξυνομένων ἐνίους μὲν εἰς ἀπυρεξίαν ἔφη λήγειν, ἐνίους δ᾽
εἰς ἔνδοσιν, οὕτω καὶ τῶν διὰ τρίτης ἢ διὰ τετάρτης τίς
ἐστι διαφορὰ, γνώσῃ σαφῶς οὐ περὶ πράγματος εἶναι τὴν

res medici diurnas, quae vero deſinunt, illas quotidianas,
tali minuta et ſubtili nominum diſputatione apud veteres
non exiſtente Nam quum intermittere duobus modis
tum intelligatur tum dicatur, prout ſupra enunciatum eſt,
quae ſingulis diebus aut noctibus exacerbantur febres,
eas intermittentes dicemus, ſive ad apyrexiam, ſive ad
remiſſionem vocatam pervenerint. Deinde ſerie connu-
merat a praedictis alias febrium differentias, ſemitertia-
nas, tertianas, quartanas, quintanas, ſeptimanas et nonanas commemorans. Tertianae quidem et quartanae manifeſte ad integritatem deſinunt. Semitertianarum vero
quaedam utraque incedunt via; nonnullae altera earum
ſola quae ad integritatem non deſinunt. Nam ſi animad-
verteris quod ut in quotidie exacerbantibus, alias quidem
ad integritatem venire pronunciat, alias autem ad remiſſionem, ita et quaenam ſit earum quae tertio aut quarto
quoque die invadunt differentia, cognoſces plane non de

ζήτησιν, ἀλλὰ σημαινομένου πρὸς τῆς ἡμιτριταίου φωνῆς.
τούς γε μὴν διὰ τε‑ [87] τάρτης παροξυνομένους ἴσμεν εἰς
ἀπυρεξίαν λήγοντας, ὡς τὸ πολὺ καὶ σπανιώτατά τις ὤφθη
τῶν διὰ τετάρτης παροξυνομένων, μὴ λήγων εἰς ἀπυρεξίαν. οὐ
μὴν ἐπί γε τῶν διὰ τρίτης ὁμοίως ἔχει, πάμπολλαι γάρ
εἰσι διαφοραί. ἐν τούτοις μὲν οὖν, ὡς ἔφην, οὐ περὶ πρά‑
γματος, ἀλλὰ περὶ σημαινομένου καὶ ὀνόματός ἐστιν ἡ ζή‑
τησις, οὓς τῶν προειρημένων πυρετῶν ὀνομάζειν προσήκει
τριταίους, ἡμιτριταίους καὶ τριταιοφυεῖς. οὕτω δὲ καὶ οὔτε
πεμπταίους ἢ ἑβδομαίους ἢ ἐναταίους λέγει τινὰς εἶναι
πυρετούς, οὐ περὶ ὀνόματός ἐστι σημαινομένου ζήτησις, ἀλλὰ
περὶ πράγματος. ἔνιοι μὲν γὰρ τῶν ἰατρῶν οὐδέποτέ φασιν
ἑορακέναι τῆς τετάρτης ἡμέρας ἐξωτέρω προϊοῦσαν οὐδε‑
μίαν περίοδον, ἔνιοι δέ φασιν, ὥσπερ καὶ Ἱπποκράτης.
ἐγὼ δὲ καὶ αὐτὸς ἐκ μειρακίου μέχρι δεῦρο παραφυλάττων,
ἑβδομαίαν ἢ ἐνάτην οὐδ' ὅλως εἶδον οὔτε σαφῶς οὔτ'
ἀμφιβόλως. πεμπταίας δὲ περιόδους ἐθεασάμεθα ἀμφιβόλους.

re, fed de fignificato vocis femitertianae quaeftionem effe.
Nam quae quarto quoque die invadunt, fcimus eas ad
apyrexiam longo tempore definere, rariffimeque ex his
quae quarto quoque die invadunt, vifa eft aliqua, quae
ad integritatem non defineret. Res in his quae tertio
quoque die accedunt, non fimiliter fe habet: nam per‑
multae funt differentiae. In his igitur non de re, fed de
fignificato et nomine eft quaeftio, quasnam ex praedictis
febribus appellare conveniat, tertianas, femitertianas et
tritaeophyas. Sic quum quasdam febres dicit quartanas
aut feptimanas aut nonanas effe, non de nomine fignifi‑
cato, fed de re quaeftio ftatuitur. Nonnulli fiquidem me‑
dici profitentur fe nullum omnino circuitum ultra quar‑
tum diem confpexiffe; nonnulli vero, quemadmodum Hip‑
pocrates, fententiam proferunt. Ego vero et ab adole‑
scentia hucusque ufus obfervatione nullum ipfe vidi
feptumanum, nullum nonanum, neque perfpicue neque

ΚΑΙ ΓΑΛΗΝΟΥ ΕΙΣ ΑΥΤΟ ΥΠΟΜΝΗΜΑ Γ. 223

Ed. Chart. IX. [87.] Ed. Baf. V. (378.)
οὐ μὴν ἀκριβῶς τε καὶ σαφῶς, ὡς ἀμφημερινὰς καὶ τριταίας
καὶ τεταρταίας. οὐ μὴν οὐδὲ λογικῆς ἀποδείξεως ἡγοῦμαι
δεῖσθαι τὸ πρᾶγμα τὴν κρίσιν ἐκ πείρας λαμβάνον. εἰ μὲν
γὰρ ἀκριβῶς ἑόρακέ τις πολλάκις, ἤτοι δι' ἑβδόμης ἢ ἐνάτης ἡμέρας τοὺς παροξυσμοὺς γινομένους, οὐ γὰρ δὴ δὶς
ἢ τρὶς εἴη ἂν οὗτος πεπεισμένος εἶναί τινας καὶ τοιαύτας
περιόδους. εἰ δ' οὐχ ἑόρακεν ἐκ νεότητος εἰς γῆρας ἐπε-
σκεμμένος ἀῤῥώστους οὕτω πυρεταίνοντας παμπόλλους, εὔδηλον αὐτῷ τοῦτο πάλιν, ὡς οὐ γίνονται περίοδοι τοιαῦται.
πρὸς δ' οὖν τὸν Ἱπποκράτην τάχα καὶ λογικὴν ἄν τις ἀπόδειξιν εἴποι, καθάπερ ὁ Διοκλῆς. ἐπὶ τίσι γὰρ ἐρεῖς τοῖσι
σημείοισιν ἢ χυμοῖσι τὴν πεμπταίαν ἢ ἑβδομαίαν ἢ ἐναταίαν
γίνεσθαι περίοδον οὐχ ἕξεις. οὐ μὴν οὐδ' ἔγραψέ τινα ἡμῖν
ἄῤῥωστον οὕτω νοσήσαντα, καίτοι γ' ἐχρῆν, ὥσπερ ἄλλων
πολλῶν καθολικῶν θεωρημάτων παραδείγματα διὰ τῶν κατὰ
μέρος ἐδίδαξεν, οὕτω κἀπὶ τούτων ποιῆσαι. γινώσκειν μέν-

obſcure neque ambigue. Quintanos autem circuitus vidimus ambiguos, non tamen exacte neque manifeſte, ut
quotidianos, tertianos et quartanos. Rem tamen logica
demonſtratione non egere cenſeo, quae ab experientia
judicium aſſumit. Si quis enim accurate multoties con-
ſpexerit aut ſeptimo aut nono quoque die acceſſiones oboriri (non enim ſemel, bis aut ter ſatis ſit) perſuaſus is
ſane fuerit, quosdam et tales eſſe circuitus. At ſi a ju-
ventute ad ſenectutem non viderit quos inviſit aegros ita
febricitare multos, conſtat hoc illi e contrario quod ſcilicet non fiant hujusmodi circuitus. Fortaſſis itaque adverſus Hippocratem logica demonſtratione aliquis diſſe-
ruerit, ut Diocles. Quibus enim aſſerueris ſignis aut humoribus quintanum vel ſeptimanum vel nonanum fieri
circuitum, non habebis. Neque vero nobis ſcripſit aegrum
aliquem, qui ita laboraverit, quamquam oportebat quomodo
aliorum multorum univerſalium praeceptorum exempla
ſigillatim docuit, ita et in his feciſſe. Cognoſcere praeter-

τοι χρὴ τὴν ἀρ- (379) χὴν τῆς λέξεως ἐν πολλοῖς τῶν
ἀντιγράφων κατὰ τὸ καλούμενον ἀσύνδετον εἶδος τῆς ἑρμηνείας γεγραμμένον ὡδί πως, πυρετοὶ συνεχέες, ἡμέρην ἔχουσι, νύκτα διαλείπουσι, νύκτα ἔχουσιν, ἡμέραν διαλείπουσιν.
εἰπὼν δ᾽ ἀσύνδετον ὀνομάζεσθαι τὸ τοιοῦτον εἶδος ἐδήλωσα
καὶ τὴν ἐξήγησιν αὐτοῦ. χρὴ γὰρ ὡς ἐν καταλόγῳ τῶν
εἰρημένων ἀκούειν ἡμᾶς, προστιθέντας τοὺς παραλελειμμέ-
νους ἐν ταῖς λέξεσι συνδέσμους.

γ'.

Εἰσὶ δ᾽ ὀξύταται μὲν καὶ μέγισται καὶ χαλεπώταται νοῦσοι
καὶ θανατωδέσταται ἐν τῷ ξυνεχεῖ πυρετῷ.

Ἡ μὲν ἀκριβεστάτη τούτων ἁπάντων διδασκαλία λέλεκται κατὰ τὰ περὶ διαφορᾶς πυρετῶν ὑπομνήματα, καὶ
νῦν, ὡς εἶπον ἤδη πολλάκις, οὐκ ἀπο- [88] δεικνύναι μοι

ea oportet textus principium in multis exemplaribus ſcriptum eſſe ſecundum ſpeciem interpretationis, quam aſyn-
deton, hoc eſt ſine conjunctionibus, vocant hoc modo: febres continuae interdiu obſident, noctu intermittunt,
nocte tenent, die intermittunt. Quum autem hanc ſpeciem interpretationis ἀσύνδετον vel conjunctionis vacuam
vocari dixi, oſtendi et ipſius expoſitionem. Oportet ſiquidem tamquam in catalogo dictorum nos intelligere adje-
ctas, quae in orationibus praetermiſſae ſunt, conjunctiones.

III.

Sunt autem in febre continua morbi acutiſſimi, maximi
et graviſſimi et maxime letales.

Accuratiſſima horum omnium doctrina in commentariis de febrium differentiis tradita eſt, ut jam retuli, verum demonſtrare non propoſui, neque particularia omnia

Ed. Chart. IX. [88.]   **Ed. Baf. V. (379.)**
πρόκειται τἀληθὲς, οὐδὲ διδάσκειν ἅπαντα τὰ κατὰ μέρος,
ὡς μηδὲν παραλιπεῖν, ἀλλὰ τὴν λέξιν ἐξηγεῖσθαι τοῦ παλαιοῦ. τὰ δ᾽ οὖν κεφάλαια τῆς ἐμπιπτούσης ἑκάστου θεωρίας οὐ παρήσω. λέγει τοίνυν ὀξυτάτας καὶ χαλεπωτάτας
νόσους εἶναι κατὰ τὸν συνεχῆ πυρετόν. ὀξυτάτας μὲν λέ
γων τὰς ἐν ὀλίγῳ χρόνῳ τὰς κρίσεις λαμβανούσας, μεγίστας δὲ τὰς ἰσχυροτάτας, χαλεπωτάτας δὲ τὰς κίνδυνον
ἐπιφερούσας, ὅπερ ἐξηγούμενος αὐτὸς ἐπήνεγκε, θανατωδε-
στάτας εἰπὼν αὐτάς. ὅπως δ᾽ ἂν ἀκούῃς εἰρῆσθαι τὸν
συνεχῆ πυρετὸν, ἀληθής ἐστιν ὁ λόγος. ὀξύταται γὰρ νόσοι καὶ μέγισται καὶ χαλεπώταται κατά τε τοὺς ἰδίως λεγομένους συνόχους γίνονται πυρετοὺς καὶ κατὰ τοὺς ἄλλους
οὐδὲν ἧττον, ὅσοι διὰ τῶν κατὰ μέρος προέρχονται παροξυσμῶν ἀρχὰς καὶ ἀναβάσεις, ἀκμὰς καὶ παρακμὰς ποιού-
μενοι σαφεῖς, ἄνευ τοῦ λήγειν εἰς ἀπυρεξίαν, ὑπὲρ ὧν ἄμεινον ἀκούειν νῦν, ἐπειδὴ καὶ τοὺς συνόχους ἐν τούτοις περιέχεσθαι συμβέβηκεν, οὐ μὴν ἐν τοῖς συνόχοις δὲ τούτους.
ἐὰν οὖν ἀκούσῃ τις περὶ μόνων τῶν συνόχων εἰρῆσθαι τὸν

docere, ita ut nihil praetermittam, fed fenis orationem
explicare. Summas igitur incidentis fingulorum fpecula-
tionis non praeteribo. Itaque acutiffimos et maximos et
graviffimos in febre continua morbos effe pronunciat:
acutiffimos appellitat qui pauco tempore judicationes fubeunt, maximos autem vehementiffimos, graviffimos vero
qui periculum inferunt; quod interpretatus ipfe intulit
ipfos his verbis effe letales. Quoquo autem modo continuam febrem diu intellexeris, vera eft oratio. Acutiffimi
fiquidem morbi et maximi et graviffimi in proprie dictis
fynochis fiunt, atque in aliis nihil minus quae per particulares acceffiones incedunt principia, incrementa, vigores
,et declinationes manifeftas facientes, nec tamen ad integritatem definentes, de quibus hoc loco intelligere fatius
erit, quoniam et fynochos in his contineri contingit, non
has in fynochis. Quod fi quis orationem de folis fynochis dici intellexerit, reliquas continuas tamquam non

λόγον, ἐξαιρεῖσθαι δόξει τοὺς ἄλλους συνεχεῖς, ὡς οὐ κινδυνώδεις ὄντας οὔτε σφοδροὺς οὔτ᾽ ὀξεῖς.

_____

δ᾽.

Ἀσφαλέστατος δ᾽ ἁπάντων καὶ ῥήϊστος καὶ μακρότατος ὁ
τεταρταῖος. οὗτος γὰρ οὐ μόνον αὐτὸς ἐφ᾽ ἑωυτοῦ τοιοῦτός ἐστιν, ἀλλὰ καὶ νοσημάτων ἑτέρων μεγάλων
ῥύεται.

_____

Ῥήϊστον εἶπε τὸν τεταρταῖον ἐν ἴσῳ τῷ εὔφορον. οἱ
γάρ τοι συνεχεῖς τῶν πυρετῶν μηδεμίαν ἔχοντες τῶν ὀχληρῶν ἀνάπαυλαν ἄχρι κρίσεως, ἀλλὰ καὶ διηνεκῶς βαρύνοντες,
εἰκότως δύσφοροι λέγονταί τε καὶ εἰσίν. ἐν δὲ τῷ τεταρταίῳ καὶ μάλισθ᾽ ὅταν ᾖ μέτριος, ἔνεστι καὶ προϊέναι ταῖς
μέσαις τῶν παροξυσμῶν ἡμέραις καί τι καὶ πράττειν ἐνίοτε τῶν συνήθων. χρὴ δὲ γινώσκειν σε καὶ τὸ τῶν παλαιῶν ἔθος, ὅταν ἀκούσῃς αὐτῶν περὶ πυρετῶν διαλεγομέ-

_____

periculofas, neque vehementes, neque acutas eximere videbitur.

_____

IV.

At omnium eft fecuriffima, facillima et longiffima quartana. Non enim folum per fe ipfa talis eft, verum
etiam ab aliis magnis morbis vindicat.

_____

Quartanam facillimam dixit peraeque ac maxime to-
lerabilem. Quum enim continuae febres nullam habeant
adusque judicium moleftiarum remiffionem, fed affiduo
gravent, jure intolerabiles tum dicuntur tum exiftunt. In
quartana vero ac praefertim ubi moderata fit, mediis acceffionum diebus foras prodire licet et interdum quibusdam confuetis fungi muneribus. At oportet te veterum
confuetudinem cognofcere, quum eos de febribus diffe-

νων. ἐὰν γοῦν ἥπατος ἢ πλευρᾶς ἢ πνεύμονος ἢ ἄλλου τινὸς μορίου φλεγμονῇ πυρετὸς ἔπηται, πλευρῖτιν ἢ περιπνευμονίαν ἢ ἡπατῖτιν ὀνομάζουσι τὴν νόσον, οὐ πυρετώδη.
τὸν δ' ἄνευ φλεγμονῆς πυρέττοντα πυρετόν φασι νοσεῖν,
καὶ νῦν δ' ἄκουε περὶ ὧν διαλέγεται πυρετῶν οὕτως εἰρῆσθαι τὸν λόγον, ἐπεί τοι πολλάκις εἴδομεν ἐπὶ σπληνὶ μεγάλως πυρέττοντας ἀνθρώπους τεταρταῖον, κἄπειτα ἐν χρόνῳ
παρεγχύσεως ὑδερικῆς γενομένης ἀποθανόντας. ἀλλ' αὐτός τε καθ' ἑαυτὸν ὁ τεταρταῖος ἀκίνδυνός ἐστιν, ὅς γε καὶ
ἄλλων νοσημάτων ῥύεται. παυσαμένας γοῦν ἐπιληψίας ἴσμεν
ἐπὶ τεταρταίῳ χρονίῳ ἐνοχλήσαντι, καὶ μεμάθηκας ἤδη περὶ
τῆς γενέσεως αὐτοῦ κατά τε τὰ περὶ διαφορᾶς πυρετῶν
ὑπομνήματα καὶ τὰ περὶ κρίσεων.

έ.

[89] Ἐν δὲ τῷ ἡμιτριταίῳ καλεομένῳ ξυμπίπτει μὲν καὶ
ὀξέα νοσήματα γίγνεσθαι καὶ ἐστι τῶν λοιπῶν οὗτος θα-

rentes audieris. Si namque febris aut hepatis aut pulmonis aut pleurae aut alicujus alterius partis inflammationem confequatur, pleuritidem vel peripneumoniam vel
hepatitin appellant morbum, non febrilem. Febricitantem
autem citra inflammationem febre laborare dicunt et nunc
intellige de quibus differit febribus ita dici orationem.
Nam plerumque ex liene graviter febrientes homines quartana vidimus; deinde affufione hyderica orta obiiffe. At
quartana ipfa per fe absque periculo eft, quae et ab aliis
morbis vindicat. Sedatas fiquidem epilepfias aegro ex
quartana diuturna divexato novimus, cujus generationem
jam didicifti et in commentariis de febrium differentiis et
de judiciis.

V.

*In femitertiana vocata febre tum acutos quoque morbos
procreari accidit, tum praeter caeteras ifta maxime le-*

Ed. Chart. IX. [89.]   Ed. Baf. V. (379.)
νατωδέστατος.   ἀτὰρ φθινώδεες καὶ ὅσα ἄλλα μακρὰ
νοσήματα νοσέουσιν, ἐπὶ τούτῳ μάλιστα νοσέουσιν.

Οὐ δύναμαι πεῖσαι τοὺς πολλοὺς τῶν ἰατρῶν διακρῖ
ναι τὴν τῶν πραγμάτων αὐτῶν ἐπίσκεψιν τῆς περὶ τῶν
ὀνομάτων τε καὶ σημαινομένων καὶ συγγινώσκειν αὐτοῖς δί
καιον. ὅπου γὰρ ᾿Αγαθῖνος, ἵνα τοὺς ἄλλους παραλείπω,
βιβλίον ὅλον ἔγραψε τὸ πρῶτον περὶ ἡμιτριταίου, τὸ ση
μαινόμενον ἐκ τῆς προσηγορίας ζητῶν ἐν αὐτῷ, πῶς οὐκ
ἄν τις καὶ τούτοις συγγνώη; καίτοι γε ῥᾷστον ἦν ἰδίαν
μὲν τῶν ὁρωμένων ποιήσασθαι διδασκαλίαν ἐν τῇ περιοδίᾳ,
ἰδίαν δὲ τῶν ἐπ᾽ αὐτοῖς ὀνομάτων, ὥσπερ ἐγὼ νῦν ποιήσο
μαι. τῶν γὰρ διὰ τρίτης παροξυνομένων πυρετῶν οἱ μὲν
εἰς ἀπυρεξίαν λήγουσιν, οἱ δὲ οὔ. καὶ πάλιν ἑκατέρου τού
των ἡ διαφορὰ τοιάδ᾽ ἐστί. τῶν εἰς ἀπυρεξίαν ληγόντων
ἔνιοι μὲν ἐντὸς ὡρῶν δώδεκα τὸν παροξυσμὸν ἔχουσι περι
γραφόμενον, ἔνιοι δ᾽ ἐπὶ πλέον ἐκτεινόμενον. τῶν δὲ μὴ
ληγόντων εἰς ἀπυρεξίαν ἔνιοι μὲν φρικώδεις ὄντες, ὅταν

*talis eſt. Quin etiam tabidi, quique aliis quibuscunque
morbis longioribus laborant, hac potiſſimum aegrotant.*

Multis medicis perſuadere non poſſum, ut rerum
ipſarum inſpectionem ab ea quae de nominibus et ſignificatis agit conſideratione diſcernunt, quibus ignoſcere ju
ſtum eſt. Ubi enim Agathinus, ut caeteros praetermittam,
librum integrum primum de ſemitertiana ſcripſit, quod in
eo nominis ſigniſicatum quaerat, quo quis pacto his veniam non dederit? Quamquam facillimum erat propriam
eorum quae videntur doctrinam continuam facere, propriam quoque de eorum nominibus, quemadmodum nunc
ego facturus ſum. Nam febrium quae tertio quoque die
invadunt acceſſionibus, nonnullae ad integritatem deſinunt,
quaedam non. Atque rurſus utriusque earum differentia
ejusmodi exiſtit. Quae febres ad integritatem ſiniuntur,
earum nonnullae paroxyſmon habent duodecim horis cir

ἀπὸ τῆς πρώτης εἰσβολῆς ἐπὶ τὴν καλουμένην ἀνάβασιν
ἔρχωνται, κἂν δοκῶσιν ἤδη μετρίως προεληλυθέναι, πάλιν
ἑτέραν φρίκην μετὰ συστολῆς ποιοῦνται καὶ μετὰ ταύτην
αὖθις ἑτέραν ἀνάβασιν, εἶτα ἐπ᾽ ἐκείνης ἄλλην συστολήν τε
καὶ φρίκην. δὶς γὰρ καὶ τρὶς οὗτοι ὑποστρέφουσι. κατὰ
δὲ τὴν δευτέραν ἡμέραν ἕτερον ἴσχουσι παροξυσμὸν ἐλάττονα τοῦ προτέρου, χωρὶς τῶν προτέρων ἐπαναλήψεως καὶ
τοῦτο ἐφεξῆς αὐτοῖς ἀεὶ κυκλεῖται, δυοῖν παροξυσμοῖν οἵοιν
εἴρηκα γιγνομένοιν ἐν ἡμέραις δύο. καὶ μὴν καὶ ἄλλοι τινὲς διὰ τρίτην παροξυνόμενοι χωρὶς τῶν εἰρημένων φρικωδῶν εἰσβολῶν τε καὶ ἐπαναλήψεων ἕνα παροξυσμὸν ἴσχουσι
διὰ τρίτης, οὐ παροξυνόμενοι τῇ δευτέρᾳ. μίαν οὗτοι καὶ
συνεχῆ καὶ ὁμαλὴν τὴν ἐπὶ τὴν ἀκμὴν ἀπὸ τῆς εἰσβολῆς
ἀνάβασιν ἔχουσιν. αὕτη μέν σοι τῶν διὰ τρίτης παροξυνομένων πυρετῶν ἡ διαφορά, φαινομένη συνεχῶς ἐπὶ τῶν
καμνόντων. ἐδείχθη δ᾽ ὑφ᾽ ἡμῶν ὁ μὲν φρικώδης πυρετὸς

cumfcriptum, aliae longius extenfum. Quae vero febres
ad integritatem non perveniunt, earum quaedam horrificae
quidem exiftentes quum a primo infultu ad incrementum
veniunt, etiamfi jam moderate praevenifle videantur, rurfus alterum horrorem cum contractione faciunt; atque ab
hac rurfus aliud incrementum, deinde ab illo contractio-
nem aliam aliumque rigorem; hae namque bis terque re-
vertuntur. Secundo die alteram habent acceffionem, fed
priore minorem, absque priorum repetitione; eftque illis
perpetuus is ferie continuata circulus, ut binis diebus
binae fiant, ut dixi, acceffiones. Aliae praeterea quaedam
tertio quoque die accedentes citra horrificos illos infultus et repetitiones, unam tertio quoque die fortiuntur
acceffionem, nullam fecundo die affequutae; unum hae
continuum et aequale ab infultu ad vigorem usque habent incrementum. Haec tibi fit febrium quae tertio
quoque die paroxyfmos fubeunt differentia, quae affidue
in aegrotantibus apparet. Nos autem demonftravimus fe-

ἐπὶ χολώδει καὶ φλεγματώδει χυμῷ συνισταμένος. ὁ δὲ χωρὶς φρίκης ἐπὶ τῷ χολώδει μὲν, ἀλλὰ δυσκινητοτέρῳ τε καὶ
δυσπεπτοτέρῳ, φέρουσι δ᾽ αὐτὸν καὶ φλεγμοναὶ κυρίων μορίων. τῶν δὲ μετὰ ῥίγους μὲν εἰσβαλλόντων, εἰς ἀπυρεξίαν
δὲ ληγόντων ἅμα χολώδεσιν ἐμέτοις ἢ διαχωρήσεσιν ἢ ἱδρῶσιν ἡ ξανθὴ χολὴ κινουμένη δι᾽ ὅλου τοῦ σώματος αἰτία.
τούτων μὲν οὖν οὕτως ἐχόντων, ὡς εἴρηται, τὸ μὲν ἤτοι τὴν
αἰτίαν ἑκάστου ζητεῖν ἢ τὴν θεραπείαν, ἰατρικόν τε καὶ
χρήσιμόν ἐστι (380) πρᾶγμα· τὸ δὲ τί καλέσει [90]
τὶς ἕκαστον τῶν εἰρημένων ὀρθῶς οὐκέτι τῆς ἰατρικῆς
ἴδιον, ἀναγκαίως γε μὴν γινόμενον, ὅταν βούληταί τις ἑτέρους διδάσκειν, ἀναγινώσκειν. τὰς γὰρ ἐπὶ τῶν καμνόντων
γιγνομένας ἡμῖν διαγνώσεις τε τῶν παθῶν καὶ προγνώσεις
τῶν ἐσομένων καὶ θεραπείας, ὁρῶμεν οὐδὲν δεομένας τῆς ἐν
τοῖς ὀνόμασιν ἀκριβείας. οὐδὲ γὰρ ἀπὸ τούτων οἱ ἰδιῶται
κρίνουσι τοὺς ἰατρούς, ἀλλ᾽ ὅταν ἐπὶ φλεβοτομίᾳ τὸν
κάμνοντα ῥᾳστωνήσαντα θεάσωνται καὶ τροφὴν ἐν καιρῷ

brem horridam ex biliofo et pituitofo humore conflari,
fed quae absque horrore eft, eam ex biliofo quidem, fed
ad motum coctionemque contumaciore. Eam autem ferunt
principium partium inflammationes, Quae vero cum rigore invadunt atque ad integritatem definunt cum biliofis
vomitionibus vel dejectionibus vel fudoribus, earum bilis
flava quae per univerfum corpus agitatur caufa eft.   His
itaque fe, ita ut dictum eft, habentibus fingulorum caufam et curationem quaerere res tum medica tum utilis
exiftit.   Quo vero nomine fingula commemorata recte vocaverit, quamquam non amplius medicinae proprium exiftit, cognitu tamen ubi quis alios docere voluerit neceffarium. Nam eas quae in aegris fiunt nobis tum affectuum
dignotiones tum futurorum praenotiones tum curationes,
nihil accurata nominum ratione egere videmus; neque
enim ab his vulgus de medicis exiftimat. At ubi ex venae fectione aegrum melius habere viderit, atque cibum

λαμβάνοντα καὶ γὰρ καὶ τοῦτο κρίνειν ἰδιώτης δύναται
θεασάμενος. εἶτα οὐκ εὐθέως ἐπὶ τῇ τροφῇ τὴν ἀρχὴν τοῦ
παροξυσμοῦ γενομένην, ἀλλὰ μετὰ χρόνον πλείονα, τὸν ἰατρὸν
ἐπαινεῖ, κἂν εἰ ψυχροῦ δεῖ τότε δόντα καὶ λούσαντα τὸν ἄῤῥωστον ἀπύρετον ἤδη πεποιηκότα, παραχρῆμα θαυμάζει,
καθάπερ γε κἂν εἰ προείπῃ τι τῶν ἐσομένων. ἀπὸ τούτων
μὲν οὖν ὁ ἰατρὸς ἀκριβῶς τε καὶ ἀληθῶς εὐδοκιμεῖ, σοφι-
στὴς δὲ κατατρίβει τὸν χρόνον ἑαυτοῦ τε καὶ τῶν μαθητῶν, ὑπὲρ ὀνομάτων τε καὶ σημαινομένων ἐρίζων. ἐπεὶ δὲ
τὸ προκείμενον ἡμῖν νῦν ἐστιν, οὐκ αὐτὰ τὰ πράγματα δι-
δάξαι τῆς τέχνης, ἐν ἑτέροις γὰρ τοῦτο ἐπράξαμεν αὐτάρκως, ἀλλὰ τὴν Ἱπποκράτους γνώμην ἐπισκέψασθαι διὰ συντόμων καὶ τοῦτο δυνατὸν ὧδε ποιῆσαι. λέλεκται μὲν γὰρ
αὐτῷ καὶ πρόσθεν· ἦν δ' αὐτοῖσι τὰ παθήματα φρικώδεες
πυρετοί, συνεχέες, ὀξέες, τὸ μὲν ὅλον οὐ διαλείποντες. ὁ δὲ τρόπος ἡμιτριταῖος, μίαν κουφότεροι, τῇ δ' ἑτέρῃ ἐπιπαροξυνόμενοι.
καὶ νῦν δὴ πάλιν ἡ ῥῆσις αὕτη φησὶν, ἐν δὲ τῷ ἡμιτριταίῳ,

in tempore aſſumere, etenim id quoque conſpicatus idiota
judicium ferre poteſt. Deinde non ſlatim a cibo principium acceſſionis fieri, ſed multo poſt tempore medium
laudat. Quod ſi frigidam dediſſe, laviſſe aegrotumque a
febre vindicaſſe medicum viderit, illum quam primum
demiratur, quemadmodum etiam ſi quicquam ex futuris
praedixerit. Ab his itaque medicus tum plane tum vere
hominum ſermone celebratur et bene audit. Sophiſta
vero quum de nominibus et ſignificatis contendit, tempus
tum ſuum tum diſcipulorum conterit. Quoniam vero non
eſt nobis hoc in loco propoſitum ipſa artis opera docere,
id enim abunde alibi fecimus, ſed brevibus Hippocratis
mentem conſiderare, id quoque ita facere valebimus. Dixit
ſiquidem et antea: *ipſorum autem plurimis hujuomodi af-*
fectus aderant, horridae febres, aſſiduae, acutae, in to-
tum quidem non intermittentes: ſed earum typus erat ſe-
mitertianus, uno die leviores, altero inſuper exacerbantes.
Et rurſus hoc loco ita pronunciat: *In ſemitertiana vocata*

Ed. Chart. IX. [90.]   Ed. Baſ. V. (380.)

συμπίπτει μὲν καὶ ὀξέα νοσήματα καὶ ἐστι τῶν ἄλλων οὗτος θανατωδέστατος. ὅτι μὲν οὖν θανατώδης ἐστὶν ὁ ἡμιτριταῖος ἄντικρυς εἴρηκεν αὐτὸς ὁ Ἱπποκράτης. ὅτι δὲ
τῶν εἰς ἀπυρεξίαν ληγόντων οὐδείς ἐστι θανατώδης ἄντικρυς ἐν ἀφορισμοῖς ἐδήλωσεν εἰπών. πυρετοὶ ὁκόσοι μὴ διαλείποντες, διὰ τρίτης ἰσχυρότεροι γίνονται, ἐπικίνδυνοι.
ὅτῳ δ' ἂν τρόπῳ διαλείπουσι, σημαίνει ὅτι ἀκίνδυνοι. πῶς
οὖν ἐκ τῶν εἰς ἀπυρεξίαν ληγόντων εἴπη τὸν ἡμιτριταῖον,
ἑπόμενος Ἱπποκράτει; καὶ μὴν οἱ λέγοντες, ἐάν τις ὥραις
τέτρασι καὶ εἴκοσι ἀπύρετος γίγνηται, τὸν μέσον ἔχειν αὐτὸν ἡμιτριταῖον, ἐκ τῶν διαλειπόντων ποιοῦσι τοῦτον τὸν
πυρετὸν τοιοῦτον. οὕτως δὲ καὶ τὸν μέσον· καὶ τὸν μικρὸν ὡρῶν ἀριθμῷ διαφέρειν τοῦ μεγάλου φάσκοντες, εἰς
ἀπυρεξίαν περιάγειν ἀμφοτέρους βουλόμενοι, τῆς Ἱπποκράτους ἀποχωρήσουσι γνώμης, ἐν τοῖς διαλείπουσι πυρετοῖς
τὸν ἡμιτριταῖον ἄγοντες. ἀκίνδυνος γὰρ οὗτος ἔσται, καίτοι θανατώδης ὑπ' αὐτοῦ λεγόμενος. ἄμεινον οὖν ἐστι τῶν

febre tum acutos quoque morbos procreari accidit tum
praeter caeteras iſta maxime letalis eſt.   Quod letalis
quidem ſit ſemitertiaua aperte pronunciavit Hippocrates.
Quod vero quae ad integritatem veniunt, earum nulla
letalis ſit,   palam in aphoriſmis his verbis declaravit:
Quaecunque febres non intermittentes tertio quoque die
vehementiores fiunt, periculoſae; quocunque autem modo
intermiſerint, periculum abeſſe ſignificant. Quonam itaque
pacto quisquam ſemitertianam inter deſinentes ad integritatem dixerit, Hippocratem ſequutus. Qui proferunt, ſi
quis horis quatuor et viginti citra febrem ſic mediam
ipſum habere ſemitertianam, talem hanc febrem inter
intermittentes faciunt.   Ita vero et qui medium et parvum a magno differre horarum numero praedicant, ad
integritatem deducere utrumque volentes, ab Hippocratis
mente diſcedunt, inter febres intermittentes ſemitertianam
conſtituentes; haec enim citra periculum exiſtet, etiamſi
letalis ab Hippocrate dicatur.   Satius itaque fuerit no-

μὲν ὀνομάτων, ὡς εἴρηται, καταφρονεῖν, ἀσκοῦντα θεραπείας
τε καὶ διαγνώσεις καὶ προγνώσεις ἑκάστου τῶν πυρετῶν.
ἐπεὶ δὲ σαφεστέρα τε καὶ συντομωτέρα διὰ τῶν ὀνομάτων
ἡ διδασκαλία γίνεται, προδιηγησάμενοι λόγῳ τῶν διὰ τρίτης παροξυνομένων πυρετῶν, ἐφεξῆς τὸν ἐντὸς τῶν δώδεκα
ὡρῶν παυόμενον, ἀκριβῆ τριταῖον ὀνομάσομεν ἕνεκα συντόμου διδασκαλίας. ὅστις δ᾽ ἂν ἔχῃ πολυχρονιώτερον τούτου
τὸν παροξυσμὸν, ὅμως μὲν ἔτι μακροτέραν αὐτοῦ τὴν ἄνε-
σιν, ἐκεῖνον ἁπλῶς τριταῖον ὀνομάσομεν. ὅστις δ᾽ ἂν ἐπὶ
πλεῖ- [91] στον μὲν ἐκτεταμένον τὸν παροξυσμὸν, ὀλίγον
δὲ τὸ διάλειμμα, τοῦτον πάλιν ὀνομάσομεν ἐκτεταμένον τριταῖον. ὅστις δ᾽ ἂν μὴ παυσάμενος εἰς ἀπυρεξίαν φρικώδεις μὲν τῇ προτέρᾳ τῶν ἡμερῶν ἐπαναλήψεις ποιῆται, κατὰ
δὲ τὴν δευτέραν ἁπλοῦν ἕνα παροξυσμὸν, τοῦτον ἡμιτριταῖον
ὀνομάσομεν· εἰ δ᾽ ἁπλῶς διὰ τρίτης παροξύνοιτο, τριταιο-
φυῆ. πάντ᾽ ἔχεις ἐν τούτῳ τῷ λόγῳ διωρισμένα, τά τ᾽

minibus, ut dictum eſt, neglectis ſingularum febrium tum
curationes tum dignotiones tum praenotiones exercere.
Quoniam vero tum manifeſtior tum brevior per nomina
evadit doctrina, prius febrium tertio quoque die invaden-
tium differentias oratione explicabimus, ut nuper faciebat
ſecundum unamquamque ipſarum peculiarem appellationem,
prout facere conſuevit, dum ubique febrium tertio quoque die accedentium differentias explicat. Deinde eam
quae intra duodecim horas ceſſat, conciſae doctrinae gratia, exquiſitam tertianam appellabimus. Quae vero hac
diuturniorem acceſſionem habuerit, ſimulque etiamnum
longiorem remiſſionem, illam ſimpliciter tertianam nominabimus Quae vero acceſſionem plurimum productam,
parvum autem intervallum, eam jam tertianam productam
vocabimus. Quae ad integritatem non deſinit et horrificas priore die repetitiones facit, altero vero die ſimplicem
unam acceſſionem, hanc ſemitertianam appellabimus. Si
vero ſimpliciter tertio quoque die invadat, tritaeophyam
vel tertianigenam. Habes hac in oratione omnia diſtincta

ἄχρηστα καὶ χρήσιμα. τούτων οὖν ἐστι διὰ παντὸς μεμνῆσθαι καὶ πρόχειρον ἔχειν τὴν γνῶσιν αὐτῶν. οὕτως γὰρ καταγνώσεις τῆς τῶν νεωτέρων ἰατρῶν φλυαρίας, ἣν περὶ τῶν εἰρημένων ὀνομάτων ἐποιήσαντο, περὶ τῶν πραγμάτων οἰόμενοι διαλέγεσθαι. ἀλλ' ὅτι μὲν οὐδένα τῶν νῦν εἰς ἀπυρεξίαν ἀφικνουμένων πυρετῶν ὁ Ἱπποκράτης ἡμιτριταῖον ὀνομάζει δέδεικται. πότερον δ' ἐκεῖνον μόνον ὃν ἐγὼ ἰδίως καλεῖν εἴωθα τὸν τὰς φρικώδεις ἐπαναλήψεις ποιούμενον ἢ καὶ τὸν ἄνευ τούτων γινόμενον, ἄξιόν ἐστι σκέψεως. εἰ γὰρ καὶ τοῖς φθινώδεσι καὶ ἄλλως χρονίως νοσοῦσιν ὁ πυρετὸς οὗτος εἴωθε συμπίπτειν, ἴσως, εἰ καὶ χωρὶς φρίκης γίγνοιτο, καλέσομεν αὐτὸν ἡμιτριταῖον, ἐὰν τῇ δευτέρᾳ τῶν ἡμερῶν ἐπιπαροξύνηται. ἀλλ' ὅπερ ἔφην, ὑπὲρ ὀνόματος οὔσης τῆς ζητήσεως οὐδὲν ἄτοπόν ἐστι, κἂν μὴ γνῶμεν ἀκριβῶς ἐπὶ τίνος πυρετοῦ μάλιστα τὴν ἡμιτριταίου ἐπιφέρει φωνὴν ὁ Ἱπποκράτης. ὁπόταν γὰρ αὐτοῦ τὴν περὶ τοὺς πυρετοὺς τέχνην ἐκμαθόντες ἕξομεν ὧν διόμεθα πρὸς τὰ τῆς τέχνης ἔργα, χωρὶς τῶν ἐπ' αὐτῆς ὀνομάτων. τάχα δ' ἂν εἶναι

tum inutilia tum utilia. Debes autem haec perpetuo meminiffe et promptam horum notitiam confequi. Sic enim juniorum medicorum nugas deprehendes, quas de praedictis nominibus fecerunt, de rebus fe differere putantes. At quod nullam quidem earum quae ad integritatem perveniunt, femitertianam nunc appellet Hippocrates demonftratum eft. Utrum vero illam folam quam ego proprie vocare confuevi horrificas repetitiones facientem, an eam quae fine his concitatur, confideratione dignum eft. Etenim fi tabidis atque aliter diu aegrotantibus haec febris accidere confuevit, fortaffis etiamfi citra horrorem fiat, eam femitertianam vocabimus, fi die fecundo iterum invadat. Verum quod dixi quum de nomine fit quaeftio, nihil abfurdum eft, fi non plane intelligamus cui febri femitertianae vocem tribuat Hippocrates. Nam ab ipfo de febribus artem edocti, quibus ad artis opera indigemus, ea absque illarum nominibus confequemur. Sed fortaffis

Ed. Chart. IX. [91.]   Ed. Baf. V. (380.)

δόξειεν οἰκεῖον ἑξῆς σκέψασθαι διὰ τί προσέθηκεν ὁ Ἱπποκράτης τὸ καλεόμενον καὶ οὐχ ἁπλῶς εἶπεν, ἐν δὲ τῷ ἡμιτριταίῳ ξυμπίπτει μὲν καὶ ὀξέα νοσήματα. δοκεῖ δέ μοι μέμφεσθαι τὴν προσηγορίαν ὡς ἄκυρον. ἐπὶ γὰρ τῶν ἐνδεεστέρως ἐχόντων κατὰ τὰ τέλεια, τὴν τοῦ ἡμίσεος προσθήκην ποιούμεθα φάσκοντες ἡμιθνῆτα καὶ ἡμίθνητον καὶ ἡμίθεον καὶ ἡμίφωνον, ἡμιόνόν τε καὶ τὸ ἡμίοπτον, ὅσα τ' ἄλλα τοιαῦτα λέγοντες. ὁ δ' ἡμιτριταῖος οὐ μόνον οὐκ ἔστιν ἥμισυς τῷ πλήθει τῶν συμπτωμάτων ἢ τῇ δυνάμει, καὶ τούτων τῆς ὅλης διαθέσεως, ἀλλὰ καὶ πολὺ χείρων τοῦ τριταίου, ὡς ἄμεινον εἶναι δοκεῖν ἐκεῖνον τούτου λέγειν ἥμισυν, οὐκ ἐκείνου τοῦτον. οὐκοῦν οὐκ οἶδα τί δόξαν αὐτοῖς οὕτως μᾶλλον ὠνόμασαν οἱ πρώτως θέμενοι τὴν προσηγορίαν ἢ ἄλλως. ἐνδέχεται γὰρ αὐτοὺς διότι τοῦ τριταίου πυρετοῦ τὸ διὰ τρίτης τε παροξύνειν καὶ τὸ εἰς ἀπυρεξίαν λήγειν ἔχοντος, ὁ ἡμιτριταῖος ἓν μὲν ἔχει τούτων, ἓν δ' οὐκ ἔχει ταύτην θέσθαι τὴν προσηγορίαν. τὸ μὲν γὰρ διὰ τρίτην παροξύνειν ἔχει,

necessarium esse videbitur deinceps considerare cur adjecerit Hippocrates, vocata, neque simpliciter dixerit, in semitertiana quidem etiam acuti morbi oboriuntur. Mihi autem videtur vocabulum tamquam improprium improbare. His siquidem indigentius integritatem sortitis additionem facimus, ac dicentes semimortua, semimortuum, semideum, semivocale, semiasinum et semiassum et quaecunque alia hujusmodi proferimus. Semitertiana vero non solum non est dimidia vel symptomatum multitudine vel viribus et universo horum affectu, verum etiam tertiana longe deterior, ut citius esse videatur non illa hujus, sed haec illius dimidia dicenda. Itaque nescio qua ratione adducti sunt, cur ita potius appellarent quam aliter qui primum appellationem contemplati sunt. Fieri siquidem potest, ut hanc appellationem indiderint, quod cum tertiana febris habeat, ut tertio quoque die invadat et ad integritatem definat; semitertiana unum quidem horum habeat, alterum vero non, nam tertio quoque die invadit, sed ut ad

Ed. Chart. IX. [91. 92.]   Ed. Baf. V. (380. 381.)
τὸ δ᾽ εἰς ἀπυρεξίαν λήγειν οὐκ ἔχει. ἐνδέχεται γὰρ καὶ
διότι καὶ μετὰ ῥίγους εἰσβάλλειν οὐκ ἔχει, καὶ πρὸς τούτοις γ᾽ ἔτι τὸ μετ᾽ ἐκκρίσεως παύεσθαι, καὶ μέντοι καὶ ὅτι
τὴν δευτέραν ἡμέραν οὐκ ἔχει καθαράν. ἐνδέχεται δὲ καὶ
ἄλλο τι τοιοῦτον εἰπεῖν, τοῖς μὲν ἄχρηστον σοφίαν ἀσκοῦσι,
τὰ δ᾽ ὄντως χρήσιμα τῆς τέχνης παραλείπουσι.

στ'.

[92] Νυκτερινὸς οὐ λίην θανατώδης, μακρὸς δὲ ἡμερι-
νὸς μακρότερος. ἔστι δ᾽ οἷσι ῥέπει καὶ ἐπὶ τὸ φθινῶδες.

Τῶν μὲν ἐν ἀρχῇ πυρετῶν τὸν κατάλογον ἔγραψεν
ἁπλῶς, τούτων δ᾽ ἐξῆς τὰ ἤθη διδάσκει. προειρηκὼς οὖν
ἐν τῷ (381) καταλόγῳ, πυρετοὶ οἱ μὲν συνεχέες, οἱ δὲ
ἡμέρην ἔχουσι, νύκτα διαλείπουσι, νύκτα ἔχουσιν, ἡμέρην
διαλείπουσιν. εἶτα περὶ τῶν συνεχῶν διελθὼν ὁποῖοί τινές
εἰσι καὶ προσθεὶς αὐτοῖς ἐφεξῆς τὴν περὶ τοῦ τεταρταίου

integritatem definat, non habet.   Praeterea potuerunt
etiam ita appellaffe, quod cum rigore non invadat atque
ad haec quod cum excretione non fedetur, quod item
fecundum diem liberum non fortiatur.   Poffunt quoque
et hujusmodi aliud proferre qui nullius frugis fapientiam
exercent et vero artis commoda praetermittunt.

VI.

*Nocturna febris non admodum letalis, longa tamen, di-
uturna longior, quibusdam autem ad tabem vergit.*

Principio quidem febrium catalogum fimpliciter fcripfit, fed harum deinceps mores docet.   Praefatus igitur
in catalogo: Febres quaedam continuae funt, quaedam
interdiu obfident, noctu intermittunt, aliae noctu prehendunt, interdiu intermittunt.   Deinde quum de continuis
differuiffet quae et quales effent illisque deinceps de

τε καὶ ἡμιτριταίου διδασκαλίαν, ἐπὶ τοὺς τῇ μὲν ἡμέρᾳ
παροξυνομένους, τῇ δὲ νυκτὶ διαλείποντας, ἢ τῇ μὲν νυκτὶ
παροξυνομένους, τῇ δ᾿ ἡμέρᾳ διαλείποντας ἀφίκετο, καλέσας
αὐτῶν τὸν μὲν ἕτερον νυκτερινὸν, τὸν δ᾿ ἕτερον ἡμερινόν·
νυκτερινὸν μὲν τὸν ἐν νυκτὶ παροξυνόμενον, ἡμερινὸν δὲ
τὸν ἐν ἡμέρᾳ. δι᾿ ὧν δ᾿ ἐπαινεῖν ἔδοξε τὸν νυκτερινὸν,
οὐδὲν ἧττον ἔψεξε διὰ τῶν αὐτῶν, οὐχ ἁπλῶς εἰπὼν, νυκτερινὸς οὐ θανατώδης, ἀλλὰ τὸ οὐ λίην προσθείς. εἰ γὰρ λίην
θανατώδης, εὔδηλον ὅτι θανατώδης μετρίως, τὸν δ᾿ ἡμερινὸν οὐ μόνον μακρότερον εἶπεν εἶναι τοῦ νυκτερινοῦ, ἀλλὰ
καὶ ἔτι πρὸς τὸ φθινῶδες ἐνίοτε ῥέπειν, ὥστε καὶ κατὰ
τοῦτο μοχθηρότερον εἶναι. τοῦτο μὲν γὰρ ἐν ᾧ χρόνῳ
διαφορεῖσθαι καὶ ἀραιοῦσθαι μᾶλλον εἴωθε, εἰ συστέλλεται
καὶ πυκνοῦται τὸ σῶμα, παροξυνόμενος εἰκότως κακοηθέ-
στερος εἶναι δοκεῖ· τοῦτο δὲ καὶ τὸν καιρὸν τῆς προνοίας
ἔχων ἀήθη. καθ᾿ ὃν γὰρ χρόνον ἐχρῆν κοιμᾶσθαι, κατὰ
τοῦτον ἀναγκαῖόν ἐστι τῆς ἰατρικῆς προνοίας τυγχάνειν

quartana et femitertiana doctrinam adjeciffet, ad febres
die invadentes et nocte intermittentes, vel nocte invadentes et die intermittentes pervenit, qui alteram ex his
nocturnam, alteram diurnam appellitat: nocturnam quidem
quae nocte invadat, diurnam vero quae interdiu. Sed
quibus nocturnam laudare vifus eft, his ipfis non minus
culpavit quod non fimpliciter pronunciaverit, nocturna non
letalis, fed addiderit, non valde. Si namque non valde
eft letalis, conftat eam mediocriter letalem effe, diurnam autem non folum longiorem nocturna effe dixit,
verum etiam et ad phthifin interdum propendere, proindeque hac ratione deteriorem exiftere. Nam partim quo
tempore tum difcuti tum rarefcere magis confuevit, fi
contrahatur et denfetur, corpus invadens jure malignior
effe videtur; partim tempus habet providentiae infuetum.
Quo namque tempore dormire oportebat, eo aegrotum a
medica providentia fructum capere neceffe eft. Quamobrem

τὸν κάμνοντα καὶ διὰ τοῦτο καταφθείρονται τῷ χρόνῳ καὶ
φθίνουσι δυοῖν θάτερον. εἰ μὲν δὴ κοιμῶνται τῆς ἡμέρας,
ἐνδεῶς ἀπολαβόντες ὕπνου, εἰ δ᾽ οὐ κοιμῶνται, νυκτερίδος
βίον, οὐκ ἀνθρώπων, βιοῦντες.

ζ.

Ἑβδομαῖος μακρὸς οὐ θανατώδης. ἐναταῖος ἔτι μακρότερος οὐ θανατώδης.

Οὔθ᾽ Ἱπποκράτει καλὸν ἀπιστεῖν, ἐμφαίνει γὰρ ὡς
ἑορακὼς ταῦτ᾽ ἔγραψε, οὔτε ψεύδεσθαι προσήκει λέγοντα
καὶ αὐτὸν ἑορακέναι. παραφυλάττειν οὖν ἡμᾶς φιλοπόνως
προσήκει καὶ τῇ πείρᾳ κρίνειν τὸ ἀληθές, ἀλλ᾽ ὅπως μὴ
πάθητε τοῖς πολλοῖς ὁμοίως, οἳ θεασάμενοι κατά τινα τύχην δι᾽ ἑβδόμης ἡμέρας πυρέξαντα τὸ δεύτερόν τε καὶ τρίτον ἀπὸ τῆς ἀρχῆς ὑπέλαβον ἑβδόμη εἶναί τινα περίοδον.
ἐνδέχεται γάρ ποτε τοῦτο [93] καὶ κατὰ συντυχίαν ἀπαν-

tempore marcefcunt contabefcuntque ob duorum alterutrum,
fi interdiu quidem dormiant, penuria fomnum fubeunt;
fi non dormiant, vespertilionis vitam, non hominum
agunt.

VII.

*Septimana longa non letalis.   Nonana etiamnum lon-
gior non letalis.*

Hippocrati fidem non habere indecorum eſt. Videtur
fiquidem eum prout vidit haec fcripfiſſe. Neque enim
mentiri decet qui fefe vidiſſe profiteatur. Quare nos
obfervare fedulo oportet et experientia verum judicare.
Sed ut non ita nobis quod multis accidat, qui forte
quadam aliquem feptimo die febre correptum confpicati
fecundo et tertio ab initio fufpicati funt feptimo nonnul-
lum circuitum eſſe. Poteſt enim id cafu interdum evenire, praeterea eodem quoque victus genere. Quibus enim

ΚΑΙ ΓΑΛΗΝΟΥ ΕΙΣ ΑΥΤΟ ΥΠΟΜΝΗΜΑ Γ. 239

Ed. Chart. IX. [93.]   Ed. Baf. V. (381.)
τῆσαι, καὶ μέντοι καὶ κατὰ τὸ τῆς διαίτης ὁμοειδές. ὅσοις
γὰρ τῶν νοσούντων οὐκ ἀκριβῶς ἡ νοσώδης ἐπαύσατο διάθεσις, ἀλλ᾽ ἔμεινεν αὐτοῖς τι σπέρμα, τούτοις ἀμελέστερον
διαιτηθεῖσι συμβαίνει πολλάκις μὲν ἕκτῃ μετὰ τὴν πρώτην ἡμέραν πυρέξαι, πολλάκις δ᾽ ἑβδόμῃ, πολλάκις δ᾽ ὀγδόῃ,
πολλάκις δ᾽ ἄλλῃ τινὶ καὶ τοῦ πυρετοῦ παυσαμένου, δόξασιν
ἀκριβῶς ἀπηλλάχθαι, πάντα ὁμοίως διαιτηθεῖσιν, ἐπὶ τῷ
καταλειφθέντι τῆς νόσου σπέρματι δι᾽ ἴσων ἡμερῶν εἰς τὴν
αὐτὴν ἀφικομένων διάθεσιν, ὡσαύτως πυρέξαι. καὶ δυνατὸν γίγνεσθαι τοῦτο πολλάκις, ὅταν ἴσον μὲν ᾖ τὸ καταλει-
πόμενον τῆς διαθέσεως, ὁμοίως δὲ καὶ οἱ κάμνοντες διαι-
τῶνται. τοῦτ᾽ οὖν ὄντως περίοδός ἐστι νοσώδης, ὅταν ἀκριβῶς διαιτηθέντων αὐτῶν κατὰ τὴν αὐτὴν ἀφικνῆται προθεσμίαν ὁ πυρετός, ὥσπερ ἐπὶ τοῦ τεταρταίου φαίνεται
γιγνόμενος.

η΄.

Τριταῖος ἀκριβὴς ταχυκρίσιμος καὶ οὐ θανατώδης.

aegrotantibus morbofus affectus non plane fedatus fit, fed
ipfis aliquod femen fuperfuerit, his negligentius cibatis
accidit faepe quidem a primo die febricitare, faepe vero
feptimo, faepe quoque octavo, faepe denique quodam alio;
et fedata febre augurantibus prorfus fefe liberatos et in
omnibus fimiliter cibatis ex fuperftite morbi femine totidem diebus eandem in affectionem devenientibus peraeque
febricitare. Quod plerumque fieri poteft, quum affectionis
refiduum aequale fit et eodem victu aegri fruuntur. Is
revera morbi eft circuitus, quum exacte cibatis ipfis febris
ad eundem praefinitum diem accefferit, quemadmodum in
quartana febre fieri confpicitur.

VIII.

Tertiana exquifita celeriter judicatur neque letalis eft.

Εἴρηται μικρῷ πρόσθεν ὡς τύπῳ φάναι, τὸν ὀλιγο-
χρόνιον ἔχοντα παροξυσμὸν ἀκριβῆ τριταῖον εἶναι. τὰ δ᾽
ὡς τὸ πολὺ τούτῳ συνυπάρχοντα πάντα εἴρηται κατά τε
τὰ περὶ διαφορᾶς πυρετῶν καὶ τὰ περὶ κρίσεως ὑπομνήματα

———————

ϑ´.

Ὁ δέ γε πεμπταῖος πάντων κάκιστος καὶ γὰρ πρὸ φϑίσιος
καὶ ἤδη φϑίνουσιν ἐπιγενόμενος κτείνει.

———————

Οἱ φϑίνοντες ἑκτικὸν πυρέττουσι πυρετὸν οὐδέποτε
παυόμενον, οὗ τὴν φύσιν ἅπασαν, ὥσπερ καὶ τῶν ἄλλων,
ἔμαϑες ἐν τοῖς περὶ διαφορᾶς πυρετῶν. ἤδη δέ τισιν,
αὐτῷ ἐπιπεπλεγμένον τινὰ τῶν περιοδικῶν, ἤτοι τῶν διὰ
τρίτης ἢ καὶ τῶν καϑ᾽ ἑκάστην ἡμέραν παροξυνομένων, ὡς
δ᾽ Ἱπποκράτης φησὶ, καὶ τὸν διὰ πέμπτης, ὑπὲρ οὗ καὶ αὐ-

Paulo ante dictum eſt, ut typo loquar, quae pauci
temporis acceſſionem habet febris, eam tertianam exquiſitam eſſe. Quae vero huic ſimul ut plurimum inſunt
omnia tum in libris de febrium differentiis, tum in commentariis de criſibus enunciatum eſt

IX.

*Quintana omnium eſt peſſima. Etenim ante tabem et jam
tabeſcentibus oborta perimit.*

———————

Tabidi, hectica febre nunquam ceſſante, febricitant,
cujus totam naturam ut et caeterarum in libris de febrium differentiis didiciſti. Jam vero in quibusdam et
implicitam quandam ex periodicis vidi aut tertio quoque
die repententibus aut et quotidie exacerbantibus, atque ut
Hippocrates pronunciat, ex his quae quinto quoque die

ΚΑΙ ΓΑΛΗΝΟΥ ΕΙΣ ΑΥΤΟ ΥΠΟΜΝΗΜΑ Γ. 241

Ed. Chart. IX. [93. 94.]   Ed. Baf. V. (381.)
τοῦ νόμιζέ σοι τὰ αὐτὰ λελέχθαι πρὸς ἡμῶν, ἃ καὶ περὶ τῶν
ἑβδομαίων τε καὶ ἐναταίων ὀλίγον ἔμπροσθεν ἤκουσας.

———

ι'

Εἰσὶ δὲ πρόποι καὶ καταστάσιες καὶ παροξυσμοὶ τουτέων
ἑκάστου τῶν πυρετῶν, ὁμοίως ξυνεχέων καὶ διαλειπόντων.
αὐτίκα γὰρ ξυνεχής ἐστιν οἷσιν ἀρχόμενος ἀνθεῖ καὶ
ἀκμά- [94] ζει μάλιστα καὶ ἀνάγει ἐπὶ τὸ χαλεπώτερον.
περὶ δὲ κρίσιν καὶ ἅμα κρίσει ἀπολεπτύνεται. ἔστι δ'
οἷσιν ἄρχεται μαλακῶς καὶ ὑποβρύχιος, ἐπαναδιδοῖ δὲ καὶ
παροξύνεται καθ' ἡμέρην ἑκάστην, περὶ δὲ κρίσιν καὶ
ἅμα κρίσει ἅλις ἐξέλαμψεν. ἔστι δ' οἷσιν ἀρχόμενος
πρηέως ἐπιδιδοῖ καὶ παροξύνεται καὶ μέχρι τινὸς ἀκμάσας, πάλιν ὑφίησι μέχρι κρίσεως καὶ περὶ κρίσιν. ξυμπίπτει δὲ ταῦτα καὶ γίνεται ἐπὶ παντὸς πυρετοῦ καὶ ἐπὶ
παντὸς νοσήματος.

———

repetunt; de quibus eadem a nobis dicta effe arbitror
quae et de feptimanis et nonanis paulo ante audivifti.

———

X.

His vero funt iftarum fingularum febrium peraeque continuarum et intermittentium modi et ftatus et acceffiones. Primum enim continua quibusdam interdum incipiens floret ac viget maxime, atque faevius ingravefcit;
circa judicium vero ac ftatim in judicio imminuitur.
Nonnullis vero interdum leviter ac latenter incipit, fed
in dies increfcit exacerbaturque; fub judicium vero in
ipfoque judicio cumulatim emicat. Nonnullis denique
blande incipiens increfcit et exacerbatur et quadantenus
vigorem adepta rurfus ad judicium usque et fubjudicium
fe remittit. Atque haec in omnem febrem omnemque
morbum concidunt.

———

Τρόπους πυρετῶν ἐνίοτε μὲν τὰ ἔθη καλοῦσιν, ἐνίοτε
δὲ τὰς διαφορὰς καὶ τὰς οὐσίας. τὰ εἴδη δὲ νῦν αὐτῶν
δῆλόν ἐστιν ἑκάστου τῶν προειρημένων πυρετῶν γράψαι.
τὸ γοῦν συνεχῆ φησιν ἄρχεσθαι μὲν ἐνίοις σφοδρότατον,
κατὰ βραχὺ δὲ ἀπολεπτύνεσθαι μέχρι κρίσεως, ἐνίοτε δὲ
μετρίως ἀρξάμενον αὐξάνεσθαι κατὰ βραχὺ μέχρι κρίσεως,
ἐν ᾗ φησιν ἐκλάμπειν αὐτόν. οὗτοι μὲν οὖν ἐναντία ἀλλήλοις ἔχουσι τὴν κρίσιν. ἄλλον δὲ τρόπον ἐπ' αὐτοῖς τρίτον εἶναι φησι σύνθετον ἐξ ἀμφοῖν, ὅταν ἄρχεται μὲν
πράως, αὐξηθεὶς δὲ κατὰ βραχὺ καὶ τὸ τέλεον ἀπολαβὼν
μέγεθος ὑφίησιν ἄχρι λύσεως παντελοῦς. τούτους τοὺς τρεῖς
τρόπους οἴονταί τινες αὐτὸν λέγειν ἐπὶ τῶν συνεχῶν πυρετῶν, οὐκ ἀκούοντες ὧν ἐπὶ τῷ τέλει τῆς ῥήσεως ἔγραψε.
συμπίπτει δὲ ταῦτα γίνεσθαι ἐπὶ παντὸς πυρετοῦ καὶ νοσήματος, ὥστ' οὐκέτι τῶν συνεχῶν μόνον, ἀλλὰ καὶ πάντων
τῶν ἄλλων πυρετῶν, ὅσοι τε συνεχεῖς καὶ πολυχρόνιοι,
καὶ μέντοι καὶ παντὸς ἄλλου νοσήματος, ὀξέος δὲ δηλον-

Modos febrium interdum quidem mores vocitant, interdum vero differentias ac fubftantias. Hic autem fingularum quae praedictae funt febrium fpecies eum fcripfiffe
conftat. Continuam igitur effatur nonnullis incipere quidem vehementiffimam, fed paulatim adusque judicium
imminui. Interdum autem moderate incipere augerique
paulatim adusque judicium, in quo ait eam fatis elucere;
hae igitur contrarium inter fe judicium habent. Alium
autem modum his tertium ineffe profert ex ambobus com-
pofitum, quum incipit quidem leniter, aucta vero paulatim et perfectam nacta magnitudinem, ad perfectam usque
folutionem fefe remittit. Hos tres modos quidam arbitrantur Hippocratem dicere in continuis febribus quae in
orationis fine fcripfit non intelligentes. Contingit autem
haec fieri in omni febre et morbo. Quare non continuarum duntaxat, verum etiam omnium caeterarum febrium tum continuarum tum diuturnarum, praetereaque
omnis alterius morbi tum acuti nimirum tum diuturn

Ed. Chart. IX. [94.]   Ed. Baf. V. (381. 382.)
ὅτι καὶ χρονίου, τοὺς αὐτοὺς τρόπους φησὶ γίνεσθαι τρεῖς,
καὶ τὰ συμπτώματα δὲ κατὰ τὸν αὐτὸν λόγον κρίνεται τὰ
πάντα. φέρε γὰρ ἐπ᾽ ἀλγήματος ἡμᾶς σκοπεῖσθαι τοῦτο,
πολλάκις μὲν εἰσβάλ- (382) λον σφοδρότατον, ἀπομαραίνε-
ται κατὰ βραχὺ μέχρι παντελοῦς λύσεως, ἐνίοτε δ᾽ ἀρξάμενον πρᾷον, ἐπὶ τὸ σφοδρότατον αὐξηθὲν κατὰ βραχὺ τα-
χεῖαν ἔχει τὴν λύσιν. αὖθις δέ ποτε μετὰ τὴν τελείαν
ἀκμὴν ἀνάλογον τῆς αὐξήσεως ἐν ἴσῳ χρόνῳ τὴν παρακμὴν ἔλαβεν.

ια΄.

Δεῖ δὲ τὰ διαιτήματα σκοπεύμενον ἐκ τούτων προσφέρειν.

Προγνωστικὸν εἶναι δὲ βούλεται τῆς κινήσεως τῶν
νοσημάτων, ὅπως ἁρμόττουσαν αὐτοῖς τὴν δίαιταν προσφέ-
ρῃς. δεῖ γὰρ ὡς πρὸς τὴν ἐσομένην αὐτοῖς ἀκμὴν τοῦ νοσήματος ἀποβλέποντας ἡμᾶς τὴν δίαιταν ποιεῖσθαι, κατὰ

eosdem ipfos modos tres effe pronunciat. Jam vero fymptomata eadem ratione judicantur omnia. Age vero de
dolore id nobis perpendendum eft. Is enim faepe quidem
vehementiffime invadit, paulatim autem ad perfectam folutionem marcefcit; interdum vero, ubi leniter incepit
et ad vehementiffimum paulatim auctus eft, celerem habet
acceffionem. Nonnunquam etiamnum a peracto vigore
incrementi analogia pari tempore declinationem accipit.

XI.

Ex his autem ductis fcopis victus offerendus eft.

Praefcium te vult effe motus morborum, ut convenientem ipfis victum exhibeas. Nos fiquidem ad futurum
morbi vigorem refpicientes victus rationem praefcribere
oportet. In libro autem de acutorum victu et in apho-

δὲ τὸ περὶ διαίτης ὀξέων καὶ τοὺς ἀφορισμοὺς, ὅπως χρὴ
προγινώσκειν τοὺς προειρημένους τρόπους τῶν νοσημάτων,
ἔκ τε τῶν εἰς τὸ προγνωστικὸν ὑπομνημάτων καὶ ἐκ τῶν
περὶ κρίσεων μαθήσῃ διὰ κεφαλαίων αὐτὰ κατὰ τοῦτο τὸ
βιβλίον ἔγραψα, διὰ τῆς πρώτης ἐν τῷδε τῷ ὑπομνήματι
γεγραμμένης ῥήσεως.

ιβ΄.

[95] Πολλὰ δὲ καὶ ἄλλα ἐπίκαιρα σημεῖα τούτοις ἐστὶν ἠδελφισμένα, περὶ ὧν τὰ μέν που γέγραπται, τὰ δὲ γεγράψεται, πρὸς ὃ διαλογιζόμενον δοκιμάζειν καὶ σκοπεῖσθαι
τίνι τουτέων ὀξὺ καὶ θανατῶδες ἢ περιεστηκὸς καὶ
τίνι προσαρτέον ἢ οὔ, καὶ πότε καὶ πόσον καὶ τίνι τὸ
προσφερόμενον ἔσται.

Καίτοι πολλὰ προειρηκὼς, ἀφ᾽ ὧν χρὴ τὰς προγνώσεις ποιεῖσθαι, ὅμως φησὶν εἶναι καὶ ἄλλα, τὰ μὲν ἤδη γεγραμμένα κατὰ τὸ προγνωστικὸν δηλονότι, τὰ δὲ καὶ γρα-
φησόμενα.

rismis, quo pacto praedictos morborum modos praenofcere
oporteat, ex his quoque in prognofticum commentariis
atque ex libris de crifibus per capita difces quae hoc in
libro fcripfi, in primo hujus commentarii fcripto textu.

XII.

Multa vero et alia praecipua figna funt his germana, de
quibus partim aliquando fcriptum eft, partim fcribetur,
ad quod ratiocinanti perpendendum et confiderandum eft,
cui horum acutus ac letalis fit morbus, aut impendeat,
et cui adhibendus, necne et quando et quantus et qui-
nam cibus futurus fit.

Quamquam multa a quibus praenotiones effici oportet praedixerit, alia tamen effe pronunciat et in prognoftico partim nimirum fcripta, partim et fcribenda.

γ'.

*Τὰ δὲ παροξυνόμενα ἐν ἀρτίῃσι κρίνεται ἐν ἀρτίῃσι. ὧν
δ' οἱ παροξυσμοὶ ἐν περιττῇσι, κρίνονται ἐν περιτ-
τῇσιν.*

Εἴρηται πολλάκις ἡμῖν ἐν τοῖς παροξυσμοῖς γίνεσθαι
τὰς κρίσεις, διά τε τὸ κινεῖσθαι σφοδρῶς ἐν αὐτοῖς τοὺς
χυμοὺς καὶ ὥσπερ ζέοντας ἐκρήγνυσθαι δι' αἱμοῤῥαγίας ἢ
δι' ἱδρώτων ἢ ἐμέτων ἢ διαχωρημάτων ἢ αἱμοῤῥοΐδων ἢ
καταμηνίων ταῖς γυναιξί. διά τε τὸ κατ' αὐτὸν τὸν καιρὸν
τὴν φύσιν ἐπείγεσθαι πρὸς τὴν ἔκκρισιν αὐτῶν, ἅμα μὲν ὅτι
βαρυνομένη καὶ κακοπαθοῦσα παροξύνεται πρὸς τὴν ἔκκρισιν,
ἅμα δὲ ὅτι κεχυμένων μᾶλλον αὐτῶν ἥ τε διάκρισις ἑτοιμοτέρα τῶν μοχθηρῶν ἥ τε κρίσις γίγνεται ῥᾷον.

ιδ'.

Ἔστι δ' ἡ πρώτη κρίσιμος τῶν περιόδων ἐν ταῖς ἀρτίῃσι

XIII.

*Quae diebus paribus exacerbantur, ea paribus judicantur,
quorum vero accessiones diebus imparibus fiunt, diebus
imparibus judicantur.*

Saepius a nobis dictum est in accessionibus fieri judicia tum quod in his humores vehementer moveantur
et tamquam ferventes erumpant sanguinis profluvio aut
sudoribus aut vomitionibus aut dejectionibus aut haemor-
rhoidibus aut menstruo mulieribus, tum quod eo tempore
natura ad ipsorum excretionem excitetur, quoque simul
gravata et male affecta ad excernendum proritetur, item
quod fusis ipsis magis pravorum humorum secretio expeditior et judicatio facilior fiat.

XIV.

Circuitum autem diebus paribus judicantium primus est

κρινόντων δ'. στ'. η'. ι'. ιδ'. κη'. λ'. μη'. ξ'. π' καὶ ρ.
ἐκ τῶν δὲ ἐν τῆσι περιττῆσι κρινόντων περιόδων πρώτη
γ'. ε'. ζ'. θ'. ια'. ιζ'· κα'. κζ' καὶ λα'.

Οὐ κυρίως μοι δοκεῖ χρῆσθαι νῦν τῇ προγηγορίᾳ τῆς
περιόδου. τὰς γὰρ ἡμέρας αὐτὰς ἐν αἷς αἱ κρίσεις γίνονται
πάσας ἐφεξῆς ἔγραψεν, ἔν τε τῷ προγνωστικῷ τὰς κατὰ
τετράδα γινομένας περιόδους ἀκριβῶς διῆλθεν, ὥστε [96]
ταῦτ᾽ ἔοικεν ἐπιζητεῖν τὴν θεωρίαν τῶν κρισίμων ἡμερῶν.
πρώτην μὲν οὖν φησὶ κρίσιμον ἡμέραν εἶναι τῶν ἀρτίων
τὴν τετάρτην, ἐφεξῆς δ᾽ αὐτῇ τὴν στ'. εἶτα τοῖς πλείστοις
μὲν τῶν ἀντιγράφων τῇ η' καὶ ι' γέγραπται. κατά τινα δὲ τῇ ιδ'
μετὰ τὴν στ'. κ. καὶ μετὰ ταύτην ἔν τισι μὲν δ᾽ καὶ κ'. ἔν τισὶ δ᾽
αὐτῶν γέγραπται δ'. καὶ λ'. καὶ μετὰ ταύτην μ'. μεθ᾽ ἣν ἡ
ξ' καὶ π' καὶ ἑκατοστή. τῶν δ᾽ ἐν ταῖς περιτταῖς κρινο-

---

*decretorius, quartus, fextus, octavus, decimus, decimus
quartus, vigefimus octavus, trigefimus, quadragefimus
octavus, fexagefimus, octogefimus et centefimus. Cir-
cuituum vero diebus imparibus judicantium primus eft
tertius, quintus, feptimus, nonus, undecimus, decimus
feptimus, primus et vigefimus, feptimus et vigefimus
et trigefimus primus.*

Non proprie mihi videtur hic circuitus nomen ufur-
pare. Nam dies ipfos in quibus fiunt judicia, omnes
ordine defcripfit, etiam in prognoftico, qui quaternario
numero fiunt circuitus, eos accurate percurrit. Quamobrem
haec decretoriorum dierum fpeculationem inquirere videntur. Primum itaque diem judicatorium parium dierum quartum effe pronunciat, deinde fextum, mox
in plurimis exemplaribus tum octavus tum decimus
fcriptus eft; in quibusdam vero decimus quartus poft fextum; deinde vigefimus. Et poft hunc in quibusdam
vigefimus quartus, in nonnullis trigefimus quartus, ab
hoc quadragefimus; fub quem fexagefimus, octogefimus

Ed. Chart. IX. [96.]   Ed. Baf. V. (382.)

μένων νοσημάτων πρώτην φησὶν εἶναι περίοδον. ἄμεινον
δ᾽ ἦν, ὡς ἔφαμεν, εἰπεῖν οὐ περὶ ἀρχῆς τρίτην, εἶτα πέμπτην, εἶθ᾽ ἑβδόμην, εἶτα ἐνάτην, εἶτα ἑνδεκάτην, εἶτα ἑπτακαιδεκάτην, εἶτα πρώτην καὶ εἰκοστὴν καὶ μετὰ ταύτην
ζ΄ καὶ κ΄. ἐφ᾽ ᾗ α΄ καὶ λ΄. ἐδείχθησαν δὲ ἡμῖν ἐν τῇ περὶ
τῶν κρισίμων ἡμερῶν πραγματείᾳ πασῶν τῶν κρινουσῶν
ἰσχυρόταται μὲν αἱ κατὰ τὴν τετραδικήν τε καὶ ἑβδοματι-
κὴν περίοδον γινόμεναι, μετριώτεραι δ᾽ αὐτῶν αἱ παρεμπί-
πτουσαι, περὶ ὧν τῆς εὐλόγου γενέσεως ἕνεκεν εἴπωμεν.
αἱ μὲν οὖν περιτταὶ πᾶσαι καλῶς εἴρηνται· τῶν δ᾽ ἀρτίων
οὐκ ὀρθῶς εἰρήκασιν κή καὶ ί. οὐδαμῶς γὰρ εἰσιν αὗται
κρίσιμοι.

_____

ιε΄.

Εἰδέναι δὲ χρὴ ὅτι, ἢν ἄλλως κριθῇ, ἔξω τῶν προγεγραμμένων, ἐσομένας ὑποστροφὰς σημαίνοιτο καὶ γένοιτο ἂν
ὀλέθρια.

_____

et centefimus. In morbis vero qui diebus imparibus judicantur, primum ait circuitum effe, fed fatius erat, ut
diximus, non primum, fed tertium; deinde quintum, mox
feptimum, deinde nonum, deinde undecimum, poftea decimum feptimum, deinde primum et vigefimum, mox
feptimum et vigefimum, a quo primum et trigefimum. At
a nobis demonftratum eft in opere de diebus judicatoriis,
omnium judicantium dierum validiffimos effe qui et quar-
tano et feptimano circuitu fiunt; moderatiores vero his
effe, qui intercidunt, de quibus probabilis generationis
gratia dicamus. Omnes itaque impares recte pronunciati
funt. Inter pares vero non recte dixerunt vigefimum
octavum et undecimum; nullo fiquidem modo ipfi funt
judicatorii.

_____

XV.

_Scire autem oportet fi aliter extra hos praefcriptos dies
judicium fiat, recidivas fore portendi, letalesque morbos oboriri._

_____

Ed. Chart. IX. [96.]   Ed. Baf. V. (382.)

*Ὅτι μὴ καλῶς καὶ βεβαίως κρίνουσιν αἱ εἰρημέναι νῦν
ἡμέραι καὶ τὰ κριθέντα δὲ νοσήματα πάντως μέν ἐστι βέ-
βαια. γένοιτο δ᾽ ἄν ποτε καὶ ὀλέθρια, δέδεικται δι᾽ ἐκείνων τῶν ὑπομνημάτων.*

ιϛ'.

*Δεῖ δὲ προσέχειν τὸν νοῦν καὶ εἰδέναι ἐν τοῖσι χρόνοισι
τούτοισι κρίσιας ἐσομένας ἐπὶ σωτηρίην ἢ ὄλεθρον ἢ
ῥοπὰς ἐπὶ τὸ ἄμεινον ἢ χεῖρον.*

*Ἐν ταύτῃ τῇ ῥήσει τὸ σημαινόμενον ἐκ τοῦ τῆς κρί-
σεως ὀνόματος ἐδίδαξεν, ὃ διὰ συντόμων ἄν τις εἴπῃ ὀξύῤ-
ῥοπον εἶναι μεταβολὴν νοσήματος. ὅτι δὲ τετραχῶς ἡ μεταβολὴ γίνεται σαφῶς αὐτὸς εἶπεν. ἐπὶ γὰρ σωτηρίαν ἢ ὄλεθρον ἢ ῥοπὴν ἐπὶ τὸ ἄμεινον ἢ χεῖρον, ἀξιόλογον δηλονότι.
παρέλιπε δ᾽ αὐτὸς εἰπεῖν τὸ ἀξιόλογον, ὡς ἐν τῷ κοινῷ
σημαινομένῳ τοῦ τῆς κρίσεως ὀνόματος περιεχόμενον.*

Praedictos dies bene et firmiter judicare tum judicatos morbos prorfus effe firmos, fieri tamen nonnunquam
exitiales illis commentariis demonftratum eft.

XVI.

*At animadvertere et noffe oportet hisce temporibus futu-
ras ad falutem aut perniciem judicationes, vel in melius aut deterius propenfiones.*

Hac in oratione quod ex judicationis nomine fignificatur declaravit, quod quis concifa oratione dixerit celerem morbi mutationem. Quod autem quatuor modis mutatio fiat, ipfe declaravit, nempe ad falutem aut mortem
aut propenfionem ad melius vel deterius infignem fcilicet.
Praetermifit autem vocabulum infignem, quod in communi judicationis dictione contineatur.

ιζ'.

[97] *Πλανῆτες δὲ πυρετοὶ καὶ τεταρταῖοι καὶ πεμπταῖοι
καὶ ἑβδομαῖοι καὶ ἐναταῖοι, ἐν ᾗσι περιόδοισι κρίνονται
σκεπτέον.*

Οὐδὲ περὶ τούτων ἐπιζητεῖ κατὰ προγνωστικόν. καὶ
γὰρ οἱ πλανῆτες τοὺς κατὰ μέρος παροξυσμοὺς ἀτάκτους
ἔχουσιν, ἀλλὰ διά τε τῶν κατὰ τὰς κρισίμους ἡμέρας φαινομένων σημείων ἡ κρίσις αὐτῶν προγινώσκεται (383). περὶ δὲ
τῶν εἰς ἀπυρεξίαν ληγόντων περιόδων, οἷαίπερ αἱ τῶν τριταίων εἰσὶ καὶ τῶν τεταρταίων, ἐδείχθη τοῖς πολλοῖς τῶν
ἰατρῶν θεώρημα ἀγνοούμενον, οὗ διὰ παντὸς ἐπειράθημεν
ἐπὶ τῶν ἀρρώστων. οὐ γὰρ ταῖς ἀπὸ τῆς ἀρχῆς ἡμέραις
προσέχειν χρὴ τὸν νοῦν, οὐδὲ ταύτας ἀριθμεῖν ἁπλῶς
ἐφεξῆς, ἀλλὰ τοὺς παροξυσμούς, ὥσπερ ἐπὶ τριταίου ἀκριβοῦς αὐτὸς εἶπε κατὰ τοὺς ἀφορισμούς· τριταῖος ἀκριβὴς
ἐν ἑπτὰ περιόδοισι κρίνεται τὸ μακρότατον. ὡς γὰρ οὗτος

XVII.

*Erraticae denique febres et quartanae, quintanae, fepti-
manae et nonanae quibus circuitibus judicentur, explo-
randum eft.*

At de his in prognoftico minime differit. Etenim
erraticae fingulas accelſiones inordinatas habent, fignis tamen per judicatorios dies apparentibus, earum judicatio
praenofcitur. De circuitibus ad integritatem definentibus,
quales tertianarum et quartanarum a plerisque medicorum
demonſtratum eft theorema incognitum, quod femper in
aegris experti fumus. Non enim primis a principio diebus mentem attendere oportet, neque hos fimpliciter
deinceps commemorare, fed accelſiones, ut de tertiana
exquifita in aphorismis ipfe dixit: *tertiana exquifita feptem circuitibus, ut longiffimum judicatur.* Nam ut haec
feptem circuitibus judicatur, eadem ratione alia quidem

250 ΙΠΠΟΚΡΑΤΟΥΣ ΕΠΙΔΗΜΙΩΝ Α

Ed. Chart. IX. [97.]   Ed. Baf. V. (383.)

ἐν ἑπτὰ περιόδοις κρίνεται, κατὰ τὸν αὐτὸν λόγον ἄλλος μὲν ἐν
ἐννέα περιόδοις, ἄλλος δ᾽ ἐν ἕνδεκα καὶ οὕτως ἐφεξῆς κατὰ τὸν
ἀριθμὸν τῶν κρινουσῶν ἡμερῶν. καὶ περὶ τῶν τεταρταίων ὁ αὐτὸς
λόγος. ἐν γοῦν τῷ προγνωστικῷ φησί· γίνεται δὲ καὶ τῶν τεταρταίων ἡ κατάστασις ἐκ τούτου τοῦ κόσμου. ἐμοῦ δὲ καὶ ταύτην τὴν θεωρίαν προειπόντος ἐπ᾽ Εὐδήμου τοῦ φιλοσόφου,
τρεῖς τεταρταίους ἔχοντος, ἕνα μὲν ἐξ αὐτῶν πρῶτον παύεσθαι τὸν ἐν ταῖσδε ταῖς ἡμέραις παροξυνόμενον καὶ μετὰ
τοσάσδε περιόδους. ἐπεὶ δ᾽ οὗτος ἐπαύσατο, δεύτερον ἄλλον ἐν τῇδε τῇ ἡμέρᾳ, κἄπειτα καὶ τὸν τρίτον ὁμοίως προειπόντος, ἐκ μαντικῆς ἔφασαν λέγεσθαι ταῦτα καὶ οὐκ ἐξ
ἰατρικῆς θεωρίας, καίτοι τοὺς μάντεις οὐδέποτ᾽ ἀληθῶς
ὁρῶντας ἐπ᾽ ἀῤῥώστου προειπόντας ἐν Ῥώμῃ. τῶν γὰρ ἐν
ταῖς ἄλλαις πόλεσιν οὐ πεπείραμαι, σὺν θεῷ δ᾽ εἰπεῖν,
ἡμεῖς οὐδέποτε ἀπετύχομεν ἐν οὐδεμιᾷ προῤῥήσει. καὶ σὺ
τοίνυν, ἐὰν ἀσκήσῃς σαυτὸν ἐν τοῖς εἰρημένοις περὶ κρίσεως, Ἱπποκράτους τε καὶ τῆς τέχνης ἄξιος ἔσῃ. ταῦτα
μὲν εἰρήσθω μοι κατὰ τὸ πάρεργον, ἐπὶ δὲ τὴν προκει-

novem circuitibus, alia vero undecim, et ita deinceps
pro judicantium dierum numero. Atque de quartanis
eadem eſt ratio. In prognoſtico namque dicit: quartanarum ſtatus eo procedit ordine. Quum autem ego theo-
riam hanc in Eudemo philoſopho praedixiſſem tribus quartanis affecto, unam quidem ex ipſis primum deſinere, quae
certis diebus invaderet et poſt totidem circuitus; ubi vero
haec ſedata eſt, ſecundam aliam tertio die, deinde et tertiam ſimiliter praenunciaſſem me haec dicere ex divina-
tione aſſerebant et non ex medica ſpeculatione, quamquam vates numquam Romae vidiſſent recte in aegris
praedixiſſe. De caeterarum enim urbium incolis nullum
feci periculum. Dei autem gratia denunciamus nos in
nulla unquam praedictione fruſtratos eſſe. Quod ſi tu in
his quae de judicationibus enarrata ſunt te exercueris,
tum Hippocrate tum arte dignus eris. Haec quidem obiter a me dicta ſunt; atqui ad praeſentem explicationem

Ed. Chart. IX. [97. 98.]   Ed. Baf. V. (383.)

μένην ἐξήγησιν αὖθις ἴωμεν. ὥσπερ γὰρ ἅπαντα τὸν περὶ
τῶν κρισίμων ἡμερῶν λόγον ἀκριβῶς διωρίσατο κατὰ τὸ
προγνωστικὸν, οὕτω καὶ τὸν τῶν περιόδων. οὐδαμόθεν
γοῦν ἐμνημόνευσε πεμπταίας ἢ ἑβδομαίας ἢ ἐναταίας οὐ
μόνον κατὰ τὸ προγνωστικόν τι εἰπὼν, ἀλλ᾽ οὐδὲ κατὰ τοὺς
ἀφορισμοὺς, καίτοι κατὰ τὸ προγνωστικὸν εἰπών· γίνεται δὲ καὶ τῶν τεταρταίων ἡ κατάστασις ἐκ τούτου τοῦ
κόσμου. κατὰ δὲ τοὺς ἀφορισμοὺς τριταῖον ἀκριβῆ κρίνεσθαι περιόδοις ἐν ἑπτὰ, δυνατὸν ἦν αὐτῷ καὶ περὶ πεμ-
πταίου καὶ ἑβδομαίου καὶ ἐναταίου τὴν αὐτὴν ἀπόφασιν
ποιήσασθαι, τὴν λέξιν ὡδί πως γράψαντι· γίγνεται δὲ καὶ
τῶν τεταρταίων ἡ κατάστασις κατὰ τὸν αὐτὸν τρόπον καὶ
πεμπταίων καὶ ἑβδομαίων καὶ ἐναταίων ἐκ τουτέου κόσμου.

[98] Πρὸ τῆς τῶν κατὰ μέρος ἀῤῥώστων ἐξηγήσεως
ἄμεινον εἶναί μοι δοκεῖ σαφηνείας τε καὶ συντομίας ἕνεκα
κοινόν τινα περὶ πάντων αὐτῶν λόγον εἰπεῖν. ἐδείχθη μοι
καὶ κατ᾽ ἄλλας μὲν πραγματείας, ἀλλὰ κἀν τῇ τῆς θεραπευτικῆς μεθόδου ὡς διττὴ ἡ τῶν ζητουμένων εὕρεσίς ἐστι,

rurfum procedamus. Quemadmodum enim in prognoſtico
de diebus judicatoriis, ſic etiam de circuitibus omnem
orationem accurate definivit. Nusquam tamen, neque in
prognoſtico folum, imo neque in aphorismis quintani vel
feptimani vel nonani meminit. Enimvero quum in prognoſtico dixiſſet: quartanarum ſtatus eo procedit ordine.
et in aphorismis: tertiana exquiſita feptem circuitibus
judicatur, poterat quoque ipfe de quintana et feptimana
et nonana eandem orationem feciſſe his ita ſcriptis. Fit
autem et quartanarum ſtatus eodem modo et quintanarum
et feptimanarum et nonarum ex eo ordine.

Ante particularem aegrorum explanationem fatius eſſe
mihi videtur tum perfpicuitatis tum brevitatis gratia communem quandam de iis omnibus orationem facere. A
me demonſtratum eſt tum aliis in operibus tum in medendi methodo duplicem eorum quae inveſtigantur in-

μία μὲν ἡ διὰ τοῦ λόγου πρὸς τὴν γνῶσιν ἀφικουμένη τοῦ
καθόλου τε καὶ κοινοῦ παντὸς τῶν κατὰ μέρος εἴδους,
ἄλλη δὲ διὰ τῶν κατὰ μέρος ἐπὶ τὸ κοινόν τε καὶ καθόλου
παραγινομένη. καὶ τὰ μὲν συμπληροῦντα εἶναι · καθόλου,
τὰς δὲ πράξεις τῶν τεχνιτῶν ἐπὶ τῶν ἀτόμων εἰδῶν γίγνεσθαι. δεῖσθαι δὲ τῆς ἐπ' αὐτῶν γυμνασίας καὶ καθόλου
πρότερον εὑρόντα καὶ μέντοι καὶ πρὸς βεβαίωσιν αὐτῶν τῶν
ηὑρημένων καθόλου χρήσιμα γίγνεσθαι τὰ κατὰ μέρος.
ἔστι δὲ καὶ πρὸς τὴν τῶν μανθανόντων γνῶσιν οἷον παραδείγματα ταῦτα τῶν ἐπιτεταγμένων αὐτοῖς καθόλου θεωρημάτων. διὰ τοῦτο κἀγὼ κατὰ τὰς πραγματείας, ἃς ἐποιησάμην, οὐ τὰ καθόλου μόνον, ἀλλὰ καὶ τὰ κατὰ μέρος διῆλθον
ἐκ τῶν Ἱπποκράτους βιβλίων καὶ μάλιστα τῶν ἐπιδημίων πα-
ραγράψας ῥήσεις, ἐν αἷς διηγήσατο ἅπαντα ἀπ' ἀρχῆς μέχρι τέλους τὰ συμβαίνοντα τοῖς ἀῤῥώστοις. ἐν μὲν οὖν ταῖς
δυσπνοίαις ἅπαντας τοὺς δυσπνοήσαντας ἐν ταῖς τῶν ἐπιδημιῶν συγγραφαῖς διῆλθον, ἐν δὲ τοῖς τῶν κρισίμων ἡμερῶν τοὺς κριθέντας, ἐπί τε τῶν ἄλλων ὡσαύτως. ὅθεν

ventionem effe: unam quidem quae ratione ad notitiam
pervenit tum univerfalis tum communis cujuscunque par-
ticularis fpeciei; alteram vero quae per particularia ad
commune ac univerfale pervenit. Atque haec quidem
complere univerfale; opera vero artificum ex individuis
fpeciebus fieri; opus autem effe in his exercitatione ei
qui prius univerfale invenit. Praeterea et ad univerfalem
affirmationem utilia effe particularia. Sunt autem ad difcipulorum captum haec veluti exempla univerfalium ipfis
inftitutorum theorematum. Ob id et ego in omnibus quos
feci tractatibus non univerfalia duntaxat, verum etiam
particularia percurri, ex libris Hippocratis ac praecipue
epidemiorum orationes annotans, in quibus omnia expofui, quae ab initio adusque finem aegris oborta funt. In
libris itaque de fpirandi difficultate omnes percurri,
qui in epidemiis difficile fpiraverunt, in libris de
diebus judicatoriis judicatos, atque eodem modo in
caeteris. Quare neque prolixiori explicatione opus fue-

Ed. Chart. IX. [98. 99.]   Ed. Baf. V. (383.)
οὐδ' ἐξηγήσεως ἦν περιττοτέρας χρεία τοῖς βουλομένοις ἐπὶ
τὰ τῆς τέχνης ἔργα σπεύδειν. ἀλλ' ἐπειδὴ παρέγκεινταί
τινες ἀσαφεῖς λέξεις, δι' ἐκείνας ἔδοξεν ἄμεινον εἶναι καὶ
τὰ τοιαῦτα ὑπομνήματα ποιήσασθαι δῆλα. εἰ μὲν οὖν ἁπάντων τῶν συμπτωμάτων ὅσα γεγονέναι φησὶν ἑκάστῳ τῶν νοσημάτων εἴτ' οὖν τὴν ὅλην φύσιν ἢ τὰς αἰτίας τῆς γενέσεως εἴποιμι, τὰς γενομένας μοι πραγματείας ἐνταῦθα μεταφέρειν ἀναγκασθήσομαι πάσας, κινδυνεύσω τε καθ' ἕκαστον ἄῤῥωστον ἓν γράψαι βιβλίον· εἰ δὲ τῶν ἐν τῷ προγνωστικῷ γεγραμμένων ἐν τῷ καθόλου τὰ παραδείγματα
μόνα νῦν ἐπισημαινοίμην, ἀναπέμπων τὸ σύμπαν τῆς διδασκαλίας εἰς τὰς γεγραμμένας μοι πραγματείας, ἐλπίζω σύντομον ἔσεσθαι τὸν λόγον.

α'.

[99] Φιλίσκος ᾤκει παρὰ τὸ τεῖχος καὶ κατεκλίθη. ἐν
τῇ πρώτῃ πυρετὸς ὀξὺς, ἵδρωσεν ἐς νίκτα ἐπιπόνως.
δευτέρῃ πάντα παρωξύνθη. ὀψὲ δ' ἀπὸ κλυσματίου καλῶς διῆλθε, νύκτα δι' ἡσυχίης. τρίτῃ πρωῒ καὶ μέχρι

---

rit ad artis opera properare volentibus. Sed quia contextus quidam Hippocratis interjacent obfcuriores, propterea mihi fatius vifum eft tales quoque commentarios di-
lucidos conftruere. Nam fi fymptomatum omnium quae
fingulis morbis accidiffe narrat vel totam naturam vel
caufas generationis dixero, tractatus omnes a me factos
huc transferre et in fingulos aegrotos unum librum fcribere
periclitabor. Quod fi eorum quae in prognoftico univerfaliter fcripta funt, fola exempla nunc judicavero, omnem
difciplinam ad opera a me fcripta remittens, concifam
fpero fore orationem

I.

Qui Philiscus prope moenia habitabat decubuit. Primo
   die febris acuta, noctu laboriofe fudavit. Secundo
   omnia exacerbata funt; vefperi ab injecto clyftere belle
   habuit, nocte quievit. Tertio mane et ad meridiem

μέσου ἡμέρης ἔδοξε γενέσθαι ἀπύρετος. πρὸς δείλην δὲ
πυρετὸς ὀξὺς μεθ' ἱδρῶτος, διψώδης, γλῶσσα δὴ ἐπεξη-
ραίνετο, μέλαν οὔρησε, νύκτα δύσφορος, οὐκ ἐκοιμήθη,
πάντα παρέκρουσε. τετάρτῃ πάντα παρωξύνθη, οὖρα μέλανα,
νύκτα εὐφορωτέρην, οὖρα εὐχρούστερα. πέμπτῃ περὶ μέσον
ἡμέρης, μικρὸν ἀπὸ ῥινῶν ἔσταξεν, ἄκρητον. οὖρα δὲ ποικίλα
ἔχοντα ἐναιωρήματα στρογγύλα, γονοειδέα, διεσπαρμένα,
οὐχ ἵδρυτο. προσθεμένῳ δὲ βάλανον, φυσώδεα σμικρὰ διῆλθε,
νύκτα ἐπιπόνως, ὕπνοι σμικροὶ, λόγοι, λῆρος, ἄκρεα πάντοθεν ψυχρὰ καὶ οὐκέτ' ἀναθερμαινόμενα, οὔρησε δὲ μέλανα, ἐκοιμήθη σμικρὰ, πρὸς ἡμέρην ἄφωνος, ἵδρωσε
ψυχρὰ, ἄκρεα πελιδνὰ, περὶ δὲ μέσον ἡμέρης ἑκταῖος
ἀπέθανεν. τουτέῳ τὸ πνεῦμα διὰ τέλεος ὥσπερ ἀνακαλουμένῳ ἀραιὸν καὶ μέγα. σπλὴν ἐπήρθη περιφερεῖ
κυρτώματι, ἱδρῶτες ψυχροὶ διὰ τέλεος, οἱ παροξυσμοὶ ἐν
ἀρτίῃσιν.

usque a febre liber eſſe viſus eſt; ad veſperam vero
febris acuta invaſit cum ſudore, ſiticuloſus fuit, lingua inaruit, nigrum minxit, noctu jactabatur, non dormivit prorſus deliravit. Quarto autem omnia proritata
ſunt, urinae nigrae, nox toleratu facilior, urinae melius coloratae. Quinto circa meridiem paucum e naribus ſtillavit ſincerum; urinae variae quibus inerant enaeoremata, rotunda, geniturae ſimilia, quae diſperſa non
ſubſidebant. Huic ſuppoſita glande flatulenta pauca
prodierunt; nox laborioſa fuit, ſomni parvi, verba, deliria, extrema undique frigida quae non amplius recaleſcebant, nigra minxit, parce dormivit, interdiu obmutuit, frigida ſudavit, extrema livida. Die ſexto
circa meridiem obiit. Huic ſpiritus ad finem usque
velut revocanti rarus et magnus. Lien tumore rotundo
intumuit; ſudores perpetuo frigidi, exacerbationes diebus paribus.

ΚΑΙ ΓΑΛΗΝΟΤ ΕΙΣ ΑΤΤΟ ΤΠΟΜΝΗΜΑ Γ. 255

Ed. Chart. IX. [99.]　　　　　　　　Ed. Baf. V. (383. 384.)

Ἐπὶ τούτου τοῦ ἀρρώστου κατὰ τὴν τρίτην ἡμέραν ὁ μέλλων ἔσεσθαι θάνατος ἦν φανερὸς ἤδη τῷ μεμνημένῳ τῶν καθόλου θεωρημάτων. ἐν γὰρ τῇ πρώτῃ τῶν ἡμερῶν ὀξέος πυρετοῦ γενομένου καὶ μετὰ τοῦτο ἱδρῶτος ἐπιφανέντος οὐκ ἔλυσε τὸν πυρετὸν, ἀλλὰ καὶ τὴν νύκτα χαλεπὴν ἤνεγκεν. ἡ δευτέρα πάλιν ἅπαντα παρώξυνεν, εἶθ᾽ (384) ἡ τρίτη μελάνων οὔρων ἔσχεν ἔκκρισιν. ἦν μὲν οὖν καὶ τὸ κατὰ τὴν πρώτην ἡμέραν γενόμενον εὐθέως μοχθηρόν. τὰ γὰρ κρίσιμα μὴ κρίνοντα, τὰ μὲν θανατώδεα, τὰ δὲ δύσκριτα, θανατώδη μὲν, ἄν τι τῶν᾽ ἐπ αὐτοῖς θανατωδῶν γένηται συμπτωμάτων ἢ σημείων, δύσκριτα δὲ, ἐὰν ἄνευ τούτων διαμένῃ τὰ σημεῖα τῆς τῶν χυμῶν ἀπεψίας. ἀλλ᾽ ἐπί γε τοῦ Φιλίσκου θανατῶδες ἐγένετο σημεῖον, ἐπὶ τῷ μὴ λύσαντι τὸν πυρετὸν ἱδρῶτι, κατὰ τὴν τρίτην ἡμέραν, τὰ μέλανα τῶν οὔρων, μετὰ τοῦ καὶ διψώδη γενέσθαι καὶ τὴν γλῶσσαν ἐπιξηρανθῆναι καὶ δυσφορῆσαι δι᾽ ὅλης νυκτὸς, ἀγρυπνῆσαί τε καὶ παρακροῦσαι. καὶ τούτων οὕτως γενομένων ἐν τῇ τετάρτῃ τῶν ἡμερῶν πάντα τε παροξυν-

Hoc in aegroto tertio die mors ei jam futura perspicue denunciabatur, qui univerſalium theorematum meminit. Primo namque die febri acutae obſidenti ſudor obortus eſt qui febrem non ſolvit, imo et noctem perarduam attulit. Secundus dies omnia proritavit. Inde tertius nigrarum urinarum excretionem habuit. Itaque quod primo die accidit, continuo pravum erat. Nam judicatoria non judicantia partim letalia exiſtunt, partim difficile judicium faciunt. Letalia quidem ſi aliquod ex letalibus vel ſymptomatibus vel ſignis fuerit. Difficile vero facientia judicium, ſi absque his ſigna cruditatis humorum permaneant. At enim in Philisco letale ſignum erat quod non ſolutae tertio die a ſudore febri urinae nigrae et ſitis acceſſerint et lingua inaruerit et tota nocte inquietus fuerit, vigilaverit, deliraverit. His autem ita factis quarto die cuncta proritata fuiſſe ait, urinasque rurſus nigras

θῆναί φησι καὶ οὖρα πάλιν γενέσθαι μέλανα. μέμνησο τοιγαροῦν ὅτι τῆς τετάρτης ὁμοίως τῇ τρίτῃ χαλεπὰ συμπτώματα καὶ σημεῖα ἐχούσης ἐν ὀξεῖ νοσήματι τὴν κρίσιν ἐχρῆν
ἐσομένην προσδοκᾷν διὰ ταχέων, εἰ μὲν ἐν ἀρτίαις παρω-
ξύνετο, μᾶλλον ἐν ταῖς ἀρτίαις, εἰ δ᾽ ἐν ταῖς περιτταῖς, ἐν
ἐκείναις. ἔνθα δ᾽ ἡ κρίσις, ἐνταῦθα δηλονότι καὶ ὁ θάνατος, ἐπί γε τῶν ὀλεθρίων νοσημάτων. καὶ τοίνυν ἀπέθανεν ἑκταῖος ὁ Φιλίσκος, διότι καὶ οἱ παροξυσμοὶ κατὰ τὰς ἀρτίας
[100] ἦσαν αὐτῷ. τοῦτο γὰρ αὐτὸς ὁ Ἱπποκράτης ἐνεδείξατο
κατὰ τὸ τέλος τῆς ὅλης ἐξηγήσεως γράψας ὡδί· τούτῳ τὸ
πνεῦμα διὰ τέλεος ὥσπερ ἀνακαλουμένῳ ἀραιὸν, μέγα, σπλὴν
ἐπήρθη περιφερεῖ κυρτώματι, ἱδρῶτες ψυχροὶ διὰ τέλεος,
οἱ παροξυσμοὶ ἐν ἀρτίῃσιν. ἄλλος δ᾽ ἄν τις ἄῤῥωστος ἴσως
ἐπὶ τοῖς αὐτοῖς συμπτώμασί τε καὶ σημείοις οὐ κατὰ τὴν
ἕκτην, ἀλλὰ κατὰ τὴν ὀγδόην ἡμέραν ἀπέθανε τῆς τε δυνάμεως ἰσχυροτέρας οὔσης ἢ ὡς ἔτυχεν ὁ Φιλίσκος ἔχειν, τῶν
τε συμπτωμάτων καὶ τῶν σημείων ἧττον ὀλεθρίων. ἐπὶ γὰρ

redditas. Fac itaque memineris quod ubi quartus dies
in acuto morbo difficilia tum fymptomata tum figna peraeque ac tertius habuerit, judicationem brevi exfpectare
oportet et quod fi paribus diebus accefliones fuerint, in
paribus; fi vero imparibus, in illis; ubi autem judicatio,
hic et mors in perniciofis morbis. Enimvero fexto die
mortem obiit Philiscus, quod ipfi accefliones paribus diebus fuiffent. Hoc enim ipfe declaravit Hippocrates, qui
in narrationis fine ita fcripfit: huic fpiritus ad finem
usque velut revocanti rarus et magnus, lien tumore rotundo intumuit, fudores perpetuo frigidi, accefliones diebus paribus. Alius fortaffis aegrotus fimilibus fymptomatibus et fignis non fexto, fed octavo die interiiffet, qui
tum robuftioribus quam Philiscus effet viribus tum fymptomatibus et fignis minus perniciofis. Quod enim tertio
die et quarto nigras urinas reddidiffet malignitatis morbi
magnitudinem perfpicue prodidit. Sudores praeterea fri-

τούτῳ κατά τε τὴν τρίτην ἡμερῶν καὶ τὴν τετάρτην οὖρα
μέλανα γενόμενα σαφῶς ἐδήλωσε τὸ μέγεθος τῆς κακοηθείας
τοῦ νοσήματος, ἱδρῶτές τε ψυχροὶ γενόμενοι καὶ ἡ τοῦ
αἵματος ἤδε στάξις ἐν τῇ ε΄ τῶν ἡμερῶν ἐπεκύρωσε
τὸν προσδοκώμενον ὄλεθρον σύντομον. ἔτι δὲ μᾶλλον ὅτι
προσέγραψε τῇ στάξει τὸ ἄκρητον ὡδέ πως εἰπὼν, τῇ
πέμπτῃ περὶ μέσον ἡμέρας μικρὸν ἐπέσταξεν ἀπὸ ῥινῶν
ἄκρητον. ὅταν μὲν οὖν ἤτοι διαχώρησιν ἢ ἔμετον ἄκρητον εἴποι, τὸ ἄμικτον λέγει, διαχωρούσης ἢ ἐμουμένης ἤτοι
τῆς ξανθῆς ἀμίκτου χολῆς ἢ τῆς μελαίνης ἢ τῆς ἰώδους·
περὶ δὲ τῆς στάξεως ἐὰν ἀκούσωμεν ἄμικτον αἷμα τὸ ἐρυθρὸν, αὕτη γὰρ ἴδιος αὐτοῦ χροιά, ψευδός τι νοήσομεν.
οὐδέποτε γὰρ ἐρυθροῦ στάξις ἀπὸ ῥινῶν ὀλεθρίῳ νοσήματι πέφηνεν, ἀλλ᾽ ἀεὶ μέλανος· εἰκὸς οὖν ἐστιν αὐτὸ δὴ
τοῦτο τὸ μέλαν ἄκρητον εἰπεῖν, βουληθέντος αὐτοῦ τὸ πάνυ
τοιοῦτον. ἐν μὲν δὴ τῇ τρίτῃ τῶν ἡμερῶν ἐφαίνετο σαφῶς
ἤδη τὸ τοῦ νοσήματος ὀλέθριον, οὐ μὴν ὁπότε τεθνήξεται
δῆλον ἦν. ἐν δὲ τῇ τετάρτῃ τῶν ἡμερῶν τῶν μελάνων
οὔρων διαμεινάντων καὶ τῶν παροξυσμῶν ἐν ταῖς ἀρτίαις

gidi oborti et fanguinis ftillatio quinto die, brevi perniciem exfpectari confirmarunt.   Eoque etiamnum magis
quod ftillationi fincerum hisce verbis adfcripferit. Quinto
die circa meridiem paucum e naribus ftillavit, idque fincerum.   Quum itaque vel dejectionem vel vomitionem
finceram dixerit, non mixtum intelligit, dejecta vel evo-
mita flava fincera bile aut atra vel aeruginofa. De ftilla
autem, fi fincerum fanguinem intellexerimus rubrum, is
enim proprius ipfi calor eft, aliquid falfum intelligimus.
Rubri namque ftilla e naribus in perniciofo morbo nunquam apparuit, at femper atri.   Quod igitur hoc ipfum
atrum fincerum dicat, volens quod tale eft intelligere
probabile eft.   Quare tertio quidem die jam morbi pernicies perfpicue videbatur, non tamen quando effet moriturus conftabat.   Quarto vero die quum urinae nigrae
permanerent, fierentque diebus paribus accefliones, fique

γιγνομένων, εἰ μὲν τῇ ἡλικίᾳ καὶ τῇ ῥώμῃ τῶν δυνάμεων
ἀντεῖχεν, εἰκὸς ἦν ἄχρι τῆς ὀγδόης ἐξαρκίσαι τὸν ἄῤῥωστον·
εἰ δὲ μὴ, κατὰ τὴν πέμπτην τεθνήξεσθαι. τῆς πέμπτης
δ᾽ ἐπὶ τοῖς εἰρημένοις αἵματός τε στάξιν ἀκράτου ἐχούσης καὶ δηλονότι τοὺς ψυχροὺς ἱδρῶτας, οὓς διὰ παντὸς
τοῦ νοσήματος ἔφη γενέσθαι, προσεδόκησεν ἄν τις εὐλόγως
μὴ δυνηθήσεσθαι τὸν κατὰ τὴν ἕκτην ἡμέραν ἐσόμενον παροξυσμὸν ὑπομεῖναι τὸν κάμνοντα. ταῦτά τε οὖν ἀκόλουθα
φαίνεται τοῖς καθόλου περὶ κρισίμων ἡμερῶν καὶ οὔρων καὶ
ἱδρώτων εἰρημένοις, ἐπί τε τῶν κρισίμων συγγραμμάτων
καὶ πρὸς αὐτοῖς τῶν περὶ δυσπνοίας τε καὶ παραφροσύνης.
εἰρηκὼς γὰρ ἐν προγνωστικῷ, πνεῦμα δὲ πυκνὸν μὲν ἐὸν
πόνον σημαίνει ἢ φλεγμονὴν ἐν τοῖς ὑπὲρ τῶν φρενῶν χωρίοις, μέγα δὲ ἀναπνεόμενον καὶ διὰ πολλοῦ χρόνου παραφροσύνην δηλοῖ· εἶτα νῦν ὅτι μὲν παρεφρόνησεν ὁ Φιλίσκος εἰρηκὼς, οὐδὲν δ᾽ ἐν ὅλῃ τῇ διηγήσει περὶ δυσπνοίας
γεγραφὼς, εἰκότως ἐπὶ τῇ τελευτῇ τοῦ ·λόγου ʽπροσέθηκεν,
τούτῳ τὸ πνεῦμα διὰ τέλεος ὥσπερ ἀνακαλουμένου, ἀραιὸν,

tum aetate tum virium robore aegrotus obſtitiſſet, ad octavum usque diem ipſum ſuffecturum par erat; ſi non, ſexto
die interiturum.   Quum autem propter commemorata
quintus dies meri ſanguinis ſtillam haberet tum frigidos
ſudores per totum morbum eveniſſe protulit, jure quidem
exſpectaſſet aegrotum non poſſe acceſſionem ſexto die futuram proferre.   Haec igitur videntur illis conſequentia
quae univerſaliter de judicatoriis diebus, urinis et ſudoribus pronunciata ſunt tum in libris de judicatoriis diebus tum in libris de ſpirandi difficultate et delirio. Quum
enim in prognoſtico dixerit: ſpiritus autem frequens
quidem dolorem aut partis alicujus ſupra ſeptum transverſum inflammationem ſignificat, magnus vero et longo
inſpiratus tempore delirium oſtendit.   Deinde nunc quum
et Philiscum deliraſſe affirmaverit, nihilque tota in narratione de ſpirandi difficultate enunciaverit, jure optimo
in orationis ſine addidit, huic ſpiritus ad finem usque

μέγα. πρόδηλον δ᾽ ὅτι ταυτόν ἐστιν ἀραιόν τε φάναι καὶ
διὰ πολλοῦ χρόνου. τὸ δ᾽ ὥσπερ ἀνακαλουμένῳ οἷον ἀνα-
μιμνησκομένῳ σημαίνει. δέδεικται γὰρ ἐν τοῖς περὶ δυσπνοίας ἀραιὸν καὶ μέγα γίνεσθαι τὸ πνεῦμα διὰ τὴν βλάβην τῆς διανοίας, ὥσπερ ἐπιλανθανομένου τῶν ἐνεργιῶν τοῦ
κάμνοντος, ὡς μήθ᾽ ὅτε καταπαῦσαι προσῆκεν αὐταῖς ἐπίστασθαι μήθ᾽ ὅτε ἄρξασθαι.

β΄.

[101] Σιληνὸς ᾤκει ἐπὶ τοῦ Πλαταμῶνος πλησίον τῶν
Εὐαλκίδεος, ἐκ κόπων καὶ πότων καὶ γυμνασίων ἀκαίρων
πῦρ ἔλαβεν   ἤρξατο δὲ πονέειν καὶ ὀσφὺν καὶ κεφαλὴν
εἶχε βάρος καὶ τραχήλου ἦν ξύντασις. ἀπὸ δὲ κοιλίης
τῇ πρώτῃ χολώδεα, ἄκρητα, ἔπαφρα, κατακορέα, πολλὰ
διῆλθεν, οὖρα μέλανα, μέλαιναν ὑπόστασιν ἔχοντα, διψώδης γλῶσσα ἐπίξηρος, νυκτὸς οὐδὲν ἐκοιμήθη. δευτέρῃ
πυρετὸς ὀξὺς, διαχωρήματα πλείω, λεπτότερα, ἔπαφρα,

---

velut revocanti rarus et magnus.   Conſtat autem idem
eſſe dicere et rarum et per multum tempus; oratio velut
revocanti quemadmodum recordanti ſignificat.   Nam in
his libris de ſpirandi difficultate demonſtratum eſt rarum
et magnum fieri ſpiritum ob mentis laeſionem, tanquam
functiones aegrum lateant, ut neſciat neque quando eas
cohibere, neque quando inchoare oporteat.

II.

*Silenum, qui apud Platamonem prope Evalcidis aedes
habitabat, ex laſſitudinibus, compotationibus et exercitationibus intempeſtivis febris prehendit.   Coepit autem
lumbis laborare, capitis gravitatem tulit, fuitque cervicis diſtentio.   Primo die ab alvo bilioſa, ſincera, ſpu-
moſa, abunde colorata multa prodierunt; urinae nigrae
nigrum continentes ſedimentum; ſitibundus fuit, lingua
inſuper arida; nocte nihil dormivit.   Secundo febris
acuta, dejectiones plures, tenuiores, ſpumoſae; urinae*

οὖρα μέλανα, νύκτα δυσφόρως, μικρὰ παρέκρουσε. τρίτῃ
πάντα παρωξύνθη, ὑποχονδρίου ξύντασις ἐξ ἀμφοτέρων
παραμήκης, πρὸς ὀμφαλὸν ὑπολάπαρος, διαχωρήματα
λεπτὰ, ὑπομέλανα, οὖρα θολερὰ, μέλανα, νυκτὸς οὐδὲν
ἐκοιμήθη, λόγοι πολλοὶ, γέλως, ᾠδὴ, κατέχειν οὐκ ἠδύνατο.
τετάρτῃ διὰ τῶν αὐτῶν. πέμπτῃ διαχωρήματα ἄκρητα,
χολώδεα, λεῖα, λίαν λιπαρὰ, οὖρα λεπτὰ, διαφανέα, μικρὰ,
κατενόει. ἕκτῃ περὶ κεφαλὴν μικρὰ ἐφίδρωσεν, ἄκρεα
ψυχρὰ, πελιδνὰ, πολὺς βληστρισμὸς, ἀπὸ κοιλίης οὐδὲν
διῆλθεν, οὖρα ἐπέστη, πυρετὸς ὀξὺς, ἑβδόμῃ ἄφωνος,
ἄκρεα οὐκέτι ἀνεθερμαίνετο, οὔρησεν οὐδέν. ὀγδόῃ
ἵδρωσε διόλου ψυχρὸν, ἐξανθήματα μεθ᾽ ἱδρῶτος ἐρυθρὰ, στρογγύλα, σμικρὰ, οἷον ἴονθοι παρέμενον, οὐκ ἀφίσταντο. ἀπὸ δὲ κοιλίας ἐρεθισμῷ σμικρῷ, κόπρανα
λεπτὰ, οἷα ἄπεπτα. πολλὰ διῄει μετὰ πόνου, οὔρει μετ᾽
ὀδύνης δακνώδεα, ἄκρεα σμικρὰ ἀνεθερμαίνετο. ὕπνοι

nigrae; nox inquies et gravis, aliquantulum deliravit.
Tertio omnia exacerbata funt, hypochondrii contentio
utrinque ad umbilicum promiffa, fubmollis, dejectiones
tenues, nigricantes, urinae turbidae, nigrae, nox infomnis, verba multa, rifus, cantus, continere fe non
potuit. Quarto eadem vexabant. Quinto dejectiones
fincerae, biliofae, laeves, admodum pingues; urinae tenues, pellucidae, paucae; mente conftabat. Sexto
circa caput aliquantulum fudavit; extrema corporis frigida, livida, jactatio vehemens, ab alvo nihil prodiit;
urinae fuppreffae funt, febris acuta. Septimo voce defectus eft, corporis fumma non amplius recaluerunt;
nihil minxit. Octavo frigidus per univerfum corpus
manavit fudor; exanthemata cum fudore rubra, rotunda, parva, varis confimilia permanebant, non abs-
cedebant; ab alvo autem parvis irritamentis concitata
ftercora tenuia, qualia incocta copiofa cum dolore prodibant, urinas cum dolore mordaces reddebat; extrema
paululum recalefcebant; fomni exigui, comatofi, obmutuit,

λεπτοί, κωματώ- (385) δεες, άφωνος, ούρα λεπτά, διαφανέα. ενάτη διὰ τῶν αὐτῶν, δεκάτη ποτὰ οὐκ ἐδέχετο,
κωματώδης, οἱ δ' ύπνοι λεπτοί, ἀπὸ δὲ κοιλίης ὅμοια,
ούρησεν ἀθρόον ὑπόπαχυ κείμενον, ὑπόστασις κριμνώδης
λευκή, ἄκρεα πάλιν ψυχρά. ἑνδεκάτη ἀπέθανεν. ἐξ
ἀρχῆς τουτέῳ καὶ διὰ τέλεος πνεῦμα μέγα, ἀραιὸν, ὑποχονδρίου παλμὸς συνεχὴς, ἡλικίη ὡς περὶ ἔτεα εἴκοσι.

Ἐπὶ τούτου προσέθηκε τὴν ἡλικίαν μὴ προσθεὶς ἐπὶ
τοῦ πρώτου. ἐκεῖνος μὲν γὰρ εὐλόγως ἑκταῖος ἀπέθανεν ἐν
ὀξεῖ νοσήματι κατὰ τὸ συνεχὲς, ὀλέθρια ἔχων ἀπὸ τῆς ἀρχῆς τά τε σημεῖα καὶ τὰ συμπτώματα. οὗτος δὲ παραπλησίως ἐκείνῳ διακείμενος ἀπ' ἀρχῆς, ὅμως εἰς τὴν ια᾽ ἡμέραν προῆλθε διὰ ῥώμην δυνάμεως, ἣν εἰκὸς μὲν ἦν καὶ
ἄλλως ὑπάρχειν αὐτῷ, [102] καὶ διὰ τοῦ προσθεῖναι δὲ
τὴν ἡλικίαν ἐνεδείξατο, μὴ προσθεὶς ἐπὶ τοῦ Φιλίσκου, ἐξ
αὐτοῦ τοῦ μὴ προσθεῖναι δηλώσας ὅτι πλειόνων ἐτῶν ἦν,

*urinae tenues, pellucidae. Nono prope eadem. Decimo
potum non affumebat, fopore detinebatur, fomni tenues,
ab alvo fimilia prodibant, minxit confertim fub craffum
depofitum; fedimentum farinae craffiori fimilae album,
fumma corporis iterum frigida. Undecimo mortem op-
petiit. Huic a principio ad extremum usque fpiritus
magnus, rarus, continens hypochondrii palpitatio. Aetas erat circiter annos viginti*

In hoc aetatem addidit, quam in primo aegro non
adjecerat. Ille fiquidem debita ratione fexto die morti
occubuit, perniciofa continenter in acuto morbo, a principio tum figna tum fymptomata confequutus. Hic autem
illi confimiliter ab initio affectus, attamen ad undecimum diem progreffus eft propter virium robur, quod
huic ineffe par erat tum alias tum quod per aetatis additionem declaravit, ea non in Philifco adjecta; ex qua
non adiecta oftendit quod pluribus annis effet, ita ut vi-

ὥστε τὴν μὲν δύναμιν μὴ ἰσχυρὰν εἶναι. ἕτερος δ' ἂν ἄῤῥωστος ἐπὶ τοῖς αὐτοῖς ἀπ' ἀρχῆς σημείοις τε καὶ συμπιώ-
μασιν, εἰ μὴ ἰσχυρῶς ἦν τὴν δύναμιν, ἑβδομαῖος ἀπέθανε,
καὶ οὕτως γε πλησίον ἧκε τοῦ θανάτου κατ' ἐκείνην τὴν
ἡμέραν καὶ ἔγραψεν ἐπ' αὐτοῦ· ἑβδόμῃ ἄφωνος, ἄκρεα οὐκέτ' ἀνεθερμαίνετο, οὔρησεν οὐδέν. εὔδηλον οὖν ἐκ τούτων
ὅτι πλησίον ἀφίκετο θανάτου. τῆς δυνάμεως δ' ἰσχυρᾶς
οὔσης ἴσχυσεν ἐξαρκέσαι πρὸς τὴν ἐφεξῆς ἡμέραν κρίσιμον
οὖσαν ἑνδεκάτην, ἐπεί τοι κατὰ τὴν τρίτην ἢ τετάρτην
ἡμέραν ἐν κακίστοις αὐτοῦ γενομένου σημείοις τε καὶ
συμπτώμασιν, ἐπὶ τῆς ἑβδόμης ἐχρῆν ἀποθανεῖν, ὄντων
γε τῶν παροξυσμῶν ἐν ταῖς περισσαῖς μᾶλλον, ὅπερ ἐδήλωσεν
εἰπὼν, τρίτῃ παρωξύνθη πάντα, καὶ μετὰ ταῦτα πάλιν τετάρτῃ διὰ τῶν αὐτῶν. δυνηθεὶς οὖν ὑπερβῆναι, ὡς ἔφην,
τὴν ζ' ἡμέραν διὰ ῥώμην δυνάμεως, ἐπὶ τῆς ὀγδόης ἡμέρας ἐξανθήματα μεθ' ἱδρῶτος ἔσχεν ἐρυθρὰ, στρογγύλα,
σμικρὰ, τῆς φύσεως αὐτοῦ διαμαχομένης ἐπὶ τῷ νοσήματι

res parum in eo valerent. Secundus aeger iisdem ab
initio tum fignis tum fymptomatibus, nifi validis viribus
fuiffet, feptimo interiiffet die, ficque fane illo die prope
obiit, de eoque fcripfit: feptimo die obmutuit, extrema
non amplius recalefcebant, nihil minxit. Ex his itaque
conftat eum ad mortem prope deveniffe, fed quum vires
effent validae, ad fequentem judicatorium diem undecimum fufficere potuit: quoniam eum qui tertio aut quarto
die in peffimis fuerat tum fignis tum fymptomatis, feptimo die mori oportebat, quum acceffiones diebus imparibus magis fierent, quod his verbis declaravit: tertio
exacerbata funt omnia: atque ab his rurfus: quarto die
eadem vexabant. Quum igitur feptimum diem praeterire,
ut dixi, ob virium robur potuerit, octavo die puftulas
cum fudore habuit rubentes, rotundas, parvas, natura
ipfa cum morbo pugnante, atque ad cutim pravorum humorum fuperfluitatem propellente, ob idque nono die
haud obiit, fed undecimo   Quod fi octavo die nihil tale

Ed. Chart. IX. [102.] Ed. Baf. V. (385.)

καὶ πρὸς τὸ δέρμα τὴν περιουσίαν τῶν μοχθηρῶν χυμῶν
ὠθούσης καὶ διὰ τοῦτό γε οὐκ ἐπὶ τῆς ἐνάτης ἡμέρας ἀπέθανεν, ἀλλ' ἐπὶ τῆς ἐνδεκάτης. ὡς εἴ γε κατὰ τὴν ὀγδόην
μηδὲν ἐγεγόνει τοιοῦτον, ἀκόλουθον ἦν ἀποθανεῖν αὐτὸν
ἐπὶ τῆς ἐνάτης, γεγονυίας γε τῆς ἑβδόμης οἵαν εἶπεν.
ἐπεὶ δὲ καὶ παρεφρόνησεν οὗτος ὁ ἄῤῥωστος ἐν τῇ νόσῳ,
διὰ τοῦτο προσέθηκεν ἐπὶ τελευτῇ τῆς διηγήσεως, πνεῦμα σχεῖν αὐτὸν ἀραιὸν καὶ μέγα δι' ὅλου τοῦ νοσήματος.
ἀλλὰ καὶ ὑποχονδρίου παλμὸν συνεχῆ γεγονέναι φησὶν αὐτῷ.
θόρυβον δὲ καὶ τοῦτο ἢ παραφροσύνην ἐλέγετο δηλοῦν ἐν
προγνωστικῷ. ἔοικεν ἐν τῷ διαφράγματι φλεγμονὴ γεγονέναι τις τῷ ἀνθρώπῳ, δι' ἣν κατὰ τῆς τρίτης ἡμέρας διήγησιν ἔγραψε, ὑποχονδρίου ξύντασις ἐξ ἀμφοτέρων παραμήκης πρὸς ὀμφαλόν, ὑπολάπαρος. τὸ γὰρ ὑπολάπαρος
ὑπόκενός ἐστι, τουτέστιν ὄγκου χωρὶς, ὃς γίνεται τῶν καθ'
ὑποχόνδρια μορίων φλεγμαινόντων. ὅταν μέντοι τῇ φλεγμονῇ τοῦ διαφράγματος κατὰ τὸ συνεχὲς ἀνέλκηται τὸ ὑποχόνδριον, συντείνεται χωρὶς ὄγκου καὶ κατ' ἀρχήν γε τῆς

contigiffet, confequens erat ipfum nono die interiiffe,
quum feptimus qualem pronunciavit fuiffet. Quia vero
is aegrotus etiam in morbo deliravit, propterea in hiftoriae fine adjecit: ipfum fpiritum magnum et rarum a
principio ad extremum usque habuiffe; imo et continenter hypochondrii palpitationem ipfi fuiffe profitetur; quod
in prognoftico vel turbationem vel delirium fignificare di-
cebatur. Vifa eft autem homini fuiffe quaedam in fepto
transverfo phlegmone, ob quam tertio die explicationem
fcripfit: hypochondrii contentio utrinque ad umbilicum
promiffa fubmollis. Submollis autem fubvacua ac inanis
eft, hoc eft citra tumorem, qui partibus hypochondriorum inflammatis procreatur. Quum vero ex fepti trans-
verfi phlegmone ob continuitatem retrahitur, absque tumore contenditur. Atque jam in totius enarrationis exordio edixit ipfum lumbis laborare, capitis gravitatem et
cervicis contentionem habere, quae et ipfa progrediente

Ed. Chart. IX. [102.]   Ed. Baf. V. (385.)

ὅλης διηγήσεως ἔφη πονεῖν αὐτὸν ὀσφὺν καὶ κεφαλῆς ἔχειν
βάρος καὶ τραχήλου σύντασιν, ἅπερ καὶ αὐτὰ πρὸς τὸ χεῖρον ὄντος τοῦ νοσήματος παρακρουστικὰ σημεῖα γίνεται καὶ
εἴ γε μετ᾿ ἀγρυπνίας ἄνευ βάρους ἐγεγόνει ταῦτα, φρενιτικὸς ἂν ἀπετελέσθη. νυνὶ δὲ τὸ βάρος τῆς κεφαλῆς πλῆθος ἐνδεικνύμενον ἐν αὐτῇ περιέχεσθαι χυμῶν, οὐ πάνυ τι
θερμῶν ἢ χολωδῶν ἢ πάντως ἄγρυπνος ἂν ἦν, ἐδήλωσε κωματώδη γενέσθαι τὸν κάμνοντα. λεχθήσεται δ᾿ ἐπὶ πλέον
περὶ τῶν τοιούτων διαθέσεων, ἐν αἷς ἅμα κωματώδεις εἰσὶ
καὶ παραφρονοῦσιν, ὅταν ἐξηγησώμεθα τὴν πρώτην ῥῆσιν
τοῦ προρῥητικοῦ. προσθεῖναι δὲ χρὴ τῷ παρόντι λόγῳ καὶ
ταῦτα, ὡς ἐστὶ βέλτιον ἅπερ εἴρηται καὶ δι᾿ ἄλλων ἡμῖν
πολλάκις ὅτι τῶν ἐπὶ προφανέσιν αἰτίαις ἀρξαμένων πυρέττειν, εἰ μηδεμίαν τῶν κατὰ τὸ σῶμα περιέχοιτο παρασκευὴν νοσήματος, ἐφήμερος ὁ πυρετὸς γίνεται. καίτοι γε
τῷ Σιληνῷ πάντως ἂν ἐγεγόνει τοιοῦτον ἐκ κόπων καὶ πότων καὶ
γυμνασίων ἀκαίρων πυρέξαντι μὴ προϋπαρχούσης ἐντῷ σώματι
τῆς νοσώδους παρασκευῆς, ἣν διαγνώσῃ τοῖς γιγνομένοις εὐθέως
περὶ τὴν πρώτην καὶ δευτέραν ἡμέραν συμπτώμασί τε καὶ σημεί-

ad deterius morbo delirii figna funt; quae et cum vigiliis
et fine capitis gravitate fierent, phreniticus evaderet.
Nunc vero capitis gravitas humorum non admodum calidorum aut biliosorum copiam, nam plane infomnis esset,
contineri in eo oftendens, comatofum aegrum fuisse declaravit. Verum de his affectibus, in quibus fimul et comatofi funt et defipiunt, latius dicetur, quum primam prorrhetici orationem explicabimus. Adjecisse vero etiam
praefenti orationi haec oportet, quod melius fit, quae
nobis et alibi dicta funt, ubi quis ex caufis manifestis
febricitare coeperit, fi nullo modo corpus ad morbum
paratum fuerit, eum diaria febre corripi. At certe Sileno tale prorfus contigisset ex lassitudinibus, potationi-
bus et exercitationibus intempestivis febricitanti, nisi corporis ad morbum accessisset apparatus, quum obortis
primo ftatim aut fecundo die tum fymptomatibus tum
fignis dignoveris. Itaque primum, inquit, eum ignis pre-

ΚΑΙ ΓΑΛΗΝΟΥ ΕΙΣ ΑΥΤΟ ΥΠΟΜΝΗΜΑ Γ. 265

Ed. Chart. IX. [102. 103.] Ed. Baf. V. (385.)

οις πρῶτον μὲν οὖν, ἔφη, πῦρ ἔλαβεν, οὕτως δ᾽ ὀνομάζειν εἰωθὼς
τὸν πυρετὸν, ὅταν ᾖ σφοδρότατος. εἶτ᾽ ἐφεξῆς, ἀπὸ δὲ κοιλίης τῇ
πρώτῃ [103] χολώδεα, ἄκρητα, ἔπαφρα, κατακορέα,᾽ πολλὰ
διῆλθε τούτῳ. εἶτ᾽ ἐφεξῆς· οὖρα μέλανα, μέλαιναν ὑπόστασιν ἔχοντα· καὶ πάλιν ἐφεξῆς· διψώδης γλῶσσα, ἐπίξηρος,
νυκτὸς οὐδὲν ἐκοιμήθη, πλῆθος οὐ σμικρὸν ὀλεθρίων τε
συμπτωμάτων καὶ σημείων ἐγένετο τῷ Σιληνῷ κατὰ τὴν
πρώτην εὐθὺς ἡμέραν, ὡς νοῆσαί τινα δύνασθαι σαφῶς,
τοὺς κόπους καὶ πότους καὶ γυμνάσια, προφάσεις γεγονέναι
τοῦ νοσήματος, κυριώτατα γὰρ ἄν τις φαίη προφάσεις, τὰ
φανερὰ τῶν αἰτίων. ὅταν δέ τινα καὶ ἄλλα μέλλοντα νοσεῖν ἄνθρωπον ἐξελέγξῃ προσγενόμενα, χρόνῳ μέντοι πλείονι
προηγησάμενα, κυρίως ἄν τι γένοιτο τηνικαῦτα, δυνατὸν
εἶναι καὶ τὸν Σιληνὸν τοῦτον ἐν χρόνῳ πολλῷ διητηθέντα
τὸν τρόπον τὸν εἰρημένον, ἐξ αὐτοῦ αὐτῷ ἐσκευάσθαι τὸ
νόσημα. ἐὰν μὲν γὰρ πονῇ τις, πολλὰ ταλαιπωρούμενος
ἐν ταῖς ἐνεργείαις ἄχρι κόπου, πίνῃ δὲ δαψιλῶς καὶ ἀκαί-

hendit. Ita vero febrem nominare confuevit, quum ve-
hementiffima fuerit. Deinde vero primo die ab alvo biliofa, fincera, fpumofa, abunde colorata et copiofa huic
prodierunt, continuata ferie urinae nigrum fedimentum
continentes. Rurfum fubfequitur: fitibundus fuit, lingua arida, nihil nocte dormivit. Non parva Sileno primo
ftatim die tum exitialium fymptomatum tum fignorum
multitudo tunc oborta eft, ut quivis aperte queat intelligere laffitudines, potationes et exercitationes morbi occafiones fuiffe. Nam quisque occafiones maxime proprie
manifeftas caufas appellaverit. Quum autem alia quaedam
oborta hominem aegrotaturum arguerint, multo tamen
tempore praecefferint, aequum tunc fuit Silenum hunc
ea etiam victus ratione commemorata longo ufum tempore, inde morbum fibi comparaffe. Si quis enim laboraverit multa perpeffus in actionibus adusque laffitudinem,
biberitque liberalius, et intempeftive fefe exercitaverit, id
eft aut ubi fuit tardior concoctio priusquam probe in

ρως τε γυμνάζοιτο, τοῦτο δέ ἐστιν, ἤτοι γ᾽ ἐπὶ σιτίοις ἢ
βραδυπεψίας γενομένης, πρὶν καλῶς εἰς αἷμα μεταβληθῆναι
τὴν τροφὴν, οὗτος ἐν αὐτῷ, τὸ μέντοι χολῶδες ἀθροίσειε διὰ
τὰς ταλαιπωρίας, τὸ δ᾽ ὠμὸν καὶ ἄπεπτον διά τε τοὺς πότους
καὶ τὰ ἄκαιρα γυμνάσια. χαλεπώτατα δέ εἰσι ταῦτα μάλιστα
τῶν νόσων, ἐν αἷς ἀμφοτέρων ἀξιόλογον ἀθροίζεται πλῆθος.

γ΄.

Ἡροφῶντι πυρετὸς ὀξὺς, ἀπὸ κοιλίης ὀλίγα, τεινεσμώδεα κατ᾽
ἀρχὰς, μετὰ δὲ ταῦτα λεπτὰ διῄει, χολώδεα, ὑπόσυχνα,
ὕπνοι οὐκ ἐνῆσαν οὖρα μέλανα, λεπτά. πέμπτῃ πρωΐ,
κώφωσις, παρωξύνθη πάντα, σπλὴν ἐπῄρθη, ὑποχονδρίου
ξύντασις, ἀπὸ κοιλίης ὀλίγα μέλανα διῆλθεν, παρεφρόνησεν. ἕκτῃ ἐλήρει, ἐς νύκτα ἱδρὼς, ψύξις, παράληρος παρέμενεν. ἑβδόμῃ περιέψυκτο, διψώδης, παρέκρουσε, ἐς
νύκτα κατενόει, κατεκοιμήθη. ὀγδόῃ ἐπύρεξε σπλὴν ἐμειοῦτο, κατενόει πάντα, ἤλγησε, κατὰ βουβῶνα ἔπαρμα, τὸ

---

fanguinem transmutatum fuerit alimentum, hic in fe partim biliofum quidem ob labores et tolerantias, partim
vero tum crudum tum incoctum ex potu et intempeftivis
exercitationibus acervabit. At inter morbos hi graviffimi
funt, in quibus infignis amborum copia accumulatur.

III.

Herophontem febris acuta prehendit. Ab alvo pauca per
initia tenesmodea, poftea tenuia prodibant, biliofa et
copiofa; fomni non aderant, urinae nigrae et tenues.
Quinto mane furditas, exacerbata funt omnia; lien
fublatus intumuit, hypochondrii diftentio; ab alvo pauca
nigra prodierunt, defipuit. Sexto delirabat, nocte fu-
dor, frigus, delirus permanfit. Septimo perfrixit; fiti-
culofus fuit, deliravit, fub noctem ad mentem rediit,
obdormivit. Octavo febricitavit; lien imminutus eft;
prorfus refipuit, ad inguen doluit, primumque ei tumor
e lienis directo fubortus eft, deinde ad utramque tibiam
dolores accefferunt, nox toleratu facilis, urinae melius

Ed. Chart. IX. [103. 104.]   Ed. Baf. V. (385. 386.)

πρῶ- (386) τον σπληνὸς κατ᾽ ἴξιν, ἔπειτα οἱ πόνοι
ἐς ἀμφοτέρας κνήμας, ἐς νύκτα εὐφόρως, οὖρα εὔ-
χροιότερα, ὑπόστασιν εἶχε μικρήν. ἐνάτῃ ἵδρωσε, ἐκρίθη, διέλιπε. πέμπτῃ ὑπέστρεψεν, αὐτίκα δὲ σπλὴν ἐπήρθη
πυρετὸς ὀξὺς, κώφωσις πάλιν. μετὰ δὲ τὴν ὑποστροφὴν
τρίτῃ σπλὴν ἐμειοῦτο, κώφωσις ἧσσον, σκέλεα ἐπώδυνα,
νύκτα ἵδρωσεν, ἐκρίθη περὶ τὴν ἑπτακαιδεκάτην οὐδὲ παρέκρουσεν ἐν τῇ ὑποστροφῇ.

Οὗτος ἐκ παραδόξου διεσώθη. κατὰ γὰρ τὰς πάντας
ἡμέρας εἰκότως ἄν τις αὐτὸν ὑπενόησε τεθνήξεσθαι. καὶ γὰρ
οὔρησε μέλανα καὶ διαχωρουμένων χολωδῶν συμπαυσαμέ-
νων ἠκολούθηκε κώφωσις, ὡς ἂν εἰς τὴν κεφαλὴν ἀνελ-
θόντων αὐτῶν. ἀλλ᾽ ἐπὶ τούτοις μὲν εἰκότως [104] παρεφρόνησεν, ἐπὶ δὲ τοῖς μέλασιν οὔροις, κακοῖς οὖσιν, οὐδὲν
ἀντίῤῥοπον ἀγαθὸν ἐγένετο, πλὴν ὅτι σπλὴν ἐπήρθη πεμπταίῳ, δεξάμενός τι τῆς κακοχυμίας, εἶτα κατὰ τὴν ὀγδόην

---

coloratae paucum fedimentum habuerunt. Nono fudavit, judicatus eſt, intermiſit Quinto die reverſus eſt
morbus, ſimulque lien intumuit, febris acuta iterumque
ſurditas. Tertio poſt recidivam die lienis tumor imminuebatur, pauciorque erat ſurditas, crura dolor invaſit,
noctu ſudavit, die decimo ſeptimo judicatus eſt, neque
in morbi reverſione deliravit Hic praeter exſpectatio-
nem ſoſpes evaſit.

Primis enim diebus ipſum jure moriturum quisque
auguratus eſſet. Etenim nigra minxit, bilioſisque dejectionibus repreſſis ſurditas conſequuta eſt, tamquam ipſis
ad caput recurrentibus, ex quibus jure quidem optimo
deſipuit At ex nigris quae pravae ſunt urinis nihil
erat boni quod contra propenderet, niſi quod lien quinto
intumuit die, quod cacochymiae portionem excepiſſet.
Deinde octavo die pravis humoribus e liene ad crura

ἡμέραν ἐκ τοῦ σπληνὸς, εἰς τὰ σκέλη μεθισταμένων αὐτῶν,
ὃ μὲν ἐμειοῦτο, κατὰ δὲ τὴν ἐπὶ σκέλη φορὰν τῶν μεθισταμένων, ἤλγησε μὲν τὰ πρῶτα κατὰ βουβῶνα τὸν ἀριστερὸν, οὗτος γάρ ἐστι κατ᾽ ἴξιν σπληνὸς, ἔπειτα εἰς τὰς κνήμας ἀμφοτέρας, ἐφ᾽ οἷς δὴ συμπτώμασι διὰ τῆς νυκτὸς εὐφόρως ἔσχε καὶ οὔρησεν εὐχροώτερα καὶ λευκὴν ὑπόστασιν
ἔχοντα μικράν. εἶτα κατὰ τὴν ἐπιοῦσαν ἡμέραν, ἥτις ἦν
ἐνάτη, μεθ᾽ ἱδρῶτος ἐκρίθη. τοσοῦτον ἄρα ἥ τε κάτω μετάστασις ἴσχυσε τῶν λυπούντων ἥ τε τῶν οὔρων πέψις.
ἀλλὰ γὰρ οὐδ᾽ οὕτως ἦν ἱκανὰ ταῦτα τελέως ἀπαλλάξαι τῆς
νόσου τὸν κάμνοντα ἱδρώσαντα κατὰ τὴν θ ἡμέραν. ὑπελείφθη τοιγαροῦν αὐτῷ μόριόν τι τῆς κακοχυμίας ὃ κατὰ
τὴν ιδ᾽ ἡμέραν ὑποστροφὴν ἤνεγκεν, ἐφ᾽ ᾗ τὸ σύμπαν
ἑπτακαιδεκαταῖος ἐκρίθη, φυλαττομένης καὶ κατὰ τοῦτον τὸν
ἄῤῥωστον τῆς ἐπὶ τῶν κρισίμων ἡμερῶν τηρήσεως.

---

tranfeuntibus, hic imminuebatur quidem, caeterum dum
ad crura tranfirent, doluit imprimis inguen finiftrum;
hoc fiquidem erat fecundum lienis rectitudinem. Poftea
ad utramque tibiam dolores migraverunt, a quibus fymptomatibus fane placide per noctem habuit, minxitque
melioris coloris urinas, quae album et paucum fedimentum haberent. Deinde fequenti die, qui nonus erat, cum
fudore judicatus eft. Tantum fcilicet habent tum vexantium humorum ad inferiores partes migratio tum urinarum coctio. Enim vero neque haec fatis fic effe potuerunt aegrum a morbo perfecte vindicare, qui nono die
fudaverat. Quare pars ipfi quaedam pravorum humorum
relicta eft, quae quartodecimo die recidivam attulit, a qua
decimo feptimo die judicatus eft, fervato hoc in aegrotante per dies judicatorios judicio.

Ed. Chart. IX. [104.]

δ'.

Ἐν Θάσῳ Φιλίνου γυναῖκα θυγατέρα τεκοῦσαν καὶ κατὰ
φύσιν καθάρσεως γινομένης καὶ τὰ ἄλλα κούφως διάγουσαν,
τεσσαρεσκαιδεκάτην ἐοῦσαν, μετὰ τόκον πῦρ ἔλαβε μετὰ
ῥίγεος. ἤλγει δὲ ἀρχομένη καρδίην καὶ ὑποχόνδριον δεξιὸν
γυναικείων πόνοι, κάθαρσις ἐπαύσατο. προσθεμένη δὲ
ταῦτα μὲν ἐκουφίσθη, κεφαλῆς δὲ καὶ τραχήλου καὶ ὀσφύος
πόνοι παρέμενον. ὕπνοι οὐκ ἐνῆσαν, ἄκρεα ψυχρά, διψώδης
κοιλίη ξυνεκαύθη μικρὰ διῄει, οὖρα λεπτὰ ἄχροα κατ' ἀρχάς. ἑκταίη ἐς νύκτα παρέκρουσε πολλὰ καὶ πάλιν κατενόει. ἑβδόμη διψώδης, διαχωρήματα χολώδεα, κατακορέα.
ὀγδόη ἐπερρίγωσε, πυρετὸς ὀξύς, σπασμοὶ πολλοὶ μετὰ πόνου, πολλὰ παρέλεγεν, ἐξανίστατο. βάλανον προσθεμένη
πολλὰ διῆλθε μετὰ περιρρόου χολώδεος, ὕπνοι οὐκ ἐνῆσαν. ἐνάτη σπασμοί, δεκάτη πάντα σμικρὰ κατενόει.
ἑνδεκάτη πάντως ἐκοιμήθη, ἀνεμνήσθη, ταχὺ δὲ πάλιν
παρέκρουσε οὔρει δὲ μετὰ σπασμῶν ἀθρόον πολύ, ὀλιγάκις ἀναμιμνησκόντων, παχύ, λευκόν, οἷον γίνεται ἐκ τῶν

IV.

In Thaſo Philini uxorem, quae filium pepererat, tum
praecedentibus ſecundum naturam purgationibus tum in
caeteris facile degentem decimo quarto a partu die
ignis cum rigore prehendit. Huic autem cor dolebat
et hypochondrium dextrum; muliebrium dolores, purgatio ceſſavit. Peſſi vero ſuppoſitione haec quidem leviora facta ſunt. At capitis, cervicis et lumborum
dolores permanebant, ſomni non aderant, extrema frigida, ſiticuloſa fuit, alvus aduſta pauca dimittebat,
urinae tenues et per exordia decolores. Sexto die noctu magnopere deliravit rurſumque reſipuit. Septimo
ſiticuloſa, dejectiones bilioſae, abunde coloratae. Octavo
ſubriguit, febris acuta prehendit, convulſiones cum
dolore multae, multum deliravit, glande ſubdita ad
deſidendum expurgabat, multaque cum bilioſo affluxu
prodierunt, ſomni non aderant. Nono convulſiones.
Decimo aliquantulum mente conſtabat. Undecimo dor-

Ed. Chart. IX. [104. 105.]　　　　Ed. Baf. V. (386.)

καθισταμένων, ὅταν ἀναταραχθῇ κείμενον, πολὺν χρόνον
οὐ καθίστατο χρῶμα καὶ πάχος εἴκελον οἷον γίνεται ὑποζυγίων, τοιαῦτα οὔρει οἷα κἀγὼ εἶδον. περὶ δὲ τεσσαρεσκαιδεκάτην ἐούσῃ πόνοι δι᾽ ὅλου τοῦ σώματος, λόγοι
πολλοί, σμικρὰ κατενόει, διὰ ταχέων δὲ παλιν παρέκρουσε·
περὶ δὲ ἑπτακαιδεκάτην ἐοῦσα ἦν ἄφωνος, εἰκοστῇ ἀπέθανεν.

──────────

[105] Δύο ἦν ἐκ ταύτης τῆς διηγήσεως ὧν ἓν κοινὸν
μὲν καὶ πρὸς τοὺς ἔμπροσθεν καὶ μετὰ ταῦτα γεγραμμένους
ἀῤῥώστους τὸ ⟨τῶν κρισίμων ἡμερῶν, ἕτερον δὲ τὸ ἴδιον.
ἐπισχεθείσης γὰρ τῇ γυναικὶ ταύτῃ τῆς μετὰ τόκον καθάρσεως ἥ τε νόσος ἐγένετο καὶ ὁ θάνατος. ἀπέθανε δὲ κατὰ
τὴν κ΄, τῆς ιδ΄ καὶ ιζ΄ χειρόνων παρὰ τὰς ἄλλας γενομένων.
τὸ δὲ προσθεμένη μετὰ μὲν τοῦ βάλανος ὅταν τύχῃ γεγραμμένον, εὔδηλον ἔχει τὸ σημαινόμενον, ἄνευ δὲ τῆς προσθή-

──────────

mivit, omnium recordata eſt, ſed ſtatim rurſus deliravit, minxit per convulſiones urinam confertim copioſam,
raro ab aſſidentibus admonita, craſſam albam (quale
quid in urinis ſubſidentibus viſitur, quae diu depoſitae
ac reſervatae returbantur) eaque non ſubſidebat, ſed
colore et craſſitudine qualis ſubjugalium. Talia mejebat, qualia ego vidi. Ad decimum quartum diem
appulſae dolores per univerſum corpus, verba multa,
aliquantulum mente conſtabat, ſed brevi rurſus deliravit. Circa decimum ſeptimum obmutuit. Vigeſimo
obiit.

──────────

Duo ex hac historia notanda prodeunt, quorum unum
quidem eſt aegrotis ſuperioribus ac poſterioribus deſcriptis commune, judicatorii nimirum dies. Alterum autem
hujus proprium. Suppreſſa namque huic mulieri poſt partum purgatione tum morbus tum mors accidit. Obiit
vigeſimo die, decimo quarto et decimo ſeptimo deterioribus inter caeteros effectis. At ſuppoſita cum balano, ſi

κης ἤτοι ὑπακοῦσαι χρὴ τὸν βάλανον, ὥς τινες βούλονται, ἢ
πεσσὸν παρηγορικὸν δηλονότι καὶ ἀφλέγμαντον. ἐκεῖνό γε
μὴν ἐπὶ πασῶν γυναικῶν, ὧν ἐπεσχέθη μετὰ τόκον ἡ κάθαρσις, ἐπίστασθαί τε καὶ μεμνῆσθαι προσῆκεν, ὥς τινες
μὲν ἐσχάτως κινδυνεύουσιν ἀποθανεῖν ὀλίγαι δὲ πάνυ μετρίως ἐνωχλήθησαν, ἐπεὶ ταῖς πλείσταις μὲν ἡ μήτρα φλεγ-
μαίνει, τισὶ δὲ καὶ τὸ παρ' αὐτῷ τῷ τόκῳ ῥυὲν αἷμα κενωθὲν διάφορόν ἐστι κατὰ τὴν ποιότητα, ταῖς μὲν πικρόχολον
ἢ μελαγχολικὸν, ταῖς δὲ ἰῶδες ἢ φλεγματικὸν ἢ μετρίως
χρηστὸν, ἄμεμπτον δὲ τελέως οὐδέποτε. διδαπάνηται γὰρ
ἐξ αὐτοῦ τὸ κάλλιστον εἰς τροφὴν τοῦ κυηθέντος. ἐνδείκνυται δ' αὐτοῦ τὴν φύσιν καὶ τὰ γενόμενα συμπτώματα
κατὰ τὴν ἐπίσχεσιν τῆς λοχίου καθάρσεως, ὥσπερ καὶ νῦν
ἐπὶ τῆς προκειμένης ἐν τῷ λόγῳ, τὸ μὲν ῥῖγος καὶ ὁ πυρετὸς ὀξὺς, ἥ τε δίψα καὶ ὁ χολώδης ἐπίῤῥους καὶ ἡ παραφροσύνη καὶ ἡ ἀγρυπνία χολώδους ἐστὶ πλεονάζοντος χυμοῦ γνωρίσματα· σπασμοὶ δὲ καὶ παλμοὶ καὶ τὸ οἷον τῶν

res tulerit, fcripta manifeftum fignificatum habet, fed citra
additionem aut balanum, ut quidam volunt, fubaudire
oportet aut peffum mitigatorium fcilicet et inflammationis
prohibitorium. Illud certe cunctis in mulieribus, quibus
a partu lochiorum purgatio fuppreffa eft tum fcire tum
memoria tenere decet, nonnullas effe quae in fummum
mortis periculum prolabantur et pauciffimas effe quae
modice vexentur, quandoquidem plurimis inflammatur
uterus. Nonnullis denique quod fanguis in ipfo partu
fluxu vacuatus qualitate differat, his quidem biliofus vel
melancholicus, illis vero aeruginofus vel pituitofus aut
mediocriter utilis, innoxius tamen abfolute nunquam.
Optima namque ejus portio in partus alimentum affumpta
eft. Demonftrant autem ipfius naturam fymptomata quae
ex fuppreffione a partu lochiorum purgationis oborta funt,
quemadmodum et hic in ea quae oratione proponitur.
Rigor enim, febris acuta, fitis, biliofus affluxus, delirium,
vigiliae, certa funt humoris biliofi redundantis indicia.
Convulfiones vero et palpitationes et urinae fubjugalium

ὑποζυγίων ἐοικὸς οὖρον ὠμοῦ καὶ παχέος αὐτὰ εἴδη εἰσίν.
οὕτως κάκισται τῶν νόσων ἐν αἷς ἀμφότεροι πλεονάζουσιν
οἱ εἰρημένοι χυμοὶ καὶ τὸν ἡμιτριταῖον ἐπί γε τούτοις
ἐδείκνυμεν ἐπιγενέσθαι. τοῦ μὲν οὖν ἐπισφαλῶς νοσῆσαι
τὴν γυναῖκα τοῦτο ἦν αἴτιον. πότερον δὲ διαφεύξεται τὴν
νόσον ἢ τεθνήξεται τά τε συμπτώματα καὶ τὰ σημεῖα κατ᾽
ἀρχὰς εὐθέως ἐξηγεῖσθαι δύναται. προσέχωμεν οὖν αὐτοῖς
ἕνεκα γυμνασίας. τῇ πρώτῃ τῶν ἡμερῶν, ἥτις ἦν ιδ᾽, μετὰ τόκον, πῦρ, φησὶν, ἔλαβε τὴν ἄνθρωπον μετὰ ῥίγους. ἴσμεν
δ᾽ ὅτι πῦρ ὀνομάζει τὸν πυρωδέστατον πυρετὸν, ἀλλ᾽ οὔπω
τοῦτό γε πάντως ὀλέθριον, (387) ὥσπερ οὐδὲ τὸ καρ-
διαλγέειν, ὅπερ ἐστὶ τὸ στόμα τῆς κοιλίας ὀδυνᾶσθαι, ὡσαύτως δ᾽ οὔτε τὰ γυναικεῖα μόρια, καθάπερ οὐδ᾽ ὅτι τὸ δεξιὸν ὑποχόνδριον, ἀλλὰ καὶ ὕπνοι, φησὶν, οὐκ ἐνῆσαν. αὔξεται μὲν οὖν ἡ διάγνωσις ἐκ τούτων ἁπάντων τῆς τοῦ νοσήματος κακίας, οἱ μὴν ὅτι γε πάντως ἐπ᾽ αὐτοῖς τεθνήξεται
δῆλον ἡμῖν, καθάπερ οὐδ᾽ ὅτι διψώδης οὐδ᾽ ὅτι τὰ οὖρα
λεπτὰ καὶ ἄχροα. χρόνου μὲν γὰρ εἰς πέψιν δεῖται τὰ
τοιαῦτα τῶν οὔρων, οὐ μὴν ὀλέθριά γε πάντως ἐστίν. ἀλλὰ

urinis fimiles ipfae funt, crudi et craffi humoris funt
fpecies: fic peffimi funt morbi, in quibus uterque dictus
humor redundat, quibus femitertianam fupervenire demonftravimus. Quod igitur periculofe mulier aegrotaverit
haec erat caufa. Utrum vero evafura effet, an moritura,
haec tum fymptomata tum figna ftatim inter initia explicare poffunt. Attendamus igitur exercitationis gratia.
Primo die qui a partu erat quartus decimus, ignis, inquit, cum rigore mulierem prehendit Scimus autem Hippocratem ignem ardentiffimam febrem appellare, verun-
tamen id nondum prorfus perniciofum erat, quemadmodum neque cardialgia laborare, hoc eft ventriculi orificio
dolere; neque item muliebria, ut neque hypochondrium
dextrum Verum fomni, inquit, non aderant. Itaque
ex his omnibus pravitatis morbi dignotio angetur, non
tamen ex his omnino nobis conftat mulierem interituram;
veluti neque quod fitibunda effet, neque quod urinae ef-

Ed. Chart. IX. [105. 106.] Ed. Baf. V. (387.)
καὶ ἄκρεα, φησὶ, ψυχρά. τοῦτο μὲν ἤδη τῶν ἐσχάτως ὀλεθρίων ἐστὶν ἐν ἀρχῇ νοσήματος ἅμα σφοδροτάτῳ πυρετῷ γινόμενον. εἰ μὲν οὖν ἠπιστάμην ὅπως εἶχε ῥώμης ἡ γυνὴ
καὶ περὶ τοῦ χρόνου τῆς νόσου, δυνατὸν ἦν ἄν μοι λέγειν
ἐπὶ τοῖς προειρημένοις συμπτώμασι καὶ εἰ ἐκ παραδόξου
τινὰ ἀμυδρὰν ἐλπίδα σωτηρίας εἶχεν. ἐπειδὴ δ᾽ ἄδηλον
τοῦτο, μιμνῆσθαί γ᾽ ὑμᾶς χρὴ προστιθέναι τοῖς ὀλεθρίοις
συμπτώμασι κατὰ τὰς ἐπισκέψεις τῶν νοσούντων τὸν ἀπὸ
τῆς δυνάμεως διορισμόν· [106] οὕτως γὰρ ἀποφήνασθαι
βεβαίως δυνήσεσθε. ταύτῃ γοῦν τῇ γυναικὶ περὶ τὴν ιδ᾽
ἡμέραν οἵ τε πόνοι δι᾽ ὅλου τοῦ σώματος γενόμενοι καὶ
παραφροσύνη τὸν ἐσόμενον θάνατον ἐδήλωσεν, ἤτοι κατὰ
τὴν ιζ᾽ ἢ τὴν κ᾽ ἐκ τῆς τῶν κρισίμων ἡμερῶν φύσεως.
καὶ τοίνυν ἀμφότερα ἐγένετο κατὰ μὲν τὴν ιζ᾽ ἀγωνία
καταληφθείσης αὐτῆς, εἰκοσταίας δ᾽ ἀποθανούσης.

---

fent tenues et decolores: tales enim urinae ad concoctionem tempus defiderant, non tamen perniciofae prorfus
exiftunt. Sed et extrema, inquit, frigida, quod jam perniciofum exiftit, fi in morbi principio cum febre vehemen-
tiffima fiat. Itaque fi mihi conftaret quibus effet viribus
mulier, de morbi etiam tempore ex praedictis fymptomatis effet mihi dicendi poteftas, etiamfi praeter opinionem obfcuram quandam falutis fpem haberet. Quod
quoniam incertum eft, virium limitationem perniciofis
fymptomatis in morborum confideratione vos adjicere
oportet; ita namque certo pronunciare poteritis. Huic
ergo mulieri dolores qui circiter decimum quartum diem
univerfum corpus obfederunt et delirium futuram mortem
denunciarunt, vel decimo feptimo vel vigefimo ex judicatoriorum dierum natura. Et fane utrumque accidit; illa
namque obmutuit, vigefimo die defuncta eft.

---

274 ΙΠΠΟΚΡΑΤΟΥΣ ΕΠΙΔΗΜΙΩΝ Α

Ed. Chart. IX. [106.] Ed. Baf. V. (387.)
ε'.

Ἐπικράτεος γυναῖκα, ἣ κατέκειτο παρὰ Ἀρχηγέτην, περὶ τόκον ἤδη ἐοῦσαν, ῥῖγος ἔλαβεν ἰσχυρῶς, οὐκ ἐθερμάνθη,
ὡς ἔλεγον, καὶ τῇ ὑστεραίῃ τὰ αὐτὰ, τρίτῃ δ' ἔτεκε θυγατέρα καὶ τὰ ἄλλα πάντα κατὰ λόγον ἦλθε. δευτέρῃ
μετὰ τὸν τόκον ἔλαβε πυρετὸς ὀξὺς, καρδίης πόνος καὶ γυναικείων, ὕπνοι οὐκ ἐνῆσαν. προσθεμένῃ δὲ ταῦτα μὲν
ἐκουφίσθη, κεφαλῆς δὲ καὶ τραχήλου καὶ ὀσφύος πόνος.
ἀπὸ δὲ κοιλίης ὀλίγα χολώδεα λεπτὰ διῄει, ἄκρητα, οὖρα
λεπτὰ ὑπομέλανα. ἀφ' ἧς δ' ἔλαβε πυρετὸς ἐς νύκτα
ἑκταίῃ παρέκρουσε. ἑβδόμῃ ἅπαντα παρωξύνθη, ἄγρυπνος
παρέκρουσε, διψώδης, διαχωρήματα πάντα χολώδεα κατακορέα. ὀγδόῃ ἐπερρίγωσεν, ἐκοιμήθη πλείω. ἐνάτῃ
διὰ τῶν αὐτῶν. δεκάτῃ σκέλεα ἐπιπόνως ἤλγει, καρδίης
πάλιν ὀδύνη. καρηβαρίη, οὐ παρέκρουσεν, ἐκοιμᾶτο μᾶλλον, κοιλίη ἐπέστη. ἑνδεκάτῃ ἵδρωσεν, οὔρησεν εὐχροώτερα συχνὴν ὑπόστασιν ἔχοντα, διῆγε κουφότερον. τεσσα-

V.

*Epicratis uxorem, quae apud Archegeten decumbebat, in-
ſtante jam partu rigor vehementer prehendit, non incaluit, ut dicebant. Secundo eadem. Tertio filiam
peperit, caeteraque omnia ex ratione proceſſerunt.
Secundo a partu die eam prehendit febris acuta, oris
ventriculi et locorum muliebrium dolor, ſomni non aderant; peſſo ſubdito haec quidem leviora facta ſunt,
ſed tum capitis tum cervicis ac lumborum dolor invaſit,
ex alvo pauca, bilioſa, tenuia ac ſincera dejecit, urinae
tenues, ſubnigrae. Sexto die a quo febris eam corripuit, ſub noctem deliravit. Septimo exaſperata ſunt
omnia, pervigil, deſipuit, ſitibunda, dejectiones omnes
bilioſae, at undique coloratae. Octavo ſuperriguit,
liberalius dormivit. Nono per eadem. Decimo crura
laborioſe doluerunt; iterum cordolium, capitis gravitas,
non deliravit, dormivit magis, alvus reſtitit. Undecimo ſudavit, urinas reddidit melioris coloris copioſum*

ΚΑΙ ΓΑΛΗΝΟΥ ΕΙΣ ΑΥΤΟ ΥΠΟΜΝΗΜΑ Γ. 275

Ed. Chart. IX. [106.]   Ed. Baf. V. (387.)

ρεσκαιδεκάτη ἐπεῤῥίγωσε, πυρετὸς ὀξύς. πεντεκαιδεκάτη
ἤμεσε χολώδεα ψυχρὰ ὑπόσυχνα, ἵδρωσεν ἀπύρετος, ἐς
νύκτα δὲ πυρετὸς ὀξὺς, οὖρα πάχος ἔχοντα, ὑπόστασις
λευκή. ἑξκαιδεκάτη παρωξύνθη νύκτα καὶ δυσφόρως
οὐχ ὕπνωσε, παρέκρουσεν. ὀκτωκαιδεκάτη διψώδης γλῶσσα
ἔξεκαύθη, οὐχ ὕπνωσε, παρέκρουσε πολλὰ, σκέλεα ἐπωδύνως εἶχε. περὶ δὲ εἰκοστὴν πρωῒ μικρὰ ἐπεῤῥίγωσε, κωματώδης, δι᾽ ἡσυχίας ὕπνωσε, ἤμεσε χολώδεα, ὀλίγα, μέλανα,
ἐς νύκτα κώφωσις. περὶ δὲ εἰκοστὴν πρώτην πλευροῦ
ἀριστεροῦ βάρος δι᾽ ὅλου μετ᾽ ὀδύνης, σμικρὰ ἐπέβησσεν,
οὖρα δὲ πάχος ἔχοντα θολερὰ ὑπέρυθρα, κείμενα οὐ καθίστατο, τὰ δ᾽ ἄλλα κουφοτέρως, οὐκ ἄπυρος. αὖθις
ἐξ ἀρχῆς φάρυγγα ἐπώδυνος, ἔρευθος, κιὼν ἀνεσπασμένος,
ῥεῦμα δριμὺ, δακνῶδες, ἁλμυρῶδες διὰ τέλεος παρέμεινε.
περὶ δὲ εἰκοστὴν ἑβδόμην ἄπυρος, οὔροισιν ὑπόστασις,
πλευρὸν ὑπῆλγε. περὶ δὲ πρώτην καὶ τριακοστὴν ἤμεσε

continentes *fedimentum*, *levius habuit. Decimo quarto
fuperriguit*, *febris acuta prehendit. Decimo quinto biliofa*, *frigida*, *fubfrequentia vomuit*, *fudavit*, *a febre
libera. Sub noctem febris acuta*, *urinae craffae*, *album fedimentum. Decimo fexto exacerbata eft febris,
nox inquieta*, *non dormivit*, *deliravit. Decimo octavo
fitibunda*, *lingua retorrida*, *non dormivit*, *multum deliravit*, *crura doluerunt. Ad vigefimum mane aliquantulum riguit*, *comatofa fuit*, *placide dormivit*, *pauca,
biliofa et nigra vomuit*, *fub noctem furditas. Circiter
vigefimum primum finiftri lateris per totum gravitas
cum dolore ipfam vexavit*, *parum tuffivit*, *urinae craffitiem continentes*, *turbulentae*, *fubrubrae*, *quae depofitae non fubfidebant*, *cetera vero levius habuit*, *febre
non vacua. Statim per initia fauces dolor et rubor
occupabant*, *columella retrahebatur*, *fluxio acris*, *mordax
et falfa adusque finem permanfit. Ad vigefimum feptimum diem febre libera*, *urinis fedimentum inerat,
latus utrumque doluit. Ad trigefimum quartum febris
corripuit*, *alvus perturbata eft. Quadragefimo pauca*

τη τεσσαρακοστῇ ὀλίγα, χολώδεα, ἐκρίθη τελέως ἄπυρος
τῇ ὀγδοηκοστῇ.

---

[107] Πλησίον οὖσαν τὴν γυναῖκα τήνδε τῆς προσθεσμίας
τοῦ τόκου ῥιγῶσαί φησι χωρὶς τοῦ πυρέξαι. πρόκειται δὲ
τῇ λέξει τὸ ὡς ἔλεγον, ἐπὶ τῷ παραδόξῳ τοῦ πράγματος.
ᾤοντο γὰρ οἱ παλαιοὶ σχεδὸν ἅπαντες ἐπιγίγνεσθαι τοῖς
αὐτομάτοις ῥίγεσι πυρετὸν ἐξ ἀνάγκης. αὐτόματα δὲ δηλονότι καλεῖται τὰ χωρὶς τῆς ἔξωθεν αἰτίας. ἐν γοῦν τῷ
προοιμίῳ τοῦ καλῶς ἐπιγεγραμμένου πρώτου περὶ νούσων,
ὡς ἐξ ἀνάγκης ἑπομένου τῷ ῥίγει τοῦ πυρετοῦ γέγραπται.
δέδεικται δ᾽ ἡμῖν τὸ τοιοῦτον ῥῖγος, ᾧ πυρετὸς οὐκ ἀκολουθεῖ, ψυχρῶν καὶ ὠμῶν χυμῶν ἔκγονον εἶναι καὶ διὰ
τοῦτο μᾶλλον νῦν ἢ πάλαι γενέσθαι. τὸ γὰρ ταλαίπωρον
τῆς ὅλης διαίτης, ἅμα τοῖς ἐπὶ τροφῇ λουτροῖς ἀθροίζειν
εἴωθε τὸ τοιοῦτον πλῆθος. ἔοικε καὶ ἡ τοῦ Ἐπικράτους
γυνὴ τοῦτο ἔχειν τὸ πλῆθος. ἐν γοῦν τῇ πρώτῃ τῶν ἡμε-

---

*biliofa vomunt. Octogefimo febre foluta prorfus judi-
cata eft.*

Hanc mulierem quum prope definitum partus diem
eſſet, absque febre riguiſſe pronunciat. Sed adjectum eſt
orationi, ut dicebant, ex rei novitate. Putabant enim
veteres prope omnes ſpontaneis rigoribus ex neceſſitate
febrem ſuccedere. Spontanei ſane vocantur qui citra cauſam externam oriuntur. In praefatione itaque libri primi
de morbis decenter inſcripti, febrem rigoris neceſſario
eſſe comitem ſcriptum eſt. A nobis autem demonſtratum,
hujusmodi rigorem, quem febris non ſubſequitur, frigidorum et crudorum humorum eſſe ſobolem, ob idque nunc
magis quam olim exiſtere, totus ſiquidem victus non la-
borioſus, una cum balneis a cibo talem copiam accumulare conſuevit Hanc quoque copiam Epicratis uxor habere viſa eſt Quare primo die ipſam riguiſſe ait, neque

ρῶν ῥιγῶσαί φησιν αὐτὴν, χωρὶς τοῦ θερμανθῆναι, τουτέστι
χωρὶς τοῦ πυρέξαι καὶ πάλιν ἐπὶ τῆς ὑστεραίας ὡσαύτως,
εἶτα τῇ τρίτῃ τῶν ἡμερῶν ἀποκυῆσαι, τάχα καὶ πρὸ τῆς
ἀκριβοῦς προθεσμίας συμβάντος τοῦ τόκου διὰ τὴν σφοδρότητα τοῦ ῥίγους. μετὰ γοῦν τὸν ἡμέρᾳ β´ τὴν καρδίαν
τουτέστι τὸ στόμα τῆς κοιλίας ἀλγῆσαί φησιν αὐτὴν καὶ
τὰ γυναικεῖα, προσυπακοῦσαι αὐτῷ χρὴ μόρια, καθάπερ καὶ
τὴν πρὸ αὐτῆς, εἶτά φησι προσθεμένην αὐτὴν κουφισθῆναι. προείρηται δ᾽ ὅτι καὶ βάλανον καὶ πεσσὸν ἐπὶ τῷ
προσθεμένῳ δύνατόν ἐστι προσυπακούειν. εἶθ᾽ ἑξῆς καταλέγει συμπτώματα νοσημάτων ὀξέων, κεφαλῆς μὲν καὶ τραχήλου καὶ ὀσφύος πόνον, ἀγρυπνίαν δὲ καὶ διαχωρήσεις
ἀκράτως χολώδεις, ᾧ καὶ δῆλον οἷς οὐκ ὠμὸς μόνον, ἀλλὰ
καὶ χολώδης ἐπλεόναζε χυμός. ὄντων δὲ τῶν οὔρων λεπτῶν,
ἀναγκαῖον ἦν χρονίσαι τὴν νόσον· ἐπεὶ δὲ καὶ ὑπομέλανά
φησι ταῦτα γενέσθαι, τοῦτο δὴ τὸ σὺν ἀγῶνι καὶ ταραχὴν
δηλοῖ καὶ μέχρι γε τῆς ἑνδεκάτης ἡμέρας ἄδηλον ἦν εἰ σω-

incaluiſſe, hoc eſt, neque febricitaſſe, rurſumque ſimiliter
ſecundo die; deinde tertio die ac fortaſſis ante exactam
diei praeſinitionem rigoris vehementia peperiſſe. Secundo
a partu die cardiam, hoc eſt, orificium ventriculi illi
doluiſſe profert et muliebria, ſcilicet ut ſubaudire oportet membra, veluti et mulieri praedictae. Deinde et
ſuppoſito eam ait eſſe levatam. Quod autem ex eo vocabulo ſuppoſito intelligi queat vel balanus vel peſſus
antea dictum eſt. Inde ordine morborum acutorum ſymptomata recenſet, capitis ſcilicet, cervicis et lumborum
dolores, vigilias quoque et dejectiones mere bilioſas. Quo
patet non modo crudum, ſed et bilioſum humorem abun-
daſſe. Quum autem et urinae tenues eſſent, morbum diuturnum eſſe neceſſe fuit. Quoniam vero et has ſubnigras
fuiſſe retulit, id ſane cum certamine et turbationem ſignificat. Et ad undecimum usque diem an mulier ſalva fo-
et incertum erat, nullo interea manifeſto ſigno compa-

278 ΙΠΠΟΚΡΑΤΟΥΣ ΕΠΙΔΗΜΙΩΝ Α

Ed. Chart. IX. [107.]   Ed. Baf. V. (387. 388.)
θήσεται τὸ γύναιον, οὐδενὸς ἐν τῷ μεταξὺ γενομένου σημείου σαφοῦς, ἐφ᾽ ᾧ τις ἢ σωτηρίαν ἢ θάνατον ἐλπίσει.
κατὰ δὲ τὴν ια᾽ ἐπεφάνη τι σωτηρίας σημεῖον, ἔνθα φησὶν, ια᾽ (388) οὔρησεν εὐχροώτερα συχνὴν ὑπόστασιν
ἔχοντα, διῆγε κουφότερον. ἐπ᾽ αὐτῆς οὖν ὀψὲ τῆς πέψεως
τῶν χυμῶν ἀρξαμένης ἀναγκαῖον ἦν χρονίσαι τὸ νόσημα
καὶ διὰ τοῦτο τεσσαρεσκαιδεκαταῖον μὲν ἐκρίθη τὸ πρῶτον
ὡς ἀκινδύνως ἔχειν ἤδη. μεταξὺ δὲ ἄχρι τῆς τεσσαρακοστῆς ἐνοσηλεύετο, τελέως δὲ κατὰ τὴν π᾽ ἀπηλλάγη. μέμνησο τοιγαροῦν ὡς· ἡ πεῖρα μαρτυρεῖ ὅτι ἡ τεσσαρακοστὴ
καὶ ὀγδοηκοστὴ κρίσιμοί εἰσι, ψευδοῦς ὄντος καὶ μὴ φαινομένου διὰ τῆς ἐμπειρίας τοῦ κατὰ τελείας ἑβδομάδας
συναριθμεῖσθαι τὰς κρισίμους ἡμέρας. οὕτω γὰρ ἂν ἡ μβ᾽
καὶ γ᾽ καὶ ξ᾽ καὶ δ᾽ καὶ π᾽ τὰς κρίσεις ἔφερον, οὐ μ᾽ καὶ
ξ᾽ καὶ π᾽.

rente, in quo quis falutem vel mortem fperaſſet. Undecimo vero die illuxit quoddam falutis ſignum, ubi ait:
undecimo die minxit quae melioris eſſent coloris et quae
multum haberent ſedimentum. Levius habuit. Eodem
die quum veſperi humorum coctio coepiſſet, neceſſe erat
ut morbus protraheretur, proindeque decimo quarto quidem ita primum judicata eſt, ut citra periculum jam haberet, diebus vero ad quadrageſimum usque diem inter-
mediis aegrotabat; prorſus vero octageſimo die liberata
eſt. Itaque memoria teneri velim id quod experimentum
atteſtatur, quadrageſimum et octogeſimum judicatorios eſſe,
mendaciumque eſſe nec experimento apparere judicatorios
dies integris ſeptimanis connumerari. Ita namque et quadrageſimus ſecundus et ſexageſimus tertius et octogeſimus
quartus adferrent judicia, non quadrageſimus, non ſexageſimus, non octogeſimus.

στ.

[108] Κλεανακτίδην, ὃς κατέκειτο ἐπάνω τοῦ Ἡρακλείου, πῦρ ἔλαβε πεπλανημένως. ἤλγει δὲ καὶ κεφαλὴν ἐξ ἀρχῆς καὶ πλευρὸν ἀριστερὸν καὶ τῶν ἄλλων πόνοι κοπιώδεα τρόπον, οἱ πυρετοὶ παροξυνόμενοι, ἄλλοτε ἀλλοίως ἀτάκτως. ἱδρῶτες ὁτὲ μὲν, ὁτὲ δ᾽ οὔ. τὰ μὲν πλεῖστα ἀπεσήμαινον οἱ παροξυσμοὶ ἐν κρισίμοισι μᾶλλον. περὶ δὲ εἰκοστὴν τετάρτην καὶ χεῖρας ἄκρας ἐψύχετο, ἤμεσε ξανθὰ, χολώδεα, ὑπόσυχνα, μετ᾽ ὀλίγον δὲ ἰώδεα, πάντων ἐκουφίσθη, περὶ δὲ τριακοστῇ ἐόντι ἤρξατο ἀπὸ ῥινῶν αἱμορραγεῖν ἐξ ἀμφοτέρων καὶ ταῦτα πεπλανημένως κατ᾽ ὀλίγον, μέχρι κρίσεως, οὐκ ἀπόσιτος δὲ οὐδὲ διψώδης παρὰ πάντα τὸν χρόνον οὐδὲ ἄγρυπνος, οὖρα δὲ λεπτὰ, οὐκ ἄχροα. περὶ δὲ τεσσαρακοστὴν ἐὸν οὔρησεν ὑπέρυθρα, ὑπόστασιν πολλὴν λίην ἐρυθρὴν ἔχοντα ἐκουφίσθη. μετὰ δὲ ταῦτα ποικίλως τὰ τῶν οὔρων, ὁτὲ μὲν ὑπόστασιν εἶχεν, ὁτὲ δ᾽ οὔ. ἑξηκοστῇ οὔροις ὑπόστασις πολλὴ

VI.

Cleonactidem, qui fupra Heraclium decumbebat, ignis erratice prehendit; tum caput ab initio tum finiftrum latus doluit caeterasque partes laffitudinis modo labores vexarunt, febres alias aliter circa ordinem exacerbantes, fudores interdum quidem, interdum vero minime. Exacerbationes ut plurimum decretoriis maxime diebus invadebant. Ad vigefimum quartum diem extremae manus frigescebant, flava, biliofa et fubfrequentia vomuit et paulo poft aeruginofa, quibus omnibus levatus eft. Circiter trigefimum profluere fanguis ex utraque nare coepit, idque inconftanter paulatim ad judicium usque; fed cibum non averfabatur, neque fiticulofus toto tempore fuit, neque infomnis, urinae tenues, non decolores. Quadragefimo vero fubrubra minxit quae fedimentum rubrum copiofum continebant; levatus eft. Poftea vero varie fe habuerunt urinae, ut quae interdum fedimentum haberent, interdum vero nequaquam. Sexagefimo

Ed. Chart. IX. [108.]   Ed. Baf. V. (388.)

καὶ λευκὴ καὶ λείη ξυνέδωκε πάντα, πυρετοὶ διέλιπον, οὖρα
δὲ πάλιν λεπτὰ μὲν, εὔχροα δέ. ἑβδομηκοστῇ ἀπύρετος
διέλιπεν ἡμέρας δέκα. ὀγδοηκοστῇ ἐῤῥίγωσε, πυρετὸς ὀξὺς
ἔλαβεν, ἵδρωσε πολλῷ, οὔροισιν ὑπόστασις ἐρυθρὴ, λείη,
τελείως ἐκρίθη.

_____

Κλεονάκτην, φησὶ, πῦρ ἔλαβε, τουτέστι πυρετὸς σφοδρὸς
κατέσχεν εἶτ᾽ ἐπιφέρει πεπλανημένως, ὅπερ ἐστὶν ἄνευ τῆς
κατὰ περίοδον τάξεως, ὡς ποτὲ μὲν, εἰ οὕτως ἔτυχε, διὰ
τρίτης ἢ τετάρτης ἡμέρας πυρέξαι, ποτὲ δὲ διὰ πέμπτης
ἢ ἕκτης. παρακολουθῆσαι δ᾽ αὐτῷ διὰ παντὸς ἀγαθὰ σημεῖα τὰ περὶ τὴν ὄρεξιν τῶν σιτίων καὶ ὕπνων, ἄδιψόν τ᾽
εἶναι καὶ οὐρεῖν οὐκ ἄχροα. ταῦτα γὰρ αὐτὸς ὁ Ἱπποκράτης κατὰ τὴν λέξιν ἔγραψεν ὡδί· οὐκ ἀπόσιτος οὐδὲ
διψώδης παρὰ πάντα τὸν χρόνον οὐδὲ ἄγρυπνος. ἅμα δὲ
τὸ μὴ χολώδη καὶ θερμὸν εἶναι τὸν πλεονάζοντα χυμὸν ἐξ

_____

urinis fedimentum copiofum album et laeve fuit, remiſſa
funt omnia, febres intermiſerunt, urinae iterum tenues
quidem, boni tamen coloris. Die feptuagefimo a febre
liber fuit quae dies decem intermifit. Octogefimo rigore oborto, febris acuta prehendit, copiofe fudavit,
urinis fedimentum rubrum ac laeve fuit, perfecte judicatus eft.

_____

Cleonactidem, inquit, ignis prehendit, hoc eft febris
vehemens detinuit. Deinde infert erratice, quod eft absque
ullo circuitus ordine, ut fi verbi gratia interdum quidem
tertio vel quarto febricitaſſet, interdum quinto vel fexto.
Ipfum autem ab initio ad finem bona figna confequuta
funt, cibi appetentia, fomnus, praeterea quod non fiti-
ret, nec urina eſſet decolor. Haec enim ad verbum ita
fcripfit Hippocrates: cibum non averfabatur, neque fiticulofus toto tempore fuit, neque infomnis erat; fimul
vero quod neque biliofus neque calidus eſſet qui redun-

αὐτῶν ἐδηλοῦτο. διψώδεις γὰρ ὑπ᾽ ἐκείνου καὶ ἄγρυπνοι
γίνονται καὶ μᾶλλον ἀπόσιτοι, τουτέστιν οὐκ ὀρεκτοί. εἰ μὲν
οὖν ὥσπερ εὔχροα τὰ οὖρα διὰ παντὸς ἦν, οὕτως καὶ τῆς
συστάσεως εἶχε μετρίως, οὐκ ἂν εἰς χρόνου μῆκος ἡ νόσος
παρῆλθε. ἀλλ᾽ ἴσως μὲν ἐκρίθη περὶ μ΄, ὥσπερ εἰ καὶ
νεφέλην εἶχε χρηστὴν, θᾶττον ἂν ἐπαύσατο. νυνὶ δ᾽ ἐπεὶ
λεπτὰ διὰ παντὸς ἦν τὰ οὖρα, χρόνου συχνοῦ πρὸς πέψιν
ἐδεῖτο. περὶ [109] δ᾽ οὖν τὴν μ΄ ἡμέραν οὐρῆσαί φησιν
αὐτὸν ὑπέρυθρα, ὑπόστασιν πολλὴν ἐρυθρὰν ἔχοντα. τὸ δὲ
τοιοῦτον οὖρον ἐν τῷ προγνωστικῷ πολυχρονιώτερον μὲν εἶναί φησι τοῦ τὴν λευκὴν ὑπόστασιν ἔχοντος, σωτήριον δὲ
κάρτα. μετὰ δὲ τὴν μ΄ ἔγραψε ποικίλως τὰ τῶν οὔρων
αὐτῷ γενέσθαι ποτὲ μὲν ὑπόστασιν ἔχοντα, ποτὲ δ᾽ οὔ,
σύμφωνον τοῦτο τῶν πεπλανημένων παροξυσμῶν· ἐκεῖνοί τε
γὰρ ποικιλίᾳ τῶν τὰς νόσους ἐργαζομένων γίνονται χυμῶν,
ᾗ τε τῶν οὔρων ἀπεψία καὶ πέψις ἐναλλὰξ φαινομένη τινὰς

dabat humor his fignificabatur : ab illo namque creantur
aegri et fitibundi et infomnes et magis cibos averfantes,
hoc eft non appetentes. Quare fi quemadmodum urinae
boni erant coloris per totum morbum, ita et fedimentum
habuiffent moderatum, in temporis longitudinem morbus
productus non fuiffet; fed fortaffis die quadragefimo judicatus fuiffet, quemadmodum et nubem fi bonam et utilem habuiffet, celerius morbus ceffiffet. Nunc vero quia
urinae per totum morbum tenues erant, multo ad concoctionem tempore indigebant. Die igitur quadragefimo
ipfum ait minxiffe fubrubra, quae fedimentum rubrum copiofum haberent. Talem vero urinam ait in prognoftico
longe diuturniorem quidem effe ea quae album habet fedimentum, fed valde falubrem. A quadragefimo die fcripfit varias
ipfi urinas fuiffe, interdum habentes fedimentum, interdum
vero non, quod errantibus acceffionibus convenit. Hae fiquidem
ex humorum morbos procreantium varietate proficiscuntur,
urinae quoque incoctio et coctio alternis apparentes, aliquos

μὲν αὐτῶν ἐδήλου πέττεσθαι, τινὰς δ᾽ ἀπέπτους διαμένειν.
καὶ γοῦν τὴν ξ᾽ ἡμέραν πολλὴν καὶ λείαν καὶ λευκὴν ὑπόστασιν γενέσθαι φησὶ καὶ διὰ τοῦτο ἐπιφέρει, ξυνέδωκε
πάντα, διέλιπον οἱ πυρετοί. ἀλλ᾽ ἐφεξῆς γε τούτων ὡδὶ
γράψας, οὖρα δὲ πάλιν λεπτὰ μὲν, εὔχροα δὲ καταλελεῖφθαί
τινας ἀπέπτους ἐνδείκνυται χυμοὺς ὧν κατὰ βραχὺ πε-
φθέντων ἢ ὀγδοηκοστὴ τελείαν τὴν κρίσιν ἤνεγκε, περὶ ἧς
ἔγραψε κατὰ λέξιν οὕτως. ὀγδοηκοστῇ ἐῤῥίγωσε, πυρετὸς
ὀξὺς ἔλαβε, ἵδρωσε πολλῷ, οὔρησεν ὑπόστασιν ἐρυθρὴν, λείαν,
τελείως ἐκρίθη. μέμνησο δὲ πάλιν ἐνταῦθα τῆς ἰδίας ὑπο-
στάσεως μέγιστον δυναμένης, ἐν οὔροισι μὲν τὴν λευκὴν,
παχεῖαν δὲ καὶ τοῖς ἀποθανοῦσι γεγονέναι φησί. ἐπὶ γοῦν
Σιληνοῦ δευτέρου γεγραμμένου τῶν κατὰ τοῦτο τὸ βιβλίον
οὕτως εἶπεν, οὔρησεν ἀθρόον ὑπόπαχυ κείμενον ὑπόστασις
κριμνώδης λευκὴ, καίτοι κατὰ τὴν ὑστεραίαν ἀπέθανεν ὁ
Σιληνὸς οὗτος ἐπὶ τῆς ἐνδεκάτης ἡμέρας τῇ ί τὸ εἰρημένον οὖρον ἀποκρίνας. ἀλλὰ καὶ τῶν κρισίμων ἡμερῶν τῆς
περιόδου μέμνησο, τῆς μὲν ἑξηκοστῆς προκρινάσης, οὐ τῆς

quidem ipforum coqui oftendebant, alios vero incoctos
permanere. At vero die fexagefimo fedimentum copiofum
laeve et album fuiffe pronunciat, ideoque fubdit: remiffa
funt omnia, febres intermiferunt Verum quoniam ita
poftea fcripfit: urinae iterum tenues quidem, fed boni coloris, refiduos quosdam fuiffe incoctos humores oftendit,
quibus paulatim concoctis dies octogefimus abfolutum judicium attulit, de quo ad verbum fic fcripfit: octogefimo
riguit, febris acuta prehendit, copiofe fudavit, urinis fedimentum rubrum ac leve fuit, perfecte judicatus eft. Hic
rurfus memento fedimenti ideam maximi effe momenti
In urinis quidem album fedimentum, fed craffum his qui
obierunt fuiffe docet. Nam de Sileno qui fecundus hujus
libri aeger fcriptus eft ita loquitur: minxit confertim
fubcraffum depofitum, fedimentum craffiori farinae fimile,
album; quamquam Silenus hic poftero die obierit die undecimo, qui decimo dictam urinam excreviffet. Jam circuitus etiam memineris judicatoriorum dierum. Sexage-

ΚΑΙ ΓΑΛΗΝΟΥ ΕΙΣ ΑΥΤΟ ΥΠΟΜΝΗΜΑ Γ. 283

Ed. Chart. IX. [109.]　　　　　　Ed. Baf. V. (388.)

ξγ'. ἐπ' αὐτῇ δὲ τῆς π'. οὐ τῆς ὀγδοηκοσιῆς τετάρτης ὡς
τῶν τριῶν ἑβδομάδων οὐκ εἰς τὴν κα' ἡμέραν διερχομένων,
ἀλλ' ἐν τῇ κ' περιγραφομένων.

ζ'.

Μέτωνα πῦρ ἔλαβεν, ὀσφύος βάρος ἐπώδυνον. δευτέρῃ ὕδωρ
πίνοντι ὑπόσυχνον, ἀπὸ κοιλίας καλῶς διῆλθε. τρίτῃ
κεφαλῆς βάρος, διαχωρήματα λεπτά, χολώδεα, ὑπέρυθρα.
τετάρτῃ πάντα παρωξύνθη, ἐρρύη ἀπὸ δεξιοῦ μυκτῆρος
αἷμα δὶς κατ' ὀλίγον νύκτα δυσφόρως, διαχωρήματα ὅμοια
τῇ τρίτῃ, οὖρα ὑπομέλανα εἶχεν, ἐναιώρημα ὑπόμελαν ἐὸν
διεσπασμένον, οὐχ ἱδροῦτο. τῇ πέμπτῃ ἐρρύη λαῦρον
ἐξ ἀριστεροῦ, ἄκρητον, ἴδρωσεν, ἐκρίθη. μετὰ δὲ κρίσιν
ἄγρυπνος παρέλεγεν, οὖρα λεπτὰ ὑπομέλανα. λουτροῖσιν
ἐχρήσατο κατὰ κεφαλῆς, ἐκοιμήθη, κατενόει. τούτῳ οὐχ
ὑπέστρεψεν, ἀλλ' ἡμορράγει πολλάκις καὶ μετὰ κρίσιν.

---

fimus enim praejudicavit, non fexagefimus tertius; deinde
octogefimus quartus. Tres enim feptimanae non ad diem
vigefimum primum, fed vigefimo circumfcribuntur.

VII.

Metonem febris vehemens prehendit, dolorem intulit lumborum gravitas. Secundo die aqua copiofe epota ab
alvo belle prodiit. Tertio capitis gravitas, dejectiones
tenues, biliofae, fubrubrae. Quarto omnia exacerbata
funt, bis ex nare dextra fanguis paulatim effluxit, noctem molefte tulit, dejectiones eaedem quae die tertio
fuere, urinae fubnigrae fubnigrum ac divulfum enaeorema habentes non fubfidebant. Quinto die ex nare
finiftra fanguis effluxit copiofus, fincerus, fudavit, judicatus eft. A judicio pervigil, in oratione deliravit,
urinae tenues, fubnigrae, lotione capitis ufus eft, dormivit, mente conftitit. Huic non recidit febris, verum
poft judicium crebro fanguis e naribus erupit.

---

[110] Οὗτος ὁ ἄῤῥωστος μαρτυρεῖ τῷ καθόλου λόγῳ τῷδε,
αἱμοῤῥαγίαι λάβροι ἐκ ῥινῶν ῥύονται τὰ πολλά. φαίνεται
(389) γοῦν ὑπὸ μόνης αἱμοῤῥαγίας κριθείς τε καὶ σωθεὶς,
καίτοι γ᾽ οὐκ ἀκίνδυνα ἔχων σημεῖα. κατὰ γοῦν τὴν δ᾽ ἡμέραν γενέσθαι φησὶν αὐτῷ οὖρα ὑπομέλανα. εἶτ᾽ ἐπιφέρει, εἶχεν ἐναιώρημα ὑπόμελαν ὂν διεσπασμένον, οὐχ ἵδρωσε· καὶ μέντοι κατὰ
τὴν ε᾽ ἡμέραν αἱμοῤῥαγήσαντα αὐτὸν καὶ ἱδρώσαντα καὶ κριθέντα ἐπὶ τούτοις· ὅμως ἐπὶ τούτοις οὐρά φησο λεπτὰ, ὑπομέλανα, κᾆπειτ᾽ ἠγρύπνει καὶ παρέλεγεν, ὅπερ ἐστὶ παρελά-
λει. μέγιστον τούτου σε βοήθημα ἐδίδαξε τὸ κατὰ κεφαλῆς
λουτρὸν, εἰρηκὼς ἐν τῷ περὶ διαίτης ὀξέων φυλάσσεσθαι
δεῖν τὸ λουτρὸν ἐπὶ τῶν αἱμοῤῥαγούντων, εἰ μὴ ἔλαττον τοῦ
καιροῦ ῥέοι. νυνὶ δὲ ἔλαττον ἦν τοῦ προσήκοντος, εἴ γε
μὲν ἄγρυπνος διέμεινε καὶ παρέλεγεν, ἀλλὰ καὶ ἃ δεῖ ἄγειν,
ὅπῃ ἂν μάλιστα ῥέπῃ, ταύτῃ ἄγειν διὰ τῶν συμφερόντων
χωρίων ὀρθῶς ἐν τῷ καθόλου λελεγμένον ὑπὸ τοῦ νῦν
γενομένου μαρτυρεῖται. καὶ μέντοι καὶ τοῦδε μέμνησο τοῦ

Hic aegrotus huic orationi univerfae fidem fecit, fanguinis e naribus eruptiones largae et copiofae plerumque
liberant. Videtur enim a fola fanguinis eruptione tum
judicatus tum fervatus, etiamfi figna non fine periculo
haberet. Quarto igitur die urinas ipfi fubnigras fuiffe
profert. Deinde infert: quae enaeoremata fubnigra con-
tineret et difperfa, non fudavit. Atque die quinto quamvis fanguis eruperit et fudaverit, ex hisque fuerit judicatus, ab his tamen urinae, inquit, tenues et fubnigrae,
deinde vigilavit, deliravit, hoc eft praeter rationem loquutus eft. Maximum hujus rei te docuit remedium, capitis lotionem, quum in libro de morborum acutorum
victu dixerit, his non lavandum effe caput, quibus e naribus erumpit fanguis, nifi minus quam juftum fit fluxe-
rit. Nunc vero jufto minus fluxerat: vigil enim perma-
nebat et praeter rationem loquebatur. Praeterea quae
ducere oportet quo maxime propendet natura, eo per
loca conferentia ducenda funt, recte univerfaliter dictum
ab eo quod nunc factum eft fidem accipit. Memoriae

Ed. Chart. IX. [110.]　　　Ed. Baf. V.(389.)
κατὰ τὴν τῆς τρίτης ἡμέρας διήγησιν εἰρῆσθαι βάρος κεφαλῆς ὡς τοῦ πλήθους ἐπ᾽ αὐτὴν φαινομένου. μέμνησο δὲ
καὶ ὅτι κατὰ τὴν δ᾽ κρίσιμον οὖσαν αἱμοῤῥαγεῖν ἤρξατο.
τῇ δὲ ε᾽ τελέως αἱμοῤῥαγήσας καὶ ἱδρώσας ἐκρίθη. ταῦτα
δ᾽ ἐπὶ πλέον ἐν τοῖς περὶ κρισίμων ἡμερῶν ἕξεις ἐξειργασμένα. τὸ δ᾽ ἐπὶ τῇ τελευτῇ τῆς ὅλης διηγήσεως γεγραμμένον ὑπ᾽ αὐτοῦ, τοῦτο οὐχ ὑπέστρεψεν, ἀλλ᾽ ἡμοῤῥάγει πολλάκις καὶ μετὰ κρίσιν εἴρηται διότι χωρὶς πέψεως τῶν οὔρων
ἐκρίθη. μεμαθήκαμεν δὲ παρ᾽ αὐτοῦ κατὰ τοῦτο τὸ βιβλίον
ὅτι πεπασμοὶ ταχυτῆτα κρίσεως, ἀσφάλειαν ὑγιεινὴν σημαίνουσιν, ὠμὰ δὲ καὶ ἄπεπτα, ἐς κακὰς ἀποστάσεις τρεπόμενα ἢ ἀκρισίας ἢ πόνους ἢ θανάτους ἢ χρόνους ἢ τῶν
αὐτῶν ὑποστροφάς. ἀλλ᾽ ὠμὰ μὲν ἦν ἔτι καὶ ἄπεπτα, οὐ
μὴν ἐς κακὰς ἀποστάσεις ἐτράπεπτο. τῶν γοῦν ἀποστάσεων αὐτὸς ἐδίδαξεν ἀρίστας μὲν εἶναι τὰς κατ᾽ ἔκρουν,
δευτέρας αὐτῶν τὰς πόῤῥωτάτω τῶν πεπονθότων μορίων
καὶ κάτω τοῦ σώματος.

---

praeterea mandabis quod in tertii diei enarratione dictum
eſt, capitis gravitas, qua ipſius plenitudo arguitur. Memoria quoque tenebis ſanguinis eruptionem quarto die,
qui judicatorius eſt, coepiſſe; quinto autem perfecte, ubi
ſanguis eruperat ſudaveratque, judicatum eſſe. Haec autem plenius in libris de judicatoriis diebus tum culta tum
exarata habebis. Quod autem in totius hiſtoriae fine ab
ipſo ſcriptum eſt, in hoc recidiva non erat, ſed ſaepius
ſanguis etiam poſt judicium erupit, ob hoc dictum eſt,
quod citra urinarum coctionem judicatus eſt. Didicimus
autem ex hoc libro coctiones celeritatem judicationis oſtendere, ſecuramque ſalutem; cruda vero et incocta et quae
in malos abſceſſus convertuntur vel acriſias vel dolores
vel mortem vel diuturnitatem vel recidivas. Verum cruda
quidem erant et incocta, non tamen in malos abſceſſus
converſa erant. Abſceſſus itaque ipſe docuit optimos quidem
eſſe qui per effluxum fiunt, ſecundo loco qui longiſſime a partibus affectis et in partibus corporis inferioribus oboriuntur.

286   *ΙΠΠΟΚΡΑΤΟΥΣ ΕΠΙΔΗΜΙΩΝ Α*

Ed. Chart. IX. [110. 111.]   Ed. Baf. V. (389.)

η′

Ερασινὸν, ὃς ᾤκει παρὰ τῇ τοῦ Βοώτου χαράδρῃ, πῦρ ἔλαβε
μετὰ δεῖπνον, νύκτα ταραχώδης, ἡμέραν τὴν πρώτην δι᾽
ἡσυχίης, νύκτα ἐπιπόνως. δευτέρῃ πάντα παρωξύνθη, ἐς
νύκτα παρέκρουσε, τρίτῃ ἐπιπόνως, παρέκρουσε πολλά.
τετάρτῃ δυσφορώτατα, εἰς δὲ τὴν νύκτα [111] *οὐδὲν*
ἐκοιμήθη ἐνύπνια καὶ λογισμοὶ ἔπειτα χείρω καὶ με-
γάλα καὶ ἐπίκαιρα, φόβος, δυσφορίη. πέμπτῃ πρωὶ κα-
τήρτητο καὶ κατενόει πάντα. πολὺ δὲ πρὸς μέσον ἡμέ-
ρης, ἐξεμάνη, κατέχειν οὐκ ἠδύνατο, ἄκρεα ψυχρά, ὑπο-
πέλια, οὖρα ἄπεπτα, ἀπέθανε περὶ ἡλίου δυσμάς. τούτῳ
οἱ πυρετοὶ διὰ τέλεος σὺν ἱδρῶτι. ὑποχόνδρια μετέωρα,
ξύντασις μετ᾽ ὀδύνης. οὖρα δὲ μέλανα ἔχοντα ἐναιωρή-
ματα στρογγύλα, οὐκ ἵδρυτο, ἀπὸ κοιλίης δὲ κόπρανα
διῄει, δίψα διὰ τέλεος οὐ λίην σπασμοὶ πολλοὶ σὺν ἱδρῶτι,
περὶ θάνατον δὲ διὰ τέλεως.

VIII.

Erafinum, qui prope Bootae torrentem habitabat, febris
vehemens a coena invafit, noctem turbulentam tulit.
Primus dies quietus fuit, nox laboriofa. Secundo die
proritata funt omnia, ad noctem deliravit. Tertium
laboriofe degit, multum deliravit. Quarto molefiffime
habuit, ad noctem nihil dormivit, infomnia, ratioci-
nationes; deinde deteriora, magna et periculofa, timor,
jactatio Quinto mane compofitus erat ac omnia in-
telligebat; ad meridiem vero valde infanivit, continere
fe non potuit, extrema frigida et fublivida, urinae in-
coctae, fub folis occafum defunctus eft. Huic ad ex-
tremum usque cum fudore febres aderant, hypochon-
dria tumida et cum dolore diftenta, urinae vero nigrae,
fufpenfa rotunda continebant, neque fubfidebant, ex alvo
ftercora demiffa funt, fitis affidua, non tamen magna,
convulfiones cum fudore fub mortem continuae.

Ed. Chart. IX. [111.]　　　　　　　　Ed. Baf. V. (389.)

Τῷ Ἐρασίνῳ τούτῳ διὰ τέλεος, τουτέστι δι' ὅλου τοῦ
νοσήματος, ἱδρὼς ἦν ἄκριτος, ὑποχόνδρια μοχθηρῶς ἔχοντα
καὶ οὖρα μέλανα. τίς ἐλπὶς οὖν σωτηρίας αὐτῷ; ὥστε κἂν
εὐλόγως δόξῃ τις μάτην γεγράφθαι τὰ κατὰ τὸν ἄνθρωπον
τόνδε διὰ τὸ πᾶσι πρόδηλον εἶναι τὸ ἐσόμενον ἐπ' αὐτοῦ.
ἀλλ' ἴσως αὐτοῦ τοῦ κατὰ τὸν θάνατον τάχους παράδειγμα
τὸν ἀῤῥωστοῦντα ἔγραψεν. ἐν γοῦν τῷ προγνωστικῷ προ-
ειπών· οἱ δὲ πυρετοὶ κρίνονται ἐν τῇσιν ἡμέρῃσι τὸν
ἀριθμὸν, ἐξ ὧν τε προγίνονται οἱ ἄνθρωποι καὶ ἐξ ὧν
ἀπόλλυνται. κἄπειτα τοὺς πάντας εὐήθη σχόντας σημεῖα
εἰπὼν, τεταρταίους παύεσθαι ἢ πρόσθεν. ἐφεξῆς εἶπεν, οἵ
τε κακοηθέστατοι καὶ ἐπὶ σημείων δεινοτάτων γιγνόμενοι
τεταρταῖοι κτείνουσιν ἢ πρόσθεν. ὁ τοίνυν Ἐρασῖνος, καίτοι πάντ' ἔχων δεινὰ, μέχρι τῆς ε' ἡμέρας προίβη ὅτι κατὰ
τὴν πρώτην εἶχε μετρίως. ἔγραψε γοῦν ἐπ' αὐτοῦ κατὰ
λέξιν οὕτως· ἡμέρην τὴν α' δι' ἡσυχίας. ἡ ε' τοίνυν ἀπὸ
τῆς ἀρχῆς καθ' ἣν ἀπέθανε τετάρτη γένεται μὴ συνα-
ριθμουμένης τῆς πρώτης.

Huic Erafino femper, quod eft per totum morbum,
fudor erat citra judicium, hypochondria prave habebant,
urinaeque erant nigrae. Quaenam itaque fpes ipfi falutis
erat? Quare etiamfi quis proba ratione autumaverit fruftra effe fcripta quae de hoc homine dicuntur, quod futura in eo omnibus fint perfpicua. Verum fortaffis hunc
aegrum celeris interitus exemplum fcripfit. Quum enim
in prognoftico praedixiffet: febres iisdem numero diebus
judicantur tum ex quibus homines fofpites evadunt tum
ex quibus intereunt. Deinde etiam omnes benigna figna
fortitas quarto die vel ante definere: deinceps dixit, ma-
lignifIimae vero et quae cum gravifIimis fiunt fignis, quarto
die vel ante perimunt. Erafinus itaque licet gravia omnia
haberet, ad diem tamen quintum productus eft, quod
primo die moderate fe haberet; fcripfit fiquidem in eo
ad verbum ita: primus dies quietus fiunt. Quintus igitur dies quo defunctus eft quartus eft, fi primum tum
counumeraveris.

θ'.

Κρίτωνι ἐν Θάσῳ ποδὸς ὀδύνη ἤρξατο ἰσχυρῶς ἀπὸ δακτύ-
λου τοῦ μεγάλου ὀρθοστάδην περιιόντι, κατεκλίθη αὐθημε-
ρὸν, φρικώδης, ἀσώδης, μικρὰ ὑποθερμαινόμενος, ἐς
νύκτα παρεφρόνησε. δευτέρῃ οἴδημα δι' ὅλου τοῦ πο-
δὸς καὶ περὶ σφυρὸν ὑπέρυθρον καὶ μετὰ ξυντάσιος
φλυκταινίδια μέλανα, πυρετὸς ὀξὺς, ἐξεμάνη. ἀπὸ δὲ κοι-
λίης ἄκρητα, χολώδεα, ὑπόσυχνα διῆλθεν. ἀπέθανον ἀπὸ
τῆς ἀρχῆς δευτεραῖος.

Οὗτος ὁ ἄῤῥωστος ἄξιός ἐστι μνημονεύεσθαι διὰ τὸ τάχιον
τῆς ἀπωλείας. εἰ δὲ προεγέγραπτο καὶ ὁ τρόπος τοῦ θανάτου τότ'
ἂν ἡμᾶς ὁ λόγος ὠφέλησε τελέως. νυνὶ μὲν ἐξ ὧν ἔγραψεν, ὅτι
πλῆθος ἦν πάμπολυ φαίνεται καὶ ὡς ὥρμησεν ἡ φύσις ἀπὸ
τῶν κυρίων μερῶν, αὐτὰ πρὸς τὸ σκέλος ἀποθέσθαι, μὴ
δυναμένου δὲ τοῦ μορίου δέξασθαι τὸ πᾶν ὅσον ὑπέλειπε,
τὸ περιττὸν παλινδρομῆσαν, εἰς τὴν [112] κεφαλὴν

IX.

In Thaſo Critoni erecto et obambulanti pedis dolor vehemens ex pollice coepit, eodem die decubuit cum horrore et ſtomachi faſtidio, aliquantulum incaleſcens ſub
noctem deſipuit. Secundo die per totum pedem adusque talum tumor ſubruber et cum diſtentione; phlyctae-
nidia ſeu puſtulae nigrae, febris acuta, inſanivit, ab
alvo mera, bilioſa et copioſa proceſſerunt. Poſtridie
ab initio expiravit.

Hic aegrotus propter mortis celeritatem memoratu
dignus eſt. Quod ſi mortis modus adſcriptus fuiſſet, tunc
nos ſane adjuviſſet oratio. Nunc ex his quae ſcripſit
ingens plenitudo fuiſſe videtur humorum, quos natura a
principibus partibus ad crus deponere molita eſt. Quum
autem pars ea ſuperfluum omne excipere non valeret, reſiduum recurrens ad caput aſcendit, quod qua eſſet ma-

ἀνήχϑη, κακοήϑους δ᾽ ὄντος αυτοῦ παραφροσύνη μανιώδης
ἐγένετο. τεκμήριον δὲ τῆς κακοηϑείας τοῦ περιττοῦ τὸ παραχρῆμα φλυκταινίδια μέλανα γενέαϑαι περὶ τὸν σφυρόν.
ἄξιον οὖν ἐστὶ ϑαυμάσαι διὰ τί τὸν ἄνϑρωπον τοῦτον ἐκ
ἐφλεβοτόμησεν εὐϑέως ἀρχόμενον τοῦ νοσεῖν. ἀλλ᾽ ἴσμεν ὡς
ἐπὶ τοὺς πλείστους ὧν ἔγραψε ἀῤῥώστων εἰσήχϑη προηκούσης
ἤδη τῆς νόσου.

_____

ί.

Τὸν Κλαζομένιον, ὃς κατέκειτο παρὰ τὸ Φρινιχίδεω φρέαρ,
πῦρ ἔλαβε, ἤλγει δὲ κεφαλὴν καὶ τράχηλον καὶ ὀσφὺν ἐξ
ἀρχῆς. αὐτίκα δὲ κώφωσις, ὕπνοι οὐκ ἐνῆσαν, πυρετὸς
ὀξὺς ἔλαβεν, ὑποχόνδριον ἐπήρτο μετ᾽ ὄγκου, σύντασις ὀλίγη γλῶσσα ξηρὴ, τετάρτῃ ἐς νύκτα παρεφρόνησεν. πέμπτῃ
ἐπιπόνως καὶ πάντα παρωξύνϑη.　　περὶ δὲ ἐνδεκάτην
σμικρὰ ξυνέδωκεν.　(390) ἀπὸ δὲ κοιλίης ἀπ᾽ ἀρχῆς καὶ
μέχρι τεσσαρεσκαιδεκάτην πολλὰ, λεπτὰ, ὑδατόχροα διῄει.

_____

lignitate furiofum delirium concitavit.　Argumentum maligni excrementi ſtatim exſtabat, quod puſtulae nigrae
ad talum crearentur.　Admiratione igitur dignum quid
cauſae fuerit, cur huic homini quamprimum incipiente
morbo vena ſecta non fuerit.　Sed ſcimus Hippocratem
ad plurimos quos ſcripſit aegrotos morbo jam progreſſo
accerſitum eſſe.

_____

X.

Clazomenium, qui prope Phrinichidae puteum habitabat,
febris vehemens prehendit; dolebat autem capite, cervice, lumbis a principio; illico ſurditas, ſomni non
aderant, febris invaſit acuta, hypochondrium in tumorem attollebatur, diſtentio exigua, lingua arida. Quarto
ſub noctem deliravit.　Quinto moleſte exacerbata ſunt
omnia.　Ad undecimum aliquantulum remiſerunt.　Alvus ab initio ad decimum quartum usque copioſa, tenuia et colore aquea dejecit; ad ſeceſſum placide ha-

290 ΙΠΠΟΚΡΑΤΟΥΣ ΕΠΙΔΗΜΙΩΝ Α

Ed. Chart. IX. [112.]   Ed. Baf. V. (390.)

εὐφόρως τὰ περὶ διαχώρησιν διῆγεν, ἔπειτα κοιλίη ἐπέστη,
οὖρα διὰ τέλεος λεπτὰ μὲν, εὔχροα δὲ, καὶ πολὺ εἶχεν
ἐναιώρημα ὑποδιεσπασμένον, οὐχ ἵδρυτο. περὶ δὲ τὴν ἑκ-
καιδεκάτην οὔρησεν ὀλίγῳ παχύτερον, εἶχε σμικρὴν ὑπόστασιν, ἐκούφισεν ὀλίγῳ, κατενόει μᾶλλον. ἑπτακαιδεκάτῃ
πάλιν λεπτά. παρὰ δὲ τὰ ὦτα ἀμφότερα ἐπήρθη ξὺν
ὀδύνῃ, ὕπνοι οὐκ ἐνῆσαν, παρελήρει, περὶ δὲ τὰ σκέλεα
ἐπωδύνως εἶχε. εἰκοστῇ ἄπυρος ἐκρίθη, οὐχ ἵδρωσε, πάντα κατενόει. περὶ δὲ εἰκοστὴν ἑβδόμην ἰσχίου ὀδύνη
ἰσχυρῶς δεξιοῦ διὰ ταχέων ἐπαύσατο. τὰ δὲ παρὰ τὰ
ὦτα οὔτε καθίστατο οὔτ' ἐξεπύει. ἤλγει δὲ περὶ τριακοστὴν καὶ πρώτην διάῤῥοια πολλοῖσιν ὑδατώδεσι μετὰ
δυσεντεριωδέων, οἷρα παχέα οὔρησεν, κατέστη τὰ παρὰ
τὰ ὦτα. περὶ δὲ τὴν τεσσαρακοστὴν ὀφθαλμὸν δεξιὸν
ἤλγεεν, ἀμβλύτερον ἑώρα, κατέστη.

---

bebat; deinde alvus fuppreſſa eſt; urinae per totum
morbum tenues quidem, ſed boni coloris, multum enaeorema diſperſum continebant, nec ſubſidebant. Ad decimum ſextum paulo craſſiores urinas minxit, quibus
paucum inerat ſedimentum; nonnihil levatus eſt, reſi-
piſcebat magis. Decimo ſeptimo rurſus tenues proflu-
xere; ſecundum utramque aurem tumor cum dolore
ſubortus eſt; ſomni non aderant, delirabat, crurum dolore vexabatur. Vigeſimo a febre liber judicatus eſt,
non ſudavit, omnia intelligebat. Circa vigeſimum ſeptimum vehemens coxendicis dextrae dolor obortus ſtatimque ſedatus eſt. Tubercula ſecundum aures neque
ſedata ſunt, neque ſuppurabant, ſed dolebant. Ad trigeſimum primum profluxit alvus multis, aquoſis et dys-
entericorum ſimilibus, urinas craſſas minxit; parotides
ſedatae ſunt. Circa quadrageſimum dexter oculus doluit, obtuſius vidit, convaluit.

Οὗτος ὁ ἄνθρωπος καὶ μαρτύριον ἢ καὶ παράδειγμά
ἐστιν οὐκ ὀλίγον τῶν καθόλου θεωρημάτων. ἀρξώμεθα δὲ
ἀπὸ τῶν οὔρων ἐφ᾽ ὧν ἔγραψε κατὰ τὴν ια΄ ἡμέραν, οὖρα
διὰ τέλεος λεπτὰ μὲν, εὔχροα δὲ καὶ πολὺ ἔσχεν ἐναιώρημα ὑποδιεσπασμένον, οὐχ ἵδρυτο. ὡς γὰρ ἐξ ἀρχῆς αὐτῶν
τοιούτων γεγονότων καὶ παραμεινάντων γε μέχρι τῆς ιστ΄.
ὁμοίως, οὕτως φαίνεται πεποιῆσθαι τὴν διήγησιν. ἐπὶ τῆς
ιστ΄ ἡμέρας ἐδήλωσε τὴν μεταβολὴν αὐτῶν, ὥς ποτε πρῶτον γενομένην οὕτως εἰπὼν, περὶ ιστ΄ ἡμέρας οὔρησεν ὀλίγῳ παχύτερον, εἶχε σμικρὴν ὑπόστασιν. εὔδηλον οὖν ὅτι
λεπτὰ [113] μὲν, εὔχροα δὲ οὖρα διὰ μὲν τὴν εὔχροιαν
ἐνδείκνυνται σωθήσεσθαι,　　ὅτι δὲ λεπτὰ χρόνου δεῖσθαι
πρὸς τὴν πέψιν. ἦν δὲ οὐδὲ τῶν λυπούντων ἓν εἶδος.
μετὰ γὰρ τὸ προειπεῖν ἐπὶ τῆς ιστ΄ ἡμέρας τὴν μεταβολὴν τῶν οὔρων ἐφεξῆς φησι, τῇ ιζ΄ πάλιν λεπτά. κατὰ δὲ
τὴν αὐτὴν ἡμέραν φησὶ παρὰ τὰ ὦτα ἐπαρθῆναι αὐτῷ
καὶ εἴ γε σὺν οὔροισι παχέσιν ἐγεγόνει, κατὰ τὴν εἰκοστὴν

Hic homo et teſtimonium vel etiam exemplum eſt
non parvum univerſalium praeceptorum.　　Exordiemur
autem ab urinis, de quibus undecimo die ſcripſit: urinae
per totum morbum tenues quidem, ſed boni coloris,
multumque enaeorema diſperſum continebant, non ſubſidebant.　Perinde enim ac ſi ab initio tales ipſae fuiſſent
et ad decimum ſextum usque permanſiſſent mồdo ſimili,
ita narrationem feciſſe videtur.　Decimo ſexto die ipſarum mutationum indicavit, quod tunc primum incidiſſet,
ita loquutus: decimo ſexto die paulo craſſiores urinas
minxit, quibus paucum inerat ſedimentum.　Conſtat igitur tenues quidem urinas, ſed boni coloris, ob coloris
bonitatem ſalutem indicare,　tenues vero tempore ad
concoctionem indigere.　At eorum quae moleſtias excita-
bant non erat unum genus. Nam poſteaquam decimo ſexto
die urinarum mutationem praedixiſſet, deinceps ait: die
ſeptimo rurſus tenues.　Eodem autem die ait ipſi abſceſſus poſt aures excitatos, qui ſi cum craſſis urinis fuiſſent,

292 ΙΠΠΟΚΡΑΤΟΥΣ ΕΠΙΔΗΜΙΩΝ Α

Ed. Chart. IX. [113.]   Ed. Baf. V. (390.)

ἂν ἔσχε τελέως καλῶς οὔσης τῆς ιζ' ἐπιδήλου τῆς κ'
ἐκρίθη μὲν οὖν ὑπ' αὐτῆς τὸ τέλεον, οὐ μὴν ἔσχε τὸ βέβαιον
ἡ κρίσις. ἀλλὰ καὶ παρὰ τὰ ὦτα οὔτε καθίστατο οὔτ'
ἐξεπύη. ἤλγει μέντοι καὶ διαῤῥοίας ἀρξαμένης μετὰ δυσεν-
τεριωδῶν, τουτέστι μετὰ ξυσματωδῶν διαχωρημάτων, ἅπερ
ἦν τῆς δριμύτητος τῶν ἐκκρινομένων χυμῶν γνωρίσματα
καὶ σὺν αὐτοῖς οὔρων παχέων γενομένων κατέστη τὰ παρὰ
τὰ ὦτα. καὶ τούτων οὖν προϊόντων ἡ τελεία τοῦ νοσήματος
ἀπαλλαγὴ κατὰ τὴν μ' ἡμέραν ἐγένετο. μέμνησο τοίνυν
ἐπὶ τῶν τοιούτων κρίσεων μὴ μόνον τῆς ὑστάτης κατὰ τὴν
περίοδον τῶν κρισίμων ἡμερῶν γενομένης, ἀλλὰ καὶ τῆς ἐν
τῷ μεταξύ. καὶ γὰρ αἱ κρίσεις ἐπὶ πάντων τῶν ἀῤῥώστων,
οὐκ ἐπὶ τούτοιν μόνοιν ἐν ταῖς κρισίμοις ἡμέραις φαίνονται
γεγονυῖαι κατὰ τὰς κρισίμους ἡμέρας, τὰ κατ' ὦτα ἐπιφα-
νέντα. κατὰ μέν γε τὴν ιζ' αἱ παρωτίδες ὤφθησαν. ἐν
τῇ κζ' ἰσχίου ὀδύνη δεξιοῦ ἐπεσήμανεν, ὠθούσης μὲν κάτω
τὴν περιουσίαν τῆς φύσεως, οὔπω δὲ τὴν διὰ τῆς γαστρὸς

vigefimo die optime habuiffet, quum feptimus decimus
vigefimi fit index. Eo itaque die plane judicatus eft;
non tamen certitudineᵐ habuit judicium, imo tubercula
fecundum aures neque fubfiderunt, neque fuppurarunt.
Dolebat praeterea, coepitque diarrhoea cum dyfenteriofis,
hoc eft ramentofis dejectionibus, quae acrimoniae eorum
qui excernebantur humorum erant notae, quumque urinae
una cum ipfis craffae fuiffent, parotides depreffae funt;
quae quum ita procederent, abfoluta morbi mutatio in diem
quadragefimuın incidit. Quare memineris in ejusmodi
judiciis non ultimi folum judicii, quod iu judicatoriorum
dierum circuitu accidit, fed etiam ejus quod in medio
eft. Etenim judicia in omnibus aegrotis, non in his folis
judicatoriis diebus fieri videntur, diebus etiam judicatoriis abfceffus poft aures excitati funt. Nam feptimodeci-
mo parotides extiterunt. Die vigefimo feptimo dextrae
coxae dolor invafit, natura quidem excrementum deorfum
propellente, nec non valente excretionem per alvum

Ed. Chart. IX. [113.]   Ed. Baf. V. (390.)
ἔκκρισιν ἐργάσασθαι δυναμένης, ἥν ἐπὶ τῆς ἑξῆς τετράδος
ἐκίνησεν. ὅτι δὲ καὶ κ΄ κρίσιν ἔσχεν ἐλλιπῆ προακηκόαμεν.
ὥστε μαρτυροῦνται τῶν κρισίμων ἡμερῶν αἱ περίοδοι πρὸς
τῶν ἐναργῶς φαινομένων ἐπὶ τῶν νοσούντων.

ια΄.

Τὴν Δρομεάδεω γυναῖκα θυγατέρα τεκοῦσαν καὶ τῶν ἄλλων γενομένων πάντων κατὰ λόγον δευτεραίην ἐοῦσαν
ῥῖγος ἔλαβε, πυρετὸς ὀξύς. ἤρξατο δὲ πονέειν τῇ πρώτῃ
περὶ ὑποχόνδριον, ἀσώδης, φρικώδης, ἀλύουσα, καὶ τὰς
ἐχομένας οὐχ ὕπνωσε, πνεῦμα ἀραιὸν, μέγα ὑποχόνδριον
αὐτίκα ἀνεσπασμένον. δευτέρῃ ἀφ᾽ ἧς ἐῤῥίγωσεν ἀπὸ
κοιλίης καλῶς κόπρανα διῆλθεν, οὖρα παχέα, λευκὰ, θολερὰ οἷα γίνεται ἐκ τῶν καθισταμένων, ὅταν ἀναταραχθῇ
κείμενα χρόνον πολὺν, οὐ καθίστατο, νύκτα οὐκ ἐκοιμήθη
τρίτῃ περὶ μέσον ἡμέρης ἐπεῤῥίγωσε, πυρετὸς ὀξὺς, οὖρα
ὅμοια, ὑποχονδρίου πόνος, ἀσώδης, νύκτα δυσφόρως, οὐκ
ἐκοιμήθη, ἵδρωσε διόλου ψυχρῶς. ταχὺ δὲ πάλιν ἀνεθερμάν-

efficere, quam fequenti quatriduo concitavit. Quod autem et vigefimo die judicium imperfectum habuerit antea
accepimus Quapropter in aegris judicatoriorum dierum
circuitus ab evidenter apparentibus fidem accipiunt.

XI.

Dromeadae conjugem, quae filiam pepererat, caeteris omni-
bus ex recessione processit, postridie prehendit rigor,
febris acuta.   Coepit autem primo die circa hypochon-
drium dolere cum fastidio, horrore, jactatione.   Se-
quentibus vero diebus non dormivit, spiritus rarus, ma-
gnus, statimque revulsus. Secundo a rigore die commo-
de ab alvo stercora prodierunt, urinae crassae, albae,
turbatae, quales quae ex subsidentibus fiunt, quum
multo tempore depositae returbabantur, non subsidebant,
noctu non dormivit.   Tertio die circiter meridiem no-
vus rigor subortus est, febris acuta, urinae similes, hy-

294 ΙΠΠΟΚΡΑΤΟΥΣ ΕΠΙΔΗΜΙΩΝ Α

Ed. Chart. IX. [113. 114.] Ed. Baf. V. (390.)

θη, τετάρτῃ περὶ μὲν ὑποχόνδριον σμικρὸν ἐκουφίσθη, κεφαλῆς δὲ βάρος μετ᾽ ὀδύνης ὑπεκαρώθη, σμικρὰ ἀπὸ ῥινῶν
ἔσταξε, γλῶσσα ἐπίξηρος, διψώδης, οὖρα σμικρὰ, λεπτὰ,
ἐλαιώδεα, σμικρὰ ἐκοιμήθη, πέμπτῃ διψώδης, ἀσώδης,
οὖρα ὅμοια, ἀπὸ κοιλίης οὐδὲν, περὶ μέσης ἡμέρας, πολλὰ παρέκρουσε [114] καὶ πάλιν ταχὺ σμικρὰ κατενόει
ἀνισταμένη, ἐπεκαρώθη, ψύξις μικρὰ, νυκτὸς ἐκοιμήθη,
παρέκρουσε. ἕκτῃ πρωῒ ἐπερρίγωσε, ταχὺ δὲ διεθερ-
μάνθη, ἵδρωσε διόλου, ἄκρεα ψυχρὰ, παρέκρουσε, πνεῦμα
μέγα, ἀραιὸν, μετ᾽ ὀλίγον σπασμοὶ ἀπὸ κεφαλῆς ἤρξαντο,
ταχὺ ἀπέθανεν.

Αὕτη κατὰ μὲν τὴν α΄ ἡμέραν εὐθέως ἀπεφαίνετο νοσεῖν ὀξέως. ἔστι δὲ τῆς β΄ ἡμέρας οἷς εἰρήκει συμπτώμασι τῶν ἐν τοῖς οὔροις σημείων προγενομένων, εἰκότως

pochondrii dolor, faſtidioſa et nauſeabunda, nox moleſta, non dormivit, toto corpore ſudavit ſudore frigido, ſed iterum recaluit. Quarto dolor quidem hypochondrii aliquantulum remiſit, ſed capitis cum dolore
gravitas fuit, veternus eam occupat, paucae ſanguinis
e naribus ſtillae deciderunt, lingua arida, ſiticuloſa,
urinae paucae, tenues, oleoſae, parum dormivit. Quinto
die ſitibunda, faſtidioſa, eaedem urinae, ab alvo nihil
feceſſit, circa meridiem multum deliravit confeſtimque
rurſus parum ad intelligentiam rediit, exurgens in ve-
ternum lapſa eſt, parva refrigeratio, non dormivit. Sexto
die mane novus ſubortus eſt rigor celeriterque recaluit.
Sudor toto corpore dimanavit, extrema frigida, deliravit, ſpiritus magnus, rarus Paulo poſt convulſionibus a capite ſubortis, celeriter defuncta eſt.

Haec primo die ſtatim acute aegrotare videbatur. Die
ſecundo ex his quae protulit ſymptomatis, praegreſſis
in urina ſignis, jure quis eam brevi morituram expectaſſet.

Ed. Chart. IX. [114.]   Ed. Baf. V. (390. 391.)

ἄν τις αὐτὴν προσεδόκησε τεθνήξεσθαι διὰ ταχέων.
μοχθηρὰ γὰρ ἱκανῶς ἀνατεταραγμένα μὲν οὖρα, καθιστάμενα δὲ μηδ᾽ ὅλως. ἀλλὰ καὶ τῇ γ᾽ τῶν ἡμερῶν τὰ οὖρα
καὶ τὰ συμπτώματα πάντα διέμεινε τὴν προσδοκίαν βεβαι-
οῦντα τοῦ θανάτου. τετάρτῃ δὲ στάξεως ἐκ ῥινῶν προγε-
νομένης καὶ τῶν οὔρων ἐλαιωδῶν φανέντων, εὐλόγως ἐπέθα-
νεν ἑκταίῳ. πάλιν δὲ κἀπὶ ταύτης πνεῦμα μέγα καὶ ἀραιὸν
εἶπε γενέσθαι παραφρονῆσαι φησὶν αὐτήν.

ιβ'.

(391) *Ἄνθρωπος θερμαινόμενος ἐδείπνησε καὶ ἔπιε πλέον,*
ἤμεσε πάντα, νύκτα πυρετὸς ὀξὺς, ὑποχονδρίου δεξιοῦ πό-
νος, φλεγμονὴ, ὑπολάπαρος ἐκ τοῦ ἔσω μέρους, νύκτα
δυσφόρως. οὖρα δὲ κατ᾽ ἀρχὰς ἐρυθρά, πάχος ἔχοντα,
κείμενα οὐ καθίστατο, γλῶσσα ἐπίξηρος, οὐ λίαν διψώδης.
τετάρτῃ πυρετὸς ὀξύς, πόνοι πάντων. πέμπτῃ οὔρησε λεῖον,
ἐλαιῶδες, πολὺ πυρετὸς ὀξύς. ἕκτῃ δείλης πολλὰ παρέκρουσε,
οὐδὲ ἐς νύκτα ἐκοιμήθη. ἑβδόμῃ πάντα παρωξύνθη, οὖρα

Pravae fiquidem admodum funt returbatae, nullo pacto
fubfidentes urinae, imo die tertio urinae et cuncta fymptomata perfeverarunt, mortis expectationem ftabilientia.
Quarto autem, quum ftillatio e naribus fuperveniffet,
urinaeque oleofae apparerent, ratione optima fextc die
exfpiravit. Fuiffe autem et in ea fpiritum magnum et
rarum dixit qui ipfam deliraturam denuntiabat.

XII.

Quidam homo incalefcens coenavit bibitque liberalius, vo-
muit omnia, hypochondrii dextri dolor, inflammatio
ex interna parte fubmollis, nox molefta, urinae per
initia rubrae, craffamentum continentes, depofitae non
fubfidebant, lingua arida, non admodum fitibundus.
Quarto die febris acuta, undique dolores. Quinto
minxit laeve, oleofum, copiofum, febris acuta. Sexto
ad vefperam plurimum deliravit, nocte non dormivit.

ὅμοια, λόγοι πολλοὶ, κατέχειν οὐκ ἐδύνατο. ἀπὸ δὲ κοιλίης
ἐρεθισμῷ ὑγρὰ, ταραχώδεα διῆλθε μετὰ ἑλμίνθων, νύκτα
ὁμοίως ἐπιπόνως, πρωῒ δὲ ἐῤῥίγωσε, πυρετὸς ὀξὺς, ἵδρωσε πολλῷ καὶ θερμῷ, ἄπυρος ἔδοξε γενέσθαι, οὐ πολὺ ἐκοιμήθη,
ἐξ ὕπνου ψύξις, πτυαλισμὸς, δείλης πολλὰ παρέκρουσε,
μετ᾿ ὀλίγον δ᾿ ἤμεσε μέλανα, ὀλίγα, χολώδεα. ἐνάτῃ
ψύξις, παρελήρει πολλὰ, οὐχ ὕπνωσε. δεκάτῃ σκέλεα
ἐπωδύνως, πάντα παρωξύνθη, παρελήρει. ἑνδεκάτῃ ἀπέθανεν.

Ἡ διήγησις αὕτη πρῶτον μὲν ἡμᾶς ἐδίδαξε δεῖν τὸν νοῦν
προσέχειν εὐθέως ἐξ ἀρχῆς εἰσβαλλόντων τῶν νοσημάτων
καὶ μὴ καταφρονοῦντας ἀφυλάκτως διαιτᾶσθαι, κἂν μικρὰ
φαίνηται τὰ νοσήματα. νῦν γοῦν δειπνήσας ἀκαίρως ὁ ἄνθρωπος ἐν ἀρχῇ τοῦ πυρετοῦ μικροῦ δοκοῦντος ὑπάρχειν,
ἐνεδείξατο γὰρ τοῦτο διὰ τοῦ [115] θερμαινόμενος ὀνόματος, ἐβλάβη δηλονότι κἀξ αὐτοῦ τοῦ ἀκαίρως προενέγ-

---

*Septimo exacerbata funt omnia, urinae fimiles, verba
multa, continere fe non potuit. Ab alvo irritata liquida et turbulenta cum lumbricis fecefferunt, nox fimiliter laboriofa, mane riguit, febris acuta, copiofus et
calidus fudor manavit, fine febre effe vifus eft, non
dormivit, a fomno perfrictio, falivatio, vefperi multum
deliravit, paulo poft nigra, pauca et biliofa vomuit.
Nono perfrigeratio, multopere deliravit, non dormivit.
Decimo crura dolor invafit, omnia exacerbata funt,
deliravit. Undecimo obiit.*

Haec nos hiftoria primum docuit operae pretium effe,
ut ftatim ab initio morbis invadentibus mentem adhibeamus   neque cibum temere et citra obfervationem exhi-
beamus, etiamfi parvi morbi compareant.   Nunc igitur
hic homo intempeftive coenatus, quum principio febris
effe parva videretur, hoc enim per incalefcens vocabulum declarabatur, laefus eft, quod intempeftive cibum fum-

κασθαι τροφῆς. ἀλλὰ καὶ ἔπιε, φησὶ, πλέον, οὐκ εἰδὼς
ἀρχὴν εἶναι μεγάλου νοσήματος. εἰκότως οὖν ἤμεσε μὲν
ταῦτα, ὁ πυρετὸς δὲ ὀξὺς ἅμα συμπτώμασιν οὐκ εὐκατα-
φρονήτοις ἐγένετο, ἀλλὰ καὶ ἀφορήτοις καὶ οὖρα παχέα,
μὴ καθιστάμενα. κατὰ δὲ ε΄ ἐφάνη σαφῶς ὅτι τεθνήξεται
τῶν ἐλαιωδῶν οὔρων ἐκκριθέντων ἐπὶ τοῖς προειρημένοις
συμπτώμασιν, ἃ καὶ κατὰ τὴν ζ΄ ἡμέραν ὁμοίως οὐρηθῆ-
ναί φησιν. ἀπέθανε δὲ καὶ οὗτος ἐν ἡμέρᾳ κρισίμῳ τῇ ια΄.

ιγ΄.

*Γυναῖκα ἣ κατέκειτο ἐν ἀκτῇ τρίμηνον πρὸς ἑωυτὴν ἔχουσα,
πῦρ ἔλαβεν, αὐτίκα δ᾽ ἤρξατο πονέειν ὀσφύν. τρίτῃ πόνος τραχήλου καὶ κεφαλῆς, κατὰ κληῖδα, χεῖρα δεξιὰν, διὰ
ταχέων δὲ γλῶσσα ἠφώνει, δεξιὴ χεὶρ παρέθη μετὰ
σπασμοῦ παραπληκτικὸν τρόπον, παρελήρει πάντα, νύκτα
δυσφόρως, οὐκ ἐκοιμήθη, κοιλίη ἐπεταράχθη χολώδεσιν,
ὀλίγοισιν, ἀκρήτοισιν. τετάρτῃ γλῶσσα φωνῆς ἐλύθη,*

fiffet, imo et liberalius, inquit, potavit, magni morbi
principium effe nefcius. Jure igitur haec vomuit, febrisque
acuta cum fymptomatibus non contemnendis oborta erat,
imo et intolerabilibus, urinaeque craffae non fubfidentes.
Die quinto manifefte moriturus videbatur praeter praedicta fymptomata, excretis urinis oleofis, quas etiam die
feptimo mixtas eodem modo dicit. Obiit tandem hic die
judicatorio undecimo.

XIII.

*Mulierem quae in littore decumbebat, trimeftri foetu gravi-
dam vehemens febris prehendit, ftatimque lumbis dolere
coepit. Tertio die cervicem et caput fecundum claviculam manumque dextram dolor occupavit; celeriter
lingua obmutuit, dextra manus cum convulfione paraplectico modo labefacta eft, prorfus deliravit, nocte
jactata non dormivit, alvus biliofis, paucis ac meris*

298 ΙΠΠΟΚΡΑΤΟΥΣ ΕΠΙΔΗΜΙΩΝ Α

Ed. Chart. IX. [115.]   Ed. Baf. V. (391.)

σπασμὸς τῶν αὐτῶν, πόνοι πάντων παρέμενον, καθ᾽ ὑποχόνδριον ἐσπασμένα σὺν ὀδύνῃ, οὐκ ἐκοιμᾶτο, παρέκρουσε
πάντα, κοιλίη ταραχώδης, οὖρα λεπτὰ οὐκ εὔχροα. πέμπτῃ
πυρετὸς ὀξὺς, ὑποχονδρίου πόνος, παρέκρουσε πάντα, διαχωρήματα χολώδεα, ἐς νύκτα ἵδρωσεν, ἄπυρος. ἕκτῃ κατενόει, πάντων ἐκουφίσθη, περὶ δὲ κληῖδα ἀριστερὴν πόνος
παρέμενε, διψώδης, οὖρα λεπτὰ, οὐκ ἐκοιμήθη. ἑβδόμῃ
τρόμος, ὑπεκαρώθη, μικρὰ παρέκρουσεν, ἀλγήματα κατὰ
κληῖδα καὶ βραχίονα ἀριστερὸν παρέμενε. τὰ δ᾽ ἄλλα
διεκουφίσθη, πάντα κατενόει, τρὶς δὲ διέμενεν ἄπυρος.
ἑνδεκάτῃ ὑπέστρεψεν, ἐπερρίγωσε, πῦρ ἔλαβε. περὶ δὲ
τεσσαρεσκαιδεκάτην ἤμεσε χολώδεα, ξανθὰ, ὑπόσυχνα, ἵδρωσεν, ἄπυρος, ἐκρίθη οὐκ ἀνάλγητος ἐκ τῶν αὐτῶν παθημάτων.

---

*dejectionibus turbata eft. Quarto lingua voce foluta
eft, eadem convellebatur, dolores omnium permanebant,
hypochondrium cum dolore contrahebatur, fomnum non
capiebat, prorfus deliravit, alvus turbata eft, urinae
tenues, non boni coloris. Quinto febris acuta, hypochondrii dolor, prorfus deliravit, dejectiones biliofae,
fub noctem fudavit, febre liberata eft. Sexto ad mentem rediit, ab omnibus levata eft, ad claviculam finiftram dolor perfeverabat, fiticulofa, urinae tenues, non
dormivit. Septimo tremor, aliquantulum veternofa,
nonnihil deliravit, claviculae ob brachii finiftri dolores
perfeverabant, caetera remiffa funt, ad fe rediit, tres
dies febre vacua permanfit. Undecimo reverfa febris
eft, riguit, febris prehendit. Decimo quarto vomuit
biliofa, flava, fubcrebra, fudavit, febre libera, dolore
ex ipfis pathematis oborta judicata eft.*

Εσώθη μὲν ἡ αὐτή, εἰ καὶ ἰσχυρὰ εἴρηκεν ἅπαντα
νοσήματα, εἴ τε σφαλερώτερα· καὶ θαυμάζω γ' ὅπως οὐδὲν
ἔγραψε περὶ τῆς ἡλικίας αὐτῆς. καὶ μὴν μεμνῆσθαι προσήκει τῶν εἰρημένων ἕνεκα τοῦ γινώσκειν ἐν τῷ σπανίῳ
διασωζομένας τινὰς ἐγκύμονας, ἐκ τοιούτων νοσημάτων,
ἄνευ διαφθορᾶς τῶν ἐμβρύων. ἔτι δὲ κἀκείνου μεμνῆσθαι
προσήκει τοῦ τριῶν καὶ τεσσάρων μηνῶν δυσπαθέστατον
τῶν ἄλλων εἶναι· καὶ τοῦτο γινώσκων αὐτὸς ἐν ἀφορισμοῖς
εἶπε, τὰς κυούσας φαρμακεύειν, ἢν ὀργᾷ, τετράμηνα [116]
καὶ ἄχρις ἑπτὰ μηνῶν, ἧσσον δὲ ταύτας. τὰ δὲ νήπια καὶ
τὰ πρεσβύτερα εὐλαβέεσθαι δεῖ. τοῖς μὲν οὖν παιδίοις οἵ
τε δεσμοὶ καθ' οὓς τῇ μήτρᾳ συμπεφύκασιν ἀσθενεῖς εἰσι
καὶ τὸ σύμπαν σῶμα μαλακόν· τοῖς δὲ τῆς ἀποκυήσεως
ἐγγὺς μεγάλοις οὖσι πολλῆς δεῖται τροφῆς, ἧς ἀποροῦντα
πολλάκις ἐν τοῖς ὀξέσι νοσήμασι διαφθείρεται. διὸ καὶ χαλεπώτατόν ἐστι καλῶς διαιτηθῆναι νοσοῦσαν ὀξέως, εἰ μετὰ τοῦ
ἐμβρύου ᾖ. εἰ μὲν γὰρ ὡς τὰς ἀκύμονας ἐνδεῶς τρέφεις,

Haec fofpes evafit, etiamfi vehementes morbos omnes
atque etiam periculofiores protulerit.　Miror fane quod
nihil de ipfius aetate fcripferit.　Atqui eorum quae prodita funt, meminiffe convenit, ut cognofcamus gravidas
talibus ex morbis citra foetuum corruptionem raro fervari.　Jam illud quoque meminiffe decet, foetum trime-
ftrem et quadrimeftrem praeter caeteros magis refiftere.
Cujus rei non ignarus Hippocrates ipfe in aphorifmis
pronunciat.　Praegnantes, fi ad excretionem humor turgeat, purgandae funt quarto menfe et adusque feptimum,
fed hae minus, minoribus autem et grandioribus foetibus
religiofe agendum.　Itaque foetuum vincula, quibus hi
utero connectuntur, imbecillia funt eorumque corpus univerfum molle ac tenerum exiftit.　Qui vero prope partum
funt, quod magni fint, multo indigent alimento, quo defti-
tuti faepius in acutis morbis intereunt.　Quamobrem his
acute laborantibus probam victus rationem praefcribere
perarduum eft, fi foetum conceperint.　Si namque ut non

διαφθείρεται τὸ κυούμενον. εἰ δ᾽ ἐκείνου στοχαζόμενος
ἐκτενέστερον προσφέρεις αὐτήν, κίνδυνος ἀποβάλλεσθαι τῇ
κυούσῃ. διὰ ταῦτα μὲν τὰ τρίμηνα καὶ τετράμηνα μᾶλλον
διασώζονται τῶν ἄλλων. τῇ δ᾽ οὖν νῦν προκειμένῃ κατὰ
τὸν λόγον γυναικὶ καὶ τῶν οὔρων λευκῶν καὶ οὐκ ἀχρόων
ὄντων ὅμως ἐγένετο σωθῆναι διὰ ῥώμην φύσεως, ἥτις ἐν
νυκτὶ δι᾽ ἱδρώτων ἔπαυσε τὸν πυρετόν. οὐ μὴν βέβαιόν γε
δυνατὸν ἦν γενέσθαι νόσημα κατὰ τὰς ἑξῆς ἡμέρας ἄχρι
τῆς ια΄. ἐν ᾗ πάλιν μετὰ ῥίγους ὑποστρέψασα δι᾽ ἐμέτου
καὶ ἱδρῶτος ἐκρίθη τελέως. ἐν γὰρ ταῖς ἀπὸ τῆς ε΄
ἄχρι τῆς ια΄ τὰ γενόμενα συμπτώματα τοῦ νευρώδους ἦν
γένους, οὐ τοῦ φλεβώδους ἢ ἀρτηριώδους. ἐν γοῦν τῇ ζ΄,
φησὶ, τρόμος, ὑπεκαρώθη, σμικρὰ παρέκρουσε, τὰ δέ γε
κατὰ τὰς φλέβας ἐπὶ τὸ βέλτιον ἦν πεττόμενα μετὰ τὴν ἐν
τῇ ε΄ κρίσιν. ἐπὶ γοῦν τῆς στ΄ ἔγραψεν οὖρα λεπτὰ καὶ
προσθεὶς τὰ οὐκ εὔχροα. καὶ τούτων μὲν μεμνῆσθαι χρήσιμον καὶ τὸ τῆς ε΄ ἡμέρας, ὅπως ἀγωνιστικὰς κρίσεις ἐπι-

praegnantes parce nutrias, foetus tuendi gratia liberalius
alimentum exhibeas, ipfa praegnans in periculum addu-
citur. Propterea trimeftres et quadrimeftres quam caeterae magis fervantur. Propofitae igitur in oratione mulieri,
quum vel urinae albae vel boni coloris effent, propter
tamen naturae robur fervari contigit, quae nocte per fudores febrem fedavit. Nec vero fieri poterat certum effe
morbum fequentibus diebus ad undecimum usque, qui
rurfum ubi cum rigore rediiffet, vomitu et fudore perfecte judicatus eft. Neque enim a quinto ad undecimum
usque quae facta funt fymptomata nervofi erant generis,
et non venarum vel arteriarum. Itaque die feptimo tremor, inquit, aliquantulum veternofa, nonnihil deliravit.
Quia quae in venis erant, melius poft quinti diei judicium coquebantur. Quare in fexto die fcripfit: urinae
tenues, addito non boni coloris. Haec quidem meminiffe
exiftit utile et uuod quinto die adducit certaminis fcili-

φέρει· καὶ γὰρ ὀλίγον (392) ἔμπροσθεν ἄλλον ἄῤῥωστον
ἔκρινε δι᾽ αἱμοῤῥαγίας καὶ νῦν δι᾽ ἱδρῶτος τὴν προκειμένην
ἐν τῷ λόγῳ γυναῖκα, καίτοι τοῦ νοσήματος ἀμφοτέροις
ἀπέπτου κατ᾽ ἐκείνην τὴν ἡμέραν ὄντος, διὸ μηδὲ τελέαν
ἐποιήσατο τὴν κρίσιν.

ιδ´.

Μελιδίη, ἣ κατέκειτο παρὰ τὸ τῆς Ἥρης ἱερὸν, ἤρξατο κεφα-
λῆς καὶ τραχήλου καὶ στήθεος πόνος ἰσχυρὸς, αὐτίκα δὲ
πυρετὸς ὀξὺς ἔλαβε, γυναικεῖα δὲ σμικρὰ ἐπεφαίνετο, πό-
νοι τούτων ἁπάντων ξυνεχέες ἕκτη κωματώδης, ἀ-
σώδης, φρικώδης, ἐρύθημα ἐπὶ γνάθων, σμικρὰ
παρέκρουσε. ἑβδόμῃ ἵδρωσε, πυρετὸς διέλιπεν, οἱ
πόνοι παρέμενον, ὑπέστρεψεν, ὕπνοι σμικροὶ, οὖρα διὰ
τέλεος εὔχροα μὲν, λεπτὰ δὲ διαχωρήματα, χολώδη, δα-
κνώδεα, κάρτα λεπτὰ, ὀλίγα, μέλανα, δυσώδεα διῆλθεν.

---

cet plena judicia. Etenim paulo ante aegrotum alium
per fanguinis eruptionem et praefentem mulierem per
fudores, etiamfi illo die utrisque morbus incoctus eſſet,
quare neque perfectam fecit judicationem.

XIV.

Melidiae prope Junonis templo jacenti vehemens capitis,
cervicis et pectoris dolor per initia obortus eſt; quam
derepente febris acuta prehendit, muliebria pauca ap-
paruerunt, horumque omnium dolores continui. Sexto
comatoſa, faſtidioſa, horrida, malarum rubor, delira-
vit. Septimo fudavit, intermiſit febris, dolores perſe-
verabant, reverſa febris eſt, fomni parvi, urinae per
totum morbum boni quidem coloris fuere, ſed tenues,
dejectiones tenues, biliofae, mordaces, admodum pau-
cae, nigrae, graveolentes prodierunt, urinae ſedimen-

οὔροισιν ὑπόστασις λευκὴ, λείη, ἵδρωσεν, ἐκρίθη τελέως
ἑνδεκαταίη.

———

[117] Καὶ περὶ ταύτης ἐν ἀρχῇ μὲν ἔγραψε τὴν
ἰδέαν τῶν οὔρων. ἐπὶ δὲ τῷ τέλει τῆς διηγήσεως ἔφη,
οὖρα διὰ τέλεος εὔχροα μὲν, λεπτὰ δέ. τὰ μὲν γὰρ ἀκριβῶς λεπτὰ τὴν κατὰ φύσιν ἔχειν εὔχροιαν οὐ δύναται. μετρίως μὲν γάρ ἐστιν ὠχρὰ τὰ εὔχροα, λευκὰ δὲ τὰ τελείως λεπτά. καθ᾽ ὅσον δὲ ἐγχωρεῖ συνελθεῖν εὔχροιαν οὔρων
λεπτότητι, κατὰ τοσοῦτον χρὴ ἀκούειν λέγοντα αὐτὸν, οὖρα
διὰ τέλεος εὔχροα μὲν γενέσθαι, λεπτὰ δέ. φαίνεται δὲ
καὶ αὕτη ἡ γυνὴ διὰ τὴν ἰσχὺν τῆς φύσεως σωθῆναι.

tum album et laeve, fudavit. Undecimo integre judicata eft.

———

De hac etiam in principio quidem fcripfit urinarum
formam. At in hiftoriae fine dicit, urinae per totum
morbum boni quidem coloris fuere, fed tenues. Plane
fiquidem tenues coloris bonitatem fecundum naturam nequeunt. Nam urinae boni coloris mediocriter pallidae
funt; at prorfus tenues albae funt. Quatenus vero poteft
urinarum tenuitati convenire coloris bonitas, eatenus interpretari eum oportet pronunciantem, urinae per totum
morbum boni quidem coloris fuere, fed tenues. Caeterum haec quoque mulier naturae robore fervata videtur.

ΙΠΠΟΚΡΑΤΟΥΣ ΕΠΙΔΗΜΙΩΝ ΒΙΒΛΙΟΝ ΔΕΥΤΕΡΟΝ.*

Ed. Chart. IX. [118.] Ed. Bas. V. (392.)

α'.

Ἄνθρακες ἐν Κρανῶνι θερινοὶ, ὗεν ἐν καύμασιν ὕδατι
λαύρῳ δι' ὅλου, ἐγένετο δὲ μᾶλλον νότῳ καὶ ὑπεγίνοντο
μὲν ἐν τῷ δέρματι ἰχῶρες, ἐγκαταλαμβανόμενοι δὲ ἐθερμαίνοντο καὶ κνησμὸν ἐνεποίεον. εἶτα φλυκταινίδες ὥσπερ πυ-
ριήκαυστοι διανίσταντο καὶ ὑπὸ τὸ δέρμα καίεσθαι
ἐδόκεον. ἐν καύμασιν ἀνυδρίης οἱ πυρετοὶ ἀνιδρῶτες

HIPPOCRATIS EPIDEMIORUM LIBER SECUNDUS.

I.

Cranone carbunculi aeſtivi graſſabantur. Per ardores
largo imbre pluebat, ſed id per univerſum ab auſtro
magis. Ichores quidem cuti ſubnaſcebantur, qui intro
concepti caleſcebant pruritumque concitabant. Deinde
phlyctaenides ambuſtis puſtulis ſimiles aſſurgebant, quibus ſub cutem uri videbantur. Per ſiccitatis aeſtus febres plerumque citra ſudorem; in his vero ſi imbrium

*) Commentariis his uti non licet, quos falſarius ſaeculi XVI e libris Galeni
aliorumque medicorum compilaverit, cf. notas bibliographicas vol. XX adnexas.

304   *ΙΠΠΟΚΡΑΤΟΥΣ ΕΠΙΔΗΜΙΩΝ Β*

Ed. Chart. IX. [118. 119.]   Ed. Baf. V. (392.)

τὰ πλεῖστα. ἐν τουτέοισι δὲ ἦν ἐπιψεκάσῃ, ἱδρωτικώ-
τεροι γίνονται κατ᾽ ἀρχάς. ταῦτα δυσκριτώτερα μένει ἢ
ἄλλως, ἀτὰρ ἧσσον, εἰ μὴ εἴη διὰ ταῦτα, ἀλλὰ διὰ τῆς
νόσου τὸν τρόπον.

――――――

β΄.

Οἱ καῦσοι ἐν τῇσι θερινῇσι μᾶλλον γίνονται καὶ ἐν τῇσιν
ἄλλῃσιν ὥρῃσιν. ἐπιξηραίνονται δὲ μᾶλλον θέρεος.

――――――

γ΄.

[119] Φθινοπώρου μάλιστα θηριώδεες καὶ ἡ καρδιαλγία, καίτοι καὶ αὐτὴ ἧσσον κακουργέοι ἂν αὐτοῦ τοῦ νοσήματος
τουτέου ἐόντος. αἱ ἀσκαρίδες δείλης ὁμοίως τούτῳ. καὶ
ἐκεῖνα τηνικαῦτα ὀχλέουσι τῆς ἡμέρης τὰ πλεῖστα, οὐ
μόνον διὰ τὸ μᾶλλον πονέειν, ἀλλὰ καὶ αὗται διὰ σφᾶς
ἑωυτάς.

guttulae deciderint, magis per initia fudatoriae funt.
Haec judicatu difficiliora manent quam fi aliter contingerent; minus tamen fi non propter haec, fed propter morbi modum mortisve extiterint.

――――――

II.

Fevres ardentes aeftivis magis, etiam caeteris tempeftatibus oriuntur; reficcantur tamen et accenduntur magis
aeftate.

――――――

III.

Autumno maxime lumbrici et cardialgia, quamquam et
ipfa minus graffatur, ipfo morbo tali conftante. Afcarides vefperi huic fimili modo vexant. Atque nunc
illae interdiu plerumque infeftant, non folum quod majores dolores excitent, verum etiam quod per fe ipfas
vexent.

――――――

δ'.

Ἐν φθινοπώρῳ ὀξύταται νόσοι καὶ θανατωδέσταται, τὸ
ἐπίπαν ὅμοιον τῷ δείλης παροξύνεσθαι. ὡς τῷ ἐνιαυτοῦ
περίοδον ἔχοντος τῶν νούσων, οἷον ἡ ἡμέρη τῆς νούσου,
οἷον τὸ δείλης παροξύνεσθαι. τοιοῦτον τῆς νόσου καὶ
ἑκάστης καταστάσιος πρὸς ἀλλήλας, ὅταν μή τι νεωτη-
ροποιηθῇ ἐν τῷ ἄνω εἴδει. εἰ δὲ μὴ, ἄλλης ταῦτα καταστάσιος ἂν ἄρχοι. ὥστε καὶ τὸν ἐνιαυτὸν, πρὸς ἑωυτὸν
οὕτως ἔχειν.

_____

ε'.

Ἐν τοῖσι καθεστεῶσι καιροῖσι καὶ ὡραίως τὰ ὡραῖα ἀπο-
διδοῦσιν ἔτεσιν, εὐσταθέες καὶ εὐκρινέσταται αἱ νούσοι, ἐν δὲ
τοῖσιν ἀκαταστάτοισιν ἀκατάστατοι καὶ δύσκριτοι. ἐν γοῦν
Περίνθῳ ὅταν τι ἐκλίπῃ ἢ πλεονάσῃ ἢ πνευμάτων ἢ μὴ πνευ-

_____

IV.

*Autumno morbi acutiſſimi maximeque letales, qui quod
hi veſperi exacerbentur, eo prorſus ſimilem affectionem
ſortitur, ac anni morborum periodum habentis tempeſtas.
Quale datur morbi dies, quale ad exacerbationem ve-
spera, tale eſt cujusque etiam inter ſe conſtitutionis tempus, quum quid in ſuperiori idea non innovandum fuerit; ſin minus, haec alia conſtitutione imperium obtinue-
rint. Quare etiam annum ad ſe ipſum ita ſe habere
neceſſe eſt.*

_____

V.

*Conſtantibus temporibus et annis tempeſtive tempeſtiva red-
dentibus conſtantes ac judicatu facillimi morbi gignuntur; inconſtantibus vero inconſtantes et qui difficile
judicantur; quales Perinthi graſſantur, quum aut ventorum flatus aliqui aut non flatus, aut aquae aut ſicci-
tates aut ardores aut frigora exuperarint aut defece-*

μάτων, ἢ ὑδάτων ἢ αὐχμῶν ἢ καυμάτων ἢ ψύξεων. τὸ δὲ
ἔαρ τὸ ἐπίπαν ὑγιεινότατον καὶ ἥκιστα θανατῶδες.

στ.

Πρὸς τὰς ἀρχὰς σκεπτέον τῶν νούσων εἰ αὐτίκα ἀνθεῖ. δῆλον
δὲ τῇ ἐπιδόσει, τὰς δὲ ἐπιδόσιας τῇσι περιόδοισι. καὶ αἱ κρίσιες
ἐντεῦθεν δῆλοι καὶ τοῖσι ἐν τῇσι περιόδοισι παροξυσμοῖσιν,
εἰ πρωϊαίτερον ἢ οὔ. καὶ εἰ πλείονα χρόνον ἢ οὔ. καὶ εἰ μᾶλλον ἢ
οὔ. πάντων δὲ τῶν συνεχέων ἢ διαλειπόντων τῶν χρονίων καὶ
τρωμάτων καὶ πτυέλων ὀδυνωδέων καὶ φυμάτων [120]
φλεγμοναὶ καὶ ὅσα ἄλλα ἐπιφαίνονται ὕστερον, ἴσως δὲ
καὶ ἄλλων πραγμάτων κοινῶν, τὰ μὲν θᾶσσον βραχύτερα,
τὰ δὲ βραχύτερον μακρότερα. καὶ ἐν περιόδοισι τὸ ἐπι-
πρωϊαίτερον καὶ ἄλλης ἐπιδόσιος ἀπανδώσης τῆς νόσου.
καὶ γὰρ τῶν παραχρῆμα ἀπολλυμένων ταχύτεραι αἱ κρί-

rint. Ver autem omnino saluberrimum est ac minime
letale.

VI.

Sub morborum autem principia confiderandum an derepente vigorem fortiantur, quod ex incremento manife-
stum est. Incrementa vero ex morborum circuitibus,
ex quibus etiam judicationes se produnt, itemque ex his,
quae per circuitus oboriuntur exacerbationibus, si celerius aut non, accedant, si diutius quoque aut non durent, aut si magis aut minus divexent. Ex omnibus
autem continuis aut intermittentibus et diuturnis vulneribus et sputis dolorificis etiam tuberculorum inflammationes et quaecunque alia posterius apparent: fortaffis autem et ex aliis operibus, quae celerius aguntur
breviora funt, quae tardius longiora, morbo etiam in
circuitibus celeriorem recurfum ac reliquum argumentum prohibente. Etenim qui ftatim intereunt, eorum
celeriores funt judicationes, quod et celeres fint dolores,

Ed. Chart. IX. [120.]

σιες, ὅτι ταχέες οἱ πόνοι καὶ ξυνεχέες καὶ ἰσχυροί. τὰ
δὲ κρίνοντα ἐπὶ τὸ βέλτιον μὴ αὐτίκα ἐπιφαινέσθω.

Τὰ κρίσιμα μὴ κρίνοντα τὰ μὲν θανατώδεα, τὰ δὲ δύσκριτα.
τὰ προκρινόμενα ἢν ὠμῶς κριθῇ, ὑποστροφαί, ἢν μὴ, ἀκρισίαι, γένοιτο δ' ἂν καὶ ὀλέθρια τὰ μὴ σμικρά. ὅσα κρίσιμα σημεῖα γινόμενα, τὰ αὐτὰ ταῦτα μὴ γινόμενα δύσκριτα. τὰ ἐναντία δὲ σημαίνοντα κακὸν, οὐ μόνον ἢν πα-
λινδρομέῃ, ἀλλὰ καὶ τῆς ἀρχαίης φύσιος τὰ ἐναντία ῥέποντα ὥσπερ καὶ τῶν κακῶν σημεῖον ἐπὶ τἀναντία ῥέποντα.
θεωρεῖν δὲ οὕτω δεῖ βρωμάτων, συμπτώσεων φλεβῶν,
ὄγκων ὑποχονδρίων, ἀναῤῥοπίων, καταῤῥοπίων. πολλὰ δὲ
καὶ τῶν τοιούτων. οἷον ἀποφθειρουσέων οἱ τιτθοὶ προσ-
ισχναίνονται, οὐδὲ γὰρ ἐναντίον, οὐδὲ βῆχες χρόνιαι,
ὅτι ὄρχιος οἰδήσαντος παύονται. ὄρχις οἰδήσας ἀπὸ

---

*continentes et vehementes. Quae vero ad melius judi-
cant, non ſtatim apparent.*

VII.

*Judicatoria non judicantia partim letalia ſunt, partim
difficilis judicationis. Quae praejudicantur, ſi cum
cruditate judicata fuerint, recidiva oboriuntur. Sin
minus, judicationes nullae: imo pernicioſa ſigna eaque
non parva ſunt. Quaecunque judicatoria ſigna fiunt,
haec ſi non edantur, difficilis ſunt judicationis. Quae
vero contraria ſignificant, malum; non ſolum ſi recur-
rant, verum etiam ſi ad priscae naturae contraria pro-
repant, quemadmodum etiam malorum ſigna ſunt quae
in contraria prolabuntur. Ita vero animadvertendum
eſt in eduliis, venis concidentibus, hypochondriorum
tumoribus, tum ſurſum tum deorſum propendentibus.
Sed et multa ſunt hujusmodi velut abortientium mammae gracileſcunt: neque enim contrarium eſt, neque
tuſſes diuturnae, quod quum teſtis intumuerit ceſſent,*

βηχέων ὑπόμνημα κοινωνίης, στηθέων, μαζῶν, γονῆς,
φωνῆς.

_____

η΄.

Ἀποστάσιες ἢ διὰ φλεβῶν ἢ δι᾿ ὀστέων ἢ νεύρων ἢ δέρματος ἢ ἐκτροπέων ἑτέρων, χρησταὶ δὲ αἱ κάτω τῆς νόσου,
οἷον κιρσοὶ, ὀσφύος βάρεα ἐκ τῶν ἄνω. ἄρισται δὲ μάλιστα. αἱ κάτω καὶ αἱ κατωκάτω κοιλίης καὶ προσωτάτω
ἀπὸ τῆς νόσου καὶ αἱ κατ᾿ ἔκρουν. οἷον αἷμα ἐκ ῥινέων,
πῦος ἐξ ὠτὸς, πτύαλον, οὖρον κατ᾿ ἔκρουν. οἷσι μὴ
ταῦτα ἀποστάσιες, οἷον ὀδόντες, ὀφθαλμοὶ, ῥὶς, ἱδρώς.
ἀτὰρ καὶ τὰ ὑπὸ δέρμα ἀφιστάμενα ἐς τὸ ἔξω φύματα,
οἷον ταγγαὶ καί τὰ ἐκπυοῦντα ἢ ἕλκος καὶ τὰ τοιαῦτα
ἐξανθήματα ἢ λοποὶ καὶ μάδισις τριχῶν, ἀλφοὶ, λέπραι
ἢ τὰ τοιαῦτα ὅσα ἀποστάσιες μὲν εἰσιν ἀθρόως ῥεύσα-
σαι καὶ μὴ ἡμιῤῥόπως, καὶ ὅσα ἄλλα εἴρηται καὶ ἢ μὴ

_____

teſtisque tumor a tuſſi communionis pectoris, mamma-
rum, geniturae et vocis monumentum eſt.

_____

VIII.

Abſceſſus aut per venas aut per oſſa aut nervos aut cu-
tim aut alia emiſſaria abſcedunt. Boni autem ſunt qui
infra morbum conſiſtunt, quales varices et lumborum
gravitates ſuperne deorſum ducti. Praeſertim vero opti-
mi ſunt inferiores, quique infra ventrem maxime et a
morbo remotiſſimi abſcedunt et qui per effluxum abeunt;
quemadmodum ſanguis e naribus aut pus ex aure, ſpu-
tum et urina per effluxum. At quibus hisce modis non
fiunt abſceſſus ſunt velut dentes, oculi, naſus et ſudor.
Sed et quae ſub cutem abſcedunt, foras tubercula, velut
tangae ſeu ſtrumae et purulentae papulae, aut ulcus
aut hujusmodi puſtulae effloreſcentes, aut ſquamae et
capillorum defluvium, vitiligines, leprae aut ejusmodi
quae ſunt abſceſſus acervatim fluentes, neque ſerpentes
et quaecunque alia dicta ſunt, etiamſi non indigne morbi

Ed. Chart. IX. [120. 121.]

ἀναξίως τῆς περιβολῆς τῆς νόσου, οἷον τῇ Τημένεω ἀδελφιδῇ ἐκ νόσου ἰσχυρῆς ἐς δάκτυλον ἐπεστήριξεν, οὐκ
ἱκανὸν δὲ δέξασθαι τὴν νοῦσον, ἐπαλινδρύμησεν, ἀπέθανεν.

θ'.

[121] Ἀποστάσιες ἢ διὰ φλεβῶν ἢ διὰ κοιλίης ἢ διὰ νεύρων
ἢ διὰ δέρματος ἢ κατὰ ὀστέα ἢ κατὰ τὸν νωτιαῖον ἢ κατὰ τὰς
ἄλλας ἐκροὰς, στόμα, αἰδοῖον, ὦτα, ῥῖνας, ἐξ ὑστέρης ὑκ-
ταμήνῳ, τὰ τῶν κρίσεων, τῇ ὑστεραίῃ ὡς ἂν ἐς τὴν
ὀσφὺν ἢ ἐς τὸν μηρὸν καὶ ἐς ὄρχιας. ἔστι δ' ὅτε ἐκ βηχέων. καὶ ὄρχις αὐτὸς ἐφ' ἑωυτοῦ. βηχώδεες ἀποστάσιες, αἱ μὲν ἀνωτέρῳ τῆς κοιλίης, οὐχ ὁμοίως τελέως
ῥύονται. αἱμορῥαγίαι λαῦροι ἐκ ῥινῶν, ῥύονται πολλὰ,
οἷον τὸ Ἡραγόρεω. οὐκ ἐγίνωσκον οἱ ἰητροί.

excretioni *respondeant*, quemadmodum Temenei *nepti ex
vehementi morbo quiddam in digitum firme decubuit,
quae quum morbo suscipiendo non effet, ex interno re-
cursu obiit.*

IX.

*Abscessus aut per venas aut per alvum aut per nervos
aut per cutem aut offa aut fecundum dorfalem medullam aut ad alia emissaria, os, pudendum, aures, nares
effluunt.* Uteri *affectus octavo menfe judicationem
fubeuntes, poftridie velut in lumbos aut femur et teftes
decumbunt.* Interdum *vero ex tuffi in teftes et teftis ipfe
a feipfo.* Tufficulofi *abfceffus qui in fuperiore ventris
regione funt, non peraeque perfecte liberant.* Largae
*fanguinis e naribus eruptiones plerumque liberant, ut
Heragorae contigit, quod medici non animadverterunt.*

ί.

Τὰς φωνὰς οἱ τρηχέας φύσει ἔχοντες καὶ αἱ γλῶσσαι ὑπο-
τρηχέες. καὶ ὅσαι τραχύτητες ὑπὸ νούσων ὡσαύτως. αἱ οὖν
σκληραὶ ἐοῦσαι τῇ φύσει καὶ ἄνοσοι τοῦτ᾽ ἔχουσιν. αἱ δὲ
μαλθακαὶ καὶ βραδύτεραι ἐς ἁμαρτωλίην ἢ χρηστὸν ἢ
ἀρχαίη φύσις. σκεπτέον καὶ τὰ ἀπὸ τῶν διαιτέων τὰ
μακροκέφαλα καὶ μακραύχενα ἀπὸ τῶν ἐπικυψίων. καὶ τῶν
φλεβῶν ἡ εὐρύτης καὶ παχύτης ἀπὸ τοῦ αὐτοῦ· καὶ στενότητες
καὶ πλατύτητες καὶ βραχύτητες καὶ λεπτότητες καὶ ἀπὸ τῶν
ἐναντίων ὦν αἱ φλέβες εὐρεῖαι καὶ αἱ κοιλίαι καὶ τὰ ὀστέα εὐρέα.
εἰσὶ δὲ οὗτοι οἱ λεπτοὶ, οἱ δὲ πίονες τἀναντία τουτέων καὶ ἐν
τοῖσι λιμαγχικοῖσιν αἱ μετριότητες. ἀπὸ τουτέων σκεπτέαι
αἱ προαυξήσιες ἑκάστῳ ἃ μειοῦσι καὶ μειώσιες ἃ προαυ-
ξοῦσι, καὶ τῇσι προαύξεσιν, ὁποῖα συμπροαύξεται καὶ
ὁποῖα συγκρατύνεται. καὶ διασφάξιες ποῖαι κοιναὶ τῶν
φλεβῶν.

X.

Qui natura voces habent asperas, iis etiam linguae sunt
subasperae et quaecunque ex morbis asperitates similiter
contingunt. Quae igitur a natura linguae durae sunt,
etiam sine morbo hoc habent. Molles vero tum ad
noxam tum ad utilitatem quam prior natura tardiores
sunt. Consideranda quoque veniunt quae ex victus ratione oblonga sunt capita et cervices longae a propen-
sionibus et venarum capacitas et crassitudo, ab eadem
causa procedens et angustiae et latitudines, brevitates
ac tenuitates ex contrariis. Quorum venae latae, iis
et ventres et ossa lata sunt hique graciles existunt. Obesi
vero his contraria consequuntur et eorum qui fame ma-
cerantur moderationes. Ab his perspicienda sunt quae
incrementa unicuique imminuant et quae diminutiones adaugeant et quae incrementa simul adaugeant et quae
corroborent et quae sint communes venarum distantiae.

Ed. Chart. IX. [121. 122.]

ια'.

Αἱ τῶν ἤτρων ῥήξιες αἱ μὲν περὶ ἥβην τὰ πλεῖστα ἀσινέες τὸ παραυτίκα· αἱ δὲ σμικρὸν ἄνωθεν τοῦ ὀμφαλοῦ ἐν δεξιᾷ, ὀδυνώδεες αὗται καὶ ἀσώδεες καὶ κοπριήμετοι, οἷον καὶ τὸ Πιττακοῦ. γίνονται δὲ αὗται ἢ ἀπὸ πληγῆς ἢ σπάσιος ἢ ἐμπηδήσιος ἑτέρου. οἷσι τὸ μεταξὺ τοῦ ἤτρου καὶ τοῦ δέρματος ἐμφυσᾶται καὶ οὐ καθίσταται, τὸ τῶν χροιῶν, οἷον τὸ πολυχλώριον, τό τε ἐκ λευκοχροίου, ὅτι ἀπὸ τοῦ ἥπατος πᾶν τὸ τοιοῦτον. καὶ ἀπὸ τουτέου ἡπατικὰ νοσήματα [122] ἐν τουτέοισι καὶ ἴκτεροι οἱ ἀπὸ ἥπατος ἐς τὸ ὑπόλευκον καὶ ὑδαταινόμενοι καὶ οἱ λευκοφλέγματοι. οἱ δὲ ἀπὸ σπληνὸς μελάντεροι καὶ ὕδρωπες καὶ οἱ ἴκτεροι, καὶ αἱ δυσελκίαι τῶν ἐκλεύκων, τῶν ὑποφακωδέων, καὶ τὸ δέρμα καταῤῥήγνυται καὶ τὰ χείλεα, οἷος Ἀντίλοχος καὶ Ἀλεύας. τὸ ἀπὸ τῶν χυμῶν τῶν ἐκ τοῦ σώματος τοῦ ἁλμώδεος. ὅτι ὑπὸ τὸ δέρμα μάλιστα καὶ ἀπὸ κεφαλῆς, ὅταν ἀπὸ τοῦ πνεύμονος δια-θερμαίνηται.

XI.

Quae imi ventris circa pubem fiunt ruptiones plerumque ftatim funt innoxiae. Quae paulo fupra umbilicum in dextra parte jacent, ipfae dolorem et jactationem et ftercoris vomitum inducunt, velut etiam Pittaco accidit. Hae vero aut a plaga aut vulfura aut alterius infultu. Quibus quod imum ventrem et cutem intercedit, id inflatur, nec ceffat: iis dolor pallido multo fuffunditur, ac velut ex candido pallefcit, quod id omne ab hepate procedat et a quo hepatici etiam morbi iis infident. Et icteri ab hepate oriundi in fubcandidum colorem mutant, etiam qui ex aquofo hydrope et alba pituita laborant. A liene vero tum hydropes tum icteri nigricantiores exiftunt. Sed et in exalbidis lenticoloribus ulcera peraegre fanantur et cutis et labra diffinduntur, quod Antiocho et Aleuae accidit. Quod oritur ex falfuginofi corporis humoribus, quum in cutem a capite maxime excalefacto deciderit.

ιβ΄.

Τὰς ἀφορμὰς ὁπόθεν ἤρξατο κάμνειν σκεπτέον, εἴτε κεφαλῆς ὀδύνη εἴτε ὠτὸς εἴτε πλευροῦ. σημεῖον δὲ ἐφ᾽
οἷσιν ὀδόντες καὶ ἐφ᾽ οἷσι βουβῶνες. τὰ γενόμενα ἕλκεα
καὶ κρίνοντα πυρετοὺς καὶ φύματα. οἷσι ταῦτα μὴ πα-
ραγίνεται ἀκρισία. οἷσιν ἐγκαταλείπεται, βεβαιόταται ὑποστροφαὶ καὶ τάχισται. τὰ ὠμὰ διαχωρήματα καὶ ὑγρὰ κέγχρος
στερεὸς ἐν ἐλαίῳ ἑφθὸς ἵστησιν, οἷον τὸ ναυτοπαίδιον καὶ
ἡ Μυριοχαύνη.

XII.

Explorandae funt caufae unde quis aegrotare coeperit,
five capitis, five auris, five lateris dolor fit. Quibusdam
vero dentes, quibusdam etiam inguinum tumores mor-
borum figna dant. Oborta ulcera ac febres et tubercula
judicantia, quibus haec non affuerint, judicatio nulla
eft. Quibus intus relinquantur, iis certiffimae ac celer-
rimae recidivae nafcuntur. Crudas ac liquidas deje-
ctiones milium folidum oleo incoctum fiftit. Exemplo
eft nautae puer et Myriochaune.

ΙΠΠΟΚΡΑΤΟΥΣ ΕΠΙΔΗΜΙΩΝ Β. ΚΑΙ ΓΑΛΗΝΟΥ ΕΙΣ ΑΥΤΟ ΥΠΟΜΝΗΜΑ Β.

Ed. Chart. IX. [123. 124.]

α'.

[123] Γυνὴ ἐκαρδιάλγει καὶ οὐδὲν καθίστατο, πάλιν ἐς
ῥοιῆς χυλὸν ἀλφίτων ἐπιπάσσουσα καὶ μονοσιτίη ἤρκεσε
καὶ οὐκ ἀνήμει οἷα τὰ Καρίωνος.

[124] Τὸ πρῶτον τῶν ἐπιδημιῶν ἐῤῥέθη μὲν ἄξιον εἶναι
τῆς τε παιδείας καὶ τῆς δόξης τοῦ μεγάλου Ἱπποκράτους, ὡς

HIPPOCRATIS EPIDEM. II. ET GALENI IN ILLUM COMMENTARIUS II.

I.

*Mulier cardialgia laborabat nihilumque remittebat. Huic
pollis hordeaceus in mali punici fuccum infperfus, ac
cibus femel dumtaxat per diem acceptus fatis fuit, neque revomebat, velut Carioni contigit.*

Primum epidemiorum librum magni Hippocratis tum
fapientia tum gloria dignum effe pronunciatum eft, ut

περιέχον πολλὰ πάνυ ὠφέλιμα καὶ ἀληθῆ καὶ πρὸς εὕρεσίν
τε καὶ γνῶσιν τῶν εἰς τὴν ἰατρικὴν συντεινόντων. τὰ δὲ
περιεχόμενα ἐν τῷδε τῷ δευτέρῳ, διὰ τὴν ἀσάφειαν καὶ
συντομίαν καὶ τὴν τῶν πραγμάτων ποικιλότητα, οὕτω διά-
φορα καὶ ἀποκεχωρισμένα ἀλλήλοις εἰσὶν, ὥστε οὐκ ἀφ᾽ ἑνὸς
τοῦ Ἱπποκράτους ἢ υἱέος αὐτοῦ Θεσσάλου γεγράφθαι δοκεῖν. πολλὰ γὰρ ἄλλο τε ἄλλως συγκεχυμένα εἰσὶ, πολλὰ
δὲ παρὰ λόγον παρεμβληθέντα καὶ οὐδεμίαν ἔχοντα πρὸς τὰ
ἑπόμενα συνέχειαν. διὸ φαίνεται οὐ μὴ πρὸς σύγγραμμα,
ἀλλὰ πρὸς ὑπόμνημα καὶ πρὸς μνήμην μᾶλλον ταῦτα σχεδὸν πάντα συντεθεῖσθαι. καὶ οὐ δοκεῖ πρὸς ἔκδοσιν τουτὶ
τὸ δεύτερον, καθάπερ τὸ πρῶτόν τε καὶ τὸ τρίτον τῷ Ἱπποκράτει πεποιῆσθαι. ἔστι γὰρ τῶν ἀῤῥώστων τε καὶ
συμπτωμάτων καὶ παθημάτων ἀναρίθμησίς τις, ὡς ὅταν
φησὶ, γυνὴ ἐκαρδιάλγει. ἔστι μὲν γὰρ ἡ καρδιαλγία νόσος,
ἣν καλοῦσι καὶ καρδιωγμὸν, τουτέστι τὴν δῆξιν ἐν τῷ
στόματι τῆς γαστρός. ὅτι μὲν γὰρ πλησίον ἡ καρδία τέ-

qui multa et magnopere utilia et vera et ad rerum artem
medendi fpectantium tum inventionem tum cognitionem
complectatur. Quae vero hoc fecundo libro continentur,
propter rerum obfcuritatem, brevitatem et varietatem
adeo diverfa et ab invicem fejuncta funt, ut non ab uno
Hippocrate aut Theffalo ejus filio confcripta effe videantur. Multa enim aliter alibi confufa funt, multa quoque
praeter rationem inferta, quaeque feriem cum fequentibus
nullam fortiuntur. Quapropter non ad opus foluta oratione confcriptum, fed ad recordationem et memoriam
magis haec prope omnia congefta fuiffe videntur. Cenfe-
mus quoque hunc fecundum librum non ad editionem,
quemadmodum primum et tertium, ab Hippocrate condi-
tum fuiffe. Eft enim aegrotantium morborum et fymptomatum connumeratio quaedam, ut quum dicit: *Mulier
cardialgia laborabat.* Eft enim cardialgia morbus, quem
et cardiogmum, hoc eft in ore ventriculi morfum, vocitant.   Enimvero quia cor ventriculi orificio adjacet,

Ed. Chart. IX. [124.]

τακται τῷ στόματι τῆς γαστρὸς, διὰ τοῦτο νομίζουσί τινες
τὸ πάθος ἀπ' ἐκείνης ἄρχεσθαι, ἀπὸ τῆς θέσεως ἐπιχει-
ροῦντες. καί τινες τῷ ὀνόματι σφαλέντες οἴονται τὴν
καρδίαν δάκνεσθαι. δῆλον γὰρ ὅτι ἡ δῆξίς ἐστιν ὑπὸ τῷ
κατὰ τὸ στέρνον χόνδρῳ, ἡ καρδία δὲ ἐν μέσῳ τέτακται
τῷ θώρακι. ὅτι δὲ ἡ καρδία μὴ μόνον τὸ πρῶτον
σπλάγχνον ὅπερ ἀρχὴ τῆς ζωτικῆς δυνάμεώς ἐστι, παρὰ
τοῖς παλαιοῖς σημαίνει, ἀλλὰ καὶ τὸ στόμα τῆς γαστρὸς οὐδένα, οἶμαι, τῶν μετρίως πεπαιδευμένων λανθάνειν, ἐπειδὴ
πλὴν οἱ ἰατροὶ καὶ Θουκυδίδης ἐν τῇ δευτέρᾳ τῶν ἱστο-
ριῶν περὶ λοιμοῦ γράφων ὧδέ πως φησί· Καὶ ὁπότε εἰς τὴν
καρδίαν στηρίξαιεν, ἀνέτρεπέ τε αὐτὴν καὶ ἀποκαθάρσεις
χολῆς πᾶσαι ὅσαι ἀπὸ τῶν ἰατρῶν εἰσὶν ὠνομασμέναι, ἐπή-
εσαν. ἐν δὲ τῷ προρρητικῷ γράφεται οὕτως· Καρδίας πόνος
ὑποχονδρίου συντόνῳ καὶ κεφαλαλγίη κακόηθες. ὅταν μὲν
γὰρ οἱ μοχθηροὶ χυμοὶ τὰ κατὰ τὸ στόμα τῆς γαστρὸς
διαβρέχουσιν, γίνεται ἄνθρωπος ναυτιώδης τε καὶ καρδιαλ-
γής· διὸ καλοῦ βοηθήματος, τοῦ προστεθέντος τῇ γυναικὶ,
ἀναμιμνήσκει νῦν ἡμᾶς, ὅπερ καὶ τὸν ἔμετον ἐκώλυε καὶ τύ-

propterea quidam arbitrantur hunc affectum a corde ortum ducere a fitu adſtruentes. Quidam etiam vocabulo
decepti cor morderi putant. Patet enim morſum ſub
ſterni cartilagine fieri, cor autem in medio thorace conſtitui. Quod vero cor non ſolum primum viſcus, quod
vitalis facultatis principium eſt, apud veteres ſignificet,
verum etiam ventriculi orificium, virorum mediocriter
eruditorum latere neminem auguror, quandoquidem praeter medicos etiam Thucydides in ſecundo hiſtoriarum
libro de peſte ſcribens ita loquitur: Et quum in cor ſe
inſinuaverat, ipſum penitus evertebat et bilis excretiones
omnes medicis vocatae ſequebantur. In prorrhetico vero
ſic ſcribitur: *Cordis dolor cum praecordiorum contentione et capitis dolore malignum.* Quum enim pravi humores ventriculi orificium ſubſidentes irrorant, nauſea-
bundus homo] redditur et cordolio vexatur. Propterea
boni remedii mulieri adhibiti nobis nunc memoriam re-

νον τῷ στομάχῳ προσέθηκε. πάλιν, φησὶν, ἐς ῥοιῆς χυλὸν
ἀλφίτων ἐπιπάσσουσα, τὸν μὲν γὰρ μοχθηρὸν χυμὸν ἐξή-
ρανε τὸ ἄλφιτον, τὴν δὲ κοιλίαν ὁ τῆς ῥοιᾶς χυλὸς ἅμα
αὐτῷ λαμβανομενος ἐρώννυεν, ὡς ἀποτρίψασθαι δυνάμενος
τὸν ἐν τοῖς χιτῶσιν αὐτοῖς περιεχόμενον χυμόν. οὐχ ἅπαν
δὲ τοῦ στόματος τῆς γαστρὸς ἄλγημα καρδιαλγίαν προσαγορεύουσιν, ἀλλὰ μόνον τὸ ὑπὸ δριμέων ὑγρῶν γινόμενον,
ὅταν αὐτὸ τὸ στόμα ἐρεθίζηταί τε καὶ ἀναδάκνηται, ὅπερ
ἐν ταῖς λύπαις συμβαίνει. διὸ καὶ οἱ οὕτως διακείμενοι
χολὴν ἐμοῦσιν, ὡς καὶ ἐνίοις ὑπέρχεται κάτω καὶ ἡ γαστὴρ
αὐτοῖς ἄκρατα χολώδη διαχωρεῖ. εὐλόγως δὲ ταῦτα συμβαίνει. τὸ γὰρ στόμα τῆς γαστρὸς διὰ τὸ μέγεθος ὧν
ἔχει νεύρων αἰσθητικῶν οὐδὲν λανθάνει τῶν κατ᾽ αὐτό.
δακνόμενον οὖν ὑπὸ τοῦ πικροχόλου χυμοῦ καρδιαλγίαν
ἐγράζεται, διὸ καὶ χολώδης ἔμετος γίνεται. καὶ διὰ τοῦτο
[125] οἱ παλαιοὶ τὰς δήξεις αὐτοῦ καρδιωγμοὺς καὶ καρ-
διαλγίας ἐκάλουν.

---

ducit, quod et vomitum prohibuit et ftomacho robur addidit. *Pollis*, inquit, *hordeaceus in mali punici fuccum
infperfus:* pravum enim humorem polenta exficcavit.
Ventriculum vero mali punici fuccus cum ipfa farina
fumptus roborabat, ut cui facultas humorem ipfis tunicis
contentum detergendi. At non oris ventriculi dolorem
cardialgiam appellitant, fed eum duntaxat, qui ab acribus humoribus concitatur, quum os ipfum proritatur mor-
deturque, quod in moeroribus accidere confuevit. Quamobrem etiam fic affecti bilem evomunt, quae et nonnullis
per inferiora defcendit, quorum venter fincera ac biliofa
dejicit. At merito haec eveniunt. Orificium namque ventriculi propter nervorum quos habet fenfibilium magnitudinem nihil eorum ipfi infidentium non percipit. Quum
itaque ab acri humore biliofo mordetur, cardialgiam procreat, proindeque biliofus oritur vomitus. Eam ob rem
prisci illius morfus cardiogmos et cardialgias vocitabant.

Ed. Chart. IX. [125.]

β.

Αἱ μεταβολαὶ ὠφελέουσιν, ἢν μὴ ἐς πονηρὰ μεταβάλλῃ, οἷον ἀπὸ φαρμάκων ἐμέουσι πυρετῶν ἕνεκα.

Αἱ τῶν ἐμουμένων μεταβολαὶ αἱ ἐπὶ τὰ κακίω γινόμεναι, ὡς καὶ ἐν παντὶ γένει τῶν περιττῶν ψέγονται. εἰ μὲν γὰρ ἀγαθόν ἐστι ταῦτα ἔξωθεῖσθαι, ὅμως δὲ ποικίλας τοῦ σώματος διαθέσεις καὶ μεγάλην τῆς φύσεως ταραχὴν σημαίνουσιν. τὴν δὲ τῶν ἐμέτων ποικιλίαν ψέγει καὶ ὁ συγγραφεὺς τοῦ προῤῥητικοῦ ὧδέ πως· καὶ ἔμετοι μετὰ ποικιλίας κακὸν ἄλλως τε καὶ ἐγγὺς ἀλλήλων ἰόντων. αἱ τοίνυν μεταβολαὶ τῶν περιττωμάτων διὰ τὸ καθαίρεσθαι τοὺς ποικίλους χυμοὺς οὐ πάντως μεμπτέαι, ἐὰν μὴ εἰς κακίω τρέπωνται καὶ συνεχῶς γένωνται, ἢ τὰ κάκιστα σημεῖα, ὡς συντήξεως καὶ σηπεδόνος ἔχοιεν, καθάπερ ἐν τῷ προγνωστικῷ διῆλθεν αὐτὸς εἰπών· εἰ δὲ εἴη τὸ ἐμούμενον πρασοειδὲς ἢ πέλιον ἢ μέλαν, ὅ τι ἂν ᾖ τουτέων τῶν χρωμάτων,

II.

Mutationes auxiliantur, ſi non in deteriora mutentur, velut iis qui ab aſſumptis febrium gratia medicamentis evomunt.

Quae vomuntur, eorum mutationes in deterius ductae, ut et in omni excrementorum genere improbantur. Etſi namque bonum eſt haec expelli, diverſos tamen corporis affectus et magnam naturae perturbationem portendunt. Vomituum autem varietatem improbat quoque prorrhetici auctor hisce verbis: *Vomitus cum varietate malum, quum qui ſeorſum tum qui prope invicem prodeunt.* Itaque mutationes excrementorum, quod varios humores purgent, non omnino improbandae ſunt, niſi in deterius mutentur et aſſidue creentur, aut peſſima ſigna, ut colliquationis et putredinis, ſortiantur, quemadmodum in prognoſtico his verbis diſſeruit: *Si vero quod vomitur porraceum aut lividum aut nigrum fuerit, quisquis horum colorum extite-*

νομίζειν χρὴ πονηρὸν εἶναι. εἰ δὲ καὶ πάντα τὰ χρώματα
ωὑτὸς ἄνθρωπος ἐμέει, κάρτα ὀλέθριον ἤδη γίνεται. τά-
χιστον δὲ θάνατον σημαίνει τὸ πέλιον τῶν ἐμουμένων, εἰ
ὄζοι δυσῶδες. ἅπερ ἅπαντα ψέγει κατ᾿ αὐτὴν σχεδὸν τὴν
ῥῆσιν ἐν ταῖς Κωακαῖς προγνώσεσι, ἔνθα γράφει· προαειδὴς
δὲ ἔμετος καὶ μέλας καὶ πέλιος πονηρόν· εἰ δὲ καὶ πάντα
τὰ χρώματα ὁ αὐτὸς ἐμέει, ὀλέθριον. ὃ δὲ ἐνταῦθα λέγει
περὶ ἐμέτων, ἐν τοῖς ἀφορισμοῖς περὶ τῶν τῆς κοιλίας διαχωρημάτων φησίν· ἐν τῇσι τῆς κοιλίης ῥύσεσιν αἱ μεταβολαὶ τῶν διαχωρημάτων ὠφελέουσιν, ἢν μὴ ἐπὶ πονηρὰ με-
ταβάλλῃ· καὶ ὥσπερ ἐκεῖ τὰς ῥύσεις τὰς αὐτομάτως γινομένας σημαίνει, οὕτως ἐνταῦθα περὶ τῶν ἐμέτων καὶ αὐτῶν
αὐτομάτως γενομένων ὁ λόγος αὐτῷ. ὃ ἐκ τῶν ἑπομένων
δῆλόν ἐστι. λέγει γάρ· οἶον ἀπὸ φαρμάκων ἐμέουσι πυρετῶν
ἕνεκα. ὅπερ λέγει αὐτὸς ἐν τοῖς ἀφορισμοῖς σαφῶς καὶ ὁκόσῳ
ἂν χρώματα πλείω πονηρότερα ᾖ, μᾶλλον κακὸν, ξὺν φαρμάκῳ δὲ ἄμεινον. οὐ γὰρ θαυμαστὸν τοιάδε ἄγεσθαι ἀπὸ
τοῦ φαρμάκου.

---

rit, is pravus effe vomitus exiſtimandus eſt. Si vero
omnes idem homo colores vomat, id jam perniciofiſſimum
eſt. Celerrimam quoque mortem denunciat vomitus lividus, ſi graviter oleat. Quae omnia eodem fere contextu
in Coacis praenotionibus arguit, ubi ſcribit: Porraceus
autem vomitus et niger et lividus malum. Si vero omnes
etiam colores evomat idem homo, perniciofum. Quod
vero hic de vomitibus loquitur, idem in aphorismis de
alvi dejectionibus pronunciat: In alvi profluviis excrementorum mutationes juvant, niſi in prava mutentur. Et
quemadmodum illic profluvia ſponte oborta declarat, ſic
hic de ipſis, qui ſponte cientur, vomitibus ipſi eſt oratio,
quod ex conſequentibus patet. Dicit enim: velut iis qui
ab aſſumptis ob febres medicamentis evomunt; quod ipſe
in aphorismis dilucide pronunciat: Et quo plures colores
deteriores fuerint, majus malum, cum medicamento, minus. Non enim mirum eſt talia a medicamento educi.

γ'.

*Αἱ ἐς ἀκρητέστερα τελευταὶ σῆψιν σημαίνουσι, οἷον Δε-
ξίππῳ.*

---

[126] Σύνηθές ἐστιν Ἱπποκράτει ἐν παντὶ τῶν περιττῶν γένει τὰ ἄκρατά τε καὶ ἀμιγῆ ἀποδοκιμάζειν καὶ
τὰς ἀκράτους τῶν χυμῶν κενώσεις μοχθηρὰς εἶναι ἀποφαί-
νεσθαι. καὶ γὰρ ἐν τῷ προγνωστικῷ περὶ τοῦ πτυέλου
γράφει τάδε· συμμεμιγμένον τε φαίνεσθαι τὸ ξανθὸν ἰσχυρῶς
τῷ πτυέλῳ. εἰ γὰρ πολλῷ ὕστερον μετὰ τὴν ἀρχὴν τῆς
ὀδύνης ἀναπτύοι τὸ ξανθὸν ἐὸν, ἢ πυῤῥὸν, ἢ πολὺν βῆχα παρέχον καὶ μὴ ἰσχυρῶς συμμεμιγμένον, κάκιον γίνεται. τὸ
γὰρ μὴ συμμεμιγμένον ἄκρατόν ἐστιν, ὃ μέμφεται λέγων· τὸ
γὰρ ξανθὸν ἄκρητον ἐὸν κινδυνῶδες. καὶ πάλιν· εἰ δὲ εἴη
οὕτως ἄκρητον, ὥστε καὶ μέλαν φαίνεσθαι, δεινότερόν ἐστι
τοῦτο ἐκείνων. ἀλλὰ καὶ ἐν τῷ προῤῥητικῷ λέγει τὰ ἐμέσματα ἄκρητα, ἀσώδεα, πονηρά. περὶ τῶν αὐτῶν ὅτι πονηρά

III.

*Poſtremae vomituum in meraciora deſinentes putredinem
ſignificant, quemadmodum Dexippo.*

Hippocrati conſuetum eſt in omni excrementorum
genere tum mera tum minime mixta reprobare, ac meras humorum vacuationes eſſe pravas ſtatuere. Etenim in
prognoſtico de ſputo haec ſcribit: *Sputo admodum com-
mixtam flavitiem conſpici.* Si namque multo poſt doloris
principium expuat, quod flavum ſit aut fulvum aut quod
multam tuſſim excitet, neque valde commixtum, deterius
exiſtit. Quod enim commixtum non eſt, merum eſt;
quod his verbis arguit: *Quod enim flavum merum eſt,
periculoſum.* Atque iterum: *Si vero fuerit ita merum,
ut et nigrities conſpiciatur, id illis gravius malum eſt.*
Sed et in prorrhetico dicit: *Quae vomuntur mera et
nauſeabunda, prava ſunt.* De iisdem quod prava ſint in

Ed. Chart. IX. [126.]

εἰσὶ γράφει σαφῶς ἐν τῷ προγνωστικῷ, ἔνθα φησίν· ἔμετος
δὲ ὠφελιμώτατος ὁ φλέγματος καὶ χολῆς συμμεμιγμένος,
ὡς μάλιστα καὶ μὴ παχὺς κάρτα, μήτε πολὺς ἐμείσθω. οἱ
γὰρ ἀκρατέστεροι κακίονές εἰσιν. ὃ καὶ ἐν ταῖς Κωακαῖς
κατασκευάζει γράφων οὕτως· ἔμετος δὲ ἀλυπότατος φλέγματος καὶ χολῆς συμμεμιγμένος, μὴ πολὺ δὲ κάρτα ἐμείσθω.
τὰ δὲ ἀκρατέστερα τῶν ἐμουμένων κακίω. καὶ μετ᾽ ὀλίγα·
οἱ κατὰ μικρὰ ταχεῖς, χολώδεις, ἄκρητοι ἔμετοι κακόν.
ταῦτα γράφεται πρὸς αὐτοῦ καὶ περὶ τῶν ἀκράτων διαχωρημάτων πανταχοῦ. ἄκρατον δὲ λέγεται τὸ ἀμιγὲς ἑτέρου
καὶ τὴν αὐτοῦ φύσιν διασωζόμενον εἰλικρινῆ. καὶ αὐτὸς ἐν
τῷ προγνωστικῷ ἐδήλωσεν ὁποῖόν τι καλεῖ τὸ ἄκρατον, ἀν-
τιτιθεὶς αὐτῷ τὸ μεμιγμένον. καὶ γὰρ οἶνον ἄκρατον εἰώθαμεν
λέγειν ᾧ μὴ μέμικται τὸ ὕδωρ. καὶ τοῦτον τὸν τρόπον τῶν ἄλλων
ἕκαστον ἄκρατον λέγεται, ὅταν αὐτὸ καθ᾽ ἑαυτὸ μόνον ἑτέρας
οὐσίας ἀμιγὲς εἴη. οὕτως ἄκρατα διαχωρήματα καλοῦμεν
τὰ μόνον ἕνα τὸν ἀποκρινόμενον ἔχοντα χυμὸν ἄμικτον
ἑτέροις. ὥσπερ αὐτὸς ἐν τῷ πρώτῳ τῶν ἐπιδημιῶν καλεῖ

prognoftico dilucide fcribit, ubi haec profert: *Vomitus is
eft utiliffimus, qui ex pituita et bile commixtus eft*, ut
qui potiffimum neque admodum craffus, neque copiofus
evomitur. Meraciores namque deteriores funt. Quod etiam
in Coacis his fcriptis confirmat: *Vomitus autem minime
moleftus eft, quum pituita et bile permixtus fit, neque
maxima copia vomatur.* Meraciores autem vomitus deteriores. Et paulo poft: *Brevi celeres, biliofi et finceri
vomitus malum.* Eadem et ab ipfo de meris dejectionibus ubique fcribuntur. Caeterum purum aut merum dicitur quod alteri commixtum non eft fuamque naturam
finceram tuetur. Imo idem in prognoftico declaravit quid
fincerum vocet, quum mero oppofuerit. Etenim merum
vinum dicere confuevimus, cui aqua permixta non fuerit.
Hocque modo caeterorum unumquodque merum purumve
dicitur, quum ipfum per fe folum alteri fubftantiae commixtum non fuerit. Sic puras dejectiones vocamus, quae

Ed. Chart. IX. [126.]

τὰς ἀκρήτους ἐκκρίσεις, τὰς ἀκριβῶς χολώδεις ἃς καὶ ἀπο-
δοκιμάζει. ἀεὶ γὰρ τὰς ἀνωμάλους ἁπάντων τῶν πάνυ διαφερόντων ἐπιπλοκὰς αὐτός τε ὁ Ἱπποκράτης μέμφεται καὶ
ἡ πεῖρα διδάσκει οὕτως ἔχειν. ζητήσειε δ᾽ ἄν τις πῶς ὑφ᾽
Ἱπποκράτους λέγεται ὅτι οἱ τελευταῖοι ἔμετοι ἀμιγεῖς καὶ
ἄκρητοι τὴν σῆψιν σημαίνουσιν, τῆς σωτηρίας μᾶλλον σημείου φαινομένου, ὅταν τὰ βλάπτοντα καὶ τὰ ὕποπτα δύναται κενοῦσθαι. ἐν γὰρ τοῖς τριταίοις πυρετοῖς τοῖς διαλείπουσιν οὐ ῥᾳδίως τῆς ἀπυρεξίας αἰσθανόμεθα, μὴ τε-
λευτέως ἀποτιθεμένης τῆς χολῆς τῆς ὑπὸ τῶν ὑποχονδρίων
τὴν νοῦσον τρεφούσης. τοῦτο δὲ οὔτ᾽ εὐθὺς, οὔτ᾽ ἐν τοῖς
πρώτοις γίνεται ἐμέτοις, ἀλλὰ μᾶλλον ἐν τοῖς τελευταίοις,
εἰ τὰ νῦν περὶ τοῦ ἐμέτου λεγόμενα ὅμοια εἰσὶ τοῖς ἐν τῷ
προῤῥητικῷ περὶ τῶν ἀκράτων διαχωρημάτων εἰρημένοις,
ἔνθα φησὶ τὰ τελευτῶντα ὑποχωρήματα εἰς ἀφρώδεα ἄκρητα παροξυντικά. οἷόν τε γὰρ ἐστι τὰς τελευταίας ἐκκρίσεις,

unum folum humorem, qui fecerni queat, fortitae fuerint, non commixtum caeteris. Quo pacto primo epidemiorum ipfe prorfus biliofas excretiones meras vocitat,
quas etiam damnat. Semper enim inaequales rerum
omnium admodum ad invicem difcrepantium implicationes
et ipfe Hippocrates damnat et ita rem fefe habere docet
experientia. Quaeret autem aliquis qua ratione ab Hippocrate pronunciatur poftremos vomitus non mixtos et
finceros putrefactionem fignificare, quum potius faltem
hujusmodi fignum portendere videatur, quum et noxia et
fufpecta vacuari poffint. In tertianis enim febribus intermittentibus apyrexiam non facile percipimus, bile fub
hypochondriis morbum fovente non plane expulfa. Hoc
autem derepente non fit, neque in primis, fed magis in
poftremis vomitibus, fi quae nunc de vomitibus dicuntur,
iis fimilia funt, quae in prorrhetico de meris dejectionibus pronunciata funt, ubi dicit: *quae dejectiones in fpu-
mofas meras definunt, exacerbationes excitant;* fieri namque
patet ultimas excretiones morbos fere levaturas morbo-

Ed. Chart. IX. [126. 127.]

αἳ τὰς νόσους σχεδὸν κουφίζειν μέλλουσιν, τοὺς παροξυσμοὺς τῶν νοσημάτων σημαίνειν, ὅτε εἰς κάκιον λήγουσιν,
σημαίνουσι γὰρ μεγάλην τῶν χυμῶν ἀνωμαλίαν καὶ μετὰ
χρονίαν τῶν ὑγρῶν διὰ τῶν ἐμέτων ἀναγωγὴν τὰ τελευταῖα
ἀκρατέστερα βεβαίας τῆς τῶν χυμῶν σήψεως αἰτίας ἐνδείκνυνται.

δ΄.

[127] Ἡ Σεραπὶς ἐξ ὑγρῆς κοιλίης ᾤδησε. κνησμοὶ δ᾽ οὐκ οἶδα
ποσταὶ ἢ πρόσω. ἔσχε δὲ καὶ ἀπόστημα ἐν κενεῶνι
ὅπερ μελανθὲν ἀπέκτεινε.

Ὑγρὰν κοιλίαν λέγει ἀφ᾽ ἧς ὑγρὰ διαχωρεῖται. γίνεται δὲ ὑγροτέρα τοῦ συμμέτρου ἡ γαστὴρ, ὅταν ἡ χυλωθεῖσα
τροφὴ κατ᾽ αὐτὴν ἐνδεέστερον ἀναδίδοται, ὡς πάλιν ξηρο-
τέρα τῆς κατ᾽ αὐτὴν ὑγρότητος ἁπάσης εἰς τὸ ἧπαρ ἀναφερομένης. τὰ μὲν οὖν διαχωρούμενα θᾶττον ὑπέρχεται, πο-

rum accessiones significare, quod in deterius desinant.
Magnam enim humorum inaequalitatem significant et post
diuturnam liquidorum per vomitus eductionem, quae
postrema vomuntur meraciora certas putrefactionis humorum caufas produnt.

IV.

Serapis ex alvo humente intumuit. Pruritus autem haud
scio quot diebus non ultra progressi sint. Ceneonem
vero etiam quidam abscessus occupabat, qui nigrefactus
interemit.

Humidam alvum vocitat a qua liquida dejiciuntur.
Fit autem alvus quam congruat humidior, quum alimentum liquefactum indigentius distribuitur: contra vero
siccior, quum omnis hujus humiditas ad jecur advehitur.

Ed. Chart. IX. [127.]

τὸ μὲν διὰ τὸ πλῆθος τῆς καταῤῥεούσης εἰς τὴν γαστέρα χολῆς, ἥπερ ἐρεθίζει αὐτὴν εἰς ἀπόκρισιν, ἐνίοτε δὲ τῆς μὲν ἐν τῇ γαστρὶ καθεκτικῆς δυνάμεως ἀῤῥωστοτέρας γινομένης, τῆς δ᾽ ἀποκριτικῆς ἐν αὐτῇ γε καὶ τοῖς ἐντέροις ἰσχυρᾶς ὑπαρχούσης. ᾤδησε γοῦν ἡ γυνή. εἴωθε δὲ καλεῖν οἴδημα αὐτὸς τὸν παρὰ φύσιν ὄγκον ἅπαντα, ὁ δὲ κνησμὸς τῆς κακοχυμίας ἐστὶν ἔκγονος. ἔστι δὲ ἡ φύσις αὐτοῦ νιτρώδης καὶ ἁλμυρά · τις ἢ πικρά. διὸ τοῖς ἀλουτοῦσι καὶ ῥυπῶσι καὶ ἀπεπτοῦσι καὶ τροφὰς κακοχύμους ἐσθίουσι κνηστιᾶν συμβαίνει, καὶ πολὺ δὲ μᾶλλον ἐν ψώραις τε καὶ λέπραις. αἴτιον ὅτι ἐν ταῖς τοιαύταις διαθέσεσι πλείων τέ ἐστι καὶ παχύτερος ὁ χυμός. ὅταν δὲ τὸ πλῆθος ᾖ πολὺ χυμῶν ἀπέπτων, αἱ ἀποστάσεις γίνονται. καὶ τούτων αἱ μὲν μικραὶ οὐδὲν ὠφελοῦσιν, αἱ δὲ μεγάλαι ἀποκτείνουσιν. ὁποῖον ἦν τὸ τῆς Σεράπιδος ἀπόστημα, ὅπερ μελανθὲν καὶ κακόηθες γινόμενον ἀπέκτεινεν αὐτήν.

Itaque quae dejiciuntur celerius fubducuntur, interdum quidem ob bilis in ventrem defluentis ipfiusque ad feceffum proritantis copiam, interdum vero tum retentrice ventris facultate imbecilliore tum ventriculi et inteftinorum excretrice robuftiore facta. Intumuit ergo mulier. Confuevit ipfe oedema vocare omnem praeter naturam tumorem. At pruritus pravi humoris eft foboles. Eft enim ipfius natura nitrofa et aliquantulum falfa aut amara. Unde illotis, fordidis, non concoquentibus et mali fucci alimenta edentibus prurire contigit, fcabie et lepra infectis frequentius. Caufa patet, quod in hujusmodi affectibus humor *exuberet* et craffior exiftat. Quum autem magna fit crudorum humorum copia, abfceffus oboriuntur, quorum parvi quidem non opitulantur, magni vero perimunt. Qualis erat Serapidis abfceffus, qui niger et malignus factus ipfam interemit.

έ.

Καὶ ἡ Στυμάργεω ἐκ ταραχῆς ὀλιγημέρου πολλὰ στήσασα
καὶ παιδίου μετάστασιν θήλεος ἀπὸ φθορῆς τετράμηνον
ὑγιήνασα ᾤδησε.

_____

'Η ταραχὴ ἐπὶ πολλῶν γίνεται ἐδεσμάτων, τῶν μὲν
δακνόντων τὴν γαστέρα, τῶν δὲ φυσώντων, καὶ ἐνίοτε ἐκ
μαχομένων ταῖς δυνάμεσι μερῶν συγκειμένων, ὧν τὰ μὲν
ἐρεθίζει, τὰ δὲ ἐπέχει τὴν γαστέρα. ἀλλὰ καὶ τὸ πνεῦμα
καὶ ὀδύνη ἢ πυρετὸς σφοδρὸς ἢ ῥεῦμα ἢ αἱμορῥαγία ἢ
λύπη ἢ θυμὸς ἢ φόβος ταὐτὸ τοῦτο ποιεῖ. ὅθεν ὥσπερ ἐκ
τῆς πολυχρονίας στάσεως τὸ ἔκτρωμα τοῦ παιδίου γεγένη-
ται. εἰκὸς γὰρ καὶ τῇ τοιαύτῃ γυναικὶ μυξώδη τὰ στόματα τῶν εἰς τὴν μήτραν καθηκόντων ἀγγείων ὑπάρξαι, ἐξ
ὧν ἤρτηται τὸ χόριον. ἐπεὶ δὲ μετὰ τὴν ἔκτρωσιν οὐκ
ἀρκούντως ἐκαθάρη, εὐλόγως ᾤδησεν.

_____

V.

*Stymargi quoque uxor, ubi ventris perturbatio per pau-
cos dies concitata multopere conſtitiſſet et ex abortu
quadrimeſtris foetus foeminei convaluiſſet, intumuit.*

Perturbatio ex copioſis eduliis oboritur; aliis quidem
ventrem mordentibus, aliis vero flatus concitantibus.
Nonnunquam etiam ex partibus compoſitis facultate pu-
gnantibus, quarum illae quidem ventrem excitant, hae
vero morantur. Sed et flatus et dolor aut febris vehemens aut rheuma aut haemorrhagia aut moeror aut ira
hoc idem praeſtant. Unde tanquam ex diuturna ſeditione
pueruli abortus accidit. Nam probabile eſt hujusmodi
mulieri mucoſa fuiſſe vaſorum ad uterum pertinentium
oscula, ex quibus ſecundinae pendent. Quia vero non
ſatis abunde purgata eſt, jure poſt abortum intumuit.

_____

στ΄.

[128] Μόσκῳ λιθιῶντι ἰσχυρῶς ἐπὶ τῷ βλεφάρῳ τῷ ἄνω
κριθὴ ἐγένετο πρὸς τοῦ ὠτὸς μᾶλλον. ἔπειτα ἐξελκώθη
ἔσω. πέμπτῃ καὶ ἕκτῃ ἔσωθεν πῦον ἐῤῥάγη, τὰ κάτωθεν ἔλυσε. βουβὼν παρ᾿ οὓς ἦν καὶ κάτω ἐπὶ τῷ τρα-
χήλῳ κατ᾿ ἴξιν τοῦ ἄνω βουβῶνος.

Ἐδείχθησαν οἱ λίθοι κατ᾿ ἐκεῖνα τῶν σωμάτων, ἐν οἷς
ἂν συνέλθῃ πάχος τῶν χυμῶν, πυρώδει θερμότητι. ὡς καὶ
πολλοὺς ὁρῶμεν διὰ τὸ ἀδηφαγεῖν πλεῖστον ἀθροίζειν τὸν
ἰδίως ὀνομαζόμενον ὠμὸν χυμόν. ἐξ οὗ ῥᾳδίως ὁ λίθος
γεννᾶται. ὅπερ ἐν τοῖς παιδίοις μάλιστα συμβαίνει, ὅτι
θερμότερα, ὡς αὐτὸς ἐν τῷ ἕκτῳ τῶν ἐπιδημιῶν φησίν·
οὐροῦνται γὰρ παχέα. καὶ τὸ πάχος τοῦτο συνιστάμενόν τε
καὶ ἀθροιζόμενον, ὅταν μὴ κατὰ τὸν προσήκοντα καιρὸν
ἐκκριθῇ καὶ ἔνδον πολλὸν μένῃ, συνίσταταί τέ πως καὶ πήγνυται. ἀρχῆς δὲ ταύτης γενομένης τὸ λοιπὸν παχὺ ὅσον

VI.

*Mofco calculo vehementer laboranti, fuperiori palpebrae
hordeolum ad aurem magis ortum eft. Deinde intus
exulceratum fuit. Quinto et fexto die ex interioribus
pus erupit ac inferiores affectus folvit. Glandularum
ad aures tumor aderat ac inferne cervici infidebat, alter e directo fuperioris tumoris.*

Calculos illis in corporibus procreari demonſtratum
eſt, in quibus humorum craſſamentum igneo calore concretum fuerit.   Quare multos intuemur ob edacitatem
quem proprie crudum humorem nominamus plurimum
accumulare, ex quo calculus generatur.   Quod maxime
pueris accidit qui calidiores exiſtunt, quemadmodum ipfe
fexto epidemiorum pronunciat: *craſſa namque mejunt.*
Idque craſſamentum ſi conſiſtat et accumuletur, quum decenti tempore non excernatur et intus copiofum maneat,
cogitur concreſcitque.   Hoc autem orto principio reſiduum

εἰς τὴν κύστιν ἀφικνεῖται προσπλάττεται τούτῳ καὶ γίνεται
λίθος. οὕτω δὲ καὶ τὸ γάλα παχὺ ὂν πρὸς λίθου γένεσιν
ἐπιτήδειον νομίζεται. ἀλλὰ καὶ τὰ παχύχυμα πάντα εἰς
τὴν τῶν λίθων γένεσιν συντείνει. μᾶλλον δὲ ἐν τοῖς γέρουσι.
ἐμφράττεται γὰρ ἐξ αὐτῶν ἧπάρ τε καὶ σπλὴν καὶ νεφροί.
κἀντεῦθεν οἱ μὲν ὑδεριῶσιν, οἱ δὲ λιθιῶσι τῶν ἐπὶ
πλέον αὐτοῖς χρησαμένων γερόντων. κριθὴ δέ ἐστιν ἀπο-
στημάτιον κατὰ τὸν τοῦ βλεφάρου ταρσὸν ἐπίμηκες. τοιαύτας δὲ τὰς κριθὰς καὶ ποσθίας καλοῦσιν.

<hr/>

ζ'.

Ὁ τῆς Ἀρισταίου γυναικὸς ἀδελφὸς χλιαινόμενος ἐταλαιπώρει
ὁδῷ, κἄπειτα ἐν κνήμῃ τέρμινθοι ἐγένοντο. ἔπειτα συνεχὴς πυρετὸς ἐγένετο καὶ τῇ ὑστεραίῃ ἱδρὼς ἐγένετο καὶ
τὰς ἄλλας τὰς ἀρτίους ἐγένετο ἀεί. ἔτι δὲ ὁ πυρετὸς εἶχεν.
ἦν δὲ ὑπόσπληνος, αἱμορράγει ἐξ ἀριστεροῦ πυκνὰ καὶ
κατ' ὀλίγον ἐκρίθη. τῇ ὑστεραίῃ ἀριστερὸν παρ' οὖς

<hr/>

craſſum quodcunque in veſicam appellat iſti adhaereſcit
creaturque calculus. Ita vero lac quoque craſſum ad calculi procreationem idoneum exiſtimatur. Imo et quaecunque craſſos humores gignunt ad calculorum jecur tum
lien et renes obſtruuntur. Hincque ſenum alii in hydropem, alii in calculum labuntur, qui his plenius uſi ſint.
Hordeolum autem eſt exilis abſceſſus oblongus palpebrae
cilio obortus. Hujusmodi hordeola etiam poſthias vocitant.

<hr/>

VII.

*Ariſtaei uxoris frater de via feſſus incaluit; deinde ter-
minthi in tibia creati ſunt. Poſtea continua febris
oborta eſt poſtridieque ſudor, qui aliis quoque diebus
paribus ſemper manabat. Febris etiamnum detinebat.
Erat autem lienicus, ſanguis ex nare ſiniſtra crebro
fluxit et paulatim judicatus eſt. Poſtridie ſecundum*

Ed. Chart. IX. [128. 129.]

οἴδημα. τῇ δὲ ὑστέρῃ καὶ παρὰ δεξιόν. ἧσσον δὲ τοῦτο καὶ ἐπεχλιαίνετο. ταῦτα κατεμολύνθη καὶ οὐκ ἀπεπύησεν.

Τῶν τερμίνθων μέμνηται αὐτὸς ἐν τῷ ἕκτῳ τῶν ἐπιδημιῶν ὧδέ πως. οἱ αἱμορροΐδας ἔχοντες οὔτε πλευρίτιδι οὔτε περιπνευμονίῃ οὔτε φαγεδαίνῃ οὔτε δοθιῆσιν οὔτε τερμίνθοισιν ἁλίσκονται. καὶ ἡ αὐτὴ ῥῆσις κἂν τῷ περὶ χυμῶν ἐπὶ τῷ τέλει τοῦ βιβλίου γέγραπται καὶ ἡμεῖς ἐκεῖ εἰρήκαμεν τὸ τῶν τερμίνθων ὄνομα [129] εἶναι δηλωτικὸν μελάνων τινῶν ἐκφυμάτων ἐν ταῖς κνήμαις μάλιστα γινομένων ἀπὸ τῆς ὁμοιότητος τῆς κατὰ σχῆμα καὶ χρόαν καὶ μέγεθος τῷ καρπῷ τῶν τερμίνθων γεγονός. εἴωθε δὲ ἐπικεῖσθαι αὐτοῖς ἄνω κάτω φλύκταινα μέλαινα, ἧς ἐκραγείσης τὰ ὑποκάτω ὅμοια ἀποσεσυρμένοις φαίνεται. τούτων δὲ διαιρεθέντων τὸ πύον εὑρίσκεται. ἄλλοι δέ φασι τερμίνθους εἶναι ὑπεροχάς τινας ἐπὶ τοῦ χρωτὸς συνισταμένας,

---

finiſtram aurem tumor, ſequenti die etiam ſecundum dextram ſubortus eſt, ſed hic minor qui intepeſcebat. Hi evanuerunt, nec ſuppurarunt.

Terminthorum ipſe meminit ſexto epidemiorum his verbis: *Quibus ſunt haemorrhoides, ii neque pleuritide, neque peripneumonia, neque phagedaena, neque furunculis, neque terminthis corripiuntur.* Eadem quoque oratio etiam in libro de humoribus prope finem ſcripta eſt nosque ibi diximus terminthorum nomen nigra quaedam tubercula praeſertim in tibiis enaſcentia prodere, a figurae, coloris et magnitudinis ſimilitudine, quam cum terebinthi fructu ſortitur, originem duxiſſe. Conſuevit autem ipſis inſidere ſuperior et inferior puſtula nigra, qua rupta quae ſubjacent deſquamatis ſimilia conſpiciuntur, quibus ſeparatis pus invenitur. Alii dicunt terminthos eſſe quasdam eminentias in cute conſiſtentes, rotundas et nigrovirides

στρογγύλας, μελανοχλώρους, τοῖς καρποῖς τοῦ τερμίνθου
ἐοικυίας. ἐκ δὲ ταλαιπωρίας τῆς ὁδοῦ ἐθερμάνθη ἄνθρωπος οὗτος καὶ συνεχὴς ἐγένετο πυρετός. συνεχῆ δὲ πυρετὸν λέγει τὸν εἰς ἀπυρεξίαν, πλὴν τελέως λυθῆναι, μὴ παυόμενον, κἂν παρακμή τις αἰσθητὴ φαίνηται. ὅταν δὲ μηδὲ
παρακμή τις αἰσθητὴ, διὰ παντὸς δὲ ἀπὸ πρώτης ἀρχῆς
ἄχρι κρίσεως ὁμοίως διαμένῃ, γένους ἐστὶ τῶν καυσωδῶν
πυρετῶν, ἀλλὰ διενήνοχεν αὐτῶν τῇ ὀξύτητι. ἔστι γὰρ καὶ
χολώδης καὶ περικαὴς καὶ κατόξυς. τὰς δὲ διαφορὰς αὐτῶν καὶ τὰ ὀνόματα ἔχεις ἐν ταῖς ἡμετέραις περὶ τῶν πυρετῶν τε καὶ κρίσεων πραγματείαις. εὔλογον μὲν ὄντα ὑπό-
σπληνον αἱμοῤῥαγῆσαι πυκνὰ ἐξ ἀριστεροῦ, τῆς φύσεως ὀρθῶς τὴν τοῦ αἵματος ῥύσιν διηκούσης, διὸ καὶ ἐκρίθη. εἰς
ὃ συντείνει καὶ τὸ παρ' οὓς οἴδημα, πρῶτον μὲν παρ' ἀριστερὸν, δεύτερον δὲ καὶ παρὰ τὸ δεξιόν. φησὶ γοῦν ὅτι
ταῦτα κατεμολύνθη, τουτέστι ἠφανίσθη καὶ κατὰ βραχὺ
ἀπεμαράνθη. οὕτως γὰρ καλεῖ τὸ τῆς ὀξείας · κινήσεως καὶ

terminthi fructibus fimiles. At ex itineris labore hic
homo incaluit et affidua febris oborta eft. Affiduam appellat febrem quae ad integritatem non ceffat, nifi prorfus foluta fit, etiamfi aliqua manifefta declinatio appareat. Quum vero declinatio manifefta non eft, fed femper a primo principio adusque crifin eodem modo permanet,
generis eft febrium ardentium, fed ab ipfis acutie differt.
Eft enim febris et biliofa et ardens et peracuta. Earum
autem differentias et nomina in noftris habes operibus
tum de febribus tum de crifibus. Rationi quidem confonum eft fubfplenico exiftenti crebro e nare finiftra fanguinem erupiffe, natura recte fanguinis fluxum dirimente,
proindeque excretio facta eft. Ad quod tendit etiam tumor, primum quidem ad finiftram, fecundo ad dextram.
Dicit igitur hos tumores molles evafiffe, hoc eft evanuiffe
paulatimque marcuiffe. Sic enim vocat celeris motus et
mutationis ceffationem et coctionem, proptereaque ad fup-

μεταβολῆς παυσάμενον καὶ ἀποψυχθὲν καὶ διὰ τοῦτο οὐκ
ἀποπυόμενον, ὡς καὶ ἐν ταῖς ἐπιδημίαις γέγραπται συνεκρίθη, συνέστη ὀξύτερον, κινηθὲν ἐμολύνθη. καὶ ἐν τῷ
προῤῥητικῷ τὰ καταμολυνθέντα τὴν κατὰ βραχὺ λύσιν
ἐνδείκνυσθαι.

η'.

Ὁ παρ᾽ Ἀλκιβιάδεω ἐλθὼν ἐκ πυρετῶν ὀλίγων πρὸ κρίσιος
ὄρχις ἀριστερὸς ᾤδησεν. ἦν δὲ σπλῆνα μέγαν ἔχον καὶ
δὴ τότε ἐκρίθη ὁ πυρετὸς εἰκοσταῖος. κᾄπειτα ὑπεχλι-
αίνετο ἄλλοτε καὶ ἄλλοτε καὶ ἔπτυεν ὑπανθηρόν.

Ἡ τοῦ ὄρχεος ἀριστεροῦ οἴδησις νομίζεται ἐκ τῶν
κατ᾽ ἴξιν γινομένων, ὡς καὶ ἐν τῷ ὑποσπλήνῳ ἢ ἐκ τοῦ
ἀριστεροῦ αἱμοῤῥαγία. ὑπανθηρὸν δὲ λέγει τὸ ὕφαιμον καὶ
ὑπέρυθρον, καθάπερ καὶ ἀνθηρὰ πτύσματα καλεῖται τὰ ἐρυθρὰ καὶ ὕφαιμα καὶ πρόσωπον ἀνθηρὸν καὶ ἐρύθημα

purationem non pervenerunt, ut etiam in epidemiis fcriptum eft. Crifis fimul facta eft, celerius ad ftatum pervenit, ad humoris mutationem molle factum eft. Atque
in prorrhetico mollia facta brevi folutionem demonftrant.

VIII.

*Qui ab Alcibiade venerat, ipfi ex modicis febribus ante
judicationem teftis finifter intumuit (habebat autem magnum lienem) et fane tunc illi febris die vigefimo judicata eft. Deinde alias atque alias fubincalefcebat et
fubfloridum confpuebat.*

Tefticuli finiftri tumor ex iis effe cenfetur qui e directo creantur, ut etiam in fplenico ex laeva haemorrhagia. Aliquatenus vero floridum dicit quod fubcruentum
eft, quemadmodum et florida fputa vocantur rubra et
fubcruenta. Etiam facies florida ruborem et fubrubrum

ἐπέρυθρον σημαίνει καὶ πλῆθος αἵματος ἐνδείκνυται καὶ
ἀνθηροὺς ὠνόμασεν αὐτὸς ἐν τῷ προῤῥητικῷ, οὓς καὶ ἐξερύθρους ἐκάλεσεν. σημεῖον δ' ἂν εἴη τοῦτο τοῦ κατὰ τὴν
κεφαλὴν πλήθους ἠθροισμένου μετὰ θερμότητος.

θʹ.

[130] Ἡ χεὶρ ἡ δεξιὴ, σκέλος δὲ ἀριστερὸν ἐκ τῶν
βηχωδέων βραχὺ οὐκ ἄξιον λόγου βήξασι, παρελύθη παραπληγικῶς. ἄλλο δὲ οὐδὲν ἠλλοιώθη οὔτε πρόσωπον οὔτε
γνώμην, οὐ μὴν ἰσχυρῶς ταῦτα. ἐπὶ τὸ βέλτιον ἤρξατο χω-
ρίειν περὶ εἰκοστὴν ἡμέραν, σχεδὸν ἐγένετο ἡ περὶ γυναικείων κατάῤῥηξις καὶ ἴσως τότε πρῶτα γενόμενα· παρθένος
γὰρ ἦν.

Ὅταν τὰ τοῦ θώρακος ἄνω πάσχῃ κατὰ τὸ πρῶτόν τε
καὶ δεύτερον μεσοπλεύριον, τότε αἱ χεῖρες εἰς συμπάθειαν
ἔρχονται, νεύρων εἰς αὐτὰς ἀφικνουμένων ἐκ τούτων τῶν

---

signiſicat et ſanguinis copiam demonſtrat. Floridos quoque
in prorrhetico nominavit, quos praerubros vocaverat.
Hoc autem ſignum fuerit plenitudinis cum calore in capite cumulatae.

IX.

Quae ex tuſſi paucum nihilque effatu dignum rejiciebat,
huic manus dextra et crus ſiniſtrum ſiderata et reſoluta
ſunt; alia vero nulla re neque facie neque mente
alterata eſt, ac ne illis quidem partibus admodum. Ad
vigeſimum diem in melius coepit procedere, quod fere
circa menſtruorum eruptionem contigit, ac tunc fortaſ-
ſis primum apparuerunt; erat enim virgo.

Quum ſuperiores thoracis partes ad primum et ſecundum coſtarum interſtitium afficiuntur, tum manus in
conſenſum veniunt, nervis ad ipſas ex meſopleuris pro-

Ed. Chart. IX. [130.]

μεσοπλευρίων. οὕτως καὶ Πυθίωνι ἀκηκόαμεν κατ᾽ ἄλλον λόγον, ὅτι διὰ τὰ πτύελα ποικίλα ἤρξατο τρόμος ἀπὸ χειρῶν, καὶ τοῦτο εὐλόγως. τρόμου γὰρ αἰτία ἐστὶν ἡ ἀῤῥωστία τῆς κατὰ τοὺς μῦς δυνάμεως. πεπονθότων δὲ τῶν ἄνω τοῦ θώρακος μερῶν, ἅπερ τῶν τοῦ τραχήλου σπονδύλων ἅπτεται καὶ ἀφ᾽ ὧν αἱ χεῖρες κινοῦνται τῷ βάρει τῶν ὑγρῶν βαρυνόμεναι αἱ χεῖρες, πρὸς τὰς ἐνεργείας ἐγένοντο ἀνεπιτήδειοι. καὶ χρονία βὴξ τῶν πολλῶν ἀποστάσεων ἔκγονός ἐστιν, ἐπειδὴ βῆχες κοπιώδεες, ὡς φησὶν Ἱπποκράτης, καὶ εἰς ἄρθρα στηρίζονται ἢ εἰς τὰς χεῖρας ἢ τοὺς μηροὺς ἢ τὰ σκέλη ἢ τὴν ὀσφῦν ἢ τοὺς ὄρχεις, καθάπερ φησὶν αὐτὸς ἐν τῷ ἕκτῳ τῶν ἐπιδημιῶν. οἱ μὲν οὖν ἢ φωνῇσι πλέον ταλαιπωρήσαντες ἢ ῥιγώσαντες εἰς κυνάγχας μᾶλλον ἐτελεύτων· οἱ δὲ τῇ χειρὶ πονήσαντες εἰς χεῖρας μόνον παραπληγικοί· οἱ δὲ ἱππεύσαντες ἢ πλείω ὁδοιπορήσαντες ἢ ἄλλο τι τοῖσι σκέλεσι ταλαιπωρήσαντες, τουτέοισι δὲ ἐς ὀσφῦν ἢ σκέλεα ἀκρασίαι παραπληγικαὶ καὶ εἰς μη-

cedentibus. Atque ita Pythioni alia quidem ratione contigiſſe accepimus, quod nimirum propter ſputa diverſa coeperit eum tremor manibus, idque jure. Tremoris ſiquidem cauſa eſt facultatis muſculorum motricis infirmitas. Quare affectis ſuperioribus thoracis partibus quae cervicis vertebris committuntur et a quibus manus moventur, hae manus humorum pondere gravatae ad ſuas functiones obeundas inutiles reddebantur. Etenim diuturna tuſſis multorum abſceſſuum eſt ſoboles, quoniam tuſſes laborioſae, ut loquitur Hippocrates, aut in articulis aut in manibus aut cruribus aut foemoribus aut lumbis aut teſtibus ſtabiliuntur, quemadmodum ipſe ſexto epidemiorum pronunciat. Qui igitur ex immoderatiore vocis contentione laſſati ſunt aut rigore correpti, in anginas magis deſinebant. Qui vero manibus operabantur, in manuum duntaxat paraplegias concidebant. Qui vero equitatu laſſi aut nimiopere de via feſſi aut qui alio modo cruribus laboraverant, his in lumbis aut cruribus impo-

ροὺς καὶ κνήμας κόπος καὶ πόνος. σκληρόταται δὲ καὶ
βιαιόταται αἱ ἐς τὰ παραπληγικὰ ἄγουσαι. ἀλλὰ καὶ ἡ
μακρὰ βὴξ λήγει ποτὲ κατ᾿ ἀπόστασιν τὴν εἰς ὄρχεις γινομένην, διὰ κοινωνίαν τῆς φύσεως τῶν μορίων τοῦ τε θώρακος καὶ τῶν τῆς γονῆς ὀργάνων. κατὰ τοῦτον τὸν λόγον
καὶ ὁ ὄρχις οἰδήσας ἀπὸ βηχῶν ἐστιν ὑπόμνημα κοινωνίας
στήθεσι, μαζοῖς, γονῇ, ὑστέρᾳ, ὡς κἂν τῷ περὶ χυμῶν λέγεται. παραπληγικῶς δὲ εἶπε νῦν ὃ ἐν τῷ προῤῥητικῷ
παραπληκτικὸν τρόπον γέγραπται. παραπληγίας μὲν καλεῖ
τὰς ἐξ ἀποπληξίας εἴς τι μόριον κατασκηπτούσας παραλύ-
σεις. φαίνεται γὰρ παραπληγία τοιοῦτον πάθος ὑπάρχειν
ἑνὸς μορίου τοῦ σώματος, ὁποῖόν ἐστιν ἡ ἀποπληξία τοῦ
παντὸς σώματος πάθος. ἐὰν γὰρ ὅλον πάθῃ ποτὲ τὸ
πρόσθιον ἐγκεφάλου, συμπάσχειν μὲν ἀναγκαῖόν ἐστι καὶ
τὰ περὶ τὴν ὑψηλοτάτην αὐτοῦ κοιλίαν καὶ βλάπτεσθαι τὰς
διανοητικὰς αὐτῶν ἐνεργείας. ὁ δὲ ταῦτα πάσχων ἄνθρωπος κεῖται ἀναίσθητός τε καὶ ἀκίνητος, οὐ βλάπτεται δὲ εἰς

tentiae paraplegicae decumbebant, ac femoribus ac tibiis
tum laffitudo tum dolor infidebat. At intemperantiae
duriffimae ac vehementiffimae infiderationes feu paraplexias
ducunt. Sed et longa tuffis definit interdum in abfceffum
qui in teftibus procreatur, propter naturalem partium et
thoracis et genitalium organorum communionem. Qua
etiam ratione teftibus a tuffi tum obfeffis cum pectore,
mammis, genitalibus partibus et utero, focietatis monumentum eft, ut et in libro de humoribus dicitur. Para-
plegice hic pronunciat, quod in prorrhetico paraplectico
modo fcriptum eft. Paraplegias quidem vocat eas para-
lyfes quae ex apoplexia in partem aliquam decumbunt.
Paraplegiam namque unius partis corporis affectum talem
effe conftat, qualis eft totius corporis affectus apoplexia.
Nam fi tota pars anterior cerebri afficiatur, quae fupre-
mum ipfius ventriculum ambiunt partes, eas fimul affici
neceffe eft et intellectiles earum actiones laedi. Qui autem haec homo patitur, is tum fenfus tum motus jacet

Ed. Chart. IX. [130. 131.]

τὴν ἀναπνοὴν, τὸ δὲ πάθος τοῦτο καλεῖται κάρος. ἄλλο δὲ πάθος, ὅπερ ἀποπλη- [131] ξία προσαγορεύεται, τὴν ἀναπνοὴν βλάπτει οὕτως ἰσχυρῶς, ὡς μετὰ πολλῆς βίας ἀναπνεῖν μόγις. ἡ δὲ παραπληγία πολλάκις τὴν τῆς ἀποπληξίας λύσιν διαδέχεται. ἐν τῷ μέσῳ δέ πως ἀμφοῖν, τοῦ τε κάρου καὶ τῆς ἀποπληξίας, ἐστὶν ἡ ἐπιληψία, οὐ μὴν εἰς παραπληγίαν τελευτῶσα. ὁ μὲν οὖν χυμὸς τῶν τριῶν τούτων νοσημάτων αἴτιος ψυχρὸς καὶ παχὺς ἢ πάντως γε γλίσχρός ἐστιν.   *   *   *

   *   *   οὐ γοῦν θαυμαστὸν, εἰ τῆς χειρὸς ἢ σκέλεος παράλυσις ἐγένετο ἐν τῇδε τῇ γυναικὶ, εἴπερ μὴ ἐπιτηδείως ἐκκαθαίρετο, ἢ κατὰ τὴν πρώτην τῶν γυναικείων κατάρρηξιν ἐκρίθη.

ι'.

Ἀπήμαντος καὶ ὁ τοῦ τέκτονος πατὴρ τοῦ τὴν κεφαλὴν καταγέντος καὶ Νικόστρατος οὐκ ἐξέβησσεν. ἦν δὲ ἑτέρωθι

---

orbus, illaefa tamen refpiratione. Alius autem affectus eſt qui apoplexia nuncupatur, qui refpirationem tam vehementer laedit, ut vix magna vi refpirare queas. Paraplegia vero faepe apoplexiae folutione fuccedit. At utrumque, tum carum tum apoplexiam, quodammodo media interjacet epilepfia, quae tamen in paraplegiam non definit. Et vero horum trium morborum caufa humor eſt frigidus et craffus aut omnino vifcofus, qui praecipuos cerebri ventriculos replet et obſtruit. Non igitur mirandum eſt, ſi manus aut cruris paralyfis hac in muliere creata fit, quae non fatis commode expurgata fuerat, quod in prima muliebrium eruptione judicatum eſt.

X.

Apemantus et fabri illius qui caput ejus fregit pater et Nicoſtratus nihil quicquam extuſſiebant. Erant autem

Ed. Chart. IX. [131.]

κατὰ νεφροὺς ἀλγήματα, ἐρωτήματα, ἤρεον γὰρ αὐτοὺς
ἀεὶ πληροῦσθαι ποτοῦ καὶ σίτου.

___

Περὶ τοῦ Ἀπημάντου καὶ τέκτονος καὶ Νικοστράτου
λέγει αὐτὸς ἐν τῷ τετάρτῳ τῶν ἐπιδημιῶν, ὧν τὰ ἐν τῇ
ἕδρα ἀλγήματα, ἐν τῷ δεξιῷ κενεῶνι καὶ παρὰ τὸν ὀμφα-
λον κάτωθεν ὀλίγον διηγεῖται καὶ ἄλλα πολλὰ προστίθησι.
ἐν δὲ τῷδε τῷ Ἀπημάντῳ φησὶ τὸ πλῆθος τῶν ποτῶν καὶ
σίτων αἰτίαν τοῦ νοσήματος γεγονέναι. διὸ γέγραπται ἐν
ταῖς ἐπιδημίαις, ὀδύνας βαρείας εἰς νεφρὸν, ὅταν πληρῶνται σίτου, λύεσθαι δὲ, ὅταν σίτων κενωθῶσι. καὶ τοῦτο εὐλόγως. ἡ μὲν γὰρ διὰ τὸν σῖτον γινομένη ὀδύνη κατὰ τοὺς
νεφροὺς ἐπὶ τὸ θλίβεσθαί τε καὶ βαρύνεσθαι πρὸς τοῦ
πλήθους τε καὶ βάρους τῶν περιττωμάτων εὐθέως ἅμα τῷ
διαχωρῆσαι κάτω ταῦτα καθίσταταί τε καὶ παύεται τελέως.

___

*alibi circa renes dolores. Ad interrogata dicebant ipſos
ſemper potu et cibo impleri.*

___

De Apemanto et fabro et Nicoſtrato idem dicit in
quarto epidemiorum, quorum dolores in ano et dextro
ceneone et paulo infra umbilicum enarrat, quibus alia
multa adjungit. In praeſenti vero Apemanto pronunciat
cibi et potus copiam morbi cauſam exſtitiſſe. Ideo ſcriptum eſt in epidemiis graves et acerbos dolores renibus
inſidere, quum cibo replentur, ſed eos ſolvi, quum vacuantur cibis. Idque merito. Qui namque ob cibum renibus dolor oboritur, quod excrementorum tum copia tum
pondere premantur graventurque, quam primum, ſimul
atque haec per inferiora dejecta fuerint, quieſcit ceſſatque
prorſus.

___

ια'.

Ὀδύνας τὰς ἰσχυροτάτας ὅτῳ τρόπῳ διαγνοίη ἄν τις ἰδὼν,
ὁ φόβος, αἱ εὐφορίαι, αἱ ἐμπειρίαι καὶ αἱ δειλίαι.

Αὕτη ῥῆσίς ἐστιν ὅλη συμβουλευτική. παραινεῖ γὰρ
χρῆν τὰς τῶν ὀδύνων διαφοράς τε καὶ διαθέσεις γνῶναι
τὸν ἰατρὸν καὶ ἡμᾶς διαγνωστικοὺς γενέσθαι τῶν καιρῶν
τε καὶ περιγραφῶν τῶν ἐν ταῖς ὀδύναις, ὡς καὶ ἐν τῷ ἕκτῳ
τῶν ἐπιδημιῶν κελεύει. ὁ δὲ τρόπος καὶ σφοδρότης αὐτῶν ἔκ τε τῆς εὐφορίας καὶ δυσφορίας τῇ ἐμπειρίᾳ ἢ δει-
λίᾳ διαγινώσκεται. τὰς μὲν οὖν διαφορὰς παρ' αὐτῶν τῶν
καμνόντων ἐστὶν ἀκοῦσαι. τινὲς μὲν γὰρ ὡς ἀπὸ βελόνης
αὐτοὺς νύττεσθαι δοκοῦσιν, ἄλλοι δὲ ὡς ἀπὸ τρυπάνου τι-
τρᾶσθαι, ἄλλοι δὲ θλᾶσθαι καὶ διασπᾶσθαι [132] καὶ
τείνεσθαι καὶ κατασπᾶσθαι καὶ βάρους τινὸς αἴσθησιν ἔχειν,
ἐνίοτε μὲν ἐκκρεμαμένου τῶν ὑπερκειμένων, ἐνίοτε δ' ἐγκειμένου
τοῖς περιέχουσιν. ἄλλοι δὲ πάλιν ἀσᾶσθαι λέγουσι τὸν στόμα-

XI.

Dolores vehementiſſimos conſpicatus quidam quomodo di-
gnoverit, terror, tolerantia, experientiae et animi an-
guſtiae indicant.

Haec oratio tota conſultoria eſt. Hortatur enim dolorum differentias ac ſpecies noſſe medicum decere, nosque
dolorum et tempora et circumſcriptiones dignoſcere, ut
etiam ſexto epidemiorum imperat. Dolorum autem genus
et vehementia ex facili aut difficili tolerantia, experientia
vel timore dignoſcitur. Itaque dolorum differentiae ab
ipſis aegrotis accipiendae ſunt. Quidam enim tanquam
ab acu ſe pungi credunt; alii vero ut a terebro admodum
perforari; alii frangi et contundi, divelli, tendi, detrahi
et ponderis cujusdam ſenſum habere, interdum quidem
imminentibus partibus ſuſpenſi, interdum vero ambienti-
bus incumbentis. Alii narrant ſtomachum jactari et con-
cidere. Alii dolorem vehementem, gravem, violentum et

χον καὶ ἀλύειν, ἄλλοι δὲ πόνον σφοδρὸν καὶ ἰσχυρὸν καὶ
βίαιον καὶ συνεχῆ ἢ διαλείποντα, ἄλλοι δὲ λέγουσι θλίβε-
σθαι αὐτοῖς τὸν στόμαχον, ἄλλοι δὲ ὡς ἔξωθέν τινος ἐπι-
κειμένου βάρους, ἐνίοτε δὲ καὶ κατὰ δεξιὸν ὑποχόνδριον ἐν
τῷ σφοδρότερον ἀναπνεῖν, αἴσθησις βάρους γίνεται καὶ διὰ
τοῦτο εἶπεν αὐτὸς, τῶν ὀδυνέων καὶ ἐν πλευρῇσι καὶ ἐν
στήθεσι καὶ ἐν τοῖσιν ἄλλοισι εἰ μέγα διαφέρουσι καταμα-
θητέον. συντείνει μὲν γὰρ τοῦτο μὴ μόνον εἰς διάγνωσιν
τοῦ πεπονθότος τόπου, ἀλλὰ καὶ εἰς τὴν πρόγνωσιν τῶν
γενησομένων περὶ τὸν κάμνοντα καὶ εἰς τῆς θεραπείας
εὕρεσιν.

ιβ'.

Ὕδωρ τὸ ταχέως θερμαινόμενον καὶ ταχέως ψυχόμενον
ἀεὶ κουφότερον.

Ἡ τοῦ ὕδατος κουφότης κρίνεται τῷ ταχέως θερμαίνεσθαι καὶ τῷ ταχέως ψύχεσθαι, τὸ δ' ἄριστον συστάσει,

continuum aut intermittentem pati. Alii afferunt fibi
ftomachum comprimi, nonnulli tamquam ab externo quodam fuperpofito pondere, interdum etiam in dextro hypochondrio dum vehementior editur refpiratio, ponderis
fenfus concitatur, propterea ipfe pronunciat: qui dolores
in lateribus et pectore aliisque in locis decumbunt, an
magnopere inter fe differant difcendum eft. Id enim
non folum ad loci affecti dignotionem, verum etiam ad
eorum quae circa laborantem agenda funt praenotionem,
etiam ad curationis inventionem confert.

XII.

Aqua quae cito calefcit et cito frigefcit perpetuo levior eft.

Aquae levitas quod cito calefcat et cito frigefcat cognofcitur. At aqua optima confiftentia, guftu, odore et

γεύσει, ὀσμῇ καὶ χροιᾷ. καὶ τῇ μὲν γεύσει καὶ τῇ ὀσμῇ,
ἵνα μηδεμίαν ἀλλόκοτον ὑπεμφαίνῃ ποιότητα, ὡς μήτε γλυκὺ ὑπάρχειν μήθ᾽ ἁλικὸν μήτ᾽ ὀξῶδες ἢ δριμὺ ἢ δυσῶδες
ἢ σηπεδονῶδες ἢ ἄλλην τινὰ ποιότητα ἔχειν, ἀλλ᾽ ἀποῖον
παντελῶς καὶ χωρὶς πάσης ἐπικτήτου ποιότητος καὶ χωρὶς
πάσης ἐπιμιξίας γευστικῆς τε καὶ ὀσφαντικῆς. ἐχέτω δὲ μηδὲν ἰλυῶδες, ἀλλ᾽ ἔστω διαυγὲς καὶ καθαρὸν καὶ τῶν ἐν
αὐτῷ ἐμφερομένων ψηγμάτων ἀπηλλαγμένον. ἔσται μὲν τὸ
τοιοῦτον λεπτομερὲς καὶ ῥᾳδίως πέψεται καὶ ἀναδοθήσεται
καὶ τὰ ὑποχόνδρια ταχέως διεξέρχεται καὶ τῇ θερμιότητι
καὶ τῇ ψυχρότητι ἔσται εὐαλλοίωτον καὶ τὰς ἐναντίας ποιότητας ῥᾳδίως δέξεται καὶ τὸ τοιοῦτον ἔσται ψυχρὸν καὶ
ὑγρὸν καὶ ὕδωρ κυρίως καλέσεται. φυλάττεσθαι δὲ δεῖ τὸ
λιμναῖον καὶ θολερὸν καὶ δυσῶδες καὶ ἁλικὸν καὶ ὡς ἁπλῶς
εἰπεῖν ὅσον τινὰ ποιότητα κατὰ τὴν γεῦσιν ἐνδείκνυται. χρὴ
γὰρ ἀποιότατον φαίνεσθαι τὸ κάλλιστον ὕδωρ, εἴη δ᾽ ἂν τὸ
τοιοῦτον ἥδιστον τῷ πίνοντι. ἐπιμελῶς δὲ βασανιστέον τοῦτο,

colore probatur. Guſtu quidem et odore, ita ut nullam
alienam prae ſe ferat qualitatem, ut neque ſit dulcis,
neque ſalſa, neque acida, neque acris aut foetida aut
putrida aut aliam quandam qualitatem ſortiatur, ſed omnis
omnino qualitatis expers et citra omnem omnino qualitatem et citra omnem admixtionem, guſtum vel odoratum
ferientem. Nihil autem limoſum habeat, ſed ſit limpida,
pura et iis quae in eam injiciuntur ramentis libera. Erit
eerte hujusmodi aqua tenuium partium et facile coquetur
et diſtribuetur et celeriter hypochondria pervadet tum
calore tum frigore mutabilis et contrarias qualitates prompte acceptura, atque talis aqua erit frigida et humida et
aqua proprie vocabitur. Cavere autem oportet paluſtrem,
turbidam, graveolentem, ſalſam et, ut ſummatim dicam,
quaecunque aliam qualitatem guſtui repraeſentat. Oportet
enim optimam aquam qualitatis omnis omnino expertem
eſſe. Fuerit autem talis bibenti jucunda. Haec ſtudioſe
exploranda eſt, quod aqua omnibus hominibus tum ſanis

ὅτι καὶ κοινότατον ἅπασιν ἀνθρώποις ἐστὶν ὑγιαίνουσί τε
καὶ νοσοῦσι καὶ ἀναγκαιότατον εἰς τὴν ζωήν. φαίνεται
μέντοι Ἱπποκράτης ἐν τῷ περὶ διαίτης ὀξέων νοσημάτων
οὕτως περὶ ὕδατος διαλέγεσθαι, ὡς οὔτε τμητικὸν ἔχειν τὸ
ὕδωρ, ὥσπερ καὶ ὄξος, οὔτε θερμὸν, ὥσπερ τὸ μέλι, ἐν ταῖς
ὀξείαις νόσοις. διὸ βραδύπορον καὶ δύσπεπτον καὶ δυσυ-
ποβίβαστον, κἂν ἄλλως ἄριστόν τε καὶ ἄμεμπτον ᾖ. εἰ
γὰρ κατὰ τὴν γαστέρα μένῃ πολλῷ χρόνῳ, κλύδωνας αὐτῇ
εἴωθεν ἐργάζεσθαι· ὅταν δὲ ἐκείνη χολώδης ᾖ, συνδιαφθείρε-
ται [133] καὶ αὐτὸ, κἀπειδὰν ὑπέκθοι μόλις ἐκ τῆς κοιλίας
εἰς τὴν νῆστιν, οὐκ ἀναδίδοται ῥᾳδίως, οὔτ᾽ εἰς ἧπαρ οὔτε
πολὺ μᾶλλον εἰς νεφροὺς καὶ θώρακα καὶ πνεύμονα καὶ διὰ
ταῦτα οὔτε οὖρα κινεῖν πέφυκεν, οὔτε πτύελον ἀνάγειν, ἀλλ᾽
οὐδὲ τὰς δι᾽ ὅλου τοῦ σώματος ἐργάζεται διαπνοὰς, ἀλλ᾽
οὐδὲ οἷόν τέ ἐστι τῇ ζωτικῇ δυνάμει ῥώμην παρέχειν. διὸ
Ἱπποκράτης ἐπὶ τῶν νοσούντων ἀποχωρῶν αὐτοῦ πρός τε
μελίκρατον καὶ ὀξύμελι καὶ οἶνον ἀφικνεῖται. ἐν δὲ τῷ ἕκτῳ
τῶν ἐπιδημιῶν, ἔνθα γράφει, ὕδωρ ἀφεψηθὲν καὶ τὰ λοιπὰ,

tum aegris communiffima fit et ad vitam maxime necefla-
ria. Hinc Hippocrates in opere de victus ratione in
morbis acutis fic de aqua difserere confpicitur, ut aqua
neque incidendi facultatem confequatur, quemadmodum
acetum, neque calidum ut mel in acutis morbis, propterea quod tarde permeet et difficilis fit coctionis et aegre fubducatur, etiamfi alias optima et innoxia fit. Si
namque diu in ventre moretur, ipfi fluctuationes efficere
confuevit, qui quum biliofus fit, ipfa etiam corrumpitur.
Et poftquam e ventriculo in hilam vix defcenderit, non
facile diftribuitur, neque ad jecur, neque multo magis ad
renes et thoracem et pulmonem, proptereaque neque urinas ciere folet, neque fputum educere; imo neque univerfi corporis perfpirationes efficit. Propterea Hippocrates aegrotis ipfa prohibita, mellicratum, oxymel et vinum
concedit. In fexto epidemiorum ubi fcribit, aqua cocta
et quae fequuntur caetera, non prout oratio poftulat,

Ed. Chart. IX. [133.]

οὐκ εἴρηκε κατὰ τὴν ῥῆσιν ἐπὶ τίνων παθῶν ἢ τίνος
ἕνεκα χρείας ἀφεψεῖν προσήκει τὸ ὕδωρ, εἴτ᾽ οὖν ἅπαν εἴτε
μόνον τὸ μοχθηρόν. ἡμεῖς δὲ σαφῶς πάντα διωρίσαμεν
καὶ ἐλέξαμεν ὅτι μόγις ἄμεμπτον εὑρήσεται ὕδωρ. καλῶ δὲ
ἄμεμπτον τὸ μήτε ἰλύος ἔχον τι μήτε δυσῶδες, ἀποιότατον
δὲ γευομένοις. τοῦτο δὲ λέγω, ὅτι ἔνια ἀτόπους ἐπιμε-
μιγμένας ἔχει ποιότητας ἁλῶν ἢ νίτρου ἢ θείου ἢ ἀσφάλτου
καὶ στυπτηρίας καὶ ἑτέρων πολλῶν τῶν τοιούτων. γίνεται
δὲ καὶ κακὸν ὕδωρ δι᾽ ἐπιμιξίαν ἀέρος μοχθηροῦ. εἰσὶ δὲ
καὶ ἄλλαι κακίαι αὐτοῦ, αἵπερ διαγινώσκονται διὰ τῶν ἑψο-
μένων ἐν αὐτῷ. τάχιστα μὲν γὰρ τὰ σιτία ἐν τοῖς ἀρί-
στοις ὕδασι, βραδύτατα δὲ ἐν τοῖς μοχθηροῖς ἕψεται, καὶ
καλεῖται δὲ τὰ οὕτω μοχθηρὰ ὑπὸ τῶν ἀρχαίων ἀτέραμνα.
ἀσφαλέστατον δὲ κεκρίσθαι τῇ πείρᾳ τὸ ὕδωρ. εἰ δὲ καὶ
διὰ γνωρισμάτων τις ἐθέλοι προγινώσκειν αὐτοῦ τὴν δύναμιν, ἔχει ταῦτα πάντα παρ᾽ ἡμῖν παραδιδόμενα ἐν τῷ
πρώτῳ τῶν ὑγιεινῶν ἀκριβῶς. ἀλλὰ καὶ ἐν τῷ περὶ ὑδά-

enunciavit quibus in morbis aut cujus utilitatis gratiæ
aquam vel omnem vel pravam duntaxat ,coquere oporteat.
Nos autem omnia perſpicue definivimus diximusque vix
aquam innoxiam comperiri poſſe. Innoxiam autem voco
quae neque luti quicquam contineat, neque graveoleat,
nullam denique guſtantibus qualitatem repraeſentet. Hoc
autem enuncio quod nonnullae incommodas admixtas ſortiantur qualitates ſalis vel nitri vel ſulphuris vel bitumi-
nis et aluminis aliarumque hujusmodi multarum rerum.
Fit quoque vitioſa aqua propter pravi aëris admixtionem.
Sunt vero et alia aquae vitia, quae rebus in ipſa deco-
ctis dignoſcuntur. In optimis ſiquidem aquis citiſſime,
in pravis vero tardiſſime cibi concoquuntur, atque hae
aquae ita vitioſae ab antiquis crudae et incoctae vocantur. Porro tutiſſimum eſt aquam experientia judicaſſe.
Si quis vero et certis ſignis velit ipſius vires praenoſcere,
haec habet a nobis omnia in primo de ſanitate tuenda
accurate tradita. Sed et in libro de aëre, locis et aquis

Ed. Chart. IX. [133.]

των, χωρῶν καὶ τόπων ὑφ᾽ Ἱπποκράτους πάντα σχεδὸν
γέγραπται καὶ ἡμεῖς ἡρμηνεύσαμεν.

ιγ΄.

Τὰ βρώματα καὶ τὰ πόματα πείρης δεῖ, εἰ ἐπὶ τὸ ἴσον
μένει.

Ἄδηλόν ἐστι, πότερον τὸ ἐπὶ τὸ ἴσον μένειν ἀκουστέον ἐστὶ περὶ τοῦ χρόνου, ἐν ᾧ τροφαὶ κατεργάζονται,
ἢ περὶ τῶν ἐν ταῖς τροφαῖς δυνάμεων, καθ᾽ ὃν λόγον εἶπεν
αὐτὸς ἰσχυρὰ καὶ ἀσθενῆ διαιτήματα εἶναι, τουτέστι βραχεῖαν τροφὴν ἢ μακρὰν διδόναι τοῖς σώμασι καὶ τὰ ἀσθενέστερα σιτία ὀλιγοχρονίαν βιοτὴν ἔχειν, ὥσπερ ἔχουσι τὰ
λάχανά τε καὶ τῶν ἀκροδρύων τὰ πλεῖστα. καὶ ἀλλαχοῦ,
βρώματα τὰ μὲν ταχέως κρατέεσθαι, τὰ δὲ βραδέως, ὅτι
τὰ ἐσθιόμενα διαφέρουσιν ἀλλήλοις τῷ τὰ μὲν ταχέως, τὰ
δὲ βραδέως μεταβάλλεσθαι καὶ πέττεσθαι ὑπὸ τοῦ σώματος

prope omnia fcripta funt, quae etiam nos interpretati
fumus.

XIII.

*Cibi et potus num ad aequalitatem maneant, experientia
opus habent.*

Abditum eſt utrum ad aequalitatem manere intelligendum ſit de tempore quo alimenta conficiuntur, an de
alimentorum facultatibus, qua ratione ipſe pronunciat
fortes ac debiles vitae rationes, hoc eſt breve aut diuturnum corporibus alimentum exhibere et debiliores cibos
paucum brevi nutrimentum continere, cujusmodi ſunt
olera et plurimi arborum fructus. Et alibi: ciborum alios
celeriter, alios tarde domari, quod quae commeduntur,
inter ſe differant, quod haec quidem cito, illa tarde in
corpore commutentur, coquantur, apponantur ipſique aſſi-

Ed. Chart. IX. [133. 134.]

καὶ προστίθεσθαι καὶ ἐξομοιοῦσθαι αὐτῷ. ἡμεῖς δὲ ἐν
τρισὶ περὶ τῶν ἐν ταῖς τροφαῖς δυνάμεων τίνα μέν ἐστι τῶν
κατὰ μέρος ἐδεσμάτων ταχέως πεττόμενα καὶ αἱματούμενα
καὶ τρέφοντα, τίνα δὲ βραδέως, διήλθομεν, καὶ οὐ χρὴ νῦν
μηκύνειν τὸν λόγον. πότερον δὲ βρώματα καὶ τὰ πόματα
ἐπὶ τὸ ἴσον μένει ἀμφισβητήσειεν ἄν τις. ἀλλ᾽ [134]
ὅμως φησὶν αὐτὸς ῥᾷον πληροῦσθαι ποτοῦ ἢ σίτου. γέγραφε δὲ καὶ ἐν τῷ περὶ τροφῆς οὕτως, ὁκόσοι ταχίστης
προσθέσεως δέονται, ὑγρὸν ἴημα εἰς ἀνάληψιν δυνάμεως
ἄριστον. ὅκου δὲ ἔτι ταχυτέρας δεῖ ὀσφρήσεως ἢ χρεία τε
καὶ τῶν τροφῶν πεῖρα μᾶλλον ὠφελεῖ κατὰ τὴν τῶν καθ᾽
ἕκαστα τῆς φύσεως διάθεσιν καὶ τῆς τροφῆς ἰδιότητας.
καὶ γάρ τινα τοῖς καθ᾽ ἕκαστα διδόναι καὶ μὴ τὸν καθόλου
κανόνα φυλάττεν χρὴ, διότι ἄλλα μᾶλλον τῶν ἄλλων τοῖσδε ἢ τοῖσδε ἀρέσκει καὶ χρησιμεύουσιν, ὧν λόγον οὐχ
υἱόν τέ ἐστιν ἢ μὴ μακρᾷ πείρᾳ τε καὶ χρήσει διαγι-
νώσκεσθαι. ταύτας δὲ τὰς καθ᾽ ἑκάστην τροφὴν ἀρετὰς

milentur. Nos autem tribus in libris de alimentorum facultatibus quaedam edulia eſſe peculiaria, quae celeriter
quidem coquuntur, ſanguinem creant ac nutriunt, quaedam vero tarde, recenſuimus. Quare hunc prolixiorem de
his orationem habere non opus eſt. Utrum vero cibi et
potus peraeque maneant nonnullus dubitaverit. Verum
tamen ipſe decernit facilius eſſe potu quam cibo repleri.
Libro quoque de alimento ſic ſcribit: quicunque celerri-
ma appoſitione indigent, his humidum remedium ad virium
inſtaurationem optimum eſt. Quum vero etiamnum cele-
riori opus eſt odoratu, aut alimentorum tum uſus tum
experientia magis auxiliantur pro peculiari ſingulorum naturae diſpoſitione et alimenti proprietate. Etenim nonnulla quibusdam concedere, neque univerſalem *hac in re*
ſequi regulam oportet, quod alia aliis magis his quam
illis placeant et conferant, quorum ratio nonniſi longa
experientia et uſu dignoſci non poteſt. Hasce vero peculiares cujusque alimenti virtutes conſiderandas eſſe ipſe

Ed. Chart. IX. [134.]

σκοπεῖσθαι δεῖν ἔοικε λέγειν αὐτὸς ἐν τῷ περὶ τροφῆς,
ὅτε γράφει, ὑγρὴ τροφὴ εὐμετάβλητος μᾶλλον ἢ ξηρή. ξηρὴ
τροφὴ εὐμετάβλητος μᾶλλον ἢ ὑγρή. ταῦτα τοίνυν μὴ μόνον ἐς τὴν μεταβολὴν, ἀλλὰ καὶ εἰς τὰς ποιότητάς τε καὶ
δυνάμεις τῶν τροφῶν ἀναφέρειν δυνατόν. ἐν δὲ νόσοις τῆς
τε γαστρὸς καὶ τοῦ ἥπατος μετρίαν εἶναι χρὴ τὴν τῶν τροφῶν ποσότητα καὶ ὡρισμένην, ἵνα οὐδέτερον μὴ βαρύ-
νοιτο.

ιδ΄.

Ῥητέον ὅτι αἵματος ῥυέντος ἐκχλοιοῦνται καὶ ὅσα ἄλλα
τοιαῦτα, ὅτι πρὸς τὸ ὑγραίνειν καὶ ξηραίνειν καὶ θερμαίνειν καὶ ψύχειν πολλὰ ἄν τις τοιαῦτα εὕροι.

Ἐκ τῆς ἀμέτρου ῥύσεως τοῦ αἵματος ἐκχλοίεται τὸ
σῶμα, τουτέστι τὸ χρῶμα μαραίνεται καὶ ἐκ τοῦ ὠχροῦ
χλοῶδες ἢ χλωρὸν γίνεται, καὶ εἰκότως· τὸ γὰρ χρῶμα τῶν

---

profiteri videtur libro de alimento his fcriptis: humidum
alimentum quam ficcum facilius mutatur; ficcum alimentum quam humidum promptius mutatur. Haec itaque non
folum ad mutationem, verum etiam ad alimentorum tum
qualitatem tum facultates referre poſſumus. In morbis
autem tum ventris tum jecoris mediocrem et circumfcri-
ptam oportet eſſe alimentorum quantitatem, ut neutrum
gravetur.

XIV.

*Dicendum quod effluente ſanguine ex pallido vireſcant et
quaecunque hujusmodi caetera. Quod ad humectandum,
ficcandum, calefaciendum et refrigerandum talia multa
quidam invenerint.*

Ex immoderato fanguinis profluvio corpus ex pallido
vireſcit, hoc eſt colore marceſcit et ex pallido viride aut

χυμῶν ἐστὶ τῶν ἐπικρατούντων δηλονότι. οὗτοι τὰς γλώτ-
τας χλωρὰς εἴρηκεν αὐτός, αἷς ἐπὶ τὸ χολωδέστερον ἡ χρόα
μεταβάλλει, τῷ ὠχρᾶς δηλονότι χολῆς καὶ μελαίνας, ἀπὸ
μελαίνης χολῆς· ἐρυθρὰς δὲ ἀπὸ αἵματος καὶ ἀπὸ τοῦ φλέγματος αἱ λευκαὶ γίνονται. πολλοῦ γοῦν αἵματος ῥυέντος
τὸ τοῦ σώματος ἀκμαῖον χρῶμα ἀπανθεῖ καὶ χλιοῦνται,
ὡσεὶ καὶ χλωραίνεται, ὅπερ χλωράζεσθαι ἢ λαχανίζεσθαι
λέγεται. εἰώθασι μὲν γὰρ οἱ Ἕλληνες ἐπὶ τῶν αὐτῶν τὸ
χλωρὸν λέγειν ἀπὸ τῆς χλόης καὶ τοῦ ταύτης χρώματος οἷς
τὰ πολλά· ἔστι δ᾽ ὅτι καὶ τοὺς ὠχροὺς προσαγορεύουσι
χλωρούς. τὸ γοῦν σῶμα χλιοῦσθαι λέγεται, ὅταν τὸ ἀνθηρὸν ἀφανίζηται καὶ ἀπολειφθὲν τοῦ αἵματος πελιδνὸν καὶ
ὡς νεκρῶδες φαίνηται, καθὸ γέγραπται ἐν τῷ προῤῥητικῷ,
τὰ τεταγμένοισι χρόνοισι αἱμοῤῥαγέοντα διψώδεα δύσκολα,
ἐκχλοιούμενα, μὴ αἱμοῤῥαγήσαντα, ἐπιληπτικὰ τελευτᾷ. καὶ
ἐν τῷ ἕκτῳ τῶν ἐπιδημιῶν· οἷσιν αἷμα ῥεῖ πολὺ ἐκ ῥινῶν,
οἷσι μὲν ἄχροιαι ἄκριτοι, τούτοισι ὀλίγα ἀρήγουσιν. συν-

viride pallens redditur, ac merito: color enim eſt humorum praedominantium effectus. Sic linguas virides fieri
ipfe protulit, quarum in viridius color tranfit, ex pallida
nimirum bile, rubras autem ex fanguine, albas denique
ex pituita. Copiofo itaque effluente fanguine vegetus
corporis color flore exuitur, virore inficitur et ex viridi
pallet, quod pallore deforme effe et herbaceo colore de-
formari dicitur. Confueverunt enim Graeci ſtirpibus vi-
rorem ab herba et hujus colore plerumque denominare, fed
accidit interdum pallidos virides appellari. Corpus igitur
viride fieri dicitur, quum floridus illius color deperditur
et fanguine defraudatum, lividum et quaſi cadaverofum
apparet, quemadmodum in prorrhetico fcriptum eſt: *Quae
ſtatis temporibus fanguinis eruptionibus afficiuntur et fitibundi, difficiles et viridicati fiunt, haemorrhagia ceffante,
epileptici fiunt.* In fexto epidemiorum: *Quibus copiofus
e naribus profluit fanguis, quibus et decolorationes citra
judicium oriuntur, iis pauca auxiliari queunt.* At haec

Ed. Chart. IX. [134. 135.]

ἤθης δ' ἐστὶν ἡ λέξις τῷ παλαιῷ· καὶ γὰρ ἐν ταῖς Κωακαῖς
γράφει τάδε, τὰ ἰκτερώδεα οὐ πάνυ τὰ ἐπαισθανόμενα, οἷσι
λύγγες κοιλίαι καταῤῥήγνυνται, [135] ἴσως δὲ καὶ ἐπίστασις, οὗτοι ἐκχλοιοῦνται. καὶ πάλιν· ἰκτερώδεες ἄρα ἐπιστάν-
των οὗτοι ἐκχλοιοῦνται. καὶ ἐπὶ τῷ τέλει· ἦν δύσπνοοι ἔωσι
πρὸς τὸ ἐκχλοιοῦσθαι, εὔπνοον, ἄσιτόν τε, κοιλίης ἐπεισελ-
θούσης, ἐν αἷς ῥήσεσι πανταχοῦ ἐκχλοιοῦσθαι χλωραίνε-
σθαι σημαίνει. προσέθηκε δὲ καὶ ὅτι πολλὰ τοιαῦτα βρώματα ἢ πόματά τις εὕροι, ὡς συνεργοῦντα πρὸς τὸ θερμαίνειν καὶ ψύχειν καὶ ξηραίνειν καὶ ὑγραίνειν. τὸ γὰρ πρὸς
οὐκ εἶπεν ὡς ἐναντιούμενος, ἀλλὰ ὡς συνεργοῦντα πρὸς ταῦτα,
καθάπερ λέγει, πρὸς τὰς ἀρχὰς τοὺς παροξυσμοὺς ἐπισκέπτεσθαι, οὐκ ἐν μόναις ταῖς ἀρχαῖς τοῦτο σκοπεῖν, ἀλλ' ἐν
ὅλοις τοῖς νοσήμασιν.

___

feni confueta eſt dictio. Etenim in Coacis haec ſcribit:
*icterici non ita exquiſito ſenſu praediti, quibus ſingultus
oboriuntur, his alvi erumpunt, ſed et fortaſſis ſupprimun-
tur, hi virore inſiciuntur.* et prope finem: *ſi difficulter
ſpirarent;* ad hoc ubi quis cum virore pallescit, bene
ſpirare noxium non eſt, quibus in locis omnibus τὸ ἐκχλοιοῦσθαι *virore inſici* ſignificat. Addidit autem quod
copiofos praeterea hujusmodi cibos ac potus invenire poſſit aliquis qui adjuvet ad calefaciendum, refrigerandum,
exficcandum et humectandum. Nam praepoſitionem πρὸς
non dixit ut contrarium ſignificet, ſed ut ad haec adjuvet, quemadmodum enunciat; acceſſionum in principiis
habendam eſſe conſiderationem hortatus, non in ſolis
principiis id ſpeculandum, ſed in univerſa morborum
hiſtoria.

ιε΄.

Τὸ ἑξηκονθήμερον ἀπόφθαρμα ἄρσεν τόκων ἐν ἐπισχέσεσιν ὑγιηρόν.

Δέδεικται τοὺς χρόνους τῶν κυουμένων εἶναι τέτταρας. πρῶτον μὲν, ἐν ᾧ κατὰ τὰς ἀμβλώσεις τε καὶ κατὰ τὰς ἀνατομὰς ἡ τοῦ σπέρματος ἰδέα κρατεῖ. καθ᾽ ὃν χρόνον ταύτην σύστασιν οὔπω κύημα ὀνομάζει, ἀλλὰ γονὴν Ἱπποκράτης. δεύτερον δὲ, ὅταν ἡ καρδία καὶ ἐγκέφαλος καὶ τὸ ἧπαρ ἀδιάρθρωτα μὲν ἔτι καὶ ἄμορφα, πῆξιν δ᾽ ἤδη τινὰ καὶ μέγεθος ἀξιόλογον ἔχει, καὶ τότε κύημα καλεῖται. τρίτος δὲ χρόνος ἐστὶν, ὅταν τρεῖς ἀρχὰς ἐναργῶς ἐστὶν εἰδεῖν, ἀλλ᾽ ἀμυδροτέρα ἐστὶν ἡ κατὰ τὰ κῶλα ἰδέα. τέταρτος δὲ οὗτός ἐστιν, ἡνίκα ἤδη τά τε ἐν τοῖς κώλοις πάντα διήρθρωται καὶ οὐθ᾽ ἔμβρυον ἔτι, ἀλλὰ ἤδη καὶ παιδίον ὀνομάζεται, ὅτε καὶ ἀσκυρίζειν καὶ κινεῖσθαι, ὡς ζῶον ἤδη τέλειόν φησιν Ἱπποκράτης. τὰ μὲν κυούμενα ἑνὸς ἢ δυοῖν μηνῶν

XV.

Ejectus abortu foetus mafculus fexaginta dierum in partuum fuppreffionibus falubris.

Quatuor effe partuum tempora demonftratum eft. Primum quidem, quo tum in obtufionibus tum in divifionibus feminis idea vincit, quo tempore hanc compofitionem nondum conceptum, fed foeturam nominavit Hippocrates. Secundum vero quum cor et cerebrum et jecur inarticulata quidem etiamnum ac informia funt, verum concretionem jam aliquam et magnitudinem infignem fortiuntur tuncque conceptus vocatur. Tertium autem tempus eft, quum tria principia manifefte deprehenduntur, verum obfcurior eft membrorum forma. Quartum denique tempus eft, quum omnia jam membra articulata funt, neque amplius embryon, fed jam puer nominatur, quo tempore et faltare et moveri incipit, ita ut animal perfeclum appellet Hippocrates. Qui itaque conceptus uno

ῥᾳδίως διαφθείρονται. τριῶν δὲ καὶ τεττάρων δυσπαθέ-
στατα τῶν ἄλλων εἰσὶ, καὶ τοῦτο γινώσκων αὐτὸς ἐν ἀφορισμοῖς εἶπε, τὰς κυούσας φαρμακεύειν, ἢν ὀργᾷ τετράμηνα καὶ ἄχρις ἑπτὰ μηνῶν, ἧσσον δὲ ταύτας. τὰ δὲ νήπια
καὶ πρεσβύτερα εὐλαβεῖσθαι δεῖ. αἴτιον ὅτι οἱ δεσμοὶ, καθ᾿
οὓς τῇ μητρὶ συμπεφύκασι ἀσθενεῖς εἰσὶ καὶ τὸ σύμπαν
σῶμα μαλακόν. τοῖς δὲ τῆς ἀποκυήσεως μεγάλοις οὖσι
πολλῆς δεῖται τροφῆς ὡς ἀποροῦντα, πολλάκις ἐν τοῖς νοσήμασι, μάλιστα δὲ ὀξέσι, διαφθείρεται. ἔστιν ὅτε καὶ ἐν τῇ
διὰ τὴν τοῦ αἵματος ἐπίσχεσιν δυστοκίᾳ, διὰ μέγαν καὶ
ἰσχυρὸν πόνον τῆς γυναικὸς, τῆς ἐπιχειρούσης τὸν τόκον
ἐξελαύνειν, τὰ μόρια τὰ γυναικεῖα ἀφίστανται. ὃ δὲ λέγει
νῦν περὶ ταύτης τῆς γυναικὸς, ὅτι ὑγιηρὸν ἦν, οὐ θαυμαστὸν, ἐκουφίζετο γὰρ ἡ νόσος ὑπὸ τῆς ἀποφθορᾶς καὶ ἡ
γυνὴ ἐσώθη.

———————

aut duobus menſibus eduntur, facilem abortum ſubeunt,
qui vero trium aut quatuor ſunt menſium, caeterorum
difficillime abortum patiuntur idque notum ipſe habet in
aphorismis, ubi pronunciat: *Praegnantes medicamentis
purgandae ſunt, ſi humor turgeat, quadrimeſtres et ad
ſeptimum usque menſem, ſed hae minus; minoribus autem
aut grandioribus foetibus cavendae ſunt purgationes.*
Cauſa, quod vincula quibus matrici foetus connectitur,
imbecilla ſunt, univerſumque corpus molle. Quod autem
conceptione magni ſunt, his copioſo alimento opus eſt,
qui ſaepius in morbos ac potiſſimum acutos deſlui abor-
tiuntur. Verum etiam nonnunquam accidit in difficili
partu propter ſanguinis ſuppreſſionem ex magno ac vehementi mulieris labore partum expellere conantis, quum
partes muliebres a ſe invicem ſejunguntur. Quod autem
nunc dicit de hac muliere *abortum ſalubrem eſſe*, mirum
non eſt, morbus enim ex abortu levabatur et mulier
ſalva evaſit.

———————

Ed. Chart. IX. [136.]

ιστ'.

[136] 'Ηράκλεις, ᾧδε τοῦ κακοῦ ὀγδοαίῳ.

'Ασαφὴς ὁ λόγος, διὰ τὸ μήτε τὴν ἰδέαν τοῦ κακοῦ
μήτε τοῦ νοσήματος εἰπεῖν.

—————

ιζ'.

Δυσεντεριώδης μᾶλλον ὅστις ἄρα καὶ τενεσμώδης.

Οἱ πρῶτοι ἰατροὶ πολλὰ τῶν ὀνομάτων ἀπὸ τοῦ βε-
βλαμμένου μορίου τοῖς νοσήμασιν ἐπήνεγκαν, τοιαῦτά ἐστι
πλευρῖτις καὶ περιπνευμονία καὶ ἰσχιὰς καὶ ποδάγρα καὶ
νεφρῖτις καὶ ἀρθρῖτις καὶ ὀφθαλμία τε καὶ δυσεντερία·
πολλὰ δὲ ἀπὸ τοῦ συμπτώματος ὡς εἴλεος καὶ τενεσμὸς καὶ
σπασμὸς καὶ παλμὸς καὶ τρόμος καὶ παράλυσις καὶ ἀπεψία
καὶ δύσπνοια καὶ ἄπνοια καὶ ἀγρυπνία καὶ παραφροσύνη καὶ
κῶμα. πολλὰ δὲ ἀπ' ἀμφοῖν ἅμα, ὡς κεφαλαλγία καὶ ὠταλγία καὶ

XVI.
Proh Herculem! mali octavo die intumuit.

—————

Abdita oratio, quod neque mali, neque morbi ideam
proferat.

—————

XVII.
*Quicunque tenefmo prehenditur, is fane magis dyfenteri-
cus evadit.*

—————

Primi medici multa nomina morbis a parte laefa im-
pofuerunt. Hujusmodi pleuritis, peripneumonia, ifchias,
podagra, nephritis, arthritis, ophthalmia et dyfenteria.
Multa vero a fymptomate, ut ileus, tenefmus, convulfio,
palpitatio, tremor, paralyfis, apoplexia, dyfpnoea, apnoea,
infomnia, delirium et coma; multa etiam ab utroque, ut
cephalalgia, otalgia, cardialgia et hyfteralgia, quemadmodum et ab exiftimata caufa morbi, ita nominatur melan-

Ed. Chart. IX. [136.]

καρδιαλγία καὶ ὑστεραλγία. ὡς καὶ ἀπὸ τῆς αἰτίας τῆς
δοξαζομένης οὕτως ὀνομάζεται μελαγχολία καὶ χολέρα.
ἴσως δὲ καὶ ὁ λευκοφλεγματίας ὕδερος, ὡς καὶ καθ᾽ ὁμοιότητα, τοιούτου γένους ἐστὶ, καλούμενος ἐλέφας καὶ καρκί-
νος καὶ πολύπους καὶ σταφυλὴ, λεύκη καὶ ἄνθραξ καὶ
ὀφίασις καὶ μελικηρὶς καὶ σύκωσις, πολλὰ δὲ εὑρήσεις τῶν
νοσημάτων ὀνόματα, ἃ μήτε τόπου ἅπτονται πεπονθότος,
μήτε τῆς ποιούσης αἰτίαις, ὡς φλεγμονὴ, γάγγραινα, σκίῤῥος, ἐρυσίπελας, ἀπόστημα, οἴδημα, ἐμπύημα, ἕλκος, κά-
ταγμα, ῥῆγμα, φῦμα, δοθιὴν, ἴονθος. ἀλλὰ καλείτω νῦν
ἕκαστος τὰς νόσους ὡς ἂν ἐθέλῃ. ἡμεῖς δὲ περὶ τῶν προκειμένων διαλεγόμεθα. διαφοραὶ γοῦν τῶν ἐκκρινομένων
αἱματωδῶν τέσσαρες ὑπάρχουσι, μία μὲν τοῦ αἵματος ἐπὶ
τῶν ἀποκοπέντων κώλων ἢ γυμνασίᾳ καταλυσάντων ἐκ περιόδου τινὸς ἀποτελουμένη· δευτέρα δὲ δι᾽ ἀτονίαν ἥπατος,
ὑδατώδους αἵματος ὑπιόντος. τρίτη δὲ ἐκ τοῦ μελαγχολικοῦ. τετάρτη δὲ ἡ τοῦ ἀκριβοῦς αἵματος ἢ τοῦ θρομβώ-

cholia et cholera. Fortaſſis etiam leucophlegmatias hy-
derus, ut etiam per ſimilitudinem, cujusmodi generis eſt qui
elephas nominatur et cancer, polypus, uva, vitiligo alba,
carbunculus, area, meliceris et ficus; multa quoque comperies morborum nomina, quae neque locum affectum
exprimunt, neque cauſam effectricem, ut phlegmone, gangraena, ſcirrhus, eriſypelas, abſceſſus, oedema, empyema,
ulcus, fractura, ruptura, tuberculum, furunculus, varus.
Nunc autem prout libuerit, morbos quisque vocitet, nos
autem de propoſitis diſſerimus. Itaque quatuor cruento-
rum morborum, qui a caeteris diſcernuntur, exiſtunt diſ-
ferentiae. Una quidem in praeciſis carnoſis partibus aut
exercitatione defeſſis, quadam periodo peracta. Secunda
eſt ob hepatis imbecillitatem aqueo ſubeunte ſanguine.
Tertia ex melancholico. Quarta denique ſinceri vel concreti eſt ſanguinis. Differunt autem quod tres primae
confertam ſimulque copioſam excretionem efficiant; quarta
vero paulatim et brevi tempore. At nunc de quarta di-

Ed. Chart. IX. [136. 137.]

δους. διαφέρουσι δὲ, ὅτι αἱ τρεῖς πρῶται ἀθρόαν τε ἅμα καὶ πολλὴν ἐργάζονται τὴν ἔκκρισιν, ἡ τετάρτη δὲ κατὰ βραχύ τε καὶ δι᾽ ὀλίγου τοῦ χρόνου. νῦν δὲ περὶ τετάρτης λεκτέον, ἧς ἕλκωσις ἐντέρων ἡ διάθεσίς ἐστιν, ἣν καὶ μόνην ἀξιοῦσί τινες ὀνομάζεσθαι δυσεντερίαν. ἔστι δὲ ἐκ τούτου τοῦ γένους καὶ ὁ καλούμενος τεινεσμὸς, ἕλκος ἐν ἀπευθυσμένῳ γινόμενον, τὰ μὲν ἄλλα συμπτώματα παραπλήσια φέρων, ἐντάσεις δὲ πολὺ σφοδροτέρας τῶν δυσεντερικῶν. τὰ μὲν γὰρ ἀσθενέστερα μόρια δέχονται ἀεὶ τὴν ἐκ [137] τῶν ἰσχυροτέρων περιουσίαν· ὥστε αἱ μὲν δυσεντερίαι καὶ οἱ τεινεσμοὶ καὶ αἱ διάῤῥοιαι καὶ αἱ λειεντερίαι, ῥυέντων εἰς τὰ ἔντερα τῶν περιττῶν γίνονται, ὥσπερ καὶ αἱ δυσουρίαι εἰς τὴν κύστιν τρεπομένων, ἔμετοι δὲ ἐπὶ τὸ στόμα τῆς γαστρὸς ἀφικομένων, ὡς γίνεσθαι μὲν δυσεντερίας μετὰ τῶν αἱματωδῶν διαχωρημάτων, τοὺς δὲ τεινεσμοὺς, τάσεις ὄντας σφοδρὰς ἐπὶ τῆς κατὰ τὸ ἀπευθυσμένον ἑλκώσεως, τὰς δὲ λειεντερίας ταχείας διεξόδους ἀμετα-

cendum eſt, cujus exulceratio inteſtinorum affectus eſt, quam ſolam nonnulli dyſenteriam nominant. Et vero ejusdem generis morbus qui tenesmus vocatur, ulcus in recto inteſtino factum, qui alia ſimilia dyſentericis, contenſiones tamen multo vehementiores invehit. Partes ſiquidem imbecilliores ex robuſtioribus humorum redundantiam excipiunt, adeo ut dyſenteriae, tenesmi, diarrhoeae et lienteriae confluentibus in inteſtina ſupervacaneis humoribus procreantur: quemadmodum et iisdem in veſicam converſis dyſuriae iisdemque ad orificium ventriculi accedentibus vomitus, ita ut creentur quidem dyſenteriae cum cruentis excrementis; tenesmi vero quum vehementes contenſiones ex recti inteſtini exulceratione concitantur, lienteriae vero ſunt celeres immutatorum ciborum tranſitus. Propterea epidemiorum tertio jure pronunciavit *ventris morbos multos et noxios multis accidiſſe*, primum quidem tenesmos doloribus maximis comitatos. Hic prae-

Ed. Chart. IX. [137.]

βλήτων σίτων οὔσας. διὸ ἐν τῷ τρίτῳ τῶν ἐπιδημιῶν εὐλόγως εἶπε τὰ κατὰ κοιλίαν πολλοῖς πολλὰ καὶ βλαβερὰ
συμβεβηκέναι, πρῶτον μὲν τεινεσμοὺς ἐπιπόνως. ἔστι μὲν
οὖν καὶ ἄλλως ὀδυνηρόν τε καὶ ὀχληρὸν τὸ πάθος· ὀδυνηρὸν μὲν διὰ τὴν τάσιν, ὀχληρὸν δὲ διὰ τὸ συνεχὲς τῆς
ἐξαναστάσεως. οἱ μὲν οὖν πικρόχολοι συντηκτικοῖς εἰκότως
ἁλίσκονται, ἐνοχλοῦνταί τε τοῖς κατὰ τὴν γαστέρα διαχωρήμασιν. οἱ δὲ ἐρυθροὶ καὶ πρὸς μελαγχολίαν ἐπιτήδειοι,
παχὺ καὶ θερμὸν ἔχοντες αἷμα, τοῖς φρενιτικοῖς τε καὶ
καυσώδεσιν εἰκότως ἁλίσκονται νοσήμασι καὶ δυσεντερίαις ταῖς
αἱματηραῖς. μεμαθήκαμεν γὰρ ὅτι διτταί τινές εἰσι, μία μὲν ἐξ
ἑλκώσεως ἀναβρωθέντων τῶν ἐντέρων, ἑτέρα διαφορά, πολλοῦ δὲ αἵματος ἐκκενουμένου διὰ τῶν εἰς ἔντερα καθηκου-
σῶν φλεβῶν ἡ λοιπή. Ἱπποκράτης δὲ περὶ τεινεσμῶν φησὶν, ὅτι τεινεσμοὶ νέοισι φλεγματώδεσι, ὡς οὐ μόνης τῆς
φυσικῆς κράσεως γενομένης ἐπιτηδείου πρὸς τὸ ἐργάζεσθαι
τὸ τοῦ τεινεσμοῦ πάθος, ἀλλὰ καὶ τῆς ἡλικίας θερμῆς
οὔσης, ἵνα διὰ δριμὺ καὶ σηπεδονῶδες φλέγμα τὸν τεινεσμὸν γεγονέναι νοήσομεν. καὶ γὰρ τῇ πρὸς τὸ ἀπευθυσμέ-

terea morbus aliter tum dolorem tum moleftiam infert,
dolorem quidem ob contenfionem, moleftiam vero ob affiduam furrectionem. Itaque qui amara bile fcatent, jure
febribus fynticticis prehenduntur et alvi excrementis perturbantur. Rubicundi autem et ad melancholiam idonei,
craffum et calidum fanguinem fortiti, tum phreniticis tum
ardentibus morbis et cruentis dyfenteriis non abs re corripiuntur. Didicimus fiquidem eas quasdam effe differentia duplices, altera quidem eft, quae erofis ab ulcere inteftinis efficitur, altera vero copiofo fanguine per venas
ad inteftina deductas evacuato. Hippocrates autem de
tenesmis loquutus ait tenesmos adolefcentibus pituitofis
accidere, quod non folum naturale temperamentum ad
tenesmi affectionem producendam idoneum fit, verum
etiam quod aetas illa fit ita calida, ut propter pituitae
acrimoniam et putredinem tenefmum creari intelligamus.
Etenim hujusmodi pituita decurfu ad rectum inteftinum

Ed. Chart. IX. [137.]

νον ἔντερον διεξόδῳ τὸ τοιοῦτον φλέγμα βλάβην ἑλκώδη τοῦ
μέρους ἐργαζόμενον ἐπὶ τὴν ἀπόκρισιν ἐρεθίζει συνεχῶς
τοὺς κάμνοντας καὶ διὰ τὸ δυσέκκριτον τοῦ φλέγματος οἱ
τεινεσμώδεις ἔχουσι τάσεις καὶ προθυμίας ἀποκρίσεως σφοδροτέρας τῶν δυσεντερικῶν. τὸ γὰρ παχὺ καὶ γλισχρὸν
οὐχ ὥσπερ ξανθὴ χολὴ ταχέως διεξέρχεται, ἀλλ᾽ ἐμπλάττεται τοῖς σώμασιν. ἡ δὲ τῶν συμπτωμάτων ὁμοιότης οὐ
μόνον τούτοις πρὸς ἄλληλά ἐστιν, ἀλλὰ καὶ τοῖς ψαύουσιν
αὐτῶν, ὥσπερ τοῖς νεφροῖς πρὸς τὸ κῶλον. καὶ ἔνια εὔ-
γνωστον ἔχει τὸν πεπονθότα τόπον, ὥσπερ αἱ δυσεντερίαι
καὶ τεινεσμοί. χρὴ δ᾽ ἡμᾶς τὰς κυρίως λεγομένας δυσεντερίας ἀκούειν, ὡς σημαινούσης τῆς προσηγορίας ἐντέρων
ἕλκωσιν· οὔτε γὰρ, ὡς ἔφην, ἀθρόως γίνεται τὸ πάθος
τοῦτο, καθάπερ θάτερον, ἐν ᾧ τὸ ἧπαρ πάσχει. προσέχειν
δὲ χρὴ τὸν νοῦν, ἵνα γνῶμεν πότερον ἐν τοῖς ὑψηλοτέροις
ἐντέροις ἢ ἕλκωσις εἴη ἢ ἐν τοῖς ταπεινοτέροις, διότι διαφέρει οὐ σμικρὸν εἰς τὴν θεραπείαν ἐγνῶσθαι τὴν ἕλκωσιν

ulcerofam partis laefionem invectura laborantes adfidue
ad fui excretionem perarduam excitat. At tenefmo capti
contenfiones fubeunt et vehementiores dyfentericae excretionis propenfiones. Craffa namque et vifcofa pituita
non ut flava bilis cito decurrit, fed corporibus adhaeret
ac infarcitur. Symptomatum autem fimilitudo non his
folum ineft ad invicem, fed etiam ipfa tangentibus, ut renibus ad inteftinum colon et quaedam locum affectum
cognitu facilem indicant, ut dyfenteriae et tenefmi. Nos
autem oportet eas dyfenterias intelligere, quae praecipue
hoc nomine dicuntur, ut quod inteftinorum exulcerationem fignificet. Neque enim, ut dixi, affatim creatur hic
morbus, quemadmodum alter in quo hepar patitur. At
mens adhibenda eft, ut nofcamus utrum in fuperioribus
inteftinis ulceratio fit, an vero in inferioribus, quod non
parum intereft ad curationem noffe, qua in parte inteftinorum ulceratio fit. Quae namque in altioribus funt
partibus a deglutitis medicamentis, quae vero in inferioribus ab injectis juvantur. Dignofcuntur autem hujus-

Ed. Chart. IX. [137. 138.]

ἔν τινι μέρει τῶν ἐντέρων ἐστίν. αἱ μὲν γὰρ ἐν τοῖς ὑψηλοτέροις ὑπὸ τῶν καταπινομένων φαρμάκων, αἱ δὲ ἐν τοῖς
ταπεινοτέροις ὑπὸ τῶν ἐνιεμένων ὠφελοῦνται. διορίζονται
δὲ τῶν ἀφ' ἥπατος ἐκκρίσεων αἱ τοιαῦται δυσεντερίαι
τῷ δὲ λεπτῷ αἵματος ἀχροῦ. οὐ γὰρ ἀσθενές ἐστι τὸ ἧπαρ,
ἢ χρόα διὰ τὴν τοῦ γενηθέντος ἐν αὐτῷ τοῦ αἵματος ὀλιγότητα λευκὴ οὖσα τυγχάνει, ὁ δὲ ἀσθενῆ ἔχων τὸν σπλῆνα, τούτου τὸ χρῶμα φακοειδές ἐστιν, ὅμοιον τῷ μελαγχολικῷ χυμῷ, ὅς ἐστι τῷ αἵματι μεμιγμένος   *
            *   *   τοῦ δὲ πλεονάζειν αἷμα
τότε, τὰς αἱμορραγίας καὶ τὰς δυσεντερίας [138] τὰς αἱ-
ματηρὰς δηλονότι λεγομένας, οὐχ ὅσαι διὰ χολὴν ἑλκοῦσι
τὰ ἔντερα, περὶ ὧν λέλεκταί μοι ἐν τῷ τετάρτῳ τῶν εἰς τὸ
περὶ ἄρθρων ὑπομνήματι.   *   *   *
            *   ἀλλ' ὅσον ἐπὶ δυσεντερικαῖς ἐκκρίσεσι δα-
κνούσαις σφοδρῶς, ἤτοι τράγου χυλὸν ἐνίεμεν ἢ στέαρ αἴ-
γειον ἢ ῥοδίνην κηρωτήν, ὑφ' ὧν αὕτη μὲν ἡ τῶν ἐντέρων
ἕλκωσις οὐ θεραπεύεται καὶ μάλιστα ὅταν ἔχῃ τι σηπεδονῶδες. ἀναπαύεται δὲ ἡ δύναμις ἐν τῷ μεταξὺ   *

modi dyfenteriae excretionibus ab hepate manantibus et
tenuitate fanguinis decoloris. Cujus enim hepar imbecillum eft, is colorem ob fanguinis in ipfo genere paucitatem album fortitus eft. Qui vero lienem habet debilem,
hujus color lentiginofus eft, humeri melancholico fimilis,
qui fanguini permixtus fit   *   *   *
Quod autem fanguis tunc abundet haemorrhagias et dys-
enterias cruentas videlicet appellatas excitat, non quae
ob bilem exulcerant inteftina, de quibus quarto commentario in librum de articulis a me dictum eft.   *
            *   *   *   Caeterum in dys-
entericis excretionibus vehementer mordentibus aut birci
fuccum immittimus, vel caprinum fevum, vel rofaceum
ceratum, quibus ipfa quidem inteftinorum exulceratio non
curatur, ac potiffimum quum quid putridum habuerit, re-
focillatur tamen interea facultas

    ＊   ＊   ＊   καὶ οὐ θαυμαστὸν,
ἐπειδὴ ὅσα τῶν ζώων τε καὶ φυτῶν ταχέως αὐξάνεται,
ταῦτα καὶ ταχέως τὸν βίον τελευτᾷ   ＊   ＊
    ＊   τῶν ξηρῶν νοσημάτων αἰτίαι. τῶν δ'
ὑγρῶν αἱ ἐναντίαι σύμπασαι. ἐδεσμάτων μὲν ὑγροτέρων
τὴν δύναμιν ἀφθονία καὶ πλείω τὰ πόματα καὶ σύμασα ἡ
ἁβροτέρα δίαιτα καὶ ἡ θυμηδία καὶ λουτρὰ τῶν γλυκέων
ὑδάτων πολλὰ καὶ μᾶλλον μετὰ τροφήν. οὕτω δὲ καὶ ἀργὸς
ὁ βίος καὶ ἄνευ πόνων, ὄμβροι τε πολλοὶ καὶ πᾶσα κατάστασις ὑγρὰ καὶ τὰ ταυτὸ τοῦτο δυνάμενα φάρμακα, ὡς καὶ
τἄλλα πολλά. ἀλλὰ μὴν ἐπανίημι πρὸς τὴν δυσεντερίαν,
ἢ ἀεὶ σχεδὸν μετὰ τοῦ τεινεσμοῦ ἐστίν. ἐνίοτε μὲν γὰρ
ὑπὸ μὲν αἰτίου τινὸς γίνεται τὸ πάθος, οὐ μὴν ἤδη πως
μόνιμον ἔχει τὴν διάθεσιν, εἰ χωρισθείη τὸ αἴτιον. ἐνίοτε
δὲ ἤδη γέγονεν, ἔτι τε γίνεται. πολλάκις δὲ πέπαυται μὲν
γινόμενον, ἀφ' εἰκομένης τῆς αἰτίας, ἤδη δέ ἐστι μόνιμος
ἡ διάθεσις καὶ ὁ δακνώδης χυμὸς αἴτιόν ἐστι τοῦ πάθους,

    ＊   Neque mirandum, quoniam quae-
cunque tum animalia tum ſtirpes cito creſcunt, haec etiam
vitam celeriter terminant.   ＊   ＊   ＊
    ＊   ＊   Siccorum morborum cauſae.
Humidorum autem contrariae omnes. Esculentorum quidem facultate humidiorum copia, plura potulenta, victus
omnis delicatior, oblectamentum, crebra dulcium aquarum
potiſſimum a paſtu balnea. Sic autem et otioſa vita etiam
ſine laboribus, imbres multi, omnis ſtatus humidus et medicamenta, ut et caetera multa ea facultate donata. Verumtamen ad dyſenteriam redeo, quae fere ſemper cum tenesmo exiſtit. Etenim interdum quidem ab aliqua cauſa
procreatur morbus, nondum tamen jam permanentem affectum habet, ſi cauſa ſecedat. Interdum vero jam procreatus eſt, atque etiamnum procreatur. Saepe vero qui
procreatur ceſſavit abeunte cauſa. Jam vero permanens
affectus eſt et affectus cauſa humor eſt mordax, qui initio

Ed. Chart. IX. [138.]

ἐν ἀρχῇ μὲν ἀπορρύπτων τε καὶ ξύων, ἐν χρόνῳ δὲ ἕλκων
τὸ ἔντερον. εἰ μὲν οὖν πρὶν ἑλκῶσαι, παύσεται διεξιὼν,
οὐδέπω δυσεντερία τὸ πάθος ἐστίν. εἰ δ᾽ ἑλκωθῆναι φθά-
σειε τὸ ἔντερον, οὐκ ἂν ἔτι συμπαύσαιτο τῷ χυμῷ τὸ γενόμενον πάθος.

ιη΄.

Θηλάζουσα εἶτα ἐκθύματα ἀνὰ τὸ σῶμα πάντη εἶχεν. ἐπεὶ
ἐπαύσατο θηλάζουσα, καθέστη θέρεος.

Ἐκθύματα λέγει τὰ αὐτομάτως ἐξανθοῦντα κατὰ τὸ
δέρμα, ὡς καὶ ἐν τοῖς τῶν ἐπιδημιῶν γράφει, ἐκθύματα μεγάλα. γίνεται δὲ ἐκ τῶν περιττῶν χυμῶν καὶ ἡ προσηγορία
φαίνεται ἐκ τοῦ ἐκθύειν, ὅ ἐστιν ἐξορμᾶν, γεγονέναι καὶ
κατὰ τοῦτο σημαινόμενον εἶπεν ἐν τῷ ἕκτῳ τῶν ἐπιδημιῶν,
λύσεις δ᾽ ἂν ἑλκύδριον κάτω ἔκθυσις, τουτέστιν ἐξόρμησις.

---

quidem inteſtinum ſordibus expurgat et radit, tempore
vero exulcerat. Itaque ſi priusquam exulceret, percur-
rendo ceſſaverit, nequaquam hic morbus dysenteria eſt,
ſi vero inteſtinum exulcerari contigerit, non jam cum
humore creatus morbus ceſſaverit.

XVIII.

Lactanti puſtulae paſſim per corpus ad cutem eruperunt,
quae ad aeſtatem ſedata ſunt, ubi lactare ceſſaviſſet.

Puſtulas dicit quae ſponte per cutem effloreſcunt, ut
etiam in libris epidemiorum ſcribit: *papulas magnas.*
Gignuntur autem ex ſupervacaneis humoribus, quibus ap-
pellatio facta eſſe videtur ἐκ τοῦ ἐκθύειν, quod eſt *erum-*
pere. Hac ſignificatione ſexto epidemiorum dixit, ſolvet
autem ulcusculum papula inferior, hoc eſt eruptio.

ιθ'.

Τῇ τοῦ σκυτέως, ὃς τὰ σκύτινα ἐποίησε, τεκούσῃ καὶ ἀπο-
λυθείσῃ τελέως, ἐδόκει τοῦ μὲν χωρίου τὶ τὸ [139] ὑμε-
νοειδὲς ἀπέχειν, ἀπῆλθε τεταρταίη κακῶς   στραγγουριώδης ἐγένετο, αὐτίκα συλλαμβάνουσα ἔτεκεν ἄρσεν, πολλὰ δὲ ἔτεα ἤδη εἶχε, τὰ ὕστατα καὶ οὐδὲ ἐπιμήνια εἴη·
ὅτε δὲ τέκοι, διέλειπεν ἐπ' ὀλίγον ἡ στραγγουρίη.

Γίνεται κατὰ τὴν κύστιν πολλὰ συμπτώματα, ὧν τὰ
μὲν κοινὰ τοῖς ἄλλοις ἐστὶν, ὡς οἱ παρὰ φύσιν ὄγκοι πάντες, ὀδύναι τε καὶ τὰ ταύτης ἐργαζόμενα πάθη. τὰ δ' ἴδια
μόνης αὐτῆς, ὡς αἱ ἰσχουρίαι τε καὶ στραγγουρίαι. καὶ'
ἄλλον δὲ τρόπον αἱ ἄμετροι τῶν οὔρων ἐκκρίσεις, στραγγουρία δὲ ἐπὶ δριμέσιν οὔροις γίνεται δι' ἕλκωσιν ἢ ἀτονίαν
κύστεως, ποτὲ μὲν ἐπὶ νεφρῶν πάθει, ποτὲ δὲ ἐπ' ἄλλῳ
τινὶ τῶν εἰς οὖρα τὴν ἑαυτῶν κακοχυμίαν ἢ τὸ πῦον, ὅτ'
ἂν ἀποστήματι κάμνῃ, διαπέμψαι δυναμένων, ποτὲ δὲ διὰ

XIX.

Coriarii coriacea parantis uxori, quum peperiſſet ac per-
fecte purgata eſſet, ex ſecundis membranarum quiddam
ſubſiſtere viſum eſt, quod quarto die male deceſſit:
ſtranguria namque vexabatur, quae quum brevi conci-
peret maſculum peperit. Habebat autem jam multos
annos et poſtremum menſes non prodibant. Quum au-
tem peperiſſet, urinae ſtillicidium paulatim intermiſit.

Multa veſicae oboriuntur ſymptomata, quorum alia
quidem caeteris partibus communia ſunt, ut omnes praeter naturam tumores tum dolores tum quae ob ea efficiuntur pathemata; alia vero ipſius ſolius propria, ut
iſchuriae et ſtranguriae; alio vero modo incommoderatae
urinarum excretiones. At ſtranguria fit in acribus urinis
propter exulcerationem aut veſicae imbecillitatem, interdum quidem ex renum affectu, interdum vero ex alia

τοὺς ἐν ταῖς φλεψὶ χυμοὺς ἐκκαθαιρομένους διὰ νεφρῶν τε
καὶ κύστεως· ὥσπερ γὰρ διὰ γαστρὸς πολλάκις ἐκκαθαίρεται τὸ σύμπαν σῶμα, οὕτω καὶ διὰ νεφρῶν καὶ
κύστεως καὶ ἐπιπόνως ἐκκαθαίρεται ὅλον τὸ σῶμα διὰ
τῆς χρονίας στραγγουρίας, καί ποτε ἀνάγκη πάσχειν τὰ μόρια, δι᾿ ὧν ἡ ἔκκρισις γίνεται τῶν δριμέων οὔρων, δηλονότι
δακνόμενα καὶ τῷ συνεχεῖ τῆς ἀποκρίσεως ἐνοχλούμενα.
Ἱπποκράτης δὲ ἐν τῷ πρώτῳ τῶν ἐπιδημιῶν, ἐν τῇ δευτέρᾳ καταστάσει, φησὶ μόνον χρηστὸν καὶ μέγιστον τῶν
σημείων, ὃ καὶ πλείστους τῶν ἀῤῥώστων ἐῤῥύσατο γεγονέναι
τὴν στραγγουρίαν, τῶν μοχθηρῶν χυμῶν ἐκκρινομένων διὰ
τῆς κύστεως, ὥσπερ ἐνίοτε διὰ τῶν ἐντέρων. ἀλλ᾽ οὐκ
ἀεὶ τοῦτο συμβαίνει. κύστις γὰρ ἐπὶ τὴν ἔκκρισιν ὁρμᾷ
τῶν οὔρων ἐν ταῖς στραγγουρίαις, πρὶν ἀξιολόγως ὑπ᾽ αὐτῶν πληρωθῆναι, διὰ διττὴν αἰτίαν, ἤτοι τῷ μὴ φέρειν αὐτῶν τὴν ποιότητα καὶ δακνωδῶν γινομένων ἢ τῷ δι᾽ ἀῤῥωστίαν βαρύνεσθαι, πρὶν ἀθροισθῆναι, κἂν ὀλίγον ᾖ.

quadam caufa eorum quae in urinas pravas fui humores
transmittunt aut album pus quum renes abfceffu laborent,
interdum etiam propter humores venarum et per renes et
per veficam expurgatos. Quemadmodum enim per ventrem
faepe corpus univerfum expurgatur, fic et per renes et
per veficam. Atque laboriofe univerfum corpus per diuturnam ftranguriam expurgatur et nonnunquam partes
effici neceffe eft, per quas acrium urinarum fit excretio,
quod nimirum ipfae mordeantur et affidue excretione
vexentur. Hippocrates autem primo epidemiorum in fecundo ftatu dicit fignorum folum bonum ac maximum effe
ftranguriam, quae et infirmos plurimos liberavit, pravis
humoribus per veficam excretis, ut aliquando per inteftina. Verum non femper hoc accidit. Vefica namque
in ftranguriis ad urinarum excretionem promovet, priusquam
decenter ipfa repleta fit ex duplici caufa, aut quod ipfarum qualitatem non ferat, quum mordaces fuerint, aut
quod propter imbecillitatem praegravetur priusquam ac-
cumulentur, etiamfi paucae fint. Addit autem hanc uxo-

Ed. Chart. IX. [139. 140.]

προσυίθησι δὲ, ὅτι ἡ τοῦ σκυτέως ἔτεα πολλὰ οὕτως εἶχε,
τουτέστιν οὕτως ἦν στραγγουριώδης καὶ πρὸς τὸ ἔσχατον,
οὐδὲ ἐπιμήνια εἴη, καὶ ὅτι ἐπ᾽ ὀλίγον ἡ στραγγουρία διέλειπεν. ὅπερ διὰ τὸν τόκον εἰκός ἐστι γεγενῆσθαι.

κ'.

Ἰσχίον δέ τις ἤλγει, πρὶν ἴσχειν, ἐπεὶ δ᾽ ἔσχεν, οὐκέτι ἤλγει.
ἐπειδὴ ἔτεκεν, εἰκοσταία ἐοῦσα, αὖθις ἤλγησεν, ἔτεκε δὲ
ἄρσεν. ἐν γαστρὶ ἐχούσῃ ἐν κνήμῃ κάτω δεξιῇ ἢ τρίτῳ
ἢ τετάρτῳ μηνὶ ἐξανθήματα, πρὸς ἃ τῇ μάννῃ χρώμεθα,
καὶ ἐν χειρὶ δεξιῇ παρὰ μέγαν δάκτυλον, οὐκ οἶδα ὅτι
ἔτεκεν· κατέλιπον γὰρ ἑξάμηνον. ᾤκει δὲ, ὡς ἐγὼ οἶμαι,
τὰ Ἀρχελάου πρὸς τῷ κρημνῷ.

[140] Αὗται τῶν κυημάτων περιστάσεις καὶ συνδρο-
μαὶ οὕτω ποικίλαι τε καὶ διαφοραὶ ἢ μηδεμίαν ἢ πάνυ μικρὰν ῥοπὴν ἔχουσι πρὸς τὴν ὑγίειαν καὶ πρὸς τὴν νόσον,

rem coriarii multorum annorum fuiſſe et ſic ſe habuiſſe,
hoc eſt ſtranguria laboraſſe, ac tandem menſtrua non
prodiiſſe, ac derepente ſtranguria liberatam fuiſſe, quod
propter partum contigiſſe par eſt credere.

XX.

*Quaedam priusquam conciperet coxendicem dolebat; poſt-
quam vero concepit, non amplius dolebat. Vigeſimo
autem a partu die rurſum doluit; marem utique peperit. Praegnanti in inferiori tibia dextra, itemque in
manu dextra ad pollicem; tertio aut quarto menſe
puſtulae eruperunt, ad quas manna thuris utimur, quae
an pepererit neſcio; eam namque ſemeſtrem reliqui. Habitabat autem, ut ego arbitror, in Archelai aedibus ad
rupem.*

Ipſae partuum circumſtantiae et concurſus adeo varii
ac diverſi aut nullum aut perexiguum momentum ad ſanitatem et morbum ſortiuntur videnturque ex illis magis

καὶ ἔοικεν ἐκ τῶν ἐκείνων εἶναι μᾶλλον ἃ τὰς κοινὰς τῶν
πραγμάτων διαθέσεις ἢ τὰς ἀναμφιβόλους τε καὶ ἰδίας φύσεις ἐνδείκνυνται, οἷάπερ καὶ ἐν τῇδε καὶ ἐν ταῖς ἄλλαις
τοῦ παλαιοῦ πραγματείαις γέγραπται. ὡς γοῦν τύπῳ λαμ-
βάνονται ὑφ' ἑαυτοῦ, οὕτω καὶ ἐπιπολαίως αὐτὰ διελθεῖν
ἡμᾶς πρέπει. οὐ γὰρ ἀκριβῶς ταῦτα παρειήρησεν, ἵνα καὶ
ἐπιμελῶς ἐξηγεῖσθαι δύναιτο, καθάπερ ἐν τῷ πρώτῳ καὶ
τρίτῳ πεποίηκεν, ἀλλὰ ἐκ τοῦ παραχρῆμα εἰς τὰς ἐφημε-
ρίδας ἀνέφερε. εἰκὸς γοῦν ἐν τῇδε τῇ γυναικὶ, τοῦ δεξιοῦ
τῆς μήτρας μορίου πεπονθότος, ὅτι εἰς τὸ ἰσχίον κατέκειτο καὶ ἡ γυνὴ ἤλγει. ἐπεὶ δὲ ἔτεκεν, ἐπαρηγόρηθη ἡ
ὀδύνη καὶ τὸ κακὸν ὑπὸ τῆς φύσεως εἰς ἄλλον κατεβάλλετο
τόπον καὶ τοῦτο κατ' ἴξιν, τουτέστιν, ὅταν τῷ τρίτῳ ἢ
τετάρτῳ μηνὶ τὰ ἐξανθήματα, ὄντος ἤδη ῥωμαλέου τοῦ βρέφους, εἰς τὴν κνήμην τὴν δεξιὰν καὶ εἰς χεῖρα δεξιὰν ἐξρά-
γησαν. ἴσθι γὰρ ὅτι τὰ ἐξανθήματα ἐν ταῖς τῆς μήτρας
διαθέσεσιν εἰς τὸ δέρμα ἐκραγέντα σημαίνουσιν ὅτι ἡ
φλεγμονὴ ἢ ἐρυσίπελας ἐκ τοῦ ἀποζέοντος καὶ λεπτοῦ αἵ-

elle quae potius communes rerum dispositiones, quam in-
dubias et proprias naturas demonstrent, quales et in hoc
et caeteris senis operibus scriptae sunt. Ut itaque summa-
tim haec accipiuntur, sic et superficie tenus haec percurrere decet. Non enim haec accurate observavit, ut et
sedulo explicari valerent, quemadmodum in primo et tertio fecit, verum in praesenti ad diaria retulit. Consenta-
neum igitur est hac in muliere, dextra uteri parte affecta in coxendicem dolorem descendisse mulieremque
doluisse. Postquam autem peperit, levatus est dolor ma-
lumque a natura in alium locum depositum est, idque secundum rectitudinem, hoc est quum tertio vel quarto
mense papulae, facto jam partu, robustiores in tibiam
dextram dextramque manum eruperunt. Scito namque
quod exanthemata in uteri affectibus ad cutim erumpen-
tia significent inflammationem aut erysipelas in uteris procreari, ut in libro de natura muliebri scriptum est.

ματος ἐν ταῖς μήτραις ἐγγίνεται, ὡς ἐν τῷ περὶ γυναι-
κείης φύσεως γέγραπται. ἡ δὲ μάννη καὶ τὸ ὑπόσεισμα τοῦ
λιβανωτοῦ ἐπιτηδειότερον πρὸς ταύτην τὴν νόσον νομίζεται
ἢ λιβανωτός· καὶ γὰρ στυπτικώτερόν ἐστι καὶ ξηραντικώτε-
ρον. νῦν δ᾽ ἄδηλόν ἐστι, πότερον μιᾷ ἢ δυσὶ γυναιξὶ τοῦτο συμβεβηκέναι φησίν. εἶπε γὰρ πρῶτον, ἔτεκεν ἄρσεν,
ἔπειτα δὲ, οὐκ οἶδα ὅτι ἔτεκεν· κατέλιπον γὰρ ἑξάμηνον.

κα΄.

Ἡ Ἀντιγένεος ἢ τὸ περὶ Νικόμαχον τέκε παιδίον σαρ-
κῶδες μὲν, ἔχον δὲ τὰ μέγιστα διακεκριμένα, μέγεθος δὲ
ὡς τετραδάκτυλον, ἀνόστεον, ὕστερον δὲ παχὺ καὶ στρογγύλον. αὕτη δὲ ἀσθματώδης ἐγένετο πρὸ τοῦ τόκου.
ἔπειτα ἅμα τῷ τόκῳ πῦον ἀνήμεσεν ὀλίγον, οἷον ἐκ δο-
θιῆνος.

Θαυμαστὸς εἴη ὁ τόκος οὗτος, εἰ μὴ ὑποψίαν παρέχῃ
αὐτὸν ἐξ ἀμβλώσεως γεγονέναι. πῶς δὲ ἡ γυνὴ πρὸ τόκου

Exiſtimatur autem aptius remedium hypoſisma, *manna
thuris* aut libani fructus. Etenim adſtrictorium magis
magisque exſiccatorium eſt. Nunc autem non conſtat
utrum uni aut duabus mulieribus id accidiſſe dicat. Dixit
namque primum, maſculum peperit, deinde vero, non novi
quid pepererit; ſemeſtrem enim reliqui.

XXI.

*Antigenis uxor, qui ad Nicomachum habitabat, carno-
ſum quidem puerum peperit, verum qui maximas partes diſtinctas haberet, magnitudinem vero quatuor digitorum et exos eſſet; tandem etiam craſſus et rotundus.
Ipſa autem ante partum anheloſa erat, deinde ſimul
cum partu pus paucum, quale ex furunculo evomuit.*

Hic partus admirabilis eſſet, niſi ipſum ex abortu
natum eſſe ſuſpicaremur. At quomodo mulier ante par-

Ed. Chart. IX. [140. 141.]

ἐγένετο ἀσθματώδης, ἔπειτα δὲ ἅμα τῷ τόκῳ πῦον ἀνήμεσεν, ἐν τῷ περὶ δυσπνοίας εἴρηται ἡμῖν ἱκανῶς, ἔνθα καὶ
τὰς ἄλλας τοῦ Ἱπποκράτους ῥήσεις ἐκ τῶν βιβλίων ἐπιδημιῶν περὶ τῆς δυσπνοίας αὐτῷ γεγραμμένας ἐξηγησάμεθα.
τοῦτο δὲ μόνον παραθήσομαι, ὅτι ἀσθμαίνοντες πυκνὸν
ἀναπνέουσι καὶ τὸν θώρακα μέχρι πολλοῦ διαστέλλουσι.
συμβαίνει δὲ τοῦτο, ἐπειδὴ ἔμφραξις ἢ θλίψις ἢ στενοχωρία τις ἐν τοῖς ἀναπνευστικοῖς ὀργάνοις ὑπάρχει. ὅπερ ἐν
τῇδε τῇ γυναικὶ ἐδήλωσε τὸ πῦον.

────────

κβ.

[141] Θυγατέρας τεκούσης διδύμους καὶ δυστοκησάσης
καὶ οὐ πάνυ καθαρθείσης ἐξῴδησεν ὅλη. ἔπειτα ἡ γαστὴρ μεγάλη ἐγένετο. τὰ δὲ ἄλλα ἐταπεινώθη καὶ ἐρυθρὰ εἴη μέχρι τοῦ ἕκτου μηνός. ἔπειτα λευκὰ κάρτα
πάντα ἤδη τὸν χρόνον, πρὸς δὲ τἀφροδίσια οἱ ῥοοὶ ἔβλα-
πτον καὶ οἱ ἄκρητα ἐρυθρὰ ἰκνεύμενα ἴει.

────────

tum effet afthmatica, deinde vero in ipfo partu pus evo-
muerit in libro de difficili refpiratione a nobis abunde
proditum eft. Ubi etiam alios Hippocratis textus ex
libris epidemiorum de dyfpnoea confcriptos explicuimus.
Hoc autem folum addam afthmaticos crebro ac denfe refpirare thoracemque magnopere diftendere. Hoc autem
accidit, quoniam obftructio aut compreffio aut anguftia
quaedam refpirationis organis infidet, quod hac in muliere pus manifeftum fecit.

────────

XXII.

*Quae ex arduo partu filias gemellas edidit mulier, ne-
que admodum perpurgata eft, univerfa primum intumuit; deinde venter magnus evadebat, caeterae vero
partes fubfederunt. Ad fextum usque menfem rubra
primum, deinde reliquo jam tempore alba admodum
profluxerunt. Hi vero fluxus veneri officiebant illique
mere rubicundi prodibant.*

Ed. Chart. IX. [141.]

Ἐπὶ τῶν ἐπὶ τόκῳ κενουμένων, εἰ ἐπίσχεσις γένηται, μοχθηρόν ἐστιν αἴτιον καὶ σημεῖον. κάθαρσις γὰρ τῶν ἀλλοτρίων, ἃ κατὰ τὸν τῆς κυήσεως χρόνον ἠθροίσθη ἐν ταῖς φλεψὶ, δαπανωμένου μὲν εἰς τροφὴν τῷ κυουμένῳ τοῦ κατ᾽ αὐτὰς χρηστοῦ αἵματος, μένοντος δὲ τοῦ φαυλοτέρου, ὃ καθ᾽ ἕκαστον μῆνα πρότερον ἐξεκρίνετο διὰ τῆς μήτρας. ὅταν οὖν τοῦτο μὴ κενωθῇ, τεκούσης τῆς γυναικὸς, αἴτιόν ἐστι τῆς ἐν ὅλῳ τῷ στόματι οἰδήσεως, ἤτοι τῆς μήτρας ἐξαίρει εἰς μεγάλην φλεγμονὴν ἢ πρὸς ἕνα τόπον ἐνεχθὲν, οἰκεῖον τῷ δεξαμένῳ πάθος ἐπιφέρει, καθάπερ καὶ νῦν ἡ γαστὴρ τὸ ἀπὸ τῶν ὑστερῶν ἀναφερόμενον αἷμα πονηρὸν ἐδέξατο καὶ μεγάλη ἐγένετο. ἐνίοτε δὲ καὶ ἐπισχεθείσης τῆς μετὰ τόκον καθάρσεως ἥ τε νόσος ἐγένετο καὶ θάνατος, ὡς ἐν Θάσῳ τῇ τοῦ Φιλίσκου γυναικὶ συμβεβηκέναι φησὶν Ἱπποκράτης· οὐ μόνον δὲ ἐπισχεθείσης τῆς κατὰ τὸν τόκον καθάρσεως γίνεται ταῖς γυναιξὶ νόσος, ἀλλὰ καὶ νοσώδης ἐστὶν ἡ τῶν καταμηνίων ἐπίσχεσις, οὐ μὴν ἀλλὰ οὐχ ὁμοίως βλαβερὰ τῇ κατὰ τὸν τόκον, ὅτε μὴ

Si quae ob partum vacuantur eorum ſuppreſſio fiat, mala cauſa ſignumque malum eſt. Purgatio ſiquidem eſt alienorum, quae graviditatis tempore in venis acervata ſunt, abſumpto quidem ad partus nutritionem utili qui venis inerat ſanguine, remanente vero deteriore, qui ſingulis menſibus per uterum antea excernebatur. Quum itaque hic non evacuatus eſt pariente muliere, cauſa tumoris eſt in univerſo corpore exiſtentis, aut uterum in magnam inflammationem adducit, aut ad unum locum adductus excipiens peculiarem morbum adfert, ut etiam nunc venter translatum ab utero pravum ſanguinem recepit et magnus evadit. Interdum vero ſuppreſſa etiam poſt partum purgatione, ut in Thaſo Philini uxori contigiſſe pronunciat Hippocrates. At non ſolum ſuppreſſa in partu purgatione mulieribus morbus accidit, verum etiam morboſa eſt menſtruorum ſuppreſſio. Non tamen, imo non peraeque noxia illi, quae in partu eſt. Quod

μόνον αὐτὸ τὸ πλῆθος, ἀλλὰ καὶ κακοχυμίαν ἱκανὴν ἐργά
ζεται. εἴρηται γὰρ ὅτι τὸ ἔμβρυον ἕλκει εἰς ἑαυτὸ τὸ χρη
στότερον αἷμα, τροφῆς ἕνεκα, καταλείπει δὲ τὸ φαυλότερον,
ὅπερ αἴτιον γίνεται τῆς κακοχυμίας ταῖς κυούσαις, ἣν μετὰ
τὸν τόκον ἡ φύσις ἐκκενοῖ, αὐτὸς δὲ, εἴθ᾽ ἡμῶν δόντων τὸ
φάρμακον εἴτε καὶ τῆς φύσεως αὐτῆς ἐκκαθαιρούσης τὸ
σῶμα τῶν λυπούντων χυμῶν ἡ κένωσις γένοιτο, καθάρσεις
εἴωθεν ὀνομάζειν. ἔξεστι μέντοι καὶ μαρτυρῆσαι τοῖς πα
λαιοῖς οὐ κένωσιν ἁπλῶς καλεῖσθαι τὴν διὰ καταμηνίων
ἔκκρισιν, ἀλλὰ κάθαρσιν, ὥσπερ γε καὶ τὴν διὰ τῶν καθαι
ρόντων γινομένην φαρμάκων καὶ τὴν λοχείαν, κάθαρσιν ὠνό
μασαν οἱ ἰατροί, οὐχ ἁπλῶς κένωσιν. ἡ δὲ αὐτὴ λέξις
παρὰ τοῖς παλαιοῖς ἐξηγηταῖς ποικίλως γέγραπται. Διοσκο
ρίδης γὰρ οὕτω γράφει, πρὸς δὲ τἀφροδίσια αἱ οὐραὶ
ἔβλεπον. Ἡρακλείδης δὲ οἴεται τοῦτο ἀπέθανον εἶναι, διὸ
νομίζει ὅτι θύραι ἦν γεγραμμένον διὰ θ. τῆς μέσης γραμ
μῆς ἐν αὐτῇ ἢ τῷ χρόνῳ διαφθαρείσης ἢ τοῦ βιβλιογράφου

non folum ipfam plenitudinem, verum etiam cacochymiam
efficiat. Nam dictum eft foetum in fe meliorem quo nutriatur fanguinis portionem trahere, deteriorem vero relinquere, quae caufa eft praegnantibus cacochymiae, quam
natura poft partum evacuat. At auctor, five nobis medicamentum exhibentibus, five etiam natura ipfa corpus
expurgante, infeftantium humorum vacuatio fiat, purgationes nominare confuevit. Veterum tamen teftimoniis
etiam confirmare licet vacuationem non fimpliciter eam
vocari quae per menftruorum excretionem fit, fed purgationem, quemadmodum eam etiam quae per purgantia
medicamenta editur et lochiam feu puerperii purgationem
medici nominarunt, non fimpliciter vacuationem. Ipfa
vero dictio variis modis a prifcis interpretibus fcripta legitur. Diofcorides enim ita fcribit: ad venerea autem
ουραι refpiciebant. At Heraclides id cenfet effe incredibile, propterea exiftimat θύραι, quod eft *januae*, per θ
fcriptum effe, media litera in ea aut tempore deperdita

πρώτου σφαλέντος.· ἀλλὰ οὐδετέρα γραφὴ διδάσκει τι τῆς
γνώμης ἐχόμενον τοῦ παλαιοῦ, διὸ ἡγησάμην ἐγὼ, μᾶλλον
ἀπὸ τοῦ συγγραφέως οἱ ῥοοί [142] *γέγραπται, ἤ τι ἄλλο,*
ἵνα λόγος εἴη περὶ τῶν ῥύσεων τῶν γυναικείων, περὶ ὧν
πᾶσα νῦν ἐστιν ἱστορία. αὗται μὲν γὰρ καὶ πάνυ ἐν ταῖς
συνουσίαις τὰς γυναῖκας ἐνοχλοῦσι καὶ διὰ τὸν ῥοῦν τὸν
συνεχῆ καὶ διὰ τὴν μεγάλην τῶν αἰτίων θερμασίαν καὶ τὸν
κνησμὸν καὶ τὴν τοῦ ὀσφύος τε καὶ βουβῶνος ὀδύνην καὶ
τὴν τῆς νειαίρας τάσιν καὶ τὴν τῆς κακοσμίας σφοδρό-
τητα.

κγ´.

Τῇσι χρονίῃσι λειεντερίῃσιν ὀξυρεγμίη γενομένη πρόσθεν
μηδέποτε γενομένη, σημεῖον χρηστὸν, οἷον Δημαινέτῃ ἐγέ-
νετο. ἴσως δέ ἐστι καὶ τεχνήσασθαι· καὶ γὰρ αἱ ταρα-
χαὶ αἱ τοιαῦται ἀλλοιοῦσιν, ἴσως δὲ καὶ ὀξυρεγμίαι λειεν-
τερίην λύουσιν.

aut primo libri fcriba decepto. Verum neutra fcriptura
docet nos quicquam ex mente fenis acceptum. Quare
duxerim ego potius ab ipfo auctore, *οἱ ῥοοί,* hoc eft
fluores fcriptum fuiffe vel quiddam aliud, ut oratio fit de
muliebri fluore, de quo tota eft hiftoria. Hic namque
admodum in congreffibus mulieres infeftat tum propter
affiduum fluorem tum propter magnum pudendorum calorem et pruritum, nec non lumborum et inguinis dolorem
et imi ventris tenfionem foetorisque vehementiam.

XXIII.

Diuturnis lienteriis ructus acidus obortus, antea nequaquam
factus bonum fignum, quale Demaenetae contigit. For-
taffis autem etiam arte parare licet. Etenim hujusmodi
perturbationes mutationes concitant. Fortaffis etiam
ructus acidi lienteriam folvunt.

Αΰτη ἡ ῥῆσις μικρόν τι ἄλλως γεγραμμένη ἐν τοῖς
ἀφορισμοῖς εὑρίσκεται, καὶ ἡμεῖς ἤδη αὐτὴν ἐξηγησάμεθα καὶ
τὰς τοῦ Ἐρασιστράτου περὶ λειεντερίας τε καὶ δυσεντερίας
καὶ τεινεσμοῦ ῥήσεις προσεθήκαμεν, καὶ ἐδείχθη ὅτι ἀλλότρια γράφει τῆς γνώμης τῶν ἐπιφανεστάτων ἰατρῶν, οἷον
Φιλοτίμου, Ἡροφίλου, Εὐδήμου, Ἀρχιγένου, Διοκλέους, Πραξαγόρου καὶ τῶν ἄλλων παλαιῶν. διὸ οὐ χρὴ μηκύνειν τὸν
λόγον. ὃ δὲ λέγει, καὶ γὰρ αἱ ταραχαὶ αἱ τοιαῦται ἀλλοιοῦσι, γίνεται τῷ λόγῳ τῆς τῶν νόσων μεταπτώσεως, ὥσπερ
ὁ τεταρταῖος ἐπιληψίαν ἰᾶται καὶ πυρετὸς ὁστισοῦν σπασμὸν καὶ τὴν ὀφθαλμίαν διάῤῥοια, καὶ πλευρῖτις περιπνευμονίαν καὶ λήθαργον φρενῖτις καὶ τἄλλα πολλὰ τὰς νόσους θεραπεύει.

κδ΄.

Ἰήθη ἐλλεβόρου πόσει Λυκίη, τὰ ὕστατα σπλὴν μέγας καὶ
ὀδύναι καὶ πυρετὸς καὶ εἰς ὦμον ὀδύναι καὶ ἡ φλὲψ ἡ
κατὰ σπλῆνα ἐπ᾽ ἀγκῶνι ἐτέτατο, καὶ ἔσφυξε μὲν πολλάκις,

Is textus paulo aliter scriptus in aphorismis invenitur et nos jam illum explicuimus, proditas et Erasistrati
de lienteria et dysenteria et tenesmo sententias apposui-
mus, ac demonstratum est aliena a mente scribi praecla-
rissimorum medicorum, videlicet Philotimi, Herophili,
Eudemi, Archigenis, Dioclis, Praxagorae aliorumque veterum. Propterea non opus est multis sermonem protra-
here. Quod vero pronunciat: etenim hujusmodi perturbationes concitant, id fit ratione permutationis morborum,
ut quartana febris epilepsiam sanat et quaecunque febris
convulsionem et ophthalmiam diarrhoea et pleuritis peripneumoniam et phrenitis lethargum et alii plerique morbi
morbis medentur.

XXIV.

Lycia veratri potione sanata est. Postremo lien magnus
fuit tum dolores tum febris. Dolores vero ad humerum pertingebant, atque vena quae ad lienem est in

Ed. Chart. IX. [142. 143.]

ἔστι δ᾽ ὅτε καὶ οὐκ ἐτμήθη, ἀλλ᾽ ἅμα ἱδρῶτι διῆλθεν ἢ
αὐτόματον, ἐξ οὗ δὲ ἰόντων ὁ σπλὴν τὰ δεξιὰ ἐνετέτατο.
πνεῦμα ἀνεδιπλασιάζετο, οὐ μὴν μέγα, παρεφέρετο, περιεστέλλετο. αὖσα ἐνίουσα οὐ διῄει κάτω οὐδὲν, οὐδὲν
οὔρει. ἀπέθανε πρὸ τοῦ τόκου.

---

[143] Καὶ ὁ πυρετὸς καὶ ἡ ὀδύνη εἰς τὸν ὦμον καὶ τὸν
αὐχένα καὶ ἡ τοῦ σπληνὸς οἴδησις καὶ τὸ πνεῦμα τὸ
δισπλασιαζόμενον μεγάλην τοῦ σπληνὸς φλεγμονὴν εἶναι μαρτυροῦνται. πρόδηλον γὰρ ὅτι ὅταν ὄγκος κατὰ τὰς ὀξείας
νόσους ἐν σπλάγχνοις γένηται, φλεγμονῆς ἐστὶ τὸ σύμπτωμα
καὶ τούτους αὐτὸς μεγαλοσπλάγχνους ὀνομάζει. ὑποληπτέον
δὲ καὶ παραφρονῆσαι τὴν γυναῖκα.   *   *
      *   ἐπειδὴ τὸ πνεῦμα ἐδιπλασιάζετο, οὐ μὴν
μέγα κατὰ λόγον γε. ἡ γὰρ δύσπνοια αὕτη ἐγένετο, διότι
ἐπεπόνθη αὐτῆς τὸ νευρῶδες γένος τῶν ὀργάνων καὶ διὰ
τοῦτο ἡ παντελὴς τῶν οὔρων ἐπίσχεσις καὶ διπλασιαζόμενον

---

cubito diftendebatur ac plerumque pulfabat; interdum
vero neque fecta eft, fed una cum fudore aut fponte
fua confidebat. Quibus procedentibus lien ad dextra
pertendebat. Spiritus intus duplicabatur, non tamen
magnus, mente movebatur, coarctabatur flatus ingre-
diens nec quicquam deorfum fubibat, neque mejebat;
obiit ante partum.

Et febris et dolor ad humerum et cervicem et lienis tumor et duplicatus fpiritus magnam lienis inflammationem effe teftantur. Manifeftum eft, quum in morbis
acutis aegrotantium tumor vifceribus infidet, eum inflammationis effe fymptoma hosque ipfum vocare vifcerofos.
Exiftimandum eft etiam mulierem deliraffe   *
      *   *   *   quoniam fpiritus du-
plicabatur, non tamen ratione magnus. Ipfa namque fpirandi difficultas contingebat, quia nervorum organorum
genus ipfius affectum erat, proptereaque univerfa urina-

ἐγένετο εὔπνευμα. διὰ τί δὲ οὐ μέγα; ἢ διότι κατέψυκτο,
περιεστέλλετο γὰρ, φησὶν, ᾧ ὀνόματι χρῆται αὐτὸς κατὰ
τῶν ἀποψυχομένων τὴν ἔμφυτον θερμασίαν. οὕτως ἴσμεν
ἐν τῷ τρίτῳ τῶν ἐπιδημιῶν γεγράφθαι, ἐξ ἀρχῆς δὲ περιεστέλλετο καὶ διὰ τέλεος καὶ πάλιν ἀεὶ περιεστέλλετο,
περὶ τῆς τοῦ Δεάλκους γυναικὸς, ἀλλὰ καὶ περὶ τοῦ κατακειμένου ἐν τῷ Δεάλκους κήπῳ, ἑπτακαιδεκάτῳ φησὶ πρωῒ
ἄκρεα ψυχρὰ περιεστέλλετο. περὶ δὲ τῶν δυσπνοιῶν τούτων καὶ τῶν ἄλλων ἁπασῶν, ἅσπερ Ἱπποκράτει ἐστὶν εὑρεῖν, διελεξάμην ἐγὼ ἐν τρισὶ βιβλίοις ἃ περὶ δυσπνοίας
ἔχουσι τὴν ἐπιγραφήν. εἰκὸς δὲ καὶ τὴν φλέβα ἐπ᾽ ἀγκῶνι
τετάσθαι, ἡ εἰς τὸν σπλῆνα φέρεται καὶ τοῦτο πεπονθέναι
διὰ τὸ παχὺ, ἱλυῶδες καὶ ζέον αἷμα τὸ ἐν αὐτῇ. τοῦ δὲ
πάθους βοήθημα μέγιστον νομίζεται ἡ φλεβοτομία, μάλιστα
δὲ διὰ τὴν τοῦ σπληνὸς φλεγμονήν. οὐκ ἐγένετο δέ. τὸ δὲ ἔσφυζε
λέγει, ὅπερ καὶ τῆς φλεγμονῆς τε καὶ τοῦ ὄγκου σημεῖόν
ἐστιν, ἐν οἷς οἱ παλαιοὶ εἶναι σφυγμὸν εἰρήκασιν. τὸν δὲ

rum fuppreſſio facta eſt duplicabaturque ſpiritus.   Cur
autem non magnus? aut quia refrigerabatur: coarctabatur
enim, inquit: quo vocabulo in iis utitur qui ſecundum
nativum calorem refrigerantur.   Sic ſcimus in tertio epidemiorum ſcriptum eſſe.   Ab initio autem coarctabatur et
in fine ac iterum ſemper coarctabatur; de Dealci uxore,
imo et decumbente in Dealcis horto ſeptimo decimo, inquit, mane extrema frigida coarctabantur.   At de his
ſpirandi difficultatibus ac de aliis omnibus quas reperire
licet apud Hippocratem, loquutus ſum ego tribus in libris
de dyſpnoea inſcriptionem habentibus. Conſentaneum vero
eſt etiam venam, quae ad lienem fertur, ad cubiti flexum
porrectam eſſe, idque pati propter craſſum, foeculentum
et ferventem ejus ſanguinem.   Cujus affectionis auxilium
maximum cenſebatur venae ſectio, maxime vero propter
lienis inflammationem, quae minime facta eſt.   Pulſabat
autem, inquit, quod et inflammationis et tumoris ſignum
eſt, in quibus veteres pulſum eſſe dixerunt.   Tumorem

Ed. Chart. IX. [143.]

ὄγκον μαρτυρεῖ τὰ ἐπόμενα, ὅτε φησίν· ἀλλ' ἅμα ἱδρῶτι διῆλθεν ἢ αὐτόματον, αὐτὸν σημαίνων ἢ δι' ἱδρώτων ἢ καὶ ἄνευ διεληλυθέναι   *   *   *

ὅτι μὲν οὖν τῆς ἁλυκῆς τε καὶ ἁλμυρᾶς μετέχει ποιότητος ἡ γεῦσις μαιυρεῖ, πολλάκις δὲ καὶ πικρότης τις σαφὴς αἰσθάνεται. ἔστι δ' ὥσπερ ἐν τοῖς ὑγιαίνουσιν ἁλυκός, ὡς γινώσκεται παραρέων εἰς τὸ στόμα τῶν ἀκόντων ἱδρὼς, οὕτω καὶ ἐν τοῖς νοσοῦσιν. ὅμως δὲ παρὰ μικρὸν ἐξαλλάττεται καὶ κλίνεταί πως πρὸς τὴν τοῦ κρατοῦντος χυμοῦ καὶ νοσοποιοῦ γεῦσιν   *   *   *   *

     *   *   *   ἀλλ' ἐστὶν ὅτε καὶ πρὸς ἀγαθοῦ διαπνεομένων τῶν λελεπτυσμένων χυμῶν, οὓς, ὅταν ὦσι παχυμερέστεροι, δι' αἰσθητῶν ἐκκρίσεων ἡ φύσις ἐκκενοῖ τοῦ σώματος, ἱδρῶτάς τε κινοῦσα καὶ πλῆθος οὔρων ἢ διαχωρημάτων ἢ ἔμετον ἐπάγουσα. νῦν δὲ οὐκ ἐκκαθαίρουσα τὸ σῶμα καὶ κινοῦσα τὰ λυποῦντα φαίνεται ἡ φύσις ἐργαζομένη τοὺς ἱδρῶτας, ἐπειδὴ οὔτε διῄει κάτω

autem eſſe teſtantur ſequentia, dum dicit : *Verum una cum ſudore aut ſponte ſua conſidebat;* quibus ipſum ſignificat aut cum ſudoribus aut et citra ſudores diſſolutum fuiſſe.   *   *   *   *

Quod itaque et ſalſae et marinae qualitatis participet teſtatur guſtus. Saepe vero et amaritudo quaedam manifeſta deprehenditur. Eſt autem ut in ſanis ſalſus dolor, ut cognoſcitur ſi ſudor caſu in os confluat, ſic in aegrotis. Nihilominus tamen paulatim mutatur et ad praedominantis humoris morbumque excitantis guſtum.   *

     *   *   *   Sed interdum etiam ad bonum eſt perſpiratis et attenuatis humoribus, quos e corpore, quum craſſiores fuerint, per ſenſibiles excretiones natura vacuat, ubi ſudores et urinarum aut dejectionum copiam aut vomitum invehit. Nunc vero ubi non expurgat corpus et quae moleſta ſunt commovet, videtur natura ſudores efficere, quoniam neque deorſum quicquam dejiciebat, neque urinam emittebat mulier, ut

Ed. Chart. IX. [143. 144.]

οὐδὲν, οὔτε οὖρει ἡ γυνὴ ὡς τὴν περιουσίαν τῶν μοχθηρῶν ἐκκρίνεσθαι, ἀλλὰ πρὸ τόκου ἀπέθανε.

κε΄.

[144] Τὰ ἀμφὶ φάρυγγα ἑτερόῤῥοπα, ὁρμήσαντα, οὐκ ἐφελκώθη, ἐπὶ τὰ ἀριστερὰ μετῆλθεν, εἰς σπλῆνα ὀδύνη ἦλθεν ἀκρίτως.

Τοῦτο κατ᾽ ἴξιν ἐγένετο, ὃ γὰρ εἰς τὰ ἀριστερὰ μετῆλθεν, κατέσκηψεν εἰς τὸν σπλῆνα καὶ ὀδύνην εἰργάσατο καὶ οὐκ ὠφέλει, διότι ἀκρίτως. εἴωθε μὲν Ἱπποκράτης οὕτω γράφειν, ὡς λέγειν, τὰ παρ᾽ οὖς καὶ τὰ κατὰ φάρυγγα σημαίνων τὰ ἐπάρματα, τὰ σκληρύσματα, τὰ ἐρυθήματα, τὰ οἰδήματα καὶ τὰς παρωτίδας καὶ κατὰ τουτὶ τὸ σημαινόμενον εἶπεν ἐν τῷ πρώτῳ τῶν ἐπιδημιῶν. ἐπάρματα δὲ παρὰ τὰ ὦτα πολλοῖσιν ἑτερόῤῥοπα ἦν καὶ ἐξ ἀμφοτέρων τοῖσι πλείστοισι ἐνδεικνὺς, ὅτι παρὰ ἓν μόνον οὖς ἡ πα-

pravorum humorum redundantiam excerneret; fed ante partum obiit.

XXV.

Quae circum fauces ad alterutram partem fua irruptione vergebant, exulcerata non funt, in finiftram tranfierunt, in fplenem dolor proceffit citra judicationem.

Hoc e directo accidit. Quod enim ad finiftra tetendit, ad lienem delatum eft doloremque concitavit, neque juvabat, quoniam citra judicium. Confuevit fane Hippocrates ita fcribere quo dicat, quae ad aures et quae ad fauces, quum fignificat eparmata, fclerysma, rubores, tumores, parotidas, qua fignificatione pronunciavit primo epidemiorum libro. At eparmata feu tubercula multis ad alterutram aurem, plurimis ex utraque propenderunt, quibus indicat: in una folum aure parotidem fuiffe. Atque

Ed. Chart. IX. [144.]
ρωτὶς ἦν. καὶ πάλιν, τοῖσι δὲ καὶ μετὰ χρόνον φλεγμοναὶ μετ᾽ ὀδύνης εἰς ὄρχιν ἑτερόῤῥοποι, τοῖσι δὲ εἰς ἀμφοτέρους. καὶ μετ᾽ ὀλίγον περὶ κυναγχικῶν φησὶν, οἶσι μὲν
οὖν ἦν ἐς ὀρθὸν ἐξόγκωμα, μήτε ἑτερόῤῥοπον, οὗτοι οὔτε
παραπληκτικοὶ ἐγένοντο.   *   *
    *   οὐ δύναται γὰρ ὀξύς τε καὶ καίων ὁ χυμὸς, ἐξ οὗ
γίνεται πυρετὸς, ἐν τοῖς ὠσὶν ἀπόστασιν γεννᾶν. ἐν δὲ τοῖς
κατωτέρω τοῦ σώματος μέρεσι γίνονται μὲν αἱ ἀποστάσεις
ἐκ τοῦ ψυχροῦ σφόδρα καὶ παχέος χυμοῦ, ὥσπερ ἐκ τοῦ
μέσου τούτων αἱ παρωτίδες.   *   *   *

———————

κστ'.
Ἱέρωνι ἐκρίθη πεντεκαιδεκαταίῳ. τῇ Κώου ἀδελφεῇ ἧπαρ
ἐπήρθη σπληνικὸν τρόπον, ἀπέθανεν δευτεραίη.

———————

Ἱέρων ἐκρίθη καὶ διὰ τοῦτο ἐσώθη. ἐν δὲ τῇ ἀδελφῇ

iterum: quibusdam etiam proceſſu corporis in teſticulorum alterum, quibusdam vero in utrumque inflammationes cum dolore concidunt, et paulo poſt de angina laborantibus inquit, quibus itaque in rectum erat tumor,
neque in alteram partem propendebat, hi neque paraplectici efficiebantur.   *   *   *   *
Non enim poteſt acer et ardens humor, ex quo fit febris,
in auribus abſceſſum procreare; in inferioribus autem
corporis partibus fiunt quidem abſceſſus ex vehementi
frigido et craſſo humore, quemadmodum ex iſtorum medio parotides.   *   *   *

———————

XXVI.
Hieroni decimo quinto judicatio facta eſt. Coi ſorori
ſplenico modo jecur ſublatum eſt, ac die ſecundo mor-
tua eſt.

———————

Hieroni judicatio facta eſt proindeque convaluit. Quia

Ed. Chart. IX. [144. 145.]

τοῦ Κώου τὸ τοῦ ἥπατος ἔπαρμα σημεῖόν ἐστι μεγάλης τοῦ ἥπατος φλεγμονῆς, διὸ ἐν τῇ δευτέρᾳ τῶν ἡμερῶν ἀπέθανε.

κζ΄.

[145] Βίων ἅμα τε οὔρει ὑπέρπολυ, ἀνυπόστατον καὶ αἷμα ἐξ ἀριστεροῦ. ἦν γὰρ καὶ ὁ σπλὴν κυρτὸς καὶ σκληρὸς καὶ ἄνω περιεγένετο ὑποστροφή.

Σημαίνει τὸν τοῦ σπλάγχνου ὄγκον τῷ εἰπεῖν, σπλὴν κυρτός τε καὶ σκληρός. οὕτως μὲν γὰρ καὶ ἐν τῇ τοῦ Φιλίσκου ἱστορίᾳ, σπλὴν, φησὶν, ἐπήρθη, περιφερεῖ κυρτώματι. καὶ ἐν τῷ προγνωστικῷ τῶν ὑποχονδρίων πόνους τε καὶ κυρτώματα καλεῖ, ἃ ἔμπροσθεν οἰδήματα προσηγόρευε. ἔστι δὲ ταῦτα, πάντες οἱ παρὰ φύσιν ὄγκοι, χωρὶς μὲν φλεγμονῆς οὗτοι γινόμενοι, πνευματώδεις, καὶ μάλιστα ὅταν ὦσι πρόσφατοι.

---

vero in Coi forore hepatis tumor fignum eft magnae inflammationis, fecundo die interiit.

XXVII.

Bioni quum ex larga urina nihil fubfideret, ex nare finiftra fanguis erupit. Etenim lien furfum incurvus erat ac durus fuperne manfit. Hinc recidiva.

Visceris tumorem fignificat dum dicit lienem et incurvum et durum effe. Sic etenim in Philisci historia: fplen, inquit, intumuit circulari incurvatione. Et in prognoftico hypochondriorum et dolores et curvationes vocat, quas fuperius tumores denominaverat. Sunt autem hi omnes tumores, qui praeter naturam citra inflammationem contingunt, flatulenti quidem, ac maxime quum recentes extiterint.

Ed. Chart. IX. [145.]

κη'.

*Ἦν δὲ τῶν κυναγχικῶν τὰ παθήματα τάδε. τοῦ τρα-
χήλου οἱ σπόνδυλοι ἔσω ἔρρεπον. τοῖσι μὲν πλέον, τοῖσι
δὲ πέλας καὶ ἔσωθεν ἔνδηλος ἔγκοιλον ἔχων ὁ τράχηλος
καὶ ἤλγει ταύτῃ ψαυόμενος.*

Τὸ κυνάγχης εἶδος ἐκτίθεται νῦν σπανίως ἡμῖν ἑωρα-
μένον. γίνεται μὲν κατὰ τοὺς πρώτους σπονδύλους, ὧν ὁ
δεύτερος ἔχει τὴν ἀπόφυσιν, ὀδοντοειδῆ ὀνομαζομένην. ἀφ'
ἧς καὶ τὸ μόριον ὀδοὺς ὑφ' Ἱπποκράτους καλεῖται. φησὶ
δὲ κατωτέρω τοῦ σπονδύλου τούτου γεγονέναι τὴν κυνάγχην,
οὐχ ὁμοίως ὀξεῖαν οὖσαν τῇ κατὰ τὸν δεύτερον γενομένῃ.
οὐ μόνον γὰρ μετάστασις τῶν σπονδύλων ἔσω, ἥτις ὀνομάζεται λόρδωσις, ἀλλὰ καὶ ἡ εἰς τοὐπίσω ταῖς εἰς τὴν
ἔσω χώραν τάσεσιν ἕπεται, ἑλκομένων τῶν νευρωδῶν σωμάτων ὑπὸ τῶν ἐνταῦθα συνισταμένων παρὰ φύσιν ὄγκων.
ὅταν οὖν εἷς μόνος ἕλκηται σπόνδυλος ἢ καὶ δύο καὶ τρεῖς

XXVIII.

*Qui autem angina laborabant, eorum hae sunt affectio-
nes. Cervicis vertebrae intro vergebant, quibusdam
amplius, quibusdam prope collumque conspicuam intro
cavitatem habebat et hac parte contactum dolebat.*

Nunc anginae speciem exponit, quae raro a nobis
visa est. Fit autem in primis vertebris, quarum secunda
processum habet dentiformem nominatum, a quo et pars
dens ab Hippocrate vocatur. Dicit autem infra hancce
vertebram anginam extitisse, non peraeque acutam ac
eam quae fit in secunda. Non enim solum est vertebrarum introrsum demigratio, quae pandatio nominatur, verum etiam quae retrorsum tensiones ad interiorem regionem sequitur, tractis nervosis corporibus a tumoribus hic
contra naturam consistentibus. Quum igitur una sola tra-
hitur vertebra, vel etiam duae tresve mutua serie, spina

ἐφεξῆς ἀλλήλων, λορδοῦται κατ᾽ ἐκεῖνο τὸ μέρος ἡ ῥάχις.
ὅτε δὲ μεταξὺ τῶν ἑλκομένων σπονδύλων εἷς ἢ πλείους ἀπα-
θεῖς διαμείνωσι, οὐ λορδοῦσθαι, ἀλλὰ ἀνάπαλιν κυρτοῦσθαι
συμβαίνει τούτους. ὡς εἰ κατὰ θάτερον μέρος ἤτοι τὸ
δεξιὸν ἢ τὸ ἀριστερὸν ἡ ὁλκὴ γένηται, πρὸς ἐκεῖνον σκο-
λιοῦται ἡ ῥάχις. φησὶ δὲ ἐπὶ μὲν τῆς λορδώσεως οὐδένα
γενέσθαι παραπληκτικὸν, ἐπὶ δὲ τῆς σκολιώσεως ἐν τῷ
περὶ ἄρθρων φησὶ γενέσθαι ἄχρι χειρός. τουτὶ δὲ τὸ πάθος γέγραφεν αὐτὸς εἶναι θανάσιμον κατ᾽ ἐκεῖνον τὸν ἀφορισμὸν, οὗ ἡ ἀρχὴ ἦν, ἐπὶ πυρετοῦ ἐχομένῳ ὁ τράχηλος
ἐξαίφνης ἐπιστράφηται. καὶ κατὰ τὸ προῤῥητικὸν, ἔνθα
φησὶν, οἷς πνεῦμα ἀνέλκεται, φωνὴ δὲ πνιγώδης, ὁ σπόνδυλος ἐγκάθηται. ὅταν [146] γὰρ οἱ ἐπικείμενοι μύες ἐν
τοῖς πρόσω μέρεσι τοῦ ὀδόντος φλεγμήναντες ἢ ὁπωσοῦν
ἐνταθέντες πρὸς ἑαυτοὺς σπάσωνται ὅλον τὸν σπόνδυλον,
ἡ μὲν ὀπίσω χώρα κοιλοτέρα φαίνεται, θλίβεται δὲ ὁ λάρυγξ καὶ κατὰ τοῦτο πνίγονται. σπανιωτάτη δὲ ἡ τοιαύτη
κυνάγχη γίνεται καὶ κατ᾽ ἐκεῖνον τὸν ἀφορισμὸν, πρεσβυτέ-

panda luxatur illa in parte. Quum vero inter attractas
vertebras una vel plures illaefae permanferint, non eas
pandari, fed contra gibbescere accidit, ut fi ad alterutram
partem aut ad dextram vel finiftram partem attractatio
fiat, ad illam fpina intorqueatur. Dicit autem in fpinae
quidem pandatione nullum factum effe paraplecticum, in
obliquatione vero libro de articulis adusque manum paraplecticum fieri pronunciat. At hunc affectum ipfe letalem
effe fcripfit hoc in aphorismo, cujus initium eft: *fi febre
detento repente cervix intorqueatur.* In prorrhetico quoque, ubi dicit: *quibus fpiritus attrahitur, vox autem fuf-
focat, infidet vertebra.* Quum enim adjacentes musculi
in anterioribus dentis partibus fervefcentes aut quomodocunque intenfi totam ad fe vertebram attraxerint, regio
quidem illa pofterior cava magis apparet, premitur autem larynx indeque fuffocatur. At rariffima eft hujusmodi
cynanche et in illo aphorismo. Senioribus autem factis

Ed. Chart. IX. [146.]

ροισι δὲ γενομένοισι παρισθμία σπονδύλου τοῦ κατὰ τὸ
ἰνίον εἴσω ὤσιες. σημαίνει δὲ τοῦτο τὸ γένος κυνάγχης
καὶ ἐν τῷ περὶ ἄρθρων γράφων οὕτως· καὶ μέντοι καὶ
ἀναγκάζονται κατὰ τὸν μέγαν σπόνδυλον λορδὸν τὸν αὐχένα
ἔχειν, ὡς μὴ προπετὴς εἴη αὐτοῖσιν ἡ κεφαλή. στενοχω-
ρίην μὲν οὖν πολλὴν τῷ φάρυγγι παρέχει καὶ τοῦτο εἰς τὸ
εἴσω ῥέπον.   *   *   *   ἐν μὲν
οὖν τῇ κυνάγχῃ τε καὶ παντὶ νοσήματι, ὃ τοῖς παιδίοις
συμβαίνει, τῆς στενοχωρίας ὁ νοσῶν αἰσθάνεται καὶ οὐ δύναται κάμπτειν τι. ὠκυτέρα δὲ νομίζεται κυνάγχη ἡ ἐν
τῷ φάρυγγι οὐκ ἔχουσα οὔτ᾽ ἀπόστημα οὔτ᾽ ἐρύθημά τι, ἀλλὰ
τοῦτο ἐν μόνοις τοῖς μυσὶ συνίσταται. τὸ δὲ πάθος αὐτὸ
τῶν ψυχρῶν καὶ γλίσχρων καὶ ὠμῶν χυμῶν ἔκγονόν ἐστιν.
   *   *   διὸ ὅτε μέγα σοι φαίνοιτο τὸ
ἀπόστημα, χρῆσις τῶν βοηθημάτων εἰς τὸ στόμα ἀνιεμέ-
νων οὐκ ἀρκεῖ, ἀλλὰ δεῖ καὶ καταιονεῖν καὶ καταπλάττειν
ἔξωθεν καὶ λουτροῖς χρῆσθαι, πλὴν εἰ μὴ ἐν τῇ παρακμῇ.

---

tonſillae vertebrae prope occipitium intro impulſas. Signi-
ficat autem id cynanches genus et in libro de articulis
ita ſcribens: *praeterea etiam coguntur in magna vertebra
pandam cervicem habere, ne ſit ipſis prociduum caput.*
Multam itaque anguſtiam praebet faucibus, idque introrſum propendens.   *   *   *   *   *
In cynanche igitur et in omni morbo pueris oboriente
aegrotus anguſtiam ſenſu percipit, neque quicquam deglutire poteſt. Celerior autem cynanche dicitur, quae in
faucibus neque abſceſſum neque ruborem aliquem prae ſe
fert, ſed in ſolis musculis hoc conſiſtit. Is affectus frigidorum viscidorumque humorum eſt ſoboles   *   *
   *   *   propterea ſi quando magnus tibi appareat
abſceſſus, quae per os immittuntur auxilia, eorum uſus
non ſufficit, ſed et foris linimenta et cataplasmata admovenda ſunt, lavacris etiam, ſed non niſi in declinatione
utendum eſt.

Ed. Chart. IX. [146.]

κθ'.

Ἦν δὲ καὶ κατωτέρω τινὶ τοῦ ὀδόντος καλουμένου ὀστοῦ,
ὃ οὐχ ὁμοίως ὀξύ ἐστιν. ἔστι δ' οἷσι πάνυ περιφερὲς
μείζονι περιφερίᾳ. εἰ μὴ ξὺν τῷ ὀδόντι καλουμένῳ φάρυγξ οὐ φλεγμαίνουσα. κειμένη δὲ τὰ ὑπὸ γνάθους
ὀγκηρὰ, οὐ φλεγμαίνουσιν ἴκελα.

Ὀδόντα καλοῦσιν οἱ παλαιοὶ τὴν ὀδοντοειδῆ ἀπόφυσιν
τοῦ δευτέρου σπονδύλου, τὴν διηρθρουμένην τῷ κρανίῳ.
γέγονε δὲ ὑπὸ τῆς φύσεως, ἵνα τὴν κεφαλὴν ἀπάγῃ πρόσω
τε καὶ ὀπίσω. ἡ γὰρ τοῦ πρώτου σπονδύλου διάρθρωσις
πρὸς τὸ κρανίον περιφέρει τὴν κεφαλὴν εἰς τὰ δεξιὰ καὶ
ἀριστερά.

λ'.

Οὐδὲ βουβῶνες οὐδενὶ ᾤδησαν, ἀλλὰ τῇ φύσει μᾶλλον.

XXIX.

At cuidam quoque affectus erat infra os dentem appella-
tum, quod non peraeque acutum eſt, quibusdam enim
valde rotundum majori ambitu circumſcribebatur, ſi cum
dente appellato non eſſet, fauces non inflammabantur,
ſed ſubſidebant. Partes ſub maxilla tumida inflamma-
tis non erant ſimiles.

Dentem vocant veteres dentiformem ſecundae vertebrae proceſſum cranio articulatum. Factus eſt autem a natura, ut caput ante atque retro adducat. Primae ſiquidem
vertebrae cum cranio articulatio caput ad dextram et
ſiniſtram circumducit.

XXX.

Neque bubones ulli intumuerunt, ſed magis ſecundum na-
turam.

*Βουβῶνας καλεῖ νῦν Ἱπποκράτης τὰς ἐν τοῖς πα-
ρισθμίοις γινομένας φλεγμονὰς καὶ τοὺς ἀδένας.*

λα'.

[147] *Καὶ γλῶσσαν οὐ ῥηϊδίως στρέφοντες, ἀλλὰ μείζων
τε αὐτέοισιν ἐδόκει εἶναι καὶ προπετεστέρη καὶ ὑπὸ
γλώσσῃ φλέβες ἐμφανέες, καταπίνειν οὐκ ἐδύναντο ἢ πάνυ
χαλεπῶς.*

Τῆς γὰρ φάρυγγος ὠθουμένης ὠθεῖτο κατὰ συνεχὲς
καὶ ἡ γλῶττα καὶ ἔξω τοῦ στόματος διικνεῖτο καὶ μεγάλη
ἦν. ὅθεν οὐδὲ ῥᾳδίως αὐτὴν ἔστρεφον διὰ τὸ πάχος τοῦ
χυμοῦ, ὅντινα καὶ αὐτὸς δηλῶν λέγει ὅτι καὶ ὑπ' αὐτὴν
φλέβες ἐκφανεῖς.

λβ'.
*Ἀλλὰ εἰς τὰς ῥῖνας ἔφευγεν, εἰ πάνυ ἐβίαζον, καὶ διὰ τῶν
ῥινῶν διαλέγοντο.*

Bubonas nunc vocat Hippocrates, quae in tonsillis
fiunt inflammationes et ipsas glandulas.

XXXI.

*Linguam etiam non facile convolvebant, prominentior
enim effe videbatur et quae fub lingua funt venae, erant
confpicuae, deglutire quiddam non poterant, aut admodum molefte.*

Impulsis namque faucibus affidue quoque lingua im-
pellebatur et ore egrediebatur et magna erat. Unde neque
facile ipfam volvebant propter humoris craffitiem, quem
ipfe prodens pronunciat: *et quae fub lingua funt venae,
eas effe confpicuas.*

XXXII.

*Imo fi vi cogerent, id ad nares fugiebat et per nares
loquebantur.*

Ἔν τισιν ἀντιγράφοις γράφεται, ἀλλ' εἰς τὰς ῥῖνας ἐξέ-
φευγε καὶ τὸ ποτὸν, εἰ πάνυ ἐβιῶτο.

———

λγ'·

Πνεῦμα δὲ τουτέοισιν οὐ πάνυ μετέωρον. ἔστι δὲ οἷσι
φλέβες αἱ ἐν κροτάφοισι καὶ ἐν κεφαλῇσι καὶ ἐπ' αὐχένι
ἐπαρμέναι.

———

Μετέωρον μὲν ἦν τὸ πνεῦμα διὰ τὴν στενοχωρίαν, οὐ
πάνυ δὲ διὰ τὸ μὴ ἴδιον εἶναι τὸ πάθος τῶν ἀναπνευστικῶν μορίων.

———

λδ'.

Βραχὺ δέ τι τουτέων τοῖσι παλιγκοτάτοισι κρόταφοι θερμοὶ καὶ τἆλλα μὴ πυρεταίνοιεν. οὐ μὴν πνιγόμενοι οἱ
πλεῖστοι, εἰ μὴ καταπίνειν προθυμέοντο ἢ πτύελον ἢ
ἄλλο τι. οὐδὲ οἱ ὀφθαλμοὶ ἐγκαθήμενοι. οἷσι μὲν οὖν
ἦν εἰς ὀρθὸν ἐξόγκωμα, μήθ' ἑτερόρροπον, οὗτοι οὔτε πα-

———

In quibusdam exemplaribus fcribitur: imo ad nares
confugiebat etiam potius, fi admodum cogeretur.

XXXIII.

*Spiritus autem his non admodum fublimis. Quibusdam
vero temporum, capitis et cervicis venae intumefcebant.*

———

Sublimis quidem erat fpiritus ob loci anguftiam. Non
autem admodum quod proprius non effet fpirabilium partium affectus.

———

XXXIV.

*Verum recrudefcentibus ex his brevi calebant tempora,
etiamfi alias non febricitarent. Non fuffocabantur
plurimi, nifi quum falinam aut aliud quiddam deglutire
cuperent, neque intus oculi defidebant. Quibus igitur
neutram in partem tumor deflectebat, fed recta proce-*

ραπληκτικοὶ ἐγένοντο, ἀπολλύμενον εἴ τινα εἶδον, ἀναμνήσομαι. οὓς δὲ οἶδα νῦν, πε- [148] ριεγένοντο. ἦν δὲ
τὰ μὲν τάχιστα ῥηΐζοντα, τὰ δὲ πλεῖστα καὶ εἰς τεσσαράκοντα ἡμέρας περιήει, τοῦτο δὲ οἱ πλεῖστοι καὶ ἀπύρετοι.

Παλίγκοτα πάθη λέγει τὰ μηδεμίαν ἔχοντα στάσιν, τὰ
παλίμβολα. ἐπὶ τούτων οὖν φησὶ, βραχυτάτη τούτων ἐστὶν
ἡ θερμασία τῆς κεφαλῆς, εἰ μὴ τὸ ἄλλο πυρέττοιεν.

λε'.

Πολλοὶ δὲ καὶ πάνυ ἐπὶ πολὺν χρόνον ἔχοντές τι μέρος
τοῦ ἐξογκώματος καὶ κατάποσις καὶ φωνὴ ἐνσημαί-
νουσα.

Ἐφ' οἷς ὠμὸς χυμὸς καὶ ψυχρὸς ἦν, ἐμποιῶν τὸν ὄγκον, οὗτοι πολὺν εἶχον χρόνον τὸ ἐξόγκωμα. σημεῖα δὲ

---

debat, neque hi paraplectici refolvebantur. Quodſi aliquem interiiſſe viderim, in memoriam revocabo. Quos
autem nunc novi, ii ſuperſtites manſerunt. Quidam ex
morbo celerrime quidem recreabantur, plurimi vero
quadraginta dies percurrebant, idque tempus etiam
febre vacui.

Recrudeſcentes affectus vocat, qui nullam habent
conſtantiam, mutabiles. In his igitur, inquit, breviſſimus
horum erat capitis calor niſi alias febricitarent.

XXXV.

Multi praeterea ad longiſſimum tempus aliquam tumoris
partem reſervabant, quae tum deglutitio tum vox indicabat.

Quibus aderat crudus et frigidus humor tumorem
efficiens, hi longo tempore tumorem ferebant. Horum

τούτων, κἂν οἱ νοσοῦντες οὐδὲν ἔχειν ἐνόμιζον, κακὸν, ἤτε
τῆς καταπόσεως στενοχωρία καὶ τὸ μὴ καλῶς διαλέγεσθαι.

λστ'.

Κλονές τε τηκόμενοι μινύθησίν τινα παρεῖχον, πονηρὸν οὐδὲν δοκέοντες κακὸν ἔχειν. οἱ δὲ ἑτερόῤῥοπα ἔχοντες,
οὗτοι ὁπόθεν ἂν ἐγκλιθείησαν οἱ σπόνδυλοι, ταύτῃ παρε-
λύοντο. τὰ δὲ ἐπὶ θάτερα εἴλκοντο. ἦν δὲ ταῦτα ἐν
προσώπῳ καταφανέα μάλιστα καὶ τῷ στόματι καὶ τῷ
κατὰ γαργαρεῶνα διαφράγματι. ἀτὰρ καὶ γνάθοι οἱ κάτω παρήλλασσον κατὰ λόγον· ἦν δὲ ταῦτα ἐν προσώπῳ
καταφανέα μάλιστα καὶ τῷ σώματι.

Τοῦτο μὲν τὸ μόριον κατὰ φύσιν μὲν ἔχον γαργαρεὼν
καλεῖται. νοσῆσαν δὲ ὅτε μὲν τὸ πέρας αὐτοῦ φλεγμαῖνον
ὅμοιον γίνεται ῥαγὶ σταφυλῆς, σταφυλὴ καλεῖται, ὅτε δὲ

autem erant figna, tum fi aegroti nullum malum fe habere
exiftimarent tum loci deglutitionis anguftia, neque decenter fermocinari.

XXXVI.

Columellae quoque eliquatae pravam quandam imminu-
tionis fignificationem prae fe ferebant, etfi nullum de-
terius malum habere videbantur. Qui vero tumores in
alterutram partem vergentes habebant, hi unde vertebrae
inclinatae fuerunt, iftic refolvebantur indeque verfus
alteram partem trahebantur. Haec autem erant in fa-
cie maxime confpicua, ore et eo quod ad gurgulionem
eft interfepto. Quin etiam genae inferiores pro ratione
immutabantur.

Haec quidem pars ubi fefe habet fecundum naturam
gurgulio vocatur; quum vero male afficitur, fi illius extremum inflammatum uvae acino affimiletur, uva; quum

Ed. Chart. IX. [148. 149.]

ὅλον, κίων, ὅτε δὲ ἐξίτηλον γίνεται, ἱμὰς προσαγορεύεται.
τήκεται δὲ δριμέων χυμῶν καὶ περιττωμάτων εἰς αὐτὸ
ἀναφερομένων. ἦν δὲ ταῦτα ἐν προσώπῳ καταφανέα μάλιστα καὶ τῷ στόματι. ταῦτα, φησὶ, μάλιστα δῆλα ἦν, τουτέστιν ἡ ἡμιπληγία ἔν τε τῷ οὐρανίσκῳ, ὃν τὸ στόμα αὐτὸς ἐκάλεσε, καὶ τῷ γαργαρέῳ. πάσχουσι δὲ οὗτοι διὰ τὸ
μέρος. τῆς τρίτης συζυγίας τοῦ νωτιαίου μίγνυσθαι τῷ
μέρει τῶν εἰς ταῦτα φερομένων τῆς ἀπὸ ἐγκεφάλου συζυγίας καὶ διανέμεσθαι καὶ λοιπὸν ἐξ ἀνάγκης τὰ μέρη πάσχουσιν.

β'.

[149] Αἱ δὲ παραπληγίαι οὐ διὰ παντὸς τοῦ σώματος
ἐγίνοντο, οἷον ἐξ ἄλλων, ἀλλὰ μέχρι χειρὸς, τὰ ὑπὸ τοῦ
κυναγχικοῦ. οὗτοι καὶ πέπονα ἀναπτύοντες καὶ βραχὺ
δὲ μόγις ἦσαν.

---

pars univerſa, columella; quum extenuata eſt, lorum appellatur. Liquatur autem acribus humoribus et excrementis, quae in ipſam feruntur. *Haec autem erant ma-*
xime conſpicua in facie, in ore et eo quod ad gurgulionem
eſt interſepto. Haec, inquit, maxime patebant ſcilicet he-
miplegia in palato, quod os ipſe vocavit et in gurgulione.
Patiuntur autem iſti, quod tertiae nervorum conjugationis ſpinalis medullae pars miſceatur parti conjugationis
nervorum a cerebro ad haec delatorum diſtribuaturque,
unde neceſſario hae partes afficiuntur.

XXXVII.

Caeterum quae ab angina fiebant paraplegiae, non uni-
verſum corpus perreptabant, velut ex aliis, ſed adusque
manum pertingebant. Atque ii et cocta, eaque pauca
ac moleſte exſpuebant.

Αἱ δὲ παραπληγίαι, φησὶν, οὐ δι' ὅλου τοῦ σώματος
ἐγίνοντο, ὥσπερ ἐξ ἄλλων αἰτίων τὸ ἥμισυ τοῦ νωτιαίου,
οἷον ἐμφράξεως γινομένης ἢ τομῆς, ἀλλ' ἄχρι χειρὸς τὰ
ἀπὸ κυναγχικῆς. ἴσμεν γὰρ ὅτι ἡ χεὶρ δέχεται τὰ νεῦρα
ἀπὸ τοῦ τελευταίου τοῦ κατὰ τὸν τράχηλον σπονδύλου καὶ
τῆς ἀρχῆς τοῦ μεταφρένου. οὗτοι δὲ πέπονα ἀνέπτυον,
ἀνέπτυον μὲν ἀπὸ τοῦ διαφορεῖσθαι ὑγρὸν ἀπὸ τοῦ ὄγκου.
πέπονα δὲ, τουτέστι πεπειρημένα ἐκ τοῦ χρόνου, λοιπὸν
τῆς φύσεως κοσμούσης αὐτά. βραχὺ δὲ μόγις, ἀντὶ τοῦ
μετὰ βίας, ἢ ὅτι ἀκμὴν ἐστενοχωρεῖτο ἢ ὅτι ἠσθένησεν
αὐτοῦ ἡ κινητικὴ δύναμις.

λη'.

Οἱ δ' ἐς ὀρθὸν καὶ ἀπέπτυον.

Οἷς δὲ, φησὶν, ἰσόῤῥοπος ἡ μετάστασίς τε ἐγένετο,
ἀκόπως ἀπέπτυον. μηδεμιᾶς γὰρ αὐτοῖς παραλύσεως γεγο-

Paraplegiae, inquit, per univerſum corpus non creabantur, quemadmodum aliis ex caufis dimidium ſpinalis
medullae, veluti obſtructione aut incifione facta. Sed
adusque manum quae ab anginoſa affectione oboriuntur.
Scimus enim manum nervos ab ultima cervicis vertebra
atque dorſi principio recipere. *Atque hi matura exſpue-*
bant. Exſpuebant quidem quod a tumore humor diſcu-
teretur. Matura vero, hoc eſt tempore concocta ſputa,
caeterum a natura ipſa digerente. *Eaque pauca ac mo-*
leſte pro, cum violentia aut quod adhuc anguſtia perſeve-
raret, aut quod ipſa motrix facultas debilis evaſerat.

XXXVIII.

Quibus autem in rectum tumor decumbebat, itidem ex-
ſpuebant.

Quibus autem, inquit, aequaliter tendebat immutatio, ii absque labore exſpuebant. Nulla namque in ipſis

νυίας οὐκ εἶχον ἀσθενῆ τὴν δύναμιν. τοῦτο δὲ μόνον τὸ
κῶλον μεταξὺ κεῖται. τὰ γὰρ πρὸ αὐτοῦ καὶ μετ᾽ αὐτὸ
εἰσί.

_____

λθ'.

Οἷσι δὲ καὶ ξὺν πυρετῷ. οὗτοι πολλῷ μᾶλλον καὶ δύσπνοοι
καὶ διαλεγομένοισι σιαλοχόοι καὶ φλέβες τουτέοισι μᾶλλον ἐπηρμέναι.

Τοῦ πυρετοῦ δηλονότι χέοντος τὸν ἐσφηνωμένον χυμὸν,
δύσπνοοι δὲ πρῶτον μὲν διὰ τὸν πυρετὸν, εἶτα διὰ τὸ
ψύχεσθαι θέλειν, κατεπείγοντος τοῦ πυρετοῦ καὶ διαλεγό-
μενοι σιαλοχόοι. τοῦ δ᾽ ὑγροῦ σύγχυσιν ὑπο- [150] μένοντος καὶ περὶ τὸ στόμα συναγομένου σιαλοχόοι ἦσαν.
τῆς γὰρ φύσεως ἀσθενούσης καὶ ὁ κόσμος τοῦ σώματος
καὶ ἡ διοίκησις ἠμελεῖτο. καὶ φλέβες τουτέοισι μᾶλλον ἐπαρμέναι, αἱ δὲ φλέβες ἐπηρμέναι, διὰ τὸν πυρετὸν ἀτμῶν
πολλῶν γενομένων.

_____

refolutione facta facultatem minime imbecillam fortiuntur.
Hoc autem folum membrum interjacet. Quaedam enim ante
et poft ipfum exiftunt.

_____

XXXIX.

*Quibus vero etiam cum febre, hi multo magis ac diffi-
culter fpirabant et loquentes falivam fundebant, hisque
venae magis tumefcebant.*

_____

Febre fcilicet praeclufum humorem fundente *difficulter* primum quidem fpirabant propter febrem: deinde
quod urgente febre refrigerari poftularent. *Loquentes
falivam fundebant.* Quum autem humiditas confundere-
tur, atque circa os colligeretur, falivam effundebant.
Etenim quum natura effet infirma, corporis ornatus atque
gubernatio negligebatur. *Hisque venae magis tumefcebant.*
Venae autem tumefcebant, quod ob febrem multi in iis
vapores producerentur.

_____

μ'.

Καὶ πόδες πάντων μὲν ψυχρότατοι, τούτων δὲ μάλιστα καὶ
ὀρθοστατεῖν οὗτοι ἀδυνατώτεροι καὶ οἵτινες μὴ αὐτίκα
ἔθνησκον, οὓς δ᾽ ἐγὼ οἶδα, πάντες ἔθνησκον.

Καὶ πόδες πάντων μὲν ψυχρότατοι. πάντων μὲν, ἐπειδὴ,
οἷς ἐδιδάχθημεν καὶ λόγῳ καὶ πείρᾳ, ἀεὶ τῶν ἀσθενούντων
οἱ πόδες ψυχροὶ καὶ τούτων μάλιστα ὑπὸ τοῦ πυρετοῦ
ἀφῃρημένου τοῦ ἐμφύτου θερμοῦ. καὶ ἐκ τῆς ἀσθενείας
μὴ δυναμένου ἐξικέσθαι μέχρι τῶν ἄκρων. διὰ τοῦτο καὶ
ὀρθοστατεῖν οὐκ ἠδύναντο ἀντὶ τοῦ βαδίζειν καὶ τὰ συνήθη
πράττειν. ἐπεὶ δὲ τούτων πάντες μὲν ἀπέθανον, ἀλλὰ οἱ
μὲν εὐθὺς, οἱ δὲ ὕστερον. φησὶν ὅτι οἱ μὴ εὐθέως τελευ-
τῶντες ὀρθοστατεῖν οὐκ ἠδύναντο. ἐπειδὴ ἡ μετάστασις
τοῦ σπονδύλου ἢ μᾶλλόν ἐστιν ἢ ἧττον, περὶ τῆς ἧττον
διαλεγόμενός φησιν ὅτι οἱ ἔχοντες τὴν μετάστασιν εἰς ὀρθὸν ἀντὶ τοῦ εἰς πρόσω ἀῤῥεπῶς, ὡς μήτ᾽ ἐπὶ δεξιὰ μήτ᾽

XL.

Atque eorum omnium frigidiffimi erant pedes. Ex qui-
bus ifti praecipue, fi qui non illico mortui funt. Ad
recte ftandum erant impotentiores. Quos autem ego
novi omnes interierunt.

Atque omnium pedes erant frigidiffimi. Omnium
quidem, quoniam et ratione et experientia didicimus,
femper imbecillium pedes frigidos effe eorumque potiffimum ab abfumpto a febre nativo calore nequeunte prae
imbecillitate ad extrema pervenire, propterea eos erectos
ftare, hoc eft ambulare et confuetas obire functiones non
valuiffe. His autem affectibus omnes interierunt, verum
alii quidem celeriter, alii vero pofterius. Dicit eos qui
non ftatim interibant, ftare minime potuiffe. Quoniam
vero vertebrae luxatio vel major vel minor eft, de minore loquutus ait: *Qui luxationem in rectum fortiuntur,*
hoc eft anterius neutram in partem ita propendent, ut

Ed. Chart. IX. [150.]

ἐπ᾽ ἀριστερὰ, οὗτοι οὐδεμίαν ὑπέμενον παράλυσιν. τοῦτο
γὰρ σημαίνει, τὸ παραπληκτικοί. διὰ τί; ὅτι αἱ ἀποφύσεις
τῶν νεύρων οὐκ ἐθλίβοντο. οὐκ οὖν ἐνδεὴς ἦν ἐπίῤῥοια
τῆς δυνάμεως. ὅθεν οὐδὲ ἀναισθησία ἢ ἀκινησία ἐγένετο.

neque dextrorſum, neque ſiniſtrorſum tenderent, eos nullam ſubiiſſe paralyſin.   Hoc enim indicat vocabulum
paraplectici, reſoluti.   Cur?   Quia nervorum proceſſus
non comprimebantur.   Non igitur facultatis influxus par-
cus erat, unde neque inſenſibilitas, neque immobilitas
contigit.

ΙΠΠΟΚΡΑΤΟΥΣ ΕΠΙΔΗΜΙΩΝ Β. ΚΑΙ ΓΑΛΗΝΟΥ ΕΙΣ ΑΥΤΟ ΥΠΟΜΝΗΜΑ Γ.

Ed. Chart. IX. [152.]

α'.

[152] Ἐς Πέρινθον περὶ ἡλίου τροπὰς ὀλίγον τὰς θερινὰς ἤλθομεν. ἐγεγόνει δὲ ὁ χειμὼν εὔδιος, νότιος. τὸ ἔαρ καὶ τὸ θέρος πάνυ ἄνυδρον μέχρι πληϊάδων δύσεως. εἰ γάρ τι καὶ ἐγένετο, ἦν ὅσον ψεκάς.

HIPPOCRATIS EPIDEM. II. ET GALENI IN ILLUM COMMENTARIUS III.

I.

Perinthum ad aeſtivum prope ſolſtitium venimus. Hiems quidem placida et auſtralis fuit, ver autem et aeſtas prorſus citra pluvias adusque vergiliarum occaſum. Etenim ſi quid aquae decidiſſet, quaſi exilis erat irroratio.

Ed. Chart. IX. [152.]

Ἐν τῷδε τῷ τρίτῳ τοῦ δευτέρου τῶν ἐπιδημιῶν τινὸς καταστάσεως μνημονεύει, γενομένης ἐν Περίνθῳ, καὶ διηγεῖται τὴν ὅλην τῶν νοσημάτων ἰδέαν. αὕτη μὲν ἀπὸ καύσου ἤρξατο καὶ ἐμετώδης γέγονε καὶ μέχρι πλεῖστον ἐχρόνισεν. προστίθησι δὲ καὶ ὡς χωρὶς ἐμέτων οἱ καῦσοι τότε ἐγίγνοντο καὶ ὡς ἡ γαστὴρ τοῖς τότε νοσοῦσι διεχώρει πολλά. ἐξ ὧν ἔξεστι τεκμαίρεσθαι τὴν τῆς καταστάσεως ὑπόθεσιν ἐν φλέγμασι διασηπομένοις γεγενῆσθαι, μεινάντων ἀπαθῶν τῶν ἀναπνευστικῶν ὀργάνων τε καὶ τοῦ στόματος τῆς κοιλίας, τοῦ καύσου δὲ ἐκ τῶν κατωτέρων μερῶν αὖθις ὁρμωμένου. ὄντος μὲν οὖν ὅλου τοῦ ἐνιαυτοῦ, ὃν καταγράφει, πάνυ αὐχμηροῦ καὶ πάνυ ἀνύδρου, τίς οὐκ ἂν ὑποπτεύσειε τῶν καύσων φοράν, μάλιστα δὲ ἐν τῇ ἀνομβρίᾳ μεγάλῃ καὶ ἀπνοίᾳ μακρᾷ; πρὸς τούτοις δὲ καὶ ἀνήμετοι ἦσαν καὶ αἱ κοιλίαι λεπτοῖς, ὑδατώδεσι καὶ ἀχόλοις ἐταράττοντο. ταῖς δὲ γυναιξὶ τουτὶ τὸ ἔτος μάλιστα κινδυνῶδες ἦν, ὅτι ἡ χολὴ τῷ τῆς καταστάσεως αὐχμῷ τεθηριωμένη τὴν ὑγρὰν φύσιν οἰκτρῶς ἔτρυε καὶ πολυειδῶς καταπεπονημένην ἀφίει.

In tertia fecundi epidemiorum fectione ftatus cujusdam meminit Perinthi oborti et univerfam morborum ideam declarat, quae ab ardente febre duxit exordium, cujus comes fuit vomitus diuturno tempore graffatus. Adjicit autem et has febres ardentes tunc etiam citra vomitum accidiffe et alvum tunc aegrotantium copiofis dejectionibus fcatuiffe. Unde conjectare licet fubjectam ftatus caufam in putrente pituita extitiffe fpirabilibus organis et ventriculi orificio illaefis manentibus, concitatis iterum ex inferioribus partibus ardente febre et toto anni curfu, quemadmodum fqualidum et peraridum defcribit. Quis non conjecturaffet ardentium febrium impetum futurum? maxime vero in magna imbrium penuria et diuturno ventorum filentio? Praeterea vero neque vomitus aderant, et alvi tenuibus, aquofis et bile vacuis perturbabantur. Mulieribus autem hoc anno potiffimum periculofum imminebat, quo bilis propter ftatus ficcitatem ferocior humidam naturam mifere divexabat. Unde et

Ed. Chart. IX. [152. 153.]
ὅθεν καὶ κώματα καὶ παραφοραὶ καὶ τἄλλα ὅμοια τούτοις ἐγένοντο.

β'.

Καὶ ἐτησίαι οὐ κάρτα ἔπνευσαν καὶ οἱ πνεύσαντες διεσπαρμένως. τοῦ θέρεος καῦσοι ἐπεδήμησαν πολλοί. ἦσαν δὲ ἀνήμετοι καὶ κοιλίαι ταραχώδεες λεπτοῖσιν, ὑδατώδεσιν, ἀχόλοισιν, ἐπ' ἀφροῖσι πολλοῖσι, ἴσχοντα, ἔστιν ὅτε καὶ ὑπόστασιν τεθέντα, ἐξ οἵων δὴ καὶ ἐξαιθριαζόμενον τὸ ἴκελον, ἴσα τῷ εἴδει διαχωρήματα διὰ παντός, κακόν.

---

[153] Ἡ ὑγείη γίνεται ἐκ τῆς τῶν σιοιχείων συμμετρίας, ὑγρότητος καὶ ξηρότητος καὶ θερμότητος καὶ ψυχρότητος. καὶ ἔνια τῶν σωμάτων καὶ φύσεων καὶ ἡλικιῶν ἐστι δύσκρατα. τούτοις οὖν αἱ μὲν ὅμοιαι καταστάσεις νοσώδεις εἰσίν, αἱ δὲ ἐναντίαι συμφέρουσιν αὐτοῖς. ὡς μὲν γὰρ τοῖς εὐκράτοις σώμασιν αἱ εὔκρατοι καταστάσεις ὑγιειναί, οὕτω καὶ αἱ

comata, mentis emotiones, atque alia his fimilia oboriebantur.

II.

Etefiae non admodum fpirarunt fparfimque fpirarunt. Aeftate febres ardentes in vulgus multae graffatae funt, quibus non erant vomitus, fed alvi perturbationes ex tenuibus, aquofis, non biliofis, neque fpumantibus multis quae interdum depofita fubfidebant, quibus fane erat fimile, quod foli exponebatur. Aequales fpecie dejectiones femper malum.

Sanitas ex quatuor efficitur elementorum commoderatione, humidi, ficci, calidi et frigidi. At nonnulla funt corpora et naturae et aetates intemperatae. His itaque fimiles quidem funt ftatus morbifici, quibus alii contrarii conferunt. Quemadmodum enim temperatis corporibus temperati ftatus falubres exiftunt, fic etiam inter-

Ed. Chart. IX. [153.]

δύσκρατοι βλαβεραί. κατὰ τόνδε μὲν οὖν τὸν λόγον αἱ μὲν ἰσχυρῶς ὑγραὶ καὶ ψυχραὶ καταστάσεις ἐσχάτως βλάπτουσι τὰ δύσκρατα τῶν σωμάτων καθ' ὑγρότητα καὶ ψυχρότητα. καὶ αἱ ὑγραὶ καὶ θερμαὶ τὰς ὑγρὰς καὶ θερμὰς τῶν κράσεων βλάπτουσι καὶ αἱ ξηραὶ καὶ θερμαὶ τὰς ὁμοίας. νῦν δὲ τὸ εὔδιον τοῦ χειμῶνος καὶ τὸ ἄπνουν τοῦ ἦρος καὶ τοῦ θέρους αἴτιά εἰσι τοῦ θέρους πνιγώδους. φύσει γὰρ οὔσης ἀεὶ τῆς θερινῆς ὥρας θερμῆς, ὅταν ἄπνοια προσγένηται, πνῖγος ἐξ ἀνάγκης ἕπεται. ὃ γίνεσθαι συμβαίνει μήτε τῶν προδρόμων καλουμένων πνευσάντων μήτε τῶν ἑπομένων αὐτοῖς, οὓς καλοῦσιν ἐτησίας. ἔγραψε γὰρ αὐτὸς ὅτι οὐ λίαν ἔπνευσαν καὶ οἱ πνεύσαντες διεσπαρμένως. θερμοτάτης δὲ τοῦ θέρους ὥρας οὔσης, τὴν τοῦ κυνὸς ἐπιτολὴν γίνεσθαι συμβαίνει. χρόνος δ' ἐστὶν οὗτος ἡμερῶν τεσσαράκοντα. γίνεται δὲ τοῦτο πέμπτῃ καὶ δεκάτῃ ἡμέρᾳ τοῦ Μεταγειτνιῶνος μηνός. πρὸ δὲ τούτου ἐπιτολῆς ὀκτὼ σχεδὸν ἡμέρας οἱ βορέαι πνέουσιν, οὓς προδρόμους καλοῦσι.

pretati illis nocumento funt. Eadem profecto ratione vehementer humidi et frigidi ftatus intemperata corpora humore et frigore fummopere oblaedunt; humidi vero et calidi humidis calidisque temperamentis; ficci quoque et calidi fui fimilibus detrimentum invehunt. Nunc autem hiemis ferenitas et ver et aeftas vaporibus vacua aeftatis aeftuofae caufae funt. Quum enim aeftiva tempeftas natura femper fit calida, ubi additur vaporum vacuitas et ventorum filentium, aeftum fubfequi neceffe eft. Quod fieri accidit, quum prodromi venti neque fpirarunt, neque eorum comites, quos Etefias vocitant. Scripfit enim auctor non diu fpiraffe et fi quando fpirarunt, id fparfim factum effe. Quum autem aeftiva tempeftas calidiffima eft, caniculae ortum fieri contingit. Hoc vero tempus eft quadraginta dierum, quod Julii fit Idibus. Ante hujus exortum octo fere dies boreales venti perflant, quos prodromos vocitant. Poft duos ab exortu dies iidem boreales venti citra interruptionem quadraginta diebus fpirant,

δυσὶ δὲ μετὰ τὴν ἐπιτολὴν ἡμέραις οἱ αὐτοὶ βορέαι ευστα-
θῶς πνέουσιν ἡμέραις τεσσαράκοντα, οὓς ἐτησίας εἰώθασι
καλεῖν. ὑπὸ τούτων δὲ νομίζονται μαλθακίζεσθαι τὸν τοῦ
ἡλίου ἀτμὸν, τῷ τοῖ ἄστρου καύματι διπλασιαζόμενον, καὶ
οὐ ῥᾳδίως εὑρήσεις ἄλλους ἀνέμους οὕτως ἀποτεταγμένους,
καὶ οὗτοι πνέοντες πολλὰς νοσώδεις ἐν τῷ σώματι τῶν ἀνθρώπων διαθέσεως ἐκκόπτουσι, διὸ ἐν τῇ πρώτῃ τῶν ἐπιδημιῶν καταστάσει εἶπεν, ἐτησίαι ὀλίγαι σμικρὰ διεσπαρμένως ἔπνευσαν· ἐν δὲ τῇ δευτέρᾳ ἐτησίαι συνεχῶς ἔπνευσαν * * * * ὁ δὲ λέγει, ἐξ οἵων δὴ καὶ ἐξαιθριαζόμενον, μεγάλην τῶν λεπτῶν τε καὶ δακνωδῶν χυμῶν δριμύτητα σημαίνει, ἥπερ τῶν διαχωρημάτων ἀποθέντων καὶ
ἐπαιθριαζομένων τὴν τῆς ἐγκαύσεως ἀφρίζουσαν ζέσιν οὐκ
ἀποτίθεται. τῷ δὲ λέγειν τεθέντα σημαίνει κείμενα, ὥσπερ
ἐν τῷ πρώτῳ τῶν ἐπιδημιῶν, ὅπου φησὶν, οὖρον κείμενον
πολὺν χρόνον οὐ καθίστατο.

γ'.

Ἐν τουτέοισι πολλοὶ κωματώδεες ἦσαν καὶ παράφοροι,

quos ventos Etefias vocare confueverunt. Ab his ventis
molliorem reddi putant folis exhalationem propter dupli-
catum fideris ardorem. Neque facile alios ventos invenies ita deftinatos. Hi namque perflantes multos ab humanis corporibus affectus excidunt. Propterea in primo
epidemiorum ftatu dixit: Etefiae pauci paulatim fparfim
fpirarunt. In fecundo vero Etefiae continuo fpirarunt.
* * * Quod vero proferat,
quod foli exponebatur, magnam tum tenuium tum mordacium humorum acrimoniam fignificat, quae expulfis et
dejectis excrementis fpumantem aeftu fervorem non de-
ponit. Quod vero dicit *depofita,* jacentia fignificat, ut
in primo epidemiorum, ubi dicit, *ventus diu jacens mini-*
me quiefcebat.

III.

Inter hos multi foporati erant ac mente emoti, hique

Ed. Chart. IX. [153. 154.]

οἱ δὲ ἐξ ὕπνων τοιοῦτοι ἐγένοντο.   ὅτε δὲ ἐγερθεῖεν,
κατενόουν πάντα.

———

[154]   Τὸ κῶμα σημαίνειν ἔοικε καταφορὰν τὴν
ὑπνώδη, ὡς αὐτὸς ἐν τῷ τρίτῳ τῶν ἐπιδημιῶν φησὶν, ἣν
δὲ κῶμα συνεχὲς, οὐχ ὑπνῶδες· ὡς γὰρ ὑπνῶδες εἶναι αὐτὸ
καὶ ὡς τοιοῦτον ἀεὶ γινόμενον καὶ νῦν παραλόγως οὐ γινόμενον, οὕτως ἔγραψε, καὶ ἐν τῷ αὐτῷ βιβλίῳ περὶ τοῦ
Πυθίωνος λέγει, ἐνάτῃ κωματώδης, ἀσώδης, ὅτε διεγείροιτο. οἱ δὲ θαυμαστοὶ ἐξηγηταὶ ἀντιλέγουσιν ὅτι
οὐκ οἴονται ἅμα καταφέρεσθαι καὶ ἀγρυπνεῖν, μὴ γινώσκοντες, ὅτι δύο εἰσὶν εἴδη καταφορᾶς, ὡς ἡμεῖς ἤδη γε-
γράφαμεν ἐν τῷ περὶ τοῦ παρ᾽ Ἱπποκράτην κώματος βιβλίῳ
καὶ παράφοροι, φησὶν, ἐγένοντο, σημαίνει τὴν παραφροσύνην
τινὰ βραχεῖαν. ἧς τὸ ποσὸν εἴωθεν αὐτὸς ἄλλοτε ἄλλοις
ὀνόμασιν ἐνδείκνυσθαι, λέγων ληρῆσαι, παραληρῆσαι, παραφρονῆσαι, παρενεχθῆναι, παρακόψαι, ἐκστῆναι, μανῆναι καὶ

tales evadebant; quum vero expergifcerentur, omnia
intelligebant.

Coma cataphoram fomnolentam fignificare videtur,
ut ipfe tertio epidemiorum pronunciat: Erat autem coma
affiduum, non fomnolentum.   Quod enim ipfum fomnolentum fit et quod tale femper fit, quodque nunc praeter
rationem non exiftat, ita fcripfit: Eodem quoque de Pythione loquitur; nono die erat comate foporatus, impla-
cidus, ubi expergefactus effet.   At magni nominis interpretes contendunt minime fimul fieri poffe et comate
foporari et pervigilio premi, ignorantes duo effe cataphorae genera, ut jam nos libro de comate et ex Hippocratis fententia fcripfimus.   Ac mente emoti erant, inquit,
delirium quoddam breve indicat, cujus modum aliis atque
aliis vocabulis oftendere confuevit hisce verbis: nugari,
delirare, defipere, mente emoveri, infanire, furere.   Hi

ἐκμανῆναι. ταῦτα μὲν δύο πάθη, τὸ κῶμα λέγω καὶ ἡ πα-
ραφορά, κατὰ τὸν ὕλης λόγον ἀντικείμενα φαίνεται. τὸ γὰρ
κῶμα ἔκ τε τῆς τοῦ ἐγκεφάλου ψυχρότητος καὶ ὑγρότητος,
ἐκείνη δὲ ἐκ τῶν ἐναντίων ποιοτήτων ὡς τὰ πολλὰ φαίνεται γίνεσθαι. ἀλλὰ μὴν πολλάκις κατὰ τὴν κινδυνώδη τῶν
χυμῶν συζυγίαν μίγνυνταί τε καὶ συντρέχουσιν, ὡς ἐν τῇ
Σιληνοῦ ἱστορίᾳ γέγραπται, παρέκρουσε μικρά. εἶτα δὲ
ὕπνοι λεπτοί, κωματώδεες, ὡς εἶναι τὸ κῶμα ἐνίοτε ἐκ τῆς
ἀμέτρου τῶν ψυχικῶν δυνάμεων ἀσθενείας καὶ ὡσανεὶ
σβέσεως, τῆς κινήσεως αὐτῆς κατακοιμισθείσης καὶ σχεδὸν
καθ᾽ ἅπαν ἀπολαμβανομένης. ἔστι δὲ καὶ ταῦτα παρ᾽ Ἱπποκράτην, κῶμα βαθὺ μετ᾽ ἀγρυπνίας καὶ κῶμα ὑπνῶδες
καὶ κωματώδεες οἱ φρενιτικοὶ καὶ οἱ καυσώδεες. καὶ κατεῖχε
δὲ ἢ τὸ κῶμα συνεχῶς οὐχ ὑπνῶδες ἢ μετὰ πόνων ἄγρυπνοι. ὅταν μὲν γὰρ ἐγρηγορέναι μὲν ἀνεῳγόσι τοῖς ὀφθαλμοῖς οἱ κάμνοντες μὴ δύνανται, μύσαντες δὲ αὐτοὺς ἐλπίδι
τοῦ κοιμηθῆναι διαμένωσιν ἐγρηγορότες, τὸ τοιοῦτον καλεῖται οὐχ ὑπνῶδες κῶμα. Θαυμαστὸν δὲ οὐδὲν ἠθροισμέ-

quidem duo affectus, coma dico et mentis emotionem, ratione materiae contrarii videntur. Coma namque ex cerebri tum frigiditate tum humiditate, haec vero ex contrariis, ut plurimum, qualitatibus ortum habere videtur.
Verum tamen hae multoties periculofa humorum copula-
tione mifcentur et concurrunt, ut in Sileni hiftoria defcriptum eft: *Parumper deliravit, deinde exiles fomni,*
comatofi, ut fit interdum coma ex incommoderata facultatum animalium imbecillitate ac veluti exftinctione, ipfo
motu jam confopito et poftmodum omnino confumpto,
atque haec apud Hippocratem habentur. Coma profundum cum pervigilio et coma fomnolentum et comatofi
phrenitici et ardentes. Detinebat autem vel coma affidue
non fomnolentum vel cum laboribus vigiliae. Quum enim
apertis oculis laborantes vigilare nequeant, claufis autem
animo dormiendi vigilaverint, hujusmodi affectus coma
non fomnolentum vocatur. Mirandum autem non eft ac-

νων ἐν τῷ σώματι χυμῶν ὠμῶν, κωματώδεις δὲ ἅμα καὶ
παραφρονοῦντας γενέσθαι, κωματώδεις μὲν διὰ τὸ πλῆθος
καὶ τὴν ψυχρότητα τῶν ὠμῶν χυμῶν, παραφρονοῦντας δὲ,
διότι σηπόμενοι δριμύτητά τε καὶ θερμασίαν ἐγέννων. εἰκὸς γὰρ τοιοῦτον τὸ κῶμα σὺν τῇ παραφορᾷ ἐκ τῶν ὠμῶν
τε ἅμα καὶ ψυχρῶν καὶ παχέων, ἀλλὰ καὶ λεπτῶν καὶ
θερμῶν χυμῶν γεγενῆσθαι, ὅπερ ἐσήμαναν τὰ ἑπόμενα πάθη, βαρύκοοί τε ἦσαν, φησὶ, καὶ κωματώδεες.. καὶ πάλιν, κωματώδεες δὲ καὶ ὑπνώδεες καὶ ὅλου τοῦ ἔτους σφόδρα ξηρότης καὶ ὅλου τοῦ θέρεος καῦμα σφοδρότατον. χαλεπώτατα γὰρ νοσήματα εἶναι φαίνεται ἐν οἷς ἀθροίζεται πλῆθος τῶν χολωδῶν καὶ ὠμῶν καὶ ἀπέπτων χυμῶν· τῆς δὲ
μικρᾶς παραφρονήσεως σημεῖον ἦν ὅτι, ὅτε ἐγερθεῖεν, κατενόουν πάντα.

δ'.

[155] Πνεύματα μετέωρα, οὐ μὴν πάνυ. οὖρα λεπτὰ
μὲν τοῖσι πλείστοισι καὶ ὀλίγα, ἄλλως δὲ οὐκ ἄχροα, αἱ-

cumulatis in corpore crudis humoribus comatofos fimul et
delirantes fieri. Comatofos quidem propter crudorum humorum
plenitudinem et frigiditatem, delirantes vero quod hi
putrefacti acrimoniam et aeftum procreent. Confentaneum
enim eft tale quid effe coma cum levi delirio ex crudis,
frigidis et craffis, fimul et tenuibus et calidis humoribus
fieri. Quod fignificarunt fequentes affectus et difficile
audiebant, inquit et comatofi. At iterum: comatofi vero
et fomnolenti et toto anno vehemens ficcitas et tota
aeftate ardor vehementiffimus. Perardui namque morbi
effe confpiciuntur, in quibus bilioforum, crudorum et
incoctorum humorum plenitudo acervatur. Parvi autem
delirii fignum erat, quod confurgentes omnia perciperent.

IV.

Spiritus elati, non tamen admodum. Urinae quidem tenues plurimis et paucae, nec alias decolores. Hae-

μορραγίαι ἐκ ῥινῶν οὐκ ἐγένοντο, εἰ μὴ ὀλίγοισιν, οὐδὲ
παρωτίδες, περὶ ὧν ὕστερον γράψω. οὐδὲ σπλῆνες ἐπή-
ροντο. οὐδὲ δεξιὸν ὑποχόνδριον, οὐδ᾽ ἐπώδυνον κάρτα
οὐδ᾽ ἐντεταμένον ἰσχυρῶς· ἦν δέ τι ἐνσημαῖνον καὶ μάλιστα ἐκρίνετο πάντα τὰ πολλὰ περὶ τεσσαρεσκαίδεκα,
ὀλίγα σὺν ἱδρῶτι, ὀλίγα σὺν ῥίγει καὶ πάνυ ὀλίγοισιν ὑποστροφαὶ ἐγίνοντο, ὑπὸ δὲ τὰς ψεκάδας τὰς γινομένας ἐν
τῷ θέρει ὑπεφαίνετο ἱδρώς. ἐν τοῖσι πυρέττουσι καί
τινες αὐτίκα ἱδρῶτες ἐπ᾽ ἀρχῆς ἐγίνοντο, οὐ μὴν κακοήθως, καὶ τοῖσιν ὑπὸ τοῦτον τὸν χρόνον καὶ ἐκρίθη σὺν
ἱδρῶτι.

Οὐκ ἤθροιστο τούτοις οὐδ᾽ ἐν πνεύμονι, οὐδ᾽ ἐν καρδίᾳ πλῆθος πυρώδους θερμασίας. εἰκότως οὖν οὐδὲ ἐγένετο μέγα τὸ πνεῦμα, μικρόν τ᾽ οὐκ ἦν παντάπασιν, ὡς
μήτ᾽ ὀδυνωμένοις μήτε κατεψυγμένοις, εἴπερ οὖν, ὡς ἐν τῷ
τρίτῳ περὶ δυσπνοίας γέγραπται τὸ μετέωρον, οὐδὲν δηλοῖ

---

*morrhagia ex naribus non nisi paucis contingebant;
neque parotides, de quibus poftea defcripturus fum.
Neque lien attollebatur, neque dextrum hypochondrium,
neque valde dolorificum, neque vehementer intenfum
erat. Quiddam tamen interius fignificabat. Omnia
vero plerumque circa decimum quartum diem maxime
judicabantur, pauca cum fudore, pauca cum rigore, ac
pauciffimis recidivae contingebant. At vero fub minu-
tulis quae per aeftatem irrorabant pluviis fudor apparebat, febricitantibus etiam quidam fudores ftatim ab
initio oriebantur, non tamen maligne; quibusdam
quoque fub hoc tempus judicatio cum fudore facta eft.*

Non his neque in pulmone, neque in corde ignei
caloris copia colligebatur. Jure itaque neque magnus
fpiritus, neque parvus omnino erat, quippe qui neque
dolores patiebantur, neque frigore vexabantur. Quare fi,
ut in tertio de fpirandi difficultate libro fcriptum eft,

διαφέρον τοῦ μικροῦ, εὐλόγως φησὶν αὐτοῖς τὰ πνεύματα
μετέωρα γίγνεσθαι, οὐ μὴν πάνυ γε.   ταυτὸ τοῦτο εἶπε
περὶ τῶν κυναγχικῶν, ὡς δηλονότι μετεώρου τὰ πολλὰ τοῖς
κυναγχικοῖς γινομένου τοῦ πνεύματος καὶ ὡς μέχρι τῆς
φάρυγγος εἰσιόντος, οὐκ εἰς τὸ βάθος τοῦ θώρακος κατερχο-
μένου.

ε΄.

Ἐγένοντο δὲ ἐν τοῖσι θερινοῖσι πυρετοῖσι περὶ ζ΄ καὶ η΄ καὶ
θ΄ τρηχύσματα ἐν τῷ χρῶτι κεγχρώδεα, τοῖσιν ὑπὸ κω-
νωπέων γινομένοις μάλιστα ἴκελα ἀναδήγμασιν, οὐ πάνυ
κνησμώδεα.   ταῦτα διετέλει μέχρι κρίσιος,   ἄρσενι
δὲ οὐδενὶ εἶδον τοιαῦτα ἐξανθήσαντα.   γυνὴ δὲ οὐδεμία ἀπέθανεν, ᾗ ταῦτα ἐγένετο.   βαρύκοοί τε ἦσαν καὶ
κωματώδεες.   πρόσθεν δὲ οὐ κάρτα ἦσαν κωματώδεες
ᾗσιν ἔμελλε ταῦτα ἔσεσθαι, οὐ μὴν τὸ σύμπαν διετέλεον.
κωματώδεες δὲ καὶ ὑπνώδεες τὸ θέρος καὶ μέχρι πληϊά-

sublime nihil prodat diverſum a pauco, merito dicit ipſis
ſpiritus elatos aut ſublimes eſſe, *non tamen admodum.*
Hoc idem de cynanchicis protulit, quod ſcilicet ut plerumque angina laborantibus ita ſpiritus attolleretur, ut
etiam adusque fauces iniret, non autem in thoracis profundum deſcenderet.

V.

*In aeſtivis autem febribus circa ſeptimum et octavum et
nonum diem aſpredines miliaceae culicum morſibus ſimiles, non multum pruriginoſae in ſumma cute enaſcebantur et ad judicationem usque perdurabant.   Nulli
equidem maſculo talia vidi milia.   Mulier vero cui talia effloreſcerent, nulla mortua eſt.   Hae tamen mulieres gravi erant auditu et ſoporatae quamvis antea non
admodum ſoporoſae eſſent, quibus iſta evenire debebant.
Non tamen in totum perſeverabant.   Aeſtate vero etiam
ad vergiliarum occaſum ſoporatae et ſomnolentae erant;*

Ed. Chart. IX. [155. 156.]

δων. ἔπειτα μὴν ἀγρυπνίαι μᾶλλον, ἀτὰρ οὐδὲ τὸ σύμπαν ὑπὸ τῆς καταστάσιος ταύτης ἔθνησκον.

---

[156] Οὐκ ἔστι καθ᾽ ἑαυτὸ κινδυνῶδες τὸ σύμπτωμα ὃ ἐνδείκνυται αὐτός, εἰπὼν, τρηχύσματα κεγχρώδη καὶ τοῖς ἀνα-
δήγμασι τοῖς ὑπὸ κωνώπων γινομένοις ὅμοια. μᾶλλον δ᾽
ὕποπτά εἰσι τὰ ἐξανθήματα ἐρυθρά, στρογγύλα, οἷον ἴονθοι,
οἷα ἐν τῷ Σιληνῷ τῇ ὀγδόῃ μεθ᾽ ἱδρῶτος ἐφάνη καὶ παρέμενον, οὐδ᾽ ἀφίσταντο. τῇ πρὸς τοὺς κώνωπας ὁμοιότητι
κέχρηται πολλάκις ὁ Ἱπποκράτης. καὶ γὰρ ἐν τῷ ζ᾽ τῶν
ἐπιδημιῶν περὶ γναφέως τοῦ ἐν Σύρῳ γράφει, σκελέων τὸ
χρῶμα οἷον ὑπὸ κωνώπων ἐγκαταδαμάσειν. καὶ μετ᾽ ὀλίγα
περὶ Φερεκύδου, ὀγδόην ὡς ὑπὸ κωνώπων ἀναδήγματα πρὸ
τῆς τελευτῆς ἀνέβηξεν. ἐν δὲ ταῖς Κωακαῖς λέγεται τὰ
κωνώπων κεντήματα, ἔνθα φησὶ, ταραχώδης ἐπίστασις διὰ
ταχέων ἐξανθεῖ, οἷα κωνώπων κεντήματα, τουτέστι νύξεις
τινὲς κνησμώδεις, οἷαι καὶ ὑπὸ κνίδης γίνονται, ἃς κνιδώ-

---

*postea certe vigiliae magis urgebant. Verum neque
prorsus ista constitutione moriebantur.*

Quod fymptoma prodit auctor, illud per fe periculofum non eft hoc edicto: *Aspredines miliaceae culicum
morfibus fimiles;* verum potius occafionem praebent dubi-
tandi, an´ fint exanthemata rubra, rotunda, varis fimilia,
cujusmodi in Sileno octavo die poft fudorem apparuerunt
permanentia, neque evanefcentia. Similitudine a culicibus ducta faepenumero ufus eft Hippocrates. Septimo
namque epidemiorum de Syro fcriptore fcribit. Crurum
color velut a culicibus perdomitus videbatur et paulo poft
de Pherecyde octavo die tamquam a culicibus morfus ante
mortem extuffivit. In Coacis culicum puncturae leguntur,
ubi dicit: turbulenta fuppreffio, brevi veluti culicum
puncturae erumpunt, hoc eft quales et ab urtica excitantur, quas uredines in prorrhetico his fcriptis vocat:

Ed. Chart. IX. [156.]

σεις ἐν τῷ προῤῥητικῷ καλεῖ, γράφων οὕτως, νάρκαι δὲ καὶ
κνιδώσιες οἷσι διὰ τῆς κεφαλῆς διαΐσσουσι. καὶ πάλιν, αἱ
κνιδώσιες δὲ καὶ τὰ μελαγχολικὰ ταύτῃσιν ἧσσον ἢ τοῖσιν
ἀνδράσιν, ἢν μὴ τὰ καταμήνια τελέως ἠφανισμένα ᾖ καὶ
ἐπὶ τῷ τέλει καὶ αἱ κνιδώσιες ἐν δὲ τῷ στήθει καὶ τῷ
μεταφρένῳ, εἰ ἔνεισι.

στ΄.

Κοιλίης μὲν οὖν οὐκ ἐνεδέχετο οὐδὲ τοῖσι γεύμασι ἑστάναι,
ἀλλὰ παρὰ λόγον ᾤετο ἄν τις ἰήσασθαι ξυμφέρειν, καί
τοι ὑπέρπολλά ἐστιν. οἷσιν τὰ δ᾽ ἰόντα ἦν. τῷ ἐν ψύχει
κεῖσθαι ὑποβεβλημένον, ὡς ἑλκοῖ μὲν τὸ ψυχρὸν, θάλπει δὲ τὸ τοιοῦτον εἶδος ἐκ προσαγωγῆς ἐπὶ μᾶλλον, καίτοι
μηδὲν ἰῇ φύσει πάθος γίνεται, ἐφ᾽ ᾗσί τε καὶ ὁκοῖα τὰ
σημεῖα καὶ πλείω ἢ μείω γινόμενα, χάσμη, βὴξ, πταρμὸς, σκορδίνημα, ἔρευξις, φῦσα, πάντα τὰ τοιαῦτα δια-
φθείρουσιν.

---

quibus autem torpores et pruritus pungentes per caput
percurrunt. Et rurſus: pungentes tamen prurigines et
atrae bilis vitia minus hae quam viri ſentiunt, niſi
menſtrua prorſus deperdita fuerint. Et prope finem: et
num pungentes prurigines ipſis in pectore aut dorſo
inſint.

VI.

*Alvum igitur aſſumptis ſiſtere non concedebatur; ſed fa-
ctam praeter rationem medelam prodeſſe quisque cen-
ſuiſſet, etiamſi permulta ſint quibus haec medentur,
quod in ſubſtratis frigori cubilibus decumberent. Nam
frigidum quidem exulcerat, calefacit autem ejusmodi
ſpecies ſenſim progrediendo, etiamnum magis. Atque
nullus natura affectus inerat et quibus et qualia ſigna
et plura aut pauciora contingebant, oſcitatio, tuſſis, ſternutatio, pandiculatio, ructus, flatus et hujus generis
omnia perniciem invehunt.*

Ed. Chart. IX. [156. 157.]

Ταῦτα ποτὲ μὲν φύσεως ἔργον ὑπάρχουσι, ποτὲ δὲ
γίνονται ἐπὶ νοσώδεσι διαθέσεσιν. νοσώδεις δὲ διαθέσεις
λέγω, οὐ μόνον ὅταν ἤδη νοσῶσιν, ἀλλὰ κἀπειδὰν ἄρχηταί
τις αὐτῶν συνίστασθαι, παράδειγμα ἔστω σοι ἡ τάραξις ἐπ᾽
ὀφθαλμῶν ἰδίως καλουμένη, φλεγμονῆς ἀρχή τις οὖσα. αὕτη γοῦν καὶ ἄλλαι τοιαῦται νοσώδεις διαθέσεις ἀρχόμεναι
συνίστασθαι, λύονται τῆς φύσεως ἐκκρινούσης τοὺς γεννῶν-
τας αὐτὰς ἀτμούς τε καὶ χυμούς. καθάπερ χάσμη καὶ
σκορδινισμὸς γίνονται ἐκκρίσεως ἕνεκεν τῶν περιττωμάτων,
καὶ ἡ βὴξ ἔνε- [157] κα τοῦ καθαρὰς ἐργάζεσθαι τὰς
ὁδοὺς τῆς ἀναπνοῆς. καὶ οἱ πταρμοὶ δὲ φύσεως μὲν ἔργον
ὑπάρχουσιν ἀεὶ, γίνονται δὲ ἐπὶ νοσώδεσι διαθέσεσιν. εἴρηται δὲ περὶ πάντων τῶν συμπτωμάτων αἰτίαις, ἔρευξιν
δὲ ἐνίοτε κινεῖν συμφέρει, ὡς ἐπὶ τῶν ἐμπνευματουμένων
τὴν γαστέρα, καὶ μάλιστα ἐφ᾽ ὧν οὐ διέρχεται κάτω τὸ φυσῶδες πνεῦμα. φησὶ δὲ καὶ τὸν στόμαχον ἀτονοῦντα ῥώννυσθαι διὰ τῶν ἐρυγῶν, ὡς δι᾽ οἰκείου γυμνασίου, ἀλλὰ καὶ

Haec interdum quidem exiſtunt naturae opera, interdum vero ex morboſis affectibus oriuntur. Morboſos affectus dico, non ſolum ubi jam aegrotant, ſed etiam quum
jam ipſorum aliquis cœperit conſiſtere. Eſto tibi exempli
gratia oculorum perturbatio proprie vocata, quae principium quoddam eſt inflammationis. Is itaque et alii hujusmodi morboſi affectus, quum conſtitui incipiunt, ſolvuntur excernente tum vapores tum humores eos affectus
procreantes natura, quemadmodum oſcitatio, pandiculatio,
quae ob excrementorum excretionem fiunt. Tuſſis quoque
ut mundas efficiat reſpirationis vias. Sternutamenta etiam
perpetuo naturae ſunt opera, fiunt tamen in morboſis
affectibus. At de his omnibus in libris de ſymptomatum
cauſis dictum eſt. Ructum aliquando ciere confert, ut
iis qui flatibus oneratum ventrem patiuntur, ac praeſertim
quibus flatulentus ſpiritus ad inferiora non deſcendit. Atque narrant ſtomachum imbecillum ructibus tamquam
proprio exercitio corroborari. Praeterea ructum acidum

Ed. Chart. IX. [157.]
λειεντερίαν ἢ ὀξυρεγμία ἰᾶσθαι λέγεται. περὶ δὲ τῶν φυσῶν τί δεῖ λέγειν; ἔστι δὲ τούτων γένεσις ἐν αὐτοῖς τοῖς
κατὰ γαστέρα χωρίοις, χυμῶν τινῶν αὐτόθι φλεγματωδῶν
ἢ σιτίων εἰς ἀτμοὺς λυομένων ὑπὸ θερμότητος ἐνδεοῦς.
καὶ γὰρ   *   *

ζ.

Ἥισιν ἐν πυρετοῖσιν ἀσώδεσι, φρικώδεσι ἐρεύθονται πρόσωπα, κοπιώδεες, ὀμμάτων ὀδυνώδεες, καρηβαρίαι, παραπληγίαι καὶ γυναικεῖα ἢν ἐπιφαίνεται, μάλιστα δὲ ᾗσι
πρῶτον. ἀτὰρ καὶ παρθένουσι καὶ γυναιξὶν, ᾗσι διὰ
χρόνου. ἀτὰρ καὶ ᾗσι μὴ ἐν ᾧ εἴθισται χρόνῳ ἢ ὡς
δεῖ ἐπιφαίνονται. ἔπειτα ἔξωχροι γίνονται, μέγα δὲ ἐν
ἅπασι τὸ καὶ ἐξῆς καὶ ἐν ᾧ χρόνῳ καὶ ἐφ' οἷσι. τοῖσι
πάνυ χολώδεσιν ἐν πυρετοῖσι μάλιστα, ὅλως οἷσιν ἐπὶ
σκέλεα ἡ κάθαρσις.

Ἦν εὐπορία τῶν ὠμῶν τε καὶ παχέων καὶ δακνωδῶν

---

lienteriam fanare proferunt. De flatibus autem quid
enunciandum eft? Eft porro eorum generatio in alvinis
regionibus, pituitofis quibusdam aut cibis in flatus caloris penuria folutis. Etenim   *   *

VII.

*Quibus in febribus cum corporis jactatione et horrore vultus
rubescunt, laffitudines, oculorum dolores, capitis gravitates et paraplegiae adsunt et quibus menftrua apparent; praecipue vero quibus primum erumpunt. Quin
et virginibus et mulieribus, quibus per tempus, fed et
quibus confueto tempore aut ut decet prodeunt; deinde
plurimum pallidae redduntur. Magni autem eft momenti in omnibus intueri quid et poftea confequitur et
quo tempore et in quibus admodum biliofis, in febribus
maxime quibusdam prorfus ad crura purgatio fecedit.*

Erat crudorum, craffforum mordaciumque humorum

χυμῶν, ὡς ἐῤῥέθη καὶ πρόσθεν, ἴσως δὲ καὶ ἀνισότης, ἥπερ
ἐν τῇ γεγραμμένῃ καταστάσει τὰς γυναῖκας σὺν φρικώδει
τε καὶ κοπώδει αἰσθήσει ἠνώχλησεν, διὸ καὶ τῶν ὀμμάτων
ὀδύναι καὶ καρηβαρίαι καὶ παραπληγίαι ἦσαν. τοιαύτη γὰρ
τῶν χυμῶν ἀνισότης ἐπὶ τὴν κεφαλὴν οὕτως ὥρμησεν, ὡς
τὰ αἰσθητήρια περιλάβῃ καὶ καρός. διὸ καὶ ἀποστάσεις
εἰς ἄρθρα γεγόνασι. συμβαίνει δὲ ταῦτα διὰ τὴν ἐν τοῖς
πυρετοῖς θερμασίαν, ἐπὶ κεφαλὴν ἀναφερομένου τοῦ πλήθους, εἶτ᾿ ἐντεῦθεν εἰς βουβῶνας ἢ μασχαλίας ἢ τὰ σκέλεα
ἀφίκνηταί τι. τὸ δ᾿ ἀσᾶσθαι τοῖς καύσοις πυρετοῖς γίνεται πάνυ πολλάκις. οὐ μὴν ἀχώριστόν γέ ἐστι. φρικώδεις
δὲ μὴ πολλάκις οἱ καυσούμενοι γίνονται. φρικώδεις δὲ πυρετοὶ λέγονται ἐν οἷς μέχρι πλεῖστον τῆς ἀναβάσεώς τε καὶ
ἐπιδόσεως καλουμένης τοῦ παροξυσμοῦ αἱ φρῖκαι γίνονται
τοῖς νοσοῦσιν. οὐκ ὀνομάζει δὲ φρικώδεις τοὺς κατὰ τὴν
ἀρχὴν τῆς ἐπισημασίας οὕτως γενομένους, ἀλλὰ ἐφ᾿ ὧν ἐπὶ
πλεῖστον ὅλου τοῦ παροξυσμοῦ τὸ τῆς φρίκης [158] ἐκτέ-

copia, ut et antea proditum eſt. Sed et fortaſſis inaequalitas, quae in deſcripto ſtatu cum horrido moleſtoque
ſenſu mulieres infeſtavit proptereaque oculorum dolores,
capitis gravedines et paraplegiae aderant. Talis enim
humorum inaequalitas ita ad caput tulit impetum, ut
ſenſoria occuparit proindeque carus et abſceſſus in articulis facti ſunt. Haec autem accidunt ob febrium calorem ejus copia ad caput aſcendente. Hinc deinde ad
inguina vel axillas vel crura pars aliqua deſcendit, quam
in ardentibus febribus jactationem concitare accidit quam
ſaepiſſime, non tamen hoc inſeparabile eſt. Horrorem
vero non ſaepe patiuntur qui ardentibus febribus afficiuntur. Febres autem horridae dicuntur in quibus ad
ſummum adſcenſum appellati paroxysmi incrementum
usque horrores aegroti ſubeant. At eos horridos non
appellat, qui initio inſultus paroxysmi tales fuerunt, ſed
in quibus plurimum per totum paroxysmum horroris

ταται σύμπτωμα καὶ γίνεται κατὰ δύο τρόπους, καθ᾽ ἕνα
μὲν τῆς ἐπιτάσεως ποιούσης τὰς ἀναδιπλώσεις, καθ᾽ ἕτερον δὲ ποιούσης ἀνώμαλον ἀνάβασιν· καὶ τοῦτό ἐστιν ὃ
γέγραφεν ἐν ταῖς ἐπιδημίαις αὐτὸς, ἦν δὲ τοῖς πλείστοις
αὐτῶν τὰ παθήματα τοιάδε, φρικώδεις πυρετοὶ, συνεχέες
ὀξέες, ἔνθα φρικώδεις εἶπεν οὐχ ἁπλῶς τοὺς μετὰ φρίκης
εἰσβάλλοντας, ὡς πλείστοις γε πυρετοῖς ὑπάρχει τοῦτο, ἀλλὰ,
ὡς ἐῤῥέθη, ὅσοις τὸ πλεῖστον μέρος τοῦ παροξυσμοῦ κατει-
λήφασιν αἱ φρῖκαι. ἐνίοτε δὲ καὶ τῷ ὑποσείεσθαι οὕτω
πολυειδῶς τὸ σῶμα τὰ ἐπιμήνια ταῖς γυναιξὶ γίνονται, ὡς
ἐν ταῖς Κωακαῖς γέγραπται, τὰ φρικώδεα, κοπιώδεα, καρη-
βαρικὰ, ὀδυνώδεα, γυναικεῖα καταῤῥήγνυσι. ταυτὸ τοῦτο
γράφεται ἐν τῷ προῤῥητικῷ, οἷσιν ἐκ ῥίγεος, πυρετοὶ κοπιώδεες, γυναικεῖα κατατρέχει. τράχηλος δὲ ἐν τούτοις
ὀδυνώδης, αἱμοῤῥαγικόν. ἂν μὲν γὰρ τὰ γυναικεῖα μὴ γεγέ-
νητο, εἰκὸς ἦν τὸ τοῦ προσώπου ἔρευθος αἱμοῤῥαγίαν τινὰ
ὑγιεινὴν σημαίνειν. οἱ δὲ τοιούτους ἔχοντες πυρετοὺς τοῖς

symptoma porrectum eſt. Quod duobus fit modis: uno
quidem, incremento reduplicationes efficiente; altero vero
incremento inaequalem aſcenſum creante. Idque eſt quod
ipſe in epidemiis ſcripſit: *Oboriebantur autem eorum
plurimis hi morbi, febres horridae, aſſiduae, acutae.*
Ubi horridas dixit non ſimpliciter eas, quae cum horrore
irruunt, ut plurimis febribus, quibus horrores principium
inferunt; ſed, ut dictum eſt, plurimam paroxysmi partem occuparunt. Interdum vero etiam quod multoties
commoveatur corpus, menſtrua mulieribus prodeunt, ut
in Coacis ſcriptum eſt: *Qui horrores laſſitudinem, capitis
gravedinem et dolores invehunt, menſtruorum eruptionem
portendunt.* Idem in prorrhetico ſcriptis mandatum eſt:
*Quibus ex horrore febres ſunt, iis menſtruorum proflu-
vium oboritur.* Cervix autem in his dolore obſeſſa haemorrhagiam prodit. Niſi enim muliebria prodirent, deceret vultus ruborem ſalubrem quandam haemorrhagiam
ſignificare. Qui autem hujusmodi febres patiuntur, horri-

φρικώδεσιν ἑάλωσαν νοσήμασι, ὡς ἐνδείκνυται ὁ παλαιὸς ἐν
τῷ πρώτῳ τῶν ἐπιδημιῶν καὶ ἐν ταῖς Κωακαῖς εἰπὼν, τὸ
φρικῶδες καὶ τὸ δύσπνουν ἐν τοῖσι πόνοισι σημεῖα φθινώδεα. καὶ πάλιν, οἱ φρικώδεες πυκνὰ εἰς ἐμπύησιν. πονοῦσι
δὲ τὰ πολλὰ οἱ φθινώδες τῇ φρίκῃ, ὅτι τὰ ἐν θώρακι σεσή-
πηται, ἅπερ τῇ ὀξύτητι αὐτῶν τοὺς λεπτοὺς τοῦ θώρακος
ὑμένας, τοὺς τὰ σπλάγχνα σκέποντας, στίζουσί τε καὶ νύτ-
τουσι. ὃ δὲ λέγει, ἐπὶ σκέλεα ἡ κάθαρσις, ἴσμεν ὅτι ἐν οἷς
ἀπὸ τοῦ μακροῦ νοσήματος τὴν δύναμιν ἀναλαμβανομένους,
εἰς τὰ ἀσθενέστερά τε καὶ πορρωτέρω τοῦ σώματος μόρια
τῶν νοσωδῶν ὑπολοίπων χυμῶν ἀποθέσεις γίγνεσθαι. ὅπερ
ὅμοιόν ἐστι τοῖς ἐν ταῖς Κωακαῖς προγνώσεσιν γεγραμμένοις
οἷσιν ἐξαίφνης ἀπυρέτοισιν ἐοῦσιν ὑποχονδρίου καὶ καρδίας
πόνος καὶ παρὰ σκέλεα καὶ τὰ κάτω μέρεα καὶ κοιλίη ἐπῆρ-
ται, λύει φλεβοτομίη καὶ κοιλίης ῥύσις παρέξει βλαβερὸν
τούτοισι. μακροὶ γὰρ οἱ πυρετοὶ καὶ ἰσχυροὶ γίγνονται καὶ
βῆχες καὶ πνεῦμα καὶ λυγμοί. λύεσθαι δὲ μελλόντων τού-

dis morbis funt obnoxii, ut demonſtrat ſenex primo epidemiorum et in Coacis his verbis : *Horror et difficilis
reſpiratio in laboribus tabida ſigna ſunt.* Atque iterum:
Horrore detenti crebro ad ſuppuratum deveniunt. Verum
et hos febris ad ſuppurationem adducit. Laborant autem
ut plurimum horrore tabidi, quoniam thoracis partes
marceſcunt, quae ipſorum acumine tenues thoracis membranas viſcera tegentes et pungunt et abluunt. Quod
vero dicit, in cruribus purgatio, novimus in vires re-
cuperantibus a diuturno morbo refundi reliquos inſalubres
humores in debiliores et remotiores corporis partes, quod
eſt iis ſimile quae in Coacis praenotionibus habentur,
quos derepente febris expertes hypochondrii et cordis
nec non crurum inferiorumque partium dolor ſubſequitur
et venter intumeſcit, ſolvit hos venae ſectio, quibus ventris fluxus nocebit. Longae namque febres ac vehementes fiunt et tuſſes et flatus et ſingultus. His autem ſolvi

των πόνος ισχυρός ισχίων ή σκέλεων ή πτύου πτύσις ή
οφθαλμών στέρησις επιγίνεται.

η'.

Φαρμάκων δε τρόπους ίσμεν, εξ ών γίνεται, οποία, άσσα.
ου γάρ πάντες ομοίως, αλλ' άλλοι άλλως ευ κείνται
και άλλοθι πρωίτερον ή οψίτερον ληφθέντα διαχειρι-
μοίσιν, οίον ή ξηράναι ή κόψαι ή εψήσαι και τα τοιαύτα.
ευ δε τα πλείστα και οκόσα εκάστω και εφ' οίσι νοσήμασι και οπότε του νοσήματος, ηλικίην, ειδέαν, δίαιταν,
οποίη ώρη έτεος και ήτις και οποίως αγομένη και τα
τοιαύτα.

[159] Των καθαιρόντων φαρμάκων φύσιν τε και
δυνάμεις και ενεργείας περιγράφει νυν ως εν επιτομή και
φησίν, τι δει οράν ημάς εν τω λαμβάνειν αυτά και ενδεί-

incipientibus, vehemens coxendicum vel crurum dolor
aut puris expuitio aut oculorum privatio fupervenit.

VIII.

*Medicamentorum genera novimus, ex quibus, qualia et
quae fiant. Non enim omnia fimiliter, fed alia aliter
probe componuntur. Atque alibi maturius aut tardius
fumpta differunt et praeparationes ipfae, quale eft fic-
care, tundere, coquere et hujusmodi caetera. Plurima
vero praeterea quae huc confideranda veniunt, quaenam
cuique conveniant et quibus in morbis et quo morbi
tempore, aetas etiam, idea, victus, anni quoque tempus quodnam fit et qualiter procedat et hujusmodi
caetera.*

Purgantium medicamentorum naturam, facultates et
effectus hic tamquam per epitomen defcribit et quid nobis
infpiciendum fit ipfa fumpturis pronunciat, etiam indica-

ξεις τινὰς περὶ τῆς καθάρσεως ἐν κεφαλαίῳ παραδίδωσιν,
ἃς ἡμεῖς γε καὶ ἐν τῷ περὶ τῶν καθαιρόντων φαρμάκων
κων δυνάμεως καὶ ἐν τῇ θεραπευτικῇ μεθόδῳ προστεθεί-
καμεν, καὶ ἐν τῷ περὶ τῆς τῶν καθαιρόντων φαρμάκων συνθέσεως διεξοδικῶς γράψομεν. αὐτὸς δὲ νῦν παραινεῖ τοῖς ἰατροῖς εἰδέναι τὰς φύσεις τῶν φαρμάκων καὶ
ἐξετάζειν τὸν καιρὸν, ἐν ᾧ ληπτέον τὸ φάρμακον, καὶ ἐπιβλέπειν τὰς φύσεις τε καὶ κράσεις καὶ τὸ ἔθος καὶ τὴν
ἡλικίαν καὶ τὴν ῥώμην τῶν λαμβανόντων καὶ τὴν ὥραν, πότερον ἰδία ᾖ ἢ καὶ ἀλλοιουμένη διότι. εὑρήσεις τινὰς τὰ φάρμακα εὐκόλως λαμβάνειν δυναμένους, ἄλλους δὲ ἐναντίως,
ὡς καὶ ἄλλους κατὰ μηδὲν ὑπ' αὐτῶν κακουμένους, ἄλλους
δὲ ὑπ' ἐκείνων στρέφεσθαι, ἄλλους δὲ οὕτω διακειμένους, ὡς
οὐδὲ τὴν ἀρχὴν αὐτοῖς χρῆσθαι δύνασθαι, καὶ τὸν στόμαχον αὐτοῦ ἀποστρέφεσθαι καὶ πρὸ χρήσεως ἐκλύεσθαι ῥᾳδίως. εὑρίσκομεν γοῦν ἐν τῇδε τῇ ἐξετάσει τὰ μὲν τῶν φαρμάκων καθ' ὅλης ἐνεργοῦντα τὰς οὐσίας, τὰ δὲ μικτὸν ἐν
τῇ οὐσίᾳ τὴν δύναμιν ἔχοντα καὶ διπλῆν ἐνέργειαν ἀποτε-

tiones quasdam paucis tradit, quas nos etiam in libro de
purgantium medicamentorum facultatibus et in opere de
medendi methodo addidimus; etiam in operibus de purgantium medicamentorum compoſitione copioſe ſcripturi
ſumus. At nunc auctor medicos hortatur, quo noſcant
medicamentorum naturam et per opportunum tempus quo
medicamentum aſſumendum ſit ſcrutentur et accurate
conſiderent eorum qui id aſſumunt, naturas, temperamenta, conſuetudinem, aetatem, robur virium et anni
tempeſtatem, utrum propria aut ab aſſumendo alienata ſit.
Quapropter quosdam invenies medicamenta poſſe citra
moleſtiam aſſumere, alios vero contra: ut etiam alios
qui nullum ab ipſis malum percipiant, alios autem ita
affectos, ut neque initio ipſis uti queant et eorum ſtoma-
chus ita averſetur, ut etiam ante uſum prope exſolva-
tur. Itaque invenimus hoc in examine medicamenta
quaedam quae tota ſubſtantia agunt; quaedam vero mixtam
ın ſubſtantia facultatem ſortiuntur et duplicem actionem

λοῦντα, καὶ ταῦτα οὕτως ἐναργῶς ἐνίοτε, ὡς καὶ τὰ ἐναντιώ-
τατα ὑπ᾽ αὐτῶν γίγνεσθαι καὶ τοῦτο θαυμαστὸν τοῖς ὁρῶ-
σιν εἶναι. καὶ γὰρ ὁ τῆς κράμβης χυλὸς ἐκταράσσει τὴν κοιλίαν, τὸ δὲ λάχανον αὐτὸ ἡ κράμβη ἀπέχει, καὶ τἄλλα
πολλὰ κατὰ τοῦτον τὸν τρόπον. διαχειρισμοὺς δὲ λέγει τὰς
τῶν φαρμάκων οἰκονομίας τε καὶ παρασκευὰς καὶ συνθέ-
σεις καὶ δόσεις. ἀγωγὴν δὲ, ὡς ἐν τῷ πρώτῳ τῶν ἐπιδημιῶν, τὴν κατάστασιν ὠνόμασε τοῦ περιέχοντος, ὅτι τῷ περιέχοντι συνεξαλλοιοῦται τὰ τῶν ζώων σώματα· διὸ παραινεῖ καὶ ταύτην ἡμᾶς ἐπιβλέπειν.

θ'.

Ζωίλῳ τῷ παρὰ τὸ τεῖχος ἐκ βηχὸς πεπείρης πυρετὸς ὀξὺς
καὶ προσώπου ἔρευθος καὶ κοιλίη ἀπολελαμμένη, πλὴν
πρὸς ἀνάγκην. πλευροῦ ὀδύνη ἀριστεροῦ καὶ οὖς κατ᾽
ἴξιν ὀδυνῶδες πάνυ καὶ κεφαλὴ οὐ τοσούτῳ. πτύων διὰ
παντὸς ὑπόπυον ἐνόσει. ἀλλὰ τὰ ἄλλα ἐκρίθη καὶ κατ᾽
οὖς ἐῤῥάγη πῦον πολὺ, περὶ ὀγδόην ἢ ἐνάτην, αἱ δὲ ἀρ-

perficiunt. Haecque ita dilucide interdum, ut et quae
maxime contraria funt operentur, idque confpicientibus
admirationem advehunt. Etenim braſſicae ſuccus alvum
perturbat, olus autem ipſum braſſicae contrarium et alia
multa hoc modo efficit. Diſpenſationes autem medicamentorum appellat adminiſtrationes, praeparationes, com-
poſitiones et doſes, curandique rationem ut in libro epidemiorum primo ambientis ſtatum nominavit, quo qnia
ambiente animalium corpora commutantur, propterea etiam
ipſum nos conſiderare adhortetur.

IX.

Zoilo juxta murum ex matura tuſſi febris acuta ſuborta
eſt et faciei rubor alvusque praeterquam ad neceſſitatem
intercepta, lateris ſiniſtri dolor et auris e directo magnopere dolebat, ſed caput non tantopere. Spuens
purulentum ſemper aegrotabat. Sed alia judicata ſunt
et ad octavum aut nonum diem ex ore pus copioſum

καὶ τῆς ἐνάτης ὀγδόης τοῦ ὠτός. οὐκ οἶδα ὅπως ἄνευ
ῥίγεος ἡ κρίσις. ἵδρωσε κεφαλὴν κάρτα καὶ οὗτος ἐμπε-
δοτίμη ξύγκαυσος καὶ ἀριστεροῦ πλευροῦ. ἄνω ἅμα ὠτὶ
ἀνωδύνη μάλιστα [160] κατ᾽ ὠμοπλάτην. ἀτὰρ καὶ ἔμπροσθεν πτύελα πολλὰ, κατ᾽ ἀρχὰς πινέντα ἀνθηρὰ καὶ
ἀμφὶ ἑβδόμην ἢ ὀγδόην, ἔπειτα ἐπίπονα, κοιλίη ἐστή-
κει μέχρις ἀμφὶ ἐνάτην καὶ δεκάτην, ἡ ὀδύνη ἀπέσβη,
οἴδημα ἀνίει καὶ ἱδρώτια ἐγένετο, οὐ μὴν ἔκρινε. δῆλα
δὲ ἦν καὶ ἄλλοισι καὶ τῇ ἐξόδῳ. περὶ γὰρ ἀρχομένην
τὴν τοῦ ὠτὸς ὀδύνην καὶ ἡ γαστὴρ ἀπεταράχθη. ἐῤῥάγη δὲ ἐκ τοῦ ὠτὸς ἐνάτῃ καὶ ἐκρίθη τεσσαρεσκαιδεκάτῃ
ἄνευ ῥίγεος ἡ νόσος τῇ αὐτῇ ἡμέρᾳ. ἀτὰρ καὶ τὸ πτύελον λαυρότερον εἴη, ἐπεὶ τὸ οὖς ἐῤῥάγη καὶ πεπειρότερον.
ἱδρῶτας δὲ καὶ ἕρπητα ἐπὶ πολὺν χρόνον τῆς κεφαλῆς
ἐγένοντο. ἐξηράνθη ὡς τρίτῃ, ὁπόσα ἀσήμως ἀφανίζεται
δύσκριτα καὶ οἷον τῇ τοῦ Πολεμάρχου παιδίσκῃ ἐρυσίπελας.

---

erupit. Ad noni vero principia auris dolor ceſſavit;
haud ſcio quomodo ſine rigore judicatio facta eſt.
Caput valde ſudavit aurisque et lateris ſiniſtri ſtabilis
erat quidam ardor. Superne una cum aure ad ſca-
pulas praecipue dolor ſedatus eſt. Sed et ante ſputa
multa ab expuitionis initio et circa ſeptimum aut octavum diem florida rejecta ſunt, deinde laborioſa. Alvus adusque nonum et decimum diem reſtitit, dolor
exſtinctus eſt, tumor remittebat, parvique ſudores fiebant,
non tamen decernebant. Sed manifeſta erant tum ex
aliis tum ex ſeceſſu judicia. Incipiente ſiquidem auris
dolore, venter perturbatus eſt, nono autem die ex aure
pus erupit et morbus absque rigore decimo quarto eodem ipſo die judicatus eſt. Quin et ſputum copioſius
et magis coctum procedebat, ubi ex aure pus erupit.
Sudores autem et ſerpentia ulcuſcula ad multum tempus in capite creabantur, quae tertio die reſiccata ſunt.
Quaecunque non ſignificata diſparent, male decernunt,
quemadmodum ancillae Polemarchi eryſipelas.

Ed. Chart. IX. [160.]

Τῶν τοιούτων καὶ τηλικούτων συμπτωμάτων συνδρομὴ
ἦν τῶν παρωτίδων σημαντική. εἰκὸς γὰρ ἦν ἐν τῷ ὀξεῖ
πυρετῷ, κεφαλαλγίᾳ, προσώπου ἐρεύθῳ, κοιλίος ἐπισχέσει,
ὑποχονδρίου ὄγκῳ τε καὶ τάσει, τὴν τῶν παρωτίδων ὕλην
ἄνω φέρεσθαι. συμφωνεῖ δὲ ταῦτα τοῖς ἐν τῷ προῤῥητικῷ
γεγραμμένοις, δι᾽ ὧν προγινώσκει τὰς παρωτίδας ἔσεσθαι.
τὰ κωματώδεα, ἀσώδεα, ὑποχόνδρια ὀδυνώδεα, αἱματώδεα
μικρὰ, ἐν τούτοισι τὰ παρ᾽ οἷς ἐπανίστανται. πρόσθεν δὲ
καὶ τὰ περὶ πρόσωπον, καὶ μετ᾽ ὀλίγα ὑποχονδρίου σύντασις μετὰ κώματος ἀσώδους καὶ κεφαλαλγίης, τὰ παρ᾽ οὖς
ἐπιῤῥεῖ. καὶ πάλιν, τὰ κωματώδεα, ἀσώδεα, ὀδυνώδεα ὑποχόνδρια, θαμινὰ, σμικρὰ πτύοντα. τὰ παρ᾽ οὖς ἐπάρματα,
κωματώδεες, ἀλλὰ καὶ ἡ τῶν παρωτίδων ὕλη εἰς τὸν πνεύμονα μεταφερομένη τῇ ῥώμῃ τῆς φύσεως ἀπωθείθη, ὥσπερ
ἐν ταῖς Κωακαῖς ἐῤῥέθη διὰ τούτων· τὰ παρ᾽ οὖς λαπάσ-
σει βηχέα μετὰ πτυαλισμῶν ἰόντα. ὃ δὲ λέγει, τὴν κοιλίαν
ἀπολελαμμένην, σημαίνει τὴν ἐπεσχημένην, ὥς φησιν ἐν τῷ

Talium ac tantorum fymptomatum concurfus parotidas portendebat. Confentaneum fiquidem erat in acuta
febre, capitis dolore, faciei rubore, alvi fuppreſſione,
hypochondrii tum tumore tum tenſione, parotidum materiam furfum vehi. Haec antem iis funt confona quae
in prorrhetico fcripta funt, quibus parotidas fore praeco-
gnofcit, foporofa, faftidiofa, dolentia hypochondria, parce
fanguinea, quae ad aurem in tumorem affurgunt. Ad haec
prope aures anteriores faciei partes tument. Atque paulo
poft: hypochondrii contentio cum fopore faftidiofo et capitis dolore ad aures affluunt. Rurfum etiam: comatofa,
naufeabunda, dolentia hypochondria, denfa ac pauca ex-
puentia ad aurem tumores, comatofi. Quin etiam parotidum materia in pulmonem translata naturae robore expulfa eft, ut in Coacis pronunciatum eft. Quas ob res
aurium tumores evacuat tuſſis cum falivatione. Quod
vero dicit: Interceptam alvum, fuppreſſam fignificat, ut
in prorrhetico pronunciat: Ventres intercepti, pauca vero

προρρητικῷ, κοιλίαι ἀπολελαμμέναι, σμικρὰ δὲ μέλανα σπυ-
ραθώδεα πρὸς ἀνάγκην χαλῶσαι καὶ τὸ, οἱ κεφαλαλγικοὶ
κατόχως παρακρούοντες, κοιλίης ἀπολελαμμένης, ὄμμα θρα-
σύοντες, ἀνθηρὰ, ὀπισθοτονώδεες γίνονται, καὶ οἱ ἐν πυρετοῖσιν ἐφιδροῦντες κεφαλαλγέες, κοιλίης ἀπολελαμμένης,
σπασμώδεες. καλεῖ δὲ καὶ ἀπολελαμμένους ἐν ταῖς Κωακαῖς,
ὧν ἡ κοιλία ἐπίσχεται, ἔνθα φησὶ, ἀπολελαμμένοι ἐφιδροῦντες, οὖρα τουτέοισι τὸ θολερὰ, πνεῦμα καὶ τὸ γονοειδὲς
διελθὸν, λύγγα σημαίνει. κατὰ τὴν αὐτὴν ἔννοιαν εἶπεν ἐν
τῷ προρρητικῷ, τὰ σῖτα ἀπολελαμμένα, τοὺς ἀπεσχημένους
τὴν γαστέρα σημαίνων. διὸ προσέθηκε, πλὴν πρὸς ἀνάγκην,
τουτέστι μετὰ τοῦ πραγματεύεσθαί τι τὸν ἰατρὸν ἢ διὰ κλυστῆρος ἢ διὰ βαλάνου. τὸ γὰρ πρὸς ἀνάγκην τοιοῦτόν τι
σημαίνει. ἤθροισε γοῦν ἐνταῦθα συμπλοκὴν τῶν διαθέσεων
ἐκ τῆς τῶν οὐχ ὁμογενῶν συνδρομῆς. περὶ δὲ τῶν πτυέλων
τῶν ἀνθηρῶν ἐρρέθη ἡμῖν κατὰ τὸ πρόσθεν ὑπόμνημα.
ὃ δὲ λέγει νῦν ἐπίπονα, σπάνιόν ἐστιν. εἴωθε γὰρ λέγειν τὸ
ἐπιπόνως φέρειν, ὡς ἐναντίον τοῦ ῥηθέντος ἐν [161] τοῖς

nigra, globulofa ad necefsitatem emiffa. Et illud: *Cephalalgia cum catocho laborantes, delirantes, alvo intercepta, oculos ferocientes, floride in opifthotonum incidunt, quique in febribus exudantes dolore capitis afficiuntur, alvo intercepta, convulfione prehenduntur.* At etiam
interceptos vocat in Coacis, quorum alvus retinetur.
Hic, inquit, *intercepti, leviter exudantes, his urinae turbidae flatus et geniturae effluvium, fingultus fignificant.*
Ad eundem fenfum in prorrhetico: *cibos interceptos, re-
tentos in ventre cibos fignificat.* Propterea addidit, *praeterquam propter necefsitatem,* hoc eft opitulante aliquantulum medico vel clyftere et glande. Illud enim, *propter
necefsitatem,* tale quid denotat. Colligit itaque hic affectionum complexum ex rerum minime homogenearum
concurfu. De floridis autem fputis a nobis in fuperiori
commentario enunciatum eft. Quod vero modo dicit cum
magna difficultate rarum eft. Confuevit namque dicere
difficulter ferre, ut contrarium ejus pronunciatum in

Ed. Chart. IX. [160.]

ἀφορισμοῖς εὐφόρως φέρειν καὶ ὅμοιον τῷ ἐν τῷ πρώτῳ
τῶν ἐπιδημιῶν δυσφόρως ἔχειν, ὡς ὅταν λέγει, καὶ οἱ πλεῖστοι διῆγον ἐπιπόνως, σημαίνων τὰ συμπτώματα τοῖς πλείστοις τῶν καμνόντων ἐπιπόνως συμβῆναι, ὥστε οὐ ῥᾳδίως
ἀνέχεσθαι. οὐκ ἀνομοίῳ δὲ λόγῳ φαίνεται καὶ ἐν τῷ προρ-
ῥητικῷ γεγράφθαι, καὶ οὖρα δ' ἐπίπονα πονηρὸν, ἵνα
σημαίνῃ τὰ μετὰ πόνου ἐκκρινόμενα. ὁπόσα δὲ ἀσήμως
ἀφανίζεται, δύσκριτα, εἶπε, διότι εἰ μέγα τι καὶ ἰσχυρὸν
νόσημα μέλλοι παύεσθαι, χρὴ προηγεῖσθαι τῆς λύσεως αὐτοῦ τὰ σημεῖα, ἃ λυτήρια καλεῖται. ταῦτα δὲ εἰσὶν οἱ
ἱδρῶτες χρηστοὶ δι' ὅλου τοῦ σώματος γενόμενοι ἢ πλῆθος
οὔρων ἢ διαχωρημάτων ἢ ἐμέτων ἢ αἱμορῥαγία ἐκ ῥινῶν
ἢ τις ἄλλη κένωσις αἵματος, οἷον ἐξ αἱμορῥοΐδων ἢ ὑστερῶν
ἢ εἰς τοὺς ὑπὸ τοῖς ὠσὶν ἀδένας ἢ εἰς ἄλλα μόρια ἄκυρα
ἢ εἰς τὰ ἄρθρα ἀποσκήμματα. μηδενὸς δὲ τῶν σημείων
ἐπιφανέντος, τὸ μὲν νόσημα πεπαῦσθαι ἔδοξε, ὑποτροπιάζει
δὲ οὐ μετὰ πολλά. διὸ εἶπεν ἐν τῷ προγνωστικῷ, ὁκόσοισιν οἱ πυρετοὶ παύονται, μήτε σημείων γινομένων λυτηρίων

aphorismis loquuti, *facile ferre;* ac perſimile eſt illi qui
in primo epidemiorum ſcribitur difficulter ſe habere, ut
quum dicit, *plurimi laborioſe degebant,* ſignificans ſymptomata plurimis aegrotantibus laborioſe contigiſſe, ut
non ea facile ferrent. Non diſſimili ratione in prorrhetico
ſcripſiſſe videtur: *atque urinae difficiles, malum,* ut
ſignificet eas cum labore excerni. Quaecunque vero ſine
ſigno evaneſcunt, inquit, quoniam ſi tum magnus
tum vehemens morbus ceſſaturus eſt, ſed ſolutionis
ipſius ſigna, quae ſolutoria vocantur, praecedant oportet.
Haec autem ſunt utiles ſudores per univerſum corpus
effuſi aut urinarum aut dejectionum aut vomituum copia
aut e naribus haemorrhagia aut alia quaedam ſanguinis
evacuatio, vel utero vel auribus in glandulas aut alias
in partes ignobiles aut in articulos decubitus. Nullo autem apparente ſignorum, morbus quidem ceſſaſſe viſus
eſt, ſed non multo poſt revertitur. Propterea in prognoſtico protulit: *Quibuscunque febres ceſſant, ſolutoriis*

μήτε ἐν ἡμέρῃσι κρισίμοισιν, ὑποστροφὴν προσδέχεσθαι
χρὴ τουτέοισιν, ὡς ἐν τῷ δευτέρῳ τῶν ἀφορισμῶν, τοῖσι
μὴ κατὰ λόγον κουφίζουσιν οὐ δεῖ πιστεύειν, οὐδὲ φοβεῖ-
σθαι λίην τὰ μοχθηρὰ γινόμενα παρὰ λόγον. ὅθεν ὁ τοῦ
προρρητικοῦ συγγραφεὺς λέγει, τὰ ὀλέθρια ἀσήμως ῥᾳστω-
νήσοντα, θάνατον σημαίνει. αἱ τοίνυν λύσεις τῶν νοσημάτων, ἵνα ὦσι πισταὶ καὶ βέβαιαι, δέονται δαψιλῆς τινὸς ἐκκρίσεως ἢ ἀποστάσεως ἐπιφανοῦς. εἰ δὲ μὴ, συμβαίνειν
εἴωθε τὰ ἐν τῷ προρρητικῷ γεγραμμένα τόνδε τὸν τρόπον, τὰ ἐπώδυνα ἀκρίτως καταμολυνθέντα φλαῦρα, ἐπειδὴ
τὰ καταμολυνθέντα τὴν κατὰ βραχὺ λύσιν ἐνδείκνυται. καὶ
τάδε, δίψα παραλόγως λυθεῖσα ἐν ὀξέσι κακόν. καὶ τό,
πλευροῦ ἄλγημα ἐπὶ πτύσεσι χολώδεσι ἀλόγως ἀφανισθὲν
ἐξίσταται. καὶ τὸ ἐν Κωακαῖς, τὰ ἐν πονηροῖσι σημείοισι
κουφίζοντα καὶ τὰ ἐν χρηστοῖσι μὴ ἐνδιδόντα δύσκολα.
καὶ λέξει αὐτὸς προελθὼν, τὰ οἰδήματα παραλόγως ῥηΐζον-

fignis non apparentibus, neque diebus criticis, iftas reverti
expectemus oportet, ut in fecundo aphorismorum: Nullam his morbis praeftare fidem oportet qui non fecundum
rationem levant: neque admodum metuere quae perniciofa praeter rationem contingunt. Unde auctor prorrhetici
perniciofa appellat, quae nullo edito figno levarunt, mortem portendunt. Ut itaque morborum folutiones certae
ac fecurae fint, copiofam quandam excretionem aut manifeftam feceffionem defiderant. Quodfi haec non eveniant,
accidere folent quae in prognoftico hoc modo fcripta funt:
Quae dolentia non critice fenfim folvuntur, malae. Quia
quae mollefcunt, brevi futuram folutionem indicant. Haec
etiamnum: Sitis praeter rationem foluta in acutis morbis malum. Id quoque: Qui lateris dolor in acutis biliofis praeter rationem evanuerit, mentis alienationem indicat. Illud enim in Coacis: Quae in pravis fignis levant, quaeque in utilibus non remittunt, difficilia. Ipfe
quoque procedens dicturus eft: Qui tumores praeter rationem facile evanefcunt, adulterinum. Quin et in hu-

τα κίβδηλον. καὶ ἐν τῷ τέλει τούτου τοῦ μορίου, κακοηθέστερα, τὰ ἀφανιζόμενα ἐξαίφνης. ταῦτα δὲ ὅτε σημαίνει
αὐτὸς χωρὶς σημείων ἤτοι ἐκκρίσεως ἢ πέψεως γίγνεσθαι. πρῶτον
μὲν λέγει ἀφανίζεσθαι, εἶτα δὲ καὶ ἐξαίφνης καὶ παραλόγως
καὶ ἀλόγως καὶ ἄνευ προφάσεως καὶ μὴ κατὰ λόγον καὶ ἀκρίτως καὶ ἀσήμως. φέρεται δὲ ὑπ' αὐτοῦ τὸ ἀφανίζεσθαι
καὶ περὶ τῶν παρὰ φύσιν ὄγκων, ὡς περὶ τῶν παρωτίδων
λαπάσσεσθαι, τουτέστι προστέλλεσθαι καὶ ἀφανίζεσθαι.
ἀλλὰ καὶ ἔθος αὐτοῦ τὴν κατὰ τὸ λαπάσσεσθαι φωνὴν ἐπὶ
πάντα τὰ ὁποσοῦν προστελλόμενα φέρειν, ἐπειδὴ κενότερα
γίνεται. καὶ ἐν τῷ προγνωστικῷ εἶπεν γαστέρα λαπάττειν,
τουτέστι κενοῦν καὶ προστέλλειν τὰ· τῆς γαστρὸς οἰδήματα.
χρῆται δὲ πρὸς τὸ τοῦτο σημαίνειν μὴ μόνον ταύταις ταῖς
φωναῖς, ἀφανίζεσθαι, κουφίζεσθαι, ῥήϊζεσθαι, λαπάσσεσθαι,
μωλύνεσθαι, ῥᾳστωνῆσαι, κριθῆναι, λυθῆναι, ἀλλὰ καὶ ἄλλαις πολλαῖς.

---

jus fectionis fine: *Quae deteriora derepente evanefcunt.*
Haec autem ipfe profert quum fine fignis vel excretione
vel coctione fieri fignificat.   Imprimis quidem evanefcere
dicit, deinde vero et derepente et praeter rationem et
absque ratione et fine manifefta caufa; non fecundum
rationem, citra judicium et citra figna.   Evanefcere autem
ab ipfo etiam effertur de tumoribus praeter naturam, ut
de parotidibus vacuari, mollefcere, hoc eft remitti et
evanefcere.   Verum et ipfius eft confuetudo hanc vocem
λαπάσσεσθαι, hoc eft remitti et evanefcere, proferendi de
omnibus quae quomodocunque remittuntur, quandoquidem magis vacuantur.   In prognoftico quoque dixit ventrem λαπάττειν, hoc eft vacuare et ventris tumores repri-
mere.   Utitur autem, ut fignificet non folum his vocibus
evanefcere, levari, facile diffipari, mollefcere, remitti,
roborari, judicari, folvi, fed et plerisque caeteris utitur.

ι'.

[162] Οἱ ἐπὶ βουβῶσι πυρετοὶ κακὸν, πλὴν τῶν ἐφημέρων, καὶ οἱ ἐπὶ πυρετοῖσι βουβῶνες κακίονες, ἐν τοῖσιν
ὀξέσιν ἐξ ἀρχῆς παρακμάσαντες.

Πολλαὶ ἴσως δόξειεν εἶναί τινι αἱ διαθέσεις τῷ πλήθει
τῶν ὀνομάτων ἐξαπατωμένῳ, οἷον βουβῶνες καὶ φύματα καὶ
φύγεθλα καὶ ὀφθαλμίαι καὶ περιπνευμονίαι καὶ πλευρίτιδες
καὶ ἄλλα πολλὰ τῶν ὁμοίως ὀνομαζομένων. ἅπαντα γὰρ
ταῦτα φλεγμοναὶ μέν τινές εἰσι, διαφόρου δ' αὐτῶν ἕκαστον ἔτυχε προσηγορίας. ἔστι γὰρ ὁ μὲν βουβὼν καὶ τὸ
φῦμα καὶ φύγεθλον ἀδένων παθήματα, βουβὼν μὲν ἡ φλεγμονὴ, φῦμα δὲ τὸ ταχέως αὐξανόμενον καὶ πρὸς ἐκπύησιν
ἐπειγόμενον, φύγεθλον δὲ τὸ λεγόμενον φλεγμονῶδες ἐρυσίπελας ἢ
ἐρυσιπελατώδης φλεγμονή. οἱ δὲ χωρὶς ἕλκους ἢ φανερᾶς αἰτίας
τῶν ἀδένων ὄγκοι ὕποπτοι σφόδρα νομίζονται, πλῆθος ση-
μαίνοντες. ὀνομάζουσι δὲ οὕτως ἐξανθέντας ἀδένας.   ἂν

X.

Febres bubonibus obortae, praeterquam diariae, malum.
Bubones vero febribus fuccedentes, fi in acutis flatim
per initia remiferint, deteriores.

Multos fortaſſis aliquis affectus eſſe cenfuerit nominum multitudine deceptus.   Verbi gratia bubones, tubercula, panos, lippitudines, peripneumonias, pleuritidas
et caetera multa fimilibus nominibus donata.   Haec enim
omnia quaedam inflammationes, verum ipforum unumquodque diverfum nomen fortitum eſt.   Bubo namque,
tuberculum, panus glandularum funt morbi.   Bubo etiam
inflammatio.   Tuberculum autem eſt quod cito ad incrementum et fuppurationem procedit.   Panus vero eſt quod
phlegmonodes, eryfipelas aut eryfipelatodes phlegmone
denominatur.   Qui vero oboriuntur glandularum tumores
fine ulcere aut manifeſta caufa, admodum fufpecti ducuntur, qui plenitudinem produut.   Sic autem nominant

Ed. Chart. IX. [162.]

μὲν οὖν οἱ ἐκ τῶν ἀδένων φλεγμονῆς γινόμενοι πυρετοὶ τὴν αἰτίαν ἔχωσι φανερὰν, ἢ καὶ ἐκ τῶν ἐφημέρων ὦσιν, οὐχ ὕποπτοι. οἱ δὲ βουβῶνες οἱ ἐπὶ τοῖς πυρετοῖς κακίω εἰσὶ, ὅτι διὰ τὴν τῶν σπλάγχνων φλεγμονὴν καὶ μεγάλην τῶν χυμῶν σηπεδόνα γίνεσθαι φαίνονται, οἷον καὶ κατὰ τὴν λοιμώδη κατάστασιν τοῖς κακοηθέσι πυρετοῖς ἐπιγίνονται. ἀλλὰ καὶ οἱ τῶν ἀδένων ὄγκοι ἐν τοῖς πυρετοῖς χρονίαν διάθεσιν σημαίνουσιν, ὡς ἐν ταῖς Κωακαῖς γράφεται ὡδὶ πως, ἐν πυρετοῖσι βουβῶνος ἄλγημα νοῦσον χρονίην σημαίνει. συμβαίνει δὲ τοῦτο, ὅτι τῶν κακοηθῶν χυμῶν μεγάλην φορὰν ἔχουσι, ἐξ ὧν μάλιστα, ὡς ἐκ τῆς ὕλης, ὁ πυρετὸς γίνεται. εἰ δὲ ἐξ ἀρχῆς παρακμάζουσι, κακίονες κρίνονται, ὅτι τὰς δυνάμεις ἀσθενεῖς τε καὶ καταβεβλημένας εἶναι μαρτυροῦσι, διὸ εἶπεν αὐτὸς, αἱ ἀποστάσιες, οἷον βουβῶνες, σημεῖον μὲν τῶν τὰ βλαστήματα ἐχόντων, ἀτὰρ καὶ ἄλλων, μάλιστα δὲ περὶ τὸ σπλάγχνα· κακοήθεες δὲ οὗτοι.

---

efflorefcentes glandulas. Enimvero fi febres ex glandularum inflammatione creata manifeftam caufam fortiantur, aut etiam diariae fint, minime fufpectae habentur. Bubones autem febribus fupervenientes, deteriores exiftunt, quod ob vifcerum phlegmonem et magnam humorum putredinem procreari videantur, quales in peftilenti ftatu malignis febribus fuboriuntur. Et vero glandularum tum tumores in febribus diuturnum affectum declarant, ut hoc modo in Coacis fcriptum eft. In febribus bubonis dolor morbum diuturnum fignificat. Id autem accidit quia magnam malignorum humorum copiam habent, ex quibus potiffimum tamquam ex materia febris accenditur. Quod fi ab initio decrefcant, pejores judicantur, quod tum imbecillas, tum proftratas effe vires teftentur. Propterea dixit ipfe, abfceffus veluti bubones fignum quidem effe progreffus habentium ex aliorum vifceribus praefertim infidentium. At hi maligni funt.

ια'.

[163] *Τὰ πνεύματα ὑποχονδρίοισιν ἔπαρσις μαλθακὴ καὶ*
ἔντασις οὐδετέρῃ, ἐπ᾽ αὐτῶν ἄνω στρογγύλων ἐν τοῖσι
δεξιοῖσι, οἷον περιφέρεια ἀποπυητική. ἄλλο μακρότερον ἐπὶ
πλέον, ἄλλο κεχυμένον, ἄλλο κάτω ῥέπον, καὶ ἔνθεν καὶ
ἔνθεν ξύντασις μέχρι τοῦ ὀμφαλοῦ. ἐν πάσῃ τῇ ἄνω
ἵξει, ἢν ἐπανάληται καὶ ἐπίληπται εἰς τὸ περι-
φερές, ἢν μὲν πνεῦμα ᾖ, ἀκρίτως λεπτύνεται θέρμη, ἢν
δὲ τοῦτο διαφύγῃ, ἐς ἐμπύησιν ὁρμᾷ.

Πνεύματα λέγει νῦν τὰς φύσας, αἷς τὰ μόρια τοῦ σώ-
ματος ἐνοχλοῦνται, καθ᾽ ὃ σημαινόμενον πνευματώδεις λέ-
γομεν περὶ τῶν ἐμπεπνευματωμένων καὶ περὶ τῆς πεπνευ-
ματωμένης γαστρός.

ιβ'.

Πυκνὰ πνεύματα, σμικρά, μεγάλα, ἀραιά, ἔξεισιν, ἔξω μέγα,

XI.

Qui flatibus conflictantur cum molli hypochondriorum
tumore et neutrius lateris contentione, iis superne in
dextris rotundum quiddam ac veluti circumferentia
aliqua pure plena, quod modo valde extensum est, modo
vero diffusum, interdum etiam deorsum vergit et utrinque ad umbilicum contentionem facit. Si flatus in ea
quae sursum fit in directum latione, in rotundum quiddam concludatur et veluti comprehendatur, absque judicatione calore attenuatur. Quodsi illud effugerit, ad
suppurationem procedit.

Flatulentos spiritus vocat flatus quibus corporis partes divexantur. Qua significatione flatulentos eos appellamus, quum de inflatis et de inflato ventre loquimur.

XII.

Spiritus densi, parvi, magni, rari. Foras magnus pro-

Ed. Chart. IX. [163.]

ἔσω σμικρόν. τὸ μὲν ἐκτεῖνον, τὸ δὲ καταπεῖγον. διπλῆ
ἔσω ἐπανάκλησις, οἷον ἐπεισημέουσιν, θερμὸν, ψυχρόν.

Αἱ τῆς δυσπνοίας συζυγίαι τε καὶ διαφοραὶ τελεώτερον ἐν τῷ ἕκτῳ εὑρίσκονται γεγραμμέναι. καὶ γὰρ ταῖς τρί-
ταις τετάρτη πρόσκειται, σαφῶς παραλελειμμένη ἐν τῷδε
τῷ δευτέρῳ. οἶμαι δὲ τοῦτο συμβεβηκέναι οὐχ ὑπὸ γραφέως,
ἀλλὰ μᾶλλον ἢ ἀμαθεία ἢ ῥαθυμία τῶν παλαιῶν βιβλιο-
γράφων, καὶ τὸ σφάλμα ἧκεν μέχρι δεύρο. διὸ ἡ διαίρεσις
τῶν δυσπνοιῶν ἐνταῦθα μὲν ἐλλιπῶς, ἐν δὲ τῷ ἕκτῳ τελέως
γέγραπται ὧδέ πως, πνεύματα μικρὰ, πυκνὰ, μεγάλα ἀραιὰ,
μικρὰ ἀραιά· μεγάλα πυπνὰ, ἔξω μεγάλα, εἴσω μικρὰ, εἴσω
μεγάλα, ἔξω μικρά. τὸ μὲν ἐκτεῖνον, τὸ δὲ κατεπεῖγον,
διπλῆ ἔσω ἐπανάκλησις, οἷον ἐπεισπνέουσι, θερμὸν, ψυχρόν.
ταῖς μὲν γὰρ συζυγίαις, ταῖς κατὰ μέγεθος καὶ μικρότητα
καὶ κατὰ πυκνότητα καὶ ἀραιότητα, τὰς ἄλλας δύο προστί-

cedit, intro parvus. Hic quidem protenſus, ille vero
urgens. Duplicata intro revocatio qualis ſuperinſpirantibus, calidus, frigidus.

Difficilis reſpirationis conjugationes ac differentiae
perfectius in ſexto deſcriptae comperiuntur. Etenim tribus quarta adjicitur manifeſte hoc in ſecundo praeter-
miſſa. At id arbitror accidiſſe non auctoris, ſed potius
veterum ſcribarum ignorantia vel negligentia. Et hic
error ad hoc usque tempus pervenit. Propterea diviſio
difficilis reſpirationis hic datur mutilata. In ſexto vero
perfecte hoc modo deſcripta eſt: Spiritus parvi, denſi,
magni rari; parvi rari; magni denſi; extra magni;
intus parvi; intus magni; extra parvi. Alter quidem
extendens, alter vero urgens. Dupla intro revocatio veluti ſuperinſpirantibus, calidus, frigidus. Conjugationibus
enim ſecundum magnitudinem et parvitatem et ſecundum
denſitatem et raritatem; alias duas ſuperaddit, unam qui-

θησι, μίαν ἐν ᾗ μικροτέρα καὶ πυκνοτέρα ἡ ἀναπνοὴ γίνεται, ἑτέραν δὲ, ὅταν μείζων τε ἅμα ἀραιοτέρα τέ ἐστιν.
καὶ πρὸς ταύταις ἄλλην τρίτην, ἐν ᾗ μικροτέρα τε καὶ ἀραιοτέρα, καὶ πρὸς ταύτῃ τὴν τετάρτην, [164] ἐν ᾗ μικροτέρα καὶ πυκνοτέρα ἐστὶν, ἣν ἐνταῦθα παραλειμμένην ὑπὸ
βιβλιογράφου φαμέν. πρόδηλον γὰρ ἐστι, δύο ἀντιθέσεις
ἀλλήλαις συμπλεκομένας τέσσαρας ἀπεργάζεσθαι συζυγίας,
ὅτι μὲν οὖν   *   *
καὶ τούτων ἡ δευτέρα γέγραπται μὲν ἐν τῷ ἕκτῳ, παραλέ-
λειπται δὲ ἐν τῷδε. οὐ γὰρ πρόσκειται τὸ, εἴσω μέγα, ἔξω
μικρὸν, ἀλλὰ θάτερον μόνον εἶδος δυσπνοίας τέτακται. καθ'
ὃ   *   *   *   ζητήσειε δ' ἄν τις
εἰκότως τί δή ποτε κατὰ τὸ προγνωστικὸν περὶ δυσπνοίας
ὧδέ πως γράφει, πνεῦμα πυκνὸν μὲν ἐὸν πόνον σημαίνει ἢ
φλεγμονὴν ἐν τοῖσιν ὑπὲρ τῶν φρενῶν χωρίοισι. μέγα δὲ
ἀναπνεόμενον καὶ διὰ πολλοῦ χρόνου παραφροσύνην σημαίνει, ψυχρὸν δὲ ἐκπνεόμενον ἐκ τῶν ῥινῶν καὶ τοῦ στό-

dem in qua refpiratio minor et denfior, alterum vero
quum et minor et rarior exiftit. His aliam tertiam addit, in qua tum minor tum rarior. Et praeterea quartam,
in qua et minor et denfior eft, quam hic a fcriba praetermiffam effe dicimus. Conftat enim duas oppofitiones
fibi invicem complicatas quatuor conjugationes conftituere.
*   *   Quod itaque   *   *
*   *   *   et harum fecunda defcripta
quidem in fexto, in fecundo vero praetermiffa. Non enim
adjicitur intro magnus, extra parvus. Verum alterum
tantummodo difficilis refpirations genus fecundum conftitutum eft, quod   *   *   *   *   *
Inquiret autem cum ratione aliquis quare in prognoftico
de difficili refpiratione hoc modo fcribat; fpiritus denfus
quidem laborem potius fignificat, quam phlegmonem in
locis fupra feptum transverfum pofitis. Si autem magnus
fit fpiritus, isque multo tempore, delirium portendit.
Frigidus autem e naribus et ore exfpiratus admodum jam

Ed. Chart. IX. [164.]

ματος, ὀλέθριον κάρτα ἤδη γίνεται. ὅπου φαίνεταί τριῶν
μόνον δυσπνοιῶν μνημονεύειν, ἢ ἀρκεῖ τοσαύτας εἰδέναι συζυγίας ἐν ταῖς παρὰ φύσιν διαθέσεσιν. * *

* * ὅτι γε πυκνοτέραν ἐργάζεται
πάντως ἡ ὀξυθυμία τὴν ἀναπνοὴν οὐδεὶς ἀγνοεῖ. παρα-
ληψόμεθα οὖν αὐτὴν ἐπὶ τῶν * * *
λέλεκται δὲ περὶ τῆς τοῦ Ἀντιγένους, ὡς ἀσθματώδης ἐγένετο πρὸ τόκου. ἀσθμαίνουσι μὲν γὰρ οἱ πυκνὸν
ἀναπνέοντες καὶ τὸν θώρακα μέχρι πολλοῦ διαστέλλουσι.
τούτου δ' αἰτίαν εἰρήκαμεν ἤδη καὶ οὐ χρὴ *
* * * ἐν ταῖς Κωα-
καῖς * * καὶ τὸ μέγα
ἔξω πνεόμενον, σμικρὸν δὲ εἴσω καὶ τὸ σμικρὸν ἔξω, μέγα
δὲ εἴσω. κάκιστον δὲ καὶ πλησίον θανάτου καὶ τὸ ἐκτεῖνον καὶ κατεπεῖγον δ' ἀμαυρὸν καὶ διπλῆ εἴσω ἀπανάκλησις,
ὁποῖον ἐπεισπνέουσιν * * *
* καὶ φησὶ, τὸ μὲν ἐκτεῖνον, τὸ δὲ κατεπεῖ-

perniciofus eſt; ubi trium duntaxat reſpirationi generum
meminiſſe videtur, aut ſatis eſt tot tantum noſſe conjugationes in iis praeter naturam affectibus. * *

* * Quod vero iracundia denſiorem
omnino efficiat reſpirationem ignorat nemo. Ipſam itaque relinquamus. * * * * *
At de Antigenis uxore dictum, quod ante partum eſſet
aſthmatica. Aſthmate namque laborant, qui denſe reſpi-
rant thoracemque multopere diſtendunt. Hujus rei cauſam jam protulimus, neque pluribus opus eſt. *
* * * In Coacis * *
* * * Et magnus qui foras ſpi-
rando effertur et parvus qui intro, et parvus qui foras,
et magnus qui intro ſpirat. Peſſimus autem et morti
proximus tum extendens tum urgens propter obſcuritatem
et dupla intro revocatio qualis intro reſpirat. *
* * Et dicit alius quidem extendens,
alius vero urgens, ut enunciet alterius partis reſpiratio-

γον, ἵνα λέγει τὰς ἑτέρας μορίου τῆς ἀναπνοῆς διαφορὰς, τὰς κατὰ τὴν κίνησιν ἐν τῇ βραδύτητι καὶ ταχύτητι. ἐκεῖνον μὲν γὰρ τὸ βραδὺ, κατεπεῖγον δὲ τὸ παχὺ, βραδύτης δὲ καὶ ταχύτης ἁπάσης κινήσεως ἀχώριστα. ὃ δὲ λέγει διπλῆ ἔσω ἐπανάκλησις, ἔστιν εἰσπνοῆς ἀνωμάλου δηλωτικόν. ἐπιζητῆσθαι δὲ ἡ αὐτὴ ἀντίθεσις δύναται καὶ ἐπὶ τῆς ἐκπνοῆς, ἣν ὁρῶμεν παραλελειμμένην πρὸς τῶν μεταγραφόντων * * * διπλῆν εἴσω γίγνεσθαι τοῦ πνεύματος ἐπανάκλησιν, ἀλλὰ καὶ προστίθησιν, οἷον ἐπεισπνέουσιν, ἵνα γνῶμεν καὶ περὶ τῆς ἐκπνοῆς ταῦτα λέγεσθαι. μέμνηται δὲ τοῦ τοιούτου πνεύματος ἐν τῷ περὶ διαίτης ὀξέων νοσημάτων εἰπὼν, καὶ πνεῦμα προσπταῖον ἐν τῇ ἄνω φωνῇ πυκνὸν ἢ μέγα λίην * * * * * * * * * * *
θερμὸν, ψυχρόν. αὕτη ἀντίθεσις ἄλλη ἐστὶ τῆς δύσπνοίας. καθάπερ γὰρ μέγα καὶ μικρὸν πνεῦμα καὶ πυκνὸν καὶ ἀραιὸν, οὕτω καὶ θερμὸν καὶ ψυχρὸν ἐκπνεῖται * * * * * * * πολλοὺς μὲν καὶ μακροὺς λήρους καταγράφουσι, τὰ δὲ ἐπίκαιρα

nis differentias, quae fecundum motum eduntur in tarditate et celeritate. Ille namque extendens tardus eft, urgens autem celer. Tarditas et celeritas a nullo motu feparari poffunt. Quod vero dicat, dupla intro revocatio, inaequalem refpirationem declarat. Perquiri autem eadem etiam contradictio poteft, in exfpiratione quam intuemur a fcriba praetermiffam. * * * *
Duplam intro fieri fpiritus revocationem. Praeterea vero adjungit veluti fuper infpirationem, ut nofcamus de exfpiratione etiam haec dici. At hujusmodi fpiritus mentionem facit in libro de acutorum morborum victu his verbis: fpiritus offendens in adfcenfu denfus vel admodum magnus. * * * Calidus, frigidus, alia ipfa eft difficilis refpirationis oppofitio. Quemadmodum enim magnus et parvus fpiritus, denfus et rarus, fic calidus et frigidus exfpiratur. * * *

παραλείπουσιν, ἀλλὰ ἡμεῖς γε   *   *   *
*   *

ιγ'.

[165] Ἰητήριον συνεχέων χασμάτων μακρόπνους. τοῖσιν
ἀπότοισι καὶ μόγις πίνουσι βραχύπνους.

Ἀτμώδους τινὸς καὶ παχέος πνεύματος ἐν τῷ μυώδει
γένει κατειλημμένου χασμῶνται οἱ ἄνθρωποι καὶ σκορδινῶν-
ται καὶ διὰ τοῦτο συνεχῶς ἐπνέουσι. καθαίρεται γὰρ ἐν
ταῖς ἐκπνοαῖς καὶ κενοῦται τὸ τοιοῦτον πνεῦμα. εἰ δὲ μὴ
συνεχῶς τοῦτο πράττῃ τις, ἀλλὰ διὰ μακροῦ χρόνου δῆλόν
ἐστι τὴν προτέραν διάθεσιν μὴ ἔτι ἐνεῖναι καὶ οὕτως ἡ
μακρόπνοια σημεῖον ἰητήριον τῆς χάσμης ἔσται. τὸ γὰρ
μακρόπνουν σημαίνει τὸ διὰ μακροῦ χρόνου γινόμενον, τουτέστι τὸ ἀραιὸν πνεῦμα καὶ τὸ πολὺ, καθάπερ τὸ βραχύπνους δηλοῖ τὸ δι' ὀλίγου, τουτέστι τὸ πυκνὸν καὶ τὸ
μικρόν. ὥσπερ οὖν ἡ κατάληψις πνεύματος, ἥπερ ἐστὶν ἐν

Multas quidem et prolixas nugas deſcribunt, perneceſſa-
ria vero praetermittunt. Verum nos   * * * *

XIII.

*Aſſiduarum oſcitationum medela longa ſpiratio; non, ut
vix bibentibus brevis ſpiratio.*

Vaporoſo quodam et craſſo ſpiritu in muſculoſo genere contento oſcitant homines et pandiculantur et propterea crebro exſpirant. Purgantur enim in exſpirationi-
bus et evacuatur hujusmodi ſpiritus. Quod ſi quis id aſſidue non faciat, ſed longo tempore, patet priorem affectum
non amplius ineſſe et ita longa reſpiratio ſalubre oſcita-
tionis erit ſignum. Longa enim reſpiratio ſpiritum qui
longo tempore editur, hoc eſt rarum et multum ſignificat, quemadmodum brevis reſpiratio ſpiritum qui brevi
tempore educitur, hoc eſt denſum et parvum prodit. Quemadmodum igitur ſpiritus detentio, quae in eo

Ed. Chart. IX. [165.]

τῷ διὰ πλείστου τὴν ἀναπνοὴν ἐπισχεῖν, λυγμοὺς ἰᾶται,
οὕτω καὶ τὰς χάσμας ἰάσεται. τῶν γὰρ ἐναντίων ἐναντία
τὰ ἰάματα. ὁποῖον δέ τι πρᾶγμά ἐστιν ἡ κατάληψις τοῦ
πνεύματος, ἤδη μοι πολλάκις ἐν ἄλλοις εἴρηται. λέγεται δὲ
μακρύπνους ἤτοι μακρὸν ἀναπνέων ἢ διὰ μακροῦ. ἐν δὲ
τοῖσιν ἀπύτοισι καὶ μόγις πίνουσιν ἢ βραχύπνοια ἰητήριον,
τουτέστιν ἡ διὰ βραχέος χρόνου κίνησις τῶν ἀναπνευστι‑
κῶν ὀργάνων, ἥνπερ δὴ καὶ πυκνὸν πνεῦμα καλοῦμεν. ἥπερ
ἅμα αἴτιον καὶ σημεῖον ἰητήριον ὑπάρχει   *   *
ἀλλὰ μὴν αἱ τοιαῦται τῶν ῥήσεων οὐκ ἔκδηλον ἔχουσι τὴν
τοῦ γράψαντος διάνοιαν, ὡς ἂν μὴ προσκειμένου κατὰ τὴν
λέξιν αὐτῶν, ἐπὶ τίνων βούλεται σκέπτεσθαι ταῦτα, διὸ πό‑
τερον τοὺς   *   *   *   *   *
μᾶλλον ἢ οἷς   *   *   *   *   *
     *   *   ὡς ἀναπνεῖν τε ἅμα διὰ μακροῦ καὶ ψυ‑
χρὸν ἐκπνεῖν   *   *
ὅτε μὲν γὰρ ὁ νόσων ἀφίεται τῆς τοῦ ψυχροῦ ἀέρος
εἰσπνοῆς διὰ τὸ διακαές, τὸ τὰ ἐνδοτέρω μόρια ἐνοχλοῦν, καὶ
αἰτεῖ αὖ περιστέλλεσθαι, διὰ τὸ τῶν ἐξωτέρω μερῶν ψῦχος,

confiftit, ut multo tempore refpiratio contineatur, fingul‑
tum fauat, fic et ofcitationes fanabit.   Contrariorum
namque contraria funt remedia.   Quid vero fit detentio
jam alibi faepius a nobis dictum eft.   Prolixe fpirans di‑
citur, qui prolixe aut longo tempore fpirat.   Impotis au‑
tem ex vix bibentibus brevis fpiratio falubris, qui fcili‑
cet brevi tempore fit fpirabilium organorum motus, quem
fane et denfum fpiritum vocamus, qui fimul et caufa et
fignum falubre eft.   *   *   Verum
tamen hujusmodi affertiones auctoris mentem apertam non
habent, nifi addito ipforum textu, in quibus natura velit
haec obfervari.   Propterea utrum   *   *   *
     *   magis quam hos   *   *   *
     *   ut fimul refpiretur longo tempore et frigi‑
dum exfpiretur   *   *   *   *   *
     *   Quod enim aegrotus ceffet a frigidi aëris
refpiratione propter fervorem interiores partes infeftantem

Ed. Chart. IX. [165. 166.]

θανατώδης ἡ νόσος εἶναι νομίζεται, καὶ τοῦτο μάλιστα εἴη, εἰ μὴ κατὰ τὴν ἀρχὴν τοῦ παροξυσμοῦ τοῦτο συμβαίνει.

ιδ'.

Κατ' ἴξιν καὶ πλευρῶν ἔντασις ὀδυνώδης καὶ ἐντάσιες ὑποχονδρίων καὶ σπληνὸς ἐπάρσιες, ἐκ ῥινῶν ῥήξιες.

[166] Τοῦτο ὅμοιόν ἐστι τῷ ἐν τῷ ἕκτῳ τῶν ἐπιδημιῶν εἰρημένῳ, κατ' ἴξιν καὶ πλευρέων ὀδύνη καὶ συντάσιες ὑποχονδρίων καὶ σπληνὸς ἐπάρσιες καὶ ἐκ ῥινῶν ῥήξιες καὶ ὦτα κατ' ἴξιν, τούτων τὰ πλεῖστα ταῦτα καὶ ἐς ὀφθαλμούς. πλὴν ὅτι ἐκεῖ πρόσκειται τὸ τῶν ὤτων καὶ τῶν ὀφθαλμῶν, διότι καὶ ταῦτα μόρια ὥσπερ καὶ τὰ ἄλλα ὑποπίπτει τῶν κατ' ἴξιν. καὶ γὰρ ἐξ ἑαυτῶν εἰς ἕτερα γίνεται ἀπόθεσις κατ' εὐθυωρίαν καὶ ἕτερα μόρια πάσχοντα εἰς τὰ ὦτα ἢ τοὺς ὀφθαλμοὺς ἀποσκήπτει. ὥσπερ καὶ ἄρτι

et petat protegi propter exteriorum partium frigus, letalis morbus effe cenfetur, idque maxime fuerit, nifi initio paroxysmi id accidat.

XIV.

E directo etiam laterum contentio dolorofa et hypochondriorum contentiones, tum lienis extuberationes tum fanguinis e naribus eruptiones fieri debent.

Hic textus fimilis eft textui qui in fexto epidemiorum pronunciatur. *E directo etiam et laterum dolor et hypochondriorum contenfiones et lienis tumores et e naribus eruptiones et horum quam plurima ad aures et oculos fecundum rectitudinem oboriuntur.* Praeterquam quod eo loci addit quae auribus et oculis oboriuntur, cur et hae partes, ut et caeterae fubmittant fecundum rectitudinem. Etenim ex ipfis ad alia fit depofitio fecundum rectitudinem et aliae partes affectae in aures aut oculos definunt. Quemadmodum et nuper parturientem nec fatis abunde

τεκοῦσαν καὶ μὴ ἀρκούντως καθαιρομένην πυρετὸς ἔλαβεν
ὀξὺς καὶ ἐκ τῆς ὅλης ἀριστερᾶς χειρὸς ἐξωγκωμένης εἰς τὸν
ἀριστερὸν ὀφθαλμὸν ἀπόθεσις ἐγένετο, ἣ πρὸς τῶν ἰατρῶν
ἀμελουμένη πᾶσαν τὴν κόρην ἐδαπάνησε καὶ τὴν τοῦ
ὀφθαλμοῦ χρῆσιν ἀπ᾽ αὐτῆς τῆς ἀναφορᾶς ἀφῃρέθη. ἔπειτα δὲ καὶ τὰ κῶλα πάντα καὶ τὰ γούνατα καὶ οἱ πόδες
αὐτοὶ ἐξωγκώθησαν καὶ διὰ τὴν τοῖ πυρετοῦ ὀξύτητα κατὰ
τὸ σῶμα, μάλιστα δὲ πρὸς τὸν ταρσὸν καὶ τὰ σκέλη ἐξάν-
θησάν τινα καὶ μόγις διὰ τῶν οὔρων καὶ διαχωρημάτων
πολλῶν, τοῦ θέρους εἰσβαλόντος ἐσώθη. τουτὶ δὲ τὸ παράγγελμα, τὸ κατ᾽ ἕξιν, ἐστὶν ἐν τῇ ἰατρικῇ θρυλούμενον
καὶ εἰκότως γε   *   *   *   *   καὶ
διὰ ταῦτα ἐν τῷ προῤῥητικῷ ψέγονται τὰ ἀνάπαλιν αἱμοῤῥαγέοντα, οἷον ἐπὶ σπληνὶ μεγάλῳ ἐκ δεξιοῦ ῥέειν καὶ τὰ
καθ᾽ ὑποχόνδριον ὡσαύτως   *   *   *
*   *   *   καὶ ἐν Κωακαῖς, τὸ ἀνάπαλιν αἱμοῤῥαγέειν πονηρόν.   *   *

---

purgatam invafit febris acuta et ex tota finiftra manu
tumefacta in finiftrum oculum depofitio erat, quae a medicis neglecta totam pupillam confumpfit et oculi ufum
ex mali furfum ad eum translatione perdidit. Poftea vero
ea membra omnia et genua et pedes ipfi tumuerunt et ob
febris acutiem corpus obfidentis praefertim ad tarfos et
crura quaedam papulae effloruerunt et vix per urinas et
multas dejectiones, accedente aeftate, incolumis invafit.
At hoc praeceptum quod fecundum rectitudinem eft in
medicina celebratur et merito fane   *   *
*   *   *   Propterea in prognoftico improbantur contraria fanguinis profluvia, quale in liene
magno ex dextro latere erumpit et quod ex hypochondrio fimiliter   *   *   *   *   Etiam
in Coacis, non e directo haemorrhagia malum.   *
*   *   *

ιε'.

Τὰ καταλιμπανόμενα μετὰ κρίσιν ὑποστρωφώδεα.

Ἡ αὐτὴ ῥῆσίς ἐστι καὶ ἐπὶ τῷ τέλει τοῦ πρώτου
τμήματος ὡδὶ, οἷσιν ἐγκαταλείπεται, βεβαιόταται ὑποστροφαὶ καὶ τάχισται καὶ ἐν τῷ δευτέρῳ τῶν ἀφορισμῶν, ἣν
ὑπερβησόμεθα, διὰ τὸ προεξηγήσασθαι.

ιζ'.

Τὸ γοῦν πρῶτον σπληνῶν ἐπάρσιες. ἢν μὴ ἐς ἄρθρα τελευτήσῃ, αἱμορῥαγία γίνεται.

[167] Ἡ αἱμορῥαγία πολλάκις καὶ τοὺς σπληνὸς ὄγκους
καὶ τὰς τῶν ὑποχονδρίων τάσεις λύει, ἢν μὴ ἀπόσκημμα εἰς
ἄλλα μόρια γένηται. ὀνομάζουσι δὲ ἀποσκήμματα, ὅταν χυμοί τινες ἐνοχλοῦντες πρότερον ἑτέρῳ μορίῳ καταλιπόντες
ἐκεῖνο εἰς ἕτερον μεταστῶσιν. παρ᾽ Ἱπποκράτει δὲ περὶ

XV.

Quae poſt criſin relinquuntur, recidivas invehunt.

Eadem quoque habetur ſententia in primae ſectionis
fine ita pronunciata: *Quibus relinquuntur, recidivae cer-
tiſſimae ac citiſſimae.* In ſecundo etiam aphorismorum,
quam praetermittimus, quod jam explicata fuerit.

XVI.

*Primum itaque lienis tumores; niſi in articulos deſierint,
ſanguinis e naribus fit eruptio.*

Haemorrhagia ſaepenumero tum lienis tumores, tum
hypochondriorum contentiones ſolvit, niſi in alias partes ſiat humorum decubitus.   Humorum autem decubitus nominatur, quum humores quidem alteri parti prius
moleſti et illa relicta in alteram migraverint.   Apud
Hippocratem vero de humorum a liene ad hepar et con-

τῆς τῶν χυμῶν ἐκ τοῦ σπληνὸς εἰς τὸ ἧπαρ καὶ πάλιν ἐκ
τοῦ ἥπατος εἰς τὸν σπλῆνα διαδέξεως γέγραπται τάδε· αἱ
διαδέξιες τῶν ὑποχονδρίων ἐξ οἵων εἰς οἷα ἀλλοιοῦσι καὶ
τῶν σπλάγχνων τῶν φλεγμονῶν οἷα δύναται, εἴτ᾽ ἐξ ἥπατος
σπληνὶ καὶ τἀναντία καὶ ὅσα τοιαῦτα. ἐν δὲ τοιαύτῃ δια-
δοχῇ ἴσμεν ἐπικινδύνους εἶναι τὰς εἰς ἧπαρ ἐκ σπληνὸς,
ἀκινδύνους δὲ ἐφ᾽ ἥπατος εἰς σπλῆνα.

ιζ.

Ἡ ὑποχονδρίου δεξιοῦ ἔντασις, ἢν μὴ διεξοδεύσῃ οὖρα.
αὕτη γὰρ ἡ κατάληψις ἀμφοῖν καὶ ὑποστροφαί.

Αὕτη ἡ ῥῆσις τελεώτερον γέγραπται ἐν τῷ ἕκτῳ τῶν
ἐπιδημιῶν ὡδί· τὸ γοῦν πρῶτον σπληνῶν ἐπάρσιες, ἢν μὴ
εἰς ἄρθρα τελευτήσῃ ἢ αἱμοῤῥαγία γένηται ἢ δεξιοῦ ὑποχονδρίου ἔντασις, ἢν μὴ διεξοδεύῃ οὖρα. αὕτη γὰρ ἡ ἐγκα-
τάληψις ἀμφοτέρων, αἱ ὑποστροφαὶ τουτέων εἰκότως. τὸ

----

tra ab hepate ad lienem transitu haec fcripta funt: hypochondriorum mutationes ex qualibus in qualia immutan-
tur et quae poffunt vifcerum inflammationes quae ab hepate ad lienem five contrario modo et quaecunque funt
hujusmodi. In hac autem migratione fcimus periculofas
effe quae ad liene a hepar, non periculofas autem quae
ab hepate ad lienem migrant affectiones.

XVII.

Aut dextri hypochondrii contentio, nifi urinae perrupe-
rint. Haec enim eft utrorumque interceptio et recidi-
vae fiant.

Haec fententia in fexto epidemiorum perfectius hoc
modo fcripta eft: *Imprimis itaque lienum tumores nifi*
in articulos defierint, aut haemorrhagia accedit aut dex-
tri hypochondrii contentio, nifi urinae pertranfierint. Haec
enim utriusque interceptio horum merito recidivae. Co-

Ed. Chart. IX. [167.]

γὰρ οὖρον τὸ πολὺ τὴν τῶν σπλάγχνων περιουσίαν καταλαμβάνει, ἂν δὲ μὴ δαψιλῶς ῥέῃ, αἴτιον τῆς ἀποστροφῆς
γίνεται. ἔστι μὲν γὰρ ἡ κύστις ὥσπερ κοινή τις τοῦ σώματος ἀντλία, τὰ σπλάγχνα αὐτὰ ἐκπλύνουσα, καὶ ὁ μὲν σπλὴν
κἂν διὰ τῆς κοιλίας ὡς ἐπὶ τὸ πλεῖστον καθαίρεται, ἀλλ᾽
ὅμως διὰ τῶν οὔρων διυλίζεται. ὡς ἔστιν ὁρᾷν τὰ μελαι-
νίζοντα τῶν οὔρων, δι᾽ ὧν τὰ τοῦ σπληνὸς λύεται νοσήματα, διὸ κατάληψιν ἀντὶ τοῦ ἀπόληψιν τῶν χυμῶν διὰ τῶν
ἀγγείων κενουμένων νῦν λέγει, καθάπερ πολλάκις τῶν οὔρων ἢ κατάληψιν ἀπόληψιν εἴωθε γράφειν. ὅταν. * * * *

─────────

ιη΄.

Ἀποστασίας οὖν ποιέεσθαι αὐτὸν ἡγεύμενον μὴ γινομένας.
τὰς δὲ παρακλίνειν ἤδη γινομένας. τὰς δὲ ἀποδέχεσθαι,
ἢν ἔωσιν οἷαι δεῖ καὶ ᾖ δεῖ. ὁκόσαι δὲ μὴ σφόδρα, συν-
δρᾷν, τὰς δὲ ἀποτρέπειν, ἢν πάντῃ ἀσύμφοροι ἔωσι.
μάλιστα δὲ ταύτας μελλούσας. εἰ δὲ μὴ, ἄρτι ἀρχομένας.

─────────

pioſae namque urinae viſcerum amplitudinem detinent
Niſi enim copioſe fluant, recidivarum cauſae ſunt. Eſt
enim veſica ceu communis quaedam corporis ſentina, quae
ipſa eluit viſcera, lien etiam etſi per alvum plerumque
purgatur, attamen ſimul etiam per urinas expurgatur, ut
intueri licet in urinis nigrantibus, per quas lienis morbi
ſolvuntur. Propterea detentionem prae ceſſatione humorum per vaſa evacuatorum nunc dicit, quemadmodum
perſaepe urinarum vel detentionem vel ceſſationem ſcribere conſuevit. Quum * * * *

─────────

XVIII.

*Haec itaque perpendentem abſceſſus efficere conveniet, ſi
non fiant; quosdam etiam qui, qua et qualiter oportet
jam prodierint excipere. Qui vero non abunde prodeunt, coadjuvandi ſunt. Qui prorſus etiam ſunt in-
commodi, avertendi, ſi maxime affuturi ſint, ſin minus, ſi jam veniant.*

─────────

[168] *Εἰπὼν περὶ τῶν ἐν τοῖς νοσήμασι καταλιπο
μένων ὑπὸ τῶν ἀποστάσεων, νῦν πῶς αὐτὰς ποιεῖν χρὴ
διδάσκει καὶ πολλοὺς διορισμοὺς παραδίδωσι, ἵνα μὴ*   *

*   *   *

ιθ'.
Αἱ τεταρταῖαι αἱμοῤῥαγίαι δύσκριτοι.

Τοῦτο σύμφωνόν ἐστι τῷ λεγομένῳ πρὸς αὐτοῦ, τὰ
κρίνοντα οὐκ αὐτίκα ἐπιφανέσθω. ἐν γὰρ ταῖς ἀρχαῖς τῶν
νοσημάτων τὰ πάντα ὠμὰ ὄντα ἐλπίδα μέν τινα, οὐδεμίαν
δὲ λύσιν σημαίνειν δύναται. διὸ αἱ τεταρταῖαι αἱμοῤῥαγίαι
ὕποπτοι, ἐπειδὴ ἡ τετάρτη τῶν ἡμερῶν ἐπίδηλός ἐστι καὶ
μόγις κρίσιμος. τὰ δὲ ὀξέα, ὡς ἐν ταῖς Κωακαῖς γράφεται,
κρίνεται αἵματος ἐκ ῥινῶν ῥυέντος ἐν κρισίμῳ καὶ ἡ αὐτὴ
ἔννοια ἐν αὐτοῖς ῥήμασίν ἐστιν ἐν τῷ ἕκτῳ τῶν ἐπιδημιῶν
γεγραμμένη. πάλιν δὲ καὶ ἐν ταῖς Κωακαῖς ταυτὸ τοῦτο

Oratione facta de his quae in morbis relinquuntur
ab abfceffibus, nunc quomodo ipfos efficere oporteat docet, multasque diftinctiones adfert, ut non   *

*   *   *

XIX.
Quae quarto die fanguinis e naribus eruptiones contingunt, difficilem judicationem faciunt.

Hoc effatum pronunciatae ab ipfo fententiae confonum eft. *Judicatoria non ftatim appareant.* Quum enim
in morborum principiis cruda funt omnia, fpem quidem
aliquam, folutionem vero nullam fignificare poffunt. Idcirco haemorrhagiae quarto die oborientes fufpectae.
Quandoquidem quartus dies vix manifeftus eft vixque
judicatorius. At acuti morbi, ut in Coacis fcribitur:
profluente e naribus fanguine, die decretorio judicantur.
Eadem quoque fententia iisdem verbis fexto epidemiorum
fcripta eft. Et vero etiamnum hoc idem in Coacis hisce

Ed. Chart. IX. [168.]

εἶπε διὰ τούτων· ἐν καύσῳ ῥύσις ἐκ μυκτήρων τεταρταίῳ
κακὸν, ἢν μή τι ἄλλο συμπέσῃ, πεμπταίῳ δ' ἧσσον κινδυνῶδες. καὶ πάλιν, τεταρταίοισιν αἱ τοιαῦται αἱμοῤῥαγίαι
κωματώδεες. ἀνάπαλιν δὲ ἐν ταῖς ἄλλαις ἡμέραις γινομένας ῥύσεις ἐπαινεῖ, ὡς ὅταν φησὶ, ἑβδομαίοισιν ἢ ἐναται-
οισιν ἢ τεσσαρεσκαιδεκαταίοισιν. ῥύσιες ἐκ ῥινέων λύουσι
ὡς ἐπιτοπολὺ τοὺς πυρετούς.

κ'.

Οἱ διαλείποντες μίαν τῇ ἑτέρῃ ἐπιῤῥίγευσιν ἅμα κρίσεις ἐς
ἑβδόμην.

Περὶ τῶν τριταίων πυρετῶν ἀκουστέον, οὓς ἐν ἑπτὰ
περιόδοις λύεσθαι φησὶν αὐτὸς ἐν τῇ τετάρτῃ τῶν ἀφορισμῶν, κἂν ἄλλως πως ἐν ταῖς Κωακαῖς λέγειν φαίνηται.
τριταῖος ἀκριβὴς, φησὶν, ἐν πέντε ἢ ἐν ἑπτὰ περιόδοισι ἢ
τὸ μακρότατον ἐν ἐννέα κρίνεται. ἀκριβὴς μὲν ἔσται τρι-

verbis protulit: *In febre ardente fluxus e naribus quarto
die malum, nisi quid aliud contigerit; quinto vero die
minus periculosum.* Iterum: *Hujusmodi haemorrhagiae
quarto die oborientes coma invehunt.* Contra vero aliis
diebus obortos fluxus laudat, ut quum dicit, feptimo vel
nono vel quartodecimo die oborti fluxus e naribus febres
plerumque folvunt.

XX.

*Quae febres uno die intermittunt, altero vero fuperrigent,
una cum judicatione ad feptimum circuitum perdurant.*

De tertianis febribus haec fententia percipienda eft,
quas feptem periodis folvi ipfe profert quarto aphorismorum, etiamfi alio modo in Coacis fentire videatur. Tertiana exquifita, inquit, quinque vel feptem periodis vel
novem longiffimo termino judicatur. Exquifita quidem
erit tertiana, quae fuam naturam finceram confervat,

ταῖος ὁ τὴν ἑαυτοῦ φύσιν εἰλικρινῆ διασώζων, ὃς ἔχει ξανθὴν χολὴν πλεονάζουσάν τε καὶ κινουμένην, τὴν [169]
ὥραν θερινὴν καὶ τὸ χωρίον θερμόν τε καὶ ξηρὸν καὶ τὴν
ἡλικίαν τοῦ ἀνθρώπου καὶ τὴν κρᾶσιν ὁμοίαν. τὸν τοιοῦτον οὖν φησὶν ἐν ἑπτὰ περιόδοις κρίνεσθαι τὸ μακρότατον. ἐπὶ δὲ τῶν τριταίων καὶ τεταρταίων πυρετῶν ἡ κρίσις γίνεται κατὰ τὸν τῶν περιόδων ἀριθμὸν, οὐ τὸν τῶν
ἡμερῶν.

κα'.

Σκόπῳ ἐκ κορυζωδέων χολωδέων καὶ φάρυγγος φλεγμονῆς φλαύρως διαιτηθέντι ἡ κοιλίη ἀπελήφθη καὶ πυρετὸς συνεχὴς
ἐγένετο καὶ γλῶσσα ἐνανθὴς καὶ ἄγρυπνος, ἤτοι ἔντασις
ἰσχυρῶς, ὁμαλῶς κατὰ σμικρὸν ἐς τὸ κάτω ἐν τοῖσι
δεξιοῖσι, πνεῦμα ὑπόπυκνον. ὑποχόνδρια ἤλγει καὶ ἀναπνέων καὶ στρεφόμενος. ἄνευ δὲ βηχὸς ἀνεχρέμπτετο ὑπὸ
παχέος. πέπλος δοθεῖσα ἀπὸ τοῦ ὑποχονδρίου μὲν ἀπῶ-
σαν, ἐπεραιώθη δὲ οὐδὲν, τῇ δ' ὑστεραίῃ βάλανοι δύο

quaeque flava bile redundante et commota fcatet et aeftiva
tempeftate et regione calida et ficca et hominis aetate et
temperamento fimili accenditur. Hanc igitur febrem ad
fummum feptem periodis judicari pronunciat. Porro in
tertianis et quartanis febribus fecundum periodorum, non
dictum numerum crifis oboritur.

XXI.

Scopo ex mucofis, biliofis et faucium inflammatione, vitiofo victu ufu, alvus fuppreffa et febris continua oborta
eft. Lingua erat florida; ille pervigil, valida imi ventris contenfio aequabiliter et paulatim ad inferiorem
partem vergens; fpiritus aliquantulum denfus, hypochondria in refpiratione et fui contentione dolebat;
absque tuffi vero fubcraffa excreabat. Peplus exhibita
ab hypochondrio quidem depulit, nihil autem transmifit.
Poftridie glandes duae immiffae non juvarunt. Urina

προστεθεῖσαι οὐκ ἐφάνησαν. οὖρον δὲ παχὺ καὶ θολερὸν, λείη καὶ ὁμαλὴ καὶ ἔσται κοιλίη ἐν θολερότητι, ἥ τε
γαστὴρ μαλακωτέρη ἦν καὶ σπλὴν ἐπηρμένος κατάῤῥυπος
ἐγένετο. ποτῷ ἐχρῆτο ὀξυγλυκεῖ. δεκάτῃ αἷμα ἐξ ἀριστεροῦ ὑδαρὲς ὀλίγον ἦλθεν, οὐ πάνυ δέ τι ἄῤῥωστος αὐτὸ
τοῦτο. καὶ οὖρον ὑπόστασιν ἔχον. ἐν δὲ τῇ ὑποστάσει
ὑπόλευκόν τι προσεχόμενον πρὸς τῷ ἀγγείῳ λεπτὸν, οὔτε
οἷον γονοειδὲς οὔτε ἀνόμοιον, ἐῤῥύη τοῦτο βραχύ. τῇ δ'
ὑστεραίῃ κριθεὶς ἀπύρετος καὶ ὑπῆλθεν ὑπόγλισχρον τῇ
ἑνδεκάτῃ. τὸ δέ τι περὶ ῥῦν χολῶδες, οὔρου δὲ κάθαρσις πολλὴ καὶ πλήθει καὶ ὑποστάσει. καὶ πρὶν μὲν οἰνο-
ποτέειν ἤρξατο, μικροῦ λάπῃ ὁμοίη. διῆλθε δὲ τῇ ἑνδεκάτῃ, ὡς ὀλίγον ἐόντων. γλισχρὰ δὲ καὶ κοπρώδεα θο-
λερά. τὸ τοιοῦτον εἰ κρισίμως, ὅτι καὶ τὸ Ἀντιγένεος ἐν
Περίνθῳ.

Ἡ τῶν παθημάτων συνδρομὴ δείκνυται σαφῶς πῶς
εἶχεν ὁ ἄῤῥωστος, οὗ ὄνομα Σκόπος. μεγάλην δὲ ῥοπὴν

*erat craſſa ac turbida, ſedimentum laeve et aequale,
alvus in turbulentia reſtitit, venterque mollis exſtabat
et lien elatus ac deorſum librabatur. Potu acido mulſo
utebatur. Decimo ſanguis ex nare ſiniſtra aquoſus et
paucus prodiit. Hoc autem ipſi aegroto non admodum
opitulabatur. Urina ſedimentum habebat, cui ſedimento
quiddam inerat tenue vaſi adhaerens, quod neque erat
geniturae ſimile neque diſſimile, hoc brevi effluxerat.
Poſtridie liber a febre judicatus eſt. Undecimo prodierunt alvi faeces paucae quidem, viſcoſae tamen et
conturbatae. An id tale judicatorio modo contigit,
quale fuit Antigenis in Pcrintho?*

Morborum concurſus dilucide demonſtrant quomodo
ſe haberet aegrotus, cujus nomen Scopus erat. Magnum
autem momentum habet lienis tumor, hypochondriorum

ἔχει ὁ τοῦ σπληνὸς ὄγκος, τῶν ὑποχονδρίων ἔντασις καὶ τῶν
κατὰ τὸ ὑπογάστριον μερῶν διάτασις. ταῦτα γὰρ τῶν κυρίων σπλάγχνων διαθέσεις τε καὶ μεγάλην ἐν ταῖς εὐρυχωρίαις τῶν φυσῶν εὐπορίαν σημαίνουσι. αἵπερ ἐν αὐτοῖς
ἐστηριγμέναι αἴτιον εἰσὶ, ὅτι ἡ κοιλία ἔστη καὶ οὐδὲ πρὸς
ἀνάγκην ὑπεχώρει. προσέτι δὲ καὶ ὁ σπλὴν ἐπηρμένος καὶ
κατάῤῥοπος πρωτεύει ἐν τῇδε τῇ θεωρίᾳ. ἔπειτα δὲ τὸ
πνεῦμα ὑπόπυκνον τῶν σπλάγχνων πεπονθότων τεκμήριον ἦν. ἀλλ᾽ ὅμως οὗτος ἀδόκητος τῶν κακῶν συναθροισμὸς διὰ τῶν διαχωρημάτων τε καὶ ἀθρόας τῶν οὔρων
καθάρσεως ἐλύθη. τὸ δὲ πνεῦμα ὑπόπυκνον ἦν, διότι τὰ
ὑποχόνδρια τοῖς ἀναπνευστικοῖς ὀργάνοις συνῆπται καὶ διὰ
τοῦτο ὀδυνωμένων αὐτῶν τοῦτο συνέβη. ἀλλὰ περὶ τῶν
δυσπνοιῶν ἁπασῶν ἐῤῥέθη μοι κατὰ διέξοδον ἐν τοῖς περὶ
δυσπνοίας ὑπομνήμασιν. δέδοται δὲ πέπλιον τῷ κάμνοντι,
ὅπερ εἰς τὸ καθᾶραι τὸ φλεγματῶδες καὶ χολῶδες, μετὰ
φυσῶν κατὰ πλῆθος καὶ ξηρὰν- [170] θέντα καθαίρει
πράως, περὶ οὗ καὶ ἐν τῷ περὶ διαίτης ὀξέων νοσημάτων

contentio et partium imi ventris diftentio. Hae namque
praecipuorum vifcerum affectiones magnam in fpatiofis
locis flatuum copiam fignificant, qui in ipfis commorati
caufae funt cur alvus fiftebat, neque neceffitati cedebat.
Praeterea vero lien tumefactus deorfumque propendens
primas tenet in anguftia. Poftea fpiritus aliquantulum
denfus certum erat vifcerum affectorum fignum. Verumtamen inexfpectatus hic malorum acervus tum dejectionibus, tum conferta urinarum purgatione folutus eft. Spiritus
autem aliquantulum denfus erat, quod hypochondria fpirabilibus inftrumentis effent contigua, proindeque dolentibus ipfis hoc accidit. Verum de difficilibus refpirationi-
bus in libris de dyfpnoea a nobis perfecta oratione dictum eft. Datus autem eft peplus laboranti, qui tum ad
pituitae tum bilis purgationem etiam ad flatuum copiam
difcutiendam confert, qui exficcatus blande purgat, de
quo et in libro de acutorum morborum diaeta haec fcri-

Ed. Chart. IX. [170.]

ὃ παλαιὸς γράφει τάδε, πέπλιον δὲ μέλανος μᾶλλον φύσεων
καταῤῥηκτικώτερόν ἐστιν. ἀπῶσε μὲν ἀπὸ τοῦ ὑποχονδρίου,
ἐκουφίζετο δὲ οὐδὲν ὁ κάμνων. δεκάτη δὲ αἷμα ἐξ ἀριστεροῦ ὑδαρὲς ὀλίγον ἦλθεν. οὐ πάνυ δέ τι ὁ ἄῤῥωστος δι'
αὐτὸ τοῦτο ὠφελήθη. διὰ τί; ὅτι ἐν δεκάτῃ μὴ κρισίμῳ
οὔσῃ καὶ ὅτι ὀλίγον καὶ ὑδαρὲς ἦλθεν, εἰ καὶ κατ' ἴξιν ἦν
καὶ τοῦ ὀγκουμένου σπληνὸς καὶ ἐντεταμένου ὑποχονδρίου
ἰδία κρίσις κατὰ τὴν αἱμοῤῥαγίαν οἷς τὰ πολλὰ γίγνεσθαι
εἴωθεν. τὸ γονοειδὲς δ' οὖρον λέγεται, ὅταν οὐ καλούμενος
ὑπὸ Πραξαγόρου χυμὸς ὑαλώδης ἐκκενοῦται. λάπην δὲ καλεῖν εἴωθεν αὐτὸς τὸ λεπτόν τε καὶ λευκὸν καὶ γλίσχρον
φλέγμα, ὅπερ διὰ τοῦ στόματος πτύεται, ἐνίοτε μὲν ὀξὺ,
ἐνίοτε δὲ δριμὺ καὶ ἁλυκὸν, ἢ γλυκὺ καὶ ἄποιον, καὶ ἔστιν
ὅτε λάπην ὀξείην, ὁτὲ δὲ ἁλμυρὴν λέγει. ἐν μὲν γὰρ τῷ
περὶ νούσων οὕτω γράφει· καὶ ἐμέει σίελα καὶ λάπην, ἐνίοτε δὲ καὶ σιτία. καὶ πάλιν, καὶ τὰ σπλάγχνα μύζει καὶ
ἐμέει λάπην καὶ οἷον ὄξος, καὶ τοὺς ὀδόντας αἱμωδιᾷ. καὶ

bit: *Peplium autem veratro nigro magis flatus educit, ab hypochondrio quidem propellit, fed nihilo levatur aegrotus.* Decimo die paucum fanguinis e finiftra nare prodiit, non tamen aegrotus propterea admodum adjutus eft. Quare? Quia decimus dies judicatorius non eft et quia paucus et aquofus prodiit fanguis, etiamfi e directo et tumente liene et extenfo hypochondrio propria crifi per haemorrhagiam ut plurimum fieri confueverit. Urina porro geniturae fimilis dicitur, quum humor a Praxagora vocatus vitreus evacuatur. Lapen autem vocare folet auctor tenuem, albam et viscofam pituitam, quae per os exfpuitur; interdum quidem acidam, interdum vero acrem et falfam vel dulcem et infipidam. Atque interdum lapen acidam, interdum falfam vocitat. In libro quidem de morbis ita fcribit: *Et vomit falivam et pituitam; interdum vero et cibos;* et rurfum: *vifcera ftrepitum edunt et pituitam evomunt, quae tamquam acetum dentibus ftuporem excitat* et aphthas appellatos morbos et alias alia

ἐν τῇ νόσῳ λεγομένῃ ἐνάφθη καὶ ἐμέει ἄλλοτε ἀλλοῖα καὶ
χολὴν καὶ σίαλα καὶ λάπην καὶ δριμὺ καὶ ἐν μελαίνῃ νόσῳ,
ἐμέειδὲ ὁτὲ μὲν δριμὺ, οἷον ὄξος, ὁτὲ δὲ σίαλον καὶ λάπην,
ὁτὲ δὲ χολὴν χλωρήν. καὶ ἐν τῷ περὶ τῶν ἐντὸς παθῶν, ἐν
τῇ περιπνευμονίᾳ οἷον γαστὴρ τρυλίζει καὶ ἐμέει λάπην
ὀξεῖαν. καὶ ἐν τῇ τρίτῃ φθίσει, ἐνίοτε ἤμεσε χολὴν, ποτὲ
δὲ λάπην. καὶ ἐν τοῖς παχέσι καλουμένοις νοσήμασιν, ἐνίοτε δὲ ἐμέει λάπην ὀξεῖαν, ἐνίοτε δὲ ἁλμυρήν. ἦν γὰρ
ταῦτα βεβαιότατα τοῦ φλεγματώδους νοσήματος καὶ ὠμοῦ
σημεῖα   *   *   *

*   *   ὅσον μὲν οὖν αὐτοῦ πρὸς τὸ λευκότερον ῥέπει χρῶμα, τῆς ὠχρᾶς χρόας ἐκλελυμένης, ὠμότητα
χυμοῦ ἐνδείκνυται· τὸ δὲ ἐπιτεταμένον ὠχρὸν, ὡς ἐγγὺς
εἶναι τοῦ ξανθοῦ, χολώδη θερμασίαν. ἡ δὲ λιπαρὰ τῶν
οὔρων ὑπόστασις σύν τε τῷ ἀνωμάλῳ χρώματι καὶ χολώδει
σημαίνει τὴν πιμελὴν ὑπὸ τῆς τοῦ πυρετοῦ θερμασίας συντήκεσθαι. ἡ δὲ λιπαρὰ καὶ ἐν τῇ χρόᾳ τε καὶ συστάσει
καθάπερ ἔλαιον τὴν σάρκα καὶ τουτὶ τὸ οὖρον φθορᾶς

evomunt et bilem et fputa et pituitam et acrem et atram
bilem in melancholico morbo. Vomit autem alias quidem
acre veluti acetum; alias vero fputum et pituitam; alias
denique bilem viridem. In opere quoque de morbis in-
ternis, *in peripneumonia venter murmurat et acidam pituitam vomuit.* In tertia quoque phthifi interdum vomuit
bilem, interdum pituitam. In morbis quoque craſſorum
humorum propaginibus morbis appellatis, interdum vomuit acidam pituitam, interdum falfam. Haec autem
erant pituitofi et crudi humoris figna.   *   *

          *   *   Quaecunque igitur ipfius pars ad
candidiorem colorem vergit, refoluto luteo colore, humoris cruditatem indicat. Quia vero luteum adauctum ad
flavum maxime accedit, biliofum calorem prodit. At
pingue urinarum fedimentum una cum inaequali et biliofo colore pinguedinem a febrili calore colliquari fignificat. Pinguis autem et in colore et fedimento oleo con-

σημεῖόν ἐστιν, ὅτι τὴν σάρκα συντήκουσα ἡ θερμασία μείζων ἐστὶ τῆς τὴν πιμελὴν ἀναλυομένης. πυρωδεστάτη γάρ
ἐστιν ἡ θερμασία ἡ τὰς σάρκας συντήκουσα, μετριωτέρα
δὲ ἡ τὴν πιμελήν.

κβ'.

Τὰ περὶ τὰς γλώσσας αἰρόμενα συστρέμματα καὶ ταπεινὰ
ἰόντα λιθίδια καὶ τὰ τοῖσι ποδαγρικοῖσι, τὰ ἀσθενέα
παρ' ἄρθρα ἐκείνων ἐστὶ καὶ ὀστέων [171] φύσις καὶ
τοῦ σκληρύνεσθαι τοῦτο αἴτιον καὶ τοῦ συντείνεσθαι.

Συστρέμματα καὶ συστροφαὶ τὰ φύματα καὶ σκληρίας
σημαίνουσιν. ὁ γὰρ τῶν χυμῶν συναθροισμὸς τὰ φύματα
γεννᾷ οἱ δὲ ποδαγρικοὶ κατὰ πᾶν τὸ νευρῶδες γένος ἀσθενεῖς εἰσὶ καὶ τοῖς κατάῤῥοις ἔνοχοι, μάλιστα δὲ τοῖς ἐκ
τοῦ πληρουμένου τοῦ ἐγκεφάλου περιττώμασι. διὰ τοῦτο καὶ

---

fimilis carnem. Haec urina corruptionis fignum eft, quod qui
carnem colliquat fervor, vehementior eft eo qui pinguedinem refolvit. Maxime fiquidem ignitus eft qui carnes
colliquat, moderatior autem qui pinguedinem.

XXII.

*Quae in linguis exfurgunt fyftremmata aut globuli et hu-
miles calculi concrefcunt et quae podagricis ad imbe-
cilles eorum articulos oriuntur, offium naturam confequuntur. Etenim offium natura quod haec indurentur
ac contendantur caufa eft.*

Syftremmata et fyftrophae tubercula et duritias fignificant. Nam humorum congeries tubercula procreat. Po-
dagrici autem in omni nervofo genere aegrotant et catarrhis funt obnoxii, praecipue vero repleti cerebri excrementis. Quamobrem etiam in lingua tubercula nafcuntur,
quae phlyctidas vocant. Hae vero funt et acidae et fal-

Ed. Chart. IX. [171.]

περὶ τὴν γλῶσσαν φύματα γίνονται, ἃς φλυκτίδας καλοῦσιν.
εἰσὶ δὲ τοῦ ἁλμυροῦ τε καὶ ὀξέος φλέγματος ἔκγονα. τὰ
δὲ λιθίδια ὑπὸ τῶν παχέων τε καὶ γλισχρῶν χυμῶν γίνεσθαι οὐδένα λανθάνει. χρόνῳ δὲ καὶ σκληρίας καὶ τό-
φους ποιοῦσι. τῶν δ' ὀστέων ἡ φύσις οὖσα καθ' ἑαυτὴν
σκληρά τε καὶ ἀκαμπὴς δεῖται πολλῶν διαρθρώσεων πρὸς
τὴν κίνησιν, ἅπερ ἴδια τῆς ἀρθρίτιδος ἀγγεῖα νομίζεται.
γήϊνα γὰρ τὰ ὀστᾶ χυμόν τινα χρῄζουσι, ἀλλὰ γλισχρόν τε
καὶ παχὺν πρὸς τὸ οἷον δροσίζεσθαι. εἰ δὲ καὶ χυμός τις
παρὰ φύσιν προσέλθῃ, γίνονται πρὸς τὴν κίνησιν ἐπιτήδεια.
οἷς συμπτώμασιν εὐάλωτοι εἰσὶν οἱ ποδαγρικοὶ διὰ τὰς πολλὰς τῶν ποδῶν.

κγ'.

Τὸ τῆς Ἱπποστράτου ἐκ τεταρταίου ἐνιαυσίου ἀπεκορύφου,
ὑπόψυχρος φανερῶς δοκέουσα ἔφοδος ἐπὶ τῶν τὸ σῶμα
καὶ ἱδρὼς ἐκρίθη ταύτῃ καὶ μετὰ ταῦτα γυναικεῖα πλείω

---

fae pituitae foboles. Lapillos autem ex craffis viscofis-
que humoribus procreari latet neminem; fed hi tempore
et duritias et tophos conftruunt. Quum autem offium
natura per fe dura et immota fit, multis indiget ad motum articulationibus, quae propria arthritidis concepta-
cula cenfentur. Terrea namque offa quendam humorem
requirunt, fed vifcofum et craffum, ut quodammodo ir-
rorentur. Quod fi quis humor praeter naturam accefferit,
ad motum non funt idonea. Quibus fymptomatis obnoxii valde funt podagra laborantes propter multas pedum
motiones.

XXIII.

*Hippoftrati uxori hypochondrii finiftri tumor ex annua
quartana in faftigium fublatus eft, quum frigidula palam effe videretur, oborto frigoris in univerfum corpus
impetu et fudore ipfa judicata eft, ac poftea menfes*

πλήθει καὶ χρόνῳ, τότε γὰρ ἀπεῖχε, μὴ ἑστάναι ἔδοξεν
ἀπόστασις.

———

Τῇ Ἱπποστράτου γυναικὶ ἐκ μακροῦ τεταρταίου ἔπαρμα ἐγένετο κατὰ τὸ ἀριστερὸν ὑποχόνδριον. ὄντος γὰρ τοῦ
σπληνὸς ὡς ταμιείου τινὸς τοῦ μελαγχολικοῦ χυμοῦ, ἐξ οὗ
τεταρταῖος γίνεται πυρετὸς, οὐκ ἀλόγως τουτὶ τὸ ὑποχόνδριον ἐξώγκωται. καὶ μὴν ὄγκος δι' ἱδρώτων τε καὶ γυναικείων πολλῶν ἐκροῆς ἐκρίθη καὶ οὐκ ἔτι ἔδοξεν ἑστάναι.
τὰ γὰρ γυναικεῖα ἀνάλογόν τι ἔχει τῇ αἱμοῤῥαγίᾳ, ἢ τοιαύτας λύειν τὰς ἀποστάσεις εἴωθεν. τὸν δὲ τεταρταῖον ἐνιαύ-
σιον λέγει ἀντὶ τοῦ χρονίου, ὡς εἶπε κἀν τῷ ἕκτῳ τῶν
ἐπιδημιῶν, τὸ τοῦ Δεξίππου μετὰ μάδισιν, οὐ πρόσω τοῦ
ἐνιαυτοῦ τεταρταῖον.

———

ιη'.

[172] Ἐν τοῖσι σφύζουσιν αἱμοῤῥαγέσι σχῆμα εὐρύτερον

———

*tum copia tum tempore plures eruperunt, tunc enim
fupprimebantur, nec abfceffus confiftere vifus eft.*

Hippoftrati uxori ex diuturna quartana febre in finiftro hypochondrio tumor obortus eft. Quum enim lien
tamquam humoris melancholici receptaculum fit, ex quo
quartana febris gignitur, non praeter rationem hoc hypochondrium intumuit. Et certe tumor tum per fudores
tum per copiofa muliebria ex fluxu judicatus eft. Neque
amplius muliebria deficere vifa funt. Muliebria namque
quiddam habent haemorrhagiae fimile, quod hujusmodi
abfceffus folvere confuevit. Quartanam porro febrem
annuam pro diuturna pronunciat, ut etiam in fexto epidemiorum protulit. Dexippi morbus poft glabrationem
non procul ab anno in quartanam converfus eft.

———

XXIV.

In venis pulfantibus et fanguinem fundentibus pofiturae

Ed. Chart. IX. [172.]

καὶ τὸ ξύμπαν εἰ ἐκ τοῦ πάντη καταντέος ἄναντες ποι-
οῖτο. διὸ καὶ αἱ ἀποθέσιες αἱ ἐν τῇσι φλεβοτομίῃσιν
ὁρμῶσι, αἱ δὲ ἰσχυραὶ κωλύουσιν αἷμα.

Ἐν ταῖς φλεβοτομίαις εἰ διά τινα αἰτίαν ῥύσις ἐπέ-
χητο, ὡς διὰ βιαίαν σφίγξιν, ταύτην ἀνετέον· εἰ δὲ διὰ
τροπὴν τοῦ δέρματος ἐπεκαλύφθη ἡ τῆς φλεβὸς τομή, δι'
ἀφύειαν τῆς ἐπιδέσεως, μετασχηματιστέον τὸν ἀγκῶνα παντοίως, καὶ ἐπὶ τὸ πρηνὲς καὶ ὕπτιον καὶ ἐκτεταμένον καὶ
συνηγμένον, μέχρις ἂν ἐν τούτῳ τῷ σχήματι καταστῇ, ὡς
τὴν ἔκροιαν ἐπακολουθῆσαι τῆς διαιρέσεως τοῦ ἀγγείου,
κατ' εὐθὺ γινομένης τῇ τοῦ δέρματος διαιρέσει, μικρᾶς δὲ
τομῆς ἐμβληθείσης ἐπιδιαιρετέον αὐτήν. ἐν δὲ τῇ λειπο-
θυμίᾳ κατακειμένων ἀφαιρετέον καὶ τὸν στόμαχον σπα-
ρακτέον καὶ τὰ ἄκρα διαδετέον. θρομβώσεως δὲ ἐνοχλού-
σης καὶ ἐπεχούσης τὴν ῥύσιν, δεῖ τοῖς λιχανοῖς δακτύλοις
τῶν δύο χειρῶν διαλύειν τὸν θρόμβον καὶ κατὰ συμπίεσιν

---

*figura ampla et laxa fit ac univerfi fi prorfus ex de-
clivi acclivis conficiatur. Quapropter quae in venarum
fectionibus deligationes fiunt, fanguinis impetum promo-
vent, validae vero fanguinem prohibent.*

In venarum fectionibus fi ob aliquam caufam fluxus
prohibeatur veluti ob violentam adftrictionem, haec la-
xanda eft. Si vero ob cutis converfionem fectio obducta
fit, dimiffa deligatione cubitus in varias pofituras figu-
randus eft, pronam, fupinam, extenfam, contractam,
quousque in ea figura conftituatur quae effluxus fubfequa-
tur vafis fectione e directo cutis divifioni refpondente.
Quod fi parva fectio facta fuerit, vena iterum incidenda
eft. At in decumbentium lipothymia ipfa auferenda eft,
ftomachus ad vomitum proritandus et extrema obliganda.
Perturbante vero fanguinis concretione fluxumque fuppri-
mente, grumus indicibus utriusque manus digitis diluen-

Ed. Chart. IX. [172.]

ἐκθλίβειν. εἰ δὲ διὰ ψύξιν ἢ διὰ ψυχρότητα τοῦ ἀέρος ἢ
διὰ ψυχρὸν πάθος ἐπέχοιτο, πυριᾶν τὸ μέρος, καταιονᾶν,
τρίβειν, λιπαίνειν καὶ ὅλως εἰς τὴν ἐναντίαν ἕξιν καθιστᾶν
*   *   *   *   *   *

*   *   *   τὰς ἐπισχέσεις τοῦ   *   *   *   αἵματος
        *   *   *   *   *

ἡγούμενοι δηλοῦσθαι   *   *   *
*   φησιν ἐν τῇσι φλυζούσῃσι   *
*   *   σχῆμα εὑρετὸν οἱ πλείους μέντοι
γράφουσιν   *   *   *   τὸ γὰρ
φλυζούσῃσι σημαίνει βλυούσαις   *   *
ὡς ἀληθῆ γράφειν εἶναι ταύτην   *   *
*   σχῆμα ἐπιτήδειον καλεῖ τὴν θέσιν τοῦ σώματος,
ὥς φησιν ἐν τῷ ἕκτῳ τῶν ἐπιδημιῶν· τὰ σχήματα ῥηΐζοντα.
καὶ πάλιν, ὅπου διδάσκει ἐν πλείονι τοῦ αἵματος ῥύσει πῶς
τὸ αἷμα ἐπισχετέον, γράφει ὧδέ πως· αἵματος φλεβῶν στά-

dus et per compreſſionem excludendus. Quod ſi ob frigus aut perfrigerationem aëris aut frigidum affectum remoretur, pars fovenda, calefacienda, conſopienda, frican-
da, exercenda et prorſus in contrarium habitum addu-
cenda   *   *   *   ſuppreſſiones
*   *   *   ſanguinis   *
*   *   *   patefieri exiſti-
mantes   *   *   *   *
Dicit in eructantibus mulieribus   *   *
*   *   figuram elevatam plures quidem
ſcribunt   *   *   *   *
Illud enim eructantibus aquas effundentibus ſignificat
*   *   *   *

ut vera ſit ſcriptura.   *   *   *
Figuram idoneam vocat corporis poſituram, ut in ſexto
epidemiorum appellat figuras recreantes. Et iterum, ubi
docet quomodo in uberiore ſanguinis fluxu ſanguis ſedan-
dus ſit, hoc modo ſcribit: *Sanguinis venarum ſuppreſ-*

Ed. Chart. IX. [172. 173.]

σιες, λειποθυμία, σχῆμα, ἄλλη ἀπόληψις, μοτώματος συ-
στροφὴ, πρόσθεσις, ἐπίδεσις 　　＊　　　＊　　　＊

κέ.

Τὸ ἔναιμον καὶ τὸ ὑπόχολον, ὀξυρεγμιῶδες, ἴσως δὲ εἰς
μέλαιναν τούτοισι τελευτᾶν.

---

[173] Ὥσπερ αἱ διαφθοραὶ κνισώδεις ἐπὶ τοῖς θερμοτέροις τε καὶ χολωδεστέροις ἐδέσμασι συμπίπτουσιν, οὕτως αἱ ὀξώδεις ἐπὶ τοῖς ψυχροτέροις φύσει καὶ φλεγματω-
δεστέροις. ταὐτὸ τοῦτο καὶ ἐπὶ τῶν περιττωμάτων συμβαίνει ὀξώδεις μὲν ὅσα φλεγματικὰ καὶ ψυχρὰ, κνισώδεις
δὲ ὅσα θερμὰ καὶ πικρόχολα. καὶ ἴσμεν ὅτι διά τε τὴν
ψύξιν τῆς γαστρὸς οἱ ὀξυρεγμίαι γίνονται καὶ διὰ φλέγμα
πολλάκις ἠθροισμένον ἐν αὐτῇ καὶ διὰ πλῆθος σιτίων, συμ-
μέτρων μὲν αὐτῶν ὄντων, ψυχρῶν δὲ τῇ δυνάμει. ὅτι δὲ
ῥᾳδίως τοιαύτη κρᾶσις εἰς μελαγχολικὰ νοσήματα πίπτει,
τοῦτο ἐκ τῆς ῥᾳδίας γίνεται τῶν χυμῶν μεταβολῆς τε καὶ

---

fiones, leipothymia, figura, alia retentio, linamentum
contortum, admotio, deligatio.

XXV.

*Sanguinem et aliquantulum biliofum acidos ructus excitat.
Fortaffis autem ad atrae bilis orbum hifce definet.*

Quemadmodum pruriginofae corruptiones calidioribus
magisque biliofis cibariis concurrunt, fic acidae cum frigidioribus natura, magisque pituitofis. Hoc idem et in
excrementis accidit. Edulia namque acida quaecunque
exhibentur, pituitofa funt et frigida. Pruriginofa vero,
quae calida et biliofa. Scimus etiam propter ventris frigus acidos ructus produci et ob pituitam in eo acervatam
etiam ob ciborum copiam, commoderatis quidem ipfis
exiftentibus, facultate vero frigidis. Quod autem hujusmodi temperamentum in melancholicos morbos incidat,

Ed. Chart. IX. [173.]

διαδοχῆς, ὃ σημαίνει αὐτὸς ἐν τῇ ἕκτῃ τῶν ἐπιδημιῶν, εἰπὼν, ὡσαύτως τὸ ἐπίχολον καὶ ἔναιμον σῶμα μελαγχολικὸν,
μὴ ἔχον ἐξερρύσιας   *   *   *
τοῦτον μὲν οὖν χυμὸν ἐπικρατοῦντα ἄμεινόν ἐστι καὶ καθ'
ὑγίειαν καὶ κατὰ νόσον καθαίρειν ὁσημέραι καὶ μὴ ἅπαξ
ἀθρόον. καὶ γὰρ τὸ σῶμα τὴν κίνησιν εὐφορώτερον φέρει,
καὶ αὐτὸς ὁ χυμὸς μειωθεὶς οὐ δύναται βλάπτειν τὸν ἄνθρωπον.

――――――

κστ'.

Ῥίγη ἄρχεται γυναιξὶ μὲν μᾶλλον ἀπὸ ὀσφύος διὰ νώτου ἐς
κεφαλήν. ἀτὰρ καὶ ἀνδράσιν ὄπισθεν μᾶλλον ἢ τὰ ἔξωθεν τοῦ σώματος, οἷον πηχέων, μηρῶν. ἀτὰρ καὶ τὸ δέρμα ἀραιόν. δηλοῖ δὲ ἡ θρὶξ τῶν ζώων.

――――――

Αὕτη ἡ ῥῆσις διὰ τῶν αὐτῶν λέξεων γέγραπται ἐν

hoc ex facili humorum tum mutatione tum succeſſione fit.
Quod ipſe in epidemiorum ſexto his verbis ſignificat:
Eodem modo bilioſum et ſanguineum corpus melancholi-
cum, niſi evacuationes ſortiantur.   *   *
Hunc porro praedominantem humorem ſemper purgare
tum ſanis tum aegris confert, neque ſimul et ſemel univerſum. Etenim corpus motum facilius fert, isque humor
imminutus hominem laedere non poteſt.

――――――

XXVI.

Rigores mulieribus a lumbis inchoant magis et per dor-
ſum ad caput feruntur. Sed et viris poſteriore magis
corporis parte, quam anteriore, ut cubitis et femoribus.
Sed et rara cutis id comprobat. Prodit vero etiam
animalium pilus.

――――――

Haec ſententia iisdem verbis in aphorismis ſcripta

Ed. Chart. IX. [173. 174.]

τοῖς ἀφορισμοῖς καὶ εἴρηται περὶ αὐτῆς ὥσπερ καὶ περὶ
τριχῶν ἐν τοῖς περὶ κράσεων ὑπομνήμασιν.

κζ'.

Ἧισιν οὐδὲν ἔσω τοῦ τεταγμένου χρόνου, ἑκάστῃσι τὰ τι-
κτόμενα ἀπόγονα γίνεται.

Ὕποπτος ἦν ἡ τῶν γυναικῶν ἀμέλεια τῷ Ἱπποκράτει,
κατὰ τὸν τοῦ κυήματος καιρόν. πολλὰ γάρ εἰσιν αὐτῶν
ἁμαρτίαι, ὥς ἐστιν ἡ παντὸς τοῦ βίου ἀκολασία τε καὶ
ἀκράτεια, τὰ ἀφροδίσια, μεγάλα τῆς ψυχῆς πάθη, ἅλσιες
προπετεῖς, φάρμακα πινόμενα καὶ τἄλλα πολλὰ, ἅπερ
κίνδυνον ἐπιφέρει ἐν τάχει φθαρῆναι τὸ ἔμβρυον, τινὰ δ'
ἄλλα ἐστὶ συμπτώματα ἢ ἀπὸ τοῦ ἀέρος καὶ τῶν αὐτοῦ
καταστάσεων ἢ ἀπὸ τῶν τοῦ νοσήματος μεταβολῶν ἢ ἀπὸ
διαῤῥοίας ἢ ἀπὸ τοῦ πυρετοῦ [174] ἢ τῶν ἄλλων νοσημάτων ὁρμώμενα, ἃ πάντα βλέπειν δεῖ. μάλιστα δὲ ἐν τῷ
τεταγμένῳ χρόνῳ, ὃν κατὰ τὸν ἕβδομόν τε καὶ ἔνατον μῆ-

eſt. Atque de ea, quemadmodum etiam de pilis, in libris
de temperamentis proditum eſt.

XXVII.

Quibus intra conſtitutum tempus nihil mali accidit, his
ſingulis partus vitales eduntur.

Hippocrati ſuſpecta mulierum erat negligentia partus
tempore, multa ſiquidem ipſarum errata ſunt, ut et totius vitae intemperantia et incontinentia, res venereae,
vehementes animi perturbationes, praecipites ſaltationes,
pota medicamenta et alia multa quae celeris abortus periculum adferunt. Quaedam vero alia ſunt ſymptomata
aut ab aëre aut aëris conſtitutionibus aut a morbi mutationibus aut a diarrhoea aut a febre aut a caeteris morbis concitata, quae omnia ſpectanda ſunt, praecipue vero
ſtato tempore, quod tum ſeptimo tum nono menſe ſpe-

να σκεπτέον φαμέν. τὸ δ᾽ ἀπόγονα σημαίνει γόνιμα, ὃ
καὶ γόνον ἐν τῷ περὶ σαρκῶν καλεῖ, τὸ παιδίον φησὶν, ἑπτάμηνον γόνον γινόμενον, ἔνιοι δὲ ἤκουσαν τὰ   *
          *   *   *   ἀλλ᾽ ὅμως   *
          *   *

κή.

Τὰ ἐπιφαινόμενα ἐν οἷσι μησὶ γίνεται.

Πολλὰ τὰς κυούσας ἐνοχλεῖ, σκέπτειν δὲ δεῖ πότερον
ἐν τοῖς πρώτοις ἢ ἐν τοῖς ἄλλοις μησὶ ταῦτα συμβαίνει, ὡς
εἰ τὰ γυναικεῖα ἐκρέη, ὄντος μὲν γὰρ ἔτι τοῦ κυήματος μικροῦ, ὅτι μικρᾶς δεῖται τροφῆς, τοῦτο οὐ πάνυ φοβη-
τέον. ἐν δὲ τοῖς ἄλλοις μησὶ σφόδρα φροντιστέον
κατὰ τὸ ἐν τοῖς ἀφορισμοῖς γεγραμμένον, ἢν γυναικὶ ἐν
γαστρὶ ἐχούσῃ αἱ καθάρσιες πορεύονται, ἀδύνατον τὸ ἔμβρυον ὑγιαίνειν. ἔστι δὲ καὶ ἄλλα πολλὰ, καθάπερ οἱ πυρετοὶ ὀξεῖς καὶ τοιούτου τοῦ γένους νοσήματα, περὶ ὧν

ctandum esse dicimus. Haec dictio ἀπόγονον foetum signi-
ficat, quod et γόνον in libro de carnibus vocat: puer, inquit, partus septimestris est editus. Nonnulli vero intellexerunt   *   *   *   verum
tamen   *   *   *   *

XXVIII.

Apparentia quos in menses incidant videndum.

Multa praegnantibus negotium facessunt. Animadvertendum autem est, utrum haec primis et aliis mensibus
accidant, ut si muliebria effluant. Existente siquidem
adhuc parvo foetu, quod pauco indigeat alimento, non
est valde laborandum. Caeteris vero mensibus maxime
perspiciendum est quod in aphorismis scriptum patet: *Si
mulieri utero gerenti purgationes prodeant, foetum esse
sanum impossibile.* Praeterea vero multa sunt alia veluti
acutae febres et hujus generis morbi, de quibus   *

*　　　* γράφεται δὲ καὶ τοῦτο, γυ-
ναικὶ ἐν γαστρὶ ἐχούσῃ ὑπό τινος τῶν ὀξέων νοσημάτων
ληφθῆναι θανάσιμον.

κθ'.

Οἱ πόνοι ἐν περιόδοισι, ὅτι ἐν ἑβδομήκοντα κινέεται, ἐν
τριπλασίοισι τελειοῦται.

Ἐμάθομεν οὐκ εἶναι τεταγμένον χρόνον ἐν τοῖς ἐμβρύ-
οις οὔτε τῆς σαφοῦς διαπλάσεως οὔτε τῆς κινήσεως, ἀλλ'
Ἱπποκράτης μὲν πολλαχοῦ περὶ τοῦ πράγματος λέγων, ἐν
τῷ ἕκτῳ τῶν ἐπιδημιῶν ὡδί πως γράφει· οἱ πόνοι ἐν περιόδοισιν, ὅ τι ἐν ἑπτὰ κινέεται, ἐν τριπλασίῃ τελειοῦται, καὶ
ὅ τι ἐν ἐννέα κινεῖται, ἐν τριπλασίῃ τελειοῦται. ἐν δὲ τῷ
περὶ τροφῆς τόνδε τὸν τρόπον, εἰς τύπωσιν λε' ἥλιοι,
εἰς κίνησιν ο', ἐς τελειότ α σί'. ἐκείνη γὰρ τῇ διαπλάσει,
ἥν τύπωσιν καλεῖ, πέντ καὶ τριάκοντα ἡμέρας δίδωσι, τῇ

*　　　　　* Scribitur etiam:
*Mulieri utero gerenti acuto quodam morbo prehendi
mortiferum.*

XXIX.

*Labores per circuitus. Qui foetus septuaginta diebus
movetur, eorum triplo perficitur.*

Didicimus in foetibus non effe ftatum tempus neque
manifeftae conformationis neque motionis. Verum Hippocrates multis in locis de hac re loquutus fexto epidemiorum hoc modo fcribit: *labores per circuitus,* quia
quod feptenario movetur, in triplicato perficitur et quod
in novenario movetur, in triplicato abfolvitur. In opere
de alimento hoc modo loquitur: *ad conformationem triginta quinque foles; ad motum feptuaginta, ad perfectionem ducenti et decem.* Illi enim conformationi, quam
typofin vocat, triginta quinque dies concedit; motui vero

Ed. Chart. IX. [174. 175.]

δὲ κινήσει ἑβδομήκοντα, τῇ τελειότητι δὲ διακοσίας καὶ
δέκα, καὶ οὕτως ὁ ἀριθμὸς τῶν ἑπταμηνιαίων λόγον κατὰ
τὸν Ἱπποκράτην περιέχει. ἔοικε δὲ τοῦτο περὶ ἀρσένων
λελέχθαι, διὸ προστίθησι τάδε. ἄλλοι φασὶν ἐς μορφὴν
[175] μέ, ἐς κίνησιν οστ΄, ἐς ἔξοδον σί. ὡμολόγηται
γὰρ τὸν ἄρσενα τριάκοντα ἡμέραις, τὸ θῆλυ δὲ μβ΄ διαπλάττεσθαι. ἐν δὲ τῷ περὶ σαρκῶν ταυτὰ γέγραπται.
ἔχει δὲ, φησὶ, τὸ ἑπτάμηνον γινόμενον τρεῖς δεκάδας ἑβδομάδων. ἐς δὲ τὴν δεκάδα ἑκάστην ἑβδομήκοντα ἡμέραι.
τρεῖς δεκάδες δ᾿ ἑβδομάδων αἱ σύμπασαι δέκα καὶ
διακόσιαι. καὶ οὕτω μὲν γίνονται τὰ ἑπτάμηνα, καθάπερ τὰ ἐννεάμηνα ἐν διακοσίαις καὶ ἑβδομήκοντα
ἡμέραις, ὡς ἐν τῷ ἕκτῳ τῶν ἐπιδημιῶν ἐρρέθη. πῶς
δὲ τοῦτο ἄλλοτε ἄλλως ποτὲ συμβαίνει γέγραπταί μοι ἐν
τῷ περὶ διαπλάσεως κυουμένων καὶ ἐν τῷ περὶ σπέρματος.

---

feptuaginta, perfectioni denique ducentos ac decem. Atque
numerus feptem menfium computationem fecundum Hippocratem continet. Et hoc de moribus dictum effe videtur. Propterea haec apponit: *alii dicunt ad formationem quadraginta quinque, ad motum feptuaginta fex,
ad exortum ducentos et decem.* Conceditur enim marem
triginta diebus, foeminam vero quadraginta diebus conformari. In libre de carnibus haec fcripta funt: *Habent
autem*, inquit, *foetus feptimo menfe editi tres hebdomadum decadas, in unaquaque vero deinde feptuaginta
numerantur dies; tres vero decades hebdomadum fimul
univerfi decem et ducenti dies et ita feptimestres eduntur, quemadmodum novimeftres ducentis et feptuaginta
diebus*, ut in fexto epidemiorum pronunciatum eft. At
quomodo hoc alias aliter accidat, a me libro de foetus
conformatione et libro de femine explicatum eft.

λ'.

Οτι μετὰ γυναικεῖα δεξιὰ, τὰ δ' ἀριστερὰ χάσκων ὑγρότης
διὰ τῶν ἀπιόντων, διαίτης ξηροτάτης.

——————

Αἱ μῆτραι καθ' ἕκαστον μῆνα φιλοῦσι καθαίρεσθαι.
διὸ χάσκουσιν αὐτῶν οἱ κόλποι πρὸς τὰς τῶν περιττωμάτων ὁδοὺς καὶ γίνεται τὸ πρὸς Ἱπποκράτους λεγόμενον,
ὁκόσαι καθύγρους ἔχουσι τὰς μήτρας, οὐ κυΐσκονται. ἀπο-
σβέννυται γὰρ ὁ γόνος, ὃ συμβαίνει διὰ τὴν ὑπερβάλλουσαν
ὑγρότητα. αὐτὸς γοῦν ἐν τῷ περὶ φύσιος παιδίου εὐλόγως
ταῦτα περὶ γυναικῶν γράφει, ἢν μὲν ἀποκένωται τοῦ αἵματος ἡ γυνὴ, λαμβάνει ἐν γαστρὶ, ἢν δὲ πλήρης ἔῃ, οὐ κε-
νέων γὰρ τῶν μητρέων καὶ τῶν φλεβῶν τοῦ αἵματος, λαμβάνουσι πρὸς ἑωϋτὰς αἱ γυναῖκες τοὺς παῖδας· μετὰ γὰρ
τῶν καταμηνίων τὴν κάθαρσιν αἱ γυναῖκες λαμβάνουσιν
ἐν γαστρί. λέλεκται δὲ καὶ ἐν τῷ περὶ γυναικείων λόγος
οὗτος αὐτῷ, ἔνθα φησὶν, ἢν μὲν οὖν καθαρά τε καὶ ἀκραι-
φνέα καὶ ἔναιμα γένηται, οὕτως ἴτω παρὰ τὸν ἄνδρα ἐν

XXX.

*A menstruis dextra et sinistra dehiscunt. Humidum per
prodeuntia diaetam siccissimam requirit.*

——————

Uteri singulis mensibus purgari solent. Propterea
dehiscunt ipsorum sinus ad excrementorum vias et quod
ab Hippocrate pronunciatum est accidit. *Quaecunque
humidos habent uteros, non concipiunt.* Extinguitur enim
semen, quod ob redundantem humiditatem accidit. Auctor
ergo in libro de natura pueri jure haec de mulieribus
scribit: *si sanguine mulier evacuata fuerit, gerit utero; si
vero plena fuerit, minime. Vacuis enim uteris et venis
sanguine concipiunt foetus mulieres. Nam post menstruo-
rum purgationem mulieres in utero concipiunt.* Haec
etiam ipsi oratio libro de morbis mulierum prolata est,
ubi eloquitur: *enimvero si munda, purgata, illaesa et
sanguine vacuata fuerit, sic ad virum accedat incipientibus menstruis, optimum vero desinentibus atque etiamnum*

ἀρχομένοισι τοῖσι ἐπιμηνίοισιν. ἄριστον δὲ ἐν ἀπολείπουσι
καὶ ἔτι ἰόντων μᾶλλον ἢ ἀποφανέων καὶ ἔτι σαφέστερον, ἐπὴν ἀποκαθαρθῶσιν αἱ γυναῖκες, μάλιστα ἐν γαστρὶ λαμβάνουσι. ἡ σύλληψις γοῦν γίνεται μάλιστα ἄρτι πεπαυμένων
τῶν καταμηνίων, ἡνίκα μάλιστα συλλαμβάνουσιν αἱ μῆτραι
τὴν γονήν. οὐκ ἀρκεῖ δὲ τοῦτο μόνον, ἀλλὰ πρὸς τὸ τὴν
γόνιμον γένεσιν ἀποτελεσθῆναι δεῖ ὁμόφυλα εἶναι τὰ συν-
ιόντα καὶ ζευγνύναι τοὺς ὁμόλογον κρᾶσιν ἔχοντας εἰς γένεσιν ἄνδρας τε καὶ γυναῖκας. φασὶ δέ τινες ταῦτα γεγράφθαι αὐτῷ περὶ τῶν κατὰ τὴν κύησιν ἀρρένων τε καὶ
θήλεων, ὡς τὸ ἄρρεν ἐν τῷ δεξιῷ μέρει τῆς μήτρας κυΐσκεσθαι, τὰ δὲ θήλεα ἐν τῷ ἀριστερῷ   *
       *   *   τινὲς δὲ τῶν νεωτέρων ἐξηγητῶν ἐτόλ-
μησαν   *   *   *
       *   *   καὶ ποιῆσαι. περὶ δὲ τῆς ἀληθείας τοῦ
δόγματος οὐ νῦν λέγειν καιρός. λέλεκται δὲ [176] ἐν τῷ
       *   *   ὡς καὶ περὶ τῆς ξηρᾶς διαί-
της, τῆς πρὸς τὴν ὑγρότητα τῆς μήτρας ἁρμοζούσης.

---

prodeuntibus magis quam evanescentibus et adhuc apertius
poſtquam mulieres purgatae fuerint, maxime in utero
concipiunt. Itaque conceptio fit potiſſimum ſedatis nuper
menſtruis, ut maxime uteri genituram concipiant. At
hoc non ſatis eſt, verum ad foecundam generationem
perficiendam qui copulantur, eos ejusdem generis eſſe
oportet, ſimile temperamentum ſortitos eosque viros et
mulieres procreationis gratia conjugari. Quidam aſſerunt
haec ab auctore de conceptione marium et foeminarum
ſcripta fuiſſe. Quod in dextra uteri parte mares concipiantur, in ſiniſtra vero foeminae.   *   *
       *   Quidam vero recentiores interpretes auſi
ſunt   *   *   *   et facere. De
dogmatis autem veritate diſſerendi non datur nunc occaſio.
Dictum autem eſt in   *   *   *
       *   ut etiam de ſicca diaeta, quae uteri humi-
ditati congruit.

λα΄.

῞Οτι θᾶσσον κινηθὲν, διακριθὲν αὖθις αὔξεται καὶ βραδύτερον ἐπὶ πλείονα χρόνον.

Τὸ ἄῤῥεν τοῦ θήλεος οὐ μόνον θερμότερον, ἀλλὰ καὶ
ξηρότερον ἐξ ἀρχῆς ὑπάρχον, ἐλάττονι χρόνῳ διαπλάττεταί
τε καὶ μορφοῦται. τὸ δὲ θῆλυ πλείονι. πρόδηλον γὰρ ὡς
τῷ θερμῷ καὶ ξηρῷ θᾶττον μὲν ὀστοῦν πήγνυται, θᾶττον
δ᾽ ἀποτείνεται τὰ νεῦρα, θᾶττον δὲ αἱ φλέβες συριγγοῦνται
καὶ τὰ ἄλλα πάντα διαπλάττεται μόρια καὶ ὅλον τὸ σῶμα
σύντονόν τε καὶ ἕτοιμον εἰς τὰς κινήσεις γίνεται   *

*   *   *   *   *

*   αἱ δὲ καθάρσεις φοιτῶσι ταῖς πλείσταις ἐπί
τινα χρόνον συνειληφυίαις· ἐπὶ μὲν θηλειῶν τριάκονθ᾽
ἡμέρας μάλιστα, περὶ τετταράκοντα δὲ ἐπὶ τῶν ἀῤῥένων.
ὅταν δὲ συλλάβωσιν, αἴσθησις ἐγγίνεται μάλιστα τοῖς λαγό-
σιν. ἐνίαις γὰρ γίνονται πληρέστερα εὐθὺς, ἐπὶ δὲ τῶν
ἀῤῥένων ὡς ἐπὶ τὸ πολὺ ἐν τῷ δεξιῷ μᾶλλον περὶ τὰς

XXXI.

*Efformatus foetus quo celerius movetur, eo rurſum tar-
dius ac diutius incrementum habet.*

Quum maſculus foemina non ſolum calidior, verum
et ſiccior ab ortu exiſtat, breviori etiam tempore delinea-
tur conformaturque, foemina vero diuturniori. Conſtat
enim in calido et ſicco citius quidem os compingi, citius
vero nervos protendi venasque citius excavari et caeteras partes omnes conformari et univerſum corpus ad motus promptum et concinnatum reddi   *   *

*   *   *   *   Purgationes
autem prodeunt plurimis quodam tempore concipientibus,
in conceptu foeminarum quidem trigeſimo praeſertim die,
in marium vero conceptu circa quadrageſimum. Conceptus
vero rei ſenſus potiſſimum ilibus ingeritur. Nonnullis
enim derepente pleniora fiunt, maribus quidem ut plu-

ἑβδομήκοντα γίνεται ἡ κίνησις. τῶν δὲ θηλειῶν ἐν τῷ ἀριστερῷ περὶ ἐνενήκονθ' ἡμέρας. οὐ μὴν ἀλλὰ ἀκρίβειάν
γε τούτων οὐδεμίαν ὑποληπτέον. πολλαῖς γὰρ τὸ θῆλυ ἐν
δεξιῷ κινεῖται καὶ πολλαῖς ἐν τῷ ἀριστερῷ ἄῤῥεν. καλοῦν-
ται δὲ ἐκρύσεις μὲν αἱ μέχρι τῶν ἑπτὰ ἡμερῶν διαφθοραί,
ἐκτρωσμοὶ δὲ αἱ μέχρι τῶν τετταράκοντα, καὶ πλεῖστα τῶν
κυημάτων ἐν ταύταις ταῖς ἡμέραις διαφθείρεται. πᾶσαν
δὲ τὴν τελείωσιν τῶν μορίων βραδύτερον ἀπολαμβάνει τὸ
θῆλυ τοῦ ἄῤῥενος. ὅταν δὲ γίνονται θᾶττον τὰ θήλεα τῶν
ἀῤῥένων καὶ νεότητα καὶ ἀκμὴν λαμβάνει καὶ γῆρας. ἐν δὲ
τῷ σώματι κίνησιν παρέχεται μᾶλλον ὡς ἐπὶ τὸ πολὺ τὸ
ἄῤῥεν τοῦ θήλεος καὶ τίκτεται θᾶττον, τὰ δὲ θήλεα βραδύτερον, καὶ ἄλλοις μὲν ζώοις εἷς ὥρισται τοῦ τόκου χρόνος,
ἀνθρώπῳ δὲ πολλοί. καὶ γὰρ ἑπτάμηνα καὶ ὀκτάμηνα καὶ
ἐννεάμηνα γίνονται, ἀλλὰ καὶ δεκάμηνα. ἔνιαι δὲ ἐπιλαμβάνειν νομίζονται καὶ τοῦ ἑνδεκάτου μηνός. Ἱπποκράτης
δὲ ἢ καὶ μαθητὴς αὐτοῦ Πόλυβος ἐν τῷ περὶ φύσιος παι-

rimum in dextris magis circa feptuagefimum diem fit
motus, foeminis in finiftris circa nonagefimum diem. Verum tamen accurata hujusce certitudo nulla conjicienda
eft. Multis enim mulieribus foemineus foetus in dextro,
multis quoque in finiftro mafculus movetur. Porro effluxus vocantur corruptiones quae per feptem dies effluunt.
Abortiones autem quae ad quadraginta usque eveniunt;
atque multi foetus hoc dierum fpatio corrumpuntur. Totam vero partium perfectionem tardiorem foemina quam
mas recipit. Quum autem foeminae quam mares celerius
procreentur, hae quoque juventutem et florem et fenectu-
tem citius confequuntur. Mafculus autem in corpore
quam foemina majorem motum plerumque concitat et facilius paritur, tardius foemina. Atque caeteris quidem
animalibus unum definitum eft pariendi tempus, homini
vero multa. Etenim feptimo, octavo et nono menfe
eduntur, imo etiam decimo, nonnullae etiam undecimum
attingere profitentur. Hippocrates autem aut etiam ipfius

Ed. Chart. IX. [176. 177.]

δίου φανερῶς ταῦτα εἶπεν ὡδὶ γράφων· τὸ μὲν θῆλυ τὴν
πρώτην πῆξιν ἐν τεσσαράκοντα ἡμέρῃσι καὶ δύο τὸ μακρότατον. τὸ δὲ ἄῤῥεν ἐν τριάκοντα ἡμέρῃσι τὸ μακρότατον,
ὡς γὰρ ἐπὶ πολὺ συμβαίνει ἐν τούτῳ τῷ χρόνῳ ἢ ὀλίγῳ
μείονι ἢ ὀλίγῳ πλείονι ταῦτα διαρθροῦται. καὶ μετ᾽ ὀλίγα,
πολλαὶ δὲ γυναῖκες ἤδη [177] διέφθειραν κοῦρον ὀλίγῳ πρόσθεν
τριάκοντα ἡμερῶν καὶ ἄναρθρον ἐφαίνετο. ὁκόσα δ᾽ ὕστερον
ἢ ἅμα τριάκαντα ἡμέρῃσι διηρθρωμένα ἐφαίνετο ἐόντα καὶ
ἐπὶ τῇ κούρῃ κατὰ λόγον τὸν τεσσαράκοντα καὶ δύο ἡμερῶν, ὁκόταν διαφθαρῇ. καὶ προσέτι· αἴτιον δέ ἐστιν, ὅτι τὸ
θῆλυ πήγνυται ὕστερον καὶ διαρθροῦται, ὅτι ἡ γονὴ ἀσθε-
νεστέρη ἐστὶ καὶ ὑγροτέρη τῆς θηλείης ἢ τοῦ ἄρσενος.
καὶ ἀνάγκη ἐστὶ κατὰ τοῦτον τὸν λόγον ὕστερον πήγνυσθαι
τὸ θῆλυ ἢ τὸ ἄῤῥεν. αὕτη καὶ ἡ ῥώμη τε καὶ θερμότης ἐκ
τοῦ σπέρματος θερμοτέρου τε καὶ παχυτέρου λαμβανόμεναι
αἰτίαν παρέχουσι τῷ παιδίῳ ταχυτέρας τῆς κινήσεως, ὡς
τὸ ἄῤῥεν τρίτῳ τῷ μηνὶ, τὸ θῆλυ δὲ τῷ τετάρτῳ κινεῖσθαι.

difcipulus Polybus libro de natura pueri haec his pronunciatis fcribit. Foemina quidem primam concretionem
quadragefimo fecundo die ut longiffimo fufcipit, mascu-
lus vero trigefimo die ut longiffimo. Ut plurimum enim
hoc tempore vel paulo breviori aut paulo diuturniori
haec articulari contingit. Atque paulo poft: *multae mulieres jam infantulum corruperunt paulo ante trigefimum
diem et inarticulatus apparebat.* Quaecunque vero poft
trigefimum vel ipfo trigefimo die articulata effe videbantur et in puella fecundum diei quadragefimi fecundi computationem, quum corruptio fuerit. Et praeterea: caufa
vero eft, quod foemina pofterius conformetur et articule-
tur, quod genitura imbecillior fit et humidior foemina
mafculo. Qua ratione neceffe eft foeminam masculo pofteriorem conformari. Hoc autem robur et calor ex ca-
lidiori et craffiori femine accepta celerioris motus infanti
caufam ita praebent, ut mafculus tertio menfe, foemina
quarto moveatur Quod et in eodem libro manifefte pro-

Ed. Chart. IX. [177.]

ὃ καὶ ἐν τῷ αὐτῷ γράμματι φανερῶς εἰρημένον εὑρήσεις
ὡδί πως· ὅταν οὖν τὰ ἄκρα τοῦ σώματος τοῦ παιδίου ἔξω-
θῇ ἔξω καὶ οἱ ὄνυχες καὶ αἱ τρίχες ἐῤῥιζώθησαν, τότε δὴ
καὶ κινέεται καὶ ὁ χρόνος ἐς τοῦτο γίνεται τῷ μὲν ἄῤῥενι
τρεῖς μῆνες, τῇ δὲ θηλείῃ τέσσαρες. ὧδε γὰρ ἐπὶ τὸ πλεῖστον συμβαίνει. αἰτίαν δὲ προστίθεις φησὶ, κινέεται δὲ
πρῶτον τὸ ἄρσεν, ἀπὸ γὰρ ἰσχυροτέρας καὶ παχυτέρας γονῆς γίνεται, καὶ διὰ τοῦτο τὰ θήλεα θᾶττον ἡβῶσι, ὡς ἐν
τῷ περὶ ἑπταμήνων λέλεκται. καίτοι φησὶ, τά γε ἄλλα
ὅταν χωρισθῶσι τῆς μητρὸς αἱ θυγατέρες τῶν κούρων
θᾶσσον ἡβῶσι καὶ φρονέουσι καὶ γηράσκουσι διὰ τὴν ἀσθένειάν τε τῶν σωμάτων καὶ τὴν δίαιταν.

λβ'.

Οἱ πόνοι περὶ τρίτην ἡμέραν πρὸς τῇσι πεντήκοντα καὶ
  ἕκτην, πρὸς τῇσιν ἑκατὸν, μηνιαῖοι δευτεραίῳ καὶ τεταρταίῳ.

nunciatum his verbis invenies.   Quum ergo extremae
partes corporis puelli foras expulſae fuerint et ungues et
capilli radices egerint, tum certe etiam movetur. Atque
tempus ad hoc deſtinatum eſt, masculo trium menſium, foeminae vero quatuor. Sic enim ut plurimum accidit. Addita vero cauſa eloquitur, movetur autem primum mas, a
robuſtiore ſiquidem et craſſiore genitura procreatur. Proindeque foeminae promptius rubeſcunt, ut in libro de
ſeptimeſtri partu dictum eſt. Atque praeterea dicit et
alia: Quum ab utero ſeceſſerint filiae juvenum mulierum
celerius pubeſcunt et ſapiunt et propter corporum imbecillitatem et victus rationem ſeneſcunt.

XXXII.

*Labores tertio ſupra quinquageſimum die et ſexto ſupra
centeſimum oboriuntur. Labores menſtrui tertio, quinto,
ſeptimo, nono menſe et ſecundo et quarto*

Ed. Chart. IX. [177.]

Πόνους καλεῖ πάντα τὰ καθ᾽ ὅλον τοῦ κυήματος χρόνον συμβαίνοντα, ἤτοι ἐν τῇ διαπλάσει, ἤτοι ἐν τῇ κινήσει, ἤτοι ἐν φθορᾷ, ἤτοι ἐν τελειώσει, ἤτοι ἐν τόκοις γί-
νηταί τι. ὡς γὰρ τοῦ παιδίου οὐχ εἷς ἐστιν ὅρος τεταγμέ-
νος, οὕτω καὶ οἱ πόνοι ἀσύστατοι τυγχάνουσιν ὄντες. καὶ
γὰρ κατὰ ποικίλην τοῦ περιέχοντος ἡμᾶς ἀέρος τε καὶ χώρας καὶ ἡλικίας καὶ διαίτης καὶ κράσεως καὶ τῶν γυναικῶν τὸ σπέρμα ἐκλαμβανουσῶν τὴν φύσιν, ποικίλος καὶ ἀμ-
φίβολος ὁ τῆς κυήσεως χρόνος ὑπάρχει. ὅπερ ἐν τῷ περὶ
ἑπταμήνου φησὶν Ἱπποκράτης κατὰ τάδε, ταῖς δὲ γυναιξὶ αἱ
συλλήψιες τῶν ἐμβρύων καὶ οἱ τρωσμοὶ καὶ οἱ τόκοι ἐν τού-
τέῳ τῷ χρόνῳ κρίνονται, ἐν ᾧπερ αἵ τε νοῦσοι καὶ αἱ
ὑγίειαι καὶ οἱ θάνατοι τοῖς σώμασιν ἀνθρώποισι.
ταῦτα δὲ πάντα τὰ μὲν καθ᾽ ἡμέρας, τὰ δὲ κατ᾽ ἐνι-
αυτόν. καὶ ἐν τῷ ἕκτῳ τῶν ἐπιδημιῶν ἔχει τάδε,
οἱ πόνοι τρίτῳ, πέμπτῳ, ἑβδόμῳ, ἐνάτῳ μηνὶ, δευτέρῳ,
τετάρτῳ, ἕκτῳ, ἔνθα τοὺς ἀρτίους μῆνας τοῖς ἀναρτίοις
παραβάλλει. ὃ δὲ λέγει περὶ πεντήκοντα καὶ τριῶν, ἔτι

Labores vocat quaecunque graviditatis tempore uteris
accidunt, five in conformatione, five in motu, five in
abortu, five in perfectione, five in partu quicquam eveniat. Quemadmodum enim puello non unus eft terminus
conftitutus, fic et labores inconftantes incidunt Etenim
fecundum diverfam nos ambientis aëris et regionis et aetatis et diaetae et temperamenti et mulierum femen ex-
cipientium naturam varium et dubium graviditatis tempus exiftit. Quod Hippocrates libro de feptimeftri partu
hisce verbis prodidit: *mulieribus autem foetuum conce-*
ptiones, abortus et partus hocce tempore judicantur, quo
et morbi et fanitas et mors humanis corporibus. Horum
autem omnium alia fingulis diebus, alia quotannis. Sexto
quoque epidemiorum haec habet: *labores tertio, quinto,*
feptimo, nono menfe, fecundo, quarto, fexto. Quo loco pares
menfes imparibus comparat. Quod autem dicit de quinquagefimo tertio die, praeterea de centefimo fexto, prope
fententiae fimile eft, quae libro de alimento pronuncia-

δὲ περὶ ἑκατὸν καὶ ἓξ, σχεδόν ἐστιν ὅμοιον τῷ λεγομένῳ ἐν τῷ περὶ τροφῆς, ἄλλοι, φησὶν, [178] ν΄ ἐς ἰδέαν, ἐς πρῶτον ἅλμα ρ΄, ἐς τελειότητα τ΄, ἵνα τὸ περὶ τῶν πεντήκοντα τριῶν λεγόμενον, κατὰ δεύτερον μῆνα, τὸ δὲ περὶ τῶν ἑκατὸν ἓξ κατὰ τὸν τέταρτον συμβῇ.

λγ΄·

Ἃ δεῖ εἰδέναι ἐς τὸν ἑπτάμηνον ἢ ἀπὸ γυναικείων ἀριθμητέοι οἱ ἐννέα μῆνες ἢ ἀπὸ τῆς συλλήψιος καὶ εἰς ἑβδομήκοντα καὶ διακοσίῃσιν οἱ Ἑλληνικοὶ μῆνες γίνονται καὶ εἴ τι προσέτι τούτοισι καὶ ἤτοι τοῖς ἄρσεσιν ἢ καὶ τῇσι Θηλείῃσι, ταῦτα ποιέεται ἢ τὰ ἐναντία.

Σκέπτεσθαι περὶ τοῦ ἑπταμήνου τε καὶ ἐννεαμήνου τόκου παραινεῖ. ἀλλὰ καὶ περὶ τοῦ τοῦτον τὸν χρόνον ὑπερβάλλοντος. ζῆ γὰρ οὗτος καὶ τὸν τῶν Ἱπποκράτους ἑβδομάδων λόγον φυλάττει. οἱ γὰρ ἐννέα μῆνες τὸν ἀριθμὸν διακοσίων καὶ ἑβδομήκοντα ἡμερῶν περιέχουσι, ὡς μεμαθή-

tur; alii, inquit, ad foetus ideam quinquaginta dies, ad primum motum centum requirunt; ad perfectionem trecentos, ut quod de quinquagefimo tertio die, fecundo menfe, quod vero de centefimo fexto, quarto menfe contingat.

XXXIII.

Quae ad femeftrem partum noffe oportet aut a menfium fluxu aut conceptione novem menfes numerandi funt et ad feptuaginta ac ducentos dies Graeci menfes conficiuntur Si quid his accedat, praeterea videndum eft. Quin etiamnum ifta mafculis aut foeminis an contraria efficiantur

De partu tum qui feptimo menfe tum qui nono editur decernendi dat confilium, imo etiam de eo qui hoc tempus exuperat. Hic enim vivit et hebdomadarum Hippocratis rationem fervat. Novem fiquidem menfes ducentorum feptuaginta dierum numerum continent, ut ex libro

καμεν ἐκ τοῦ περὶ σαρκῶν, ἔνθα γράφει, ἐννέα δὲ μηνῶν
καὶ δέκα ἡμερῶν γόνος γίνεται καὶ ζῆ. καὶ ἔχει τὸν ἀριθμὸν ἀτρεκία ἐς τὰς ἑβδομάδας. τέσσαρες δεκάδες ἑβδομάδων ἡμέραι εἰσὶ διακόσιαι ὀγδοήκοντα. ἐς δὲ τὴν δεκάδα τῶν ἑβδομάδων ἑβδομήκοντα ἡμέραι   *
      *   *   *   ὁ δὲ λέγει τοῖς Ἑλληνι-
κοὺς μῆνας γίγνεσθαι   *   *

λδ'.

Τῶν βρωμάτων καὶ πομάτων οἱ ὦμοι καὶ οἱ μαστοὶ ἐμφυ-
σοῦνται καὶ τῶν ἐν τῇ κεφαλῇ αἱ ἀκρασίαι καὶ τὰ ἐμ-
φυσήματα ποιέουσιν αὐξήσιας, ἔστ' ἂν τὰ ὀστέα στερεωθῇ.

Γίνεται γάλα τοῖς θήλεσιν, ὅσα ζωοτοκεῖ ἐν αὐτοῖς,
ἵνα εἰς τὸν χρόνον τοῦ τόκου χρήσιμον εἴη. ἐποίησε δ'
αὐτὸ ἡ φύσις τῆς τροφῆς χάριν τοῖς ζώοις. τοῖς μὲν οὖν
ἄλλοις ζώοις διὰ τὸ τὸν χρόνον ἕνα τῆς κυήσεως εἶναι,

---

de carnibus didicimus, ubi fcribit: novem menfium et decem dierum fit foetus, vivit et numerum perfectum confequitur in hebdomadas. Quatuor namque decades hebdomadarum dant numerum ducentorum octoginta dierum.
In decadem vero hebdomadarum feptuaginta cadunt dies.
      *   *   Quod vero dicit Graecos
fieri menfes   *   *

XXXIV.

*Ab eduliis et potibus humeri ac mammae inflantur. Vi-
ctus intemperantia et afflatus partium capitis incrementa faciunt quoad offa firma exftiterint.*

Lac foeminis procreatur, quae in feipfis animal vi-
vum gignunt, ut partus tempore fit utile. Id autem
animantibus alimenti gratia natura comparavit. Aliis quidem animantibus, quod unicum fit pariendi tempus, quo

Ed. Chart. IX. [178. 179.]

πρὸς τοῦτον ἀπαντᾷ τὸν καιρὸν ἡ πέψις αὐτοῦ. τοῖς δ᾽
ἀνθρώποις ἐπεὶ πλείους οἱ χρόνοι, κατὰ τὸν πρῶτον
ἀναγκαῖον ὑπάρχειν. διὸ πρὸ τῶν ἑπτὰ μηνῶν ἄχρηστον
τὸ [179] γάλα ταῖς γυναιξὶ, τότε δὲ γίνεται χρήσιμον.
εὐλόγως δὲ συμβαίνει καὶ διὰ τὴν ἐξ ἀνάγκης αἰτίαν πεπεμμένον εἰς τοὺς τελευταίους χρόνους. τελεουμένων δὲ τῶν
κυημάτων πλέον τὸ περίττωμα τὸ περιγινόμενον. οὐ γὰρ
ἔτι εἰς πλάσιν τοῦ ἐμβρύου γίνεται ἡ τροφὴ, ἀλλ᾽ εἰς
σμικρὸν αὔξησιν, ὥσπερ ἑστηκὸς ἤδη διὰ τὸ τέλος ἔχειν τὸ
ἔμβρυον. τὸ δὲ γάλα εἰς τὸν ἄνω τόπον καὶ τοὺς μαστοὺς
συλλέγεται, διὰ τὴν ἐξ ἀρχῆς τάξιν τῆς συστάσεως, ὅλως
δὲ ἐν ταῖς γυναιξὶ τὸ γάλα τὸ γενόμενον πρότερον, ἑπτὰ μηνῶν ἄχρηστόν ἐστιν. ἀλλ᾽ ἅμα τά τε παιδία γόνιμα καὶ τὸ
γάλα χρήσιμον. οἱ δὲ μαστοὶ τῆς εὐρυχωρίας τῆς μήτρας
σημεῖα εἰσὶν, οἳ καὶ ἐνδεικνύουσι τὰς παρθένους πρὸς συνουσίαν ἐπιτηδείους εἶναι, ὃ σφριγᾶν καλεῖν εἴωθεν Ἱπποκράτης. δύνανται δὲ καὶ ὑπὸ τῆς πνευματώσεως ἐξογκοῦσθαι
οἱ μαστοὶ, καθάπερ ἐκ τῆς ἀκρασίας ἡ κεφαλὴ αὐξάνεται,

toto tempore lactis eſt illis concoctio; hominibus vero
quoniam plura ſunt tempora. Secundum primum his
tempus adeſſe neceſſe eſt. Propterea ante ſeptimum menſem lac mulieribus inutile, quod tunc utile gignitur. At
jure accidit ex neceſſaria cauſa ultimis temporibus concoctum, perfectis autem foetibus exuberat excrementum.
Non enim amplius ad foetus formationem alimentum eſt,
ſed nonnihil ad incrementum tamquam jam conſiſtens,
quod ſummam perfectionem foetus conſequutus ſit. Lac
autem in loco ſuperiore et mammis colligitur propter
conſtitutionis ordinem a principio poſitum. At lac omnino
mulieribus ante ſeptimum menſem creatum inutile eſt.
Verum ſimul atque partus vitales ſunt, lac quoque tunc
utile eſt. Mammae autem amplitudinis uteri ſigna ſunt,
quae virgines etiam ad matrimonium idoneas eſſe demonſtrant, quas turgentes vocare conſuevit Hippocrates. Verum
et ab inflatione poſſunt mammae intumeſcere, quemad-

ἔστ᾽ ἂν τὰ ὀστέα στερεωθῇ, ἅπερ ἐν τοῖς παισὶ βραδύτερον
σκληρύνεται.

———

λε´.

Τῶν ἐπιμηνίων περίοδος, τὰ πρὸ τούτων βαρέα, ἀδελφὰ τῶν ὀκταμήνων πόνων.

———

Πολυειδῶς τὰ ἐπιμήνια κωλύονται καὶ ὅπως ἂν ἡ ἐπίσχεσις ποιῆται. ἴσμεν τὴν ὑγιείαν σφαλερὰν εἶναι, καθάπερ
εἴρηται ἐν τῷ περὶ γυναικείων πολλάκις αὐτῷ. ψέγει δὲ
ἐνθαδὶ τὰ βάρη τὰ ἐκ τῶν ἐπεσχημένων τῆς μήτρας περιττωμάτων γινόμενα καὶ τοῖς τῶν ὀκταμήνων πόνοις ὁμοιοῖ,
οἳ καὶ μεγάλοι καὶ δύσφοροι καὶ κινδυνώδεις ὑπάρχουσιν.
διὸ ἐν τῷ πρώτῳ περὶ γυναικείων γέγραπται ταῦτα, ἢν δὲ
τὰ ἐπιμήνια παντάπασι μὴ ᾖ χωρέοντα, γίνεται ὑπὸ νόσου
ἢ παχέα καὶ γλίσχρα ἢ κολλώδεα. χρὴ οὖν πρῶτον τὴν
κοιλίαν καθαίρειν ἄνω τε καὶ κάτω. ἔπειτα τὰς ὑστέρας

———

modum ex intemperie caput augetur, quousque offa folida
extiterint, quae pueris tardius indurefcunt.

XXXV.

*Menftruarum purgationum eft circuitus, quae ante has
fiunt gravitates, octimeftrium laboribus funt fimiles.*

Menftrua multis modis prohibentur et ut fuppreffio
fiat. Scimus fanitatem incertam effe, quemadmodum ab
auctore libro de mulieribus faepe pronunciatum eft Hic
autem gravitates damnat, quae ex fuppreffis in utero excrementis oboriuntur, quas octimeftrium laboribus fimiles
efficit, qui magni et toleratu difficiles et periculofi exiftimantur. Propterea primo de mulieribus haec fcripta funt:
Si autem menftrua non omnino fecefferint, id a morbo
fit, aut ipfa craffa, vifcofa et glutinofa funt. Itaque primum venter furfum ac deorfum purgandus eft, deinde
uteris peffaria admovenda, quibus fanguis fervetur, inter-

Ed. Chart. IX. [179. 180.]

προσθέτω, ἀφ᾽ οὗ αἷμα καθαίρεται καὶ διαλείπειν καὶ πῖσαι, ὑφ᾽ οὗ αἷμα ἴῃ, καὶ τὰ λοιπά. καὶ πάλιν· καὶ πόνος ἔχει ἄλλοτε καὶ ἄλλοτε τῆς γαστρὸς κάτω τοῦ ὀμφαλοῦ τόν τε τράχηλον καὶ τοὺς βουβῶνας καὶ τὴν ὀσφύν. ἔστι δὲ καὶ ᾗσιν ἕλκεα γίνεται ἐν τῇσι μήτρῃσι καὶ κάτω ὑπὲρ τοῦ βουβῶνος καὶ κινδυνεύσει ἀποθανεῖν. καὶ ἢν μὴ ῥαγῇ τὰ καταμήνια, διενειρχθέντα ἓξ μῆνας πείσεται πάντα ἅπερ τῇ ἀτόκῳ τὰ καταμήνια ὁδὸν οὐ δυνάμενα ἐφευρεῖν. ἐν δὲ τῷ περὶ ἀφόρων αἰτίαν ἀποδιδοὺς, διότι γυναῖκες οὐ συλλαμβάνουσιν, γράφει ταῦτα, ἢν δὲ γυναικὶ μὴ χωρέῃ τὰ καταμήνια πάμπαν ἢ ὑπὸ πάντων τῶν εἰρημένων, καὶ οὕτως οὐ συλλαμβάνει. αἱ γὰρ φλέβες τοῦ αἵματος πλήρεις ἐοῦσαι τὴν γονὴν οὐ δέχονται καὶ ἐν τῇσι μήτρῃσιν αἵματος ἐκεῖναί τι χρονίου πᾶσα μηχανὴ ὅτι ἀποκωλύει τὴν γονὴν τρέφεσθαι. ἀδελφὰ δὲ εἶπεν ἀντὶ τοῦ ὅμοια καὶ συγγενῆ, καθάπερ ἐν τῷ περὶ διαίτης ὀξέων νοσημάτων γέγραπται, πολλὰ ἠδελφισμένα, τουτέστιν ὁμοιούμενα καὶ ἱκανῶς συγγενῆ. διότι τῶν συγγενῶν συγγενέσταται πάντων εἰσὶν οἱ [180] ἀδελ-

mittendum, irrigandum, quo ſanguis prodeat et caetera. Ac iterum: et labor alias et alias partes ventris inferiores ſub umbilico, cervicem, inguen et lumbos occupat. Quaedam enim ſunt mulieres, quibus in uteris ſunt ulcera et deorſum ſupra inguen et interire periclitantur. Quod ſi menſtrua non erumpant incluſa ſex menſibus, patientur quaecunque parturienti menſtruo viam invenire nequeunt. Libro de ſterilibus cauſam reddens, cur mulieres non concipiunt, haec ſcribit: ſi autem mulieri non prodeant omnino menſtrua ob cauſas omnes praedictas, et ita non concipit. Nam venae plenae ſanguine ſemen non excipiunt et quod in uteris diu remoretur aliquid ſanguinis eo tota machina ſemen foveri prohibet. Fraterna vocavit quae ſimilia et quae ejusdem ſunt ſanguinis, quemadmodum in opere de acutorum morborum victu ſcriptum eſt. Multa fraterna ſocietate conjuncta ſimilia et multopere cognata. Quoniam cognatorum maxime omnium cognati

Ed. Chart. IX. [180.]
φοί, καὶ ἀλλαχοῦ λέγει ἠδελφισμένως ἔχειν ἀντὶ τοῦ ὁμοίως,
καὶ ἠδελφίσθαι ἀντὶ τοῦ ᾠκειῶσθαι.

λστ'.

Πρωτοτόκον τὰ γάλακτα τῆς μὲν τροφῆς μεταβαλλούσης,
τῆς δ' ὀκταμήνου ἀπαρτιζούσης. διὸ τὰ ἐπιμήνια ἀδελφὰ τῶν ὀκταμήνων πρὸς δεκάμηνον τεινόντων γινόμενα
κακόν.

Τῷ γάλακτι γένεσις ἐξ αἵματός ἐστιν ἀκριβῶς πεπεμμένου, τὴν δ' ἀκρίβειαν τῆς πέψεως αὐτῷ ὁ χρόνος τῆς
πρὸς τὸ φέρον ἀγγεῖον ὁμιλίας προσδίδωσι, ὡς δέδεικται ἐν
τοῖς περὶ χρείας μορίων. τοῖς γὰρ τιτθοῖς οὐκ ἐκ τῶν
πλησίον ἀγγείων, ἀλλὰ ἐκ τοῦ μακροτάτου διαστήματος ἡ
φύσις αἷμά τε καὶ πνεῦμα παρέχει. ἐπειδὴ δὲ τὰς μήτρας
τε καὶ τιτθοὺς εἰς ἑνὸς ὑπηρεσίαν τοῦ ἔργου παρεσκεύασεν
ἡ φύσις, συνῆψεν αὐτὰ διὰ ἀγγείων τινῶν, ἵνα ὅταν μὲν ἐν

---

funt fratres. Et alibi dicit fraterne fe habere pro fimiliter, et cognata effe pro effe fimilia.

XXXVI.

*Primipararum lac ab alimento mutationem, octavo vero
menfe complementum adeptum eft Menftruae purgationes octimeftribus ad decimum menfem tendentibus
fimiles obortae malum.*

Lacti ex fanguine accurate cocto procreatio eft. Coctionis autem accurationem ipfi praebet tempus hujus
comitatus ad vas deducens, ut opere de ufu partium demonftratum eft. Mammis enim natura non ex vicinis vafis
duntaxat, fed etiam longiffimo intervallo remotiffimis tum
fanguinem tum fpiritum fubminiftrat. Quia vero uteros
et mammas ad unius operis officium natura praeparavit,
ipfas partes quibusdam vafis connexuit, ut quum in uteris augetur et conformatur foetus, illi foli utrinque

ταῖς μήτραις αὐξάνηταί τε καὶ διαπλάττηται τὸ ἔμβρυον
ἐκείνῳ μόνῳ τὴν ἐξ ἀμφοτέρων αἱ κοιναὶ φλέβες ἐπάρδωσι
τροφήν. ὅταν δὲ ἀποκνηθὲν ᾖ, τοῖς τιτθοῖς αὖθις ἐπιῤῥεῖ σύμπασα. ὅσον δὲ ἀθροίζεται ταῖς γυναιξὶ, μὴ ἐν γαστρὶ
ἐχούσαις, περιττὸν, ἐκκρίνει ἡ φύσις ἐφ' ἑκάστῳ μηνὶ διὰ
τῶν εἰς τὰς μήτρας καθηκόντων ἀγγείων, ἐπειδὰν δὲ κύω-
σιν, ἕλκει τὸ ἔμβρυον ἐξ αὐτῶν τὴν τροφήν. οὕτω μὲν δὴ
γάλακτα τῶν ἐπιμηνίων ἀδελφά φησιν Ἱπποκράτης, τῆς μὲν
ὀκταμήνου ἀπαρτιζούσης, τῆς δὲ τροφῆς ὑπερβαλλούσης.
ὡς δὲ ἐκ τῆς τῶν τροφῶν μεταβολῆς τὸ γάλα γένηται φησὶν αὐτὸς ἐν τῷ περὶ φύσιος παιδίου. ὁκόταν κινηθῇ τὸ
ἔμβρυον, τότε δὴ ἐπισημαίνει καὶ τὸ γάλα τῇ μητρί. οἱ
γὰρ μαζοὶ αἴρονται καὶ αἱ θηλαὶ ὀργῶσι, τὸ δὲ γάλα οὐ
χωρέει. ὁκόταν δὲ αἱ μῆτραι ὀγκηραὶ ἐοῦσαι ὑπὸ τοῦ παιδίου πιέζουσι τὴν κοιλίην τῆς γυναικὸς, τῆς δ' ὁκόταν πλή-
ρεος ἐούσης ὁ πιεσμὸς γένηται. ἀποπηδᾷ τὸ πιότατον ἀπό
τε τῶν βρωτῶν καὶ τῶν ποτῶν ἔξω ἐς τὸ ἐπίπλοον καὶ τὴν
σάρκα, καὶ τὰ λοιπά· καθάπερ καὶ ἐν τῷ περὶ γυναικείων

communes alimentum irrigando deducunt. Quum autem
editus fuerit, in mammas derepente univerfum confluit
alimentum. Quod autem acervatur mulieribus utero non
gerentibus fupervacaneum, fingulis menfibus natura vafis
ad uteros porrectis excernit. Poftquam vero conceperint,
ex ipfis foetus alimentum trahit. Sic itaque lac menftrui
fratrem appellat Hippocrates, octimeftri quidem perfi-
ciente, alimento vero excedente. At quomodo ex alimentorum mutatione lac procreetur ipfe de natura pueri
pronunciat. Quum movetur foetus, tunc certe matri
etiam lac adeffe fignificat. Mammae fiquidem attolluntur
et papillae turgent, lac vero non continent. Quum uteri
puero tument, mulieris alvum premunt, illa plena exiftente, oppreffio fit. Pars eduliorum et potuum pinguif-
fima foras exilit in omentum; in carnem et reliqua:
quemadmodum etiam in opere de morbis mulierum ab

λέλεκται αὐτῷ, ἔνθα φησί· τὸ δὲ γάλα ὅκως γίνηται, εἴρηται μοι ἐν τῇ φύσει τοῦ παιδίου τοῦ ἐν τόκῳ. ἐπὴν δὲ
κυΐσκεται ἡ γυνὴ, καταμήνια οὐ μάλα χωρέει, πλὴν ἔστιν
ᾗσιν ὀλίγα. τρέπεται γὰρ εἰς τοὺς μαστοὺς τὸ γλυκύτατον
τοῦ ὑγροῦ ἀπό τε τῶν σιτίων καὶ τῶν ποτῶν καὶ ἐκθηλά-
ζεται. διὸ οἱ τιτθοὶ τοῖς στέρνοις εὐλόγως πρόσκεινται. εἰ
γὰρ ἕνεκα γάλακτος γεγόνασι, τὸ γάλα δέ ἐστιν, ὡς ἐῤῥέθη,
ἀκριβῶς εἰργασμένη τροφὴ, κατ᾽ ἐκείνην μάλιστα ἔδει χώραν τιθέναι τὰ τούτου ἀγγεῖα, καθὰ ῥᾶστον ἅμα καὶ ὤκι-
στα πλῆθος τοῦ γάλακτος ἀκριβῶς εἰργασμένον συνίστασθαι
δύναται   *   *   καὶ μᾶλλον τοῦτο
πάσχουσιν αἱ τῶν γυναικῶν πρωτοτόκοι. ἐπιλείπει γὰρ τοῖσι παιδίοισιν ἡ τροφὴ ἐς τὸ ἀρκέσαι ἄχρις ἔνδεκα μηνῶν.
καὶ ἐν τῷ αὐτῷ· τὰ μὲν ἐλάσσω τροφὴν ἐν τοῖσιν ἐμβρύοι-
σιν ἔχοντα θᾶσσον τίκτει, τὰ δὲ πλείω ὕστερον. ἡ [181]
γοῦν φύσις αὐτὸ προὐνοήσατο τῶν παίδων τροφὴν, παρα-
σκευάσασα τὸ γάλα τῆς μητρὸς, ὅπερ ἄριστόν ἐστι, πλὴν
εἰ μὴ τύχῃ νενοσηκός. εἰκὸς γάρ που τῆς μητρὸς ἄμεμπτον

ipfo prolatum eſt: quo loci lac, inquit, quomodo procreetur a me libro de natura pueri in partu exiſtentis
edictum eſt. Quum autem mulier peperit, menſtrua non
valde prodeunt, quibusdam tamen exceptis pauca. Pars
enim humidi dulciſſima quae ad mammas convertitur, ex
cibis et potibus exſugitur. Propterea jure mammae pe-
ctori adjacent. Si namque lactis gratia mammae factae
ſint, lac autem ut dictum eſt, alimentum probe condi-
tum, in illa potiſſimum regione haec vaſa poſita eſſe
oportebat, ubi facile et velociſſime lactis accurate cocti
copia colligi poſſet   *   *   *
idque magis patiuntur mulieres primiparae. Deeſt enim
alimentum puellis quod ad undecimum usque menſem
ſuppetat. Et ibidem: quae minus alimentum in foetibus
habent, celerius pariunt, quae copioſius, ſerius. Natura
igitur id praevidit, quum puerorum lac matris apparat,
quod eſt optimum, niſi aegrotaverit. Decet enim matris

Ed. Chart. IX. [181.]

εἶναι τό τε σύμπαν σῶμα καὶ γάλα. ἐξ αἵματος μὲν οὖν
ἔτι κυουμένοις ἡμῖν ἡ τροφὴ, ἐξ αἵματος δὲ καὶ ἡ τοῦ
γάλακτος γένεσις, ὀλιγίστην μεταβολὴν ἐν τοῖς μαστοῖς προ-
λαβόντος. τὸ δὲ γάλα σύγκειται ἐκ τριῶν οὐσιῶν ἀνομοιο-
μερῶν, μιᾶς μὲν τῆς ὀῤῥώδους τε καὶ λεπτῆς. ἑτέρας δὲ
τῆς παχείας τε καὶ τυρώδους καὶ τρίτης τῆς ἐλαιώδους τε
καὶ λιπαρᾶς. ὃ δὲ λέγει πρὸς δεκάμηνον τεινόντων   *
            *   ὅμοιόν ἐστι τῷ λεγομένῳ ἐν
τῷ περὶ γυναικείων   *   *   *
καὶ γὰρ ἐν τοῖς ἀφορισμοῖς εἶπεν, γυναικὶ ἢν ἐν γαστρὶ
ἐχούσῃ γάλα ἐκ τῶν μαζῶν πολὺ ῥυῇ, ἀσθενὲς τὸ ἔμβρυον
σημαίνει. τοῦτο δὲ οὐ κατὰ τοὺς πρώτους μῆνας γεννᾶται.

────────

λζ..

Τρωμάτων ἢν ἰσχυρῶν ἐόντων οἴδημα μὴ φαίνηται, μέγα
κακόν. τὰ χαῦνα, τὰ ἄνω νεμόμενα, κάκιον.

────────

totum corpus et lac vitiofum non eſſe. Itaque nobis ex
ſanguine conceptis lac alimentum eſt. Ex ſanguine vero
lactis eſt procreatio pauciſſimam mutationem in mammis
recipiens. Lac autem ex tribus ſubſtantiis diſſimilium
partium componitur: una quidem ſeroſa et tenui, altera
vero craſſa et caſeoſa, tertia denique oleoſa et pingui.
Quod vero dicit ad decimum menſem tendentibus   *
      *   *   *   *   ſimile
iis eſt quae in opere de morbis mulierum dicuntur
  *   *   *   *   *   Etenim
in aphorismis prodidit: mulieri utero gerenti ſi lac copioſum a mammis effluat, foetum imbecillum ſignificat. Hoc
autem non primis menſibus procreatur.

────────

XXXVII.

Gravibus incuſſis vulneribus, niſi tumores appareant, ingens malum; ſi laxi et molles fuerint, bonum; ſi ſurſum ſerpant, deterius.

────────

Ed. Chart. IX. [181.]

Ἡ αὐτὴ σχεδὸν ῥῆσις ἐν τοῖς ἀφορισμοῖς γέγραπται
αὐτῷ· ἣν τρωμάτων ἰσχυρῶν καὶ πονηρῶν ἐόντων οἴδημα
μὴ φαίνηται, μέγα κακὸν, τὰ χαῦνα χρηστὰ, τὰ ἔνωμα
κακά. ἐν ᾗ μέμφεται τὰ μηδ᾽ ὅλως ἐπιγινόμενα τοῖς πο-
νηροῖς τραύμασιν οἰδήματα, διὰ τὸ ὑποψίαν εἶναι ἐπὶ τούτων μεθίστασθαι τοὺς ἐπιῤῥέοντας τοῖς τραύμασι χυμοὺς
ἐπὶ τὰ κυριώτερα· καὶ γὰρ ὡς τὸ λίαν οἰδαίνεσθαι τὰ τραύ-
ματα, κινδυνῶδες, οὕτω τὸ μηδ᾽ ὅλως ἐξογκοῦσθαι κινδυ-
νωδέστατον. ἐκεῖνο γὰρ τῆς μεγάλης φλεγμονῆς, τοῦτο δὲ
τοῦ νενεκρωμένου σώματος σημεῖον. τὰ ἄνω νεμόμενα δὲ
λέγει τοὺς σκληροὺς καὶ ἀντιτύπους ὄγκους, οἳ ὡς τὰ πολλὰ ὠμοὶ ὄντες τυγχάνουσι. καλεῖ δ᾽ αὐτοὺς ἐν ἀφορισμοῖς
ἔνωμα καὶ τῶν χαύνων κακίω εἶναί φησιν. ἐν δὲ τῷ ἕκτῳ
τῶν ἐπιδημιῶν τὰ ὁμαλῶς ξυμπεπαινόμενα καὶ μὴ περίσκληρα καὶ τὰ ἐναντία παραβάλλων, ὡς ἐπὶ μιᾶς ἀντιθέσεως
τὸ μὲν σκληρὸν ᾧμα τοῦ μαλακοῦ φαυλότερον λέγει, αὐτοῦ
δὲ σκληροῦ τὸ μᾶλλον σκληρὸν, καὶ ὅσῳ σκληρότερον, τοσούτῳ χαλεπώτερον.

Eadem prope oratio in aphorismis ab ipſo ſcripta
eſt: ſi magnis et gravibus vulneribus tumor non appareat, ingens malum; molles boni; crudi mali. Qua
oratione vitioſa damnat vulnera, quibus nulli tumores
ſuperveniunt, quod metus ſit confluentes vulneribus humores ab his ad partes nobiliores transferri. Etenim ut
admodum tumere vulnera periculoſum eſt, ſic nullo prorſus modo intumeſcere periculoſiſſimum. Illud enim magnae inflammationis, hoc emortui corporis ſignum eſt.
Si ſurſum ſerpant: tumores duros e regione reſponden-
tes intelligi, qui plerumque crudi ſunt. Ipſos autem vocat in aphorismis crudos et mollibus deteriores eſſe
pronunciat. Sexto vero epidemiorum quum quae aequabiliter matureſcunt et quae non admodum dura et contraria componit, tanquam in una oppoſitione, durum
quidem tumorem molli pejorem dicit; ipſo autem duro
duriorem et quanto durior eſt, tanto difficilior.

λη'.

Οἷσιν οἰδήματα ἐφ' ἕλκεσιν, οὐ μάλα σπῶνται, οὐδὲ μαίνονται, τούτων δ' ἀφανισθέντων ἐξαίφνης, οἷσι μὲν [182]
τὰ ἐξόπισθεν, σπασμοὶ μετὰ πόνων, οἷσι δὲ ἐς τοὔμ-
προσθεν ἢ μανίαι ἢ ὀδύναι πλευροῦ ὀξέαι καὶ δυσεντερία
ἐρυθρή. τὰ οἰδήματα παρὰ λόγον ῥηΐζοντα κίβδηλον,
ὡς τῷ τοῦ Ἀνδρονίκου παιδίῳ τὸ ἐρυσίπελας ἐπαλιν-
δρόμησεν, ἢν μὴ ἐς τὸ αὐτὸ ἐλθὸν χρηστόν τι σημαίνῃ.

Καὶ ἐν τῷ πέμπτῳ τῶν ἀφορισμῶν φησιν· οἷς ὄγκοι
τοῖς ἕλκεσιν ἐπιγίνονται, οὐ πάνυ τι σπῶνται, οὔτε μαίνονται. γράφει γὰρ οὕτως· ὁκόσοισιν οἰδήματα ἐφ' ἕλκεσι φαίνεται, οὐ μάλα σπῶνται, οὐδὲ μαίνονται. τουτέων δὲ ἀφανισθέντων ἐξαίφνης τοῖσι μὲν ὄπισθεν σπασμοὶ, τέτανοι,
τοῖσι δὲ ἔμπροσθεν μανίαι, ὀδύναι πλευροῦ ὀξεῖαι ἢ ἐμπύησις ἢ δυσεντερίη, ἢν ἐρυθρὴ ᾖ τὰ οἰδήματα. σπῶνται γὰρ

XXXVIII.

*Quibus tumores in ulceribus funt, ii non admodum con-
vELluntur, neque infaniunt. His autem derepente evanefcentibus, quibus quidem ad pofteriora fuerant, convulfiones cum doloribus; quibus vero ad anteriora, aut
infania aut acuti laterum dolores et dyfenteria rubra
concitantur. Tumores praeter rationem juvantes, im-
pofturam ferunt, qualem Andronici filio intro recurrens eryfipelas portendit, nifi quid commodi eodem re-
curfus fignificet.*

In quinto quoque aphorismorum edicit: *quibus tumores ulceribus fuperveniunt, ii neque admodum convelluntur, neque infaniunt.* Ita namque fcribit: *quibus cum
ulceribus tumores confpiciuntur, hi fere non convelluntur,
nec in mammam incidunt. His autem derepente evanefcentibus, quibus quidem retrorfum, convulfiones et tetani
oboriuntur, quibus vero antrorfum, maniae, lateris dolores acuti aut empyema, aut dyfenteria, fi rubri tumores*

ἐνίοτε τινὲς ἐφ᾽ ἕλκεσι καὶ μαίνονται, ὅταν δηλονότι μέγεθος ἀξιόλογον ἢ κακοήθειάν τινα προσλάβωσι. τῶν δὲ
ὄγκων ἀφανισθέντων ἐξαίφνης γίνονται σπασμοὶ, ὅταν ἐν
τοῖς ὀπίσω μέρεσιν ᾖ τὰ ἕλκη, ἤγουν κατὰ νῶτον. εἰ δὲ ἐν
τοῖς πρόσω, μανίαι ἢ ὀδύναι ὀξεῖαι τοῦ πλευροῦ ἢ καὶ τὰ
ἄλλα αἴτιόν ἐστιν, ὅτι τὰ ὄπισθεν νευρώδη ὑπάρχουσι.
τὰ δὲ ἔμπροσθεν ἀρτηριώδη καὶ φλεβώδη τυγχάνουσιν ὄντα.
ὃ δὲ γράφεται ἐνταῦθα σπασμοὶ μετὰ πόνων, ἐν τοῖς ἀφορισμοῖς ἐστὶ σπασμοὶ, τέτανοι. καὶ ἀντὶ τούτων δυσεντερίη ἐρυθρὴ ἐκεῖ λέγεται ἢ ἐμπύησις ἢ δυσεντερία, ἢν ἐρυθρὰ ᾖ τὰ οἰδήματα. καλεῖ δὲ οὕτως δυσεντερίαν τὴν αἱ-
ματηρὰν, ἥτις ἐστὶν αἵματος κένωσις δι᾽ ἐντέρων χωρὶς ἑλκώσεως. ὅτε δὲ καὶ ἀῤῥωστίᾳ τοῦ ἥπατος αἱματώδη δια-
χωρῆται, καὶ τότε ὀνομάζεται δυσεντερία τὸ πάθος, καὶ πολλοὶ τῶν ἰατρῶν ἀμελοῦντες τοῦ ἥπατος αἴτιοι θανάτου τοῖς
κάμνουσιν ἐγένοντο. καὶ εἰκὸς ἐκ τῆς εἴσω παλινδρομῆς
τῆς φλεγμονῆς τὰς ἐμπυήσεις γίγνεσθαι, τῆς ὕλης εἰς τὸν

extiterint. Convelluntur enim interdum quidam in ulceribus et infaniunt, quum nimirum infignem magnitudinem aut malignitatem aliquam acceperint. Tumoribus
autem repente evanefcentibus, oriuntur convulfiones, quum
in pofterioribus partibus funt ulcera, videlicet in dorfo.
Quod fi in anterioribus fint ulcera, maniae aut acuti lateris dolores aut etiam aliarum partium. Caufa eft quod
pofteriora nervis exuberent, anteriora vero arteriis et venis.
Quod autem hic fcribitur, *convulfiones cum doloribus*,
in aphorismis funt convulfiones, tetani et pro his dyfenteria rubra. Illic dicitur, *empyema aut dyfenteria, fi rubri tumores extiterint.* Sic autem vocat dyfenteriam
cruentam, quae fanguinis eft vacuatio per inteftina citra
ulcerationem. Nonnunquam etiam hepatis imbecillitate
cruenta dejiciuntur, ac tum dyfenteria morbus nominatur.
Et multi medici neglecto hepate, interitus aegrotantis caufae extiterunt. Et par eft ex inflammationis intro recurfu
fuppurationes fieri, materia ad thoracem affluente vel

θώρακα ἐκρεούσης ἢ καὶ τὴν δυσεντερίαν τὴν αἱματώδη,
ἐκεῖ ἡρπασμένης τῆς τοῦ οἰδήματος ὕλης, ἢ ἐκ τοῦ αἵματος τὴν φλεγμονὴν ἐποίησεν.

λθ'.

Τοῦτο ἔκ τε γενέσιος περὶ τὸ οὖς περὶ ἥβην διεδόθη, ἑτέρῳ τριταίῳ ἐκ γενετῆς γενομένῳ, ἀπεπύησεν ἐναταίῳ.
γίνεται οὗτος ἑβδομαῖος ὑγιής. κακοηθέστερα τὰ ἀφανιζόμενα ἐξαίφνης.

[183] Παρὰ τὸ οὖς ἔπαρμα ἢ οἴδημα ἢ ἄλλο τι γινόμενον, ἔπειτα πρὸς τὴν ἥβην διεδόθη, καθάπερ καὶ ὃ τρίτῃ ἡμέρᾳ ἐφάνη, τῇ ἐνάτῃ ἀπεπύησε καὶ ὁ κάμνων τῇ
ἑβδόμῃ ἐγένετο ὑγιής. προστίθησι δὲ ὡς συμπέρασμα τούτου τοῦ τμήματος τὸ κεφάλαιον σημειώσεως, λέγων τὰ
ἐξαίφνης ἀφανιζόμενα εἶναι κακοηθέστερα, ὡς μήτε ἐν ἡμέρᾳ κρισίμῳ γινόμενα μήτε λυτηρίων σημείων προηγουμένων,

etiam cruentam dyfenteriam materia tumoris illuc rapta
quae ex fanguine inflammationem procreavit.

XXXIX.

Hoc ab ortu circa aurem erat, poftea ad pubem propa-
gatum eft   Quod alteri tertio ab ortu die eruperat,
nono fuppuratum eft. Hic feptimo die fanus evafit.
Maligniora funt quae derepente difparent.

Ad aures tuberculum aut tumor aut quicquam aliud
productum, poftea ad pubem propagatum eft, quemadmodum et quod tertio die apparuit, nono die pus factum
eft et aegrotus fanus evafit.   Addit autem tanquam hujus
fectionis conclufionem, animadverfionis caput, dicens,
quae derepente evanefcunt, ea maligniora effe.   Quippe
quae neque decretorio die decefferunt, neque praecedentibus folutoriis fignis, ut fit idem quod in prorrhetico
pronunciatum eft; lateris dolorem cum fputis biliofis

Ed. Chart. IX. [183.]

ἵνα εἴη ὅπερ ἐν τῷ προῤῥητικῷ εἴρηται, πλευροῦ ἄλγημα
ἐπὶ πτύσεσι χολώδεσι ἀλόγως ἀφανισθέντα κακόν τι σημαίνει. αἱ γὰρ ἐξαιφνίδιοι μεταβολαὶ τῶν ὀξέων νοσημάτων
εἰσὶν, ὧν ἀγαθὴν κρίσιν μεμαθήκαμεν, ὅτι γίνεται οὐκ ἄνευ
πεπασμοῦ καὶ κατά τινα τῶν κρισίμων ἡμερῶν καὶ διὰ τῆς
ἐπιδήλου προδεδηλωμένη καὶ τῆς κρίσεως εἶδος, οἰκεῖον τῷ
νοσήματι, ποιουμένη.

evanefcentem praeter rationem vitio dant. Nam quaecunque praeter rationem evanuerunt, aliquid mali portendunt.
Subitaneae namque mutationes acutorum funt morborum,
quorum probam crifin didicimus, quae non fine matura-
tione et aliquo decretorio die eoque manifefto prius de-
clarato efficitur et quae fpecie crifis morbo propria editur.

ΙΠΠΟΚΡΑΤΟΥΣ ΕΠΙΔΗΜΙΩΝ
ΒΙΒΛΙΟΝ Β. ΤΜΗΜΑ Δ.

Ed. Chart. IX. [184.]

α'.

[184] Ἡπατῖτις ἐν ὀσφύι μέχρι τοῦ μεγάλου σπονδύλου
κάτωθεν καὶ σπονδύλοισι προσδιδοῖ ἐντεῦθεν, μετέωρος δ᾽
ἥπατος καὶ διὰ φρενῶν ἐς καρδίην, καὶ ἡ μὲν εὐθεῖα εἰς
κληῖδας, ἐντεῦθεν δὲ αἱ μὲν ἐς τράχηλον, αἱ δὲ ἐπ᾽ ὠμοπλάτας. αἱ δὲ ἀποκαμφθεῖσαι κάτω παρὰ σπονδύλους
καὶ πλευρὰς ἀποκλίνουσι. καὶ ἐξ ἀριστερῶν μὲν μία ἐγγὺς κληΐδων, ἐκ δεξιῶν δὲ ἐπί τι αὐτὴ χωρίον ἄλλη. ἡ

HIPPOCRATIS LIBRI II. EPIDE-
MIORUM SECTIO IV.

I.

*H*epatitis per lumbos ad magnam usque vertebram deorfum fertur, indeque fefe vertebris communicat et fublata
per hepar et per feptum transverfum cor et recta cla-
viculas adit. Hinc autem aliae ad cervicem, aliae ad
fcapulas, quaedam inferius deflexae ad vertebras et
coftas declinant. Ex finiftris quidem una prope clavi-

δὲ σμικρὸν κατωτέρω ἀποκαμφθεῖσα, ὅθεν μὲν ἐκείνη
ἀπέλιπε, προσέδωκε τῇσι πλευρῇσι ἔστ᾽ ἄν τοι ἐπ᾽ αὐτέης τῆς καρδίης προστύχοι ἐπικαμπτομένη ἐς τὰ ἀριστερά. καὶ ἀποκαμφθεῖσα δὲ κάτω ἐπὶ σπονδύλους κατα-
βαίνει, ἔστ᾽ ἂν ἀφίκηται ἔνθεν ἤρξατο μετεωρίζεσθαι
ἀποδιδοῦσα τῇσι πλευρῇσιν τῇσιν ἐπιλοίπῃσιν ἁπάσαις ἢ
ἔνθεν καὶ ἔνθεν ἀποσχίδας παρ᾽ ἑκάστην διδοῦσα μία
ἐοῦσα. ἀπὸ μὲν τῆς καρδίης ἐπί τι χωρίον ἐν τοῖσι
ἀριστεροῖσι μᾶλλον ἐοῦσα ἐπὶ τὰ ὑποκάτω τῆς ἀρτηρίης,
ἔστ᾽ ἂν καταναλωθῇ καὶ ἔλθῃ. ὅθεν ἡ ἡπατῖτις ἐμε-
τεωρίσθη. πρότερον δὲ πρὶν ἢ ἐνταῦθα ἐλθεῖν, παρὰ
τὰς ἐσχάτας δύο πλευρὰς διαιρέθη καὶ ἡ μὲν ἔνθα, ἡ δὲ
ἔνθα τῶν σπονδύλων ἐλθοῦσα καταναλώθη. εὐθεῖα δὲ
ἀπὸ καρδίης πρὸς κληῖδα τείνουσα ἄνωθεν τῆς ἀρτηρίης
ἐστὶ καὶ ἀπὸ ταύτης ὥσπερ καὶ παρ᾽ ὁσᾷῦν κάτωθεν τῆς
ἀρτηρίης ἀΐσσει ἐς τὸ ἧπαρ, ἡ μὲν ἐπὶ πύλας καὶ λο-
βὸν, ἡ δὲ ἄλλο ἐξ ἧς ἀφωρμήκει, σμικρὸν κάτωθεν φρενῶν.
φρένες δὲ προσπεφύκασι τῷ ἥπατι, ἃς οὐ ῥᾴδιον χωρῆσαι.

culas tendit; ex alia autem paulo inferius deflexa, ubi
quidem illa definit fefe coftis adjungens, dum venam
ipfam cordis attigerit ad finiftra fe flectens. Deorfum
autem demiffa fecundum vertebras defcendit, donec eo
perveniat, unde fe fublimem erigit, reliquis omnibus
coftis adhaerens utrinque fingulis, quum una fit mittens
ramulos, a corde aliquatenus ad locum aliquem a finiftris magis procedens, deinde infra arteriam quousque
confumpta fuerit eoque pervenerit, unde jecoraria
fublimis emerfit. Quo priusquam perveniat, ad extremas duas coftas fcinditur et in utramque vertebrarum
partem progreffa ibi conditur. Quae vero recta a corde
ad claviculam tendit, fupra arteriam eft, indeque ut
etiam ad lumbos infra arteriam ad hepar fertur, partim ad portas et pinnas, partim in reliquum deinceps
paulo infra feptum transverfum excurrit. Septum autem adhaeret hepati, quod feparari facile non poteft.
Geminae porro venae a claviculis fcinduntur et hinc et

Ed. Chart. IX. [184. 185.]

δισσαὶ δὲ ἀπὸ κληΐδων, αἱ μὲν ἔνθεν, αἱ δὲ ἔνθεν ὑπὸ
στῆθος ἐς ἦτρον. ὅπη δὲ ἐντεῦθεν οὔπω οἶδα. φρένες δὲ
κάτω κατὰ τὸν σπόνδυλον τὸν κάτω τῶν πλευρῶν, ἢ νεφρὸς ἐξ ἀρ- [185] τηρίης, ταῦτα ἀμφιβεβήκει, αἷς ἀρ-
τηρίαι μὲν ἐκ τοῦ τένοντος ἐκπεφύκασιν, ἔνθεν καὶ ἔνθεν,
ἀρτηρίης τόνον ἔχουσαι. ταύτῃ δέ πη παλινδρομήσασα
ἀπὸ καρδίης ἡ ἡπατῖτις ἔληγεν, ἀπὸ δὲ τῆς ἡπατίτιδος
διὰ τῶν νεφρῶν αἱ μέγισται δύο, ἡ μὲν ἔνθεν, ἡ δὲ ἔνθεν φέρονται μετέωροι πολυσχιδεῖς τε διὰ τῶν φρενῶν
εἰσὶν ἀμφὶ ταύταις, τῆς πεφύκασιν ἄνωθεν δὴ φρενῶν,
αὗται δὲ μᾶλλόν τι ἐμφανέες. δύο δὲ τόνοι ἀπ᾽ ἐγκεφάλου ὑπὸ τὸ ὀστέον τοῦ μεγάλου σπονδύλου ἄνωθεν καὶ
πρὸς τοῦ στομάχου μᾶλλον ἑκατέρωθεν τῆς ἀρτηρίης παρ-
ελθὼν, ἑκάτερος ἐς ἑαυτὸν ἦλθεν. ἴκελος ἑνί. ἔπειτα
οἱ σπόνδυλοι καὶ αἱ φρένες πεφύκασιν, ἐνταῦθα ἐτελεύ-
των. καὶ τινες ἐνδοιαστοὶ πρὸς ἧπαρ καὶ σπλῆνα ἀπὸ
τούτου τοῦ κοινωνήματος ἐδόκεον τείνειν. ἄλλος τόνος ἐκ
τῶν ἑκατέρωθεν σπονδύλων παρὰ ῥάχιν παρέτεινεν ἐκ πλα-

inde *ſub pectus ad imum ventrem pertingunt. Quonam
vero inde ferantur mihi nondum conſtat. At ſeptum
transverſum infra ad vertebram cordis ſubſtratam ſta-
bulatur, atque ea in parte qua renes ex arteria utrinque eminent. Ex quibus arteriae enaſcuntur, utrinque
cum arteria nervum habent. Atque huc quadantenus
ex corde recurrens jecoraria deſinit. A jecoraria vero
per ſeptum transverſum duae maximae venae hinc et
inde ſublimes feruntur, multifidaeque per ſeptum, cui
complexi adhaerent. In ſuperiore autem illius parte
magis exſtant conſpicuae. Duo vero nervi a cerebro
ſub magnae vertebrae os a ſuperiore parte perreptant
et ad gulam magis ab utraque arteriae parte deſcen-
dunt et uterque in ſeſe incidens uni ſimilis. Deinde
ubi ſeptum et vertebrae exiſtunt, ibi deſinunt. Et quidam ancipites ab hac communione ad jecur et lienem
ipſos tendere cenſuerunt. Alius nervus ab utraque ver-*

γίου σπονδύλων καὶ τῇσι πλευρῇσιν ἀπένεμον. ὥσπερ
αἱ φλέβες, οὕτως οὗτοι διὰ φρενῶν ἐς μεσεντέριόν μοι
δοκέουσι τείνειν. ἐν δὲ τουτέοισιν ἐξέλιπον. αὖθις δ'
ὅθεν φρένες ἐξεπεφύκεισαν, ἀπὸ τούτου ξυνεχέες ἐόντες
κατὰ μέσον κάτωθεν ἀρτηρίης τὸ ἐπίλοιπον παρὰ σπονδύλους ἀπεδίδουν ὥσπερ αἱ φλέβες, μέχρι καταναλώ-
θησαν διελθοῦσαι ἐς τὸ ἱερὸν ὀστέον.

β'.

Ἐν Αἴνῳ ὀσπριοφαγοῦντες ξυνεχέως, θήλειαι, ἄρσενες, σκελέων ἀκρατέες ἐγένοντο καὶ διετέλεον. ἀτὰρ καὶ ὀροβο-
φαγέοντες γονυαλγέες ἐπιτηδεύειν ὀξυθυμίην ἐμποιέειν
καὶ χρώματος, ἀναλήψιος ἕνεκα καὶ ἐγχυμώσιος καὶ εὐ-
θυμίης καὶ φόβους καὶ τὰ τοιαῦτα. καὶ ἦν μὲν τὸ ἄλλο
σῶμα συννοσέῃ, ξυνιῆσθαι, εἰ δὲ μὴ, τοῦτο.

tebrarum parte juxta ſpinam extenditur et ex obliquo
vertebrarum et coſtis diſtribuitur. Quemadmodum autem venae, ſic hi per ſeptum transverſum ad lactes
pertendere mihi videntur, in quibus etiam deſinunt.
Rurſus autem ab eo loco unde ſeptum exoritur continuitate quadam per medium infra arteriam, quod eſt
reliquum ad vertebras quemadmodum venae diſtribuun-
tur, quoad in os ſacrum procurrentes conſumpti con-
duntur.

II.

In Aeno qui continenter leguminibus veſcebantur, tum
mares tum foeminae, crurum impotentia laborabant
vitamque traducebant. Et vero qui ervo veſcebantur,
hi genuum dolore vexabantur. Adhibenda diligentia
eſt, ut excandeſcentia inducatur, cum coloris reparandi
tum affuſionis humorum conciliandae gratia, laetitia
quoque ac terror et hujusmodi pathemata. Si reliquum
corpus aegrotet, ſimul etiam ipſi medendum eſt. Sin
minus, id ſatis.

γ΄.

Ἡ Στυμάργεω οἰκέτις, ἢ Ἰδουμαία ἐγένετο, ὡς ἔτεκε θυγατέρα, ἐπέστραπτο τὸ στόμα τοῦ αἰδοίου καὶ ἐς ἰσχίον
καὶ σκέλος ὀδύνη, παρὰ σφυρὸν τμηθεῖσα ἐῤῥήϊσεν, καίτοι
καὶ τρόμοι κατὰ σῶμα πᾶν κατεῖχον, ἀλλ᾽ ἐπὶ τὴν πρό-
φασιν διελθεῖν καὶ τῆς προφάσιος τὴν ἀρχήν.

III.

*Stymargi ancilla Idumaea cum filiam peperiſſet, ipſi uteri
oſculum converſum eſt, ac coxam et crus dolor invaſit.
Secta ad malleolum vena convaluit, etſi totum corpus tremores occupabant. Verum ad cauſam et cauſae
principium deveniendum fuit.*

ΙΠΠΟΚΡΑΤΟΥΣ ΕΠΙΔΗΜΙΩΝ ΒΙΒΛΙΟΝ Β. ΤΜΗΜΑ Ε.

Ed. Chart. IX. [186.]

α΄.

[186] Ὁκόσοι πυῤῥοὶ, ὀξύρινες, ὀφθαλμοὶ σμικροὶ, πο-
νηροὶ, ὁκόσοι πυῤῥοὶ, σιμοὶ, ὀφθαλμοὶ μεγάλοι, ἐσθλοὶ,
ὑδρωπιώδεες χαροποὶ, φαλακροὶ ἔωσι, ἰσχνοφωνίην κιρ-
σὸς λύει, ἐς τὸν ἀριστερὸν καὶ τὸν δεξιὸν ὄρχιν, ἄνευ
τουτέου τοῦ ἑτέρου οὐχ οἷόν τε λύεσθαι. μεγάλοι, φαλακροὶ, τραυλοὶ, ἰσχνόφωνοι, ἐσθλοί. νοσήματα δὲ ἔχουσι,
τραυλὸς ἢ φαλακρὸς ἢ ἰσχνόφωνος ἢ δασὺς, ἰσχυρῶς

HIPPOCRATIS LIBRI II. EPIDE-
MIORUM SECTIO V.

I.

*Qui fulvi funt, acuto nafo et oculis parvis, pravi; qui
fulvi, fimi et magnis oculis boni. Hydropici ravos
habent oculos et calvi funt. Vocis exilitatem varix folvit ad finiftrum et dextrum teftem enatus; citra horum
alterum folvi non poteft. Magni, calvi, balbi et exili
voce praediti boni funt. Balbus autem aut calvus aut*

Ed. Chart. IX. [186. 187.]

μελαγχολικά. νοσήματα δ᾽ ἔχουσιν ὅσοι τῇ γλώσσῃ πα-
φλάζουσι, χειλῶν μὴ ἐγκρατέες ἐόντες, ἀνάγκη λυομένων
ἔμπύους γίνεσθαι. ὀδύνην ἐν τοῖσι κάτω χωρίοισιν
ἰσχυρὴ κωφότης λύει καὶ αἷμα πολλὸν ἐκ τῶν ῥινῶν. ἡ
μανίη ἡ μεγάλης νόσου ἐν ἔθει γενομένης. ἢν λεχοῖς
σπασμὸς ἐπιγένηται, πῦρ ποιεῖν καὶ ἐς κύστιν κηρωτὴν
ἐγχέας πολλὴν χλιαρὴν κλύζειν.

β'.

*Ἢν τῆς κεφαλῆς τὸ ὀστέον καταγῇ, διδόναι γάλα καὶ οἶνον
πίνειν, ἴσον ἴσῳ. ἢν δὲ ἕλκος ᾖ, φλεβοτομέειν τὰς εἴσω,
ἢν μὴ πυρεταίνῃ, ἢν δὲ παραφρονέῃ, τὴν κεφαλὴν κατα-
βρέχειν, ἢν μὴ τὰ ὑποχόνδρια ἐπηρμένα ᾖ. ἢν τὴν κεφα-
[187] λὴν ἀλγέῃ, ἐς στῆθος ἔρχεται. ἔπειτα ἐς τὸ ὑποχόνδριον, ἔπειτα ἐς τὸ ἰσχίον, πάντα δὲ οὐχ οἷόν τε ἀλγέειν.

---

exili voce donatus aut hispidus, morbis admodum melancholicis conflictatur. Morbos quoque habent quicunque lingua offendunt ac haesitant, ut nec labris mo-
derari queant, eos necesse est illis desinentibus, puru-
lentos fieri. Validum inferiorum locorum dolorem surditas solvit et sanguis copiosus ex naribus profluens.
Insania magni morbi pro consuetudine contingentis so-
lutio. Si puerperii convulsio successerit, febris est con-
citanda, immissoque in vesicam cerato multo tepido ac
per clysterem infuso alvus colluenda.

II.

Si capitis os confractum fuerit, lac et vinum aequali
aquae mixtura diluta propinanda. Quod si ulcus extiterit, interiores venae secundae sunt, nisi febricitet.
Si autem deliret, caput embroche perfundendum est,
nisi hypochondria extuberent. Si caput doluerit, ad
pectus primum dolor accedit, deinde ad hypochondria,
postea ad coxam, omnia namque simul dolere nequeunt.

γ'.

Ἀνεμίην, φλεβοτομίη, τῷ φαρμάκῳ τὸν ῥόον ἴσχειν ἐπαλεί-
φων. ὅδε γὰρ ὁ ῥόος ἐκ τῆς μεγάλης φλεβός. ἢν δὲ αὐτόματον ῥέῃ πολλὸν, νηστευέτω ἢ γάλα δύο ὕδατος, τέσσαρας γάλακτος, τὰς ἀγόνους πυριῆν καὶ φαρμακεύειν.

δ'.

Ὅσοι ἐξαπίνης ἄφωνοι ἀπύρετοι ἔωσι, φλεβοτομέειν. φλέγματος κατάρροοι ἐκ τῶν μαζῶν ἕλκουσιν οἱ ὀφθαλμοὶ καὶ
ἐξερεύγεται κατὰ τὰς ῥῖνας ἐς τὸν πνεύμονα. οἷσι βὴξ
ξηρὴ οὐ λύεται, ἢν μὴ ὀδύνη ἰσχυρὴ ἐς τὰ ἰσχία ἢ ἐς
τὰ σκέλεα ἢ ἐς τὸν ὄρχιν. ἢν ὑδρωπιῶντα βὴξ ἔχῃ, ἢν μὲν
αὐτίκα λειποθυμίῃ, θερμοῖσι πᾶσι διαχρῆσθω· ἢν δὲ μὴ,
θωρῆξαι καὶ σιτίων ἐμπλῆσαι. τάμνειν δὲ τὰς εἴσω.

ε'.

Τοῦ νοσήματος τοῦ μεγάλου ἐν τάσει γινομένου λύσις,

III.

*Anemiam, hoc eſt ſubventaneos flatus incifa vena, fluxum
vero medicamentum illitum fiſtit: fluxus enim ex magna
vena prodit.   Si vero ſponte copioſe fluat, jejunet aut
aquae partes duas, lactis quatuor bibat.   Infoecundas
fomentis ac medicamentis curato.*

IV.

*Qui derepente fine febre voce deficiunt, iis vena ſecanda
eſt.   Pituitae defluxiones ex mammis trahunt oculi et
per nares ad pulmonem eructant.   Quibus tuſſis ſicca
eſt, his non ſolvitur, niſi dolor vehemens ad coxas
aut crura aut ad teſtem irruat.   Si hydrope laborantem tuſſis prehenderit, ſiquidem protinus animo deficiat,
calidis omnibus utatur; ſin minus, vinum potet ac
cibis impleantur, venas autem interiores ſecare oportet.*

V.

Magni morbi in vehementia exiſtentis ſolutio coxarum

Ed. Chart. IX. [187. 188.]

ἰσχίων ὀδύνη, ὀφθαλμῶν διαστροφαὶ, τύφλωσις, ὀρχίων
οἴδησις, μαζῶν ἄρσις, ἢν πυρετοῦ ἔχοντος τὰ περὶ τὸ
πρόσωπον ἰσχνὰ ᾖ, ἐν ἡμέρῃ γονίμῳ, τὴν ἐπιοῦσαν λύσει.
ὕδρωψ ἢν οἴδημα ἔχων ἐν τοῖσι σκέλεσι βήσσῃ, ἢν τὸ
οὖς ἀλγέῃ, τῷ γάλακτι διαχρήσθω, ἢν μὴ ἐν τῇ γονίμῃ
μεθῇ ὁ πυρετός, ὑποτροπιάζειν ἀνάγκη. οὗ ἂν ἡ φλὲψ
ἡ ἐν τῷ ἀγκῶνι σφύζῃ, μανικὸς καὶ ὀξύθυμος, ᾧ δ᾽ ἂν
ἀτρεμέῃ, τυφώδης.

_____

στ΄.

Τρῶμα ἢν αἱμορραγήσῃ, μὴ βρέχειν τὸ ἕλκος. τὴν κεφα-
λὴν δὲ βρέχειν θερμῷ. ἢν καρδιώσσῃ, θερμὸν ἄρτον μετ᾽
οἴνου ἀκρήτου διδόναι. ἐμέτου λύσις ὕδωρ θερμὸν διδό-
ναι πίνειν καὶ ἐμείτω. ὅσα σφακελίζει ἀπολαβόντα τὴν
φλέβα ἑλκῶσαι καὶ ὑγιῶσαι. σπασμοῦ χειρὸς [188]
δακτύλων ἄνευ πυρετοῦ σχάσαι, ἢν μὴ τὴν κεφαλὴν ἀλ-
γέῃ, εἰ δὲ μὴ, ὕδωρ θερμὸν καταχεῖν.

_____

dolor eſt, oculorum perverſiones, caecitas, teſtium tu-
mor et mammarum elevatio. Si febre detinente faciei
partes die impari graciles ſubſidant, ſequenti die ſolu-
tio exſpectanda eſt. Hydropicus ſi tumorem in cruri-
bus habens tuſſiat, malum. Si auris doleat, lacte
utatur. Niſi die impari febris remiſerit, ipſam reci-
dere neceſſe eſt. Cui vena in cubito pulſat, inſanus
et iracundus eſt; cui vero quieſcit, ſtupidus.

VI.

Si vulnus ſanguinem fundat, ne ulcus madefeceris; caput
vero calida irrigato. Si cardialgia vexet, panis calidus
cum vino meraco exhibendus eſt. Vomitus ſolutio,
aqua calida potui exhibenda et vomat. Quaecunque
ſiderantur, intercepta vena ulceranda et curanda eſt.
In digitorum manus convulſione citra febrem ſcarifi-
candum, ſi caput non doleat. Sin minus, aquam cali-
dam affundito.

_____

ς΄.

Ὀφθαλμῶν, σποδίου δωδέκατον, κρόνου πέμπτον, πυρῆνος
ἕν, ψιμυθίου ἕν, σμύρνης, τὸ ὕδωρ κατὰ τῆς κεφαλῆς
ψυχρὸν καταχεῖν καὶ διδόναι σκόροδα σὺν μάζῃ. κιρσοὶ
δὲ φαλακρῶν ἦν μὴ μεγάλοι ἔωσι, μανιώδεις. ἀλφοῦ καὶ
λέπρης τιτάνην ἐν ὕδατι, ὡς μὴ ἑλκώσῃ. χορίων κάθαρσις, ἦν ὑπερέχῃ πρὸς τὰς ῥῖνας προστιθέναι, ὥστε πτάρ-
νυσθαι καὶ ἐπιλαμβάνειν τὰς ῥῖνας τῆς πταρνυμένης καὶ
τὸ στόμα.

VII.

*Ad oculos recipe ſpodii partem duodecimam, croci quintam,
nuclei olivae unam, ceruſſae unam, myrrhae unam.
Aquam frigidam capiti affundito et allia cum maza
exhibito, calvorum varices niſi magni fuerint, furioſi
ſunt. Ad alphos et lepram calcem ex aqua elotam
admoveto, ut ne ulceret. Secundarum purgatio, ſi
non emineant. Sternutatorio naribus expoſito ſternu-
tantis nares et os comprime.*

ΙΠΠΟΚΡΑΤΟΥΣ ΕΠΙΔΗΜΙΩΝ ΒΙΒΛΙΟΝ Β. ΤΜΗΜΑ Δ.

Ed. Chart. IX. [189.]

α'.

Ἦν κεφαλὴ μεγάλη καὶ ὀφθαλμοὶ σμικροὶ, τραυλοὶ, ὀξύθυμοι. οἱ μακρόβιοι πλείους ὀδόντας ἔχουσιν. οἱ τραυλοὶ,
ταχύγλωσσοι, μελαγχολικοὶ, κατακορέες. ἀσκαρδαμύκται,
ὀξύθυμοι. μεγάλη κεφαλὴ, ὀφθαλμοὶ μέλανες καὶ μεγάλοι, ῥῖνα παχείην καὶ σιμὴν, ἐσθλοὶ, χαροποὶ, μεγάλοι,
κεφαλὴ σμικρὴ, αὐχὴν λεπτὸς, στήθεα στενὰ, εὐάρμοστοι,

HIPPOCRATIS LIBRI II. EPIDE-
MIORUM SECTIO IV.

I.

Quibus caput magnum, oculi parvi, ii balbi et iracundi
ſunt. Quibus plures ſunt dentes, ii diuturnae ſunt vitae. Balbi lingua celeres, melancholici et magnopere
bilioſi ſunt. Oculis non nictantes iracundi. Quibus
caput magnum, oculi nigri et magni, naſus craſſus et
ſimus, ii boni exiſtunt. Quibus oculi ravi et magni
ſunt, caput parvum, cervix tenuis, pectus anguſtum,

κεφαλὴ σμικρὴ, οὐδ᾽ ἂν εἴη τραυλὸς, οὐδὲ φαλακρὸς, ἢν
μὴ γλαυκὸς εἴη.

_____

β'.

Σπασμῶν φωνὴ ἐν γονίμῳ λύεται, ἀπήλλακται τοῦ μεγάλου
νοσήματος. λεχοῖ δὲ πυρεταινούσῃ καὶ ἀλγεούσῃ ὕδωρ
καταχεῖν καὶ πτισάνην παχεῖην διδόναι τρὶς τῆς ἡμέρης θερμήν. παιδίον τρέφεται, ἑβδόμῳ μηνὶ ἢ ἐνάτῳ
ἢ, δεκάτῳ καὶ ἵσταται τῇ φωνῇ καὶ ἰσχὺς ἔπεται καὶ τῶν
χειρῶν κρατέει. τῆς φωνῆς λυομένης πάντα λύεται· ἡ
γὰρ λύσις τῇ φθέγξει ὁμοίη. λύεται δὲ ἐν γονίμῃ.

_____

γ'.

[190] Ἢν αἱ φλέβες σφύζωσιν ἐν τῆσι χερσὶ καὶ τὸ πρόσωπον ἐῤῥωμένον καὶ ὑποχόνδρια μὴ λαπαρὰ ᾖ, χρονίη
ἢ νοῦσος γίνεται, ἄνευ σπασμοῦ οὐ λύεται ἢ αἵματος πολλοῦ ἐκ τῶν ῥινῶν, ἢ ὀδύνης ἐς τὰ ἰσχία τοῦ
λαιμοῦ ὕδωρ θερμὸν κατὰ τῆς κεφαλῆς καταχεῖν, ἢν μὴ

_____

concinnam ſtructuram conſequuntur. Qui caput parvum
ſortitur, neque balbus, neque calvus futurus eſt, niſi
glaucus extiterit.

_____

II.

In convulſionibus ſi vox die impari ſolvatur, a magno
morbo liberat. Puerperae febricitanti et dolenti aquam
affundito et ptiſanam craſſam ter die calidam dato.
Puer menſe ſeptimo, nono aut decimo educatur, voce
pollet, robur eum ſequitur et manuum compos eſt. Voce
ſoluta omnia ſolvuntur: ſolutio namque voci eſt ſimilis. At die impari ſolutio contingit.

_____

III.

Si venae in manibus pulſent et facies ſana ac robuſta
fuerit et hypochondria mollia non extiterint, diuturnus
oboritur morbus, qui non absque convulſione aut ſanguinis copioſi ex naribus eruptione aut coxendicum dolore
non ſolvitur. Affecta gula, calida caput perfunden-

ψυχρὸς ᾖ. ἢν δὲ μὴ, ἄλητον ὡς θερμότατον διδόναι καὶ
οἶνον ἄκρητον. ταραχῆς γαστρὸς, κυάμους ἐφθοὺς διδόναι, ἢν μὴ τὰ ἄνω κατακορέα ᾖ, ἢ κύμινον διδόναι τρώγειν μετὰ τῶν κυάμων.

δ'.

'Απόληψις δὲ τοῦ νοσήματος οὐκ ἂν γένοιτο, εἰ μὴ ἐν γονίμῃ ἡμέρῃ. οὐδὲ ἂν ἀρχὴ γένοιτο, ἢν μὴ ἀγόνῳ ἡμέρῃ καὶ
μηνὶ, ἔτι δὲ γονίμῳ. νίτρον Αἰγύπτιον καὶ κορίαννον καὶ κύμινον
τρίβοντα σὺν ἀλείφατι συναλείφειν, ὅσα θνήσκει ἀνάγκη γονίμῳ ἡμέρῃ καὶ γονίμῳ μηνὶ καὶ γονίμῳ ἔτει. προλέγειν δὲ ὀρθῶς ἂν ἔχοι θάνατον ἢ ὀδύνας ἰσχυρὰς, ὧν τὰ ὄμματα
μὴ ἔρρωται, ὁ θάνατος ἐν τάχει. ἢν δὲ ἐν γονίμῳ ἔτει
γίνηται, ἀπ' ἀμφοτέρων γονίμους ἀνάγκη γενέσθαι, ἢν δὲ
ἀγόνῳ ἔτει καὶ ἀγόνῳ ἡμέρῃ, θνήσκειν ἀνάγκη γονίμῳ
ἡμέρῃ. τοῦ ἀριθμοῦ τρίτη ἰσχυροτάτη.

---

dum eſt, niſi ſit frigus; ſin minus, farina quam calidiſſima et merum exhibenda ſunt. In alvi perturbatione
fabas coctas exhibeto, ſi ſuperiores corporis partes admodum bilioſae fuerint aut cuminum in ſabis edendum
dato.

IV.

At morbi interceptio nonniſi die impari continget; neque
morbi principium aderit, niſi pari die, menſe quoque et
anno pari.   Nitrum Aegyptium et coriandrum et cuminum cum oleo trita ventri illinito.   Qui intereunt,
eos die impari interire neceſſe eſt.   Bonum autem fuerit
mortem aut vehementes dolores praedicere.   Quorum
oculi robuſti non ſunt, iis brevi mors aderat.   Quodſi
anno accidat impari, ab utrisque impares fieri neceſſe
eſt.   Sin vero pari anno et die pari fiat, mortem in
diem imparem incidere neceſſe eſt.   Ex numero tertius
eſt validiſſimus.

έ.

Κυνάγχην καὶ ὀφθαλμίην, φλεβοτομίη, τρωθέντος ἐντέρου
ἢ ἀναπνοὴ ἔρχεται κάτω ἀφανὴς κατὰ τὸ τρῶμα καὶ κενοῦται τὰ στήθεα. διδόναι οὖν γάλα καὶ οἶνον ἴσον ἴσῳ,
ὧν κατακορέα τὰ στήθεα, ψελλοὶ, μανιώδεες καὶ φαλα-
κροί. τουτέων ὅσοι ἐκ γενεῆς καὶ στρεβλοὶ, ἀσύνετοι ἢ
λιθιῶντες ἢ μαινόμενοι, οἷσι δὲ μὴ, ἑτέρου κακοῦ λύσιες
περὶ φύσιος.

―――――

στ'.

[191] Δύναμιν πλείστην ἔχει τιτθὸς, ὀφθαλμὸς δεξιὸς,
ταῦτα τῶν κάτω καὶ ὅτι ἐμπέφυκε τοῖσι δεξιοῖσι τὰ ἄρσενα, γυναιξὶν ἐπιμήνια. ὥστε ἴσχειν, σικύην μεγίστην
παρὰ τὸν τιτθὸν προσβάλλειν, τρίμηνον παιδίον πάντα
δηλοῖ καὶ μέγα τότε ἔχει. ἢν πολλὸν ῥέῃ γάλα, ἀνάγκη
ἀσθενέειν, τὸ ἐν γαστρὶ, ἢν στερεώτεροι ἔωσιν οἱ τιτθοὶ,

V.

Anginam et lippitudinem fanat venae fectio, vulnerato
inteſtino, reſpiratio deorſum ad vulnus obſcura procedit
et pectus vacuatur. Lac igitur et vinum pari aquae
potione temperatum exhibeto. Quorum pectus bilem
procreat, ii balbi, furioſi et calvi ſunt, Ex his qui
ab ortu etiam ſtrabones eduntur, hi ſunt imprudentes
aut calculo obnoxii aut inſaniunt. Quibus haec non
accidunt, naturae beneficio alterius mali ſolutio fit.

VI.

Plurimam facultatem habet mamma dextra et oculus dexter,
eademque rectitudo in inferioribus partibus. Nam et
mares dextris innaſcuntur. Mulieribus menſes ut fiſtas
maximam mammae cucurbitulam admove. Trimeſtris
foetus prodit omnia tuncque magnus eſt. Si lac copioſum profluat, foetum debilem eſſe neceſſe eſt. Si ſoli-
diores mammae fuerint, foetus ſalubrior eſt, utraque

ὑγιηρότερον τὸ ἔμβρυον, φλὲψ ἔχει παχεία ἐν ἑκατέρῳ
τιτθῷ. ταῦτα μέγιστον ἔχει μόριον συνέσιος.

η´.

Στραγγουρίην λύει φλεβοτομίη, ἢν τὰ ἄνω χωρία σπαργᾷ,
τὰ περὶ τὴν κεφαλὴν ἑλκέων κάθαρσις, ἔμετος, ἱδρώς.
ἀπὸ γαστρὸς ταραχῆς ἢ ἀπὸ βηχὸς, καρκίνου γενομένου,
τὸ στόμα πικραίνεται. διδόναι δὲ πίνειν ἐλατήριον δὶς
ἢ τρὶς, ἢν μὴ ψελλὸς ᾖ. ἐπιδεῖν δεῖ, χαλκοῦ ἄνθος καύσας, ἕως ἂν πυῤῥὸν ᾖ, καὶ σπογγίην, ἢν μὴ ψελλὸς ᾖ,
ἀλύκης, φρίκης, χάσμης, οἶνος ἴσος ἴσῳ ἢ γάλα. ὠτὸς
περιωδυνίην σικύην προσβάλλειν.

θ´.

Ὅ τι ἂν τῶν ἄνω πονέῃ, ὀδύνη ἐς τὰ ἰσχία ἢ ἐς τὰ γούνατα καὶ ἆσθμα λύει πάντα τουτέων γινόμενον. εἰλεοῦ λα-

---

vero mamma venam craſſam habet, quapropter maximam confluentiae partem ſortitur.

VII.

Stranguriam ſolvit venae ſectio. Si loci qui ad caput
ſunt ſuperiores, ad humorum excretionem turgeant, iis
ulcerum purgatio, vomitus et ſudor conferunt. Ab alvi
perturbatione aut tuſſi cancro oborto os amareſcit. Ela-
terium bis terve propinato, niſi balbus fuerit. Aëris
florem uſtum dum rufeſcat et ſpongiam admovere oportet, niſi balbus extiterit. Anxietudini, jactationi, horrori et oſcitationi vinum pari aquae portione temperatum aut lac exhibeatur. Ad auris dolorem graviſſimum
cucurbitula affigenda eſt.

VIII.

Quemcunque partium ſuperiorum dolorem, genuum aut
coxendicum dolor aut anhelatio oborta haec omnia ſolvit. In volvulo molli frigidum vinum copioſum et

παροῦ, ψυχρὸν οἶνον πολλὸν ἄκρητον κατὰ λόγον διδόναι,
ἔστ᾽ ἂν ὕπνος ἢ σκελέων ὀδύνη γένηται. λύει δὲ καὶ πυρετὸς καὶ δυσεντερίη ἄνευ ὀδύνης, ἢν ὑποχόνδριον τε-
ταμένον ᾖ, πιέζειν τῇ χειρὶ καὶ λούειν. παρωνυχίης κι-
κὸς μέλαινα ἐν μέλιτι ὕδατος ὑφιεμένου, γάλακτος ὀκτὼ
κοτύλας δοῦναι πιεῖν, ἢν δὲ ἐμέῃ καὶ μὴ πίνῃ, μυττωτὸν
δριμύ. ὥστε ἔχειν γυναῖκα ἐν γαστρὶ, πωλύπια ὑπὲρ
φλογὸς ὀπτῶντα ὡς θερμότατα καὶ πλεῖστα ἡμίφλεκτα
διδόναι τρώγειν καὶ τρίψαντα νίτρον Αἰγύπτιον καὶ κορίαννον καὶ κύμινον ἐς κόλλικας ποιοῦντα προστιθέναι τῷ
αἰδοίῳ.

———————

ι΄.

[192] Ἢν ἐκ κραιπάλης κεφαλὴν ἀλγέῃ, οἴνου ἀκρήτου
κοτύλην πιεῖν. ἢν δὲ ἄλλως κεφαλὴν ἀλγέῃ, ἄρτον ὡς
θερμότατον σὺν οἴνῳ ἀκρήτῳ ἐσθίειν. ἢν ἄνθρωπον θέρμη ἔχῃ μὴ ἀπὸ χολῆς μηδὲ ἀπὸ φλέγματος, ἀλλ᾽ ἢν

———————

meracum prout congruit, exhibendum quoad fomnus aut
crurum dolor obortus fuerit. Solvit autem et febris et
dyſenteria citra dolorem, ſi hypochondrium contenſum
fuerit, id manu comprimendum ac lavandum. Ad re-
duviam galla nigra cum melle profuit. Aqua invadente lactis heminas octo bibendas dato. Quod ſi vomat, neque potet, myrtetum acre dato. Quo mulier in
utero concipiat, polypos parvos in primis aſſatos quam
validiſſimos et prope ſemiuſtulatos eſui dato; atque nitrum Aegyptium tritum, coriandrum et cuminum in
paſtillos efformato et in pudendum ſubdito.

———————

IX.

Si ex crapula caput doleat, vini meraci heminam bibat.
Si vero aliter caput doleat, panis quam calidiſſimus cum
vino meraco edendum eſt. Si hominem calor prehenderit non a bile neque a pituita, ſed aut a laſſitudine
aut alia cauſa febricitet, calida copioſa affuſa caput

Ed. Chart. IX. [192.]

ἀπὸ κόπου ἢ ἄλλως πυρεταίνη, ὕδωρ θερμῆναι πολλόν. ἔπειτα ὑπερχέων τὴν κεφαλὴν βρέχειν, μέχρις ἂν τοὺς πόδας ἱδρώσῃ καὶ ἄλητον ἕψεσθαι ὡς παχύτατον. ἐπὴν δὲ ἱδρώσῃ τοὺς πόδας, ἄλητον ὡς πλεῖστον καὶ θερμότατον ἐσθίων καὶ οἶνον ἄκρητον ἐπιπίνων, περιστειλάμενος ἱματίοις ἀναπαυέσθω εὐκόπως ἢ μὴν ναρκίσσου δύο ἢ τρεῖς κεφαλὰς ἐπὶ τῷ δείπνῳ ἐσθιέτω. τῷ μέλλοντι μαίνεσθαι τόδε προσημαίνει τὸ σημεῖον, αἷμα συλλέγεται αὐτῷ ἐπὶ τοὺς τιτθούς.

irrigato, quoad pedes ſudaverint farinamque craſſiſſimam coquito. Quum autem pedes ſudaverint, farinam plurimam et calidiſſimam edat mero ſuperbibito et ſtragulis coopertus placide quieſcat aut certe narciſſi duo aut tria capita in coena edat. Qui in maniam lapſurus eſt, ipſi hoc ſignum praeſagit in mammis ſanguinem colligi.

———

ΙΠΠΟΚΡΑΤΟΥΣ ΕΠΙΔΗΜΙΩΝ Γ. ΚΑΙ ΓΑΛΗΝΟΥ ΕΙΣ ΑΥΤΟ ΥΠΟΜΝΗΜΑ Α.

Ed. Chart. IX. [194.]   Ed. Bas. V. (392.)

[194] Πυθίων, ὃς ᾤκει παρὰ Γῆς ἱερόν.

Ἀπογεγράφθαι νοήσας αὐτὸ καθ᾽ ἑαυτὸ Πυθίων ὃς ᾤκει παρὰ Γῆς ἱερόν, ἐπ᾽ ἄλλης ἀρχῆς τῶν γινομένων αὐτῷ τὴν διήγησιν ἀναγίνωσκε. βέλτιον γὰρ οὕτως ἡγεῖσθαι γεγράφθαι τὴν ῥῆσιν ἢ τὸ σχῆμα σόλοικον ἐξεπίτηδες

HIPPOCRATIS EPIDEM. III. ET GALENI IN ILLUM COMMENTARIUS I.

I.

Pythio qui prope Telluris aedem habitabat.

Quum hunc textum per fe prius fcriptum intellexeris, *Pythio qui prope Telluris aedem habitabat*, initio altero eorum quae ipfi contigerunt hiftoriam lege. Satius fiquidem eft exiftimare ita fcriptam effe dictionem, quam

Ed. Chart. IX. [194.]   Ed. Baf. V. (392.)
εὐθέως ἐν ἀρχῇ πεποιῆσθαι τὸν Ἱπποκράτην, μηδὲν ἄλλο
τοιοῦτον σχῆμα καθ᾽ ὅλον τὸ βιβλίον γράψαντα, μήτ᾽ ἐν
τῇ τῶν ἀῤῥώστων μήτ᾽ ἐν τῇ τοῦ λοιμοῦ διηγήσει. τινὲς
μέντοι κατὰ δοτικὴν πτῶσιν ἔγραψαν, Πυθίωνι ὃς ᾤκει
παρὰ Γῆς ἱερὸν, ἐκφεύγειν τὴν περὶ τοῦ σολοικισμοῦ ζήτησιν βουλόμενοι.

β'.

Ἤρξατο τρόμος ἀπὸ χειρῶν τῇ πρώτῃ, πυρετὸς ὀξὺς, λῆρος.

Τῇ πρώτῃ τῶν ἡμερῶν εὐθὺς ἅμα τῷ πυρέττειν ὀξέως
δύο συμπτώματα γίνεσθαί φησι τῷ Πυθίωνι, τρόμον τῶν
χειρῶν παραφροσύνην τέ τινα βραχεῖαν. εἴωθε γὰρ αὐτὸς
ἄλλοτε ἄλλοις ὀνόμασιν ἐνδείκνυσθαι τὸ ποσὸν τῆς παραφροσύνης, ληρῆσαι καὶ παραληρῆσαι καὶ παραφρονῆσαι καὶ παρενεχθῆναι λέγων ἢ πάλιν παρακόψαι καὶ ἐκστῆναι, μανῆναί τε
καὶ ἐκμανῆναι. εἴπερ οὖν ἐλήρησεν ὁ Πυθίων, εὔδηλον ὅτι με-

ſtatim per initia figuram ſoloecam conſulto Hippocratem
commiſiſſe; quum nullam aliam hujusmodi figuram toto in
libro neque in aegrorum, neque in peſtis narratione ſcriptis mandaverit: quidam tamen in dandi caſu ſcripſerunt,
Pythioni qui prope Telluris aedem habitabat, quod de
ſoloeciſmo quaeſtionem effugere velint

II.

*Coepit primo die tremor a manibus, febris acuta, deli-
rium.*

Primo ſtatim die Pythioni una cum acuta febre duo
ſymptomata manuum tremorem et levem quandam inſipien-
tiam fuiſſe pronunciat. Quantum enim inſipientiae alias
aliis nominibus ipſe deferre conſuevit, quum *nugari, delirare, deſipere, dementem eſſe* loquitur: aut *rurſus
veſanire, furere, inſanire, mente conſternari.* Si igitur
deliraverit Pythio, eum mediocriter deſipuiſſe conſtat. At

τρίως παρεφρόνησεν. ἐμάθομεν δὲ τοῦ μὲν τρόμου τὴν αἰτίαν ἀῤῥωστίαν εἶναι τῆς κατὰ τοὺς μῦς δυνάμεως. παραφροσύνην δὲ γίνεσθαι, βλαβέντος ἐγκεφάλου κατὰ φλεγμονὴν ἢ πλεονεξίαν χολώδους χυμοῦ. τὸν δ᾽ ὀξὺν πυρετὸν
ἕπεσθαι σηπεδόσι χυμῶν. εἰ μὲν οὖν καὶ τὰ προηγησάμενα τῆς νόσου καθάπερ ἐπ᾽ ἄλλων ἔγραψεν, οὕτω κἀπὶ τοῦ
Πυθίωνος ἐγεγράφει, τάχα ἂν ἐξ ἐκείνων ἂν ἡμῖν ἔνδειξίς
τις ἐγένετο τῆς κατασκευῆς τοῦ νοσήματος. ἐπεὶ δ᾽ οὐ
προσέθηκεν ἐξ ὧν προσέγραψε μόνων καὶ ἡμεῖς πειρασό-
μεθα τὴν εὕρεσιν αὐτῆς ποιήσασθαι, σὺν τῷ κἀξ αὐτοῦ
τοῦ μηδὲν γράψαι περὶ τῶν προηγησαμένων τῆς νόσου, γίνεσθαι τὴν ἔνδειξιν τῆς ἐν τῷ σώματι διαθέσεως. εἴτε γὰρ
ἐκ γυμνασίων [195] ἀκαίρων ἢ πότων ἢ ἀφροδισίων, ὡς
εἴωθε γράφειν, εἴτ᾽ ἐξ ἄλλου τινὸς ἐξηλλαγμένου πολὺ τῆς
συνήθους διαίτης, ἤρξατο πυρέττειν ὁ Πυθίων, οὐκ ἂν εἰπεῖν αὐτὸ παρέλιπεν. εὔδηλον οὖν ὅτι κατὰ πολὺν χρόνον
λεληθότως ἡ κατασκευὴ τοῦ νοσήματος ἐγένετο. τῶν τοίνυν τρόμων τὴν μὲν, ὡς ἂν εἴποι τις, αἰτίαν ἐχόντων συν-

vero tremoris caufam facultatis mufculorum infirmitatem
effe didicimus. Infipientiam vero fieri oblaefo ab inflammatione aut biliofi humoris abundantia cerebro.
Acutam denique febrem humorum putredinem comitari.
Si itaque quae morbum praecefferunt, quemadmodum in
aliis fcripfit, in Pythione fcripfiffet, ex illis forfan indi-
catio quaedam praeparationis ad morbum nobis fuiffet.
Quia vero non adjecit iis folis quae adfcripfit, nos quoque ipfius inventionem conficere tentabimus, quum ex eo
quod nihil de iis quae morbum praecefferunt fcripferit,
fiat affectionis corporis fignificatio. Sive enim ex intempeftivis exercitationibus aut potu aut venere, prout fcribere confuevit, five ex alio quodam quod a confueta victus ratione permutatum fit, febricitare coepiffet Pythio,
hoc enunciare non omififfet. Patet igitur longo tempore
morbi ftructuram fenfim paratam fuiffe. Quum itaque
tremores, cujusque fententia, caufam continentem facultatis

Ed. Chart. IX. [195.]   Ed. Baf. V. (392.)

ἐκτικὴν ἀρρωστίαν τῆς δυνάμεως, ἀρρωστούσης δ᾽ αὐτῆς,
ἤτοι κατὰ τὸν ἴδιον λόγον ἢ διὰ πλῆθος βαρῦνον, ὁ μὲν τῇ
βλάβῃ τῆς δυνάμεως ἑπόμενος τρόμος οὐδέποτ᾽ ἐν ἀρχῇ
νόσου χωρὶς ἰσχυρᾶς νοσήσεως ἢ λιμοῦ καὶ κόπων, ἀγρυπνιῶν
τε καὶ φροντίδων, ἔτι τε πρὸς τούτοις ἀφροδισίων ἀμέτρων,
ἂν εἴπερ ἐγένετό τι, πάντως ἂν ὁ Ἱπποκράτης ἐμνημόνευσεν αὐτοῦ, κατὰ τὴν γραφήν, ὡς εἴωθε. ἐπεὶ τοίνυν οὐδὲν
ἔγραψε τοιοῦτον, διὰ πλῆθος ὑπολαβεῖν εὔλογόν ἐστι βαρύνεσθαι τὴν δύναμιν. ἐπεὶ δ᾽ οἵ τε τρόμοι περὶ τὰς χεῖρας ἐγένοντο, τὴν ἀρχὴν τῶν νεύρων ἐκ τοῦ κατὰ τὸν τράχηλον ἐχούσας νωτιαίου, ἔκ τε τοῦ ληρῆσαι τὸν ἄνθρωπον,
ἔνδειξίς ἐστι τοῦ καὶ τὸν ἐγκέφαλον αὐτὸν ἤδη τινὰ δέχεσθαι μοχθηρὸν χυμόν. ἐχρῆν οὖν ἐννοήσαντα τὸν Ἱπποκράτην κινδυνωδῶς ἔχειν τὸν ἄνθρωπον ἐπὶ φλεβοτομίαν
ἐλθεῖν, ἤτοι κατὰ τὴν πρώτην ἡμέραν, εἰ μηδὲν ἄπεπτον
ἐν τῇ γαστρὶ περιείχετο σιτίον, ἢ πάντως γε κατὰ τὴν δευτέραν, ἔτι δὲ μᾶλλον, ὅτι μετὰ τὴν τῆς πρώτης ἡμέρας
διήγησιν αὐτὸς ἔγραψε.

---

imbecillitatem fortiantur; illa autem imbecilla reddatur
aut propria ratione aut ob opprimentem facultatem. Qui
vero tremor laefio facultatis comes eft, nequaquam in
morbi fit principio citra validam aegrotationem aut fa-
mem aut laffitudines aut vigilias aut curas, ad haec praeterea immoderatam venerem. Quorum fi quid factum
fuiffet, id ipfum Hippocrates in textu, ut confuevit,
plane memoraffet. Quia vero nihil tale fcripfit, vires
gravari plenitudine conjeciffe confentaneum eft. Quod
autem tum manuum tremores effent, fuorum nervorum
ex cervicis medulla ortum habentium; tum vero quod
homo deliraret, id indicium eft, cerebrum etiam ipfum
jam pravum quendam humorem excipere. Oportebat igitur Hippocratem intellexiffe hominem periculofe laborantem ad venae fectionem accedere aut primo die, fi nullus incoctus cibus in ventre contineretur, aut prorfus fecundo, atque etiamnum magis quod a primi diei expofitione
ipfe fcripferit.

γʹ.

Δευτέρῃ πάντα παρωξύνθη.

Φαίνεται γὰρ αὐξανόμενον, ὡς οὐ σμικρὸν οὐδ᾽ ἐπὶ τῇ
τυχούσῃ διαθέσει τὸ νόσημα γεγονός, ἀλλ᾽ αὐτό τε μέγα
καὶ τὴν αἰτίαν οὐκ εὐκαταφρόνητον ἔχον. ἐπεὶ δ᾽ οὐκ ἐπὶ
Πυθίωνος μόνον, ἀλλὰ καὶ πολλῶν ἄλλων ἀῤῥώστων φαινομένων δεῖσθαι φλεβοτομίας, ἐξ ὧν αὐτὸς ἔγραψε τεκμαιρο-
μένοις ἡμῖν οὐχ εὑρίσκεται προσγράφων αὐτὴν, ἀναγκαῖόν
ἐστι δυοῖν θάτερον ὑπονοεῖν, ἢ μὴ φλεβοτομηθῆναι τοὺς
ἀνθρώπους ἐκείνους ἢ παραλελεῖφθαι τὴν διήγησιν τοῦ βοηθήματος. τὸ μὲν οὖν μηδένα τῶν δεηθέντων αὐτοῦ φλεβοτομηθῆναι τῶν ἀπιθάνων ἐστὶν, ὡς στέργοντος ἀνδρὸς τὸ
βοήθημα τοῦτο, καθάπερ ἐν τοῖς γνησιωτάτοις ἐδήλωσε
βιβλίοις, ἀφορισμοῖς τε καὶ περὶ διαίτης ὀξέων καὶ τῷ περὶ
ἄρθρων, ἐν αὐτῷ τε τούτῳ τῷ τρίτῳ τῶν ἐπιδημιῶν ἐπί
τινος ἀῤῥώστου γράψας· ὀγδόῃ ἀγκῶνα ἔτεμον, ἐῤῥύη πολὺ

III.

Secundo die omnino exacerbata funt.

Proditur enim morbus incremento non ut parvus,
neque ex vulgari ortus affectione, imo tum ipfe magnus
eft tum caufam minime fpernendam fortitur. Quoniam
vero non in Pythione folum verum etiam in aliis multis aegris, qui venae fectione indigere videntur, ipfam,
prout nos de ejus fcriptis conjecimus, adjeciffe non reperitur: ex duobus alterum animo conjicere neceffe eft aut
illis hominibus venae fectionem celebratam non fuiffe aut
hujus praefidii narrationem effe praetermiffam: quod autem indigentium nemini venam fecuerit, credibile non
eft, quum ille vir hoc remedium commendaverit, ut in
germaniffimis operibus, tum aphorismis tum libris de
acutorum victu tum in libro de articulis atque in hoc
ipfo epidemiorum tertio declaravit, quum de quodam aegroto fcriberet: octavo die cubitum fecui et copiofus

Ed. Chart. IX. [195. 196.] Ed. Baf. V. (392. 393.)
ὡς ἔδει. ὅπου γὰρ ὀγδοαῖον αὐτὸν ἐφλεβοτόμησε, πολὺ δή
που μᾶλλον ἐν ταῖς προειρημέναις ἡμέραις εὔδηλός ἐστι
(393) χρώμενος τῷ βοηθήματι. τὸ δὲ μὴ γράψαι καθ᾽ ἕκαστον ἄρρωστον ἐφ᾽ ὧν προσήχθη τὸ βοήθημα, τῶν σμικρο-
τέρων αὐτοῦ μνημονεύοντα, μέχρι καὶ βαλάνου προθέσεως
ἀπίθανόν ἐστιν. εἰ τοίνυν ἀτόπου τοῦ λόγου καθ᾽ ἑκάτερον
ὄντος ἑλέσθαι χρὴ τὸ ἧττον [196] ἄτοπον, ἡγοῦμαι πα-
ραλελῆφθαι μὲν καὶ ἐπὶ πολλῶν τὸ βοήθημα, παραλελεῖφθαι
δ᾽ ὡς σαφὲς ἐν τῇ διηγήσει. καί με προσάγει τοῦτο μάλιστα τὸ προγεγραμμένον ἐπὶ τοὺς φλεβοτομηθέντας ὀγδο-
αίους. φαίνεται γὰρ ὡς σπάνιον μὲν τοῦτο γράψας, ὡς
σύνηθες δὲ τὸ πρὸ τῆς ὀγδόης παραλιπών. εἰ γὰρ ἕν γε
τοῖς γνησίοις συγγράμμασιν ἐπὶ τῶν μεγάλων νοσημάτων
ἀεὶ χρῆται τῇ φλεβοτομίᾳ, συνεπιβλέπων αὐτῇ, δύο ταῦτα
μόνα, τήν θ᾽ ἡλικίαν καὶ τὴν δύναμιν τοῦ κάμνοντος, ἔν τε
τούτοις αὐτοῖς τῶν ἐπιδημιῶν ὀγδοαῖόν τινα φλεβοτομηθῆ-
ναί φησι, οὐδὲν ἄλλο δυνατὸν ἐπινοεῖν ἐστιν ἢ ὅτι παρε-

fanguis, prout oportebat, fluxit: quum enim octavo ipfo
die illi venam fecuerit, multo fane magis praecedentibus
diebus ipfum hoc auxilio ufum effe conftat: quod autem
in fingulis aegrotis non fcripferit quibus id auxilium adhibitum eft, quum eo minorum etiam adusque balani
fuppofitionem mentionem fecerit, incredibile eft. Ergo
fi utrinque oratio abfurda fit, minus abfurdum deligendum
eft. Equidem exiftimo auxilium in multis adhibitum effe,
fed in narratione tanquam manifeftum praetermiffum fuiffe.
Quo me potiffimum adducit quod prius fcriptum eft
eos quibus octavo die venae fectio facta eft. Videtur
fiquidem hoc tanquam rarum fcripfiffe, fed tanquam confuetum ante diem octavum praetermififfe. Nam fi in legitimis operibus, magnis morbis vexantibus, venae fectione
perpetuo utatur, fimul cum ea haec duo fola refpiciens,
aegrotantis tum aetatem tum vires: his etiam ipfis in
epidemiorum libris cuidam octavo die fectam effe venam
pronunciat. At nullum aliud conftitui poteft quam quod

λήφθη μὲν ἐπὶ τῶν καμνόντων τὸ βοήθημα, παρελείφθη δ'
ὡς σαφὲς ἐν τῇ διηγήσει. περὶ μὲν δὴ τῆς φλεβοτομίας,
ἐπεὶ κοινὸς ὁ λόγος ἁπάντων τῶν ἀῤῥώστων ἐστὶν, ἅπαξ
ἀρκέσει λελέχθαι, καθάπερ καὶ τἆλλα ὅσα κοινά. περὶ δὲ
τῶν ἰδίων καθ᾽ ἕκαστον ἡ ἐξήγησις ἔσται, τὴν ἀρχὴν ἀπὸ
τοῦ Πυθίωνος, οἷς ἐνεστησάμεθα, ποιησαμένοις ἡμῖν.

δ'.

Τρίτῃ τὰ αὐτά. τετάρτῃ ἀπὸ κοιλίης ὀλίγα ἄκρητα, χολώδεα διῆλθε. πέμπτῃ πάντα παρωξύνθη, τρόμοι παρέμενον, ὕπνοι λεπτοί, κοιλίη ἔστη. ἕκτῃ πτύελα ποικίλα,
ὑπέρυθρα. ἑβδόμῃ στόμα παρειρύσθη. ὀγδόῃ πάντα παρωξύνθη, τρόμοι καὶ πάλιν παρέμενον, οὖρα δὲ κατ᾽ ἀρχὰς μὲν καὶ μέχρι τῆς ὀγδόης λεπτὰ, ἄχροα, ἔχοντα
ἐναιώρημα ἐπινέφελον. δεκάτῃ ἵδρωσε, πτύελα ὑποπέπονα,
ὑπεκρίθη, οὖρα ὑπόλεπτα περὶ κρίσιν. μετὰ δὲ κρίσιν

in aegris curandis ufurpatum fit remedium, fed id tanquam dilucidum in hiftoria praetermiffum eft. Itaque
de venae fectione quod aegris omnibus communis fit oratio, femel dixiffe fufficiet, quemadmodum et quibuscunque
communibus caeteris. De propriis autem nobis fingulorum erit explicatio, exordium a Pythione ut inftituimus
ducturis.

IV.

*Tertio eadem. Quarto ab alvo pauca, fincera et biliofa
dejecta funt. Quinto omnia exacerbata funt, tremores
manebant, fomni exiles, alvus conftitit. Sexto fputa
varia et aliquantulum rubra. Septimo os diftortum eft.
Octavo proritata funt omnia, tremoresque rurfum permanebant; urinae circa principia quidem etiam ad
octavum usque diem tenues, decolores, quae enaeorema
nubilofum fortiebantur. Decimo fudavit; fputa paululum cocta; prope judicatus eft, urinae circa judicationem fubtenues. Quadragefimo a judicatione die, poftea*

τεσσαρακοστῇ ἡμέρῃ ὕστερον, ἐμπύημα περὶ ἔδρην καὶ
στραγγουριώδης ἐγένετο ἀπόστασις.

Τὰ μὲν ἄλλα τῆς ῥήσεως συμπτωμάτων ἔχει διήγησιν καὶ
τῇ λέξει καὶ τῇ διανοίᾳ σαφῆ. πολλάκις γὰρ εἴωθε γενέσθαι
τοῖς ὀξέως νοσοῦσι καὶ μεμαθήκαμεν αὐτῶν τὰς δυνάμεις
κατὰ τὸ προγνωστικὸν καὶ τὸ πρῶτον αὐτῶν τούτων τῶν
ἐπιδημιῶν. εἴρηται δ᾽ οὐκ ὀλίγα κἂν τῷ δευτέρῳ χρήσιμα
πρὸς τὴν ἐπὶ τῶν ἀῤῥώστων ἐξήγησιν. ἐπὶ δὲ τῆς κατὰ
τὴν ἕκτην ἡμέραν διηγήσεως εἰπὼν πτύελα ποικίλα ὑπέρυθρα, μὴ προσθεὶς δὲ μήτε πλευριτικὸν τὸν Πυθίωνα μήτε
περιπνευμονικὸν γεγονέναι, ζήτησιν ἡμῖν ὑπελείπετο, πότερον καὶ ἄλλως δύναται γενέσθαι τοιαῦτα πτύσματα τοῖς
νο- [197] σοῦσιν ὀξέως ἢ μόνοις τοῖς περιπνευμονικοῖς καὶ
πλευριτικοῖς. φαίνεται καὶ ἄλλως ἡγεῖσθαι γίνεσθαι τοιαῦτα, ῥυέντων μὲν εἰς τὸν πνεύμονα χυμῶν μοχθηρῶν, ἀλλ᾽
ὀλίγων παντάπασιν, ὡς μὴ φλεγμῆναι τὸ σπλάγχνον. ὅτι
μὲν γὰρ οὐκ ἦν οὔτε πλευριτικὸς οὔτε περιπνευμονικὸς εὔ-

---

*fuppuratio circa fedem et ftranguriofus abfceffus fa-
ctus eft.*

Caetera quidem hujus orationis fymptomatum narrationem habent tum dictione tum fententia confpicuam;
quorum vires et in prognoftico et in horum ipforum epidemiorum primo didicimus. Non pauca etiam in fecundo
ad aegrorum explicationem utilia pronunciata funt. At
quum in eorum quae fexto die contigerunt narratione
fputa varia et aliquantulum rubra protulit, neque Pythionem pleuriticum neque peripneumonicum fuiffe addidit,
quaeftionem nobis reliquit, utrum et alias hujusmodi
fputa fieri queant acuto morbo laborantibus, an folis peripneumonicis et pleuriticis, videturque arbitrari etiam
alias contigiffe, confluentibus quidem in pulmonem pravis
humoribus, fed prorfus ita paucis, ut vifcus non inflam-
metur. Quod enim neque peripneumonicus, neque pleuri-
ticus fuerit Pythio, inde patet, quod neque meminerit,

488 ΙΠΠΟΚΡΑΤΟΥΣ ΕΠΙΔΗΜΙΩΝ Γ

Ed. Chart. IX. [197.]   Ed. Baf. V. (393.)

δηλόν ἐστιν ἐκ τοῦ μὴ μνημονεῦσαι τὸν Ἱπποκράτην, μήτ᾽
ὀνομαστὶ τῶν παθῶν τούτων, ἀλλὰ μηδ᾽ ἀπό τινος ἀχωρί-
στου συμπτώματος. εἰρήκει γὰρ ἂν ἢ πλευρᾶς ὀδύνην ἢ
δύσπνοιαν. οὐ μὴν οὐδ᾽ ἀπὸ κεφαλῆς πεπονθυίας ὤφθη
ποτὲ τοιαῦτα πτυσθέντα. μετὰ μέντοι βηχὸς καὶ δυσπνοίας
καὶ πλευρᾶς ἀλγήματος ὁρᾶταί ποτε τοιαῦτα πτύσματα. καὶ
τινας δύο καὶ χωρὶς πυρετοῦ τοιούτων πτυσθέντων χρώματα εἶδον, ὠχρῶν μετὰ βηχὸς ὄντων. ἀλλὰ τῷ μὲν ἑτέρῳ
κατὰ βραχὺ πυρετίων μικρῶν γενομένων εἰς χρόνον ἡ διάθεσις ἐκταθεῖσα, παραμεινάντων τῶν πυρετῶν, φθινώδη
τὸν ἄνθρωπον ἀπέδειξε, τῷ δ᾽ ἑτέρῳ χωρὶς πυρετοῦ τοιούτων πτυσθέντων ἡμέραις ἐφεξῆς ὀλίγαις οὐδὲν ἄτοπον ἠκολούθησε. εἰκὸς οὖν ἐστι κατὰ τὰ πρῶτα μέρη τοῦ θώρακος, καθ᾽ ἃ συνάπτει τοῖς ἐσχάτοις τοῦ τραχήλου σπονδύ-
λοις, γεγονέναι τινὰ περιουσίαν οὐ πολλὴν, ἐφ᾽ ᾗ μηδὲ δύσπνοιαν ἀπαντῆσαι, διὰ τὸ μὴ συντελεῖν τι σαφὲς εἰς τὴν
τῆς ἀναπνοῆς ἐνέργειαν τὸ πρῶτον μεσοπλεύριον, ἐν αὐ-

neque nominatim hujusmodi affectiones produxerit Hippocrates; imo nec ullum earum inseparabile symptoma.
Nam vel doloris lateris, vel difficultatis spirandi mentionem fecisset. Non tamen ab affecto capite talia sputa
aliquando visa sunt; cum tussi vero, spirandi difficultate
et lateris dolore hujusmodi sputa nonnunquam conspiciuntur. Atque duos quosdam vidi citra febrem qui talia sputa colore pallida cum tussi exspuerint, verum alterum quidem paulatim parvis febriculis obortis in diuturnum tempus affectio prorogata permanentibus febribus
tabidum hominem prodidit, alterum vero absque febre,
quum talia paucis deinceps diebus exspuisset, nihil absurdi
consequutum est. Itaque in primis thoracis partibus quibus cum ultimis cervicis vertebris conjungitur, aliquam
humorum affluentiam non multam constitisse par est, qua
spirandi difficultas non excitaretur, quod ad respirationis
functionem primum intercostale spatium nihil quod ma-
nifestum sit conferat. Quum autem in ipsis nervorum

ταῖς δὲ ταῖς ῥίζαις τῶν ἐπὶ τὰς χεῖρας ἀφικνουμένων νεύρων τῆς διαθέσεως γενομένης, βαρυνομένων τῶν νεύρων,
τρομώδεις ἐργάσασθαι τὰς χεῖρας. ἐκ γὰρ τοῦ πρώτου με-
σοπλευρίου καὶ τῶν ὑπερκειμένων δὲ σπονδύλων τὰ τοὺς
μῦς τῶν χειρῶν κινοῦντα φύεται νεῦρα. μαρτυρεῖ δὲ τούτοις καὶ τὸ παραμεῖναι τοὺς τρόμους σὺν τοῖς πτύσμασι
τοῖς ἐπιγενομένοις. ἡνίκα δ᾽ ἐν ἐκείνοις ἐφάνη τι πέψεως
σημεῖον, οὔτε τοὺς τρόμους ἔτι γίνεσθαι καὶ παύσασθαι τὸ
νόσημα, κρίσεως τῆς δι᾽ ἱδρώτων ἐπιγενομένης. καίτοι γε
ἀπέπτων ὄντων τῶν οὔρων ὅμως ἡ πέψις ἔκρινε τῶν ἀνα-
πτυομένων καὶ ἤνεγκε τὴν κρίσιν ὡς ἑκάτερον τῶν σημείων
ὃ πέφυκε δηλοῦν μὴ διαψεύσασθαι. διττῆς γὰρ διαθέσεως
τῷ νοσοῦντι γινομένης, μιᾶς μὲν τῆς πυρετώδους ἐπὶ τοῖς
ἐν ταῖς φλεψὶ χυμοῖς, ἑτέρας δὲ τῆς εἰρημένης ἄρτι κατὰ
τὸν θώρακα, τὴν μὲν προτέραν συνέβη μὴ παύσασθαι τελέως ἱδρῶσιν, οἷς ἂν ἔτ᾽ ἄπεπτον οὖσαν, παύσασθαι δὲ τὴν
ἑτέραν, τῷ μηδὲν δ᾽ ὅλως ὑπολειφθῆναι τοῖς περὶ τὸν θώρακα. γράφει γοῦν αὐτὸς οὕτως· δεκάτῃ ἵδρωσε, πτύελα

ad manus procedentium radicibus affectio oborta fit, ner-
vique degraventur, tremulas feciffe manus confentaneum
eft. Ex primo namque intercoftali fpatio et fuperjacen-
tibus vertebris nervi musculorum motores enafcuntur.
Haec autem teftantur et quod tumores una cum fputis
quae fupervenerunt permanferint, et quod ubi aliquod
concoctionis fignum apparuit, non amplius facti funt tremores, morbusque fublatus fit judicio per fudores confe-
quuto, et quamvis urinae crudae effent, fputorum concoctio judicavit judiciumque attulit, ut neutrum quod
judicare confuevit fignum fefellerit. Quum enim duplex
effet aegrotanti affectio, una quidem febrilis ex iis quae
in venis continentur humoribus; altera vero in thorace
nuper, enunciata priorem contigit fudoribus non plane
fedari, quod adhuc incocta effet; alteram vero remitti,
quod in thorace nihil prorfus manfiffet refidui. Itaque
fic fcribit: *Decimo fudavit, fputa paululum cocta, prope*

ὑποπέπονα, ἐκρίθη, οὖρα ὑπόλεπτα περὶ κρίσιν· ἐνδεικνύμενος ἃ κατὰ τὸ προγνωστικὸν ἔγραψε περὶ τῶν λεπτῶν
οὔρων ὄντων διττῶν, πρῶτα μὲν τάδε· ἔς τ᾽ ἂν πυρρόν τε
ἢ τὸ οὖρον καὶ λεπτὸν, ἄπεπτον εἴη τὸ νόσημα. δευτέρα
δὲ τάδε· ὅσοι δ᾽ ἂν οὖρα λεπτὰ καὶ ὠμαλὰ οὐρέωσι πολὺν
χρόνον, ἤν καὶ τὰ ἄλλα ὡς περιεσομένοισιν ἢ σημεῖα, τούτοισιν ἀπόστασιν δεῖ προσδέχεσθαι εἰς τὰ κάτω τῶν φρενῶν χωρία. διὰ τοῦτο οὖν ἐπὶ τῇ τελευτῇ τῶν συμβάντων
τῷ Πυθίωνι κατὰ λέξιν οὕτως ἔγραψε· μετὰ δὲ κρίσιν
τεσσαρακοστῇ ἡμέρῃ ὕστερον ἐμπύημα περὶ ἕδρην καὶ στραγγουριώδης ἐγένετο ἀπόστασις. ἐπεὶ δὲ καὶ τρόμου χειρῶν
καὶ λήρου κατὰ τὴν πρώτην εὐθέως ἡμέραν ἐμνημόνευσε
καὶ κατὰ τὰς ἑξῆς ἔγραψε, πάντα παρωξύνθη, κατὰ δὲ
τὴν ζ' ἡμέραν, προσέθηκε, στόμα παρειρύσθη, διορίσασθαι
χρὴ πότερον αὐξανομένης τῆς περὶ τὸν ἐγκέφαλον κακώσεως ἢ μεθισταμένης κάτω τὸ στόμα κατεσπάσθη. φαίνεται δ᾽ ἐκ τῶν ἐφεξῆς εἰρημένων μετάστασις εἰς τὰ κάτω
χωρία [198] μᾶλλον, οὐ συμπάθεια πρὸς τὸν ἐγκέφαλον

judicatus eſt, urinae circa judicationem ſubtenues. Quum
oſtendit quae in prognoſtico de tenuibus urinis quae geminae ſunt, ſcripſit. Primae quidem hae ſunt: Quoad
autem urina fulva tenuisque fuerit, crudus erit morbus.
Alterae vero hae: Qui urinas tenues et crudas diuturno
tempore mejunt et quae caetera ut ſuperfuturis ſigna ſunt,
his abſceſſum ad regiones ſepto transverſo inferiores exſpectare oportet. Quapropter ad eorum quae Pythioni
acciderunt finem ad verbum ita ſcripſit: Quadrageſimo
autem a judicatione die, poſtea ſuppuratio circa ſedem
et ſtrangurioſus abſceſſus factus eſt. Quia vero et tremoris manuum et delirii primo ſtatim die meminit et in
ſequentibus ſcripſit: Omnia exacerbata ſunt: atque adjecit: Septimo os diſtortum eſt: definiendum eſt, utrum
increſcente cerebri malo aut deorſum translato os detra-
ctum ſit. Atqui ex ſequentibus ad inferiores regiones
magis translatio facta eſſe non communi earum ad cere-

αὐτοῖς γεγονέναι, τάχα μὲν φλεβοτομηθέντος ἀνθρώπου καὶ
διὰ τοῦτο μεγάλως ὠφεληθέντος. ἀλλὰ καὶ κατὰ τὰς πρώτας ἡμέρας οὐδέπω τῶν πτυσμάτων οὐδὲ μικρὸν ἐφαίνετο
τῆς ἐν τῇ πλευρᾷ διαθέσεως, οὐ διὰ τὴν κακοήθειαν αὐ-
τῆς· ἴσμεν γὰρ ὅτι χαλεπώταται περιπνευμονίαι τε καὶ πλευρίτιδες εἰσὶν αἱ ἄπτυστοι, καθότι καὶ αὐτὸς Ἱπποκράτης
ἐδίδαξεν. ἀλλὰ νῦν οὐ διὰ χαλεπότητα νομιστέον ἐν ταῖς
πρώταις ἡμέραις πτυσθῆναι μηδὲν, ἀλλὰ διότι περὶ τὸ πρῶτον μεσοπλεύριον μόνον ἡ διάθεσις ἦν. εἰ δὲ καὶ χαλεπὴ
καὶ κατὰ τοῦτο μόνον ἐγεγόνει, καὶ διὰ τοῦτο οὐδὲν ἐπτύετο.
τῷ γοῦν τῆς φλεβοτομίας βοηθήματι δυνατόν ἐστιν ἀντι-
σπασθέντων ἐνταῦθα πλεονε- (394) κτούντων χυμῶν
ἀρχὴν πέψεως γεγονέναι τῇ διαθέσει κατὰ τὴν ἕκτην ἡμέραν, ἐν ᾗ πρῶτον ἐμνημόνευσε τῶν πτυσμάτων. ὃ δὲ περὶ
τῆς δεκάτης ἡμέρας ἀνεβαλλόμην ἐρεῖν, ἐστὶ τοιοῦτον, οὔτ᾽
ἐν τοῖς τῶν ἐπιδημιῶν τούτοις βιβλίοις ἐκρίθη τις βεβαίως
δεκαταῖος οὔτ᾽ αὐτὸς ἀπεφήνατό που τὴν δεκάτην ἡμέραν

brum affectu videtur. Fortaſſis quod aegroto vena ſecta
fuerit, cujus gratia ipſe magnum emolumentum conſequutus eſt. Et vero primis diebus nondum ſputorum quicquam exiguum apparebat, impacta lateri affectione, non
propter ipſius malignitatem. Scimus enim graviſſimas eſſe
tum peripneumonias tum pleuritidas, in quibus nihil
exſpuitur, quatenus etiam ipſe docuit Hippocrates. Caeterum hic non ob morbi gravitatem nihil ſputi primis
diebus eſſe redditum exiſtimandum eſt, ſed quod circa
primum intercoſtale ſpatium tantum eſſet affectio; quodſi
et gravis et in eo eſſet ſolum loco, neque quicquam ob
id exſpueretur. Itaque venae ſectionis auxilio potuit re-
vulſis humoribus iſtic redundantibus initium coctionis
affectioni ſexto die contigiſſe, in qua ſputa primum commemoravit. Quod autem de decimo die recenſendum di-
ſtuleram, eſt ejusmodi. Neque in his epidemiorum libris
quispiam plane decimo die judicatus eſt, neque ipſe usquam
aſſeruit decimum diem judicatorium eſſe, quemadmodum

492   ΙΠΠΟΚΡΑΤΟΥΣ ΕΠΙΔΗΜΙΩΝ Γ

Ed. Chart. IX. [198.]   Ed. Baf. V. (394.)
εἶναι κρίσιμον, ὥσπερ τὴν ἐνδεκάτην εἴρηκεν οὐκ ὀλιγάκις.
ἔχεις δὲ τὰς ῥήσεις αὐτοῦ πάσας ἠθροισμένας ἐν τοῖς περὶ τῶν κρισίμων ἡμερῶν ὑπομνήμασιν, ἔνθα καὶ τεσσαρακοστὴ δείκνυται κρίνουσα τὰς νόσους, οὐχ ἡ τεσσαρακοστὴ
δευτέρα, καθάπερ ᾠήθησαν ἔνιοι τῶν ὁλοκλήροις ἑβδομάσι
τὰς περιόδους γίνεσθαι τῶν κρισίμων ἡμερῶν ὑπολαβόν-
των. εἰ δὲ διὰ μόνον τοῦτό τις ἡγεῖται τὸ νόσημα μὴ τελέως κριθῆναι, διότι δεκαταῖον ἵδρωσεν, οὐχ ἐνδεκαταῖος ὁ
ὁ Πυθίων, οὐκ ὀρθῶς γινώσκει. τὸ γὰρ ἐλλιπὲς τῆς κρίσεως ἐκ τοῦ μηδέπω πεπέφθαι τὴν νόσον ἀναγκαῖον γίνεσθαι. πολλοὺς γοῦν καὶ αὐτὸς ὁ Ἱπποκράτης ἔγραψε καὶ
ἡμεῖς ἐθεασάμεθα κριθέντας ἐν κρισίμοις ἡμέραις ἐλλιπῶς,
διὰ μόνην τὴν τῶν οὔρων ἀπεψίαν. ἀμφοτέρων δ᾿ ἀλλήλοις
συνελθόντων, τοῦ τε κατὰ μὲν δεκάτην ἡμέραν ἀσθενοῖς
καὶ τῆς τῶν οὔρων ἀπεψίας, ἐχρῆν ἴσως μηδὲ κεκρίσθαι
τὸν ἄνθρωπον ἢ μὴ ἐπὶ καλῷ τε καὶ κρισίμῳ. τάχ᾿ οὖν
ἐνδεκάτῃ γεγραμμένον, οὐ δεκάτῃ, κατ᾿ ἀρχὰς εὐθέως ἥμαρ-
τήθη, καθάπερ καὶ ἄλλα πολλὰ φαίνεταί τινα διὰ τοὺς

undecimum non raro pronunciavit. Habes autem omnes
ipſius fententias in commentariis de diebus judicatoriis
collectas, ubi etiam quadrageſimus morbos judicare oſten-
ditur, non quadrageſimus ſecundus, prout exiſtimarunt
nonnulli, qui dierum judicatoriorum circuitus ſeptumanis
integris fieri ducebant. Quod ſi quis ob id ſolum arbi-
tretur morbum non abſolute judicatum eſſe, quod Pythio
decimo die, non undecimo ſudaverit, non recte judicat.
Defectus namque judicationis eo quod nondum coctus
ſit morbus, neceſſario accidit. Multos ſiquidem et ipſe
Hippocrates ſcripſit et nos conſpeximus diebus judicatoriis ob ſolam urinarum cruditatem non integre judicatos.
Utrisque vero inter ſe concurrentibus et aegri decimo
die imbecillitate et urinarum cruditate, non debuit fortaſſis homo judicari aut non vere et judicatorie   Quare
forſan ſcriptum undecimo et non decimo ſtatim per initia
vitiatum eſt; quemadmodum et alia multa vitiata eſſe con-

Ed. Chart. IX. [198.]   Ed. Baſ. V. (394.)

πρώτως ταῦτα γράψαντας ἀμεληθέντα, διαμένει μέχρι παντός. ἀλλὰ περὶ μὲν τῆς δεκάτης ἡμέρας ἱκανὰ καὶ ταῦτα.
σκέψασθαι δ᾽ ἄμεινόν ἐστι μὴ κατὰ τὸ πάρεργον ὁποῖόν
τι τὸ ἐπινέφελον ἐναιώρημα νομιστέον ὑπάρχειν. ἐν μὲν
γὰρ τῷ προγνωστικῷ γέγραπται· νεφέλαι δ᾽ ἐμφερόμεναι
ἐν τοῖσιν οὔροισι λευκαὶ μὲν ἀγαθαὶ, μέλαιναι δὲ φαῦλαι.
οὔτ᾽ οὖν οὖρον ἐπινέφελον οὔτ᾽ ἐναιώρημα κατὰ τὸ προγνωστικὸν εἴρηται. καίτοι γ᾽ ἀκριβῶς ἅπασαν ἐν ἐκείνῳ
τῷ βιβλίῳ διδάξαντος αὐτοῦ τὴν ἀπὸ τῶν οὔρων πρόγνωσιν ἐν τοῖς ὀξέσι νοσήμασιν. οὐ μὴν οὐδὲ τῶν ἐξηγησαμένων τὸ προκείμενον βιβλίον ἐξηγήσατό τις ὁποῖον εἶναι
βούλεται τὸ ἐπινέφελον οὖρον ὁ Ἱπποκράτης. ἐγὼ τοίνυν
ἃ ἐμοὶ δοκεῖ ζητήσαντι περὶ αὐτοῦ λέγειν οὐκ ὀκνήσω. τὸ
τῆς νεφέλης ὄνομα κατὰ μεταφορὰν ἀπὸ τοῦ περιέχοντος
ἡμᾶς ἐπὶ τῶν οὔρων εἰώθασιν οἱ ἰατροὶ λέγειν, εἶθ᾽ Ἱπποκράτους πρώτου τὴν προσηγορίαν τήνδε κατά τινος ἰδέας
ἐναιωρημάτων ἢ οὔρων, εἴτε καὶ ἄλλου τινὸς αὐτοῖς θεμέ-
νου. ὥσπερ οὖν ἐν τῷ περιέχοντι ποτὲ μὲν ζοφώδης γί-

ſpiciuntur, quae ab his qui primum haec ſcripſerunt, neglecta perpetuo manent. Verum de decimo die haec
ſufficiant. Jam vero perpendere non perfunctorie melius
eſt, quodnam enaeorema nubiloſum exiſtere ducendum
ſit. In prognoſtico namque ſcriptum eſt: *Quae nubes in
urinis innatant, albae quidem bonae, nigrae vero pravae.*
Neque igitur urina nubiloſa, neque enaeorema in prognoſtico explicatum eſt, etiamſi accurate omnem in eo líbro
docuerit ex urinis in acutis morbis praenotionem. Neque
vero eorum qui praeſentem librum expoſuerunt quisquam
explanavit, quidnam urinam nebuloſam eſſe velit Hippocrates. Ego vero quae mihi videntur de ipſa perquirenti
recenſere non cunctabor. Nubis nomen ab ambiente nos
aëre per metaphoram in urinis medici dicere conſueverunt. Sive Hippocrates hanc appellationem primus de
ſpecie aliqua vel enaeorematum vel urinarum dixerit,
ſive aliter ipſis quispiam indiderit. Quemadmodum igitur

494 ΙΠΠΟΚΡΑΤΟΥΣ ΕΠΙΔΗΜΙΩΝ Γ

Ed. Chart. IX. [198. 199.]   Ed. Baf. V. (394.)

νεται κατάστασις, πεπυκνωμένου νεφέλαις μελαίναις αὐτοῦ,
ποτὲ δὲ ἀκριβὴς καὶ ἀνέφελος φαίνεται καὶ διεσπασμέναι
τινὲς ὁρῶνται κατ᾽ αὐτὸ [199] νεφέλαι καὶ λέγεται τηνικαῦτα τὸ περιέχον ἐπινέφελον, ἐν ᾧ καιρῷ κατὰ τὴν χρόαν
τῶν νεφελῶν οὔτε μέλαιναν ἀκριβῶς οὔτε λαμπρὰν ὁρῶμεν,
ἀλλ᾽ ἐν τῷ μεταξὺ τούτων, οὕτω μοι δοκεῖ καὶ οὖρον καὶ
ἐναιώρημα καλεῖν ἐπινέφελον ὁ Ἱπποκράτης, ὃ μήτε λευκόν
ἐστι τὴν χρόαν μήτ᾽ ἤδη μέλαν ἀκριβῶς, ἀλλ᾽ ἐν τῷ μεταξύ. καὶ τοίνυν ὑπὸ τοῦ Πυθίωνος ὑπολαβεῖν χρὴ τοιοῦτον
ἐναιώρημα γεγονέναι. λευκὸν μὲν γὰρ εἴπερ ἦν, οὐκ ἂν
ἔλλιπῆ τὴν κρίσιν εἰργάσατο, καθάπερ γ᾽ εἰ καὶ μέλαν, οὐκ
ἂν ἀγαθήν. ἐπεὶ δ᾽ οὖν ἦν μέσον λευκοῦ τε καὶ μέλανος,
ἀγαθὴ μὲν ἐγένετο κρίσις, ἀλλ᾽ ἐλλιπής. τὸ δὲ ὑπόλοιπον
κατὰ τὴν τεσσαρακοστὴν ἡμέραν εἰς ἀπόστασιν ἧκε διττὴν,
ἣν αὐτὴν οὐχ ἡγοῦνται ὀρθὴν, μᾶλλον δὲ οὐδ᾽ αὐτὴν ἐξηγοῦνται ὀρθὴν κατὰ συμπάθειαν τῆς εἰς τὴν ἕδραν ἀποστάσεως οἰόμενοι γεγονέναι τῷ Πυθίωνι τὴν στραγγουρίαν,

in continente nos aëre interdum quidem caliginofus fit ftatus, quum is atris nubibus addenfatus eft, interdum vero fincerus et nubibus vacuus emicat et nubes quaedam per ipfum
difperfae confpiciuntur: ac tunc aër nubilofus dicitur, quo
tempore nubium colorem, neque plane nigrum, neque
lucidum, fed inter hos medium cernimus: fic et lotium
et enaeorema nubilofum videtur mihi appellare Hippocrates, quod neque colore nigrum eft, neque jam plane
nigrum, fed inter haec medium. Tale igitur enaeorema
Pythioni factum effe conjiciendum eft. Si namque album
fuiffet, imperfectam judicationem feciffet, quemadmodum
etiam fi nigrum, non probam. Quoniam vero inter album et nigrum effet, ob id quidem bona, fed incompleta
judicatio contigit. Quod vero refiduum fuit, quadragefimo
die in duplicem abfceffum tranfiit, quem ipfum rectum
non exiftimant, magisque neque rectam ipfam explicant,
quod ftranguriam Pythioni factam effe confenfu abfceffus
in fedem exiftiment, quum Hippocrates ipfe interdum

Ἱπποκράτους αὐτοῦ ποτὲ μὲν ἁπλῶς γράφοντος γενέσθαι τὴν
στραγγουρίαν, ἐνίοτε δ' οὐχ ἁπλῶς ἀλλὰ προστιθέντος αὐτῇ τὸ τῆς ἀποστάσεως ὄνομα, καθάπερ κἀν τῷ πρώτῳ τῶν
ἐπιδημιῶν ἐν τῇ δευτέρα καταστάσει. γράφει γοῦν ὧδε·
μόνον δὲ χρηστὸν καὶ μέγιστον τῶν γινομένων σημείων καὶ
πλείστους εἰρύσατο τῶν ὄντων ἐν τοῖσι μεγίστοισι κινδύνοισιν, οἷσιν ἐπὶ τὸ στραγγουριῶδες ἐτρέπετο καὶ ἐς τοῦτο
ἀπόστασις ἐγένετο. προσαγορεύοντος γὰρ ἀποστάσεις αὐτοῦ καὶ τὰς κατ' ἔκκρισιν τῶν λυπούντων χυμῶν γινομένας,
οὐ μόνον τὰς κατὰ ἀπόθεσιν, εἰκότως. ὥσπερ εἰς δυσεντερίαν ἐν ἑτέροις, οὕτως νῦν εἰς στραγγουρίαν ἀποστάσεις
εἴρηκε γεγονέναι, καθαιρομένης τῆς ἐν ταῖς φλεψὶ κακοχυμίας δι' ἀμφοτέρων τῶν ἐκκρίσεων. τοῦτο γοῦν ἐν αὐτῇ τῇ
δευτέρα καταστάσει τῶν οὔρων ὀλίγον ἔμπροσθεν ἧς ἄρτι
παρεθέμην ῥήσεως αὐτὸς ἔγραψεν ὧδί. στραγγουριώδεα οὐ
νεφριτικὰ, ἀλλὰ τούτοισι ἀντ' ἄλλων ἄλλα· τουτέστιν ἀντὶ
τῆς ἐν ταῖς φλεψὶ κακοχυμίας καὶ τῶν ταύτῃ πυρετῶν ἀκολου-

quidem ſcribat ſimpliciter factam ſtranguriam, interdum
vero non ſimpliciter, ſed ipſi adjiciat abſceſſus appellationem, ut in ſecundo primi epidemiorum ſtatu, quum ita
ſcribit: *Unicum vero utile et eorum quae edebantur
ſignorum maximum, quodque plurimos maximis periculis
immerſos liberavit, hoc fuit ut ad ſtranguriam diverterent
et in hanc abſceſſus conciderent.* Ipſo namque appellante
abſceſſus tum eos qui vexantium humorum excretione
facti ſunt tum eos qui decubitu et merito. Ut autem in
aliis ad dyſenteriam, ita et nunc ad ſtranguriam abſceſſus
factos fuiſſe pronunciavit, quum pravi qui venis continentur humores utraque excretione purgarentur. Hoc
ergo in ipſo ſecundo ſtatu de urinis paulo ante textum,
quem nuper protuli, ita ipſe ſcripſit: *Et cum ſtranguria,
non nephriticae, ſed his alia pro aliis.* Hoc eſt pro vi-
tioſis qui in venis ſunt humoribus et febribus his ſucce-
dentibus purgationes conſiderant, pravis humoribus per
veſicam excretis, ut nonnunquam per inteſtina. Morſus

496 ΙΠΠΟΚΡΑΤΟΥΣ ΕΠΙΔΗΜΙΩΝ Γ

Ed. Chart. IX. [199.]　　　　　　　Ed. Baf. V. (394.)
θούντων αἱ καθάρσεις ἐγένοντο, τῶν μοχθηρῶν χυμῶν ἐκκρινομένων διὰ τῆς κύστεως, ὥσπερ ἐνίοτε διὰ τῶν ἐντέρων. ἡ τοίνυν
δῆξις ἡ ἀπὸ τῶν ἐκκρινομένων δριμέων ὄντων εἰργάζετο τὴν
στραγγουρίαν. ἐδείχθη γὰρ ἡ κύστις ἐπὶ τὴν ἀπόκρισιν
ὁρμῶσα τῶν οὔρων ἐν ταῖς στραγγουρίαις, πρὶν ἀξιολόγως
ὑπ' αὐτῶν πληρωθῆναι, διὰ διττὴν αἰτίαν, ἤτοι τὸ μὴ φέρειν αὐτῶν τὴν ποιότητα καὶ δακνωδῶν γενομένων ἢ τὸ δι'
ἀῤῥωστίαν βαρύνεσθαι πρὶν ἀθροισθῆναι, κἂν ὀλίγον παντάπασιν ᾖ. τοιαύτην οὖν ἔφη τινὰ καὶ τῷ Πυθίωνι τὴν
ἀπόστασιν ἤδη γενέσθαι, μὴ γράψας ἁπλῶς οὕτως ὅτι
στραγγουριώδης ἐγένετο ἔχει γὰρ ἡ ῥῆσις ὡδὶ· ἐμπύημα περὶ
ἕδραν καὶ στραγγουριώδης ἐγένετο ἀπόστασις, ἀλλὰ προσθεὶς τὸ
ἀπόστασιν ἔχειν. ἀλλὰ τὰ μὲν τοιαῦτα δυοῖν θάτερον, ἢ
παρατρέχουσιν ἢ κακῶς ἐξηγοῦνται πολλοὶ τῶν ἐξηγητῶν,
χρονίζουσι δ' οὐκ ἀναγκαίως, ὑπὲρ ὧν ἅπαξ ἐν τῷδε δια-
λεχθῆναι βούλομαι. ἐγὼ μὲν ᾤμην ἄμεινον εἶναι τὰ πολλῷ
χρόνῳ ζητηθέντα μοι καὶ μετὰ κρίσεως ἀσφαλῶς εὑρεθέντα
μόνα γράφειν, ἄνευ τῶν εἰς τοὺς κακῶς ἐξηγησαμένους ἐλέγ-

igitur ab acribus excrementis procreatus ſtranguriam pa-
riebat. Veſica ſiquidem, ut demonſtratum eſt, in ſtrangu-
riis ab urinarum excretione proritatur, priusquam inſigniter ab ipſis impleatur, geminam ob cauſam, aut quod
ipſarum mordacium redditarum qualitatem non ferat aut
quod propter imbecillitatem gravetur, priusquam acerven-
tur, etiamſi paucae omnino fuerint. Talem igitur quendam Pythioni jam factum eſſe abſceſſum pronunciat, nec
ita ſimpliciter ſcripſit eum in ſtranguriam incidiſſe, ſed
abſceſſum habuiſſe addidit. Sic enim ſeſe habet textus:
*Suppuratio circa ſedem et ſtrangurioſus abſceſſus factus
eſt.* Verum talia plerique interpretes, nam e duobus alterum, aut praetermittunt aut perperam interpretantur
protrahuntque non neceſſario; de quibus ſemel hoc in
loco diſſerere ſtatui. Equidem ſatius eſſe ducebam longo
a me quaeſita tempore et cum judicii ſecuritate inventa
ſola ſcribere, citra omnem eorum qui perperam expoſuerunt reprehenſionem. Sed quoniam nonnulli prorſus

χων. ἐπεὶ δ' ἔνιοι μὲν διὰ τοῦ μηδ' ὅλως πεπαιδεῦσθαι
κατὰ μηδὲν τῶν ὄντων παιδίων, ἀναγινώσκοντες ἐνίοτε παρά
τισι τῶν γραψάντων ἐξηγήσεις ξένας, αὐτῷ τούτῳ μόνῳ
τῷ ξένῳ συναρπασθέντες ἐπαινοῦσι, διὰ τοῦτ' ᾠήθην
ἄμεινον εἶναι κἂν ἅπαξ αὐτῶν που μνημονεῦσαι τῶν οὕτως
ἐξηγουμένων, εἰρηκότος γε καὶ αὐτοῦ τοῦ Ἱπποκράτους. τὸ
γὰρ ξενοπρεπὲς [200] οὔπω ξυνιέντες μᾶλλον ἐπαινέουσι
ἢ τὸ σύνηθες, ὃ ἤδη οἴδασιν ὅτι χρηστὸν καὶ τὸ ἀλλόκοτον
μᾶλλον ἢ εὔδηλον. ὅπως οὖν προειδότες οἱ τοῖς ἡμετέροις ὑπομνήμασιν ἐντυγχάνοντες ὁποῖοί τινες οἱ τρόποι
τῶν μοχθηρῶν ἐξηγήσεων εἰσὶν γνωρίζειν αὐτοὺς δύνανται,
μακρότερον ἐνταῦθα περὶ πασῶν αὐτῶν ἔγνων γράψαι. καί
μοι μηδεὶς ἀχθέσθω τῷ μήκει τοῦ λόγου, μέλλων ἕξειν
αὐτὸν ἀεὶ βοηθὸν εἰς τὴν τῶν φαύλων ἐξηγήσεων διάγνωσιν. ἓν μὲν οὖν εἰδύς ἐστιν αὐτῶν ὁποῖόν τι καὶ κατὰ τὸν
προκείμενον ἄρρωστον ἐποιήσαντό τινες, ὧν ἑνὸς παραγράψω
τὴν ῥῆσιν αὐτοῖς ὀνόμασιν, ἵνα μή τις οἰηθῇ με καταψεύ-
δεσθαι τἀνδρός. τὸ μέντοι τῆς Γῆς ἱερὸν μή ποτε ὑπὲρ

rudes atque ab omni difciplina alieni, ubi in peregrinas
quorundam fcriptorum expofitiones inciderunt, hac ipfa
novitate capti ipfas celebrant. Quamobrem fatius efle
duxi femel eorum qui ita interpretantur mentionem facere, quum etiam ipfe Hippocrates enunciaverit: *Extra-
neum namque nondum intelligentes magis quam confuetum laudant, quod jam noverunt, quia utile atque alienum magis quam apertum.* Quocirca qui praetermoniti
noftros in commentarios inciderunt et qui et quales fint
pravarum explicationum modi ipfos cognofcere queant,
prolixius hic de his omnibus fcribere inftitui. Nemo
vero orationis prolixitatem vitio vertat, ad vitiofarum
explicationum dignotionem adjutorem perpetuo ipfum ha-
biturus. Ipfarum itaque explicationum genus unum eft,
quod in propofito aegroto quidam fecerunt, e quibus unius
verba ipfis nominibus adfcribam, ne quis me virum falfo
arguere exiftimet. *Telluris vero templum,* fortaffis ad
caufae demonftrationem, qua manuum tremor factus mor-

Ed. Chart. IX. [200.]   Ed. Baf. V. (394. 395.)
τοῦ δεῖξαι τὴν αἰτίαν ἀφ ἧς τρόμος τῶν χειρῶν καὶ τὸ
νοσεῖν αὐτῷ ἐγένετο, ὡς τῇ διὰ τὴν ἐποχὴν τῶν ἐπιμηνίων γινομένην, ὡς εἰκὸς, διὰ τὴν τοῦ μορίου ἀργίαν. καὶ
πάλιν ἐν τῷ ἕκτῳ ἱστορεῖ, ἀνδρὸς ἀποδήμου γινομένου, ἀρ-
γευσαμένην τῷ μορίῳ τὴν γυναῖκα ἀναληφθέντων τῶν ἐπιμηνίων εἰς τὸ στόμα φῦσαι πώγωνα. καὶ τί γὰρ ἄλλο ἢ
ἀνδρωθῆναι τὴν γυναῖκα; οὕτως οὖν καὶ Πυθίων ἀποσχό-
μενος συνουσίας διὰ τὴν πρὸς (395) μόνον ἐπιμέλειαν τὸ
ἱερὸν νόσον ὑπομένει. αὕτη μὲν ἑνὸς τῶν ἐξηγητῶν ἐστὶ
ῥῆσις, ἑαυτὸν καταβάλλοντος ἐκ τοῦ πολλάκις μὲν ὀνομαστὶ
μνημονεῦσαί τινων οἰκήσεων τὸν Ἱπποκράτην, μὴ πασῶν δ
αὐτῶν, ἀλλ᾽ ὀλιγίστων παντάπασιν ἐξήγησιν γράψαι. εἰ γὰρ
οὐκ ἀργῶς αἱ οἰκήσεις τῶν νοσησάντων ἐγράφησαν, ἀλλὰ
συνδείκνυταί τι τῶν εἰς τὴν τέχνην χρησίμων, οὐκ ὀρθῶς
ἐποίησεν, ἐπ᾽ ὀλίγων μὲν ἀρρώστων ἐξηγησάμενος αὐτῶν
τὴν δύναμιν, ἐπὶ δὲ τῶν ἄλλων, καίτοι παμπόλλων ὄντων παραλιπὼν, οἷον εὐθέως ἐπὶ τοῦ πρώτου γραφέντος κατὰ τὸ πρῶτον τῶν ἐπιδημιῶν. Φιλίσκος γὰρ, φησὶν, ᾤκει
παρὰ τὸ τεῖχος. εἶθ᾽ ἑξῆς πάλιν, Ἐπικράτεος γυναῖκα, ἣ

busque ipſi inciderit, poſitum eſt: veluti mulieri ob menſtruorum ſuppreſſionem, ut par eſt, propter partis otium
obortam. In ſexto rurſus narrat profecto peregre viro
otiatam parte mulierem collectis ad os menſtruis bar-
bam produxiſſe. Quod quid aliud exiſtit quam femina
in virum mutata? Sic itaque Pythio a coitu temperatus
propter eam quam circa fanum curam habebat morbum
incurrit. Haec quidem unius interpretum oratio, ſeſe de-
ſtruentis, quod ſaepius quidem Hippocrates domicilia nominatim commemoret, non eorum omnium, ſed pauciſſi-
morum prorſus enarrationem ſcribat. Si namque non
otioſe aegrorum domicilia conſcripta ſint, ſed aliquid quod
arti commodetur commonſtrent, non recte fecit qui in
paucis eorum vim explanavit, in caeteris vero vel multis
praetermiſit, ut ſtatim in primo aegroto in primo epidemiorum ſcripto. *Philiſtus enim*, inquit, *prope moenia
habitabat.* Deinde rurſus: *Epicratis uxor, quae apud*

Ed. Chart. IX. [200.]   Ed. Baf. V. (395.)

κατέκειτο παρὰ 'Αρχηγέτην. καὶ πάλιν, 'Ερασῖνος, ὃς ᾤκει παρὰ Βοώτου χαράδρῃ. εἶθ' ἑξῆς, τὸν Κλαζομένιον, ὃς κατέκειτο παρὰ τὸ Φρυνιχίδεω φρέαρ. εἶτ' αὖθις ἐπί τινος γυναικὸς, τὴν Δρομεάδεω, φησὶ, γυναικὸς θυγατέρα τεκοῦσαν. εἶτ' ἐπ' ἄλλης πάλιν γυναικὸς ἣ κατέκειτο ἐν ἀκτῇ. ἐν αὐτῷ τε τούτῳ τῷ τρίτῳ τῶν ἐπιδημιῶν ἑτέρους πολλοὺς ἂν εὕροις γεγραμμένους ἀῤῥώστους μετὰ τῶν οἰκήσεων ἐν αἷς ᾤκουν, ἃς οὐδ' ὅλως ἐξηγοῦνται. Χαιρίων οὖν, φησὶν, ὃς κατέκειτο παρὰ Δημαινέτῳ μετ' αὐτὸν ἑξῆς, τὴν Εὐρυάνακτος θυγατέρα παρθένον πῦρ ἔλαβεν· εἶθ' ἑξῆς, ἡ κυναγχικὴ παρὰ Ταβίωνι. καὶ μετ' αὐτὴν πάλιν, τὸ μειράκιον, ὃ κατέκειτο ἐπὶ ψευδέων ἀγορῇ. καὶ τί δεῖ πολλὰ παραγράφειν, ὅλου σχεδὸν τοῦ βιβλίου πεπληρωμένου τῆς τοιαύτης γραφῆς; ἀλλ' ἐπὶ τὸ προκείμενον ἰτέον, παμπόλλων γὰρ ἀῤῥώστων οὕτω γεγραμμένων περὶ πάντων πεποιῆσθαι τὴν ἀπὸ τῶν οἰκήσεων ἐξήγησιν ἢ μηδ' ἐφ' ἑνός. ἀλλ' ἔνιοί γε τῶν ἐξηγουμένων τὰ βιβλία κατεγνώκασιν εἰς τοσοῦτον τῶν ἀκροατῶν, ὡς ἐγώ ποτε ἐν Ἀλεξανδρείᾳ καὶ τοιαύτης ἐξηγή-

Archegetem decumbebat. Tum: *Eraſinus, qui ad Bootae torrentem habitabat.* Mox: *Clazomenium, qui juxta Phrynichidae puteum jacebat.* Poſtea de muliere quadam: *Dromeadae,* inquit, *uxorem, quae filiam pepererat.* Deinde de alia rurſus muliere, *quae in littore decumbebat.* Atque in hoc ipſo epidemiorum tertio plerosque alios reperias ſcriptos aegrotos cum domiciliis in quibus habitabant, quas nullo modo prorſus explicant. *Chaerio,* inquit, *qui apud Demaenetum habitabat.* Ab hoc deinceps: *Euryanactis filiam virginem ignis prehendit.* Deinde: *Cynanchicae apud Tabionem.* Poſt hanc rurſus: *Adoleſcentulus, qui in foro mendacium habitabat.* Sed quid multa adſcribere oportet, quum totus fere liber ſcriptura ejusmodi refertus ſit? Verum ad propoſitum procedendum. Quum enim permulti aegroti ita deſcripti ſint, omnium domicilia aut nullum explicare oportebat. Verum nonnulli librorum interpretes auditores tantopere contemſerunt, ut ego non nunquam in Alexandria explicationem hu-

σεως ἤκουσα περί τινος ἐν τῷ πρώτῳ τῶν ἐπιδημιῶν ἀρρώστου γεγραμμένου κατὰ τὴν ῥῆσιν, ἧς ἡ ἀρχή· Σιληνὸς,
ὃς ᾤκει ἐπὶ τοῦ Πλαταμῶνος. ἐν γὰρ τῷ διηγεῖσθαι τὰ
συμβάντα τούτῳ καὶ τοιαύτην τινὰ ῥῆσιν ἔγραψεν ὁ Ἱπποκράτης. νυκτὸς οὐδὲν ἐκοιμήθη, λόγοι πολλοί. τούτοις
οὖν ἐπεφώνησεν ὁ ἐξηγούμενος τὸ σύγγραμμα, Σιληνὸς γὰρ
ἦν. οἱ μαθηταὶ δ᾽ ἀναπηδήσαντες ἐκεκράγεσαν ὑπερθαυμά-
ζοντες. ἔνιοι δὲ τῶν ἐξηγουμένων εἰς τοσοῦτον ἤκουσι
[201] περιεργείας ὥστε ζητοῦσι πότερον ἐπὶ τοῦ Πλαταμῶνος ὁ Σιληνὸς ᾤκει. τινὲς μὲν διὰ τοῦ μ Πλαταμῶνος, ἔνιοι δὲ διὰ τοῦ ν Πλατανῶνος. ὡσαύτως δὲ ζητοῦσιν οἱ τοιοῦτοι τῶν ἐξηγητῶν, ὅταν Ἱπποκράτης εἴπῃ, κατέκειτο κατὰ τὸ θέατρον, ἆρά γε θέητρον ἄμεινον γράφειν
ἢ θέατρον. ἀλλὰ τῶν μὲν εἰς τὰ τοιαῦτα τὸν χρόνον ἀνα-
λισκόντων κατεγνώκασι, τοὺς δὲ διὰ τῶν ἔν τε τῷ προρρητικῷ καὶ ταῖς Κωακαῖς προγνώσεσι γεγραμμένων ἐξηγουμένους τὰ κατὰ τοὺς νοσοῦντας ἐν τοῖς βιβλίοις εἰρημένα
πολλοὶ θαυμάζουσιν· ἐδείχθη δ᾽ ἐπὶ πλείστων ἡ μοχθηρία

jusmodi audierim cujusdam aegri in primo epidemiorum
defcripti eo in textu, cujus exordium eſt: *Silenus qui
apud Platamonem habitabat.* In his enim quae huic acciderant explicandis etiam talem quandam orationem
fcripfit Hippocrates : *Nocte nequaquam dormivit*, verba
multa. His igitur acclamavit interpres libri, *lunaticus
enim erat.* Difcipuli vero clamoribus exilientes fupra
modum admirati funt. Nonnulli quidem interpretes in
tam fupervacaneam fedulitatem venerunt, ut quaerant
utrum in Platamone Silenus habitaret. Quidam vero in
Platamone per m, nonnulli autem in Platanone per n.
Eadem vero ratione quaerunt hujusmodi interpretes, quum
Hippocrates pronunciavit: *Habitabat in theatro*, num fatius fit fcribere theetrum an theatrum. At eos quidem
arguunt qui in talibus tempus conterunt; alios vero qui
per ea in Prorrhetico et Coacis praenotionibus fcripta
exponunt, quae horum librorum aegris evenerunt, plerique

Ed. Chart. IX. [201.]   **Ed. Baf. V. (395.)**

τῶν ἐν τῷ προῤῥητικῷ γεγραμμένων ἔν τισιν ὑπομνήμασιν, ἃ ἐποιησάμην εἰς αὐτό. φαίνεται γὰρ ὁ γράψας ἐκεῖνο
τὸ βιβλίον πολλάκις ἐξ ἑνὸς ἢ δυοῖν τῶν κατὰ μέρος ὀφθέντων αὐτῷ καθολικὰς ἀποφάσεις ποιούμενος. ἐδείχθη γὰρ
καὶ συνδρομὰς γράφων πολλὰς ἐξ ἀνομογενῶν σημείων ἠθροισμένας. ἐπεδείχθη δὲ καὶ ὡς ἡ τοιαύτη διδασκαλία τοσοῦτον πλῆθος ἔχει συνδρομῶν, ὡς μηδ᾽ ἀριθμηθῆναι δύνασθαι. καὶ πρὸς τούτοις γ᾽ ἔτι καὶ τοῦτ᾽ ἐδείχθη κατὰ
ἐξήγησιν, ὧν ἔγραψεν ὁ τὸ προῤῥητικὸν συνθεὶς, ὡς οὐκ
ἐνδέχεται διδασκαλίαν ἑτέραν ἀμείνονα γενέσθαι τῆς κατὰ
τὸ προγνωστικὸν ὑφ᾽ Ἱπποκράτους γεγονυίας, ἑνὸς ἑκάστου
τὴν δύναμιν σημείου αὐτοῦ διδάξαντος ἰδίᾳ. μηδὲ γὰρ ἄλλως δύνασθαι πολλῶν ἅμα συνελθόντων προγνωσθῆναί τι.
τοῖς μὲν οὖν ἀνεγνωκόσιν ἀμφότερα τὰ βιβλία, τό τε προγνωστικὸν καὶ τὸ προῤῥητικὸν, οἶδ᾽ ὅτι σαφῆ τὰ νῦν εἰρημένα πάντ᾽ ἐστίν. εἰ δὲ καὶ τοῖς ἡμετέροις ὑπομνήμασιν
εἰς αὐτὰ προεντετυχηκώς τις εἴη καὶ χωρὶς τῶν νῦν εἰρημένων ὑπ᾽ ἐμοῦ γινώσκειν δύναται τὸ μοχθηρὸν τῆς τοιαύτης ἐξηγήσεως. τοὺς δ᾽ οὐκ ἀνεγνωκότας ἐπ᾽ ἐκεῖνα μὲν

admirantur. At in plurimis eorum in prorrhetico de-
fcriptorum pravitas per quosdam in eum librum confectos
commentarios demonftrata eft. Proditur fiquidem libri
auctor faepius ex uno vel duobus figillatim ab ipfo con-
fpectis univerfales enunciationes conficere. Multos quoque
concurfus ex diverfi generis fignis acervatos eum fcribere
demonftratum eft. Et vero tantam in ea doctrina con-
curfuum multitudinem effe declaravimus, ut ipfi connumerari nequeant. Praeterea quoque illud a nobis declaratum eft in eorum explicatione quae fcripfit auctor prorrhetici doctrinam aliam ea meliorem reperiri non poffe
quae ab Hippocrate in prognoftico data eft, ipfo fingulorum feorfim fignorum vires docente; neque enim aliter
fieri poffe ut multis fimul concurrentibus quicquam
praenofcatur. Qui ergo librum utrumque legerint, et prognofticum et prorrheticum, iis clara effe certo fcio quae
nunc dicta funt omnia. Quod fi quis noftros in ea opera

502 *ΙΠΠΟΚΡΑΤΟΥΣ ΕΠΙΔΗΜΙΩΝ Γ*

Ed. Chart. IX. [201.]   Ed. Baf. V. (395.)

ἀφικέσθαι πρότερον ἀξιῶ, μετὰ ταῦτα δὲ πάλιν ἐνταῦθα
παραγενομένους ἀκοῦσαί τε καὶ κρῖναι τὰ πρὸς ἐμοῦ εἰρημένα. λαβὼν γὰρ ἔναγχός τι τῶν εἰς τὸ προκείμενον βιβλίον ὑπὸ Λύκου τοῦ Μακεδόνος ὑπομνημάτων γεγονότων,
εὗρον ἐν τῇ τοῦ Πυθίωνος ἐξηγήσει τρεῖς ῥήσεις ἐκ τοῦ
προῤῥητικοῦ γεγραμμένας, ὃς ἐπὶ μὲν τῆς πρώτης κατὰ
λέξιν οὕτως ἔλεγεν. αἱ τρομώδεες, ἀσαφέες, ψηλαφώδεες
παρακρούσιες πάνυ φρενιτικαὶ, ὡς καὶ Διδυμάρχῳ ἐν Κῷ.
ἐπὶ δὲ τῆς δευτέρας ὧδε· τὰ τρομώδεα γενόμενα ἐφ᾽ ἱδρῶσι
φιλυπόστροφα. καὶ ἡ τρίτη δὲ κατὰ λέξιν τήνδε ἐγέγραπτο.
τὰ δ᾽ ἐπὶ ταραχώδεσιν ἀγρύπνοισιν οὖρα ἄχροα, μέλασιν
ἐναιωρεύμενα, παρακρουστικά. αὗται μὲν αἱ ἐκ τοῦ προῤῥητικοῦ ῥήσεις ὑπὸ τοῦ Λύκου προσεγράφησαν, ὡς εἰρηκότος οὕτω Κοΐντου κατὰ τὴν ἐξήγησιν τοῦ προκειμένου
Πυθίωνος. ἐμοὶ, ἐπειδήπερ ἠναγκάσθην τὰ κακῶς εἰρημένα
διελέγχειν, καίτοι διὰ τῶν ἔμπροσθεν ὑπομνημάτων πεφυ-
λαγμένος αὐτὸ πρᾶξαι, βέλτιον εἶναι δοκεῖ τῶν τοιούτων

commentarios praelegerit, poterit etiam absque his nunc
commemoratis hujusmodi interpretationis pravitatem ex
me cognoscere. Qui vero eos non legerint, ad illos prius
eos accedere velim; postea vero rursum huc reversos tum
intelligere, tum quae a me prodita sunt, de ipsis ferre
sententiam. Accepto siquidem paulo ante quodam ex commentariis a Lyco Macedone in praesentem librum conditis, tres reperi in Pythionis enarratione textus e prorrhetico conscriptos. Ipse in primo quidem ita ad verbum
dicebat: *Tremulae, obscurae et contrectabiles desipientiae
admodum phreniticae, ut et Didymarcho in Co contigit.*
In secundo sic: *Tremores sudoribus oborti redire consueverunt.* Tertius denique his verbis scriptus est: *Urinae a
turbulentis vigiliis decolores, cum nigris suspensis delirium
portendunt.* Ipsi quidem sunt ex prorrhetico textus a
Lyco adscripti, ac si Quintus in propositi Pythionis explicatione ita protulisset. Mihi vero quandoquidem prave
scripta conatus sum arguere, etiamsi superioribus commentariis id agere vitaverim, hujusmodi tamen explicationum

ἐξηγήσεων μοχθηρίαν δηλῶσαι, πρῶτον μὲν οὖν οὐδ' ἐφαρμόττει τοῖς νῦν εἰρημένοις ἐπὶ τοῦ Πυθίωνος ἡ τοῦ προρρητικοῦ ῥῆσις. οὔτε γὰρ μετὰ σιγῆς ἐφρενίτισεν οὔτε πάνυ
φρενιτικὸς ἐγένετο. δέδεικται δ' ἡμῖν ἐξηγουμένοις τὸ προρρητικὸν ὁποῖαί τέ τινές εἰσιν αἱ μετὰ σιγῆς παραφροσύναι
καὶ διὰ τί πάνυ φρενιτικὰς εἶπεν αὐτὰς, ὧν οὐδέτερον
ἐπὶ τοῦ Πυθίωνος ἐγένετο· καὶ γὰρ οὔτ' ἄνευ σιγῆς ἐλήρει
καὶ μετρίως ἐφρενίτισεν. ἡ δὲ δευτέρα ῥῆσις, καθ' ἣν λέγει, τὰ τρομώδεα γινόμενα ἐφ' ἱδρῶσι φιλυπόστροφα, τοὖν-
αντίον δείκνυται τοῦ συμβάντος τῷ Πυθίωνι, μὴ γινομένων, ἀλλ' ἐξ ἀρχῆς μὲν συνεισβαλλόντων, [202] ὕστερον
δὲ κατὰ τὴν δεκάτην ἡμέραν ἱδρώσαντος αὐτοῦ, ὥστ' οὐκ
ἐπὶ τοῖς ἱδρῶσιν οἱ τρόμοι φαίνονται γεγονότες, ἀλλ' ἐπὶ
τοῖς τρόμοις οἱ ἱδρῶτες. ἡ λοιπὴ δὲ καὶ τρίτη ῥῆσις, ἐν
ᾗ φησὶ, τὰ ἐπὶ ταραχώδεσιν ἀγρύπνοισιν οὖρα, μέλασιν
ἐναιωρεύμενα, παρακρουστικὰ, προσηκόντως ἂν ὑπὸ τοῦ
Λύκου παρείληπτο, τοῦ Πυθίωνος ἀγρυπνήσαντος μὲν πρῶτον οὐκ ἄνευ ταραχῆς, οὐρήσαντος δ' οὖρον ἔχον ἐναιώ-

pravitatem declarare fatius effe videtur. Primum itaque
prorrhetici textus his quae in Pythione narrantur minime congruit; neque enim cum filentio, neque magnopere
fuit phreniticus. Nos autem quum prorrheticum explicaremus, quae et quales funt cum filentio defipientiae de-
monstravimus et cur ipfas admodum phreniticas pronunciaverit, quorum neutrum in Pythione fuit. Non enim
citra filentium deliravit, ac moderate phreniticus factus
est. Secundus autem textus quo pronunciat: Tremores
fudoribus fuccedentes redire consueverunt. Quae Pythioni contigerunt, his contrarium oftendit. Non enim
fuccedebant, fed ex principio quidem fimul invadebant,
poftea vero ipse die decimo fudavit. Quare tremores non
fudoribus fuccefiffe videntur, sed tremoribus fudores.
Textus reliquus ac tertius quo pronunciavit: *Turbulentis
ac vigilibus decolores cum nigris enaeorematibus delirium
portendunt:* decenter a Lyco citatus effet, fi Pythio primum quidem non absque perturbatione vigilaffet, urinam-

Ed. Chart. IX. [202.]   Ed. Baf. V. (395. 396.)

ρῆμα μέλαν, εἶθ᾽ οὕτως παραφρονήσαντος ὕστερον. ἐπεὶ δ᾽
οὔτ᾽ οὔρησε τοιαῦτα, τὸ γὰρ ἐπινέφελον ἐναιώρημα πάμπολυ
διαφέρει τοῦ μέλανος, οὔτ᾽ ἐπ᾽ ἀγρυπνίαις ταραχώδεσιν
ἐφρενίτισεν, ἀλλ᾽ εὐθὺς ἀπὸ τῆς πρώτης ἡμέρας ἐλήρησεν,
οὐκ ὀρθῶς παρείληπται. τί γὰρ ἐκώλυεν αὐτὸν εἰπεῖν
ἐναιώρημα μέλαν, εἶτα τὴν ἀγρυπνίαν μὲν τῇ πρώτῃ τῶν
ἡμερῶν ἢ τῇ δευτέρᾳ, μετὰ δὲ ταύτας ἐν τῇ πρώτῃ πάλιν,
εἶτ᾽ ἐφεξῆς τὴν παραφροσύνην; ἀλλὰ καὶ αὐτὸς ὁ Λύκος
ἐξηγούμενος τὴν ἐπινέφελον φωνὴν οὐκ ἐτόλμησεν εἰπεῖν
δηλοῦσθαι πρὸς αὐτῆς τὸ μέλαν. ἐκ περιττοῦ τε οὖν ταῦτα
προσέθηκεν, εἰ χρὴ λέγειν ἐκ περιττοῦ τὰ μὴ μόνον ἄχρηστα πρὸς τὸ προκείμενον, ἀλλὰ καὶ παντάπασι ψευδῆ,
παρέλιπέ τε τὰ κυριώτατα τῶν ὑφ᾽ Ἱπποκράτους εἰρημένων ἐπισκέπτεσθαι, τίς μὲν ἡ τῶν τρόμων ἐστὶ διάθεσις,
ὅστις δ᾽ ὁ πεπονθὼς τόπος ἐπὶ ταῖς τρομώδεσι χερσὶν, ἢ
πόθεν τὰ ποικίλα (396) πτύσματα τὰ πολλὰ τούτοις ἑπόμενα, περὶ ὧν ἐγὼ διῆλθον. ὅλως γὰρ οὐδὲν τούτων ἐπι-
σκεψάμενος ἑαυτῷ προὔβαλεν ὡς ζήτημα τὸ μηδ᾽ ὅλως

que cum nigro enaeoremate minxiſſet, deinde ita postea
deſipuiſſet. Verum quoniam neque minxit talia, nubiloſum ſiquidem enaeorema a nigro magno diſtat intervallo,
neque ex vigiliis turbulentis phreniticus factus eſt, ſed
ſtatim a primo die deliravit, non recte adductus eſt.
Quid enim prohibebat enaeorema nigrum ipſum dicere,
deinde vigilias quidem primo vel ſecundo die; poſtea vero
primo rurſus die, ac deinceps deſipientiam? Imo etiam
ipſe Lycus quum vocem nubiloſum interpretaretur, quod
ab ea nigrum ſignificaretur, pronunciare non auſus eſt.
Quare ſupervacuo haec adjecit, ſi ſupervacanee adjecta
non ſolum ad propoſitum inutilia, verum etiam omnino
falſa dicere oportet, neglexitque omnino praecipua quae
ab Hippocrate pronunciata ſunt, quisnam ſit tremorum
affectus, quae in tremulis manibus ſedes affecta aut unde
varia ſputa et multa his ſuccedentia, de quibus ego diſ-
ſerui. Nihil enim horum prorſus ſpeculatus ceu quaeſtionem, quod nequaquam omnino quaeſtio ſit, ad verbum

ὃν ζήτημα κατὰ λέξιν οὕτως. τῇ ἑβδόμῃ ἡμέρῃ τὸ στόμα
παρειρύσθη. καὶ δοκεῖ ἡ ἱστορία αὕτη μαχομένη εἶναι τῇ
ἀποφάσει τῇ οὕτως ἐν ἀφορισμοῖς ἐχούσῃ· ἐν μὴ διαλεί-
ποντι πυρετῷ, ἢν χεῖλος ἢ ῥὶς ἢ ὀφθαλμὸς ἢ ὀφρὺς δια-
στραφῇ, ἢ μὴ βλέπῃ, ἢ μὴ ἀκούῃ, ἀσθενέος ἐόντος ἢ ὅ τι
ἂν τούτων γίνηται, ἐγγὺς ὁ θάνατος. αὕτη τοῦ Λύκου ῥῆσις ἑαυτῷ προβάλλοντος ὡς ζήτημα τὸ μηδ' ὅλως ἔχον
ἀμφιβολίαν. ἐν μὲν γὰρ τοῖς ἀφορισμοῖς εἴρηκεν, ἤδη ἀσθενέος ἐόντος, ὁ Πυθίων δ' οὐκ ὢν ἀσθενὴς, παρειρύσθη τὸ
στόμα. καὶ μέντοι καὶ λίων ὃ προὔβαλλεν αὐτὸς ὁ Λύκος,
οὐδὲν ἄλλο εἶπεν εἰς τὴν λύσιν αὐτοῦ τοῦδε τοῦ νῦν λελεγμένου. τὸ μὲν οὖν πρόδηλον ὂν οἷς ζήτημα προὔβαλεν,
οὐδὲν δὲ τῶν ἄλλων ἃ χρήσιμα τῆς τέχνης ἐζήτησεν, οὔτε
τίς ἡ διάθεσις ἦν τῷ Πυθίωνι, δι' ἣν ἐγένετο τὰ προγε-
γραμμένα συμπτώματα, τίς τε τόπος ἢ τίνες ἐπεπόνθεσαν.
ἀλλ' οὐδὲ περὶ τῆς φλεβοτομίας ὡς παραλελειμμένης ἐπεσημήνατο, χυμῶν τε καὶ κράσεων οὐ μόνον νῦν, ἀλλ' οὐδὲ
κατ' ἄλλην τινὰ διήγησιν ἀρρώστων ἢ καταστάσεως ἐμνημό-

fibi ita objicit: *Septimo die os diſtortum eſt.* Atque videtur hiſtoria ipſa cum ea quae in aphoriſmis ſic habet
ſententia: *In febre non intermittente ſi labrum aut naſus
aut oculus aut ſupercilium pervertatur, ſi non videat, ſi
non audiat, imbecillo jam corpore, quicquid horum acciderit, mors proxima.* Haec eſt Lyci oratio ſibi tanquam
quaeſtionem objicientis, quae nullam prorſus ambiguitatem
continet. In aphoriſmis enim dixit: *Imbecillo jam corpore.* At Pythioni non imbecillo os distortum est. Enimvero quum ſolvit Lycus quod ipſe objecerat, nihil aliud
ad ſolutionem protulit quam quod nunc dictum est. Itaque quod manifeſtum erat, id tamquam dubium propo-
ſuit. Ex caeteris vero nihil quod artem eſſet utile, quae-
ſivit; neque quisnam eſſet affectus Pythioni, quo oborta
eſſent deſcripta ſymptomata, quis item locus aut qui eſſent affecti. Imo neque quod de venae ſectione praeter-
miſſum erat indicavit. Humorum etiam temperamento-
rumque non ſolum nunc non meminit, vel coeli ſtatus,

Ed. Chart. IX. [202. 203.]   Ed. Baf. V. (396.)

νευσεν, ἃ μάλιστα ἐχρῆν ἐπισκοπεῖσθαι τὸν ἐξηγούμενον
Ἱπποκράτειον βιβλίον, ὥσπερ εἰ ᾿Ασκληπιάδειον ἐξηγεῖτο,
πόρους καὶ ὄγκους ἄναρμά τε στοιχεῖα καὶ τὴν πρὸς τὸ
λεπτομερὲς φορὰν ἔστιν αὐτῷ ῥητέον· εἰς ταύτας γὰρ τὰς
ἀρχὰς ἐκεῖνος ἀνάγει πάντα. θερμὸν δὲ καὶ ψυχρὸν καὶ
ὑγρὸν καὶ ξηρὸν Ἱπποκράτης αἰτιᾶται, καθάπερ τὸ περιέχον ἐν τοῖς τῶν ζώων σώμασιν. οὕτω δὲ καὶ τέτταρας
χυμοὺς ἀλλήλων τὴν κρᾶσιν διαφέροντας αἰτίους φησὶ τῆς
θ᾿ ὑγείας καὶ τῶν νοσημάτων· τῆς μὲν ὑγείας, ὅταν συμμέτρως ἔχωσι πρὸς ἀλλήλους, τῶν νοσημάτων δ᾿, ὅταν πλεονάζωσιν ἢ ἐλλείπωσιν ἢ μεταστῶσιν ἐξ οἰκείας χώρας εἰς ἀλ-
λοτρίαν. εἰς ταύτας γοῦν τὰς ἀρχὰς καὶ οἱ πρὸ Λύκου καὶ
Κοΐντου τῶν Ἱπποκράτους ἐξηγησάμενοί τι βιβλίον [203]
ἐμπειρικοὶ πάντως ἄγειν πειρῶνται, καθάπερ ἐν δράματι
φυλάττοντες ἔνιοι τὴν οἰκείαν ὑπόκρισιν τοῦ περικειμένου
προσώπου· ὡς γὰρ ᾿Ερασίστρατον ἐξηγούμενός τις ὀρθῶς
ἂν ἀπέχοιτο τοῦ περὶ χυμῶν λέγειν ἢ κράσεων, οὕτως ὁ

fed neque in ulla alia aegrorum explanatione quam potiſſimum oportebat conſiderare qui Hippocratis librum in-
terpretabatur ac ſic Aſclepiadem exponeret, poros et tumores ac incompacta elementa, et ad tenuium partium
lationem ipſum dicere oportebat. Ad haec enim ille
principia reducit omnia. Calidum vero, frigidum, humidum et ſiccum cauſas ſtatuit Hippocrates, quemadmodum
ambientem aërem in animantium corporibus, ſic et quatuor humores temperamento inter ſe diſcrepantes ait tum
ſanitatis tum morborum cauſas: ſanitatis quidem, quum
inter ſe commoderate ſe habuerint, morborum vero quum
vel exuperaverint aut defecerint aut ex peculiari loco in
alienum tranſierint. Itaque ad haec principia etiam qui
ante Lycum et Quintum aliquem Hippocratis librum ex-
plicarunt empirici, prorſus agere ſtudent quemadmodum
in comoediarum actibus nonnulli propriam inductae per-
ſonae amul actionem ſervant. Nam ut qui Eraſiſtratum
interpretantur, recte ſe de humoribus vel temperamentis
verba facere putant, ſi qui dicere aliquid in Hippocrati-

λέγειν ἐπιχειρῶν ὁτιοῦν εἰς Ἱπποκράτειον σύνταγμα τὴν
ἐκείνου φωνὴν ὀρθῶς ἂν ποιοίη σκοπὸν τῆς ἐξηγήσεως. ἴσως
οὖν ἄμεινόν ἐστι Λύκῳ μὲν συγγινώσκειν ὡς νόθῳ τῆς Ἱπποκράτους αἱρέσεως ἐν οἷς ἂν ἁμαρτήνων φαίνεται, πλὴν
εἴ τις αὐτὸ τοῦτο μέμφοιτο τὸ γράφειν ἐξηγήσεις μὴ δυνάμενον, ὑποκρίνεσθαι τὸ δρᾶμα. παραπλήσιον γὰρ τοῦτο τῷ
κωμῳδίαν ἐπιχειρεῖν ὑποκρίνασθαι μὴ δυνάμενον. ἐπὶ δὲ τοὺς
Ἱπποκρατείους ἑαυτοὺς ὀνομάσαντας ἐλθών τις οὐκ ἂν εἰκότως
αὐτοῖς συγγνοίη, παραπλήσια τοῖς ξένοις τε καὶ νόθους τῆς αἱρέσεως ἐσφαλμένοις. ὅταν δὲ καὶ τὰ σφάλματα αὐτῶν οὐ μόνον
ἀποχωρῇ τῆς Ἱπποκράτους γνώμης, ἀλλὰ καὶ τῆς ἐν τοῖς πρά-
γμασιν ἀληθείας, διπλασίως ἄν τις αὐτοῖς μέμψαιτο. κάλλιστον
μὲν γάρ ἐστιν ἀμφοτέρως ἔχεσθαι τῶν σκοπῶν τῶνδε τὸν ἀκόλουθον ἐξηγητὴν, ἀκόλουθά τε λέγοντα τῷ συγγραφεῖ καὶ ἀληθῆ,
θάτερον δὲ μόνον φυλάττοντι μεμπτέον ὡς τοῦ ὅλου τὸ
ἥμισυ διεφθαρκότι τὸν δὲ μήτ' ἀληθῆ λέγοντα μήτ' ἀκόλουθα τῷ γεγραφότι τὸ βιβλίον ἐξηγητὴν ἐσχάτως ἄν τι
ἁμαρτάνειν ὑποληπτέον. οἱ τοίνυν περὶ τὸν Σαβῖνον καὶ

cum librum aggreditur, recte facit, fi ad vocem illius
fcopum explicationis dirigat. Sed fortaffis Lyci tanquam
notho Hippocratis fectae aemulo indulgere in his quibus
delinquere videtur eft melius, nifi quis hoc ipfo incufet,
quod quum enarrationes fcribere nequeat, agat fabulam.
Id enim huic fimile eft, fi comoediam aggrediaris et agere
nequeas. Si quis vero ad eos, qui fe Hippocraticos nominant, accefferit, non recte ipfis veniam dederit, ubi
fpuriorum externorum fectae Hippocraticae aemulorum
inftar aberraverint. Quum vero et eorum errores non folum ab Hippocratis fententia, verum etiam ab ipfa rerum
veritate fecefferint, eos dupliciter quisque incufaverit.
Optimum fiquidem eft confentaneum interpretem utrumque hunc fcopum habere, et auctori confentanea et vera
dicere. Qui alterum dumtaxat fervat, is quod dimidium
totius labefactaverit, culpandus eft. Qui vero interpres
neque vera neque libri auctori confentanea loquitur,
fumme peccare exiftimandus eft. Caeterum Sabinus ipfius-

Ed. Chart. IX. [203.]   Ed. Baf. V. (396.)

τὸν μαθητὴν αὐτοῦ Μητρόδωρον ἀκριβέστεροι δόξαντες εἶναι τῶν ἔμπροσθεν Ἱπποκρατείων, ὅμως καὶ αὐτοὶ φαίνονται μοχθηρῶς ἐξηγούμενοι πολλάκις τῶν Ἱπποκράτους· αὐτίκα γέ τοι κατὰ τὸν προκείμενον ἄῤῥωστόν φασιν αὐτοῖς
ὀνόμασιν. ὡς γὰρ ὁ σπασμὸς γίνεται καὶ ἀπὸ κενώσεως
καὶ ἀπὸ πληρώσεως, οὕτω καὶ ὁ τρόμος μικρὸς ὢν σπασμὸς
ἀπὸ τῶν ἐναντίων ἀποτελεῖται. περὶ μὲν οὖν τῆς αἰτίας
ὑφ᾽ ἧς γίνεται τὰ τοιαῦτα παθήματα δογματικῶν ἀνδρῶν
ἐστὶν, οὐκ ἐμπειρικῶν ἐπισκέψασθαι· τὸ μέντοι γνωρίζειν
αὐτὰ καὶ διακρίνειν ἀπ᾽ ἀλλήλων ἀναγκαῖόν ἐστι καὶ τοῖς
ἐμπειρικοῖς ἐγνῶσθαι. φαίνονται δ᾽ ἐν αὐτῷ τούτῳ πρῶτον οἱ
περὶ τὸν Σαβῖνον ἐσφαλμένοι, μικρὸν σπασμὸν εἰπόντες εἶναι
τὸν τρόμον. ὅλῳ γὰρ τῷ γένει διενήνοχεν ἀλλήλων τὰ πάθη. οὐδὲν διαφέρει καλεῖν ἢ συμπτώματα τὰς βλάβας τῶν ἐνεργειῶν
πάθη δέ. οὐ γὰρ διαθέσεις γέ τινες ἐν τοῖς στερεοῖς τοῦ ζώου
μορίοις εἰσὶν, ὡς οἴδημα καὶ φλεγμονὴ καὶ σκίῤῥος, ἀλλ᾽
ὥσπερ αἱ ἐνέργειαι κατὰ τὸ γίνεσθαι λαμβάνουσι τὴν ὕπαρξιν, οὐ κατὰ τὸ μονίμως καθ᾽ ἕξιν ὑπάρχειν, οὕτω καὶ τὰ παθήματα αὐτῶν. ἁπάσης γὰρ κινήσεως ἐν τῷ γίνεσθαι τὸ εἶ-

que difcipulus Metrodorus, quamquam fuperioribus Hippo-
craticis accuratiores esse exiſtimati funt, tamen et Hippocratem ipfi faepius male explicare videntur. Atque ſtatim
in propofito aegroto iis verbis proferunt. Ut enim convulfio tum a vacuatione tum repletione fit, ita et tremor,
qui parva eſt convulfio, a contrariis abfolvitur. De caufa
igitur qua ejusmodi fiant affectus dogmaticorum virorum,
non empiricorum eſt differere. Attamen ipfos cognofcere
atque ab invicem difcernere poffe etiam empiricis neceffarium eſt. Videtur autem primum in ea ipfa re Sabinus
deceptus, quod tremorem parvam effe convulfionem dixerit. Toto namque genere inter fe differunt hi affectus.
At functionum laefiones affectus aut fymptomata vocare
nihil differt. Non enim affectus quidem in folidis animalis partibus exiſtunt, ut oedema, phlegmone et fcirrhus,
fed ut functiones in fieri fuam exiſtentiam affumunt, non
quod conſtanter eo in habitu exiſtant, fic et earum affe-

ναι κτωμένης καὶ οὔσης γέ τινος ἐν τοῖς ζώοις προαιρετικῆς κινήσεως, ὥσπερ ἑτέρας ἀπροαιρέτου καὶ φυσικῆς, αἱ
βλάβαι τῆς προαιρετικῆς ἐν ταῖς τῶν μυῶν γίνονται κινή-
σεσιν, ὑφ' ὧν καὶ τὰς κατὰ φύσιν ἴσμεν ἀποτελουμένας·
ἀλλὰ τὸ μὲν κατὰ φύσιν ἐν αὐταῖς ἓν ἁπλοῦν ἐστι, τὸ δὲ
παρὰ φύσιν ἐν πρώταις μὲν δύο γίνεται διαφοραῖς, ἤτοι
χωρὶς προαιρέσεως ἢ κατὰ προαίρεσιν, ἔστι μὲν οὐ κατὰ
φύσιν, διαφέρει δ' οὐδὲν ἤτοι καθ' ὁρμὴν εἰπεῖν ἢ κατὰ
προαίρεσιν εἴς γε τὸ παρόν. αὐτῶν δὲ τῶν ἄνευ προαιρέσεως γινομένων κινήσεων ἐν τοῖς προαιρετικοῖς πεφυκόσι
κινεῖσθαι τὸ μέν τι σπασμὸς ὀνομάζεται, τὸ δὲ παλμός,
τὸ δὲ ῥῖγος, ἀλλήλων διαφέροντα. καθόλου δὲ περὶ τούτων
λέλεκται δι' ἑνὸς ὅλου βιβλίου· τῆς δὲ κατὰ προαίρεσιν μέν,
οὐ κατὰ φύσιν δὲ κινήσεως γινομένης ἓν εἶδός ἐστιν, ὃ καλεῖται τρόμος, ὑπὲρ οὗ νῦν ἀναγκαῖόν ἐστιν εἰπεῖν, [204]
ἐπεὶ καὶ περὶ τῶν ἄλλων ἕνεκα τούτου λέλεκταί τι. γίνεται
τοίνυν ὁ τρόμος οὐ μόνον ἐπὶ μυσὶ νοσοῦσί τε καὶ νεύροις,

ctiones. Quum enim omnis motus in fieri fuam exiften-
tiam fortiatur, quumque fit in animalibus voluntarius
quidam motus, quemadmodum alter involuntarius ac
naturalis, voluntarii laefiones in mufculorum motibus
fiunt, a quibus et qui fecundum naturam funt, eos fcimus perfici. Verum quod in ipfis fecundum naturam eft,
unum et fimplex exiftit; quod vero praeter naturam, in
primis quidem duabus differentiis, aut praeter voluntatem
aut ex voluntate, non tamen fecundum naturam, fed ex
impetu dicere vel ex voluntate, quantum ad praefens attinet, nihil intereft. Ex motibus autem qui citra arbitrium fiunt in inftrumentis ex voluntate moveri folitis
alius convulfio appellatur, alius palpitatio, alius rigor,
inter fe differentes. Sed de his univerfe uno integro
opere dictum eft. Motus vero qui fecundum arbitrium
et non fecundum naturam editur, una eft fpecies qui tremor vocatur, de quo nunc differere neceffarium eft, quoniam et de caeteris hujus gratia quiddam enarratum eft.
Fit igitur tremor non folum tum mufculis tum nervis

ἀλλὰ καὶ κατὰ φύσιν ἔχουσιν, ὅταν ὑπὲρ τὴν δύναμίν τις
ἐπιχειρήσῃ βάρος ὁτιοῦν ἢ ταῖς χερσὶ βαστάζων ἢ τοῖς
ὤμοις ἀναθέμενος. ὁρῶνται γοῦν ἔνιοι τῶν ἰσχυροτάτων
νεανίσκων ἐν τῷ βαστάζειν ὑπέρβαρύ τι τρομώδεις τοῖς
σκέλεσι γινόμενοι, καὶ μάλισθ᾽ ὅταν ἀναβαίνειν ἐπιχειρήσωσι
κλίμακας. ὅπερ δ᾽ ἐκείνοις ἐπὶ μεγίστοις ἄχθεσι, τοῦτο
γέρουσί τε καὶ τοῖς ἄλλως ἀσθενέσιν ἐπὶ τοῖς ἐλάττοσι γίνεται. βαρέα γὰρ ἤδη καὶ ταῦτα τοῖς ἀσθενέσι. καὶ τοίνυν
καὶ πάθη τινὰ ψυχικὰ τρομώδεις ἐργάζεται. λέλεκται
γοῦν κἂν τῷ περὶ χυμῶν καὶ παρὰ κρημνὸν παριόντι τὰ
σκέλεα τρέμειν, διὰ τὸν φόβον δηλονότι τὸν καταλύοντα τὴν
δύναμιν, ὥσπερ εἰ καὶ ἄλλος τις ἔδεισεν ἐπερχόμενον ἰδὼν θη-
ρίον ἢ λῃστὰς ἢ πολεμίους. εἰκότως οὖν ἡμῖν ἀποδέδεικται κατὰ
τὸ περὶ τρόμου καὶ σπασμοῦ καὶ παλμοῦ καὶ ῥίγους ὑπόμνημα δι᾽ ἀρρωστίαν δυνάμεως ἀεὶ γίνεσθαι τρόμον. ἐπεὶ
δ᾽ ἐνίοτε μὲν αὐτὴ καθ᾽ ἑαυτήν ἐστιν ἄρρωστος, ἐνίοτε δὲ
διὰ πάθος ψυχικὸν, ἢ καὶ μηδ᾽ ὅλως πεπονθυῖα, κατὰ τὸν
ἴδιον λόγον ὑπὸ βαρέος φορτίου τοῦτο πάσχει. τρεῖς αὐ-

aegrotantibus, verum etiam fecundum naturam fe habentibus, quum quis fupra vires quodcunque pondus aut manibus bajulare aut humeris imponere contendit. Itaque
nonnulli confpiciuntur juvenes robuftiffimi dum praegrave
gestant onus aliquod, cruribus obtremifcere, ac maxime
quum fcalas afcendere tentaverint. At quod illis in maximis ponderibus, id et fenibus atque aliter imbecillis
ex minoribus accidit. Haec namque etiam gravia jam
imbecillis exiftunt. Quidam etiam animi affectus tremores efficiunt. Nam et libro de tumoribus pronunciatum
eft, tranfeunti per praecipitem locum crura tremere, quod
videlicet maximus terror vires diffolvat, quemadmodum
etiam fi quis alius accedentem feram aut latrones aut hoftes intuitus metuat. Itaque nos merito in commentario
de tremore, convulfione, palpitatione et rigore tremorem
ex facultatis infirmitate perpetuo fieri demonftravimus. At
quia interdum quidem ipfa facultas per fe imbecilla eft,
interdum vero ob animi affectum, aut etiam quia nequa-

τοῦ ἔφαμεν εἶναι διαφορὰς τῶν αἰτίων, δυσκρασίαν τῶν
προαιρετικῶν ὀργάνων πάθος ψυχικὸν, βαρῦνον φορτίον.
ὅτε οὖν μήτε δείσαντι μήτε βαστάζοντι φορτίον ὁ τρόμος
γένηται, δυοῖν θάτερον, ἢ δυσκρασία τῶν ὀργάνων ἐστὶν, ἤ τι
βάρος ἐν αὐτῷ τῷ σώματι περὶ τοὺς μῦς ἢ τὰ νεῦρα.
παράκειται δέ τις ἀπάτη τῷ λόγῳ, περὶ ἧς εἴρηται κατὰ
τὸ περὶ τρόμου καὶ σπασμοῦ καὶ παλμοῦ καὶ ῥίγους ὑπόμνημα. φαίνονται γάρ τινες καὶ ταῖς χερσὶ καὶ τῇ κεφαλῇ τρομώδεις ἄνευ τοῦ (397) προελέσθαι κινεῖν τὰ μόρια
καὶ δοκεῖ κατὰ τοῦτο ψευδῶς εἰρῆσθαι προελομένοις ἐνερ-
γεῖν τι γίγνεσθαι. ἀλλ᾽ ἐὰν ἐννοήσῃ ὡς ἐπὶ προσκεφαλαίου
καταθέμενός τις τὸν αὐχένα, παύεται τρέμων τὴν κεφαλὴν,
ἀποθέμενός τε τὰς χεῖρας οὐκέτ᾽ οὐδὲ ταύτας τρέμει, πι-
στεύσεις ὀρθῶς εἰρῆσθαι τοῖς ἀργοῦσι παντάπασιν ὁτιοῦν,
οὐ γίνεσθαι τρόμον ἐν αὐτῷ. ἐὰν δ᾽ ἐξαίρωσιν ἢ φυλάτ-
τωσιν ἐξῃρημένον αὐτὸ, τηνικαῦτα γίνεσθαι τὸ σύμπτωμα.
τοσούτου γὰρ δέουσιν ἡσυχάζειν τοῖς μυσὶν οἱ οὕτως ἐνερ-

quam propria ratione affecta ex gravi pondere haec patitur; tres caufarum ipfius effe differentias afferuimus, vo-
luntariorum inftrumentorum intemperiem, affectum animi
et oneris gravitatem. Si igitur neque metuenti, neque
grave onus geftanti tremor fiat, e duobus alterum exiftit,
aut inftrumentorum eft intemperies aut in ipfo corpore
circa mufculos vel nervos pondus. Sed quidam fermoni
fubeft error, de quo in commentariis de tremore, convulfione, palpitatione et rigore diximus. Quidam enim confpiciuntur et manibus et capite tremere, partes movere
non proponentes, atque ob id falfo dictum effe videtur
quod inftituentibus agere quippiam eveniat. Verum fi
intellexeris, reclinato cervicali collo capitis tremorem de-
fiftere manusque depofitas non amplius ipfas tremere, cre-
des merito dici quibus quaecunque pars otiatur, ipfi prorfus tremorem non oboriri. Si vero attollant aut fubla-
tum illud fervent, tunc fieri fymptoma. Tanta fiquidem
mufculorum requie indigent qui ita agunt, ut etiam op-

512 ΙΠΠΟΚΡΑΤΟΥΣ ΕΠΙΔΗΜΙΩΝ Γ

Ed. Chart. IX. [204.]   Ed. Baf. V. (397.)

γοῦντες, ὥστε τοὺς ἀντιτεταγμένους ἀλλήλοις ἅμα κινοῦσιν.
οἷον ἐπὶ χειρὸς, ὅσοι τ᾽ ἐξαίρουσι καὶ ὅσοι κατασπῶσι τὸ
μόριον, ἐκτείνουσί τε καὶ κάμπτουσι, καὶ ῥωμαλεωτέρας τῆς
δυνάμεώς ἐστι χρεία τοῖς ἐπηρμένην ἐγγώνιον τὴν χεῖρα
φυλάττουσι, τῶν ἐκτεινόντων ἢ καμπτόντων αὐτήν. ὡς μὲν
γὰρ ἐκτείνοντες ἑνὶ γένει τῶν μυῶν ἐνεργοῦσι τῷ τοῦτο
πεφυκότι δρᾶν, ἀργούντων τηνικαῦτα τῶν καμπτόντων αὐ-
τήν· οἱ δὲ κάμπτοντες ἐνεργοῦσι μὲν τοῖς κάμπτεσθαι
πεφυκόσι, ἀργοῦσι δὲ τοῖς ἐκτείνειν δυναμένοις. ἐὰν δ᾽
ἐπάρας τις ἐγγώνιον ὑψηλὴν ἔχῃ τὴν χεῖρα, μήτε κάμπτων
μήτε ἐκτείνων, ἰσοσθενῶς ἀμφοτέροις τοῖς μυσὶν ἐνεργεῖ,
καθάπερ ἐν τοῖς καλουμένοις τετάνοις. οὐκοῦν ἐλάττονός
ἐστιν ἰσχύος χρεία τοῖς ἐπὶ ταυτοῦ σχήματος ἢ τὸ σκέλος
ἢ τὸν τράχηλον ἢ τὴν χεῖρα φυλάττουσιν, ἄνευ τοῦ κατά
τινος ἐρηρεῖσθαι στερεοῦ σώματος, ὀχοῦντός τε καὶ βαστά-
ζοντος τὸ κῶλον. ἀλλ᾽ ὅταν μὲν ὑπερέχῃ πολλῷ τοῦ βάρους τῶν βασταζομένων μορίων ἡ κινοῦσα δύναμις αὐ..ἃ,
ῥᾳδίως μὲν ἐξαίρει, ῥᾳδίως δ᾽ ἐξῃρμένα φυλάττει. ὅταν

positos inter se musculos simul moveant. Exempli gratia
in manu et qui attollunt et qui deprimunt partem eam
tum extendunt tum flectunt. Robustiori etiam opus est
facultate his qui manum in angulum ductam sublimem
servant quam qui ipsam extendunt aut flectunt. Qui
namque extendunt, uno musculorum genere ad id rei efficiendum natura comparato operantur, feriatis tunc ipsam
flectentibus. Qui vero flectunt, operantur quidem flectere
natura solitis, feriantur autem extendere valentibus. Si
quis vero sublatam in angulum et sublimem manum sor-
tiatur, neque flectat, utrisque aequaliter musculis opera-
tur, quemadmodum in tetanis vocatis. Non igitur minore
his opus est robore, qui in ejusmodi figura vel crus vel
collum vel manum servant citra ullam solidi corporis
sulturam membrum tum valentis tum portantis. At quum
ipsorum motrix facultas vectarum partium gravitate longe
superior fuerit, facile quidem attollit, facile quoque sub-

Ed. Chart. IX. [204. 205.]   Ed. Baf. V. (397.)
δὲ ὑπερέχηται πολλῷ, [205] καθάπερ ἐστὶ τῶν παραλελυ-
μένων, οὐδ᾽ ὅλως ἐξᾶραι δύναται. ὅταν δ᾽ ἰσοσθενής πως
ὑπάρχῃ, νικᾶται κατὰ μέρος. νικῶσα μὲν ἐπὶ τοῦ αὐτοῦ
σχήματος φυλάττει τὴν ἀνατεταμένην χεῖρα, νικωμένη δὲ
ὑποῤῥεῖν ἐᾷ κάτω. νόησον δέ μοι τοῦτο γίνεσθαι συνεχῶς
οὕτως, ὡς ἅμα μὲν τῷ νικῆσαι ταύτην ἀναφέρειν τὸ κῶλον,
εὐθέως νικηθεῖσαν ὑπὸ τοῦ βάρους τῶν ἀναφερομένων, ἐπιτρέπειν αὐτὴν ἀναφέρεσθαι κάτω, ἅμα δ᾽ αὖ πάλιν τῷ νι-
κᾶν ἐκεῖνα, τὴν δύναμιν ἀντιλαμβανομένην αὐτῶν, αὖθις
ἀναφέρειν ἐπιχειρεῖν. εἶτ᾽ ἐλαχίστῃ ῥοπῇ τῆς ἀμοιβῆς ταύτης γινομένης καὶ τῆς μὲν ἐπὶ τῷ κάτω κειμένης ἀντισπω-
μένης εὐθέως ἄνω, τῆς δ᾽ ὑψούσης τὸ κῶλον ἀνθελκομένης
κάτω παραχρῆμα, μήτ᾽ ἀκριβῶς ἄκλονόν τε καὶ ἀῤῥεπὲς
φυλάττεσθαι τὸ κῶλον, ἀλλὰ μηδ᾽ ἀξιολόγους ἔχειν ἐφ᾽ ἑκά-
τερα τὰς κινήσεις, ἐν βραχέσι διαστήμασι καὶ χρόνων καὶ
τόπων φυλαττομένας. ὁ μὲν δὴ τρόμος τοιαύτη τίς ἐστι
κίνησις, ὡς ἐν ὀλίγῳ περιλαβεῖν, ἃ διὰ μακροτέρων εἴρηται
κατὰ τὸ προδεδηλωμένον, ὁ δ᾽ ἐν τῷ νοσώδει ῥίγει γινόμε-

latas fervat. Quum vero multo inferior fuerit, velut in
refolutis, nullo pacto potefi attollere. Quum autem aeque pollens exiftit, viciſſim figillatimque vincitur. Vincens fiquidem in ipfa figura extensam manum fervat,
victa vero deorfum elabi finit. Sed aufculta mihi id ita
continue fieri, ut victrix haec membrum fuftollat, victa
mox a furfum fublatorum pondere deorfum ferri permit-
tat; vincens vero rurfum et illa fimul facultatem eorum
vindicans iterum attollere aggrediatur. Deinde quum haec
viciſſitudo breviſſima fiat inclinatione, et quum infra jacet, furfum quamprimum revellatur et quae membrum
attollit ftatim deorfum ex adverfo ducat, neque exacte
tum inconcuſſum tum ftabile fervetur membrum, sed
neque motus habeat in utramque partem effatu dignos,
qui brevibus et temporum et locorum intervallis ferventur. Itaque tremor talis quidam exiftit motus, ut paucis
complectar quae latius in praedicto libro narrata funt.
Quae vero in morbofo rigore fit partium concuſſio et ar-

νος κλόνος τῶν μορίων, ἄνευ τε προαιρέσεως ἀποτελεῖται
καὶ κατὰ μεγάλα διαστήματα τῶν ἐναντίων κινήσεων ἀλλήλων διαδεχομένων ἅμα ψύξεως αἰσθήσει. παραπλήσιον δ'
ἐστί πως τούτῳ πάθει ἄλλο μυῶν τε καὶ νεύρων, ὃ καλεῖται σπασμός, ὁμοίας μὲν κατὰ πάντα καὶ διὰ τῶν αὐτῶν
ὀργάνων γινομένης ἐν αὐτοῖς τῆς κινήσεως, ἢ κἂν τῷ καθ'
ὁρμὴν αὐτὰ κινεῖσθαι γίνεται, διαφερούσης δὲ μόνῳ τῷ
μὴ καθ' ὁρμήν, ὁπότε σπᾶται, κινεῖσθαι. περὶ δὲ παλμοῦ
ἔστι μοι περιττὸν λέγειν ἐνταῦθα, μή πως ἀναγκασθῶ
καὶ περὶ σφυγμοῦ λέγειν, τινὰ κοινωνίαν ἔχειν φαινομένου
πρὸς παλμόν. ἱκανῶς γὰρ ἤδη μοι καὶ τὰ περὶ τοῦ τρόμου
μεμήκυνται παρὰ τὴν ἐμὴν προαίρεσιν ἐν ἐξηγητικῷ βιβλίῳ.
τῷ βουλομένῳ δ' ἀκριβῶς ὑπὲρ ἁπάντων τῶν εἰρημένων
συμπτωμάτων ἐκμαθεῖν τῆς τε διαγνώσεως καὶ τῆς γενέσεως
ἔξεστιν ἀναγινώσκειν τὸ βιβλίον, ἐν ᾧ τελέως ὑπὲρ ἁπάντων
διῆλθον, ἐπεί τοι καὶ περὶ λάρυγγος καὶ περὶ βηχὸς καὶ
πταρμοῦ καί τινων ἑτέρων τοιούτων κινήσεων ἐμοὶ μὲν ἐν
ταῖς τῶν συμπτωμάτων αἰτίαις διώρισται, τάς τε διαγνώ-

bitratu et magnis contrariarum motionum fibi invicem
fuccedentium intervallis fimul cum fenfu frigoris perficitur. Simile quodammodo huic pathemati exiftit aliud
tum mufculorum tum nervorum, quod convulfio adpellatur, fimili quidem in omnibus atque per organa ipfa
exiftente in illis motione, quae et in eo quod impetu
proprio ipfa moveantur evenit, fed hoc folo differt, quod
non proprio impetu ipfa moveantur. De palpitatione hoc
in loco differere fupervacaneum eft, ne et de pulfu dicere
cogar, qui cum palpitatione quandam communitatem habere videtur. Satis enim jam mihi etiam verba de tremore praeter inftitutum in explanatorio libro prolata sunt.
At defideranti accurate omnium praedictorum tum dignotionem tum generationem perdifcere, liber legendus eft,
in quo de his omnibus perfecte differui, quando et de
fingultu et tuffi et fternutamento et de caeteris quibusdam
ejusmodi motibus a me quidem in libris de fymptomatum
caufis definitum eft, quum et dignotiones et differentias

σεις καὶ τὰς διαφορὰς τῶν κινήσεων καὶ τὰς αἰτίας αὐτῶν
ὑφ' ὧν γίνονται διελθόντι. τοῖς δὲ περὶ τὸν Σαβῖνον ἐν
ἅπασι τοῖς τοιούτοις ἢ μεῖζον ἢ μεῖόν τι παρῶπται, ὥστε
πάλιν ἑτέρῳ τρόπῳ τους περὶ Κόϊντον καὶ Λύκον ὡς φρο-
νιμωτέρους ἐκείνου ἀποδεκτέον ἐστὶν, ὅτι μηδ' ἐπεχείρησαν
εἰπεῖν τι περὶ τῶν τοιούτων, ἀλλ' ὡς ἐμπειρικὰς τὰς ἐξηγήσεις ἐποιήσαντο. καίτοι τῶν ἐμπειρικῶν ἔνιοι, καθάπερ ἔφην, ὡς ἐν δράματι τὸ παρακείμενον ὑποκρίνονται
πρόσωπον, Ἱπποκράτειον μὲν ἐξηγούμενοι βιβλίον ὡς Ἱπποκράτειοι, τῶν δ' Ἐρασιστράτου τε καὶ Ἡροφίλου καὶ
Ἀσκληπιάδου καὶ τῶν ἄλλων ἐπ' ἐκείνων ἑκάστου τῆς αἱρέσεως ὄντες. ὅπερ οὖν ἀεὶ λέγων καὶ νῦν εἰπὼν ἐπ' ἄλλο
τι μεταβήσομαι, τὴν ὑπὲρ ἑκάστου διδασκαλίαν ὧν ἐπίστασθαι χρὴ τὸν ἰατρὸν ἰδίᾳ ποιησάμενον, οὕτως ἐπὶ τὰς ἐξηγήσεις ἔρχεσθαι προσήκει τῶν Ἱπποκράτους βιβλίων, τὰ
μὲν συμπεράσματα ἀποδεῖξαι καθ' ἕκαστον αὐτῶν ἀναμι-
μνήσκοντι, τῶν δ' ἀποδείξεων αὐτῶν μὴ καταμνημονεύοντι.
τοῦτ' οὖν ἡμεῖς μὲν ἐποιήσαμεν, ἄλλος δ' οὐδεὶς τῶν γεγρα-

motuum atque eorum caufas, a quibus proficifcuntur,
percurrerem. Sabinus autem in talibus omnibus aut plus
aut minus quiddam neglexit. Quare contrario modo Quintus et Lycus tamquam illo prudentiores admittendi funt,
quod nihil quicquam de hisce pronunciare non fint aggreffi,
fed ut empirici interpretationes fecerint, etiamfi empiricorum nonnulli, quemadmodum declaravi, ceu in co-
moedia indutam perfonam agant, qui quum Hippocrati-
cum quidem librum explicant, ut Hippocratici, Erafiftrati
tamen et Herophili et Afclepiadis aliorumque ab illis
cujusque fectae effe produntur. Quod itaque femper dico,
ubi nunc dixero, ad aliud pergam. Singulorum quae
fcire medicum oportet, ut doctrinam feorfum fecerit, ita
ad librorum Hippocratis explanationes accedere confentaneum eft, conclufiones quidem in horum fingulis demon-
ftrandas recordatum, fed demonftrationes ipfas non com-
memorantem. Id fane nos praeftitimus; alius vero nullus

Ed. Chart. IX. [205. 206.]		Ed. Baf. V. (397.)

φότων ἐξηγήσεις τῶν Ἱπποκράτους συγγραμμάτων, ἀλλ᾽ ἥμαρτον ἐν τούτοις ἅπαντες. ἄλλη μὲν γὰρ ἐστιν ἡ διδάσκουσα
τὰ πράγματα διδασκαλία κατὰ διέξοδον ἀκριβῶς γινομένη,
διαφέρουσα δ᾽ αὐτῆς ἡ κατὰ τὰς ἐξηγήσεις τῶν συγγραμ-
[206] μάτων, οὐ ταὐτὸν ἑκατέρα τὸ προκείμενον ἔχουσα.
τῆς μὲν γὰρ κατὰ διέξοδον σκοπός ἐστιν ἀληθείας εὕρεσις,
ἐν δὲ ταῖς ἐξηγήσεσι πρόκειται γνῶναι τὴν δόξαν τοῦ παλαιοῦ. προμεμαθηκότα γοῦν ἀκριβῶς ἕκαστα μετὰ ταῦτα
χρὴ πρὸς τὰς ἐξηγήσεις ἔρχεσθαι τῶν παλαιῶν συγγραμμάτων, τὸ μὲν πρῶτον ἔχοντα εὑρεῖν τὴν γνώμην τοῦ παλαιοῦ,
δεύτερον δ᾽ ἐπ᾽ αὐτῇ πότερον ὀρθῶς ἢ οὐκ ὀρθῶς εἴρηται τὰ γεγραμμένα, καὶ τοῦτο ποιεῖν ἀναμιμνήσκοντα τῶν ἀποδεδειγμένων ἐν ταῖς πραγματείαις ὑπὲρ ἑκάστου τῶν κατὰ τὴν ἰατρικὴν θεωρημάτοιν. ὅσοι δὲ τῶν ἐξηγουμένων ἀπόδειξιν
οἷς λέγουσιν ἐπιφέρειν οὐ δύνανται, περιλαλήσαντες τοὺς
ἀκροατὰς ὑποστέλλουσι τῇ δόξῃ τοῦ συγγραφέως, ἀξιοῦντες ἃ λέγουσι δι᾽ ἐκείνων πιστεύεσθαι. καὶ διὰ τοῦτο με-
ταβαίνουσιν ἀπὸ ῥήσεων ἐπὶ ῥήσεις, οὐδ᾽ οὖν οὐδὲ ταύτας

eorum qui in Hippocratis opera fcripferunt. Caeterum in
his aberrarunt omnes. Alia fiquidem eft quae res ipfas
docet inftitutio quae accurate fufa oratione abfolvitur.
Ab ea vero diflert quae in operum explicatione confiftit,
neque idem habet utraque propofitum. Nam ejus quae
fufa explicatione conftat fcopus veritatis eft inventio;
in explanationibus autem fenis fententia nofcenda prae-
ponitur. Qui ergo exacte fingula prius didicerit, is poftea ad librorum veterum expofitiones deveniat oportet,
habeatque hoc primum, ut fenis mentem inveniat, fecundo
utrum recte, an non recte dicta fint quae fcriptis sunt
prodita, idque faciat demonftratorum in tractatibus de
fingulis medicis praeceptorum non immemor. Qui vero
interpretes demonftrationem fuis dictis inferre nequeunt,
loquacitate auditores obtundunt et ab auctoris fententia
recedunt, fuis narrationibus fidem adhiberi volentes, atque ob id a dictionibus ad dictiones tranfeunt, quae ipfae

Ed. Chart. IX. [206.]   Ed. Baf. V. (397. 398.)
τι συντελούσας τοῖς προκειμένοις. ὅτι δ᾽ ἀδύνατόν ἐστι τὰς
ἀποδείξεις τῶν ἐπιστημονικῶν λόγων ἐν ταῖς ἐξηγήσεσι γράφειν κᾀξ αὐτῶν τῶν νῦν εἰρημένων ἐστὶ δῆλον. οὐ μόνον
γὰρ ἐπὶ Πυθίωνος, ἀλλὰ καὶ πολλῶν ἀῤῥώστων Ἱπποκράτους μεμνημένου τῶν εἰρημένων συμπτωμάτων, εἰ μὲν ἐπὶ
πάντων τις ἀναποδείκτως ἀποφαίνοιτο τὰ δόξαντα, διδασκαλίαν οὐδεμίαν ἐπιστημονικὴν ἐνθήσει ταῖς ψυχαῖς τῶν μαθητῶν, εἰ δὲ ἐπὶ τινῶν μὲν ἀῤῥώστων ἐρεῖ τὰς ἀποδείξεις,
ἐπὶ τινῶν δὲ σιγήσει, κατὰ μὲν τὸ πρῶτον τῶν ἐπιδημιῶν,
εἰ οὕτως ἔτυχεν, εἰπὼν αὐτὰς ἁπάσας, ἐν δὲ ταῖς ἄλλαις
ἀναπέμψας εἰς ἐκείνας, τὸ πρὸς ἡμῶν εἰρημένων ἐργάσεται,
καθ᾽ ἕν μέν τι βιβλίον εἰπὼν τὸν τελεώτατον ἅμα ταῖς
ἀποδείξεσι λόγον, ἐν δὲ τοῖς ἄλλοις τὰ συμπεράσματα αὐτοῦ γράψας. ἄτοπον δ᾽ αὐτὸ τοῦτο καθ᾽ ἑκάτερον ἔσται
τρόπον· εἰς μὲν γὰρ τὸ πρῶτον τῶν ἐπιδημιῶν, ἐὰν τοῦτό
τις ἐξηγῆται, πρῶτον ἀναγκαῖον ἔσται πεντήκονθ᾽ ἡμῖν ὑπομνήματα γράψαι, δύο δ᾽ ἢ ἓν εἰς ἕκαστον τῶν ἄλλων·
ὥστε κᾀν προγνωστικόν τις ἢ ἀφορισμοὺς ἀναγνῶναι (398)

nihil sane ad propofitum conferunt. Quod autem non
detur fcientificorum fermonum demonftrationes in enar-
rationibus conscribi, ex iis quoque nunc enunciatis liquido conftat. Non enim folum in Pythione, verum
etiam in aegris multis dictorum fymptomatum meminit
Hippocrates. Si quis fane in omnibus citra demonftrationem, quae placita enunciaverit, nullam quae scientiam
pariat doctrinam, difcipulorum animis infundet. Si vero
in quibusdam aegris demonftrationem tradiderit, in aliis
autem conticuerit, in primo quidem epidemiorum, fi ita
contigerit, eas omnes dixerit. In caeteris vero ad illas
remiferit, quod a nobis dictum eft efficiet, uno nimirum
in libro fermonem cum demonftrationibus abfolutiffimum
faciet, in aliis autem ipfius conclufiones fcripturus. Sed
id ipfum utroque modo abfurdum eft: nam in primo epidemiorum fi quis eum exponat, primum de neceffitate
quinquaginta commentarii erunt fcribendi, duo autem vel
unus in fingulos alios. Quapropter fi quis prognofticum

518 *ΙΠΠΟΚΡΑΤΟΥΣ ΕΠΙΔΗΜΙΩΝ Γ*

Ed. Chart. IX. [206.]   Ed. Baf. V. (398.)

βούληται, πρότερον ἀναγκαῖον αὐτῷ γίνεσθαι τὰς πεντήκοντα βίβλους ἀναγινώσκειν ἐξηγητικὰς τοῦ πρώτου τῶν
ἐπιδημιῶν. οὕτως γοῦν κᾂν ἀπ᾽ ἄλλου τινὸς ἄρξηταί τις
ὑπομνήματα γράφειν, εἰς ἐκεῖνο μὲν γράψαι τὰ πεντήκοντα,
τῷ δ᾽ ἀναγνῶναί τι τῶν ἄλλων βουληθέντι πρότερον ἀναγκαῖον ἔσται τὰ πεντήκοντα ἐκεῖνα βιβλία προαναγνῶναι.
καὶ μὴν μικρῷ βέλτιον ἕκαστον τῶν προβλημάτων ἢ θεωρημάτων ἢ ὅπως ἄν τις ἐθέλῃ καλεῖν ἰδίᾳ γεγραμμένον
ἔχοντα πρὸς ἐκεῖνο παραγίνεσθαι μόνον, ὅταν βουληθῇ τις
ἐπιστημονικῶς διδαχθῆναι περὶ τῶν ἐν αὐτῷ γεγραμμένων.
διὰ τοῦτ᾽ οὖν καὶ ἡμεῖς ὡς περὶ τρόμου καὶ σπασμοῦ καὶ
παλμοῦ καὶ ῥίγους, οὕτως καὶ περὶ τῶν ἄλλων ἁπάντων
ἰδίᾳ πραγματευσάμενοι τοῖς συμπεράσμασι τῶν ἀποδειχθέν-
των χρώμεθα κατὰ τὰς ἐξηγήσεις. ἀλλ᾽ οἵ γε περὶ τὸν Σαβῖνον οὔτ᾽ ἤδη ἀποδείξαντες ὅπῃ διαφέρει τὰ τέτταρα ταῦτα πάθη, τρόμος καὶ παλμὸς καὶ σπασμὸς καὶ ῥῖγος, οὔτ᾽
ἐνταῦθά τινα λόγον, εἰ καὶ μὴ βεβαίως ἀληθῆ, μηδ᾽ ἀπο-
δεικτικόν, ἀλλὰ πιθανὸν εἰπόντες, ἐν ἀρχῇ μὲν ἀπεφήναντο,

vel aphorifmos legere velit, ipfi prius neceffe eft illos
quinquaginta commentarios primi epidemiorum libri interpretes praelegere. Ita vero fi quis ab alio quodam commentarios fcribere coeperit, in illum quidem quinquaginta
fcribet, qui vero alium librum legere voluerit, illos quinquaginta libros ipfum prius legiffe neceffarium erit. Atqui longe fatius eft problematum unumquodque, vel theorematum vel quovis modo quis vocare velit, feorfum fcriptum habere, atque ad illud folum reverti, quum qnis de
fcriptis in eo fcienter doceri voluerit. Ob id sane et nos
ut de tremore, convulfione, palpitatione et rigore, ita
de aliis omnibus feorfum commentati conclufionibus demonftratorum in explicationibus ufi fumus. Sabinus vero
qui neque demonftravit quo pacto quatuor eae affectiones
differant, tremor, palpitatio, convulfio et rigor, neque
hic rationem ullam, etfi non comperto veram, neque de-
monftrativam, fed probabilem dixit, principio quidem af-

Ed. Chart. IX. [206. 207.]　　　　　　**Ed. Baf. V. (398.)**

μικρὸν εἶναι σπασμὸν τὸν τρόμον, ὀλίγον δὲ παρελθόντες
εἶδος σπασμοῦ τὸν τρόμον ἔφασαν ὑπάρχειν. ἀλλὰ γὰρ ἕνεκα
τοῦ θᾶττον ἀπαλλαγῆναι τῶν παρὰ γνώμην ἐλέγχων εἰς
τοὺς μοχθηρῶς ἐξηγησαμένους ὑποκείσθω τὸν τρόμον εἶναι
σπασμὸν ἢ εἶδος σπασμοῦ. πῶς οὖν ἐπὶ τοῦ Πυθίωνος
ἐγένετο παρ᾽ αὐτῶν μάθωμεν· ὁ στόμαχος, φησὶν, ἐπεπόν-
θει ἀνθρώπῳ, κᾀξ ἐκείνου κατὰ συμπάθειαν αἱ χεῖρες
ἔτρεμον. οὔτε δ᾽ [207] ὅτι πάθος ἦν τι περὶ τὸν στόμαχον αὐτῷ τις δεῖξαι δύναται, μηδενός γε συμπτώματος
εἰρημένου κατὰ τὴν διήγησιν τῶν συμβάντων τῷ Πυθίωνι,
δυναμένου τὴν ἔνδειξιν ἡμῖν ποιήσασθαι τοῦ περὶ τὸν στόμαχον πάθους, οὔθ᾽ ὅτι κοινωνία τίς ἐστι τῷ στομάχῳ
πρὸς τὰς χεῖρας ἔδειξαν. αὐτοὶ γὰρ λέγουσι τὰς κοινωνίας
γίνεσθαι τριχῶς, ἢ διὰ γειτνίασιν, ἢ διὰ τὴν κατὰ γένος ἢ
ἔργον οἰκειότητα· κατὰ γένος μὲν, ὅταν τὸ νευρῶδες τῷ
νευρώδει καὶ τὸ φλεβῶδες τῷ φλεβώδει καὶ τὸ ἀρτηριῶδες τῷ
ἀρτηριώδει συμπάσχῃ, κατ᾽ ἔργον δ᾽, ὅταν οἱ τιτθοί τε καὶ
ὁ θώραξ τοῖς γεννητικοῖς μορίοις. ἀλλ᾽ οὐδὲ κατὰ μίαν

feruit tremorem parvam effe convulfionem, paulo poft autem procedens, fpeciem convulfionis tremorem effe protulit. Sed enim quo celerius ab his quae praeter mentem funt reprehenfionibus, defiftamus, adverfus pravos
interpretes conquefti, ftatuamus tremorem convulfionem
effe aut convulfionis fpeciem, ab eoque difcamus quonam
modo in Pythione factus fit. Stomachus, inquit, hominis
afficiebatur, illiusque fympathia manus tremebant. At
affectum ullum ftomachi ipfi fuiffe demonftrare nemo poteft, quum nullum prolatum fymptoma in eorum quae
Pythioni contigerunt explicatione affectionis ftomachi
indicium nobis facere poffit, neque quod focietas quaedam
ftomacho fit cum manibus demonftravit. Ipfe namque
tribus modis confortia profitetur, aut propter viciniam aut
propter vel generis vel operis familiaritatem. Generis
quidem, quum nervofum nervofo, venofum venofo et ar-
teriofum arteriofo condolefcit. Operis vero, quum mammae et thorax genitalibus partibus compatiuntur. Verum

τούτων τῶν κοινωνιῶν αἱ χεῖρες τῷ στομάχῳ δύνανται συμπάσχειν. οὔτε γὰρ ἔργον τι κοινὸν αὐτῶν ἐστὶν οὔτε κατὰ
νεῦρα κοινωνία, δι᾽ ἣν τὸ νευρῶδες ἐν ταῖς χερσὶ γένος εἰς
συμπάθειαν ἀφίξεται στομάχῳ παθόντι. τῷ μὲν γὰρ στομάχῳ παρὰ τῆς ἕκτης τῶν ἀπ᾽ ἐγκεφάλου συζυγιῶν παρα-
γίνεται νεῦρα, ταῖς δὲ χερσὶν ἀπὸ τῆς κατὰ τὸν ἕκτον
καὶ ἑβδόμον καὶ ὄγδοον σπόνδυλον χώρας τοῦ νωτιαίου μυελοῦ. εὔλογον οὖν ὅσα παρὰ τῆς ἕκτης συζυγίας νενεύρωται
μόρια συμπάσχειν τῷ στομάχῳ, μὴ τὰς χεῖρας. περὶ μὲν
δὴ τοῦ τρόμου τοιαῦτα ληροῦσιν οἱ διὰ τὴν τῶν ἀφροδισίων ἀποχὴν ἀθροῖσαι πλῆθος ἡγούμενοι τὸν Πυθίωνα.
καίτοι τὰ μὲν ἀφροδίσια, κἂν εἰ τῷ κενοῦν οὐκ ἐᾷ πλη-
θώραν ὑποτρέφεσθαι, δῶμεν γὰρ αὐτοῖς τοῦτο, τὸν γοῦν
στόμαχον ἱκανῶς ἐκλύει, τῆς ἀποχῆς τῶν ἀφροδισίων εὐρω-
στότατον ἀπεργαζομένης αὐτόν, εἰ καὶ πλῆθος. ἀθροίζοιτο
μοχθηρὸν δ᾽ ἱκανῶς ἐστὶ καὶ τὸ νομίζειν, εἴ τις ἐγκρατῶς
διαιτᾶται, πλῆθος ἀθροίζειν αὐτόν· οὐ γὰρ τούτοις, ἀλλὰ
τοῖς ἀργοῦσιν ἐργάζεται πλῆθος. εἰ δ᾽ ἀπέχοιτό τις ἀφρο-

in harum communitatum nulla manus ftomacho confentire poffunt.   Neque enim opus aliquod ipfis commune
eft, neque in nervis communitas ob quam nervofum in
manibus genus ad affecti ftomachi confenfum perveniat.
Ad ftomachum enim a fexto cerebri conjugio nervi feruntur, ad manus vero dorfalis medullae regione ad fextam
vel feptimam vel octavam vertebram.   Partes ergo a fexta
conjugatione nervos fortitas ftomacho, non manus com-
pati rationi confentaneum eft.   Atque de tremore talia
nugantur qui propter veneris abftinentiam Pythionem plenitudinem accumulaffe putant.   Atqui venus quidem quamquam ex vacuatione non finit plethoram fubali, demus
enim hoc ipfis, abunde tamen ftomachum exoluit, quum
veneris abftinentia robuftiffimum ipfum efficiat, etiamfi
plenitudinem acervet.   Si quis autem temperanter vivat,
putare plenitudinem ipfum accumulare valde abfurdum
eft.   Non enim his, fed otiofis plenitudo efficitur.   Si

Ed. Chart. IX. [207.]   Ed. Baf. V. (398.)

δισίων, γυμναζόμενος οὕτως ὥσπερ οἵ τ᾽ ἀθληταὶ καὶ οἱ
σκάπτοντες καὶ θερίζοντες ἤ τινα χειρωνακτικὴν τέχνην
μετιόντες, οὐκ ἀθροίζουσι πλῆθος. ἀλλ᾽ ἐκ τοῦ μηδὲν ὧν
ἴσασι δύνασθαι σιγῆσαι συμβαίνει τοῖς ὀψιμαθέσιν ἐναν-
τιώτατα λέγειν ἀκαίρως φλυαροῦσι. τίς γὰρ ἦν ἀνάγκη
γράφειν Δημόκριτον μὲν εἰρηκέναι μικρὰν ἐπιληψίαν εἶναι
τὴν συνουσίαν, Ἐπίκουρον δὲ μηδέποτε μὲν ὠφελεῖν ἀφροδισίων κρίσιν, ἀγαπητὸν δ᾽ εἰ μὴ βλάψειεν; ἐπὶ γὰρ τῶν
ἐξ ἀφροδισίων ἀμέτρων νοσησάντων ἐχρῆν εἰρῆσθαι τοὺς
λόγους, οὐκ ἐπὶ τῶν ἐναντίως αὐτοῖς διαιτηθέντων. ἀλλ᾽
ὅμως καὶ ταῦτ᾽ ἔγραψαν οἱ περὶ τὸν Σαβῖνον, οὐκ αἰσθα-
νόμενοι τῆς ἐναντιολογίας. ἀτοπώτατον δὲ καὶ τὸ παραφρονῆσαι διὰ τὴν τῆς συνουσίας ἀποχὴν τὸν Πυθίωνα· φασὶ
γὰρ ὅτι ἀθροισθὲν ἐν τῷ ἐγκεφάλῳ τὸ σπέρμα τῷ πλήθει βαρῦνον αὐτὸν εἰργάσατο τὸ τῆς παραφροσύνης σύμπτωμα, καθάπερ ὀστοῦν εἴωθε θλῖβον ἐπὶ τῶν καταγμάτων
τῆς κεφαλῆς ἤ θ᾽ ἡμετέρα χεὶρ ἐργάζεσθαι παραφροσύνην·
ἐν ᾧ πάλιν δείκνυνται μηδ᾽ ἀνατετρημένῳ τινὶ παραγεγονό-

quis vero abacta venere ita exerceatur ut athletae, fof-
fores, meffores aut manuariam aliquam agentes artem,
plenitudinem non acervat. Verum quia quae norunt con-
ticere nequeunt, contingit fero difcentibus ut purgantiffi-
ma promant, dum intempeftive nugantur. Nam quae
fuit neceffitas fcribendi Democritum quidem dixiffe coitum
epilepfiam parvam effe, Epicurum vero veneris ufum nunquam prodeffe, jucundum tamen fi non laeferit? In aegris
fiquidem ob immoderatam venerem dici hos fermones oportebat, non in his qui ad adverfam fibi vivendi formam
inftituerunt. Verumtamen haec quoque fcripfit Sabinus
contradictionem non percipiens. Abfurdiffimum etiam
eft ob veneris abftinentiam Pythionem deliraffe. Ait enim
acervatam in cerebro genituram plenitudine gravatam
delirium fymptoma efficere, ut os in capitis fracturis premens et manus noftra delirium procreare confuevit. Quare
rurfum terebrato nulli fe adfuiffe demonftrat. Quum quis

522   ΙΠΠΟΚΡΑΤΟΥΣ ΕΠΙΔΗΜΙΩΝ Γ

Ed. Chart. IX. [207. 208.]   Ed. Baf. V. (398.)

τες. ὅταν δὲ ἢ τοῖς δακτύλοις ἐπιθλίψῃ τις ἅμα ταῖς μήνιγξι τὸν ἐγκέφαλον ἢ διὰ τῶν καλουμένων μηνιγγοφυλάκων
ἢ καὶ πρὸ τῆς ἀνατρήσεως ὀστοῦν ἐμπιεσθὲν θλίβῃ τὰ
μόρια ταῦτα, παραφροσύναι μὲν οὐ γίνονται, καταφοραὶ
δὲ βαθεῖαι καὶ ἀναισθησίαι συμβαίνουσι, κακουμένων ἰσχυρῶς ἐνίοτε τῶν οὕτω πασχόντων, ὥσπερ ἐν ταῖς ἰσχυραῖς
ἀποπληξίαις. ὅταν δὲ καὶ τὰ ποικίλα πτύσματα διὰ τὴν
ἐποχὴν τοῦ σπέρματος γεγονέναι, κάλλιστόν ἐστι μηδ᾽ ἀντι-
λέγειν αὐτοῖς. ὑβρίζειν γὰρ ἑαυτόν ἐστιν ἐλέγχοντα μετὰ
σπουδῆς μηδεμιᾶς σπουδῆς ἄξια. λέλεκται δ᾽ οὐ ταῦτα
μόνον, ἀλλὰ καὶ ἄλλα πολλά γε ὁμοίως αὐτοῖς, ὧν ἓν καὶ
τοῦτ᾽ ἔστι, τὴν εἰς ἕδραν ἀπόστασίν φασι γενέσθαι τῷ
Πυθίωνι διὰ τὴν γειτνίασιν τοῦ χω- [208] ρίου, καθ᾽
ὃ τοῦ σπέρματος ἡ ἀπόκρισις γίνεται, διὰ δὲ τὴν εἰς ἕδραν
ἀπόστασιν ἀκολουθῆσαι τὴν στραγγουρίαν. καὶ μέντοι καὶ
ἄλλα τινὰ λέγουσιν, ἐξ ὧν ἐγκράτειαν ἀφροδισίων ὑποπτεύ-
σειεν ἄν τις οὔτ᾽ ὀλίγων οὔτε μικρῶν νοσημάτων αἰτίας
γίνεσθαι. καὶ ταῦτα γράφουσιν αὐτοὶ μνημονεύσαντες ἐν

autem aut digitis cerebrum cum meningibus preſſerit aut
per vocatas meningum cuſtodes aut etiam ante perforatio-
nem os impreſſum haſce partes premant, deliria non
fiunt, ſed cataphorae profundae et anaeſtheſiae contingunt
ſoporatis vehementer ita interdum affectis, quemadmodum
in vehementibus apoplexiis. Et vero quum varia ſputa
ob geniturae retentionem facta eſſe dicant, ſed omnium
minime ipſis contradicere honeſtiſſimum non eſt. Qui
namque ſtudioſe ſtudio nullo digna arguit, is ſibi ipſi injuriam facit. Atqui non haec ſolum, verum etiam et alia
multa his ſimiliter dicta ſunt, inter quae hoc unum eſt.
Ajunt enim factum Pythioni ad ſedem abſceſſum propter
loci, quo geniturae excretio fit, vicinitatem ac propter
ſedis abſceſſum ſtranguriam conſequutam. Praeterea alia
quaedam proferunt, ex quibus aliquis ſuſpicatus ſuerit
venereorum abſtinentiam neque paucorum neque parvo-
rum morborum cauſam eſſe. Atque haec ipſi ſcribunt et

Ed. Chart. IX. [208.]　　　　　　　Ed. Baf. V. (898.)

τῇ τῶν προκειμένων ἐξηγήσει Δημοκρίτου τε καὶ Ἐπικού-
ρου, μηδέπω μηδὲν ἀγαθὸν ἐξ ἀφροδισίων γίνεσθαι φασκόντων. τὸ δὲ δὴ πάντων σοφώτατον, ὥσπερ ὁ σπασμὸς,
φασὶν, ἐπὶ πληρώσει καὶ κενώσει γίνεται, κατὰ τὸν αὐτὸν
τρόπον ἔπεσθαι ταῖς λαγνείαις καὶ ταῖς ἐγκρατείαις κοινὰ
συμπτώματα, λογισμοῦ τε καὶ νεύρων πασχόντων. ἐξ αὐτῆς οὖν τῆς σοφίας αὐτῶν ὁρμηθέντες ἡμεῖς καὶ πιστεύσαν-
τες ἀληθῆ λέγειν οὐδὲ τοῖς ἀθληταῖς ἐπιτρέψομεν ἀπέχεσθαι συνουσίας, μή πως ἐκ τούτο σπασθῶσιν ἢ παραφρο-
νήσωσι· καὶ ταῦτά γε πάντα καὶ πρὸς τούτοις ἔτι τἆλλα
ὅσα κατὰ τὴν διήγησιν ἔγραψεν ὁ Ἱπποκράτης γενέσθαι
τῷ Πυθίωνί φασιν, ὡς ἀκριβῶς πεπεισμένοι τὴν τῶν
ἀφροδισίων ἀποχὴν αὐτῷ προηγήσασθαι τὴν νόσον, καίτοι
κατ᾽ ἀρχὴν εἰπόντες εἰκὸς εἶναι ταῦτα τῷ Πυθίωνι γεγονέναι διὰ τὴν ἀποχὴν τῆς συνουσίας. αὐτοὶ γὰρ ἀποχὴν
αὐτὴν ὀνομάζουσιν, ἀλλ᾽ ὕστερον ἐπιλαθόμενοι τὸ μετρίως
ἐν ἀρχῇ λελεγμένον ὑφ᾽ ἑαυτῶν εἰκὸς καὶ πάντως τούτου
γεγενημένου τὸν λόγον ποιοῦνται. καίτοι γ᾽ εἰ παρὰ Γῆς

in propoſitorum aegrorum explicatione Democritum, Epicurum nihil commodi ex venereis fieri pronunciaſſe aſſeverant. At certe quod omnium eſt ſapientiſſimum, quemadmodum convulſio, inquiunt, tum repletioni tum in-
anitione ſupervenit, eodem ipſo modo libidinem et continentiam tum ratiocinationis tum nervorum affectorum
communia ſymptomata conſequuntur. Nos igitur horum
impulſi ſapientia ac vera dicere confidentes neque ath-
letas ipſos a concubitu temperare ſinemus, ne ex ea re
vel convellantur vel deſipiant. Haec nimirum omnia atque etiam alia quae in expoſitione ſcripſit Hippocrates
Pythioni facta fuiſſe ajunt continentiam venereorum morbum ipſius praeceſſiſſe plane confiſi, quamquam ipſi ab
initio dixerunt, veriſimile eſſe haec accidiſſe Pythioni
propter concubitus abſtinentiam, quam illi ἀποχὴν nominant. Deinde quod ab initio moderate dixerunt, aequum
eſſe obliti prorſus etiam de re facta orationem inſtituunt.

Ed. Chart. IX. [208.]   Ed. Baf. V. (398. 399.)

ἱερὸν ὁ Πυθίων ᾤκει, τίς ἀνάγκη τῆς ἀποχῆς αὐτῷ τῶν
ἀφροδισίων, μήθ᾽ ἱερεῖ μήτε προπόλῳ τῆς θεᾶς ὄντι;
πάντως γὰρ ἂν ἐπ᾽ αὐτοῦ τοιοῦτόν τι μᾶλλον ὁ Ἱπποκράτης ἔγραψεν ἢ ὅτι παρὰ Γῆς ἱερὸν ᾤκει. ἀλλ᾽ εἰ καὶ
προπόλος ἢ ἱερεὺς ὑπῆρχεν, οὐκ ἦν ἀναγκαῖον αὐτῷ διὰ
παντὸς ἀπέχεσθαι τῶν ἀφροδισίων, ὥσπερ εἰ Ἀρτέμιδος ἢ
Ἀθήνας ἦν ἱερεύς. ἀλλ᾽ ὅπερ ἔφην ἀρτίως, ἐλέγχειν σπουδῇ τὰ μὴ σπουδῆς ἄξια, τῶν ἀτόπων ἐστί. καὶ τοίνυν ἤ-
δη (399) παυσάμενος τῶν εἰς Πυθίωνα κακῶς εἰρημένων
τοῖς ἐξηγηταῖς ἐπὶ τὸν ἑξῆς ἄῤῥωστον Ἑρμοκράτην μεταβὰς κατὰ τὸ συνηθέστερον ἐμαυτῷ τὰς ἐξηγήσεις ποιήσομαι, μὴ πάνυ φροντίζων ὧν ἔνιοι γεγράφασιν οὐκ ὀρθῶς,
εἰ μὴ μεγάλη τις ἀνάγκη γένοιτο. πρότερον δὲ περὶ τῶν
χαρακτήρων ἐρῶ τι.

━━━━━━━

Οὐκ οἶδ᾽ ὅπως ἐδυστύχησε καὶ τοῦτο τὸ βιβλίον ὥσπερ
καὶ ἄλλα πολλὰ τῶν Ἱπποκράτους, τὰ μὲν ἄλλως διεσκευα-

━━━━━━━

Et fane fi prope Telluris templum habitaffet Pythio, quae
ipfi erat neceffitas ut fe a venereis temperaffet, qui deae
neque effet sacerdos neque aedituus.   Prorfus enim de
eo Hippocrates tale quiddam plenius fcripfiffet quam quod
prope Telluris facrum habitaffet.   Imo fi aedituus an facerdos fuiffet, non erat ipfi neceffe ut perpetuo a venereis abftineret, ac fi Dianae aut Palladis facerdos effet.
Verum quod modo dixi, ftudiofe arguere quae ftudio in-
digna funt inter abfurda cenfetur.   Jam ergo ab his qui
in Pythionem vitiofe ab interpretibus explicata funt de-
fiftens ad aegrotum Hermocratem digreffus pro peculiari
mihi confuetudine explanationes facturus fum, non admodum de his follicitus quae nonnulli non recte fcripferunt, nifi magna quaedam urgeat neceffitas.   Ego vero
prius de characteribus aliquid dicturus fum.

━━━━━━━

Miror hujus libri, ut aliorum etiam Hippocratis multorum infelicitatem, quorum hi funt diffipati, illi aliquid

σμένα, τὰ δὲ τοῖς ὑπ᾽ αὐτοῦ γεγραμμένοις παρακείμενόν τι
ἔχοντα. βέλτιον δ᾽ ἦν ἴσως φάναι μὴ τὸ βιβλίον ἐν δυστυ-
χίᾳ γεγονέναι, τοὺς δ᾽ ἀναγινώσκοντας ἡμᾶς αὐτῷ χρόνον
ἀπολλύντας εἰς ἄχρηστον πρᾶγμα. προσγέγραπται γοῦν
ἐπὶ τῷ τέλει τῆς διηγήσεως τῶν συμβαινόντων τῷ Πυθίωνι.
πρῶτον μὲν ὁ τοῦ π γράμματος χαρακτὴρ ἔχων ὀρθίαν
μέσην γραμμήν, ὡς ἔνιοι γράφουσι τῶν ἐννεακοσίων χαρακτῆρα. μετὰ ταῦτα δ᾽ ἐφεξῆς γέγραπται τοῦ π γράμματος
ὁ χαρακτὴρ οὐδὲν ἔχων ἐν μέσῳ. καὶ μετὰ τοῦτον τοῦ
ου καὶ μετ᾽ ἐκεῖνον τοῦ μ, ὑστάτου δὲ τοῦ υ. ζητεῖν οὖν
ἠναγκάσθημεν ὅ τί ποτε σημαίνουσιν χαρακτῆρες οὗτοι,
[209] κατὰ τοῦ μηδὲ γινώσκειν ἡμᾶς εἴθ᾽ Ἱπποκράτους
ἦν ἤ τις ἄλλος ὁ γράψας τὰ τοιαῦτα καθ᾽ ἕκαστον τῶν
ἀῤῥώστων. ἀλλὰ καὶ τοῦτο αὐτὸ ζητεῖν ἀναγκασθέντες ἐνοή-
σαμεν, εἰ μὲν ὥσπερ ἐν τούτῳ βιβλίῳ τοὺς τοιούτους χαρακτῆρας εὑρήκαμεν, οὕτω κἂν τοῖς ἄλλοις ἅπασι τῶν ἐπιδημιῶν ἐφαίνοντο προσγεγραμμένοι τῇ διηγήσει τῶν συμβάντων τοῖς ἀῤῥώστοις, ἴσως ἂν ἦν εὔλογον ὑφ᾽ Ἱπποκράτους
αὐτοὺς προσγεγράφθαι φάναι, μήτε δ᾽ ἐν τοῖς ἄλλοις βι-

habent fcriptis Hippocratis adjectum. Rectius dicam fortaffe infelicem non fuiffe librum, caeterum ejus nos le-
ctores, qui tempus in re perdimus inani. Ad exitum
igitur narrationis eventorum Pythionis adfcripta eft. Primum π literae nota, rectam habens in medio lineam fic
γπ, ut quidam fcribunt nongentorum notam. Deinde fcripta eft π literae nota nihil in medio habens. *Mo ου*,
fub quam *M* poftremo *Y*. Coacti igitur fumus notae hae
quid fignificent inveftigare, idque incerti Hippocratisne
fint an alius ifta fingulis adfcripferit aegris. Verum nobis, cum hoc ipfum compulfi indagaremus, in mentem
venit, fi ut hoc in libro eas invenimus notas, fic in aliis
etiam libris vulgarium morborum omnibus comperiffemus
narrationi eorum quae aegris acciderunt adfcriptas, non
fit fortaffis abfonum ab Hippocrate dicere adfcriptas, nunc
cum neque in aliis libris inveniantur neque etiam in

526   ΙΠΠΟΚΡΑΤΟΥΣ ΕΠΙΔΗΜΙΩΝ Γ

Ed. Chart. IX. [209.]   Ed. Baf. V (399.)

βλίοις αὐτῶν εὑρισκομένων, ἀλλὰ μηδ᾽ ἐν αὐτῷ τῷ τρίτῳ
διὰ πάντων ὁμαλῶς τῶν ἀντιγράφων, ὑποψία τις εὔλογος
εἰσῆλθεν οὐχ ἡμᾶς μόνον, ἀλλὰ καὶ τοὺς πρὸ ἡμῶν ὑπό
τινος αὐτοὺς προγεγράφθαι, τάχα μὲν ἐπιτρίβοντος τοῖς
μαθηταῖς, ἵν᾽ ἔχῃ σαφηνίζειν ὥς τι μέγα τὸ καθ᾽ ἕκαστον
αὐτῶν δηλούμενον, ἴσως δέ τινος αὐτῷ μόνῳ πεποιημένου
τῆς καθ᾽ ἕκαστον ἄῤῥωστον ὠφελείας ἐπιτομήν. εὐθὺς γοῦν
ἐν αὐτῷ τούτῳ τῷ προγεγραμμένῳ Πυθίωνι τὸ μὲν τὴν
διὰ μέσου γραμμὴν ἔχον πι δοκεῖ σημαίνειν πιθανὸν, τὸ
δ᾽ ἑξῆς αὐτῷ πι πλῆθος, ᾧ πάλιν τὸ ου γεγραμμένον ἐφεξῆς
οὖρον δοκεῖ σημαίνειν, ὡς ἐξ ἀμφοτέρων δηλοῦσθαι πλῆθος οὔρων. εἶτ᾽ ἐφεξῆς τὸ μὲν μ τῆς τεσσαρακοστῆς ἡμέρας ἀναμιμνήσκειν ἡμᾶς, τὸ δὲ υ τῆς ὑγείας. ἐξ ἀμφοῖν
δὲ τούτων δηλοῦσθαι κατὰ τὴν τεσσαρακοστὴν ἡμέραν
ὑγιασθῆναι· τὴν δ᾽ ἐξ ἁπάντων τῶν χαρακτήρων ἀθροιζο-
μένην διάνοιαν γίνεσθαι τοιαύτην, πιθανὸν εἶναι διὰ τὸ
πλῆθος τῶν ἐκκριθέντων οὔρων αὐτὸ λυθῆναι τὸ νόσημα
καὶ ὑγιῆ γενέσθαι τὸν ἄνθρωπον ἐν τῇ τεσσαρακοστῇ τῶν

ipfo hoc tertio, in omnibus aeque exemplaribus, merito
in fuſpicionem non nos tantum venimus, fed majores etiam
noſtri, ab aliquo eſſe adſcriptas, fortaſſe quod diſcipulos
detineret, ut poſſet declarare quaſi quid mirificum quod
unaquaeque earum denotaret. Potuit etiam compendium
ſibi quis ſoli facere utilitatis, quam caperet ex ſingulis
aegris. Ut in hoc ipſo quem commemoravimus Pythione,
quod diductam per medium lineam habet γπ, videtur πιθανὸν, id eſt veriſimile, ſignificare; ſequens π πλῆθος, id
eſt abundantiam, a quo ſtatim ου ſcriptum, οὖρον, id eſt
urinam ſignificare videtur, ut ex ambobus ſignificetur
πλῆθος οὔρων, id eſt abundantia urinae, deinde M quadrageſimum nobis diem ob oculos ponere: Υ ὑγείαν, id eſt
ſanitatem, atque haec ambo interpretari, quadrageſimo
die hominem convaluiſſe. Et collectam ex omnibus notis
hanc eſſe ſententiam, veriſimile eſſe ob abundantiam reddita ırinae propulſatum ipſum morbum eſſe et perſana-

Ed. Chart. IX. [209.] Ed. Baf. V. (399.)
ἡμερῶν. ὅτι μὲν οὐκ ἐν ἅπασι τοῖς ἀντιγράφοις εὑρίσκεται
τὰ προσγεγραμμένα κατὰ τοῦτον τὸν τρόπον εἴρηται καὶ
πρόσθεν. ἀλλὰ νῦν φημὶ μηδ᾽ ἐν οἷς εὑρίσκεται, μηδ᾽ ἐν
τούτοις ἅπασι τὸν πρῶτον ἄῤῥωστον ἔχειν τινὰ τοιοῦτον
χαρακτῆρα. τὸ δ᾽ οὖν ἔχον τῶν ἀντιγράφων αὐτοὺς τοὺς
ἐπὶ τῷ τέλει τῆς διηγήσεως τῆς κατὰ τὸν Πυθίωνα χαρακτῆρας ὡδί πως ἔχει γεγραμμένους, πι π ου μ υ. ὅτι
δ᾽ εὔλογόν ἐστιν ἕκαστον τῶν χαρακτήρων σημαίνειν ὃ διῆλθον ἄρτι μαρτυροῦσιν οἱ τοῖς ἄλλοις ἀῤῥώστοις προσγεγραμμένοι. πανταχόθεν μὲν γὰρ πρόκειται τὸ π τὴν διαμέ-
νουσαν γραμμὴν ἔχον. ἐπὶ δὲ τῇ τελευτῇ τοῖς μὲν σωθεῖ-
σιν υ προσγέγραπται, τὴν ὑγείαν σημαῖνον, τοῖς δ᾽ ἀποθανοῦσι τὸ θ, καὶ τοῦτο δηλονότι τὸν θάνατον ἐνδεικνύμενον.
ἐν ἀρχῇ οὖν τῶν μὲν τοιούτων σημαίνειν φαινομένων τὰ
λεγόμενα, τῶν δ᾽ ἐν τῷ μεταξὺ πιθανῶν ὄντων ὡς ἐφαρ-
μόζεσθαι δυναμένων τοῖς ἐπὶ τῶν ἀῤῥώστων ὑφ᾽ Ἱπποκράτους εἰρημένοις, ἡμῖν μὲν ὁ μάταιος ἆθλος ἐπὶ τοῦ Πυθίωνος ἤνυσται καὶ κατὰ τοὺς ἄλλους ἀνυσθήσεται, τὸν χρόνον
εἰκῇ κατατρίβουσιν. οἱ σοφισταὶ δὲ καὶ διὰ καὶ τὴν τοιαύτην

tum hominem quadragefimo die. At haec non inveniri
adfcripta hoc modo in omnibus exemplaribus ante dixi.
Nunc dico nec in quibus inveniuntur, in his omnibus
primum aegrum habere talem notam. Ergo quae exemplaria notas habent in fine adfcriptas narrationis de
Pythione, hunc habent in modum fcriptas: γπ. π. ον. Μ. Υ.
Porro quod rationi confentaneum fit unamquamque notam
quod modo dixi fignificare confirmant illae, quae aliis
funt aegris adjunctae. Nam ubique adjacet γπ lineam habens medium interfecantem; ad finem vero fuperftitibus
Υ additum eft, ὑγείαν denotans, id eft fanitatem, defun-
ctis Θ, quod fcilicet θάνατον, id eft mortem, indicat.
Prima igitur quando ea fignificare videntur quae diximus, et media fint probabilia, quippe quae Hippocratis de
aegris orationi effe confentanea poffint, nobis quidem inanis labor in Pythione confectus eft, et in aliis confi-

528   *ΙΠΠΟΚΡΑΤΟΥΣ ΕΠΙΔΗΜΙΩΝ Γ*

Ed. Chart. IX. [209. 210.]   Ed. Baf. V. (399.)

ἐξήγησιν ὡς προφῆταί τινες ὑπὸ τῶν μαθητῶν θαυμά-
ζονται.

ε'.

[210] Ἑρμοκράτης, ὃς κατέκειτο παρὰ τὸ καινὸν τεῖχος,
πῦρ ἔλαβεν. ἤρξατο δ' ἀλγέειν κεφαλὴν, ὀσφὺν, ὑποχονδρίου ἔντασις λαπαρῶς, γλῶσσα δ' ἀρχομένῳ ἀπεκαύθη,
κώφωσις αὐτίκα, ὕπνοι οὐκ ἐνῆσαν, διψώδης οὐ λίην,
οὖρει παχέα, ἐρυθρὰ κείμενα οὐ καθίστατο. ἀπὸ δὲ
κοιλίης ξυγκεκαυμένα οὐκ ὀλίγα διῄει. πέμπτῃ οὔρησε
λεπτὰ, εἶχεν ἐναιώρημα, οὐχ ἵδρυτο, ἐς νύκτα παρέκρουσε.
ἕκτῃ ἰκτηριώδης, πάντα παρωξύνθη, οὐ κατενόει.

Οὐδὲν ἐνταῦθα ληρεῖν ἀπέσχοντό τινες τῶν ἐξηγησαμένων τὸ βιβλίον, ἀλλὰ διὰ τοῦτό φασι γεγράφθαι παρὰ τὸ
καινὸν, τεῖχος ὅτι νεοκονίατον ὂν ἔβλαψε τὸν ἄνθρωπον.

---

cietur tempus fruſtra terentibus. Sophiſtae vero talibus
exponendis ut vates quidam ſuſpiciuntur a diſcipulis.

V.

*Hermocrates qui ad novum murum habitabat, igni eſt cor-
reptus. Coepit caput illi lumbusque dolere; hypochondrium molliter intendebatur, lingua initio aduſta fuit,
ſtatim obſurduit, ſomnum non habuit, ſitibundus non
admodum, urinae craſſae et rubentes, depoſitaeque non
ſubſidebant: ab alvo combuſta et non pauca exibant.
Quinto die reddidit tenues urinas, ſuſpenſiones habebant, nec ſubſidebant; ſub noctem deliravit. Die ſexto
auriginoſus evaſit, omnia exacerbata ſunt, mente non
conſtabat.*

Nec deſinunt hic nugari quidam interpretes hujus libri, ſed ideo eſſe ajunt ſcriptum ad novum murum, quod
recens calce indutus homini obfuerit. Alii ab iis diſſen-

ἕτεροι δὲ τούτοις ἀντιλέγοντες σπουδῇ πειρῶνται δεικνύειν,
οὐ διὰ τὴν τίτανον ἐμνημονευκέναι τοῦ καινοῦ τείχους αὐτὸν, ἀλλὰ διότι παρὰ τὸ ἔθος ἀποφραχθέντων τῶν ἀνέμων
καὶ τῆς εὐπνοίας τῶν οἰκημάτων ἐν οἷς Ἑρμοκράτης ᾤκει
διαφθαρείσης, ἡ νόσος ἐγένετο τῷ ἀνθρώπῳ. περὶ μὲν
οὖν τοῦ χωρίου καὶ ταῦθ' ἱκανὰ, μᾶλλον δ' ἀληθὲς εἰπεῖν
ὅτι περιττά. περὶ δὲ τῶν συμβάντων αὐτῷ σκεπτέον ἐφεξῆς ἀναμιμνησκομένους τῶν ἐν ἑτέροις ἀποδεδειγμένων, ὧν
καὶ τόδ' ἐστὶ, τρία γένη τὰ πρῶτα τῶν πυρετῶν εἶναι, τὸ
μέν τι τῶν ἐφημέρων ὀνομαζομένων, τὸ δέ τι τῶν ἐκτικῶν,
τὸ δὲ τρίτον οὓς ὀνομάζουσιν ὀξεῖς, ἐπὶ χυμοῖς σηπομένοις
γινομένους. ὅτι μὲν ἐκ τοῦ τρίτου γένους τούτων ὁ πυρετὸς ἐγένετο τῷ Ἑρμοκράτει δῆλον εὐθέως ἐκ τοῦ φάναι
τὸν Ἱπποκράτην κατὰ τὴν ἀρχὴν τῆς διηγήσεως ἐπ' αὐτοῦ
τὸ, πῦρ ἔλαβεν. ὥσπερ γὰρ ἐφ' ἑτέρας διηγήσεως ἔγραψεν,
ἄνθρωπος θερμαινόμενος ἐδείπνησεν, ἐνδείξασθαι βουλόμενος διὰ τοῦ θερμαινόμενος ὀνόματος τὴν μετριότητα τοῦ
γενομένου τῷ δειπνήσαντι πυρετοῦ, κατὰ τὸν αὐτὸν τρόπον

tiunt feduloque ftudent oftendere non propter calcem
appellaffe eum novum murum, verum quod praeter morem exclufis ventis et quum jam aedes, in quibus Hermocrates commorabatur, non bene perflarentur, morbus
hominem corripuit. Verum de loco fatis, ac potius, ut
id quod eft dicam, nimium. De iis jam quae illi acciderunt porro videndum eft, ac eorum quae alias demonftravimus revocanda memoria, de quibus hoc eft.
Tria effe prima febrium genera: unum earum, quae diariae appellantur, alterum hecticarum, tertium earum quas
acutas vocant comites putridorum humorum. Atque e
tertio horum genere febrem afflixiffe Hermocratem hinc
conftat, quod quum incipit de illo facere verba, ftatim
dicat Hippocrates: igni eft correptus. Nam ut in alia hiftoria fcripfit: Quidam incalefcens coenavit, ut hoc vocabulo, *calens*, febris mediocritatem oftenderet quae coe-
natum tenebat, ita hic ignem appellavit validam febrem.

νῦν ὠνόμασε πῦρ τὸν ἰσχυρὸν πυρετόν. ἀλλὰ καὶ κεφαλὴν
ἀλγέειν ἤρξατο μετὰ κωφώσεως. εὔδηλον οὖν ἐκ τούτων
ἐστὶν ἐπὶ τὴν κεφαλὴν ἀνηνέχθαι πλῆθος χυμῶν. ἐδείχθη
δ' ὅτι τοῖς μὲν ψυχροτέροις καὶ φλεγματικωτέροις ὕπνοι
τε καρώδεις ἕπονται καὶ τὰ ληθαργικὰ πάθη, τοῖς δὲ θερμοτέροις ἢ ὅλως δακνώδεσιν ἀγρυπνίαι τε καὶ παραφροσύναι. γενομένης οὖν ἀγρυπνίας αὐτῷ μετά τε κωφώσεως
καὶ κεφαλῆς ἀλγήματος καὶ ὀσφύος ὑποπιεύειν εἴλογον ἦν
τοὺς πληρώσαντας τὴν κεφαλὴν [211] χυμοὺς δακνωδεστέ-
ρους εἶναι. συμβαίνει δ' ἐπὶ τοῖς τοιούτοις, ὅταν ἅμα
πυρειῷ θερμῷ καὶ διακαεῖ βλαβῶσι τὴν κεφαλὴν, ἕπεσθαι
παραφροσύνας, ὡς ἔμαθες. ὅταν δὲ καὶ παραμένῃ μέχρι
δύο ἢ τριῶν ἢ τεττάρων ἡμερῶν τὰ συμπτώματα, βεβαιότερον ἔτι προγνώσῃ τὴν παραφροσύνην, ὥσπερ ἀμέλει καὶ
νῦν ἐπὶ τοῦ Ἑρμοκράτους (400) ἐγένετο. κατὰ γὰρ τὴν
τῆς πέμπτης ἡμέρας διήγησιν ἔγραψε παραφρονῆσαι τὸν
ἄνθρωπον. ὅτι δ' ὁ πυρετὸς οἷος εἴρηται ἦν δηλοῖ καὶ
τὸ γλώσσης σύμπτωμα. τί γὰρ φησι; γλῶσσα δ' ἀρχομένῳ
ἐπεκαύθη. σημαίνει δὲ τοὔνομα τοῦτο, ξηρὰν μὲν αὐτὴν

Ac caput quoque illi coepit dolere una cum furditate.
Itaque ex his in caput liquet invafiſſe quandam humorum
abundantiam. Declaratum jam eſt frigidioribus et pitui-
toſioribus ſuccedere ſomnos veternoſos lethargicaque mala,
calidioribus aut prorſus mordacibus vigilias et deliria.
Proinde quum vigiliae eum tenerent cum furditate et capitis dolore lumbique, ſuſpicari replentes caput humores
conſentaneum erat mordaciores eſſe. Uſu venit porro
his, ubi cum calida febre et flagrante cerebrum offen-
dant, ſequi, ut didiciſti, deliria. Quod ſi duos dies aut
tres aut quatuor haec ſymptomata durent, certius prae-
ſcies delirium. Id quod hic accidit Hermocrati; nam ex-
ponendo quinto die ſcripſit deliraſſe hominem. Jam
vero febrem fuiſſe qualis dicta eſt, vel linguae indicant
ſymptomata. Quid namque dicit? Lingua in principio
aduſta fuit: hoc enim nomen eam omnino ſiccam ſignifi-

γεγονέναι πάντως, ἐγχωρεῖ δὲ καὶ μέλαιναν· ἐπὶ δὲ τοιαύτῃ
γλώττῃ καὶ τοιούτῳ πυρετῷ τὸ μὴ σφοδρῶς διψῆν ἐνδείκνυται δυοῖν θάτερον, ἢ τὴν διάνοιαν βεβλάφθαι τοῦ κάμνοντος ἢ τὴν ἐν τῇ γαστρὶ δύναμιν φυσικὴν, ᾗ πολλαχόσε
τῶν σιτίων ὀρεγόμεθα, νεκροῦσθαι. προσκειμένης δὲ τῇ
ἐξηγήσει καὶ τοιᾶσδε λέξεως, ὑποχονδρίου ἔντασις λαπαρῶς,
ὑποληπτέον ἐν ἥπατι γεγονέναι τὴν ἀρχὴν τῆς πυρετικῆς
διαθέσεως. ἐκ μὲν γὰρ τοῦ κατὰ τὸν ἑνικὸν ὀνομαζόμενον
ἀριθμὸν εἰπεῖν ὑποχονδρίου δῆλον ὡς θατέρου μόνου καὶ
οὐκ ἀμφοτέρων αὐτῶν ἔντασις ἦν. ἐπεὶ δ' ἀναγκαῖον ἢ τὸ
δεξιὸν ἢ τὸ λαιὸν ὑποχόνδριον ἡμᾶς ἀκούειν, εὐλογώτερόν
ἐστι τὸ δεξιὸν ἡγεῖσθαι τετάσθαι διὰ τὴν ὑπεροχὴν, ἣν
ὑπερέχει θατέρου· τὰ γὰρ τοιαῦτα χωρὶς προσθήκης τε
καὶ διορισμῶν λέγουσι. καὶ μέντοι καὶ ὁ τρόπος αὐτὸς
τοῦ πυρετοῦ καὶ τῆς γλώττης αὐτῆς ἡ ἐπίκαυσις ἱκανὴ
τὴν καθ' ἧπαρ ἐνδείξασθαι διάθεσιν. ἡ δὲ λαπαρῶς εἰρημένη γεγονέναι κατὰ τὸ ὑποχόνδριον ἔντασις δῆλον μὲν

cat fuiffe; poteft etiam nigram. Atqui in tali lingua fe-
breque tali, fi abfit ingens fitis, alterutrum indicat, aut
mentem laefam aegri effe aut ventris naturalem facultatem, qua fubinde cibos appetimus, emori.   Porro quum
narrationi haec funt adjecta, hypochondrium molliter intendebatur, in jecinore conjicias febrilis affectionis originem extitiffe.   Quia non fingulari numero quem vocat
dixit hypochondrium, alterum tantum indicat, non utrumque fuiffe intenfum.   Quando autem aut dextrum fit neceffe aut finiftrum hypochondrium nos accipere, dextrum
fuiffe intenfum fit verifimilius, propter excellentiam, qua
praeftat alteri.   Siquidem talia citra appofitum et diftinctiones proferunt.   Atqui etiam modus ipfius, aduftio linguae, fatis jecinoris affectum indicare poffunt.   Nam in-
tenfionem, quae dicitur, fuiffe mollis hypochondrii conftat veluti vacuum indicare: nam vacuum fignificatur ex
molli, huic eft oppofitum quod eft cum tumore quemadmodum tenfum laxo, ac fi ita diceret, dextrum hypochon-

532   *ΙΠΠΟΚΡΑΤΟΥΣ ΕΠΙΔΗΜΙΩΝ Γ*

Ed. Chart. IX. [211.]   Ed. Baf. V. (400.)

ὅτι τὸ οἷον κενὴ δηλοῖ. τὸ γὰρ κενὸν ἐκ τοῦ λαπαροῦ σημαίνεται, τῷ δ' ἀντίκειται τὸ μετ' ὄγκου, καθάπερ τὸ τε-
ταμένον τῷ χαλαρῷ, ὡς εἰ καὶ οὕτω εἶπε, δεξιοῦ ὑποχονδρίου ἔντασις, ὄγκος δ' οὔ. ἢ τῷ μὴ γεγονέναι μεγάλην
τὴν φλεγμονὴν τοῦ ἥπατος ἢ τῷ κατὰ τὰ σιμὰ μόνον, οἷς
περιλαμβάνει τὴν γαστέρα, τῶν κυρτῶν οὐδέπω συνεξηρμέ-
νων αὐτοῖς. ἀλλὰ καὶ τὸ τὴν κοιλίαν συγκεκαυμένα διαχωρεῖν
ἐνδεικτικόν ἐστι τῆς κατὰ τὸ σπλάγχνον τοῦτο πυρώσεως.
εἰ μὲν οὖν ἐπὶ τούτοις οὖρα θανατώδη συνέβη γενέσθαι,
τάχιστ' ἂν ὁ ἄνθρωπος ἀπέθανεν· ἐπεὶ δ' ὡς τοῖς τοιούτοις ἦν μετρία, δυνατὸν ἄν τις ἐλπίσειεν ἔσεσθαι χρονίσειν
αὐτόν. ἀγαθὰ μὲν γὰρ οὖρα κατὰ τὴν εἰρημένην διάθεσιν
οὐκ ἂν γένοιτο, τὰ δ' ἐρυθρὰ χρόνῳ μὲν πολλῷ νοσῆσαι
τὸν ἄνθρωπον ἐνδείκνυται πάντως, οὐκ ἐξ ἅπαντος δὲ τεθνήξεσθαι, καθότι κἂν τοῖς εἰς τὸ προγνωστικὸν καὶ προῤῥητικὸν ὑμομνήμασι κἂν τοῖς περὶ κρίσεων ἐδείχθη,
μεμψαμένοις τὸν γράψαντα τὸ βιβλίον ἐκεῖνο. τὰ γὰρ δι'
ἕτερόν τι συμβάντα τοῖς νοσοῦσιν εἰς ἕτερον ἀναφέρων
ἁμαρτάνει. λέλεκται δ' ἡμῖν ἐπὶ πλέον ἐν ἐκείνοις τοῖς
ὑπομνήμασ· καὶ τὰ τῆς φρενίτιδος ἴδια σημεῖα καὶ ὡς ἐν

drium intendebatur, fed citra tumorem, vel quia non
magna fuerit inflammatio jecinoris, vel quia in fimis partibus dumtaxat, quibus ventriculum amplectitur, quum
gibba nondum una cum fimis in tumorem effent elevata.
Jam ventris combufta excrementa etiam ignitionem hujus
vifceris indicant. Quare fi urinae ad haec letales accef-
fiffent, celerrime periiffet homo. At quia ut talibus erant
mediocres, fieri fperes poffe, ut producatur morbus. Nam
bonae quidem urinae haudquaquam in ifto affectu incidunt; rubrae vero fpatio longo laboraturum hominem,
non tamen plane moriturum arguunt, ut in commentariis
in librum praefagiorum et praedictionum planum fecimus,
ubi ejus libri reprehendimus auctorem. Nam quae alia
de occafione aegrotantibus acciderunt, quia ad aliud refert, errat. Jam in his commentariis prolixius fumus
tum phrenitidis peculiaria figna perfecuti tum quod in

Ed. Chart. IX. [211. 212.]   Ed. Baf. V. (400.)
τοῖς ὁμολογουμένοις Ἱπποκράτους εἶναι γνησίοις, ὧν ἐστι
καὶ τὸ προγνωστικὸν, ἑκάστου τῶν σημείων ἡ δίναμις ἀκριβῶς εἴρηται κατὰ μόνας αὐτῷ. περὶ μὲν οὖν ἐρυθρῶν ἢ
ἐξερύθρων οὔρων οὐδὲν εἶπεν, ὑπερύθρου δὲ μνημονεύσας
οὔρου καὶ τῶν ἐξερύθρων τὴν δύναμιν ἐνεδείξατο. γράφει
δὲ περὶ τῶν ὑπερύθρων οὔρων ἐν τοῖς ὀνόμασιν ωδί· εἰ
δ᾽ ἔστι τὸ οὖρον ὑπέρυθρον καὶ ἡ ὑπόστασις ὑπέρυθρος εἴη,
πολυχρονιώτερον μὲν τοῦτο τοῦ προτέρου γίνεται, σωτήριον
δὲ κάρτα. τοῦ τοίνυν ὑπερύθρου σωτηρίου μὲν ὄντος ἐν
τοῖς μάλιστα, πολὺ χρονιωτέρου δὲ τῶν προειρημένων, ἃ
διὰ ταχέων εἴρηκε τὴν λύσιν ἔχειν τὰ λίαν ἐρυθρὰ, μακρότερον μὲν ἐνδείξεται χρόνον, οὔτε δὲ θάνατον, ὅσον ἐφ᾽
ἑαυτοῖς, οὔτε παραφροσύνην, εἴ γε διὰ ξανθὴν χολὴν
[212] ἐν ἐγκεφάλῳ πλεονάζουσαν αἱ παραφροσύναι γίνονται,
καθάπερ γε καὶ κατοπτηθείσης αὐτῆς, ὡς εἰς μέλαιναν ἤδη
μεταπίπτειν, αἱ μανιώδεις. αἷμα δὲ πλεονάζειν ἀπεπτότε-
ρον καὶ ὀῤῥωδέστερον ἐνδείκνυται τὸ ἐρυθρὸν οὖρον, ἐν ταῖς
φλεψὶ δηλονότι περιεχόμενον, ὅσαι καθ᾽ ἧπάρ τ᾽ εἰσὶ καὶ

libris Hippocratis citra controverſiam germanis, de quibus
praeſagia ſunt, uniuscujusque facultatem ſigni exacte et
ſigillatim explanavit. At de rubris vel prorurbis urinis
verbum nullum fecit, ſed de ſubrubra urina quum mentionem facit, ſimul prorubrarum vim indicavit. Atque
adeo de ſubrubris urinis haec ſcribit verba: Si urina ſuerit ſubrubra ac ſubrubrum quod ſubſidet, diuturniorem
haec quidem morbum quam prima ſignificat, ſed admodum tamen ſalubris eſt. Quum ergo ſit ſubrubra, praeter
caeteras ſalubris quidem, longius tamen quam praedictae
trahat, quas ocius dixit morbum exſolvere, quae magnopere ſunt rubrae, longius ſignificabunt ſpatium, caeterum non mortem, quantum ex ſeipſis, neque delirium,
ſiquidem per flavam bilem in cerebro exudantem deliria
oriuntur, quemadmodum ſi ea ſit aduſta, ut jam tranſeat
in atram, μανιώδη, id eſt furioſam. At vero ſanguinem
abundare inconcoctiorem et ſeroſiorem rubra indicat urina
qui in venis videlicet jecinoris et profundi corporis con-

534   ΙΠΠΟΚΡΑΤΟΥΣ ΕΠΙΔΗΜΙΩΝ Γ

Ed. Chart. IX. [212.]   Ed. Baf. V. (400.)
τὰ μέσα τοῦ σώματος, ὥσπερ καὶ ξανθὴν χολὴν τὰ πυῤῥὰ
καὶ μέλανα. πόθεν οὖν ἐπῆλθεν ἄλλοις τισὶ καὶ τοῖς περὶ
Λύκον ἀποδέξασθαι τὸν γράψαντα ἐν προῤῥητικῷ· κώφωσις καὶ οὖρα ἐξέρυθρα ἀκατάστατα, ἐναιωρηθέντα, παρακρουστικὸν, τοῖς τοιούτοις ἰκτεροῦσθαι καλόν. ἔοικε μὲν
γὰρ ἐκ τῶν ἐνταῦθα γεγραμμένων ἐφ' Ἑρμοκράτους ὁ γράψας τὸ βιβλίον ἐκεῖνο καθολικόν τι συνθεῖναι θεώρημα·
πάμπολυ δ' ἔσφαλται καὶ τῆς τοῦ πράγματος αὐτοῦ φύσεως
καὶ τῆς Ἱπποκράτους γνώμης καὶ τῶν ἐπὶ τοῖς ἀῤῥώστοις
ὁρωμένων. ἡ μὲν γὰρ τοῦ πράγματος φύσις ἐνδείκνυται
τοὺς ξηροὺς τῇ κράσει καὶ δακνώδεις τῇ ποιότητι χυμοὺς
εἰς ἐγκέφαλον ἀνενεχθέντας, αἰτίους ἀγρυπνίας τε καὶ φρενίτιδος γίνεσθαι, καθότι κἂν τοῖς περὶ τῶν πεπονθότων
τόπων ὑπομνήμασιν ἐδείκνυον. Ἱπποκράτης δὲ τοιούτους
μὲν οἶδε χυμοὺς, τήν τε τῆς ξανθῆς καὶ μελαίνης χολῆς,
ὑγρὸν δὲ καὶ ψυχρὸν τὸν τοῦ φλέγματος, ἀδηκτότατον δὲ
καὶ μάλιστα οἰκεῖον ἡμῖν τὸ αἷμα. καὶ μέντοι καὶ ὡς ὀῤῥός

tinetur, ut flavam bilem rufa et atra. Quid igitur venit in
mentem cum aliis nonnullis tum Lyco, ut hunc appro-
barent, qui in praedictionibus fcripfit, furditas urinaeque
praerubrae, in quibus fufpenfiones non fubfideant, delirium nunciant, qui morbo regio fi corripiantur, malum
eft. Apparet enim ex his quae hoc funt loco de Hermo-
crate tradita, auctorem illius libri univerfale collegiffe
praeceptum, fed longe aberrat et ab rei ipfius natura et
Hippocratis fententia, tum vero ab iis, quae in aegrotis
obfervantur. Nam rei natura demonftrat ficcos temperamento humores et virtute mordaces in cerebrum elatos
concitare vigilias et phrenitidem; id quod in commentariis de locis affectis oftendit. At Hippocrates tales humores cognovit, flavam et atram bilem, humidum vero fuccum et frigidum, pituitam, mitiffimum autem fimulque
nobis miliariffimum, fanguinem, praeterea urinam, ferum e humorum in venis contentorum nos ille docuit.
Quare ratio convincit, ubi amplior femicoctus fanguis per

ἐστι τῶν κατὰ τὰς φλέβας χυμῶν τὸ οὖρον αὐτὸς ἡμᾶς ἐδίδαξεν, ὡς εὔλογόν ἐστιν ὅταν αἷμα πλέον ἡμῖπεπιον ᾖ, καθαι-
ρόμενον δι᾽ οὔρων, ἐρυθρὰ ταῦτ᾽ ἐργάζεσθαι καὶ διὰ τοῦτο
χρόνιον μὲν ἔσεσθαι τὸ νόσημα, δεομένου γε τοῦ αἵματος
εἰς πέψιν χρόνου πλείονος, εἴπερ ἐκ τῶν χρόνων οἱ πε-
πασμοί, μήτε δ᾽ ὀλεθρίου ποτὲ τοιούτου νοσήματος ὅσον
ἐπὶ τοῖσδε τοῖς οὔροις ἐσομένου μήτε φρενιτικοῦ. ἀλλ᾽ οὐ
χρὴ μηκύνειν ἐνταῦθα, φθανόντων ἡμῶν τὴν ἀτοπίαν τῶν
τοιούτων λόγων ἐν τοῖς εἰς τὸ προῤῥητικὸν ὑπομνήμασιν
ἐπιδεδειχέναι. ἐπεὶ δὲ καὶ παχέα δηλοῖ γεγονέναι τὰ οὖρα
καὶ μὴ καθιστάμενα, πάντως μὲν δή που τὰ τοιαῦτα τῶν
ἀνατεταραγμένων τε καὶ θολερῶν ἐστιν, ὡς οὗτος εἴωθεν
ὀνομάζειν, ἔστι δ᾽ ἀεὶ τὰ τοιαῦτα ταραχῆς ἀπέπτου δηλω-
τικά, πολὺ τὸ φυσῶδες ἐχούσης πνεῦμα, καθάπερ τὸ γλεῦ-
κος. διὰ τοῦτό γε καὶ κεφαλαλγίαι συμπίπτουσι τοῖς τὰ
τοιαῦτα οὐροῦσιν, ἐπὶ τὴν κεφαλὴν ἀναφερομένου πνεύματος
ἅμα τοῖς θερμοτέροις χυμοῖς, ὑφ᾽ ὧν εἰκός ἐστι καὶ τὴν
ἀγρυπνίαν αὐξηθῆναι καὶ κίνδυνον ἔσεσθαι παραφροσύνης,
ἐὰν οἱ χυμοὶ δριμύτητά τινα σχῶσι. ταῦτ᾽ εὐθέως ἐν ἀρχῇ

urinas expellatur, rubras eum has efficere, atque ideo
diuturnum fore morbum, quod requirat fcilicet ad concoctionem longius fpatium fanguis, fiquidem fpatio temporis fiunt concoctiones. At non erit talis morbus, ut ab
urinis exitiofus, neque phrenitidi obnoxius. Sed non
oportet hic nos longiores effe, pofteaquam iftarum jam
orationum in commentariis in praedictiones importunita-
tem prodiderimus. At enim quum craffas etiam fuiffe
indicet, nec fubfediffe urinas, plane funt illae ex con-
turbatis et turbidis, ut folet hic appellare, quae femper
turbationem crudam annunciant multo praeditam fpiritu
flatuofo, ut muftum. Quo fit ut capitis dolores his urinis fint adjuncti, quod fpiritus caput cum calidioribus
fuccis petat, a quibus merito intenduntur vigiliae et periculum eft delirii futuri, fi acrimoniam humores obti-
neant. Haec quum ftatim ab initio Hippocrates cuncta

πάντα τὰ συμπτώματά τε καὶ σημεῖα γεγονέναι τῷ Ἑρμοκράτει διελθὼν ὁ Ἱπποκράτης, εἶτα μηδὲν γράψας περὶ
τῶν ἑξῆς ἡμερῶν, ἄχρι τῆς πέμπτης ἐνδείκνυται διαμεμε-
νηκέναι ταῦτα πάντα καὶ τότε πρῶτον αὐτὸς ἄρξασθαι τῆς
τῶν ἄλλων διηγήσεως, ὁπότε μεταβολή τις ἐν αὐτοῖς ἐγέ-
νετο· κατὰ τὴν πέμπτην γοῦν ἡμέραν φησὶν οὐρῆσαι πολλὰ
λεπτά. καὶ τοίνυν μεταβῶμεν ἤδη πρὸς τὴν ἐκείνης διήγησιν. πέμπτῃ οὔρησε λεπτά, εἶχεν ἐναιώρημα, οὐχ ἵδρυτο,
εἰς νύκτα παρέκρουσεν. ὁπότε πρῶτον, ἥ τε τῶν οὔρων ἐξ
ἀρχῆς ἐγένετο μεταβολὴ καὶ παρεφρόνησεν ὁ ἄνθρωπος,
ἔγραψεν ὁ Ἱπποκράτης, κατὰ τὴν πέμπτην ἡμέραν, ὑπερβὰς,
ὡς εἴρηται, τὴν τῆς δευτέρας καὶ τρίτης καὶ τετάρτης διήγησιν, ὡς τῶν αὐτῶν ἐν αὐταῖς συμπτωμάτων μεινάντων,
ἀναμνησθῶμεν οὖν περὶ τῶν λεπτῶν οὔρων ὧν εἶπεν ἐν
προγνωστικῷ κατὰ τήνδε τὴν λέξιν. ὁκόσοι δ' ἂν οὖρα λεπτὰ καὶ ὠμὰ οὐρέουσι πολὺν χρόνον, ἢν τἄλλα ὡς περιεσομένοισιν ᾖ, τούτοισιν ἀπόστασιν δεῖ προσδέχεσθαι ἐς τὰ
κάτω τῶν φρενῶν χωρία, ὥστε καθ' ἕτερον τρόπον ἄπε-

expofuerit et fymptomata et figna Hermocrati accidiſſe,
deinde nihil de diebus proximis prodiderit: duraſſe haec
ad quintum uſque diem innuit omnia, ac tum ſe demum
ad alia acceſſiſſe enarranda, ubi aliqua ex parte variaſſent.
Proinde quinto dicit die, illum reddidiſſe urinas tenues,
quare ad ejus diei expoſitionem tranſeamus. Quinto die
reddidit tenues urinas, ſuſpenſionem habebant, non ſubſidebant, ſub noctem deliravit. Quum primum immutata
urina et deſipuit homo, die quinto ſcripſit Hippocrates,
praeterita, ut diximus, ſecundi et tertii et quarti diei de-
claratione, nimirum quod eadem permanſiſſent in his ſymptomata. Quare de tenuibus urinis revocemus ad memoriam, quid in praeſagiis dixit his verbis: Qui tenues
crudasque diutius urinas reddunt, ſi caetera, ut ſuperfuturis portendantur his abſceſſus in regionibus infra ſeptum transverſum exſpectandus eſt. Itaque altero modo

πτον εἶναι σημαίνεται τὸ νόσημα διὰ τῶν λεπτῶν οὔρων,
ὥσπερ καὶ διὰ τῶν [213] παχέων, ὁπότε μὴ καθίσταιτο.
τὰ γὰρ ἀνατεταραγμένα μὲν, ἀλλ᾽ ἐν τῷ κεῖσθαι καθιστάμενα, πέψεώς τινος ἀρχὴν ἐνδείκνυται, καὶ μάλισθ᾽ ὅταν ἐν
τάχει καθίστη- (401) ται. τὰ δὲ μὴ καθιστάμενα πρὸς
τῇ φυσώδει ταραχῇ πάχος εἶναι σημαίνει χυμῶν ἀπέπτων.
ἐκ μὲν δὴ τούτων ἤδη δῆλόν ἐστι χρονίζειν τὸ νόσημα καὶ
μέντοι καὶ κινδυνῶδες εἶναι, διά τε τὴν κακίαν τοῦ πυρετοῦ κἀκ τοῦ παρακροῦσαι τὸν ἄνθρωπον εἰς νύκτα. τὰ δ᾽
ἐφεξῆς ἴδωμεν εἰ τούτοις ἀκόλουθον φαίνεται. ἰκτερώδης,
πάντα παρωξύνθη, οὐ κατενόει. διορισμὸς ἐντεῦθέν σοι γι-
νέσθω τῆς κατὰ τὸ ὑποχόνδριον ἐντάσεως ἐφ᾽ ἥπατι συμ-
βάσης. γίνεται μὲν γὰρ ποτε χολῆς ὠχρᾶς ἀνάχυσις ὅλον
τὸ σῶμα, λόγῳ κρίσεως, ὡς κἂν τοῖς εἰς τοὺς ἀφορισμοὺς
ὑπομνήμασιν εἴρηται, κατ᾽ ἐκεῖνο τοῦ βιβλίου τὸ χωρίον,
ἔνθα φησίν· ἴκτερος πρὸ ἑβδόμης κακόν. ἀναμνήσθητι δὲ
καὶ ὡς πρὶν πεφθῆναι τὸ νόσημα, πολλάκις ἤκουσας οὔτ᾽
ἄλλην τινὰ ἀπόστασιν γίνεσθαι χρηστῶς οὔτε τὴν ἰκτερώδη.

inconcoctus effe morbus fignificatur per tenues urinas ut
etiam per craffas, ubi non fubfidant. Siquidem conturbatae, fed dum depofitae funt fubfidentes, concoctionis
alicujus indicant initium potiffimum, ubi illico fubfidant.
Quae vero non fubfidunt, ultra flatuofam turbationem,
craffitiem effe inconcoctorum humorum fignificant. Atque
ex his liquet morbum producendum: infuper qua erat
pravitate febris et quia fub noctem deliravit homo, cum
periculo effe conjunctum. Reliqua jam videamus, num effe
confentanea videantur: auriginofus evafit, omnia exacerbata funt, mente non conftabat. Diftinctio hoc tibi fit
intenfionis hypochondrii ex jecinore profectae. Diffundi-
tur etenim nonnunquam per totum corpus flava bilis, quod
decretorium eft, ut in aphorifmis quoque eft eo libri loco
declaratum, ubi ait: Aurigo ante diem feptimum mala
eft. Reduc item ad memoriam ante concoctum morbum,
crebro te audiviffe, nullum quemlibet abfceffum profi-
cere, nedum auriginofum. Is enim impediri fignificat bi-

Ed. Chart. IX. [213.]   Ed. Baſ. V. (401.)

σημαίνει γὰρ ἡ τοιαύτη κωλύεσθαι τὴν χολὴν ἐκκαθαίρε-
σθαι τοῦ σπλάγχνου καὶ κενοῦσθαι διὰ τῆς γαστρὸς, ἤτοι
δι᾽ ἔμφραξιν ἢ διὰ φλεγμονὴν αὐτοῦ. πεπεμμένου δὲ τοῦ
νοσήματος ἐνίοτε κριτικῶς εἰς τὰ κατὰ τὸ δέρμα μόρια τοῦ
σώματος ἀποτίθεται τὸ περιττεῦον ἡ φύσις, ἄλλων τέ τινων
χυμῶν καὶ τῆς ξανθῆς χολῆς· οὐδὲν γὰρ ἐν τῷ παρόντι
διαφέρει ξανθὴν ἢ ὠχρὰν ὀνομάζειν. ὅτι δὲ τῆς κατὰ τὸ
ἧπαρ διαθέσεως αὐξανομένης ἡ ἰκτερώδης διάθεσις ἐγένετο
δηλοῖ καὶ τὸ πάντα παροξυνθῆναι κατὰ τὴν ἕκτην ἡμέραν,
ἅμα τῷ μὴ κατανοεῖν τὸν ἄνθρωπον, ὅπερ ἐστὶ καταφρονεῖν.

ζ'.

Ἑβδόμῃ δυσφόρως, οὖρα λεπτὰ, ὅμοια, ταῖς ἑπομέναις
   παραπλησίως.   περὶ δὲ ἑνδεκάτην ἐόντι πάντα ἔδοξε
κουφισθῆναι.

Ἐν τῇ πέμπτῃ τῶν ἡμερῶν ἀρξάμενα χείρω γίνεσθαι
τὰ οὖρα παρέμενε φυλάττοντα τὴν κακίαν, ἕως πολλῶν

------

lem, quominus ex viſcere expurgetur et evacuetur per
ventrem vel propter oppilationem ejus vel inflammationem. Morbo autem jam concocto decretorie interim
natura ad cutem excrementum reponit cum quorundam
aliorum humorum, tum flavae bilis: nam hoc quidem
loco flavam appelles an pallidam nihil intereſt. Porro
quum affectio increſceret jecinoris, auriginoſam affectionem
exſtitiſſe ex eo indicatur, quod exacerbarentur omnia ſexto
die, ſimulque quod mente ille non conſtaret, quod eſt
deſiperet.

VI.

Die ſeptimo graviter ſe habuit: urinae erant tenues, ſimi-
   les, proximis diebus eodem modo. Circa diem undeci-
   mum omnia illi viſa remiſſa eſſe.

Quae die quinto urinae fieri coepiſſent deteriores,
non correctae ſunt multis diebus. Non enim ſeptimo

ἡμερῶν. οὐ γὰρ μόνον ἐπὶ τῆς ἑβδόμης, ἀλλὰ καὶ τὰ κατὰ τὰς ἑπομένας ἄχρι τῆς ἑνδεκάτης ἐν τοῖς αὐτοῖς γενέσθαι συμπτώμασί τε καὶ σημείοις τὸν Ἑρμοκράτην φησί· περὶ ἑνδεκάτην ἰόντι ἔδοξε πάντα κουφισθῆναι. καλῶς εἶπεν ἔδοξεν. οὐ γὰρ οἷόν τ᾽ ἐστὶν ἐπὶ κινδυνωδεστάτοις σημείοις εὐθέως αὐτὸν ἐν ἀμείνονι καταστάσει γενέσθαι, τῆς αὐτῆς ἀπεψίας διαμενούσης τῶν χυμῶν, μετὰ τοῦ μηδὲ κρίσιμον ἐπιφανῆναί τι κατὰ τὴν ἑνδεκάτην ἡμέραν, ὃ πολλάκις εἴωθεν ἐπιφαίνεσθαι, τῆς φύσεως ἤτοι δι᾽ αἵματος ἐκκρίσεως ἢ γαστρὸς ἢ ἐμέτων ἢ ἱδρώτων ἢ παρωτίδος ἢ τινὸς ἀποσκήμματος ἐκ τοῦ κινδύνου ῥυσαμένης τὸν ἄνθρωπον. ἐπισκεψώμεθα γοῦν ἐφεξῆς τὰ κατὰ τὴν ἑνδεκάτην ἡμέραν.

ζ´.

[214] Κῶμα ἤρξατο, οὖρα παχέα ὑπέρυθρα, κάτω λεπτὰ, οὐ καθίστατο, ἡσυχῇ κατενόει.

modo die, verum fequentibus etiam ad undecimum ufque diem in iisdem fuiffe dicit fymptomatibus verfatum et fignis Hermocratem: circa undecimum diem omnia illi vifa funt remiffa effe. Recte fane vifa funt, dixit, neque enim periculofiffimis ex fignis potuit fubito, cum eadem permaneret humorum inconcoctio, ad meliorem ftatum pervenire; idque adeo quum nihil eluxiffet decretorii die undecimo, id quod folet non raro confpici, quod tum natura folet aut fanguinis excretione vel alvi aut vomitibus aut fudoribus aut parotidibus aut decubitu quapiam, ex difcrimine hominem vindicare. Attendamus itaque jam quae die undecimo acciderunt.

VII.

Coma coepit, urinae craffiores, fubrubrae, infra tenues, non fubfidebant; aliquantulum mente conftabat.

540 ΙΠΠΟΚΡΑΤΟΥΣ ΕΠΙΔΗΜΙΩΝ Γ

Ed. Chart. IX. [214.]   Ed. Bas. V. (401.)

Ἐν ὅλον γέγονε βιβλίον ἐξηγουμένοις τὸ σημαινόμενον
ἐκ τῆς κῶμα φωνῆς, ἐν ᾧ δείκνυται τὴν εἰς ὕπνον καταφορὰν οὕτως ὀνομάζων Ἱπποκράτης. εἰς ὕπνον δὲ λέγω
καταφοράν, ὅταν ἐγρηγορέναι μὲν ἀδυνατῶσιν οἱ κάμνοντες,
οὐκ ἀναπεπταμένους ἔχοντες τοὺς ὀφθαλμοὺς, μύσαντες δ'
αὐτοὺς ἤτοι βαθέσιν ὕπνοις ἢ λεπτοῖς ἢ ἀγρυπνίαις συν-
έχωνται. διὸ καὶ διορισμοῦ δεῖται καὶ πολλῆς συνέσεώς τε
καὶ τριβῆς, ἵνα γνῶναι ἐπὶ τίνι διαθέσει κωματώδης ὁ
νοσῶν ἐγένετο. πολλάκις μὲν γὰρ ὑγρότητι πολλῇ τοῦ πρώτου αἰσθητικοῦ μορίου, καθ' ὃ καὶ τὸν ὕπνον ὀρθῶς Ἀριστοτέλης ἔδειξε γινόμενον, ἔπεται κῶμα, καθάπερ ἐνίοις
τῶν μεθυσθέντων γίνεται, πολλάκις δὲ διὰ μόνην ψῦξιν,
ἔστι δ' ὅτε καὶ δι' ἄμφω ταῦτα συμπίπτει βαθὺς καὶ κωματώδης ὕπνος, ἀλλὰ καὶ δι' ἀρρωστίαν δυνάμεως ἡ τοιαύτη
γίνεται διάθεσις, οὕτως ἤδη νεκρουμένης αὐτῆς, ὡς ἐπηρμένα τὰ βλέφαρα φυλάττειν μὴ δύνασθαι. καὶ συμβαίνει
τοὺς οὕτως ἔχοντας ἐπειδὰν μύωσι τοὺς ὀφθαλμοὺς ἢ μηδ'
ὅλως ἢ βραχύ τι κοιμηθέντας, ἀγρυπνεῖ, οὐδὲ τότε διαίρειν

Solidum fcripfi librum, interpretans fignificationem
hujus dictionis, coma, in quo indicatur propenfionem de-
lationemve in fomnum fic appellaffe Hippocratem. In
fomnum autem propenfionem voco, quum vigilare aegri
nequeant, non apertos habentes oculos, fed conniventes:
vel altis fomnis vel tenuibus vel vigiliis detineantur. Unde
exactam quaerit diftinctionem, multam etiam prudentiam
et exercitationem, ut ex qua affectione aeger comatofus
fieret, affequaris: frequenter enim ubi multum humectata
pars fit, quae eft fenfus fons, in qua et fomnum recte
Ariftoteles fieri demonftravit, coma fequitur, ut nonnullis ufu venit ebriis: fubinde ob folum frigus eft cum ambobus his profundus fuccedat et comatofus fomnus; quin
etiam propter infirmitatem virium talis affectus fit, adeo
jam emorientium, ut apertas palpebras fervare non valeant. Ac ita affecti hoc habent, ut poftquam oculis con-
niverint, aut nihil prorfus aut parum dormiant, fed vigi-

τὰ βλέφαρα δυναμένους, ἥντινα διάθεσιν ἀπὸ τῆς γινομένης δι' ὑγρότητα καὶ ψύξιν οἱ σφυγμοὶ μάλιστα διορίζου-
σιν, ἀμυδρότατοί τε καὶ βραδεῖς καὶ ἀραιοὶ καὶ σμικροὶ
γινόμενοι. καὶ εἴπερ ταύτην τὴν θεωρίαν Ἱπποκράτης ἐξηγησάμενος παραπλησίως ταῖς ἄλλαις ἐγεγράφει τὸ τῶν
σφυγμῶν εἶδος ἐπὶ τῶν καμνόντων, ἀκριβέστερον οὕτω καὶ
ἡμεῖς τῶν συμβαινόντων αὐτοῖς διαθέσεων εἴχομεν τὴν γνῶ-
σιν· ἐπεὶ δὲ παρέλιπεν αὐτὴν, ὥσπερ ἔνιοι τὴν τῶν οὔρων,
ἐξ ὧν ἔγραψεν, ἐκ τούτων χρὴ τεκμαίρεσθαι περὶ τῶν ἀρρώστων. φλεγματώδη μὲν οὖν χυμὸν ἐπὶ τὸν ἐγκέφαλον
ἀφικέσθαι κατὰ τὴν ἑνδεκάτην ἡμέραν οὐκ εὔλογον ἐν νοσήματι ξηρῷ καὶ θερμῷ καὶ τὴν ἀρχὴν εὐθέως εἰσβάλλοντι.
καὶ γὰρ ἡ τῆς γλώττης ἔγκαυσις ἤ τ' ἀγρυπνία καὶ ὁ
πυρετὸς ἰσχυρὸς ὤν, ἥ τε κατὰ τὴν ἕκτην ἡμέραν ἰκτερώδης ἀνάχυσις, τά τε διαχωρήματα συγκεκαυμένα πυρώδη
τὴν ἐν ὅλῳ τῷ σώματι διάθεσιν εἶναι δηλοῖ. σὺν τῷ καὶ
εἴ τι πλῆθος ἤθροιστο χυμοῦ ἐν ἥπατι μόνῳ καὶ κατὰ τὰς
ἐνταῦθα φλέβας, οὐ καθ' ὅλον τὸ σῶμα περιέχεσθαι τοῦτο,

lent; nec attollere tamen palpebras queant: quod quidem
vitium ab eo quod committit humiditas et algor, pulſus
diſtinguunt potiſſimum languidiſſimi, tardi, rari et parvi.
Quod ſi hanc eſſet Hippocrates contemplationem juxta ac
alias perſequutus vel pulſuum in aegris genus tradidiſſet,
fieret ut etiam exactiorem nos cognitionem eorum quae
aegrotis evenerunt aſſequeremur. Quam quia praeteriit,
ut quidem urinarum, ex iis quae literis mandavit, de aegrotis eſt conjectandum. At in cerebrum ſe ſuccum con-
tuliſſe pituitoſum undecimo die, non eſt rationi conſonum
in morbo, qui ſiccus et calidus e primo ſtatim impetu
fuit. Siquidem lingua aduſta, vigilia, febris vehemens,
ſexto die auriginoſa perfuſio, excrementa alvi combuſta,
totam ipſe igneam affectionem corporis declarant. Huc
accedit, quod ſi qua craſſities eſſet collecta ſuccorum in
jecinore et ejus venis, non ea in toto continebatur cor-

δηλωθὲν εὐθέως ἐν ἀρχῇ διὰ τοῦ τῶν οὔρων πάχους. ὑπολείπεται τοίνυν ἤτοι ψύξις σφοδρὰ κατὰ τὸν ἐγκέφαλον, ἢ
ἀῤῥωστία δυνάμεως αἰτία τοῦ κώματος τῷ Ἑρμοκράτει
γεγονέναι κατὰ τὴν ἑνδεκάτην ἡμέραν· ὁπότερον δ' ἂν ᾖ
τούτων, ἐσχάτως ἐστὶν ὀλέθριον. ἀνίατοι γὰρ ἐδείχθησαν
αἱ τοιαῦται ψύξεις, ὅταν ἀκολουθήσωσι θερμοῖς καὶ ξηροῖς
νοσήμασιν. εἰκότως οὖν ἔγραψεν ὁ Ἱπποκράτης, ἔδοξε πάντα κουφισθῆναι. χαλεπωτάτου γὰρ σημείου τοῦ κατὰ τὸ
[215] κῶμα λαβόντος ἀρχὴν ἐπὶ τῆς ἑνδεκάτης ἡμέρας,
ἀδύνατον ἦν ἀναλαμβάνειν τὸ σῶμα τηνικαῦτα τὴν ὑγιεινὴν
ἕξιν. οὐ μὴν οὐδὲ μέση τίς ἐστιν ἐν τοῖς τοιούτοις διάθεσις, ἀλλ' ἐὰν ἐκπέσῃ τῆς ὑγιεινῆς καταστάσεως ἡ τοιαύτη
τοῦ πυρετοῦ ἰδέα, πρὸς τὴν ἐναντίαν ἀφικνεῖται τὴν ὀλέ-
θριαν, ἐν ᾗ σβέννυται τὸ ἔμφυτον θερμόν. τοῦ τοίνυν κώματος οὕτως ὀλεθρίου συμπτώματος ἐπὶ τῆς ἑνδεκάτης
ἡμέρας γενομένου προσχῶμεν τοῖς οὔροις· εἰ μὲν γὰρ ὀλέθρια καὶ αὐτὰ φαίνοιτο, διὰ ταχέων δηλώσει τεθνήξεσθαι
τὸν ἄνθρωπον, εἰ δὲ μέτρια, εἰς χρόνον ἐκταθήσεσθαι
πλέονα. τὰ μὲν γὰρ ἄριστα τῶν οὔρων ἐν τῇ τοιαύτῃ δια-

pore, quam oftendit jam inde ufque ab initio urinarum
craffities. Reliquum ergo eft perfrigerationem infignem
cerebri aut facultatis imbecillitatem Hermocrati coma in-
duxiffe die undecimo. Utrum autem fit horum, extreme
eft perniciofum. Nam infanabilia ea effe demonftratum
eft frigora, cum calidis morbis et ficcis fuccedant. Recte
ergo Hippocrates fcripfit, omnia vifa funt remiffa effe,
nam quum exitiofiffimum fignum die undecimo coma incepiffet, haud potuit fieri ut falubrem tum ftatum corpus
recuperaret. Imo vero ne medius quidem eft ullus in talibus ftatus, fed fi a falubri ftatu ea deflectat forma febris, in contrariam impingit perniciem, in qua extinguitur nativus calor. Ergo quia coma fymptoma ita perniciofum undecimo die exftitit, attendamus urinas: nam fi
exitiofae etiam hae appareant effe, propinquam fignificant
mortem; fin mediocres, in longius tempus trahetur: nam
optima urina in talem ftatum nullo pacto incidet. Ad

θέσει ἀδύνατον γενέσθαι. τίνα δὲ λέγει περὶ αὐτῶν ἀκούσωμεν. οὖρα; φησὶ, παχύτερα· συνάπτουσι δ' ἐνταῦθά τινες
μετὰ τὸ κῶμα τὸ ἔμπροσθεν εἰρημένον, ἤρξατο, τοῖς οὔροις προστιθέντες· ἐν γὰρ τῷ μεταξὺ τεταγμένον αὐτὸ
τοῦ τε κώματος καὶ τῶν οὔρων ἔνεστιν ὁποτέρῳ τις βούλεται προσνέμειν, ὡς γένεσθαι τὴν ἀνάγνωσιν διττὴν, μίαν
μὲν τοιαύτην, κῶμα ἤρξατο, μίαν δ' ἄλλην τοιάνδε, ἤρξατο
δ' οὐρεῖν παχύτερα. καὶ γὰρ προστιθέασι τῷ οὔρει ῥήματι
κατὰ τὴν ὁριστικὴν καλουμένην ἔγκλισιν εἰρημένῳ τὸ ν
γράμμα καὶ γράφουσιν οὐρεῖν μετὰ τοῦ ν κατὰ τὴν ἀπα-
ρέμφατον καλουμένην, ἵνα τῷ ἤρξατο σύμφωνος ἡ γραφὴ
γένηται. πιθανώτερον δ' ἐστὶ τῷ κῶμα ῥήματι τὸ ἤρξατο προσκεῖσθαι, νῦν αὐτοῦ πρῶτον ἀρξαμένου· τὰ δ' οὖρα
παχέα κατ' ἀρχὰς εὐθὺς ἦν, ἐν γὰρ τῇ τῶν πρώτων ἡμερῶν διηγήσει γέγραπται κατὰ τήνδε τὴν λέξιν. οὖρει (402)
παχέα ἐρυθρὰ κείμενα οὐ καθίστατο, ὡς οὐκ ἐνδέχεται
λέγειν αὐτὸν, τὰ οὖρα γενέσθαι παχέα μέχρι τῆς πέμπτης
ἡμέρας ἀπ' ἀρχῆς τοιαῦτα γεγονόια· κατὰ γὰρ τὴν πέμπτην

quid de eis referat, audiamus. Urinae, inquit, craſſiores.
Haec quidam ita connectunt, ut poſt dictionem *coma*
ſupradictam *coepit* urinis attribuant. Nam quum intercedat hoc inter coma et urinas, utrilibet aſſignes licet;
ut duplex ſit lectio, una haec, coma coepit, altera haec,
coepit mejere craſſiora: etenim verbo *οὖρει*, id eſt *mejebat*, per indicativum, quem vocant, modum prolato adjiciunt *v* literam ac ſcribunt *οὐρεῖν* cum *v*, id eſt
mejere, modo, ut vocant, infinitivo, ut verbo coepit con-
ſentiat ſcriptura. Caeterum dictioni *coma* eſt veriſimilius verbum *coepit* adhaerere, cum nunc inceperit primum: urinae vero craſſae uſque ab initio fuerint, ſiquidem in narratione diei primi ſcriptum eſt his verbis: urinae craſſae erant et rubrae depoſitaeque non ſubſidebant.
Quare non convenit, hinc dicere nunc coepiſſe urinas
craſſas eſſe, quum tales ab initio ad quintum uſque diem
fuiſſent: nam die quinto quidem mutatas tenues dicit

544   ΙΠΠΟΚΡΑΤΟΥΣ ΕΠΙΔΗΜΙΩΝ Ι

Ed. Chart. IX. [215.]   Ed. Baf. V. (402.)

μεταπεσόντα λεπτὰ φησιν αὐτὰ γεγονέναι, κᾷπειτα καὶ
κατὰ τὴν ἑβδόμην, ὡς τοιούτων ὄντων αὐτῶν, ἐμνημόνευσε.
κατὰ τὴν ἑνδεκάτην οὖν εἰκότως εἶπεν, οὔρει παχύτατα,
παραβαλὼν αὐτὰ τοῖς ἀπὸ τῆς πέμπτης ἡμέρας ἕως ταύτης γινομένοις λεπτοῖς, ἀλλὰ καὶ ὑπέρυθρά φησιν αὐτὰ
γενέσθαι καὶ κάτω μικρὰ σχεῖν ὑφιστάμενα. μέσα τοίνυν
φαίνεται τὰ οὖρα γεγονέναι τῶν τ᾽ ἀγαθῶν καὶ τῶν ὀλεθρίων. τὸ δ᾽ ἐπὶ τελευτῇ λεγόμενον αὐτῷ διττῶς ἀναγι-
νώσκουσιν· ἔνιοι μὲν οὕτως, οὐ καθίσταντο ἡσυχῇ, προστιθέντες τὸ ἡσυχῇ τοῖς μὴ καθισταμένοις οὔροις, ἔνιοι δ᾽
οὕτως, καθίσταντο· καὶ πάλιν ἀφ᾽ ἑτέρας ἀρχῆς, ἡσυχῇ
κατενόει, καὶ φαίνεται τοῦτο μᾶλλον ἔχειν διάνοιαν. τὸ
γὰρ ἡσυχῇ καὶ προειρημένου μὲν τοῦ καθίστασθαι τὰ
οὖρα συνήθως οὕτω λέγουσιν οἱ Ἕλληνες· ἐπὶ δὲ τῶν
μὴ καθισταμένων οὐ πάνυ τι προστιθέασι τὰ τοιαῦτα
τῶν ὀνομάτων. τὰ μὲν οὖν κατὰ τὴν ἑνδεκάτην γινόμενα σημεῖα καὶ συμπτώματα ταῦτ᾽ ἐστίν. ἴδωμεν δ᾽ ἐφεξῆς ἃ περὶ τῆς τεσσαρεσκαιδεκάτης ἔγραψε.

---

factas; deinde feptimo die eas fuiſſe commemoravit easdem.   Recte igitur dixit: undecimo die reddebat urinas
craſſiores, conferens cum his illas, quae a quinto die hactenus tenues fuerant.   Jam etiam fubrubras eas fuiſſe
ait et infra quaedam tenuia parva habuiſſe, quae fubſiderent.   Subintelligendum enim eſt huic, infra, parva quaedam tenuia habuiſſe, quae fubſiderent.   Quare videntur
ambegiſſe hae urinae inter bonas et exitioſas.   Porro in
fine quod dicit, bifariam legunt.   Quidam ita: non fubſidebant aliquantulum, adjungentes dictionem *aliquantulum*
urinis non fubſidentibus.   Alii ſic: fubſidebant, deinde
iterum ab initio, aliquantulum mente conſtabat, quod
propius videtur ad fenſum accedere.   Nam aliquantulum ſi ſit praedictum fubſidere urinas, folent ſic Graeci
dicere; at non fubſidentibus raro id genus nomina adjiciunt.   Habes ergo quae undecimo die fymptomata et ſigna
acciderunt.   Videamus jam quae die quarto decimo de-
fcripſerit.

ΚΑΙ ΓΑΛΗΝΟΥ ΕΙΣ ΑΥΤΟ ΥΠΟΜΝΗΜΑ Α. 545

Ed. Chart. IX. [216.] Ed. Baf. V. (402.)

η´.

[216] *Τεσσαρεσκαιδεκάτη ἀπύρετος, οὐχ ἵδρωσεν, ἐκοιμήθη,*
κατενόει πάντα, οὖρα παραπλήσια.

Μάτην δόξει κεῖσθαι τὸ οὐχ ἵδρωσεν, ὅμοιον τῷ οὐχ
ἡμορράγησεν, οὐκ ἤμεσεν, οὐ παρωτίδας ἔσχεν. ἀλλ᾽ ὥσπερ
ὀλίγῳ πρόσθεν ἔφη, περὶ δὲ ἑνδεκάτην ἐόντι πάντα ἔδοξε
κουφισθῆναι, δυνάμενος μὲν εἰπεῖν ἁπλῶς ἐκουφίσθη πάντα,
προσθεὶς δὲ τὸ ἔδοξεν ἕνεκα τοῦ τῶν ἐν ἑτέροις αὐτῷ
γεγραμμένων ἀναμιμνήσκειν, ἐν τοῖς μὴ κατὰ λόγον κουφίζουσιν οὐ δεῖ πιστεύειν, οὕτω καὶ νῦν οὐκ ὤκνησεν ἐκ περιττοῦ προσθεῖναι τὸ οὐχ ἵδρωσεν, ἀναμνήσεως ἕνεκεν τοῦ
κατὰ τὴν ῥαστώνην ἀπίστου. τὸ γὰρ ἐνδεχόμενον ἐν τῇ
τεσσαρεσκαιδεκάτῃ τῶν ἡμερῶν εἴπερ ἐγένετο, ἔσωσεν ἂν τὸν
ἄνθρωπον. ἐκ γοῦν τοῦ μὴ γενέσθαι τῆς κακοηθείας τοῦ
νοσήματος ἀνέμνησεν ἡμᾶς. ἀγνοοῦνται δὲ πολλοῖς τῶν ἰατρῶν αἱ τοιαῦται διαθέσεις, καὶ χαίρουσιν ἐπὶ τοῖς ἄμεινον
ἔχειν δόξασιν, κἂν ἐπ᾽ ὀλεθρίοις τοῖς ἔμπροσθεν σημείοις τε

VIII.

Quarto decimo die a febre erat liber: non fudavit, dor-
mivit, omnino mente conftabat, urinae eaedem.

Necquicquam videatur adjectum, non fudavit, cui
eft fimile, non illi profluxit fanguis, non vomuit, parotidas non habuit. Sed ut non multo ante dixit, fub diem
undecimum omnia illa vifa funt effe remiffa, qui quum
dicere potuiffet fimpliciter: omnia funt remiffa, adjecit,
vifa funt, quo illorum admoneret quae alibi fcripfit: iis,
quae non fecundum rationem relevant, non eft habenda
fides, ita etiam hic non dubitavit cumulum addere, *non*
fudavit, ut ob oculos proponeret quam fit infida remiffio
morbi. Nam fi quae poftulabat res quarto decimo die
eveniffent, confervaffent hominem. Itaque quia non apparuerunt, hinc malignitatem nobis morbi fubjecit. Quos
quidem affectus ignorat vulgus medicorum et gaudet, fi
qua videatur allevatio, tametfi haec de exitiofis fignis et

546 ΙΠΠΟΚΡΑΤΟΥΣ ΕΠΙΔΗΜΙΩΝ Γ

Ed. Chart. IX. [216.] Ed. Baf. V. (402.)

καὶ συμπτώμασι τοῦτο γενέσθαι συμβῇ, μὴ γινώσκοντες ὡς
νεκρουμένης τῆς φύσεως καὶ σβεννυμένου τοῦ ἐμφύτου θερμοῦ τὰς τοιαύτας διαθέσεις συμβαίνει γίνεσθαι, παραπλησίως τοῖς εἰς ὄγκον αἰρομένοις μορίοις ἐκ κακοήθους ῥεύματος, ὅταν ἡ φύσις ἀρρωστοῦσα μηδ' ὅλως ἐπιχειρῇ τῇ
πέψει τοῦ τὸν ὄγκον ἐργασαμένου χυμοῦ. περὶ γὰρ τὰς
γενέσεις τοῦ πύου, φησὶν, οἵ τε πόνοι καὶ οἱ πυρετοὶ γίνονται, μεταβαλλομένων ὑπὸ τῆς ἐμφύτου θερμασίας τῶν
τὸν ὄγκον ἐργασαμένων χυμῶν ὅταν οὖν αὕτη μηκέτ' ἐγχειρῇ
τῇ πέψει δι' ἀρρωστίαν, οὔτε πονοῦσιν οὔτε πυρέττουσιν,
εἰ μὴ πάνυ μικρόν. ἐπὶ μὲν οὖν τοῖς ἐκπυήσασιν ἐκκρι-
θέντος τοῦ πύου σῶον φυλάττεται τὸ μόριον εἰς ὃ τὸ ῥεῦμα κατέσκηψεν· ἐφ' ὧν δ' οὔτ' ἐκπύησις οὔτ' ὀδύνη τις
ἀξιόλογος οὔτε πυρετὸς γίνεται, σήπεται τὸ μόριον, ὡς
ἀναγκαῖον ἡμῖν γενέσθαι παντελῶς ἐκκόψαι ποτ' αὐτό. πα-
ραπλήσιόν τι συμβαίνει τούτῳ κἀπὶ τῶν ἀσήμως τε καὶ
ἀλόγως ἀπυρέτων γενομένων ἐπὶ θανατώδεσι σημείοις. ὅτι
δὲ τοιαύτη διάθεσις ἦν τῷ Ἑρμοκράτει καὶ τὰ τοῦ γενομέ-

fymptomatibus prioribus proficifcatur, nefcium, cum natura
enecatur et extinguitur infitus calor, tales folere affectiones incidere, non fecus ac partes, quae defluxione mala
in tumorem affurgunt, ubi natura prae infirmitate haudquaquam attingit concoctionem humoris, qui excitavit tumorem. Nam quum generatur, inquit, pus, dolores fiunt
et febres, quod nativus calor humores tumoris auctores
immutet; quare quando omnino hic a coquendo abftinet
per imbecillitatem, nec laborant, nec febricitant, nifi
perperam. Ideo fit ut in his qui fuppurarunt, excreto
pure pars fit, in quam fluxio impegit, falva; at ubi
fuppuratio et manifeftus dolor et febris abeft, putrefcit
pars, ut eam cogamur folidam aliquando praecidere. Huic
igitur non diffimile eft quod iis accidit, qui fine fignis et
fine ratione explicati funt febre, poft figna letalia. In
hoc cafu fuiffe Hermocratem vel coma, quod hominem

Ed. Chart. IX. [216.]   Ed. Baf. V. (402.)

νου κώματος ἐπὶ τῆς ἐνδεκάτης ἡμέρας ἐδήλου. τὸ γὰρ
ἅμα πυρετῷ διακαεῖ καὶ χυμὸν ἔχοντι δηλονότι δακνώδη
καὶ δριμὺν ἐξαίφνης σύμπτωμα σχεῖν, ὑγροῖς καὶ ψυχροῖς
καὶ ἀδήκτοις ἑπόμενον χυμοῖς, ἐνδεικτικόν ἐστιν οὐ τοῦ πεπαῦσθαι τὴν ἔμπροσθεν διάθεσιν, οὐδενός γε κρισίμου γεγονότος, ἀλλὰ τοῦ νεκροῦσθαί τε καὶ σβέννυσθαι τὴν ἔμφυτον θερμασίαν. εἴρηται μὲν οὖν ἐπὶ πλέον περὶ τούτων
ἐν ἑτέροις, ἀλλὰ καὶ νῦν ἐν κεφαλαίοις ἅπαξ ἀρκείτω λελέχθαι περὶ τῶν ἀλόγως ἐπὶ χαλεποῖς νοσήμασιν ἀπυρέτων
γενομένων. ὅσῳ γὰρ ἂν ὀλεθριωτέρων προηγησαμένων σημείων ἄμεινον ἔχειν δόξωσι, τοσούτῳ τὴν νόσον ὀλεθριωτέ-
ραν ἔχουσιν. εἰ δ᾽, ὡς οἱ περὶ τὸν Σαβῖνον εἰρήκασι, λο-
χοῦντος τοῦ νοσήματος, ὥσπερ θηρίου τινὸς ἢ ἀνθρώπου
πονηροῦ, διάνοιαν γὰρ ἔχοντός ἐστι ζώου τὸ λοχεῖν, ἐξαίφνης ἐπιθῆται λάθρα, μὴ προσδοκῶσι τοῖς ἐνεδρευομένοις
ὑπ᾽ αὐτοῦ. ἀλλὰ τὰ μὲν οὕτως εἰρημένα προσηκόντως ἄν
τις ὀνομάσαι περιλάλησιν. οὐδὲν γὰρ εἰπόντες ἐπιστημονικὸν,
ἀλλὰ περιλαλήσαντες μόνον, οἴονται τὸ προκείμενον ἀποδε-

die undecimo arripuit, arguebat. Siquidem una cum ardente febre et fuccum habente mordacem acremque adjunctum, fi quis fymptomate teneatur, humidos et frigidos humores, atque non mordaces comitante, non effe
profligatum incommodum oftendit, quum nihil acciderit
decretorii, fed fuffocari et extingui nativum calorem. Sed
haec alias longius tractavimus. Quin etiam hic fummatim fatis fit dixiffe de iis qui a febre in gravibus aegri-
tudinibus praeter rationem liberantur: nam quo habere,
quum figna proceferint exitiofa, commodius videantur,
hoc morbum habent perniciofiorem. At vero Sabinus dixit, infidians morbus more ferae aut hominis fcelerati,
animantis enim eft ratione praediti petere infidiis, nec
opinantes adoritur, quos petivit. Verum ejusmodi verba
nugas jure dixeris. Siquidem quum nihil quod fcientiam
faciat afferant, nifi loquacitate obtundant, inftitutum fe
putant exemplo demonftraffe, quod nulla ratione his, qui-

διιχέναι, διὰ παραδείγματος οὐδὲν οὐδὲ τοῖς παραβαλλο-
μένοις ὅμοιον ἔχοντός τι. καταλιπόντες οὖν αὐτοὺς αὐτοὶ
συμπληρώσωμεν ἤδη τὰ προκείμενα. καί μοι πρόσεχε τὸν
νοῦν ἀκριβῶς ἐνταῦθα καὶ μὴ θαύμαζε [217] πῶς ἐγὼ
πολλάκις ὀλεθρίως εἰπὼν ἔχειν τινὰ μεταξὺ καλῶς αὐτοῦ
σχόντος ἐξαίφνης, ὡς καὶ λούσασθαι, καταγελώμενος οὐ
μόνον ὑπὸ τῶν ἰδιωτῶν, ἀλλὰ καὶ τῶν ἰατρῶν, ἐμμείνας τῇ
προῤῥήσει, μετὰ ταῦτ᾽ ὑποστρέψαντος εἰς τὸ νόσημα τοῦ
δόξαντος ἐσχηκέναι καλῶς, εἶτ᾽ ἀποθανόντος, ἐκ μαντικῆς
ἐνομίσθην, οὐκ ἰατρικῆς θεωρίας, προειρηκέναι, καὶ ταῦτο
τῶν θαυμαστῶν τούτων ἰατρῶν οὐδαμόθι γεγράφθαι λεγόντων αὐτά. πόθεν οὖν ὅτι κατὰ τὴν ἐνδεκάτην ἡμέραν
ἢ τεθνήξεσθαί τινας ἢ κριθήσεσθαι προεῖπον ἔστι μοι
κἂν τοῖς περὶ κρισίμων αὐτάρκως γεγραμμένα τὰ περὶ τῶν
τοιούτων προῤῥήσεων, ἔστι δὲ κἂν τοῖς περὶ κρισίμων· καὶ
πάντων αὐτῶν ἡγεμών ἐστιν ὁ θαυμάσιος Ἱπποκράτης.
ἀλλὰ τὰ μὲν ἄλλα διά τε τῶν εἰρημένων ἄρτι βιβλίων ἐξείρ-
γασμαι καί τινων ἑτέρων. ἐν δὲ τῷ παρόντι τοῖς ἀνεγνω-

buscum confertur, confentiat. Quare hos relinquamus
et ipfi jam quae inftituimus abfolvamus. Mihi vero
hic animum diligenter adverte, ac cave mireris cur faepe
ego, quum quempiam perniciofe fe habere dixiffem, qui
interim repente habere belle, adeo ut et levaret illuderet-
que, non a plebejis tantum, fed et a medicis quibusdam,
in praedictione tamen conftarem; poftea quum repetere-
tur ille a morbo, qui videbatur recte habere, merereture-
que ex divinatrice non medica fpeculatione habitus fim
praedixiffe, quum haec praeclari ifti medici nusquam effe
affirmaverint literis mandata. Equidem unde mortem quibusdam in undecimum diem aut falutem praefagiverint,
abunde fcripfi de ejusmodi praedictionibus omnibus in
commentariis de judiciis et in libris etiam de diebus decretoriis: quorum eft omnium princeps divinus ille Hippocrates. Sed caetera in illis quos citavi modo libris et
vero etiam nonnullis aliis profecutus fum. In praefentia

Ed. Chart. IX. [217.]   Ed. Baf. V. (402.)

κόσιν ἐκεῖνα σαφῆ τὸν περὶ τῶν ἐνεστώτων ἀπεργάσομαι
λόγον. ἐπὶ μὲν γὰρ τῆς ἐνδεκάτης ἡμέρας ἔδοξεν ὁ Ἑρμοκράτης κεκουφίσθαι, τῇ τεσσαρεσκαιδεκάτῃ ἀπηλλάχθαι τε-
λέως· ὡρισμένου δ' ἤδη καὶ προεγνωσμένου τοῦ πάντως
ὑποστρέψαι τε καὶ τεθνήξεσθαι τὴν ἑπτακαιδεκάτην ἡμέραν
ἀκόλουθον ἦν τοῖς κατὰ τὴν ἐνδεκάτην καὶ τεσσαρεσκαιδεκάτην γενομένοις ἐνεγκεῖν τὴν ὑποστροφὴν, ὡς ἂν κατὰ
κρισίμους ἡμέρας τῆς τοῦ νοσήματος μεταβολῆς γενομένης.
ἐμάθομεν γὰρ ἔν τε τῷ προγνωστικῷ καὶ τοῖς ἀφορισμοῖς
τὰς κατὰ τετράδα περιόδους τῶν ἡμερῶν εἰς τὴν εἰκοστὴν,
οὐ τὴν εἰκοστὴν πρώτην ἀφικνεῖσθαι, καὶ διὰ τοῦτο τὴν
μὲν ια' τῆς ιδ' ἐπίδηλον εἶναι, τὴν δὲ ιζ' τῆς κ. ὑποστρέψαι μὲν οὖν τῷ Ἑρμοκράτει εὐλογώτατον τὸ νόσημα κατὰ
τὴν ιζ' ἡμέραν, ἀκολουθῆσαι δὲ κατὰ τὴν κ' ἑτέραν μετα-
βολήν. οὐ μὴν ἤδη γέ πω δῆλον ἡμῖν τοῖς ἀναγινώσκουσι
τὰ γεγραμμένα πρὸς Ἱπποκράτους ὁποία τις ἡ κατὰ τὴν
εἰκοστὴν ἡμέραν ἔσοιτο μεταβολὴ, διὰ τὸ μήτε τὴν δύναμιν
ὅπως εἶχε τοῦ κάμνοντος ἐπίστασθαι μήτε τὸ βεβαιότατον

qui illos revolverint, his planam faciam propofitam di-
fputationem. Undecimo die Hermocrates melior effe vifus
eft, quartodecimo perfecte liberatus. Conftituto jam hoc
et praecognito, recidivam omnino fore et periturum eum,
diem feptimum decimum confentaneum erat iis, quae die
undecimo et quarto decimo evenerant, recidivam attuliffe.
Nam morbi mutatio in dies incidit decretorios. Didicimus namque in praefagiis et aphorifmis dierum quater-
narios orbes in vigefimum, non in primum vigefimum incidere; atque idcirco undecimum quarti decimi effe indicem, decimum vero et feptimum vigefimi. Ergo tum
morbum rediiffe die feptimo Hermocrati in primis eft confonum, tum confecutam aliam effe mutationem vigefimo,
non tamen jam lectis Hippocratis fcriptis, quae die vigefimo mutatio futura effet, conftat. In caufa eft, quod nos
lateat, quomodo vires laborantis haberent, atque certiffi-
mum earum fignum, ipfos nimirum pulfus ipfe praeterie-

αἰτῆς σημεῖον ὑπ᾽ αὐτοῦ γεγράφθαι. σὺν μὲν γὰρ τῇ τού
των γνώσει ῥᾷστον ἦν εἰπεῖν, εἴτε κατὰ τὴν εἰκοστὴν
ἡμέραν ὁ κάμνων ἕξει τὴν τελευτὴν εἴτε καὶ εἰς πλείονας
ἐκταθήσεται τὸ νόσημα. μὴ γινωσκομένοιν δ᾽ ἐκείνων (403)
ἄδηλον. ἀκούσωμεν οὖν ὧν περὶ τῆς ἑπτακαιδεκάτης καὶ
ὧν περὶ τῆς εἰκοστῆς εἶπεν αὐτός.

θ'.

Περὶ δὲ ἑπτακαιδεκάτην ἐόντι ὑπέστρεψεν, ἐθερμάνθη τὰς
ἑπομένας, πυρετὸς ὀξὺς, οὖρα λεπτά.

Τὰ μὲν ἄλλα τῆς ὑποστροφῆς ἐστὶ συμπτώματα, τὰ δ᾽
οὖρα τὰ λεπτὰ δηλοῖ τὴν νόσον ἄπεπτον ὑπάρχειν, ὥστ᾽
οὔτ᾽ εἰ καὶ μὴ μεγάλως ἦν τὰ φανέντα σημεῖα ὀλέθρια,
σωθήσεσθαι τὸν ἄνθρωπον εἶπεν ἄν τις ἐπὶ τῆς ἑπτακαι
δεκάτης ἡμέρας, ὁρῶν τὴν ἀπεψίαν τῶν οὔρων. αὐτὸς γὰρ

rit. His enim fimul perfpectis, facillimum erat dicere vigefimone die moriturus effet aeger, an in fpatium longius
protrahendus morbus; ignoratis vero obfcurum. Itaque
audiamus, quae de die feptimo decimo, quae item de vigefimo, Hippocrates dicat.

IX.

Circa diem feptimum decimum rediit: in fequentibus diebus incaluit, febris erat acuta, urinae tenues, deliravit.

Alia quidem funt fymptomata recidivae. At urinae
tenues morbum effe inconcoctum fignificant. Itaque ut
non fint magnopere figna, quae apparebant exitiofa, fore
incolumem hominem dicere nequeas, confpiciens feptimo
decimo die eam urinarum inconcoctionem. Nam Hippo

εἶπεν ἐν τοῖς τοιούτοις κίνδυνον εἶναι, μὴ οὐ δυνήσεται τῷ χρόνῳ τοῦ νοσήματος ὁ κάμνων ἐξαρκέσαι.

ι'.

[218] Πάλιν δ' εἰκοστῇ ἐκρίθη ἀπύρετος, οὐχ ἵδρωσεν.

Ἐν ᾗ κατὰ λόγον ἦν ἡμέρᾳ παροξυνθῆναι τὸν πυρετὸν, εἴπερ ὅλως ἡ φύσις ἐνεχείρησε τῇ πέψει τῶν χυμῶν ἢ μόνον ὡς ἐδήλουν τὰ οὖρα διαμένοντα λεπτὰ, κατὰ ταύτην ἐπαύσατο τελέως ὁ πυρετός. οὐδὲ γὰρ κατὰ τὴν ἐπιακαιδεκάτην ἐγεγόνει τῷ λόγῳ τῆς ἐμαύτου θερμασίας, ἀλλὰ μόνῳ τῷ τῆς σήψεως, ἐκθερμανθέντων πυρετωδῶς τῶν χυμῶν. τὸ τοίνυν ζέσαν αὐτῶν διαπνευσθὲν ἀπύρετον ἂν εἰργάσατο τὸν ἄνθρωπον. ἀλλὰ μενόντων τῶν ὀλεθρίων συμπτωμάτων, ὡς ἐφεξῆς ἐρεῖ, σαφὲς ἦν ἀπολεῖσθαι τὸν Ἑρμοκράτην. ὥσπερ δ' ἐπὶ τεσσαρεσκαιδεκάτης ἡμέρας ἔγραψεν, οὐκ ἵδρωσεν οὕτως, καὶ κατὰ τὴν εἰκοστὴν αὐτὸ προσέθηκεν, ἀναμιμνήσκων τῆς ἀσήμως γενομένης ῥᾳστώνης.

crates ipfe dixit in talibus ut aeger diuturnitatem morbi fuftinere non poffit effe periculum.

X.

Rurfus autem vigefimo die judicatus eft, a febre immunis, non fudavit.

Quo fecundum rationem die oportuiffet febrem exacerbari, fi natura prorfus humorum coctionem aggreffa fuiffet, quos incoctos urinae tenues permanentes prodebant, eodem febris perfecte ceffavit. Neque enim decimo feptimo caloris nativi ratione febris recidit, fed fola putredinis fuccenfis febriliter humoribus. Itaque ipforum humorum fervor perfpiratus a febre immunem hominem reddidit. Verum manentibus perniciofis fymptomatis, ut poftea dicit, manifeftum erat moriturum Hermocratem. Quemadmodum autem decimo quarto die fcripfit: *non fudavit*, ita et vigefimo idem addidit, ad memoriam revo-

552 ΙΠΠΟΚΡΑΤΟΥΣ ΕΠΙΔΗΜΙΩΝ Γ

Ed. Chart. IX. [218.]   Ed. Baf. V. (403.)

ὅτι δὲ διέμεινε τὰ συμπτώματα τοῦ νεκροῦσθαι τὴν φύσιν
τοῦ κάμνοντος εὔδηλόν ἐστιν ἐξ ὧν ἐφεξῆς ἔγραψε τοῖς
κατὰ τὴν εἰκοστὴν ἡμέραν εἰρημένοις, οἷς ἤδη πρόσεχε τὸ
νοῦν.

ια'.

Ἀπόσιτος παρὰ πάντα χρόνον, κατενόει, διαλέγεσθαι οὐκ
ἠδύνατο, γλῶσσα ἐπίξηρος, οὐκ ἐδίψη, κατεκοιμᾶτο κωματώδης.

Πάντα τὰ εἰρημένα νεκρουμένης ἐστὶν ἤδη τῆς ζωτικῆς δυνάμεως γνωρίσματα, οἷον εὐθέως ἡ ἀποσιτία τὴν
ἀνορεξίαν δηλοῦσα, ποτὲ μὲν διὰ τὸ στόμα τῆς κοιλίας γίνεται, κεκακωμένον ὑπό τινος ἀλλοτρίας ποιότητος χυμῶν,
ἔστι δ' ὅτε διὰ τῆς δυνάμεως αὐτῆς νέκρωσιν, ἧς, ὅθ'
ὑγίαινεν, ἦν ἔργα τό τε τῆς ἐνεργείας αἰσθάνεσθαι καὶ τὸ
τῶν ἰασομένων αὐτὴν ὀρέγεσθαι. τῆς δ' αὐτῆς ταύτης ἐρ-

cans levamentum absque fignis factum esse. Quod autem
permanserint symptomata, naturam aegrotantis extingui
liquido constat ex his quae deinceps scripsit in vigesimi
diei narratione, quibus jam mentem adhibe.

XI.

Cibos toto tempore averfabatur, mente conftabat, loqui
non valebat, lingua arida, non fitiebat, parce dormivit: comatofus.

Haec pronunciata omnia jam emorientis vitalis facultatis certa signa sunt, ut verbi gratia ciborum averfatio
inappetentiam significans, quae interdum ob orificium ventriculi ab aliena quadam humorum qualitate male affectum
oboritur, interdum vero et propter facultatis ipsius exci-
dium, cujus erant in fecunda valetudine munera, tum
actionem fentire, tum ipfam fanatura appetere. Ejusdem

γον καὶ ἡ τῆς ὑγρᾶς οὐσίας ἔνδειά τε καὶ ἀναπλήρωσις·
ὅπως οὖν εἶχε καὶ περὶ ταῦτα σαφῶς ἐδήλωσεν ὁ Ἱπποκράτης εἰπών, οὐκ ἐδίψη. καὶ τῷ μὲν ἀπόσιτος ἅπαντα
τὸν χρόνον, ἐφεξῆς ἔγραψε κατενόει· τῷ δὲ γλῶσσα ἐπίξηρος, τὸ οὐκ ἐδίψη· τὸ μὲν κατενόει πρὸς τὸν κοινὸν ἀμφοτέρων διορισμὸν παραλαβὼν, τὸ δ᾽ οὐκ ἐδίψη πρὸς τὸν ἕτερον. ὁ μὲν οὖν κοινὸς διορισμὸς τοῦτό ᾑσιν· οὐκ ᾐσθάνετο τῆς ἐνδείας οὔτε τῆς κατὰ τὸ ξηρὸν οὐσίας οὔτε τῆς
κατὰ τὸ ὑγρὸν, οὐ διὰ τὸ μὴ παρακολουθεῖν, ἀλλὰ διὰ τοῦ
νεκροῦσθαι τὴν δύναμιν αὐτοῦ. τῷ δ᾽ οὐκ ἐδίψη προσέθηκε τὸ γλῶσσα ἐπίξηρος, εἰς διορισμὸν τοῦ μὴ δι᾽ ὑγρότητα τὸν ἄνθρωπον [219] ἄδιψον γεγονέναι, καθάπερ
ἔνιοι τῶν ὑγρὸν καὶ ψυχρὸν ἠθροικότων χυμὸν, ἀλλὰ καὶ-
τοι διαθέσεως οὔσης διψωδεστάτης ἡ δύναμις οὐκ ᾐσθάνετο νεκρουμένη. μή τι δὲ καὶ τὸ διαλέγεσθαι μὴ δύνασθαι
κατὰ τὴν ταύτης ἐγένετο κάκωσιν. εἴπερ οὖν τὰ συμπτώματα ταῦτα καὶ κατὰ τὴν εἰκοστὴν ἡμέραν ὑπῆρχεν αὐτῷ
καὶ σχεδὸν ἐν ὅλῃ τῇ νόσῳ, δῆλον ὅτι σβεννυμένης τῆς

vero munus eſt tum humidae ſubſtantiae indigentia tum
repletio. Quo itaque modo in his ſe habuit, maniſeſtavit
Hippocrates hiſce verbis: *Non ſitiebat*, atque Huic ſubjunxit: *cibos toto tempore averſabatur*. Deinde ſcripſit·
mente conſtabat; hinc: *lingua arida, non ſitiebat*. *Mente*
quidem *conſtabat* ad communem utriusque diſtinctionem
aſſumpſit, *Non ſitiebat* vero ad alteram. Communis
autem diſtinctio hoc fert, neque humidae, neque ſiccae
ſubſtantiae indigentiam ſentiebat. Non quod non conſe-
queretur, ſed quod interiret ipſius facultas. Huic vero
orationi, *lingua arida*, adjecit, *non ſitiebat*, qua diſtin-
gueret non ob humiditatem hominem non ſitiviſſe, quemadmodum nonnulli eorum qui humidum et frigidum humorem accumularunt, ſed quod etiamſi ſiticuloſiſſima eſſet
affectio, facultas tamen emoriens non ſentiret. Non po-
tuiſſe etiam eum loqui ob ejusdem jacturam factum eſt.
Si igitur haec ſymptomata et vigeſimo die et per totum
fere morbum ipſi adfuerint, patet extincto nativo calore,

Ed. Chart. IX. [219.]   Ed. Baf. V. (403.)

ἐμφύτου θερμασίας ὁ πυρετὸς ἐπαύσατο κατὰ τὴν εἰκοστὴν
ἡμέραν. ὁμολογεῖ δὲ τούτοις καὶ τὸ κατεκοιμᾶτο σμικρά,
κωματώδη. οὐ γὰρ ὡς οἱ κατὰ φύσιν ἔχοντες ἐκάθευδεν,
ἀλλὰ δι᾽ ἀῤῥωστίαν τῆς δυνάμεως ἑκὼν ἔμινεν, ὡς μὴ δύνασθαι τοὺς ὀφθαλμοὺς ἀνεῳγότας ἔχειν, ἔκλινέ τε αὐτοὺς
καὶ σμικρὰ κατεκοιμᾶτο. προσέθηκε γὰρ τῷ κατεκοιμᾶτο
τὸ σμικρά, διότι καὶ τοῦτο γνώρισμα τῆς κατὰ τὴν δύναμιν ἀῤῥωστίας ἦν, οὐ τῶν κατὰ φύσιν ὕπνων, τινὰ λέγεσθαι
τῷ κάμνοντι κατὰ τὸν καιρὸν τοῦτον, ἢ δι᾽ ὑγρότητα τῆς
αἰσθητικῆς ἀρχῆς ὑπνῶδες ἦν τὸ κῶμα. θαυμάσαι τοίνυν
ἐστὶν οὐ διὰ τί τέθνηκεν ὁ Ἑρμοκράτης, ἀλλὰ διότι μέχρι
τῆς ἑβδόμης καὶ εἰκοστῆς ἡμέρας ἐξήρκεσιν· εὔλογον γὰρ
ἦν οὐ μετὰ πολὺ τῆς εἰκοστῆς ἀκολουθῆσαι τὸν θάνατον
αὐτῷ. δῆλον οὖν ὅτι νέος τις ἦν εὔρωστός τε φύσει καὶ διὰ
τοῦτ᾽ ἀντέσχετο, κατὰ βραχὺ μαραινόμενος. ἔνεστι γὰρ ἐξ
ἁπάντων τῶν συμβάντων αὐτῷ τεκμήρασθαι τὸν καλούμενον
ὑπὸ τῶν νεωτέρων ἰατρῶν μαρασμὸν περιφρυγῆ γεγονέναι.
διέφθειρε δὲ αὐτὸν ἐπὶ τῆς εἰκοστῆς ἑβδόμης ὁ διὰ τὴν

febrem vigefimo die ceffaviffe. Atque his id affentitur,
parce dormivit, comatofus. Non enim ut qui fecundum
naturam fe habent dormivit, fed propter facultatis infirmitatem ultro oculos ita claudebat, ut apertos habere
non valeret et ipfos inclinabat parceque dormivit. Adjecit enim verbo, *dormivit*, adverbium *parce*, quoniam etiam
hoc infirmae facultatis fignum erat, non fomnorum fecundum naturam. Quare aegrotanti hoc tempore fomniculo-
fum coma fuit magis quam propter fenfifici principii humiditatem. Mirari itaque licet non quod interierit Hermocrates, fed quod adufque vigefimum feptimum fuffecerit. Rationi namque confentaneum erat non multo poft
vigefimum diem mortem confequuturam effe. Conftat igitur juvenem quendam fuiffe et natura valde robuftum,
ob idque obftitiffe paululum marcefcentem. Licet enim
ex omnibus ipfi obortis conjicere vocatum a recentioribus medicis marcorem retorridum fuiffe. Peremit autem
ipfum vigefimo feptimo die febris, quae ob humorum pu-

Ed. Chart. IX. [219.]　　　　　　　　Ed. Baf. V. (403.)

τῶν χυμῶν σηπεδόνα γεγόμενος πυρετὸς, ἐπὶ τῆς εἰκοστῆς τετάρτης, ὃν διὰ τῆς ἐχομένης ῥήσεως ἐδήλωσεν. ἄξιον δ᾽ ἐπισημήνασθαι διὰ τί κατὰ τὴν προκειμένην λέξιν ἔγραψε κατενόει πάντα. φαίνεται γὰρ οὐ πάντα κατανοήσας, αὐτοῦ τοῦ Ἱπποκράτους ἐν τῇ τῆς πέμπτης ἡμέρας διηγήσει γρά-ψαντος αὐτὸν παρακροῦσαι, καὶ μετὰ ταῦτα πάλιν ἐπὶ τῆς ἕκτης προσθέντος, οὐ κατενόει, καὶ πάλιν ἐπὶ τῆς ἑπτα-καιδεκάτης παρέκρουσε. δυοῖν τοίνυν θάτερον, ἢ ὅτι μό-ναις ταύταις ταῖς ἡμέραις παρέκρουσε, τῷ δ᾽ ἄλλῳ χρόνῳ κατενόει, δηλῶσαι βουλόμενος ἔγραψε κατενόει πάντα, ἢ ὅτι κατὰ τὴν εἰκοστὴν ἡμέραν, ἧς ἐν τῇ προκειμένῃ ῥήσει τὴν διήγησιν ἔγραψε, κατενόει πάντα, τουτέστιν οὐδὲ μι-κρὸν παρεφέρετο. διὰ τί δὲ τοῦτο προσέθηκεν ὀλίγον ἔμ-προσθεν εἶπον. ἀδίψων γὰρ καὶ ἀνορέκτων γινομένων τι-νῶν ἐν νόσοις, ἢ διὰ τὸ παραφρονεῖν ἀναισθήτως ἐχόντων ὧν πάσχουσιν ἢ διὰ νέκρωσιν τῆς ἐν τῇ κοιλίᾳ δυνάμεως φυσι-κῆς. ἐπειδὰν οὕτω πάσχωσιν ἄνευ τοῦ παραφρονεῖν, ἀπο-λείπεται νεκρῶσαι τὴν φυσικὴν δύναμιν αὐτῶν.

tredinem vigefimo quarto concitata fuerat, quam fequenti textu manifeftavit. At operae pretium eft obfervare cur in praefenti textu fcripferit: *mente prorfus conftabat.* Videtur fiquidem omnino mente conftitiffe, quum ipfe Hippocrates pronunciet aegrum in quinti diei enarratione defipuiffe, ac rurfus poftea fexto die adjecit: *non mente conftitit,* et rurfus: *decimo feptimo defipuit.* E duobus itaque alterum aut qui folis his diebus deliravit, alio vero tempore mente conftitit, fignificare volens fcripfit, *mente prorfus conftabat,* aut quod vigefimo die cujus interpre-tationem in praefenti textu fcripfit, prorfus mente confta-bat, hoc eft, ne paululum quidem deliravit. Quare autem adjecit paulo ante dixi. Quum enim quidam in morbis non fitiant, neque appetant, aut propter delirium non fen-tiant quae patiuntur aut propter facultatis naturalis ven-triculi interitum. Quoniam vero citra delirium ita pa-tiantur, relinquitur naturalem ipforum facultatem emor-tuam effe.

ιβ'.

Περὶ δὲ εἰκοστὴν καὶ τετάρτην ἐπεθερμάνθη, κοιλίη ὑγρὴ,
λεπτοῖσι πολλοῖσι ῥέουσα καὶ τὰς ἑπομένας, πυρετὸς ὀξὺς,
γλῶσσα συνεκαύθη, ἑβδόμη καὶ εἰκοστῇ ἀπέθανε.

---

[220] Τούτῳ τῷ ἀῤῥώστῳ ἡ τετάρτη καὶ εἰκοστὴ
τῶν κατὰ περίοδον οὖσα κρισίμων, ὡς ἐδείχθη, καὶ ἡ ἑβδόμη καὶ εἰκοστὴ πολὺ μᾶλλον ἐπὶ ταύτης ἐξ ἀναλογίας ἤνεγκαν τινὰς νεωτερισμούς. ὥσπερ γὰρ ἐπὶ τῆς ἑπτακαιδεκάτης ἡμέρας ὑποστρέψας κατὰ τὴν εἰκοστὴν ἔδοξεν ἔχειν
ἄμεινον, οὐ σχὼν οὕτως κατά γε τὴν ἀλήθειαν, ἀλλὰ φαντασίαν τοῖς πολλοῖς ποιήσας, σβεννυμένης τῆς ἐμφύτου θερμασίας, ἀπύρετος ἐγίνετο, κατὰ τὸν αὐτὸν τρόπον ἐπὶ τῆς
εἰκοστῆς τετάρτης ἀρξάμενος πυρέττειν, ἐκ σηπεδόνος τῶν
ὑπολοίπων χυμῶν, ἑξῆς καὶ διεχώρησε κάτω πολλὰ καὶ λεπτὰ καὶ κακοήθη, κατὰ τὴν εἰκοστὴν ἑβδόμην ἀπέθανεν,

XII.

*Circiter vero quartum et vigefimum diem incaluit, alius
liquidis tenuibus et copiofis fluida; fequentibus diebus
febris acuta, lingua exufta eft, vigefimo feptimo defunctus eft.*

Huic aegroto quartus et vigefimus inter judicatorios
eft circuitus, ut demonftratum eft, multoque magis vigefimus feptimus in hoc quasdam innovationes ex proportione attulerunt. Quemadmodum enim feptimo decimo
die reverfus eft morbus, vigefimo die melius habere vifus
eft, non ita tamen habens fecundum rei veritatem, fed
opinionem multis praebens extincti caloris nativi fine febre factus eft. Eodem modo die vigefimo quarto quum
ex reliquorum humorum putredine febricitare incepiffet,
deincepsque deorfum multa dejeciffet tum tenuia tum

Ed. Chart. IX. [220.]   Ed. Baf. V. (403. 404.)
ὀξέος αὐτοῦ γενομένου καὶ ξηροῦ τοῦ πυρετοῦ, δι' ὧν καὶ
ἡ γλῶσσα συνεκαύθη.

───────

ιγ'.

(404) Τούτῳ κώφωσις διὰ τέλεος παρέμενεν. οὖρα ἢ
παχέα καὶ ἐρυθρὰ, οὐ καθιστάμενα ἢ λεπτὰ καὶ ἄχροα
ἐναιωρήματα ἔχοντα, γενέσθαι οὐκ ἠδύνατο.

Καὶ μετὰ τὴν τῆς εἰκοστῆς ἡμέρας διήγησιν ἐφεξῆς
ἐγεγράφει τὸ μὲν νῦν εἰρημένον, τὸ γενέσθαι οὐκ ἠδύνατο,
ταὐτὸ σημαῖνον τῇ ἀπόσιτος φωνῇ. οὖρα δ' ἀπὸ τῆς ἑπτα-
καιδεκάτης ἄχρι τῆς εἰκοστῆς ἔφη γεγονέναι λεπτά, προειρήκει δ', εἴ τι μεμνήμεθα, καὶ περὶ τῶν ἐρυθρὸν καὶ ἀκα-
τάστατον ἐχόντων ἐναιώρημα. νῦν οὖν ἐπαναλαβὼν ἅμα
περὶ πάντων ὧν ἀπεφήνατο, δυνάμει τοῦτο λέγει, ὡς οὔρησεν ἄλλοτ' ἀλλοῖα, χρηστὸν δ' ἀκριβῶς οὐδέποτ' οὐδέν.
ἀλλὰ καὶ ὅτι διὰ παντὸς αὐτῷ τοῦ νοσήματος ἡ κώφωσις
παρέμεινεν, οὐκ εἰρημένον ἔμπροσθεν, εἰκότως νῦν προσέθη-

maligna, vigefimo feptimo die obiit facta febre ipfa et
acuta et ficca, per quae et lingua fimul exufta eft.

───────

XIII.

*Huic furditas per totum morbum permanfit; urinae aut
craffae et rubrae non fubfidebant, aut tenues et decolores enaeoremata continebant; guftare non valebat.*

───────

Atque poft vigefimi diei expofitionem deinceps quod
nunc enunciatum eft adfcripfit, *guftare non valebat,* quod
idem ac vox, *cibos averfatus,* fignificat. At urinas a decimo feptimo die tenues adufque vigefimum fuiffe protulit. Praedixerat autem, fi quid meminerimus, et de his
quae rubrum et non fubfidens enaeorema haberent. Nunc
vero repetitis fimul omnibus quae demonftraverat patentia, loquitur illum alias aliam urinam minxiffe, bonam
autem plane nullam. Praeterea quod per totum morbum
furditas permanferit, non antea pronunciatum jure nunc

κεν. οὐκ οἶδα δ᾽ ὅπως οὐκέτι οὐδὲν εἶπε περὶ τῆς ἰκτερώ-
δους ἀναχύσεως. ἀκόλουθον γὰρ ἦν καὶ ταύτης μνημονεῦσαι. τάχ᾽ οὖν ὡς πρόδηλον ὅτι παρέμεινεν ἐσιώπησεν,
οὔπω γὰρ οὐδ᾽ ἱδρὼς ἐγένετο τῷ Ἑρμοκράτει οὔτε διὰ γαστρὸς ἢ οὔρων ἢ ἐμέτων ἠκολούθησε κένωσις χολωδῶν, ἀδύνατον ἦν παύσασθαι τὸν ἴκτερον. ἐκ πάντων οὖν τῶν εἰρημένων φαίνεται παθεῖν αὐτῷ τὸ ἧπαρ ἰσχυρῶς, ἀρχὴ τῆς
φυτικῆς τε καὶ φυσικῆς ὀνομαζομένης ψυχῆς ὑπάρχον, ἧς
ἐδείχθησαν εἶναι τέτταρες δυνάμεις, ἑλκτική τε καὶ καθε-
κτικὴ καὶ ἀλλοιωτικὴ καὶ ἀποκριτική, καθ᾽ ἃς καὶ τρέφεσθαι καὶ αὐξάνεσθαι τοῖς σώμασιν ὑπάρχει καὶ παθούσης
ταύτης ἀνορεξίαι δειναὶ καταλαμβάνουσιν, ὡς τεθνάναι
μᾶλλον ἐθέλειν ἢ γεύσασθαί τινος.

---

[221] Τὰ μὲν παλαιότερα τῶν ἀντιγράφων τὴν ἀρχὴν τῶν προκειμένων χαρακτήρων τοῖς ἀῤῥώστοις εἶχεν

---

appofuit. At non novi quomodo nihil quicquam etiamnum
de auriginofa effufione protulerit. Nam confentaneum
erat etiam hujus meminiffe. Sed fortaffis quod pateret
omnibus eam perfeveraffe tacuit. Quod enim nondum
fudor Hermocrati erupiffet, neque per alvum aut urinas
aut vomitus bilioforum vacuatio confequuta effet, fedari
non potuit icterus. Ex omnibus itaque narratis ipfi jecur
vehementer affectum fuiffe videtur, quod tum vegetatri-
cis tum naturalis animae appellatae principium exiftit,
cujus quatuor effe facultates demonftravimus, attractricem,
retentricem, alteratricem et expultricem, quibus corpora
tum nutriuntur, tum increfcunt, ipfaque affecta inappetentiae ita graves prehendunt, ut mori potius aeger velit,
quam quicquam guftare.

Vetuftiora quidem exemplaria adjectorum aegris characterum principium habebant a muliere apud Bitonem

ἀπὸ τῆς περὶ Βίωνος κυναγχικῆς, ἑβδόμης ἀπὸ τῆς ἀρχῆς
γεγραμμένης. ἀμέλει καὶ οἱ ἐξηγησάμενοι τοὺς προσγεγραμ-
μένους τῷ βιβλίῳ τούτῳ χαρακτῆρας ἀπ᾽ ἐκείνης ἤρξαντο
πάντες, τοῖς πρώτοις ἀῤῥώστοις λέγοντες αὐτοὺς μὴ προσκεῖσθαι. κατ᾽ ἔνια μέντοι τῶν νῦν εἰς χεῖρας ἡκόντων
ἡμῖν εὑρίσκονται καὶ τοῖς πρώτοις ἀῤῥώστοις προσκείμενοι
χαρακτῆρες, ὥστε καὶ ἡ κατὰ Διοσκορίδην ἔκδοσις προσκει-
μένους αὐτοὺς ἔχει. καὶ τούτῳ γε τῷ Ἑρμοκράτει πρῶτον
μὲν ὑπογέγραπται τὸ π ἐν μέσῳ γραμμὴν ἔχον, ἁπάντων
τῶν χαρακτήρων, ὧν ἐπὶ πάντων ἀῤῥώστων ἔφαμεν εὑρίσκεσθαι, προσγεγραμμένων. ἐφεξῆς δὲ τὸ ε γέγραπται καὶ
μετ᾽ αὐτὸ τὸ δ κάτωθεν ὀρθὴν γραμμὴν ἀπεστιγμένην ἔχον,
οἷόν περ τὸ υ προγραφέν. εἶτα μετ᾽ αὐτὸ τὸ κ καὶ ξ καὶ
μετὰ ταῦτα τὸ θ, κατὰ τόνδε τὸν τρόπον π. ε. δ. κ. ζ. θ. ο
μὲν οὖν πρῶτος χαρακτὴρ, ὡς καὶ πρόσθεν, σημαίνει τὸ
πιθανὸν, ὥσπερ γε καὶ τὸ ὕστατον γράμμα ποτὲ μὲν υ, ποτὲ δὲ θ γεγραμμένον, ὑγείας μὲν τὸ υ, θανάτου δὲ τὸ θ
σημεῖόν ἐστι. τὸ δὲ πρὸ τούτου τὸν ἀριθμὸν τῶν ἡμερῶν,

anginofa feptima ab initio defcripta. Et fane qui adfcriptos huic libro characteras interpretati funt, ab illa
omnes inceperunt, dicentes primis aegris ipfos non adjectos effe. In nonnullis tamen exemplaribus quae nunc
in manus noftras pervenerunt, primis etiam aegris adjecti
characteres reperiuntur, ut et Diofcoridis editio ipfos habet. Atque huic utique Hermocrati primum quidem fub-
fcriptum eft π lineam in medio habens characterum omnium
quos in aegrotis omnibus adfcriptos reperiri diximus.
Deinde E fcriptum eft, atque poft ipfum δ lineam rectam
deorfum reverfam habens veluti υ. Defcriptum deinde
poft ipfum κ ϱ ξ. Poft haec Θ, hoc modo π. ε. δ. κ. ζ. θ.
Primus itaque character ut antea τὸ πιθανὸν credibile
fignificat, quemadmodum et ultima litera interdum quidem
υ, interdum vero θ fcripta, fanitatis quidem υ, mortis
vero θ fignum eft. Qui vero character hunc praece-
cedit, dierum numerum indicat, quibus homo interiit aut
perfecte fanatus eft. Qui in medio exiftunt, modum ha-

ἐν αἷς ἤτοι ἀπέθανεν ὁ ἄνθρωπος ἢ τελέως ὑγιάσθη, ση-
μαίνει· τὰ δὲ μεταξὺ τὸν τρόπον, καθ' ὃν ἤτοι σωθῆναι
τὸν ἄνθρωπον ἢ ἀπολέσθαι συνέβη. καὶ νῦν οὖν ὁ τὸ ε
μετὰ τοῦ κάτωθεν ἀπεστιγμένου δέλτα γράψας, ἐπισχεθέντων τῶν διαχωρημάτων, πιθανὸν εἶναί φησι κατὰ τὴν
εἰκοστὴν ἑβδόμην ἡμέραν ἀποθανεῖν τὸν Ἑρμοκράτην. τινὲς
δὲ τῶν ἐξηγητῶν διὰ τὸ ῥυῆναι κατὰ τὴν εἰκοστὴν καὶ
τετάρτην ἡμέραν τὴν γαστέρα, τὸν θάνατον αὐτῷ γεγονέναι φασί, παρατιθέμενοι τὸ ἐκ τοῦ προῤῥητικοῦ κατὰ λέξιν
οὕτως ἔχον· κώφωσις καὶ οὖρα ἐξέρυθρα, ἀκατάστατα,
ἐναιωρηθέντα παρακρουστικόν. τοῖς τοιούτοις ἰκτεροῦσθαι
κακόν· κακὴ δὲ καὶ ἡ ἐπὶ ἰκτέρῳ μώρωσις. τούτους ἀφώ-
νους μὲν, αἰσθανομένους δὲ συμβαίνει γίνεσθαι. οἶμαι δὲ
καὶ κοιλίαι καταῤῥήγνυνται τουτέοισι οἷον ἐγένετο Ἑρμίππῳ
καὶ ἀπέθανεν. αὕτη μὲν ἡ ἐκ τοῦ προῤῥητικοῦ λέξις, καὶ
εἴρηται περὶ αὐτῆς ὁπότ' ἐξηγούμεθα τὸ βιβλίον ἐκεῖνο.
νυνὶ δὲ τοσοῦτον εἰπεῖν ἐξαρκέσει πάλιν ἀναμνήσεως ἕνεκεν ὧν τ' ἐν ἐκείνοις ἐξηγησάμεθα καὶ ὧν ἐν τῷδε τῷ βιβλίῳ
μέχρι δεῦρο. συνέβη γὰρ τὸν Ἑρμοκράτην μήτε δι' ἐπί-

bent, in quo fervari hominem contigit vel interire. Et
nunc characterem ε cum δ deorfum reflexo fcribens credibile eſſe ait retentis dejectionibus, vigeſimo ſeptimo
periiſſe Hermocratem. Quidam interpretum, quod alvus
vigeſimo quarto die profluxerit, ipſi mortem accidiſſe proferunt ex prorrhetico auctoritatem promentes in textu ita
ſe habentem: *Surditas et urinae praerubrae non ſubfi-
dentes, enaeorema habentes delirium portendunt, his oboriri icterum malum. Mala quoque et ictero ſuccedens
fatuitas. Hos quidem voce privari, ſed ſentientes eſſe
contingit; atque his, arbitror, alvus prorumpit, ut Her-
mippo factum eſt, atque obiit.* Is eſt ex prorrhetico textus, de quo quum librum illum explanaremus, dictum eſt.
Nunc vero tantum dicere ſufficiet rurſus, memoriae gratia et quae in illis et quae hoc in libro hucuſque expo-
ſuimus. Contigit ſiquidem Hermocratem neque per alvi

σχέσιν γαστρὸς μήτε δι' ἔκκρισιν ἀποθανεῖν. ἀλλὰ ταῦτα
μὲν ἐπιφανῆναι συμπτώματα τῆς διαθέσεως, ὥσπερ καὶ
ὁπότε πρόσθεν ἀπέκρινε συγκεκαυμένα, ταῖς καὶ κατὰ τὸ
ἧπαρ διαθέσεσι ἀμφοτέρων ἑπομένων, ὡς ἐδείξαμεν ἐν ἄλλοις τέ τισι κἂν τοῖς περὶ τῶν πεπονθότων τόπων ὑπομνήμασι. φαίνεται δὲ καὶ ὁ θάνατος αὐτῷ γεγονέναι μάλιστα μὲν διὰ τὸ ἧπαρ, ἤδη δὲ καὶ τὰ κατὰ τὴν κεφαλὴν
οὐκ ἔχειν κατὰ φύσιν. ἔτι δ' ἀλογώτερον ἐξηγοῦνται τὸν
ἄῤῥωστον οἱ φάσκοντες διὰ τοῦτο γεγράφθαι μόνον, ἵνα
τὴν τῶν κρισίμων ἡμερῶν δύναμιν ἐξετάσωμεν, ὥσπερ οὐκ
ἐπὶ πάντων μὲν τῶν νοσούντων κοινῶς τούτου παρατηρου-
μένου, τὰ δὲ καθ' ἕκαστον ἴδια κατὰ τὰς συμβάσας αὐτοῖς διαθέσεις.

ιδ'.

[222.] Ὁ κατακείμενος ἐν τῷ Δεάλκους κήπῳ.

retentionem, neque per excretionem interiiſſe, ſed haec
quidem morbi ſymptomata apparuiſſe quemadmodum et
quum antea excrevit combuſta, utrisque et hepatis affectiones conſequentibus, ut oſtendimus, tum in aliis quibusdam tum in commentariis de locis affectis. Videtur
autem et ipſi mors maxime quidem ob hepar adveniſſe;
jam vero et quod caput non ſecundum naturam haberet.
Aegrotum autem etiamnum abſurdius interpretantur qui
ob id ſcriptum ſolum profitentur, ut judicatoriorum dierum vires perpenderemus, ac ſi non omnibus quidem aegris communiter hoc obſervetur, ſed ſingula ſeorſum juxta
eas quae ipſi contigerunt affectiones.

XIV.

Qui in Dealcis horto decumbebat.

Κᾀνταῦθα πάλιν οἱ περὶ τὸν Σαβῖνόν φασι τὸν κῆπον
προσκεῖσθαι, συναίτιον τῆς νόσου γενόμενον τἀνθρώπῳ,
καὶ γράφουσί γε κατὰ λέξιν οὕτως. διὰ τοῦτο γὰρ μήποτε
καὶ τὸν κῆπον παρέθετο, κἀντεῦθεν τὴν ἀφορμὴν τῷ πυρετῷ γεγονέναι ὑπεμφαίνων. οὐ γάρ ἐστι ποηφάγον ζῶον ὁ
ἄνθρωπος, ὥστε τῇ ἀλλοκότῳ διαίτῃ καὶ ὡς νεωτερισμὸν
ὑπέμεινεν. ἐνταῦθα μὲν ἐκεῖνοι ταῦτα γεγράφασιν, ἐπεὶ δ᾽
ἐν τούτῳ ὑπομνήματι παρὰ τὴν ἐμαυτοῦ προαίρεσιν εἰς
ἔλεγχον ἐξηγήσεων ἀλλοκότων ἐπείσθην τοῖς ἑταίροις γράψαι τινὰ, καὶ νῦν ὀλίγα προσθήσω, ταυτὸν εἶδος ἔχοντα.
πρῶτον μὲν οὖν οὔτε διὰ παντὸς οἰκεῖν ἔφη τὸν ἄνθρωπον
ἐν τῷ Δεάλκους κήπῳ, κατακεῖσθαι δὲ μόνον ἔγραψεν, ἐνδεχόμενον ἔμπροσθεν μὲν ὅθ᾽ ὑγίαινεν, οἰκεῖν αὐτὸν ἑτέρωθι, νοσήσαντα δὲ καταγωγῆς ἐπιτηδειοτέρας δεηθέντα
τοιαύτην ἔχειν ἐν τῷ Δεάλκους κήπῳ. δεύτερον οὐκ ἀναγκαῖόν ἐστι τὸν ἐν κήπῳ καταγωγὴν ἔχοντα λάχανα σιτεῖ-
σθαι διὰ παντὸς ὡς ποηφάγον ζῶον, ὥσπερ οὐδ᾽ εἰ πλησίον εἴη τῶν αἴγεια κρέα πιπρασκόντων ἢ προβάτεια, ταῦτ᾽

Hic quoque rurfum Sabinus hortum adjectum effe ait
adjuvantem morbi caufam homini factum effe, atque hisce
verbis ita fcribit: ob id enim et hortum nunquam appo-
fuiffet hincque febri caufam extitiffe manifeftans.   Non
enim herbivorum animal homo eft; quapropter ex alieno
victu veluti innovationem quandam fuftinuit.   Hoc in loco
quidem ille fcripfit: Sed quoniam in hoc commentario
praeter meam ipfius voluntatem ad alienarum explicationum confutationem ab amicis fcribere quaedam fum adductus, et nunc pauca adjiciam idem genus habentia. Primum itaque neque perpetuo hominem habitare dixit in
Dealcis horto, fed jacere folum fcripfit; qui antea quum
recte valeret, alibi habitare potuit; morbo vero correptus
opportunioris diverforii indigus tale in Dealcis horto
habuerit.   Secundo non neceffe eft in horto diverforium
habentem oleribus perpetuo vefci ut herbivorum animal:
quemadmodum neque fi prope eos fueris, qui caprinam
vel ovillam carnem vendunt, hanc quotidie comedas, ut

ἐσθίειν ὁσημέραι, καθάπερ οἱ λέγοντες. οὐδὲ γὰρ εἰ γείτων
εἴη τῶν τὰ κρέα πιπρασκόντων, ἀναγκαῖον αὐτῷ πλεῖσια
προσφέρεσθαι ταῦτα, καθάπερ ἀθλητῇ. τρίτον ἐπὶ τούτοις
ὅτι πολλὴν ἀφθονίαν ἔχοντες λόγων εἰς τὸ διαβάλλειν τὸν
ἐπὶ τοῖς κήποις ἀέρα, τοῦτο μὲν ὅλον τὸ μέρος ἐξέλιπον,
ἐξετράποντο δ᾽ ἐπὶ τὰ λάχανα, δυνάμενοι καὶ τῶν ὀχετῶν
μνημονεύειν, ὡς τὰ πολλὰ τοὺς ἀποπάτους ἐκκαθαιρόντων
εἰς τοὺς κήπους, ἅπασάν τε τὴν τοιαύτην δυσωδίαν ἔτι τε
τὴν ἀπὸ τῶν λαχάνων καὶ δένδρων καὶ θάμνων ἀναθυμία-
σιν, ὥσπερ ἀπό τε κράμβης καὶ καρέως καὶ πύξου. φανερῶς γὰρ ὁ πέριξ ἀὴρ μοχθηρὸς ἀπὸ τῆς τούτων ὁμιλίας
γίνεται· ἀλλὰ γὰρ ἅλις ἤδη μοι καὶ τῶν περὶ τὰς τοιαύτας
ἐξηγήσεις ἀντιλογιῶν. ἐπὶ δὲ τὰ χρήσιμα μεταβὰς ἀκολου-
θήσω ταῖς Ἱπποκράτους λέξεσιν.

ιε΄.

(405)   Κεφαλῆς βάρος καὶ κρόταφον δεξιὸν ἐπωδύνως εἶχε
χρόνον πολύν. μετὰ δὲ προφάσιος πῦρ ἔλαβε, κατεκλίθη.

qui oratorie loquuntur. Neque enim ſi vicinus his fueris
qui carnes vendunt, propterea tibi neceſſe eſt ut et plurimas has integras veluti athletae devores. Tertium ab
his eſt, quod quum multam ſermonum ubertatem haberet
ad aëris hortorum accuſationem, hanc quidem totam partem praetermiſit et ad olera converſus eſt. Cloacas quoque commemorare poterat, quae excrementa ad hortos fere
repurgant omnemque talem graveolentiam, atque etiamnum
ab oleribus, arboribus et fruticibus, ut a braſſica, careo et
buxo exhalationem. Circumſtans enim aër manifeſte ab
horum vicinia pravus redditur. Sed enim jam ſatis a me
de harum interpretationum contradictionibus enarratum
eſt. Ad utilia vero digreſſus textus Hippocratis proſequar.

XV.

Diutius capitis gravitate et temporis dextri dolore vexatus,
levi autem occaſione igne prehenſus decubuit.

Ed. Chart. IX. [223.]   Ed. Baf. V. (405.)

[223] *Πῦρ μὲν ὁ Ἱπποκράτης τὸν πυρετὸν ὀνομάζει,
καθότι δέδεικταί μοι πολλάκις ἤδη· καὶ μέντοι καὶ ὅτι κυριώτερον ὥσπερ καὶ πᾶσιν ἀνθρώποις ἔθος ἐστὶ τὰ μικρὰ
τῶν αἰτίων προφάσεις καλεῖν, οὕτω καὶ αὐτὸς ἐνίοτε προσ-
αγορεύει, καὶ τοῦτο δέδεικται. τινὰ μὲν γὰρ αὐτὰ καθ᾿
ἑαυτὰ νόσον οὐχ οἷά τέ ἐστιν ἐργάσασθαι, προϋπαρχούσῃ
δὲ νοσώδει παρασκευῇ πλησιάσαντα τῆς ὅλης νόσου τὴν
αἰτίαν ἔχειν ἐδοξάσθη, καθάπερ ἐπὶ τοῦδε τοῦ νῦν προκειμένου ἀῤῥώστου. τὸ γὰρ πολλῶν βαρύνεσθαι τὴν κεφαλὴν
καὶ τὸν κρόταφον ἀλγεῖν, ἐνεδείκνυτο διάθεσίν τινα νοσώδη
γεννᾶσθαι τῷ ἀνθρώπῳ. καὶ δῆλον ὅτι καλῶς ἂν ἐπεποιήκει,
πρὶν νοσῆσαι διά τινα βραχεῖαν ἔξωθεν αἰτίαν, ἐξελέγξασαν
αὐτοῦ τὸ ἐπίκαιρον τῆς διαθέσεως, ἑαυτὸν ἐγχειρήσας ἰατρῷ
προφυλάξασθαι δυναμένῳ τὴν μέλλουσαν ἔσεσθαι νόσον.*

ιστ᾿.

Δευτέρη ἐξ ἀριστεροῦ ὀλίγον ἄκρατον ἐῤῥύη αἷμα.

Ignem quidem Hippocrates febrem vehementem appellat, prout jam faepenumero a me demonftratum eft.
Praeterea et quod proprie magis, ut et hominibus omnibus confuetum eft parvas caufas occafiones vocare, ita et
ipfe interdum appellat idque demonftratum eft. Quaedam
enim per fe ipfa quidem morbum efficere nequeunt, quae
fi ad praeexiftentem morborum praeparationem accefferint,
totius morbi caufam habere, quemadmodum in propofito
aegroto exiftimantur. Nam quod caput diutius gravaretur
tempusque doleret, affectum quendam morbofum homini
procreatum effe demonftrabat. Atque fane probe feciffet,
fi priusquam ob levem aliquam externam caufam aegro-
taffet, quae ipfius opportunitatem ad affectum prodebat,
medico fefe credidiffet, qui a futuro morbo praefervare
potuiffet.

XVI.

Poftridie ex finiftra nare paucus merus fanguis effluxit.

Ed. Chart. IX. [223.]   **Ed. Baf. V. (405.)**

Περὶ οὗ προεῖπεν ὡς ὀδυνωμένου ῥυῆναί φησιν ὀλίγον
ἄκρατον ἐξ ἀριστεροῦ. τὸ δ᾽ ἄκρατον, ὅταν μὲν ἐπὶ ξανθῆς
ἢ μελαίνης χολῆς ἢ ἰώδους λέγηται, πρόδηλον ἴσχει τὸ σημαινόμενον, ὡς πολλάκις ἤδη λέλεκται· τὴν γὰρ οἰκείαν
χροιὰν καὶ σύστασιν ὅτε ἕκαστος τῶν χυμῶν εἰλικρινῆ διαφυλάττῃ, τηνικαῦτα κενοῦσθαι λέγομεν ἄκρατον αὐτόν. ἐπὶ
δὲ τοῦ αἵματος ἴσως ἐξ ὑπεναντίου χρὴ νοεῖν ὑπ᾽ αὐτοῦ
λέγεσθαι τὸ ἄκρατον, ἐν ἴσῳ τῷ κακόκρατον. εὔδηλον δ᾽
ὅτι τὸ μὲν τοῦ κατὰ φύσιν αἵματος χρῶμα τὸ ἐρυθρόν
ἐστι, τὸ δ᾽ οὐ τοιοῦτον, ἀλλ᾽ ἤτοι μελάντερον ἢ πυρρότερον
ἐπισήμως· καὶ τὸ πολὺ δὲ μᾶλλον εἰθίσμεθα λέγειν ἄκρατον
αἷμα τὸ μέλαν, ὅπερ εὐθέως καὶ παχὺ κατὰ τὴν σύστασίν
ἐστιν. ὅτι μὲν οὖν ἔδει τὸν προκείμενον ἄρρωστον, εἴπερ
ἦν ἰσχυρὸς τὴν δύναμιν, φλεβοτομηθῆναι πρόδηλον. ὅτι δ᾽
οὐκ ἔγραψε περὶ τοῦ βοηθήματος ὁ Ἱπποκράτης οὐδὲν ἡ
αὐτὴ ζήτησις ἔσται σοι τῇ κατὰ τὸν πρῶτον ἄρρωστον γεγραμμένῃ.

De quo praedixit tanquam dolente fluxiſſe, ait, ex
ſiniſtra nare paucum ſincerum ſanguinem. Sincerum autem
quum de flava vel atra bile dicatur vel aeruginoſa manifeſtum habet ſignificatum, ut jam multoties dictum eſt.
Quum enim familiarem tum colorem tum conſiſtentiam
unuſquiſque humor ſinceram ſervaverit, tunc merum ipſum
vacuari dicimus. De ſanguine vero fortaſſis modo contrario merum ab ipſo dici intelligendum eſt peraeque ac
male mixtum. Conſtat autem ſanguinis colorem rubrum
ſecundum naturam eſſe, decolorem vero non talem; ſed
vel nigriorem vel fulviorem inſigniter, atque frequentius
quidem ſanguinem nigrum merum dicere conſuevimus, qui
propalam conſiſtentia craſſus exiſtit. Itaque quod propoſi-
tus aeger venae ſectione indigebat, ſi vires valerent, manifeſtum eſt. Quod autem nihil de hoc auxilio ſcripſerit
Hippocrates, eadem erit tibi quaeſtio de ea quae in primo
aegroto ſcripta eſt.

566　　　*ΙΠΠΟΚΡΑΤΟΥΣ ΕΠΙΔΗΜΙΩΝ Γ*

Ed. Chart. IX. [223. 224.]　　　　Ed. Baf. V. (405.)

ιζ΄.

Ἀπὸ δὲ κοιλίης κόπρανα καλῶς διῆλθε.

Τοῦτο μόνον αὐτὸ φαίνεται μέτριον ἐν ἀρχῇ τῆς νόσου γεγονέναι. τὰ δ᾽ ἄλλα πάντα μοχθηρὰ τὰ κατὰ τὴν ἑξῆς λέξιν γεγραμμένα.

ιη΄.

[224] Οὖρα λεπτὰ, ποικίλα ἐναιωρήματα ἔχοντα, κατὰ σμικρὰ, οἷον κρίμνα γονοειδέα. τρίτῃ πυρετὸς ὀξύς, δια-χωρήματα μέλανα, λεπτὰ, ἔπαφρα, ὑπόστασις πελιὴ δια-χωρήμασιν, ὑπεκαροῦτο, ἐδυσφόρει περὶ τὰς ἀναστάσιας, οὔροισιν ὑπόστασις πελιὴ, ὑπόγλισχρος.

Ὅτι πάντα τὰ εἰρημένα συμπτώματά τε καὶ σημεῖα μοχθηρὰ γέγονεν ἐν αὐτῷ, τοῖς μεμνημένοις τῶν ἐν τῷ προγνωστικῷ γεγραμμένων εὔδηλόν ἐστιν, εἴρηται δ᾽ οὐκ

XVII.

Ab alvo ſtercora probe prodierunt.

Hoc folum ipfum videtur moderatum in morbi prin-cipio fuiſſe; caetera vero omnia prava, quae in fequenti textu fcripta funt.

XVIII.

Urinae tenues varia habentes enaeoremata minute diſperſa veluti craſſiorem farinam geniturae ſimilem. Tertio die febris acuta; dejectiones nigrae, tenues, ſpumoſae; ſe-dimentum lividum dejectionibus; aliquantulum ſopore premebatur; ſurrectiones moleſte ferebat; urinis ſedi-mentum lividum ac ſubglutinoſum.

Omnia commemorata tum fymptomata tum ligna in ipfo prava fuiſſe, fcriptorum prognoſtico memoribus ma-

ὀλίγα κἂν τοῖς εἰς τὸ πρῶτον τῶν ἐπιδημιῶν ὑπομνήμασιν.

___

ιθ'.

Τετάρτῃ ἤμεσε χολώδεα, ξανθά, ὀλίγα, διαλιπὼν ὀλίγον
ἰώδεα, ἐξ ἀριστεροῦ ὀλίγον ἄκρητον ἐῤῥύη, διαχωρήματα
ὅμοια, οὖρα ὅμοια, ἐφίδρωσε περὶ κεφαλὴν καὶ κληῖδα,
σπλὴν ἐπήρθη, μηροῦ ὀδύνη κατ' ἴξιν, ὑποχονδρίου δεξιοῦ ξύντασις ὑπολάπαρος, νυκτὸς οὐκ ἐκοιμήθη, παρέκρουσε σμικρά.

___

Καὶ ταῦτα πάντα τὰ εἰρημένα συμπτώματα μοχθηρά,
πλὴν τὴν εἰς σπλῆνά τε καὶ ἀριστερὸν μηρὸν ὑποφαινόμε-
νος ἀποστάσεως.

___

κ'.

Πέμπτῃ διαχωρήματα πλείω, μέλανα, ἔπαφρα, ὑπόστασις
μέλανα διαχωρήμασι, νυκτὸς οὐχ ὕπνωσε, παρέκρουσε.

___

nifeſta ſunt.　Non pauca quoque ſcriptis in primum epidemiorum commentariis praedicta ſunt.

XIX.

Quarto bilioſa vomuit, flava, pauca, paululum intermit-
tens aeruginoſa.　E ſiniſtra nare paucus ſincerus ſanguis defluxit.　Eaedem dejectiones, urinae ſimiles.　Parce
circa caput et claviculam ſudavit; lien ſublatus intumuit; femoris dolor e directo; hypochondrii dextri cun-
tentio ſubmollis; necte non dormivit; aliquantulum deliravit.

___

Atque haec omnia pronunciata ſymptomata prava
ſunt praeter abſceſſum qui in lienem et femur ſiniſtrum
ſuboriebatur.

___

XX.

Quinto dejectiones copioſiores, nigrae, ſpumoſae, ſedimentum nigrum dejectionibus, nocte non dormivit, deliravit.

Ἔτι ταῦτα πάντα μοχθηρά. προσχῶμεν οὖν τοῖς ἐφεξῆς.

κα'.

Ἕκτη διαχωρήματα μέλανα, λιπαρὰ, ἔπαφρα, γλίσχρα, δυσώδεα· ὕπνωσε· κατενόει μᾶλλον.

[225] Τὰ μὲν ὕπνωσε, κατενόει μᾶλλον, ἐπιεικῆ, τὰ δ' ἄλλα μοχθηρά.

κβ.

Ἑβδόμη γλῶσσα ἐπίξηρος, διψώδης, οὐκ ἐκοιμήθη, παρέκρουσεν, οὖρα λεπτὰ, οὐκ εὔχροα. ὀγδόη διαχωρήματα μέλανα, ὀλίγα, συνεστηκότα, ὕπνωσε, κατενόει, διψώδης οὐ λίαν.

Μέχρι δεῦρο φαίνεται πάντ' αὐτῷ τὰ συμπτώματα σφαλερά.

Haec etiamnum omnia perniciofa funt.   Quare fequentibus mentem adhibeamus.

XXI.

Sexto dejectiones nigrae, pingues, fpumofae, glutinofae, graveolentes; dormivit; mente magis conftitit.

Haec quidem, dormivit, mente magis conftitit, mitiora funt fymptomata, caetera vero deteriora.

XXII.

Septimo lingua perarida; fitibundus; non dormivit; deliravit; urinae tenues, non bene coloratae.   Octavo dejectiones nigrae, paucae, coactae; dormivit; intellexit; non admodum fiticulofus.

Hactenus omnia ipfi fymptomata fallacia effe videntur.

κγ´.

Ἐνάτῃ ἐπερρίγωσε, πυρετὸς ὀξὺς, ἵδρωσε, ψύξις, παρέκρουσε,
δεξιῷ ἴλλαινε, γλῶσσα ἐπίξηρος, διψώδης, ἄγρυπνος·
δεκάτῃ ταῦτα· ἑνδεκάτῃ κατενόει δι᾽ ὅλου πάντα, ἄπυρος,
ἵδρωσεν, οὖρα λεπτὰ ἐπὶ κρίσιν.

————

Ἔοικεν ἰσχυρός τις ἄνθρωπος οὗτος γεγονέναι τὴν δύναμιν, ὡς μεγίστῳ νοσήματι διαπαλαίουσαν αὐτὴν ἀντισχεῖν.
οὐδενὸς γοῦν ἀγαθοῦ μέχρι δεῦρο γεγονότος αὐτῷ, φαίνεται
κατὰ τὴν ἐνάτην ἡμέραν ῥίγους κριτικοῦ γενομένου καὶ μετ᾽
αὐτὸ, καθάπερ εἴωθεν, ὀξέος πυρετοῦ καὶ μετὰ τὸν πυρετὸν
ἱδρῶτος, οὐκ εὐθέως μὲν ἀπύρετος γεγονέναι διὰ τὸ μέγεθος τοῦ νοσήματος. ὅμως δ᾽ οὖν ἐπιμενόντων τῶν αὐτῶν.
ἔφη γὰρ δεκάτῃ τὰ αὐτὰ, κατὰ τὴν ἑνδεκάτην εὐθέως ἀπύρετος γενέσθαι. τὸ δ᾽ ἐν τῇ κρίσει παρακροῦσαί τε καὶ ἐν
τῷ δεξιῷ ὀφθαλμῷ ἰλλῆναι τῶν γινομένων ἐστὶν ἐν κρί-
σεσι. καὶ γὰρ οὐδ᾽ ἀθρόα τις αὐτῷ ἔοικε συμβῆναι κατὰ

————

XXIII.

Nono rigor acceffit; febris acuta, fudavit, refrigeratio,
deliravit, dextro oculo diftortus eft, lingua perarida,
fitibundus, infomnis. Decimo eodem. Undecimo prorfus in omnibus mente conftabat, febre liber, fudavit,
urinae circa judicationem tenues.

————

Apparuit hunc hominem quendam validis fuiffe viribus, quod ipfae cum maximo morbo luctantes obfifterent.
Nullo fiquidem bono huc ufque ipfi oborto, videtur nono
die rigore critico facto et poft ipfum, quemadmodum confuevit, acuta febre et poft febrem, fudore, non derepente
quidem febre vacuus fuiffe propter morbi magnitudinem.
Verumtamen quum eadem permanfiffent, inquit enim decimo eadem, undecimo die ftatim a febre liberatus fuiffe
vifus eft. Quod vero in judicio tum deliraverit, tum oculo
dextro ftrabo fuerit, res funt quae in judiciis eveniunt.
Etenim neque fubita quaedam ipfi vifa eft contigiffe nono

Ed. Chart. IX. [225. 226.]   Ed. Baf. V. (405. 406.)

τὴν ἐνάτην ἡμέραν ἡ κρίσις, ἀλλὰ μέ- (406) χρι τῆς ἐνδεκάτης ἐκταθῆναι, καθ᾽ ἣν ἤδη, φησί, κατενόει πάντα.
προσέθηκε δὲ τὰ οὖρα λεπτὰ περὶ κρίσιν, ἵνα μὴ πιστεύω-
μεν αὐτῇ, μηδὲ βεβαίαν εἶναι νομίσωμεν, ἀλλ᾽ ὑποστρέφειν
ἐν τάχει τὸ νόσημα προσδοκῶμεν. τά τε γὰρ ἄλλα καὶ διὰ
τὸ μέγεθος αὐτοῦ τὴν τοιαύτην προσδοκίαν εὔλογον ἦν
ἔχειν.

_____

κδ΄.

[226] Δύο διέλιπεν ἄπυρος, ὑπέστρεψε τεσσαρεσκαιδεκάτῃ, αὐτίκα δὲ τὴν νύκτα οὐκ ἐκοιμήθη, πάντα παρέκρουσε.

_____

Συμπληρωθείσης τῆς ἡμιῤῥόπου τε καὶ ἀπίστου κατὰ
τὴν ἐνδεκάτην ἡμέραν δύο διαλιπεῖν αὐτόν φησι, τουτέστι,
τήν τε δωδεκάτην καὶ τὴν τρισκαιδεκάτην, εἶτα πάλιν ὑποστρέψαι κατὰ τὴν τεσσαρεσκαιδεκάτην καὶ πάλιν ἐν παραπλησίοις γενέσθαι συμπτώμασιν.

_____

die judicatio, fed ad undecimum ufque extendi, in quo
jam, ait, prorfus in omnibus mente conftabat. Adjecit autem: urinae tenues circa judicationem, ne ipfi credamus
et certam effe exiftimemus; at celerius morbum cito re-
verfurum exfpectemus. Nam tum propter alia tum propter ipfius magnitudinem talem exfpectationem habere
confentaneum erat.

_____

XXIV.

*Duos a febre dies liber fuit, reverfa eft decimo quarto,
mox vero nocte non dormivit; prorfus deliravit.*

Completo tum imperfecto tum infideli circa undecimum diem judicio, duos ipfum intermififfe ait dies, hoc
eft et duodecimum et decimum tertium; deinde rurfus
revertiffe decimo quarto, rurfus et fimilibus divexatum
fymptomatibus.

_____

κε'.

Πεντεκαιδεκάτη οὖρον θολερὸν, ὡς ἐκ τῶν κατεστηκότων
γίνεται, ὅταν ἀναταραχθῇ, πυρετὸς ὀξὺς, πάντα παρέκρουσεν, οὐκ ἐκοιμήθη γόνατα καὶ κνήμας ἐπωδύνως εἶχεν, ἀπὸ δὲ κοιλίης βαλάνων προστιθεμένων μέλανα κόπρανα ἦλθεν.

_____

Εἰς ὀξύτητα πάλιν ὑποστρέψας ἀφίκετο διά τε τὸ μέγεθος τοῦ νοσήματος, ὅπερ ἐξ ἀρχῆς ἔσχε, καὶ διότι κατὰ
τὴν ἑνδεκάτην ἡμέραν, ἡνίχ' ἡ πρώτη κρίσις ἐγένετο, μηδέπω τὰ τῆς πέψεως ὑπῆρχε σημεῖα τοῖς οὔροις. τὰ μέντοι
κατὰ γόνατα καὶ κνήμας ἀλγήματα τῆς κάτω ῥοπῆς τῶν
τὴν νόσον ἐργαζομένων χυμῶν ὄντα σημεῖα τῶν ἀγαθῶν
ἐστι δηλονότι. τὸ δὲ βαλάνων αὐτῷ προσθεμένων μέλανα
διαχωρήματα κοπρώδη μοχθηρὸν διὰ τὴν χροιάν.

_____

κστ'.

Ἑξκαιδεκάτη οὖρα λεπτὰ, ἔχοντα ἐναιώρημα ἐπινέφελον,
παρέκρουσε.

_____

XXV.

*Decimo quinto urina turbida, qualis ex his reddit**ur** quae
ubi ſubſederunt, returbantur, febris acuta, prorſus deliravit, non dormivit, genua et tibias dolor occupavit,
ab alvo, balanis appoſitis, nigra ſtercora manarunt.*

Ad acutiem rurſum febris reverſa pervenit et ob morbi
magnitudinem quam ab initio habuit. Et quod undecimo
die in quo prima fuit judicatio, nondum coctionis ſigna
eſſent in urinis. Dolores vero tum genuum, tum tibia-
rum, vergentia humorum morbum parientium ad inferas
partes ſigna exiſtentia inter bona exiſtunt. Admotis balanis nigrae dejectiones ſtercoroſae, propter colorem malum.

XXVI.

*Decimo ſexto urinae tenues nebuloſum enaeorema haben-
tes, deliravit.*

_____

Ed. Chart. IX. [226. 227.]　　　　Ed. Baf. V. (406.)

Καὶ ταῦτα τῆς καταλαβούσης αὐτὸν ἐκ δευτέρου πάλιν
ὀξύτητος σημεῖά τε καὶ συμπτώματά ἐστιν, εἴ τι μεμνήμεθα τῶν ἐν τῷ προγνωστικῷ δεδειγμένων καὶ κατὰ τὸ πρῶτον τῶν ἐπιδημιῶν. ἐμὲ γὰρ οὐ δεῖ μυριάκις λέγειν τὰ
αὐτά.

κζ´.

Ἑπτακαιδεκάτη πρωῒ ἄκρεα ψυχρά, περιεστέλλετο, πυρετὸς
ὀξὺς, ἵδρωσε διόλου, ἐκουφίσθη, κατενόει μᾶλλον, οὐκ
ἄπυρος, διψώδης, ἔμεσεν χολώδεα, ξανθὰ, [227] ὀλίγα.
ἀπὸ δὲ κοιλίης κόπρανα διῆλθε, μετ᾽ ὀλίγον δὲ μέλανα,
ὀλίγα, λεπτὰ, οὖρα λεπτὰ, οὐκ εὔχροα.

Φαίνεται πάλιν ἑπτακαιδεκάτη τῶν ἡμερῶν ἱδρῶτά
τινα ποιησαμένη μὴ δυνηθέντα λῦσαι τὸ νόσημα διὰ τὴν
τῶν χυμῶν ἀπεψίαν, ἐφ᾽ οἷς φαίνεται νοσήσας ὁ ἄνθρωπος.

Atque haec invadentis aegrum fecundo acutae febris
tum figna tum fymptomata funt, fi quae in prognoftico
et quae in epidemiorum primo demonftrata funt memoria tenuerimus. Me namque fexcenties eadem dicere non
oportet.

XXVII.

Decimo feptimo mane extrema frigida; indumentis contegebatur, febris acuta, per univerfum corpus fudavit, levatus eft, magis intellexit, febre non vacuus, fiticulofus, vomuit biliofa, flava, pauca; ab alvo ftercora
prodierunt, paulo poft nigra, pauca, tenuia; urinae
tenues, non bene coloratae.

Apparet rurfus decimum feptimum diem feciffe quendam fudorem, qui morbum folvere non potuit propter
humorum cruditatem, ex quibus homo aegrotaffe videtur.

κη'.

Ὀκτωκαιδεκάτῃ οὐ κατενόει, κωματώδης, ἐννεακαιδεκάτῃ διὰ
τῶν αὐτῶν.

Οὐδὲν ὅλως ἀξιόλογον ἔοικεν ἡ ἑπτακαιδεκάτη τῶν ἡμερῶν βοηθῆσαι τῷ ἀνθρώπῳ, ὅμως γε μὴν φαίνεται διαμα-
χομένη πρὸς τὴν νόσον ἡ φυσικὴ δύναμις αὐτοῦ καὶ τάχα
που καὶ νικῶσα.

κθ'.

Εἰκοστῇ ὕπνωσε, κατενόει πάντα, ἵδρωσεν, ἄπυρος· οὐκ ἐδίψη. εἰκοστῇ πρώτῃ σμικρὰ παρέκρουσεν, ὑπεδίψη, ὑποχονδρίου πόνος καὶ περὶ ὀμφαλὸν παλμὸς διὰ τέλεος. εἰκοστῇ τετάρτῃ οὔροισιν ὑπόστασις κατενόει πάντα. εἰκοστῇ ἑβδόμῃ ἰσχίου δεξιοῦ ὀδύνη, οὖρα λεπτὰ καὶ εἶχον
ὑπόστασιν. τὰ δὲ ἄλλα εἶχεν ἐπιεικέστατα. περὶ δὲ εἰκοστὴν ἐνάτην ὀφθαλμοῦ δεξιοῦ ὀδύνη, οὖρα λεπτά. τεσ-

XXVIII.

*Octavodecimo non mente conſtabat, comatoſus; decimo
nono eadem.*

Nullum prorſus notatu dignum aegroto decimus ſepti-
mus dies auxilium attuliſſe viſus eſt; nihilominus tamen
naturalis ipſius facultas adverſus morbum pugnare et forſan victura proditur.

XXIX.

*Vigeſimo dormivit, prorſus mente conſtabat, ſudavit, febre
vacuus, non ſitivit, urinae tenues, vigeſimo primo paululum deliravit, nonnihil ſitivit, hypochondrii dolor et
circa umbilicum palpitatio perpetua. Vigeſimo quarto
urinis inerat ſedimentum, prorſus mente conſtabat. Vigeſimo ſeptimo iſchii dextri dolor, urinae tenues, quibus inerat ſedimentum, caetera placidiſſima conſequutus eſt. Circa vigeſimum nonum oculi dextri dolor,
urinae tenues. Quadrageſimo dejecit pituitoſa, alba,*

σαρακοστῇ διεχώρησε φλεγματώδεα, λευκὰ, ὑπόσυχνα,
ἴδρωσε πολλῷ διόλου, τελέως ἐκρίθη.

Τρίτη μὲν αὕτη κρίσις ἐπιχειρησάσης καὶ νῦν τῆς φύσεως λῦσαι τὸ νόσημα διὰ τῆς τῶν ἱδρώτων ἐκκρίσεως ἐν
ἡμέρᾳ κρισίμῳ, καθάπερ κἀν ταῖς ἔμπροσθεν, ἦσαν γὰρ
κἀκεῖναι κρίσιμοι. προσέθηκα δὲ τὸ οὐ δι᾽ ἄλλο τι ἢ
ἐπὶ τῷ τῶν οὐκ ὀρθῶς ἐν προῤῥητικῷ γεγραμμένων ἁμαρτάνειν, πάμπολυ δὲ καὶ τῆς Ἱπποκράτους γνώμης καὶ τῆς
ἐπὶ τῶν καμνόντων προγνώσεως· καὶ διὰ τοῦτο λογίατροι
μέν εἰσιν· οὕτως γὰρ ὀνομάζουσιν οἱ πολλοὶ τῶν εἰδότων
ἀσχημονοῦντας ἐπὶ τῶν ἔργων, ἰατροὶ δ᾽ οὐκ εἰσὶν οἱ πιστεύοντες τοῖς ἐν προῤῥητικοῖς καὶ Κωακαῖς προγνώσεσι
γεγραμμένοις ἀῤῥώστοις, εἰς ἑτέραν ἀναφέρουσι μαρτυρίαν
τῶν δοκούντων αὐτοῖς, παρατιθέμενοι τὰ κακῶς εἰρημένα
κατὰ τὸ προῤῥητικὸν ἢ τὰς Κωακὰς προγνώσεις, ἐάσαντες
δὲ τὰ κατὰ τὸ προγνωστικὸν καὶ τοὺς ἀφορισμοὺς καὶ τὰ
κατὰ τῶν ἐπιδη- [228] μιῶν εἰρημένα καθολικὰ θεωρή-

copiofa, multopere per univerfum corpus fudavit, perfecte judicatus eft.

Tertium quidem eft hoc judicium αuo et natura aggreffa eft morbum folvere per fudorum excretionem die
judicatorio, quemadmodum et in fuperioribus: erant fiquidem illi quoque judicatorii. Addidi autem illud nullam aliam ob caufam quam quod multi ex non recte
fcriptis in prorrhetico erraverunt, ab Hippocratis mente
valde recedentes et ea quae in aegris fit praenotione, ob
idque logiatri quidem funt: fic enim plerique docti eos
nominant, qui in operibus indecore fe gerunt. Medici
vero non funt qui aegris in prorrhetico et Coacis praenotionibus fidem adhibentes, in aliud referunt teftimonium
eorum, quae probant, expromentes quae in prorrhetico
vel Coacis praenotionibus male dicta funt; atque omit-
tentes pronunciata in prognoftico, aphorifmis et epidemiis
catholica theoremata et quae in prorrhetico et Coacis

ματα, καὶ ὅσα γε κατὰ τὸ προῤῥητικὸν καὶ τὰς Κωακὰς
προγνώσεις ἀληθῆ γέγραπται, ταῦτα μετενηνεγμένα παρὰ
τῶν τὰ βιβλία ταῦτα γραψάντων ἐξ ἀφορισμῶν καὶ προγνωστικῶν καὶ τῶν ἐπιδημιῶν εἰς αὐτὰ, καθότι δέδεικταί
μοι κἂν τοῖς εἰς τὸ προῤῥητικὸν ὑπομνήμασιν. Λύκος δ'
οὐκ οἶδ' ὅπως καὶ αὐτὸς ἀναπλησθεὶς τῆς τοιαύτης μοχθηρίας εἰς Κόϊντον αὐτὴν ἀναφέρει, καίτοι Κοΐντῳ μὲν αὐτὸς οὐδ' ἐνιαυτὸν ὅλον συνεγένετο. Σάτυρος δὲ καὶ Φικια-
νὸς ἐπὶ πλεῖστον αὐτῷ συνδιατρίψαντες οὐδεμίαν τοιαύτην
ἐξήγησιν εἰς Κόϊντον ἀνέφερον. οὐκ ἀκριβῶς γὰρ ἐπίστα-
μαι τοῦτ' ἐγώ, ἀμφοτέροις διδασκάλοις χρησάμενος.

praenotionibus vera fcripta funt, haec ab his qui hos libros fcripferunt, ex aphorifmis et prognoftico et epidemiis in ipfos translata funt, prout demonftravi atque in
confectis a me in prorrheticum commentariis. Lycus autem nefcio quo pacto et ipfe talis plenus pravitatis in
Quintum ipfum referat, etiamfi cum Quinto ne annum
quidem integrum fuerit converfatus. Satyrus et Phecia-
nus plurimum cum ipfo verfati nullam hujusmodi explicationem referunt. Non enim id ego accurate fcio, quanquam utroque praeceptore fum ufus.

ΙΠΠΟΚΡΑΤΟΥΣ ΕΠΙΔΗΜΙΩΝ Γ. ΚΑΙ ΓΑΛΗΝΟΥ ΕΙΣ ΑΥΤΟ ΥΠΟΜΝΗΜΑ Β.

Ed. Chart. IX. [229. 230.]　　　　Ed. Baf. V. (407.)

[229. 230] (407) Ἐμοὶ μὲν οὔτ' ἄλλο τι βιβλίον ἐγράφη χωρὶς τοῦ δεηθῆναί τινας ἑταίρους καὶ μάλιστα τοὺς εἰς ἀποδημίαν μακροτέραν στελλομένους, ἀξιώσαντας ἔχειν ὑπόμνημα τῶν ὑπ' ἐμοῦ ῥηθέντων αὐτοῖς ἢ δειχθέντων ἐν ταῖς τῶν ζώων ἀνατομαῖς κἀπὶ τῶν νοσούντων. ἐπεὶ δ' ἐκπεσόντα τινὰ καὶ ἄλλοις ἔδοξεν ἄξια σπουδῆς εἶναι, προτρεψαμένοις με καὶ αὐτοῖς ἅπαντα τῆς ἰατρικῆς τέχνης τὰ μέρη συμπληρῶσαι, κατὰ τὸν αὐτὸν τρόπον ὡς ἤδη τισὶν ἔδωκα

HIPPOCRATIS EPIDEM. III. ET GALENI IN ILLUM COMMENTARIUS II.

Nullus unquam a me liber scriptus est, quem non amici quidam expostulassent, quique potissimum in longiorem peregrinationem contenderent, tum eorum quae a me ipsis dicta essent tum eorum quae in dissectionibus animalium et in aegrotis demonstrata fuissent, commentarium habere rogantes. At quia quidam editi aliis etiam studio digni esse visi sunt, ipsis me quoque exhortantibus ut omnes artis medicae partes complerem, eodem modo ut jam qui-

καὶ τοῦτ᾽ ἔπραξα, γινώσκων δ᾽ ἐμαυτὸν ἐν ἅπασιν αἷς ἐγε-
γράφειν ἐξηγησάμενον ἀεὶ τὴν Ἱπποκράτους γνώμην, ἅμα
τῷ καὶ τὰς ἐπικαιροτάτας αὐτοῦ τῶν ῥήσεων παρατεθεῖ-
σθαι, περιττὸν ἡγούμην εἶναι γράφειν ἐξηγήσεις ἐν ὑπομνήμασι καθ᾽ ἑκάστην λέξιν ἀπ᾽ ἀρχῆς ἕως τέλους ἁπάντων
αὐτοῦ τῶν βιβλίων. ἐπεὶ δὲ καὶ ταύτας ἐδεήθησαν ἔνιοι
τῶν ἑταίρων ἔχειν, ἀπὸ τῶν γνησιωτάτων καὶ χρησιμωτά-
των Ἱπποκράτους βιβλίων ἠρξάμην, τὸν αὐτὸν φυλάττων
σκοπὸν τοῖς συγγράμμασι ὃν κἂν τοῖς ἔμπροσθεν ἐπεποιή-
μην. ἔστι δ᾽ οὗτος ὅσα δηνεκῶς ἢ πλειστάκις ἐπὶ τῶν ἀρρώστων ὁρᾶται, ταῦτα μόνα γράφειν ἄνευ τοῦ διελέγχειν
τοὺς ἤτοι τὰ σπάνια γράψαντας ἢ τὰ μηδ᾽ ὅλως ὁρώμενα
καὶ ψευδῆ παντάπασιν ὄντα. καί τοι τά τε εἰς τὸ περὶ
ἀγμῶν καὶ περὶ ἄρθρων ὑπομνήματα, καὶ πρὸς τούτοις
εἴς τε τὸ περὶ ἑλκῶν καὶ τῶν ἐν τῇ κεφαλῇ τρωμάτων,
ἀφορισμούς τε καὶ προγνωστικὸν οὕτως ἐγένετο. μετὰ δὲ
ταῦτα τοῖς ἑταίροις παρακαλέσασι πεισθεὶς ἐξηγήσεις ἐν
ὑπομνήμασιν ἔγραψα τοῦ περὶ διαίτης ὀξέων, προτέρου

busdam dedi, etiam id feci. Cognoscens autem me ipsum
in omnibus a me conscriptis Hippocratis mentem perpetuo exposuisse simulque opportunissimas ipsius dictiones
attulisse, supervacaneum esse existimavi, si singularum di-
ctionum explicationes per commentarios a principio omnium
ipsius librorum ad finem usque scriberem. At quoniam et
has amicorum nonnulli habere expostularent, a maxime
legitimis fructuosissimisque libris Hippocratis incepi, eodem servato libris scopo, quem et in superioribus fece-
ram. Est autem hic, quod quae perpetuo vel ut plurimum in aegrotis conspiciuntur, haec sola scribenda, non
eos confutando qui vel rara scripserunt vel quae nullo
pacto videntur et falsa prorsus existunt. Imo et commentarii in librum de fracturis et in librum de articulis,
atque etiam in librum de ulceribus et in librum de vulneribus capitis et in aphorismos et prognosticon ita scripti
sunt. Postea vero rogantibus amicis obsequutus, commentarios in librum de acutorum victu scripsi, priorem qui-

μὲν ἄχρι τῆς τῶν βαλανείων χρήσεως μέρους τοῦ βιβλίου,
ὃ καὶ γνησιώτατον εἶναι πεπίστευται, ἑευτέρου δὲ μετ᾽ αὐτὸ, καὶ γὰρ καὶ τοῦτο φαίνεται πολλὰ κατὰ τὴν Ἱπποκράτους γνώμην ἔχειν ἐν ἑαυτῷ θεωρήματα. μετὰ δὲ τοῦτο
τοῦ περὶ χυμῶν ἐξήγησιν ἐποιησάμην διὰ ταχέων ἐν ἡμέραις ὀλίγαις, ἐπειγομένου πρὸς ἀποδημίαν τοῦ παρακαλέσαν-
τος αὐτὸ γραφῆναι. δοξάντων δὲ καὶ τούτων ἔχειν καλῶς,
ἐξέπεσε γὰρ εἰς πολλοὺς, ἐκ τούτου συνέβη μὴ μόνον τοὺς
ἑταίρους, ἀλλὰ καὶ ἄλλους πολλοὺς τῶν φίλων ἰατρῶν προτρέψαι πάντων τῶν Ἱπποκράτους βιβλίων ἐξηγήσεις ποιήσασθαι. καὶ τοίνυν ἐποιησάμην ἤδη τοῦ τε κατ᾽ ἰατρεῖον
καὶ τοῦ πρώτου καὶ δευτέρου τῶν ἐπιδημιῶν, ἐφ᾽ οἷς μέλλοντος ἄρξασθαί μου τῶν εἰς τὸ τρίτον ἐξηγητικῶν συνέβη
παρακληθῆναι πάνυ λιπαρῶς ὑπό τινων εἰς τὸ προῤῥητικὸν
ἤδη ποιῆσαι. ἐγένετο δ᾽ ἡ παράκλησις αὕτη λόγου ποτὲ
ἐμπεσόντος ἡμῖν ἐν περιοδείᾳ περὶ τῶν ἐν τῷ προγνωστικῷ
καὶ τοῖς ἀφορισμοῖς εἰρημένων. ἐδείκνυον μὲν γὰρ ἅπαντα
ταῦτα μεγάλην ἔχειν ἐπὶ τῶν νοσούντων δύναμιν· ἐὰν δ᾽

dem in libri partem adufque balneorum ufum, quae pars
maxime legitima credita eſt, alterum vero in fequentem
partem. Poſt hanc autem explanationem libri de humoribus propere ac paucis diebus, properante ad peregrinationem amico, qui me fcribere ipfum rogaverat. Et vero
his bene habere exiſtimantibus, in multos enim excide-
rant, ex hoc contigit non folum amicos, verum etiam
alios ex amicis medicos plerosque me ad omnium Hippocratis librorum explanationes condendas exhortari. Et
fane jam condidi commentarium in librum de medici offi-
ciua, in primum et fecundum epidemiorum, a quibus
quum expofitiones in tertium incepturus eſſem, accidit
perbelle a quibusdam rogari ut jam in prorrheticum explanationes facerem. Haec autem fupplicatio fuerat, quum
aliquando fermo nobis in obambulatione de his incideret,
quae in prognoſtico et aphorifmis pronunciata funt. De-
monſtrabam fiquidem haec omnia magnas in aegris habere

ὡς καθολικοῖς τις προσχῇ τοῖς ἐν τῷ προῤῥητικῷ γεγραμμένοις ἅπασι, πάμπολυ σφαλησόμενον. τοιαῦτα δ᾽ εἶναι καὶ
τὰ πλεῖστα τῶν κατὰ τὰς Κωακὰς προγνώσεις ἐδείκνυον,
ἀναμεμιγμένα τισὶ μὲν τῶν ἐν ἀφορισμοῖς εἰρημένων ἢ προγνωστικῷ, τισὶ δὲ τῶν ἐν τοῖς ἐπιδημίοις, ἃ καὶ μόνα τῶν
ἐν ἐκείνοις τοῖς βιβλίοις γεγραμμένων ἐστὶν ἀληθῆ. τὰ δ᾽
ἄλλα πάντα μοχθηρῶς ἔχει κατὰ τὸ προῤῥητικὸν καὶ τὰς
Κωακὰς προγνώσεις. παρέγκειται μὲν οὖν τινὰ κἂν τῷ
δευτέρῳ καὶ ἕκτῳ τῶν ἐπιδημιῶν, ὥσπερ καὶ κατὰ τοὺς
ἀφορισμοὺς ἐπὶ τῆς τελευτῆς. ἀλλὰ τἆλλα πάντα καὶ
κατὰ τὸ δεύτερον καὶ ἕκτον Ἱπποκράτους ἐστὶν, οὐκ ὀλίγα
μὲν ἐν ὑπομνήμασιν εὑρεθέντα, τινὰ δὲ καὶ τοῦ συνάγοντος
αὐτὰ προσθέντος. ἦν δ᾽ οὗτος ὁ τῶν Ἱπποκράτους υἱέων
εὐδο- [231] κιμώτατος, ὄνομα Θεσσαλὸς, ἀκριβῶς ἀκο-
λουθήσας τῇ γνώμῃ τοῦ πατρός. ἐν δὲ τῷ πρώῳ καὶ
τρίτῳ τῶν ἐπιδημιῶν ἢ οὐδὲν ἢ βραχέα παντελῶς ὑποπτεύ-
σειεν ἄν τις ἐγγεγράφθαι. καθόλου δ᾽ ἐν τοῖς βιβλίοις
τούτοις θεωρήματα παντάπασιν ὀλίγα γέγραπται, διηγήσεως

vires. At fi quis nt univerfalibus fcriptis in prorrhetico
omnibus mentem intenderit, is permultum aberraturus eſt.
Talia autem eſſe et plurima in Coacis praenotionibus de-
monſtrabam, commixta nonnullis quidem eorum quae in
aphorifmis vel prognoſtico prolata funt. Quibusdam vero
quae in epidemiis et fola eorum quae illis in libris fcripta funt, vera exiſtunt; caetera omnia vitiofa habentur
in prorrhetico et Coacis praenotionibus. Interferuntur
itaque nonnulla in epidemiorum fecundo et fexto, quemadmodum et in aphorifmis ad finem, imo et alia omnia et
in fecundo et fexto funt Hippocratis; quaedam vero etiam
cogente ipfa auctore. Erat autem inter Hippocratis filios
praeſtantiſſimus nomine Theſſalus, qui planę patris mentem aſſequutus eſt. In primo et tertio epidemiorum aut
nihil aut pauca prorfus quivis adfcripta eſſe conjecerit.
At univerfalia his in libris theoremata pauca prorfus fcripta funt, nuda in illis eorum quae contigerunt **exiſtente**

οὔσης ἐν αὐτοῖς ψιλῆς τῶν συμβάντων, ἤτοι κοινῇ πολλοῖς
ἐν καταστάσεσιν ἐπιδήμοις ἢ καθ᾽ ἕκαστον ἰδίᾳ. συμπελη-
ρωμένων οὖν ἤδη τῶν ἐς τὸ δεύτερον τῶν ἐπιδημιῶν ὑπομνημάτων, ἐν τῷ μεταξὺ τρία συνέβη γραφῆναι διὰ τοὺς
παρακαλέσαντας, ὡς ἔφην, εἰς τὸ προῤῥητικὸν ὑπομνήματα,
δι᾽ ὧν ἐδείκνυον ἐν ἐκείνῳ τῷ βιβλίῳ τὰ πλεῖστα μοχθηρῶς
εἰρῆσθαι, πολλὰ μὲν ὡς καθόλου, καίτοι σπάνια ὄντα,
πολλὰ δ᾽ ἀόριστα διορισμῶν δεόμενα. σαφηνείας δ᾽ ἕνεκα
ἀναμιμνήσκω τινὸς ἐξ αὐτῶν τῶν μοχθηρῶς γεγενημένων
τισὶν, ἔν τε τοῖς εἰς τὸ προῤῥητικὸν ὑπομνήμασι κἂν τοῖς
εἰς τοὺς ἐν ταῖς ἐπιδημίαις ἀῤῥώστους. γεγραμμένης τοίνυν ἐν τῷ προῤῥητικῷ τοιαύτης τινὸς λέξεως οἱ ἐξ ὑποχονδρίων πυρετοὶ κακοήθεες. ἔνιοι τῶν ἐξηγησαμένων τὸ
βιβλίον ἀναμιμνήσκουσιν ἡμᾶς τῶν ἐν τοῖς ἐπιδημίοις ἀῤῥώστων ἐκείνους προχειριζόμενοι μόνους, ἐφ᾽ ὧν ἀποθανόν-
των ἤτοι σύντασιν ὑποχονδρίων ἔγραψεν ὁ Ἱπποκράτης γεγονέναι κατὰ τὸν τῆς νόσου καιρὸν ἢ ὀδύνην ἢ παλμὸν,
ἤ τι τοιοῦτον σιωπῶντες τοὺς σωθέντας ἐξ αὐτῶν. Ἱππο-

narratione vel communi multis in ftatibus epidemis vel
fingulis privatim. Completis itaque in fecundum librum
commentariis, tres interea fcriberentur contigit, propter
eos, qui me rogaverunt, ut dixi, commentarii in prorrheticum, per quos demonftravi plurima in illo libro perperam dicta effe; multa quidem ut univerfalia, quamquam
raro exiftentia, multa vero et indefinita, diftinctionibus
indigentia. Perfpicuitatis vero gratia unius meminero ex
iis, quae vitiofe a quibusdam fcripta funt et in prorrheticum commentariis et his qui in aegros epidemiorum fcripti
funt. Scripta itaque in prorrhetico tali quadam oratione:
Febres ex hypochondriis malignae. Qui nonnulli librum
explanarunt, nos admonent aegros qui in epidemiis defcripti funt, illos folos proferentes qui interierunt, in
quibus hypochondriorum contenfionem fcribit Hippocrates
tempore morbi vel dolorem vel palpitationem vel hujusmodi quiddam fubticentes, fervatos fuiffe. Hippocrates

κράτης δ' ὥσπερ τἄλλ' ἐπὶ τῶν ὀξέων νοσημάτων χρήσιμα κατὰ
τὸ προγνωστικὸν ἔγραψεν, οὕτω καὶ τὰ περὶ τῶν ὑποχονδρίων
ἐν ἐκείνῳ τῷ μέρει τοῦ συγγράμματος, οὗ κατὰ τόνδε τὸν
τρόπον ἄρχεται. ὑποχόνδριον ἄριστόν ἐστιν ἀνώδυνόν τε
ἐὸν καὶ μαλθακὸν καὶ ὁμαλὸν καὶ ἐπὶ δεξιὰ καὶ ἐπ' ἀριστε-
ρά· αὕτη μὲν ἡ ἀρχὴ τῆς ὅλης ῥήσεώς ἐστιν οὔσης μακρᾶς,
ἐν ᾗ διδάσκει περὶ τῶν ὑποχονδρίων ὁ Ἱπποκράτης. ὁ δ'
ἀποφηνάμενος ἁπλῶς τοὺς ὑποχονδρίων πυρετοὺς κακοήθεας
ἄνευ τῶν προσηκόντων διορισμῶν, οὓς ἔγραψεν Ἱπποκράτης
ἐν τῷ προγνωστικῷ προφανῶς ψεύδεται· πολὺ γὰρ ἦν
ἀληθέστερον εἰπεῖν, οἱ ἐπ' ἐγκεφάλῳ πάσχοντι πυρετοὶ κα-
κοήθεες· οἱ ἐπὶ μήνιγξι πασχούσαις πυρετοὶ κακοήθεες.
οἱ ἐπὶ πνεύμονι πάσχοντι πυρετοὶ κακοήθεες· ἔτι δὲ μᾶλλον τούτων οἱ ἐπὶ καρδίᾳ πασχούσῃ πυρετοὶ κακοήθεες ἢ
οἱ ἐξ ὑποχονδρίων πυρετοί. κυρίως μὲν ἀκουόντων τῆς
προσηγορίας τῶν ὑποχονδρίων ἐπιεικέστατοι πάντων εἰσὶ
τῶν ὀξέων πυρετῶν, οὐ κυρίως δ', ἀλλὰ συμπεριλαμβανόν-
των τῇ προσηγορίᾳ καὶ τὴν γαστέρα καὶ τὸ ἧπαρ καὶ τὸν

autem quemadmodum caetera in acutis morbis utilia in
prognoſtico ſcripſit, ita et de hypochondriis in illa libri
parte, quae hoc modo incipit: *hypochondrium optimum*
eſt, dolore vacuum exiſtens, molle et aequabile tum in
dextra tum in ſiniſtra. Hoc quidem totius orationis pro-
lixae principium eſt, in qua de hypochondriis docet Hippocrates. Qui vero febres ex hypochondriis malignas eſſe
ſimpliciter pronunciat, citra decentes diſtinctiones, quas
in prognoſtico ſcripſit Hippocrates, manifeſte errat. Nam
longe verius erat dicere, febres ex cerebro affecto malignae; febres ex cerebri membranis affectis malignae;
febres ex pulmone affecto malignae; atque etiam his magis febres ex corde affecto malignae, quam febres ex hypochondriis malignae, ſi proprie quidem intelligamus
hypochondriorum appellationem, inter febres acutas leviſ-
ſimae ſunt; ſi vero non proprie, ſed cum apprehenſione
comprehenderimus, ventrem, hepar, lienem et ſeptum

σπλῆνα καὶ τὰς φρένας, ἔνιοι μὲν αὐτῶν κακοηθέεις, ἔνιοι
δ᾽ ἐπιεικεῖς, ὡς ἐν τοῖς περὶ τῶν πεπονθότων τόπων ὑπομνήμασι διώρισται. τουτὶ μὲν ἔν σοι παράδειγμα ἔστω
τῶν τ᾽ ἐν τῷ προῤῥητικῷ γεγραμμένων οὐκ ὀρθῶς καὶ τῶν
ἐξηγησαμένων, ὡς εἶπον ἄρτι, δι᾽ ἀλλήλων τὰ βιβλία. κατὰ
μὲν τὸ προῤῥητικὸν οὕτως ἐξηγοῦνται· καλῶς εἶπεν οἱ ἐξ
ὑποχονδρίων πυρετοὶ κακοήθεες. ἐν γοῦν τοῖς τῶν ἐπιδημιῶν ὅδε καὶ ὅδε φαίνονται τεθνεῶτες ὑποχόνδριον πά-
σχοντες· ἐν δ᾽ αὐτοῖς τῶν ἐπιδημιῶν, ὅταν ἐπὶ τοὺς αὐτοὺς
ἔλθωσιν, ὀρθῶς τόνδε τὸν ἄῤῥωστον φασὶν ἀποθανεῖν. εἰρῆσθαι γὰρ ἐν τῷ καθόλου κατὰ τὸ προῤῥητικόν, οἱ ἐξ
ὑποχονδρίων πυρετοὶ κακοήθεες. εἰ δ᾽ οὕτως ἐξηγεῖσθαι
χρή, πρῶτον μέν ἐστιν ἀπόφασιν ἐναντίαν τῇ κατὰ τὸ
προῤῥητικὸν εἰπεῖν, οἱ ἐξ ὑποχονδρίων πυρετοὶ μέτριοι.
δεύτερον δ᾽ ἐπ᾽ αὐτῇ δεικνύναι τοὺς ἐν τοῖς τῶν ἐπιδημιῶν
σωθέντας, ὑποχονδρίων (408) πεπονθότων. ἔν μὲν δὴ
τοῦτ᾽ ἔστι παράδειγμα, ὡς ἔφην, μοχθηρῶν ἐξηγήσεων.
ἕτερον δὲ τὸ τῶν ἐπιπεπλεγμένων ἀλλήλαις διαθέσεων, ᾧ καὶ

transverſum, nonnullae quidem ipſarum malignae, aliae
mites, ut in commentariis de locis affectis determinatum
eſt. Hoc quidem unum tibi ſit exemplum eorum quae
non recte in prorrhetico ſcripta ſunt et eorum qui, ut
nuper protuli, libros invicem exponunt. In prorrhetico
quidem ita explicant: Bene, inquit, febres ex hypochondriis malignae, nempe in epidemiis hic et ille videntur interiiſſe affectis hypochondriis. In epidemiis vero, quam ad ipſos
aegros venerint, recte hunc aegrum ajunt interiiſſe; nam
univerſe in prorrhetico enunciatum eſt: febres ex hypochondriis malignae. Si autem ita interpretari oporteat,
primum quidem licet enunciationem ei quae in prorrhetico
eſt dicere: febres ex hypochondriis moderatae: ſecundo
ab hac aegrotos hypochondriis affectos in epidemiis ſer-
vatos incolumes oſtendere. Unum quidem id exemplum
eſt, ut dixi, pravarum explicationum. Alterum autem
implicitarum inter ſe affectionum, quo et ipſo frequenter

αὐτῷ πολλῷ [232] φαίνεται κεχρημένος ὁ γράψας τὸ προρρητικὸν, ὡς ἐν τοῖς εἰς αὐτὸ γεγονόσιν ὑπομνήμασιν ἐδείκνυον. ἐπιπεπληγμένας δὲ λέγω διαθέσεις ἐν αἷς πλείω τὰ
πεπονθότα μόρια· δύναται γὰρ ὁ αὐτὸς ἄνθρωπος οὐ κατὰ θώρακα πεπονθέναι μόνον, ἀλλὰ καὶ κατὰ τὸν πνεύμονα καὶ τὴν κεφαλὴν, ἐγχωρεῖ δ' αὐτοῖς προσθεῖναι καὶ κατὰ
γαστέρα καὶ ἧπαρ. ἐὰν οὖν γράψῃ ποτὲ σύμπτωμα φρενίτιδος ἐσομένης δηλωτικόν· ἑξῆς δ' αὐτῷ προσθῇ καὶ ἄλλο
περιπνευμονίας ἴδιον καὶ φλεγμονῆς ἥπατος ἢ γαστρὸς ἢ
τινος τῶν ἄλλων, εἶτα χαλεπωτέραν εἶναι φάσκει τὴν διάθεσιν ἐκείνοις τῶν ἀνθρώπων, οἷς δύο ἢ πλείω μόρια πάσχει, μοχθηρὰν ποιήσεται διδασκαλίαν. ἔσεται γὰρ ὁ τρόπος τῶν λόγων τοιόσδε· οἱ κωματώδεες ἐν ἀρχῇσι γινόμενοι
μετὰ κεφαλῆς, ὀσφύος, ὑποχονδρίου, τραχήλου ὀδύνης ἀγρυπνέοντες, ἄρά γε ἀγρυπνέοντες, ἄρά γε φρενιτικοί εἰσι; μυ-
κτὴρ ἐν τούτοις ἀποστάζων ὀλέθριον, ἄλλως τε καὶ ἢν τεταρταίοισιν ἀρχομένοισι, κοιλίης περίπλυσις ἐξέρυθρος.
ἡπατικόν ἐστι σύμπτωμα δυνάμενον μὲν καὶ σὺν τοῖς προει-

uſus videtur, qui prorrheticum ſcripſit, ut in commentariis ipſius demonſtravi. Implicitos dico affectus, quibus
plures partes affectae ſunt. Poteſt ſiquidem idem homo
non ſolum in thorace affici, verum etiam in pulmone et
capite. Fieri autem poteſt ab his quoque adjectum eſſe
et in ventre et hepate. Itaque ſi aliquando ſcripſerit
ſymptoma phrenitidis indicium, deinceps autem et ipſi
adjecerit ſymptoma aliud peripneumoniae proprium, phlcg-
monesque jecoris vel ventris vel aliorum cujusdam; deinde
difficiliorem dicat affectum hominibus illis quibus duae
vel plures partes afficiuntur, pravam doctrinam facturus
eſt. Talis enim orationis erit modus: *Qui in principio
comatoſi fiant cum capitis, lumborum, hypochondrii et
cervicis dolore, vigilantes num phrenitici? Nares his de-
ſtillantes, pernicioſum tum alias, tum ſi quarto die coeperit, ventris praerubra proluvies.* Hepaticum eſt ſymptoma
quod cum praedictis etiam poteſt exiſtere, ac ſi et pleuri-

584 ΙΠΠΟΚΡΑΤΟΥΣ ΕΠΙΔΗΜΙΩΝ Γ

Ed. Chart. IX. [232.]   Ed. Baf. V. (408.)

ρημένοις γενέσθαι, καθάπερ καὶ πλευρῖτις ἢ περιπνευμονία
τοῖς κωματώδεσιν ἐκείνοις συνέπεσε, οὐ μέντοι τῆς αὐτῆς
διαθέσεως σημεῖον ὑπάρχον. εἰ δέ τις ἐθέλοι τά τ' ἐν τῷ
προρρητικῷ κακῶς εἰρημένα καὶ τοῖς δι' ἀλλήλων ἐξηγουμένοις τά τ' ἐν ἐκείνῳ τῷ βιβλίῳ γεγραμμένα καὶ τοὺς ἐν
τοῖς τῶν ἐπιδημιῶν ἀρρώστοις ἐλέγχειν, ἀναγνώτω τὰ εἰς
τὸ προρρητικὸν ὑπομνήματα. ἐγὼ μὲν οὖν τοὺς ἐν τῷ
πρώτῳ καὶ δευτέρῳ βιβλίῳ γεγραμμένους ἀρρώστους ἐξηγησάμην ἔμπροσθεν ἄνευ τῶν εἰς τοὺς μοχθηρῶς ἐξηγουμένους
ἐλέγχων. ἐπεὶ δὲ πολλοὶ τῶν ἑταίρων ἠξίωσάν με ἐπ' ὀλίγων ἀρρώστων ἐπισημήνασθαι περὶ τῶν οὐκ ὀρθῶς ἐξηγουμένων, ἠναγκάσθην εἰς τρεῖς ἀρρώστους μόνους ἓν ἐξηγητι-
κὸν βιβλίον ποιήσασθαι τὸ πρὸ τούτου. νῦν δ' ἡγοῦμαι
πάλιν ἄμεινον εἶναι κατὰ τὸν αὐτὸν τρόπον ἐξηγεῖσθαι τοὺς
ὑπολοίπους, ὅνπερ καὶ ἔμπροσθεν ἤδη τοὺς ἐν τῷ πρώτῳ
τῶν ἐπιδημιῶν ἐξηγησάμην. κινδυνεύω γὰρ εἰς ἕτερον ἐμπεσεῖν ἔγκλημα τῶν μισούντων μέγεθός τε καὶ μῆκος ὑπομνημάτων.

---

tis vel peripneumonia comatofis illis contigerit; fed non
ejusdem affectus fignum eft. Si quis vero voluerit et quae
in prorrhetico non recte fcripta funt, atque eos, qui invicem interpretati funt et quae illo in libro fcripta funt,
et aegros in epidemiis arguere, commentarios in prorrheticum legat. Ego itaque aegros tum in primo tum in
fecundo libro fcriptos antea expofui, citra confutationem
eorum qui non probe explanarunt. At quoniam amicorum
non multi me rogaverunt in paucis aegris de perperam
exponentibus indicare, coactus fum in tres aegros folos
unum explanantem librum hunc praecedentem conficere.
Nunc arbitror rurfum fatius effe me eodem modo reliquos explicare, quo et antea jam in primo epidemiorum
expofui. Periclitor fiquidem in alterum incidere vitium
eorum qui commentariorum tum magnitudinem tum longitudinem odio habent.

α'.

Ἐν Θάσῳ Φιλίστης κεφαλὴν ἐπόνει χρόνον πολὺν καί ποτε
καὶ ὑποκαρωθεὶς κατεκλίθη. ἐκ δὲ πότων, πυρετῶν
συνεχῶν γενομένων ὁ πόνος παρωξύνθη νυκτός, ἐπεθερμάνθη τὸ πρῶτον. τῇ πρώτῃ ἤμεσε χολώδεα ὀλίγα, ξανθὰ πρῶτα, μετὰ δὲ ταῦτα ἰώδεα πλείω, ἀπὸ δὲ κοιλίης
κόπρανα διῆλθε, νύκτα δυσφόρως. δευτέρῃ κώφωσις,
πυρετὸς ὀξὺς, ὑποχόνδριον δεξιὸν συνετάθη, ἔῤῥεπεν εἰς
τὰ ἔσω, οὖρα λεπτὰ διαφανέα, εἶχεν ἐναιώρημα γονοειδὲς
μικρὸν, ἐξεμάνη περὶ μέσον ἡμέρης, τρίτῃ δυσφόρως, τετάρτῃ σπασμοὶ, παρωξύνθη πάντα, πέμπτῃ πρωῒ ἀπέθανεν.

---

[233] Ὡς μεμνημένοις ὧν εἴς τε τὸ προγνωστικὸν
ἐξηγησάμην καὶ τοὺς ἀφορισμοὺς καὶ τὸ προῤῥητικὸν, ἔτι τε
τὸ πρῶτον καὶ δεύτερον τῶν ἐπιδημιῶν, οὕτω ποιήσομαι
τὸν λόγον, ὑπὲρ τοῦ μὴ μακρολογεῖν. ὀρθοστάδην οὗτος ὁ

I.

*In Thafo Philiftes diuturno tempore caput dolebat, ac
tandem etiam veterno aliquantulum correptus decubuit.
Ex potibus autem febribus affiduis obortis dolor nocte
exacerbatus eft; primum incaluit. Primo die biliofa
pauca vomuit, flava primum, poftea aeruginofa plura,
ab alvo autem ftercora manarunt; nox molefta. Secundo die furditas; febris acuta; hypochondrium dextrum contenfum eft, quod intro pergebat; urinae tenues, pellucidae, quae enaeorema geniturae fimile, paucum continebant; circa meridiem vehementer infanivit.
Tertio die permolefte habuit. Quarto convulfiones; exacerbata funt omnia. Quinto mane defunctus eft.*

Tamquam memoria tenentibus quae et in prognofticum et aphorifmos et prorrheticum, quaeque etiamnum
in primum et fecundum epidemiorum expofui, at ne im-
pendio loqui videar, orationem ita facturus fum. Hic

Ed. Chart. IX. [233.]   Ed. Baf. V. (408.)
ἄνθρωπος ἐνόσει κεφαλὴν ἀλγῶν, ὥσπερ καὶ ὁ πρὸ αὐτοῦ
γεγραμμένος. ἀλλ᾽ ἐπὶ τούτου μὲν οὐ σμικρὸν προσέθηκε
σύμπτωμα τὸ καρωθῆναι ποτ᾽ αὐτὸν, ἐπ᾽ ἐκείνου δὲ προσέθηκε καὶ τὴν ἀρχὴν τῆς νόσου τούτῳ μὲν ἐξ ἁμαρτήματος
μεγάλου φησὶ γεγονέναι. πεπονθυίας γὰρ ἰσχυρῶς κεφαλῆς
μέγιστόν ἐστι κακὸν οἴνου πόσις δαψιλής. ἐπ᾽ ἐκείνου δὲ
ἐκ προφάσεώς φησιν ἄρξασθαι τὴν νόσον, ὥστ᾽ ἐπ᾽ ἐκείνου
μὲν οὐδέπω τὸν ἐγκέφαλον ἡγεῖται πεπονθέναι, μόνης δὲ
τῆς ἐν τῇ κεφαλῇ πλεονεξίας τῶν χυμῶν εἶναι τὰ συμπτώματα. τῷ Φιλίστῃ δὲ τούτῳ καὶ αὐτὸν ἐν τῷ χρόνῳ τὸν
ἐγκέφαλον ἐν διαθέσει γεγονέναι μοχθηρᾷ. προσγενομένης
δὲ τῆς ἐν τῷ πότῳ βλάβης οὕτως μέγα καὶ ἰσχυρὸν ἀπειρ-
γάσατο πάθος, ὡς ἀποκτεῖναι πεμπταῖον αὐτόν. ὅσα δὲ
κατὰ τὰς ἡμέρας ταύτας ὁ Ἱπποκράτης ἔγραψε γενέσθαι
συμπτώματα τῷ Φιλίστῃ, τὰ μὲν τῆς κατὰ τὴν νόσον ὀξύτητός ἐστιν, ὡς εἰ καὶ μηδὲν ἐγκέφαλος ἐβέβλαπτο, τὰ δὲ
αὐτοῦ τοῦ ἐγκεφάλου. τῆς μὲν οὖν κατὰ τὴν νόσον ὀξύτητος τά τε κατὰ τοὺς ἐμέτους ἐστὶ συμπτώματα καὶ τῶν

homo furrecturus aegrotabat, capite dolens, ut qui ante
ipfum defcriptus eft. Sed in hoc quidem non parvum
adjecit fymptoma, quod interdum ipfe caro foporaretur,
atque ab illo morbi principium adjunxit huic quidem
ex errore magno accidiffe: affecto fiquidem vehementer
capite maximum malum eft copiofa vini potio: in illo
autem ex manifefta caufa morbum coepiffe ait, ut in illo
quidem nondum cerebrum exiftimet affectum fuiffe, folius
autem in capite redundantiae humorum effe fymptomata.
Huic autem Philiftae et cerebrum ipfum tempore affectum fuiffe affectione prava. Superveniente vero ex potu
laefione morbus ita magnus et vehemens effectus eft, ut
quinto die hominem peremerit. Quae his in diebus fcripfit Hippocrates Philiftae accidiffe fymptomata, alia quidem celeritatis morbi funt, ac fi cerebrum illaefum fuiffet; alia vero cerebri ipfius. Celeritatis itaque morbi funt
et in vomitibus fymptomata et urinarum qualitas: ipfius

οὔρων ἡ ποιότης· αὐτοῦ δὲ τοῦ ἐγκεφάλου ἥ τε κώφωσις
καὶ ὁ σπασμὸς καὶ τὸ ἐκμανῆναι. τὸ δ᾽ οὕτως εἰρημένον
ὑπὸ τοῦ συγγραφέως ὑποχόνδριον δεξιὸν συνετάθη, ἔρρεπεν
εἰς τὸ εἴσω· γίνεται μὲν ὅταν ὑπὸ τοῦ διαφράγματος ἕλκηται τὰ κατ᾽ αὐτό. τὸ διάφραγμα δ᾽ αὐτὸ τείνεται ποτὲ
μὲν πλευρίτιδι διὰ τὸ μέγεθος τῆς φλεγμονῆς τοῦ τὰς πλευρὰς ὑπεζωκότος ὑμένος, ποτὲ δὲ διὰ τὴν ἀρχὴν τῶν νεύρων
ἀνασπῶσαν ἐφ᾽ ἑαυτὴν τὰ καθήκοντα πρὸς τὸ διάφραγμα
νεῦρα, διὰ φλεγμονὴν ἰδίαν. ἀλλὰ νῦν γε τῶν εἰρημένων τριῶν
εὐλογώτερόν ἐστι διὰ τὴν τῶν νεύρων τάσιν ἀνασπώμενον
αὐτὸ ἀνεσπακέναι τὸ ὑποχόνδριον· ὡς τὰ πολλὰ μὲν οὖν
καὶ ἄμφω τὰ ὑποχόνδρια κατὰ τὰς τοιαύτας διαθέσεις ἔσω
γίνεται. συμβαίνει δ᾽ ἐνίοις καὶ τὸ ἕτερον μόνον, ὅταν καὶ
τὸ τῆς ἀρχῆς τῶν νεύρων, τὸ μὲν ἕτερον μέρος ἰσχυρῶς ᾖ
πεπονθός, τὸ δ᾽ ἕτερον ἢ μηδ᾽ ὅλως ἢ μετρίως.

---

vero cerebri et furditas et convulfio et vehementer infanire. At quod ab auctore ita pronunciatum eft: hypochondrium dextrum diftentum eft et intro vergebat, fit
quidem ubi a diaphragmate trahuntur, quae in ipfo funt.
Diaphragma vero ipfum tenditur interdum quidem in pleuritide propter phlegmones membranae coftas fuccingentis
magnitudinem, interdum vero propter nervorum principium, quod ad fe eos qui ad diaphragma porriguntur
nervos retrahit propter propriam phlegmonem. Verum
nunc ex hujusmodi tribus magis confentaneum eft propter
nervorum tenfionem retractum ipfum hypochondrium re-
traxiffe. Ut plurimum itaque et utraque hypochondria
in hujusmodi affectionibus intro procedunt. Accidit autem nonnullis alterum folum, ubi principii nervorum altera quidem pars vehementius affecta fuerit, altera vero
nullo modo vel moderate.

β'.

Χαιρίωνα, ὃς κατέκειτο παρὰ Δημαινέτῳ, ἐκ ποτοῦ πῦρ ἔλαβεν αὐτίκα δὲ κεφαλῆς βάρος ἐπώδυνον, οὐκ ἐκοιμᾶτο,
κοιλίη ταραχώδης ἐπὶ λεπτοῖσιν ὑποχολώδεσι. τρίτῃ πυρετὸς ὀξὺς, κεφαλῆς τρόμος, μάλιστα δὲ χείλεος τοῦ κάτω,
μετ᾽ ὀλίγον δὲ ῥῖγος, σπασμοὶ, πάντα παρέκρουσε, νύκτα
δυσφόρως. τετάρτῃ δι᾽ ἡσυχίης μικρὰ ἐκοιμήθη, παρέ-
λεγε· πέμπτῃ ἐπιπόνως, πάντα παρωξύνθη ληρός· [234]
νύκτα δυσφόρως, οὐκ ἐκοιμήθη· ἕκτῃ διὰ τῶν αὐτῶν·
ἑβδόμῃ ἐπερρίγωσε, πυρετὸς ὀξὺς, ἵδρωσε διόλου, ἐκρίθη.
τούτῳ διὰ τέλεος ἀπὸ κοιλίης διαχωρήματα χολώδεα
ὀλίγα, ἄκρητα, οὖρα λεπτὰ, εὔχροα, ἐναιώρημα ἐπινέφελον ἔχοντα· περὶ δ᾽ ὀγδόην οὔρησεν εὐχρούτερα, ἔχοντα ὑπόστασιν λευκὴν, ὀλίγην, κατενόει, ἄπυρος διέλιπεν·
ἐνάτῃ ὑπέστρεψε· περὶ δὲ τεσσαρεσκαιδε- (409) κάτην πυρετὸς ὀξύς. ἑξκαιδεκάτῃ ἤμεσε χολώδεα, ξανθὰ
ὑπόσυγχα. ἑπτακαιδεκάτῃ ἐπερρίγωσε, πυρετὸς ὀξὺς,

II.

Chaerionem, qui apud Demaenetum decumbebat, ex potu
febris comprehendit, ſtatimque capitis gravitas dolorem
inferens; non dormiebat; alvus turbulenta tenuibus aliquantulum biliofis dejectionibus. Tertio die febris acuta;
capitis tremor, maxime vero labri inferioris; paulo poſt
rigor, convulfiones; prorſus defipuit; nocte jactatio.
Quarto quievit, paulum dormivit, deliravit. Quinto
laboriofe habuit; exacerbata ſunt omnia; delirus; nocte
jactatio; non dormivit. Sexto eadem. Septimo ſuperriguit; febris acuta; per univerſum ſudavit; judicatus eſt. Huic perpetuo ab alvo dejectiones biliofae,
paucae, fincerae; urinae tenues, bene coloratae, enaeorema nebulofum habentes. Ad octavum melioris coloris
urinas minxit, fedimentum album paucum habentes;
mente conſtitit; febris intermifit. Nono reverfa eſt.
Ad decimum quartum febris acuta. Decimo fexto vomuit biliofa, flava, copiofa. Decimo feptimo fubriguit,

ἵδρωσεν, ἄπυρος ἐκρίθη, οὖρα μετ᾽ ὑποστροφὴν καὶ
κρίσιν εὔχροα, ὑπόστασιν ἔχοντα, οὐδὲ παρέκρουσεν ἐν
τῇ ὑποστροφῇ. ὀκτωκαιδεκάτῃ ἐθερμαίνετο σμικρά, ἐπε-
δίψα, οὖρα λεπτὰ ἐναιώρημα ἐπινέφελον, σμικρὰ παρέκρουσε. περὶ δὲ ἐννεακαιδεκάτην ἄπυρος, τράχηλον ἐπωδύνως εἶχεν, οὔροις ὑπόστασις, τελείως ἐκρίθη εἰκοστῇ.

Οὗτος ὁ ἄνθρωπος ἐκ πλήθους φαίνεται καὶ μάλιστα
χολωδῶν νοσήσας. ἐξετάζων δ᾽ ἐπ᾽ αὐτοῦ τά τε κατὰ τὰς
κρισίμους ἡμέρας δεδειγμένα καὶ τὰ περὶ τῶν οὔρων, εὑρήσεις συμφωνοῦντα κατὰ λόγον αὐτὸν ἐπὶ τῆς εἰκοστῆς ἡμέρας ἀπαλλαγέντα τελέως. ἔνια μέντοι τῶν ἀντιγράφων
οὐκ ἔχει προσγεγραμμένον τῷ τέλει τῆς διηγήσεως τὸ εἰκοστῇ, καίτοι τῶν δοκιμωτάτων οὕτως εἰδότων γεγραμμένην
τὴν ῥῆσιν.

---

*febris acuta; fudavit, absque febre judicatus eft. Uri-
nae poft reverfionem et crifin boni coloris, fedimentum
continentes; neque in reverfione deliravit. Decimo
octavo paululum incaluit; infuper fitivit; urinae tenues,
enaeorema nebulofum; parum deliravit. Circiter decimum nonum febris expers, cervicem dolor occupavit;
urinis fedimentum. Vigefimo perfecte judicatus eft.*

Hic homo ex plenitudine ac maxime bilioforum aegrotaffe videtur. Si autem in ipfo inquifiveris et quae
diebus judicatoriis demonftrata funt et quae de urinis,
reperies convenientem fecundum rationem ipfum vigefimo
die perfecte liberatum. Nonnulla vero exemplaria in
narrationis calce non habent adfcriptum *vigefimo*; quamquam probatiffima quaeque ita fcriptam dictionem norint.

---

590   *ΙΠΠΟΚΡΑΤΟΥΣ ΕΠΙΔΗΜΙΩΝ Γ*

Ed. Chart. IX. [234.]   Ed. Bas. V. (409.)

γ'.

Τὴν Εὐρυάνακτος θυγατέρα παρθένον πῦρ ἔλαβεν, ἣν δ'
ἄδιψος διὰ τέλεος, γεύματα οὐ προσεδέχετο. ἀπὸ δὲ
κοιλίης σμικρὰ διῄει. οὖρα ὀλίγα λεπτὰ, οὐκ εὔχροα.
ἀρχομένου δὲ τοῦ πυρετοῦ περὶ ἕδρην ἐπόνει. ἑκταίη δὲ
ἐοῦσα ἄπυρος οὐκ ἵδρωσεν, ἐκρίθη. τὸ δὲ περὶ τὴν
ἕδρην σμικρὰ ἐξεπύησεν, ἐῤῥάγη ἅμα κρίσει. μετὰ κρίσιν ἑβδομαίη ἐοῦσα ἐῤῥίγωσε σμικρὰ, ἐπεθερμάνθη, ἵδρωσε.
μετὰ δὲ κρίσιν ὀγδαῖος ἐοῦσα ἐῤῥίγωσεν οὐ πολλὰ, ὕστερον δὲ ἄκρεα ψυχρὰ ἀεί. περὶ δὲ δεκάτην κατὰ τὸν
ἱδρῶτα τὸν γενόμενον παρέκρουσε καὶ πάλιν ταχὺ κατενόει. ἔλεγον δὲ γευσαμένην βότρυος ταῦτα παθεῖν. δια-
λιποῦσα δὲ δωδεκάτην πάλιν πολλὰ παρελήρει, κοιλίη
ἐπεταράχθη χολώδεσιν ὀλίγοισιν, ἀκρήτοισι, λεπτοῖσι, δακνώδεσι, πυκνὰ ἀνίστατο. ἀφ' ἧς δὲ παρέκρουσε τοῦ
ὕστερον, ἀπέθανεν ἑβδόμη. αὕτη ἀρχομένου τοῦ νοσήματος ἤλγει φάρυγγα καὶ διὰ τέλεος ἔρευθος εἶχε, καὶ γαργαρεὼν ἀνεσπασμένος, ῥεύματα πολλὰ σμικρὰ, λεπτὰ,

III.

Virginem Euryanactis filiam ignis prehendit; haec perpe-
tuo fitis fuit expers; edulia non aſſumebat; ab alvo
pauca dejiciebantur; urinae tenues, paucae, non probe
coloratae: exordiente febre ad ſedem dolebat. Sexto
die a febri immunis, non ſudavit, judicata eſt. Quod
ad ſedem erat, paululum ſuppuravit et una cum judi-
catione erupit. A judicatione ſeptimo die rigore cor-
repta aliquantulum riguit, incaluit, ſudavit. Octavo
poſt judicationem die non admodum riguit; poſtea ex-
trema ſemper frigida. Ad decimum poſt ſudorem ob-
ortum deliravit, ſtatimque rurſum ad mentem rediit.
Dicebant autem ex deguſtata uva haec accidere. Cum
autem duodecimo intermiſiſſet, rurſus multopere delira-
vit; alvus turbata eſt bilioſis paucis, tenuibus, morda-
cibus, crebro deſurgebat. Septimo die, a quo poſtre-
mum deliravit, defuncta eſt. Haec incipiente morbo
fauces dolebat ac perpetuo ruborem habuit; gurgulio

δριμέα, ἔβησσε πέπονα, οὐδὲν ἀνῆγεν, ἀπόσιτος πάντων,
παρὰ πάντα τὸν χρόνον οὐδ᾽ ἐπεθύμησεν οὐδενὸς, ἄδιψος, οὐδ᾽ ἔπινεν, οὐδὲν ἄξιον λόγου, σιγῶσα, οὐδὲν διελέγετο, δυσθυμίη ἀνελπίστως ἑωυτῆς εἶχεν. ἦν δέ τι καὶ
συγγενικὸν φθινῶδες.

[235] Μετὰ τὸ διηγήσασθαι τὰ γενόμενα ταύτῃ νοσούσῃ μέχρι θανάτου, προσέθηκεν αὐτὸς ὅλης τῆς νόσου
τὴν ὑπόθεσιν, ἐφ᾽ ᾗ προσηκόντως ἀπέθανεν. ἀπὸ κεφαλῆς
γὰρ αὐτῇ φησὶν εἰς πνεύμονα γενέσθαι κακὰ ῥεύματα, φάρυγγι καὶ γαργαρεῶνι λυμαινόμενα. προσέθηκε δὲ τῷ λόγῳ καὶ τὸ, ἦν δέ τι καὶ συγγενικὸν φθινῶδες, οὐ μεμνῆσθαι χρὴ καὶ μὴ πείθεσθαι τοῖς λέγουσι σοφισταῖς οὐδὲν
εἶναι πάθος συγγενικόν. ἀλλὰ τοῦτο μὲν αὐτὸ καθ᾽ ἑαυτὸ
μόνον οὐκ ἂν οὕτω ταχέως ἀπέκτεινεν αὐτὴν, ἡ δ᾽ ἐπι-
πλακεῖσα τῷ παθήματι τούτῳ νέφρωσις τῆς φυσικῆς δυνάμεως αἰτία τοῦ θᾶττον ἀποθανεῖν ἐγένετο. δεδήλωται δ᾽

revulfus eft; defluxiones multae, parvae, tenues, acres;
tuffiebat; concoctum nihil educebat; toto morbi tempore
omnes cibos averfata eft, neque quidquam appetivit,
fiti varia, neque quicquam effatu dignum bibit, tacebat, nihil loquebatur et moeror et defperatio ipfi aderat.
Quiddam tabidum congenitum erat.

Pofteaquam quae huic aegrotanti ad mortem ufque
facta funt enarravit, morbi totius hypothefin adjecit, ex
qua decenter interiit. Ait enim malas quidem a capite
ad pulmonem huic factas fuiffe defluxiones faucibus et
gurgulioni noxias. Adjecit autem et narrationi: at quiddam tabidum erat congenitum; quod meminiffe oportet,
non autem fophiftis fidem adhibere nullum morbum genitum effe narrantibus. Verum hoc ipfum quidem per fe
folum non ita cito ipfam peremiffet, fed huic affectui
implicata naturalis facultatis peremptio citae mortis caufa
extitit. Ipfa vero per totum textum declarata eft. Haec

αὕτη διὰ τῆσδε τῆς λέξεως, ἦν δ᾽ ἄδιψος διὰ τέλεος, γεύματα οὐ προσεδέχετο. προείρηται δέ μοι περὶ τῆς τούτων
τῶν συμπτωμάτων κακοηθείας ἐν τῷ πρὸ τούτου γράμματι.
καὶ αὐτὸς δ᾽ ὁ Ἱπποκράτης ἐπὶ τῇ τελευτῇ τῆς διηγήσεως
πάλιν ἐπισημαινόμενος, ὥσπερ εἴωθε, τά τε τοῦ θανάτου
καὶ τῆς σωτηρίας αἴτια τοῖς ἀῤῥώστοις γινόμενα προσέγραψε. ἀπόσιτος πάντων παρὰ πάντα τὸν χρόνον, οὐδ᾽
ἐπεθύμησεν οὐδενὸς, ἄδιψος, ἔσχατόν τι μῖσος αὐτῇ γεγονέναι σιτίων ἐνδεικνύμενος, ὡς μηδ᾽ εἰς ἐπιθυμίαν ἀφι-
κνεῖσθαί τινος, οἵαν ἴσχουσιν ἔνιοι τῶν ἀνορεκτούντων ἐξ
ἀναμνήσεως, ἐφ᾽ οἷς ἔμπροσθέν ποτε διετέθησαν ἡδέως.
ὁρῶμεν γὰρ ὁσημέραι τῶν ἀνορεκτούντων ἐν νόσοις τινὰς
ἅμα τὸ γεύσασθαί τινων ἀποστρεφομένους αὐτῶν, τινὰς δ᾽
οὐδὲ γεύσασθαι τολμῶντας. ἀλλ᾽ ὅμως καὶ τούτων οἱ πλεῖστοι τοῖς πυνθανομένοις αὐτῶν, εἴ τινος ἐπιθυμοῖεν, ἀποκρί-
νονταί τινα βρώματα, κατὰ μνήμην τῶν ἔμπροσθεν ἡσάν-
των αὐτοὺς τοῦτο ποιοῦντες. καὶ μέγιστόν γέ τοι σημεῖον
ἔστω τῆς ὀρεκτῆς τῶν σιτίων δυνάμεως ἐν νεκρώσει παντε-

perpetuo fine fiti fuit; edulia non affumebat. At de horum fymptomatum malignitate libro hunc praecedente dixi
et Hippocrates ipfe ad finem narrationis iterum demonftrat, ut confuevit, quae aegrotis tum falutis tum mortis
caufae fiunt, adfcripfit. Omnia averfabatur edulia per
totum morbi tempus, neque quicquam appetivit, finę fiti
fummum ciborum odium ipfi adfuiffe judicans, ut neque
in rei alicujus defiderium perveniret, quare fortiuntur
nonnulli eorum qui omnem cibum refpuunt ex recorda-
tione, ubi antea nonnumquam fuaviter cibarentur. Intuemur enim quotidie nonnullos eorum, qui in morbis
non appetunt, fimul ubi quippiam guftarint, ipfum aver-
fari; alios vero guftare non aufos. Attamen ex his plerique interrogantibus ipfos, fi quid defiderent, refpondent
edulia quaedam, memores eorum, quibus antea id facientes oblectarentur. Atque maximum tibi fignum efto facultatis ciborum defideratricis in perfecta extinctione
pofita, fi parata haec quae fe defiderare profitentur, fimul

λεῖ γινομένης, ἐὰν παρασκευασθέντων ὧν ἐπιθυμεῖν φασὶν
ἄμα τὸ γεύσασθαι μέμψωνταί τε καὶ μηκέτι προσενέγκων-
ται. κάκιστα δ᾽ ἐχόντων καὶ τούτων, ἔτι μοχθηρότερον αὐτῶν οἱ μηδ᾽ ἐπιθυμήσαντές τινων διάκεινται, νέκρωσιν
ἐσχάτην ἐνδεικνύμενοι τῆς φυσικῆς δυνάμεως, ᾗ σιτίων τε
καὶ πομάτων ὀρεγόμεθα. διὰ ταῦτα τοίνυν ἀποθανούσης
τῆς γυναικὸς οὐδὲν ἔτι δεόμεθα τὴν διαφορὰν τῶν ἀντιγράφων ἐπισκοπεῖσθαι καὶ ἀνακρίνειν ἐν τῇ τῶν ἡμερῶν
ἐξετάσει. μηδεμίαν γὰρ αὐτῶν ἐχουσῶν τάξιν, ἐπειδὴ τὸ
ἀπὸ τῆς κεφαλῆς ῥεῦμα καὶ τὸ συγγενικὸν φθινῶδες αἴτιον
ἐγένετο τοῦ θανάτου, διὰ τοῦτο καὶ τὴν τῶν ἀντιγράφων
διαφωνίαν δύσκριτόν τε ἄμα καὶ περιττὴν ἡγησάμενος ἀπέλιπον.

δ'.

Ἡ κυναγχικὴ ἡ παρὰ τὰ Βίτωνος, ἢ πρῶτον ἀπὸ γλώσσης
ἤρξατο, ἀσαφὴς ἡ φωνὴ, γλῶσσα ἐρυθρὴ, ἐπεξηράνθη.
τῇ πρώτῃ φρικώδης, ἐπεθερμάνθη, ῥῖγος, πυρετὸς ὀξὺς,

atque guſtarint, tum culpent tum non amplius ingerant.
His etiam peſſime habentibus deterius etiamnum habent
qui nihil appetunt ſummam naturalis facultatis peremtio-
nem indicantes, qua tum cibos tum potus appetimus.
Ob haec itaque mortua muliere ultra nobis opus non eſt
differentium exemplarium conſideratione et de dierum in-
quiſitione diſcutiamus. Nullum enim ipſis ordinem habentibus, quia a capite defluxio et congenitum quid tabis mortis eſſent cauſae, propterea et exemplarium diſcordiam
judicatu difficilem ſimul ac ſupervacuam praetermiſit.

IV.

Quae anginoſa apud Bitonem decumbebat, huic primum
    lingua laborare coepit; obſcura vox, lingua rubra, in-
    aruit. Primo die horruit, incaluit, rigor, febris acuta,

Ed. Chart. IX. [235. 236.]   Ed. Baf. V. (409. 410.)

οἴδημα ὑπέρυθρον, σκληρὸν, τραχήλου καὶ ἐπὶ στῆθος ἐξ
ἀμφοτέρων, ἄκρεα ψυχρὰ, πελιὰ, πνεῦμα μετέωρον, ποτὸν διὰ ῥινῶν ἐχεῖτο, καταπίνειν οὐκ ἠδύνατο, διαχωρήματα καὶ οὖρα ἐπέστη. τετάρτῃ πάντα παρωξύνθη, [236]
πέμπτῃ ἀπέθανε, κυναγχική. πι. ευ. ε. εθ.

Οὔτε ἐν ἅπασι τῶν ἀντιγράφων οὕτως εὑρίσκεται γεγραμμένον τὸ τέλος τῆς ῥήσεως οὔτ᾽ ὑπὸ τῶν ἐξηγησαμένων τὸ βιβλίον ἁπάντων φαίνεται γινωσκόμενον. ἀλλὰ καὶ
τούτων ἔνιοι μὲν ἀντὶ τοῦ πέμπτῃ ἑβδόμῃ γράφουσιν, ἔνιοι
(410) δ᾽ ὀγδόῃ. Καπίτων δ᾽ οὐκ οἶδα τί δόξαν αὐτῷ καὶ
τὸ τῆς ἡμέρας ἀφείλετο καὶ τὸ κυναγχική. καὶ πρὸ τούτων δ᾽ ἔτι τὸ τετάρτῃ πάντα παρωξύνθη χωρὶς τοῦ τετάρτῃ γράφει, τὸ τέλος ὅλης τῆς ῥήσεως τοιοῦτον ποιήσας,
διαχωρήματα καὶ οὖρα ἐπέστη, πάντα παρωξύνθη ἀπέθανε.
περὶ μὲν οὖν τῆς βελτίονος γραφῆς ὕστερον ἐπισκεψόμεθα·
πρότερον δὲ τῶν εἰρημένων ἐπ᾽ αὐτῆς ἐξηγησόμεθα τὰ μὴ

tumor fubruber, durus, cervicis et in pectus utraque ex
parte, extrema frigida, livida; fpiritus fublimis; potus
per nares effluebat; devorare non poterat; dejectiones
et urinae fubftiterunt. Quarto exacerbata funt omnia.
Quinto anginofa periit. P. D. S. Q. M. Probabile
dejectionibus fuppreffis quinto mortua eft.

Neque in omnibus exemplaribus ita reperitur fcriptus
orationis finis, neque ab omnibus libri interpretibus co-
gnitus videbitur. Verum horum nonnulli pro quinto feptimum fcribunt, nonnulli autem octavum. At Capito,
non novi quid ipfi vifum fit, et diem et cynanchicam fuftulit atque ante haec, quarto omnia exacerbata funt,
fine quarto fcribit, univerfi textus finem talem efficiens:
dejectiones et urinae fubftiterunt, omnia exacerbata funt,
interiit. De meliori itaque fcriptura poftea confiderabi-
mus. Prius autem ex enunciatis in ipfa explicabimus
quae manifefta non funt; hoc fiquidem eft quod maxime

Ed. Chart. IX. [236.]   Ed. Baf. V. (410.)

σαφῆ, τοῦτο γὰρ ἐστι τὸ μάλιστα προκείμενόν μοι ἐν τοῖς
ἐξηγητικοῖς βιβλίοις. φαίνεται δὴ τὸ πνεῦμα μετέωρον οὐκ
εἶναι σαφὲς, ἀμέλει Σαβῖνος ὑπὲρ αὐτοῦ κατὰ τήνδε τὴν
λέξιν ἔγραψε. μετέωρος δ᾽ ἦν ἡ ἀναπνοή, τουτέστιν· ἄκρα
τῇ ῥινὶ ἀνέπνει, διὰ φλεγμονὴν τῆς ἀρτηρίας, κλειομένης
τῆς εὐρυχωρίας καὶ μηκέτι δυναμένης τῆς ὁλκῆς τοῦ πνεύματος εἰς τὸν πνεύμονα γενέσθαι. ἀσαφὴς δ᾽ ἐστὶ καὶ ἡ
αὐτοῦ τοῦ Σαβίνου ῥῆσις, ὡς ἐξηγητοῦ πάλιν ἑτέρου δεῖσθαι. δοκεῖ δέ μοι βούλεσθαι δηλοῦν ἐκείνους ἀναπνεῖν
ἄκρα τῇ ῥινὶ τοὺς κινοῦντας αὐτῆς ἐν ταῖς ἀναπνοαῖς τὰ
πτερύγια. πολλοὺς γὰρ τῶν νοσούντων οὕτως εἴδομεν ἀνα-
πνέοντας, ὡς ἐν μὲν ταῖς εἰσπνοαῖς προστέλλειν, ἐν δὲ ταῖς
ἐκπνοαῖς διαστέλλειν αὐτὰ, καὶ συμβαίνει γε τοῦτο τοῖς τε
πνιγομένοις ὑπὸ κυνάγχης ἢ περιπνευμονίας ἢ ἐμπυήματος,
ἔτι τε τοῖς ἀῤῥώστοις τὴν δύναμιν. ὅπως μὲν οὖν ἐπὶ τῶν
ἀῤῥώστων γίνεται νῦν οὐκ ἀνάγκη λέγειν· ὅπως δ᾽ ἐπὶ τῶν
διὰ τὴν στενοχωρίαν τῶν ἀναπνευστικῶν ὀργάνων, νῦν ἐροῦμεν εὐθὺς καὶ διὰ τί μετέωρον ὠνόμασεν ὁ Ἱπποκράτης τὸ

proposui in interpretationum libris. Videtur sane spiritus
sublimis, perspicua non esse oratio. Nimirum Sabinus de
ipsa hoc in textu scripsit: sublimis autem erat respiratio,
hoc est, per summas nares respirabat propter arteriae
phlegmonem, sic praecluso viae spatio, ut spiritus attra-
ctio ad pulmonem non amplius fieri posset. Et vero ob-
scura est Sabini ipsius oratio, ut altero interprete rursum indigeat. Videtur autem mihi velle indicare illis
summa nare respirare, qui in inspirationibus pinnas ipsius
naris movent. Multos siquidem aegros ita respirare cernimus, ut in inspirationibus quidem ipsas contraherent,
in exspirationibus vero dilatarent, idque iis accidit, qui
ob anginam vel peripneumoniam vel empyema strangu-
lantur, atque aliis qui imbecillis sunt viribus. Itaque quo
pacto quidem in aegris fiat, nunc dicere necesse non est.
Quo vero modo propter spirabilium organorum angustiam
eveniat, nunc proferam quamprimum, curque sublimem
appellaverit Hippocrates spiritum hujusmodi simul expli-

596 ΙΠΠΟΚΡΑΤΟΥΣ ΕΠΙΔΗΜΙΩΝ Γ

Ed. Chart. IX. [236.]   Ed. Baf. V. (410.)
τοιοῦτον πνεῦμα, συνεξηγησόμενοι. φαίνεται γὰρ τοῖς οὕτω διακειμένοις τὰ τοῦ θώρακος ὑψηλὰ μέχρι τῶν ὠμοπλα-
τῶν κινούμενα, καὶ τοῦτ᾽ εὔλογον εἰρῆσθαι νῦν ἐπ᾽ αὐτοῦ
μετέωρον πνεῦμα γινόμενον, οὐ μόνον ἐν τοῖς κυναγχικοῖς,
ἀλλὰ κἀν τοῖς περιπνευμονικοῖς καὶ τοῖς ἐμπυηκοῖς ὀνομαζο-
μένοις πάθεσι. γίνεται δὲ καὶ χωρὶς πυρετῶν ἐπὶ τῶν ἰδίως
ὀνομαζομένων ὀρθοπνοϊκῶν τε καὶ ἀσθματικῶν. ἀπὸ γὰρ
τοιούτων συμβεβηκότων ἑκάτερον τῶν ὀνομάτων τῷ πάθει
τούτῳ τέθειται, τὸ μὲν ἄσθμα διὰ τὴν ὑπειγμένην ἀναπνοὴν, ἢ καὶ τοῖς δραμοῦσιν ὀξέως γίνεται· τὴν δ᾽ ὀρθόπνοιαν ἐπειδὴ διὰ τὸ πνίγεσθαι κατακειμένους σχηματί-
ζουσιν ἑαυτοὺς ὀρθίους· ἔνιοι δὲ καὶ ἀναγκάζονται καὶ τελέως ἐξανίστασθαι. γέγραπται δὲ κἀν προγνωστικῷ κατὰ
λέξιν οὕτως λεγομένην· αἱ δὲ κυνάγχαι δεινόταται μέν εἰσι
καὶ τάχιστ᾽ ἀναιροῦσαι, ὅσαι μήτ᾽ ἐν τῇ φάρυγγι ἔκδηλον
μηδὲν ποιέουσι μήτ᾽ ἐν τῷ αὐχένι· πλεῖστον δὲ πόνον παρέχουσι καὶ ὀρθόπνοιαν. ἡ αὐτὴ τοίνυν αἰτία τήν τ᾽ ὀρθόπνοιαν ἐργάζεται τοῖς πνιγώδεσι πάθεσι καὶ τὸ προσα-

caturus. Confpiciuntur fiquidem fic affectis fummae thoracis partes ad omoplatas ufque moveri: et rationi confonum eft, hoc dici nunc ab ipfo fieri fublimem fpiritum,
non folum in cynanchicis, verum etiam et in peripneumonicis et empyicis appellatis affectibus.   Fit autem et citra febres improprie appellatis, orthopnoicis et afthmati-
cis.   De hujusmodi fiquidem accidentibus nomen utrumque huic affectui impofitum eft, afthma quidem propter
coactam refpirationem, quae et velociter currentibus accidit: orthopnoea vero quandoquidem quod decumbentes
fuffocentur, fefe rectos figurant, nonnulli autem et coguntur ac plane exurgunt.   At et in prognoftico his verbis
ita prolatis fcriptum eft: cynanchae autem gravilfimae quidem funt et celerrime enecant, quae neque in faucibus
quicquam manifeftum, neque in cervice, fed dolorem plurimum praeftant et orthopnoeam.   Eadem itaque caufa
orthopnoeam parit ftrangulantibus affectibus et appellatum

Ed. Chart. IX. [236. 237.] Ed. Baf. V. (410.)
γορευόμενον ἀρτίως μετέωρον πνεῦμα. κατὰ φύσιν μὲν γὰρ
ἔχοντες, ὅταν ἐν ἡσυχίᾳ πάντων τῶν κατὰ προαίρεσιν ὦμεν
ἐνεργειῶν, μόνοις τοῖς κατὰ τοῦ θώρακος μέρεσι τοῖς κατὰ
τὰς φρένας ἀναπνέομεν, ὡς ἐν τοῖς περὶ τῶν τῆς ἀναπνοῆς
αἰτίων ἐδείχθη. πλείονος δ' εἰσπνοῆς δεόμενον καὶ τὰ συνεχῆ τοῖς κάτω συγκινοῦμεν. ἐπειδὰν δὲ [237] πλείστης
δεώμεθα, καὶ τὰ κατὰ τὰς ὠμοπλάτας μόρια κινοῦμεν, ἅπαντι
τῷ θώρακι βιαίως ἐνεργοῦντες. ἀλλὰ τοῦτο μὲν ἡμῖν ὑγιαίνουσι γίνεται δραμοῦσιν ὀξέως ἢ ὁπωσοῦν σφοδρῶς κινη-
θεῖσι, διὰ τὸ πλείονος εἰσπνοῆς δεῖσθαι. κατὰ δὲ τὰς περιπνευμονίας καὶ τὰ τῶν ἐμπύων παθήματα ἤτοι πάθη καὶ
τὰς ἐπὶ τῶν πυρειῶν ὀρθοπνοίας, διὰ τὴν στενοχωρίαν
τῶν ἀναπνευστικῶν ὀργάνων, οὐ δυναμένων καταδέξασθαι
τοσαύτην οὐσίαν ἀέρος, ὅσης χρῄζει τὸ ζῶον. ἀπλήρωτος
οὖν ἡ χρεία τῆς ἀναπνοῆς γινομένη κίνδυνον ἐπάγει πνι-
γὸς, καὶ διὰ τοῦτο ἀναγκάζονται συνεχῶς τε καὶ παντὶ τῷ
θώρακι ποιεῖσθαι τὴν ἀναπνοήν· ἐπὶ δὲ τῆς συνάγχης αἱ
μὲν κατὰ τὸν πνεύμονα κοιλίαι τοῦ πνεύματος, ἐν αἷς ἀνα-

nuper fublimem fpiritum: nam fecundum naturam habentes, quum in quiete omnium voluntariarum actionum fue-
rimus, folis thoracis partibus ad feptum transverfum porrectis refpiramus, quemadmodum in commentariis de refpirationis caufis demonftratum eft; ampliore autem in-
fpiratione indigentes et continuas infernis fimul movemus;
ubi vero plurima indigemus et partes in omoplati movemus, toto thorace vehementer operantes. Sed hoc quidem nobis bene valentibus accidit celeri curfu aut quo-
cumque motu vehementer agitatis, propter ampliorem
refpirationis neceffitatem. In peripneumoniis vero et fuppuratorum pathematis feu affectibus et orthopnoeis cum
febre propter organorum refpirationi infervientium anguftiam, tantam aëris fubftantiam excipere non valentium
quanta animal opus habet. Itaque non fatiatus refpirationis ufus fuffocationis periculum inducit, ob idque coguntur tum affidue tum toto thorace moliri refpirationem.
In angina vero quae in pulmonibus funt fpiritus conce-

πνέομεν, ἄφρακτοί εἰσι καὶ καθαραί. φλεγμαινόντων δὲ τῶν
ἐν τῷ λάρυγγι μυῶν στενοχωρία γίνεται κατὰ τὴν εἴσοδον
τὴν πρώτην τοῦ ἔξωθεν ἀέρος, ὃν διὰ τῆς εἰσπνοῆς ἕλκομεν,
ὥστε καὶ νῦν καθ᾽ ἑτέραν μὲν αἰτίαν, ὡσαύτως δ᾽ ἀπλήρωτος ἡ χρεία γίνεται τῆς ἀναπνοῆς, ὡς ἐπ᾽ ἀσθματικῶν,
ἐμπύων τε καὶ περιπνευμονικῶν ἐνεγίνετο. διὰ τοῦτο ἐξορ-
μῶσιν οἱ πνιγόμενοι διανίστασθαί τε καὶ παντὶ τῷ θώρακι
βιαίως ἐπισπᾶσθαι τὸν ἔξωθεν ἀέρα. κατὰ τοῦτο μὲν δὴ
τοῖς κυναγχικοῖς τὸ μετέωρον ὠνομάσθαι πνεῦμα λογίσαιτ᾽
ἄν τις. ἐγχωρεῖ δέ, καὶ διὰ τὸ μετεωρίζειν ἑαυτοὺς ἐθέλειν οὕτως εἰρῆσθαι, ταυτὸν σημαίνοντος τοῦ μετεώρου
πνεύματος τῇ κατὰ τὸ προγνωστικὸν ὀρθοπνοίᾳ. γέγραπται
δ᾽ ἐν τῇ διηγήσει τῆς προκειμένης ἐν τῷ λόγῳ κυνάγχης,
ὡς καὶ τὸ ποτὸν εἰς τὰς ῥῖνας ἀνεκόπτετο. γίνεται δὲ τοῦτο
τοῖς μὴ καταπίνειν αὐτὸ δυναμένοις, ἤτοι διὰ στενοχωρίαν
τοῦ πόρου τοῦ κατὰ τὸν στόμαχον ἢ διὰ νέκρωσιν αὐτοῦ
καὶ παράλυσιν, ὀλέθριον ἐσχάτως ἑκάτερον ὄν, ὥσπερ καὶ
τὸ προγεγραμμένον οὕτως ὑπ᾽ αὐτοῦ κατὰ τὴν τρίτην ἡμέ-

ptacula quibus refpiramus, non obſepta exiſtunt et pura,
ſed muſculis gutturis inflammatis anguſtia fit in primum
externi aëris ingreſſum, quem per inſpirationem attrahi-
mus, ut et nunc in altera quidem cauſa fit. Similiter
autem et incompletus fit reſpirationis uſus, ut aſthmati-
cis, empyicis et peripneumonicis ineſt. Ob id qui ſuffo-
cantur, ad ſurrectionem concitantur et ad externum
aërem toto thorace violenter attrahendum. Hac certe
ratione anginoſis ſublimem appellatum eſſe ſpiritum aliquis perpenderit. Fieri autem poteſt etiam, quia ſeſe eri-
gere volunt ita dici, idem ſublimi ſpiritu ſignificante,
quod in prognoſtico orthopnoea Scriptum autem et
in praeſentis, hac in oratione, anginae enarratione;
quod et potus ad nares propulſabatur. Id autem accidit
ipſum denotare nequeuntibus aut propter meatus ad ſtomachum anguſtiam aut propter ipſius mortificationem ac
paralyſin, ſumme pernicioſum utrumque exiſtens, quemadmodum et quod ita tertio die praeſcriptum eſt, *extrema*

ραν, ἄκρεα ψυχρά, πελιά. προειρηκὼς γὰρ, τῇ τρίτῃ ῥῖγος, πυρετὸς ὀξὺς ἐπήνεγκεν, ἄκρεα ψυχρά, πελιά. νεκρώσεως δ᾽ ἐστὶ καὶ σβέσεως τῆς ἐμφύτου θερμασίας σημεῖον
ἡ τῶν ἄκρων ψύξις τε καὶ πελίωσις ἐν ὀξέσι πυρετοῖς γινομένη. οὕτως οὖν συνέβη τῇ νοσούσῃ καὶ ἡ τῶν διαχωρημάτων καὶ ἡ τῶν οὔρων ἐπίσχεσις, ὡς ἂν ἤδη νεκρουμένων ἁπασῶν τῶν ἐνεργειῶν, διὸ καὶ πιθανόν ἐστι μήτε
κατὰ τὴν ζ', ἡμέραν ἀποθανεῖν τὸν ἄνθρωπον μήτε κατὰ
τὴν η'. οὐδὲ γὰρ ἐξαρκέσαι δυνατὸν ἦν τοσοῦτον χρόνον τὴν
δύναμιν, ἤδη κατὰ τὴν γ', ἡμέραν συμπτώματά τε καὶ σημεῖα ἔχουσαν ἀπὸ ψυχομένης τῆς φύσεως. ὁ Ἱπποκράτης
τε ἐν τοῖς οὕτως ὀξέσι νοσήμασιν εἰωθὼς τὰ καθ᾽ ἑκάστην
ἡμέραν γινόμενα γράφειν οὐκ ἂν παρέλιπεν εἰπεῖν τι καὶ
περὶ τῆς ε' ἡμέρας καὶ τῆς στ'. ἐπεὶ τοίνυν ἐπὶ συμπληρω-
θείσῃ τῇ τῆς τρίτης ἡμέρας διηγήσει, τῆς δ᾽ μόνης ἐμνημόνευσε, πάντ᾽ ἐν αὐτῇ παροξυνθῆναι λέγων, ἔτι καὶ μᾶλλόν
ἐστι δῆλον ὡς ἀδύνατον ἦν ἄχρι τῆς ζ' ἢ η' ἡμέρας ζῆσαι
τὴν γυναῖκα. παραδόξους μὲν γὰρ μεταβολὰς ἐν τῷ σπα-

frigida, livida; praefatus enim, tertio rigor, febris acuta,
fubintulit, extrema frigida, livida. Interemtionis autem
et extinctionis caloris nativi fignum extremorum tum frigus tum livor in acutis febribus obortus. Itaque fic accidit aegrotanti et dejectionum et urinarum fuppreffio, tamquam jam emortuis functionibus omnibus; ideoque credibile eft, neque feptimo die neque nono hominem interiiffe Non enim facultas ad tantum tempus fufficere poterat, quae jam tertio die et fymptomata et figna haberet
naturae refrigeratae. Atque confuetus Hippocrates in ita
acutis morbis quae quotidie oriuntur fcribere, nihil quicquam de quinto et fexto diebus omitteret pronunciare. At
quoniam et completa tertii diei enarratione quarti folius
meminit, in eoque omnia exacerbari afferit, magisque etiamnum manifeftum eft quod impoffibile effet ad feptimum
ufque aut octavum mulierem vixiffe, admirabiles fiquidem
transmutationes, quae raro fiunt propter naturae robur,

Ed. Chart. IX. [237. 238.]　　　　　Ed. Baf. V. (410.)

νίῳ γινομένας διὰ ῥώμην φύσεως ἡμεῖς τε πολλάκις ἐθεασάμεθα καὶ ὁ Ἱπποκράτης αὐτὸς ἐν τῇ διηγήσει τῶν ἀρρώστων ἔγραψε, μετὰ τοῦ συνεπισημαίνεσθαι τοῦτο αὐτὸ
καὶ δηλοῦν ἄμεινον ἐσχηκέναι τὸν ἄρρωστον· ἀλλὰ νῦν γε
κατὰ τὴν τρίτην ἡμέραν σὺν ὀξεῖ πυρετῷ τῶν ἄκρων ψυχρῶν τε καὶ πελιῶν γενομένων, ἐπισχεθέντων τε καὶ τῶν
οὐρουμένων, εἰ καὶ μὴ προσεγεγράφει, τετάρτῃ πάντα παρωξύνθη, πάντως ἂν ἐτεθνήκει περὶ τὴν πέμπτην ἡμέραν.
ἐπεὶ δὲ καὶ τοῦτο προσέγραψεν, ἔτι καὶ μᾶλλον ἄν τις ἀποφαίνοιτο θαρρούντως οὕτως ἔχουσαν μὴ εἰς τὴν ἕκτην
ἡμέραν ἀφικέσθαι ζῶσαν. καὶ πολύ γε μᾶλλον εἰς τὴν ἑβδόμην ἔτ᾽ ἀδυνατώτερον ἢ εἰς τὴν ὀγδόην. [238] ἄξιον οὖν
θαυμάσαι πῶς ὑπέγραψεν, ὁ πρῶτος ὑπογράψας τοὺς χαρακτῆρας, οὕτως ὡς δηλοῦσθαι κατὰ τὴν ὀγδόην ἡμέραν
τεθνηκυῖαν αὐτήν· καὶ τούτου μᾶλλον ἔτι πῶς καὶ Ζήνων
Ἡροφίλειος, οὐχ ὁ τυχὼν ἀνὴρ, ἐξηγούμενος τοὺς προγε-
γραμμένους χαρακτῆρας ἐν τῷ τρίτῳ τῶν ἐπιδημιῶν καὶ
αὐτὸς ἐν τῇ ὀγδόῃ τῶν ἡμερῶν ἀποθανεῖν φησι τὴν κυναγχικὴν καὶ τοῦτο δηλοῦσθαι διὰ τῶν τοιούτων χαρακτήρων

ac nos multoties vidimus et Hippocrates ipfe in aegrorum
enarratione fcripfit, fimulque hoc ipfum fignificavit, me-
liusque aegrum habere demonftravit; fed nunc tertio die
cum febre acuta extremis tum frigidis tum humidis factis, hisque retentis, quae mejuntur, etiamfi non adfcripfiffet, quarto omnia exacerbata funt, prorfus circiter
diem quintum obiiffet. Sed quoniam et hoc adfcripfit,
atque etiamnum magis quicquam confifus affirmaverit ita
habentem non ad fextum diem vivam perventuram, ac
minus quidem in feptimum vel octavum acceffuram. Dignum igitur admiratione quomodo fubfcripferit qui primus
characteras fubfcripfit, ita ut ipfa octavo die interiiffe
fignificaretur; eoque etiamnum magis quomodo Zeno He-
rophileus, vir non contemnendus, praefcriptos in tertio
epidemiorum characteras exponens, etiam ipfe anginofam
ait octavo die defunctam, idque hujusmodi characteribus

Ed. Chart. IX. [238.]   Ed. Baf. V. (410. 411.)

πι, δ, (411) ε, κ, ϑ. τούτων τῶν χαρακτήρων ὁ μὲν πρῶτος τὸ πιϑανὸν δηλοῖ, διὰ τοῦ π γράμματος γραφόμενος,
μέσην ὀρϑὴν ἔχοντος γραμμὴν, ἑκατέρᾳ τῶν ἄλλων παραλ-
λήλων, οἷον ἔνιοι γράφουσι τὸ σημαῖνον τὸν τῶν ἐννεακοσίων
ἀριϑμόν. καὶ διὰ παντός γε κατὰ πάντας τοὺς ἀῤῥώστους
τοῦτο σημαίνει προγεγραμμένος ἁπάντων τῶν ἐφεξῆς χα-
ρακτήρων· ὁ δ᾽ ἐπὶ τῆς τελευτῆς αὐτῶν ἐνταῦϑα μὲν τὸν
ϑάνατον δηλοῖ, τοῦ ϑ γράμματος σημαινόμενον, ἐπ᾽ ἄλλων
δ᾽ ἀῤῥώστων τὴν ὑγίειαν ὑπὸ τοῦ υ γράμματος δηλούμενον.
ὁ δὲ πρὸ τοῦ τελευταίου χαρακτῆρος γεγραμμένος ἀεὶ σημαίνει τὸν ἀριϑμὸν τῶν ἡμερῶν, ἐν ὅσαις ἐνόσησεν ὁ προκείμενος ἑκάστοτε κατὰ τὸν λόγον ἄῤῥωστος. οἱ δ᾽ ἐν τῷ
μεταξὺ τούτου τε καὶ τοῦ πρώτου πάντων τὴν αἰτίαν δηλοῦσι τοῦ σωϑῆναι τὸν ἄνθρωπον ἢ ἀπολέσϑαι, καϑάπερ
ἐπὶ τῆς κυναγχικῆς ταύτης οἱ δύο χαρακτῆρές εἰσιν, ὁ μὲν
ἑπόμενος τῷ πρώτῳ πάντων, ἐν ᾧ τὸ διὰ μέσου γραμμὴν
ὀρϑὴν ἔχον ἐγέγραπτο π. τούτῳ δ᾽ ἐφεξῆς ἄλλος τε καὶ ἄλλος.
ὁ μὲν οὖν ἑπόμενος τῷ πρώτῳ πάντων, ἐν ᾧ τὸ διὰ μέσου τὸ δ

fignificari: πι, δ, ε, κ, ϑ; horum characterum primus
quidem πιϑανὸν credibile fignificat per πι litteram fcriptus
mediam rectam lineam habens, utrinque aliis lineis aeque
diftantibus, veluti nonnulli fcribunt numerum nongente-
fimum fignificari et perpetuo in omnibus aegris hoc fignificat cunctis fequentibus characteribus praefcriptus. Character autem ad ipforum finem fcriptus, hic quidem mortem indicat litera ϑ fignificante; in caeteris autem aegrotantibus litera υ ὑγίειαν fanitatem indicante. Qui vero
character ante ultimum fcribitur, dierum numerum perpetuo fignificat, in quibus propofitus ubique in oratione
aeger aegrotavit. Characteres vero in medio tum hujus
tum primi omnium caufam indicans qua fervatus aeger
fuerit vel interierit, quemadmodum in anginofa hac duo
funt characteres, alter quidem qui primus omnium fequitur, qui per medium rectam lineam habens fcriptus eft
πι; atque ab hoc deinceps alius atque alius. Itaque qui
primus omnium fequitur, cujus medium obtinet linea,

στοιχεῖόν ἐστιν ἔχον ἀπὸ μέσης τῆς κάτω γραμμῆς ἑαυτοῦ
γραμμὴν ἑτέραν ὀρθὴν εἰς τὰ κάτω μέρη ἠγμένην, ὥσπερ
τὸ ι γράφομεν. ὁ δ᾽ ἐφεξῆς ἐστιν ὁ τοῦ ε γράμματος, ἐκ
τούτων δ᾽ ἐφεξῆς ὁ Ζήνων δηλοῦσθαί φησι τῶν διαχωρούν-
των τὴν ἐπίσχεσιν, τοῦ μὲν ἀπεστιγμένου κάτω δ καθ᾽ ὁν-
τινοῦν τρόπον διαχωρούμενα δηλοῦντος, καὶ γὰρ ἱδρῶτος
αὐτό φησι σημεῖον, οὐκ οὔρων μόνον ἢ διαχωρημάτων εἶναι,
τοῦ δὲ ε τὴν ἐποχὴν ἢ ἐπίσχεσιν αὐτῶν, ὁποτέρως ἂν
ὀνομάζειν ἐθέλοις, ὡς εἶναι τὴν ὅλην διάνοιαν τῶν σημείων
τοιάνδε, πιθανόν ἐστι τῶν διαχωρουμένων ἐπισχεθέντων
ὀγδοαίαν ἀποθανεῖν τὴν κυναγχικήν. θαυμάζω τοίνυν, ὅπερ
ἔφην, τῶν ἀκριβέστερον ἀντιγράφων ἐχόντων τὴν ε ἡμέραν,
ὁμολογοῦντος τῇ γραφῇ τῇδε καὶ αὐτοῦ τοῦ ε, ὡς ὀλίγον
ἔμπροσθεν ἐδείκνυον, αὐτόν τε τον Ζήνωνα τὴν ὀγδόην ἡμέραν ἐπίστασθαι γεγραμμένην, ἀντιλέγοντάς τέ τινας αὐτῷ
περὶ μὲν τούτου μηδὲν εἰρηκέναι, περὶ δὲ τῶν χαρακτήρων
ἐλέγχειν αὐτὸν, ὡς μεταγράψαντα τὸ δεύτερον γράμμα καὶ
ποιήσαντα τὸ ἀπεστιγμένον δ, μὴ οὕτως ἐχούσης τῆς κατὰ

elementum eſt *δ*, habens a media quae deorſum eſt linea
ſui ipſius lineam alteram rectam ad imas partes actam ut
I ſcribimus. Sequens character eſt ε litera. Ex his autem deinceps Zeno ait διαχωρημάτων ἐπίσχεσιν, dejectionum retentionem, ſignificari, reflexo *δ* ad inferas partes,
quovis modo dejecta ſignificante. Etenim ipſum ait ſudo-
ris eſſe ſignum, non ſolum urinarum vel dejectionum. ε
vero ἐποχὴν vel ἐπίσχεσιν ipſarum, *retentionem aut ſuppreſſionem*, utrovis modo appellare volueris, ut tota
ſignorum intelligentia talis ſit, credibile eſt dejectionibus
retentis octavo die interiiſſe cynanchicam. Demiror itaque, ut dixi, cum accuratiora exemplaria quintum diem
habeant, conſentiente huic ſcripturae etiam ipſa littera ε,
ut paulo demonſtravi, et ipſum Zenonem octavum diem
ſcriptum agnoſcere et contradicentes ipſi nonnullos de hac
re quidem nihil dixiſſe, ſed de characteribus ipſum redar-
guere, quod ſecundam literam permutaverit ac *δ* refle-

τὸ τρίτον τῶν ἐπιδημιῶν γραφῆς. ἀλλὰ μετὰ τὸν πρῶτον
χαρακτῆρα τὸ ϱ γεγραμμένον, καθάπερ ἐκεῖνοί φασι. παρ-
εισέρχεται δ᾽ ἐνταῦθα λοιπὸν ἤδη μακρός τις λόγων ἑσμός.
οἰήσεται γάρ τις ὄντως ὑφ᾽ Ἱπποκράτους προσκεῖσθαι τοὺς
χαρακτῆρας τοῖς ἀῤῥώστοις, εἴπερ οἱ ἀντιλέγοντες τῷ Ζήνωνι τὸ ϱ φασὶν οὐ τὸ κάτωθεν ἀπεστιγμένον ὃ γεγράφθαι.
ἀλλ᾽ ἐὰν ἀναγνῷ τις τὰ τῶν ἀντειπόντων τῷ Ζήνωνι βιβλία,
μηθ᾽ Ἱπποκράτους εἶναι λεγόντων τοὺς χαρακτῆρας, εὑρε-
θῆναί τε βιβλίον τι τῶν Πτολεμαίου τοῦ Εὐεργέτου κληθέντος, ἔχον αὐτοὺς διεσκευασμένους ὑπό τινος ἰατροῦ
Παμφίλου, τὸ γένος ἐκ πόλεως Ἰνδικῆς, Κλεοφαντίου δὲ
τὴν αἵρεσιν. ἀκούσῃ δὲ καὶ τὴν αἰτίαν δι᾽ ἣν ἐνέγραψε
τῷ βιβλίῳ τοὺς χαρακτῆρας τούτους ὁ Μνήμων, οὓς δό-
ξειαν αὐτοὶ διαφέρεσθαι πρὸς ἑαυτοὺς οἱ ἀντειπόντες τῷ
Ζήνωνι, μηθ᾽ Ἱπποκράτους εἶναι μήθ᾽ οὕτως γεγράφθαι
τοὺς χαρακτῆρας, ὡς ἐκεῖνος ἐξηγήσατο. ἐμοὶ μὲν οὖν δοκεῖ καὶ τὰ μέχρι νῦν εἰρημένα περιττά τ᾽ εἶναι καὶ μηδὲν
[239] ὀνίναι τοὺς ἀναγνωσομένους εἰς τὰ τῆς τέχνης ἔργα,

xum fecerit, non ita habente in tertio epidemiorum fcriptura, fed poft primum characterem ϱ fcriptum, quemadmodum illi loquuntur.   Sed jam hic refiduum longa
quaedam verborum irrepit multitudo   Exiftimabit enim
quidam revera ab Hippocrate adjectos aegris characteras,
fi qui contradicunt Zenoni τὸ ϱ afferant fcriptum effe, non
deorfum reflexum δ; ut fi quis legerit libros contradicen-
tium Zenoni, qui neque Hippocratis dicunt effe characteras, librumque aliquem repertum Ptolemaei Euergetis appellati,   qui collectos ipfos haberet a quodam medico
Pamphilo, genere et civitate Indica,   fed de Cleophantii
fecta; quos ab eo diffidere fecum cenfuerunt qui Zenoni
contradicunt,   neque Hippocratis effe neque ita fcriptos
characteras, ut ipfe expofuit.   Itaque mihi videntur et
hucusque enunciata fupervacanea effe, nihilque lecturis
emolumenti ad artis opera allatura, ad quae eum ftudio

604   *ΙΠΠΟΚΡΑΤΟΥΣ ΕΠΙΔΗΜΙΩΝ Γ*

Ed. Chart. IX. [239.]   Ed. Baf. V. (411.)

πρὸς ἃ σπεύδειν δεῖ τὸν ἀσκούμενον ἐν αὐτῇ. ἀλλ' ἐπειδὴ
γραφομένων αὐτῶν ἔδοξε τοῖς φίλοις, οἷς πεισθεὶς κατὰ τὸ
πρῶτον βιβλίον ἐλέγχους τινὰς ἔγραψα τῶν μοχθηρῶς ἐξηγησαμένων τὰ κατὰ τοὺς ἀῤῥώστους, εἰπεῖν τί με καὶ περὶ
τῶν χαρακτήρων τούτων ἅπαξ ἐν τῷδε τῷ βιβλίῳ, καὶ τοῦθ'
ὑπέμεινα πρᾶξαι γινώσκων, ὅπερ ἀεὶ λέγω, τὰ ὑπὸ τῶν νεωτέρων ἰατρῶν ἐν ὑπομνήμασι γεγραμμένα, ἀπολλύντα μὲν
ἡμῶν τὸν χρόνον, ἰατρικὸν δ' οὐδὲν διδάσκοντα, δι' οὓς
κἀγὼ τὰς μὲν ἰατρικὰς πραγματείας ἰδίᾳ καθ' ἑαυτὰς ἐποιησάμην, τὰς δὲ πρὸς τοὺς σοφιστὰς, ἐπειδὴ καὶ τούτων
ὁρῶ δεομένους τοὺς νέους, ὅσοι διαστρέφονται πρὸς αὐτῶν,
αὐτὰς καθ' ἑαυτὰς πάλιν καὶ ταύτας, ἵν' εἴ τις ἔχῃ χρόνον
ἐκ περιουσίας ἐντυγχάνειν αὐταῖς, ὡς πρὸς πολεμίους εἴη
παρεσκευασμένος τοὺς σοφιστάς. οὕτως οὖν καὶ νῦν ἄχρηστον πρᾶγμα πρὸς τὸ καλῶς ἰᾶσθαι τὸ κατὰ τοὺς χαρακτῆρας τούτους ὑπάρχον, ὅμως οὐκ ὀκνήσω διελθεῖν ἅπαν,
ἐπειδὴ τοῖς φίλοις οὕτως ἔδοξεν. ἠσχυνάμην δ' ἂν εἰς
τοιαύτην φλυαρίαν ἐκτρεπόμενος, εἰ μὴ πρότερον ἐν πολλαῖς

properare oportet qui huic addictus eft. At quoniam quod
ipfi fcripti effent, vifum eft amicis, quibus cedens in
primo libro confutationes quasdam fcripfi eorum quae
prave in aegris expofuerunt, ut aliquid dicerem et de his
characteribus femel in hoc libro; quod ut facerem animum induxi, non ignorans quod perpetuo dico, quae a
recentioribus medicis in commentariis fcripta funt; tempus quidem nobis confumere, medicinale vero docere nihil, propter quos et ego medicos tractatus feorfum per
fe feci. Quos vero adverfus Sophiftas paravi, quoniam
et his recentiores indigere video qui ab ipfis pervertun-
tur; hos ipfos etiamnum per fe, ut fi quis ex abundantia
occafionem nactus fuerit, ipfos evolvat, ut adverfus fo-
phiftas hoftes paratus fit. Sic igitur et nunc quum res
fit inutilis ad probe medendum ex his prodit characteribus, non tamen cunctabor totum percurrere, quandoquidem amicis ita placuit. At pudore erubefcerem ad ejusmodi nugas deflecti, nifi prius in multis operibus omnia

πραγματείαις ἅπαντα τῆς ἰατρικῆς τέχνης τὰ χρήσιμα διελθὼν οὕτως ἧκον ἐπὶ τὰς τῶν Ἱπποκρατείων βιβλίων ἐξηγήσεις, ἐν αἷς ἐπιμαθεῖν μὲν οὐδὲν ἔχουσιν οἱ μανθάνον-
τες τὴν τέχνην, ἔξωθεν ὧν ἐν ταῖς ἰατρικαῖς πραγματείαις
ἔγραψα κατὰ διέξοδον σαφῶς, ὡς καὶ τοὺς ἀμβλεῖς τὴν διάνοιαν ἕπεσθαι τοῖς λεγομένοις. ἱστορίας δὲ γνῶσιν ἕξουσιν,
ἀφ᾽ ἧς οἱ πολλοὶ τῶν ἀνθρώπων θαυμάζουσιν ἐνίοτε τῶν
τὰς τέχνας μεταχειριζομένων τινὰς, οἰόμενοι τοὺς πολυΐστο-
ρας καὶ πολυμνήμονας ἀνθρώπους, εὐθὺς καὶ τὰ τῆς τέχνης διαγινώσκειν θεωρήματα. καὶ νῦν οὖν ἐρῶ τὴν περὶ
τῶν χαρακτήρων ἱστορίαν ἅπασαν, ἐπεὶ δὲ τοῦτο δοκεῖ τοῖς
τε φίλοις καὶ τοῖς ἑταίροις ἅπαξ ἐνθάδε γενέσθαι βέλτιον
εἶναι. λέλεκται μὲν οὖν ἃ μέλλω λέγειν ὑπὸ Ζεύξιδος ἐν
τῷ πρώτῳ τῶν εἰς τὸ προκείμενον βιβλίον ὑπομνημάτων,
καὶ ἦν ἴσως ἄμεινον, ὥσπερ εἴωθα ποιεῖν ἐν τοῖς τοιούτοις,
ἀναπέμψαι τοὺς βουλομένους τὴν ἱστορίαν ταύτην γνῶναι
πρὸς ἐκεῖνο τὸ βιβλίον, ἀλλ᾽ ἐπειδὴ τὰ τοῦ Ζεύξιδος ὑπομνήματα μηκέτι σπουδαζόμενα σπανίζει, διὰ τοῦτ᾽ ἠξίωσαν

quae ad medicam artem fpectant utilia perfequutus: ita
ad Hippocraticorum librorum explanationes venirem; id
quidem difcere poffunt, qui artem difcunt absque his
quae in medicis tractationibus per decurfum manifefte
fcripfi, ut qui mente obtufi funt, quae dicuntur affequi
poffint; narrationis vero cognitionem obtinebunt, qua plerique hominum demirantur interdum quosdam ex his qui
artes tractant, exiftimantes eos qui multa legerunt multaque retinuerunt ftatim et artis praecepta dignofcere. Nunc
itaque etiam dicturus fum omnem de characteribus hiftoriam, quoniam hoc et amicis et familiaribus melius effe
videtur, ut femel hic fiat. Quae itaque fum dicturus a
Zeuxide dicta funt primo hunc in librum commentario,
ac fortaffe praeftiterat, quemadmodum in talibus facere
confuevi, qui hanc hiftoriam noffe defiderant, eos ad
illum librum remittere. Verum quia Zeuxidis commentarii non amplius aeftimati recrefcunt, ob id me ipfos

Ed. Chart. IX. [239.]   Ed. Baf. V. (411.)

ἐμὲ διελθεῖν αὐτὰ τὴν ἀρχὴν ἀπὸ τοῦ Μνήμονος ποιησάμενον αὐτῆς. ἔνιοι μὲν γάρ φασιν αὐτὸν λαβόντα τὸν τρίτον
τῶν ἐπιδημιῶν ἐκ τῆς ἐν Ἀλεξανδρείᾳ μεγάλης βιβλιοθήκης
ὡς ἀναγνωσόμενον ἀποδοῦναι, παρεγγράψαντα ἐν αὐτῷ καὶ
μέλανι καὶ γράμμασι παραπλησίοις τοὺς χαρακτῆρας τούτους. ἔνιοι δὲ καὶ αὐτὸν ἐκ Παμφυλίας κεκομικέναι καὶ
φιλότιμον περὶ βιβλία τόν τε βασιλέα τῆς Αἰγύπτου Πτο-
λεμαῖον οὕτω γενέσθαι φασὶν, ὡς καὶ τῶν καταπλεόντων
ἁπάντων τὰ βιβλία κελεῦσαι πρὸς αὐτὸν κομίζεσθαι καὶ
ταῦτα εἰς καινοὺς χάρτας γράφοντα διδόναι μὲν τὰ γρα-
φέντα τοῖς δεσπόταις, ὧν καταπλευσάντων ἐκομίσθησαν
αἱ βίβλοι πρὸς αὐτόν, εἰς δὲ τὰς βιβλιοθήκας ἀποτίθεσθαι
τὰ κομισθέντα καὶ εἶναι τὰς ἐπιγραφὰς αὐτοῖς τῶν ἐκ πλοίων.
ἔν δέ τι τοιοῦτόν φασιν εὑρεθῆναι καὶ τὸ τρίτον τῶν ἐπιδημιῶν ἐπιγεγραμμένον, τῶν ἐκ πλοίων κατὰ διορθωτὴν Μνήμονα Σιδίτην, ἔνιοι δ᾽ οὐ κατὰ διορθωτὴν ἐπιγεγράφθαι
φασὶν, ἀλλ᾽ ἁπλῶς τοὔνομα τοῦ Μνήμονος, ἐπειδὴ καὶ τῶν
ἄλλων ἁπάντων τῶν καταπλευσάντων ἅμα βίβλοις ἐπέγρα-

explicare voluerunt ducto hiſtoriae a Mnemone exordio
Nam nonnulli quidem ajunt ipſum accepiſſe tertium epidemiorum ex magna Alexandriae bibliotheca ut legendum,
et hos characteras ſimilibus tum atramento tum literis
explicandos interſeruiſſe; nonnulli vero et ipſum ex Pam-
phylia asportaſſe et regem Aegypti Ptolemaeum ita librorum ambitioſum fuiſſe, ut appellentium omnium libros
ad ſe deferre juberet et hos in novas chartas ſcriberet
daretque ſcriptos dominis, a quibus appulſis libri ad ipſum
asportati eſſent et nave advectos libros in bibliothecis
reponeret, eſſentque ipſis inſcriptiones Libri ex navibus.
Unum autem ajunt aliquem repertum etiam tertium epidemiorum inſcriptum Ex navibus, juxta emendatorem
Mnemonem Siditem. Nonnulli denique non juxta emendatorem inſcriptum ajunt, ſed ſimpliciter nomine Mnemonis;
quoniam et aliorum omnium, qui una cum libris nave
advecti ſunt, regii miniſtri nomen inſcribebant libris in

Ed. Chart. IX. [239. 240.]   Ed. Baf. V. (411. 412.)
φον οἱ τοῦ βασιλέως ὑπηρέται τὸ ὄνομα τοῖς ἀποτιθεμένοις
εἰς τὰς ἀποθήκας. οὐ γὰρ εὐθέως εἰς τὰς βιβλιοθήκας
αὐτὰ φέρειν, ἀλλὰ πρότερον ἐν οἴκοις τισὶ κατατίθεσθαι
σωρηδόν. ὅτι δ᾽ οὕτως ἐσπούδαζε περὶ τὴν τῶν παλαιῶν
βιβλίων κτῆσιν ὁ Πτολεμαῖος [240] ἐκεῖνος οἱ μικρὸν εἶναι μαρτύριόν φασιν ὃ πρὸς Ἀθηναίους ἔπραξε. δοὺς γὰρ
(412) αὐτοῖς ἐνέχυρα πεντεκαίδεκα τάλαντα ἀργυρίου καὶ
λαβὼν τὰ Σοφοκλέους καὶ Εὐριπίδου καὶ Αἰσχύλου βιβλία
χάριν τοῦ γράψαι μόνον ἐξ αὐτῶν, εἶτ᾽ εὐθέως ἀποδοῦναι
σῶα, κατασκευάσας πολυτελῶς ἐν χάρταις καλλίστοις, ἃ μὲν
ἔλαβε παρὰ Ἀθηναίων κατέσχεν, ἃ δ᾽ αὐτὸς κατεσκεύα-
σεν ἔπεμψεν αὐτοῖς παρακαλῶν ἔχειν τε τὰ πεντεκαίδεκα
τάλαντα καὶ λαβεῖν ἀνθ᾽ ὧν ἔδοσαν βιβλίων παλαιῶν τὰ
καινά. τοῖς μὲν οὖν Ἀθηναίοις, εἰ καὶ μὴ καινὰς ἐπε-
πόμφει βίβλους, ἀλλὰ κατεσχήκει τὰς παλαιὰς, οὐδὲν ἦν
ἄλλο ποιεῖν, εἰληφόσι γε τὸ ἀργύριον ἐπὶ συνθήκαις τοιαύταις, ὡς αὐτοὺς κατασχεῖν, εἰ κἀκεῖνος κατάσχοι τὰ βιβλία,
καὶ διὰ τοῦτ᾽ ἔλαβόν τε τὰ καινὰ καὶ κατέσχον καὶ τὸ

apothecis reconditis. Non enim ſtatim in bibliothecas
ipſos ferebant, ſed prius in domibus quibusdam cumulatim deponebant. Quod auteur Ptolomaeus ille ad antiquorum librorum comparationem ita ſollicitus eſſet non
parvum eſſe teſtimonium ajunt quod cum Athenienſibus
fecit. Dato namque ipſis pignore quindecim talentorum
argenti accepit Sophoclis, Euripidis et Aeſchyli libros, ut
ſolum ſcriberet, deinde ſtatim ſalvos redderet. Ubi autem
magnifice in chartis optimis paravit, quos ab Athenienſibus acceperat, retinuit; quos vero ipſe paraverat, ad ipſos
miſit, rogans ut quindecim talenta tenerent, acciperent-
que novos pro veteribus quos dediſſent libris. Athenienſibus itaque ſi quoque non novos libros miſiſſet, antiquos
vero retinuiſſet, nihil aliud faciendum erat iſtis, qui utique argentum ex tali conditione acceperant, ut hoc ipſi
detinerent, ſi ille quoque libros detineret; proptereaque
novos libros acceperunt et argentum detinuerunt. Mne-

ἀργύριον. ὁ δ᾽ οὖν Μνήμων, εἴτ᾽ αὐτὸς ἐκόμισε τὸ βιβλίον
εἴτε λαβὼν ἐκ τῆς βιβλιοθήκης παρέγραψε, φαίνεται πρά-
ξας ἕνεκα σχηματισμοῦ τοῦτο. μόνον γὰρ ἐπίστασθαι λέγων ἑαυτὸν ἃ δηλοῦσιν αἱ χαρακτῆρες, μισθὸν τῆς ἐξηγήσεως αὐτῶν εἰσεπράττετο καὶ εἴπερ τοῦθ᾽ οὕτως ἔχει, πι-
θανώτερόν ἐστι τὸ κατὰ τὴν βιβλιοθήκην ἀποκείμενον ὑπ᾽
αὐτοῦ διεσκευάσθαι. πολὺ γὰρ ἀξιοπιστότερον ἔμελλεν αὐτῷ τὸ τῆς ἐξηγήσεως ἔσεσθαι, τῆς βασιλικῆς βιβλιοθήκης
ἐχούσης τοὺς χαρακτῆρας. ὕποπτος δ᾽ ἂν ἦν, εἰ αὐτὸς
ἐκεμομίκει τὸ βιβλίον οἴκοθεν· οὐκ ὀκνοίην δ᾽ ἂν οὐδὲ τὰς
ὑφ᾽ Ἡρακλείου τοῦ Ταραντίνου τε καὶ τοῦ Ἐρυθραίου γεγραμμένας ἀποδείξεις τοῦ παρεγγεγράφθαι τοὺς χαρακτῆρας
εἰπεῖν, εἰ μή γε τοῖς νῦν ἔχουσι πρόδηλον ἐνόμιζον εἶναι
τοῦτο καὶ θᾶττον ἔσπευδον ἀπαλλαγῆναι τῆς τοιαύτης πολυλογίας. ἐπάνειμι τοίνυν ἐπὶ τὸ χρήσιμον, οὗπερ ἕνεκα
καὶ τὴν τῶν ἀρρώστων τούτων ἱστορίαν ἀναλεγόμεθα. γε-
λοῖον γάρ ἐστι διὰ τοῦτ᾽ ἀποθανεῖν νομίσαι τὸν ἄνθρωπον,
ὅτι τῶν διαχωρημάτων ἐπίσχεσις ἐγένετο. οὐ γὰρ δὴ διὰ

mon igitur five librum ipfe apportaverit five ex bibliotheca accepto interferuerit, quaeftus gratia id fecifse videtur. Solum enim fe ipfum fcire afferens quae characteres fignificant, lucrum ex ipforum explanatione faciebat. Quod fi ita effet, probabilius eft librum in bibliotheca repofitum ab ipfo adornatum effe, longe fiquidem
majorem erat habitura fidem ipfius explanatio, bibliotheca
regia characteras habente. Si autem librum e domo
afportaffet, fufpectus fuiffet. Scriptas ab Heraclio tum Ta-
rentino tum Erythraeo demonftrationes referre non dubi-
tarem, quod interferti characteres effent, nifi mentem
habentibus hoc compertum effe exiftimarem et a tali
multiloquio celeriter liberari properarem. Ad utile itaque
redeo, cujus gratia et horum aegrorum hiftoriam ad memoriam revocamus. Ridiculum fiquidem eft exiftimare
hominem ob id interiiffe, quod dejectionum retentio facta
fuiffet. Non enim propter retentionem obiit, fed quod

τὴν ἐπίσχεσιν ἀπέθανεν, ἀλλ' ὅτι συνέβαινεν αὐτῇ διὰ τοῦτ'
ἐπέχεσθαι τὰ διαχωρούμενα, νεκρουμένων τῶν κατὰ φύσιν
ἐνεργειῶν. οὐ γὰρ διότι ψυχρὰ καὶ πελιδνὰ τὰ ἄκρεα κατὰ τὴν τρίτην ἡμέραν ἐγένετο, διὰ τοῦτ' ἀπέθανεν, ἀλλὰ
διότι ἀπέθνησκεν ἐνεκροῦτο καὶ ταῦτα. καὶ αὐτὸς δ' ὁ
Ἱπποκράτης ὥσπερ μαντευσάμενος ἐπὶ τῇ τελευτῇ τῆς διηγήσεως προσέγραψεν, ἀπέθανε κυναγχική. καίτοι προειρηκὼς εὐθὺς ἐν ἀρχῇ, ἡ κυναγχικὴ παρὰ Βίτωνος. ἀλλ' ἡ
κατὰ τὸ τέλος προσθήκη τοιαύτην τινὰ ἔχει τὴν ἔνδειξιν,
ἀπέθανεν ἡ ἄνθρωπος αὕτη διὰ τὴν κυναγχικήν. οὕτως
γοῦν ἔγραψε κἀν τῷ προγνωστικῷ περὶ τῶν ὀλεθρίων κυ-
ναγχῶν. αὗται γὰρ καὶ αὐθημερὸν ἀποπνίγουσι καὶ δευ-
τεραῖον καὶ τριταῖον. εἰκὸς οὖν καὶ τὴν προκειμένην ἐν
τῷ λόγῳ γυναῖκα διὰ τοῦτο ἀποθανεῖν τριταίαν, ἡνίκα καὶ
τὰ ἄκρεα πελιδνὰ καὶ ψυχρὰ καὶ τῶν διαχωρημάτων ἐπίσχεσις ἐγένετο, ὥστ' εἰκάζειν χρὴ τὴν δύναμιν αὐτῆς ἰσχυρὰν οὖσαν ἐξαρκέσαι μέχρι τῆς ε' ἡμέρας. τὸ δ' ἄχρι τῆς
ὀγδόης ἀδύνατον· ἀλλὰ μέχρι μὲν τούτων ἅλις, ἐννοήσας

ipſi acciderit dejectiones ea re detineri tendentibus ad interitum naturalibus functionibus. Non enim quia extrema
frigida et livida tertio die fuerant, propterea defunctus
eſt, ſed quod interiret haecque mortua fierent. Atque
ipſe Hippocrates tamquam vaticinatus ad enarrationis finem adſcripſit, obiit anginoſa, etiamſi ſtatim ab initio
praedixiſſet: Quae anginoſa apud Bitonem decumbebat,
verum ad hunc finem adjectio quandam habet demonſtra-
tionem, haec mulier ob anginam mortua eſt. Scripſit autem ita in prognoſtico de pernicioſis anginis: Ipſae namque
eodem die ſuffocant et ſecundo et tertio. Par erat igitur
et propoſitam hac in oratione mulierem propterea tertio
die mortem obire, quum extrema frigida et livida eſſent
ac dejectionum retentio fieret. Quapropter conjiciendum
eſt vires ipſius validas ad quintum uſque diem permanſiſſe, ut autem ad octavum ſuffeciſſent, fieri non potuit.
Sed de his quidem ſatis. Quisque vero intellexerit, quod

610　　　*ΙΠΠΟΚΡΑΤΟΥΣ ΕΠΙΔΗΜΙΩΝ Γ*

Ed. Chart. IX. [240. 241.]　　　　　　Ed. Baf. V. (412.)

δέ τις ὡς, εἴθ᾽ Ἱπποκράτης αὐτὸς ἐνεκεχείριστο τὴν θεραπείαν τῆς γυναικὸς ταύτης εἴτε συνεπισκέπτετο τῷ θερα-
πεύοντι, πάντως ἂν εἰ καὶ μηδὲν ἄλλο, καταπλασμάτιον
γοῦν ἐπέθηκεν ἢ διακλυσμάτιον ἔδωκεν αὐτῇ. πεισθήσεται
γοῦν παραλελεῖφθαι κατὰ τὴν διήγησιν τά τ᾽ ἄλλα βοηθήματα προσαχθέντα ἐν τῇ νοσούσῃ καὶ τὴν φλεβοτομίαν,
μόνον δὲ κλυστῆρα καὶ βαλάνου πρόσθεσιν οὐ προηγουμέ-
νως, ἀλλὰ κατὰ τὸ πάρεργον γεγράφθαι. διηγούμενος γὰρ
τά τ᾽ οὐρούμενα καὶ ἐμούμενα καὶ τὰ διαχωρούμενα κατὰ
γαστέρα, προσγράφων [241] δὲ καὶ τὴν ἐπίσχεσιν αὐτὴν,
ἐφ᾽ ὧν οὐδὲν ἀπέκρινεν αὐτομάτως ὁ κάμνων, ἐπὶ τούτων
ἐν παρέργῳ προσέγραψε μετὰ τῆς ποιότητος τῶν ἐκκριθέντων τό τ᾽ ἀπὸ βαλάνου καὶ ἀπὸ κλυσματίου.

Ἐγὼ μὲν ἀπηλλάχθαι τελέως ἠβουλόμην ἤδη τῆς
περὶ τοὺς χαρακτῆρας ἀδολεσχίας. ἐπεὶ δὲ καὶ τῶν ἑταίρων πολλοὶ συντελεσθῆναι τὸν λόγον ἅπαντα ποθοῦσιν,
ἐμοί τε πολὺ μέρος τῆς φλυαρίας ἤδη ταύτης διήνυσται,

five Hippocrates hujus mulieris curationem fufceperit, five
una cum curante confideraverit, prorfus etfi nihil aliud,
fane parvum cataplafma impofuit aut diaclyfma ipfi dedit.
Probabile itaque erit praetermiffa effe in narratione reliqua auxilia in aegrotante adhibita, venaeque fectionem,
folum autem clyfterem et balani impofitionem non imprimis, caeterum obiter fcripta effe: Quum enim et quae
mejuntur et quae vomuntur et quae per alvum dejiciuntur, adjungitque praeterea fuppreffionem, unde nihil aeger
excernebat per fe, in his una cum excretorum qualitate,
obiter glandis et parvi clyfteris ufum adjecit.

Equidem jam ftatueram me prorfus ab importuna de
characteribus loquacitate difcedere, fed quoniam amici
plures orationem integram abfolvi defiderant, atque multa
pars harum nugarum jam a me peracta eft, reliquum ad-

Ed. Chart. IX. [241.] Ed. Baf. V. (412.)

προσθεῖναι τὸ κατάλοιπον οὐκ ὀκνήσω. προηγούμην μὲν
οὖν, ὥσπερ εἴωθα, τοὺς μηδὲν συντελοῦντας εἰς τὴν τέχνην
λόγους ἰδίᾳ γράφειν, οὕτω καὶ τούτῳ βιβλίον ἓν ἀναθεῖναι
κατὰ μόνας γεγραμμένον, ἵν᾽ ἔχοιεν οἱ καὶ τοιαῦτα περιερ-
γάζεσθαι βουλόμενοι σχολάζειν ἀχρήστοις φλυαρίαις· ἐπεὶ
δ᾽ ὁρῶ προεληλυθὼς ἤδη τὸ δεύτερον ὑπόμνημα τοῦτο καὶ
μῆκος ἀξιόλογον εἰληφὼς, ὡς μὴ δύνασθαι μηκέτι κατ᾽ αὐτὸ τοὺς θ᾽ ὑπολοίπους ἀρρώστους ἐξηγήσασθαι καὶ προσθεῖναι τὴν λοιμώδη κατάστασιν ἐφεξῆς γεγραμμένην αὐτῶν,
οὐ μὴν οὐδὲ διασπάσαι βούλομαι τὴν τῆς καταστάσεως ἐξήγησιν, ὡς μέρος μὲν αὐτῆς κατὰ τοῦτο γεγράφθαι τὸ ὑπόμνημα, τὸ δ᾽ ὑπόλοιπον ἐν τῷ μετ᾽ αὐτό· διὰ τοῦτο καὶ
τὸν περὶ χαρακτήρων λόγον ἐν τῷδε συμπληρώσω, περιελὼν
καὶ τούτων τὸν πολὺν λῆρον. εἰ γὰρ ὅσα λέλεκται τοῖς
γράψασι περὶ τῶν χαρακτήρων τούτων εἰς ἐξέτασιν ἄγων
καὶ διακρίνων, τά τ᾽ ὀρθῶς εἰρημένα καὶ τὰ μὴ τοιούτως,
οὐχ ἑνὸς εἰς τοῦτο δεήσομαι βιβλίου. ἡγεῖται μὲν οὖν, ὡς
ἔφην, ἁπάντων τὸ τὴν διάμετρον γραμμὴν ἔχον πι, σημαῖ-

jicere non morabor. Itaque decreveram, prout confuevi,
fermones nihil ad artem conferentes feorfum fcribere, fic
et huic rei librum unum per fe fcriptum tribuere, ut qui
in talibus inaniter laborare vellent nugis inutilibus operam darent. At quoniam fecundum hunc commentarium
jam praeveniffe et effatu dignam prolixitatem accepiffe video, ut amplius non poffim in ipfo reliquos aegros explicare et peftilentem ftatum ab ipfis fcriptum addere, non
tamen ftatus explicationem diftrahere velim, ut pars quidem ipfius in hoc commentario fcripta fit, reliqua vero in
fequenti; ob id et fermones de characteribus in hoc com-
pleturus fum, circumcifa harum nugarum multitudine.
Nam fi quaecumque dicta funt ab horum characterum fcri-
ptoribus in inquifitionem agam, et quae recte dicta funt
et quae aliter dijudicavero, non unum ad hoc librum
defideraturus. Praecedit igitur, ut dixi, omnes, qui mediam lineam habet πι πιθανὸν probabile perpetuo indi-

Ed. Chart. IX. [241.]   Ed. Baf. V. (412.)
νον ἀεὶ τὸ πιθανόν. τελευταῖον δ᾽ ἤτοι τὸ υ γράμμα φαίνεται γεγραμμένον ἢ τὸ Θ. τὸ μὲν ὑγείαν, τὸ δὲ θάνατον
σημαῖνον, ἔμπροσθεν δ᾽ αὐτῶν ὁ τῶν ἡμερῶν ἀριθμὸς, ἐν
αἷς ἐνόσησεν ἢ ἀπέθανεν ὁ κάμνων. οἱ δ᾽ ἐν τῷ μεταξὺ
τούτων χαρακτῆρες ἅπαντες μὲν εἰσι διὰ τῶν γραμμάτων
ἃ σημαίνει τὰ στοιχεῖα τῆς φωνῆς, πλὴν τοῦ κάτωθεν ἀπεστιγμένου δέλτα, τίνα δὲ διάνοιαν ἕκαστος αὐτῶν ἔχει δη-
λώσω. μεμνημένων οὖν ἡμῶν ὅτι τὰ πρὸ τοῦ τελευταίου
τῶν χαρακτήρων, ὑφ᾽ οὗ θάνατον ἢ ὑγείαν ἔφαμεν δηλοῦσθαι γεγραμμένα, τὸν ἀριθμὸν τῶν ἡμερῶν σημαίνει, περὶ
τῶν ἄλλων ὅσα μεταξὺ τούτων τε καὶ τῆς ἀρχῆς γέγραπται
ποιήσομαι τὸν λόγον· τὸ μὲν α δηλοῖ ἀποφθορὰν, ἀπώλειαν,
τὸ δὲ γ γονοειδὲς οὖρον. τὸ δ ἀπεστιγμένον, οἷάπερ ἐστὶν
ἃ κάτωθεν ἔχῃ τρόπῳ τοιῷδε γεγραμμένον δ. διαχωρούμενα
δι᾽ ἱδρώτων καὶ διάῤῥοιαν καὶ διαφόρησιν καὶ συνελόντι
φάναι κένωσιν ἡντιναοῦν σημαίνειν βούλονται. τὸ δὲ ε
ἐποχὴν, ἕδραν. τὸ δὲ ζ ζήτημα, τὸ δὲ Θ θάνατον, ὡς προεί-

cans. Qui vero character finem facit, litera vel υ vel Θ
fcripta videntur. Illa quidem ὑγείαν, hoc eft fanitatem,
haec vero θάνατον, id eft mortem, fignificat. Ante hos
autem characteras ponitur dierum numerus, in quibus aeger aut laboravit aut interiit. Medii characteres omnes
quidem funt ex literis, quas vocis elementa fignificant,
praeter δ deorfum reflexum. Quam autem intelligentiam
finguli fortiantur oftendam. Nos igitur memores, literas
ante characterum ultimum, a quo falutem aut mortem
fignificari diximus, defcriptas, dierum numerum notare,
de caeteris quibusdam inter has et principium fcriptis
verba facturi fumus. α quidem ἀποφθορὰν ἢ ἀπώλειαν
corruptionem aut interitum prodit, γ vero urinam geniturae fimilem. δ reflexum cujusmodi eft quod deorfum
hoc modo fcriptum habeat δ, ἱδρῶτα καὶ διάῤῥοιαν καὶ
διαφόρησιν, fudorem, diarrhoeam et difcuffionem et, ut
fummatim dicam, evacuationem quamcumque fignificare
velint. ε autem ἐποχὴν, hoc eft retentionem, indicat aut fedem, ἕδραν. ζ vero ζήτημα quaeftionem. Θ, θάνατον mor-

ρηται. τὸ δὲ ι ἱδρῶτα, τὸ δὲ κ κρίσιν ἢ κοιλιακὴν διάθεσιν. τὸ δὲ μ μανίαν ἢ μήτραν, τὸ δὲ ν νεότητα καὶ νέκρωσιν, τὸ δὲ ξ ξανθὴν χολὴν καὶ ξένον τι [242] καὶ σπάνιον
καὶ ξυσμὸν καὶ ξηρότητα. τὸ δὲ ο ὀδύνας ἢ οὖρον, ἔνιοι
δέ φασιν ὅταν ἐπικείμενον ἄνωθεν ἔχῃ τὸ υ, τότε σημαίνειν τὸ οὖρον αὐτὸ, γραφόμενον ὡς εἰώθασι τὸ οὕτως γράφειν. τὸ δὲ π πλῆθος ἢ πτύελον ἢ πυρὸν ἢ πυρετὸν ἢ
πνεύμονος πάθος. τὸ πι δ᾽ ἐν αὐτῷ μέσον ἔχον τὸ ι, καθότι προείρηται, τὸ πιθανὸν δηλοῖ τὸ δὲ ρ ῥύσιν ἢ ῥῖγος,
τὸ δὲ φ φρενῖτιν ἢ φθίσιν, τὸ δὲ σ σπασμὸν ἢ στομάχου
κάκωσιν ἢ στόματος, τὸ δὲ τ τόκον, τὸ δὲ υ ὑγείαν ἢ ὑποχόνδριον, τὸ δὲ χ χολὴν ἢ χολῶδες, τὸ δὲ ψ ψύξιν, τὸ δὲ
ω ὠμότητα.

---

tem, ut praedictum eft. ι, ἱδρῶτα fudorem. κ, κρίσιν
judicationem aut coeliacam affectionem. μ μανίαν, infa-
niam aut μήτραν uterum. ν νεότητα vel νέκρωσιν juventutem vel internecionem. ξ vero ξανθὴν χολὴν flavam bilem, ξένον τι καὶ σπάνιον καὶ ξυσμὸν καὶ ξηρότητα, pe-
regrinum aliquid, rarum, ramentum et ficcitatem. ο autem
dolores vel urinam. Nonnulli ajunt quum fuprapofitum υ
habuerit, urinam tunc ipfum fcriptum fignificare, ut ita υ
fcribere confueverunt. πι vero πλῆθος ἢ πτύελον ἢ πυρὸν
ἢ πυρετὸν ἢ πνεύμονος πάθος, plenitudinem vel fputum
vel triticum vel febrem vel pulmonis affectum. πι vero
in medio habens, ut praedictum eft, πιθανὸν credibile
notat; ρ ῥύσιν ἢ ῥῖγος fluxionem vel rigorem, τὸ δὲ φ
φρενῖτιν ἢ φθίσιν phrenitidem vel phtifin; σ σπασμὸν vel
στομάχου κάκωσιν ἢ στόματος convulfionem vel ftomachi
aut oris malum; τ vero τόκον partum; υ autem ὑγείαν
fanitatem vel ὑποχόνδριον hypochondrium; χ χολὴν vel
χολῶδες bilem vel biliofum; ψ, ψύξιν frigus, ω denique
ὠμότητα cruditatem.

614 ΙΠΠΟΚΡΑΤΟΥΣ ΕΠΙΔΗΜΙΩΝ Ι

Ed. Chart. IX. [242.]   Ed. Baf. V. (412. 413.)

έ.

Τὸ μειράκιον ὃ κατέκειτο ἐπὶ ψευδέων ἀγορῇ, πῦρ ἔλαβεν
ἐκ κόπων καὶ πόνων καὶ δρόμων παρὰ τὸ ἔθος. τῇ
πρώτῃ κοιλία ταραχώδης, χολώδεσι πολλοῖσι λεπτοῖσι,
οὖρα (413) λεπτά, ὑπομέλανα, οὐχ ὕπνωσε, διψώδης.
δευτέρῃ πάντα παρωξύνθη, διαχωρήματα πλείω, ἀκαιρό-
τερα, οὐχ ὕπνωσε, τὰ τῆς γνώμης ταραχώδεα, σμικρὰ
ἐφίδρωσε. τρίτῃ δυσφόρως, διψώδης, ἀσώδης, πολὺς
βλησ τρισμός, ἀπορίη, παρέκρουσεν, ἄκρεα πελιὰ καὶ ψυχρὰ ὑποχονδρίου ἔντασις, ὑπολάπαρος ἓξ ἀμφοτέρων.
τετάρτῃ οὐχ ὕπνωσεν ἐπὶ τὸ χεῖρον. ἑβδόμη ἀπέθανεν,
ἡλικίη περὶ ἔτεα πι, ζ, θ.

῎Αρξασθαι μὲν τὴν νόσον αὐτῷ φασὶν ἐκ κόπων ἐπ᾽
ἀήθεσι γυμνασίοις γενομένων. ἴσμεν γὰρ ὅτι πόνους ὀνομάζει τὰ γυμνάσια, καθάπερ καὶ ὅτι κόπους τὴν διάθεσιν
ιοῦ σώματος, ἐφ᾽ ἧς εἰ καὶ βραχύ τις κινοῖτο, τονώδης
αἴσθησις ἢ ἑλκώδης αὐτῷ γίνεται. προσθεὶς δὲ τοῖς πόνοις

V.

*Qui adolescens in mendacium foro decumbebat, eum ex
lassitudinibus, laboribus, accursibus praeter consuetudi-
nem ignis prehendit. Primo die alvus turbulenta biliofis, copiofis, tenuibus; urinae tenues, subnigrae; non
dormivit; sitibundus. Secundo omnia exacerbata sunt;
dejectiones plures, importuniores, non dormivit, mentis
perturbationes, aliquantulum sudavit. Tertio moleste
affectus, sitibundus, anxius, magna jactatio, angustia,
extrema livida ac frigida, hypochondrii contensio submollis utrinque. Quarto non dormivit, in deterius
ruit. Septimo obiit, aetate annorum prope viginti.*

Incepisse quidem ipsi morbum ait ex lassitudinibus
propter insuetas exercitationes obortis. Scimus enim πόνους labores exercitationes eum vocare, quemadmodum
etiam κόπους corporis affectus, in quibus etiamsi parum
aliquis moveatur, tensivus vel ulcerosus ipsi sensus ex-

τοῖς δρόμους ἐκ περιττοῦ δοκεῖ προσγεγραφέναι τοὺς πόνους, περιέχονται γὰρ ὡς γένος ἐν εἴδει τοῖς δρόμοις· διό
τινες ἀντὶ τοῦ πόνων πότων ἔγραψαν, ὑπαλλάξαντες τὸ
πρῶτον ν τῆς δευτέρας συλλαβῆς εἰς τὸ τ. ἡ δ' ἐφεξῆς
πᾶσα διήγησις τῶν συμβάντων τῷ μειρακίῳ παράδειγμά
ἐστιν ὀξέος νοσήματος ἐν ἡλικίαις καὶ μάλιστα τῶν νέων
γινομένου. τὰ μὲν οὖν ἄλλα συμπτώματα τῆς κατὰ τὴν νόσον ὀξύτητός ἐστιν, ἐξ ὧν δ' ἄν τις προγνῷ κίνδυνον ἢ θάνατον ἐν μὲν τῇ πρώτῃ τῶν ἡμερῶν εἴρηται, τὰ ὑπομέλανα οὖρα, κατὰ δὲ τὴν δευτέραν τὸ σμικρὰ ἐφίδρου, κατὰ
δὲ τὴν τρίτην ὁ πολὺς βληστρισμός. ἐν ἁπάσαις δὲ ταῖς
ἡμέραις τὸ μηδ' ὅλως ὑπνῶσαι. ταυτὶ μὲν οὖν κινδυνώδη
τὰ δ' ἄκρεα πελιὰ ψυχρὰ γενόμενα, τῇ τρίτῃ τῶν ἡμερῶν
ἐν ὀξεῖ πυρετῷ θανατῶδες καὶ μᾶλλον ἔτι κατὰ τὴν ἡλι-
κίην ταύτην. γίνεται γὰρ ἤτοι διὰ μέγεθος ὑπερβάλλον
τῆς ἐν τοῖς σπλάγχνοις φλεγμονῆς ἢ σβεννυμένης τῆς ἐμφύτου θερμασίας. περὶ δὲ τῆς καθ' ὑποχόνδρια [243] ἐντάσεως ὑπολαπάρου φθάνομεν εἰρηκότες ὅτι τὴν χωρὶς ὄγκου

citatur. Quia vero laboribus curfus addidit, fuperfluo
labores adfcripfiffe videtur, qui curfibus ut genus in fpecie continetur. Ideo quidam pro πόνων πότων pro laboribus potibus fcripferunt, ν primum fecundae fyllabae
in τ mutato. Tota fequens enarratio eorum quae adolefcenti contigerint, ut exemplum eft acuti morbi in aetatem maxime juvenum cadentis. Itaque caetera fymptomata acuminis morbi funt. Unde vero quisque periculum
vel mortem praenoverit primo quidem die dictum eft urinae fubnigrae et fecundo aliquantulum fudavit, tertio die
magna jactatio, omnibus autem diebus nihil prorfus dor-
miviffe pronunciat. Haec igitur periculofa; extrema partium livida et frigida tertio die oborta, letalia, atque
etiamnum hac in aetate. Hoc autem fit aut propter ex-
cedentem magnitudinem phlegmones vifcera obfidentis aut
caloris nativi extinctionem. De hypochondriorum autem
contenfione fubmolli prius diximus Hippocratem tenfionem

τάσιν ὁ Ἱπποκράτης δηλοῖ διὰ τῆς εἰρημένης λέξεως. ἐνδείκνυται δ᾽ ἡ τοιαύτη τάσις τῶν μὲν ἔξω σωμάτων, ἅπερ
οἱ κατ᾽ ἐπιγάστριόν εἰσι μύες, οὐδὲν φλεγμαῖνον, ἤτοι δὲ
τὰς φρένας ἢ τὸ ἧπαρ ἢ τὸν σπλῆνα. κινδυνώδη δὲ ταῦτα
σὺν τοῖς ἄλλοις. τοῦ δὲ θανάτου σημεῖον ἱκανὸν ἡ πελίω-
σίς τε καὶ ψύξις τῶν ἄκρων ἐν τῇ τρίτῃ τῶν ἡμερῶν, ἐν
ὀξεῖ πυρετῷ κατὰ τὴν εἰκοσαετῆ ἡλικίαν γενόμενα. διὰ τούτου δὲ καὶ μέχρι τῆς ἑβδόμης ἡμέρας ἐξήρκεσιν ὁ νεανίας,
ἴσως καὶ ἄλλως ἰσχυρὸς ὢν φύσει τὴν δύναμιν, οὐ μόνον
διὰ τὴν ἡλικίαν. ἃ μὲν οὖν ἄν τις ἐκ τῆς περὶ τὸν ἄρρωστον τοῦτον ἱστορίας λάβοι χρήσιμα ταῦτ᾽ ἐστί. τὸ δὲ
ζητεῖν ἐν ποίᾳ πόλει καλεῖταί τι χωρίον ψευδὲς, καθάπερ
Ἀθήνησιν ἡ τῶν Κερκώπων οὕτως ὠνόμασται, ὅσα τ᾽ ἄλλα
τοιαῦτα καθ᾽ ἕκαστον τῶν ἀρρώστων ἔνιοι τῶν ἐξηγητῶν
ἔγραψαν, οὐκ ἂν ὑπερέβαινον εἴ τι χρήσιμον ἐν αὐτοῖς ἑώρων εἰς τὰ τῆς τέχνης ἔργα. ὀξὺ, τοῦτο γέγραπται μεταξὺ τοῦ προγεγραμμένου καὶ τοῦ μέλλοντος γραφήσεσθαι,
δυνάμενον ἑκατέρῳ προσνέμεσθαι, φαινομένων γ᾽ ἀμφοτέ-

citra tumorem per prolatam orationem indicare. Oftendit
hujusmodi tenfio nullum externorum corporum qui in abdomine funt mufculi, obfideri phlegmone, fed vel feptum
transverfum vel hepar vel lienem, haec namque cum caeteris periculofa funt.   Mortis autem fignum idoneum eft
extremarum partium tum livor tum frigus tertio die in
febre acuta vigefimo aetatis anno facta.   Quapropter ad
feptimum ufque diem fuffecit adolefcens.   Atque fortaffis
aliam ob caufam quod viribus effet natura validis, non
folum propter aetatem.   Quae itaque fi quis ex hujus aegri hiftoria ceperit, haec funt utilia.   Quaerere autem
qua in civitate locus aliquis mendax vocetur, veluti Athenis aftutorum aut Cercopum forum appellatum eft, et quaenam talia in fingulis aegris nonnulli interpretes fcripferunt, fi quid in ipfis ad artis opera conferre viderem,
non praetermitterem.   Ὀξὺ acutum in medio tum prae-
fcripti aegri tum praefcribendi fcriptum eft, affignari
utrique valens, quod uterque acute aegrotaffe videatur.

ρων ὀξέως νενοσηκέναι. ἀλλ' ἐπεὶ καὶ κατὰ τὴν προγεγραμμένην ἄῤῥωστον τὴν κυναγχικὴν, ἐπὶ τῷ τέλει πρόσκειται
τὸ καὶ τισιν ἄλλοις ἀῤῥώστοις ἐπὶ τῇ τελευτῇ τῆς διηγήσεως προγέγραπταί τι τοιοῦτον, δι' οὗ τὸ χρήσιμον ἐμφαίνεται τῆς ἱστορίας, εὐλογώτερόν ἐστι τῷ προτέρῳ τῶν ἀῤῥώστων προσγεγράφθαι τὸ ὀξύ. τάχα δ' ὁ τοὺς χαρακτῆρας προσγράψας καὶ τοῦτο προσέγραψε καὶ μικρὸν ὕστερον
ἐπὶ τοῦ δεκάτου κατὰ τὴν τάξιν ἀῤῥώστου περὶ τῶν οὕτω
προγεγραμμένων εἰρήσεται τελέως.

Ἐπεὶ δὲ βέλτιον οἶμαι τὴν λοιμώδη κατάστασιν εἰς τὸ
τρίτον ὑπόμνημα φυλάξαι, προσθήσω τοῖς προειρημένοις ἔνια
τῶν ἠμφισβητημένων τοῖς ἰατροῖς περὶ τῶν προσγεγραμμένων σημείων τῇ διηγήσει τοῦδε τοῦ μειρακίου κατὰ τὴν ζ΄
ἡμέραν ἀποθανόντος. ὁ μὲν γὰρ Ζήνων ἔγραψε τούσδε τοὺς
χαρακτῆρας. πρῶτον μὲν ἁπάντων τὸ π, τὴν διὰ μέσου
γραμμὴν εὐθεῖαν ὀρθὴν ἔχον, ὃ τοῦ πιθανοῦ διὰ παντὸς
εἶναι σημεῖον γέγραπται. δεύτερον δὲ ξ καὶ τρίτον ἐπ' αὐ-

Sed quoniam in praescripta aegra cynanchica ad finem
adjectum eft, aliisque nonnullis aegris ad explanationis
finem quid tale adscriptum eft, per quod historiae utilitas
appareat, rationi magis confentaneum aegro priori verbum
ὀξὺ adscriptum effe. Forfan vero qui characteras adscripfit, hoc quoque adscripfit; fed paulo poft decimo ordine
in aegro de ita additis fcripturis plane dicturus fum.

Quia vero confultius effe auguror peftilentem ftatum
ad tertium commentarium fervare, nonnulla praedictis adjiciam quae apud medicos in controverfia verfantur ex
fignis adolefcentis enarrationi adscriptis die feptimo morte
peremti. Zeno namque hos fcripfit characteras, primum
quidem omnium πι, lineam in medio rectam habens, quod
πιθανοῦ credibilis perpetuo fignum effe fcriptum eft. Secundum autem ξ, ac tertium ab ipfo ζ et quartum ϑ, πι,

Ed. Chart. IX. [243. 244.]   Ed. Baf. V. (413.)

τῷ ζ καὶ τέταρτον τὸ ϑ. πι, ξ, ζ, ϑ τὸ μὲν οὖν ζ τὴν
ἑβδόμην ἡμέραν φασὶ δηλοῦν, τὸ δὲ ϑ τὸν θάνατον. ἀλλὰ
ταῦτα μὲν ἐπὶ πάντων κοινά. τὸ δὲ ξ ξένον σημεῖον εἶναι
βούλεται. ξένον δὲ τὸ γεγονέναι φησὶ τῷ μειρακίῳ ἐν ἀρχῇ
τῆς διηγήσεως ἐκ κόπων καὶ δρόμων παρὰ τὸ ἔθος εἰς
τὴν νόσον ἐμπεσεῖν αὐτό. τὰ μὲν οὖν ἀντειρημένα τῷ Ζήνωνι περὶ τοῦ πρώτου σημείου τοῦ τὸ πιθανὸν δηλοῦντος,
ἐπειδὴ κοινὰ πάντων ἐστὶ τῶν ἀῤῥώστων, ὀλίγον ὕστερον
ἐὰν δόξω, πρότερον δὲ τὰ κατὰ τὸν προκείμενον ἄῤῥωστον
ἰδίως ἐζητημένα σκεψόμεθα, διότι περὶ πράγματος ἰατρικοῦ δοκεῖ τὴν ἀμφισβήτησιν εἰρηκέναι. γράψαντος γὰρ, ὡς
καὶ πρόσθεν ἔφην, οὐ μικρὸν βιβλίον τοῦ Ζήνωνος περὶ
τῶν χαρακτήρων, εἶθ᾽ ἕτερον αὐτοῦ μεῖζον, Ἀπολλωνίου
τοῦ ἐμπειρικοῦ πρὸς αὐτὸν ἀντιγράψαντος, εἶθ᾽ ὕστερον
πάλιν ἐκείνῳ τοῦ Ζήνωνος ἀντειπόντος, Ἀπολλώνιος [244]
ὁ Βιβλᾶς ἐπικληθεὶς ἔγραψε μετὰ ταῦτα καὶ αὐτὸς ἤδη,
τεθνεῶτος τοῦ Ζήνωνος, βιβλίον ὑπὲρ τῶν χαρακτήρων,
οὐ μόνον διεσκευασμένους ἐλέγχων, ἀλλὰ καὶ τὸν καλούμενον παρεξέλεγχον ἐπ᾽ αὐτοῖς τὸν Ζήνωνα ποιησάμενος. ὡς

ξ, ζ, ϑ, ζ, itaque feptimum diem fignificari; ϑ vero ϑάνατον mortem. Sed haec quidem in omnibus communia.
Illud ξ externum fignum effe vult. Externum autem
adolefcenti fuiffe ait in enarrationis principio ex laffitudinibus et curfibus praeter confuetudinem ipfum in morbum
incidiffe. Quae igitur adverfus Zenonem pronunciata funt
de primo figno πι indicante, quoniam omnibus aegrotantibus exiftunt communia, paulo poft, fi videro, adjiciam.
Prius autem quae in praefenti aegro privatim quaeruntur
confideremus, quod de re medica controverfiam moviffe
videatur. Quum enim fcripfiffet, ut et antea narravi,
primum librum Zeno de characteribus, deinde alterum
ipfo majorem Apollonius empiricus adverfus ipfum fcripfiffet, mox poftea rurfum illi Zeno contradixiffet, Apollonius cognominatus Biblas fcripfit et ipfe mortuo jam Zenone, de characteribus librum non folum apparatos com-
prehendens, fed etiam fuperreprehenfionem vocatam in

Ed. Chart. IX. [244.] Ed. Baf. V. (413.)
γὰρ μηδ' ἑρμηνεῦσαι δυνηθέντος αὐτοῦ καλῶς τὰ διεσκευασμένα πρὸς τοῦ Μνήμονος, ἀλλ' ἐν οἷς ἠπόρει πιθανολο-
γίας, ὑπαλλάττοντος τοὺς χαρακτῆρας εἰς εὐπορίαν ἐξηγήσεως, οὕτω πεποίηται τὴν ἀντιλογίαν, οὔτε τὸ κατὰ τὴν
βασιλικὴν βιβλιοθήκην εὑρεθὲν οὔτε τὸ ἐκ τῶν πλοίων
οὔτε τὸ κατὰ τὴν ὑπὸ Βακχείου γενομένην ἔκδοσιν ἔχειν
φάσκων οὕτω τοὺς χαρακτῆρας, ὡς ὁ Ζήνων ἔγραψεν ἐπὶ
τοῦ προκειμένου κατὰ τὸν λόγον μειρακίου. εἰς ταύτην δ'
οὐκ οἶδ' ὅπως τὴν ἀδολεσχίαν ὁ Ταραντῖνος Ἡρακλείδης
ὑπεσύρη, καίτοι πειρώμενος ἀεὶ πρὸς τὸ χρήσιμον ἀγαγεῖν
τὰς ἐξηγήσεις. ἀλλὰ νῦν γε φαίνεται φιλονεικεῖν τῷ Ζήνωνι μᾶλλον ἢ τοῦ χρησίμου στοχάζεσθαι. ποιεῖται γοῦν
τὴν τῶν χαρακτήρων ἐξήγησιν ὡς διὰ τί ζ πρὸ τοῦ τελευταίου ϑ γέγραπται. τὸ δ' ἕτερον ὃ τούτου προτέτακται
δηλοῦν φησὶ τὸ ζητητέον εἶναι διὰ τί κατὰ τὴν ζ ἡμέραν
ἀπέϑανε τῶν παροξυσμῶν αὐτῷ κατὰ τὰς ἀρτίους γεγονότων. εὔλογον γὰρ ἦν, ὡς αὐτὸς ὁ Ἱπποκράτης λέγει, τὴν
κρίσιν τοῦ νοσήματος ἐν ταῖς παρεξοτικαῖς ἡμέραις γεγονέ-

Zenonem confecit. Ut enim neque ipfe probe a Mnemone
apparata interpretari potuit, fed ubi fermone verifimili
deficeret, characteras permutavit in explanationis abundantiam, ita contradictionem fecit, neque librum in bibliotheca regia inventum neque navibus afportatum neque juxta Bacchii publicationem habere dicens, ita characteras ut Zeno fcripfit in propofito adolefcente. In hanc
vero futilem loquacitatem nefcio quo pacto Heraclides
Tarentinus impulfus eft, quamquam perpetuo expofitiones
ad commoditatem reducere tentavit; fed nunc utique cum
Zenone magis contendere videtur quam utilitati operam
praeftare. Facit ergo characterum explicationem, ut cur
ζ ante ϑ, quod in fine eft, fcriptum fit; alterum vero qui
ante hunc ordinatus eft, indicare ait quaerendum effe,
cur feptimo die interierit, factis ipfi per dies pares exacerbationibus. Rationi namque erat confonum, uti ipfe
loquitur Hippocrates, judicationem morbi exacerbationis

620   *ΙΠΠΟΚΡΑΤΟΥΣ ΕΠΙΔΗΜΙΩΝ Γ*

Ed. Chart. IX. [244.]   Ed. Baf. V. (413. 414.)

ναι. ὧν γὰρ οἱ παροξυσμοὶ, φησὶν, ἐν ἀρτίαις, τούτων καὶ
αἱ κρίσεις ἐν ἀρτίαις, ὧν δ᾽ ἐν περιτταῖς, καὶ τούτων πάλιν ἐν περιτταῖς ἡμέραις γίνεσθαι τὴν κρίσιν. ὑποπέπτωκε
δὲ τῷ γενικῷ σημαινομένῳ τῆς κρίσεως καὶ ὁ θάνατος.
οὕτως μὲν Ταραντῖνος ἀπεφήνατο περὶ τῶν χαρακτήρων.
ἐπισκεψώμεθα δὲ εἴ τις λέγει σοφόν· ὅτι μὲν γὰρ ἀποθνήσκειν ὡς τὰ (414) πολλὰ κατὰ τὰς τῶν παροξυσμῶν ἡμέρας συμβαίνει καὶ σπάνιόν ἐστι τοὐναντίον ὁμολογητέον τ᾽
ἐστὶ καὶ συγχωρητέον ἀληθεύειν τῷ Ταραντίνῳ, οὐ μήν γε
οὗτος ἐν ταῖς ἀρτίαις φαίνεται τοὺς παροξυσμοὺς ἐσχηκώς.
ἐπὶ μὲν γὰρ πρώτης ἡμέρας ὁ Ἱπποκράτης ἔγραψε τὰ κατὰ
τὴν ἀρχὴν τοῦ νοσήματος γενόμενα. ταύτῃ δ᾽ ἐφεξῆς φησὶ,
πάντα παρωξύνθη, διὰ τὴν ἀνάβασιν τοῦ νοσήματος ὀξέως
κινουμένου, κατὰ γοῦν τὴν τρίτην μᾶλλον αὐξηθῆναι δηλοῦν
τὸ νόσημα. προειρηκὼς γὰρ ἐπὶ τῆς δευτέρας τό τ᾽ οὐχ
ὕπνωσε καὶ τὸ τὰ τῆς γνώμης ταραχώδεα κατὰ τὴν τῆς
τρίτης διήγησιν ἔγραψε. πρῶτον μὲν τὸ δυσφόρως, ὃ κατὰ
τὴν πρώτην ἡμέραν οὐκ ἐγεγράφει. τούτῳ δ᾽ ἐφεξῆς τὸ

diebus fuiſſe. Effatur enim: Quorum exacerbationes diebus paribus fiunt, horum et judicationes paribus; quorum
vero imparibus, horum judicationes diebus imparibus contingunt. Subjecta eſt autem et generali judicationis ſignificato mors: ſic ſane et Tarentinus de characteribus aſſeruit. Si quis autem praeclari quiddam dicat, conſidera-
vimus; quod enim plerumque diebus exacerbationis interire accidat, rarumque ſit contrarium fatendum ac Ta-
rentino vera dicere concedendum eſt. Hic tamen aeger
exacerbationes diebus paribus habuiſſe non videtur: primo
ſiquidem die quae in morbi principio facta ſunt, ſcripſit
Hippocrates; ſecundo, inquit, omnia exacerbata ſunt ob
morbi, qui acute movebatur, aſcenſum; tertio autem die
morbum magis auctum fuiſſe indicat. Quum enim in ſecundo praedixiſſet, non dormivit, mentis perturbationes
erant; in tertii diei enarratione ſcripſit, primum quidem
graviter affectus eſt, quod primo die non ſcripſerat; poſt-

διψώδης, εἶτα τὸ ἀσώδης, εἶτα τὸ πολὺς βληστροσμὸς, εἶτα
τὸ ἀπορίη· καὶ τούτων ἕν ἧρκει καὶ ἐν τῇ τρίτῃ προσγενό-
μενον ἡμέρα, χείρονα τῆς δευτέρας αὐτὴν ἐνδείξασθαι. τὸ
μὲν γὰρ οὐχ ὑπνῶσαι κατὰ μίαν νύκτα καὶ τὰ τῆς γνώμης
ἔχειν ταραχώδη συνεχῶς φαίνεται γινόμενα κατὰ τὰς ὀξείας
νόσους, ἄνευ μεγάλου κινδύνου, τὰ δ' ἐν τῇ τρίτῃ γεγραμμένα γέγονε πάντα κινδυνώδη. πλὴν διὰ τοῦτ' ὀνομάζει
τῆς δευτέρας χείρονα τὴν τρίτην εἶναι, διότι κατὰ μὲν τὴν
δευτέραν ἔγραψε τὰ τῆς γνώμης ταραχώδεα, κατὰ δὲ τὴν
τρίτην ἄλλα τέ τινα συμπτώματα τὰ μικρὸν ἔμπροσθεν
εἰρημένα διηγήσατο γεγονέναι καὶ τὰ κατὰ τὴν γνώμην οὐχ
ἁπλῶς ταραχώδεα. μικρὸν γὰρ τὸ τοιοῦτον, ἀλλὰ παρακροῦσαι φησί. φαίνεται γὰρ δὴ καὶ κατ' αὐτὸ τοῦτο τὸ
σύμπτωμα χείρων ἡ τρίτη τῆς δευτέρας γεγονέναι, οὐ μὴν
οὖθ' ὅτι προσέθηκεν ἐν αὐτῇ ὑπολάπαρον ὑποχόνδριον, ἔν-
τασιν οὐκ οὖσαν ἔμπροσθεν, ὑπονοήσειεν ἄν τις ἐκ τούτου,
τὴν δευτέραν ἡμέραν αὐτῷ γεγονέναι μετριωτέραν. ὅ τι
γὰρ ἂν ἔμπροσθεν ἀπαθὲς ὂν σπλάγχνον ἄρξηται πάσχειν

ea fitibundus, mox anxius, deinde magna jactatio, poftea anguftia; atque horum unum erat fatis, tertio die
obortum, fecundo die deteriorem ipfum indicare. Illud
enim, non dormire una nocte; atque illud, mentem perturbatam habere in morbis acutis, citra magnum periculum affidue fieri videntur: quae vero tertio fcripta funt,
periculofa fuerunt omnia. Praeterea ob id afferit fecundo
die, tertio deteriorem effe, quod fecundo mentis perlur-
bationem fcripferit, tertio vero et alia quaedam fymptomata paulo ante commemorata fuiffe pronunciavit et mentem non abfolute perturbatam, id enim exiguum eft, fed
deliraffe ait. Videtur profecto et propter hoc ipfum fymptoma tertius dies fecundo deterior fuiffe; non tamen
quod in ipfo fubmollem hypochondrio contenfionem non
antea exiftentem, fubintellexerit aliquis hinc fecundum
ipfo moderatiorem fuiffe. Quod enim vifcus antea morbo
vacans, coeperit die quodam affici illum oftendit priori-

622 *ΙΠΠΟΚΡΑΤΟΥΣ ΕΠΙΔΗΜΙΩΝ Γ*

Ed. Chart. IX. [244. 245.]　　　　　　Ed. Baf. V. (414.)

ἔν τινι ἡμέρᾳ, ἐκείνην ἐνδείκνυται τῶν ἔμπροσθεν χείρονα.
ἐν πᾶσι δὲ τοῖς εἰρημένοις ὀλεθριώτατα φαίνεται κατὰ
ταύτην [245] γεγονέναι συμπτώματα κατάψυξις καὶ πε-
λίδνωσις τῶν ἄκρων. ὥσθ᾽ ὅπερ ὀλίγον ἔμπροσθεν ἔφην,
θαυμάσαι χρὴ ὅπως οὐκ ἀπέθανε κατὰ τὴν πέμπτην ἡμέραν τὸ μειράκιον. ἀλλὰ νὴ Δία, φησί τις ἴσως βοηθῶν τῷ
Ταραντίνῳ, τοῖς εἰρημένοις ἐφεξῆς γέγραπται τετάρτῃ οὐχ
ὕπνωσεν, ἐπὶ τὸ χεῖρον διάθεσις. τοῦτον αὐτὸν μνήμονα
ποιήσω ἰατρικοῦ τοῦ θεωρήματος, ὅτι δήπου τετάρτῃ τῆς
ἑβδόμης ἐπίδηλος ὑπ᾽ αὐτοῦ Ἱπποκράτους εἴρηται, διότι
τῶν ἐν αὐτῇ γενομένων ἀγαθῶν ἢ κακῶν ἡ ἔκβασις οὐχ
ἧττον, ἀλλὰ καὶ μᾶλλον ἐπὶ τῆς ζ᾽ ἢ τῆς στ᾽ ἡμέρας γίνεται. πῶς οὖν, ὁ Ταραντῖνός φησιν, εὐλογώτερον ἦν τεθνάναι τὸ μειράκιον τοῦτο κατὰ τὴν στ᾽ ἡμέραν, ἐπειδὴ τοὺς
παροξυσμοὺς ἐν αὐταῖς ἀρτίαις ἔσχεν. ἐν γὰρ τῇ τρίτῃ τῶν
εἰρημένων φαίνεται τὰ πλεῖστ᾽ αὐτῷ γεγονέναι συμπτώματα,
κατὰ δὲ τὴν τετάρτην ηὐξῆσθαι, διαρκέσαι δὲ καὶ ἀντισχεῖν ἄχρι τῆς ζ᾽ ἡμέρας, ἴσως μὲν καὶ ὅτι τὴν δύναμιν

bus deteriorem. At inter omnia commemorata fymptomata hoc die perniciofiſſima extitiſſe videntur partium extremarum frigus et livor. Quare, quod paulo ante dixi,
mirari oportet quonam pacto adolefcens quinto die non
obierit. At medius-fidius fortaſſis aliquis Tarentinum
patrocinatus enarratis fubfcripta eſſe confequentia profite-
bitur, quarto non dormivit, in deterius ruit affectus.
Verum hunc ipfum meminiſſe faciemus medici praecepti,
nimirum quartum diem feptimi indicem ab ipfo Hippocrate pronunciatum eſſe, quod factorum in ipfo bonorum
vel malorum difceſſus non minus, imo et magis feptimo
quam fexto die oboriatur. Quomodo ergo Tarentinus profert rationi magis congruum eſſe, hunc adolefcentem fexto
interiiſſe die, quoniam diebus paribus exacerbationes haberet? Tertio namque die plurima enarratorum fymptomatum ipfi accidiſſe conftat, quarto vero aucta fuiſſe;
fuffeciſſe vero ac ad feptimum ufque diem reftitiſſe. For-

Ed. Chart. IX. [245.] Ed. Baf. V. (414.)
φύσει ἔσχεν ἰσχυρὰν, οὐ μὴν ἀλλὰ διὰ τὴν ἡλικίαν. ὡς εἴ
γε μὴ ταῦθ᾽ ὑπῆρχεν αὐτῷ, κατὰ τὴν ε΄ ἂν ἐτεθνήκει.
φαίνεται δή μοι φιλοτιμούμενος πρὸς τὸν Ζήνωνα μᾶλλον
ἢ ἀκριβῶς ἐξετάζων τὸ πρᾶγμα ταῦθ᾽ ὁ Ταραντῖνος ἐσχηκέναι. ταὐτὸ δὲ τοῦτ᾽ ἔπαθε καὶ ὁ Ἀπολλώνιος, ἐξηγούμενος καὶ αὐτὸς φιλοπόνως τὸ ζ γράμμα τὸ δεύτερον ἐν
τοῖς χαρακτῆρσι γεγραμμένον. ἠκολούθησαν δ᾽ αὐτῷ καὶ
ἄλλοι πολλοὶ καὶ μάλισθ᾽ ὅτι πρῶτον μὲν ἰατρικόν τι θεώρημα λέγει χρήσιμον ἐξηγεῖσθαι χωρὶς χαρακτήρων, εἶθ᾽
ὅτι καὶ ἀληθὲς αὐτοῖς ἔδοξεν εἶναι τὸ ῥηθέν. διὰ τοῦτο
γὰρ ἀποθανεῖν φησὶ τὸ μειράκιον, ὅτι παρὰ τὸ ἔθος ἐν
κόποις καὶ πόνοις καὶ δρόμοις ἐγένετο. ἐγὼ δὲ τοὺς μὲν
πόνους καὶ δρόμους, εἴπερ ἐκ τῆς προσηγορίας ταύτης δηλοῦται τὰ πλείω γυμνάσια, διατεινόμενος εἴποιμι χωρὶς τῆς
ἐν τῷ σώματι προϋπαρχούσης νοσώδους κατασκευῆς μηδέ-
ποτ᾽ ἂν αἰτίους γενέσθαι θανάτου. περὶ τῶν κατ᾽ ἐνίους
ποτῶν, ἔφην γὰρ οὕτως μεταγράφειν τινὰς, οὐδὲν ἔχω σα-

taſſis quidem tum quod vires natura validas habuerit, tum
praeterea propter aetatem. Quod ſi haec ipſi non affuiſ-
ſent, quinto interiiſſet die. Videtur ſane mihi Tarentinus
adverſus Zenonem ſtudioſe magis agendo quam accurate
rem inquirendo haec habere. Hoc idem paſſus eſt et
Apollonius, qui ipſe quoque ζ literam ſecundo loco inter
characteras poſitam explicat. Ipſum ſecuti ſunt et alii
multi et maxime quod primum quidem medicum aliquod
praeceptum absque characteribus commodum exponere dicat; quod ipſis verum eſſe viſum ſit quod ab eo dictum
eſt, ob id quidem obiiſſe adoleſcentem aſſerit, quod praeter conſuetudinem ex laſſitudinibus, laboribus et curſibus
febre correptus eſſet. Ego vero labores quidem et cur-
ſus, ſi plures exercitationes hac appellatione ſignificentur,
pertinaciter affirmavero nequaquam mortis cauſas fuiſſe,
niſi morboſus in corpore apparatus antea extitiſſet. De
potibus autem ſecundum nonnullos, ita namque quosdam
transſcripſiſſe dixi, nihil habeo quod manifeſte hoc in

φὲς εἰπεῖν ἐπί γε τοῦ μειρακίου τούτου, διότι μήτε τὴν
ποιότητα τῶν γινομένων ποτῶν γινώσκω, καίτοι πολλῆς οὔσης ἐν αὐτοῖς διαφορᾶς. καὶ γὰρ ἐν τῷ χρόνῳ διαφέρουσιν οἱ ποτοί. τινὲς μὲν ἐν ἡμέραις δυσὶ καὶ τρισὶν, ἔνιοι
δὲ πολλαπλασίοις τούτων γινόμενοι καὶ τὸ πινόμενον ἑκάστης
ἡμέρας πλῆθος οἱ μικρὰν ἔχει τὴν διαφοράν. ἔτι πρὸς
τούτοις ἡ ποιότης τοῦ πόματος, ἔνιοι μὲν γὰρ ἀκρατέστε-
ρον, ἔνιοι δ᾽ ὑδαρέστερον, ἔνιοι δ᾽ εὔκρατον πίνουσι. καὶ
τινὲς μὲν ψυχρὸν, ἔνιοι δὲ θερμὸν καὶ τούτων γ᾽ ἑκάτερον,
ἤτοι γ᾽ ἐξ ἔθους ἢ παρὰ τὸ ἔθος ἔπιόν ποτε. προσέρχε-
ται δὲ καὶ ἡ τῶν οἴνων οὐ μικρὰ διαφορὰ κατά τε τὸ γένος καὶ τὸν χρόνον· οὐ γὰρ τὴν αὐτὴν ἐργάζεται διάθεσιν
ὁ νέος οἶνος καὶ ὁ παλαιὸς, οὐδ᾽ ὁ παχὺς καὶ λεπτὸς, οὐδ᾽ ὁ
λευκὸς καὶ μέλας, οὐδ᾽ ὁ εὐώδης καὶ δυσώδης, ὥσπερ οὐδ᾽ ὁ αὐ-
στηρὸς καὶ γλυκὺς, ὥστ᾽ εἰκότως ἔφην οὐκ ἔχειν ἀποφήνασθαι
βέβαιον οὐδὲν ὑπὲρ τῆς ἐξ οἴνου βλάβης γενομένης τῷ μειρακίῳ. τό γε μὴν ὡς τὸ πολὺ κοινὸν ἁπάντων οἴνων ἀμε-
τροτέρας πόσεώς ἐστιν ὅτι καὶ τῶν νεύρων ἅπτονται καὶ

adolefcente proferam, quod neque qualitatem, neque
quantitatem potuum cognofcam, cum multa in ipfis differentia fit: etenim tempore potus differunt; nonnulli
quidem duobus et tribus diebus, quidam vero his multi-
plicatis fiunt et quae quotidie copia bibitur, non parvam
fortitur differentiam. Rurfum praeter haec potus qualitas:
nonnulli fiquidem meracius bibunt, nonnulli vero aquo-
fius, nonnulli denique temperatum; quidam etiam frigidum, quidam calidum, alii etiam horum utrumque aut ex
confuetudine aut praeter confuetudinem interdum bibe-
runt. Accidit et vinorum ipforum non parva pro genere
ac tempore diverfitas: non enim eundem affectum vinum
novum ac vetus parit, neque craffum ac tenue, neque
album et nigrum, neque odoratum ac graveolens, neque
aufterum ac dulce. Quapropter jure dixi me de oborta
adolefcenti laefione nihil certi enunciare poffe. Commune
tamen eft immoderatiori vinorum omnium potui, quod et

τῆς γνώμης, οὐ μὴν ἡ τούτων τριπτὴ ἐπεκράτησε βλάβη,
κατὰ τὴν τοῦ μειρακίου νόσον οὔτε γὰρ σπασμῶδες οὔτε
τρομῶδες, ἀλλ᾽ οὐδὲ φρενιτικὸν ἐγένετο καὶ διὰ τοῦτ᾽ οἶμαι
καὶ τὴν τῶν ποτῶν γραφὴν ἀλογωτέραν ὑπάρχειν. εὐλογώτερον γάρ ἐστιν ἀπεψίας προηγεῖσθαι τῷ μειρακίῳ, τάχα
μὲν καὶ κατὰ [246] τὴν κοιλίαν, εἰ δὲ μὴ, ἀλλὰ κατά
γε τὰς φλέβας πάντως, ἐφ᾽ αἷς οὐκ ὀλίγων ὠμῶν χυμῶν
ἠθροίσθη πλῆθος, ὡς ἐνδείκνυται τὰ οὖρα καὶ τὰ διαχωρήματα, λεπτὰ μὲν, οὐ μὴν χολώδη γενόμενα. φαίνεται μέντοι καὶ χολώδης τις αὐτῷ χυμὸς ἐν ὅλῃ τῇ τοῦ σώματος
ἕξει περιέχεσθαι, διὰ τοὺς γενομένους πόνους, ἐφ᾽ οἷς εὔλογόν ἐστι καὶ παραφροσύνην τινὰ γενέσθαι καὶ πυρετόν.

στ΄.

[247] Παρὰ Τισαμένῳ γυνὴ κατέκειτο, ᾗ τὰ εἰλεώδεα
δυσφόρως ὥρμησαν, ἔμετοι πολλοί, ποτὸν κατέχειν οὐκ
ἠδύνατο, πόνοι περὶ τὰ ὑποχόνδρια καὶ ἐν τοῖσι κάτω

nervos et mentem feriat. Non tamen infignis in adolefcentis morbo laefio dominata eft: neque enim in convulfionem neque tremorem lapfus eft; imo neque phreniticus factus eft; ob idque arbitror et potuum fcripturam
rationi minus confonam effe. Eft enim rationi magis
confentaneum cruditates adolefcenti praeceffiffe: fortaffis
quidem in ventre: quod fi non, faltem in venis omnino:
in quibus non paucorum humorum copia collecta eft, ut
urinae et dejectiones tenues quidem, non tamen biliofae
redditae demonftrant. Videtur autem et biliofus aliquis
ipfi humor in univerfo corporis habitu contineri propter
labores, a quibus confentaneum eft defipientiam quandam
ac febrem acceffiffe.

VI.

*Apud Tifamenum jacebat mulier, cui ileus cum jactatio-
nibus concitatus eft; vomitiones multae; potum continere non potuit; dolores circa hypochondria, atque in*

κατὰ κοιλίην, πόνοι, στρόφοι συνεχέες, ἐπεθερμαίνετο·
ἄκρεα ψυχρὰ διὰ τέλεος, ἀσώδης, ἄγρυπνος· οὖρα ὀλίγα, λεπτὰ, διαχωρήματα ὠμὰ, λεπτὰ, ὀλίγα, ὠφελέειν
οὐκέτι δύνατο, ἀπέθανε.

Κακῶς ἔνιοι γράφουσιν ἐπὶ τῆς γυναικὸς ταύτης ὑλεώδεα διὰ τοῦ υ, δέον ἰλεώδεα διὰ τοῦ ι γράφειν. ἰλεὸς γὰρ
ὀνομάζεται τὸ πάθος, οὗ τὰ συμπτώματα γενέσθαι γράφει
τῇ γυναικὶ, πολλοὺς μὲν ἐμέτους καὶ ποτὸν κατέχειν μὴ
δύνασθαι. πόνους δ᾽ εἶναι περὶ τὰ ὑποχόνδρια καὶ στρό-
φοις μετὰ πόνων ἐν τοῖς κατὰ τὴν κοιλίαν, ἅπερ ἅπαντα
συνεδρεύει τοῖς εἰλεώδεσιν. ὃ δ᾽ ἐφεξῆς ἔγραψεν, οὐ τῶν
συνεδρευόντων ἐστὶν αὐτοῖς, ἀλλὰ τῶν ἐπιγινομένων κακοη-
θευομένῳ τῷ πάθει, μάλιστα τὸ διὰ τέλους εἶναι ψυχρὰ
τὰ ἄκρα. μοχθηρὸν δὲ καὶ τὸ ἀσῶδες. ἀλλὰ καὶ τὰ οὖρα
προσέγραψε, καίτοι γ᾽ οὐκ οὔσης ἐν ταῖς φλεψὶ καὶ τοῖς
χυμοῖς τῆς διαθέσεως, ἀλλ᾽ ἐν τοῖς ἐντέροις. ὅταν γὰρ ἐν

---

*inferioribus alvi locis dolores; tormina affidua; non fi-
tibunda; incalefcebat; extrema perpetuo frigida, faftidiofa, infomnis, urinae paucae, tenues; dejectiones crudae, tenues, paucae; nihil amplius prodeffe potuit,
obiit.*

Male nonnulli fcribunt hac in muliere ὑλεώδεα per
υ, quum εἰλεώδεα per ει fcribendum fit: Ileus enim, hoc
eft volvulus, appellatur affectus, cujus fymptomata mulierem vexaffe fcribit, multos vomitus et potus continere
non poffe et dolores circa hypochondria effe et tormina
cum doloribus in ventre, quae omnia volvulofis affident.
Quod autem deinceps fcripfit non eorum eft ipfis affiden-
tium, fed eorum quae in malignum tendenti affectui fuperveniunt, potiffimum extremas partes perpetuo effe frigidas; pravum quoque eft faftidium ciborum. Quin et
urinas adfcripfit, etiamfi affectus venis et humoribus non
infederit, fed inteftinis: quum enim in his magna coe-

Ed. Chart. IX. [247.]   Ed. Baf. V. (414. 415.)

τούτοις ἄρξηται μεγά- (415) λη φλεγμονή, τὰ προειρημένα συμπτώματα φιλεῖ γίνεσθαι, καλεῖται δὲ τὸ πάθος εἰ-
λεός. μικρὰ μὲν οὖν ἐκ τῶν οὔρων, ὅταν ᾖ χρηστὰ, πρὸς
τὸ σωθῆναι τοὺς οὕτως ἔχοντας ἐλπὶς, οὐ μικρὰ δ' εἰς
ὄλεθρον ῥοπὴ μοχθηρῶν γενομένων. κινδυνευόντων γὰρ τῶν
οὕτως νοσούντων διὰ φλεγμονὴν τῶν ἐντέρων, εἰ καὶ ἄλλη
τις ἐν τῷ σώματι φαίνεται διάθεσις εἶναι μοχθηρὰ, συνε-
παύξεται τῷ κάμνοντι τὸ κακόν. οὕτως οὖν εἴωθεν ὁ Ἱπποκράτης, ὅταν περί τι τῶν ἀναπνευστικῶν ὀργάνων ᾖ
διάθεσις, ἐπιβλέπειν τὰ οὖρα. κατὰ φύσιν μὲν γὰρ ἐχόντων
αὐτῶν, ἐκ μόνων τῶν ἀναπνευστικῶν ὁ κίνδυνος· εἰ δὲ καὶ
ταῦτα μοχθηρὰ φανείη, κακῶς ἔχειν ἐνδείκνυται καὶ τότε
τὸ τῆς τροφῆς ὄργανον καθάπερ καὶ νῦν. καίτοι τῶν κατὰ γαστέρα πεπονθότων καὶ τῆς διαθέσεως αὐτῶν ἐκ τῶν
διαχωρημάτων γνωριζομένης, ὅμως καὶ τῶν οὔρων ἐμνημόνευσεν, ὡς λεπτῶν ὄντων, ἅπερ ἀπεψίαν σημαίνει τῶν ἐν
ταῖς φλεψὶ χυμῶν. ἀλλὰ περὶ μὲν τῶν οὔρων ἀεὶ μέμνησο,
συνεπισκοπούμενος αὐτὰ κἂν τοῖς κατὰ γαστέρα καὶ θώρακα

perit phlegmone, praedicta fymptomata oboriri confueverunt; vocantur autem affectus ileus. Parva igitur ex urinis, quum bonae funt, falutis fpes eft ita conftitutis, fed
non parvum ad exitium momentum, fi pravae fuerint. Pe-
riclitantibus enim morbo laborantibus propter inteftinorum
phlegmonem, fi et alia quaedam in corpore affectio prava
effe videatur, malum fimul aegrotanti augebitur. Sic igitur confuevit Hippocrates, quum alicui fpirabilium organorum ineft affectio, urinas infpicere: fi namque ipfae
fecundum naturam fint, ex folis fpirabilibus organis ver-
fatur periculum, fi vero etiam pravae appareant, male
habere fignificant quemadmodum et nunc nutritionis or-
ganum. Quamquam venter patitur ipfiusque affectio ex
dejectionibus cognofcitur, attamen et urinarum meminit,
ut tenuium quae humorum cruditatem in venis fignificant.
At urinas femper memineris, fimulque in ipfis ventris,

Ed. Chart. IX. [247. 248.]   Ed. Baf. V. (415.)

καὶ πνεύμονα καὶ νεῦρα πάθεσιν, οἷς μὲν ἀγαθὰ φανείη,
μεγάλην παρεχόντων τὴν ῥοπὴν εἰς σωτηρίαν, εἰ δὲ μοχθηρά, συνεπισχυουσῶν καὶ αὐτῶν τι πρὸς τοῦ κάμνοντος κίνδυνον. ὄντος δὲ παντὸς ἰλεοῦ κινδυνώδους οἱ κατὰ τὰ
μετέωρα τῶν ἐντέρων συνιστάμενοι τῶν ἐν τοῖς παχέσι
χείρους εἰσὶν, εἰς συμπάθειαν ἄγοντες ἧπάρ τε καὶ σπλῆνα.
διαγνώσῃ δ᾽ αὐτοὺς ἔκ τε τῆς τῶν ἐμέτων συνεχείας τε καὶ
σφοδρότητος καὶ τοῦ μηδὲ [248] τὸ ποτὸν δύνασθαι κατέχειν, ἔτι δὲ μᾶλλον ἐκ τοῦ μὴ διαχωρεῖν τι κάτω. καὶ οἱ
στρόφοι δὲ καὶ αἱ ὀδύναι συνενδείκνυνται, ὅταν ἐν τοῖς
ὑψηλοῖς μέρεσι γίνωνται. εἰ δὲ καὶ κόπρον ἐμέουσιν, ὁρᾶται γὰρ τοῦτο γινόμενον, ἐναργέστατον ἔστω σοι γνώρισμα
τοῦ πεπονθέναι τὰ λεπτὰ τῶν ἐντέρων. ἔστι δ᾽ ὀξύτατον
τὸ πάθος καὶ διὰ τοῦτο νῦν ἔγραψεν ὁ Ἱπποκράτης αὐτὸ
μετὰ τοῦ προσγράψαι, ὠφελεῖν οὐδὲν ἠδύνατο. μέμνησο
δή μοι καὶ τούτου πρὸς τὸν περὶ τῆς φλεβοτομίας λόγον.
οὐ γὰρ ἄλλο τι τῶν βοηθημάτων ἔγραψεν ἐπὶ τῶν ἐν τούτοις τοῖς βιβλίοις ἀῤῥώστων, οὔτ᾽ ἐκείνην, οὐ δήπου τῶν

thoracis, pulmonis et nervorum affectibus infpicias; quibus bonae apparuerint, magnum ad falutem momentum
praeftant; quibus pravae juvant etiam quadamtenus adverfus aegrotantis periculum. Exiftente autem omni ileo
periculofo, qui in fublimibus inteftinis confiftunt ileī, his
qui craffa occupant, funt deteriores, ad fympathiam tum
hepar tum lienem deducentes. Dignofces autem ipfos
tum ex vomituum affiduitate et vehementia, tum quod
potum continere nequeant; atque etiamnum magis, quod
nihil per alvum dejiciatur; praeterea tormina et dolores
concitant, quum fublimes partes obfident. Quodfi ileofi
etiam ftercus evomant, id enim fieri confpicitur, eviden-
tiffimum tibi fit tenuium inteftinorum affectorum fignum.
Eft autem acutiffimus affectus, ipfumque propterea nunc
defcripfit Hippocrates, unaque adfcripfit, cui auxiliari
nihil potuit. Memineris autem et hujus libro de venae
fectione. Nullum enim aliud auxilium fcripfit in horum
aegrorum libris, neque illam, non fane quod laborantes

καμνόντων ἀβοηθήτων ἐῤῥιμμένων, ἀλλ᾽ ὡς οὐ χρῄζων γράφειν τὰ βοηθήματα καθ᾽ ἕκαστον, εἰ μή τί που τῶν
σπανίως εἴη γεγονότων, ὡς ἐπὶ τοῦ φλεβοτομηθέντος ὀγδο-
αίου. τὴν γε μὴν ἡμέραν καθ᾽ ἣν ἀπέθανεν ἡ ἄῤῥωστος
αὕτη παρέλιπεν εἰπεῖν, ὡς ἂν αὐτῆς τεθνεώσης εὐθέως κατὰ
τὴν δευτέραν ἡμέραν ἢ τὸ πλεῖστον τὴν τρίτην διὰ τὴν
ὀξύτητα τοῦ πάθους, ἣν ἐδήλωσεν αὐτὸς ἐν τῇ διηγήσει.

———

ζ´.

Γυναῖκα ἐξ ἀποφθορῆς νηπίου, τῶν περὶ Παντιμίδην, τῇ
πρώτῃ πῦρ ἔλαβεν· ἡ γλῶσσα ἐπίξηρος, διψώδης, ἀσώδης, ἄγρυπνος· κοιλίας ταραχώδεις πολλοῖσι λεπτοῖσιν
ὠμοῖσι· δευτέρῃ ἐπεῤῥίγωσε, πυρετὸς ὀξύς, ἀπὸ κοιλίης
πολλά, οὐχ ὕπνωσε, τρίτῃ μείζους οἱ πόνοι, τετάρτῃ παρέκρουσεν, ἑβδόμῃ ἀπέθανεν, κοιλίη διὰ παντὸς ὑγρὴ διαχωρήμασι πολλοῖσιν, λεπτοῖσιν, ὠμοῖσιν. οὖρα ὀλίγα, λεπτά, πυρετὸς καῦσος.

———

ab auxiliis dejecti adjuti non fuerint, fed quod fingulis
aegris auxilia fcribere non oporteat; nifi quicquam eorum,
quae raro facta funt, contigerit, ut cui octavo die vena
fecta eft. Diem vero, quo ipfa mortua eft aegra, praetermifit, ut quae fecundo ftatim die obierit aut quod plurimum tertio propter affectionis celeritatem, quam ipfe iu
narratione declaravit.

———

VII.

Mulierem ex iis quae apud Pantimedem degebant, ex infantuli corruptivi abortione primo die ignis prehendit.
Lingua arida, fiticulofa, aeftuabunda, infomnis. Alvus turbata copiofis, tenuibus et crudis. Secundo die
fuperriguit, febris acuta, ab alvo copiofa, non dormivit. Tertio die vehementiores dolores. Quarto deliravit. Septimo mortua eft. Alvus perpetuo lubrica dejectionibus multis, tenuibus, crudis; urinae paucae, tenues. Febris ardens.

Εἰ διά τι τῶν ἔξωθεν ἀποφθεῖραι τὴν γυναῖκα συνέβη ταύτην, αὐτὸς ἂν ὁ Ἱπποκράτης ἀπεσημήνατο. δῆλον
οὖν ἐστιν ὡς διὰ τὸ νόσημα συνέβη τὴν ἀποφθορὰν γενέσθαι
τῇ γυναικὶ, μοχθηροὺς ἠθροικυίᾳ χυμούς. πρόκειται δὲ τῷ
ἐξ ἀποφθορᾶς τὸ νηπίου, δηλοῦντος, ὡς οἶμαι, τῇ προσθήκῃ
ταύτῃ μικρὸν εἶναι τὸ ἀμβλωθέν. ὀνομάζουσι γὰρ οἱ ἄνθρωποι νήπια παιδία τὰ μετὰ τὴν ἀποκύησιν, οὐ πολλοῦ
χρόνου. κατὰ μεταφορὰν οὖν εἰκός ἐστι τὸν Ἱπποκράτην
τὰ πάνυ μικρὰ τῶν κυουμένων παιδίων οὕτως ὠνομακέναι.
καὶ γὰρ καὶ μάλιστα διαφθείρεται ταῦτα, τὴν μὲν ὀξύτητα
καὶ τὸ μέγεθος τοῦ πυρετοῦ διὰ αὐτοῦ τε τοῦ φάναι, πῦρ
ἔλαβεν, ἐδήλωσε κἀκ τοῦ προσθεῖναι, γλῶσσα ἐπίξηρος,
διψώδης. τὸ δ' ἀσώδης τῆς κακοηθείας γενομένου πυρετοῦ σημεῖόν ἐστι. πρόσχες τὸν νοῦν ἐπιμελῶς τῇ τῶν διαχωρουμένων ἰδέᾳ. γράψαντος γὰρ αὐτοῦ κοιλίη ταραχώδης,
λεπτοῖσι, πολλοῖσιν, ὠμοῖσι, καίτοι γ' αὐτὸς εἰπὼν ἐπὶ
τῇ τελευτῇ τῆς διηγήσεως καῦσον αὐτῇ γεγονέναι. ὀνομά-
σας δὲ καὶ τὸν πυρετὸν, ἐν μὲν τῇ πρώτῃ τῶν ἡμερῶν

Si propter caufam aliquam externam hanc mulierem
abortiri contigiffet, ipfe fignificaret Hippocrates. Conftat
itaque abortionem ob morbum factam effe mulieri, quae
pravos humores collegerat. Adjecit huic orationi ex corruptione factus τὸ νηπίου *infantuli* dictionem, indicantis,
ut arbitror, hac adjectione parvum fuiffe abortivum fuetum. Nominant enim homines puellos non multo poft
conceptionem natos infantulos. Per metaphoram igitur
par eft Hippocratem valde pufillos ex conceptis foetus ita
appellaffe. Etenim hi potiffimum corrupti ejiciuntur. Febris acutiem et magnitudinem per id quod protulit, *ignis
prehendit*, declaravit et ex eo quod adjecit, *lingua arida,
fitibunda et aeftuabunda*, malignitatis febris fignum exiftit. Accurate dejectionum formae mentem adhibe. Nam
ubi fcripfit, alvus turbata tenuibus, copiofis et crudis,
etiamfi ipfe pronunciaverit in narrationis fine caufum ipfi
incidiffe, vocaverit autem et febrem quae primo die coeperit

Ed. Chart. IX. [248. 249.]   Ed. Baf. V. (415.)

ἀρξάμενον, παροξυνθέντα δ᾽ ἐν τῇ δευτέρᾳ, προσθεὶς δ᾽
ὅτι καὶ ἡ γλῶσσα ἐπίξηρος καὶ οὐχ ὕπνωσε καὶ διψώ-
[249] δης ἦν, ὅμως ὠμά φησιν εἶναι τὰ διαχωρούμενα.
καῦσον δὲ πυρετὸν ἐπὶ χολώδεσι χυμοῖσι γινόμενον ἴσμεν.
εἰκὸς οὖν τῇ γυναικὶ ταύτῃ κατὰ μὲν ὅλον τὸν ὄγκον τοῦ
σώματος ἠθροῖσθαι τὸν χολώδη χυμὸν, ἐν δὲ ταῖς πρώταις
φλεψὶ ταῖς κατὰ τὸ μεσάραιόν τε καὶ τὰ σιμὰ τοῦ ἥπατος
ὠμὰ περιέχεσθαι. καὶ μὴν καὶ τὰ οὖρά φησιν αὐτῇ γεγονέναι λεπτὰ παραπλησίως τοῖς ὠμοῖς διαχωρήμασιν, οὐ μόνον ἐν ταῖς πρώταις φλεψὶν, ἀλλὰ καὶ κατὰ τὰ κυρτὰ τοῦ
ἥπατος ὠμῶν πλεοναζόντων χυμῶν. ὁ δὲ καῦσος ἐπὶ τέλει
τῆς ἀῤῥώστου ταύτης ἐν πολλοῖς τῶν ἀντιγράφων προσγέγραπται καῦσος, ἔνια δ᾽ οὐ τοῦτο μόνον ἔχει γεγραμμένον,
ἀλλὰ καὶ τὸ α προκείμενον, ὡς ἤτοι πρώτην νοεῖσθαι τὴν
ἄῤῥωστον ταύτην ἐν καύσῳ γεγονυῖαν ἢ πρῶτον εἶδος εἶναι
τούτου τοῦ καύσου. τὸ δ᾽ ἐφεξῆς αὐτῷ γεγραμμένον, δεύτερον ἐπὶ τῆς γυναικὸς, ἧς οὕτως ἄρχεται, ἑτέρην ἒξ ἀποφθορῆς. ἐγὼ κατὰ τὸν ὄγδοον ἄῤῥωστον, οὗ ἡ ἀρχὴ, τὸ

et fecundo exacerbata fuerit, adjeceritque quod lingua
inaruerit et fitibunda fuerit; attamen ait cruda fuiffe,
quae dejiciebantur.   Ardentem vero febrem ex biliofis
humoribus fieri fcimus.   Confentaneum igitur eft huic
mulieri in tota corporis mole biliofum humorem acervatum
fuiffe: in primis autem venis mefaraei fcilicet et fimae
jecoris cruda contenta.   Praeterea et urinas ait ipfi fuiffe
tenues et crudas, crudis dejectionibus fimiles, crudis redundantibus humoribus, non in primis venis folum, verum etiam in gibba jecoris parte.   Febris ardens ad hujus
aegrotantis finem multis in exemplaribus adfcriptum eft.
At nonnulla non hoc duntaxat fcriptum habent, fed et
το α additum, vel quod primam hanc aegram in caufo
fuiffe intelligere oporteat vel primam hujus caufi fpeciem
effe, quae deinceps ab ipfo fcripta eft in fecunda muliere,
cujus principium ita eft: alteram ex abortione.   Ego vero
in octavo aegro, cujus principium extat: Adolefcentem

μειράκιον ὃ κατέκειτο ἐπὶ ψευδέων ἀγορῇ, τελεώτερον ἔφην
ποιήσασθαι τὸν περὶ τῶν οὕτως προσγεγραμμένων λόγων,
ὅταν ἐξηγῶμαι τὸν δέκατον ἄῤῥωστον, ἀποδώσω τε νῦν αὐτὸν, ἐκ δυοῖν τούτοιν ὑποπτεύων προσγεγράφθαι τὸ καῦσος
ἀφ᾿ ἑτέρου τινὸς, οὐκ αὐτοῦ τοῦ συγγραφέως· ὅτι πρῶτον
μὲν ἂν οὐχ ἑνὶ ἢ δυοῖν τῶν ἀῤῥώστων ἐπὶ τῇ τελευτῇ τῆς
διηγήσεως τὴν ἰδέαν τῆς νόσου προσέγραψε, ἀλλὰ πᾶσιν ἢ
τοῖς πλείστοις, εἴπερ ὅλως ἐβούλετο καὶ ταύτας ἡμᾶς διδάσκειν, ὡς ἔνιοι τῶν μετ᾿ αὐτὸν ἐποίησαν. ὁ δὲ ὡς εἰ-
δόσι διαγινώσκειν τὰ νοσήματα τὴν διήγησιν ἐποιήσατο
τῶν συμβάντων τοῖς ἀῤῥώστοις. φαίνονται δὲ καὶ οἱ ἄλλοι
παλαιοὶ μὴ στοχαζόμενοι κατὰ τὰ συγγράμματα τῶν ἄρτι
προσιόντων ταῖς βίβλοις, ἀλλὰ τῶν ἤδη κατ᾿ αὐτὰς ἐχόντων ἕξιν. βεβαιοῖ δέ μου τὴν ὑπόληψιν ἐπὶ τῷ προειρημένῳ δεύτερον τοῦτο, τὸ τῷ τρίτῳ τῶν ἐπιδημιῶν μόνῳ
προσγεγράφθαι. πᾶσιν οὖν τοῦτο τοῖς ἐξηγησαμένοις τὸ
βιβλίον. ἔδοξεν ὑφ᾿ ἑτέρου τινὸς τοῦ τοὺς διεσκευασμένους
τὸ νῦν ἐκείνους χαρακτῆρας προσγράψαντος καὶ ταῦτ᾿ εἰκὸς

qui in Mendacium foro decumbebat, abfolutiorem dixi
me de ita adfcriptis fermonem facturum, quum decimum
aegrotum explicarem. Atque nunc ipfum explicaturus
fum, ex his duobns fufpicatus adfcriptum effe verbum,
caufus, febris ardens, ab altero quodam, non ipfo auctore,
quod primum quidem non uni vel dnobus aegris ad finem
narrationis morbi formam adfcripfiffet; fed omnibus vel
plurimis, fi omnino et nos has docere voluiffet, ut nonnulli poft ipfum fecerunt Sed ille tamquam his, qui
morbum dignofcere fciviffent, eorum quae aegris contigerunt, enarrationem fecit. Videntur autem et alii veteres fuis in operibus non eos contemplari qui nuper ad
libros accefferunt, fed qui jam in ipfis habitum confequuntur. Confirmat autem meam opinionem praeter id
quod praedictum eft, fecundum id quod in folo epidemiorum tertio adfcriptum eft. Omnibus itaque hujus libri
interpretibus ab altero quodam qui apparatos nunc characteras illos adfcripfit et haec jure adfcripta. Nam in

Ed. Chart. IX. [249.]   Ed. Baf. V. (415. 416.)

προσγεγράφϑαι. κατὰ μὲν γὰρ τὴν κυναγχικὴν εἰκότως ἄν τις συγχωρήσειεν ὑφ᾽ Ἱπποκράτους αὐτοῦ προσγεγράφϑαι τὸ ἀπέϑανε κυναγχικῇ, διὰ τὴν κυνάγχην αὐτὴν βουλομένου τεϑνάναι τὴν γυναῖκα· κατὰ δὲ τὴν ἐν τῷ νῦν τεϑνάναι λεγομένην οὐχ οὕτως ἀκοῦσαι δυνατόν. εἰπὼν γὰρ ἑβδόμῃ ἀπέϑανεν, ἐπήνεγκε, κοιλίη διὰ παντὸς ὑγρὴ διαχωρήμασι πολλοῖσι, λεπτοῖσιν, (416) ὠμοῖσιν, οὖρα ὀλίγα λεπτά. καὶ μετὰ ταῦτ᾽ ἐφεξῆς γέγραπται καῖσος. ἐνίοις δὲ καὶ τὸ α πρόσκειται, κατά τινα δ᾽ ἀντ᾽ αὐτοῦ γέγραπται πρῶτος, ἐν ἄλλοις δὲ πρώτῃ. παντοίως γὰρ ἐλυμήναντο τῷ βιβλίῳ τούτῳ κατὰ τὰ προσγραφόμενα πολλοὶ τῶν νεωτέρων ἰατρῶν. εὔδηλον οὖν ὅτι μὴ ὡς ἐπὶ τῆς κυναγχικῆς ἐπὶ τέλει προσέγραψε τὸ ἀπέϑανε κυναγχικῇ, κατὰ τὸν αὐτὸν τρόπον ἐγχωρεῖ καὶ νῦν προσγεγράφϑαι τὸ καῦσος. οὐ γὰρ εἶπεν ἀπέϑανε καυσουμίνη, καϑάπερ ἐπὶ τῆς κυναγχι-κῆς, ἀπέϑανε κυναγχικῇ, ἀλλὰ τό τε καῦσος ὄνομα κατὰ τὴν εὐϑεῖαν πτῶσιν εὑρίσκεται γεγραμμένον, ἐν τῷ μεταξὺ δὲ τούτου τε καὶ τοῦ ἀπέϑανε τό τε κοιλίη διὰ παντὸς

cynanchica jnre quis concefferit ab Hippocrate adfcriptum effe: interiit cynanchica, qui mulierem ipfam vellet in-teriiffe ob cynanchien anginam. In hac quae nunc dici-tur obiiffe ita intelligi non poteft. Nam pofteaquam pronunciavit: feptimo obiit, intulit, alvus perpetuo li-quida dejectionibus copiofis, tenuibus et crudis; urinae paucae, tenues. Pofteaque deinceps fcriptum eft, febris ardens; nonnullis autem et α adjacet; in quibusdam au-tem pro ipfo fcriptum eft *primus*, in aliis vero *prima*. Hunc fiquidem librum prorfus labefactarunt ejusmodi ad-fcriptis plerique juniores medici. Patet ergo non ut in cynanchica ad finem adfcripfiffe, obiit cynanchica. Eo-dem modo concedendum effe et nunc fcriptis adjectum, febris ardens. Non enim pronunciavit, obiit ardente fe-bre detenta, quemadmodum in anginofa; obiit cynanchica. Sed hoc nomen caufns recto cafu fcriptum comperitur. In medio vero tum hujus tum obiit eft, et alvus perpetuo liquida, et quae huic continua exiftunt. Quoniam ergo

634 *ΙΠΠΟΚΡΑΤΟΥΣ ΕΠΙΔΗΜΙΩΝ* Γ

Ed. Chart. IX. [249. 250.]   Ed. Baf. V. (416.)

ὑγρὴ καὶ τὰ τούτῳ συνεχῇ. ἐπεὶ τοίνυν οὔτ᾽ ἀπέθανε καυ-
σουμένη, ἀλλ᾽ οὐδὲ ἐφεξῆς ὅλως ἀλλήλων ταῦτα γέγραπται,
δῆλον ὅτι παρεγγέγραπται τοῦτο πρός τινος, οὐχ ὑφ᾽ Ἱπποκράτους αὐτοῦ γέγραπται. τάχα δέ τις καὶ προσέγραψεν
ἕνεκεν ἑαυτοῦ, καθάπερ [250] εἰώθαμεν ὑπόμνησιν ἐν τοῖς
μετωπίοις τὰ τοιαῦτα προσγράφειν. εἶτά τις τῶν μεταγραφόντων βιβλίον ὡς αὐτοῦ τοῦ συγγραφέως ὃν εἰς τὸ ὕφος
αὐτὸ μετέθηκεν.

η'.

Ἑτέρην ἐξ ἀποφθορῆς περὶ πεντάμηνον Οἰκέτεω γυναῖκα
πῦρ ἔλαβεν. ἀρχομένη δὲ κωματώδης καὶ πάλιν ἄγρυπνος, ὀσφύος ὀδύνη, κεφαλῆς βάρος. δευτέρῃ κοιλίη ἐπεταράχθη, ὀλίγοισι, λεπτοῖσι ἀκρήτοισι τὸ πρῶτον· τρίτῃ
πλείω καὶ χείρω, νυκτὸς οὐδὲ ἐκοιμήθη. τετάρτῃ παρέκρουσε, φόβοι, δυσθυμίαι δεξιῷ ἴλλαινεν, ἱδρου περὶ κεφαλὴν ὀλίγῳ ψυχρῷ, ἄκρεα ψυχρά. πέμπτῃ πάντα παρ-

---

neque mortua eſt ardente febre, imo neque deinceps haec
prorſus inter ſe cohaerentia ſcripta ſunt, manifeſtum evadit, ab aliquo interſertum fuiſſe, non autem ab ipſo Hippocrate ſcriptum. Fortaſſis vero et aliquis adſcripſit ſui
ipſius gratia, ut ad memoriam talia in marginibus adſcribere conſuevimus; deinde eorum qui librum transſcri-
pſerunt aliquis tamquam ipſius auctoris eſſet, in texturam
operis tranſtulit.

VIII.

Alteram ex abortione ad quintum menſem Oeceti uxorem
febris prehendit. Incoepit autem comatoſa ac rurſum
inſomnis; lumborum dolor; capitis gravitas. Secundo
die alvus turbata eſt, primum paucis, tenuibus et ſin-
ceris dejectionibus. Tertio die pluribus ac deterioribus;
nocte nihil dormivit. Quarto deliravit, metus, moeſti-
tia, oculus diſtortus eſt; ſudor paucus et frigidus cir-
cum caput, extremitates frigidae. Quinto exacerbata

ωξύνθη, πολλὰ παρέλεγε, καὶ πάλιν, ταχὺ κατενόει, δίψος, ἄγρυπνος, κοιλίη πολλοῖσιν ἀκαίροισι διὰ τέλεος, οὖρα ὀλίγα, λεπτὰ, ὑπομέλανα, ἄκρεα ψυχρὰ, ὑποπέλια. ἕκτη διὰ τῶν αὐτῶν. ἑβδόμη ἀπέθανε φρενιτιαία.

Ἡ μὲν πρὸ ταύτης γεγραμμένη νήπιον ἔτι τὸ ἔμβρυον ἀπέφθειρε καὶ χρὴ νήπιον τὸ ἔμβρυον, ὡς ἔφην, ἀκούειν ἢ ἑνὸς ἢ δυοῖν μηνῶν ἢ τὸ μακρότατον τριῶν. ἡ δὲ νῦν οὐδὲ κατὰ τὸν ἐνεστῶτα λόγον, πεντάμηνον ἔμβρυον ἐξέτρωσεν, οὐδ᾽ αὐτὴ διά τι τῶν ἔξωθεν αἰτίων, ἀλλ᾽ ἐκ τῆς κατὰ τὸ στῶμα διαθέσεως. ἐνίοτε μὲν γὰρ πηδήσασαι σφοδρότερον ἢ δείσασαί τι τῶν ὀφθέντων αὐταῖς φοβερῶν, αἰφνίδιον ἐκτιτρώσκουσιν αἱ γυναῖκες, ἐνίοτε δὲ καὶ δι᾽ ὀδύνην ἢ ἀπεψίαν σφοδρὰν ἢ φαρμακώδους τινὸς ἐδωδὴν ἢ ἄντικρυς φαρμάκου πόσιν ἢ διὰ τὸ προσέσθαι τι τῶν ἀμβλωθριδίων, ἀλλὰ καὶ διὰ φλεβοτομίαν καὶ δι᾽ αἱμοῤῥαγίαν ἐκ τραύμα-

---

funt omnia; multum deliravit: iterumque celeriter mente conftitit, fiticulofa, infomnis, alvus per totum morbum copiofis ac finceris dejectionibus fluxit: urinae paucae, tenues, fubnigrae: extrema frigida, fublivida. Sexto die eadem. Septimo obiit phrenitica.

Mulier ante hanc defcripta infantulum etiamnum foetum corruptum elifit. Infantulus autem foetus, ut dixi, unius aut duorum aut longiffime trium menfium intelligendus eft At quae praefenti oratione narratur, trium menfium foetum abortivit, neque ipfa propter aliquam externarum caufarum, fed ex corporis affectione. Interdum enim mulieres ubi vehementius falierunt aut ubi derepente vifo aliquo, quod illis terrori fit, metuerint, abortiunt: interdum vero propter dolorem vel infignem cruditatem aut rei cujusdam venofae efum aut omnino pharmaci potum aut quod infit quiddam eorum quae abortionem concitant: imo nonnullae et propter venae fectionem et fanguinis ex vulnere eruptionem vel ex immoderata

τος ἢ ἐξ αἱμοῤῥοΐδος ἀμέτρου ἐξέτρωσαν ἔνιαι. οἶδα δέ
τινας κἀξ αὐτοῦ τραχήλου τῆς μήτρας αἱμοῤῥαγησάσας
ἐγκύμονας ἐπὶ πλέον, εἶθ᾽ ἑξῆς ἐκβαλούσας τὸ ἔμβρυον,
ὧν ὅτι μηδὲν ἐγένετο ταῖς κατὰ τόνδε τὸν λόγον ἐφ᾽ Ἱπποκράτους γεγραμμέναις γυναιξὶ, δῆλον ἐξ αὐτοῦ τοῦ μὴ
προσγεγράφθαι κατὰ τὴν διήγησιν αὐτῶν, καίτοι γ᾽ εἰω-
θότος αὐτοῦ μὴ παραλείπειν τὰ τοιαῦτα. πυρέξαι τοίνυν
αὐταῖς οὐ διὰ τὴν τῶν ἐμβρύων ἐγένετο φθορὰν, ἀλλ᾽ ἔμπαλιν ἀπεφθείρετο κύημα διὰ τὸν πυρετόν. ἔοικε δὲ κατ᾽
αὐτῆς γυναικὸς ὁρμηθεὶς ὁ γράψας τὸ προῤῥητικὸν οὕτως
εἰπεῖν. οἱ κωματώδεις ἐν ἀρχῇσι μετὰ κεφαλῆς, ὀσφύος,
ὑποχονδρίου, τραχήλου ὀδύνης, ἀγρυπνέοντες, ἆρά γε φρενιτικοί; δύναται δὲ καὶ αὐτὸς ἑτέραν ἢ ἕτερον οὕτως ἔχοντα
θεάσασθαι. τὴν δ᾽ οὖν προκειμένην ἐν τῷ λόγῳ γυναῖκα
κωματώδη τε καὶ πάλιν ἄγρυπνον ἔφη [251] γενέσθαι, κεφαλῆς τε βάρος ἔχειν καὶ τῆς ὀσφύος ὀδύνην, οὐ μὴν περὶ
τραχήλου προσέθετό τι. φησὶ δὲ καὶ τὴν κοιλίαν ἐπιτα-
ραχθῆναι λεπτοῖς καὶ ἀκράτοις, οὐδὲν ἐνταῦθα προσθεὶς

haemorrhoide abortierunt. Quasdam autem novi et ex
ipfa uteri cervice fanguinem profudiffe praegnantes jam-
diu, moxque deinde foetum ejeciffe. Quorum, mulieribus hac in oratione ab Hippocrate fcriptis, nullum fuiffe
ex eo conftat quod in ipfarum explanatione non adfcripferit, quum ipfe talia praetermittere non confueverit.
Ipfis ergo contigit febricitare: non propter foetus corruptionem, fed propter febrem abortiverunt. Videtur autem
hac muliere concitatus qui prorrheticum fcripfit ita enunciare: qui comatofi per initia funt cum capitis, lumborum, hypochondrii et cervicis dolore vigilantes num phrenitici? Poteft autem ipfe alteram vel alterum ita habentem vidiffe. Propofitam igitur hac in oratione mulierem tum comatofam, tum rurfus infomnem fuiffe profert
et capitis gravitatem habere et lumborum dolorem: non
tamen quicquam de cervice appofuit. Ait et alvum perturbatam fuiffe tenuibus et finceris dejectionibus, nihil

ΚΑΙ ΓΑΛΗΝΟΥ ΕΙΣ ΑΥΤΟ ΥΠΟΜΝΗΜΑ Β. 637

Ed. Chart. IX. [251.]   Ed. Baf. V. (416.)
ἔτι περὶ τῆς χρόας αὐτῶν. ἐγχωρεῖ γὰρ ἄκρατα, ὠχρὰ
καὶ ξανθὰ καὶ πυῤῥὰ καὶ ἐρυθρὰ καὶ ἰώδη καὶ μέλανα δια-
χωρεῖσθαι, γινωσκόντων ἄκρατα καλεῖν αὐτὸν ὅσα τὴν οἰκείαν χρόαν ἄμικτον ἔχει πρὸς ἕτερον χυμὸν, ὡς δ' ἄν τις
εἰκάσειε, χολώδη διεχώρησεν ἄκρατα, τουτέστιν ἤτοι ξανθὰ
κατὰ τὴν χρόαν ἢ πυῤῥά. τὰ γὰρ ἰώδη καὶ μέλανα μετὰ
τοῦ προσθεῖναι τὴν χρόαν ἔθος ἐστὶ καὶ τούτῳ καὶ τοῖς
ἄλλοις ἰατροῖς. καὶ ἡμεῖς εἰώθαμεν ἄνευ προσθήκης χολώδη διαχωρῆσαί τινα λέγειν ἐπὶ τῇ χολῇ ξανθῇ τοιαύτῃ
λέξει χρώμενοι. τὰ δὲ τῆς ἰώδους ἢ μελαίνης ἤ τινος
ἑτέρας χολῆς οὐ λέγομεν ἁπλῶς χολώδη, τίθεμεν δ' αὐτοὶ
τὴν ἀπὸ τῆς χρόας διάκρισιν αὐτοῖς. καὶ τοῦτό γ' ἐν ἅπασι
τὸ ἔθος ὑπῆρξε, διὰ τὸ συνεχῶς μὲν ἐμεῖσθαί τε καὶ δια-
χωρεῖσθαι τὴν ὠχράν τε καὶ ξανθὴν χολὴν, οὐ μόνοις τοῖς
νοσοῦσιν, ἀλλὰ καὶ τοῖς ὑγιαίνουσι, σπανίως δὲ τὰς ἄλλας
καὶ μόνον ἐπὶ τῶν νοσώδη διάθεσιν ἐχόντων. κατὰ γοῦν
τὴν τῆς τρίτης ἡμέρας διήγησιν εἰπὼν, νυκτὸς οὐδὲν ἐκοιμήθη, τοῦ κώματος δ' οὐκ ἔτι μνημονεύσας, ἔνδειξιν παρέ-

hic praeterea de ipſarum colore adjecit. Datur namque
mera pallida et flava et fulva et rubra, aeruginoſa et nigra dejici, cognoſcentibus nobis Hippocratem ipſum mera
vocare quaecumque familiarem colorem habent cum altero
humore inpermixtum, ut ſi quis finxerit bilioſas dejectiones meras, hoc eſt vel colore flavas vel fulvas. Nam
aeruginoſas et nigras adjecto colore dicere tum huic tum
caeteris medicis conſuetudo eſt. Nos vero etiam citra additionem bilioſas quasdam dejici dicere conſuevimus, de
flava bile tali dictione uſi. Ex aeruginoſa vero vel nigra vel altera quapiam bile non ſimpliciter bilioſa dicimus, ſed ipſi coloris diſcrimen ipſis adjicimus. Atque
haec in omnibus conſuetudo invaluit, quod bilis tum pallida tum flava aſſidue tum vomatur tum dejiciatur, non
ſolum aegrotantibus, ſed etiam bene valentibus, raro vero
alia, in hiſce duntaxat qui morboſum affectum ſortiuntur.
In tertii diei narratione quum pronunciaſſet, nocte nihil
dormivit, comatis autem non amplius meminit, demon-

638   *ΙΠΠΟΚΡΑΤΟΥΣ ΕΠΙΔΗΜΙΩΝ Γ*

Ed. Chart. IX. [254.]   Ed. Baf. V. (416.)

σχεν ἡμῖν τοῦ μέλλειν ὅσον οὕπω παραφρονήσειν. εἰκότως
γοῦν ἐφεξῆς ἐρεῖ, τετάρτῃ παρέκρουσε, φόβος, δυσθυμία,
πρὸς δὲ καὶ τῷ δεξιῷ ἴλλαινεν. ἔτι τε τὸ ἵδρου περὶ κεφαλὴν ὀλίγῳ ψυχρῷ φρενιτικήν τε ἤδη τὴν ἄνθρωπον
ἐδήλωσεν εἶναι καὶ πρὸς τούτῳ μοχθηρῶς ἔχειν πάνυ.
προστιθέντων δὲ τοῖς εἰρημένοις σημείοις τε καὶ συμπτώμασι, τῶν ψυχρῶν ἀκρέων ἔτι μᾶλλον ἄν τις αὐτὴν προσεδόκησε τεθνήξεσθαι. καὶ τοίνυν ἀπέθανε ἀκόλουθον τοῖς
εἰρημένοις συμπτώμασιν ἔχουσα τὰ κατὰ τὴν πέμπτην καὶ
τὴν ἕκτην. τὰ δ᾽ ὡς μαρτυροῦντα τούτοις ἐν προῤῥητικῷ
γεγραμμένα φθάνω δείξας ἐν τοῖς εἰς ἐκεῖνο τὸ βιβλίον,
ὅπως ἐστὶ μοχθηρά. μνημονεύσωμεν τοίνυν καὶ αὐτῶν
ἀναμνήσεως ἕνεκα, καίτοι παρῃτημένοι τὰ τοιαῦτα γράφειν.
εἰρημένου τοίνυν ἐν προῤῥητικῷ, ἐξ ὀσφύος ἀναδρομῆς
ὀφθαλμῶν ἴλλωσις, διὰ τοῦτο τῆς γυναικὸς ταύτης ἀναμιμνήσκουσιν, ἔν τε τῷ περὶ ταύτης λόγῳ τῆς ἐν τῷ προῤῥητικῷ λέξεως. ἔστι δ᾽, ὡς ἐδείχθη, τὰ τοιαῦτα πάντα μοχθηρά, γινωσκόντων ἡμῶν ἐν τῷ καθόλου τὴν διαστροφὴν τῶν

ſtravit nobis ipſam paulo poſt deliraturam. Jure igitur
ſerie narravit, quarto deliravit, metus, moeſtitia, oculus
dexter diſtortus eſt, ſudor circum caput paucus, frigidus;
phreniticam hominem oſtendit eſſe, proindeque prave admodum habere. Quum autem enarratis tum ſignis tum
ſymptomatis extremitatum frigus adjeciſſet, etiamnum magis
quidam ipſam mori exſpectavit. Et vero defuncta eſt
praedictis comitata ſymptomatis, quibus quinto et ſexto
die vexata eſt. Quae vero ut fidem his facientia in prorrhetico ſcripta ſunt, etiamſi in commentariis illum in librum factis prava prius eſſe demonſtravimus, memoriae
tamen gratia ipſa commemoraturus ſum, quamquam talia
ſcribere deprecatus renuerim. Quum itaque dictum ſit in
prorrhetico, ex lumborum recurſu oculorum perverſio ob
id mulieris hujus meminerunt et in ipſius oratione dictionis prorrhetici. Sunt autem, ut demonſtratum eſt, talia
omnia prava, ſcientibus nobis in univerſali oculorum per-

Ed. Chart. IX. [251. 252.] Ed. Baf. V. (416. 417.)
ὀφθαλμῶν οὐκ ἀγαθὸν εἶναι σημεῖον, ἐὰν τ' ἐξ ὀσφύος ἀναδρομῆς ἐάν θ' ὑπωσοῦν γένηται, μετὰ τοῦ κακόζηλον εἶναι
τὴν ἑρμηνείαν καὶ πόῤῥω τῆς Ἱπποκράτους λέξεως. οὐ γὰρ
ἂν εἶπεν ἐξ ὀσφύος ἀναδρομῆς, ἀλλ' ὡς ἐν τῷ προγνωστικῷ
κατὰ τήνδε τὴν λέξιν. αἱ δὲ σὺν πυρετῷ ὀδύναι γινόμεναι
περὶ τὴν ὀσφὺν καὶ τὰ κάτω χωρία, ἢν τῶν φρενῶν ἅπτων-
ται, τὰ κάτω ἐκλείπουσαι ὀλέθριον κάρτα. οὐ μὴν οὐδ'
ἔχει τις ἐπὶ τῆς προκειμένης ἀῤῥώστου δεῖξαι γεγονυίαν εἰς
τὴν κεφαλὴν ἄναδον τῶν κατὰ τὴν ὀσφὺν (417) πλεοναζόντων χυμῶν· ὥσπερ καὶ ταῦτα μάτην εἶπόν τινες τῶν
ἐξηγητῶν, οὕτω καὶ τήνδε τὴν ῥῆσιν κακῶς ἐκ τοῦ προῤῥητικοῦ ἐπιφέρουσι τοῖς νῦν εἰρημένοις εἰς ἐξήγησιν τῆς προκειμένης ἀῤῥώστου, καθ' ἣν φησι, κοιλίης περίπλυσις ἐξέρυθρος, κακὸν μὲν ἐν πᾶσιν, οὐχ ἥκιστα δὲ τοῖς προκειμένοις, οὐκ εἰρηκότος Ἱπποκράτους ἐξέρυθρον τῇ γυναικὶ
ταύτῃ γεγονέναι περίπλυσιν κοιλίης. ἔτι δὲ μᾶλλον ἀτόπως
μνημονεύουσι καὶ τῆσδε τῆς ῥήσεως, ἐν πυρετοῖς καυσώδεσιν, ὑπο- [252] περιψύχουσι καὶ διαχωρήμασιν ὑδατοχό-

verſionem non bonum eſſe ſignum, ſive ex lumborum recurſu, ſive quovis modo fiat; male praeterea affectatam
eſſe interpretationem et ab Hippocratis dictione longe
alienam. Non enim pronunciavit: ex lumborum recurſu,
ſed ut in prognoſtico in hac dictione: qui cum febre
circa lumbos et inferas ſedes fiunt dolores, ſi ſeptum
transverſum inferis ſedibus relictis attigerint, letales admodum exiſtunt. Non tamen poteſt aliquis in praeſenti
aegra aſcenſum ad caput oſtendere redundantium in lumbis humorum. Atque ut haec temere quidam interpretum
dixerunt, ſic et dictionem hanc male ex prorrhetico nunc
dictis inferunt ad aegrae praeſentis explicationem, in qua
profert: ventris valde rubra proluvies, prava quidem in
morbis omnibus, non minime vero in propoſitis, quum
non dixerit Hippocrates praerubram huic mulieri ventris
fuiſſe proluviem. Abſurdius autem adhuc et hujus dictionis ſunt memores. In febribus ardentibus, cum aliquan-
tulo frigore dejectionibusque aquoſis, bilioſis ac multis,

λοισι συχνοῖς, ὀφθαλμοῖσι λῆμαι σημεῖον κακὸν, ἄλλως τε
καὶ ἦν κάτοχοι γένωνται. διαφέρειν δ᾽ οὐδέν φασιν ἢ κά-
τοχον εἰπεῖν ἢ κῶμα, μὴ γινώσκοντας ὡς αὐτὸς ὁ Ἱπποκράτης διορίζει τὸ βαθὺ κῶμα τοῦ μετ᾽ ἀγρυπνίας. τὸ
μὲν οὖν βαθὺ κῶμα κοινωνίαν ἔχει τινὰ πρὸς τὴν καλουμένην κατοχὴν ὑπὸ τῶν περὶ τὸν Ἀρχιγένην τε καὶ Φίλιπ-
πον. οὐ μὴν ὅτι τὸ ἄγρυπνον, ὃ ταύτῃ τῇ γυναικὶ γενέσθαι φασὶν ἐν ἀρχῇ τοῦ νοσήματος, οὐ καθ᾽ ὃν χρόνον ὁ
ὀφθαλμὸς παρεσπάσθη. θαυμάσαι δ᾽ ἐστὶ καὶ τοῦτο τῶν
ἀμφοτέρας τὰς ῥήσεις γραψάντων ἐν ἐξηγήσει τῆς προκειμένης ἀρρώστου καθ᾽ ἥν φησι, κοιλίης περίπλυσις ἐξέρυθρος
καὶ τὸ διαχωρήμασιν ὑδατοχόλοισιν. οὐδετέραν μὲν γὰρ αὐτῶν ἔγραψεν ἐπὶ τῆς γυναικὸς ταύτης ὁ Ἱπποκράτης, οὐδὲ
ὡς ἀμφοτέρας γράψαντος ἐξηγοῦνται, πρὸς τῷ μηδὲ δύνασθαι τὴν αὐτὴν διαχώρησιν ἐξέρυθρόν τε καὶ ὑδατόχολον
εἶναι. παρατίθενται δὲ καὶ ἄλλας πολλὰς ῥήσεις, δι᾽ ἀλλήλων ἐξηγούμενοί τε τὸ προρρητικὸν καὶ τοὺς ἐν ταῖς ἐπιδημίαις ἀρρώστους. ἀλλὰ πάντ᾽ ἐξελέγχειν ὅσα κακῶς ἔγρα-

oculorum lemae fignum malum eſt, tum alias tum ſi
catochi fiant; nihilque referre proferunt, ſi vel catochum
dicas, ignorantes Hippocratem profundum coma a comate
vigili diſtinguere. Itaque profundum coma aliquam habet
ad vocatam catochen ab Archigene et Philippo communitatem: non tamen vigil, quod huic mulieri accidiſſe
narrant in morbi principio et non quo tempore diſtortus
eſt oculus. Porro mirari licet eos utramque dictionem in
praeſentis aegrae explanatione ſcripſiſſe in qua profert:
alvi praerubra proluvies, et, dejectionibus aquoſae bilis:
neutram etenim ipſarum hac in muliere ſcripſit Hippocrates, neque quod utramque ſcripſerit explicant. Praeterea quod neque eadem dejectio eſſe potuerit, tum praerubra tum aquoſa bilis. Interſerunt autem et alias
multas dictiones, quae viciſſim tum prorrheticum interpretantur tum aegros qui in epidemiis narrantur. Verum
quaecumque vitioſe ſcripta ſunt, arguere non licet, quum

ψαν οὐ καιρός, εἰρημένης γε σαφῶς τε ἅμα καὶ τελέως
ἡμῖν ἐν τοῖς εἰς τὸ προῤῥητικὸν ὑπομνήμασι τῆς μοχθηρίας τῶν τοιούτων ἐξηγήσεων. φρενῖτις, καὶ τοῦτο τῶν
προσγεγραμμένων ἐστὶν, ὥσπερ ὁ καῦσος ἔμπροσθεν, οὐκ ἐν
ἅπασιν ὦν τοῖς ἀντιγράφοις. οὔτε γὰρ ἐπ᾽ ἄλλου τινὸς ἀῤῥώστου τοιοῦτόν τι προσέγραψεν, οὔτε προὔκειτο νῦν αὐτῷ
διαγνώσεις γράφειν νοσημάτων, ὡς ἐν τοῖς περὶ νούσων
ἐπιγεγραμμένοις ἐστὶν εὑρεῖν.

θ'.

Γυναῖκα ἣ κατέκειτο ἐπὶ ψευδέων ἀγορῇ, τεκοῦσάν γε τὸ
πρῶτον ἐπιπόνως ἄῤῥεν, πῦρ ἔλαβεν, αὐτίκα ἀρχομένη
διψώδης, ἀσώδης, καρδίαν ὑπήλγεε, γλῶσσα ἐπίξηρος,
κοιλίη ἐπεταράχθη, λεπτοῖσιν, ὀλίγοισιν, οὐχ ὕπνωσεν.
δευτέρῃ μικρὰ ἐπερρίγωσε, πυρετὸς ὀξὺς, μικρὰ περὶ κεφαλὴν ἵδρωσε ψυχρῷ. τρίτῃ ἐπιπόνως ἀπὸ κοιλίης ὠμὰ,

---

declarata fit in nobis dilucide fimul et abfolute in prorrheticum commentariis ejusmodi interpretationum pravitas.
Phrenitis, hoc etiam inter adfcripta connumerant, quemadmodum etiam caufus, qui antea non in omnibus exemplaribus exiftit. Neque enim in alio quodam aegroto aliquid hujusmodi adfcripfit, neque nunc ipfe inftituerat
morborum dignotiones fcribere, ut in libris de morbis
infcriptis reperire licet.

IX.

Quae mulier in mendacium foro decumbebat, eam primum laboriofe mafculum enixam vehemens prehendit febris; ftatim in principio fitibunda, faftidiofa, cardialgia laboravit; lingua perarida, alvus tenuibus et paucis perturbata; non dormivit. Secundo die aliquantulum riguit, febris acuta, paucus circa caput fudor
manavit. Tertio laboriofe ab alvo cruda, copiofa, te-

πολλά, λεπτὰ διῄει. τετάρτῃ ἐπερρίγωσε, πάντα παρωξύνθη, ἄϋπνος. πέμπτῃ ἐπιπόνως. ἕκτῃ διὰ τῶν αὐτῶν,
ἀπὸ κοιλίης ἦλθεν ὑγρὰ πολλά. ἑβδόμῃ ἐπερρίγωσε, πυρετὸς ὀξὺς, δίψα πολλὴ, βλησρισμὸς περὶ δείλην ἵδρωσε
δι' ὅλου ψυχρῷ, ψύξις ἀκρέων καὶ οὐκέτ' ἀνεθερμαίνετο
καὶ πάλιν εἰς νύκτα ἐπερρίγωσε, ἄκρεα οὐκ ἀνεθερμαίνετο, οὐχ ὕπνωσε, μικρὰ παρέκρουσε καὶ πάλιν ταχὺ κατενόει. ὀγδόῃ περὶ μέσον ἡμέρης ἀνεθερμάνθη, διψώδης,
κωματώδης, ἀσώδης, ἤμεσε χολώδεα, μικρὰ, ξανθὰ,
νύκτα δυσφόρως, οὐκ ἐκοιμήθη, οὔρησε πολὺ, ἀθρόον,
οὐκ εἰδυῖα. ἐνάτῃ ξυνέδωκε πάντα, κωματώδης πρὸς
δείλην, μικρὰ, ἐπερρίγωσε, ἤμεσε πικρὰ, χολώδεα. δεκάτῃ ῥῖγος, πυρετὸς παρωξύνθη, οὐχ ὕπνωσεν οὐδὲν, πρωΐ
οὔρησε πολὺ, ὑπόστασιν οὐκ ἔχον ἄκρεα ἀνεθερμάνθη.
ἑνδεκάτῃ ἤμεσεν ἰώδεα, χολώδεα, ἐρρίγωσεν οὐ μετὰ πολὺ,
καὶ πάλιν ἄκρεα ψυχρὰ   εἰς δείλην ῥῖγος, ἱδρὼς, ἤμεσε
[253] πολλὰ, νύκτα ἐπιπόνως. δωδεκάτῃ ἤμεσε πολλὰ

nuia prodierunt. *Quarto rigor obortus eſt, exacerbata
ſunt omnia, inſomnis. Quinto moleſte habuit. Sexto
eadem ex alvo liquida copioſa feceſſere. Septimo riguit, febris acuta, ſitis ingens, jactatio, circiter occafum toto corpore ſudor frigidus diffuſus eſt, extremorum
frigus, quae non recaleſcebant, iterumque ſub noctem
riguit, extrema non recaleſcebant, non dormivit, aliquantulum deliravit ac rurſum illico ad mentem rediit.
Octavo circa meridiem recaluit, ſitibunda, comatoſa,
nauſeabunda; vomuit bilioſa, pauca, flava; nocte jactatio, non dormivit, multum affatimque minxit inſcia.
Nono remiſſa ſunt omnia, comatoſa ad veſperam, pau-
xillum riguit, vomuit amara bilioſa. Decimo rigor,
febris exacerbata eſt, nihil dormivit, mane copioſum
minxit ſedimentum non habens; extrema recaluerunt.
Undecimo vomuit aeruginoſa, bilioſa, non multo poſt
riguit; iterumque extrema frigida; ad occaſum rigor
ſudor, vomuit copioſa; nox laborioſa. Duodecimo vo-*

μέλανα, δυσώδεα, λυγμὸς πολὺς, δίψος ἐπιπόνως. τρισ-
καιδεκάτῃ μέλανα, δυσώδεα, πολλὰ ἤμεσεν, ῥῖγος, περὶ
δὲ μέσον ἡμέρης ἄφωνος. τεσσαρεσκαιδεκάτῃ αἷμα διὰ
ῥινῶν, ἀπέθανε· ταύτῃ διὰ τέλεος κοιλίη ὑγρὴ, φρικώδης, ἡλικίη περὶ ἔτεα ιζ'.

Εἴτ' Ἀθήνησιν ἐν τῇ τῶν Κερκώπων ἀγορᾷ κατέκειτο
τοῦτο τὸ γύναιον εἴτ' ἄλλῃ πόλει ζητεῖν ἑτέροις παρέντες
σκεψώμεθα τὰ συμβάντα δι' ὅλου τοῦ νοσήματος, ἐφ' οἷς
ἀδύνατον ἦν αὐτῇ ζῆσαι. πάντα γὰρ ἀπ' ἀρχῆς ἦν θανά-
σιμα. καὶ μᾶλλον ἄν τις θαυμάσειε πῶς ἐξήρκεσεν ἄχρι
τῆς τεσσαρεσκαιδεκάτης ἡμέρας. ἀλλά μοι δοκεῖ διὰ τοῦτο
ἐπὶ τῷ τέλει τῶν κατ' αὐτὴν προσθεῖναι τὸ ἡλικίη περὶ
ἔτεα ιζ'. δῆλον δ' ἐστὶ πρὸς τῷ τῆς ἡλικίας ἰσχυρῷ καὶ
αὐτὴν καθ' ἑαυτὴν οὐκ ἀσθενῆ τὴν φύσιν εἶναι, ἢ οὐκ ἂν
ἐξήρκεσεν. ὅπου γὰρ οὔτ' ἄλλο τι τῶν γενομένων αὐτῇ χρη-

----

muit copiofa, nigra, graveolentia; fingultus multus;
fitis laboriofa. Decimo tertio nigra, graveolentia, copiofa vomuit; rigor, circa meridiem muta. Decimo
quarto fanguis per nares effluxit, defuncta eft. Huic
per totum morbum alvus liquida et horroris fenfus adfuit, aetas annorum vere feptemdecim.

Sive Athenis in aftutorum foro haec muliercula de-
cumberet, five alia in civitate, aliis inquirendum permit-
tentes, quae per totum acciderent morbum contemplabi-
mur, a quibus ipfi non concedebatur vivere. Omnia fiquidem a principio erant letalia et magis quisquam admiratus
fuerit quomodo ad decimum quartum fuffecerit. Verum
mihi videtur ob id ad finem eorum quae ipfi oborta funt
addidiffe: *Aetas annorum fere feptemdecim.* Conftat autem praeterquam quod valida effet aetate et ipfam per fe
naturae imbecillae non fuiffe, alias non fuffeciffet. Quum

644   ΙΠΠΟΚΡΑΤΟΥΣ ΕΠΙΔΗΜΙΩΝ Γ

Ed. Chart. IX. [253.]   Ed. Baf. V. (417.)
στὸν ἦν, εὐθέως τὰ κατὰ τὴν δευτέραν ἐπιῤῥιγώσασα μικρὰ καὶ ὀξέως πυρέξασα περὶ τὴν κεφαλὴν ἵδρωσεν ὀλίγον
ψυχρὸν, εἶτα πάλιν ἐν τῇ τετάρτῃ πάντα παρωξύνθη καὶ
κατὰ τὴν ζ΄ αὖθις ἐπεῤῥίγωσε, γλῶσσά τε ξηρὰ καὶ ὀξέως
πυρέξασα, πρὸς τῷ ἴσχειν ἄκρεα ψυχρὰ καὶ τὸ μηκέτ᾽ ἀνα-
θερμαίνεσθαι ταῦτα προσέλαβεν. πῶς οὐκ ἐχρῆν αὐτὴν
ἀποθανεῖν μὲν πάντως ἤτοι κατὰ τὴν ἐνάτην ἢ κατὰ τὴν
ἐνδεκάτην ἡμέραν; ἐπεμέτρησεν οὖν ἄχρι τῆς τεσσαρεσκαιδεκάτης ἡμέρας, διά τε τὴν ἡλικίαν καὶ τὴν ἰσχὺν τῆς φύσεως, ἥτις τὴν αὐτὴν ῥωμὴν ἐνεδείξατο κἂν τῷ τῇ τεσσαρεσκαιδεκάτῃ ἡμέρᾳ ποιῆσαι τὴν αἱμοῤῥαγίαν. ἀλλὰ γὰρ
οὐκ ἔμελλεν ἰάσασθαι τὴν νόσον οὖσαν μεγίστην ἡ κένωσις τοῦ αἵματος. ἐνεδείξατο δὲ τὸ μέγεθος αὐτῆς πρὸς
τοῖς ἄλλοις συμπτώμασι καὶ ἡ δυσωδία τῶν ἐμεθέντων
μελάνων, ἀεὶ γὰρ ὀλέθρια τὰ δυσώδη, καθότι καὶ αὐτὸς ἐν προγνωστικῷ φησι. πᾶσαί τε αἱ ὑπόσαπροι καὶ δυσώδεις ὀδμαὶ κακαὶ ἐπὶ πᾶσι τοῖς ἐμουμένοισι.   τὸ δ᾽ ἐπὶ

enim neque aliud quicquam eorum quae illi facta funt
eſſet utile, ac derepente fecundo die parum riguiſſet, acute
febricitaſſet, circa caput parum frigidum fudaſſet, mox
rurfum quarto exacerbata eſſent omnia, iterumque feptimo
riguiſſet, lingua inaruiſſet et acute febricitaſſet, habuiſſet-
que praeterea extremitates frigidas, neque hae amplius
recalefcerent, quomodo ipfam prorfus mori nono vel undecimo die non oportuit?   Producta eſt utique ad decimum quartum diem propter tum aetatem tum robur naturae, quae robur idem declaravit, ac decimoquarto die
fanguinis eruptionem excitavit.   At enim fanguinis vacuatio morbum certe maximum non erat fanatura.   Demon-
ſtravit autem morbi magnitudinem praeter alvi fymptomata graveolentia nigrorum vomitu rejectorum, perpetuo
fiquidem letalia funt graveolentia, quemadmodum et ipfe
in prognoſtico pronunciavit: omnes et putres et graveolentes odores in omnibus quae vomitu rejiciuntur mali.

τῷ τέλει προσγεγραμμένον, καῦσος, ὁμοίαν ἀτοπίαν ἔχει
τῷ κατὰ τὴν πρὸ ταύτης ἄῤῥωστον ἐπὶ τέλει γεγραμμένῳ,
φρενῖτις.

Quod in fine adfcriptum eft, caufus, fimilem abfurditatem
fortitur fcripto ad calcem ante hanc aegram verbo,
phrenitis.

————————

ΙΠΠΟΚΡΑΤΟΥΣ ΕΠΙΔΗΜΙΩΝ Γ. ΚΑΙ ΓΑΛΗΝΟΥ ΕΙΣ ΑΥΤΟ ΥΠΟΜΝΗΜΑ Γ.

Ed. Chart. IX. [254. 255.]   Ed. Baf. V. (418.)

[254] (418) *Λοιμώδη κατάστασιν ἐνταῦθα γράφοντος
Ἱπποκράτους, ὅσα πρὸς τὴν ἐξήγησιν ὧν ἐρεῖν μέλλει χρή-
σιμά ἐστιν, ἐν τοῖς ἔμπροσθεν ὑφ' ἡμῶν ἐξειργασμένα, διὰ
κεφαλαίων ὑπομνήσας, οὕτως ἐπὶ τὰς ῥήσεις αὐτοῦ παρα-
γενήσομαι. πρῶτον μὲν ὅτι [255] κατάστασιν οὐ μόνην
τὴν παρὰ φύσιν ἐν τῷ περιέχοντι κρᾶσιν, ἀλλὰ καὶ πᾶσαν
ἰδέαν ἅπαντος πράγματος οὕτως εἴωθεν ὀνομάζειν ἀναμνη-
σθῶμεν· ἔπειτα δὲ ὅτι τις ἢ κατὰ φύσιν ἑκάστη τοῦ ἐνιαυ-*

HIPPOCRATIS EPIDEM. III. ET GALENI IN ILLUM COMMENTARIUS III.

Quum peſtilentem ſtatum hic ſcribat Hippocrates, quae
ad eorum dicturus eſt explanationem conferunt, ſuperius
a nobis elaborata per capita commentatus, ita ad ipſius
contextus accedam. Primum quidem quod ſtatum non ſolum ambientis nos aëris temperamentum praeter naturam,
verum etiam omnem cujuscunque rei ideam ita appellare
conſueverit, ad memoriam revocemus. Deinde quod ſit
quoddam ſecundum naturam unicuique anni tempori tem-

τοῦ ὥρᾳ κρᾶσις· εἶθ᾽ ὅτι διὰ τὴν εἰς τὸ παρὰ φύσιν ἐκτροπὴν αὐτῶν ἐν τοῖς σώμασιν ἡμῶν γίνεται τὰ νοσήματα·
σὺν τούτοις δὲ ἀναμνησθῶμεν ὧν ἐν τοῖς ἀφορισμοῖς ἔγραψεν αὐτός, λέγων ὧδε· τῶν δὲ καταστάσεων τοῦ ἐνιαυτοῦ
τὸ μὲν ὅλον οἱ αὐχμοὶ τῶν ἐπομβρίων ὑγιεινότεροι καὶ ἧσσον θανατώδεες. νοσήματα δὲ ἐν τῇσιν ἐπομβρίῃσιν ὡς τὰ
πολλὰ γίνεται, πυρετοί τε μακροὶ καὶ κοιλίης ῥύσιες καὶ
σηπεδόνες. ἀναμνησθῶμέν γε καὶ ὧν εἰς τὴν ἀρχὴν τοῦ
δευτέρου τῶν ἐπιδημιῶν ἐξηγούμενος ἔγραψα. μεμνημένος
δέ τις ὧν εἶπον ἀναγνοὺς ἐπιμελῶς αὐτὰ πρὸς τὴν τῶν
νῦν προκειμένων ἐξήγησιν ἀφικνείσθω.

<hr>

α'.

Ἔτος νότιον, ἔπομβρον, ἄπνοια διὰ τέλεος.

Ἐν μὲν τῷ πρώτῳ τῶν ἐπιδημιῶν καταστάσεις ἔγραψε τρεῖς, ἐνταῦθά γε μίαν ταύτην ἡμῖν ἐξηγεῖσθαι πρόκειται. καὶ μέντοι κἂν τῷ δευτέρῳ τῶν ἐπιδημιῶν εἰσί τινες

peramentum. Poftea quod propter naturalis ftatus in eum
qui praeter naturam eft everfionem noftris in corporibus
morbi oboriantur. Cum his autem eorum meminerimus,
quae in aphorifmis fcripfit hifce verbis ufus: *Ex anni
conftitutionibus ficcitates adfiduis imbribus funt falubriores minusque letales. Per affiduos autem imbres morbi
plerumque oriuntur, febres longae, alvi profluvia et putredines.* Recordemur quoque et quae in principio fecundi
epidemiorum interpretatus fcripfi. Quod fi quis quae protuli accurate ipfa legit, ad eorum quae nunc nobis propofita funt explicationem perveniet.

<hr>

I.

Annus auftrinus, pluvius, ventis minime perpetuo perflatus.

Primo quidem epidemiorum libro tres ftatus defcripfit, hic vero unicum hunc, qui nunc explicandus nobis
proponitur; et vero etiam fecundo epidemiorum tres alii

ἄλλαι γεγραμμέναι. ἀλλ᾽ οὐ δοκεῖ πρὸς ἔκδοσιν ἐκεῖνο καθάπερ τὸ πρῶτόν τε καὶ τὸ τρίτον αὐτῷ πεποιῆσθαι. οὐ
μὴν οὐδὲ προγέγραπται τῆς διηγήσεως τῶν γενομένων εὐθέως ἐν ἀρχῇ τὸ κατάστασις ἐν ἐκείνοις τοῖς βιβλίοις, ἀλλ᾽
ἄντικρυς διηγήσεως ἄρχεται τῶν ἱστορισμάτων αὐτό, κατά
τε τὰ γενόμενα νοσήματα καὶ τὴν τοῦ περιέχοντος κρᾶσιν.
ἐν Θάσῳ γοῦν, φησὶ, φθινοπώρου, περὶ ἰσημερίην καὶ ὑπὸ
Πληϊάδας ὕδατα πολλά, ξυνεχέα μαλθακῶς ἐν νοτίοισιν,
ἀνάλογόν γε καὶ τῶν ἑξῆς δυοῖν καταστάσεων ἤρξατο. κατὰ
δὲ τὴν νῦν προκειμένην αὐτὸ μὲν τὸ τῆς καταστάσεως
ὄνομα σχεδὸν ἐν ἅπασι τοῖς ἀντιγράφοις, οὐ μὴν ἔν τινί
γε χώρᾳ ταῦτ᾽ ἐγένετο δηλοῦται. κοινοῦ γάρ τινος ἔθνεσι
πολλοῖς γενομένου λοιμοῦ τὴν διήγησιν ἐν τῷδε ποιεῖται. ἐν
μὲν τοῖς κατὰ Διοσκορίδην ἀντιγράφοις οὐ μόνον οὕτως
ἁπλῶς γέγραπται κατάστασις, ἀλλὰ πρόσκειται τὸ θερμὴ
καὶ ὑγρὰ κατὰ τὸ μέσον τῆς σελίδος ὅλου τοῦ γεγραμμένου,
καθάπερ ἐν τοῖς ἄλλοις ἀντιγράφοις μόνου τοῦ κατάστα-

fcripti funt. Verum liber ille non ad editiouem, quemadmodum tum primus tum tertius creatus eſſe videtur.
Non tamen quamprimum in principio narrationis eorum
quae facta funt, prius illis in libris ſtatus ſcriptis man-
datus eſt, ſed plane incipit ab expofitione eorum quae ab
ipſo tum in procreatis morbis tum in ambientis nos aëris temperamento narrata funt. *In Thaſo itaque*, inquit,
*autumno ad aequinoctium et ſub vergilias, aquae multae,
continuae, molles, flante auſtro.* At ex rei congruentia
ꝗ ſequentibus etiam duobus ſtatibus incepit; in praefenti
vero ſtatus nomen in omnibus prope exemplaribus habetur, non tamen quo in loco haec contigerint declaratur.
Quum enim multis gentibus communis quaedam peſtis
graſſata fuerit, hujus hiſtoriam hoc in libro conſtruit. In
Dioſcoridis quidem exemplaribus non ſolum ita ſimpliciter
ſcriptum eſt, *ſtatus*, ſed additur, *calidus, humidus*, in
medio paginae totius ſcripti, quemadmodum caeteris exemplaribus, ſtatus, dumtaxat. Quaedam autem inveneris quae

σις. εὔροις δ᾽ ἄν τινα μηδ᾽ ἐν τῷ μέσῳ τὸ πρόγραμμα τοῦτο
ἔχοντα, καθάπερ ἔν τισι μηδ᾽ ὅλως, ἐξ ὧν ὑπονοήσειεν ἄν
τις οὐκ αὐτὸν Ἱπποκράτην προγεγραφέναι τὸ κατάστασις,
ἀλλ᾽ ἴσως ἐκείνους, ὅσοι καὶ τοὺς χαρακτῆρας ἐπὶ τῷ τέλει
τῶν κατὰ τοὺς ἀῤῥώστους διηγήσεως ἔγραψαν. ἀλλὰ ταῦτα
μὲν ὅπως ἂν ἔχῃ, βλάβην ἢ ὠφέλειαν οὐδεμίαν [256]
εἰς πρόγνωσιν ἢ θεραπείαν φέρει. τρεπώμεθα δ᾽ ἐπὶ τὴν
ἐξήγησιν ἐκείνων, ἐν οἷς ὠφέλειά τίς ἐστιν. ἔτος νότιον,
ἔπομβρον, ἄπνοια διὰ τέλεος. ὁμοία τῇδε τῇ καταστάσει
καὶ ἡ ἐν ἀρχῇ τοῦ δευτέρου τῶν ἐπιδημιῶν ἐστι, κατὰ
τήνδε τὴν τάξιν εἰρημένη. ἄνθρακες ἐν Κρανῶνι θερινοὶ,
ὗεν ἐν καύμασιν ὕδατι λάβρῳ διόλου, ἐγίνετο μᾶλλον νότῳ.
διαφέρουσι δ᾽ ἀλλήλων αἱ καταστάσεις, ὅτι τε δι᾽ ὅλου τοῦ
ἔτους ἐνταῦθά φησι γεγονέναι τοῦ περιέχοντος ἡμᾶς ἀέρος κρᾶσιν, ἐν δὲ τῷ δευτέρῳ κατὰ τὸ θέρος μόνον· ὅτι τε
προσέγραψε νῦν, ἄπνοια διὰ τέλεος, ὅπερ οὐ προσέγραψεν ἐκεῖ. λογίσαιτο δ᾽ ἄν τις ἐκ τοῦ προσγράψαι κατ᾽

neque id praefcriptum in medio continent, ut et nonnulla in quibus nihil prorfus. Ex quibus auguratus fuerit nonnullus, non ipfum hoc ftatus vocabulum inprimis
fcripfiffe, fed fortaffis illos qui et characteras ad aegrorum
narrationis finem fcripferunt. Verum hoc quidem quovis
modo habuerint, nullam vel laefionem vel utilitatem ad
praenotionem vel curationem afferunt. Sed ad illarum
rerum expofitionem quibus quoddam ineft emolumentum
convertamur. *Annus auftrinus, pluviofus, ventis perpetuo
minime perflatus.* Huic ftatui fimilis eft, qui in fecundi
epidemiorum principio hoc ordine pronunciatur: *Cranone
carbunculi aeftivi graffabantur, per ardores largo imbre
pluebat per univerfum, fed haec ab auftro magis contingebant.* Hi vero ftatus inter fe differunt, tum quod per
totum annum hic dicat talem fuiffe ambientis nos aëris
temperaturam; in fecundo vero aeftate dumtaxat; tum quod
fcriptis hic adjecit, *ventis perpetuo minime perflatus,* quod
illic non adfcripfit. Sed perpendat quivis ex eo quod

ἐκεῖνο τὸ βιβλίον, ἐγίνοντο μᾶλλον νότῳ, τοιοῦτόν τι δηλοῦσθαι. καὶ γὰρ οὖν κἀνταῦθα νότιόν τε ἅμα καὶ ἄπνουν
ἔφη γεγονέναι ὅλον τὸ ἔτος, ὡς δυνατόν ἐστιν ἄπνουν τε
ἅμα καὶ βόρειον εἶναί τε καὶ λέγεσθαι τὸ ὅλον ἔτος, οὕτως
ἡμῶν ἀκουόντων, διορισθήσεται γὰρ ὀλίγον ὕστερον τοῦτο.
ἀναμνησθῶμεν δ᾽ ὅτι πολλὰς ἐν τῷ περιέχοντι κράσεις
ἑοράκαμεν ἠρεμίαν καὶ νηνεμίαν ἐχούσας, οὐ μὴν ὁμοίως
ἀλλήλαις, ἀλλὰ τὴν μέν τινα μαλακήν τε καὶ ὑγρὰν, τὴν δὲ
ξηράν τε καί τι κρύους ἔχουσαν. αὕτη μὲν οὖν ἀκριβῶς
αἴθριός ἐστιν, ἡ μαλακὴ δ᾽ ὀμιχλώδη τε ἔχει καὶ θολερὰν
κατάστασιν καὶ νότιον, ἔσθ᾽ ὅτε καὶ νεφελῶν οὖσαν πλήρη,
ἡ δ᾽ ἐναντία αὐτῇ βόρειος καὶ ὅτι μάλιστα μηδεμία φαίνοιτο
κατὰ τὸν ἀέρα κίνησις, ἀλλ᾽ ἀκριβῶς εἴη τὸ καλούμενον
νήνεμον. τὸν αὐτὸν γὰρ τρόπον ἔοικεν ἔχειν τὰ κατὰ τὸν
ἀέρα τοῖς κατὰ θάλατταν. ὡς οὖν ἐν ἐκείνῃ διὰ παντὸς
μέν ἐστι ῥεῦμα κατὰ τὸ βάθος μεῖζον ἢ μεῖον, οὐ φαίνεται δ᾽ ἐνίοτε σαφῶς διὰ σμικρότητα, πλὴν εἰ στενὸν εἴη

illo in libro adfcripfit, *auſtro magis contingebant*, tale
quiddam fignificari, hic fcilicet totum annum pronunciat,
auftrinum, fimulque flatibus filentem, nobis ita intelligentibus, ut et flatibus minime perflatus, fimulque borealis totus annus tum effe tum dici queat; hoc autem paulo
poft definietur. Ad memoriam autem revocemus plerasque
nos in aëre temperaturas confpexiffe, quae tum quietem
tum tranquillitatem fortirentur, non tamen eadem inter
fe ratione. Verum hanc tum mollem tum humidam,
illam vero tum ficcam tum quid frigoris habentem. Haec
itaque plane ferena eft, mollis vero nebulofa eft et tur-
bulentum et auftrinum ftatum confequitur et interdum ne-
bulis fcatentem plurimis. Huic autem contraria borealis
et quod maxime nulla in aëre agitatio appareat, fed exquifite fuerit quae vocatur tranquillitas. Eandem enim
rationem videtur aër habere in maris tempeftatibus. Quemadmodum enim hic perpetuo quidem multo major vel minor fluctus eft, non tamen interdum ob parvitatem manifefte deprehenditur, nifi anguftus fuerit, qui ipfum re-

τὸ δεχόμενον αὐτὴν χωρίον, ὡς ἐν Χαλκίδι τε τῆς Εὐβοίας
καὶ Μεσσήνη τῆς Σικελίας φαίνεται, κατὰ τὸν αὐτὸν λόγον
ἐν τῷ περιέχοντι παντελὴς μὲν ἀκινησία καὶ στάσις ἔοικεν
οὐδέποτε γίνεσθαι, λανθάνει δ᾿ ἐνίοτε διὰ σμικρότητα. καὶ
νέφη δ᾿ ὁρῶμεν ἐν ταῖς τοιαύταις ἀπνοίαις πολλάκις ἑστάναι μὲν δοκοῦντα, κινούμενα δὲ κατ᾿ ἀλήθειαν. ὁρᾶται
οὖν ὀλίγον ὕστερον ἐν ἑτέρᾳ χώρᾳ τοῦ περιέχοντος, ὅπερ
οὐκ ἂν αὐτοῖς ἐγένετο μηδ᾿ ὅλως κινουμένοις. τοιαύτην
οὖν τινα καὶ νῦν ἡγεῖσθαι χρὴ κατάστασιν ἐν ὅλῳ τῷ ἔτει
γεγονέναι, τοσούτῳ διαφέρουσαν τῆς ἐν Κρανῶνι κατὰ τὸ
δεύτερον βιβλίον εἰρημένης, ὅσῳ καὶ χρονιωτέρα. τό γε
μὴν ἐν ἀμφοτέραις ταῖς καταστάσεσι κοινὸν πάθος σηπεδὼν
ἐστι, κοινὴν ἔχουσα καὶ τὴν αἰτίαν, ὑγρότητα σὺν ἀπνοίᾳ.
φαίνεται δὲ ἐξ ὕλης μὲν ὑγρᾶς πᾶσα γίνεσθαι σηπεδὼν, αἰτίας δὲ δραστικῆς, ἀλλοτρίου τε καὶ παρὰ φύσιν θερμοῦ,
συνεπαύξεσθαι δ᾿ ὑπὸ τῆς ἀκινησίας. ὅτι μὲν οὖν οὐδὲν
τῶν ἀκριβῶς ξηρῶν σήπεται πάντες ἐναργῶς ὁρῶμεν. οὐδὲ
γὰρ λίθος, οὔτε κέραμος, οὔτε χρυσὸς, οὔτ᾿ ἄργυρος, οὔτε

cipit locus, ut in Chalcide Euboeae et Meſſina Siciliae
conſpicitur: eadem ratione in ambiente nos aëre plana
quidem immobilitas et ſtabilitas numquam eſſe videtur,
occulta tamen interdum propter parvitatem. Nubes quoque et in talibus a vento tranquillitatibus ſaepius conſpi-
cimus, quae conſiſtere quidem nobis videntur, ſed revera
moventur. Paulo poſt ſiquidem in altera aëris regione
cernuntur, quod illis non contingeret, ſi nullo pacto mo-
verentur. Talem itaque quandam etiam nunc exiſtimare
oportet in toto anno ſtatum fuiſſe, qui tanto ab eo differt
qui Cranone fuit ſtatu ſecundo in libro deſcripto, quanto
diuturnior. Communis utroque in ſtatu affectus eſt putredo communem quoque habens cauſam, humiditatem,
cum ventorum carentia. Videtur autem ex materia humida omnis fieri putredo; ex cauſa vero effectrice et ex-
traneo et praeter naturam calore; ſimul vero ab immobi-
litate augeri. Quod itaque nihil quicquam exquiſite ſic-
corum putreſcat omnes manifeſte intuemur. Neque enim la-

χαλκός, οὔτ᾽ ἄλλο τι τοιοῦτον φαίνεται σηπόμενον. ὅτι δὲ
καὶ τὰ φύσιν ἔχοντα σήπεσθαι διαμένοντα μέχρι πλείστου
φαίνεται κατὰ τὰς ψυχρὰς κράσεις, οὐδὲ τοῦτ᾽ ἀγνοεῖ τις,
ἔτι δὲ μᾶλλον ὅταν ῥιπίζηται τοιούτοις ἀνέμοις. ἀμέλει καὶ
τὴν ἐσθῆτα συνεχῶς τινάσσουσιν οἱ ἄνθρωποι καὶ μάλισθ᾽
ὅταν ὑγρὸν καὶ θερμὸν ᾖ τὸ περιέχον [257] ὡς τῆς ἀκινησίας σηπούσης αὐτήν. οὕτως δὲ καὶ ἡ τῶν ἀρτηριῶν κίνησις ἐν τοῖς ζώοις ἄλλα τέ τινα χρηστὰ καὶ τὴν τοιαύτην ὠφέλειαν παρέχεται. λέγει δὲ καὶ αὐτὸς ὁ Ἱπποκράτης
ἐν τοῖς ἀφορισμοῖς, ὡς ἐν τοῖς ἔμπροσθεν ἔφην, ἐν ταῖς
ἐπομβρίαις γίνεσθαι σηπεδόνας. ὅτι μὲν οὖν ἀναγκαῖον
ἦν σαπῆναι τὰς ἐν τοῖς σώμασιν ὑγρότητας ἐκ τούτων δῆλον. ἴδωμεν δ᾽ ἐφεξῆς ἕκαστον τῶν κατὰ μέρος ἀκολουθήσαντες αὐτοῦ ταῖς ῥήσεσιν.

β'.

Αὐχμῶν δὲ γενομένων τοὺς ὑπόπροσθεν χρόνους ἐπ᾽ ἐνιαυτὸν ἐν νοτίοισι περὶ ἀρκτοῦρον ὕδατα πολλά.

pis, neque fictile, neque aurum, neque argentum, neque aes,
neque quicquam aliud hujuscemodi videtur putrefcere. Quod
autem et quae natura putrefcere poffunt in temperamentis
frigidis plurimum permanere videantur, neque hoc quisquam
ignorat, quin etiamnum magis, quum hujusmodi perflan-
tur ventis. Denique veftes affiduae commutant homines,
ac maxime ubi calidus et humidus circumftans aër fuerit,
quod ipfas putrefaciat immobilitas. Sic et arteriarum motus in animalibus tum alia quaedam utilia tum auxilium
tale praeftant. Dicit autem et ipfe Hippocrates in aphorifmis, ut fuperius narravi, in imbribus fieri putredines.
Quod itaque neceffe erat corporum humiditates putruiffe
ex his liquet; videamus deinceps unumquodque particu-
larium dictionem ipfius confequuti

II.

*Quum autem fqualores paulo fuperioribus anni temporibus
oborti fuiffent, aufiris fub arcturum fpirantibus, pluviae
multae.*

Ed. Chart. IX. [257.]   Ed. Baf. V. (419.)

(419) Ἔμαθες ἤδη κατὰ τὰς ἐν τῷ πρώτῳ γεγραμμένας καταστάσεις ὡς ἡ τοῦ περιέχοντος ὑπηλλάχθη κρᾶσις ἐκ τῆς ὑγιεινῆς τε καὶ κατὰ φύσιν αὐτῷ τάξεως. ἔμαθες δὲ καὶ ὁποία τίς ἐστιν ἡ κατάστασις ἥδε καὶ ὡς τέτταρες μὲν αὐτῆς εἰς τὸ παρὰ φύσιν ἁπλαῖ, τέτταρες δ'
ἄλλαι σύνθετοι γίνονται μεταβολαί· ἁπλαῖ μὲν αἱ κατὰ
θερμασίαν μόνην καὶ ψύξιν, ὑγρότητά τε καὶ ξηρότητα,
σύνθετοι δ' αἵ τε κατὰ θερμότητα καὶ ὑγρότητα, καὶ ψυχρότητα καὶ ξηρότητα, ψυχρότητα καὶ ὑγρότητα, θερμότητα καὶ ξηρότητα. νῦν οὖν ἀναμνησθεὶς ὧν ἔμαθες ἀκο-
λούθει τῇ διηγήσει τῆς γενομένης καταστάσεως, εἰπόντος
τοῦ Ἱπποκράτους, αὐχμῶν δὲ γενομένων τοὺς ὑπόπροσθεν
χρόνους. εἶθ' ἑξῆς τούτου μνησθέντος, ἐν νοτίοισι περὶ
ἀρκτοῦρον ὕδατα πολλά. φαίνεται μὲν γὰρ ἤδη τῷ πρόσθεν ἐνιαυτῷ μὴ φυλαχθῆναι τοῦ περιέχοντος ἡμᾶς ἀέρος
ἀκριβὴς ἡ κατὰ φύσιν κρᾶσις, οὐ μὴν ἐν ἐκείνῳ γε τῷ
χρόνῳ γενέσθαι τι νόσημα τῶν ἐπιδημιῶν ὀνομαζομένων.
καὶ γὰρ καὶ κατὰ τοὺς ἀφορισμοὺς ἔμαθες αὐτοῦ γράψαντος ὧδε. τῶν δὲ καταστάσεων τοῦ ἐνιαυτοῦ τὸ μὲν ὅλον

Didicifti jam in ftatibus libro primo defcriptis aëris
temperamentum ex falubri et naturali ordine variaſſe.
Didicifti etiam qui hic fit ftatus et quatuor ejus eſſe praeter naturam fimplices, quatuor item alteras compofitas
converfiones. Simplices in calore tantum, frigore, humiditate et ficcitate; compofitas in calore et humiditate,
calore et ficcitate, algore et ficcitate, algore et humiditate. Nunc ergo horum, quae didicifti, memor, fubfe-
quere hujus ftatus narrationem. Hippocrates, cum paulo,
inquit, fuperioribus temporibus fqualores praeceſſiſſent,
deinde adducit, fub arcturum flante auftro multum pluit.
Videtur etenim fuperiore jam anno aëris circumfuſi non
undequaque temperamentum conftitiſſe naturale, non vi-
guiſſe tamen eadem tempeftate ullus morbus, ut vocant,
vulgaris. Nam in aphorifmis didicifti, ubi fic dicitur: ex
anni autem ftatibus, ut femel dicam, fqualores imbribus

654   ΙΠΠΟΚΡΑΤΟΥΣ ΕΠΙΔΗΜΙΩΝ Γ

Ed. Chart. IX. [257. 258.]   Ed. Baf. V. (419.)
οἱ αὐχμοὶ τῶν ἐπομβρίων εἰσὶν ὑγιεινότεροι καὶ ἧσσον θανατώδεες. ἔτι δὲ μᾶλλον οὐδὲν ἐγένετο νόσημα τοιοῦτον,
διότι κατὰ τὸ ξηρὸν μόνον ἐπεκράτησεν ἡ ἐκτροπὴ τῆς κράσεως, οὐδεμίαν τῆς ἑτέρας ἀντιθέσεως μεταβολὴν λαβούσης,
ὡς ἤτοι θερμὸν ἢ ἄγαν ψυχρὸν ἀπεργασθῆναι τὸ περιέχον.
ἀλλ᾽ ἥ γ᾽ ἐπὶ τοὐναντίον ἀθρόα μεταβολὴ περὶ τὴν ἐπιτολὴν τοῦ ἀρκτούρου φαίνεται γεγονυῖα. προηγεῖται δ᾽ αὕτη
βραχὺ τῆς φθινοπωρινῆς ἰσημερίας. ὁποῖον δέ τι μετ᾽ αὐτὴν ἐγένετο τὸ φθινόπωρον, εἶτα ὁ χειμὼν καὶ μετ᾽ ἐκεῖνον
αἱ ἐφεξῆς ὧραι, ταῖς ῥήσεσιν ἀκολουθήσαντες αὐτοῦ μα-
θησόμεθα.

γ᾽.

Φθινόπωρον σκιῶδες, ἐπινέφελον, ὑδάτων πλήθεα, χειμων
νότιος, ὑγρὸς, μαλακός.

[258] Σκιῶδες εἶπεν ἐν ἴσῳ τῷ ζοφῶδες, ὅπερ σημαίνει τὸ μὴ λαμπρὸν, μηδὲ καθαρὸν μηδ᾽ ἀκριβῶς αἴθριον.

funt falubriores et minus letales. Hoc etiam minus incidit ejusmodi aliquis morbus, quod ficcitate tantum ex-
celleret temperaturae immutatio, praeter ullam alterius
oppofitionis mutationem, a qua aut calidus fieret magnopere aut frigidus aër. Verum enim vero illa vehemens
converfio fub arcturi videtur exortum fe protuliffe: qui
aliquanto fpatio autumnale aequinoctium praecedit. Jam
vero qui illi autumnus, quae deinde bruma fuccefferit,
poftea quae hanc exceperint tempora anni, fi ejus perfe-
quamur dictiones, difcemus.

III.

*Autumnus obfcurus, nebulofus, aquarum ubertas, hiems
auftrina, humida, mollis.*

Umbrofum dixit pro caliginofo; quod non lucidum
fignificat, nec purum, neque omnino ferenum. Namque

εἰώϑασι γὰρ ἔτι καὶ νῦν οἱ κατὰ τὴν Ἀσίαν Ἕλληνες ὀνομάζειν σκιώδη τε καὶ σκιαρὰ πάντα τὰ πρὸς τὸ μέλαν
ἐκτρεπόμενα. τοῖς τοιούτοις δὲ καὶ τὸ ζοφῶδες ἐπιφέρουσιν
ὄνομα καὶ τὸ φαιὸν ἐγγὺς τοῦ μέλανος ὄν. εὔδηλον δ᾽ ὅτι
τοιοῦτος ὁ ἀὴρ οὐκ ἂν γένοιτο χωρὶς τοῦ νέφη πολλὰ καὶ
ταῦτ᾽ ἔχειν μὴ λαμπρά. περιείχετο μὲν οὖν δυνάμει κατὰ
τὸ σκιῶδες καὶ τὸ ἐπινέφελον. ἀλλ᾽ ἔμαϑες οὐ μόνον Ἱπποκράτει τῷ τοιούτῳ τρόπῳ τῆς ἑρμηνείας χρῆσϑαι οἰκεῖον
εἶναι, ἀλλὰ καὶ πλείστοις τῶν ἄλλων. ἐπιφέρει δὲ χειμὼν
νότιος ὑγρὸς μαλακός. ἔνιοι τὸν νότον οἴονται διὰ παντὸς
ὑγρὸν εἶναι, τὸ δ᾽ οὐχ οὕτως ἔχει. φαίνεται γὰρ ἐνίοτε ξηρὸς γινόμενος ὃν προσαγορεύουσιν οἱ ἰδιῶται λευκόνοτον
καὶ ὁ ποιητὴς λέγει·

αὐτὰρ ἐγὼ ζεφύροιο καὶ ἀργέσταο νότοιο.

τὸν γὰρ καθαρὸν νότον, ὃν χωρὶς ὄμβρων ἴσμεν γινόμενον,
οὕτως ὠνόμασεν. ἀλλὰ κἂν τῷ πρώτῳ τῶν ἐπιδημιῶν ὁ Ἱπ-

solent etiamnum qui Afiam incolunt Graeci σκιώδη et
σκιαστὰ, id eft umbrofa, omnia, quae ad nigrum declinant, appellare. His etiam dictionem ζοφῶδες, id eft
caliginofum, attribuunt et φαιὸν, fufcum, quod prope ad
nigrum accedit. Apertum eft autem hujuscemodi non
poffe fieri aërem, nifi multis nubibus, iisque non fplen-
didis, obducatur. Nubilofum igitur virtute complecteba-
tur umbrofus. Sed te non latet eam loquendi rationem
non Hippocrati tantum, fed multis etiam aliis veteribus
familiarem. Jam etiam dixit, hiems erat auftrina, humida
et lenis. Sunt qui auftrum femper ducant effe humidum:
quod non eft ita: videtur enim ficcus aliquando effe, quem
leuconotum vulgus [Latini carum] appellant. Et poeta
talem nobis auftrum indicat dicens:

αὐτὰρ ἐγὼ ζεφύροιο καὶ ἀργέσταο νότοιο.

fiquidem purum auftrum, quem fieri fine imbribus fcimus, eo vocavit nomine. At vero primo etiam vulgarium

ποκράτης ἐπὶ τῆς πρώτης καταστάσεως ἔφη· γινομένης δὲ
τῆς ἀγωγῆς ὅλης ἐπὶ τὰ νότια καὶ μετ᾽ αὐχμῶν. ὁ μὲν
οὖν τοιοῦτος νότος ἐνίοτε μὲν καὶ σφοδρὸς γίνεται, σαφῆ
δ᾽ οὖν ἀεὶ τὴν κίνησιν ἔχει. μαλθακὸς δ᾽ ἄλλος ἐστὶ νότος,
ὃς ἀναίσθητον ἔχει τὴν κίνησιν ἐν τῷ περιέχοντι καὶ κατὰ
τὰ νέφη. καὶ τοίνυν θερμὸς μὲν οὗτός ἐστι διὰ παντός, ὁ
δὲ λευκόνοτος ἐνίοτε φαίνεται ψυχρός.

δ.

Μετὰ δὲ ἡλίου τροπὰς ὕστερον πολλῷ πλησίον ἰσημερίης,
ὀπισθοχειμῶνες καὶ ἤδη περὶ ἰσημερίην βόρεια χιονώδεα
χρόνον οὐ πολύν.

Τῆς ἐναντίας καταστάσεως μέρος τι τοῦτο παρενέπεσεν,
ὡς αὐτὸς εἶπεν οὐκ ἐπὶ πολὺν χρόνον.

ε.

Ἦρ πάλιν νότιον, ἄπνουν, ὕδατα πολλὰ διὰ τέλεος ἄχρι
κυνός.

---

morborum in primo Hippocratis ftatu: cum effet autem
totus, inquit, hic ftatus auftrinus et cum fqualoribus, atque is aufter fubinde vehemens eft. Semper ergo apertum habet motum. Lenis alius eft aufter, cujus motum
in aëre et nubibus non fentias, qui calidus femper eft.
Carus interim frigidus manifefte videtur.

IV.

Longe poft folftitium intervallo prope aequinoctium ferae
hiemes, jamque fub aequinoctium aquilonares venti, cum
nivibus non diuturno tempore fpirarunt.

Pars haec quaedam tempeftatis contrariae interceffit,
ut hic dixit, non ita diu.

V.

Ver rurfus auftrinum, fine ventis, aquae multae ad canem ufque continentes.

ΚΑΙ ΓΑΛΗΝΟΥ ΕΙΣ ΑΥΤΟ ΥΠΟΜΝΗΜΑ Γ. 657

Ed. Chart. IX. [258. 259.] Ed. Baf. V. (419.)

Ἐδήλωσέ σοι χειμῶνα τὸ ἁπλοῦν ἐν τῷ γράψαι νῦν,
ἔαρ πάλιν νότιον ἄπνουν. τὸ γὰρ πάλιν ἔνδειξιν ἔχει τῆς
μεταξὺ παρεμπεσούσης ἐναντίας καταστάσεως αὖθις ἐπὶ τὴν
αὐτὴν κρᾶσιν ἐπανελθεῖν τὴν περὶ ἀέρα κατάστασιν.

στ'.

[259] Θέρος αἴθριον, θερμὸν, πνίγεα μεγάλα, ἐτησίαι μικραὶ διεσπασμένως ἔπνευσαν.

Τὸ μαλθακὸν τοῦ χειμῶνος καὶ τὸ ἄπνουν τοῦ ἦρος
ἐκ ταὐτοῦ γένους ἐστὶ τοῦ θέρους πνιγώδους. φύσει γὰρ
οὔσης ἀεὶ τῆς θερινῆς ὥρας θερμῆς, ὅταν ἄπνοια προσγένηται, πνὶξ ἐξ ἀνάγκης ἔπεται. γίνεται δὲ τοῦτο μήτε
τῶν προδρόμων καλουμένων πνευσάντων μήτε τῶν ἑπομένων αὐτοῖς, οὓς καλοῦσιν ἐτησίας. διορίζει δ' αὐτοὺς καὶ
ἡ τοῦ κυνὸς ἐπιτολή. καὶ αὐτὸς δ' ὁ Ἱπποκράτης προσέγραψεν, ἐτησίαι σμικραὶ διεσπασμένως ἔπνευσαν.

Indicavit tibi lenem hiemem fcribendo ad hunc modum, ver rurfus auftrinum, fine ventis; nam verbum rurfus, ut contrarius ftatus intervenit, innuit ad fuum temperamentum rediiffe aëris ftatum.

VI.

*Aeftas ferena, calida, aeftus praefocantes, magni. Ete-
fiae pauci difperfim fpiraverunt.*

Lenitas hiemis et veris tranquillitas cum aeftate ae-
ftuofa fuffocanteve congruunt. Nam cum fua fponte fit
aeftivum tempus calidum, fi ventorum accefferit tranquillitas, neceffario aeftus fuffocatiove confequitur. Hoc fit,
ubi neque prodromi, quos vocant, flant, neque qui eos
fequuntur, quos etefias appellant. Dirimit eos canis ortus: et ipfe etiam Hippocrates addidit: etefiae parvae
difperfim fpirarunt.

658   *ΙΠΠΟΚΡΑΤΟΥΣ ΕΠΙΔΗΜΙΩΝ Γ*

Ed. Chart. IX. [259.]   Ed. Baf. V. (419.)

ζ'.

Πάλιν δὲ περὶ ἀρκτοῦρον ἐν βορείοισιν ὕδατα πολλά.

Τὸ πάλιν ἐπὶ τὸ πλῆθος τῶν ὑδάτων, οὐκ ἐπὶ τὰ βόρεια τὴν ἀναφορὰν ἔχει. πλῆθος μὲν γὰρ ὑδάτων ἐγένετο
κατὰ τὴν ἔμπροσθεν ἐπιτολὴν ἀρκτούρου καὶ πολλάκις ἐν
τῷ μετὰ ταῦτα χρόνῳ, βόρεια δ' ὀλιγάκις.

η'.

Γενομένου δὲ τοῦ ἔτεος νοτίου καὶ ὑγροῦ καὶ μαλθακοῦ
κατὰ μὲν τὸν χειμῶνα διῆγον ὑγιεινῶς, πλὴν τῶν φθινωδέων, περὶ ὧν γεγράψεται.

Διὰ δὲ τὸ βραχέα παντελῶς γεγενῆσθαι τοιαῦτα βόρεια, τὴν ὅλην κατάστασιν ἀπὸ τῶν κρατησάντων ἐν αὐτῇ,
προσηγόρευσεν ὑγρὰν καὶ νότιον, ὅτι δὲ τὴν ἄπνουν καὶ
θερμὴν ὀνομάζει μαλθακὴν, ἔμπροσθεν ἔμαθες. ἀλλ' ἤ γε
τοιαύτη κατάστασις οὐδὲν οὐδέπω μέγα τοὺς ἀνθρώπους

VII.

Sub arcturum rurfus fpirantibus aquae multae.

Rurfus ad pluviarum exundantiam, non ad boream
refertur. Nam fuperiore arcturi ortu multum pluerat et
fubinde poftea, boreas vero rarus fpiravit.

VIII.

Quum autem annus auftrinus, humidus et mollis exftitiffet,
per hiemem quidem fani degebant, exceptis tabidis, de
quibus fcribetur.

Integrum ftatum, quod parvi omnino aquilones fuiffent, ab dominantibus in eo humidum appellavit et auftrinum: nam quod tranquillum et calidum lenem appellet antea didicifti. Verum haud dum ea tempeftas, licet
effet repentina, mortales magnopere offendit; propter fu-

ἔβλαψε, καίτοι γ᾽ ἐξαιφνίδιος γινομένη, διὰ τὴν τοῦ προγε-
γονότος ἔτους αὐχμηροῦ κρᾶσιν. ἤρξαντο μέντοι τισὶ διαθέσεις φθινώδεις, ὅσοι δηλονότι παθεῖν ἦσαν ἐπιτήδειοι
τὸ πάθος τοῦτο, καὶ γράψαι γε αὐτὸς τὰ κατ᾽ αὐτοὺς ἐπαγγέλλεται ἐν τοῖς ἐφεξῆς.

θ'.

[260] *Πρὸ δὲ τοῦ ἦρος ἅμα τοῖσι γενομένοισι ψύχεσιν,*
ἐρυσιπέλατα πολλὰ, τοῖσι μὲν μετὰ προφάσιος, τοῖσι δ᾽
οὔ. κακοήθεα πολλοὺς ἔκτεινε.

Ὑπὸ χολώδους ῥεύματος ἔμαθες γίνεσθαι τὸ ἐρυσίπελας, οὐ μὴν ἀεί γε μοχθηροῦ καὶ σηπεδονώδους ὄντος αὐτοῦ. τοὐναντίον γὰρ ἅπαν ὅταν ἐπιεικὲς ᾖ τὸ ῥεῦμα τὴν
κατὰ φύσιν ἐν ἡμῖν γενομένην ἔχον ὠχρὰν χολὴν, ἐρυσιπέλατα μὲν εἴωθεν ἐργάζεσθαι, βλάβην δ᾽ οὐδεμίαν ἐπιφέρειν
ἐξ αὐτῶν, ὅταν γ᾽ ὀρθῶς τις αὐτὰ μεταχειρίζηται. οὐ μὴν
νῦν γε τοιοῦτος ἦν ὁ γεννήσας χυμὸς τὸ ἐρυσίπελας, ἀλλὰ

perioris anni ſqualidi temperamentum: at coeperunt affectus quibusdam tabiſici, qui ſcilicet huic vitio parebant.
Ipſeque adeo poſthac ſe recepit ſcripturum quae illis acciderunt.

IX.

Ante ver autem una cum obortis frigoribus ignes ſacri
multi, quibusdam cum cauſa aliqua, quibusdam vero
non contingebant, atque hi maligni multos enecarunt.

Sacrum ignem didiciſti a bilioſa fluxione oriri, at
non illa ſemper prava et putri. Plane enim contra ubi
mitis ſit fluxio bilem pallidam obtinens, quae in nobis
naturaliter gignitur, ſolet quidem ſacrum ignem facere,
nullum tamen ex eo dare damnum, ſiquidem recte tractes.
At non erat nunc talis qui ſacrum ignem excitavit humor; ſed malignus, qui eroderet putrefaceretque ab exu-

Ed. Chart. IX. [260.]   Ed. Baf. V. (419. 420.)
καὶ κακοήθης καὶ διαβρωτικὸς καὶ σηπτικὸς, ἐπὶ τῇ (420)
πλεονεξίᾳ τῆς ὑγρᾶς ἀπνοίας γεννηθεὶς ἐκείνοις μάλιστα τῶν
ἀνθρώπων, ὅσοι φύσει τε χολωδέστεροι τῶν ἄλλων ἦσαν ἤ
τε δίαιτα χολώδης μᾶλλον αὐτοῖς ἤθροιζε χυμόν. αἱ γὰρ
τοι διαφοραὶ τῶν νοσημάτων ἐπὶ μὲν τῇ τοῦ περιέχοντος
ἡμᾶς ἀέρος κράσει γίνονται, διὰ τὴν ἑκάστου φύσιν τε καὶ
δίαιταν, ἣν ὑγιαίνων διαιτᾶται. λέγω δὲ δίαιταν οὐ τὴν
ἐν τοῖς ἐσθιομένοις τε καὶ πινομένοις μόνον, ἀλλὰ καὶ πᾶσι
τοῖς ἄλλοις, οἷον ἀργίαις, γυμνασίοις, λουτροῖς, ἀφροδισίοις,
ὕπνοις, ἀγρυπνίαις, ἅπασί τε τοῖς ὁπωσοῦν γινομένοις κατὰ
τὰ τῶν ἀνθρώπων σώματα.

ι΄.

Πολλοὶ φάρυγγας ἐπόνεσαν, φωναὶ κακούμεναι.

Οἷς εὐπλήρωτος ἦν ἡ κεφαλὴ φύσει, τούτοις νῦν ἐμ-
πλησθεῖσα περιουσίας χυμῶν, ἤρξατο καταπέμπειν εἰς πνεύ-
μονά τε καὶ γαστέρα ῥεύματα διὰ τῆς φάρυγγος. εἰκότως

perante humida ventorum tranquillitate generatus illis potiffimum mortalibus, quibus, cum fua ipfi fponte aliis
effent biliofiores, etiam victus biliofum magis eis fuccum
congeffiffet: fiquidem morborum proficifcuntur differentiae
ab aëris circumflui temperamento, propter naturam cujusque et victum quem fanus fervat. Victum, Graece δίαιταν,
appello non hunc tantum qui cibo et potione conftat,
verum etiam qui omnibus aliis, ut otio, exercitatione,
balneo, venere, fomno, vigiliis et vero omnibus quae
quovis fiunt modo in corporibus humanis.

X.

Multi ex faucibus laborarunt; voces vitiatae.

Quibus caput fua fponte prompte replebatur, his in
praefentia exundantia humorum plenum, in pulmonem
coepit et ventrem per fauces fluxiones demittere. Porro

Ed. Chart. IX. [260. 261.]   Ed. Baf. V. (420.)
δὲ καὶ τὰς φωνὰς ἔφη κακοῦσθαι τοῖς τοιούτοις. ὁρᾶται
γὰρ καὶ τοῦτο συνεχῶς γινόμενον ἐπὶ κατάῤῥοις, ὅταν ἱκανῶς διαβρέξωσι τὰ περὶ τὴν φάρυγγα καὶ τὸν λάρυγγα
χωρία.

ια'.

Καῦσοι φρενιτικοί.

---

[261] *Καῦσοι μὲν ἐγένοντο τῆς χολώδους περιουσίας κατασκηπτούσης εἰς ἧπάρ τε καὶ γαστέρα· φρενιτικοὶ
δ' ἐπὶ κεφαλὴν ἀναφερομένης.*

ιβ'.

Στόματα ἀφθώδεα, αἰδοίοις φύματα, ὀφθαλμίαι, ἄνθρακες.

*Τούτων ἕκαστον τῶν παθῶν γίνεται μὲν καὶ συνήθως
ἄνευ κακοηθείας, ὡς ἐπὶ τῶν ἐρυσιπελάτων ὀλίγον ἔμπροσθεν εἴρηται. γίνεται δὲ καὶ κακοήθως ὥσπερ νῦν,*

---

jure dicit voces etiam his affectas fuiſſe, nempe et hoc
aſſidue fieri videtur in deſtillationibus, ubi abunde fauces et guttur irrigaverint.

XI.

Febres ardentes phreniticae.

Ardentes febres exſtiterunt invadentibus in jecur et
ventrem bilioſis excrementis; phrenitici vero caput petentibus.

XII.

Ora aphthoſa, pudendis tubercula, lippitudines, carbunculi.

Singuli hi affectus fere non ſunt cacoethes, uti de
ſacro igne diximus paulo ante; nonnunquam vero etiam
ſunt cacoethes, uti nunc, quod putridus eſſet, quis ab-

662 ΙΠΠΟΚΡΑΤΟΥΣ ΕΠΙΔΗΜΙΩΝ Γ

Ed. Chart. IX. [261.]   Ed. Baf. V. (420.)
ἐπεὶ σηπεδονώδης ἦν ὁ πλεονάζων χυμός. ἐπὶ πάντων οὖν
ὧν καταλέγει νοσημάτων, ἀεὶ τούτου μοι μέμνησο καὶ μήτ᾽
ἄφθας ἄκουε γεγονέναι τοῖς πάσχουσι μήτ᾽ ἄλλο τι πάθημα κατὰ τὸν συνήθη τρόπον, ἀλλὰ μετὰ τοῦ σήπεσθαι τὰ
μόρια. μέμνησο δὲ καὶ τοῦ κοινοῦ λόγου τοῦδε, τὸν ση-
πεδονώδη χυμὸν ὑπὸ τῆς αὐτῆς καταστάσεως ἅπασι γεννηθέντα καταλαμβάνειν οὐ τὰ αὐτὰ μόρια, διὰ τὸ μηδὲ φύσει πᾶσιν ὡσαύτως ἔχειν ἐν τῇ τοιαύτῃ διαθέσει τὸ πᾶν,
ἀλλ᾽ ἄλλων ἄλλο ἀσθενέστερον. αἱ μὲν οὖν ἄφθαι κατὰ
τὸ στόμα γίνονται συνεχῶς τοῖς παιδίοις, ἕλκωσις ἐπιπολῆς
οὖσαι, διότι τε μαλακώτατα τὰ μόρια πάντ᾽ ἐστὶν αὐτῶν
καὶ οἷον βρυώδη καὶ πρὸς τούτοις ἔτι τὸ στόμα παντάπασιν
ἄηθες ὁμιλίας ἐδεσμάτων τε καὶ πομάτων ὅταν οὖν τὸ
γάλα τῆς τιτθῆς ἔχῃ τινὰ δριμύτητα, τὰς ἄφθας ἐργάζεται
παυομένας ῥᾳδίως, ἐὰν μετρίως στύφῃ τις τὸ στόμα τοῦ
βρέφους. ὅταν δέ τις ἐπιῤῥυῇ μοχθηρὸς χυμός, ἀεὶ κακοήθεις ἄφθαι συνίστανται. τὸ δὲ τῶν ἀνθράκων πάθος
ἀεὶ κινδυνῶδές ἐστιν, ὡς ἂν ὑπὸ μοχθηρῶν γινόμενον χυ-

undabat humor. Quare in omnibus quos recenfet morbis hoc mihi femper memoria teneto, neque aphthas
puta aegros tenuiffe vel quodcunque aliud incommodum
de more, fed fimul cum morborum putredine. Memineris
etiam hanc communem rationem, ab eodem ftatu genitum
omnibus putrem humorem non easdem obfidere partes,
quod nec per naturam omnium in eadem conditione corpus effet eo ftatu, fed effet alia aliis pars infirmior. Aphthae frequentiffime follicitant puerorum ora, quae exul-
cerationes funt in fomno, quia omnia eorum funt mollif-
fima membra et quafi mucofa: infuper os eft omnino
etiamnum infuetum cibariis et poculis. Ubi ergo acri-
monia quapiam lac fit mammae praeditum, aphthas gene-
rat; quae facile fedatur, fi infantis os modice adftringas;
fi vero humor affluat pravus, femper aphthae prodeunt
cacoethes. Jam carbunculorum perpetuo eft periculofus
affectus, nam ex vitiofis conftat humoribus. Quare nunc

μῶν, ὥστε καὶ νῦν εὔλογον ἦν ὀλεθριώτατον αὐτὸ γενέσθαι,
προσλαβὸν τῇ συμφύτῳ κακοηθείᾳ τὴν ἐκ τῆς καταστάσεως.
εἴρηται δ᾽ ἱκανῶς περὶ τῆς τοῦδε τοῦ πάθους γενέσεως,
ἡνίκ᾽ ἐξηγούμην τὴν ἀρχὴν τοῦ δευτέρου τῶν ἐπιδημιῶν.
τὰ δ᾽ ἄλλα τῆς ῥήσεως δῆλα.

ιγ΄.

Κοιλίαι ταραχώδεες, ἀπόσιτοι.

Τοῦ καταῤῥυέντος ἐκ τῆς κεφαλῆς εἰς τὴν φάρυγγα
μοχθηροῦ χυμοῦ, τὸ μὲν εἰς τὸν πνεύμονα χωρῆσαν τὰς
φθινώδεις ἐργάσατο διαθέσεις, τὸ δ᾽ εἰς τὴν κοιλίην ἐνεχθὲν ὑπιὸν κάτω μετὰ δήξεως ἐκτάραξιν αὐτῆς ἐποιεῖτο.
ὅπερ ἐδήλωσε, κοιλίαι ταραχώδεες. ἐν δὲ τῇ διόδῳ τὴν
ὀρεκτικὴν τῶν σιτίων δύναμιν ἐκάκωσε τῆς γαστρὸς κἀντεῦθεν ἀποσιτίαι.

---

erat verifimile, fuiffe perniciofiffimum eum, qui ultra na-
tivam malignitatem, etiam quam ftatus afferebat adjunctam haberet. Verum fatis de hujus eft affectus origine
dictum, cum principium fecundi vulgarium morborum
enarrabam. Reliqua hujus capitis clara funt.

XIII.

Alvi perturbatae, cibos averfabantur.

Ex vitiofo humore, qui a capite defluxerat in fauces, quod in pulmonem invaferat, tabificos conftituebat
affectus. Quod vero in ventrem derivatum erat, quia fubibat mordicando, ventris profluvium concitabat: quod
fignificavit hifce verbis: alvi turbatae. In tranfitu item
ventris facultatem ciborum appetentem afflixit, unde cibos faftidiebant.

664   *ΙΠΠΟΚΡΑΤΟΥΣ ΕΠΙΔΗΜΙΩΝ Γ*

Ed. Chart. IX. [262.]   Ed. Baf. V. (420.)

ιδ´.

[262] *Διψώδεες οἱ μὲν, οἱ δ᾽ οὔ.*

Διὰ πλείους αἰτίας εἰκὸς ἦν οὔτ᾽ ἀδίψους ἅπαντας
οὔτε διψώδεις γενέσθαι. φαίνεται μὲν γὰρ ὑγρότης ἠθροι-
σμένη σηπεδονώδης ἅπασιν, οὐ μὴν ἴση γε τὸ πλῆθος ἢ
ὁμοίως μοχθηρά. τινὰς μὲν οὖν ἀδίψους εἶναι δυνατὸν,
ὥσπερ καὶ τοὺς ἀποσίτους ἐπὶ τῇ βλάβῃ τῆς ὀρεκτικῆς τῶν
πομάτων δυνάμεως. εὔδηλον δ᾽ ὅτι κακίστην οὗτοι διάθεσιν ἴσχον, μήτε κακοήθη αὐτοῖς συῤῥεῖν ὑγρότητα, ὡς μετρίως διψῆν. ἄλλους δὲ διψώδεις εἶναι, συῤῥεούσης εἰς τὴν
γαστέρα τῆς κακοχυμίας, μηδέπω τὸ στόμα αὐτῆς βεβλα-
φυίας ἄχρι τοσούτου, ὡς διεφθάρθαι τὴν ὀρεκτικὴν τῶν
πομάτων δύναμιν.

ιε´.

Οὖρα ταραχώδεα, πολλὰ, κακά.

XIV.

Hi quidem fiticulofi erant, illi vero minime.

Pluribus de caufis nec fiti caruiffe omnes nec fuiffe
fitibundos probabile eft. Videtur humiditas omnibus putredinofa fuiffe collecta, verum non pari quantitate aut
aeque prava. Quamobrem fieri potuit, aliquos non fitire,
ut illi, qui cibum faftidiebant ob facultatis potus appe-
tendi offenfam; liquet autem peffimam fuiffe horum affectionem, nec malignam illis humiditatem in ventrem
confluxiffe; alios vero fitibundos fuiffe, quod conflueret
in ventrem vitiofus humor, nec dum adeo laefiffet ejus
os, ut potionis appetens facultas jam corrupta effet.

XV.

Urinae turbatae, copiofae, pravae.

Τὰ μὲν οὖρα ταραχώδη γεγονέναι κατὰ τὸν αὐτὸν τρόπον ἄκουε καθ᾽ ὃν ὀλίγον ἔμπροσθεν ἤκουες αὐτοῦ κοιλίαι
ταραχώδεες εἰπόντος. ὅσοις γὰρ ἔρρεψεν ἐπὶ νεφροὺς ἡ
κακοχυμία, τούτοις ἀναγκαῖον ἦν οὖρα ταραχώδεα γίνεσθαι,
τουτέστι μετὰ δήξεως καὶ πόνων διεξόντα.   τὸ δ᾽ ἐφεξῆς
αὐτῷ γεγραμμένον, πολλὰ, κακὰ, δυνατὸν μέν ἐστι καὶ περὶ
τῶν οὔρων εἰρῆσθαι, δυνατὸν δὲ καὶ αὐτὸ καθ᾽ ἑαυτὸ, δι᾽
ἑνὸς λόγου τοῦδε, πλῆθός τι συμπτωμάτων μοχθηρῶν ἐν-
δεικνυμένου γενέσθαι τοῖς τότε νοσοῦσι.

———

ιστ΄.

Κωματώδεες ἐπὶ πολὺ καὶ πάλιν ἄγρυπνοι.

Τὸ μὲν ἄμικτον ἀγρυπνίᾳ κῶμα δι᾽ ὑγρότητα καὶ
ψύξιν ἔμαθες ἐγκεφάλου γίνεσθαι· τὴν δ᾽ ἄμικτον ἀγρυπνίαν
κώματι διὰ ξηρότητα καὶ θερμότητα. νῦν οὖν αὐξηθέν-
των τῶν χυμῶν, ὑγρότητα μὲν ἐπιπολοῦσαν ἐχόντων, οὐ
μὲν δή γε δριμεῖαν ἅπασαν. ἡ μὲν ὑγρότης τὴν κωματώδη

———

Lotia fuiffe turbata ita accipe, ut dudum cum diceret alvi turbatae; nam ad renes quibus vitiatus humor
defluxit, his neceffario lotia turbabantur, hoc eft cum
mordicatione et dolore pertranfibant. Quod huic eft anne-
xum, *multa, mala,* poteft etiam de lotiis dictum effe; poteft
etiam ipfum feorfum, ut una hac oratione multitudinem
indicet fymptomatum pravorum fuiffe; et id temporis
aegrotantes affectus.

———

XVI.

Comatofi plurimum; rurfumque pervigiles.

Coma vigiliis vacans ab humiditate didicifti et refri-
geratione fieri cerebri: vigilias comati non commiftas a
ficcitate et calore. Nunc ergo cum qui increviffent
humores, humiditatem obtinerent exuperantem, verum
non eam tamen univerfam acrem, humiditas comatofum

666 ΙΠΠΟΚΡΑΤΟΥΣ ΕΠΙΔΗΜΙΩΝ Γ

Ed. Chart. IX. [262. 263.]　　　　Ed. Baf. V. (420.)
διάθεσιν, ἡ δ᾽ ἐκ τοῦ σήπεσθαι δριμύτης τὴν ἀγρυπνίαν
εἰργάσατο, τῶν ἐναντίων συμπτωμάτων ἐπ᾽ ἐναντίοις αἰτίοις
εὐλόγως γινομένων.

___

ιζ'.

[263] Ἀκρισίαι πολλαί· τὰ δὲ δύσκριτα.

___

Διὰ τὴν κακοχυμίαν ἔνια μὲν τῶν νοσημάτων οὐδ᾽
ὅλως ἐκρίνετο, τινὰ δὲ μοχθηρῶς.

___

ιη'.

Ὕδρωπες.

___

Καὶ τοῦτο τὸ πάθημα γίνεσθαί φησιν ἐνίοις ἐκ τῆς
περιουσίας τῶν μοχθηρῶν ὑγρῶν. ἅπαν γὰρ αὕτη νόσημα
δύναται γεννᾶν ἄλλο κατ᾽ ἄλλο σῶμα, παρά τε τὰς φυσικὰς
αὐτῶν διαφορὰς καὶ τὴν τῆς διαίτης ἀνομοιότητα, καθάπερ
ὀλίγον ἔμπροσθεν εἴρηται.

___

affectum, acredo ex putredine induxit vigilias. Itaque
caufae contrariae contraria merito fymptomata peperere.

XVII.

Acrifiae multae aut perardua judicia.

___

Quae erat humoris vitiofitas, quidam morbi haudquaquam decreverunt, aliqui prave.

XVIII.

Hydropes.

___

Vel hoc pathema quosdam dicit ex abundantia pravorum humorum affeciffe. Omnem enim haec poteft morbum concitare, alium alio in corpore, pro eorum naturalibus differentiis et vivendi diffimili ratione, ut paulo
ante eft dictum.

___

ΚΑΙ ΓΑΛΗΝΟΥ ΕΙΣ ΑΥΤΟ ΥΠΟΜΝΗΜΑ Γ. 667

Ed. Chart. IX. [263.]   Ed. Baf. V. (420. 421.)
ιθ'.

Φθινώδεες πολλοί.

(421) Εἴλεκταί μοι καὶ πρόσθεν ὡς τὸ καταρρυὲν
ἐκ τῆς κεφαλῆς εἰς τὴν φάρυγγα διὰ τοῦ λάρυγγος εἰς τὴν
τραχεῖαν ἀρτηρίαν καὶ τὸν πνεύμονα ἀφικόμενον τὰς τοιαύτας διαθέσεις εἰργάσατο.

κ'.

Τὰ μὲν ἐπιδημήσαντα νοσήματα ταῦτα.

Τῶν ἐπιδημιῶν νοσημάτων ἕν τι καὶ τὸ λοιμῶδές
ἐστιν, ὡς κἀν τῷ περὶ διαίτης ὀξέων ἐλέγετο. ὅταν γὰρ
μὴ λοιμώδεος νόσου τρόπος τις κοινὸς ἐπιδημήσῃ, ἀλλὰ
σποράδες ἔωσιν αἱ νοῦσοι. οὐ γὰρ δὴ νοσήματός γέ τινος
ὄνομά ἐστιν ἐπίδημον ἢ λοιμῶδες, ἀλλ' ὅ τί περ ἂν πολλοῖς
ἐν ἑνὶ γένηται χωρίῳ, τοῦτο ἐπίδημον ὀνομάζεται. προσελθόντος δ' αὐτῷ τοῦ πολλοὺς ἀναιρεῖν, λοιμὸς γίνεται.

XIX.

Tabidi multi.

Retuli etiam fupra, quod ex capite in fauces defluxerat, ubi per guttur in afperam arteriam et pulmonem
veniffet, ejuscemodi vitia produxiffe.

XX.

Atque hi quidem morbi funt, qui in vulgus graffabantur.

Unus de vulgaribus morbis et ipfe peftilens eft, ut
in libro quoque de victus genere acutorum dictum eft his
verbis: Nam fi quando nulla morbi peftilentis forma communis vulgetur, caeterum difperfi fint morbi. Neque enim
certi eft morbi nomen vulgare vel peftilens, caeterum quicunque uno in loco multo fimul invaferit, vulgaris hic
vocatur; qui fimul fi hoc habeat, ut multos perimat, peftis eft.

668 ΙΠΠΟΚΡΑΤΟΥΣ ΕΠΙΔΗΜΙΩΝ Γ

Ed. Chart. IX. [264.]   Ed. Baſ. V. (421.)

κα'.

[264] Ἑκάστου δὲ τῶν ὑπογεγραμμένων ἰδεῶν ἦσαν οἱ
κάμνοντες καὶ θνήσκοντες πολλοὶ, συνέπιπτε δ᾽ ἐφ᾽ ἑκά-
στοισι τούτων ὧδε.

_____

Ἐκ μὲν τοῦ φάναι καὶ ἔθνησκον πολλοὶ, λοιμώδη τὰ
ἐπιδημήσαντα νοσήματα γεγονέναι δηλοῖ, πολυειδῶν δὲ αὐτῶν γενομένων, ὑπὲρ ἑκάστου κατὰ μόνας εἰπεῖν ἐπαγγέλλεται διὰ τῶν ἐφεξῆς.

_____

κβ'.

Πολλοῖς μὲν τὸ ἐρυσίπελας μετὰ προφάσιος ἐπὶ τοῖσι τυ-
χοῦσι καὶ πάνυ ἐπὶ σμικροῖσι τρωματίοισιν ἐφ᾽ ὅλῳ τῷ
σώματι, μάλιστα δὲ τοῖς περὶ ἑξήκοντα ἔτεα περὶ κεφαλὴν, εἰ καὶ σμικρὸν ἀμελ̄ηθείη· πολλοῖσι δὲ καὶ ἐν
θεραπείαις ἐοῦσι μεγάλαι φλεγμοναὶ ἐγίνοντο καὶ τὸ ἐρυσίπελας πολὺ ταχὺ πάντοθεν ἐπενέμετο.

_____

XXI.

*Ex delineatorum generum unoquoque multi laborabant ac
moriebantur, eorumque ſingulis hunc in modum accidit.*

_____

Cum dicit et complures moriebantur, peſtilentes fuiſſe
morbos qui vulgarentur demonſtrat. Qui, quando diverſi fuerunt, de ſingulis ſeparatim infra ſe acturum promittit.

_____

XXII.

*Multis equidem eryſipelas cum cauſis ex vulgaribus val-
deque parvulis ulcuſculis in toto corpore, maximeque
ſexagenariis circum caput effloruit, ſi quoque paululum
negligeretur. Multis autem etiam inter curationes magnae inflammationes oriebantur et eryſipelas admodum
celeriter undique populabatur.*

_____

Οὗ πρῶτου πάντως ἐμνημόνευσε πάθους, εἰκότως καὶ
νῦν πρώτου γράφει τὰς κατὰ μέρος διαφοράς. ἐνίοις μὲν
αὐτὸ γίνεσθαι λέγων ἐπὶ μικραῖς ἀφορμαῖς, ἃς προφάσεις
ὠνόμασεν, ἐνίοις δ᾽ ἐν θεραπείαις οὖσι μεγάλας τε φλεγμονὰς ἀκολουθῆσαι, ὡς νενόμενον ἐπὶ πολὺ τὸ ἐρυσίπελας.
τοῖς πλείοσι δὲ περὶ τὴν κεφαλὴν τοῦτο συμβῆναι, διὰ τὸ
πληρωθῆναι μάλιστα ταύτην ἐν ταῖς νοτίοις τε καὶ θερμαῖς
ἀπνοίαις. τὸ δὲ τοῖς ἑξηκονταετέσιν αὐτὸ γενέσθαι μᾶλλον
αἰτίαν ἔχει τήνδε. τὸ περιϊστάμενον ἔξωθεν παρὰ φύσιν
θερμὸν αἴτιον ἐγένετο τοῦ σαπῆναι τοῖς ἐν τῷ σώματι
χυμοὺς, ὡς τό γ᾽ ἐν ἡμῖν θερμὸν, ὅταν ἀκριβῶς φυλάττῃ
τὴν κατὰ φύσιν ἑαυτοῦ κρᾶσιν, αἷμα τῶν ἄλλων χυμῶν
ἐργάζεται πλέον, ὅταν δ᾽ ἐπὶ τὸ πυρωδέστερον ἐκτραπῇ, τὴν
ὠχράν τε καὶ ξανθὴν χολήν. τὸ δ᾽ ἔξωθεν θερμὸν αἴτιόν
ἐστι σηπεδόνος χυμῶν. ὕλη μὲν γάρ ἐστιν ἡ ὑγρότης, αἰτία δὲ δραστικὴ τὸ παρὰ φύσιν θερμόν. οἱ τοίνυν γέροντες
ὑγρότητας μὲν ἀθροίζοντες ἀεὶ περιττὰς, διὰ τὴν ἀσθένειαν
τῆς φύσεως, προσλαβόντες δὲ καὶ τὴν ἐκ τοῦ περιέχοντος

Cujus prae omnibus meminit primi pathematis, jure
nunc primi etiam fingulas reddit differentias; quod accidiffe quibusdam dicit parvis de caufis, quas vocavit occafiones; et multos qui a medicis curabantur, magnas effe
inflammationes confecutas, quo facer ignis fcilicet plurimum depafceretur. Plurimis jam caput hunc follicitaffe,
quando repletum hoc maxime in auftrinis effet et calidis
ventorum tranquillitatibus. Cur autem et fexagenarios
hic praeter caeteros tentaret, hoc in caufa eft. Foris
ambiens praeter naturam calor caufa, quamobrem corporis
putrefcerent humores, fuit; ficut nativus calor, ubi fuum
nativum exacte temperamentum fervat, plus aliis humoribus fanguinis efficit; qnando vero in magis igneum
verfus fuerit, pallidam et flavam bilem. At calor externus putredinis auctor humorum eft; nam materia quidem
humiditas eft, caufa efficiens calor praeter naturam. Quare
fenes, qui fuperfluas femper humiditates ob naturae imbecillitatem coacervant, ut his acceffit aëris calor ex illa

θερμότητα, διὰ τὴν γενομένην τότε κατάστασιν εὐαλωτότε-
ροι τῶν νέων ἐγένοντο τῇ σηπεδονώδει φθορᾷ τῶν χυμῶν.

κγ'.

[265] Τοῖσι μὲν οὖν πλείστοισιν αὐτέων ἀποστάσιες ἐς
ἐμπυήματα ξυνέπιπτον, σαρκῶν τε καὶ ὀστέων καὶ νεύρων ἐκπτώματα μεγάλα.

Τὴν κακοήθειαν τοῦ πλεονάσαντος χυμοῦ διὰ τοῦ με-
γέθους τῆς σήψεως συνέστηκε καὶ τοῖς εἰρημένοις ἐφεξῆς
συνάπτων ἐρεῖ·

κδ'.

Ἦν δὲ καὶ τὸ ῥεῦμα συνιστάμενον, οὐ πύῳ ἴκελον, ἀλλὰ
σηπεδών τις ἄλλη καὶ ῥεῦμα πολὺ καὶ ποικίλον.

Αὐτὸς ἐδήλωσέ σοι σαφῶς, ὅπερ ἤδη πολλάκις ἡμεῖς
ἔμπροσθεν εἴπομεν, ὡς οἱ ἐν τῷ σώματι χυμοὶ διὰ τὴν

affectus tempeſtate, humorum putredinoſae corruptioni
fuerunt juvenibus opportuniores.

XXIII.

Plurimis igitur ipſorum abſceſſus in empyemate concide-
runt; tum carnium tum oſſium et nervorum prolapſus
magni.

Malignitas abundantis humoris ex magnitudine conſtitit putredinis, atque dictis ſubtexens dicit:

XXIV.

Erat autem rheuma conſiſtens, non puri ſimile, verum
quiddam aliud et fluxio copioſa et varia.

Hippocrates aperte tibi indicavit, quod nos ſaepe jam
diximus, corporis humores propter humiditatem et aëris

ὑγρότητά τε καὶ ἄπνοιαν τοῦ περιέχοντος ἐσήποντο, καὶ διὰ
τοῦτο πῦον μὲν οὐκ ἐγεννᾶτο, διεσήπετο δ᾽ ὑπὸ τῶν μοχθηρῶν χυμῶν ὑγρῶν τὰ στερεά. ποικίλον δ᾽ εἶναι τὸ ῥεῦμα
διὰ τὴν τῶν σηπομένων διαφθορὰν εὔλογον. ὑπὸ γὰρ κοινῆς αἰτίας τῆς σηπεδόνος ἕκαστον τῶν σηπομένων ἴδιον
εἶδος ἴσχει τῆς διαφθορᾶς.

κέ.

Οἷσι μὲν οὖν περὶ τὴν κεφαλὴν τούτων τε ξυμπίπτει γίνεσθαι, μάδισίς τε ὅλης τῆς κεφαλῆς ἐγίνετο καὶ τοῦ γενείου καὶ ὀστέων ψιλώματα καὶ κοπώματα καὶ πολλὰ ῥεύματα. ἐν πυρετοῖσι δὲ ταῦτα καὶ ἄνευ πυρετῶν· ἦν δὲ
ταῦτα φοβερώτερα ἢ κακίω. οἷσι γὰρ εἰς ἐμπύημα ὁ
τῶν τοιούτων ἀφίκοιτο πεπασμός, οἱ πλεῖστοι τούτων
ἐσώζοντο. οἷσι δ᾽ ἡ μὲν φλεγμονὴ καὶ τὸ ἐρυσίπελας
ἀπέλθοι, τοιαύτην δ᾽ ἀπόστασιν μηδεμίαν ποιήσαιτο,
τούτων ἀπώλλυντο πουλοί. ὁμοίως δὲ καὶ ἄλλῃ τοῦ σώματος πλανηθῇ, ξυνέπιπτε ταῦτα. πολλοῖσι μὲν γὰρ

---

tranquillitatem eomputruiſſe, atque idcirco pus non gene-
ravit. Computreſcebant vero ob pravos humidos humores ſolidae partes. At variam eſſe fluxionem propter putreſcentium diverſitatem ratio erat, nam a communi putredinis cauſa ſingula putreſcentia peculiarem obtinent
corruptionis ſpeciem.

XXV.

Quibus itaque circum caput hujusmodi aliquid fieri contingit, totius capitis et mentis glabrationes oſſiumque
denudationes et prolapſus acciderunt, multaeque fluxiones. Et haec tum in febribus tum citra febres aderant. Atque iſta plus terroris quam periculi denunciant. Quibus namque ad ſuppurationem talium maturatio devenit, eorum plerique ſuperſtites evadebant. A
quibus vero inflammatio quidem aut eryſipelas receſſerit,
nullumque hujusmodi abſceſſum creaverit, eorum multi
perierunt. Similiter quoque et quacunque corporis parte

672 ΙΠΠΟΚΡΑΤΟΥΣ ΕΠΙΔΗΜΙΩΝ Γ

Ed. Chart. IX. [265. 266.]   Ed. Baf. V. (421. 422.)

βραχίων καὶ πῆχυς ὅλος περιεῤῥύη, οἷσι δὲ τὰ πλευρὰ
ταῦτ᾽ ἐκακοῦτο ἢ τῶν ἔμπροσθέν τι ἢ τῶν ὄπισθεν, οἷσι
δ᾽ ὅλος μηρὸς ἢ τὰ περὶ κνήμην ἀπεψιλοῦτο καὶ ποὺς
ὅλος.

_____

Ἡ σηπεδὼν τῶν ὑγρῶν ἔργον ἔχουσα κοινὸν ἐκεῖνα
τῶν σωμάτων φθείρειν, εἰς ἅπερ ἂν κατασκήψῃ, φοβερωτέ-
ραν εἶχε φαντασίαν ἐν τοῖς περὶ κεφαλὴν μορίοις, [266]
διὰ τὸ κἂν βραχὺ τὴν παρὰ φύσιν ἐνταῦθα παραλλαχθείη,
πλέον γίνεσθαι τὸ αἶσχος ἢ κατὰ τὰ ἄλλα μόρια μεγάλην
ἐκτροπὴν εἰς τὸ παρὰ φύσιν ἔχοντα. μηροῦ μὲν γὰρ ἢ
βραχίονος ἢ κνήμης ἢ πήχεως ἀποῤῥυὲν δέρμα μικροτέραν
ἔχει φαντασίαν, εἰ δὲ τῆς κεφαλῆς συναποπέσοιεν αἱ τρίχες τῷ δέρματι καὶ πολὺ μᾶλλον ἢ τοῦ γενείου σὺν αὐταῖς,
ἡ μὲν φαντασία τοῦ πάθους γίνεται μεγάλη, ὁ κίνδυνος δ᾽
ἧττον ἢ εἰ περὶ αἰδοῖα συμβαίη τὸ τοιοῦτον πάθος ἢ λάρυγγα καὶ θώρακα καί τι τῶν κυρίων. (422) οὐ μόνον
δὲ τὰ περὶ τὴν κεφαλὴν οὕτως γινόμενα φοβερὰ μᾶλλον ἦν

_____

oberrarunt, ifta contigerunt. Multis fiquidem brachium
ac totus decubitus defluxerunt. Nonnullis vero ifta la-
tera male vexabant aut anteriorum aut pofteriorum aliquod. Quibusdam vero totum femur aut tibia aut pes
totus denudabatur.

_____

Humorum putredo cujus eft commune munus, ut illas partes, in quas impingat, corrumpat, terribiliorem in
capitis partibus fpeciem praebuit, propterea quod licet
vel paululum de natura hic deflectant, major fiat fugilla-
tio, quam caeteris in partibus multum a natura diverten-
tibus. Nam a femore vel brachio vel tibia vel cubito
fi cutis recefferit, minorem praebet mali fpeciem. At fi
capitis una cum cute crines defluxerint, atque adeo menti
cum illis vitii fit facies magna, periculum vero minus
quam fi is pudenda affectus teneat aut guttur aut thoracem aut aliam principalem partem. Neque tamen, quae
caput ita tentabant, formidabilia magis erant quam pe-

ἢ κακίω, ἀλλὰ καὶ καθ᾿ ὁτιοῦν ἄλλο μέρος οὕτως ἐκπίπτοντα.
κακίω γὰρ ἦν ἐφ᾿ ὧν ἀπέστησεν εἰς τὸ βάθος ὁ τὸ ἐρυσίπελας ἐργαζόμενος χυμός, ἐπειδὴ πρὸς τὰ σπλάγχνα καὶ
πρὸς τὰ κύρια μέρη χωρῶν ἅμα τοῖς ἄλλοις συμπτώμασι
καὶ πυρετοὺς ὀξεῖς ἐγέννα. τινὲς μέντοι τῶν ἐπιπολῆς
ἐχόντων τὴν τοιαύτην σηπεδόνα καὶ χωρὶς πυρετῶν διε-
φθάρησαν τὰ μόρια καί τινες αὐτῶν διὰ τοῦτ᾿ ἐσώθησαν,
ἐκκριθείσης τῆς κακοχυμίας διὰ τῶν μορίων ὧν αὕτη διέ-
σηψεν. ἐπλανᾶτο γὰρ, ὡς αὐτὸς ὠνόμασε, δι᾿ ὅλου τοῦ
σώματος τὸ ῥεῦμα, τουτέστιν ἀλόγοις καὶ ἀτάκτως καὶ ὡς
ἔτυχεν ἐφέρετο, μηδὲ προγνῶναί τινος ἰατροῦ δυναμένου
τεχνικῶς ἐς ὅ τι κατασκήψειεν.

κστ'.

Ἦν δὲ πάντων χαλεπώτατον τοιούτων ὅτε περὶ ἥβην καὶ
αἰδοῖα γένοιτο.

---

jora; verum etiam quae cuilibet aliarum partium decide-
bant. Pejora enim erant in quibus in profundum fecef-
fit humor ignem facrum efficiens, quum in vifcera fe et
principes partes conferens praeter alia fymptomata febres etiam acutas generabat: quibusdam tamen, quibus in
fuperficie erat ejusmodi putredo, partes etiam citra febres
marcefcebant; quorum quidam hac de re praecipue incolumes evaferunt, vitiofis humoribus fimul cum ipfis partibus, quas ii putrefecerant, emiffis. Oberrabat enim, ut
ipfe vocavit, per totum corpus, hoc eft nulloque ordine
et cafu vagabantur, ut praefagire medicus arte, quo effet
decubitura, non valeret.

XXVI.

*Hujusmodi autem omnium graviffimum erat, quum pu-
bem ac pudenda obfiderent.*

674　　　ΙΠΠΟΚΡΑΤΟΥΣ ΕΠΙΔΗΜΙΩΝ Γ

Ed. Chart. IX. [266.]　　　　　　　　Ed. Baf. V. (422.)

Καὶ χωρὶς λοιμώδους καταστάσεως, ὅταν ἐν τούτοις
τοῖς χωρίοις ἤτοι φλεγμονή τις ἢ ἐρυσίπελας γένηται,
ῥᾷστά τε σήπεται καὶ συμπαθείας ἐργάζεται τῶν ὑπερκειμένων μορίων. διὸ καὶ πολλάκις ἀναγκαζόμεθα μετὰ τὸ
περικόψαι τὰ σεσηπότα τὴν χώραν ἐκκαίειν. οὐδὲν οὖν
θαυμασιὸν, τοιαύτης καταστάσεως γινομένης ὡς καὶ βραχίονα καὶ πῆχυν καὶ μηρὸν καὶ κνήμην πλευράν τε καὶ κεφαλὴν διασήπειν, ἐπὶ πλεῖστον ἥκειν κακώσεως τὰ περὶ
αἰδοῖα.

κζ′.

Τὰ μὲν περὶ ἕλκεα καὶ μετὰ προφάσιος τοιαῦτα.

Ἄχρι τοῦ νῦν ὁ λόγος αὐτῷ γέγονε περὶ τῶν ἐρυσιπελάτων, ὅσα δ᾽ ἕλκωσιν ἤ τι μικρὸν οὕτως ἄλλο τῶν ἔξωθεν αἰτίων συνέστη. ἐφεξῆς δὲ περὶ τῶν ἄνευ τοιαύτης
αἰτίας γενομένων ποιήσεται τὸν λόγον.

Etiam abfque peftilente ftatu, ubi has regiones inflammatio vel facer ignis obfederit, facillime putrefcunt,
unaque partes fuperiores afficiunt. Unde nobis eft valde neceffe, ut putrida praecidamus, locum veluti radicem inu-
rere. Nihil habet ergo admirationis ubi is effet ftatus, ut
brachium, cubitus, femur, tibia, latus, caput computre-
fcant, fi plurimum offendantur pudenda.

XXVII.

*Atque ea fuit eorum quae cum ulcere aut caufa externa
contigerunt conditio.*

Hactenus verba de facro igne fecit, qui ex ulcere
aliamve ita parvam ob caufam externam conftitit. Poft-
hac de iis quae fine tali caufa inciderunt tractabit.

κή.

[267] *Πολλοῖσι δ᾽ ἐν πυρετοῖσι καὶ πρὸ πυρετοῦ καὶ ἐπὶ*
πυρετῷ συνέπιπτεν.

Οὐδὲ δι᾽ ἕλκος τούτοις, ἤτοι τῶν ἔξωθεν αἰτίων τῶν
προφανῶν, ἀλλ᾽ ὡς εἰώθαμεν λέγειν, αὐτόματος ἡ γένεσις
ἀπήντησε τῶν ἐρυσιπελάτων, ἐνίοις μὲν ἅμα πυρετοῖς εἰσ-
βάλλων, ἐνίοις δ᾽ ἀκολουθησάντων πυρετῶν ἢ προγενομένων
αὐτῶν.

κθ'.

Ἦν δὲ καὶ τούτων ὅσα μὲν ἀπόστασιν ποιήσαιτο διὰ τοῦ
ἐμπυήματος ἢ κατὰ κοιλίην ταραχή τις ἐπίκαιρος ἢ χρηστῶν οὔρων διάδοσις γένοιτο, διὰ τούτων λελύσθαι. οἷσι
δὲ μηδὲν τούτων συμπίπτοι, ἀσήμως δ᾽ ἀφανιζομένων
θανατώδεα γίνεσθαι.

Ἐῤῥέθη καὶ μικρὸν ἔμπροσθεν ἡ αἰτία τοῦ σώζεσθαι

XXVIII.

Multis autem in febribus aut ante febrem aut a febre
contigerunt.

Non ob ulcus his aut alia de caufa externa, quae
fit manifefta, fed ut confuevimus dicere, fua fponte provenit facer ignis; atque partim fimul cum febre invade-
bat, partim quum febres aut confequutae funt aut praecefferunt.

XXIX.

At inter ea quae abfceffum feciffent, per fuppurationem
aut infignis quaedam alvi perturbatio aut probarum
urinarum transmiffio exftitiffet, per haec folvebantur.
Quibus autem nihil horum accidiffet, verum citra figni-
ficationem evanefcerent, mortem inferebant.

Paulo ante etiam caufa reddita eft, cur fuperftites

μᾶλλον οἷσιν ἡ κακοχυμία διά τινος μορίου σαπέντος ἄμ'
ἐκείνῳ συνέπεσε τοῦ σώματος. εὔδηλον δ' ὅτι καὶ διὰ γαστρὸς καὶ οὔρων ἐκκαθαρθεῖσα δυσχέρειαν μὲν εἰργάζετο
καὶ τὰς ἀποκρίσεις, ὠφέλει δὲ τὸ σύμπαν σῶμα.

λ'.

Πολὺ μὲν οὖν τοῖσι πλείστοισι συνέπιπτε τὰ περὶ τὸ ἐρυσίπελας τοῦ ἦρος, παρείπετο δὲ καὶ διὰ θέρεος καὶ ὑπὸ
φθινόπωρον.

Ἐγέννησε μὲν, ὡς ἔφην, τὴν κακοχυμίαν ἡ δυσδιάπνευ-
στος κατάστασις ὑγρὰ καὶ θερμὴ καὶ ἄπνους γενομένη.
κατέσχον δ' αὐτὴν ἐν τῷ σώματι τὰ ψύχη. καθάπερ εἴρηται κἂν τῇ πρώτῃ καταστάσει τοῦ πρώτου τῶν ἐπιδημιῶν.
εἰκότως οὖν ἤρξατο ποικίλα νοσήματα τὰ μικρὸν ἔμπροσθεν εἰρημένα, νυνὶ δ' ὁ λόγος αὐτῷ περὶ τῶν ἐρυσιπελάτων ἐστί. ταῦτα γὰρ πάντων πρῶτα γενόμενα πρῶτα καὶ
κατὰ τὴν διήγησιν ἔγραψε. τούτων οὖν, φησὶ, τῶν ἐρυσι-

effent magis quibus per putridam partem malus humor
una cum illa de corpore decideret. Nec eft obfcurum
quin fi et per ventrem et urinas expurgatus fuiffet, moleftus, dum excerneretur, fuerit; profuerit tamen univerfo
corpori.

XXX.

*Vere longe plurimos exercebant facri ignes, tenebantque
fub aeftatem et fub autumnum.*

Genuit quidem, ut dixi, vitiofos humores ftatus difficulter transfpirans, qui humidus calidusque erat et
ventis carebat, quos in corpore frigora concluferunt, ut
etiam in primi libri vulgarium morborum prima tempeftate eft dictum. Merito itaque vere varii morbi inceperunt paulo ante commemorati: nam hoc loco illi eft de
facro igni fermo: quem, quando emicuit primus, primum
quoque defcripfit. Itaque de his, inquit, facris ignibus,

πελάτων ἐν ἀρχῇ τοῦ ἦρος γενομένων ἔνια παρέμεινε διὰ
θέρους καὶ φθινοπώρου. δυνατὸν δ᾽ ὂν ἀκοῦσαι ἑκατέρως, τοῦ
παρείπετο δὲ καὶ διὰ θέρεος καὶ ὑπὸ φθινόπωρον ἐπὶ τῶν
γενομένων ἐρυσιπελάτων, ἐπί τε τῶν αὐ- [268] τόθεν γενομένων, τὴν ὕπαρξιν παραμείνασαν ἐνίοις ἄχρι τοῦ φθινοπώρου
νοήσομεν τῶν τε γενομένων τὴν γένεσιν, ὡς ἄλλων μέν τινων ἐν ἦρι γενομένων καὶ παυσαμένων, ἄλλων δ᾽ ἐν θέρει
γενομένων. ὡσαύτως δὲ καὶ κατὰ τὸ φθινόπωρον ἄμεινον
ἀκοῦσαι κατὰ τὸ δεύτερον τοῦτο σημαινόμενον. οὐ γὰρ εὔλογον ἐν ἀρχῇ τοῦ ἦρος συστὰν ἐρυσίπελας ἄχρι φθινοπώρου παραμεῖναι. πάντως γὰρ ἂν ἀνεῖλεν ἐν τῷ μεταξὺ
τὸν ἄνθρωπον, εἰ πάνυ κακόηθες ἦν, ἢ δι᾽ αὐτῶν τῶν σηπομένων μορίων ἐκκαθαρθείσης τῆς σηπεδόνος ἐπαύσατο.

λα΄.

Πολλοὶ ταραχῇ τισὶ καὶ τὰ περὶ φάρυγγα φύματα καὶ φλε-
γμοναὶ γλώσσης καὶ τὰ παρ᾽ ὀδόντας ἀποστήματα.

qui inceſſerunt initio veris, quidam totam aeſtatem dura-
verunt et autumnum.   Quum autem utroque modo haec
verba intelligi poſſent,   tenebantque aeſtate et ſub autumnum et quod quamvis ipſi in vere generarentur, eorum
tamen ſubſiſtentia ad autumnum duraret: et quod quum
adhuc generarentur, eorum generatio usque ad autumnum
duraret: ita ut alii quidem vere generarentur ac deſinerent, alii aeſtate, alii itidem autumno generarentur ac
deſinerent, rectius ſecunda hac ſignificatione accipias. Neque enim rationi conſentaneum eſt ineunte vere natum
ad autumnum uſque productum eſſe ſacrum ignem. Omnino
enim interea hominem interemit, ſi magnopere eſſet ca-
coëthes, vel per putreſcentes partes putredine expurgata
difcuſſus ſit.

XXXI.

Nonnullis multa erat turbatio tuberculaque ad fauces,
linguae inflammationes, abſceſſusque ſecundum dentes.

Τὰ παθήματα τῶν μορίων διεξέρχεται κατὰ τόνδε τὸν
λόγον, ὧν ἔμπροσθεν οὐκ ἐμνημόνευσε.

λβ'.

Φωναί τε πολλοῖς ἐπεσήμαινον κακούμεναι καὶ κατειλοῦσαι.
πρῶτον μὲν τοῖσι φθινώδεσιν ἀρχομένοισιν, ἀτὰρ καὶ
τοῖσι καυσώδεσι καὶ τοῖσι φρενιτικοῖσιν.

Ἐγὼ μὲν καὶ τὸ γεγραμμένον ἔμπροσθεν ἐπὶ τοῦ δω-
δεκάτου κατὰ τὴν τάξιν ἀρρώστου, καθ' ὃν οὕτως ἔφη, δεξιῷ
ἴλλαινεν, ὑπόπτευον ὡς παρεγγεγραμμένον. ὁ γάρ τοι τοῦ
Ἡρακλείδου υἱὸς Ἱπποκράτης, οὗ καὶ τοὺς ἀφορισμοὺς
καὶ τὸ προγνωστικὸν εἶναί φασι, φαίνεται συνηθεστάτοις
τε καὶ διὰ τοῦτο σαφέσι τοῖς ὀνόμασι κεχρημένος, ἃ καλεῖν ἔθος ἐστὶ τοῖς ῥητορικοῖς πολιτικά. τὸ δ' ἰλλαίνειν
οὐ τοιοῦτον καὶ πολύ γε μᾶλλον αὐτοῦ τὸ κατιλλαίνειν ἢ
κατιλλαίνουσαι καὶ μάλιστά γε ἐπὶ τῶν φωνῶν, οὐκ ἐπὶ τῶν
βλεφάρων λεγόμενον, καὶ πρὸς τούτοις ἔτι διὰ τὸν χαρακτῆρα

Affectus hoc loco perfequitur partium, de quibus antea non meminit.

XXXII.

*Vocesque multis innotefcebant male affectae ac interce-
ptae, primum quidem tabidis incipientibus et febre ardente et phrenitide laborantibus.*

Equidem etiam quod eft fupra in aegro qui ordine
eft undecimus fcriptum, ubi fic ait: δεξιῷ ἴλλαινεν, (quod
nos, dexter oculus erat diftortus, vertimus) fufpicabar
efle ab alio inductum. Etenim Heraclidis filius Hippocrates, cujus etiam aphorifmos efle et praefagia autumant,
ufitatiffimis efle ufus et proinde claris vocabulis videtur,
quae vocare rhetorici civilia folent: at vero ἰλλαίνειν
non eft iftius generis, eoque minus κατιλλαίνειν vel κατιλλαίνουσαι, maxime quum de voce, non de palpebris
dicitur.   Ad haec propter dictionis formam, quae activa,

Ed. Chart. IX. [268. 269.]   **Ed. Baf. V. (422. 423.)**
τῆς λέξεως, ἐνεργητικὸν οὐ παθητικὸν ὄντα. βέλτιον γὰρ
ἦν, εἴπερ ὅλως ἐπὶ τῆς φωνῆς ἐβούλετο χρήσασθαι τοιαύτῃ
προσηγορίᾳ, κατειλούμεναι γράφειν, οὐ κατειλοῦσαι, καὶ πολύ
γε βέλτιον τούτου τὸ κατιλλαινόμεναι. περὶ γὰρ τὸ ἰλλαίνειν ἡ μετοχὴ κατὰ τοιοῦτον εἰρήσεται τύπον. ὀνομάζω δὲ
νῦν δηλονότι μετοχὴ κατὰ τὸ τῶν γραμματικῶν ἔθος, ἀδια-
νόητον δέ ἐστιν ἐπὶ τῶν φωνῶν λεγόμενον τὸ κατειλοῦσαι,
καθάπερ ἔνιοι τῶν ἐξηγητῶν ἀκοῦσαι ἡμᾶς (423) ἐθέλη-
σαν, ὡς ἐγκειμένου τοῦ ἰλλαίνειν ὀνόματος ὡς τὸ διαστρέφειν. τὸ γὰρ κατειλοῦσαι τὸ διαστρέφουσαι, τὸ δὲ κατειλούμεναι τὸ διαστρεφόμεναι. πολλὰ τοίνυν ἁμαρτήματα
φαίνεται κατὰ μίαν λέξιν γεγονότα βουλομένων ἡμῶν ἀκούειν
τοῦ κατειλοῦσαι, καθότι πολλοῖς τῶν ἐξηγητῶν ἔδοξεν, ὡς
ἀπὸ τοῦ ἰλλαίνειν γεγονότος τοῦ ὀνόματος. τὸ μὲν γὰρ
ἐνεργητικὸν ἰλλαίνουσαι, τὸ δὲ παθητικὸν ἰλλαινόμεναι καὶ
μετὰ τῆς προθέσεως κατιλλαίνουσαι. τὸ δ' εἰλοῦσαι καὶ
κατειλοῦσαι παρὰ τὸ ἰλλαίνειν οὐ φαίνεται γεγονὸς, [269]
ὥσπερ γε οὐδὲ τὸ εἰλούμεναι καὶ κατειλούμεναι. σπανίως

non paſſiva eſt: rectius enim, ſiquidem voci ſtatuerat ad-
aptare hoc nomen, erat *κατειλούμεναι* ſcripturus, non
κατειλοῦσαι: et multo quidem rectius hoc, *κατιλλαινόμε-*
ναι. Nam de *ἰλλαίνειν* participium ea deducas figura:
appello autem hoc, ſcilicet participium, more grammaticorum. Atqui nullus ſit ſenſus, ſi de vocibus dicantur
κατειλοῦσαι, ut quidam intelligere nos interpretes voluerunt, tamquam tendat verbum *ἰλλαίνειν* ad diſtorquere.
Nam *κατειλοῦσαι* ſignificat diſtorquentes, *κατειλούμεναι*
vero diſtortae. Multi itaque una in dictione errores com-
miſſi videntur, dum *κατειλοῦσαι* accipere, ut multis eſt viſum interpretibus, volumus quaſi a dictione *ἰλλαίνειν* de-
ſcenderit. Etenim activum eſt *ἰλλαίνουσαι*, *ἰλλαινόμεναι*
paſſivum, et adjecta praepoſitione *κατιλλαίνουσαι* Atqui
εἰλοῦσαι et *κατειλοῦσαι* ab *ἰλλαίνω* derivari non videntur:
nec vero etiam *εἰλούμεναι* et *κατειλούμεναι*. Per autem

680　　ΙΠΠΟΚΡΑΤΟΥΣ ΕΠΙΔΗΜΙΩΝ Γ

Ed. Chart. IX. [269.]　　　　　　　Ed. Baf. V. (423.)

δὲ πάνυ παρὰ τοῖς παλαιοῖς εὑρίσκεται τὰ τοιαῦτα ῥήματά
τε καὶ ὀνόματα, λέγω δὲ τὸ ἰλλαίνειν καὶ τὸ ἰλλὸς ἀφ᾽ οὗ
καὶ ὁ Σώφρων δοκεῖ πεποιηκέναι τὸ συγκριτικὸν ὀνομαζόμενον παρὰ τῶν γραμματικῶν, ἰλλότερον τἀνκύονα. ἄμεινον
δ᾽ οὖν ἐστιν εἰπεῖν, εἴπερ τις ἐθέλοι καὶ περὶ τῶν τοιούτων ἀδολεσχεῖν, οὐκ ἀπὸ τῆς ἰλλώσεως γεγονέναι τὸ κατειλοῦσαι νομίζειν, ἀλλ᾽ ἐφ᾽ ἑτέρου τινός, ᾧ καὶ Πλάτων φαίνεται καὶ Ἀντιφῶν κεχρημένος, ὁ μὲν Πλάτων ὡδί πως
εἰπὼν ἐν Τιμαίῳ. τοῦτο δὴ πᾶν τὸ δέρμα κύκλῳ κατέ-
καιε πυρὶ τὸ θεῖον, τρωθέντος δὲ καὶ τῆς ἰκμάδος ἔξω δι᾽
αὐτοῦ φερομένης, τὸ μὲν ὑγρὸν καὶ θερμὸν ὅσον εἰλικρινὲς
ἀπῄει, τὸ δὲ μικτόν, ἐξ ὧν καὶ τὸ δέρμα ἦν, αἰρόμενον
μὲν ὑπὸ τῆς φθορᾶς ἔξω, μακρὸν ἐγίνετο λεπτὴν τάσιν
ἔχων τῷ κατακεντήματι. διὰ δὲ βραδύτητα ἀπωθούμενον
ὑπὸ τοῦ περιεστῶτος κρύους πάλιν ἐντὸς ὑπὸ τὸ δέρμα
εἰλούμενον κατερρίζοῦτο. φαίνεται γὰρ ἀντὶ τοῦ κατακλειόμενον ἢ ἀπωθούμενον εἰς τὸ βάθος ἐνειλούμενον ἐνταῦθα
κεχρῆσθαι τῷ εἰλούμενον ὀνόματι, καθ᾽ ὃ σημαινόμενον δο-

raro invenias apud veteres hoc genus verba et nomina,
ἰλλαίνειν dico et ἰλλός, a quo videtur Sophron comparati-
vum, quod vocant grammatici, feciſſe, ἰλλότερον τἀνκύονα.
Quare rectius dixeris, ſiquidem ab his velis nugari, non
ἀπὸ τῆς ἰλλώσεως deductum εἰλοῦσαι, ſed ab alio quodam,
quod cum Plato tum Antipho uſurpaſſe videtur. Plato
quidem, cujus haec ſunt in Timaeo verba: Hanc igitur
circuitu totam cutem deurebat ſulfur, qua vulnerata, quum
humor per eam efflueret, humidum et calidum, quod quidem ſincerum erat, emanavit: miſtum vero in quibus cutis erat, foras a corruptione productum, longum fiebat,
ſubtiliter extenſum ab impulſu. Quia vero ſenſim im-
pellebatur ab aëris frigore, intro iterum ὑπὸ τὸ δέρμα
εἰλούμενον κατερρίζοῦτο, id eſt ſub cutem coactum firma-
batur. Videtur enim pro concluſum vel repulſum in altum εἰλόμενον hic uſurpaſſe. Quo ſignificato videtur etiam

ΚΑΙ ΓΑΛΗΝΟΥ ΕΙΣ ΑΥΤΟ ΥΠΟΜΝΗΜΑ Γ. 681

Ed. Chart. IX. [269.]   Ed. Bas. V. (423.)
κεῖ καὶ ἡ λέξις ὑπ᾿ αὐτοῦ γεγράφθαι. γῆν δὲ τροφὸν μὲν
ἡμετέραν εἰλουμένην τε περὶ τὸν διὰ παντὸς λόγον τεταγμένον. οὕτω δὲ καὶ παρ᾿ Ἀντιφῶντι κατὰ τὸ δεύτερον τῆς
ἀληθείας ἐστὶν εὑρεῖν γεγραμμένην τὴν προσηγορίαν ἐν τῇδε
τῇ ῥήσει. ὅταν οὖν γένωνται ἐν τῷ ἀέρι ὄμβροι τε καὶ
πνεύματα ὑπεναντία ἀλλήλοις, τότε συστρέφεται τὸ ὕδωρ
καὶ πυκνοῦται κατὰ πολλά. ὅτι δ᾿ ἂν τῶν ξυμπιπτόντων
κρατήσῃ, τοῦτ᾿ ἐπυκνώθη καὶ συνεστράφη ὑπό τε τοῦ πνεύματος εἰλούμενον καὶ ὑπὸ τῆς βίας· καὶ γὰρ καὶ οὗτος τὸ
κατακλειόμενον ἢ συνειλούμενον εἰς ἑαυτὸ φαίνεται δηλῶν
διὰ τῆς εἰλούμενον φωνῆς. ἆρ᾿ οὖν καὶ κατὰ τὸ προκείμενον ἡμῖν εἰς τὴν ἐξήγησιν βιβλίον, ὃ περὶ τῶν φωνῶν
γράψας κατειλούσαι, τοιοῦτόν τι σημαινόμενον ἐνδείκνυται
τὰς οἷον κατακλειομένας ἢ ἐνειλουμένας ἐμφαίνων, ὡς νοεῖν
ἡμᾶς ἐπὶ τῶν ἐξιέναι μὴ δυναμένων φωνῶν λελέχθαι τὴν
λέξιν, ὡς ἐπὶ τῶν ἰσχνοφώνων φαίνεται γινόμενον, ἢ καὶ
τοῦτο πάνυ μοχθηρόν; ἐνῆν γὰρ ἰσχομένας ἢ ἐπεχομένας ἢ
βραδυνούσας ἤ τι τοιοῦτον γεγραφέναι, δηλῶσαί γε βουλό-

haec ab eo scripta esse oratio. Terram vero nutricem
nostram εἰλουμένην, id est quae restringitur, ad rationem
in perpetuum constitutam. Est item apud Antiphontem in
secundo libro de veritate invenire hoc scriptum vocabulum eo loco: ubi ergo in aëre imbres et venti sibi mutuo adversentur, ibi cogitur aqua et multum spissatur.
Quod autem eorum, quae committuntur superius sit, hoc
densatur et cogitur, ὑπό τε τοῦ πνεύματος εἰλούμενον καὶ
ὑπὸ τῆς βίας, id est a vento contortum et a vi. Sane
et hic conclusum vel contractum in se denotare per dictionem εἰλούμενον videtur. Numquid igitur in libro,
quem explicare instituimus, qui de vocibus scripsit κατειλοῦσαι, tale quid significari innuit, voces quasi occlusas et
coactas ostendens, ut accipiamus de vocibus esse dictum,
quae exire nequeunt: quando incidit iis, qui gracili sunt
voce, an hoc minime convenit? Potuit enim sistentes
vel impeditas vel tardas vel aliquid tale scribere, qui

μένον, ούτως εμπεποδίσθαι την φωνήν τον άνθρωπον, ως
μόλις φθέγγεσθαι· και μην και παρά τον δεσμόν, την οίον
δεδεμένην εστί νοείν είρησθαι φωνήν εν τη προκειμένη
ρήσει, του ποιητού γε δηλούντος είρηκέναι σαφώς επί των
δεσμών,

            Ιλάσιν ουκ εθέλοντα βίη δήσαντες άγουσιν.

δηλον δ' ότι κανταύθα κατειλούμεναι βέλτιον ην, ου κατειλούσαι γεγράφθαι. τούτο μεν δη κοινόν απάσης εξηγή-
σεως αμάρτημα. παν γαρ ο αν υπόθηταί τις εκ της κατειλούσαι λέξεως δηλούσθαι, την ενεργητικήν διάθεσιν, ου πα-
θητικήν ενδείκνυται και κατά τούτο μάλιστ' αν τις υπο-
πτεύσειε την φωνήν ως ουκ ούσαν Ιπποκράτους. ου γαρ
ούτως ην αμαθής ερμηνείας Ελληνικής, ως αμαρτάνειν εν
αυτή παισίν άρτι μανθάνειν αρχομένοις, αμαρτήματα παραπλήσια. φαίνεται μεν γαρ πάθος τι φωνής δηλούσθαι του
κατειλούμεναι γεγραμμένου, προς τω καν ει κατειλούμεναι
γράψαιμεν, ου κατά την Ιπποκράτους είναι συνήθειαν,

fignificare volebat, adeo impedita effe voce hominem, ut
vix loqui poffet. Jam etiam a vinculo licet veluti vin-
ctam accipere vocem effe dictam hoc loco, adeoque indicat de vinculis fe poëta dixiffe:

       Ιλάσιν ουκ εθέλοντα βίη δήσαντες άγουσιν.
       Ducunt vi vinclis religatum, qui renuebat.

Liquet porro rectius, fi κατειλούμεναι fit fcriptum quam
κατειλούσαι: qui quidem communis eft omnis expofitionis
lapfus. Nam quidquid ftatuas a dictione κατειλούσαι fignificari, actionem fignificat, non paffionem Unde maxime
fufpiceris Hippocratis non effe dictionem; neque enim
adeo erat graeci fermonis imperitus, ut in eo offenderet
fimiliter, ut pueri qui modo litteras difcere coeperunt.
Videtur enim paffionem quandam vocis indicari; fignificatur tamen non paffio, fed actio, paffio vero utique fignificaretur, fcripto vocabulo κατειλούμεναι. Praeterea fi vel
κατειλούμεναι fcribamus, non eft Hippocratis inftitutum

ἀήθεσι καὶ σπανίοις ὀνόμασι χρῆσθαι. τοῖς δὲ τὸ διεσταμ-
μένον δηλοῦσθαι νομίζουσιν, ὅτι καὶ τοῦτο μάχεται, κατὰ
τὸ προγνωστικὸν, αὐτὸς ἑρμηνεῦσαι τὸ διάστροφον βουληθεὶς
οὕτως ἔγραψεν. ἢν δὲ καὶ καμπύλον γένηται βλέφαρον ἢ
χεῖλος ἢ ῥὶς, ἀλλ᾽ ἐπί γε τῶν φωνῶν οὔτε τὸ καμπύλον
οὔτ᾽ ἄλλο τι τῶν εἰρημένων οἰκείως ἂν λέγοιτο. διὸ καὶ
τινες τῶν ἐξηγησαμένων τὸ [270] βιβλίον ἁπάντων τῶν
εἰρημένων καταγνόντες ἀντὶ τοῦ φωναὶ γλῶσσαι γράφουσιν, ἀξιοῦντες ἀκούειν κατειλοίσας γλώσσας τὰς οἷον κατα-
δεδεμένας καὶ δυσκινήτους. ἐχρῆν δ᾽ αὐτοὺς ὥσπερ τὸ
φωναὶ μετέγραψαν εἰς τὸ γλῶσσαι, οὕτως καὶ τὸ κατειλοῦσαι μᾶλλον τοῦ φωναὶ μεταγράψαι εἰς τὸ κατειλούμεναι.
ἀλλὰ γὰρ ἅλις ἤδη μοι καὶ τοῦ κατειλοῦσαι, μηδὲν ἡμᾶς
μέγα, μηδ᾽ ἂν εὑρεθείη, μέλλοντος ὠφελεῖν. ἀρκεῖ γὰρ εἰδέναι μόνον ἐν τούτῳ γενικῶς λεγόμενόν τε καὶ νοούμενον
ὡς γὰρ διὰ τὸ γενόμενον αὐτοῖς ἐκ τῆς κεφαλῆς ῥεῦμα
βλαβέντες τὰ φωνητικὰ μόρια καὶ τὰς φωνὰς ἐκακώθησαν.
ὅτι γὰρ ἐπὶ ταῖς ὑγραῖς καταστάσεσι καὶ θερμαῖς ἡ κεφα-

inufitatis et infrequentibus uti nominibus. Jam qui diftortum fignificari putant, cum his hoc pugnat, quod ille
in praefagiis diftortum interpretaturus fic fcripfit, fi re-
flexa fit palpebra aut labrum aut nafus; fed neque reflexum, neque aliud ex dictis proprie de vocibus dicatur.
Quare quidam hujus interpretes libri omnibus quae
commemoravimus abdicatis pro *voces linguae* fcribunt, exponentes linguas κατειλούσας, quafi devinctas et
difficulter motas. Quos quidem oportebat ut voces mu-
taverunt in linguas, ita vel potius quam voces dictionem
κατειλοῦσαι in κατειλούμεναι vertere. Verum jam fatis de
dictione κατειλοῦσαι, non magno ufui, ut inventa fit,
futura. Sat eft enim nofse hic generatim dici et intelligi,
propter deftillationem, quae illis ex capite defcendebat,
laefis vocis organis fimul vitiatam efse vocem. Nam in
humidis tempeftatibus et calidis deftillationem caput re-

λὴ πληρωθεῖσα ῥεύματος τοῖς κατὰ γαστέρα καὶ θώρακα
μέρεσιν ἐπιπέμπει χρήσιμον ἐπίστασθαι, πρῶτον μὲν αὐτοῦ τοῦ διακρίνειν ἔνεκα πότερον ἄλλη τις αἰτία τὸ τοιοῦτον πάθος εἰργάσατο τοῖς κάμνουσιν ἢ τῶν ἐπιδημιῶν ἐστι
νοσημάτων, ἔπειτα δὲ καὶ τοῦτο φυλάττεσθαι, μηδὲν παθεῖν τοιοῦτον. τὰς γὰρ ἐκ τοῦ περιέχοντος βλάβας ὁ προει-
δὼς ὅπῃ τε καὶ ὅπως γίνονται φυλάττεσθαι δυνήσεται, τὴν
ὅλην δίαιταν ἐξ ὑπεναντίου τῇ κρατούσῃ καταστάσει ποιούμενος, ἀλλ᾽ εἰ καὶ προλέγειν ἐθέλεις τὰ γενησόμενα, καὶ γὰρ
καὶ τοῦτο χρήσιμον ἡμῖν ἐστιν, ὡς ἐν τῷ προοιμίῳ τοῦ
προγνωστικοῦ δέδεικται, καὶ κατὰ τοῦτ᾽ ἀσκητέον σοι τὰς
γινομένας ἐν τῷ σώματι διαθέσεις, ἐπὶ ταῖς τοῦ περιέχοντος καταστάσεσιν ἁπάσαις ἐπίστασθαι. ἀρκεσθέντες οὖν,
ὡς ἔφην, τῷ βεβλάφθαι τὰς φωνὰς, ὑπερβάντες δὲ τὸ κατειλοῦσαι τὸ συνεχὲς αὐτῷ θεασώμεθα. πρῶτον μὲν γάρ
φησι τοῖς φθινώδεσιν ἀρχομένοισι γενέσθαι τοιοῦτον σύμπτωμα, μετ᾽ αὐτοὺς δὲ καὶ τοῖς καυσώδεσι καὶ τοῖς φρενιτικοῖς. ἡγητέον οὖν τοῖς μὲν φθινώδεσι κατὰ τὸν τοῦ πά-

pletum ventri demittere et thoraci operae pretium eſt
ſcire, primum diſcernendi cauſa, utrum alia cauſa hoc
aegris vitii induxerit, an ex vulgaribus ſit morbis, deinde
ut occurras ne in tale quid incurras: nam offenſiones ex
aëre ſi provideas, ubi et quemadmodum fiant toto victus
genere a tempeſtate dominante diverſo inſtituendo, decli-
nes, praedicere conſequentia velis, id quod certe ex uſu
nobis eſt, ut praefatione praeſagiorum oſtenſum eſt vel
ad hanc rem hoc commentabere, ut corporis in omnibus
ambientis aëris ſtatibus affectiones cognoſcas. Quare contenti, ut diximus, hoc laeſas voces fuiſſe, praeteritaque
dictione κατειλοῦσαι, quod illi proximum eſt inſpiciamus.
Primum enim hos ait, qui coepiſſent tabeſcere, incidiſſe in id ſymptoma: ſecundo loco ardente detentos ſe-
bre phreniticosque. Proinde cenſeas tabidis hoc affectus ratione accidiſſe: nam quum multas alias cauſas et

Ed. Chart. IX. [270.] Ed. Baf. V. (423. 424.)

θους λόγον αὐτὸ γεγονέναι, πολλαῖς μὲν καὶ ἄλλαις αἰτίαις
τε καὶ διαθέσεσιν ἐσομένης τῆς φθίσεως, οὐχ ἧττον δ᾽ ἐκείνων καὶ διὰ τὸν ἐκ τῆς κεφαλῆς κατάῤῥουν, ᾧ μάλιστα ἡ
κάκωσις ἕπεται τῆς φωνῆς. καύσοις δὲ καὶ φρενίτισι κατὰ
μὲν τὸν ἴδιον λόγον οὐχ ἕπεται τοιαύτη κάκωσις φωνῆς,
οἷα τοῖς φθινώδεσιν ἀρχομένοις. ἐπεὶ δ᾽ ἐν τῇ καταστάσει
ταύτῃ θερμῇ καὶ ὑγρᾷ καὶ ἄπνῳ διηνεκῶς γενομένῃ συνέβη
παθεῖν τὴν κεφαλὴν, ἠκολούθησε καὶ τοῖς φρενιτικοῖς καὶ
τοῖς καυσώδεσι τοιοῦτον σύμπτωμα διὰ τὴν κοινὴν αἰτίαν,
οὐ διὰ τὴν αὐτοῦ τοῦ πάθους ἰδίαν κατασκευήν. ξηραίνεται
γὰρ μᾶλλον ἐν αὐτοῖς, οὐ διαβρέχεται τὰ φωνητικὰ μόρια,
καθάπερ ἐν τῇ νῦν καταστάσει. καὶ τοίνυν καὶ ἡ φωνὴ
κλαγγώδης μὲν καὶ ὀξεῖα διὰ τὴν ξηρότητα τῶν φωνητικῶν ὀργάνων γίνεται, βραγχώδης δὲ διὰ τὴν ὑγρότητα.

λγ'·
(424) Ἤρξαντο μὲν οὖν καὶ οἱ καῦσοι καὶ τὰ φρενιτικὰ
πρὸ τοῦ ἦρος, μετὰ τὰ γενόμενα ψύχεα καὶ πλεῖστοι τη-

corporis ſtatus tabes conſequitur, tum praecipue deſtilla-
tionem capitis, quam potiſſimum vocis vitium comitatur.
Verum febribus ardentibus et phrenitidi per ſe tale vocis
vitium non ſuccedit, ut incipientibus tabidis. Quia vero
in hoc ſtatu, quia calidus et humidus et ſine ventis fuerat, caput contigit affici, phreniticos et ardente detentos
febre conſecutum hoc eſt communi de cauſa ſymptoma,
non propter privatam morbi molitionem. Deſiccantur
enim potius in illis, non irrigantur, partes voci attribu-
tae, ut accidit in hac tempeſtate. Quamobrem vox
clangoſa et acuta a ſiccitate efficitur vocalium organorum,
rauca ab humiditate.

XXXIII.

Quin febres etiam ardentes et phrenitis ante ver coepe-
runt poſt illa frigora, quae praeceſſerant, ac plurimi

νικαῦτα διενόσησαν, ὀξέα δὲ τούτοις καὶ θανατώδεα
ξυνέπιπτε.

Τὴν γεγενημένην ἔμπροσθεν ἐκ τῆς τοῦ περιέχοντος
κράσεως σηπεδόνα τῶν χυμῶν εὔλογον ἦν ὑπὸ τοῦ γενομένου κρύους ἐπὶ τῇ τελευτῇ τοῦ χειμῶνος εἰς τὸ βάθος
ὠσθεῖσαν ἐργάζεσθαι νοσήματα παραπλήσια τοῖς ἐρυσιπέ-
λασιν. ἄλλα τε οὖν τινὰ τούτου γενόμενα τοῦ γένους διηγή-
σεται καὶ ταῦτα τῇ τάξει [271] πρῶτα μετὰ τὸ ἐρυσίπελας ἤδη γράφει. ταῦτα δ' ἦν καυσώδη τε καὶ φρενιτικά,
κοινὴν μὲν ἔχοντα τὴν αἰτίαν, διαφέροντα δὲ τοῖς πάσχουσι
τόποις. οἷς μὲν γὰρ εἰς τὰ περὶ τὸ ἧπάρ τε καὶ τὴν γαστέρα χωρία καὶ μάλιστ' αὐτῆς τὸ στόμα κατέσκηψεν ἡ
κακοχυμία, τούτοις τὰ καυσώδη νοσήματα συνέπεσεν, οἷς δ'
ἐπὶ τὸν ἐγκέφαλον ἠνέχθη, τὰ φρενιτικά.

λδ΄.

Ἦν δ' ἡ κατάστασις τῶν γενομένων καύσων ἥδε. ἀρχόμενοι

tum diu aegrotabant, aeuta autem his et letalia
contigere.

Humorum putredinem, quam pridem pepererat aëris
temperamentum, verifimile erat frigore fuccedente in extrema hieme, impulfam in altum morbos concitaturam,
facro igni affimiles. Alios igitur quosdam, qui fuerunt
hujus generis, exponet, hosque ordine ab facro igni primos jam fcribit: hae febres funt ardentes et phrenitis ab
eadem illa quidem profectae caufa, fed differentes locis
affectis: nam quibus in jecinoris et ventris regionem
maximeque in ejus os pravus humor decubuit, hos febres
ardentes follicitaverunt: quibus in cerebrum pervenit
phrenitis.

XXXIV.

Hic autem erat febrium ardentium, quae tum graffaban-

κωματώδεες, ἀσώδεες, φρικώδεες, πυρετὸς ὀξὺς, οὐδὲ
διψώδεες λίην, οὐδὲ παράληροι.

Ὅσα τοῖς καύσοις ἐγένετο συμπτώματα διὰ τὴν κατάστασιν, κατὰ τὸν ἴδιον τοῦ πάθους λόγον, ταῦτ᾽ ἐπισημαί-
νεται, διὸ κακῶς ἀντὶ τοῦ κωματώδεις ἔγραψαν ἔνιοι καυματώδεις. ἴδιον γὰρ τοῦτο τῶν καύσων, οἷς καὶ τὸ διψῆν
ἀπαύστως καὶ σχεδὸν οὐδ᾽ ἂν ἄλλο τις ἐξαίρετον εἴπη γνώρισμα καύσων πυρετῶν, ἀλλ᾽ ἐκ δυοῖν τούτων αὐτάρκως
συμπληροῦσθαι φαίη, δίψους ἀπαύστου καὶ θερμασίας δια-
καιούσης αἰσθανομένων τῶν καμνόντων. ἀλλ᾽ ἡ τότε κατάστασις ὑγρότητος πολλῆς πληρώσασα τὴν κεφαλὴν τὸ
κωματῶδες ἢ πᾶσιν ἢ τοῖς πλείστοις τῶν ὁπωσοῦν νοσησάντων ἤνεγκε σύμπτωμα κατὰ τὴν εἰσβολὴν τοῦ νοσήματος,
οὔπω τῆς κακοχυμίας εἰς τοσοῦτον δριμύτητος ἠκούσης, ὡς
ἀγρυπνίας τε σφοδρὰς καὶ παραφροσύνας καὶ φρενίτιδας ἐργάζεσθαι. τὸ μὲν οὖν καῦμα σπανίως πάνυ γίνεται τοῖς

tur, *ſtatus. Incipientis coma, jactatio, horror comitabantur, febris non acuta, neque ſitis vehemens, neque
deliria.*

Quae ſymptomata propter eam, quae tunc erat, tempeſtatem ardentibus febribus evenirent, non propria morbi
ratione, haec annotat. Quare quidam pro κωματώδεις, id eſt
comatoſi, male ſcripſerunt καυματώδεις, id eſt aeſtuoſi: nam
eſt hoc febribus ardentibus peculiare ut etiam perpetuo ſi-
tire, nullumque prope dixeris eximium eſſe aliud febrium
ardentium inſigne: verum abunde ex hiſce duobus affir-
maveris compleri, ſitim aſſiduam atque exurentem calorem, aegris ſentientibus. Verum hic ſtatus cum caput
multa humiditate impleret, comatoſum aut omnibus aut
pleriſque, utcumque laborarent, ſymptoma attulit ſub
morbi invaſionem, ubi pravi humores nondum eo deve-
nerant acredinis, ut vigilias vehementes, deliria phreni-
timque concitare poſſent. Ac coma perraro febribus ar-

688 ΙΠΠΟΚΡΑΤΟΥΣ ΕΠΙΔΗΜΙΩΝ Γ

Ed. Chart. IX. [271.]   Ed. Baf. V. (424.)
καύσοις πυρετοῖς, τὸ δ᾽ ἀσᾶσθαι πάνυ πολλάκις. οὐ μὴν
ἀχώριστόν γ᾽ ἐστὶν, ὡς τὰ προειρημένα δύο, τό τε ἄπαυστον
τοῦ δίψους καὶ τὸ τῆς θερμασίας διακαές. φρικώδεις γε
μὴν πολλάκις οἱ καυσούμενοι γίνονται, διὸ καὶ τοῦτ᾽ ἐπεσημήνατο. τὸ δ᾽ ἐφεξῆς γεγραμμένον, πυρετὸς οὐκ ὀξὺς, ἔνιοι
μὲν ἁπλῶς γράφουσι χωρὶς τῆς ἀποφάσεως πυρετὸς ὀξὺς,
τινὲς δὲ μετὰ τῆς ἀποφάσεως οὑτωσὶ, πυρετὸς οὐκ ὀξὺς,
ἀπό τινος ἑκάτεροι λόγου πιθανοῦ τὴν διαφέρουσαν ἔχοντες
γραφήν· οἱ μὲν χωρὶς τῆς ἀποφάσεως, ὅτι τῶν ἀχωρίστων
ἐπὶ καυσώδους νοσήματος ὀξὺς πυρετὸς, ὥσπερ καὶ δίψος·
οἱ δὲ καὶ δι᾽ αὐτὸ τοῦτο γεγράφθαι λέγοντες ἅμα τῇ ἀποφάσει, διότι σπάνιόν τι καὶ παράδοξον αὐτοῖς συνέβη καθάπερ τὸ τοῦ κώματος οὕτω καὶ τὸ τοῦ πυρετοῦ. καὶ γὰρ
οὖν καὶ τούτοις ἐφεξῆς αὐτὸν γράψαι φασὶν, οὐδὲ διψώδης
λίην. καίτοι καὶ τοῦτο τὸ σύμπτωμα καύσων πυρετῶν ἐστιν
ἰδιαίτατον· εἰκὸς οὖν, ὥσπερ οὐ λίην διψώδεις ἦσαν, οὕτως
αὐτοὺς οὐ λίην ὀξὺ πυρέξαι. τάχα δὲ καὶ γεγραμμένον ὑφ᾽
Ἱπποκράτους τὸ πυρετὸς οὐ λίην ὀξὺς, ὑπὸ τοῦ πρῶτον

dentibus eſt adjunctum, faſtidium perſaepe; non eſt perpetuum tamen, ut praedicta duo, aſſidua ſitis et deurens
calor.   Horrent vero qui febre ardente tenentur raro;
quare hoc etiam annotavit.   Quod jam ſequitur, febris
non acuta, aliqui ſimpliciter, absque negatione, febris
acuta ſcribunt, alii cum negatione in hunc modum: febris
non acuta, diverſam utrique ſcripturam, ratione inducta
probabili, habentes.   Qui omittunt negationem, quia divelli ab ardente febre acuta febris nequeat, uti nec
ſitis: alteri ideo ſcriptum cum negatione confirmantes,
qui raro iis et novo exemplo acciderit cum coma tum
haec febris.   Quippe his quoque illum ajunt ſubjunxiſſe,
neque magnopere erant ſiticuloſi, tametſi ſit etiam febribus ardentibus hoc peculiariſſimum.   Eſſe itaque conſentaneum, ſicut erant, non perinde ſitibundi, ſic eos non
valde febricitaſſe acute.   Potuit etiam quod Hippocrates
ſcripſerat, febris non valde acuta, eſſe ab eo qui primus

Ed. Chart. IX. [271. 272.]   Ed. Bas. V. (424.)

ἐκγραψαμένου σφαλέντος, ἔμεινεν ἡμαρτημένον ἀναφύεται
δὲ μικρὸν ζήτημα περὶ πάντων τῶν παθογνωμονικῶν σημείων, εἰ γὰρ ἐγχωρεῖ ποτὲ μὴ παρόντων αὐτῶν ὅμως φυλάττεσθαι τὸ τοῦ πάθους εἶδος, ἕτερα τῶν παθογνωμονικῶν ἡμῖν ἔσται πιστότερα πρὸς τὴν τῶν παθῶν διάγνωσιν,
ἀλλ᾽ εἴπερ τοῦθ᾽ ὑποθοίμεθα, προσηκόντως τις ἀξιώσει μὲν
ἐκεῖνα παθογνωμονικὰ καλεῖν, [272] ἃ δ᾽ ἔμπροσθεν ἐκα-
λεῖτο παθογνωμονικὰ, συνεδρεύοντα· ὧν τὰ μὲν ἀχώριστ᾽
ἐστὶ καὶ ὡς ἄν τις φαίη τῆς τοῦ πάθους οὐσίας αὐτῆς
συνθετικά. τὰ δὲ συνεδρεύοντα τῶν ὡς τὸ πολὺ γινομένων αὐτοῖς ἐστιν. εἰ οὖν ὁ κάμνων μὴ διψώδης μήτε
λίαν ὀξέως πυρέττων ᾖ, ἐκ τίνος ἔτι γνωρίσματος ἐροῦμεν
εἶναι τὸ νόσημα καῦσον; εἰ γὰρ καὶ πάνυ πολλοῖς τῶν καυ-
σομένων ἀσώδεσιν εἶναι συμβέβηκεν, ἀλλ᾽ οὐκ ἴδιόν γε τοῦ
πάθους τοῦτο· πολλοὶ γὰρ καὶ ἄλλοι τῶν ὑπωσοῦν νοσησάντων ἀσώδεις γίνονται. οὐδὲν γοῦν ὅπερ ἐνίοις ἔδοξε τὰς
τοιαύτας ἀπορίας οἰηθεῖσιν ἀποδράσασθαι καὶ ἡμῖν ἔσται
ῥητέον, ἐκ τῶν διαχωρουμένων μάλιστα γνωρίζεσθαι τὸν

exícripſit, corruptum errorque manſiſſe. Hic ſe offert
non parva de omnibus pathognomonicis ſignis quaeſtio:
nam ſi remotis ipſis affectus poteſt ſpecies conſervari,
alia his pathognomonicis ſignis erunt nobis ad affectus
cognoſcendos certiora; quod qui conſtituat, volet illa merito pathognomica indicia appellare et quae ante vocaban-
tur indicia pathognomonica aſſidentia, quorum ſeparari
illa non poſſunt et affectus, ut ita dicam, conſtituunt eſſentiam. Aſſidentia vero ex his ſunt, quae ſaepe illis
accidunt. Si aeger ergo non ſitibundus ſit nec magnopere
febricitet acute, qua jam nota eſſe morbum illum ardentem febrem dicemus? Quanquam enim permultis febre
ardente affectis eſſe faſtidioſis contingit, non eſt tamen
hoc affectus proprium, quippe cum multi etiam alii quomodocunque aegrotantes faſtidioſi fiant. Quare neque,
quod viſum quibusdam eſt, qui ſeſe duxerunt hujuscemodi dubitationes declaraturos, etiam nobis eſt pronun-
ciandum, ab excrementis cognoſci inprimis febrem arden-

καῦσον εἰπούσιν. οὔτε γὰρ ἄκρατα χολώδη μόνοις καύσοις ἐκκρίνουσιν αἱ γαστέρες οὔτε σύντηξις μόνοις τούτοις, ἀλλ᾽ ἐστὶ μὲν καὶ ταῦτα συμπτώματα κακοήθη τε καὶ διακαῶν πυρετῶν. ἐκκρίναντες δ᾽ ὅμως αὐτὰ πολλοὶ καὶ διψῶσι μετρίως καὶ τὰς τοῦ πυρετοῦ θερμασίας ἀνέχονται· κατὰ δὲ τὴν προκειμένην κατάστασιν οὐδὲ τοιαῦτ᾽ ἐγένετο διαχωρήματα· κοιλίαι γὰρ, φησὶ, ταραχώδεις τοῖσι πλείστοισι τούτων, διαχωρήμασιν ὠμοῖσι, λεπτοῖσιν. ἔοικεν οὖν Ἱπποκράτης τὸν καῦσον γνωρίζειν τῷ διηνεκεῖ τοῦ δίψους τε καὶ τῆς διακαοῦς θερμασίας, ὥσπερ τὴν φρενῖτιν τῷ διηνεκεῖ τῆς παραφροσύνης. οὕτω γὰρ εἰ καὶ μὴ πάνυ διψώδεις εἶεν οἱ κάμνοντες ἢ μὴ πάνυ σφόδρα διακαιόμενοι, δι᾽ ὅλης δὲ τῆς νόσου τὰ λελεγμένα εἶεν δύο συμπτώματα, καῦσος εἶναι τὸ νόσημα λεχθήσεται καὶ γενήσεται μέν τις αὐτοῦ θερμότερος πυρετὸς, ὡς καὶ συντήκειν τὸ σῶμα καὶ διαχωρήσεις ἐργάζεσθαι χολώδεις καὶ συντηκτικάς· οὐ λεχθήσεται δὲ καῦσος, ἂν μὴ διαμένοντα δι᾽ ὅλης ἔχῃ τῆς νόσου τὰ εἰρημένα δύο μικρὸν ἔμπροσθεν, ἄπαυστόν τε τὸ δίψος, ὁπόσον

tem. Neque enim mera in folis ardentibus febribus biliofa alvi reddunt, neque his folis fyntexis, id eft colliquatio, accidit; verum funt haec quidem fymptomata maligna et exurentium febrium: ifta tamen qui excernunt, multi modice fitiunt et calores febris ferunt. Verum in praefenti ftatu ne tales quidem erant dejectiones. Nam alvus, inquit, his plerisque turbata erat, atque dejectiones crudas excernebant et multas et tenues. Videtur ergo Hippocrates febrem ardentem affiduitate cognofcere fitis calorisque exurentis, ficut phrenitim perpetuo delirio. Sic enim quamvis non perinde fitiant aegri, neque valide exurantur, per totum autem morbum dicta duo fint fymptomata, febris ardens effe dicetur morbus, exiftetque alia febris hac calidior, ut corpus fundat reddatque dejectiones biliofas et colliquativas. Sed non appellabitur ardens febris, nifi adjuncta perpetuo habeat per totum morbum paulo ante commemorata duo, irrequietam fitim,

ἂν τύχωσι πίνοντες, ἀηδῆ τε καὶ καυσώδη καὶ ἀσώδη τὴν
θερμασίαν. ὡς τὸ πολὺ μὲν οὖν καὶ δίψος σφοδρότατον
αὐτοῖς ὑπάρχει καὶ πυρετὸς διακαέστατος· ἐν δὲ τῷ σπανίῳ καθάπερ νῦν ὅ τε πυρετὸς οὐκ ἀκριβῶς ὀξὺς ἐγένετο
καὶ διψώδεις οὐ λίαν οἱ κάμνοντες ἦσαν, ἅπερ ἐπεσημήνατο
δι᾿ αὐτὸ τοῦτο, καθάπερ καὶ τὸ μηδ᾿ ὅλως αὐτοὺς γενέσθαι
παραλήρους, ἐπειδὴ καὶ τοῦτο συμπίπτει τοῖς καύσοις. ὅτι
δὲ μικρᾶς παραφροσύνης ἐστὶν ὄνομα τὸ παράληροι, πρόσθεν εἴρηται.

λέ.

Ἀπὸ ῥινῶν, μικρὰ ἔσταξε.

Τῶν ἐπιγενομένων τοῦτο τοῖς κακοήθεσι καύσοις, ὥσπερ
αἱμορραγίαι τοῖς ἐπιεικέσιν. ἀλλὰ καὶ συλλήβδην εἰπεῖν,
ἅπασα στάξις ἀπὸ ῥινῶν μοχθηρόν ἐστι σημεῖον, ὡς ἐμάθομεν.

---

quantumlibet biberint, ac injucundum et ardentem faſti-
dioſumque calorem.   Proinde adeſt fere illis intenſiſſima
ſitis et febris fervidiſſima.   At raro uti nunc, quum febris non eſſet acuta, etiam non perinde aegri erant ſitibundi, quae ob id ipſum ſignavit, ſicut etiam hoc, nullo
pacto fuiſſe deliros eos,   quoniam hoc etiam ardentibus
febribus accidit.   Nam parvae eſſe ſignum dementiae delirium ante docuimus.

XXXV.

A naribus deſtillarunt.

Hoc in comitibus eſt malignarum ardentium febrium,
ut ſanguinis eruptiones, lenium.   Et ut breviter dicatur,
omnis de naribus ſtilla, ut docuimus, pravum eſt ſignum.

λστ'.

Οἱ παροξυσμοὶ τοῖσι πλείστοισιν ἐν ἀρτίησι.

[273] *Τῶν σπανίων καὶ τοῦτ' ἐστι, φαίνονται γὰρ
οἵ τε καῦσοι καὶ πάνθ' ὁμοίως αὐτοῖς τὰ λίαν ὀξέα νοσήματα τοὺς παροξυσμοὺς ἐν περισσαῖς ἔχοντα.*

λζ'.

(425) *Περὶ δὲ τοὺς παροξυσμοὺς λήθη καὶ ἄφεσις καὶ
ἀφωνίη.*

*Καὶ ἡ λήθη σαφής ἐστι καὶ δέδεικται πολλάκις ἐκ τῶν
ὀλεθρίων οὖσα. τὴν ἄφεσιν δὲ τὴν οἷον ἔκλυσίν τε καὶ πά-
ρεσιν ἁπάντων τῶν μορίων τοῦ σώματος εἰκός ἐστι λέγειν
αὐτὸν, ὅταν ὁμοίως τοῖς παραλελυμμένοις ἐῤῥιμμένα φαίνηται. ὅτι δ' ὀλέθριον καὶ τοῦτ' ἐστὶ μεμάθηκας. ὥσπερ
καὶ περὶ τῶν ἄλλων ἁπάντων συμπτωμάτων, ὅσα γέγραπται
κατὰ τὸ βιβλίον, ὡς ἐξηγεῖσθαι μόνον ἐν αὐτῷ χρὴ τὰ δο-*

XXXVI.

Exacerbationes plerisque diebus paribus.

Et hoc quoque inter rara eſt. Nam febres ardentes
ſolent adeoque omnes, ita ut illae, morbi multum acuti,
accedere diebus imparibus.

XXXVII.

Circa ipſas exacerbationes, oblivio, exolutio, vocis defectus.

Et oblivio manifeſta eſt et monſtrata frequenter eſt
de exitialibus eſſe. Languorem, id eſt ἄφεσιν, veluti
diſſolutionem et remiſſionem omnium corporis partium
ipſum dicere par eſt, quum non aliter ac reſolutis pro-
jectae appareant. Quod quidem inter ſigna pernicioſa eſſe
didiciſti, ut de aliis quoque ſymptomatibus omnibus, quae
hoc libro recenſuit. Quare hic interpretanda ſunt ea tan-

κοῦντα μὴ σαφῶς εἰρῆσθαι, τῶν ἀποδεδειγμένων ἐν ἑτέροις
ἀναμιμνήσκοντα μόνον, οὐ κατὰ διέξοδον διδασκαλίας αὐτῶν
ποιούμενον.

_____

λη'.

Ἄκρεα ἀεὶ τούτοισί τε μὲν ψυχρότερα ποδῶν καὶ χειρῶν.
πολὺ δὲ περὶ τοὺς παροξυσμοὺς μάλιστα, πάλιν τε βραδέως καὶ οὐ καλῶς ἀνεθερμαίνοντο καὶ πάλιν κατενόουν
καὶ διελέγοντο.

_____

Τὴν ποικιλίαν τῶν γενομένων συμπτωμάτων τοῖς τότε
νοσήμασι διηγεῖται, μοχθηρῶν ἁπάντων ὄντων.

_____

λθ'.

Κατεῖχε δὲ ἢ τὸ κῶμα συνεχῶς, οὐχ ὑπνῶδες, ἢ κατὰ πόνων ἄγρυπνοι.

_____

tum quae obfcura videntur et quae demonftravimus alias,
folum ad memoriam revocabo, non autem abfolutam tra-
dam eorum doctrinam.

_____

XXXVIII.

*His manuum ac pedum extrema femper frigidiora multo-
que maxime circa exacerbationes, ac rurfus lente neque probe recalefcebant, iterumque et intelligebant et
loquebantur.*

_____

Varietatem fymptomatum, quae morbi ejus tempeftatis habebant, commemorat, quae funt omnia prava.

_____

XXXIX.

*Eos autem aut affidue fopor non fomnolentus detinebat
aut vigiliae cum laboribus.*

_____

694 ΙΠΠΟΚΡΑΤΟΥΣ ΕΠΙΔΗΜΙΩΝ Γ

Ed. Chart. IX. [273. 274.]   Ed. Baf. V. (425.)

Σαφὲς καὶ τοῦτ᾽ ἐστὶ τῷ μεμνημένῳ τῶν γεγραμμένων ἔν
τε τῷ περὶ τοῦ κώματος γράμματι καὶ τοῖς ἔμπροσθεν ὑπομνήμασι. ὅταν γὰρ ἐγρηγορέναι μὲν ἀνεῳγόσι τοῖς ὀφθαλμοῖς οἱ
κάμνοντες μὴ δύνωνται, μύσαντες δ᾽ αὐτοὺς ἐλπίδι τοῦ κοιμηθῆναι διαμένωσιν ἐγρηγορότες, τὸ τοιοῦτον καλοῦμεν
οὐχ ὑπνῶδες κῶμα. εἰ δὲ καὶ πόνος τις αὐτοῖς παρείη,
προδήλως ἀγρυπνήσουσι μᾶλλον οἱ οὕτως ἔχοντες, ὡς μηδ᾽
εἰς φαντασίαν ὕπνου τε ἀφικέσθαι λεπτοῦ. γίνεται γάρ τι
καὶ τοιοῦτον τοῖς οὕτω κω- [274] ματώδεσιν, ὡς ἐν με-
θορίῳ καθίστασθαι τῶν τ᾽ ἀκριβῶς ἐγρηγορότων καὶ τῶν
κοιμωμένων.

μ´.

Κοιλίαι ταραχώδεες τοῖσι πλείστοισι τούτων, διαχωρήμασιν
ὠμοῖσι, πολλοῖσι, λεπτοῖσι.

Εὔδηλον μὲν κἀκ τούτων ἐστὶν ὡς οὐ προσέχει τῇ
τῶν διαχωρημάτων ἰδέᾳ κατὰ τὴν τῶν καυσωδῶν νοσημά-

Nec hoc quidem obfcurum eft, qui ea habeat in memoria, quae in libro de comate tradita funt et in prioribus commentariis. Quum enim vigilare aegri apertis oculis non valent, fed connivent fpe fomni conciliandi et
vigiles tamen manent, vocitamus illud non fomnolentum
coma. Quibus fi quis adfit dolor manifefte, vigilaburt
magis ita affecti, adeo ut ne in phantafiam quidem tenuis
fomni deveniant. Siquidem iftis, qui eo comate tenentur, ufu venit ejusmodi quiddam, ut medii inter plane
vigiles intercedant et dormientes.

XL.

Horum plerisque alvi dejectionibus crudis, tenuibus, copiofis turbabantur.

Vel hinc liquet non attendere Hippocratem in digno-
fcendis ardentibus morbis fpeciem dejectionum. Cruda

των διάγνωσιν. ωμὰ γοῦν ἔφη καὶ λεπτὰ καὶ διαχωρούμενα
τοῖς τότε καυσουμένοις γίνεσθαι, μήτε χολωδῶν ἀκράτων
μήτε συντήξεων μνημονεύσας, ἅ τινες οἴονται μέγιστα γνω
ρίσματα καύσων εἶναι πυρετῶν.

────

μα΄.

Οὖρα τὰ πολλὰ λεπτὰ, κρίσιμον οὐδὲ χρηστὸν οὐδὲν ἔχοντα.

Ἐν ταῖς περὶ τῶν οὔρων διηγήσεσιν εἴωθε τὰ συμβε
βηκότα γράψας αὐτοῖς μηκέτι προστιθέναι πότερον ἀγα
θοῦ τινός ἐστιν ἢ κακοῦ σημεῖα, μεμνῆσθαι νομίζων ἡμᾶς
ὧν ἐμάθομεν ἐν προγνωστικῷ καθόλου, περὶ κακίας τε καὶ
ἀρετῆς οὔρων. ἐνταῦθ᾽ οὖν μοι δοκεῖ προστεθεικέναι,
καίτοι προειρηκὼς αὐτὰ λεπτὰ, διότι προσέγραψεν αὐτοῖς
τὰ πολλά. μεμνημένος γὰρ ὅτι καὶ δι᾽ οὔρων πλήθους
αὐτὸς ἡμᾶς ἐδίδαξε γίνεσθαί ποτε κρίσιν, ἐπεσημήνατο νῦν
ὅτι καὶ πολλῶν ὄντων αὐτῶν ὅμως οὐδὲν ἦν κρίσιμον οἰδὲ
χρηστόν· οὐ γὰρ ἐκκαθαίρουσα τὸ σῶμα καὶ κινοῦσα τὰ

itaque dicit et tenuia qui tum tenebantur febre ardente
dejeciſſe, nec verbum fecit de meris bilioſis vel colliquationibus, quae quidam indicia eſſe febrium ardentium maxima exiſtimaor.

────────

XLI.

Urinae multae, tenues, neque judicatorii, neque boni quicquam habebant.

────

Ubi de urinis agit, quae acciderunt his ſolet tradere,
nec addere, bonum an malum denuncient, nos putans
quae in praeſagiis didicimus in univerſum de vitio vel
bonitate urinarum memoria tenere. Hic adjunxiſſe puto,
quanquam eas dixerat eſſe tenues, quod illis adſcripſerit,
multae. Nam memor docuiſſe ſe multitudine urinarum
interim judicium fieri, indicavit hoc loco, quamvis multae eſſent, nihil tamen decretorii fuiſſe, nec boni. Neque quo purgaret corpus et infeſtantia amoveret, videtur

696   *ΙΠΠΟΚΡΑΤΟΥΣ ΕΠΙΔΗΜΙΩΝ Γ*

Ed. Chart. IX. [274. 275.]   Ed. Baf. V. (425.)

λυποῦντα φαίνεται νῦν ἡ φύσις ἐργαζομένη τὸ πλῆθος τῶν
οὔρων, ἀλλ᾽ ὥσπερ ἔμαθες ἱδρῶτάς τε καὶ διαχωρήματα
ποτὲ μὲν ὡς συμπτώματα τῆς κατὰ τὸ σῶμα περιουσίας
τῶν μοχθηρῶν χυμῶν ἐκκρίνεσθαι, ποτὲ δὲ ἐκκαθαιρούσης
αὐτὰ τῆς φύσεως, οὕτω καὶ νῦν τὰ οὖρα πλεοναζούσης
ὑγρότητος ὀρρώδους ἐν τῷ σώματι συμπτώματ᾽ ἐστί. διὰ
τοῦτ᾽ οὖν αὐτοῖς προσέθηκε τὸ κρισιμὸν οὐδὲν οὐδὲ χρηστόν. ἐξεκρίνετο γὰρ ἤτοι διὰ πλῆθος ἄμετρον, οὐ δυναμένων αὐτὰ τῶν περιεχόντων μορίων στέγειν, ἢ διὰ δῆξιν
ἰσχυρὰν ἀνιωμένων τε καὶ διὰ τοῦτο πρὸς τὴν ἀπόκρισιν
ἐξορμώντων. τοιαῦτα δὲ κατὰ τὴν αὐτὴν ταύτην κατάστασιν ἐγένετο καὶ διὰ τῆς γαστρὸς ἐκκρινόμενα, καθότι προεί-
ρηται· καὶ δηλονότι καὶ οἱ ἱδρῶτες ἀνάλογον αὐτοῖς ἦσαν.

μβ΄.

[275] Οὐδ᾽ ἄλλο κρίσιμον οὐδὲν τοῖσιν οὕτως ἔχουσιν
ἐπεφαίνετο, οὔτε γὰρ ἡμορράγει καλῶς οὔτε τις ἄλλη
τῶν εἰθισμένων ἀπόστασις ἐγίνετο κρίσιμος, ἔθνησκόν τε

nunc molita natura multam urinam; fed quemadmodum
didicifti, fudores et dejectiones interdum, ut fuperfluitatis
humorum in corpore malorum fymptomata, excerni, interdum expurgante natura, ita nunc abundantis in corpore ferofi humoris funt urinae fymptomata. Ideoque eis
addidit, nihil decretorii quicquam vel boni, fiquidem
reddebantur, quia ob nimiam copiam eas vafa fuftinere
non poterant, vel quod mordacitate vehementi offenderen-
tur, itaque ad excernendum contenderent. Hujusmodi
etiam hac ipfa tempeftate erant quae per ventrem excernebantur, ut eft fupra dictum. Et vero etiam fudores
illis erant confentanei.

XLII.

*Neque quicquam aliud fic affectis decretorium apparebat;
neque fanguis e naribus profluebat; neque abfceffus alius
ex confuetis judicatorius edebatur, moriebaturque unus-*

ἕκαστος, εἰ τύχῃ, πεπλανημένως, τὰ πολλὰ περὶ τὰς κρίσιας, ἐκ πολλοῦ δέ τινες, ἄφωνοι, ἱδρῶντες πολλοί. τοῖσι
γοῦν ὀλεθρίως ἔχουσι συμβαίνει ταῦτα.

Τῶν μὲν οὖν ὀλεθρίως ἐχόντων ξυνέπιπτε ταῦτα, ἃ
κατέλεξεν ἐνταῦθά σοι, τὰ τῶν ὀλεθρίως ἐχόντων καυσωδῶν συμπτώματα. προακήκοας δὲ πολλάκις ἤδη διὰ τί
τῶν εἰρημένων ἕκαστον ὀλέθριόν ἐστι· τοῖσι μὲν ὀλεθρίως
ἔχουσι ξυνέπιπτε ταῦτα.

μγʹ.
Παραπλήσια δὲ καὶ τοῖσι φρενιτικοῖσι.

Συμπληρώσας τὸν περὶ τῶν καύσων λόγον ἐπὶ τὰ συμβάντα τοῖς φρενιτικοῖς μεταβαίνει· προσχῶμεν οὖν κἀνταῦθα ταῖς ῥήσεσιν αὐτοῦ.

---

quisque, uti fors ferebat, errabunde plerumque circa
judicationes quidam longius producti, voce orbi, multi
cum fudoribus. Aegris fane perniciofe affectis haec accidebant.

Qui perniciofe habebant, haec iis accidebant, quae
tibi hic collegit, nimirum fymptomata eorum, qui febre
ardente laborantes perniciofe habebant. Quorum fymptomatum quodque jam audivifti ante frequenter cur fit perniciofum; male quidem habentibus haec evenerit.

XLIII.
Atque phreniticis confimilia fuere.

Finita de ardentibus febribus oratione tranfit ad ea,
quae phreniticis acciderunt. Itaque et his ejus verbis attendamus.

698 ΙΠΠΟΚΡΑΤΟΥΣ ΕΠΙΔΗΜΙΩΝ Γ

Ed. Chart. IX. [275. 276.]   Ed. Baf. V. (425.)

μδ´.

Ἄδιψοι δὲ πάνυ ἦσαν οὗτοι.

Περὶ τῶν φρενιτικῶν ὁ λόγος· ἀδίψους δ᾽ αὐτοὺς γεγονέναι φησὶν οὐχ οὕτως διὰ τὸ πολλὴν ὑγρότητα πλεονάζουσαν ἔχειν ἐν τῷ στόματι τῆς γαστρὸς, ὡς διὰ τὸ μὴ
παρακολουθεῖν οἷς ἔπασχον καὶ νενεκρῶσθαι τὴν ὀρεκτικὴν
τοῦ στομάχου αὐτοῖς δύναμιν.

μέ.

Οὐδ᾽ ἐξεμάνη τῶν φρενιτικῶν οὐδεὶς ὥσπερ ἐπ᾽ ἄλλοισιν,
ἀλλ᾽ ἄλλῃ τινὶ καταφορῇ κακῇ, νωθρῇ, βαρέως ἀπώλλυντο.

[276] Εἰ χωρὶς τοῦ προειπεῖν οὐδ᾽ ἐξεμάνη τῶν φρενιτικῶν οὐδεὶς, ἁπλῶς εἰρήκει τοὺς τότε φρενιτικοὺς ἀπόλλυσθαι καταφορῇ νοθρῇ, πιθανὸν ἦν ἀκοῦσαι μεταπτώσεως
εἰς λήθαργον αὐτοῖς γενομένης, οὕτω διαφθείρεσθαι. προει-

XLIV.

Hi vero fiti vacui prorfus erant.

De phreniticis agit: Fuiffe eos dicit non fitibundos,
non tam quod illis multa humiditas in ore ventriculi
afflueret, quam quod quae patiebantur non intelligerent
et facultatem haberent ftomachi appetitricem, quae ex-
ftinguebatur.

XLV.

Nullus phreniticorum furiofe infanivit, quemadmodum in
caeteris accidit, fed alia quadam cataphora mala ac
lenta graviter interibant.

Si non praediceret, nec phreniticorum valde infanivit quisquam, fed fimpliciter dixiffet, praefentes phreniticos cataphora fegni periiffe, non erat abfurdum accipere eos converfione in lethargum facta ita defunctos

Ed. Chart. IX. [276.]   **Ed. Baf. V. (425. 426.)**

ρημένου δὲ τοῦ, οὐδ' ἐξεμάνη οὐδεὶς, εὐλογώτερόν ἐστι μετὰ
καταφορᾶς αὐτοὺς ἀπόλλυσθαι μένοντας φρενιτικούς, ὅπερ
ἐστὶ παραφρονοῦντας, ἐν τούτῳ γὰρ μόνῳ διηνεκῶς ὑπάρχουσι μετὰ πυρετοῦ τὴν φρενῖτιν νοοῦμεν, οὐδενὶ διαφέρουσαν ἄλλῳ τῆς μανίας πλὴν τῷ πυρετῷ. φρενῶν μὲν
γὰρ ἄμφω βλάβαι. τὸ δὲ χωρὶς πυρετοῦ τῶν μαινομένων
ἴδιον, ὥσπερ τὸ σὺν πυρετῷ τῶν φρενιτικῶν. θαυμαστὸν
οὖν οὐδὲν ἠθροισμένων ἐν τῷ σώματι χυμῶν ὠμῶν, ὡς τά
γε διαχωρούμενα τὴν ἔνδειξιν ἐποιήσατο, κωματώδεις τε
ἅμα καὶ παραφρονοῦντας (426) γενέσθαι, κωματώδεις
μὲν διά τε τὸ πλῆθος καὶ τὴν ψυχρότητα τῶν ὠμῶν χυμῶν, παραφρονοῦντας δὲ, διότι σηπόμενοι δριμύτητά τε
καὶ θερμασίαν ἐγέννων.

μστʹ.

Ἦσαν δὲ καὶ ἄλλοι πυρετοὶ, περὶ ὧν γεγράψεται.

Ἀναμνησθῶμεν δʹ ὅτι προειπὼν, ἦν κατάστασις τῶν

effe. Nunc quum fit praedictum, nec valde infanivit
quisquam, probabilius eft periiffe cum cataphora, manentes phreniticos, hoc eft dementes: hoc enim difcrimine
folo cum febre phrenitim accipimus, nulla re alia di-
ftantem a mania, id eft infania, quam febre. Mentis
fiquidem utraque noxa eft, fed proprium infanientium eft
febre liberos effe, ut febricitare phreniticorum. Non eft
igitur mirum in corpore crudis collectis humoribus, ut
excreta commonftrarunt effe, comatofos illos fimul et dementes evafiffe: comatofos quidem ex multitudine et frigore fuccorum crudorum, dementes, quod putrefcentes
acredinem pariebant et calorem.

XLVI.

At erant et aliae febres, de quibus fcribetur.

Revocemus ad memoriam, quando poftquam fupra

700   ΙΠΠΟΚΡΑΤΟΥΣ ΕΠΙΔΗΜΙΩΝ Γ

Ed. Chart. IX. [276.]   Ed. Baf. V. (426.)

γενομένων καυσώδης, ἦν δὴ καὶ διηγησάμενος ἐφεξῆς πάντ᾽
αὐτοῖς τὰ συμβάντα καὶ μετὰ ταῦτα πάλιν εἰπὼν, παραπλήσια δὲ καὶ τοῖσι φρενιτικοῖσιν. εἶτα καὶ τὸν περὶ τούτων λόγον ἅπαντα πληρώσας ἑξῆς ἐπήνεγκεν· ἦσαν δὲ καὶ
ἄλλοι πυρετοὶ περὶ ὧν γεγράψεται. δηλοῖ γὰρ ἐκ ταύτης
τῆς λέξεως πυρετῶν εἴδη τὸν καῦσον εἶναι καὶ τὴν φρενῖτιν, καῦσον μὲν, ὃς ἂν διηνεκὲς ἔχῃ δίψος μετὰ διηνεκοῦς
πυρώσεως πολλῆς, φρενῖτιν δὲ, ὡς ἂν συνεχὴς ὢν, ἅμα καὶ
παραφροσύνῃ γίνεται διηνεκεῖ.

μζ΄.

Στόματα πολλοῖσιν ἀφθώδεα, ἑλκώδεα, ῥεύματα περὶ αἰδοῖα πολλὰ, ἑλκώματα, φύματα ἔξωθεν, εἴσωθεν τὰ παρὰ βουβῶνας.

Εἰρήκει μὲν ἔμπροσθεν καὶ περὶ τούτων. ἀλλ᾽ ἐν τῷ
κατὰ μέρος ὑπὲρ ἑκάστου λέγει, μέχρι τοῦ φθινοπώρου
τὰς τῶν ἐρυσιπελάτων γενέσεις εἰπὼν προελθεῖν, εὐδηλός

dixit, febrium ardentium, quae vigebant, haec erat natura, utque hanc narravit et quae illis acciderunt ordine
omnia; et deinde rurfus dixit, fimilia et phreniticis; poftea jam difputatione de his peracta intulerit, erant praeterea aliae febres, de quibus jam acturus fum. Nam his
verbis febrium effe fpecies, febrem ardentem et phrenitim oftendit: febrem ardentem, quod perpetuam habeat
fitim cum perpetuo et multo ardore, phrenitim vero, ut
quae fit affidua, unaque dementiam perpetuam habeat.

XLVII.

*Ora multis aphthofa, ulcerofa, fluxiones ad pudenda mul-
tae, ulcera, tubercula intus et extra circum inguina.*

Et ante quidem de his fermonem habuit. Verum
quia de unoquoque feorfum agit, pofteaquam ad autumnum ufque generationem productam facri ignis dixit,

ἔστι καὶ περὶ τῶν νῦν ἐφεξῆς αὐτοῖς γραφομένων ἁπάντων
ἐνδεικνύμενος ταὐτό. κατὰ τοῦτ᾽ οὖν αὖθις ἐμνημόνευσε
τῶν αὐτῶν.

μη΄.

[277] Ὀφθαλμίαι ὑγραὶ, μακραὶ, χρόνιαι μετὰ πόνων,
ἐπιφύσιες βλεφάρων ἔξωθεν, ἔσωθεν, πολλῶν φθείροντες
τὰς ὄψιας, ἃς σῦκα ἐπονομάζουσιν.

Ἡ τοῦ πλεονάσαντος χυμοῦ περιουσία διττὸν ἔοικεν
ἔχειν εἶδος ἐν τῇ κατὰ πάχος καὶ λεπτότητα διαφορᾷ, καθάπερ εἴωθεν ἀεὶ σχεδὸν ἐφ᾽ ὑγραῖς καὶ νηνέμοις γίνεσθαι
καταστάσεσιν. εἰ μὴ γὰρ οἰκείοις τις τοῖς γυμνασίοις
χρώμενος ῥιπίζει τε ἅμα καὶ διακαθαίρει καὶ κινεῖ τὸ σῶμα, πλῆθος ἀθροίζει χυμῶν καὶ παχέων καὶ λεπτῶν· παχέων μὲν διὰ τὴν ἀργίαν, λεπτῶν δὲ καὶ ὑδατωδῶν, διὰ τὸ
μὴ κεκενῶσθαι. τῆς μὲν οὖν λεπτότητος αὐτῶν τεκμήρια
τά τε κατὰ τὴν γαστέρα διερχόμενα λεπτὰ καὶ τὰ οὖρά γε

plane de his quae nunc poft eum defcribuntur omnibus
idem oftendit. Hac ergo de caufa eorundem iterum meminit.

XLVIII.

*Lippitudines humidae, longae, diuturnae, cum doloribus,
epiphyfes palpebrarum foris, intus adnafcebantur, quae
multorum oculos perderent, quas ficos nominant.*

Abundantis humoris fuperfluitas videtur duplicem
habere fpeciem in craffitiei et tenuitatis differentia, ut
fere in humidis et tranquillis tempeftatibus fieri femper
folent. Nam nifi peculiaribus utens exercitationibus ven-
tiles corpus et totum luftres concitesque, copiam acerva-
bis craíforum humorum et tenuium: craíforum propter
focordiam, tenuium et aquoforum, quod vacuati non fint.
Tenuitatis igitur eorum conjecturae funt, ea quae per alvum excernuntur tenuia fimilesque urinae: craffitiei,

τοιαῦτα γενόμενα· τοῦ δὲ πάχους τό τε χρονίσαι πᾶν καὶ
τὸ συνεδρεῦον τοῖς πλείστοις κῶμα. καὶ τούτων οὖν εἰκότως οἷς ἐπ' ὀφθαλμοὺς ἔῤῥεψε τὸ πλῆθος, ὑγρᾶς μὲν
ὀφθαλμίας εἰργάσατο διὰ τὴν λεπτότητα, τὰς δὲ τῶν βλεφάρων ἐπιφύσεις διὰ τὸ πάχος. τοῦ γὰρ ἐπιῤῥέοντος τοῖς
ὀφθαλμοῖς χυμοῦ τὸ μὲν ἐκκρινόμενον ὑγρὸν ἐργάζεται τὰς
ὀφθαλμίας, τουτέστι μετὰ ῥεύματος ὑγροῦ καὶ ὑδατώδους,
τὸ δὲ παχύτερον ἐμπλαττόμενον τοῖς πάσχουσι μορίοις τὰς
ὀχθώδεις ἐπαναστάσεις. ὅσον δὲ ἐν τῷ βάθει τῶν ὀφθαλμῶν ἐγένετο τοῦ παχέος χυμοῦ τὰς ὀδύνας εἰργάζετο.

μθ'.

Ἐφύετο δὲ καὶ ἐπὶ τῶν ἄλλων ἑλκέων πολλὰ καὶ ἐν αἰ-
δοίοισι.

Τὰ διὰ τὸ πάχος τῆς ὕλης ἐπιφυόμενα τοῖς βλεφάροις
οὐκ ἐνταῦθα μόνον, ἀλλὰ κἀπὶ τῶν αἰδοίων ἔφη γενέσθαι,
καὶ εἴ πού τι μόριον ἄλλο συνέτυχεν ἑλκωθῆναι, τοῦ πάχους

quod omne producitur et plurimis eſt aſſidens coma. His
ergo merito, quibus ad oculos affluentia vergebat, humidas lippitudines fecit ob tenuitatem et palpebrarum ger-
mina, cauſa craſſitiei. Nam quod ex humore in oculos
manante humidi exiret, fecit lippitudines, hoc eſt cum
fluxione humida et aquoſa; craſſius vero partibus adhae-
reſcens affectis, tubercula excitavit, collium modo. Quod
vero craſſi humoris in profundo oculorum erat, dolores
peperit.

XLIX.

*Enaſcebantur vero et in aliis ulceribus multa et in pu-
dendis.*

Quae materiae craſſitudine in palpebris excreſcebant,
non hic tantum, verum in pudendis quoque exſtitiſſe ait
et ſi qua pars alia forte eſſet exulcerata, humorum craſ-

ΚΑΙ ΓΑΛΗΝΟΥ ΕΙΣ ΑΥΤΟ ΥΠΟΜΝΗΜΑ Γ.   703

Ed. Chart. IX. [277. 278.]   Ed. Baf. V. (426.)
τῶν χυμῶν, ὡς εἴρηται, τὰς τοιαύτας ἐπιφύσεις ἐργαζομέ
νου· καλοῦσι δ᾽ αὐτὰς οἱ πολλοὶ μύκητας.

ν΄.

Ἄνθρακες πολλοὶ κατὰ θέρος καὶ ἄλλα, ἃ σῆψις καλέεται.

---

[278] Καὶ διὰ τὸ χρονίζειν μὲν ἐν τῷ σώματι τὴν
κακοχυμίαν ἡ σηπεδὼν ηὐξάνετο, τοῦ θέρους δ᾽ ἐπιλαβόν
τος, οὐδ᾽ αὐτοῦ τοὺς ἐτησίας ἔχοντος, ἔτι καὶ μᾶλλον εἰς
ἄκρον ἀφίκετο καὶ διὰ τοῦτο θερμὰ νοσήματα πλείω τε καὶ
κακοηθέστερα τῶν ἔμπροσθεν ἐγένετο. δέδεικται γὰρ ὅτι
καὶ ὁ ἄνθραξ ἐκ θερμῆς μέντοι πυῤῥότητος, παχείας δὲ κα
τὰ τὴν σύστασιν ὕλης ἔχει τὴν γένεσιν.

να΄.

Ἐκθύματά τε μεγάλα.

Πρόδηλον μὲν ὅτι παρὰ τὸ ἐκθύειν, ὅπερ ἐστὶν ἔξορ

fitie, ut dictum eft, ejusmodi efficiente excrefcentias, quas
fungos vulgo vocant.

L.

Carbunculi aeſtate multi et alia quae putredines vocantur.

Atque quod commoraretur in corpore pravus humor,
putredo increfcebat; aeftate vero excipiente, neque ipfa
etefias habente, multo magis evaluit. Ideoque calidi
morbi plures et prioribus maligniores viguerunt. Oftendimus enim carbunculum ex calido quidem fervore, verum craffa materia conftitui.

LI.

Puſtulae quoque magnae.

Apertum eft ab ἐκθύειν, quod eft ἔξορμᾶν, id eft

704 ΙΠΠΟΚΡΑΤΟΥΣ ΕΠΙΔΗΜΙΩΝ Γ

Ed. Chart. IX. [278.]   Ed. Baf. V. (426.)
μᾶν, ἡ προσηγορία τοῖς ἐκθύμασι γέγονεν, ἐπὶ τῶν αὐτομάτως ἐξανθούντων κατὰ τὸ δέρμα. γένεσις δ᾽ αὐτοῖς ἐκ τῶν
περιττῶν δηλονότι χυμῶν, ἀλλὰ καὶ τῇ ποιότητι προσηκόντως ἕπεται, τῶν μὲν χυμῶν λεπτῶν ἑλκώσεις ἐργαζομένων
μᾶλλον ἢ ὄγκους, τῶν δὲ παχέων εἰς ὄγκον ἐξαιρόντων τὸ
δέρμα. πρόδηλον δ᾽ ὅτι ταὐτοῦ γένους ἐστὶ τοῖς προειρημένοις ἐπιφύεσθαι κατὰ τὰ βλέφαρα καὶ τὰ ἕλκη καὶ τὰ
νῦν ἐν τῷ δέρματι τὴν γένεσιν αὐτόματον ἔχοντα.

νβ'.

Ἕρπητες πολλοῖσι μεγάλοι.

Μεγάλους ἤτοι διὰ τὸ πολὺν ἐπιλαμβάνων τόπον ἢ διὰ
τὸ μετ᾽ ἀναβρώσεως κακοήθους γίνεσθαι κέκληκεν. ἑκάτερον δ᾽ ἀκολουθεῖ τῇ κατὰ τοὺς χυμοὺς εἰρημένῃ διαθέσει.

νγ'.

Τὰ δὲ κατὰ κοιλίην πολλοῖσι πολλὰ καὶ βλαβερὰ συνέβαινε.

erumpere, derivatum eſſe ἐκθύμασι, id eſt papulis, nomen, in iis quae ſponte extuberant in cute. Haec conſtant ſuperfluis ſcilicet humoribus. Atque qualitatem etiam
non injuria ſubſequuntur, quum tenues humores exulcerationem potius quam tumores creent, at craſſi in tumorem pellem attollant. Liquet autem, quae nunc in cute
ſponte ſunt genita, ejusdem eſſe generis cum illis quae in
palpebris et ulceribus praedixit excreſcere.

LII.

Herpetes multis magni.

Magnos aut quod multum occuparent loci, aut quod
adjunctam malignam exulcerationem haberent, appellavit:
utrumque autem ſuccedit dicto humorum vitio.

LIII.

Quae ad alvum ſpectant, plerisque multa et noxia conti-

Ed. Chart. IX. [278. 279.]   Ed. Baf. V. (426.)
πρῶτον μὲν τεινεσμοὶ πολλοῖσιν ἐπιπόνως, πλείστοισι δὲ
παιδίοισι καὶ πᾶσιν ὅσα πρὸ ἥβης καὶ ἀπώλλυντο τὰ πλεῖστα τούτων, λειεντερικοὶ πολλοί.

Καὶ διὰ τὴν ὑγρότητα τῆς ἡλικίας καὶ διότι πλείω
προσφερόμενα τὰ παιδία διαφθείρει τὰς τροφὰς πολλάκις
εἰκότως ἡλίσκετο τεινεσμοῖς. ἔστι μὲν οὖν καὶ ἄλλως ὀδυνηρόν τε καὶ ὀχληρὸν τὸ πάθος, ὀδυνηρὸν μὲν διὰ τὴν
τάσιν, ὀχληρὸν δὲ διὰ τὸ συνεχὲς τῆς ἐξαναστάσεως. ἐν δὲ
τῇ νῦν καταστάσει πληθωρικῇ τε ἅμα καὶ κακοχυμίᾳ λεγομένῃ πολλοὶ μᾶλλον λειεντερικοί. ἀρρωστούσης γὰρ τῆς
καθεκτικῆς δυνά- [279] μεως ἔμαθες γινομένας τὰς λειεντερίας. εἰκὸς δὲ οὖν ὥσπερ ἡ θρεπτικὴ δύναμις τῆς γαστρὸς ἐνεκρώθη, δι᾽ ἣν ἀποσίτους ἐσχάτως αὐτοὺς γενέσθαι φασὶν ὀλίγον ὕστερον, οὕτως καὶ τὴν καθεκτικὴν βλαβῆναι.

gerunt, primum quidem tenefmi multis molefti, plurimis
vero pueris omnibusque impuberibus eorumque plurimi
interierunt, lienterici multi.

Tum humiditate aetatis, tum quia plus cibi fumen-
tes pueri, nutrimenta faepe corrumpunt, merito tenefmo
corripiebantur. Qui cum alioqui dolorificus eft et moleftus affectus, dolorificus propter tenfionem, moleftus quod
affidue defidendum fit; tum vero in hoc ftatu, quem plethoricum fimul et pravis humoribus fuiffe exundantem
diximus, multi magis lienteria tenebantur. Nam debilitata facultate retentrice fieri lienterias didicifti. Eft porro
confentaneum, ficut extincta fere erat facultas ventris
nutritiva, unde cibos prorfus ait paulo poft eos faftidi-
viffe, fic retentricem etiam fuiffe laefam.

νδ΄.
Δυσεντεριώδεες, οὐδ᾽ οὗτοι λίην ἐπιπόνως.

Ἀκόλουθον ἦν ἐπιφέρεσθαι τοῖς προειρημένοις τισὶν
οὐκ ἐπιπόναις νοσήσασι, προείρηται δ᾽ οὐδεὶς οὗτος, ἀλλὰ
τοὐναντίον (427) μᾶλλον οἵ τ᾽ ἔμπροσθεν ἅπαντες οἵ τε
πρὸ τῶν λειεντερικῶν εἰρημένοι τεινεσμώδεις ἐπιπόνως ἐνόσησαν. μήτ᾽ οὖν ἡ λέξις ἡμάρτηται, καθάπερ καὶ ἄλλα
πολλὰ τῶν ἁμαρτημάτων ἐν πολλοῖς τῶν βιβλίων ἐφυλάχθη,
τοῦ πρώτου γραφέως ἁμαρτόντος· ἄμεινον γὰρ ἦν γεγράφθαι, οὗτοί τε λίην ἐπιπόνως. ἔνιοι μέντοι φασὶν εἰρῆσθαι τὸ οὐδ᾽ οὗτοι λίην ἐπιπόνως ἐν ἴσῳ τῷ πολλοὶ δυσεντεριώδεις οὐκ ἐγένοντο, δηλοῦν βουλομένου τἀνδρὸς ἐκ
τοῦ ἐπιπόνως τὴν γένεσιν τοῦ νοσήματος, οὐ τὸν τρόπον.
ἔνιοι δ᾽ ὅτι τοῖς δυσεντερικοῖς ἀνωδύνως ἐνοχλουμένοις ἐφεξῆς εἴρηται, διὰ τοῖτό φασι τὸ οὐδ᾽ οὗτοι λίην ἐπιπόνως
ὑπ᾽ αὐτοῦ προστεθεῖσθαι, νοσούντων ἡμῶν τοὺς λειεντερι-
κοὺς ἐξ ἀνάγκης ἀνωδύνους εἶναι.

LIV.

Dyſenteria laborabant, neque hi admodum moleſte.

Conſentaneum erat inferri hoc praedictis quibusdam
qui non doloroſe aegrotarant. Sed nullus is eſt praedictus.
Immo vero contra magis et priores omnes, qui et ante
lientericos dicti ſunt teneſmo laboraſſe doloroſeque aegrotarant. Quare eſt fortaſſis ſcriptura corrupta, quo modo
in multis libris aliae mendae multae, a primo librario
commiſſae, manſerunt. Nam rectius ſcriptum ſit: hique
admodum doloroſe. Quidam vero dictum ajunt, neque hi
admodum doloroſe, perinde ac multi dyſenterici non fuerunt, volente indicare Hippocrate ex hoc *doloroſe* generationem morbi, non modum. Quidam quod dyſentericis nullo dolore affectis adjunctum ſit, ideo dicunt, neque
hi admodum doloroſe, ab eo eſſe adjunctum: ut intelligamus lientericos neceſſario eſſe dolore vacuos.

ΚΑΙ ΓΑΛΗΝΟΤ ΕΙΣ ΑΤΤΟ ΤΠΟΜΝΗΜΑ Γ. 707

Ed. Chart. IX. [279.]   Ed. Baſ. V. (427.)

νε'.

*Τὰ δὲ χολώδεα καὶ λιπαρὰ καὶ λεπτὰ καὶ ὑδατώδεα, πολ-
λοῖσι μὲν αὐτὸ τὸ νούσημα εἰς τοιοῦτον κατέσκηψεν, ἄνευ
τε αὐτῶν πυρετῶν καὶ ἐν πυρετοῖς, μετὰ πόνων στρόφοι
καὶ ἀνειλίσιες κακοήθεες, τῶν πολλῶν ἐνόντων τε καὶ
ἐπισχόντων διέξοδοι, τὰ δ᾽ ἐξιόντα πόνους οὐ λύοντα καὶ
πάμπολλα μόρια τοῦ σώματος ἔπαθον.*

'Εν τῷ προκειμένῳ λόγῳ καὶ πᾶν εἶδος ἐν αὐτῷ συνέστηκε νοσήματος, ἐπειδὴ φύσει διαφέρουσιν ἀλλήλων οἱ
ἄνθρωποι καὶ ἡλικίαις καὶ διαίταις. ἄλλος οὖν ἄλλον ἔχων
πλεονάζοντα χυμὸν ὑπὸ τῆς καταστάσεως ηὔξησε τοῦτον,
ὡς ἐδείξαμεν, εἶτα τῆς σηπεδόνος ἐπιγενομένης κατὰ τὰς
διαφορὰς τῶν ἠθροισμένων χυμῶν ἡ σῆψις ὑπηλλάττετο·
καὶ μέντοι καὶ φερομένης αὐτῆς εἰς τὸν ἑκάστῳ τῶν πασχόντων τόπον ἀσθενέστατον φύσει πολλοῖς οὕτω συνέβη
παθεῖν μορίοις, ὡς ἂν καὶ τῶν ἀνθρώπων ἱκανῶς πολλῶν
γενομένων. εὔλογον οὖν ἦν τοῖς φύσει χολώδεσι καὶ κατὰ

LV.

*Dejectiones autem bilioſae et pingues et tenues et aquo-
ſae. Ac multis quidem eo morbus ipſe decubuit tum
citra febres tum in febribus. Tormina cum doloribus
aderant, itemque ſurſum volvuli maligni. Multorum-
que prodeuntium ac ſuppreſſorum exitus, at neque exeuntia dolores ſolvebant, multaeque corporis partes patiebantur.*

Praeſens ſermo omne genus continet morbi, quatenus
natura inter ſe homines aetatibusque et victu diſtant. Ergo
cum aliis alius abundaret ſuccis, a ſtatu aëris hunc, ut
demonſtravimus, auxit; tandem putredine excipiente, putrefactio pro humorum differentia collectorum variabat.
Jam quia haec in locum ſe cuique aegro natura imbecil-
limum conferebat, multis, quia ſatis multi homines eſſent,
contingit partibus laedi. Proinde erat probabile natura

Ed. Chart. IX. [279. 280.]   Ed. Baf. V. (427.)

νὴν ἀκμαστικὴν ἡλικίαν οὖσι καὶ φροντισταῖς καὶ ταλαι-
πωρουμένοις ἐν ἔργοις τε καὶ πράξεσι ταῦτα πλεονάσαι.
τὰ δὲ λιπαρὰ συντήξεως αὐτὸς ἐδίδαξεν εἶναι σημεῖα. τὰ
δ' ὑδατώδη λεπτῆς καὶ ὀῤῥώδους ὑγρότητος. πολλοῖς δὲ
φησιν αὐτὸ [280] τοῦτο γενέσθαι τὸ νόσημα, τουτέστι
τὸ διαχωρεῖν τὰ τοιαῦτα· καὶ γὰρ χωρὶς πυρετῶν ἐνίοις
τοῦτο γενέσθαι φησί. τὰς δὲ διεξόδους, τουτέστι τὰς
κενώσεις αὐτοῖς συμβῆναι, πολλῶν ἐνόντων καὶ ἐπισχόντων, ὅπερ ἴσως σημαίνει πολλῶν ἔτι καὶ κατὰ τὸ σῶμα
τῶν ἐνόντων οὐδὲν ἧττον τὰς διεξόδους γενέσθαι πολλὰς καὶ
διὰ τοῦτο μηδὲ τοὺς πόνους λύειν τὰ διεξιόντα. πῶς γὰρ
οἷόν τε λύειν αὐτά, πολλῶν ἔτι τῶν ἐπεχομένων ὄντων.

νστ'.

Τοῖσί τε προσφερομένοισι δυσκόλους ὑπακούοντα. καὶ γὰρ
αἱ καθάρσιες τοὺς πλείστους προσέβλαπτον. τῶν δὲ οὕτως ἐχόντων πολλοὶ μὲν ὀξέως ἀπώλλυντο, πολλοῖσι δὲ
καὶ μακρότερα διῆγεν.

biliofis et iis qui in aetatis erant flore et follicitis iisque
qui laboribus fefe et adminiftrationibus conficerent, haec
abundaffe. Pinguia colliquationis effe ipfe figna docuit:
aquofa tenuis et ferofae humiditatis. Porro multos dicit
hoc morbo laborafre, hoc eft dejeciffe talia: etenim citra febres hoc dicit quibusdam accidiffe. At exitus, hoc
eft vacuationes illis ait contigiffe multorum, quae inerant
in corpore et fuppreffa erant, quod fortaffis fignificat quum
etiamnum multa in corpore retinerentur, tamen multa
exiiffe, quominus exeuntia dolores folviffe. Nam quomodo folverent illa, quum quae fupprimerentur effent
etiam multa.

LVI.

Oblatis etiam difficile aufcultabantur. Etenim purgatio-
nes plurimos oblaedebant. Qui vero ita afficiebantur,
eorum plerique celeriter moriebantur. Multis quoque
vita longior degebatur.

Προσφερόμενα δύναται λέγειν καὶ κοινῶς ἅπαντα τὰ
βοηθήματα καὶ ἰδίως τὰ ἐσθιόμενα καὶ πινόμενα. τὰς δὲ
καθάρσεις ὧν ἐμνημόνευσεν ἐν ἑκατέροις τάξαι δυνατόν.
ὅτι δ' οὐκ ὠφελεῖ τὰ βοηθήματα τοὺς οὕτως ἔχοντας εὔδηλόν ἐστιν, εἰ καὶ μηδὲν αὐτὸς εἰρήκει. πολλῶν γὰρ ἀποθνη-
σκόντων, ἀνωφελῆ δηλονότι πᾶσιν αὐτοῖς τὰ βοηθήματα.

νζ'.

Ὡς δ' ἐν κεφαλαίῳ εἰρῆσθαι, πάντες καὶ οἱ τὰ μακρὰ νο-
σέοντες καὶ τὰ ὀξέα, ἐκ τῶν κατὰ κοιλίην ἀπέθνησκον
μάλιστα, πάντας γὰρ κοιλίην συναπήνεγκεν.

Καὶ ὁ καθ' ἡμᾶς γενόμενος οὗτος ὁ μακρότατος λοιμὸς
ἐκ τῶν διὰ τῆς κοιλίας κενουμένων σχεδὸν ἅπαντας ἀνεῖλεν.
ἦν δὲ σύντηξις τὰ κενούμενα καὶ τοῦτ' ἔοικεν ἀχώριστον
εἶναι σύμπτωμα τοῦ καλουμένου λοιμώδους ἰδίως πυρετοῦ,
καταλαμβάνοντος τοὺς ἀνθρώπους καὶ χωρὶς λοιμοῦ.

Oblata poteft dicere tum omnia in communi remedia,
tum privatim cibum et potionem. Purgationes, quarum
fecit mentionem, utrisque poffunt annumerari. Nam nihil contuliffe ita affectis remedia, etiamfi ille nihil dixiffet, in aperto eft. Si quidem quum multi morerentur,
nullius erant ufus omnibus illis remedia.

LVII.

Ut autem in fumma dicam, omnes tum qui morbis longis,
tum qui acutis aegrotabant, ex his maxime quae per
alvum fecedebant, interierunt. Omnes enim alvus fuftulit.

Et peftis quoque illa longiffima, quae noftra aetate
vulgata eft, ex iis quae per alvum vacuantur, omnes
prope peremit. Quae evacuabantur, erat colliquatio.
Quod quidem effe fymptoma videtur in perpetuum febris,
quam peftilentem privatim vocitant, quum mortales vel
citra peftem corripiat.

νή.

Ἀπόσιτοι δὲ πάντες μὲν ἐγένοντο καὶ ἐπὶ πᾶσι τοῖσι προ-
γεγραμμένοισιν, οἷς ἐγὼ οὐδὲ πώποτε ἐνέτυχον. πολλοὶ
δὲ μάλιστα οἷτοι καὶ οἱ ἐκ τούτων καὶ ἐκ τῶν ἄλλων δ᾽
οἱ ὀλεθρίως ἔχοντες.

[281] Καὶ τοῦτο τὸ σύμπτωμα πάντας κατέλαβε τοὺς
ἐν τῷ νῦν γενομένῳ λοιμῷ τῷ μακρῷ καὶ δι᾽ αὐτό γε τοῖς
πλείστοις ἀποθανεῖν συνέβη. ὅσοι γοῦν ἀνδρειότεροι, βια-
ζόμενοι σφᾶς αὐτοὺς προσεφέροντο τὰ διδόμενα σιτία σχεδὸν ἅπαντες ἐσώθησαν. οἱ πλεῖστοι δ᾽ ἀποθανεῖν εἵλοντο
μᾶλλον ἢ προσενέγκασθαί τι. ταῦτ᾽ οὖν ἔοικε συμβῆναι
καὶ τοῖς τότε νοσήμασι τὰ κατὰ γαστέρα μάλιστα· καὶ γὰρ
καὶ ταύτης ἔργον ἐστὶν ὄρεξις σιτίων.

νθ'

Διψώδεες οἱ μὲν, οἱ δ᾽ οὔ.

LVIII.

*Omnes autem in quos ſane incidi, praeter praeſcriptos omnes
morbos, quibus vexabantur, cibos equidem averſabantur.
Plerique vero praecipueque hi ipſi et qui eodem modo
affecti erant, ſed et ex aliis qui etiam pernicioſe haberent.*

Etiam hoc ſymptoma omnes cepit, qui in peſte diuturna, quae modo viguit, laborabant; quare factum eſt
ut multi morerentur. Fortiores ergo, qui vim ſibi ipſi
afferentes cibum oblatum aſſumpſerunt, omnes fere ſuperſtites fuerunt. Plurimi vero mori quam comedere quicquam prius duxerunt, atque haec ipſa accidiſſe illis videntur, qui tum aegrotaverunt, maxime vitio ventris:
etenim et hujus eſt opus ciborum appetentia.

LIX.

Siticuloſi partim quidem erant, partim vero ſiti vacui.

Ed. Chart. IX. [281.]   Ed. Baſ. V. (427.)

Περὶ τῶν ἄνευ πυρετῶν διὰ γαστρὸς ταραχὴν, ὡς
αὐτὸς ὠνόμασεν, ἐνοχλουμένων ὁ λόγος αὐτῷ νῦν εἴρηται.
δῆλον δ᾽ ἐξ ὧν ἐπιφέρων εἶπε, τῶν δ᾽ ἐν πυρετοῖσι καὶ
τοῖς ἄλλοις οὐδεὶς ἀκαίρως, φανερὸν δ᾽ ἐξ ὧν εἰρήκαμεν
ἀνωτέρω καὶ διὰ τί μήτε διψώδεις ἅπαντες ἦσαν μήτ᾽ ἄδιψοι. πάχος τε γὰρ χυμῶν καὶ λεπτότης ὑδατώδης ἠθροίσθη, ψυχρὰ μὲν ἄμφω κατὰ τὴν ἑαυτῶν φύσιν, ἐπίκτητον
δὲ θερμασίαν ἐκ σηπεδόνος λαμβάνοντα. καὶ τοίνυν ἐφ᾽ ὧν
μὲν ἤδη τὸ σηπεδονῶδες θερμὸν ἐπεκράτει, διψώδεις ἦσαν,
ἐφ᾽ ὧν δ᾽ οὐδέπω, καὶ οὗτοι πάλιν εὐλόγως ἦσαν ἄδιψοι.

ξ.

Τῶν δὲ ἐν πυρετοῖσι καὶ τοῖς ἄλλοισιν οὐδεὶς ἀκαίρως,
   ἀλλ᾽ ἦν κατὰ ποτὸν διαιτᾶν, ὡς ἤθελες.

De iis hoc loco, qui ob alvi turbationem, ut ipſe
appellavit, citra febrem afficiebantur, ſermonem habet;
quod eſt ex his verbis clarum, quum ſubdit, ex his quos
febres tenebant aliaque, nemo circa potum intempeſtivus
erat. Apertum eſt etiam ex illis, quae ſupra diximus,
cur non eſſent ſitibundi omnes, nec ſiti liberi. Craſſitudo
enim humorum et tenuitas aquoſa erat acervata, frigida
illa quidem ſua ſponte utraque, ſed acquiſititium a putredine calorem mutuans. Quare in quibus excellebat
jam putredinoſus calor, erant ſitibundi; in quibus nondum, hi contra merito non ſitiebant.

LX.

Quos febris aliaque vexabant, eorum nullus ſiticuloſus po-
tum intempeſtive ſumſit, ſed quoad potionem licebat
quam vellet victus rationem inſtituere.

Ed. Chart. IX. [281. 282.]   Ed. Baf. V. (427. 428.)

Εἰρηκὼς ἐν τῇ πρόσθεν ῥήσει περὶ τῶν κατὰ κοιλίαν
ἐνοχληθέντων ὅτι διψώδεις ἦσαν οἱ μὲν, οἱ δ᾽ οὔ, νῦν ἤδη
καὶ περὶ τῶν ἅμα πυρετοῖς νοσούντων ἔφη μηδένα διψώδη
γενέσθαι πάνυ σφόδρα, μηδ᾽ ὥστε τοῖς ἰατροῖς ἀπειθεῖν.
ἐγένετο δὲ τοῦτο διὰ τὸ μὴ συῤῥεῖν αὐτοῖς εἰς τὴν γαστέρα
τῶν σηπεδονωδῶν ἰχώρων τοσοῦτον ὅσον ἐπὶ τῶν προειρημένων.

ξα'.

[282] Οὖρα δὲ πολλὰ μὲν, τὰ δ᾽ ἐξιόντα ἦν οὐκ ἐκ τῶν
προσφερομένων ποτῶν, ἀλλὰ πολ- (428) λὸν ὑπερβάλ-
λοντα. πολλὴ δέ τις καὶ τῶν οὔρων κακότης ἦν τῶν
ἀπιόντων. οὔτε γὰρ πάχος οὔτε πεπασμὸς οὔτε κάθαρσις χρηστὴ εἶχε. ἐπὶ πολλοῖσι γὰρ αἱ κατὰ κύστιν
καθάρσιες χρησταὶ γενόμεναι, ἀγαθὸν ἐσόμενον· τοῖσι δὲ
πλείστοισι σύντηξιν καὶ ταραχὴν καὶ πόνους καὶ χρόνους καὶ ἀκρισίας.

Posteaquam priori capite dixit de iis qui ex ventre
laborarunt, quod partim fitibundi, partim non effent, hic
nunc de aegrotantibus fimul cum febre ait, non magnopere ullum fuiffe fitibundum, neque ut medicis non effet
audiens. Quod hinc eft factum, quoniam non perinde
his tantum putredinofae faniei in ventrem, quantum praedictis, conflueret.

LXI.

Urinae autem copiofae quidem, fed quae ex oblatis potionibus non vacuabantur, imo exuperabant. Verum eje-
ctarum urinarum multa quaedam erat pravitas. Neque
enim craffitudo erat neque concoctio neque expurgatio
bona. In multis namque probae per veficam expurga-
tiones factae bonam, plurimis vero colliquationem, perturbationem et dolorem et judicationes nullas portendebant.

Σαφῆ πάντ᾽ ἐστὶ τὰ εἰρημένα καὶ δεῖται μνήμης, οὐκ
ἐξηγήσεως. αὐτὸς γὰρ ἐνεδείξατο σαφῶς κατὰ τὸν ἔμπροσθεν λόγον ὃν ἐγὼ διῆλθον, ὡς ἐνίοτε λόγῳ συμπτώματος
κενοῦται τὰ οὖρα, καθάπερ ἱδρῶτές τε καὶ ἔμετοι καὶ τὰ
διὰ γαστρὸς ἀπιόντα.

ξβ'.

Κωματώδεές τε μάλιστα μὲν οἱ φρενιτικοὶ καὶ οἱ καυσώδεες
ἦσαν. ἀτὰρ καὶ ἐπὶ τοῖσιν ἄλλοισι νοσήμασι πᾶσι τοῖσι
μεγίστοισι, ὅτι μετὰ πυρετοῦ γίγνοιτο.

Πάχος τῆς ὕλης ἐργάζετο τὸ κῶμα καὶ μάλιστ᾽ ἐκείνοις
ἐφ᾽ ὧν ἔπαθεν ἡ κεφαλή. πάσχει δὲ τοῖς μὲν φρενιτικοῖς
κατὰ πρῶτον λόγον, καύσοις δὲ κατά τι συμβεβηκός. ἡ γὰρ
θερμασία τοῦ πυρετοῦ πρὸς τὴν κεφαλὴν ἀναφέρει τοὺς
μοχθηροὺς χυμούς. ἐπλεόναζον δὲ νῦν οἱ ὠμοὶ καὶ ψυχροί.

Quae funt dicta, clara omnia funt et memoriam, non
interpretationem poftulant. Ipfe namque fuperiori fermone, quem ego expofui, non obfcure oftendit, quod
aliquando urinae fymptomatis ratione vacuentur, ficut fudores, vomitiones et dejectiones.

LXII.

*Comate autem detinebantur, praecipue quidem phrenitici
et qui caufo febricitabant; quin et caeteris in omnibus
maximis morbis, quod cum febre contingerent.*

Coma creavit materiae craffitudo et praeter caeteros
iis, quibus erat affectum caput. Eft autem phreniticis
affectum per fe, fed in ardentibus febribus per accidens.
Nam febris calor pravos humores ad caput fubvehit; ab-
undabant autem tunc crudi et frigidi.

ξγ'.

Διὰ παντὸς δὲ τοῖσι πλείστοισιν ἢ βαρὺ κῶμα παρείπετο
ἢ λεπτοὺς καὶ μικροὺς ὕπνους κοιμᾶσθαι.

Βαρὺ κῶμα τὸ δυσδιέγερτον ἀκουστέον ἐστὶ, τό τε μικροὺς καὶ λεπτοὺς ὕπνους ἔχον ἐναντίον ἐστίν. ἐγίνετο δὲ
τὸ μὲν πρῶτον, οἷς ἐπεκράτει τὸ πάχος καὶ τὸ πλῆθος τῆς
ψυχρᾶς ὕλης, τὸ δὲ δεύτερον οἷς ἡ λεπτότης διασηπομένη.

ξδ'.

[283] Πολλὰ καὶ ἄλλα πυρετῶν ἐπεδήμησεν εἴδεα, τριταίων, τεταρταίων, νυκτερινῶν, συνεχῶν, μακρῶν, πεπλανημένων, ἀσωδέων, ἀκαταστάτων.

Διὰ τὴν ποικιλίαν τῶν λυπούντων χυμῶν τά τ' ἄλλα
νοσήματα καὶ τὰ τῶν πυρετῶν ἤδη πλείω συνέπεσε. ἐμνη-

LXIII.

*Perpetuo autem plurimos grave coma comitabatur aut te-
nues et parvi fomni.*

Grave coma, a quo aegre quis excitetur, accipiendum eſt, cujus contrarium eſt quod tenues et parvos
fomnos habeat. Quorum accidit primum iis, quibus craf-
ſitudo et copia exuperabat frigidae materiae, alteris quibus putrefacta tenuitas.

LXIV.

*Praeterea multae aliae febrium ideae in vulgus graſſatae
funt, tertianarum, quartanarum, nocturnarum, aſſiduarum, diuturnarum, erraticarum, anxiarum, incon-
ſtantium.*

Quia humores noxii erant diverſi, ideo quum alii
morbi tum plura jam inciderunt febrium genera. Memi-

Ed. Chart. IX. [283.] Ed. Baf. V. (428.)

μόνευσε δὲ τῶν μὲν διαλειπόντων ἁπάντων τριῶν ὄντων, ἀμφη-
μερινῶν, τριταίων καὶ τεταρταίων· τριταίων μὲν καὶ τεταρταίων ὀνομαστὶ πρῶτον, ἀμφημερινοῦ δ᾿ ἐν τῷ φάναι νυκτερινῶν. διττῆς γὰρ οὔσης αὐτοῦ διαφορᾶς, καθόσον οἱ μὲν ἐν
ἡμέρᾳ παροξύνουσιν, οἱ δ᾿ ἐν νυκτὶ καὶ διὰ τοῦτο καὶ τὰς προσηγορίας ἐντεῦθεν ἐπεκτήσαντο διαφόρους. ὁ Ἱπποκράτης τῶν
τότε πλεονασάντων ἐμνημόνευσε νυκτερινῶν ὄντων. ἀναμνησθῶμεν οὖν ἔτι καὶ κατὰ τὸ πρῶτον τῶν ἐπιδημιῶν καὶ κατὰ
τὸ δεύτερον, ἀῤῥώστων τε πολλῶν μνημονεύσας ἰδίᾳ καὶ καταστάσεις ὅλας διηγησάμενος, οὐδαμόθι πεμπταῖον ἢ ἑβδο-
μαῖον ἢ ἄλλον τινὰ πολυήμερον ἔγραψε πυρετόν, ὥσπερ
οὐδ᾿ ἐν τῷ τρίτῳ τῶν ἐπιδημιῶν οὔτ᾿ ἐν τοῖς ἔμπροσθεν
οὔτ᾿ ἐν τοῖς ἐφεξῆς ἄχρι τέλους. ἐκ τούτων ὑπέρχεταί μοι
περὶ τῶν ἐν τῷ πρώτῳ τῶν ἐπιδημιῶν εἰρημένων ὑποπτεύειν
ὥσπερ προγεγραμμένων, ἐν οἷς βούλεται καὶ ἄλλους τινὰς
εἶναι πολυημερωτέρους τοῦ τεταρταίου πυρετοῦ. ἐν δὲ τῇ
προειρημένῃ ῥήσει τὸ τῆς οἰκείας προσηγορίας, ὥσπερ τὸ

nit autem intermittentium, quae numero tres funt, quotidianarum, tertianarum, quartanarum; tertianarum quidem et quartanarum nominatim primum quotidianarum
vero dicendo, nocturnarum. Nam earum quod duplex eſt
differentia, quatenus hae interdiu accedunt, illae noctu,
inde diverſa nomina invenerunt. Hippocrates earum quae
tum vigebant, mentionem fecit, quod erant nocturnae.
Memoria itaque repetamus etiam quod quum et primo
libro et fecundo morborum vulgarium tum multos feparatim aegros adduxerit, tum integras ſit tempeſtates perfequutus; nufquam nec quintanam, nec feptimanam fcri-
pſit vel aliam febrem multorum dierum. Nec vero etiam
in tertio libro vulgarium morborum, neque ante, neque
poſthac ad finem ufque. Unde mihi in mentem venit illa,
quae primo libro vulgarium morborum tradita funt, in-
farcta ab alio fufpicari, ubi alias eſſe plurium dierum,
quam ſit quartana, ſtatuit. At in praedicta oratione intermittentium genus propria appellatione non nominavit,

716　*ΙΠΠΟΚΡΑΤΟΥΣ ΕΠΙΔΗΜΙΩΝ Γ*

Ed. Chart. IX. [283.]　　　　　　　Ed. Baf. V. (428.)

τῶν συνεχῶν, τὰ δ᾽ εἴδη πάντα διελθὼν αὐτοῦ, μετὰ ταῦτα
κοινῇ προσηγορίᾳ τοὺς συνεχεῖς ἐδήλωσεν ὧν προειρήκει
καύσους τε καὶ φρενίτιδας· ἐφεξῆς δὲ τήν τε τῶν μακρῶν
καὶ τὴν τῶν πεπλανημένων ἔγραψε προσηγορίαν, ἔνθα μοι
καὶ τοῦ κατ᾽ ἀρχὰς εἰρημένου τῆς προκειμένης ῥήσεως μέμνησο τοῦ πυρετῶν εἴδη καλεῖν αὐτῶν ἅπαντα τὰ κατειλε-
γμένα.

ξε'.

*Ἅπαντες δ᾽ οὗτοι μετὰ πολλῆς ταραχῆς ἐγίνοντο, κοιλίαι
τε γὰρ τοῖσι πλείστοισι ταραχώδεες, φρικώδεες, ἱδρῶτες
οὐ κρίσιμοι καὶ τὰ τῶν οὔρων ὡς ὑπογέγραπται. μακρὰ
δὲ τοῖσι πλείστοισι τουτέων. οὐδὲ γὰρ αἱ γινόμεναι τουτέοισιν ἀποστάσιες ἔκρινον, ὥσπερ ἐπὶ τοῖσιν ἄλλοισι·
δύσκριτα μὲν πᾶσι πάντα ἐγίνετο καὶ ἀκρισίαι καὶ χρόνια, πολὺ δὲ μάλιστα τούτοισιν· ἔκρινε δὲ τουτέων ὀλίγοισι περὶ ὀγδοήκοντα, τοῖσι δὲ πλείστοισιν, ὡς ἔτυχεν,
ἐξέλιπεν, ἔθνησκον δὲ τουτέων ὀλίγοι ὑπὸ ὕδρωπος ὀρθο-*

quemadmodum continuarum; fed et tantum omnes ejus
fpecies perfequutus. Deinde communi nomine continuas
indicavit, quarum febres ardentes praedixit et phrenitidas. Poftea longarum nomen et vagarum prodidit, ubi
mihi memor fis ejus, quod eft initio propofitae orationis
dictum, ipfum omnia, quae collegit, febrium fpecies
appellare.

LXV.

*At hae omnes cum multa perturbatione contingebant, et-
enim plurimis alvi turbabantur, horridae; fudores nihil
decernebant; urinae quales defcriptae funt. Eorum vero
plerisque haec erant diuturna. Neque enim his qui
creabantur abfceffus quemadmodum et in caeteris decernebant. Omnes quidem omnibus difficiles erant aut
nullae judicationes aut diuturnae. His vero quamma-
xime judicabantur. Atque horum pauci ad octogefimum
diem judicabantur, plurimos vero, ut fors tulit, reli-*

στάδην· πολλοῖσι δὲ καὶ ἐπὶ τοῖσιν ἄλλοισι νουσήμασιν
οἰδήματα παρώχλει, πολὺ δὲ μάλιστα τοῖσι φθινώδεσιν.

[284] Τοὺς προειρημένους ἅπαντας πυρετοὺς μετὰ
πολλῆς φησι γενέσθαι ταραχῆς, εἶθ᾽ ἑξῆς αὐτὸς ἐξηγεῖται τί
ἦν ἡ ταραχὴ, τὰ συμπτώματα γράφων αὐτῶν. καὶ τἄλλα
δὲ τὰ ἐφεξῆς εἰρημένα πρόδηλα τοῖς μεμνημένοις τῶν ἔμπροσθεν.

ξστ΄.

Μέγιστον δὲ καὶ χαλεπώτατον καὶ πλείστους ἔκτεινε τὸ
φθινῶδες. πολλοὶ γάρ τινες ἀρξάμενοι κατὰ χειμῶνα,
πολλοὶ μὲν κατεκλίθησαν, οἱ δ᾽ αὐτῶν ὀρθοστάδην ὑπε-
φέροντο, πρῶ δὲ τοῦ ἦρος ἔθνησκον οἱ πλεῖστοι τῶν
κατακλιθέντων· τῶν δ᾽ ἄλλων ἐξέλιπον μὲν αἱ βῆχες οὐδενὶ, ὑφίεσαν δὲ κατὰ θέρος. ὑπὸ δὲ τὸ φθινόπωρον
κατεκλίθησαν πάντες καὶ πολλοὶ ἔθνησκον, μακρὰ δὲ τού-

querunt. Horum etiam pauci ab hydrope ſtantes et
erecti moriebantur. Multos denique etiam praeter alios
morbos tumores vexabant et quam maxime tabidos.

Praedictas dicit omnes febres adjunctam habuiſſe multam turbationem; mox ipſe quae eſſet turbatio exponit,
deſcribitque earum ſymptomata. Reliqua, niſi priora ex-
ciderint, clara ſunt.

LXVI.

Maximum quidem et graviſſimum et quod plurimos interemit tabes. Nam quum multi hieme coepiſſent, magna
ex parte decubuerunt; partim recti eſſe ſuſtinuerunt.
Verum ante ver qui decubuerunt, fere perierunt. Reliquorum tuſſes neminem reliquerunt, remiſſiores tantum
aeſtate fuerunt. At ſub autumnum omnes decubuerunt
atque multi obierunt: quorum aegrotabant plurimi diu.

τῶν οἱ πλεῖστοι διενόσεον. ἤρξατο μὲν οὖν τοῖς πλείστοισι τούτων ἐξαίφνης ἐκ τούτων κακοῦσθαι, φρικώδεα
δὲ πυκνὰ, πολλάκις πυρετοὶ ξυνεχέες, ὀξέες, ἱδρῶτες
ἄκαιροι, ψυχροὶ, πολλοὶ διὰ τέλεος. πολλὴ δὲ ψύξις καὶ
πάλιν μόλις ἀναθερμαινόμενοι, κοιλίαι ποικίλως ἐφιστά-
μεναι καὶ πάλιν ταχὺ καθυγραινόμεναι καὶ τῶν περὶ
πνεύμονα πάντων (429) διάδοσις κάτω, πλῆθος οὔρων
οὐ χρηστῶν, ξυντήξεες κακαί. αἱ δὲ βῆχες ἐνῆσαν μὲν
διὰ τέλεος πολλαὶ καὶ πολλὰ ἀνάγουσι πέπονα καὶ ὑγρὰ,
μετὰ πόνων δὲ, οὐ λίην, ἀλλ᾿ εἰ καὶ ὑπεπόνεον, αὖθις
πρηέως πᾶσιν ἡ κάθαρσις τῶν ἀπὸ πνεύμονος ἐγίνετο.
φάρυγγες οὐ λίην δακνώδεες, οὐδ᾿ ἁλμυρίδες, οὐδὲν ἠνώ-
χλεον. τὰ μέντοι γλίσχρα καὶ λευκὰ καὶ ὑγρὰ καὶ ἀφρώδεα πολλὰ ἀπὸ κεφαλῆς ἦσαν κατῄει. πολὺ δὲ μέγιστον
κακὸν παρείπετο καὶ τούτοισι καὶ τοῖσιν ἄλλοισι, τὰ περὶ
τὴν ἀποσιτίην, καθάπερ ὑπογέγραπται. οὐδὲ γὰρ πότων
μετὰ τροφῆς ἡδέως εἶχον, ἀλλὰ πάνυ διῆγον ἀδίψως.

Coeperunt igitur horum plurimis ſubito ex his deteriores, tum horrores crebri, ſaepe febres continuae, acutae: ſudores intempeſtivi, frigidi multi perpetuo. Multum vero erat frigus et vix eis calor revocari poterat.
Ventres variis modis ſubſtiterunt rurſusque ſtatim hume-
ctabantur. Quae pulmonem infeſtabant, per alvum omnia
reddebantur. Copia urinarum non bonarum, colliquationes malae. Multae tuſſes tenuerunt perpetuo et multa
excreantes cocta et liquida, minus tamen cum labore;
quae etiamſi quando eſſent difficiliores, rurſus lenius
omnibus purgabantur, quae pulmoni incommodabant:
fauces non admodum mordaces, neque ſalfugines quicquam moleſtabant; lenta vero et alba et liquida ſpu-
moſaque multa a capite veniebant. At multo maximum
hos et alios comitabatur malum, faſtidium ciborum,
ut ſupra diximus: nam ne potum quidem libenter cum
cibo ſumebant, ſed valde citra ſitim degebant.

Προείρηταί μοι καὶ πρόσθεν ὅτι πληρωθείσης ἐν τῇ
θερμῇ καὶ ὑγρᾷ καὶ ἄπνῳ καταστάσει τῆς κεφαλῆς ἡ φθι-
νώδης ἐγίνετο διάθεσις ἐκ τοῦ καταφερομένου ῥεύματος εἰς
τὸν πνεύμονα. μέρος δ᾽ αὐτοῦ καὶ διὰ τοῦ στομάχου κα-
ταῤῥυὲν εἰς τὴν γαστέρα, τὰς κατ᾽ αὐτὴν ἤρξατο ταραχάς.
ἃ δ᾽ ἐφεξῆς εἴρηται περὶ τῶν φθινωδῶν, δῆλα τοῖς μεμνημένοις τῶν προειρημένων ἐστίν. ὅμως δ᾽ οὖν κᾀγὼ περὶ
ὧν ἂν ἐπισημήνασθαι δόξῃ κάλλιον εἶναι, πράξω τοῦτο.
πρῶτον δ᾽ ἐν αὐτοῖς ἐστι τοὺς πλείστους τῶν φθινωδῶν
ἀποθανεῖν ἐν ἀρχῇ τοῦ ἦρος, ἐπὶ τῇ μεταβολῇ τοῦ ἀέρος.
αὐτὸς γὰρ εἶπεν ὀπισθοχειμῶνας γενέσθαι καὶ ἤδη περὶ
ἰσημερίην βόρεια χιονώδεα. χαλεπώταται δὲ αἱ τοιαῦται
μεταβολαὶ τοῖς φθινώδεσι καὶ διὰ τοῦτο καὶ τὸ φθινόπωρον ὀλέθριον. αὐτὸς γοῦν ἐν ἀφορισμοῖς ἔφη τοῖσι φθίνουσι κακὸν εἶναι. καὶ ἄλλως μὲν τὰ βόρεια τῶν κατὰ
θώρακα μορίων ἁπάντων εἰσὶ κακωτικά. φησὶ γοῦν αὐτὸς
ἐν ἀφορισμοῖς βῆχάς τε καὶ φάρυγγας, ὀδύνας τε πλευρῶν
καὶ στηθέων γίνεσθαι κατὰ τὰ βόρεια, πολὺ δὲ μᾶλλον οἷς

Dixit etiam fupra, repleto in calida et humida ven-
tisque vacua tempeftate capite, ex deftillatione in pulmonem defcendente tabidam affectionem conftitiffe; cujus
etiam per ftomachum portio in ventrem delata eum tur-
bavit. Quae deinde dixit de tabidis etfi iis, qui praedictorum meminerunt, clara funt; faciam tamen, ut quae
videbuntur referenda, haec declarem. Primum hoc inter
ea eft, ineunte vere plerosque tabidos obiiffe ex aëris
immutatione. Dixit enim extremam fuiffe hiemem afperam et circa aequinoctium jam aquilone fpirante minxiffe:
quae tabidis mutationes infeftiffimae funt, atque ob id
autumnus etiam perniciofus eft: unde in aphorifmis eum
ipfe dixit tabefcentibus adverfarium effe. Et alioqui quidem aquilo partibus thoracis officit univerfis. Quare in
aphorifmis ait: Tuffes, fauces, laterum dolores et pectoris exiftere, flante aquilone; multo vero magis quibus

ἤδη πέπονθε ταῦτα καὶ ἡ κεφαλὴ πεπληρωμένη καταπέμπει τὸ ῥεῦμα, διὸ καὶ τοῦ θέρους ὑπεῖναί φησι, τουτέστιν ἐνδοῦναι καὶ μετριάσαι τὰς βῆχας. ἐγένετο γὰρ, ὡς αὐτὸς ἔγραψε, τὸ θέρος ὑγρὸν καὶ θερμὸν, ὥσπερ αὖ πάλιν [285] ἡ ἀρχὴ τοῦ μετ᾽ αὐτὸ φθινοπώρου βλαβερωτάτη τοῖς φθινώδεσιν. αὐτὸς γὰρ ἔφη, πάλιν δὲ περὶ ἀρκτοῖρον ἐν βορείοις ὕδατα πολλά. τοῦ δὲ εἰς πολὺν χρόνον ἐκπεσεῖν οὐ τὰς φθίσεις μόνον, ἀλλὰ καὶ τἆλλα νοσήματα, τὸ πάχος τῆς ὕλης αἰτιατέον τῆς οὐδὲν ἐχούσης, ὅσον ἐφ᾽ ἑαυτῇ, δριμὺ καὶ θερμὸν, ἀλλ᾽ ἐν τῷ χρόνῳ λαμβανούσης ἐκ τοῦ σήπεσθαι. σαφέστατα δ᾽ αὐτὸς ἐδήλωσε τοῦτο διὰ τῆσδε λέξεως, φάρυγγες οὐ λίην διακνώδεες, οὐδ᾽ ἁλμυρῶδες οὐδὲν ἠνώχλει, τὰ μέντοι γλίσχρα καὶ λευκὰ καὶ ὑγρὰ καὶ ἀφρώδεα ἀπὸ κεφαλῆς εἴη. τά γε μὴν ἄλλα πάντα τὰ κατὰ τὴν ῥῆσιν δῆλα τοῖς μεμνημένοις τῶν ἔμπροσθεν.

ξζ'.

Βάρος σώματος, κωματώδεες.

jam funt haec vitiofa et caput repletum deftillationem transmittit. Unde aeftate tuffes dicit remiffiores fuiffe, hoc eft imminutas et moderatiores. Nam fuit, ut ipfe fcripfit, ferena aeftas et calida, ut e diverfo principium infequentis autumni tabidis inimiciffimum. Dixit enim: fub arcturum, rurfus flante Borea, multum pluit. Quod autem longo fpatio producerent non folum tabes, fed et alii morbi, in caufa craffities fuit materiae, nihil habentis fua fponte acredinis et caloris, fed tempore a putredine mutuantis. Planiffimum hoc fecit hifce verbis, fauces non perinde mordaces, neque falfugines quicquam moleftabant; lenta vero et liquida fpumofaque multa a capite veniebant. Quod reliquum eft hujus capitis, omne memori fuperiorum clarum eft.

LXVII.

Gravitas corporis, comatofi.

ΚΑΙ ΓΑΛΗΝΟΥ ΕΙΣ ΑΥΤΟ ΥΠΟΜΝΗΜΑ Γ. 721

Ed. Chart. IX. [285.]   Ed. Baf. V. (429.)

Εἴρηται πολλάκις ὡς νεκρουμένης βασταζούσης καὶ κινούσης τὰ σώματα δυνάμεως βαρέα φαίνεται τὰ πρόσθεν ὑπ᾽ αὐτῆς, ὡς κοῦφα, βασταζόμενά τε καὶ κινούμενα.

ξή.

Τοῖσι πλείστοισιν αὐτῶν οἰδήματα καὶ εἰς ὕδρωπα περιΐσταντο.

Θαυμαστὸν οὐδὲν, εἰ διὰ τὴν τῶν ἀπέπτων ὑγρῶν περιουσίαν εἰς τοῦτο τὸ πάθος ὑπηνέχθησάν τινες.

ξθ´.

Φρικώδεες, παράληροι περὶ θάνατον.

Τῆς ἐκ τοῦ διασήπεσθαι κακοχυμίας αὐξανομένης ἥ τε φρίκη καὶ ὁ λῆρος αὐτοῖς ἐγίγνετο, προσελθόντος τοῦ χρόνου καθ᾽ ὃν ἤδη καὶ ἀπέθνησκον.

Saepe eſt dictum emoriente ſuſtentatrice et motrice corporum facultate, quae pridem ab ea ut lenia ferebantur et movebantur, gravia videri.

LXVIII.
Quibus fere omnibus oedemata fiebant, quae in aquam inter cutem eruperunt.

Non mirum ſi propter abundantiam inconcoctorum humorum ad hunc affectum quidam devenerunt.

LXIX.
Horrebant et ſub mortem delirabant.

Cum pravitas humorum ex putredine parta increſceret, horrore corripiebantur et delirio progreſſu temporis in quo etiam moriebantur.

---

722   ΙΠΠΟΚΡΑΤΟΥΣ ΕΠΙΔΗΜΙΩΝ Γ

Ed. Chart. IX. [285. 286.]   Ed. Baf. V. (429.)

ο'.

Εἶδος δὲ τῶν φθινωδέων ἦν τὸ λεῖον, τὸ ὑπόλευκον, τὸ
φλεγματῶδες, τὸ φακῶδες, τὸ ὑπέρυθρον, τὸ χαροπὸν,
λευκοφλεγματίαι, πτερυγώδεες καὶ γυναῖκες· οὕτω [286]
τὸ μελαγχολικόν τε καὶ ὕφαιμον· οἱ καῦσοι καὶ τὰ φρενιτικὰ καὶ τὰ δυσεντεριώδεα τούτων ἥπτετο. τεινεσμοὶ
νέοισι φλεγματώδεσι, μακραὶ διάρροιαι καὶ τὰ δριμέα
διαχωρήματα καὶ λιπαρὰ πικροχόλοισι.

Τὰς ἰδέας τοῦ σώματος τῶν ἁλόντων τοῖς φθινωδικοῖς
νοσήμασι διηγεῖται. τὸ μὲν οὖν λεῖον, ὅπερ ἐστὶν ἄτριχον,
ἐνδείκνυται ψυχροτέραν εἶναι τοῦ συμμέτρου τὴν κρᾶσιν, οὐκ
ἐπὶ παιδίων, δηλονότι τοῦ λόγου γιγνομένου. ταῦτα γὰρ ἀεὶ
θερμὰ διὰ τὴν ἡλικίαν, ἀλλ' ἐπὶ τῶν τελείων, οἷς ἐν τοῖς
περὶ κράσεως ἐνδείκνυμεν. οὕτως δὲ καὶ ἡ λευκὴ χρόα, καὶ
θαυμάζω διὰ τί προσέθηκε τὴν ὑπὸ πρόθεσιν, ὑπόλευκον
εἰπών. ἐπὶ μὲν γὰρ τοῦ ἐρυθροῦ καλῶς εἴρηται τὸ ὑπέρυθρον. ἔμαθες γὰρ ὅτι τὸ ἐρυθρὸν χρῶμα θερμὴν κρά-

LXX.

Genus erat tabidorum glabrum, fubalbum, pituitofum,
fubrubicundum, caefium, leucophlegmaticae, ac quibus
fcapulae in morem alarum prominebant, mulieresque.
Itidem melancholicum genus et fubfanguineum. Febres
ardentes hos et phrenitides et dyfenteria tentabant: tenefmi juvenes pituitefos exercitabant; diuturna alvi profluvia et acria excrementa pinguiaque biliofos.

Corporis formas eorum, qui tabificis morbis corripiebantur, narrat. Glabrum igitur Graece λεῖον, quod eſt
depile, indicat juſto frigidius temperamentum. Nec hoc
ad pueros refertur femper; funt enim hi propter aetatem
calidi; fed ad adultos, ut in commentariis de temperamentis declaravimus. Itidem albus color, ubi quidem
miror, quod praepofitionem fub addiderit, fubalbum
dicens. Nam in rubicundo recte fane dictum eſt fubrubicundum. Didiciſti namque rubentem colorem calidum

σιν ἐνδείκνυται. τὸ δ' ὑπέρυθρον οὐχ ὁμοίως μὲν τῷ λευκῷ
τὴν ψυχρὰν, οὐδέπω δ' οὐδ' αὐτὸ τὴν θερμήν. οἱ δὲ λευκοφλεγματίαι πρόδηλοι δή που ψυχρᾶς κράσεως ὄντες, εἴ τι
ἐπιμεμνήμεθα τῶν ἐν τοῖς περὶ κράσεως εἰρημένων. ἔστι
δ' αὐτοῖς μαλακὴ καὶ ὑποδός πως ἡ σὰρξ ἐγγὺς τῇ τῶν
ἑαλωκότων ἱδέρῳ τῷ λευκῷ φλεγματίᾳ καλουμένῳ. οὕτω
μὲν οὖν ἅπαντες προδήλως εἰσὶ ψυχρᾶς κράσεως, οἱ φλεγματώδεις δ', ὡς ἔμαθες, κακοχύμου. καὶ μὴν καὶ περὶ τῶν
χαροπῶν καὶ ὅλως περὶ τῶν κατὰ τοὺς ὀφθαλμοὺς χρωμάτων ἔμαθες ἐν τοῖς περὶ κράσεως ὡς οὐχ ἁπλῶς εἴη λαβεῖν ἐκ τοιούτου σημείου βέβαιον τεκμήριον κράσεως ὅλου
τοῦ σώματος, ὅτι μὴ μόνων τῶν ὀφθαλμῶν, οὐδὲ τούτων
ἐναργῶς ἐπὶ τῶν προειρημένων· πρῶτον μὲν γὰρ τοὶς χαροποὺς λεγομένους ὀφθαλμοὺς ὁποῖοί τινές εἰσιν ἐννοῆσαι
χρὴ τῶν ὑπὸ τοῦ ποιητοῦ γεγραμμένων ἀναμνησθέντας, ἔνθα φησίν·

denotare temperamentum; ſubrubrum non perinde ac album
frigidum, non tamen etiam calidum. Qui vero alba pituita affluunt, quos Graeci λευκοφλεγματίας appellant, ſi
quam habemus traditorum in libris de temperamentis memoriam, citra controverſiam ſunt ſrigidi temperamenti.
Eſt his molle corpus et tumidius quodam modo, prope-
modum ut aqua affectis inter cutem, quam leucophlegma-
tiam appellant. Itaque omnes hi ſunt plane frigidi temperamenti, pituitoſi vero, ut audiviſti, temperamenti malorum pleni humorum. Praeterea de caeſiis ſemelque de
oculorum coloribus in commentariis de temperamentis
didiciſti, non eſſe exiſtimandum pro certo ex tali ſigno
de totius temperatura corporis, niſi ſolorum oculorum;
ſed neque quidem evidenter in praedictis. Nam primum
oculos, qui χαροποί, hoc eſt caeſii vocantur, qui ſint
conſiderandum revocandumque ad memoriam poeta quae
ſcripſit, ubi ait:

724 ΙΠΠΟΚΡΑΤΟΥΣ ΕΠΙΔΗΜΙΩΝ Γ

Ed. Chart. IX. [286.]   Ed. Baf. V. (429. 430.)

*Άρκτοι τ᾽ ἀγρότεροί τε σύες, χαροποί τε λέοντες.

εἶτα θεασάμενον πολλοὺς λέοντας οὕτω παραθέσθαι τῇ
μνήμῃ τὸ χρῶμα τῶν ὀφθαλμῶν, ὡς ἐπ᾽ ἀνθρώπων ἰδόντα,
δύνασθαι ῥᾳδίως γνωρίσαι· κἀπειδὰν φαίνωνται τοιοῦτοι
καὶ τὴν κρᾶσιν, ὅσον ἐπὶ τοῖς ὀφθαλμοῖς, θερμὴν καὶ ξηρὰν εἶναι φάναι· μάχεται δὲ τούτῳ κατὰ τὴν προκειμένην
ῥῆσιν οὐκ ὀλίγα. πρῶτον μὲν γὰρ ἅμα τῇ ψυχροτέρᾳ κράσει
ἔταξε τὸ χαροπὸν, εἶθ᾽ ἑξῆς ὠνόμασε τοὺς πικροχόλους ὡς
ἑτέρους τούτων ὄντας, καίτοι φανερῶς οὗτοι θερμῆς καὶ
ξηρᾶς κράσεως εἰσί. ἀλλὰ καὶ μέντοι καὶ τὰ γεγραμμένα
πάθη μεθ᾽ ὧν εἶπεν εἰδῶν τοῦ σώματος ἐνδείκνυται καὶ αὐτὰ
τοὺς μὲν πρώτους εἰρημένους ἅπαντας εἶναι ψυχροτέρους,
τοὺς δ᾽ ἐρυθροὺς θερμοτέρους, τοὺς δὲ πικροχόλους ἱκανῶς θερμούς· φαίνεται γὰρ ἡ κατάστασις ἀθροίσασά τε
πλῆθος ἐν τῷ σώματι καὶ πληρώσασα τὴν κεφαλήν. καὶ
τοῦτο μὲν κοινὸν ἁπάντων γενέ- (430) σθαι τῶν νοσημάτων,

*Άρκτοι τ᾽ ἀγρότεροί τε σύες, χαροποί τε λέοντες.
Id eſt:

Urſique agreſtesque ſues, charopique leones.

Deinde ubi videris multos leones, ita memoriae color
oculorum mandandus eſt, ut valeas, quum in hominibus
conſpiciatur, facile agnoſcere: quumque videantur illi tales eſſe, temperamentum quoque quod ad oculos attinet,
calidum et ſiccum dices. At huic non parum multa in
praeſenti oratione repugnant. Primum enim cum frigidiore
temperamento caeſium collocavit. Poſtea picrocholos, id
eſt bilioſos appellavit, quaſi ab his diſſidentes; quum
aperte ſint hi temperamento calido et ſicco. Immo vero
ipſi morbi, quos deſcripſit a corporis formis, ſignificant
primo loco prolatos eſſe omnes frigidiores, rubicundos,
calidiores, bilioſos, abunde calidos. Nam haec tempeſtas
in corpore videtur humores acervaſſe et repleſſe caput,
idque omnibus morbis commune fuiſſe; ſed fuiſſe ſuo

ἁλῶναι δὲ καθέκαστον ἰδίῳ νοσήματι κατὰ τὴν οἰκείαν φύσιν, ἄλλον ἄλλῳ, διαῤῥοίαις τε καὶ δριμέσι διαχωρήμασι
καὶ λιπαροῖς, τοὺς πικροχόλους.   αὐτὸς γὰρ εἶπεν ἐν προγνωστικῷ καὶ τὰς λιπαρότητάς τε τὰς ἄνω ἐφισταμένας
ἀραχνοειδέας, μέμφεσθαι, συντήξεως γὰρ σημεῖον. οἱ μὲν
οὖν πικρόχολοι συντηκτικοῖς πυρετοῖς εἰκότως ἑάλωσαν,
ἠνωχλοῦντό τε τοῖς κατὰ τὴν γαστέρα διαχωρήμασιν· οἱ δ'
ἐρυθροὶ καὶ πρὸς μελαγχολίαν ἐπιτήδειοι παχὺ καὶ θερμὸν
ἔχοντες [287] αἷμα τοῖς φρενιτικοῖς τε καὶ καυσώδεσιν
εἰκότως ἑάλωσαν νοσήμασι καὶ δυσεντερίαις ταῖς αἱματηραῖς
ὡς εἰκὸς μάλιστα. μεμαθήκαμεν γὰρ ὅτι διτταί τινές εἰσιν,
ἐξ ἑλκώσεως μὲν ἀναβρωθέντων τῶν ἐντέρων, ἑτέρα διαφορά,
πολλοῦ δ' αἵματος ἐκκενουμένου διὰ τῶν εἰς ἔντερα καθη-
κουσῶν φλεβῶν ἢ λοιπὸν. ὅσαι δὲ τῶν φύσεων ἤτοι θερμό-
τεραι μόνον ἢ ψυχρότεραί τε ἅμα καὶ ὑγρότεραι, ταύτας
εἰκὸς ἦν, ὡς ἂν μήτε πυρετοῖς ἁλωτοὺς οὔσας μήτε χολώδεσι παθήμασι, μόνοις τοῖς ἀπὸ κεφαλῆς ἁλῶναι ῥεύμασι
καὶ διὰ τοῦτο φθινωδῶς νοσῆσαι. γεγραφότος δὲ τοῦ Ἱπ-

quemque morbo alium alio correptum pro fua cujusque
natura, alvi profluviis, acribus dejectionibus pinguibus-
que biliofos.   Nam ipfe in praefagiis dixit, pinguedines
innatantes fimiles aranearum telis reprehendendas effe,
indicant enim colliquationem.   Quare biliofi merito in
febres colliquativas inciderunt, offendebanturque alvi dejectionibus.   Rubicundi vero et ad melancholiam appofiti
et craffo fanguine calidoque praediti, non injuria phrenitide funt et febre ardente correpti et etiam cruentis
dyfenteriis, ut par erat maxime.   Duplices enim eas fcimus effe inteftinis exulceratione erofis, alteram differentiam: alteram, quum copiofus fanguis per venas, quae
ad inteftina pertinent, evacuatur: quae autem effent naturae vel calidiores tantum vel frigidiores fimul et humidiores, has par erat, ut quae nec facile febribus cedebant, nec biliofis affectibus in folas incidiffe capitis de-
ftillationes, ideoque intabuiffe.   Quia vero fcripfit Hip-

726 ΙΠΠΟΚΡΑΤΟΥΣ ΕΠΙΔΗΜΙΩΝ Γ

Ed. Chart. IX. [287.]   Ed. Baf. V. (430.)

ποκράτους, εἶδος δὲ τῶν φθινωδέων ἦν τὸ λεῖον, τὸ ὑπόλευκον, τὸ φλεγματῶδες, τὸ ὑπέρυθρον, ἀναμίξαντος δὲ τῷ
λόγῳ καὶ τοὺς χαροποὺς, ἄξιον ἔδοξέ μοι ζητήσεως εἶναι
τὸ λελεγμένον. εὔλογον ἦν οὐ χαροποὺς, ἀλλὰ γλαυκοὺς
μᾶλλον εἰρῆσθαι, δοκοῦντας εἶναι τοὺς μὲν ψυχρᾶς, τοὺς
δὲ ὑγρᾶς, τοὺς δ᾽ ἅμα τε ψυχρᾶς τε καὶ ὑγρᾶς κράσεως,
ὧν οὐδὲν ἐναντιοῦται τῷ προκειμένῳ λόγῳ. παρατιθέντες
γοῦν τά τε βρέφη καὶ Σκύθας καὶ Κελτοὺς καὶ Γερμανοὺς
ὑγροτέρους μὲν ὄντας ὁμολογουμένως τῇ κράσει, ψυχροτέρους δ᾽ οὐκέθ᾽ ὁμολογουμένως. ἐμοὶ μὲν οὖν διὰ ταῦτ᾽ ἔδοξεν ἄξιον ζητήσεως τὸ περὶ τῆς χαροπῶν ὀφθαλμῶν χροιᾶς.
τῶν δ᾽ ἐξηγησαμένων τὸ βιβλίον οἱ μὲν ἐμπειρικοὶ καὶ σὺν
αὐτοῖς δὲ ὁ Λύκος ὥσπερ ἄλλα πολλὰ καὶ τοῦτο χωρὶς τοῦ
ζητῆσαι τὴν αἰτίαν παριεῖσι. οἱ δ᾽ Ἱπποκράτειοι τινὲς μὲν
θερμῆς κράσεως εἰπόντες εἶναι γνώρισμα τὸ χαροπὸν, οἱ δὲ
ξηρᾶς, εἰσὶ δ᾽ οἳ καὶ ἀμφοτέρων, οὐδὲν ἔτι προστιθέασιν.
ἤρκεσε γοῦν εἰπεῖν Σαβίνῳ τοῦτο μόνον, τὸ δὲ χαροπὸν
πάνυ ξηρὸν ὂν ἔχει ἐπικλινίαν πρὸς φθίσιν, οὔτε τὸν λογι-

pocrates: genus tabidorum erat glabrum, fubalbum, pituitofum, fubrubicundum, et fermoni etiam caefios inferuit,
dignum mihi hoc quaeftione vifum eft. Confentaneum
erat non caefios, fed glaucos potius dicere, quia hi frigidi, illi humidi, alii pariter frigidi et humidi temperamenti effe videantur: quorum nihil cum praefente difputatione pugnat. Comparemus jam cum his infantes, Scy-
thas, Gallos et Germanos, qui plane temperamento funt
humidiore, frigidiore vero non citra controverfiam. Mihi
igitur vifum eft operae pretium, ut de colore oculorum
caefiorum haberetur quaeftio. Interpretes libri hujus empirici quidem, unaque cum his Lycus, ut alia multa,
fic hoc, miffa caufae inquifitione, praetereunt: Hippocratici vero quidam temperamenti effe calidi fignum caefium, quidam ficci dicunt. Sunt qui neutrum jam addant.
Sabinus quidem hoc demum fatis habuit dicere: caefium
vero qui eft valde ficcum, opportunum eft tabi, neque cau-

σμὸν εἰπόντι δι' ὃν τοῦτο ἔγραψεν, οὔθ' ὅτι τἆλλα μεθ'
ὧν γέγραπται τοῦτο, πάντ' ἐστὶ ψυχροτέρας τε καὶ ὑγροτέρας κράσεως γνωρίσματα. μή τι οὖν ἀντὶ τοῦ γλαυκοῦ
τὸ χαροπὸν ἔγραψεν ὁ Ἱπποκράτης παρενεχθεὶς ἐν τῇ
προσηγορίᾳ; τί γὰρ ἂν ἄλλο τις εἴποι; τοῦτο μὲν οὖν ἐν
κοινῷ προκείσθω σκοπεῖν. ἐπὶ δὲ τὰ κατάλοιπα τῆς ῥήσεως ἴωμεν. ἐν μὲν γὰρ τοῖς φθινώδεσι νοσήμασιν ἅμα
τοῖς προειρημένοις καὶ τοὺς πτερυγώδεις ἔγραψεν, οὐ διὰ
τὴν κρᾶσιν, ἀλλὰ διὰ τὴν μοχθηρὰν διάθεσιν τοῦ θώρακος
ἐπιτηδείως ἔχοντας εἰς φθίσιν ἐμπεσεῖν. ἕπεσθαι δ' εἰκός
ἐστι καὶ τὴν διάπλασιν αὐτοῦ τῇ συμφύτου θερμότητι.
κατὰ δὲ τὴν τελευτὴν τοῦ περὶ τῶν φθινωδῶν λόγου προσθέντος τοῦ Ἱπποκράτους ἐπισκέψασθαι καὶ γυναῖκες οὕτως ἄξιον πότερον οὑτωσί πως εἶπεν, ὡς εἰ καί τις ἔφη
καὶ τὰς γυναῖκας ἁλῶναι τοῖς φθινώδεσι πάθεσιν ὁμοίως
τοῖς ἀνδράσιν, ὅσαι τῶν αὐτῶν ἦσαν εἰδῶν ἢ καὶ χωρὶς τοῦ
ταῦτ' ἔχειν τὰ γνωρίσματα πλεονάσαι φησὶ τὸ πάθος ταῖς
γυναιξίν, ὡς ἂν ὑγροτέραις τε καὶ ψυχροτέραις οὔσαις, ὥσθ'

fam cur id fcripferit, adducit: neque alia quibus hoc eft
adjunctum, effe omnia frigidioris temperamenti et humidioris figna. Num ergo pro glauco Hippocrates caefium
falfus vocabulo fcripfit? nam quid dicas aliud? Sed hoc
in communi fit confiderare propofitum. Ad reliquam jam
orationis partem accedamus. Nam in morbis tabificis una
cum praedictis etiam πτερυγώδεις, id eft quibus fcapulae
in modum alarum prominent, commemoravit; qui non
propter temperamentum, fed propter vitiofam·thoracis
figuram obnoxii tabi funt. Probabile tamen eft ejus figuram nativum calorem fequi. In fine ubi de tabidis tra-
ctat, quando Hippocrates adjecit et mulieres, animadvertendum eft, utrum hoc modo dixerit, quafi dicas, mulieres perinde ac viros tabe fuiffe correptas, quae erat
eorundem generum; an, licet his votis carerent, frequentes tamen dicat in hunc affectum mulieres incidiffe, quum
humidiores fint et frigidiores, ut qui affectus quosdam

Ed. Chart. IX. [287. 288.]   **Ed. Baf. V. (430.)**

ὅπερ ἐνίοις τῶν ἀνδρῶν διὰ τὴν ἰδίαν ἑκάστου κρᾶσιν ἐγένετο, τοῦτο πάνυ πολλαῖς τῶν γυναικῶν διὰ κοινήν. ἐμοὶ
δ᾽ οὖν ἑκάτερον δοκεῖ λόγον ἔχειν, πιθανὸν γάρ ἐστι πλείους
τῶν ἀνδρῶν ἁλῶναι τὰς γυναῖκας τῷ φθινώδει πάθει, διὰ
τὴν κοινὴν αὐτῶν κρᾶσιν, ἐξαιρέτως τε παθεῖν αὐτὰς ὅσαι
τοιαῦται τὸ εἶδος ἦσαν, οἵους κατέλιξε τοὺς ἄνδρας, ἐφεξῆς
δ᾽ εἰρηκότος αὐτοῦ τὸν μελαγχολικὸν καὶ ὕφαιμον εἶδος ἁλῶναι μάλιστα καύσοις τε καὶ φρενίτισιν. ἀναμνησθῶμεν ὧν
ἐμάθομεν, ὡς ἐν τοῖς αἷμα πολὺ καὶ θερμὸν γεννῶσιν ἕτοιμόν ἐστιν εἰς μελαγχολικὴν ἀφικέσθαι κακοχυμίαν. ἄκουε
τοίνυν οὐ τῶν ἤδη τὴν μέλαιναν ἠθροικότων πολλὴν, ἀλλὰ
τῶν ἐπιτηδείως ἐχόντων πρὸς τὴν γένεσιν αὐτῆς, εἰκότως
δὲ τούτους θερμοῖς ἁλῶναι συνέβη νοσήμασιν, ὡς ἂν [288]
καὶ φύσει θερμοτέρους ὄντας. ἔμπροσθεν δ᾽ εἰρηκὼς τοῖς
φθινώδεσιν ἁλῶναι νοσήμασι τοὺς φλεγματώδεις, νῦν προσθεὶς τὸ τῆς ἡλικίας αὐτοῖς ἔφη, τεινεσμοὶ νέοισι φλεγμα-
τώδεσιν, ὡς οὐ μόνης τῆς φυσικῆς κράσεως γενομένης ἐπι-

viros ex fuo cujusque temperamento tentavit, ille idem
permultas mulieres ex communi. Equidem utrumque
cenfeo confentaneum effe. Nam eft verifimile frequentiores viris mulieres, propter temperamentum fuum commune, tabe captas effe, ac prae ceteris illas, quae ejus
erant generis, cujus recenfuit viros. Quia vero fubdit
melancholicum genus et fubfanguineum, febribus ardentibus praecipue fuiffe et phrenitide affectum. Ad memoriam quae didicimus revocemus. Quibus multus fanguis et calidus generatur, prompte ad melancholicorum
humorum hos vitium devenire. Quare accipe non hos,
qui atram jam multam bilem acervaverunt, fed qui ad
generandum eam effe appofiti, qui fane, calidis ut arri-
perentur morbis, quod natura effent calidiore merito factum eft. Pofteaquam autem fupra dixit pituitofos effe
tabificis captos morbis, nunc addita his aetate dicit,
tenesmi juvenes pituitofos exercitabant: nempe quod non
tantum naturale temperamentum effet ad committendum

Ed. Chart. IX. [288.] Ed. Baf. V. (430.)
τηδείου πρὸς τὸ ἐργάσασθαι τὸ τοῦ τεινεσμοῦ πάθος, ἀλλὰ
καὶ τῆς ἡλικίας θερμῆς οὔσης, ἵνα διὰ δριμὺ καὶ σηπεδονῶδες φλέγμα τὸν τεινεσμὸν γεγονέναι νοήσωμεν. τῇ γὰρ
πρὸς τὸ ἀπευθυσμένον ἔντερον διεξόδῳ τὸ τοιοῦτον φλέγμα
βλάβην ἑλκώδη τοῦ μέρους ἐργαζόμενον, ἐπὶ τὴν ἀπόκρισιν
ἠρέθιζε συνεχῶς τοὺς κάμνοντας. τάσεις δὲ καὶ προθυμίας
ἀποκρίσεως σφοδροτέρας τῶν δυσεντερικῶν οἱ τεινεσμώδεις
ἴσχουσι διὰ τὸ δυσέκκριτον τοῦ φλέγματος, ἐμπλάττεται γὰρ
τοῖς σώμασι παχὺ καὶ γλίσχρον ὄν, οὐχ ὥσπερ ξανθὴ χολὴ
ταχέως διεξέρχεται. περὶ δὲ τῶν πικροχόλων φύσεων ἔμπροσθεν ἔλεγον εὐλόγως αὐταῖς δριμέα μὲν εἶναι τὰ διαχωρούμενα διὰ τὴν ὠχράν τε καὶ ξανθὴν καὶ πικρὰν ὀνομαζομένην χολὴν, λιπαρὰν δὲ σύντηξιν, ἐφ᾽ οἷς διαχωρήμασι
μακρὰς διαῤῥοίας γενέσθαι, διὰ τὸ πλῆθος τῆς ἀθροισθεί-
σης κακοχυμίας.

<hr>

οα΄.

Ἢν δὲ πᾶσι τοῖς ὑπογεγραμμένοις χαλεπώτατον μὲν τὸ ἔαρ
καὶ πλείστους ἀπέκτεινε, τὸ δὲ θέρος ῥήϊστον καὶ ἐλά-

tenesmum pronum, fed aetas quoque calida effet; ut ex
acri et putredinofa pituita tenesmum intelligamus ortum.
Si quidem meatum ad jejunum inteftinum ea pituita ex-
ulcerans ad excretionem affiduam aegros irritavit. Tenfiones autem et defidendi cupiditatem tenefmo laborantes
vehementiorem habent quam dyfenterici, propterea quod
aegre pituita excerni poteft; corporibus enim prae craffitie
et vifcofitate inhaerefcit, non ut flava bilis ftatim permeat. De naturis autem biliofis ante dicebam merito
illis acres dejectiones effe propter pallidam, flavam et
amaram quam vocant bilem; pingues vero propter colliquationem, quibus dejectionibus, ob collectorum copiam
vitioforum humorum, longa fucceffiffe profluvia ventris.

<hr>

LXXI.

Omnibus quos fupra defcripfimus ver erat infeftiffimum,
plurimosque fuftulit: aeftas commodiffima pauciffimique

χιστοι ἀπωλλυντο, τοῦ δὲ φθινοπώρου καὶ ὑπὸ πληϊάδα
πάλιν ἔθνησκον οἱ πολλοὶ τεταρταῖοι.

Τῆς ἠθροισμένης κακοχυμίας εἰς τὸ βάθος τοῦ σώματος ἀπωσθείσης, ὑπὸ τῆς τοῦ περιέχοντος ψυχρότητος, ἦν
ἔν τε τοῖς ὑσιάτοις τοῖ χειμῶνος καὶ τοῖς πρώτοις τοῦ
ἦρος ἔσχεν, εἰκότως μάλιστα μὲν τοῖς φθινώδεσιν, ὡς ἔμπροσθεν εἶπεν, ἤδη δὲ καὶ τοῖς ἄλλοις συνέβη κατὰ τὸ ἔαρ
ἀπόλλυσθαι, τοῦ δὲ θέρους αἰθρίου γενομένου καὶ ξηροῦ
πάντας κουφισθῆναι, πάλιν δὲ περὶ ἀρκτοῦρον εἰς ὑγρότητα
μεταβάλλοντος τοῦ περιέχοντος εὐλόγως ἐν ὅλῳ τῷ φθινοπώρῳ μέχρι δύσεως πλειάδος ἀπέθνησκον πολλοὶ τεταρταῖοι,
ἐπὶ τῇ τελευτῇ τῆς προκειμένης καταστάσεως. ἔνια μὲν τῶν
ἀντιγράφων προσγεγραμμένα τὸ τετάρτη, τινὰ δὲ τὸ τεταρταῖοι, τὰ δὲ τούτων ἔτι παλαιότερα τὸ Δ γράμμα, ὃ μεῖζον τῶν ἄλλων γραμμάτων ἐστὶν, ἔνια δ' οὐδ' ὅλως οὐδὲν
ἔχει προγεγραμμένον. ὅσοι μὲν οὖν μετὰ τοῦ ι' γράφουσι
τὸ τετάρτῃ συνεμφαίνοντες αὐτὸ κατὰ δοτικὴν πτῶσιν εἰρῆ-

periere, autumno rurſus et ſub vergilias multi interierunt τεταρταῖοι.

Vitioſo humore qui collectus erat in corporis pro-
funditate retruſo ab aëris frigore quo extrema hieme et
ineunte vere erat infeſtus, haud injuria maxime quidem
tabidis, ut ante dixit, et vero etiam aliis vere contigit
perire; aeſtate quae ſerena erat et ſicca omnes relevari;
iterumque aëre ſub arcturum in humidum vertente, merito multi toto autumno uſque ad occaſum vergiliarum in
fine praeſentis ſtatus τεταρταῖοι, id eſt quartani perierunt.
Quaedam exemplaria adſcriptum habent τετάρτῃ, id eſt
quarto, alia ταταρταῖοι, id eſt quartani, et quae his ſunt
vetuſtiora litteram Δ, quae aliis eſt major. Sunt quibus
nihil eſt omnino aſcriptum. Qui itaque cum η ſcribunt
τετάρτῃ, hoc eſt quarto, quare dativo caſu eſſe dictum
judicent, hoc modo interpretantur, multi die quarto per-

σθαι, τοιαύτην τινὰ ποιοῦνται τὴν ἐξήγησιν, ἀπέθνησκον
πολλοὶ τῇ δ' τῶν ἡμερῶν, ὅσοι δὲ ἄνευ τοῦ ι΄ προσγρα-
φῆναι αὐτῷ, βούλονται παραπλησίαν εἶναι ταῖς ἔμπροσθεν
εἰρημέναις ἐν τῷ α΄ τῶν ἐπιδημιῶν βιβλίῳ καὶ δ' ὑπάρχειν
τὴν κατάστασιν ταύτην, συναριθμουμένων αὐτῇ δηλονότι
τῶν ἐν ἐκείνῳ τῷ βιβλίῳ τριῶν καταστάσεων. ἐν οἷς δ'
ἀντιγράφοις ἀντὶ τοῦ τετάρτῃ δ' μόνον προσγέγραπται,
(431) ταυτὸ μὲν σημαίνεται τῷ τετάρτῃ, παραπλησίως δὲ
τοῖς γραφεῖσιν ὑπὸ τοῦ Παμφίλου τοῦ Μνήμονος χαρακτῆρσι καὶ αὐτὸ φαίνεται συμβολικῶς ἐπιτηδεύεσθαι καὶ ταύτην γε μόνην τὴν γραφὴν ἴσωσιν οἱ παλαιοὶ τῶν ἐξηγητῶν.
ἔνιοι δὲ φυγεῖν ταῦτα βουλόμενοι μεταγράψαντες ἐποίησαν
τεταρταῖοι, τὴν λέξιν ὅλην οὕτως ἔχειν βουλόμενοι καὶ ὑπὸ
πλειάδα πάλιν ἔθνησκον πολλοὶ τεταρταῖοι. [289] καὶ ὅ γε
Καπίτων ταύτην μόνην ἐν τοῖς ἰδίοις ἀντιγράφοις ἐποιήσατο τὴν γραφήν. ἔοικε δὲ ψεῦδός τι δηλοῦν, ἄν τ' ἐπὶ
τῶν νοσούντων, ἄν τ' ἐπὶ τῶν πυρετῶν ἀκούῃ τις· τὸ μὲν
οὖν ἐπὶ τῶν νοσούντων ἄντικρυς ἀπίθανον. οὐ γὰρ εἰκὸς
ἦν ἐπὶ τῇ προκειμένῃ διαθέσει τοῦ χυμοῦ οὕτως ὀξείας

ierunt, qui fine η effe id additum, fimilem effe hunc ante
expofitis in primo libro vulgarium morborum volunt et
quartum effe ftatum, commemoratis fcilicet cum eo tribus
illius libri ftatibus. At quibus in exemplaribus pro quarto
Δ tantum eft afcriptum, idem fignificatur ac quarto:
quod quidem non aliter atque notae a Pamphilo Mnemone fcriptae fymbolice videtur pofitum effe: atque hanc
veteres unam lectionem agnofcunt. Quidam qui haec de-
flectere ftudebant, commutata fcriptura fecerunt τεταρταῖοι,
hoc eft quartani: atque hanc effe totam orationem ftatue-
runt. Autumno rurfus et fub vergilias multi quartani
interierunt. Itaque tantum legit in fuis exemplaribus
Capito: cui tamen fubeffe videtur mendacium, five de
aegrotantibus, five de febribus accipias. Nam de aegrotantibus quidem prorfus eft abfurdum; neque enim probabile eft, praefentem humoris ftatum adeo effe confecu-

γενέσθαι τὰς νόσους, ὡς τεταρταίους ἀποθνήσκειν τοὺς νοσοῦντας. τὸ δ' ἐπὶ τῶν πυρετῶν πιθανὸν, ὅτι τε πολλῷ
χρόνῳ κατωπτημένης τῆς παχείας ὕλης εἰκὸς ἦν εἰς μελαγχολικὸν περίττωμα μετάπτωσιν γενέσθαι καὶ ὅτι τοῦ ἔτους
ἡ ὥρα φθινόπωρον ἦν. ἀλλ' οὐκ ἂν ἀπέθνησκον πολλοὶ
τεταρταίων πυρετῶν πλεονασάντων· καὶ γὰρ ἡμεῖς ἀκίνδυνον ἴσμεν ὅσον ἐφ' ἑαυτῷ τὸν πυρετὸν τοῦτον, ὡς ὁ Ἱπποκράτης ἀπεφήνατο περὶ αὐτοῦ.

―――――

Μετὰ τὴν λοιμώδη κατάστασιν ἀρρώστων ἐστὶν ἑκκαι-
δέκα διήγησις ἄχρι τοῦ τέλους τῆς βίβλου. κἄπειτα προσ-
γέγραπταί τινα περὶ ὧν ὀρθῶς μοι δοκεῖ γινώσκειν ὁ Διο-
σκορίδης, ἀξιῶν αὐτὰ μετὰ τὴν κατάστασιν εὐθέως γεγρά-
φθαι· καὶ κατά γε τὴν ἰδίαν ἔκδοσιν ἐν τούτῳ τῷ χωρίῳ
τοῦ συγγράμματος ἔταξεν αὐτὰ καὶ ἡμεῖς οὖν ἐνταῦθα τὴν
ἐξήγησιν αὐτῶν ποιησόμεθα, τοσοῦτον προειπόντες ὡς φαίνεταί μοι καὶ ταῦτα προγεγραφέναι τις ἕτερος, οὐκ αὐτὸς
ὁ Ἱπποκράτης γεγραφέναι· δοκεῖ δέ μοι κατὰ λόγον προσω-

―――――

tos acutos morbos, ut quarto die perimerent aegros; de
febribus vero verifimile erat, tum quoniam deuftam diuturnitate craffam materiam probabile erat in melancholicum tranfiiffe excrementum, tum quod anni erat tempus
autumnus. A febribus tamen vigentibus quartanis non
periiffent multi, fecuram etenim ſcimus effe per ſe hanc
febrem, ut de ea Hippocrates dixit.

―――――

A peftilente tempeftate fedecim narrat aegros ad finem
uſque libri. Inde funt adfcripta quaedam, de quibus videtur recte Diofcorides ftatuere, qui vult ea ftatim tem-
peftati fubtexta; huncque illis libri locum in fua editione
attribuit. Itaque ea hic nos exponemus, fi prius hoc
tantum dixerimus, quod videtur mihi haec quoque alius
adfcripfiffe, non ipfe fcripfiffe Hippocrates; verum illa

φελῆσαι τὸ γενόμενον θέρος. τὰς γὰρ θερινὰς νόσους χειμὼν ἐπιστὰς λύει καὶ τὰς χειμερινὰς θέρος ἐπιγινόμενον.
θέρος δὲ οὐκ εὐσταθῶς ἐγένετο. καὶ γὰρ ἐξαίφνης θερμὸν
καὶ νότιον καὶ ἄπνουν, ἀλλ᾽ ὅμως πρὸς τὴν ἄλλην κατάστασιν ἀναλλάξαν ὠφελῆσαι. ἀναμνησθῶμεν δὲ ἃ περὶ τοῦ
θέρους ἐν τῇ τῆς καταστάσεως διηγήσει γέγραπται κατὰ
λέξιν ὧδε. θέρος αἴθριον, θερμὸν, πνίγεα μεγάλα, ἐτήσια
μικρὰ διεσπασμένως ἔπνευσαν. εἰκότως οὖν ἐμετρίασεν
ἐν τῷ θέρει τὰ νοσήματα κατὰ πλεονεξίαν τῶν, ὡς εἴρηται, γεγονότων χυμῶν, συστάντα δ᾽ ἐν ἀρχῇ μάλιστα τοῦ
ἦρος, ἐπεὶ ψυχρὸν γενόμενον ἀπέστρεψεν εἰς τὸ βάθος τοῦ
σώματος τοὺς χυμούς. αὐχμηρὸν γὰρ καὶ θερμὸν τὸ θέρος
ἐπιγενόμενον εἵλκυσέ τε ἅμα πρὸς τὸ δέρμα τὴν κακοχυμίαν,
καίτοι καὶ διεφόρησεν αὐτῆς οὐκ ὀλίγην. εἰ δὲ καὶ τοὺς
ἐτησίους ἐσχήκει πνέοντας, ἀκριβῶς ἂν ἡ νοσώδης ἐν τῷ
σώματι τῶν τότε ἀνθρώπων διάθεσις ἐξεκέκοπτο. παραμέ-
νοντος δ᾽ αὐτῆς μέρους τινὸς, εἶτα περὶ ἀρκτοῦρον ἐν βορείοις πολλῶν ὑδάτων γενομένων, ἐπεσχέθησάν τε πάλιν οἱ

mihi aeſtas videtur ſecundum rationem profuiſſe. Nam
aeſtivos morbos hiems ſuccedens ſolvit, hiemales aeſtas
inſequens transmutat. Quamquam iſta per ſe aeſtas haud
ſtabilis fuit, ſed ſubito calida auſtrina et a ventis ſilens
evaſit, profuit tamen ad aliam tempeſtatem transmutata.
Enimvero revocemus ad memoriam quae de aeſtate in
narranda tempeſtate ſcripſit in haec verba, aeſtas ſerena
erat et calida, magni erant aeſtus, eteſiae parvi diſperſim
ſpiraverant. Quare par erat moderatiores aeſtate morbos
eſſe, ex humorum, ut dictum eſt, ortos exuperantia, qui
ineunte vere potiſſimum prodierunt. Quia illud frigidum
humores in altum corporis repulerat, jam aeſtas quae
illud ſqualida et calida excepit, ſimul et ad cutem malum
traxit humorem et digeſſit ejus portionem non paucam.
Quo tempore ſi eteſiae ſpiraſſent, morborum humani corporis ſtatum omnem abſterſiſſent. Quia vero ejus ſupere-
rat pars, moxque ſub arcturum flante borea multum pluebat, humores qui nimis per cutem manabant, rurſus im-

λίαν διαπνεόμενοι χυμοὶ καὶ πρὸς τὸ βάθος τοῦ σώματος
ἀπεώσθησαν, ἐκ τούτου δὲ νοσεῖν αὖθις ἤρξαντο καὶ ἀποθνήσκειν πολλοί. διὰ τοῦτ᾽ οὖν τὸ θέρος ὠφέλησέ τι τοὺς
τότε πάσχοντας, οὐχ ὅτι τὰς ἐν χειμῶνι νόσους ἀρξαμένας
εἰκός ἐστι παύεσθαι θέρους. ἀληθὲς μὲν γὰρ, ὥσπερ γε
καὶ τὰς θερινὰς χειμῶνι γενομένας ἐν θέρει λύεσθαι, τὰς
δ᾽ ἐν θέρει γεννηθείσας ἐν χειμῶνι. θερινὰς γὰρ καὶ
[290] χειμερινὰς νόσους ἀκούειν σε χρὴ τὰς ἐν τῷ κατὰ
φύσιν ἔχοντι θέρει καὶ χειμῶνι μᾶλλον τῶν ἄλλων γιγνο-
μένας· οὕτως γὰρ εἶπεν αὐτὸς ἐν ἀφορισμοῖς. νοσήματα δὲ
πάντα μὲν ἐν πάσῃσι τῇσιν ὥρῃσι καὶ γίγνεται καὶ παροξύνεται, μᾶλλον δὲ ἔνια κατ᾽ ἐνίας αὐτῶν καὶ γίνεται καὶ
παροξύνεται. κἄπειθ᾽ ἑξῆς τίνα μὲν ἦρι πλεονάζει νοσήματα, τίνα δ᾽ ἐν θέρει καὶ φθινοπώρῳ καὶ χειμῶνι διῆλθεν, ὅταν δηλονότι μὴ νεωτεροποιηθῇ τι κατὰ τὴν τοῦ περιέχοντος κρᾶσιν· ὡς ἐάν γε τοῦ ἦρος τῆς αὐτῆς ἡμέρης
ὁτὲ μὲν θάλπος, ὁτὲ δὲ ψῖχος ποιέη, φθινοπωρινὰ τὰ νοσήματα προσδέχεσθαί φησιν· οὐ γὰρ αἱ προσηγορίαι τῶν

pediti funt et in profundum corpus impulfi. Hinc de integro aegrotare multique mori coeperunt. Hac ergo de
caufa aegrotantibus id temporis aeftas nonnihil profuit:
non quia morbos qui hieme coeperunt ceffare fit probabile aeftate. Tametfi ita fe habeat res, ut qui hieme
emerferint, aeftate profligentur, et quos produxit aeftas
hieme. Aeftivi fiquidem et hiemales morbi intelligendi
funt, qui aeftate quae in natura fua conftat et hieme
prae ceteris exiftunt. Ita enim in aphorifinis Hippocrates dixit. At morbi omnibus omnes temporibus anni et
exiftunt et exacerbantur, funt tamen qui certis anni
temporibus praecipue emergant exacerbenturque. Sub
haec quae vere regnant aegritudines, quae aeftate et autumno hiemeque recenfuit, nimirum ubi nihil aëris temperamento innovetur. Nam fi vere eodem die modo calor, modo algor intendatur, morbos ait autumnales im-
pendere. Neque enim temporum anni nomina, caeterum

Ed. Chart. IX. [290.]   Ed. Baf. V. (431.)

ὡρῶν, ἀλλ᾽ αἱ κράσεις αἴτιαι τῆς ἰδέας τῶν νοσημάτων εἰσίν. ὅταν οὖν ὑπαλλαχθῶσιν αὐταὶ καὶ τὰς νόσους αὐταῖς
συμμεταβάλλειν ἀναγκαῖόν ἐστιν. ἡ δέ γε προκειμένη ῥῆσις ἀξιοῖ τὰς ἐν χειμῶνι γεγονυίας νόσους ἐν θέρει παύεσθαι, κἂν μοχθηρὸν τῇ κράσει γένηται τὸ θέρος. οἷον ἐν
Κρανῶνι γενόμενόν ποτε εὐθέως ἄνθρακας ἐγέννησεν. εἰ
δέ γε καὶ νῦν ἐγεγόνει τοιοῦτο, πλείστους ἂν διεφθάρκει
τὸ πλῆθος τῶν μοχθηρῶν τε καὶ διασηπομένων χυμῶν, αὐ-
ξῆσάν τε καὶ προδιασήψαν, ὥστε καὶ ψεῦδος εἶναι φαίνεται καὶ παρὰ τὴν Ἱπποκράτους γνώμην τὸ τὰς ἐν χειμῶνι
γενομένας νόσους ἐν θέρει παύεσθαι πάντως, τοῦ προσγρά-
φοντος αὐτὸ, τίνας Ἱπποκράτης ἡγεῖται τῶν ὡρῶν ἑκάστης
οἰκείας νόσους νοσήσαντας. οὐ μὴν οὐδὲ τὰ τουτων ἐφεξῆς
γεγραμμένα τῶν ἀναγκαίων ἐστὶν ἐνταυθοῖ λελέχθαι δι᾽ ἄλλων αὐτῷ καθόλου παρηγγελμένα, διὸ καὶ παραλείψω τελέως αὐτά. καὶ γὰρ σαφῆ πάντα ἐστὶ καὶ δι᾽ ὧν προεξήγημαι βιβλίων αὐτάρκως εἴρηται περὶ αὐτῶν.

---

temperamenta certas morborum formas committunt, quae
ubi varient, non poſſunt non una ſecum morbos commu-
tare. Jam vero propoſita oratio morbos vult qui hieme
extiterunt aeſtate repelli vel ſi vitioſo ſit aeſtas temperamento: cujusmodi quum aliquando in Cranone fuiſſet, car-
bunculos ſtatim excitavit, qualis ſi in praeſenti eſſet, plurimos malorum ſuccorum et putreſcentium abundantia
aucta et jam putrefacta peremiſſet. Quamobrem mendacium eſſe apparet et praeter Hippocratis mentem hiemales morbos prorſus aeſtate diſcuti, quum qui hoc propo-
ſuit, neſciverit quosnam morbos ducat Hippocrates ſingulis anni temporibus eſſe proprios. Nec vero etiam eſt
neceſſe, quae poſt haec deinceps ab ipſo ſcripta ſunt, hoc
loco referre, quum alibi ab ipſo in univerſum tradita
ſint. Quare illa omnino praeteribo. Plana namque ſunt
omnia et in libris quos antehac enarravi abunde de his
diſputavi.

Ἑκκαίδεκα μετὰ τὴν κατάστασιν ἀρρώστους ἔγραψεν
ὁ Ἱπποκράτης, ὡς μέν τινες οἴονται τῶν ἐν αὐτῇ νοσησάντων, ἐπειδὴ καὶ αὐτὸς εἶπεν ἐπὶ τῇ τελευτῇ τῆς διηγήσεως τῶν κατ᾽ αὐτὴν γενομένων οὕτως. ἦν δὲ πᾶσι τοῖς
ὑπογεγραμμένοις χαλεπώτατον μὲν τὸ ἔαρ. ἐγχωρεῖ δὲ καὶ
ἐπὶ τῶν προγεγραμμένων εἰρῆσθαι τὸ ὑπογεγραμμένον, οὔσης γε τοιαύτης χρήσεως παρὰ τοῖς πολλοῖς. ἐν γὰρ τοῖς ιε΄
τούτοις ἀρρώστοις ἕτερον εἶδός ἐστι νόσων παρὰ τὰς εἰρημένας ὑπ᾽ αὐτοῦ κατὰ τὴν λοιμώδη κατάστασιν. ἐξηγήσεως
δ᾽ οὐκ ἔτι δεῖται μακρᾶς τὰ περὶ τῶν ἀρρώστων τούτων
γεγραμμένα τοῖς μεμνημένοις ὧν προεξηγησάμεθα. σχεδὸν
γὰρ ἁπάντων ἤδη τῶν συμπτωμάτων τε καὶ σημείων ὧν
ἐμνημόνευσεν ὁ Ἱπποκράτης οὐδὲν ὑπολείπεται κατὰ τοὺς
λεχθησομένους ἀρρώστους ὃ μὴ καὶ προτεθὲν εἴρηται. διὰ
κεφαλαίων οὖν οἷον ἐπιδρομήν τινα ποιούμεθα τῶν κατ᾽ αὐτοὺς γεγραμμένων, εἴ πού τι παρεμπίπτοι τῶν ἔμπροσθεν
οὐκ εἰρημένων, ἐκεῖνο μόνον ἐξεργασόμενοι.

Sedecim poſt tempeſtatem aegros defcripfit Hippocrates, qui, ut quidam cenfent, in ea laboraverunt: quando
ipfe ubi finem facit de iis quae tum acciderant, narrandi,
fic dixit, omnibus *τοῖς ὑπογεγραμμένοις* ver erat infeſtiſſi-
mum. Poteſt tamen de fupra defcriptis dictum eſſe verbum hoc *ὑπογεγραμμένοι:* qui ufus apud multos eſt. Nam
fedecim hos aegros aliud tenebat morborum genus ac
commemoratos ab eo in tempeſtate peſtilenti.   Verum
quae de his aegris prodidit, non fufam jam requirunt interpretationem, fi memoria quae ante expofuimus teneas.
Nam omnium prope fymptomatum et fignorum, quorum
Hippocrates meminit in aegris, de quibus verba fient, reliquum, quod non fit ante dictum, eſt nullum. Itaque
fummatim percurremus ea, quae in his funt fcripta: ficubi
quid fe offerat, quod antea non habuimus, illud folum
elaboraturi.

ΚΑΙ ΓΑΛΗΝΟΥ ΕΙΣ ΑΥΤΟ ΥΠΟΜΝΗΜΑ Γ. 737

Ed. Chart. IX. [291.]   Ed. Baf. V. (431. 432.)

οβ'.

[291] *Ἐν Θάσῳ τὸν τοῦ Παρίωνος, ὃς κατέκειτο ὑπὲρ Ἀρτεμισίου, πυρετὸς ἔλαβεν ὀξὺς, κατ' ἀρχὰς συνεχὴς, καυσώδης, διψώδης, ἀρχόμενος κωματώδης καὶ αὖθις ἄγρυπνος, κοιλίη ταραχώδης ἐν ἀρχῇσιν, οὖρα λευκά. ἕκτῃ οὔρησεν, ἐλαιῶδες, παρέκρουσεν. ἑβδόμῃ παρωξύν-θη πάντα, οὐδὲν ἐκοιμήθη, ἀλλ' οὐρά τε ὅμοια καὶ τὰ τῆς γνώμης ταραχώδεα, ἀπὸ δὲ κοιλίης χολώδεα, λιπαρὰ διῆλθεν. εἶτα τῇ ὀγδόῃ σμικρὸν (432) ἀπὸ ῥινῶν ἔσταξεν, ἤμεσεν ἰώδεα, ὀλίγα, σμικρὰ ἐκοιμήθη. ἐνάτῃ διὰ τῶν αὐτῶν. δεκάτῃ πάντα ξυνέδωκεν, ἑνδεκάτῃ ἵδρωσεν οὐ διόλου. περιέψυξε μὲν, ταχὺ δὲ πάλιν ἀνεθερμάνθη. δω-δεκάτῃ πυρετὸς ὀξὺς, διαχωρήματα χολώδεα, λεπτὰ, πολλὰ, οὔροισιν ἐναιώρημα, παρέκρουσεν. ἑπτακαιδεκάτῃ ἐπι-πόνως, οὔτε γὰρ ὕπνοι οἵ τε πυρετὸς ἐπέτεινεν. εἰκο-στῇ ἵδρωσε διόλου, ἄγρυπνος. διαχωρήματα χολώδεα, ἀπόσιτος, κωματώδης. εἰκοστῇ τετάρτῃ ὑπέστρεψεν.*

LXXII.

In Thaſo Parium quendam, qui ſupra Dianae aedem decumbebat, febris corripuit acuta, primo continua et ardens, in principio ſitibundus erat et comatoſus rur-ſusque inſomnis. Inter initia venter turbatus, urinae albae. Die ſexto erat oleoſa urina, dejectiones bilioſae, pingues, deliravit. Septima omnia exacerbata fuerunt, nihil dormivit, caeterum ſimiles erant urinae et mens perturbata, ab alvo item bilioſa pinguiaque reddidit. Inde die octavo parum ex naribus ſtillavit, vomuit vi-rulenta pauca, parum dormivit. Nono nihil eſt muta-tum. Decimo cuncta fuerunt remiſſiora. Undecimo ſu-davit, at non toto corpore; circumfrixit, ſtatimque re-caluit. Duodecimo febris acuta; dejectiones bilioſae, tenues, multae; urina ſuſpenſionem habebat, deliravit. Septimodecimo graviter laboravit; neque enim vel ſomni vel febris producebatur. Vigeſimo undique ſudavit, in-ſomnis, dejectiones bilioſae, a cibo abhorrebat, coma-toſus erat. Quarto et vigeſimo recidiva. Trigeſimo-

τριακοστῇ τετάρτῃ ἄπυρος, κοιλίη οὐ ξυνίστατο καὶ πάλιν
ἀνεθερμάνθη, τεσσαρακοστῇ ἄπυρος, κοιλίη ξυνέστη χρόνον οὐ συχνὸν, ἀπόσιτος, σμικρὰ πάλιν ἐπύρεξε καὶ διὰ
παντὸς πεπλανημένως, ἄπυρος τὰ μὲν, τὰ δὲ οὔ. εἰ γάρ
τοι διαλείποι καὶ διακουφίσαιεν, πάλιν ὑπέστρεφε, σιταρίοισί τε πολλοῖσι καὶ φαύλοισι προσεχρῆτο. ὕπνοι
κακοὶ περὶ τὰς ὑποστροφὰς, παρέκρουσεν, οὖρα πάχος
μὲν ἔχοντα, οὔρει τηνικαῦτα ταραχώδεα δὲ καὶ πονηρά.
καὶ κατὰ κοιλίην συνιστάμενα καὶ πάλιν διαλυόμενά,
πυρέτια ξυνεχέα, διαχωρήματα πολλὰ, λεπτά. ἐν μὲν
τῇ ἑκατοστῇ εἰκοστῇ ἡμέρῃ ἀπέθανεν. τουτέῳ κοιλίη
συνεχέως ἀπὸ τῆς πρώτης, ὑγρὴ χολώδεσιν, ὑγροῖσι, πολλοῖσιν ἦν. ἡ ξυνισταμένη ἐν ζέουσι καὶ ἀπέπτοισιν,
οὖρα διὰ τέλεος κακὰ, κωματώδη τὰ πλεῖστα μετὰ πόνων, ἄγρυπνος, ἀπόσιτος, συνεχέως καῦσος.

---

*Περιέργως κἀνταῦθα πάλιν τῶν ἐξηγητῶν ἔνιοι τὴν
πατρίδα τοῦ κατακειμένου φασὶν οὐκ ἀργῶς προσκεῖσθαι*

---

quarto febre liber, alvus non ſubſtitit, atque calor rediit. Quadrageſimo febre liber, alvus ſpatio parvo non
ſubſtitit, a cibo abhorrebat, rurſusque levior, rurſus
ſtatim repetebat, ferculis etiam multis vitioſisque utebatur. Circa recidivas ſomni mali, deliravit, urinasque
tum reddidit craſſas illas quidem, caeterum turbatas et
malas; alvus aſtricta rurſusque laxata; febriculae continuae, dejectiones multae, tenues. Centeſimo vigeſimo
die obiit. Erat huic alvus continenter ab initio ad
finem usque lubrica, excrevitque bilioſa, humida multa,
cum ſubſiſteret fervida et incocta; urinae perpetuo malae, comatoſus plurimum erat, cum doloribus inſomnis
erat, a cibo abhorrebat. Continenter ardente febre
laborabat.

Curioſe et hoc in loco rurſus interpretum quidam
ajunt aegri patriam non eſſe temere adjectam. Etenim

Ed. Chart. IX. [291. 292.] Ed. Baf. V. (432.)
καὶ γὰρ ὑπ᾽ Ἀσκληπιάδου λελέχθαι τοὺς ἐν Παρίῳ μάλισθ᾽
ὑπὸ φλεβοτομίας ὀνίνασθαι. ἄτοπον δ᾽ ἐστὶ μηδὲν εἰρηκότα
Ἱπποκράτην ἐνταῦθα περὶ φλεβοτομίας, διὰ τοῦθ᾽ ἡγεῖσθαι
προσγεγράφθαι τῷ κάμνοντι τὸ τῆς πατρίδος ὄνομα. πολὺ
δ᾽ ἀτοπώτερον οἱ οὕτως ἐξηγούμενοι ποιοῦσιν, ὅτι μηδ᾽ ἐζή-
τησάν ποτε διὰ τί φλεβοτομίας ἅπαξ ὁ Ἱπποκράτης ἐμνημόνευσεν ἐν τοσούτοις ἀρρώστοις, ὅπερ ἡμεῖς ἐσκεψάμεθα.
τὰ μὲν οὖν τοιαῦτα παραλείψομεν, ἃ δ᾽ ὠφέλειαν παρέξει
τοῖς νέοις ἀκουσθέντα, ταῦτ᾽ ἐροῦμεν. ὥσπερ ἀμέλει τὸ
περὶ τοῦ ἐλαιώδους οὔρου γεγραμμένον κατὰ τὸν προκείμενον ἄρρωστον ἐν τῇ ἕκτῃ τῶν ἡμερῶν. ἔνιοι μὲν γὰρ
ἡγοῦνται τὸ λιπαρὸν οὕτως ὑπ᾽ αὐτοῦ λελέχθαι, τηκομένης [292] πιμελῆς γιγνόμενον ἐν πυρώδει καὶ διακαεῖ νοσήματι, τινὲς δὲ τὸ καὶ τῇ χροιᾷ καὶ τῇ συστάσει παραπλήσιον ἐλαίῳ. πολλάκις δὲ τοιοῦτον οὖρον ἐθεασάμην οὐ-
ρηθὲν ἐπ᾽ οὐδενὶ κακῷ τοῦ κάμνοντος, ἀλλ᾽ ἔσθ᾽ ὅτε γε
τοὐναντίον ἅπαν, ἐπὶ πέψει τοῦ νοσήματος. οὐ μὴν οὐδ᾽
ὤφθη ποτ᾽ οὖρον ὅλον οὕτω λιπαρὸν ὡς ἔλαιον. ὃ γὰρ ἄρτι

dictum efle ab Afclepiade, Parios maximum confequi a
fanguinis miffione emolumentum. Abfurdum vero fit,
quoniam nihil de fanguinis miffione dixit Hippocrates : ideo
aegro putare patriae adfcriptum efle nomen. Multo jam
faciunt abfurdius hi interpretes, qui nunquam inveftiga-
verunt cur in tanto numero aegrorum femel Hippocrates
fanguinis miffionem meminerit, quod nos fumus commentati. Quare iftis repudiatis, quae juvenum intereft audi-
vifle, haec referemus. Verbi gratia, quod de urina fcripfit oleofa in praefente aegro fexto die: Nam quidam
pinguem urinam ita cenfuit ab eo dictam efle, quae li-
quefcente pinguedine per morbum fervidum et adurentem
fit: nonnulli colore et craffamento olei fimilem. Equidem talem faepe urinam nullo aegri detrimento redditam
confpexi, immo vero interim plane e contrario ex morbi
concoctione. Haud tamen eft ita vifa prorfus, ut oleum
pinguis urina. Nam ea quam modo narravi urina oleum

διῆλθεν, οὖρον ἐοικὸς ἐλαίῳ κατὰ χροιὰν καὶ σύστασιν, ἥκιστα λιπαρὸν φαίνεται, καὶ αὐτὸς δὲ ὁ Ἱπποκράτης ἐν προγνωστικῷ φησι, καὶ τὰς λιπαρότητας δὲ τὰς ἄνω ἐφισταμένας ἀραχνοειδέας ἐπισκέπτεσθαι, συντήξεως γὰρ σημεῖον.
ἄνωθεν μὲν οὖν ἐφισταμένας λιπαρότητας εἴδομεν πολλάκις.
οὔτε δ᾽ ὅλον οὐρηθέν ποτε τοιοῦτον οὖρον οὔτε κατὰ τὸ
μέσον αὐτὸ λιπαρότητας ἐμφερομένας, πολὺ δέ τι μᾶλλον
οὐδ᾽ ὑποχωρούσας κάτω. φύσιν γὰρ ἔχει τὸ λιπαρὸν ἅπαν
ἐποχεῖσθαι τοῖς ἄλλοις ὑγροῖς. οὐ μὴν οὐδ᾽ ἔγραψέ τι περὶ
τοιούτων οὔρων ὁ Ἱπποκράτης ἐν προγνωστικῷ, καίτοι
πάντα διελθὼν ἀκριβῶς τε καὶ σαφῶς τὰ συνεμπίπτοντα
τοῖς ὀξέσι νοσήμασι. καὶ μέντοι καὶ κατὰ τὴν αἰτὴν ἡμέραν τὴν στ᾽ ἔφη διαχωρήματα γενέσθαι τῷ προκειμένῳ
κατὰ λόγον ἀῤῥώστῳ, χολώδεα λιπαρά. ταῦτα μὲν οὖν ἄντικρυς φαίνεται τηκομένης ὑπὸ τοῦ πυρετοῦ τῆς πιμελῆς
γίνεσθαι καὶ δόξει μαρτυρεῖν τοῖς λιπαρὰ νομίζουσιν εἶναι
τὰ ἐλαιώδη οὖρα. δύναται δὲ καὶ πρὸς τοὐναντίον ἄγεσθαι. καὶ γὰρ τὰ οὖρα λιπαρὰ πάντως ἂν ὁ Ἱπποκράτης

et colore et craffamento repraefentans, minime pinguis
videtur. Et ipfe autem in praefagiis Hippocrates dicit;
pinguitudines telis aranearum fimiles innatantes effe con-
fiderandas, nam colliquationis funt figna. Nos vero pinguitudines fluitantes vidimus frequenter, verum nunquam
excretam talem prorfus urinam, neque in medio pinguia
pendere, quo minus fubfidere; nam ita eft comparatum
natura omne pingue ut reliquis humoribus invehatur.
Ac ne in praefagiis quidem Hippocrates verbum de his
urinis fecit, quamvis omnia fit quae in acutos morbos
cadunt, fedulo et aperte perfecutus. Jam etiam die eodem fexto aegrum dicit, de quo loco agimus, biliofa atque pinguia dejeciffe; quem videntur aperte liquanti pinguedinem febri effe confequentia. Atque videbitur iis,
qui pinguem putant effe urinam oleofam, fuffragari: poteft autem ad contrarium etiam referri. Nam omnino Hippocrates urinas pingues diceret, fi quidem hae quoque

εἶπεν, εἴπερ ἦν καὶ ταῦτα ἐλαίῳ παραπλήσια. διαφόροις
δὲ τοῖς ὀνόμασι χρησάμενος ἐπί τε τῶν οὔρων καὶ τῶν
διαχωρημάτων ἐπιδείκνυσθαι δόξει καὶ τὸ σημαινόμενον
αὐτῶν ἴδιον ἑκατέρου πεποιῆσθαι. ἐμοὶ μὲν οὖν εὐλογώτερον εἶναι δοκεῖ τὰ παραπλήσια κατὰ χρόαν τε καὶ σύστασιν ἐλαίῳ λελέχθαι νῦν ἐλαιώδη. τὴν δ' ἐξήγησιν ἑκατέρως
ποιήσομαι. εἰ γὰρ καὶ λιπαρότητά τινα εἶχε τὰ οὖρα, καθάπερ καὶ τὰ διαχωρήματα, μοχθηρὰ μὲν αὐτὰ νομιστέον,
οὐ μὴν ὀλέθριά γε πάντως, ὅτι μὴ ταυτόν ἐστι σάρκα τε
καὶ πιμελὴν συντήκεσθαι, πυρωδεστάτης μὲν οὔσης θερμασίας τῆς τὰς σάρκας συντηκούσης, μετριωτέρας δὲ τῆς
τὴν πιμελὴν, ἀμέλει καὶ τὰς διὰ τῆς γαστρὸς ἐκκρινομένας
συντήξεις ἅπαντες οἱ ἰατροὶ διαφέρειν ἡγοῦνται τῶν λι-
παρῶν διαχωρημάτων. κατά γε τὸν ἐφ' ἡμῶν γενόμενον
μακρότατον λοιμὸν ἅπαντες σχεδόν τι συντήξεις ἐξέκριναν,
ἔνιοι μὲν ἀκριβῶς πυῤῥὰς, ἔνιοι δὲ μετρίως, ἅπαντες δὲ
δυσώδεις. ἀλλ' αἵ γε τοιαῦται διαχωρήσεις θανατώδεις εἰσὶ
καὶ χρόνον οὐκ ἀναμένουσιν. ὁ δὲ πάριος οὗτος κ' ἐπὶ ταῖς

oleo fimiles funt. Jam cum diverfa in urinis et excrementis nomina ufurpaverit, innuere videbitur et fuam
utrisque fignificationem illum tribuiffe. Mihi ergo probabilius videtur, urinas olei referentes colorem et craffitiem
hic oleofas dici. Explanationem vero utroque modo faciam. Etenim fi pinguitudinem quandam habuiffent urinae, quemadmodum et dejectiones, fint illae cenfendae
quidem pravae, at non omnino exitiales tamen; quod
non perinde fit carnem colliquefcere ac adipem. Nam
calor eft ferventiffimus qui carnem fundit; moderatior
qui pinguedinem; nempe et colliquationes quae per ventrem excernuntur putant omnes medici a pinguibus
dejectionibus diftare. In pefte quidem longiffima noftrae
aetatis colliquationes cuncti prope excreverunt, quidam
mere fulvas, quidam moderatius, omnes certe putidas.
Verum enim vero eae excretiones letales funt, nec tempus perferunt. Parius autem hic viginti dies ultra cen-

ἑκατὸν ἡμέραις ἐνόσησε μετὰ τοῦ διαιτᾶσθαι κακῶς. αὐτὸς
γὰρ ὁ Ἱπποκράτης ἔγραψεν ἐπ᾽ αὐτοῦ, σιταρίοισί τε πολλοῖσι καὶ φαύλοισι προσεχρῆτο, ὥστε καὶ λιπαρὸν οὐρῆσαι
κατὰ τὴν στ᾽ ἡμέραν καὶ τὰς ἐφεξῆς. οὐκ ἀναγκαῖον οὖν
ἀποθανεῖν αὐτὸν ἐν τάχει εἰ δ᾽ οὐ λιπαρὸν ἦν τὸ οὖρον,
ἀλλὰ κατά τε χρόαν καὶ πάχος ἐλαίῳ παραπλήσιον, ἔτι καὶ
μᾶλλον οὔτ᾽ ἀποθανεῖν αὐτὸν ὅλως εὔλογον ὅσον ἐπὶ τοῖσδε
τοῖς οὔροις. ὅ γε μὴν ἐπὶ τοῖς οὕτως οὐρουμένοις παρεφύ-
λαξα χρησιμώτατον ὂν ἤδη φράσω καθάπερ γὰρ αὐτὸ τὸ
ἔλαιον οὐκ ἀκριβῶς μίαν οὔτε σύστασιν οὔτε χρόαν ἔχει,
κατὰ τὸν αὐτὸν τρόπον οὔτε τὸ ἐλαιῶδες οὖρον ὠχρὸν μὲν
ἦν πάντως, ἀλλ᾽ ἤτοι μᾶλλον ἢ ἧττον. ὅσον μὲν οὖν αὐτοῦ πρὸς τὸ λευκότερον ῥέπει χρῶμα τῆς ὠχρᾶς χρόας
ἐκλελυμένης ὠμότητα χυμῶν ἐνδείκνυται, τὸ δ᾽ ἐπιτεταμένον ὠχρὸν ὡς ἐγγὺς εἶναι τοῦ ξανθοῦ χολώδη θερμασίαν. καὶ τοίνυν ὁ κίνδυνος ἐπὶ τοῖς τοιούτοις οὔροις οὐ
διὰ κακοήθειαν, ἀλλὰ διὰ σφοδρότητα γίνε- [293] ται
τοῦ πυρετοῦ. καί τινες αὐτῶν ὅταν ἐκ τῶν ἄλλων ἁπάν-

tum aegrotavit, idque quum malam haberet rationem
victus. Nam ipfe de eo Hippocrates fcripfit: Et ferculis
etiam multis vitiatisque utebatur, quo eft factum ut
pinguem urinam redderet die fexto et proximis. Non
erat ergo eum cito mori neceffe. Quod fi non fuit pin
guis urina, fed olei colore et craffitie affimilis, ut ab
urina omnino erat etiam probabilius hominem non moriturum. Sed quod in ejusmodi obfervavi urinis, rem
multo utiliffimam, jam proferam. Nam ut non eft ipfum
oleum exquifite unius neque coloris neque craffitudinis,
fic nec oleofa urina; pallida quidem omnino exiftens, fed
aut plus aut minus. Quidquid igitur ipfius ad candidiorem tendit colorem, exoluto colore pallido, humorum
denotat cruditatem: quod vero vehementer pallidum eft,
ut ad flavum accedat, biliofum calorem. Periculum igitur his urinis non ob malignitatem fubeft, fed ob vim
febris. Eorum aliqui fi reliqua funt cuncta falubria ju-

τῶν ἔχωσι σωτηρίως, ἐν τάχει κρίνονται. θαυμαστὸν οὖν
οὐδὲν, εἰ ταῦτά τις οὐρήσας εἰς χρόνου μῆκος ἐξέπεσεν,
ὁποτέρως ἂν ἀκούσωμεν τῶν (433) ἐλαιωδῶν. ἔστι μὲν
γὰρ οὐκ ἀγαθὰ τὰ τοιαῦτα τῶν οὔρων, οὐ μὴν ὀλέθρια
ὀξέως, ἐξ ὧν δ' ἐπὶ τῷ τέλει τῆς διηγήσεως ἔγραψε, κακοχυμία τέ τις ἦν τῷ Παρίῳ χολώδης, ἥ τε κατὰ γαστέρα
καὶ ἡ καθ' ἧπαρ ἐνεκροῦτο δύναμις. αὐτὸς γὰρ ἔγραψεν
ἐπὶ τῇ τελευτῇ τῆς ὅλης διηγήσεως τῶν συμβαινόντων αὐτῷ, συνεχῶς μὲν ἀπὸ τῆς ἀρχῆς τὴν κοιλίαν ἐκταραχθῆ-
ναι, χολώδεσί τε καὶ ὑγροτέροις διαχωρήμασι, συνίστασθαι
δ' ἐνίοτε ζέοντα καὶ ἄπεπτα διαχωροῦσαν. ἐκ τούτων μὲν
οὖν ἔνδειξίς σοι τῆς κακοχυμίας τοῦ νοσήματος, ὥσπερ γε
κἀκ τοῦ καυματώδη τε καὶ ἄγρυπνον αὐτὸν γενέσθαι κατὰ
πλεῖστα τῆς νόσου. τοῦ δὲ νεκροῦσθαι τὴν φυσικὴν δύναμιν αὐτοῦ σημεῖον ἴδιον ἡ τοῦ νοσήματος ἀνορεξία γενομένη. μεμάθηκα γὰρ ὡς ἀποσίτους καὶ κατὰ τὸ παλαιὸν ἔθος
τῶν Ἑλλήνων τοὺς ἀνορέκτους φησί. φαίνεταί γε μὴν ἄρρωστον ἐσχηκέναι τὴν φύσιν, ἐγχειρίσασαν μὲν τῇ κρίσει,

dicantur. Nihil habet ergo admirationis, fi in talibus
urinis quis longo tempore morbum traxerit, utro modo
oleofas accipias. Non enim funt illae quidem falubres
urinae, non tamen magnopere perniciofae. Porro ex iis,
quae in exitu fcripfit hiftoriae, pravitas humorum quaedam tenebat Parium biliofa et ventris jecinorisque extinguebatur facultas. Nam ubi finem imponit his narran-
dis, quae illi acciderunt, fcripfit perpetuo ufque ab initio
turbatam alvum fuiffe dejectionibus biliofis et humidis:
interim etiam fuppreffam fuiffe, ferventibus inconcoctis-
que dejectis. Hinc tibi humorum qui morbum induxe-
runt, liquet vitium. Itidem ex eo qui toto fere morbo
comatofus fuit et infomnis. Jam quod extinguebatur naturalis facultas, ejus fignum proprium eft ipfa quae in
morbo evenit inappetentia. Neque enim latet Hippocratem ἀποσίτους more antiquorum Graecorum eos qui appetentia carent appellare. Atqui videtur imbecilla fuiffe
natura, quae judicium faepe moliretur, nihil tamen pro-

744	*ΙΠΠΟΚΡΑΤΟΥΣ ΕΠΙΔΗΜΙΩΝ Γ*

Ed. Chart. IX. [293.]	Ed. Baf. V. (433.)

πολλάκις δὲ οὐδὲν ἀνύσασαν, ἀλλὰ ὑπὸ τοῦ νοσήματος νικηθεῖσαν, ἅμα καὶ τῷ κακῶς διαιτᾶσθαι τὸν ἄνθρωπον.
οὐδὲν γὰρ οὐδὲ τοῦτο μικρὸν εἰς ὄλεθρον· ὁ δὲ τῶν κρισίμων ἡμερῶν λόγος ἀκριβῶς κἀνταῦθα φαίνεται πεφυλα-
γμένος, ἁπασῶν τῶν κριτικῶν κινήσεων ἐπί τε τῶν ὑποστροφῶν ἐν ταύταις ταῖς ἡμέραις τῷ κάμνοντι γενομένων. ια'
γὰρ ἐμνημόνευσε καὶ ιδ' καὶ μετὰ ταύτην ιζ' καὶ κ', ἐφ' ᾗ
δ' καὶ κ' καὶ λ' καὶ μ', ὑστάτης δὲ ἁπασῶν ρ' καὶ κ', ἐν
ᾗ φησὶν ἀποθανεῖν τὸν ἄνθρωπον. ὅπερ δ' ἐν τοῖς πρόσθεν εἶπον ἐρῶ καὶ νῦν, εἴ τις ἐλέγχοι τὰ εἰρημένα κακῶς
τῶν ἐξηγησαμένων τὸ βιβλίον, ὡς μακρολόγως ψεχθήσεται.
διὸ καθάπερ ἐπ' ἐκείνων ἕνεκα παραδείγματος μνημονεύειν
τινῶν ἠναγκάσθην, οὕτω κἀνταῦθα ποιήσω. Σαβῖνος τοίνυν
περὶ τῆς πατρίδος τοῦ κάμνοντος εἴ τι εἶπεν, ἔμπροσθεν
ἐπεσημανάμην ἃ δὲ περὶ ἐλαιώδους οὔρου, νῦν ἐρῶ. διαφέρει γὰρ οὐκ εἰς μικρὸν ἡ περὶ τούτου θεωρία, γράφει
δὴ περὶ αὐτῶν κατὰ λέξιν ὧδε. τὸ οὖν ἐλαιῶδες τινὲς χολὴν λέγουσιν, ἀλλ' οὐκ ἔστι χολή, ἐπεὶ οὐδ' ἂν πάνυ ἦν

ficeret, fed morbo eſſet inferior: huc acceſſit malus hominis victus, qui quidem non leve affert ad exitium momentum. At vero dierum decretoriorum ratio exacte et
hic obſervata videtur. Omnes enim decretorii motus et
recidivae in hoſce dies aegro inciderunt. Etenim unde-
cimi meminit et quartidecimi, a quo decimi et ſeptimi,
poſtea vigeſimi et vigeſimiquarti et trigeſimiquarti, atque
quadrageſimi, poſtremi omnium centeſimi vigeſimi, quo de-
functum eſſe hominem ait. Quod vero dixi ante, non
praeteribo hic. Si quis errores interpretum hujus libri
refutet, in crimen incidet loquacitatis. Itaque ut illic
quaedam ſum exempli gratia referre compulſus, ita hoc
loco faciam. Sabinus ergo quid de aegri patria attuerit,
ſupra indicavi. Quae vero de oleoſa ille urina, hoc loco
commemorabo: non parum enim refert hujuſce rei con-
ſideratio. Itaque de ea in haec verba ſcribit: oleoſum
igitur ſunt qui bilem dicant eſſe, verum non eſt bilis,
quandoquidem non ita eſſet pernicioſum: nam bilis fre-

ὀλέθριον, πολλάκις γὰρ ἀπαλλάσεται χολὴ καὶ οὐδὲν παρα-
λυπεῖ. ἕτεροι δὲ λέγουσι νεύρων καὶ ὀστῶν καὶ χόνδρων
εἶναι τηκεδόνα, ἅπαντα γὰρ ταῦτα τούτου εἶναι τοῦ χρώματος. πεπλανημένοι δ᾽ εἰσὶν οὗτοι οἱ τὸ χρῶμα τὸ ἐλαιῶδες ὅμοιον ὀστοῖς καὶ χόνδροις καὶ νεύροις φάσκοντες εἶναι.
οὔτε γὰρ τοσαύτη γε παράτασις ἐγίνετο τῆς ζωῆς τῶν στερεῶν ἀναλυομένων, ἑκατοστῇ γὰρ καὶ κ᾽ ἀπέθανε, οὔτε ἀπέ-
θανέ τις τοιοῦτον οὐρήσας. καὶ μή ποτε διὰ τοῦτο ἀνε-
γράφη ὁ ἄῤῥωστος, ἵνα δείξῃ διὰ τοῦτο ὅτι οὐ χρὴ προσδοκᾶν θάνατον ἐλαιώδους ἀπορηθέντος, ἀλλὰ δυνατὸν τὴν
ὀξύτητα καὶ χρόνον τινὰ διαρκέσαι, ἔπειτα τελευτῆσαι, ὥστε
οὐδεὶς ἦν ἐλπὶς σωθήσεσθαι ὑπερβεβηκότα τὴν ὀξύτητα.
ταῦτα προειπὼν ὁ Σαβῖνος ἐφεξῆς γράφει· τί οὖν ἐστι τὸ
ἐλαιῶδες; ὥσπερ τῷ ἔξω πυρὶ τροφή ἐστι τὸ ἔλαιον, οὕτω
καὶ τῇ ἡμετέρᾳ φύσει πυρὶ ὁμοιουμένῃ τὸ στέαρ τῶν λαμ-
βανομένων πεσσόμενόν ἐστι τροφή. τὸ οὖν ἐλαιῶδες οὖρον
ἢ τροφή ἐστι τῆς φύσεως καὶ δηλοῖ ἀσιτεῖν τὴν φύσιν καὶ
διὰ τοῦτ᾽ ἄρ᾽ ἀποθανεῖν, ὅτι μὴ τρέφεται ἡ φύσις. ἐχρό-

quenter exit, neque offendit quicquam. Alii nervorum,
ossium et cartilaginum dicunt liquationem esse, hujus enim
coloris haec omnia esse. Sed falluntur ii, qui colorem
oleosum ossibus ferunt et cartilaginibus nervisque esse si-
milem, neque etiam tanta fuisset vitae protractio solidis
partibus marcescentibus. Vigesimo enim die supra cente-
simum vita excessit, neque periit quisquam tali urina
reddita. An vero propterea potius hic est aeger descri-
ptus, ut ideo ostendat oleosa reddita urina nullam esse
mortis exspectationem, sed aliquandiu sustinere potuisse
acuitatem, deinde mortuum esse, itaque salutis spem fuisse
nullam superata morbi acuitate. His praedictis Sabinus
mox adjungit: quid est ergo oleosum? Ut oleum ignem
externum alit, ita nostrae naturae, quae assimilis est igni,
alimentum est coctorum ciborum adeps. Proinde oleosa
urina nutrimentum est naturae, ostenditque naturam cibum non sentire, ideoque jam interiisse, quia non nu-

[294] νισε δ᾽ οὕτως εἰκότως διὰ τὸ μοῖραν καὶ μὴ πᾶσαν
φέρεσθαι τῆς φύσεως τροφήν.   αὕτη μὲν οὖν ἡ τοῦ Σαβίνου ῥῆσις, ἀξιοῦντος ὥσπερ τὸ ἐκτὸς τοῦτο πῦρ ἀπὸ τοῦ
ἐλαίου τρέφεται, οὕτω καὶ τὸ ἐν ἡμῖν θερμὸν, ὥστ᾽ ἔλαιον
ἐστί ποτε τοῖς βουλομένοις ἑαυτοὺς ἀνατρέψαι, πρὸς τὸ καὶ
κατὰ χρόαν μὲν καὶ σύστασιν ἐοικέναι τὸ ἐλαιῶδες οὖρον
τῷ ἐλαίῳ, μήτε δὲ κατὰ τὴν λιπαρότητα μήτε κατὰ τὴν
ὀσμὴν ἢ τὴν γεῦσιν.   ἄξιον οὖν θαυμάσαι τῶν τὰ ἀλλότρια μὲν κακῶς ἐξελεγχόντων, ἀπερισκέπτως δὲ τὰ δόξαντα
ἑαυτοῖς γραφόντων.

ξβ'.

Ἐν Θάσῳ τὴν κατακειμένην περὶ τὸ ψυχρὸν ὕδωρ ἐκ τόκου θυγατέρα τεκοῦσαν, καθάρσεώς οὐ γενομένης, πυρετὸς ὀξὺς, φρικώδης τριταίην ἔλαβε.   ἐκ χρόνου δὲ πολλοῦ
πρὸ τοῦ τόκου πυρετώδης ἦν, κατακλινὴς, ἀπόσιτος.
μετὰ δὲ τὸ γενόμενον ῥῖγος ξυνεχέες, ὀξέες, φρικώδεες
οἱ πυρετοί.   ὀγδόῃ πολλὰ παρέκρουσε καὶ τὰς ἐχομένας

tritur natura.   Longus vero hic morbus jure erat, quod
pars tantum detraheretur, non univerſum naturae alimentum.   Haec verba ſunt Sabini, cujus eſt ſententia: quemadmodum externus hic ignis oleo nutritur, ſic inſitum
nobis calidum: itaque aliquando oleum eſt iis ex uſu, qui
corpus recuperare volunt, ad haec, ut colore et craſſitie
ſit ſimilis oleoſa urina oleo, non pinguitudine tamen vel
olfactu vel guſtu.   Quare mireris ſane hos, qui quum
aliena male reprehendant, ſua placita nullo judicio litte-
ris produnt.

LXXIII.

Mulier quaedam quae apud frigidam aquam in Thaſo
aegrotabat, poſtquam filiam peperiſſet, nec eſſet pur-
gata, tertio a partu die febre correpta eſt, acuta, hor-
rida.   Multo tamen ante partum febriculoſa decubuerat
cibumque faſtidierat.   Ut riguiſſet, febres fuerunt con-
tinuae, acutae, horridae.   Die octavo proximisque

καὶ ταχὺ πάλιν κατενόει, κοιλίη ταραχώδης πολλοῖσι λεπτοῖσιν, ὑδατοχόλοις, ἄδιψος. ἑνδεκάτῃ κατενόει, κωματώδης δὲ ἦν, οὖρα πολλὰ, λεπτὰ καὶ μέλανα, ἄγρυπνος.
εἰκοστῇ περιέψυξε καὶ ταχὺ πάλιν ἀνεθερμάνθη. μικρὰ
παρέλεγεν, ἄγρυπνος τὰ κάτω κοιλίης ἐπὶ τῶν αὐτῶν,
οὖρα ὑδατώδεα, πολλὰ, εἰκοστῇ ἑβδόμῃ ἄπυρος, κοιλίη
ξυνέστη. οὐ πολλῷ δὲ χρόνῳ ὕστερον ἰσχίου δεξιοῦ ὀδύνη ἰσχυρὴ, χρόνον πολὺν, πυρετοὶ πάλιν παρείποντο καὶ
οὖρα ὑδατώδεα. τεσσαρακοστῇ τὰ μὲν περὶ τὸ ἰσχίον
ἐπεκούφισεν. βῆχες δὲ ξυνεχέες, ὑγραὶ, πολλαὶ, κοιλίη
ξυνέστη, ἀπόσιτος, οὖρα ἐπὶ τῶν αὐτῶν. οἱ δὲ πυρετοὶ
τὸ μὲν ὅλον οὐκ ἐλλείποντες, πεπλανημένως δὲ παροξυνόμενοι, τὰ μὲν, τὰ δὲ οὔ. ἑξηκοστῇ αἱ μὲν βῆχες ἀσήμως ἐξέλιπον. οὔτε γάρ τις πτυάλων πεπασμὸς ἐγίνετο
οὔτε ἄλλη τῶν εἰθισμένων ἀπόστασις. σιαγὼν δὲ ἡ ἐκ
τῶν ἐπὶ δεξιὰ, κατεσπάσθη, κωματώδης, παρέλεγε πάλιν
καὶ ταχὺ κατενόει. πρὸς δὲ τὰ γεύματα ἀπονενοημένως

diebus multum deliravit, rediitque ſtatim ad mentem,
alvus turbata multis tenuibus et aquoſa bile miſtis, non
ſitiebat. Undecimo mentis erat compos; ſed erat comatoſa; urinae multae, tenues et nigrae, inſomnis erat.
Vigeſimo aliquantum circumfrixit ſtatimque recaluit,
nonnihil delirabat, inſomnis erat, alvus eadem erat:
urinae aquoſae et multae malae. Vigeſimoſeptimo febre vacabat, ſubſtitit alvus: non multo poſt dextra co-
xendix graviter diu doluit; febres rurſus comitabantur
et urinae aquoſae. Quadrageſimo coxendicis dolor remiſſus fuit, tuſſes vero aſſiduae, humidae, multae, alvus eſt repreſſa, cibum faſtidiebat; in urinis nihil eſt
innovatum: at vero febres omnino non intermittebant,
erraticae, nunc accedebant, nunc non. Sexageſimo
tuſſes fine ſignis evanuerant; neque ulla enim ſpatorum
erat concoctio, nec alvi conſuetus abſceſſus, dextra
maxilla detracta eſt, comatoſa, iterum deliravit ſtatimque reſipuit, ſed ad cibos averſo animo ſe habuit,

748　　　ΙΠΠΟΚΡΑΤΟΥΣ ΕΠΙΔΗΜΙΩΝ Γ

Ed. Chart. IX. [294. 295.]　　　Ed. Baf. V. (433. 434.)

εἶχεν. ὁ σιαγὼν μὲν ἐπανῆκεν, ἡ κοιλίη δὲ χολώδεα σμικρὰ διέδωκεν, ἐπύρεσεν ὀξυτέρως, φρικώδης καὶ τὰς ἐχομένας ἄφωνος. καὶ πάλιν κατενόει καὶ διελέγετο καὶ
ὀγδοηκοστῇ ἀπέθανε. ταύτῃ τὰ τῶν οὔρων διὰ τέλεος
ἦν μέλανα καὶ λεπτὰ καὶ ὑδατώδη καὶ καῦμα παρείπετο,
ἄσιτος, ἄθυμος, ἄγρυπνος, ὀργαὶ, δυσφορίαι, τὰ περὶ
τὴν γνώμην μελαγχολικά.

Ἄξιον ἐπισημήνασθαι πῶς οὐδὲν εἶπον οἱ περὶ τὸν
Σαβῖνον περὶ τοῦ παρὰ τὸ ψυχρὸν ὕδωρ, ἐνὸν αὐτοῖς εἰπεῖν ὅτι (434) διὰ τοῦτο καταψυγέντι τῷ γυναίῳ νοσῆσαι
συνέβη. πολλῷ γὰρ ἦν τοῦτο πιθανώτερον τῶν εἰρημένων
εἴς τε τὸν Πάριον καὶ τὸν ἐν τῷ [295] κήπῳ κατακείμενον παρὰ τῷ Ἀρτεμισίῳ καὶ τὸν παρὰ τῷ τείχει κατοι-
κοῦντα. φαίνεται δ᾽ οὖν ἐπισχεθείσης τῆς κατὰ τὸν τόκον
καθάρσεως γενέσθαι τῇ γυναικὶ καὶ ἡ νόσος. νοσώδης μὲν
γὰρ καὶ ἡ τῶν καταμηνίων ἐπίσχεσις. ἀλλ᾽ οὐχ ὁμοίως
βλαβερὰ τῇ μετὰ τὸν τόκον, ὅτι μὴ μόνον αὕτη πλῆθος,

---

maxilla ad locum fuum rediit, alvus biliofa, pauca reddidit: acutius febricitavit, inhorruit fequentibusque diebus obmutuit, rediitque ad mentem et eſt locuta. Octogeſimo obiit; urinae hujus perpetuo nigrae erant tenues-
que et aquofae, comaeque confequebatur; cibum non
fumebat; animo erat dejecto, infomnis, iracunda, im-
placida, animo melancholico.

Annotandum puto, qui factum ſit, ut nihil de hoc,
apud frigidam aquam, Sabinus dixerit: quum ille dicere
poſſet, hac de re mulierculam refrigeratam in valetudi-
nem incurriſſe. Nam hoc multo erat probabilius iis,
quae in Parium funt dicta et in eum qui in horto decumbebat et qui prope aedem Dianae, eumque qui propter novum murum habitabat. Itaque videbitur, ſuppreſſa
e partu purgatione, incidiſſe mulier in morbum, quippe
menſtruorum fuppreſſio offendit, tamen non perinde ut ſi
partu fupprimantur, officit quod non abundantiam modo,

ἀλλὰ καὶ κακοχυμίαν ἱκανὴν ἐργάζεται. τὸ μὲν γὰρ χρη-
στότερον αἷμα τὸ ἔμβρυον ἕλκον εἰς ἑαυτὸ τροφῆς ἕνεκα,
καταλεῖπον δὲ τὸ φαυλότερον, αἴτιον γίγνεται τῆς κακοχυμίας ταῖς κυούσαις, ἣν μετὰ τὸν τόκον ἡ φύσις ἐκκενοῖ.
καὶ τοῦτ᾽ ἐννοήσαντες οἱ παλαιοὶ, λοχίων κένωσιν τὴν γινομένην μετὰ τὸν τόκον ἔκκρισιν τοῦ αἵματος προσηγόρευ-
σαν. ἔστι μὲν οὖν καὶ ἡ κατὰ μῆνα κένωσις οὐ μόνον κένωσις, ἀλλὰ καὶ κάθαρσις, οὐ μὴν οὔτ᾽ ἴσον τὸ πλῆθος
τῆς κακοχυμίας οὔτ᾽ ἐν ἴσῳ χρόνῳ ταῖς μηνιαίαις ἀθροίζεται περιόδοις, ὅσον ἐν τῷ τῆς κυήσεως χρόνῳ. καὶ τού-
πίπαν δὲ μελαγχολικὸν αἷμα φαίνεται τὸ κενούμενον αὐταῖς
εἶναι μετὰ τὸν τόκον, ὥστε καὶ τὰ οὖρα πάσαις ὁρᾶται
κεχρωσμένα, καθάπερ ἀσβόλης τινὸς ἐμπεπτωκυίας αὐτῆς,
ὅπερ ἀμέλει κἀπὶ ταύτης τῆς γυναικὸς ἔγραψεν ὁ Ἱπποκράτης, ἐπὶ τῆς ια᾽ ἡμέρας, εἰπὼν, οὖρα πολλὰ, λεπτὰ, μέλανα.
καὶ οἶδά γέ τινα διὰ τοιούτων οὔρων πολλῶν ἐκκενωθέν-
των ὠφεληθεῖσαν, ἄλλοτε δὲ ταύτης οὐκ ἐξεκενώθη τὸ τοιοῦτον, μετέπεσε γὰρ ἂν αὐτοῖς εἰς τὸ ὑδατῶδες τὰ οὖρα

fed infignem etiam humorum pariat pravitatem. Nam
meliorem fanguinem ad fe foetus nutrimenti caufa alli-
ciens, relinquensque deteriorem, caufa eft ut praegnantes
pravis humoribus impleantur, quos a partu evacuat natura. Quod quum majores animadvertiffent λοχίων κένωσιν, id eft puerperarum a partu vacuationem, excretionem fanguinis vocitaverunt. Eft vero etiam menftrua vacuatio non folum vacuatio, fed purgatio: verum non eft
aequabilis tamen multitudo vitioforum humorum, neque
pari fpatio menftruis circuitibus congeritur, quanta dum
partum geret. In univerfum vero melancholicus apparet
fanguis, quem a puerperio evacuant. Proinde etiam confpiciuntur urinae omnibus infectae effe, ut fi fuligo quaepiam in eas incidiffet. Quod utique Hippocrates et de
hac fcripfit muliere, undecimo die, dicens, urinae multae, tenues, nigrae. Equidem quandam novi quam talibus urinis magna copia evacuatis, auxilium percepit.
Alias non eft huic talis evacuata, nam in aquofa con-

Ed. Chart. IX. [295.]　　　　　　　Ed. Baf. V. (434.)

πολλὰ, λεπτὰ, μέλανα. γέγραπται οὖν ἐν τῇ τῆς κ΄ ἡμέρας. διηγήσει, οὖρα ὑδατώδεα, πολλὰ, κακά. εἶτα πάλιν
ἐν τῇ μ΄ οὖρα ἐπὶ τῶν αὐτῶν. οὐ μὴν οὐδὲ ἄλλη τις αὐτῇ
κένωσις ἢ ἀπόστασις ἐγένετο καὶ διὰ τοῦτο χρόνῳ πολλῷ
νοσήσασα κατὰ τὴν ὀγδοηκοστὴν ἡμέραν ἀπέθανεν. αὐτὸς
γοῦν ὁ Ἱπποκράτης ἔγραψεν οὕτω. οὔτε γὰρ πτυέλων τὶς
πεπασμὸς ἐγένετο οὔτ᾽ ἄλλη τις τῶν εἰθισμένων ἀπόστασις,
καίτοι πειραθείσης τῆς φύσεως εὐθέως τὸ περιττὸν ἀποθέσθαι περὶ τὸ ἰσχίον, ἀλλ᾽ ἔοικε παλινδρομῆσαι. καὶ ταῦτά
φησι γοῦν τεσσαρακοστῇ. τὰ μὲν περὶ τὸ ἰσχίον ἐκούφισε,
βῆχες δὲ συνεχέες ὑγραί. πολλάκις δὲ ἀκηκόαμεν ἤδη περὶ
τῆς κονωνίας τοῦ θώρακος πρὸς τὰ γεννητικὰ μόρια. τὰ
μὲν οὖν κεφάλαια τῶν συμβάντων αὐτῇ ταῦτ᾽ ἐστί. τῶν
δὲ κατὰ μέρος ἐν τῇ προκειμένῃ ῥήσει γεγραμμένων τὰ
μὲν ὑδατόχροα διαχωρήματα τινὲς μὲν διὰ τοῦ χ καὶ λ
γράφουσιν, ἔνιοι δὲ διὰ τοῦ χ καὶ ο καὶ λ. καὶ λεπτὰ μὲν
ὑπάρχειν αὐτὰ, καθάπερ καὶ τὸ ὕδωρ ἐστὶ λεπτὸν, ἐνδει-

verſae ſunt ei urinae multae, tenues, nigrae. Quare in
vigeſimi diei ſcriptum eſt narratione, urinae aquoſae,
multae, malae, poſtea quadrageſimo die in urinis nihil eſt
innovatum. Quin nec aliam eſt illa vacuationem conſe-
cuta, nec abſceſſum. Itaque poſtquam diu laboraſſet, octogeſimo die obiit. Nam ipſe ſic Hippocrates ſcripſit. Neque enim illa ſputorum erat concoctio: nec alius ſolitus
abſceſſus, licet ſtuderet illico natura redundantiam ad
coxendicem deponere, ſed haec videtur reciprocata; nam
ille dicit, quadrageſimo coxendicis dolor remiſſus eſt;
tuſſes vero aſſiduae, humidae. Enimvero ſaepius jam au-
divimus quod thoraci conſortium cum genitalibus ſit.
Habes eorum quae huic mulieri acciderunt capita. De
iis vero, quae in propoſita oratione ſunt ſeparatim ſcripta,
alvi excrementa ὑδατόχολα, quidam per χ et λ ſcribuntur,
quidam per χ et ο et λ; atque illa eſſe quidem tenuia,
ut aqua eſt, nam tenue utrunque nomen indicat, caete-

κνυμένων ἀμφοτέρων τῶν ὀνομάτων, ὑπηλλαγμένα δὲ κατὰ
τὴν χρόαν, τὰ μὲν ὑδατόχλοα τῆς χλόης ἐμφαίνειν αὐτὰ,
τὰ δ᾽ ὑδατόχολα τῆς χολῆς. καὶ τρίτη δ᾽ αὖ τις γραφὴ
διὰ τοῦ χ καὶ ρ. ἡ ὕδατος χρόα, μήτ᾽ ἐν τοῖς παλαιοῖς
μήτε ὅλως ἐν τοῖς ἀκριβέσιν ἀντιγράφοις εὑρισκομένη, φανερῶς τε οὖσα μοχθηρά. τὰ γὰρ ὑδατώδη τῶν οὔρων ἐν
αὐτῷ τῷ τοιαῦτα λεχθῆναι καὶ τὴν σύστασιν ἐμφαίνει λευκὴν καὶ τὴν χρόαν λευκήν. ἐχρήσατο δ᾽ ἐν τῇ διηγήσει
τῆς ἀῤῥώστου τῇδε κακοζήλῳ τινὶ λέξει ὁ Ἱπποκράτης,
καίτοι ἅπαντα κατὰ τὸ βιβλίον ἡρμηνευκώς. γέγραπται δ᾽
οὖν ἡ λέξις οὕτως. πρὸς δὲ τὰ γεύματα ἀπονενοημένως
εἶχεν, ὑπερβολὴν ἀνορεξίας καὶ τὸ πρὸς αὐτὰ μῖσος ἐνδεικνυμένης τῆς φωνῆς, ὅπερ, ὅτι τῶν μοχθηρῶν ἐστὶ σημείων,
εἴρηται πολλάκις. ἄξιον θαυμάσαι καὶ πῶς οὐδὲν εἶπον οἱ
περὶ τὸν Σαβῖνον εἰς τοὺς προκειμένους χαρακτῆρας ἑκάστῳ
τῶν ἀῤῥώστων, ὑπὲρ ὧν ἐγὼ μὲν [296] ἱκανῶς ἐν τῷ β´
τῶν ὑπομνημάτων διελθὼν οὐκέτι δέομαι μνημονεύειν αὐτῶν. ὅ γε μὴν ἐφ᾽ ἑκάστου τῶν ἀῤῥώστων προχειριζό-

rum colore diverſo, ὑδατόχλοα τῆς χλόης, id eſt graminis,
reddere colorem, ὑδατόχολα τῆς χολῆς, id eſt bilis. Jam
tertia etiam ſcriptura eſt per χ et ρ ὕδατος χρόα, id eſt
aquae color, quae nec in antiquis et fidelibus exemplaribus reperitur, eſtque plane mendoſa. Nam aquoſae urinae ex nominis argumento et materiam repraeſentant tenuem et colorem album. Porro in hiſtoria hujus aegrae
Hippocrates eſt affectata quadam abuſus dictione; alioqui
clariſſime hoc libro omnia locutus. Scripſit ergo dictionem in hunc modum, πρὸς δὲ τὰ γεύματα ἀπονενοημένως
εἶχεν, hoc eſt ſed ad cibos averſo animo ſe habuit, maximo
appetitus defectu et eorum odio ex voce una indicato;
quod ſignum eſſe pravum frequenter eſt dictum. Operae
pretium eſt autem mirari cur nihil Sabinus de notis cuique aegro ſubditis dixerit: de quibus quia ſecundo commentario ſatis diſputavi, nihil eſt etiam quod hic de eis

μενος ἐξελέγχειν πειρᾶται τὴν μοχθηρίαν τῶν ἐξηγησαμένων αὐτούς.

οδ'.

Ἐν Θάσῳ Πυθίωνα, ὃς κατέκειτο τοῦ Ἡρακλείου, ἐκ πότων καὶ κόπων καὶ διαίτης γενομένης ἀμελέος, ῥῖγος μέγα
καὶ πυρετὸς ὀξὺς ἔλαβε. γλῶσσα ἐπίξηρος, διψώδης,
χολώδης, οὐχ ὕπνωσεν, οὖρα ὑπομέλανα, ἐναιώρημα μετέωρον, οὐχ ἵδρυτο. δευτέρῃ περὶ μέσον ἡμέρης ψύξις
ἀκρέων. τὰ περὶ χεῖρας καὶ κεφαλὴν μᾶλλον. ἄναυδος,
ἄφωνος, βραχύπνοος ἐπὶ χρόνον πολὺν, ἀνεθερμάνθη,
δίψαι, νύκτα δι᾽ ἡσυχίης, ἵδρωσε τὴν κεφαλὴν σμικρά.
τρίτῃ ἡμέρῃ δι᾽ ἡσυχίας. ὀψὲ δὲ περὶ ἡλίου δυσμὰς,
ὑπεψύχθη σμικρά, ταραχὴ νυκτὸς ἐπιπόνως, οὐδὲν ὕπνωσεν. ἀπὸ δὲ κοιλίης ψυχρά, ξυνεστηκότα κόπρανα
διῆλθε. τετάρτῃ πρωῒ δι᾽ ἡσυχίης. περὶ δὲ μέσον ἡμέρης πάντα παρωξύνθη, ψύξις, ἄναυδος, ἄφωνος, ἐπὶ

faciam mentionem.   Atqui ille in fingulis aegris inftituit
et detegere conatur interpretum ineptias.

LXXIV.

In Thafo Pythionem, qui fupra Herculis fanum decumbebat, ex laboribus, laffitudinibus, parum habita victus
ratione, magnus coepit rigor et febris acuta; lingua
inaruit, fitibundus erat, biliofus, non dormivit; urinae
fubnigrae, fufpenfio fublimis, non fubfidebat. Altero
die fub meridiem extremae partes frigebant, praeter
caeteras manus et caput; obmutuit, voce defectus eft,
diu brevifpirus, rediit; nocte quievit, circa caput modicum fudavit.   Die tertio interdiu quievit; vefperi fub
folis occafum aliquantum friguit, turbatio: nox laboriofa fuit, nihil dormivit; ab alvo pauca, compacta
ftercora defcenderunt.   Quarto mane quievit; ad meridiem omnia irritata funt, frigus, mutus, fine voce, in

τὸ χεῖρον ἀνεθερμάνθη. μετὰ χρόνον οὔρησε μέλαια,
ἐναιώρημα ἔχοντα, νύκτα δι' ἡσυχίης ἐκοιμήθη. πέμπτῃ
ἔδοξε κουφισθῆναι, κατὰ δὲ κοιλίην βάρος μετὰ πόνου,
διψώδης, νύκτα ἐπιπόνως. ἕκτῃ πρωῒ μὲν δι' ἡσυχίης,
δείλης δὲ οἱ πόνοι μείζους παρωξύνθη. ἀπὸ δὲ κοιλίης
ὀψὲ κλυσματίῳ καλῶς διῆλθε, νυκτὸς ἐκοιμήθη. ἑβδόμῃ
ἡμέρῃ ἀσώδης, ὑπεδυσφόρει, οὔρησεν ἐλαιῶδες, νυκτὸς
ταραχὴ πολλή, παρέλεγεν, οὐδὲν ἐκοιμᾶτο. ὀγδόῃ πρωῒ
μὲν ἐκοιμήθη σμικρά, ταχὺ δὲ ψύξις καὶ ἀφωνίη, λεπτὸν πνεῦμα καὶ μινυθῶδες· ὀψὲ δὲ πάλιν ἀνεθερμάνθη,
παρέκρουσεν. ἤδη δὲ πρὸς ἡμέρην σμικρὰ ἐκουφίσθη,
διαχωρήματα ἄκρητα σμικρά, χολώδεα, ἐνάτῃ κωματώδης, ὅτε διεγείροιτο, οὐ λίην διψώδης. περὶ δὲ ἡλίου
δυσμὰς ἐδυσφόρει, παρέλεγε, νύκτα κακήν. δεκάτῃ πρωῒ
ἄφωνος, πολλὴ ψύξις, πυρετὸς ὀξὺς, πολὺς ἱδρὼς, ἔθανεν.
ἐν ἀρτίῃσιν οἱ πόνοι τούτῳ.

---

deterius, calor rediit poſt paulo urinas nigras cum
ſuſpenſione reddidit, nocte placide dormivit. Quinto
relevatus viſus eſt eſſe, ventrem tamen cum dolore gravitas tenuit; ſitibundus. Noctem laborioſam habuit.
Sexto mane quievit: ad veſperum dolores increverunt,
exacerbatus eſt, veſperi indito clyſtere commode alvus
reddidit, nocte dormivit. Septimo die faſtidioſus im-
placidior erat, oleoſum minxit, nocte eſt multum turbatus, delirabat, nihil dormiebat. Octavo mane aliquantum dormivit, moxque frigus eum cepit, ac vox
eum defecit; ſpiritus exilis et imminutus; veſperi rurſus
calor rediit, deliravit; jam antelucano aliquanto levius
habuit; dejectiones merae, paucae, bilioſae. Nono quum
excitaretur, comatoſus erat, non valde ſitibundus, ſub
ſolis occaſum graviter tulit, deliravit; noctem incom-
modam habuit. Decimo mane ſine voce, multum frigus,
febris acuta, multus ſudor, obiit, diebus huic paribus
labores.

Καὶ τούτου πάνθ᾽ εὑρήσεις ἀπ᾽ ἀρχῆς τά τε συμπτώματα καὶ τὰ σημεῖα θανατώδη γινόμενα καὶ τοὺς παροξυσμοὺς ἐν ἀρτίαις, ὡς αὐτὸς ὁ Ἱπποκράτης ἐπεσημήνατο,
προσθεὶς τῇ τῆς ιβ᾽ ἡμέρας διηγήσει, καθ᾽ ἣν ἀποθανεῖν
αὐ- (435) τὸν ἔφη, ἐν ἀρτίῃσιν οἱ πόνοι τούτῳ. καὶ
γὰρ ὁ θάνατος ὑποπέπτωκε τῷ γενικῷ σημαινομένῳ τῆς
κρίσεως, ὡς ἐδείχθη. πεφύλακται δὲ κἀπὶ τούτου τοῦ ἀῤῥώστου ιὸ τὰς κρίσεις γενέσθαι τοὐπίπαν, ἐν αἷς οἱ πόνοι
μείζους. ἐν ἀρτίαις γὰρ αὐτῶν γινομένων ἠκολούθησε καὶ
ὁ θάνατος ἐν ἀρτίᾳ. γέγραπται δ᾽ ἐν τῇ διηγήσει τῶν
συμβαινόντων αὐτῷ δύο ταῦτα, δεόμενα ἐξηγήσεως. ἔστι δ᾽
αὐτῶν τὸ μὲν ἕτερον ἐπὶ τῆς ἀναπνοῆς, βραχύπνους μὲν
ἐν τῇ [297] τῆς β᾽ ἡμέρας διηγήσει γέγραπται. λεπτὸν
δὲ πνεῦμα καὶ μινυθῶδες ἔσχεν ἐν τῇ η᾽, ἔμαθες δ᾽ ἔν τε
τῷ α᾽ περὶ δυσπνοίας κἂν τῷ β᾽ τῶν εἰς τὸ προγνωστικὸν ὑπομνημάτων, ἔνθα τὴν ῥῆσιν ἐξηγούμην τήνδε· πνεῦμα
δὲ πυκνὸν μὲν ἐὸν πόνον σημαίνει ἢ φλεγμονὴν ἐν τοῖσιν
ὑπὲρ τῶν φρενῶν χωρίοισιν, ὡς ἐστί τι σμικρὸν ἅμα καὶ

Vel hujus offendes omnia ab initio fymptomata et
figna letalia fuiſſe et acceſſiones diebus paribus, ut ipſe
indicavit Hippocrates, quum in decimi diei narratione,
quo obiiſſe illum dicit, addidit, diebus huic paribus labores, etenim mortem generale judicii fignificatum amplectitur, ut eſt oſtenſum. Jam fervatum in hoc etiam
eſt aegro ut judicia iis eſſent fere diebus, quibus gravio-
res labores, nam quum in dies pares inciderent, mors
quoque in die eſt confecuta pari. Porro in narratione
fymptomatum hujus duo funt, quae interpretem requirunt, quorum in refpiratione eſt alterum. Nam βραχύπνους, id eſt brevifpirus, eſt in diei fecundi expofitione
fcriptus: et fpiritus exilis imminutusque in octavi enarratione. Didiciſti autem tum in primo de dyfpnoea commentario, tum fecundo in praefagia, ubi hanc dictionem
fumus interpretati: Spiritus fi frequens fit, dolorem fignificat vel inflammationem fupra feptum transverfum, par

ἀραιὸν πνεῦμα ψυχομένης καὶ νεκρουμένης ἤδη τῆς ζωτικῆς
δυνάμεως γιγνόμενον, ὃ διά τινος τῶν χωριστῶν συμπτωμάτων ἐδήλωσεν εἰπὼν, ψυχρὸν δ᾽ ἐκπνεόμενον ἐκ τῶν ῥινῶν καὶ τοῦ στόματος ὀλέθριον κάρτα ἤδη γίγνεται τοῦτο
γοῦν ἡγητέον αὐτὸν καὶ νῦν εἰρηκέναι, κατὰ μὲν τὴν β᾽
ἡμέραν βραχὺ, κατὰ δὲ τὴν η᾽ λεπτὸν καὶ μινυθῶδες. ἔστι
μὲν γάρ τι καὶ ἄλλο πνεῦμα βραχύ τε ἅμα καὶ πυκνὸν,
ὀδύνην σημαῖνον, ὡς ἐδείκνυμεν, ἤτοι γε ἐν τοῖς ἀναπνευστικοῖς μορίοις ἢ τοῖς παρεγκειμένοις αὐτοῖς. ἀλλ᾽ ἐὰν
ἀμφότερα παραβάλλῃς ἀλλήλοις, βραχύτερον πολὺ τὸν ἔξωθεν εἴσω ἑλκόμενον ἀέρα κατὰ τὸ ἕτερον εὑρήσεις, ὃν σμικρὸν ἅμα καὶ ἀραιὸν ἔφη γίγνεσθαι. τὸ γὰρ πρὸς τὸ βραχὺ
πυκνὸν ἀναπληροῖ τῇ συνεχείᾳ τὸ καθ᾽ ἑκάστην εἰσπνοὴν
ἐνδεές, ὡς οἱ συνεχῶς πίνοντες βραχύ. καὶ γὰρ τούτων
βραχυπότους ἐρεῖς ὅσοι καὶ βραχὺ καὶ διὰ πολλοῦ πίνουσιν. εἰ δέ τις βραχὺ μὲν, ἀλλὰ συνεχῶς πίνει, τοῦτον
ἁπλῶς οὐκ ἂν εἴποις βραχύποτον, ἀλλὰ μετὰ βραχὺ πίνοντα.
κατὰ τὸν αὐτὸν οὖν τρόπον ὁ κυρίως ὀνομαζόμενος βραχύ-

vum effe quendam pariter et rarum fpiritum, qui, quum
refrigeratur et emoritur jam vitalis facultas fit: quod
fymptomate quodam infeparabili indicavit hifce verbis:
fi frigidum e naribus et ore expiretur, exitiale jam eft
admodum.　Eundem puta eum hic dixiffe, fecundo die
brevem, octavo exilem et imminutum.　Nam quidam eft
alius praeterea fpiritus brevis fimul et frequens, dolorem
denotans, ut demonftravimus aut in refpirationis partibus
aut illorum vicinis.　Verum ambos fi inter fe compares,
pauciorem multo foris aërem attrahi intro in altero offendes, quem parvum fimul et rarum dixit fieri.　Nam fre-
quentia fi ad brevitatem accedat, affiduitate defectum
cujusque infpirationis refarcit, ut qui affidue bibunt modicum: fiquidem hos βραχυπότους, id eft modicum potan-
tes, appellabis qui et parum bibunt et magno interjecto
fpatio.　Nam fi parum quis et affidue bibat, hunc fimpliciter non βραχύποτον, fed βραχὺ πίνοντα, id eft paulatim
bibentem appellaveris.　Haud aliter qui proprie brevifpi-

πνους, καθ᾽ ἑκάστην εἰσπνοὴν οὐ βραχὺ μόνον, ἀλλὰ καὶ
διὰ πολλοῦ χρόνου τὸν ἔξωθεν ἀέρα διὰ τοῦ λάρυγγος ἐπι-
σπᾶται. τάχ᾽ οὖν ζητήσεις κατὰ τί προειρηκὼς ὁ Ἱπποκράτης ἐν τῇ α΄ τῶν ἡμερῶν πυρετὸν ὀξὺν γεγονέναι, τῇ β΄
βραχύπνουν ἔφη τὸν ἄνθρωπον εἶναι. δέδεικται γὰρ ἡμῖν
ἐν τοῖς σφοδροῖς πυρετοῖς πνεῦμα μέγα καὶ πυκνὸν γενόμενον. φήσομεν ὅτι ἐν μὲν τῇ α΄ τῶν ἡμερῶν τὸ διὰ τοὺς
σηπομένους χυμοὺς ἀναφθὲν πυρετῶδες θερμὸν αὐτὸ μὲν
διεφορήθη, κατελείφθη δὲ τὸ ἔμφυτον μόνον ἀσθενὲς ὑπάρχον, ὡς ἤδη σβέννυσθαι, πρὶν αὖθις ἀναφθῆναι τὸ πυρετῶδες θερμόν, οἷον ζεσάντων τῶν σηπομένων χυμῶν. ἡ β΄
τῶν ἡμερῶν ἤνεγκε τὸ τῆς ψύξεως σημεῖον. ἀπόδειξις δὲ
τούτου μεγίστη. τηνικαῦτα γὰρ βραχύπνουν αὐτὸν γεγονέναι φησὶ καὶ κατεψύχθαι. γράφει γοῦν ἐπὶ τῆς δευτέρας
ἡμέρας ὧδε. δευτέρῃ περὶ μέσον ἡμέρης ψύξις ἀκρέων τὰ περὶ
χεῖρας καὶ κεφαλὴν μᾶλλον, ἄναυδος, ἄφωνος, βραχύπνοος
ἐπὶ χρόνον πολύν. ἐπὶ δὲ τῆς η΄ πάλιν τάδε γράφει, ἡ΄

rus vocatur, quoties ſpiritum trahit, non parvum tantum,
verum etiam intervallo longo interpoſito, externum per
guttur aërem attrahit. Quaeras ergo fortaſſis cur quum
Hippocrates primo die febrem praedixerit acutam fuiſſe,
altero die hominem breviſpirum fuiſſe dixerit: nam nos
in vehementibus febribus demonſtravimus, magnum ſpiritum et frequentem eſſe. Reſpondemus, primo quidem
die calorem per putreſcentes humores ſuccenſum febrilem,
ipſum quidem digeſtum eſſe, relictum vero nativum tantum adeo jam infirmum, ut jam prius extingueretur quam
febrilis de integro accenderetur calor, veluti fervefactis,
qui computreſcerent, ſuccis. Alterum vero diem frigoris
dominantis attuliſſe ſignum. Cujus quidem eſt maxima
demonſtratio, quod breviſpirum dicat tum hominem fuiſſe
et friguiſſe. Nam de ſecundo die ita ſcribit, altero die
ſub meridiem extremae partes ſrigebant, praeter caeteras
manus et caput, mutus, voce deſectus, diu breviſpirus.
Rurſus de octavo die haec tradit, octavo mane aliquan-

Ed. Chart. IX. [297. 298.]   Ed. Bas. V. (435.)

πρωῒ μὲν ἐκοιμήθη μικρὰ, ταχὺ δὲ ψύξις, ἀφωνίη, λεπτὸν
πνεῦμα καὶ μινυθῶδες. ἔνθα μοι καὶ τούτῳ πρόσχες τὸν
νοῦν, ὁπηνίκα κατεψύχθη μετὰ τῆς κακοπνοίας καὶ τὴν
ἀφωνίαν αὐτῷ γεγονέναι φησὶ καὶ αὐτὴν εἰωθυῖαν πολλάκις
ἐπὶ νεκρώσει τῆς φύσεως γίγνεσθαι. κατὰ τὴν δ' ἡμέραν
ἡνίκα γράφει, ψύξις, ἄναυδος, ἄφωνος ἐπὶ τὸ χεῖρον, ἐμφαίνει διὰ τῆς ἐπὶ τὸ χεῖρον προσθήκης καὶ τὸ βραχύπνουν αὐτὸν γεγονέναι. καταλείπεται τοίνυν ἐπὶ τούτου
ἡμῖν ἐξηγήσασθαι διὰ τί προειπὼν ἄναυδος ἐπήνεγκεν
ἄφωνος. ἔστι δὲ καὶ τούτου λόγος τοιοῦτος. τὴν αὐδὴν
οὔτε πᾶν τὸ τῆς ἀκοῆς ἴδιον αἰσθητὸν οἱ παλαιοὶ φαίνονται καλοῦντες, οὔτ' ἐκεῖνο τὸ εἶδος αὐτοῦ μόνον, ὅσον ἐκ-
πέμπεται κατὰ προαίρεσιν τοῦ ζώου διὰ τοῦ στόματος, ἐν
ᾧ περιέχεται καὶ τὸ κλαίειν καὶ τὸ συρίττειν, οἰμώζειν τε
καὶ βήττειν καὶ ὅσα τἆλλα τοιαῦτα, [298] μόνην δὲ τὴν
ἀνθρώπου φωνὴν, καθ' ἣν διαλεγόμεθα πρὸς ἀλλήλους, αὐδὴν ὀνομάζουσιν. οὕτω γοῦν καὶ ὁ ποιητὴς ἡνίκα ἐποίησε
τοῖς ἰδίοις ἵπποις διαλεγόμενον τὸν Ἀχιλλέα, τηνικαῦτά

tum dormivit moxque frigus coepit et vox eum defecit,
fpiritus exilis et imminutus: ubi mihi hoc quoque attende:
Quum eft refrigeratus, una cum vitiata refpiratione voce
effe eum defectum dicit, quod folet etiam interim extinctionem naturae comitari. In quarto die quum fcribit,
frigus, mutus, fine voce, in deterius, oftendit adjecto
in deterius, etiam brevifpirum illum fuiffe. Reliquum
ergo eft hic ut declaremus cur poftea ἄναυδος, id eft mutus addiderit, voce defectus. Cujus haec eft ratio. Sermonem Graece αὐδὴν, nec orationem quando auditu proprie fentitur, antiqui vocare videntur; nec illud fpecies
ejus fit fola, quod de anguftia per animantis emittitur os,
in quo continetur fletus, fibilus, luctus, tuffis et id genus alia; fed unam hominis vocem, qua inter nos collo-
quimur, fermonem, Graece αὐδὴν nominant. Itaque etiam
pcëta ubi fuos equos alloquentem inducit Achillem, ibi

φησι τὸν ἕτερον αὐτῶν ἀμείψασθαι λόγοις χρησάμενον ἀν-
θρωπίνῃ διαλέκτῳ.

Αὐδήεντα, γάρ φησιν, ἔθηκε θεὰ λευκώλενος Ἥρη.

οὐχ ὡς ἄφωνον ὄντα πρότερον, οὐχ ὡς οὐκ ἔχοντα τὴν
κοινὴν τῶν ἵππων φωνὴν, ἀλλ' ὡς οὐκ ὀνομαζομένην αὐδὴν
ἐκείνην. οὕτως οὖν καὶ θεὸν αὐδήεσσαν εἴρηκε τὴν ἀν-
θρωπίνῃ διαλέκτῳ χρωμένην, ὅτι καὶ αὐτὴν ἀνθρωποειδῆ
φασιν εἶναι μὴ πάντων τῶν θεῶν τοιούτων ὑπαρχόντων.
ἐναργῶς γοῦν ἥλιος καὶ σελήνη καὶ τὰ λοιπὰ τῶν ἄστρων
ἀποκεχώρηκε πάμπολυ τῆς τῶν ἀνθρώπων ἰδέας. καὶ ὁ
Ἱπποκράτης οὖν ἄναυδον μὲν εἶπεν ἐπὶ τοῦ μὴ δυναμένου
διαλέγεσθαι, τὸν δ' ἄφωνον ἐπὶ τοῦ μηδ' οἰμῶξαι μηδὲ
βοῆσαι δυναμένου. δῆλον δέ ἐστι τὸ τοιοῦτον μοχθηρότερον εἶναι τῆς ὡς ἂν εἴποι τις ἀναυδίας. οἷς οὖν ἡ γλῶττα
μόνη παραλέλυται, φωνεῖν μὲν μέγιστον ἐνίοτε δύνανται,
διαλέγεσθαι δ' οὐ δύνανται. εἰ δὲ μηδὲ ἐκφωνεῖν οἷοί τε

alterum eorum ait refpondiſſe lingua humana.   Inquit
enim:

Αὐδήεντα ἔθηκε θεὰ λευκώλενος Ἥρη,
id eſt:

Hunc regina loqui fecit dea candida Juno.

Non quod antea voce careret, neque communem equorum
vocem haberet, caeterum quod non illam, quem fermonem
Graece αὐδὴν appellant.   Sic deam dicit loqui, quum
humana uteretur lingua;   quod eam etiam humana eſſe
forma ferant, quum dii ejus figurae omnes non ſint.   Nam
fol plane et luna reliquaque ſidera longius ab humana forma
receſſerunt.   Unde etiam Hippocrates obmutuiſſe quidem
dixit, quod loqui non valeret; voce defectum eſſe, quod
nec lugere nec clamare; quod certe multo liquet eſſe
deterius quam obmutuiſſe;   nam quibus ſola eſt refoluta
lingua, poſſunt interdum clamare altiſſime, tamen loqui
non valent; qui ſi ne vocem quidem mittere queant, ex-

εἶεν, ἐσχάτης νεκρώσεως ἐστὶ τὸ τοιοῦτον γνώρισμα τῶν οὕτως ἐχόντων, μὴ οἰμωζόντων μήτε στεναζόντων μήθ᾽ ὅλως
φθέγγεσθαι δυναμένων. Σαβῖνος δὲ καὶ ταῦτα τοῖς ἄλλοις
τὸν μὲν οὐδ᾽ ὅλως ἔχοντα φωνὴν οὐδεμίαν ἄναυδον εἰρῆσθαι νομίζει, τὸν δ᾽ ἄφωνον ἐν ἴσῳ τῷ ἀπόπληκτον ὑπὸ
τοῦ Ἱπποκράτους γεγράφθαι φησὶν, ὥσπερ οὐ δυναμένου
καλέσαι τὸν οὕτω διακείμενον ἀπόπληκτον. οἱ μὴν οὐδὲ
τἆλλα τὰ κατὰ διάθεσιν εἰρημένα συνάδει τῷ γεγονέναι τὸν
προκείμενον ἄρρωστον ἀπόπληκτον.

_____

οε'.

Ὁ φρενιτικὸς τῇ πρώτῃ κατακλιθεὶς ἤμεσε ἰώδεα, πολλὰ,
λεπτὰ, πυρετὸς φρικώδης, πολὺς ἱδρὼς, ξυνεχὴς διόλου,
κεφαλῆς καὶ τραχήλου βάρος μετὰ ὀδύνης, οὖρα λεπτὰ,
ἐναιωρήματα σμικρὰ, διεσπασμένα, οὐχ ἵδρωσεν. ἀπὸ
δὲ κοιλίης ἐξεκόπρισεν ἀθρόα, πολλὰ παρέκρουσεν, οὐδὲν
ὕπνωσεν. δευτέρᾳ πρωὶ ἄφωνος, πυρετὸς ὀξὺς, ἵδρωσεν,

_____

tremae eſt hoc extinctionis facultatis ſignum, ubi qui eo
in ſtatu ſunt, neque lugent neque gemunt neque ſo-
nare omnino poſſunt. Sabinus, ita ut alii qui nullam
omnino habet vocem, hunc arbitratur mutum eſſe dictum; voce vero defectum perinde ab Hippocrate ait ſcriptum eſſe ac attonitum, quaſi vero ita affectum attonitum
vocare non potuiſſet. Atqui nec reliqua, quae in hoc
ſunt affectu dicta, conſentiunt, praeſentem aegrotum attonitum fuiſſe.

_____

LXXV.

*Qui phreniticus primo die decubuit, aeruginoſa multa te-
nuia vomuit; febris horrida prehendit; ſudor copioſus,
aſſiduus per univerſum corpus; capitis et cervicis gravitas cum dolore; urinae tenues, enaeoremata parva,
diſperſa; non ſudavit. Ab alvo affatim ſtercora dejiciebantur; multum deliravit; nihil dormivit. Secundo
mane vox defecit; febris acuta invaſit; ſudavit; non*

760 *ΙΠΠΟΚΡΑΤΟΥΣ ΕΠΙΔΗΜΙΩΝ Γ*

Ed. Chart. IX. [298. 299.]　　　　Ed. Baf. V. (435. 436.)

οὐ διέλιπεν, παλμοὶ δι᾽ ὅλου τοῦ σώματος, νυκτὸς σπασμοί. τρίτῃ παρωξύνθη πάντα, τετάρτῃ ἀπέθανεν.

Οὗτος ὁ ἄῤῥωστος ὀξυτάτης φρενίτιδός ἐστι παράδειγμα
κατὰ τὴν πρώτην ἡμέραν εὐθέως συνεισβαλλούσης τῷ πυρετῷ καὶ πάντα γε ἐθεασάμην ἐντὸς τῆς ζ΄ ἡμέρας, ἀποθανόντας τοὺς οὕτω φρενιτίσαντας. ὀλίγοι δὲ πάνυ καὶ σπάνιοι ταύτην ὑπερέβαλον. ἄξιον δὲ θαυμάσαι τὴν τῶν τοιούτων νοσημάτων γένεσιν, ὅπως ἐξαίφνης [299] ἐπιτίθεται
τοῖς ἀμέμπτως ὑγιαίνουσιν. οὐ γὰρ δὴ ὥσπερ ἐξαιφνίδιος
ἡ γένεσις αὐτῶν ἐστιν, οὕτω καὶ ἡ τῆς γενέσεως αἰτία,
(436) καθάπερ εἰ καὶ φάρμακον ἔλαβε θανάσιμον ὁ ἄνθρωπος, ἤ τι τῶν χαλεπωτάτων θηρίων ἔδακεν αὐτὸν, ἀλλὰ
κατὰ βραχύ πως ηὔξησαν ἐν τῷ σώματι τὴν τὰ τοιαῦτα
πάθη δυναμένην αἰτίαν ἐργάσασθαι, καθάπερ ἐπὶ τῶν λυσ-
σοδήκτων συμβαίνει. πρόδηλον γὰρ ὅτι κἀκείνοις οὐκ ἀρ-
γῶν οὐδ᾽ ἡσυχάζων ὁ τοῦ κυνὸς ἰὸς, οὐδὲν ἑαυτῷ γνώρισμα
παρέχει πολλῶν ἐφεξῆς ἐνίοτε μηνῶν. ἐξαίφνης δ᾽ αὐτοῖς

---

*intermifit; palpitationes per totum corpus; nocte con-
vulfiones. Tertio exacerbata funt omnia. Quarto obiit.*

Acutiffimae phrenitidis hic aeger eft exemplum, primo
ftatim die una cum febre inceffentis. Omnesque certe
vidimus, qui quidem ita phrenitide perciti effent, intra
feptimum diem mortuos effe; perpauci, hique rari, hunc
fuperarunt. Eft vero eorum morborum admiranda generatio, quonam pacto commode valentes fubito invadat.
Neque enim ficuti ipforum generatio fubita eft, ita
et generationis caufa, ut fi medicamentum homo letale fumpfiffet vel beftia eum virulentiffima momordiffet:
fed pedetentim in corpore caufae, quae funt excitandis
hujuscemodi malis, crefcunt: quod morfis ufu venit a
rabidis canibus. Nam apertum eft quod canis venenum
eft, licet in morfis non ocietur nec conquiefcat, nullam
fui ipfius notam prodit multis interim proximis menfibus:

Ed. Chart. IX. [299.]   Ed. Baf. V. (436.)
συμβαίνει θεασαμένοις ὕδωρ φοβηθῆναι, κἀντεῦθεν ἤδη
διὰ ταχέων ἀπόλλυσθαι. πολλῷ μὲν αὐξανομένης χρόνῳ
τῆς τὴν λύτταν ἐργαζομένης αἰτίας, ὅταν ἅπαξ εἰς τοῦτ'
ἀφίκηται ταχὺν ἐπιφερούσης τὸν θάνατον. σχεδὸν οὖν κἀπὶ τῆς νῦν εἰρημένης φρενίτιδος ἠθροίζετό τις ἐν τῷ σώματι μοχθηρὸς χυμὸς ἰῷ δηλητηρίῳ παραπλησίως, ἐναργῶν
μέν τι κατὰ βραχὺ ἐπὶ τοῖς σώμασιν, οἷς ὁμιλῶν ἐτύγχανεν.
ἐπεὶ δ' ἐκεῖνα προδιετίθετό πως, ὅ τε χυμὸς αὐτὸς ἐπὶ
πλεῖστον ηὐξήθη κακοηθείας, ἐξαιφνίδιον ἐφάνη θανατῶδες
σύμπτωμα. καὶ γάρ τοι καὶ τῷ φρενιτικῷ οὕτω κατὰ
τὴν ἀρχὴν εὐθέως ἔμετος ἰωδῶν ἐγένετο, πυρετοῖς ἑπομένοις
ὡς τὸ πολὺ διακαέσιν. ὥσπερ οὖν ἐπὶ τῶν θανασίμων
φαρμάκων ἀποθνήσκουσιν ἔνιοι δευτεραῖοι καὶ τριταῖοι, τῆς
ποιότητος αὐτῶν, οὐ τοῦ πλήθους ἐργαζομένης τὸν θάνατον,
οὕτω καὶ τὸν ἄρρωστον τοῦτον εὐθέως ἀποθανεῖν ἡγητέον
τῇ τρίτῃ τῶν ἡμερῶν ὑπὸ τῆς ποιότητος τῶν ἰωδῶν χυμῶν,
οὐχ ὑπὸ τῆς φρενίτιδος διαφθαρέντα, παρακολουθῆσαι δὲ
αὐτῷ τὴν φρενῖτιν ὥσπερ τι σύμπτωμα. τεταρταίους μὲν

fubito autem illis, quum viderint aquam, formido inceſ-
fit poſteaque brevi moriuntur. Longo enim tempore
cauſa, quae rabiem efficit, augetur: quae ubi eo tandem
pervenerit, mortem affert repentinam. Item in hac phrenitide vitioſus in corpore humor coacervatus fuit, veneno
letali aſſimilis, in corporibus vicinis aliquid paulatim
agens; quae quando vitio jam aliquo pacto opportuna
erant, humorque ipſe evaſerat maligniſſimus, letale repente apparuit ſymptoma. Namque ſic phreniticus initio
ſtatim vomuit virulenta, quod febribus adurentibus fere
eſt conſequens. Itaque ut veneno epoto letali quidam
poſtridie vel tertio die moriuntur, qualitate ejus, non copia mortem afferente, et item hic quoque aeger ſtatim tertio die cenſendus eſt obiiſſe, a qualitate ſuccorum viru-
lentorum, non a phrenitide peremptus: at phreniticis illum eſt ſubſecuta, ſymptomatis vice. Equidem quarto

Ed. Chart. IX. [299.]　　　　Ed. Baf. V. (436.)
οὖν καὶ πεμπταίους εἶδον ἀπολλυμένους ἐξ ἀρχῆς εὐθέως
ἁλόντας, ὀξείᾳ φρενίτιδι, τριταῖον δ᾽ οὐκ εἶδον, ὥσπερ οὐδὲ μέχρι τῆς κ᾽ ἐκταθέντα. φαίνεται τοίνυν ὁ Ἱπποκράτης
τοῦτον μὲν ὡς ὀξίτατα διαφθαρέντα δηλώσας ἡμῖν. ἕτερον
δ᾽ ὀλίγον ὕστερον ὡς παραλογώτατον χρονίσαντα, περὶ οὗ
κατὰ τὸν οἰκεῖον λόγον ἐπισημανοῦμεν.

οστ΄.

Ἐν Λαρίσσῃ φαλακρὸς μηρὸν δεξιὸν ἐπόνεσε ἐξαίφνης, τῶν
δὲ προσφερομένων οὐδὲν ὠφέλει. τῇ πρώτῃ πυρετὸς ὀξὺς,
καυσώδης, ἀτρεμέως εἶχεν, οἱ δὲ πόνοι παρείποντο. δευτέρᾳ
τοῦ μηροῦ μὲν ὑφίεσαν οἱ πόνοι, ὁ δὲ πυρετὸς ἐπέτεινεν,
ὑπεδυσφόρει, οὐκ ἐκοιμᾶτο, ἄκρεα ψυχρὰ, οὔρων πλῆθος
διῄει οὐ χρηστῶν. τρίτῃ τοῦ μηροῦ μὲν ὁ πόνος ἐπαύσατο, παρακοπὴ δὲ τῆς γνώμης καὶ ταραχὴ καὶ πολὺς
βλησρισμός. τετάρτῃ περὶ μέσην ἡμέρην ἔθανεν ὀξυ-
τάτως.

die et quinto acuta a primo ſtatim correptos phrenitide
vidi exanimatos eſſe, tertio non vidi, ſic ne vigeſimum
diem attigiſſe. Quare hunc videtur Hippocrates ut velociſſime peremptum ob oculos nobis proponere: et alterum
paulo poſt, qui praeter omnium expectationem vitam produxit, de quo ſuo loco diſſeremus.

LXXVI.

*Calvo in Lariſſa femur dextrum derepente doluit, nihil-
que ex oblatis profuit. Primo die febris acuta, ardens
ſenſim prehendit, doloresque concomitabantur. Secundo
die femoris quidem dolores remiſerunt, ſed febris in-
tenſa eſt, ſubmoleſte patiebatur, non dormiebat, ſumma
corporis frigebant, urinarum non bonarum copia profluxit. Tertio femoris quidem dolor ceſſavit, verum
mentis alienatio perturbatioque et multa jactatio accef-
ſerunt. Quarto circa meridiem celerrime defuncta eſt.*

ΚΑΙ ΓΑΛΗΝΟΤ ΕΙΣ ΑΤΤΟ ΤΠΟΜΝΗΜΑ Γ. 763

Ed. Chart. IX. [299. 300.] Ed. Baf. V. (436.)

Τοῦτόν τις τὸν ἄῤῥωστον ἀναγνούς, ἐὰν μὴ προσέχῃ
τὸν νοῦν ἀκριβῶς τοῖς εἰρημένοις, δῆλος ἔσται πρὸς ἅπαν
ἀλ- [300] γημα προσχὼν οὔτε προπετῶς δειλὸς οὔτε θαῤ-
ῥαλέος ἀλογίστως. ἀλλ᾽ ὅταν γε ὁτιοῦν μέρος ἀλγῆσαι τύχῃ,
πρῶτον μὲν ἐπίσκεψαι μή τι τῶν ἔξωθεν αἰτίων ἐγένετο.
καὶ γὰρ ἐν κινήσεσί γέ τισι λεληθότως ἐβλάβησαν ἔνιοι καὶ
καθ᾽ ὕπνον οὐκ ἐπιτηδείως ἐσχηματισμένον τι μόριον ἔχοντες, ἔν τε περιαγωγαῖς τισι καὶ περιστροφαῖς ἐξαιφνιδίοις
τὰ μόρια ἐῤῥιγῶτα καὶ προκατεψυγμένα, σπάσμασί τε καὶ
τίλμασιν ἁλισκόμενα, μεγίστας ὀδύνας φέρει, καθάπερ γε
καὶ τὰ ῥήγματα πολλοῖς ἐπώδυνα γίνεται καὶ μᾶλλον ὅσοι
ξηροὶ τὴν κρᾶσιν εἰσί. καὶ τούτων ἔτι μᾶλλον, ἐὰν παρη-
βῶντες ἢ γέροντες ὦσιν. ὅταν οὖν μηδὲν τοιοῦτον φαίνηται τῆς ὀδύνης αἴτιον, ἑξῆς ἐπίσκεψαι τὴν προηγησαμένην
δίαιταν, εἰ ἀργοτέρα παρὰ τὸ ἔθος ἐστὶν, ἢ σιτίοις ἐχρήσατο πλείοσιν ὁ ἄνθρωπος πολυτρόφοις, εἰ συνήθων ἐκκρίσεων ἐπίσχεσις αὐτῷ γέγονεν. εἰ γάρ τι τοιούτων ἢ καὶ
παντάπασι φαίνεται πλῆθος αἴτιον τῆς ὀδύνης ἡγησάμενόν,

Hoc lecto aegro, fiquidem animum dictis diligenter
non advertas, in quovis dolore timidus eris: fi vero diligenter attenderis, non praecipitanter timidus eris, neque
temere fecurus. Sed fi qua forte pars doleat; primum
nunquid ob externam quandam caufam evenerit animad-
vertas. Namque in motibus quibusdam imprudentes quidam laefi funt: et dormiendo qui minus commode partem
aliquam compofuerint; in convertendoque et contorquendo
fubito partes rigentes et ante refrigeratae convulfionibus-
que et elifionibus correptae dolores maximos creant. Et
vero rupturae etiam quibusdam dolorem afferunt, prae
caeteris qui ficco funt temperamento, atque adeo magis,
fi inclinata aetate vel fenes fint. Quod fi nulla talis doloris videatur caufa effe, proximum eft confiderare quae
praecefferit ratio victus, ecquid ignavior praeter inftitutum fit aut cibo fit homo pleniore ufus, magni nutrimenti aut folitae illi excretiones fubftiterint. Nam fi
quid tale fit aut fi omnino plenitudo caufa doloris ante-

Ed. Chart. IX. [300.]   Ed. Baf. V. (436.)

ὅτι τάχιστα κένωσον τὸν ἄνθρωπον. οὕτω γὰρ ἐξέσται σοι
μετὰ πάσης ἀσφαλείας τοῖς ἀποκρουομένοις τὰ ῥεύματα κατὰ
τῶν ὀδυνωμένων χρήσασθαι μερῶν. εἰ δὲ πρὸ τοῦ κενῶσαί
τι τούτων πράξεις ἀποστρέψεις εἰς τὰ κυριώτατα μέρη τὸ
πλῆθος. οὐ μὴν οὐδὲ θερμαίνειν τε καὶ παρηγορεῖν ἐστὶ
θαῤῥεῖν τὰ πονούμενα μόρια πρὶν κενῶσαι τὸ σῶμα. πολλάκις γὰρ εἰς ἅπαν ἐστὶ τὸ πεπονθὸς ἐκ τῶν τοιούτων βοηθημάτων ἕλκον τὸ πλῆθος, ὡς καθ᾽ ἕτερον τρόπον ἐν κινδύνῳ γενέσθαι τὸν ἄνθρωπον, ἀμέτρως φλεγμήναντος τοῦ
μέρους. εἴρηκε δὲ καὶ αὐτός, ὡς ἔμαθες, ἤδη περὶ τῶν
τοιούτων ἀποστάσεων, ἃς ἤτοι μὴ δύνηται δέξασθαι τὸ μέρος ἢ δεξάμενον μὴ φέρειν. ἐὰν μέντοι ἐκ τῆς προηγησα-
μένης διαίτης ἐμφαίνηται μηδὲν εἶναι πλῆθος ἐν τῷ σώματι, τοῖς πρὸς τὰς ὀδύνας βοηθήμασιν ἀκίνδυνον χρῆσθαι
πυρίαις τέ τισι καὶ φαρμάκοις ὑγροῖς καὶ θερμοῖς τὴν δύναμιν, ὧν τὴν ὕλην ἐν τοῖς περὶ τῶν φαρμάκων ὑπομνήμασιν ἔμαθες. εἰ δὲ πρὸς τοῦτο μὴ παύηται, κενωτέον ἐστὶν
ὅλον τὸ σῶμα. πολλάκις γὰρ ἤθροισταί τι πλῆθος ἐν αὐ-

greſſa videatur, quamprimum hominem vacuato; tum enim
ſecuriſſime fluxiones reprimentia partibus dolentibus ap-
plicueris. Nam ſi ante vacuationem id tentes, humorum
abundantiam ad maxime principes partes retorquebis. Imo
ne calefacere quidem et lenire ante corporis vacuationem
partes dolentes licet: nam ſaepe ad partem affectam
omnino, ob ea remedia, allicitur humorum affluentia;
ita alterum homini diſcrimen accedit, ubi nimium ſit inflammata pars. Etenim etiam ipſe, ut jam noſti, verba
fecit de iſtis abſceſſibus, quorum aut capax pars non ſit
aut ſi ſit, non ferat. Si nulla ex praecedente victus genere eſſe affluentia in corpore appareat, remediis ad dolorem facientibus tuto utaris licet, fomentisque ac medicamentis humidis et calidis facultate, quorum in commentariis de medicamentis materiam didiciſti. Qui ſi his
non cedat, relinquitur ut totum corpus vacuetur. Etenim
ſaepenumero in eo abundantia paulatim eſt coacervata,

Ed. Chart. IX. [300.] Ed. Baf. V. (436.)

τῷ κατὰ βραχὺ σωρευθὲν, οὐ παρακολουθήσαντος ἑαυτῷ
ἀνθρώπου τῇ τε ποσότητι καὶ ποιότητι τῶν ἐδεσμάτων.
ἐνίοτε δὲ καὶ πυκνότερον ἑαυτοῦ τὸ δέρμα γενόμενον ἔκ τινων αἰτίων λαθόντων, τῶν ἱδρώτων ἐπισχὸν τὰς διαπνοίας,
αἴτιον ἐγένετο πληθωρικῆς διαθέσεως. διὰ τοῦτο οὖν ἐὰν
ἡ ὀδύνη μὴ παύηται πρὸ τῶν βοηθημάτων, κενωτέον ἐστὶν
ὅτι τάχιστα τὸν κάμνοντα. τὸ τοίνυν ἐπὶ τοῦ φαλακροῦ
οὐκ ἔχω συμβαλεῖν εἴτ᾽ ἐφλεβοτόμησέ τις αὐτὸν εἴτε μή.
ὅσον γὰρ ἐπὶ τῷ φάναι τὸν Ἱπποκράτην, τῶν δὲ προσφερομένων οὐδὲν ὠφελεῖ, δύναται λέγειν, ὁ μέν τις ὡς ἐν τοῖς
προσφερομένοις καὶ τῆς φλεβοτομίας ἐμνημόνευσεν, ὁ δέ
τις ὡς οὐκ εἴη τῶν προσφερομένων αὐτῷ βοηθημάτων.
ὅσον δὲ ἐπὶ τῷ παρακόψαι τε καὶ διὰ τριῶν ἡμερῶν ἀποθανεῖν, ὅτι παρελείφθη τὰ βοηθήματα. προσγέγραπται δ᾽
ἐπὶ τῇ τελευτῇ κατὰ τὰ διεσκευασμένα τῶν ἀντιγράφων καὶ
τούτῳ τῷ ἀρρώστῳ καὶ τῷ μετ᾽ αὐτὸν πρότερον μὲν τὸ
ὀξὺ, μετ᾽ αὐτὸ δὲ οἱ χαρακτῆρες, ὑπὲρ ὧν, ὡς ἔφην, οἱ μὲν
περὶ τὸν Σαβῖνον ὀρθῶς φρονοῦντες οὐδὲν εἶπον, ὁ δὲ

ubi apud fe ciborum homo non animadvertat neque quantitatem neque qualitatem. Aliquando vero etiam cutis
fe ipfa denfior reddita ab aliquibus caufis hominem idio-
tam latentibus perfpirationem cohibens, caufa evafit
plethoricae affectionis. Quare dolorem fi remedia non
fedent, aeger primo quoque tempore eft vacuandus. Ego
vero in calvo hoc certe, detractus ei fanguis fit, nec ne,
non habeo conjicere. Nam quatenus dicit Hippocrates,
nihil ex iis quae offerebantur juvabat, poffit aliquis dicere inter ea quae offerantur Hippocratem fanguinis
miffionem commemoraffe. Alius dicat non effe de oblatis
illi auxiliis, verum quia mente excidit in quatuorque
diebus obiit, relicta auxilia effe. Porro ad finem in exemplaribus concinnatis tum huic aegro tum proximo eft
adfcriptum, primum quidem, acutum, deinde vero notae
illae, de quibus, ut dixi, prudenter Sabinus nihil dixit;

Ζεῦξις διελέγχει καθ᾽ ἕκαστον ἄῤῥωστον τοὺς ἐξηγησαμένους μοχθηρῶς. ἀλλ᾽ ἡμῖν ἔδοξε πάντα τὰ οὕτω προσγεγραμμένα παραλιπεῖν ἐν τῷ νῦν ἐνεστῶτι λόγῳ. γενήσεται γὰρ, ἐὰν δόξῃ, βιβλίον ἰδίᾳ ὅλον τοῖς καὶ τὰ τοιαῦτα πολυπραγμονοῦσιν ἡδέως, ἐν ᾧ περὶ τῶν ἐν ἅπασι τοῖς ἀῤῥώστοις προσγεγραμμένων χαρακτήροιν ὁ λόγος ἔσται. νῦν δ᾽ οὐ προσήκει τοῖς χρησίμοις ἀναμιγνύναι τὰ ἄχρηστα.

οζ΄.

[301] Ἐν Ἀβδήροισι Περικλέα πυρετὸς ἔλαβεν ὀξὺς, συνεχὴς μετὰ πόνου, δίψα πολλὴ, ἄση, ποτὸν κατέχειν οὐκ ἠδύνατο, ἦν δὲ ὑπόσπληνός τε καὶ καρηβαρικός. τῇ πρώτῃ (437) ἡμοῤῥάγησεν ἐξ ἀριστεροῦ. πολὺς μέντοι ὁ πυρετὸς ἐπέτεινεν, οὔρησε πολὺ, θολερὸν, λευκὸν, κείμενον οὐ καθίστατο. δευτέρᾳ πάντα παρωξύνθη, τo μέντοι οὖρα παχέα μὲν ἦν, ἱδρυμένα δὲ μᾶλλον. καὶ τα περὶ τὴν ἄσην ἐκούφισεν, ἐκοιμήθη. τρίτῃ πυρετὸς ἐμαλάχθη, οὔρων πλῆθος, πέπονα, πολλὴν ὑπόστασιν ἔχοντα,

at Zeuxis in unoquoque aegro malos interpretes reprehendit. Nobis vero adſcriptitia illa praeſenti ſermone viſum fuit praeterire: ſcribam enim, ſi viſum fuerit, iis, qui in iſtis libenter curioſi funt, ſeparatim integrum librum, ubi de notis cuique additis aegro ſermo habebitur; in praeſenti utilibus admiſcere non dècet inutilia.

LXXVII.

Abderae Periclem febris acuta, continua cum dolore prehendit; ſitis multa; anxietas et potum continere non poterat. Erat ſubſplenicus et gravato capite. Primo die ſanguis copioſus ex nare ſiniſtra profluxit: vehemens tamen febris intendebatur: urinas copioſas reddidit, turbulentas, albas, quae ſedimentum non deponebant. Secundo exacerbata ſunt omnia. Urinae craſſae quidem erant, ſed magis ſubſidebant, et remiſſa eſt anxietas, dormivit. Teitio febris remiſſa eſt; urinae copioſae, concoctae multumque ſedimentum continentes:

Ed. Chart. IX. [301.]   Ed. Baf. V. (437.)

νύκτα δι᾽ ἡσυχίης. τετάρτῃ περὶ μέσον ἡμέρης ἵδρωσε
πολλῷ θερμῷ διόλου, ἄπυρος ἐκρίθη, οὐδ᾽ ὑπέστρεψεν ὀξύ.

Οὗτος ὁ ἄῤῥωστος παράδειγμά ἐστι νοσήματος ὀξυτά-
του, φοβεροῦ μὲν τοῖς μὴ τεχνίταις, ἐν τάχει δὲ κριθησο-
μένου τοῖς ἐπιστήμοσιν. ὅπου γὰρ ὑπόσπληνος ὢν εὐθὺς
μὲν ἐν τῇ πρώτῃ τῶν ἡμερῶν ἡμοῤῥάγησεν ἐξ ἀριστεροῦ
μυκτῆρος πολὺ, τὰ δ᾽ οὖρα παχέα μὲν ἦν καὶ ἀκατάστατα,
λευκὰ δὲ κατὰ τὴν χρόαν, ἐν δὲ τῇ β΄ τῶν ἡμερῶν ἱδρύετο,
μᾶλλον ἐλπὶς ἦν ἀγαθὴ περὶ τὸν κάμνοντα, παυσαμένης δὲ
καὶ τῆς ἄσης αὐτῷ κατὰ τὴν β΄ τῶν ἡμερῶν καὶ ὕπνων
γενομένων, ἔτι καὶ μᾶλλον ἐλπίσαι βεβαιότερον ἐν τάχει
σωθήσεσθαι τὸν ἄνθρωπον. ἐπὶ δὲ τῆς γ΄ ἡμέρας καλλί-
στων τε ἅμα καὶ πλείστων οὔρων γενομένων ἐναργὲς ἦν
ἤδη τὸ κατὰ τὴν τετάρτην ἡμέραν τοῦ νοσήματος ἀπαλλα-
γήσεσθαι τῆς νόσου τὸν ἄνθρωπον.

*noctem quietam habuit. Quarto fub meridiem multum
calidum per univerfum corpus fudavit; fine febre judicatus eft, neque morbus acutus reverfus eft.*

Exemplum hic aeger eft acutiffimi morbi, horrendi
illius quidem rudibus, caeterum brevi judicandi, pruden-
tibus. Nam quum fublienofo primo ftatim die de finiftra
nare copiofus erupiffet fanguis: urinae item craffae effent
et non confifterent et albo colore effent: tum altero die
confifterent, melior erat de aegro fpes. Ad haec ubi fecundo die hominem faftidium reliquiffet et dormiviffet,
certior jam brevi fore hominem incolumem fpes erat. At
poftquam tertio die effent optimae et copiofiffimae urinae,
clarum jam erat quarto die liberatum hominem iri morbo.

οη΄.

Ἐν Ἀβδήροισι τὴν παρθένον, ἣ κατέκειτο ἐπὶ τῆς εἰσόδου,
πυρετὸς ὀξὺς καὶ καυσώδης ἔλαβε. ἦν δὲ διψώδης καὶ
ἄγρυπνος, κατέβη δὲ τὰ γυναικεῖα πρῶτον αὐτῇ. ἕκτῃ
ἄση πολλή, ἔρευθος, φοινικώδης, ἀλύουσα. ἑβδόμῃ διὰ
τῶν αὐτῶν, οὖρα λεπτὰ μὲν, εὔχροα δὲ, τὰ περὶ τὴν κοιλίαν οὐκ ἐνώχλει. ὀγδόῃ κώφωσις, πυρετὸς ὀξὺς, ἄγρυπνος, ἀσώδης, φρικώδης, κατενόει, οὖρα ὅμοια. ἐνάτῃ
διὰ τῶν αὐτῶν καὶ τὰς ἐπομένας, οὕτως ἡ κώφωσις
παρέμεινε. τεσσαρεσκαιδεκάτῃ τὰ τῆς γνώμης ταραχώδεα, ὁ πυρετὸς ξυνέδωκεν. ἑπτακαιδεκάτῃ διὰ τῶν ῥινῶν
ἐῤῥύη πολὺ, ἡ κώφωσις σμικρὰ ξυνέδωκε καὶ καθ᾽ ἡμέρας
τὰς ἐπομένας ἄση, κωφότης ἐνῆν καὶ παρά- [302] λη-
ρος. εἰκοστῇ ποδῶν ὀδύνη, κωφότης, παράληρος, ἀπέλιπεν,
ἡμοῤῥάγησε σμικρὰ διὰ ῥινῶν, ἵδρωσεν, ἄπυρος. εἰκοστῇ τετάρτῃ ὁ πυρετὸς ὑπέστρεψεν, κώφωσις πάλιν,
ποδῶν ὀδύνη παρέμεινε, παρακοπή. εἰκοστῇ ἑβδόμῃ

LXXVIII.

Abderae virginem quae in facro templi veftibulo decumbebat, febris acuta et ardens prehendit. Erat autem
fitibunda et pervigil: ipfi primum muliebria profluxerunt. Sexto die vehemens oborta eft anxietas, rubor,
horror, jactatio. Septimo eadem perfeverarunt: urinae
tenues quidem, fed probe coloratae: alvus non infefta-
batur. Octavo furditas, febris acuta, infomnis, anxia,
horrida, mentis compos; urinae eaedem. Nono ac proximis diebus eadem, permanfitque furditas. Decimoquarto mentis perturbatio, febris remiffio. Decimo-
feptimo multum e naribus effluxit, furditas nonnihil
levata eft et fequentibus diebus anxietas, furditas aderat
delirabatque. Vigefimo pedum dolor cepit et furditas
et delirium reliquerunt; paucus ex naribus fanguis pro-
rupit, fudavit; a febre liberata eft. Vigefimoquarto
febris reverfa eft iterumque furditas; pedum dolor permanfit; delirium. Vigefimofeptimo copiofe fudavit; a

ἵδρωσε πολλὰ ἄπυρος, ἡ κώφωσις παρέλιπεν, ἡ τῶν ποδῶν ὑπέμεινεν ὀδύνη. τὰ δ᾽ ἄλλα τελέως ἐκρίθη.

Αὕτη φαίνεται πληθωρικῶς νοσῆσαι καὶ ὅσον γε ἐπὶ
τοῖς ἀπ᾽ ἀρχῆς αὐτῇ προσπεσοῦσι κἂν ἔδεισέ τις ὥσπερ
τεθνηξομένης. ἡ δὲ τῶν οὔρων εὔχροια μέγιστον σημεῖον
ἐπὶ τοῖς πληθωρικῶς νοσοῦσι. ἐπεὶ δ᾽ οὐκ ἦν παχέα, χρο-
νιωτέραν ἐδήλου τὴν νόσον ἔσεσθαι. φαίνονται δὲ ὥσπερ
ἐπὶ πάντων τῶν ἀρρώστων οὕτως κἀνταῦθα τῶν κρισίμων
ἡμερῶν περίοδοι σώζεσθαι, καὶ μέντοι καὶ ἡ φύσις ἐν αὐτῇ φαίνεται, κρίσιμα σημεῖά τε καὶ συμπτώματα προδει-
κνύουσα.

οθ'.

Ἐν Ἀβδήροισιν Ἀναξίωνα, ὃς κατέκειτο παρὰ τὰς Θρηι-
κίας πύλας, πυρετὸς ὀξὺς ἔλαβε, πλευροῦ δεξιοῦ ὀδύνη
ξυνεχὴς, ἔβησσε ξηρὴ, οὐδ᾽ ἔπτυε τὰς πρώτας, διψώδης,
ἄγρυπνος, οὖρα εὔχροα, πολλὰ, λεπτά. ἕκτῃ παράληρος,

---

*febre immunis, furditas reliquit, pedum dolor aliquan-
tulum moratus eſt; in caeteris perfecte judicata eſt.*

Ex humorum haec abundantia videtur aegrotaſſe et
quantum portendebant prima ſymptomata, mortem certe
huic timeres. Sed bonus urinarum color iis, qui humorum copia laborant, maximum eſt ſignum, quae quia
craſſae non erant, fore longinquiorem morbum denuncia-
bant. Porro ut in omnibus aegris et ita etiam videntur
hic ſervati decretoriorum dierum eſſe circuitus. Jam natura quoque in hac decretoria ſigna et ſymptomata videtur praetuliſſe.

LXXIX.

*Abderae Anaxionem ad Thracias portas decumbentem fe-
bris acuta prehendit; lateris dextri dolor continuus;
ſicca tuſſivit, neque quicquam primis diebus expuebat;
ſitibundus; inſomnis; urinae probe coloratae, copioſae,*

770   ΙΠΠΟΚΡΑΤΟΥΣ ΕΠΙΔΗΜΙΩΝ Γ

Ed. Chart. IX. [302.]   Ed. Baf. V. (437.)

πρὸς δὲ τὰ θερμάσματα οὐδὲν ἐνεδίδου, ἑβδόμῃ ἐπίπονος,
ὁ γὰρ πυρετὸς ἐπέτεινεν, οἵ τε πόνοι οὐ ξυνεδίδοσαν, αἵ
τε βῆχες ξυνώχλουν, δύσπνοός τε ἦν. ὀγδόῃ ἀγκῶνα ἔτεμον, ἐῤῥύη πολλὸν οἷον δεῖ, ξυνέδωκαν μὲν οἱ πόνοι, αἱ
μέντοι βῆχες ξηραὶ παρείποντο. ἑνδεκάτῃ ξυνέδωκαν οἱ
πυρετοὶ, σμικρὰ περὶ κεφαλὴν ἵδρωσεν, ἔτι βῆχες καὶ τὰ
ἀπὸ πνεύμονος ὑγρότερα. ἑπτακαιδεκάτῃ ἤρξατο σμικρὰ,
πέπονα πτύειν, ἐκουφίσθη, διψώδης ἦν καὶ τῶν ἀπὸ πνεύμονος οὐ χρησταὶ αἱ καθάρσιες. εἰκοστῇ ἵδρωσεν ἄπυρος, μετὰ δὲ κρίσιν ἐκουφίσθη εἰκοστῇ ἑβδόμῃ ὁ πυρετὸς ὑπέστρεψεν, ἔβησσεν, ἀνῆγε πέπονα πολλὰ, οὔροισιν
ὑπόστασις πολλὴ, λευκὴ, ἄδιψος ἐγένετο, ὕπνοι. τριακοστῇ τετάρτῃ ἵδρωσε διόλου, ἄπυρος, ἐκρίθη πάντα.

Ἐπὶ τούτου μόνου τοῦ ἀῤῥώστου ἐν τῷ α΄ τε καὶ τῷ
βιβλίῳ τῶν γεγραμμένων ἀῤῥώστων ἐμνημόνευσε φλεβο-

tenues. Sexto die deliravit. Ad fotus autem nihil re-
mittebatur. Septimo dolores patiebatur, febris enim
intendebatur, neque dolores remiferant, tuffesque vexabant, difficile fpirabat. Octavo venam in cubito fecui,
multum fane fanguinis, prout decebat, effluxit. Dolores
certe: verum tuffes ficcae perfeverarunt. Undecimo re-
mifit febris paucumque circa caput fudavit: etiamnum
tuffes et quae a pulmone educebantur, erant liquidiora.
Decimo feptimo coepit pauca cocta expuere, levatus eft,
fitibundus erat et pulmonis aliquantulum probae erant
purgationes. Vigefimo fudavit febre vacuus; poft crifin
levatus eft. Vigefimo feptimo febris reverfa eft: tuffivit, cocta multa eduxit, urinis fedimentum copiofum,
album, absque fiti erat, fomni accefferunt. Trigefimo
quarto per univerfum corpus fudavit, febre foluta, prorfus judicatus eft.

In hoc uno aegrorum primo et tertio libro defcri-
ptorum de fanguinis miffione Hippocrates fecit mentionem,

τομίας ὁ Ἱπποκράτης, οὐχ ὡς μόνου αἱμοτομηθέντος,
ἀλλ᾽ ὡς κατὰ τὴν ἡμέραν μόνου. καὶ τῶν ἰατρῶν ὥσπερ
ἐκ νόμου τινὸς οὐκέτι μετὰ τὴν δ᾽ ἡμέραν φλεβοτομούντων.
ὅπου τοί- [303] νυν οὗτος ὀγδοαῖος ἐφλεβοτομήθη, πολὺ
δή που ἄλλους ἡγήτεον δεομένοις φλεβοτομίας περὶ β᾽ καὶ γ᾽
καὶ δ᾽ κεχρῆσθαι τῷ βοηθήματι. παρέλιπε δὲ ὁ Ἱπποκράτης ὥσπερ τῶν ἄλλων ἁπάντων βοηθημάτων, ἐφ᾽ ὧν ἀναγκα-
σθεὶς ἐνίοτε γράφειν μηδὲν αὐτοὺς ὑπὸ τῶν προσφερομένων
ὠφελεῖσθαι χάριν τοῦ τὴν κακοήθειαν ἐνδείξασθαι τοῦ νοσήματος. οὐ γὰρ θεραπευτικὴν αὐτῷ προύκειτο ταύτην γράψαι πραγματείαν, ἀλλὰ προγνωστικήν. ἐπί τινων δ᾽ οὐδ᾽
ἀπ᾽ ἀρχῆς φαίνεται παραγεγονὼς τοῖς ἀρρώστοις. ἐνίοτε
γοῦν προσγράφει τοῦτο διὰ τέλεος, ἐξ οὗ κἀγὼ οἶδα, τὸ δέ
τι καὶ τότε συνέπεσε τελέως. τοῖς δὲ ἀγνοοῦσι (438) καὶ
ἡ τούτων τῶν ἀρρώστων ὠφέλεια δέδεικταί μοι διὰ τοῦ α᾽
περὶ κρίσεων, ἔνθα πῶς μὲν ἄν τις γνωρίσειε τὸ τελέως
ἄπεπτον νόσημα, πῶς δὲ τὸ πέττεσθαι νυνὶ πρῶτον ἀρχόμενον, ὅπως δὲ τὸ προῆκον ἐν τῇ πέψει καὶ πῶς τὸ πλη-

ut non folo, cui fanguinem mififfet, fed ut octavo die
folo: nam tum etiam medici quafi lege certa, ultra quartum diem venam non fecabant. Quando igitur huic octavo
die miffus fanguis eft, multo certe plures cenfeas fanguinis
miffionem requirentes, fecundo, tertio, quarto die auxilio
hoc effe ufos. Reticuit autem Hippocrates, ficut remedia
alia omnia: tamen neceffe interdum habuit fcribere nihil
eos ab iis, quae offerebantur, adjutos fuiffe, ut malignitatem fuggereret morbi: neque enim lucubrationem hic
curationis inftituit, fed praefagitionis confcribere. Nonnullis etiam aegris videtur non fuiffe ab initio praefto:
quare adfcribit interim: huic perpetuo, poftquam ego
ipfum vidi, hoc et hoc accidit exacte. Ego vero igno-
rantibus etiam horum aegrorum libro primo de judiciis
praefcripfi ufum ubi quo modo inconcoctum exquifite morbum cognofcas, quomodo eum, qui jam primum matu-
refcit, quo pacto qui progreditur in concoctione, quem-

Ed. Chart. IX. [303.] Ed. Baf. V. (438.)

σίον ἤδη τῆς τελείας πέψεως ἐπειράθην ἐπιδεῖξαι σαφῶς. ὅ γ' οὖν Ἀναξίων οὗτος μέχρι μὲν οὖν βήττων ἦν, οὐδὲν δ' ἀπέπτυεν ὅλως, ἀπεπτοτάτην εἶχε τὴν πλευρῖτιν. ια' δ' ἡμέρᾳ πτύειν ἀρξάμενος ἐδήλωσε πέττεσθαι τὴν νόσον, ἔπειτα κατὰ βραχὺ τῷ χρόνῳ προϊόντι οὕτως ἔγραψεν ὁ Ἱπποκράτης, κατὰ τὴν κζ' ἀνῆγε πέπονα πολλά, οὔροισιν ὑπόστασις λευκὴ καὶ διὰ τοῦτο τελέως ἐκρίθη τῇ λ' καὶ δ'.

π'.

Ἐν Ἀβδήροις Ἡρόπυτος κεφαλὴν ἐπιπόνως εἶχεν ὀρθοστάδην, οὐ πολλῷ δὲ χρόνῳ ὕστερον κατεκλίθη, ᾤκει πλησίον τῆς ἄνω ἀγωγῆς, πυρετὸς ἔλαβε καυσώδης, ὀξὺς, ἔμετοι τὸ κατ' ἀρχὰς πολλῶν χολώδεων, διψώδης, πολλὴ δυσφορίη, οὖρα λεπτά, μέλανα, ἐναιώρημα μετέωρον, ὁτὲ μὲν, ὁτὲ δ' οὔ. νύκτα ἐπιπόνως, πυρετὸς ἄλλοτε ἀλλοίως παροξυνόμενος, τὰ πλεῖστα ἀτάκτως. περὶ δὲ

admodum qui jam perfectae concoctioni proximus eſt, dilucide ſtudui oſtendere. Ideoque Anaxion hic, cum ſemper tuſſiret nihilque plane expueret, inconcoctiſſima conflictabatur pleuritide. Quum vero die undecimo expuere coepiſſet, morbum ſignificat concoqui, deinde pedetentim tempore progrediente ita ſcripſit Hippocrates: in vigeſimoſeptimo die multa excreavit concocta, in urina multa ſubſidebant alba. Quamobrem trigeſimoquarto eſt prorſus judicatus.

LXXX.

Abderae Heropytus recto ſtatu incedens capitis dolore correptus eſt. Non multo vero poſt tempore decubuit. Is prope ſuperiorem viam habitabat, quem febris ardens acuta prehendit. Per initia bilioſa multa vomitu excluſa ſunt, ſiticuloſus, jactatio vehemens, urinae tenues, nigrae, quibus inerat enaeorema ſublime, interdum quidem, interdum vero non, nox laborioſa, interdum varie febris exacerbabatur et plurimum citra ordinem.

Ed. Chart. IX. [303. 304.]　　　　　　Ed. Baf. V. (438.)

τεσσαρεσκαιδεκάτην κώφωσις, οἱ πυρετοὶ ἐξέτεινον, οὖρα διὰ τῶν αὐτῶν. εἰκοστῇ πολλὰ παρέκρουσε καὶ τὰς ἑπομένας. τεσσαρακοστῇ διὰ ῥινῶν ἡμοῤῥάγησε πολὺ καὶ κατενόει. μᾶλλον ἡ κώφωσις ἐνῆν μὲν, ἧσσον δὲ οἱ πυρετοὶ ξυνέδωκαν, ἡμοῤῥάγει τὰς ἑπομένας πυκνὰ καὶ κατ᾽ ὀλίγον. περὶ δὲ τὴν ἑξηκοστὴν αἱ μὲν αἱμοῤῥαγίαι ἀπεπαύσαντο. ἰσχίου δὲ δεξιοῦ ὀδύνη ἰσχυρὴ καὶ οἱ πυρετοὶ ἐνέτεινον, οὐ πολλῷ δὲ χρόνῳ ὕστερον πόνοι τῶν κάτω πάντων. ξυνέπιπτε δὲ ἢ τοὺς πυρετοὺς εἶναι μείζους καὶ τὴν κώφωσιν πολλὴν, ἢ ταῦτα μὲν ὑφιέναι καὶ κουφίζειν, τῶν δὲ κάτω περὶ ἰσχία μείζους εἶναι τοὺς πόνους. ἤδη δὲ περὶ τὴν ὀγδοηκοστὴν ξυνέδωκε μὲν πάντα, ξυνέλιπε δὲ οὐδέν. οὐρά τε γὰρ εὔχροα καὶ πλείους ὑποστάσιας ἔχοντα κατέβαινεν, οἱ παράληροί τε μείους ἦσαν. περὶ δὲ ἑκατοστὴν ἡ κοιλίη πολλοῖσι χολώδεσιν ἐπεταράχθη καὶ εἴη χρόνον οὐκ ὀλίγον πολλὰ τοιαῦτα. καὶ [304] πάλιν δυσεντεριώδεα μετὰ πόνου. τῶν δὲ ἄλ-

---

Sub decimumquartum furditas, febres extenfae funt, urinae eadem. Vigefimo et proximis diebus multopere deliravit. Quadragefimo multus e naribus fanguis erupit, magisque mente conftitit, inerat quidem, fed minus furditas, remiferunt febres. Sequentibus diebus crebro et paulatim fanguis e naribus profluxit. Ad fexagefimum fanguinis eruptiones quidem ceffarunt: verum ifchii dextri dolor ortus eft, ac febres intendebantur, neque vero multo poft inferiorum partium dolores exorti funt. Contigit autem aut febres majores et furditatem multam effe aut haec quidem remitti levarique, ifchii vero inferioris majores effe dolores. Jam vero ad octogefimum remiferunt quidem omnia, verum nihil dereliquit. Urinae fiquidem boni coloris et copiofa fedimenta continentes defcenderunt et deliria funt imminuta. Circiter centefimum alvus biliofis multis perturbata eft, nec pauco tempore talia multa procedebant, tandemque dyfenteria cum dolore vexavit, in aliis facilitas. In to-

774   *ΙΠΠΟΚΡΑΤΟΥΣ ΕΠΙΔΗΜΙΩΝ Γ*

Ed. Chart. IX. [304.]   Ed. Baf. V. (438.)
λων ῥωστώνη. τὸ δὲ ξίνολον οἱ πυρετοὶ ἐξέλιπον καὶ ἡ
κώφωσις ἐπαύσατο. ἐν ἑκατοστῇ τελέως ἐκρίθη καῦσος.

Οὗτος ὁ ἄνθρωπος ἄξιος μνήμης ἐξαρκέσας νοσήματι
χαλεπῷ διὰ τὴν εὐρωστίαν τῆς δυνάμεως. ἀδύνατον γὰρ
ἄλλως ἀντισχεῖν ἰσχυρῷ πάθει. καὶ πάντως ἦν ἐν τοῖς
σφυγμοῖς αὐτοῦ ῥώμη τε ἅμα καὶ πάντα τἆλλα τὰ κατὰ τὴν
φύσιν σωζόμενα. καί μοι λέλεκται καὶ ἄλλοτε παραλελεῖφθαι τὸ μέρος τοῦτο τῆς ἐπὶ τῶν πυρεττόντων προγνώσεως
τῷ Ἱπποκράτει. φαίνεται δ᾽ οὖν τῷ κάμνοντι καὶ τὰ περὶ
τὴν ἀναπνοήν τε καὶ τὴν ὄρεξιν ἄμεμπτα γεγονέναι, μεγάλην ἔχοντα δύναμιν εἰς σωτηρίαν, ὡς αὐτὸς ἐδίδαξεν. ὁ
πυρετὸς δ᾽ ἐν ἀρχῇ μὲν ὀξὺς εἰσέβαλεν, ἐξελύθη δ᾽ αὐτοῦ
κατὰ τὸν ἑξῆς χρόνον ἡ ὀξύτης. ἔγραψε δ᾽ ἐπ᾽ αὐτοῦ,
πυρετοὶ ἄλλοτε ἀλλοίως, παροξυνόμενοι τὰ πλεῖστα ἀτάκτως.
ἓν δὲ μόνον ἐγένετο χαλεπὸν τῷ κάμνοντι σημεῖον, ἡ τῶν
οὔρων λεπτότης τε καὶ μελανότης. διὸ καὶ πολλῷ χρόνῳ
μόγις ἡ φύσις ἐκράτησε τοῦ νοσήματος, αἱμορῥαγίαν

tum autem tum febres reliquerant, tum furditas defiit.
Centefimo plane judicatus eft. Febris erat ardens.

Hic vir memoratu dignus eft, qui morbum gravem
virium robore excepit, alioqui tanto morbo futurus im-
par. Et omnino pulfibus ejus inerat robur, fimulque reliqua omnia fecundum naturam conftabant. Dixi vero et
alibi Hippocratem praeteriiffe hanc partem in febricitantibus praefagitionis. Jam etiam refpiratio videtur et appetitus laboranti inculpatus fuiffe: quae magnae funt, ut
ille ipfe docuit, ad falutem ponderis. At febris primo
quidem acuta invafit, verum ejus poftea eft acuitas retufa.
De qua fcripfit Hippocrates: febris alias aliter exacerbabatur, fed fere inordinate. Unum vero habebat aeger
periculofum fignum, urinarum tenuitatem et nigritiem.
Unde natura vix longo tempore morbum debellavit, fan-
guiuis concitata eruptione die quadragefimo ex decretoriis

τε κινήσασα κατὰ τὴν μ' ἡμέραν ἐκ κρισίμων οὖσαν,
ἰσχίου τε ὀδύνην καὶ τῶν κάτω πάντων ἐργασομένη μετὰ
ταῦτα. δεῖται γὰρ τὰ μεγάλα τῶν νοσημάτων καὶ τῶν κρινόντων αὐτὰ γενναίων, ἀλλ' οὐδ' ἐπὶ τούτῳ ἐπαίσατο τελέως
ἡ νόσος. περὶ δὲ τὴν κ' ἡμέραν ἐφάνη σημεῖα πεττομένης
αὐτῆς διὰ τῶν οὔρων, ἐφ' οἷς μετὰ βραχὺ μέχρι τῆς ρ'
πεφθεῖσα τὴν παντελῆ λύσιν ἐποιήσατο.

<hr>

πα'.

Ἐν Ἀβδήροισι Νικόδημον ἐξ ἀφροδισίων καὶ πότων πυρετὸς ἔλαβε. ἀρχόμενος δὲ ἦν ἀσώδης καὶ καρδιαλγικός,
διψώδης, γλώσσῃ ἐπεκαύθη, οὖρα λεπτά, μέλανα. δευτέρᾳ ὁ πυρετὸς παρωξύνθη, φρικώδης, ἀσώδης, οὐκ ἐκοιμήθη, ἤμεσε χολώδεα, ξανθά, οὖρα ὅμοια, νύκτα δι'
ἡσυχίης, ὕπνωσε. τρίτῃ ὑφῆκε πάντα, ῥᾳστώνη δὲ ἦν
περὶ ἡλίου δυσμὰς, πάλιν ὑπεδυσφόρει, νύκτα ἐπιπόνως.
τετάρτῃ ῥῖγος, πυρετὸς πολὺς, πόνοι πάντων, οὖρα λεπτὰ, ἐναιώρημα, παρέκρουσε πολλά. ἑβδόμῃ ῥᾳστώνη,

uno, coxendicisque dolore et omnium inferiorum partium,
poftea creato: nempe enim magni morbi etiam quaerunt,
quae judicent fe, egregia. At neque hoc plane eft difcuffus morbus, fed citra diem octogefimum figna eluxerunt
ex urinis ejus maturationis: poftea ufque ad centefimum
diem paulatim concoctus, omnino eft profligatus.

<hr>

LXXXI.

Abderae Nicodemum ex venere et potu orta febris prehen-
dit. Incipiens autem anxietate, cordolio et fiti vexatus:
lingua exufta eft; urinae tenues et nigrae. Secundo
die febris exacerbata eft cum horrore; anxius, nihil
dormivit, vomuit biliofa flava; eaedem urinae, noctem
quietam transegit; dormivit. Tertio remiffa funt omnia
et adfuit tranquillitas: fub folis occafum aliquantulum
jactatus eft; noctem molefte tulit. Quarto rigor invafit,
febris multa, omnium dolores, urinae tenues, enaeorema,

ὀγδόη τὰ ἄλλα ξυνέδωκε πάντα. δεκάτη καὶ τὰς ἑπομένας ἐνῆσαν μὲν οἱ πόνοι, ἧσσον δὲ πάντες. οἱ δὲ παροξυσμοὶ καὶ οἱ πόνοι τουτέῳ διὰ τέλεος ἐν ἀρτίῃσιν
ἦσαν μᾶλλον. εἰκοστῇ οὔρησε λευκὸν, πάχος εἶχε, κείμενον οὐ καθίστατο, ἵδρωσε πολλά, ἔδοξε ἄπυρος γενέσθαι.
δείλης δὲ πάλιν ἐθερμάνθη καὶ οἱ αὐτοὶ πόνοι, φρίκη,
δίψα, σμικρὰ παρέκρουσεν. εἰκοστῇ τετάρτῃ οὔρησε πολὺ
λευκὸν, πολλὴν ὑπόστασιν ἔχον, ἵδρωσε πολλῷ θερμῷ διόλου, ἀπύρετος ἐκρίθη.

[305] Καὶ αὐτὸς ὁ Ἱπποκράτης ἐπεσημήνατο λέγων, οἱ
παροξυσμοὶ καὶ οἱ πόνοι ἐν ἀρτίῃσι. διὰ τοῦτο γοῦν ἐκρίθη μετὰ τὴν κ΄ ἡμέραν ἱδρῶτι. τὰ δὲ κατὰ μέρος ὁ μεμνημένος ἁπάντων, ὡς ἔμπροσθεν ἐξηγησάμην ἔν τε τούτῳ τῷ
βιβλίῳ καὶ τοῖς πρὸ αὐτοῦ δυσὶ καὶ πρὸ τούτων τῷ προγνωστικῷ τε καὶ προῤῥητικῷ, δυνατὸς ἂν εἴη πάντ᾽ ἐξευρίσκειν αὐτός.

*multum deliravit. Septimo levamentum. Octavo cae-
tera omnia remiferunt, fequentibusque diebus dolores
quidem tenuerunt, fed minores omnes: hunc autem exacerbationes et perpetuo dolores diebus paribus invaferunt. Vigefimo urinam reddidit albam craffamentum
continentem quae depofita non fubfidebat, copiofe fudavit, absque febre vifus eft. Sub vefperam iterum recaluit, iidem dolores, horror, fitis, nonnihil deliravit. Vigefimo quarto copiofam minxit urinam albam, quae
copiofum fedimentum deponebat, copiofo fudore calido
per univerfum corpus effufo, a febre liber judicatus eft.*

Et ipfe Hippocrates fignificavit dicens: accefliones et
dolores diebus paribus; quare etiam a vigefimo die fudore eft judicatus. Sigillatim vero qui omnia tenet memoria quae ante expofuimus hoc libro et fuperioribus
duobus, atque ante hos in praefagiis et praedictionibus,
invenire omnia ipfe poterit.

πβ'.

(439) Ἐν Θάσῳ γυνὴ δυσάνιος, ἐκ λύπης μετὰ προφάσιος ὀρθοστάδην, ἐγένετο ἄγρυπνός τε καὶ ἄσιτος καὶ διψώδης ἦν καὶ ἀσώδης, ᾤκει δὲ πλησίον τῶν Πυλάδου
ἐπὶ τοῦ λείου. τῇ πρώτῃ ἀρχομένης νυκτὸς φόβοι, λόγοι πολλοί, δυσθυμίη, πυρέτιον λεπτὸν, πρωῒ σπασμοὶ
πολλοί, ὅτε δὲ διαλίποιεν οἱ σπασμοὶ οἱ πολλοί, παρέλεγεν, ἰσχυρομύθει, πολλοὶ πόνοι, μεγάλοι, ξυνεχέες. δευτέρα διὰ τῶν αὐτῶν οὐδὲν ἐκοιμᾶτο, πυρετὸς ὀξύτερος.
τρίτῃ οἱ μὲν σπασμοὶ ἀπέλιπον, κῶμα δὲ καὶ καταφορὴ
καὶ πάλιν ἔγερσις ἀνίησε, κατέχειν οὐκ ἠδύνατο, παρέλεγε πολλὰ, πυρετὸς ὀξύς. ἐς νύκτα δὲ ταύτην ἵδρωσε
πολλῷ θερμῷ διόλου, ἄπυρος ὕπνωσε, πάντα κατενόει,
ἐκρίθη περὶ τὴν γ' ἡμέρην, οὖρα μέλανα, λεπτὰ, ἐναιώρημα δὲ ἐπὶ πολὺ στρογγύλον, οὐχ ἵδρυτο. περὶ δὲ κρίσιν γυναικεῖα πολλὰ κατέβη.

LXXXII.

In Thaſo moroſa mulier ex moerore cum occaſione recta
incedens, tum ſomni, tum cibi oblita et ſiti et jactatione premebatur. Habitabat autem prope Pyladis aedes in plano. Primo die ſub initium noctis metus; ſermones multi; moeſtitia, levis febricula, mane convulſiones multae. Quum autem intermiſiſſent convulſiones
illae multae, delirabat, obſcoena fabulatur, dolores
multi, magni, continui. Secundo eadem, nihil dormivit; febris acutior. Tertio quidem convulſiones ceſſarunt; coma vero et cataphora et rurſum vigiliae infe-
ſtaverunt; exiliit, continere ſe non potuit; multum deliravit; febris acuta. Nocte vero eadem; ſudore copioſo
calido per univerſum corpus ſudavit, a febre libera
dormivit, omnino mente conſtitit, judicata eſt. Circa
tertium diem urinae nigrae, tenues, enaeorema vero
aliquamdiu valde rotundum non ſubſidebat. Sub criſin
muliebria multa prodierunt.

778 ΙΠΠΟΚΡΑΤΟΥΣ ΕΠΙΔΗΜΙΩΝ Γ

Ed. Chart. IX. [305.]   Ed. Baf. V. (439.)

Τί ή δυσάνιος φωνή σημαίνει Κριτίας εδήλωσε γράψας ώδε· δυσάνιος εστίν όστις επί τοις μικροίς ανιάται και
επί τοις μεγάλοις μάλλον ή οι άλλοι άνθρωποι και πλείω
χρόνον είη ανιαρός ή σκυθρωπός, νύν υφ' Ιπποκράτους εί-
ρημένη δυσάνιος, παραμεινάσης αυτή της λύπης επί πλείονα
χρόνον, όπερ πάλιν μετ' ολίγον επί της εν Κυζίκω τας διδύμους θυγατέρας τεκούσης έφη· σιγώσα δε και σκυθρωπή
και ου πειθομένη. θαυμάζω γε μήν πώς ου προσέγραψεν
επί της γυναικός ταύτης ήτοι γε επεσχήσθαι τα καταμήνια παντάπασιν ή μή τελέως γεγονέναι. φαίνεται γάρ οξέως
τε άμα και πληθωρικώς νοσήσαι και τη γ΄ των ημερών είς
νύκτα δι' ιδρώτων τε κριθήναι και καταμηνίων εκκρίσεως.
αλλά και μετά την κρίσιν εκκενωθέντα πολλά βεβαίαν ειργά-
σατο την γενομένην απαλλαγήν του νοσήματος. ή δε των
ούρων χρόα, καίτοι μέλαινα γενομένη χαλεπόν ουδέν ειργά-
σοιτο, διότι καταμηνίων επίσχεσις ήν μελαγχολικωτέρων, εφ'
οίς εικότως ή γυνή δυσάνιος εγένετο και φοβερά και παρέκρουσεν εν μέρει ποτέ και κωματώδης γενομένη.

Quid dictio δυσάνιος, id eft morofus, fignificet, docuit Critias, cujus funt haec verba: Morofus eft qui vi-
libus de rebus ftomachatur et de magnis plus caeteris
mortalibus diutiusque.   Erat ergo triftis vel tetrica quam
hic morofam Hippocrates vocat, quae diu in triftitia per-
fiftebat: quod iterum paulo poft de ea dicit, quae Cyzici
gemellas filias enixa erat.   Tacita vero et tetrica nec ad
animi aequitatem perduci potuit.   Verum non poffum non
mirari cur in hac muliere non addiderit vel cohibitos
omnino fuiffe menfes vel non perfecte profluxiffe.   Nam
acute fimul et ex humorum abundantia videtur laboraffe,
atque tertio die fub noctem per fudores effe et menfium
excretionem judicata.   Quin etiam multi menfes poft judicium evacuati morbi deceffionem confirmaverunt.   Urina
vero, licet effet nigra, nihil attulit periculofi; quod re-
tenti menfes effent magis melancholici, unde mulier merito morofa evafit et timida interimque deliravit et comate
eft detenta.

πγ'.

[306] Ἐν Λαρίσσῃ τὴν παρθένον πυρετὸς ἔλαβε καυσώδης, ὀξὺς, ἄγρυπνος, διψώδης, γλῶσσα λιγνυώδης, ξηρὴ,
οὖρα εὔχροα μὲν, λεπτὰ δέ. δευτέρᾳ ἐπιπόνως, οὐχ
ὕπνωσε. τρίτῃ πολλὰ διῆλθεν ἀπὸ κοιλίης ὑδατόχροα
καὶ τὰς ἐπομένας διῄει τοιαῦτα εὐφόρως. τετάρτῃ οὔρησε λεπτὸν, ὀλίγον, εἶχεν ἐναιώρημα μετέωρον, οὐχ ἵδρυτο, παρέκρουσεν ἐς νύκτα, ἕκτῃ διὰ ῥινῶν λαῖρον ἐῤῥύη
πολὺ, φρίξασα, ἵδρωσε πολλῷ θερμῷ διόλου, ἄπυρος
ἐκρίθη. ἐν δὲ τοῖσι πυρετοῖσι καὶ ἤδη κεκριμένων γυναικεῖα κατέβη πρῶτον τότε, παρθένος γὰρ ἦν. ἦν δὲ
διὰ παντὸς ἀσώδης, φρικώδης, ἔρευθος προσώπου, ὀμμάτων ὀδύνη, καρηβαρική. ταύτῃ οὐχ ὑπέστρεψεν, ἀλλ'
ἐκρίθη, οἱ πόνοι ἀρτίῃσιν.

LXXXIII.

*Lariſſae virginem febris ardens et acuta prehendit; in-
ſomnis erat, ſitibunda; lingua fuliginoſa, arida; urinae
probe coloratae, ſed tenues. Secundo die laborioſe de-
gebat; non dormivit. Tertio et ſequentibus diebus multae dejectiones aquei coloris ab alvo excluſae ſunt.
Quarto urinam tenuem paucam reddidit quae enaeorema
ſublime habuit, neque ſubſidebat, ſub noctem deliravit.
Sexto per nares ſanguis abunde copioſus effluxit, hor-
ruit, ſudore copioſo calido per totum corpus effuſo,
febre libera judicata eſt. In febre autem et jam judicata tunc primum huic muliebria deſcenderunt; virgo
ſiquidem erat. Erat autem perpetuo anxia, horrida,
cui faciei rubor, oculorum dolor et capitis gravitas.
Huic febris reverſa, ſed judicata, diebus paribus dolores invaſerant.*

Ed. Chart. IX. [806.]   Ed. Baf. V. (439.)

Ὅτι μὲν ὥραν εἶχεν ἡ παρθένος καταμηνίων δῆλόν ἐστιν· ἐξ ὧν αὐτὸς ἔγραψεν εἰπὼν ὧδεν γυναικεῖα κατέβη. τότε πρῶτον φαίνεται καὶ ἡ νόσος αὐτῇ γεγονέναι πληθωρικὴ καὶ κριθῆναι μὲν ἐπὶ τῆς στ΄ ἡμέρας, διότι καὶ τοὺς πόνους ἔσχεν ἀρτίαις, ὡς αὐτὸς ἔγραψε. παράδοξον δὲ τὸ μηδ᾽ ὑποστρέψαι,· καίτοι τῆς στ΄ ἡμέρας μηδέποτε πιστῶς κρινούσης. ξένον οὖν τοῦτο καὶ πάνυ σπάνιον ἐπ᾽ αὐτῆς γενόμενον ἐπεσημήνατο γράψας, ταύτῃ οὐχ ὑπέστρεψεν, ἀλλ᾽ ἐκρίθη ὡς δέον ὑποστρέψαι. ἀλλὰ καὶ τὴν αἰτίαν ἔγραψε τοῦ μὴ ὑποστρέψαι, προσθεὶς ἐν τοῖσι πυρετοῖσι καὶ ἤδη κεκριμένων, γυναικεῖα κατέβη. τὸ γὰρ ἐπιμεῖναι τὴν κένωσιν αὐτῇ ταῖς μετὰ τὴν κρίσιν ἡμέραις ἱκανὸν ἐγένετο βεβαίαν φυλάξαι τὴν προηγησαμένην κρίσιν ἐν τῇ στ΄ ἡμέρᾳ δι᾽ αἱμοῤῥαγίας τε καὶ ἱδρώτων καὶ μάλιστα ὅτι μήτε φλεγμονή τις ἐγένετο κυρίου μορίου μήτε κακόηθες ἦν τὸ πλῆθος. αὐτὸς γὰρ ἐπεσημήνατο πληθωρικὴν εἶναι τὴν διάθεσιν ἐν τῷ φάναι διὰ παντὸς ἐσχηκέναι προσώπου μὲν ἔρευθος, ὀμμάτων δὲ ὀδύνην καὶ καρηβαρίαν. εὔδηλον οὖν

Aetatem puellam attigiſſe menſium ex ipſis liquet Hippocratis verbis: menſes tum primum provenerunt et ipſum etiam fuiſſe morbum ex humorum copia, judicatumque die ſexto eſſe, quod dolores in dies pares incurriſſent, ut ipſe ſcripſit. At mirum non revertiſſe, quam ſextus dies non judicet unquam fideliter. Quare novum hoc et rarum illi accidiſſe indicavit, quum ſcripſit: huic non repetiit, ſed judicata eſt tanquam debuiſſet repetere. At vero cauſam etiam cur non redierit, ſcripſit addendo, dum febricitaret et jam judicata eſſet, menſes primum illi provenerunt. Nam vacuationis perſeveratio diebus poſt judicium ſatis erat ut firmum ſervaretur judicium, quod die ſexto praeceſſerat per ſanguinis eruptionem et ſudores, maxime quod nulla eſſet princeps pars inflammata, neque maligna humorum abundantia. Ipſe certe plethoricum vitae eſſe ſignificavit, quum dicit perpetuo in facie ruborem fuiſſe, in oculis dolorem, in capite gravitatem. Pla-

ΚΑΙ ΓΑΛΗΝΟΥ ΕΙΣ ΑΥΤΟ ΥΠΟΜΝΗΜΑ Γ. 781

Ed. Chart. IX. [306. 307.]　　　　　Ed. Baf. V. (489.)

ἦν ὅτι κενώσεως ἐδεῖτο μόνης. καὶ ταύτην ἡ φύσις ἤρξατο
μὲν ἐργάζεσθαι τῇ γ´ τῶν ἡμερῶν, συνεπλήρωσε δὲ κατὰ
τὴν στ´. ὅτι δὲ τῷ λόγῳ τῆς φύσεως οὐχ ὡς σύμπτωμα τῆς
νόσου διὰ τῆς γαστρὸς ἡ κένωσις ἐγένετο σαφῶς ἐδήλωσεν
αὐτὸς γράψας, τῇ τρίτῃ δὲ πολλὰ διῆλθεν ἀπὸ κοιλίης
ὑδατόχροα καὶ τὰς ἑπομένας ἦν τοιαῦτα εὐφόρως. τοῦτο
προσκείμενον ἐνδείκνυται τῶν λυπούντων γίγνεσθαι τὴν ἔκκρισιν. ἐπισημήνασθαι δὲ τῶν κατὰ τὴν διήγησιν αὐτῆς
εἰρημένων ἄξιόν ἐστι καὶ ταῦτα τὰ β´ πρὸς τοῖς εἰρημένοις,
ἓν μὲν τὸ κατὰ τὴν ἀρχὴν γεγραμμένον, γλῶσσα λιγνυώδης,
ξηρὴ, δεύτερον δὲ τὸ δ´, οὐρῆσαι λεπτὸν, ὀλίγον, εἶχεν ἐναιώρημα μετέωρον, οὐχ ἵδρυτο, παρέκρουσε. τὸ μὲν γὰρ
[307] αὐτῶν πρότερον εἰρημένον χρήσιμόν ἐστιν εἰς τὸ
μὴ παντελῶς ἡγεῖσθαι ὀλεθρίαν τὴν λιγνυώδη γλῶσσαν,
ὀνομάζει δ´ οὕτως τὴν ἐπικεχρωσμένην οἷον λιγνύϊ τινὶ, ξηρὰν οὖσαν ἐξ ἀναθυμιάσεως. τὸ δὲ β´ ἐπειδὴ καὶ κατ´ ἄλλους ἀρρώστους εἰπὼν ἐναιώρημα μετέωρον εὐθέως ἐπήνεγκεν αὐτῷ τὸ παρέκρουσεν, ἐμφαίνων τοῖς τοιούτοις

num ergo erat folam requiri vacuationem, quam natura
tertio die incepit, confummavit fexto. Nam per naturam,
non ut morbi fymptoma, ventris vacuationem accidiffe
ipfe dilucide his verbis indicavit, tertio alvus multa reddidit aquei coloris, proximisque diebus talia commode:
hoc adjectum denotat, quae offerebant, excerni, porro ex
iis quae funt in ejus hiftoria expofita, etiam haec duo
ad praedicta declaranda duxi, primum quando initio eft
fcriptum, lingua fuliginofa et arida, alterum hoc, quarto
urina tenuis et pauca habebat fufpenfionem elatam, non
fubfidebat, deliravit. Nam horum prius relatum utile
tibi eft, ut ne omnino putes fuliginofam linguam effe
exitialem; fic autem appellat tinctam quafi fuligine quadam quae ficca erat ex vaporibus; alterum, quia etiam in
aliis aegris quum dixerit, fufpenfio elata, ftatim fubjecit,
deliravit, innuens quod ejusmodi fufpenfiones delirium
comitatur, quanquam in praefagiis, ubi omnia, quae acci-

ἐναιωρήμασιν ἕπεσθαι παραφροσύνην. καίτοι κατά γε τὸ προγνωστικὸν ἅπαντα τὰ περὶ τῶν οὔρων διελθὼν οὐδεμίαν ἐξ αὐτῶν εἰς παραφροσύνην ἐποιήσατο πρόγνωσιν. ἔοικεν οὖν τὸ σημεῖον τοῦτο καθ᾽ αὑτὸ μὲν οὐδέποτε σημαίνειν παραφροσύνην, συνενδείκνυσθαι δέ ποτε κατὰ συμβεβηκὸς, ἐπειδὴ πνευματωδέστερον εἶναι δηλοῖ τὸ ἐναιώρημα. κατὰ γὰρ τὸ παντελῶς ἄφυσον εἰς τὸ κάτω τῶν ἀγγείων φέρεται τὰ ἐναιωρήματα.

πθ´.

Ἀπολλώνιος ἐν Ἀβδήροις ὀρθοστάδην ὑπεφέρετο χρόνον πολὺν, ἦν δὲ μεγαλόσπλαγχνος καὶ περὶ ἧπαρ ξυνήθης ὀδύνη χρόνον πολὺν παρείπετο, καὶ δὴ τότε καὶ ἱκ- (440) τερώδης ἐγένετο, φυσώδης, χροιῆς τῆς ὑπολεύκου, φαγὼν δὲ καὶ πιὼν ἀκαιροτέρως βόειον, ἐθερμάνθη μικρὰ τὸ πρῶτον, κατεκλίθη. γάλαξι δὲ χρησάμενος ἑφθοῖσι καὶ ὠμοῖσι, πολλοῖσιν ἀγγείοισι καὶ μηλείοισι καὶ διαίτῃ κακῇ, πάντων αἱ βλάβαι μεγάλαι. οἵ τε γὰρ πυρετοὶ παρω-

----

dunt urinis, eſt perſecutus, nullum fecit praeſagium ex eis delirii. Quare ſignum hoc videtur per ſe ipſum delirium nunquam denunciare, ſed caſu nonnunquam commonſtrare, quia flatuoſiorem eſſe ſanguinem indicat. Nam nullus plane ſi ſtatus inſit, deferuntur ad ima vaſa ſuspenſiones.

LXXXIV.

Abderae Apollonius recto ſtatu diuturno tempore patiebatur. Erat autem viſceroſus et circa hepar conſuetus dolor longo tempore comitabatur, ac tunc ſane etiam auriginoſus factus eſt, flatulentus et coloris ſubalbi. Ex intempeſtiviore vero victu et carnis bubulae eſu aliquantulum primum incaluit, decubuit. Deinde uſus lacte cocto et crudo, multo caprillo et ovillo et vitioſo victu laeſiones omnium inſignes ſequutae ſunt. Nam et

ΚΑΙ ΓΑΛΗΝΟΥ ΕΙΣ ΑΥΤΟ ΥΠΟΜΝΗΜΑ Γ. 783

Ed. Chart. IX. [307.]   Ed. Baf. V. (440.)

ξύνθησαν, κοιλίη τε τῶν προενεχθέντων οὐδὲν διέδωκεν
ἄξιον λόγου, οὐρά τε λεπτὰ καὶ ὀλίγα διῄει, ὕπνοι οὐκ
ἐνῆσαν, ἐμφύσημα κακὸν πολὺ δίψος. κωματώδης, ὑποχονδρίου δεξιοῦ ἔπαρμα ξὺν ὀδύνῃ, ἄκρεα πάντοθεν
ὑπόψυχρα, σμικρὰ παρέλεγεν, λήθη πάντων ὅ τι λέγοι,
παρεφέρετο. περὶ δὲ τεσσαρεσκαιδεκάτην, ἀφ' ἧς ῥιγώσας
ἀπεθερμάνθη, κατεκλίθη καὶ ἐξεμάνη, βοὴ, ταραχὴ, λόγοι πολλοὶ καὶ πάλιν ἵδρωσις καὶ τὸ κῶμα τηνικαῦτα
προσῆλθε. μετὰ δὲ ταῦτα κοιλίη ταραχώδης, πολλοῖσι
χολώδεσιν, ἀκρήτοισιν, ὠμοῖσιν, οὖρα μέλανα, σμικρὰ,
λεπτὰ, πολλὴ δυσφορίη, τὰ τῶν διαχωρημάτων ποικίλως.
ἢ γὰρ μέλαινα καὶ σμικρὰ καὶ ἰώδεα, ἢ λιπαρὰ καὶ
ὠμὰ καὶ δακνώδη κατὰ δὲ χρόνους ἐδόκεε καὶ γαλακτώ-
δεα διδόναι. περὶ δὲ εἰκοστὴν τετάρτην διὰ παρηγορίης,
τὰ μὲν ἄλλα ἐπὶ τῶν αὐτῶν, σμικρὰ δὲ κατενόησεν. ἐξ
οὗ δὲ κατεκλίθη, οὐδενὸς ἐμνήσθη. πάλιν δὲ ταχὺ παρε-

*febres exacerbatae funt, venter ex ingeſtis, nihil effatu
dignum reddidit; urinae tenues et paucae; ſomni non
aderant; inflatio mala, ſitis multa, comatoſus, hypochondrii dextri tumor cum dolore, extrema undique
ſubfrigida, aliquantulum delirabat, omnium quae loquebatur, capiebat oblivio, exturbabatur. Ad decimum quartum a quo riguit, incaluit, decubuit et vehementer inſanivit; clamor, perturbatio, verba multa et rurſus ſudor, tuncque acceſſit coma. Poſthaec vero alvus perturbata multis, bilioſis, meris, crudis; urinae nigrae, paucae, tenues; multa corporis jactatio, dejectiones variae;
aut enim nigrae et paucae et aeruginoſae, aut pingues
et crudae et mordaces. Tandem vero etiam lacti ſimiles reddi conſpiciebantur. Sub vigeſimum quartum
mitigatione caetera quidem in iisdem perſeverarunt, verum aliquantulum mente valuit, ex quo vero tempore
decubuit, nullus meminit, rurſum vero cito deliravit,
atque in deterius omnia ruebant. At circa trigeſimum
febris acuta invaſit, ſtercora copioſa et tenuia dejecta*

784 ΙΠΠΟΚΡΑΤΟΥΣ ΕΠΙΔΗΜΙΩΝ Γ

Ed. Chart. IX. [307. 308.]   Ed. Baf. V. (440.)

νόει, ὥρμητο πάντα ἐπὶ τὸ χεῖρον, περὶ δὲ τριακοστὴν
πυρετὸς ὀξὺς, διαχωρήματα πολλὰ, λεπτὰ, παράληρος,
ἄκρεα ψυχρὰ, ἄφωνος, τριακοστῇ τετάρτῃ ἀπέθανε. τού-
τέῳ διὰ τέλεος, ἐξ οὗ καὶ ἐγὼ οἶδα, κοιλίη ταραχώδης, οὖρα λεπτὰ, μέλανα, κωματώδης, ἄγρυπνος, ἄκρεα
ψυχρὰ, παράληρος, διὰ τέλεος φρενιτικός.

[308] Κἀπὶ τούτου πάλιν ὁ Ἱπποκράτης ὡς ἐπ' ἄλλων πολλῶν, αὐτὸς ἐπὶ τῷ τέλει τῆς διηγήσεως ἐν κεφαλαίοις βραχέσιν ἐδήλωσε τὰ γενόμενα συμπτώματά τε καὶ
σημεῖα, δι' ὧν ἄν τις προγνῷ τὸν ἐσόμενον θάνατον. ἔχει
δὲ ἡ ῥῆσις ὧδε· τούτῳ διὰ τέλεος ἐξ οὗ καὶ ἐγὼ οἶδα κοιλίη ταραχώδης, οὖρα λεπτὰ καὶ μέλανα, κωματώδης, ἄγρυπνος, ἄκρεα ψυχρὰ, παράληρος διὰ τέλεος. τῶν δὲ κατὰ
μέρος οὐδέν ἐστιν ἀσαφές, εἴ τις τῶν προεξηγησαμένων ἡμῖν
μνημονεύει.

funt, delirus fuit, extrema frigida, voce captus eft.
Trigefimo quarto vita defunctus eft. Ex quo ego eum
vidi, huic perpetuo alvus turbulenta fuit, urinae tenues,
nigrae; comatofus, infomnis; extremitates frigidae, per
totum morbum deliravit, phrenitide periit.

Jam in hoc etiam Hippocrates, ut in aliis multis, in
fine ipfe narrationis brevibus capitibus fymptomata et
figna quae acciderunt, docuit, ex quibus inftare mortem
praevideas. Habet autem dictio fic: huic perpetuo, poftquam hominem ego vidi, alvus turbata fuit, urinae tenues
et nigrae, comatofus ipfe et infomnis, extremae partes
frigidae, delirus perpetuo. At fingula clara funt, fi quae
ante expofuimus meminifti.

ΚΑΙ ΓΑΛΗΝΟΥ ΕΙΣ ΑΥΤΟ ΥΠΟΜΝΗΜΑ Γ. 785

Ed. Chart. IX. [308.]　　　　　　　Ed. Baf. V. (440.)

πε΄.

Ἐν Κυζίκῳ γυναικὶ θυγατέρας διδύμους τεκούσῃ καὶ δυστο-
κησάσῃ καὶ οὐ πάνυ καθαρθείσῃ τῇ μὲν πρώτῃ ἐπῆλθε
πυρετὸς φρικώδης, ὀξὺς, κεφαλῆς καὶ τραχήλου βάρος
μετὰ ὀδύνης, ἄγρυπνος ἐξ ἀρχῆς, σιγῶσα δὲ καὶ σκυθρωπὴ καὶ οὐ πειθομένη, οὖρα λεπτὰ καὶ ἄχροα, διψώδης, ἀσώδης τὸ πολὺ, κοιλίη πεπλανημένως ταραχώδης
καὶ πάλιν ξυνισταμένη. ἕκτῃ εἰς νύκτα πολλὰ παρέλεγεν, οὐδὲν ἐκοιμήθη. περὶ δὲ ἑνδεκάτην ἐοῦσα ἐξεμάνη
καὶ πάλιν κατενόει, οὖρα μέλανα, λεπτὰ καὶ πάλιν διαλείποντα, ἐλαιώδεα καὶ κοιλίη πολλοῖσι λεπτοῖσι, ταρα-
χώδεσι. τεσσαρεσκαιδεκάτη σπασμοὶ πολλοὶ, ἄκρεα ψυχρὰ, οὐδὲν ἔτι κατενόει, οὖρα ἀπέστη, ιστ΄ ἄφωνος, ιζ΄
ἀπέθανε, φρενῖτις.

———

Οὐ μόνον ὅτι μὴ καλῶς ἐκαθάρθη τὴν λόχειον κάθαρσιν, ὑπελείφθη τῇ γυναικὶ ταύτῃ μελαγχολικώτερον αἷ-

LXXXV.

Mulier in Cyzico gemellas puellas laboriofe peperit, quae
quum non admodum expurgata effet, primo die febre
horrida et acuta correpta eft. Capitis et cervicis gravitas prehendit cum dolore, vigil ab initio; taciturna
autem et tetrica et quae fuafionibus non cedebat; urinae tenues et decolores; fitibunda, anxia multopere,
alvus inordinate turbata, ac rurfus conftitit. Sexto ad
noctem multum deliravit, nihil dormivit. Circiter undecimum vehementer infanivit, rurfusque mente valuit,
urinae nigrae et tenues, rurfus intermittentes, oleofae
et ab alvo multae, tenues et turbulentae dejectiones.
Decimo quarto convulfiones multae, extrema frigida,
neque amplius ad mentem rediit, urinae reftituerunt.
Decimo fexto voce capta eft. Decimo feptimo phrenitide interiit.

———

Non tantum quia non probe fuit a partu purgata,
fuperfuit mulieri huic fanguis magis melancholicus, quae

Ed. Chart. IX. [308. 309.]   Ed. Baf. V. (440.)
μα, διὸ κατὰ ἀρχὰς μὲν ἦν σιγῶσα καὶ σκυθρωπὴ καὶ οὐ
πειθομένη. μετὰ δὲ ταῦτα παρεφρόνησε σφοδρᾶς, ὡς ἐκμανῆναι, ἀλλὰ καὶ διὰ τὴν δυστοκίαν φλεγμηνάσης τῆς μήτρας
ὁ πυρετὸς ηὐξήθη. δῆλον δ᾽ ὅτι τῆς κακοχυμίας ἐπὶ τὴν
κεφαλὴν ἀνενεχθείσης ἥ τε παραφροσύνη μανιώδης ἐγένετο
καὶ οἱ σπασμοὶ συνηκολούθησαν. αἱ δὲ τῶν κρισίμων ἡμερῶν περίοδοι σώζονται κἀνταῦθα, καθάπερ ἐπὶ πάντων
τῶν ἀρρώστων. εἰ δέ πού τι φανείη σπανίως διαφθειρό-
μενον, ἐκεῖνο μόνον ἐπισημαινόμαι.

πστ'.

[309] Ἐν Θάσῳ Δεάλκους γυναῖκα, ἣ κατέκειτο ἐπὶ τοῦ
Λείου, πυρετὸς φρικώδης ὀξὺς ἐκ λύπης ἔλαβεν. ἐξ ἀρχῆς
δὲ περιεστέλλετο καὶ διὰ τέλεος, αἰεὶ σιγῶσα ἐψηλάφα,
ἔτιλλεν, ἔγλυφεν, ἐτριχολόγει, δάκρυα καὶ πάλιν γέλως, οὐκ
ἐκοιμᾶτο, ἀπὸ κοιλίης ἐρεθισμός, οὐδὲν διῄει, σμικρὰ
ὑπομιμνησκόντων ἔπεινεν, οὖρα λεπτὰ, σμικρὰ, πυρετοὶ

caufa erat, cur initio tacita effet et tetrica, nec poffet ad
animi perduci aequitatem et poftea multum deliraret aut
valde infaniret, verum etiam propter difficilem enixum,
inflammato utero, febris eft aucta. In confpicuo porro
eft, vitiofis humoribus ad caput fublatis, delirium furiofum exftitiffe fimulque convulfiones confequutes effe. Decretoriorum dierum circuitus, ut in omnibus aegris, ita
et hic confervantur. Sicubi videatur raro quicquam effe
labefactatum, illud folum adnotamus.

LXXXVI.

*In Thafo Dealcis uxorem, quae in Leio decumbebat,
febris horrida et acuta ex moerore prehendit. Ab initio autem contegebatur et ad finem ufque femper taciturna palpabat, evellebat, fcalpebat, floccos legebat,
lacrymae moxque rifus, non dormiebat. Ab alvo irri-
tamenta, fed nihil prodibat, paucum admonita bibebat,
urinae tenues, paucae, febres ad manum leves, extre-*

πρὸς χεῖρα λεπτοί, ἀκρέων ψῦξις. ἐνάτη πολλὰ παρέλεγε
καὶ πάλιν ἱδρύνθη, σιγῶσα. τεσσαρεσκαιδεκάτη πνεῦμα
ἀραιὸν, μέγα διὰ χρόνου καὶ πάλιν βραχύπνοος. ἑπτακαιδεκάτη ἀπὸ κοιλίης ἐρεθισμὸς, ταραχώδεα, ἔπειτα τὰ
ποιὰ οὐ διῄει, οὐδὲν ξυνίστατο, ἀναισθήτως εἶχε πάντων, δέρματος περίτασις καρφαλέου. εἰκοστῇ λόγοι πολλοὶ καὶ πάλιν ἱδρύνθη, ἄφωνος, βραχύπνοος. εἰκοστῇ
πρώτῃ ἀπέθανεν. ἦν ταύτῃ διὰ τέλεος πνεῦμα ἀραιὸν,
μέγα, ἀναισθήτως πάντων εἶχεν, ἀεὶ περιεστέλλετο ἢ λόγοι πολλοὶ ἢ σιγῶσα, διὰ τέλεος φρενῖτις.

(441) Ἐξ ἀρχῆς αὕτη φαίνεται φρενιτικὴ γενομένη.
χαλεπώτατοι δ' εἰσὶν, ὡς καὶ πρῶτον εἶπον, αἱ τοιαῦται
φρενίτιδες καὶ τάχιστα πάντας οἷς ἂν γένωνται διαφθεί-
ρουσιν. ἀλλὰ νῦν γε ὀξέως αὕτη ἄχρι τῆς κα' ἡμέρας ἐξήρκεσεν ἴσως, ὅτι μετρίως ἐπύρεξε. καὶ διὰ τοῦτο ἐπεσημήνατο κατὰ ταύτην τὴν ἄῤῥωστον μόνην γράψας πυρετοὶ

*morum frigus. Nono die multum deliravit et rurfus
compofita eft et taciturna. Decimo quarto fpiratio
rara, magna per tempus et rurfus brevifpira. Decimo
feptimo ab alvo proritatio turbulenta, poftea ipfa epota
pertranfibant, neque immorabantur, omnium fenfum
perdiderat, aridae cutis circumtenfio. Vigefimo verba
multa ac mox compofita fuit, vox defecit, brevifpira.
Vigefimo primo obiit. Huic ad finem ufque fuit fpiritus rarus, magnus, nihil omnino fentiebat, femper pan-
nis contegebatur aut verba multa aut filens, perpetuo
phrenitis.*

A primo haec fuiffe phrenitica videtur. Sunt autem
tales, uti prius dixi, graviffimae phrenitides, ac ociffime,
quotquot invadunt, tollunt; fed nunc quidem haec febricitans acute ad diem vigefimum primum fe fuftentavit,
fortaffe quia modice febricitaret. Proinde, ut infinuaret
hoc, fcripfit in hac una aegra, febres ad manum tenues.

πρὸς χεῖρας λεπτοί. καὶ φαίνεταί γε τὸ τῆς παραφροσύνης
εἶδος αὐτῇ μικτὸν ἐκ μελαγχολίας καὶ φρενίτιδος γεγονέναι.
τὸ γὰρ, οἱ λόγοι πολλοὶ ἢ σιγῶσα διὰ τέλεος ἐνδεικτικόν
ἐστι τῆς τοιαύτης μίξεως. οὐκ οἶδα δ᾽ ὅπως οἱ ἐξηγηταὶ
τοῦ Ἱπποκράτους οὐδὲν ἔγραψαν περὶ τῆς λέξεως ἐν ᾗ
φησι· πνεῦμα ἀραιὸν, ὅπερ οὐχ ἕτερόν ἐστι τοῦ διὰ χρόνου
καὶ φαίνεται δὲ ἐφεξῆς ταυτὸν εἰρηκώς. μή τις οὖν ἤτοι
τῆς ἀραιότητος ἐπίτασιν δηλῶσαι βουληθεὶς τὸ διὰ χρόνου
προσέγραψεν, ὡς εἰ καὶ οὕτως εἰρήκει, διὰ πάνυ πολλοῦ
χρόνου. καὶ γὰρ σύνηθές ἐστιν ἐνίοτε παραλιπεῖν τὸ πολλοῦ καὶ μόνῳ χρήσασθαι τῷ διὰ χρόνου ἢ μὴ συνεχῶς,
ὥσπερ ἐπ᾽ ἄλλων ἄλλα. μηδ᾽ ὡς τὸ ταχὺ τὴν ἄνθρωπον
τοιοῦτον ἀναπεπνευκέναι δι᾽ ὅλης τῆς νόσου δηλοῖ. ἐπιφέρων γοῦν ἐρεῖ καὶ πάλιν βραχύπνοος, ἐνδεικνύμενος κἀνταῦθα καθάπερ ἔμπροσθεν ἐκ καταψύξεως οὐ μόνον μικρὸν,
ἀλλὰ καὶ διὰ πολλοῦ τὴν ἄνθρωπον ἀναπνεῖν, ὅπερ ὄντως
ἐστὶ βραχὺ πνεῦμα. τὸ γὰρ ἀραιὸν καὶ μέγα, καθόσον
μὲν ἀραιόν ἐστιν, ἧττον ὑπάρχει τοῦ πυκνοῦ τε ἅμα καὶ με-

Sane videtur haec delirii fpeciem ex melancholia et phrenitide habuiffe miftam; nam hoc, aut multa loquebatur
aut perpetuo tacebat, oftendit ejusmodi mixtionem. At
nefcio, cur Hippocratis interpretes nihil fcripferint in
haec verba, ubi ait, fpiritus rarus; quod eft perinde, ac
per intervallum; atque fane videtur deinceps idem dixiffe.
Forte ergo aut ut raritatis augmentum indicaret, per intervallum, addit, ac fi ita dixiffet per magnum admodum
intervallum: eft enim interdum confuetum ut magnum
relinquatur folumque ufurpetur per intervallum. At non
perpetuo, quemadmodum in aliis, immo nec diu mulierem hanc ita toto morbo fpiraffe indicat. Itaque fubdit
rurfusque brevifpira, indicans et hic, ut antea ex frigore
non parvo tantum, fed magno intervallo etiam mulierem
refpirare, qui revera eft brevis fpiritus. Nam rarus et
magnus, quatenus rarus eft, minor eft frequente et magno,

Ed. Chart. IX. [309. 310.]   Ed. Baf. V. (441.)

γάλου, καθόσον δὲ μέγα, πλέον ἐστὶ ταύτῃ τοῦ μικροῦ καὶ
ἀραιοῦ. κατ᾽ ἄμφω τοίνυν μικρὸν ἔσται τὸ βραχὺ καὶ ἀραιόν.
καὶ φαίνεται καὶ νῦν ὥσπερ καὶ σὺν καταψύξει τοιαύτῃ
γεγονέναι τὸ γύναιον ἐν οἵᾳ καὶ αὐτῇ ἀπνοίᾳ καταλαμβανό-
μεναι γίνονται. γράφει γοῦν ἐπ᾽ αὐτῆς κ´ [310] λόγοι
πολλοὶ καὶ πάλιν ἰδίως ἐρεῖ βραχύπνοος. ἡ δ᾽ ἀφωνίη
τοὐπίπαν ἅμα βραχεῖ καὶ ἀραιῷ γίγνεται πνεύματι. ἀλλὰ
τό γε διὰ χρόνου μετὰ τοῦ ἀραιοῦ γεγραμμένον ἀντὶ τοῦ
διὰ πάνυ πολλοῦ ἐκδέξασθαι χρή. τὸ γὰρ ἐν ὀλίγῳ τῆς
νόσου χρόνῳ σημαίνειν οὐ δύναται, κατὰ τὴν τελευτὴν τῆς
ῥήσεως προσγράψας, ταύτῃ διὰ τέλεος πνεῦμα ἀραιόν,
μέγα. τὸ γὰρ διὰ τέλεος εἴωθε λέγειν ἀντὶ τοῦ δι᾽ ὅλης
τῆς νόσου μέχρι τῆς τελευτῆς. ὥσπερ δὲ τοῦτο τὸ διὰ τέλεος, οὕτω καὶ τόδε φησὶν, ἀεὶ περιεστέλλετο ἢ λόγοι πολλοὶ ἢ σιγῶσα διὰ τέλεος. τὸ μὲν γὰρ λόγοι πολλοὶ φρενιτικὸν, τὸ δὲ σιγῶσα μελαγχολικὸν, τὸ δὲ περιεστέλλετο
κοινὸν ἀμφοῖν, εἰ μή που ἄρα καὶ διὰ τὴν κατάψυξιν ἐνίοτε
περιεστέλλετο.

———

quatenus vero magnus, hactenus praeſtat parvo et raro.
Secundum utrumque igitur parvus eſt brevis ſpiritus et
rarus. Videturque nunc quidem, quaſi etiam ea refrige-
ratione fuiſſe muliercula haec, qua, quae apnoea, id eſt
ſuffocatione prehenduntur, tenentur. Itaque de ea ſcribit, vigeſimo die multum locuta eſt rediitque ad mentem
breviſpira. Vocis vero defectus fere adjunctus eſt cum
brevi et raro ſpiritu. At vero per intervallum cum raro
ſcriptum pro longo admodum intervallo eſt accipiendum.
Nam pauco morbi tempore ſigniſicare non poteſt, quando
in ſine hiſtoriae ſcripſit haec: huic perpetuo ſpiritus rarus et magnus erat, nam perpetuo, Graece διὰ τέλεος,
dicere pro toto morbi ſpatio ad ſinem uſque ſolet. Et
quemadmodum hoc perpetuo, ſic illud dicit, ſemper coo-
periebatur aut multum loquebatur aut tacebat perpetuo.
Nam multum loqui phreniticorum eſt, tacere melancholicorum et cooperiri eſt commune utrisque, niſi quando et
ex ſrigore cooperirentur.

———

790 ΙΠΠΟΚΡΑΤΟΥΣ ΕΠΙΔΗΜΙΩΝ Ι

Ed. Chart. IX. [310.]   Ed. Baf. V. (441.)

πζ'.

Ἐν Μελιβοίῃ νεηνίσκος ἐκ πότων καὶ ἀφροδισίων πολλῶν
πολὺν χρόνον θερμανθεὶς κατεκλίθη, φρικώδης δὲ καὶ
ἀσώδης ἦν, ἄγρυπνος καὶ ἄδιψος. ἀπὸ δὲ κοιλίης τῇ
πρώτῃ πολλὰ κόπρα διῆλθε σὺν περιῤῥόῳ πολλῷ καὶ τὰς
ἐπομένας, ὑδατόχλοα, πολλὰ διῄει, οὖρα λεπτὰ, ὀλίγα,
ἄχροα, πνεῦμα ἀραιὸν, μέγα διὰ χρόνου, ὑποχονδρίου ἔντασις ὑπολάπαρος, παραμήκης ἐξ ἀμφοτέρων, καρδίης παλμὸς
διὰ τέλεος, ξυνεχὴς, οὔρησεν ἐλαιῶδες. δεκάτῃ παρέκρουσεν ἀτρεμέως, κόσμιός τε καὶ ἥσυχος, δέρμα καρφαλέον
καὶ περιτεταμένον, διαχωρήματα πολλὰ καὶ λεπτὰ ἢ χολώδεα, λιπαρά. ιδ' πάντα παρεκρούσθη, πάντα παρωξύνθη,
πολλὰ παρέλεγεν. ὀγδόῃ ἐξεμάνη, βλησρισμὸς, οὐδὲν οὔρει,
μικρὰ ποτὰ κατείχετο. τῇ κδ' ἀπέθανε φρενῖτις.

LXXXVII.

Meliboea adolefcens ex potu et venereis multis longo tempore incaluit et decubuit.   Horridus autem et aeftua-
bundus erat, infomnis, neque fiti premebatur.   Ab alvo
primo die ftercora multa dejecta funt cum multo humorum affluxu et fequentibus diebus aquei coloris multa
fimilia prodierunt, urinae tenues, paucae, decolores;
fpiritus rarus, magnus et longis intervallis, hypochondriorum contenfio fubmollis, utrinque oblonga, perpetua et continens, cordis palpitatio, urinam minxit oleofam.   Decimo remiffe deliravit et compofitus et taci-
turnus erat, cutis arida et circumtenfa, dejectiones
multae, tenues vel biliofae, pingues.   Decimo quarto
defipuit, exafperata funt omnia, multopere deliravit.
Vigefimo vehementer infanivit, jactatio, nihil minxit,
modicos potus continebat.   Vigefimo quarto obiit phreniticus.

ΚΑΙ ΓΑΛΗΝΟΤ ΕΙΣ ΑΤΤΟ ΤΠΟΜΝΗΜΑ Γ. 791

Ed. Chart. IX. [310.]   Ed. Baf. V. (441.)

Οἱ μὲν πολλοὶ πότοι τά τε νεῦρα βλάπτουσι καὶ τὴν
ἀρχὴν αὐτῶν τὸν ἐγκέφαλον. τὰ δ᾽ ἀφροδίσια καὶ ταῦτα
μὲν ἱκανῶς λυπεῖ καὶ τὴν δύναμιν καταλύει τε καὶ ἄῤῥωστον ἐργάζεται. μοχθηρὸν οὖν ἀθροίσας πλῆθος ὁ νεανί-
σκος οὗτος, εἰκότως ἤρξατο μὲν ἀπὸ πυρετῶν μετρίων, ἐπὶ
προήκοντι δὲ τῷ χρόνῳ χείρων ἑαυτοῦ γενόμενος ὕστερον
εἰς φρενῖτιν ἀκριβῆ περιέστη. γίνεσθαι δ᾽ αὐτὴν ἐδήλου
τότε μέγα καὶ ἀραιὸν πνεῦμα καὶ τὸ κόσμιόν τε καὶ ἀεὶ
σιωπηλὸν εἶναι τὸν νοσοῦντα, παρακροῦσαι μέτρια. τοῖς
μὲν γὰρ κούφοις καὶ ταραχώδεσιν ἀνθρώποις ἐπὶ σμικραῖς
προφάσεσιν αἱ παραφροσύναι γίνονται, τοῖς δ᾽ ἐναντίοις
τὸ ἦθος ἐπὶ μεγάλαις αἰτίαις. διὰ τί δὲ τῷ ἀραιῷ πνεύματι τὸ διὰ τοῦ χρόνου προσέγραψε κατὰ τὸν ἔμπροσθεν
ἄῤῥωστον ἐπεσκεψάμεθα. καὶ περὶ τῶν καθ᾽ ὑποχόνδρια
παλμῶν ἐν ἄλλοις τε κἂν τῷ προγνωστικῷ διῆλθον, ὥσπερ
καὶ τῆς ὑπολαπάρου καθ᾽ ὑποχόνδριον ἐντάσεως, ὅτι τὴν
χωρὶς ὄγκου λέγει καὶ γίγνεται τῶν μὲν μυῶν ἀπαθῶν ὄντων, ἐν διαθέσει δέ τινι διαμενόντων τῶν ἔνδον τοῦ περιτοναίου μορίων.

Multa quidem pocula nervis nocent et origini eorum
cerebro. Venus vero cum haec fatis laedit, tum vires
elidit et debilitat. Itaque adolefcens hic vitiofa collecta
humorum abundantia, merito a modicis febribus coepit;
qui quum in dies pejus haberet, in phrenitim tandem
exquifitam incidit. Nam oriri illam magnus et rarus
fpiritus indicabat et ejus modeftia et perpetua taciturnitas
modice aegrum defipere, nam leves et turbulenti homines
deliri levibus de caufis fiunt: qui contrariis funt morbis,
de magnis. Cur autem fpiritui per intervallum addiderit,
in fuperiore aegro tractavimus. Et de hypochondriorum
palpitationibus et alibi et in praefagiis egi. Item de fubmolli hypochondrii contenfione, illum eam, quae tumore
earet, appellare quae fit, ubi nullo mufculi in vitio funt,
fed offenfae funt partes, quae intra peritonaeum fitae funt.

792 ΙΠΠΟΚΡΑΤΟΥΣ ΕΠΙΔΗΜΙΩΝ Γ κ. τ. λ.

Ed. Chart. IX. [311.] Ed. Baf. V. (441.)

πη'.

[311] Δοκέει δέ μοι προσωφελῆσαι κατὰ λόγον τὸ γενόμενον θέρος. τὰς γὰρ θερινὰς νόσους χειμὼν ἐπιγενόμενος
λύει καὶ τὰς χειμερινὰς θέρος ἐπιγενόμενον μεθίστησι,
καίτοι αὐτό γε ἐπὶ ἑωυτοῦ τὸ γενόμενον θέρος οὐκ εὐ-
σταθὲς ἐγένετο, ἀλλὰ ἐξαίφνης θερμὸν καὶ νότιον καὶ
ἄπνοον, ἀλλ' ὅμως πρὸς τὴν ἄλλην κατάστασιν μεταλλάξαν
ὠφέλησεν. μέγα δὲ μέρος ἡγοῦμαι τῆς τέχνης εἶναι τὸ
δύνασθαι σκοπεῖν καὶ περὶ τῶν γεγραμμένων ὀρθῶς. ὁ
γὰρ γνοὺς καὶ χρώμενος τούτοις οὐκ ἄν μοι δοκέει μέγα
σφάλλεσθαι ἐν τῇ τέχνῃ. δεῖ δὲ καταμανθάνειν ἀκριβῶς
τὴν κατάστασιν τῶν ὡρέων ἑκάστην καὶ τὸ νόσημα ἀγαθὸν ὅ τι κοινὸν ἐν τῇ καταστάσει ἢ ἐν τῇ νούσῳ καὶ ὅ τι
κοινὸν ἐν τῇ καταστάσει ἢ ἐν τῇ νούσῳ μακρόν. ὅ τι νόσημα
καὶ θανάσιμον, μακρὸν, ὅ τι καὶ περιεστηκός. ὀξὺ ὅ τι
θανάσιμον, ὀξὺ ὅ τι περιεστηκός, τάξιν τῶν κρισίμων ἐκ
τούτων σκοπεῖσθαι καὶ προλέγειν ἐκ τούτων εὐπορεῖται.
εἰδότι περὶ τούτων ἐστὶν εἰδέναι οὓς καὶ ὅτε καὶ ὡς δεῖ
διαιτᾶν.

LXXXVIII.

Verum illa mihi aeſtas videtur ſecundum rationem pro-
fuiſſe. Nam aeſtivos morbos hiems ſuccedens ſolvit, hie-
males aeſtas inſequens transmutat. Quanquam iſta per
ſe aeſtas haud ſtabilis fuit, ſed ſubito calida, auſtrina
et a ventis ſilens evaſit; profuit tamen ad aliam tem-
peſtatem transmutata. At in magna parte pono artis
eſſe, recte poſſe de iis quae tradidimus, exiſtimare. Is
enim, qui novit et utitur his, non magnopere mihi in
arte falli videtur poſſe. Singulos autem temporum anni
ſtatus perdiſcere eſt operae pretium et morbos. Quid
boni habeat ſtatus vel morbus commune et quid mali
ſtatui ſit vel morbo commune. Et qui longus morbus
et letalis, qui longus et ſanabilis: qui acutus et leta-
lis, qui acutus et ſanabilis. Series hinc dierum in-
indecretoriorum obſervanda eſt et praedicendi hinc fa-
cultas ſcienti datur. Hinc ſcire eſt quibus, quando et
quae ſit victus praeſcribenda ratio.

ΙΠΠΟΚΡΑΤΟΥΣ ΕΠΙΔΗΜΙΩΝ ΣΤ. ΚΑΙ ΓΑΛΗΝΟΥ ΕΙΣ ΑΥΤΟ ΥΠΟΜΝΗΜΑ Α.

Ed. Chart. IX. [353. 354.]   Ed. Baſ. V. (442.)

[353] (442) *Γαληνοῦ προοίμιον.* Εἰς τὸ ἕκτον τῶν ἐπιδημιῶν Ἱπποκράτους συγγραμμάτων ἐλυμήναντο πολλοὶ τῶν ἐξηγητῶν, ἄλλοι ἄλλως, ὡς ἕκαστος ἤλπισε πιθανῶς ἐξηγήσασθαι, τὴν κατὰ τοῦτον λέξιν ὑπαλλάττων, ὥστε ἠναγκάσθην [354] ἐγὼ διὰ τοῦτο τήν τε παλαιότητα τῶν ἀντιγράφων ἐπιζητῆσαι, τά τε ὑπομνήματα τῶν πρώτων ἐξηγησαμένων τὸ βιβλίον, ἐν οἷς καὶ Ζεῦξίς ἐστιν

HIPPOCRATIS EPIDEM. VI. ET GALENI IN ILLUM COMMENTARIUS I.

Galeni praefatio. Sextum Hippocratis librum de popularibus morbis multi explanatores corruperunt, alii aliter, ut quisque ſe veriſimiliter explanaturum eſſe ſperabat, ipſius verba permutantes. Quamobrem propter hoc et ego veteres codices indagare et eorum commentaria, qui primi librum hunc explanaverunt, evolvere coactus ſum. Inter quos et Zeuxis Tarentinus et Erythraeus

Ed. Chart. IX. [353.]   **Ed. Baf. V. (442.)**

ὁ Ταραντῖνος καὶ ὁ Ἐρυθραῖος Ἡρακλείδης καὶ πρὸ αὐτῶν Βακχεῖός τε καὶ Γλαυκίας. εἰ μὲν οὖν μετὰ τὸ δηλῶσαι τὴν παλαιὰν γραφὴν ἔλεγον ἡμαρτῆσθαι τὴν λέξιν,
εἰκὸς εἴη ἂν καὶ διὰ τοῦτο ἐπινοεῖν αὐτοὺς τὴν Ἱπποκράτους γραφὴν εἶναι τήνδε τινά, κἂν ἀπεδεξάμην αὐτοὺς,
εἴ γε μετὰ τὴν ἐπανόρθωσιν ἑώρων διδάσκοντάς τι χρήσιμόν τε ἅμα καὶ τῆς γνώμης ἐχόμενον τοῦ παλαιοῦ. ἐπεὶ
δὲ ἐνίοτε καὶ κατ' ἄμφω σφάλλονται, πολὺ βέλτιον ἔδοξέ
μοι φυλάττοντι τὴν ἀρχαίαν γραφὴν, ἀεὶ μὲν σπουδάζειν
ἐκείνην ἐξηγεῖσθαι, μὴ δυνηθέντι δέ ποτε τοῦτο πρᾶξαι,
πιθανὴν τὴν ἐπανόρθωσιν αὐτῆς ποιεῖσθαι, καθάπερ ὁ
Ἡρακλείδης ἐν τῷ δευτέρῳ τῶν ἐπιδημιῶν ἐποιήσατο κατὰ
τὴν λέξιν ἐκείνην ἐν ᾗ γέγραπται, πρὸς δὲ τὸ Ἀφροδίσιον
αἱ οὐραὶ ἔβλεπον. ἐπειδή περ τοῖς ἐξηγησαμένοις τὴν οὐραὶ γραφὴν ἀπιθανῶς εἴρηται, τάχα, φησὶ, θύραι μὲν ἦν
γεγραμμένον διὰ τοῦ θ, τῆς μέσης δὲ γραμμῆς ἐν αὐτῇ
διαφθαρείσης ἔδοξεν ὁ βιβλιογράφος οὐραὶ γεγράφθαι. δυ-

Heraclides cenfentur, ante quos etiam Bacchius et Glaucias exftiterunt. Ifti fane, fi veterem prius fcripturam
edocentes, locum effe mendofum poftea dicerent, confentaneum effet propterea et ipfos veram Hippocratis fcripturam hanc aut illam effe cogitare, eorumque mihi diligentia probaretur, fi poft loci caftigationem eos aliquid
utile una et caeteris magiftri opinioni confentiens edocere
perfpicerem. Quapropter quum illi nonnunquam in utroque aberrent, illud mihi longe fatius fore vifum eft, fi
antiquam lectionem fervans, eam femper interpretari ftu-
duero; quod fi hoc interdum facere nequiverim, ipfam
aliqua verifimili caftigatione emendavero, quemadmodum
Heraclides in fecundo libro de morbis popularibus fecit
loco illo, ubi fcriptum eft, ad Aphrodifium autem urae,
Graece οὐραὶ, fpectabant. Quoniam ab explanatoribus
haec dictio οἱραὶ minime probabiliter declarata eft, forfan, inquit, prius Θύραι per litteram Θ fcriptum erat;
linea vero, quae in ipfo media erat, abolita librarius

νατὸν γὰρ δὴ οὕτω καὶ λεπτῆς ἰνὸς ἀπολωλυίας συναπόλ-
λυσθαι τὴν γραμμὴν ταύτην καὶ μιᾶς αὐτὴν ἐκφυγείσης
καὶ κατ᾽ ἀρχὰς εὐθὺς αὐτὴν ἀμυδρὰν γραφεῖσαν ἔξίτη-
λον αὐτὴν ὑπὸ τοῦ χρόνου γενέσθαι. πάντων δὲ τῶν
ὑπαλλαξάντων τὰς παλαιὰς γραφὰς τολμηροτάτους τοὺς
περὶ Καπίτωνα καὶ Διοσκορίδην εὑρίσκω πράξαντας τοῦτο.
πότερον μὲν οὖν ἄμεινόν ἐστιν ἁπάντων αὐτῶν ἢ μόνων
τῶν εὐλόγως μεταγραψάντων ἢ μηδενὸς ὅλως μεμνῆσθαι, σκοπούμενος εὗρον, εἰ μὲν τῷ μήκει τῶν ὑπομνημάτων οὐδεὶς ἔμελλεν ἀναγνωσομένων αὐτὰ δυσχεραίνειν, ἁπάντων μεμνῆσθαι κάλλιον εἶναι. μεμφομένων δὲ πολλῶν, οὐ
τούτοις μόνον, ἀλλὰ καὶ τοῖς συμμέτρως ἔχουσι καὶ μόνα
σπουδαζόντων τὰ χρήσιμα, μέσην τινὰ τούτων ἀμφοτέρων
ποιήσασθαι τὴν ἐξήγησιν καὶ τοῦτο εὐθέως ἐν τῇ ἀρχῇ
προεῖπον, ὅπως ἀπαλλάττωνται τῶνδε τῶν ὑπομνημάτων οἱ
μὴ χαίροντες τούτοις. ἐγὼ μὲν γὰρ, ὥσπερ καὶ τἆλλα πάντα, πολλοῖς τῶν δεηθέντων ἑταίρων χαριζόμενος ἐποίησα

οὐραὶ fcriptum fuiffe exiftimavit. Fieri namque hoc modo
potuit ut membrana tenui deleta fimul et haec linea de-
leretur et ab initio protinus ipfam debilius obfcuriusque
fcriptam temporis longinquitate prorfus evanuiffe. Inter
omnes autem qui veteres fcripturas perverterunt Capitonem et Diofcoridem ad hoc faciendum audaciffimos inve-
nio. Ego itaque confiderans num omnium iftorum an
eorum tantummodo qui recte fcripturas commutarunt, an
nullius prorfum, meminiffe aequius foret, mecum ita conftitui, fi nullus eorum, qui commentaria haec lecturi
funt, ipforum longitudinem aegre laturus effet, omnium
meminiffe rectius fore; fed multi quum fint, qui non
hujusmodi folum commentaria, verum etiam moderatiora
vituperent folumque utilibus ftudeant, mediam quandam
inter utraque haec extrema explanationem facere. Atque
id ftatim ab initio teftatus fum ut ab his commentariis
recedant qui ipfis non delectantur. Ego etenim quemadmodum alia multa rogantibus amicis obtemperans con-
feci, ita et hafce explanationes illorum caufa facere ag-

Ed. Chart. IX. [854. 355.]   Ed. Baſ. V. (442.)

καὶ τὰς ἐξηγήσεις ταύτας ἐκείνων ἔνεκα συνέθηκα. Θεωρων
δ᾽ εἰς πολλοὺς ἐκπίπτοντα τὰ γραφόμενα προοιμίων τοιούτων ἐδεήθην. ὥσπερ οὖν τοῦτο προεῖπον, οὕτω καὶ τόδε
προειπεῖν ἀναγκαῖόν ἐστιν, ὡς τὸ τῆς ἑρμηνείας εἶδος ἐν τῷ
βιβλίῳ πάμπολυ διαλλάττει τοῦ κατὰ τὸ πρῶτον καὶ τρίτον τῶν ἐπιδημιῶν, ἃ σχεδὸν ἅπαντες ἡγοῦνται γεγράφθαι
πρὸς ἔκδοσιν ὑφ᾽ Ἱπποκράτους μόνα. τῶν δ᾽ ἄλλων πέντε
τὸ μὲν πέμπτον τε καὶ ἕβδομον ἐναργῶς εἶναι νόθα, τὸ δ᾽
ἕκτον τοῦτο καὶ πρὸ αὐτοῦ τὸ δεύτερον, ἐξ ὧν αὐτὸς Ἱπποκράτης ἑαυτῷ παρεσκευάσατο, φασὶν ὑπὸ Θεσσαλοῦ τοῦ
υἱέος αὐτοῦ συντεθῆναι. καὶ τινὲς μὲν ἡγοῦνται καὶ αὐτόν τι παραγράψαι τὸν Θεσσαλὸν, τινὲς δὲ ἄλλους τῶν μετ᾽
αὐτόν. ἐν μὲν οὖν τῷ πρώτῳ καὶ τῷ τρίτῳ τῶν ἐπιδημιῶν
καταστάσεις τέ τινας γράφει τοῦ περιέχοντος, [355] ἐφ᾽
αἷς τὰ ἐπιδημήσαντα νοσήματα διηγοῦνται. ταύτῃ γὰρ ἐπ᾽
αὐτῶν αὐτὸς φαίνεται τῇ λέξει χρώμενος καὶ ἱιὰ τοῦτο
καὶ τὸ ἐπίγραμμα τοῖς βιβλίοις τοῦτο ἐποιήσατο, τῶν ἐπι-

greſſus ſum. Ea vero quae a me ſcriberentur in vulgus
exire conſiderans, his prooemiis opus habui. Quemadmodum igitur haec praefatus ſum, ita et iſtud praefari neceſſe eſt, locutionis videlicet genus hoc in libro longe
ab eo eſſe diverſum, quo in primo et tertio de morbis
popularibus libro Hippocrates uſus, quos fere omnes conſentiunt ſolos ab Hippocrate, ut emitterentur, fuiſſe con-
ſcriptos, ex aliis autem quinque, quintum et ſeptimum
procul dubio ſpurios eſſe ac ſubdititios. Sextum vero
hunc quem in praeſentia habemus in manibus et ante
ipſum, ſecundum librum, ex illis quae ſibi ipſe Hippocrates collegerat, Theſſalum ejus filium ajunt conflaviſſe;
quin et nonnulli ipſum Theſſalum aliquid ex propria ſententia adſcripſiſſe opinantur; nonnulli vero poſt ipſum,
alios. In primo ſane atque tertio libro quasdam aëris con-
ſtitutiones Hippocrates exponit, poſt quas morbi in vulgus graſſati enumerantur; hanc enim dictionem ἐπιδημή-

Ed. Chart. IX. [355.]   Ed. Baf. V. (442.)
δημίων νοσημάτων διδασκαλίας αὐτοῖς γινομένης, οὐ τῶν
αὐτοῦ τοῦ Ἱπποκράτους ἐπιδημιῶν ἃς ἐποιεῖτο κατὰ τὰς
πόλεις, ἐνταυθοῖ δὲ τοῦτο μὲν ὀλίγον ἐστίν. τὸ δὲ πλεῖστον
εἶδος τῆς διδασκαλίας ἀφορισμοί τινες εἶναι φαίνονται
κατὰ περιγραφὴν ἕκαστος ἰδίαν γεγονότες, ὥστε δι' ἀπορίαν οἰκείας ἐπιγραφῆς. καὶ ταῦτα τὰ δύο βιβλία συγχρή-
σασθαί φασι τῇ τῶν ἐπιδημιῶν, ὀλίγιστον ἔχοντα τὸ τῆς
ἐπιγραφῆς οἰκεῖον. ἐοικὸς δὲ αὐτοῖς ὅσον ἐπὶ τῷ χαρακτῆ-
ρι τῆς λέξεως τὸ τέταρτον, ἀπολείπεται πάμπολυ τῷ χρη-
σίμῳ τῆς θεωρίας. ὅσοι δὲ Θεσσάλου καταστάσεις ἐπέγρα-
ψαν τὸ προκείμενον βιβλίον τοῦτο, προδήλως ἥμαρτον.
ἀρκεῖ γάρ μοι ταῦτα προειρῆσθαι, γεγραμμένων ἐνίοις τῶν
ἐξηγητῶν καὶ ἄλλων οὐκ ὀλίγων, ἃ διὰ τὸ μὴ βούλεσθαι
μηκύνειν ἀκόλουθον ἦν παραλιπεῖν.

───────────

σαντα illis attribuere Hippocrates confpicitur et hanc ob
caufam librorum infcriptionem talem fecit, populares ipfos
appellans, Graece ἐπιδημίους, quia de morbis in populum
paffim faevientibus in ipfis agitur; non ἐπιδημιῶν, hoc
eft de ipfius Hippocratis peregrinationibus quibus multas
civitates peragravit. In duobus autem his libris haec
eft exigua portio, fed plurima doctrinae portio aphorifmi
quidam effe videntur, finguli propria circumfpectione fe-
parati. Quare duo hi libri cum propria infcriptione carerent, aliorum communem fufcepiffe dicuntur, ut et ipfi
videlicet populares vocarentur, quum minimum in iis contineretur, quod ipfi infcriptioni confentiret. Quartus autem liber iftis locutionis forma perfimilis, contemplationis
utilitate longe fuperatur. Quicunque vero librum hunc
fextum Theffali conftitutiones appellaverunt, manifefte
falluntur. Haec mihi praedixiffe fatis fit, quum et alia
non pauca a quibusdam explanatoribus fcripta fuerint,
quae, ne longior effem, congruens fuit praetermittere.

───────────

α'.

Ὁκόσῃσιν ἐξ ἀποφθορῆς.

"Ἅπαξ εἰπεῖν τινὰ κοινὸν λόγον ἐπὶ κοινῷ πράγματι
διέγνωκα. τῶν δὲ ἀναγνωσομένων ἑκάστῳ κατὰ τὴν οἰκείαν
διάλεκτον, ὅπως ἂν ἑαυτὸν πείσει γράφειν ἐξέστω. τινὲς
μὲν γὰρ ὅσῃσι διὰ τριῶν συλλαβῶν, ἔνιοι δ' ὁκόσῃσι διὰ
τεσσάρων ἔγραψαν. ἔνιοι δ' οὐ διὰ τοῦ κ γράφουσιν ὁκόσῃσιν, ἀλλὰ διὰ τοῦ π τὴν δευτέραν συλλαβὴν, καθάπερ ὁ
Καπίτων οὐ τοῦτο μόνον, ἀλλὰ καὶ πάντα τὰ τοιαῦτα. διαφέρει δ' οὐδὲν ὡς πρὸς τὰ τῆς τέχνης ἔργα γράφειν οὕτως ἢ ἐκείνως, ὥστ' ἄμεινον ἔδοξέ μοι μόνας ἐκείνας τῶν
γραφῶν προχειρίζεσθαι κατὰ τὸν λόγον, ὅσαι τὸ δηλούμενον
ὑπαλλάττουσι, τὰς δὲ ἐν αὐτῇ μόνῃ τῇ λέξει διαφερομένας
ἄνευ τοῦ καὶ τὰ πράγματα μετακινεῖν ἐπιτρέπειν ὡς ἂν
ἐθέλῃ γράφειν καὶ λέγειν ἑκάστῳ. αὖθις οὖν ἀφ' ἑτέρας

I.

Quibuscunque ex abortu.

Communem aliquem fermonem de re communi femel
tamen facere conſtitui; cuivis autem lecturo ſuam propriam linguam ut libuerit ſcribere liceat. Nonnulli quidem ὅσῃσι primam dictionem ex tribus ſyllabis conſtantem
ſcripſerunt, aliqui vero ὁκόσῃσι ex quatuor, quidam non
per κ ſcribunt ὁκόσῃσιν, ſed per π ſecundam ſyllabam,
quemadmodum Capito non in hoc modo, verum etiam in
omnibus aliis hujusmodi nominibus fecit. Nihil autem
artis operum hoc an illo modo ſcripſeris intereſt. Quocirca melius eſſe mihi perſuaſi, ſi eas ſolum ſcripturas in
meis commentariis attulero, quae ſententiae ſignificationem
permutant; quae vero ſolis verbis, ſententia minime vio-
lata, diſſentiunt, eas cujusque arbitrio ſcribendas ac pro-
ferendas permiſero. Rurſum igitur ab altero initio ſupra

Ed. Chart. IX. [355. 356.]   Ed. Baſ. V. (442.)

ἀρχῆς ἀναλαβὼν τὴν προγεγραμμένην ῥῆσιν ἐπὶ τὴν ἐξήγησιν αὐτῆς τρέψομαι.

β'.

[356] Ὁκόσῃσι ἐξ ἀποφθορῆς περὶ ὑστέρην καὶ οἰδημάτων ἐς καρηβαρίην τρέπεται καὶ κατὰ τὸ βρέγμα αἱ
ὀδύναι καὶ ὅσαι ἄλλαι ἀπὸ ὑστερέων, ταύτῃσιν ἐν ὀκτὼ
ἢ δέκα μησὶ εἰς ἰσχίον τελευτᾷ.

Ὃ καλοῦσιν ἄμβλωσιν οἱ Ἀττικοί, τοῦτο συνήθως
Ἱπποκράτης ἀποφθορὰν ὀνομάζει καὶ τὰ ῥήματα δὲ τὰ πε-
ρικείμενα τῇ προσηγορίᾳ τῇδε καὶ τὰς ὑπὸ τῶν γραμματικῶν
ὀνομαζομένας μετοχὰς ἀνάλογον αὐτῇ γράφει. τὸ δ' ἀμβλώσκειν, ἴσως γάρ τις ἀγνοεῖ καὶ τοῦτ' αὐτό, κατὰ τῆς
ἀτελοῦς τῶν ἐμβρύων ἐκπτώσεως ἐπιφέρουσιν, ὅπως ἂν ᾖ
γεγονυῖα, καὶ τὰ φάρμακα δὲ τὰ τοῦτο ἐργαζόμενα καλοῦσιν
ἀμβλωτικά. τὸ μὲν οὖν σημαινόμενον ὑπὸ τῆς λέξεως ἅπαξ

poſitam dictionem repetens ad ipſius explanationem me
convertam.

II.

Quibuscunque ex abortu et uteri tumoribus ad capitis gra-
vitatem convertuntur affectus, iis ad finciput maxime
dolores fiunt et quicunque caeteri ab uteris oriuntur, iis
octo aut decem menſibus in iſchium deſinunt.

Quod Attici ἄμβλωσιν, id eſt abortum vocant, id
Hippocrates ἀποφθορὰν, hoc eſt deperditionem appellare
conſuevit et verba vero huic appellationi congruentia et
a grammaticis vocata participia ipſi proportione quadran-
tia ſcribit; ἀμβλώσκειν autem, hoc eſt abortiri, fortaſſis
enim quispiam et id ipſum ignorat, de imperfecta foetuum
emiſſione, utcunque facta fuerit, pronunciant: medicamenta quoque id praeſtantia amblotica, id eſt abortivum

εἰρῆσθαι νῦν ἀρκέσει. τῶν δὲ χρησίμων ἀρκτέον ἤδη τοσου-
τον ἐπισημηναμένους, ὡς ταύτην τὴν ῥῆσιν (443) οἱ παλαιοὶ τῶν ἐξηγητῶν ἐν τῇδε τῇ λέξει γράφουσιν. ὁκόσῃσιν
ἀπὸ φθορῆς περὶ ὑστέρας καὶ οἰδημάτων εἰς καρηβαρίας τρέπεται, φθορὰν, οὐκ ἀποφθορὰν βουλόμενοι δηλονότι τὴν
ἄμβλωσιν ὀνομάζειν. οἱ δὲ προστιθέντες τὴν ἐξ πρόθεσιν,
ἀποφθορὰν δηλονότι αὐτὴν ἐβουλήθησαν καλεῖσθαι. καὶ
φαίνεται μὲν οὖν οὕτω πολλάκις ὀνομάζειν Ἱπποκράτης. εἰ
μέντοι καὶ νῦν ἄδηλον· ὥσπερ δ᾽ ἐν τούτῳ, κἂν διαφερόντως γράφωσι, τὴν αὐτὴν τοῦ λόγου φυλάττουσι διάνοιαν,
οὕτω κἂν τῷ περὶ ὑστέρας πληθυντικῶς ἢ ὑστέρην ἑνικῶς
ἢ καρηβαρίην ἢ καρηβαρίας πληθυντικῶς, οὐχ ὑπαλλάττουσι
τὴν τοῦ λόγου διάνοιαν. ὅθεν ἐγὼ Γαληνὸς παρῃτησάμην
καὶ τοιαύτας ἐν τῇ λέξει διαφωνίας κρίνειν, ὅσαι τῶν δη-
λουμένων πραγμάτων οὐδὲν ὑπαλλάττουσι. τὸ γοῦν λεγόμενον ὑφ᾽ Ἱπποκράτους τοιοῦτόν ἐστιν. αἷς ἂν γυναιξὶν ἐπὶ

facientia nuncupant. Significatum quidem dictionis femel
nunc dixiffe abunde fit; mox utiliora incipiemus. Illud
tantum prius admonebimus veteres explanatores dictionem illam in hac parte ita fcripfiffe, quibuscunque a perditione circa uteros et tumoribus in capitis gravitates
convertitur, perditionem, non deperditionem, volentes
ipfum abortum nominare. Alii vero *de* praepofitionem
adjungentes, deperditionem fcilicet ipfam appellare voluerunt, atque ita faepius Hippocrates appellaviffe deprehenditur; num vero et hoc loco ita fecerit, obfcurum eft.
Quemadmodum autem in hac dictione etfi variis modis
fcribant, eadem tamen orationis fententia retinetur, ita
fi quis uteros plurali numero aut uterum fingulari et capitis gravitatem aut gravitates dixerit, orationis minime
fententiam variat. Qua de caufa et ego Galenus has in
locutione diffenfiones quia rerum fignificatarum nullam
permutant, recenfendas examinandasque nequaquam judi-
cavi. Quod igitur ab Hippocrate dicitur, hoc eft: Qui-

Ed. Chart. IX. [356. 357.] Ed. Baf. V. (443.)
διαφθορᾷ τῶν ἐμβρύων, οἰδήματα ἐχούσαις, ἐν τῇ μήτρᾳ
κατὰ συμπάθειαν ἀκολουθήσῃ καρηβαρία, ταύταις κατὰ τὸ
βρέγμα γίνεσθαι τὴν ὀδύνην. ὡσαύτως δὲ καὶ ἄλλας καρηβαρίας, ὅσαι διὰ τὰ τῆς μήτρας πάθη γίνονται, κατὰ τὸν
αὐτὸν λόγον ἐρειδούσας ἔχειν τὰς ὀδύνας εἰς τὸ βρέγμα.
πρῶτον μὲν οὖν ἀναγκαῖόν ἐστιν ἐπισκέψασθαι τί ποτε
σημαίνει τὸ τοῦ οἰδήματος ὄνομα. φαίνεται γὰρ ὁ Ἱπποκράτης ἀεὶ, καθότι δέδεικται πολλάκις, ἅπαντας τοὺς παρὰ φύσιν ὄγκους οὕτως ὀνομάζειν, ἐάν τε ἀνώδυνοι καὶ
σκληροὶ τυγχάνωσιν ὄντες, οὓς ὀνομάζουσιν ἰδίως σκίῤῥους,
ἐάν τε ὀδύνην ἔχωσιν, οὓς ὀνομάζουσιν ἰδίως φλεγμονὰς,
[357] ἐάν τε ἀνώδυνοί εἰσι καὶ χαῦνοι, καλοῦσι δὲ μόνους
τούτους οἰδήματα, νυνὶ μέντοι φαίνεται τοιούτων οἰδημάτων
μνημονεύειν, ὅσα τε χρονίσαι δύναται καὶ καρηβαρίαν ἐργάσασθαι, τουτέστι τῆς κεφαλῆς. ὅτι μὲν οὖν ἐπὶ ταῖς
διαφθοραῖς τῶν ἐμβρύων εἴωθε γίνεσθαι τοῦτο, τὸ φαινόμενον αὐτὸ μαρτυρεῖ. τίς δ᾽ ἐστὶν ἡ αἰτία τοῦ μᾶλλον τῶν
ἄλλων τῆς κεφαλῆς μερῶν ὀδυνᾶσθαι τὸ βρέγμα πειρα-

bus mulieribus ex foetuum abortu oedemata, id eft tumores in utero paffis per confenfum gravitas capitis acciderit, his in fincipite dolorem excitari, nec non et alias
capitis gravitates, quaecunque ex uteri affectibus oriuntur,
eadem ratione fincipiti adhaerentes dolores concitare.
Primum igitur quid oedematis nomen fignificet, confiderare opus eft. Videtur enim femper Hippocrates, ut plerumque oftenfum eft, omnes praeter naturam tumores hoc
vocabulo nominare, five dolore careant durique fint,
quos proprie fcirrhos Graeci appellant, five dolorem in-
ferant, quos phlegmonas, id eft inflammationes, proprie
vocant, five absque dolore laxi atque molles fint, hos
vero folos oedemata Graeci appellant. In praefentia fane
videtur eorum tumorum meminiffe, qui diutius permanere et capiti gravitatem inferre valent. Quod in aborti-
bus quidem id evenire foleat, res ipfa fenfibus apparens
teftatur, verum quid fit in caufa, quare inter alias capitis partes finciput magis dolore afficiatur, quidam hujus

Ed. Chart. IX. [357.]   Ed. Baf. V. (443.)

σθέντες εὑρεῖν ἔνιοι τῶν ἐξηγησαμένων τὸ βιβλίον ἀλλήλοις
διηνέχθησαν, ἔνιοι μὲν τὸ κατ᾽ ἴξιν, ὅπερ ἐστὶ τὸ κατ᾽ εὐθυωρίαν, αἰτιασάμενοι· τοῖς μὲν γὰρ κατ᾽ ὀσφύν τε καὶ
ὅλως τὴν ῥάχιν ἐν πάθει τινὶ γενομένοις μορίοις ἐπὶ τὸν
ὀπίσθιον ἐγκέφαλον ἀνήκειν φασὶ τὴν εὐθυωρίαν· τινὲς δὲ
καὶ τῆς μήτρας αὐτῆς τοῖς μὲν τὰ ὄπισθεν πάσχουσι τὰ
κατὰ τὸ ἰνίον φασὶ συμπάσχειν, τοῖς δὲ τὰ πρόσω τὰ
κατὰ τὸ βρέγμα· τινὲς δὲ ἀποχωρήσαντες ἀπὸ τοῦ κατ᾽ εὐθυωρίαν, ὃ δὴ καὶ κατ᾽ ἴξιν ὁ Ἱπποκράτης ὀνομάζει, συμπάσχειν φασὶ τῇ μήτρᾳ τὸν ἐγκέφαλον, ὡς ἂν νευρώδει μορίῳ νεύρων ἀρχὴν ὄντα αὐτὸν καὶ διὰ τοῦτο γίνεσθαι τὰς
καρηβαρίας, ἅτε δὴ πλείστου κατὰ τὸ βρέγμα κειμένου
τοῦ ἐγκεφάλου, κατὰ τοῦτο διασημαίνειν μάλιστα τὴν ὀδύνην. ἔνιοι δὲ ἀσθενέστατον εἶναι τοῦτο τὸ μέρος τῆς κεφαλῆς εἰπόντες εἰκότως φασὶ μειζόνως τῶν ἄλλων αὐτὸ πάσχειν.
ὅσοι μὲν γὰρ ἀπὸ τῶν μέσων τοῦ ἐγκεφάλου τῶν κατὰ τὸ
βρέγμα ἐπὶ τὰς μήτρας νεῦρα πεφυκέναι λέγουσι, τούτων
οὐδὲ μεμνῆσθαι καλὸν, ὥσπερ ἴσως οὐδὲ τῶν φασκόντων

libri explanatores indagare conati inter ſe diſſentiunt.
Alii enim ſitum e regione, quem Graeci κατ᾽ ἴξιν vocant,
cauſantur: lumborum namque et plane dorſi partibus
affectu aliquo divexatis, in poſterius cerebrum ſitus rectitudinem pertinere affirmant: nonnulli et ipſius uteri poſterioribus partibus affectis occiput, prioribus ſinciput
affectum participare teſtantur. Verum alii ſitus rectitudinem, quam et κατ᾽ ἴξιν Hippocrates nominat, dimitten-
tes, cerebrum in conſenſum uteri affectuum duci contendunt, utpote quae nervoſa particula ſit, cerebrum vero
nervis originem praebeat, atque idcirco capitis gravitates
oriri; ſed quum plurima cerebri pars in ſincipite locetur,
propterea eo maxime loco dolorem ſentiri. Alii partem
hanc capitis infirmiſſimam eſſe dicentes, ideo et magis
quam alias obnoxiam eſſe vitiis affirmant. Caeterum qui
ex mediis cerebri partibus in ſincipite poſitis in utero
nervos deſcendere ajunt, neque ut ipſorum mentio fiat

Ed. Chart. IX. [357.]   Ed. Baf. V. (443.)
διότι νευρώδης ἡ μήτρα, διὰ τοῦτο αὐτῇ συμπάσχει τῶν
νεύρων ἡ ἀρχή. πῶς γὰρ οὐκ ἂν ἐγγὺς μᾶλλον ὂν τὸ περι-
τόναιον καὶ τὰ ἔντερα καὶ ἡ γαστὴρ καὶ τὸ διάφραγμα
συνεπάθησεν αὐτῇ, νευρώδη γε ὄντα καὶ αὐτά. τούτων δὲ
ἔτι χείρους οἱ λέγοντες τοῖς ὄρχεσι τὸν ἐγκέφαλον συμπάσχειν, ἐπειδὴ καὶ αὐτοὶ τὴν αὐτὴν ἔχουσιν οὐσίαν ἐγκεφάλῳ καὶ διὰ τοῦτο καὶ τῇ μήτρᾳ, καὶ γὰρ καὶ ταύτην ὄρχεις ἔχειν. ἐὰν δὲ καὶ τῶν ἔτι φαυλοτέρων ἢ κατὰ τούτους
μνημονεύω, τάχ᾽ ἄν τις ἐγκαλέσει μοι καὶ φήσει μηδ᾽ ἂν
ὀλίγον ἔμπροσθεν ἔγραψα μεμνῆσθαί με. κάλλιον οὖν ἦν
παρῃτημένον τὰς φλυαρίας αὐτῶν ἅπαξ μηδ᾽ ὅλως ἔτι μνημονεύειν ὧν εἰρήκασι. τῶν δὲ λεγόντων νευρώδη τὴν μήτραν εἶναι κατὰ μέν τι σημαινόμενον ἀληθῆ τὸν λόγον
ἡγητέον εἶναι, καθ᾽ ἕτερον δὲ ψευδῆ. τρία γὰρ ἐστι γένη
σωμάτων ὁμοιομερῶν ἐν τοῖς ζώοις ἄναιμά τε καὶ ἀκοίλια
φαινόμενα, τὰ μὲν ἐξ ὀστῶν, τὰ δ᾽ ἐξ ἐγκεφάλου καὶ νω-

digni funt; ficut neque etiam illi fortaffe, qui afferunt
quia nervofus uterus eft, ideo ipfo patiente fimul et nervorum principium affici; cur namque peritonaeum utero
vicinius, inteftina, ventriculus, feptum transverfum, quod
et ipfa nervofa funt, non in affectuum uteri participa-
tionem trahuntur? Quam ifti adhuc illi magis damnandi
funt qui una cum teftibus cerebrum affici tradunt, quoniam et ipfi ex eadem materia, ex qua cerebrum, creati
funt; atque ideo nihil mirum, fi ut uteri affectus cerebrum fentiat, quandoquidem et utero teftes inhaerefcant.
Quodfi adhuc rudiores iftis recenfuero, forfitan me quispiam increpuerit et eorum qua fupra pofui immemorem
appellaverit. Satius igitur fuerit ipforum nugis femel
pofthabitis nequaquam amplius eorum quae dixerint
meminiffe. At eorum fermo qui nervofum effe uterum
praedicant, fecundum aliquam fignificationem verus, fecundum aliquam falfus effe putandus eft. Tria enim fimi-
larium corporum in animalibus genera funt, quae et exan-
guia et finu carentia videntur; horum aliqua ex offibus,

τιαίου, τὰ δὲ ἐκ μυῶν φυόμενα. ὀνομάζεται δὲ ὑπὸ μὲν
Ἱπποκράτους τοὐπίπαν τὸ μὲν πρῶτον αὐτῶν εἰρημένον
σύνδεσμος, τὸ δὲ δεύτερον νεῦρόν τε καὶ τόνος, τὸ δὲ τρίτον τένων. ἔνιοι δὲ νεῦρα πάντα καλέσαντες δι᾽ ἣν εἶπον
ὁμοιότητα τὸ μὲν πρῶτον αὐτῶν γένος συνδετικὸν εἶναί
φασι, τὸ δὲ δεύτερον αἰσθητικόν τε καὶ προαιρετικὸν, τὸ
δὲ τρίτον ἀπονεύρωσιν ὀνομάζουσιν. ἀλλ᾽ οἶδ᾽ ἐξ ἑνὸς τῶν
τριῶν τούτων γενῶν ἡ μήτρα μετέχει νεύρων πολλῶν. ἐπεὶ
δ᾽ ἔκτασίν τε καὶ συστολὴν ἄχρι πλείστου τὸ σῶμα αὐτῆς
φαίνεται ποιούμενον, ὃ μήτε τοῖς σαρκώδεσι μήτε τοῖς
πιμελώδεσι μορίοις ὑπάρχει, κατὰ τοσοῦτον νευρώδη προσα-
γορευόμενον αὐτὴν ἀπό τινος ὁμοιότητος, [358] κἀνταῦθα
παράγωγον ὄνομα τῶν νεύρων ποιησάμενοι, καθάπερ ἀμέλει
καὶ τὴν κύστιν οὕτω προσαγορεύειν εἰώθασι καὶ τἆλλα πάντα
τὰ λευκὰ καὶ ἄναιμα κατὰ τὴν οὐσίαν, ὅταν ἐκτείνεσθαί τε
μέχρι πλείστου καὶ πάλιν εἰς ἑαυτὰ συνιζάνειν φαίνηται.
κατὰ τοῦτο γοῦν αὐτὸ καὶ τὴν τοῦ καλουμένου καυλοῦ φύ-

aliqua ex cerebro et dorfi medulla, aliqua ex mufculis
prodeunt. Horum primum genus ab Hippocrate quidem
omnino copula nominatur, fecundum nervus et tonus,
tertium vero tendo. Sed certi quidem homines omnia
haec nervos appellantes, ob eam quam dixi fimilitudinem, primum ipforum genus colligatorium effe ajunt, fecundum autem fentiens atque electorium, tertium apo-
neurofin, hoc eft nerveam propaginem cognominant. Ex
nullo iftorum trium generum uterus nervos multos fufcipit. Sed quoniam ipfius corpus latiffime diftendi contra-
que in breviffimum fpatium contrahi cernitur, quod a
nullo carnofo membro aut pingui praeftatur, hac ratione
uterum nervofum effe ex quadam fimilitudine dicimus,
derivatum a nervis nomen ei quoque imponentes, quemadmodum fane et veficam et reliqua omnia alba et exan-
gui materia, ita nuncupare foliti funt, quando plurimum
extendi rurfumque in fe ipfa retrahi et fubfidere videntur. Hac eadem itaque ratione et vocatum colem in ma-

σιν ἐν τοῖς τῶν ἀῤῥένωϞ αἰδοίοις νευρώδη φασὶν εἶναι καὶ
τῆς μήτρας τὸν τράχηλον. εἰσὶ δ' οἳ καὶ σηραγγῶδές τε
νεῦρον ὀνομάζουσι τὸν καυλὸν τοῦ αἰδοίου καὶ δι' ἐκεῖνον
καὶ ὅλον αὐτὸ νευρῶδες καλοῦσι. κᾄπειτα ἐπιλαβόμενοι
τῆς ὁμοιότητος οὐ κατὰ τὴν δύναμιν τῶν ὄντως νεύρων,
ἀλλὰ κατὰ τὴν σωματικὴν οὐσίαν αὐτῆς οὔσης ζητοῦσι
διὰ τί συμπαθείας οὐ φέρει μεγάλας ταῖς τῶν νεύρων ἀρχαῖς ὁ καυλός. ἀρχὰς δὲ δηλονότι νεύρων ἐγκέφαλόν τε καὶ
νωτιαῖον λέγω, καὶ κατὰ τὴν μήτραν τοίνυν ἐμφίεται μέν
τινα νεῦρα πάντως, ἢ οὐκ ἂν ᾐσθάνετο. μικρὰ δ' ἐστὶ
πάνυ ταῦτα παραβαλλόμενα τῷ μεγέθει τοῦ μορίου καὶ διὰ
τοῦτο ζητήσεως οὐ μικρᾶς ἐστιν ἄξιον, ἐάν τις θέλῃ φυ-
σιολογεῖν τὰ τοιαῦτα τί δή ποτε ἔνιαι τῶν ὑστερικῶν ὀνομαζομένων γυναικῶν συνολκαῖς καὶ τάσεσι σπασμῷ παρα-
πλησίαις ἁλίσκονται. ἀλλ' ἐπί τε φλεγμαινούσης μήτρας οὐ
πάνυ τι φαίνεται τοῦτο γινόμενον, ὥσπερ οἱ πυρετοὶ πάνυ
ϛφοδροὶ καὶ θερμοί, δι' οὓς ἡ γλῶσσα γίνεται λιγνυώδης,

rium genitalibus et uteri cervicem nervofos effe confirmant; nonnulli vero et carnofum nervum penis colem
appellant, ab eoque penem et ipfum totum nervofum
dicunt. In hunc itaque modum non fecundum proprie
nervorum potentiam, verum fecundum corpoream fubftantiam fimilitudinem accipientes, deinde quaerunt, quid
eft, quare collis affectus nervorum principia non fimul
vehementer afficit, principia nervorum autem cerebrum
dorfique medullam appello. Atqui in uterum nervi quidem plane inferuntur: alioqui enim quo modo fentiret?
fed admodum pufilli funt ifti, fi cum membri magnitudine
comparentur Quamobrem non levi confideratione dignum
eft, fi quis ifta phyfice fpeculari voluerit, curnam aliquae ex iftis mulieribus quas ob frequentes uteri affectus
uterarias vocant, contractionibus ac diftentionibus nervorum convulfioni fimilibus corripiantur, quum tamen in
uteri phlegmone haud ita multum id accidere cernatur,
licet febres valde vehementes et calidae concitentur, ob

ὡς αὐτὸς ἑξῆς ἐρεῖ κατὰ τοῦτο τὸ βιβλίον. ἐχρῆν οὖν καὶ
ταῦτα ζητῆσαι πρῶτον, ὅσοι περὶ συμπαθείας τι τῆς κεφαλῆς ἣν πρὸς τὴν μήτραν ἴσχει λέγειν ἐπιχειροῦσιν· ὅτι μὲν
γὰρ θερμοὺς καὶ σφοδροὺς ἐπιφέρει πυρετοὺς οἱ τοῖς ἔργοις ὁμιλήσαντες ἴσασιν, οὐχ ὡς οἵ γ᾽ ἐν Ἀλεξανδρείᾳ σο-
φιστεύσαντες, ὑφ᾽ ὧν ἐπληρώθη μάλιστα μακρῶν καὶ ψευ-
δῶν λόγων τὰ βιβλία, τοῖς ἐξ ἀγέλης ἥκουσι τοὐπίπαν ὁμι-
λοῦσι μειρακίοις, μήθ᾽ ἑορακόσιν ἀῤῥώστους μήτ᾽ αὐτοὶ
τετριμμένοι περὶ τοῦτο.　πάνυ γὰρ ἠμέληται τοῖς ἐκεῖ πᾶσιν ἀνθρώποις τὰ κατὰ δίαιταν. ὅσοι τοίνυν ἑοράκασιν
ἐπὶ μήτρᾳ φλεγμαινούσῃ νοσούσας γυναῖκας, ἴσασιν ὅπως
θερμοὶ καὶ σφοδροὶ πυρετοὶ καταλαμβάνοντες ὅλον τὸ σῶμα
διακαίονται τὴν κεφαλὴν ὁμοίως τοῖς καὶ χωρὶς τοῦ παθεῖν
τι τὴν μήτραν τοιούτοις γινομένοις. ἀλλὰ κἂν μὴ πυρέτ-
τον ἐπιδήλως, αἷς ἐπέσχηται τὰ καταμήνια, κίνδυνός ἐστιν
ἐν (444) τάχει πυρέξαι, καὶ ταύταις ἡ κεφαλὴ βαρεῖα καὶ
πλήρης ἀτμῶν τε καὶ θερμῶν χυμῶν γίνεται καὶ διὰ τοῦτο

quas lingua, ut ipſe deinceps hoc in libro narrabit, veluti
a fuligine denigreſcat.　Oportebat igitur eos haec prius
explorare, quicunque de capitis uterique in affectibus ſocietate dicere aliquid aggrediuntur.　Calidas vehementesque
febres ab utero provenire neminem in artis operibus ver-
ſatum praeterit.　Nam in Alexandria ſophiſticam artem
edocentes, a quibus potiſſimum libri longis falſisque ſermonibus referti ſunt, inter adoleſcentulos a gregibus et
armentis venientes et ad aegrotos nunquam accedentes,
ipſi quoque hac in re minime exercitati plerumque verſantur; ab omnibus enim iſtic hominibus victus ratio valde
neglecta eſt.　Quisquis igitur ex uteri phlegmone laborantes mulieres conſpexit, quomodo calidae magnaeque febres
omne corpus occupantes caput haud aliter exurant atque
illae, quae ſine uteri vitio ſimiles oriuntur, apprime novit.　Caeterum etſi nec adhuc evidenter illi febricitent,
quibus menſtrua purgamenta ſuppreſſa ſunt, periculum
tamen impendet ne cito in febrem incidant, iſtarumque

Ed. Chart. IX. [358. 359.]   Ed. Baf. V. (444.)
αἰτῶν ἔνιαι κωματώδεις εἰσὶν, εἴτε πυρέξουσιν εἴτε μή.
ταῦτα μὲν οὕτω φαίνεται γινόμενα. τίς δ᾿ ἐστὶν αἰτία δι᾿
ἣν ἐπὶ ταῖς τοιαύταις διαθέσεσι τῆς ὑστέρας ἡ κεφαλὴ
πληροῦται μετὰ ταῦτα ἐχρῆν ζητεῖν, εὐχόμενον μὲν εὑρεῖν, εἰ δὲ μὴ, ἀλλὰ τό γε φαινόμενον ἐκ τῆς ἐμπειρίας φυ-
λάττοντά τε καὶ μεμνημένον. ἐπιχειρήσομεν οὖν ἡμεῖς εἰπεῖν τινὰς περὶ τῶν οὕτως φαινομένων αἰτίας, ἐντεῦθεν
ἀρξάμενοι. τῶν κατὰ τὸ σῶμα ἁπάντων μορίων πλείστας
τε καὶ μεγίστας φλέβας ἔχουσιν αἱ μῆτραι, καὶ ὅταν γε κα-
κοπραγῶσιν ἐξ ἐπισχέσεως καταμηνίων ἢ λοχείων ἢ διά
τινα φλεγμονὴν ὁπωσοῦν γινομένην, ἀναγκαῖον αὐτὰς αἵματος ἐμπίπλασθαι, κἂν ἐπ᾿ αὐτῷ σηπομένῳ πυρετὸς ἀνά-
πτηται, ἀπὸ τῆς [359] ἰδέας τῶν συνόχων ἀναγκαῖον
αὐτὸν γενέσθαι. δέδεικται γὰρ ἐφ᾿ αἵματι σηπομένῳ τοὺς
τοιούτους ἀνάπτεσθαι πυρετούς, ἀτμῶν θερμῶν πλῆθος
οὐκ ὀλίγον ἀναπέμποντας ἐπὶ τὴν κεφαλήν. ὅτι δὲ ὑφ᾿ ἧς

caput grave redditur et halitibus calidisque humoribus
repletur, quocirca et ipfarum nonnullae febrem habeant
poſtea aut non habeant, ſopore opprimuntur. Haec ſane
ita fieri fenſu percipitur. Quae cauſa vero ſit, propter
quam ab hujusmodi uteri affectibus caput repletur, poſtea
quaerere oportuit notis quidem invenire expetentem, ſin
minus, at illud ſaltem quod experientia oſtendit, obſer-
vantem memoriterque tenentem. Igitur nos aliquas id
genus affectuum fenſibus apparentium cauſas aſſignare co-
nabimur, atque hinc initium capere decrevimus. Inter
omnes corporis partes plurimas maximasque venas uteri
habent. Quumque eos aut menſes aut a partu purgamenta
ſuppreſſa aut phlegmone aliqua utcunque orta male accipiunt, ipſos ſanguine compleri neceſſe eſt Quo dein
putreſcente, ſi febris excitetur, inter ſynochorum ſpecies
ipſam connumerari opus eſt, nam id genus febrium ex
putreſcente ſanguine accendi oſtenſum eſt: hae vero ca-
lentium vaporum vim haud parvam in caput ſubmittunt.

ἂν αἰτίας ἡ κεφαλὴ πληρωθῇ τοιούτων ἀτμῶν, αἱ καρηβαρίαι μάλιστα κατὰ τὸ βρέγμα φαίνονται, λυποῦσαι τὸν
ἄνθρωπον, οἷς τῶν ἔργων τῆς τέχνης φροντὶς ἐγένετο, φθά-
νουσι γινώσκοντες πρὶν παρ᾽ ἡμῶν ἀκοῦσαι. ἀλλὰ τίς ἡ
αἰτία τοῦ συμβαίνοντος ἴσως ἀκοῦσαι ποθήσεις· ἐρῶ τοίνυν γέ σοι τὴν γέ μοι δοκοῦσαν εἶναι πιθανωτάτην καὶ
ταύτην οὐ μίαν, ἀλλὰ πλείους. πρῶτον μὲν γὰρ, ὅτι τοὺς
εἰρημένους θερμοὺς ἀτμοὺς εὔλογόν ἐστι διὰ τῶν ἀρτηριῶν
ἐπὶ τὴν κεφαλὴν ἀναφέρεσθαι καὶ ταύτας ἐστὶν ἰδεῖν κατ᾽
εὐθὺ τοῦ βρέγματος ἀνερχομένας ἐκ τοῦ τραχήλου τῆς καλουμένης χοάνης ἑκατέρωθεν. ἔπειτα δ᾽ ὅτι καὶ διαπνεῖσθαι καθ᾽ ὅλον τὸν τῆς ὑγίας χρόνον εἴθισται τὰ λεπτὰ
καὶ ἀτμώδη τῶν τοῦ ἐγκεφάλου περιττωμάτων κατὰ τὸ βρέγμα μάλιστα· καὶ γὰρ κατὰ τοῦτο ἀραιόταταί εἰσιν αἱ ῥα-
φαὶ καὶ τὸ κρανίον αὐτὸ λεπτότατόν τε καὶ σηραγγωδέστατον,
ἔτι τε πρὸς τούτοις αἰσθητικὰ σώματα κατὰ τὰς ῥα-
φάς ἐστι πλείω· καὶ γὰρ ὑμένες τινὲς συνάπτουσι τὴν παχεῖαν μήνιγγα τῷ περικρανίῳ καὶ πλῆθος ἀγγείων λεπτῶν

Verum capite quavis de caufa liorum vaporum pleno, gravitates maxime in fyncipite hominem vexantes apparere
illi quibus artis opera curae funt, priusquam a me au-
diverint, notum habuerunt. At quae hujus eventi caufa
fit forfan fcire aves; tibi igitur eam quae mihi verifimil-
lima vifa fuerit, exponam, neque hanc unicam, fed plures. Primum quidem vapores illos calidos proxime dictos
per arterias in caput fubvolare ratio oftendit: ipfas quoque arterias per collum ab atraque vocati infundibuli
parte recta in fynciput difcurrentes videre licet. Praeterea et omni fanitatis tempore tenuia et halituofa cerebri
excrementa maxime per finciput difflari folere affirma-
mus; fi quidem in ipfo futurae laxiffimae funt et ipfa
calvaria fubtiliffima plurimisque meatibus pervia, ad haec
et multa fentientia corpora juxta futuras funt: membra-
nulae enim quaedam craffum cerebri involucrum pericra-
nio vocatae tunicae connectunt et multitudo tenuium con-

ΚΑΙ ΓΑΛΗΝΟΥ ΕΙΣ ΑΥΤΟ ΥΠΟΜΝΗΜΑ Α. 809

Ed. Chart. IX. [359.]   Ed. Baf. V. (444.)
διεξέρχεται. τῶν δ᾽ ἴσων κατὰ τὸ μέγεθος παθημάτων μᾶλλον αἰσθάνονται τὰ αἰσθητικώτερα φύσει, τὰ δὲ μᾶλλον
αἰσθανόμενα μᾶλλον ὑπὸ τῶν ὀδυνηρῶν αἰτίων ἀνιᾶται.
διὰ ταῦτα μὲν δὴ κατὰ τὸ βρέγμα εἰσὶν αἱ ὀδύναι. καταλείπεται δὴ τὴν αἰτίαν εὑρεῖν, δι᾽ ἣν ἐν ὀκτὼ ἢ δέκα μησὶν ἐς ἰσχίον τελευτᾷ, τουτέστι κατασκήπτει τὸ νόσημα
ταῖς οὕτως ἐχούσαις. ἐπεὶ δὲ ἀξιοῦσιν ἔνιοι οὐκ ἐν ὀκτὼ
καὶ δέκα μησὶν, ἀλλ᾽ ἐν ὀγδόῳ ἢ δεκάτῳ, καὶ φασὶν ἐν πολλοῖς τῶν ἀντιγράφων εὑρίσκεσθαι καὶ μάλιστα τῶν παλαιυ-
τάτων τὸ στοιχεῖον τὸ η´ καὶ πάλιν τὸ ι´ στοιχεῖον, ἡ μὲν
ἀντὶ τῶν ὀκτὼ γεγραμμένον, ι´ δὲ ἀντὶ τῶν δέκα, προσεπι-
σκέψωμεν καὶ τὴν ἐν τούτοις διαφοράν. ἐὰν μὲν γὰρ ἐν
ὀκτὼ ἢ δέκα μησὶ λέγωμεν ἐς ἰσχίον τελευτᾶν, ἀπὸ τῆς
ἀμβλώσεως, οὐκ ἀπὸ τῆς συλλήψεως ἀριθμήσομεν· ἐὰν δὲ
ἐν ὀγδόῳ ἢ δεκάτῳ μηνὶ, τὸν ἀπὸ τῆς συλλήψεως οὕτω
χρόνον δηλοῦσθαι φήσομεν. ἐμοὶ δ᾽ οὐκ ἀδύνατον τοῦτο
φαίνεται καθ᾽ ἑκατέραν τῶν λέξεων ἑκατέρως ἀκούειν καὶ
χρὴ τοῦ λεγομένου τὴν κρίσιν ἐπὶ τῇ πείρᾳ τίθεσθαι,

ceptaculorum per futuras exfiliunt; aequos autem magnitudine affectus magis cenforia naturaliter corpora percipiunt, magis vero fentientia ab inferentibus dolorem caufis
magis cruciantur.   His fane de caufis in fincipite dolores
fiunt, modo illa invenienda caufa fupereft, propter quam
octo aut decem menfibus mulieribus ita male habitis in
coxendice finit, hoc eft irruit morbus.   Verum quoniam
nonnulli non octo aut decem menfibus, fed octavo aut
decimo fcribendum cenfent, dicuntque in multis et potiffimum vetuftiffimis codicibus hoc Graecum elementum et
hoc η reperiri, ι quidem loco hujus dictionis, ι loco
decem fcriptum effe, ulterius quae et in iftis fit differentia perpendamus.   Si enim ita legamus, octo aut decem
menfibus in coxendicem finire, ab abortu, non a conceptu menfes numerabimus; fi vero octavo menfe aut decimo, fic a conceptu tempus fignificari affirmabimus.   Mihi
fane id fieri poffe videtur, ut fuam utramque lectionem
utroque modo fententia accipiatur; at hujus quod dicitur

καθάπερ ἐγὼ διὰ παντὸς ἐπὶ πάντων τε τῶν τοιούτων
ἐποίησα καὶ τοῦδε τοῦ νῦν εἰρημένου. καί μοι παραφυ-
λάττοντί ποτε ἐν μ' ἡμέραις, ἐνίοτε δ' ἐν δύο μησὶν ἢ
τέτταρσιν ἐφάνη τελευτῆσαν τὸ νόσημα, τισὶ δὲ καὶ μέχρι πλειόνων ἐξετάθη, καί τινες ὄντως ἐς ὄγδοον ἦλθον
μῆνα καὶ ἄλλαι τινὲς ἐς δέκατον. ἐθεασάμην δὲ καὶ τὴν
εἰς ἰσχίον ἐκ μήτρας ἀπόστασιν, ἀλλ᾽ οὐκ ἐπὶ πολλῶν, καίτοι πολλὰς ἐφ᾽ ὑστέρᾳ κακοπραγούσῃ χρονίως πασχούσας
εἶδον. ὀκνηρῶς οὖν εἶχον ζητεῖν τὴν αἰτίαν οὗ μήπω τὴν
ὕπαρξιν εὗρον ἀληθευομένην. ὁ γὰρ Ἀριστοτέλης ἀξιοῖ
προεγνωσμένου βεβαίως τοῦ ὅτι, ζητεῖσθαι χρῆν τὸ διότι.
πρὶν δ᾽ ὅτι γίνεται βεβαίως μαθεῖν, εἴ τις ζητοίη τὸ
διότι, φανερός ἐστιν ἀδολεσχεῖν τε καὶ ληρεῖν προῃρημένος,
οὐ τἀληθὲς εὑρεῖν ὀρεγόμενος. οἱ γοῦν ἐπιχειρήσαντες εἰπεῖν καὶ τοῦδε τὴν [360] αἰτίαν τοιαῦτα λέγουσιν. ὅσοι
μὲν γὰρ ἀπὸ τοῦ τῆς ἀμβλώσεως χρόνου εἰς ὀκτὼ ἢ δέκα

judicium experientiae committendum eſt; quemadmodum
ego et in omnibus id genus et id eo, de quo nunc loquimur, ſemper feci. Atque obſervanti mihi nonnunquam
quadraginta diebus, nonnunquam duobus menſibus aut
quatuor morbus finiri atque aboleri viſus eſt; quibusdam
vero et in plures menſes productus fuit et nonnullae revera ad octavum menſem, aliae et ad decimum pervenerunt. Vidi quoque ex utero in coxendicem migrare col-
ligique materiam; id vero haud in multis, quamvis multas ex utero male habente diu laborantes ſpectaverim.
Ejus itaque inveſtigare cauſam gravabor, quod nondum
an revera ita eveniret certior factus eſſem. Ariſtoteles
namque, an eſt, prius firme cognito; deinde propter quid
eſt quaeri oportere praecepit, quod ſi quis antequam, an
eſt, firma notitia perceperit, propter quod ſit, inveſtiga-
verit, homo iſte nugari garrireque maluiſſe, quamvis veritatem explorare videtur. Igitur qui et nunc propoſitae
rei cauſam reddere conati ſunt, haec in medium afferunt.
Quicunque enim a tempore abortus uſque ad octo aut

Ed. Chart. IX. [360.]   **Ed. Baf. V. (444.)**

μῆνας ἀριθμεῖν ἀξιοῦσι, τὴν ὑστέραν φασὶν εἰθίσθαι κα-
κοπαθεῖν ἐν δυσὶ τούτοις χρόνοις, ὀγδόῳ καὶ δεκάτῳ μηνί.
κατὰ μὲν γὰρ τὸν ὄγδοον μῆνα στρέφεσθαι τὸ ἔμβρυον,
ἀποκυΐσκεσθαι δ᾽ ἐν τῷ δεκάτῳ. καὶ νῦν οὖν ταῖς αὐταῖς
προθεσμίαις τὴν τῶν λυπούντων ἀπόκρισιν ποιεῖσθαι δι᾽
ἀποσκήμματα εἰς χωρίον πλησίον τε κείμενον καὶ δέξασθαι
τὰ πεμπόμενα δυνάμενον. ὅσοι δ᾽ ἀπὸ τοῦ τῆς συλλήψεως
χρόνου κελεύουσιν ἀριθμεῖν, εὐλογώτερον εἶναί φασιν, ὡς εἰ
καὶ μηδεμία μεταξὺ φθορὰ περὶ τὸ ἔμβρυον ἐγεγόνει, νεω-
τέραν δ᾽ ἄν τινα κίνησιν ἡ μήτρα περὶ αὐτὸ κατὰ τοὺς
χρόνους τούτους ἔσχεν ἢ στρεφόμενον ἢ ἐκκρινόμενον, οὕτω καὶ νῦν ἴσχειν. ἑκάτεροι δ᾽ ἁμαρτάνουσι τὰς κινήσεις τοῦ ἐμβρύου ταῖς ὑστέραις ἀνατιθέντες. εἴτε γὰρ
στρέφεται κατὰ τὸν ὄγδοον μῆνα, πάντως δήπου τὴν κίνησιν ταύτην ἐξ ἑαυτοῦ ποιεῖται, τήν τ᾽ ἀποκύησιν, ὅταν κινούμενον ἰσχυρότερον ἀπορρήξῃ τινὰ τῶν περιεχόντων ὑμένων, λαμβάνει, τοῦτο γὰρ κἀν τῷ περὶ παιδίων φύσεως
εἴρηται κατὰ τήνδε τὴν λέξιν· Ὅταν δὲ τῇ γυναικὶ ὁ τόκος

decem menſes numerare dignum putant, uterum duobus
temporibus, octavo ſcilicet menſe et decimo, malis tole-
randis aſſueviſſe dicunt: octavo enim menſe foetum con-
verti, decimo autem in lucem edi: ſic igitur et in praeſentia iisdem ſtatis temporibus contriſtantes humores excerni, quae in locum vicinum, ſuſcipereque transmiſſa
potentem, irruerunt, aſſeverant. At qui a conceptionis
tempore numerandum eſſe jubent, rationi magis conſentaneum eſſe dicunt, ut quemadmodum etſi tempore inter-
medio foetus nullo vitio tentatus ſit, novum tamen aliquem motum uterus circa ipſum temporibus iſtis, dum
aut convertitur, aut partu editur, habuerit, ita et nunc
habeat. Caeterum utrique falluntur, qui foetus motiones
utero tribuant. Quando enim octavo menſe convertitur,
hunc ſane motum omnino ex ſe ipſo ciet, atque tunc
paritur, cum vehementius commotus aliquam ex continentibus membranis effregerit, hoc enim et in libro de
pueri natura hiſce verbis teſtatum eſt: Quum vero mu-

παραγίνηται, συμβαίνει τότε τῷ παιδίῳ κινουμένῳ καὶ
ἀσκαρίζοντι καὶ χερσὶ καὶ ποσὶ ῥῆξαί τινα τῶν ὑμένων
τῶν ἐσωτάτω. ῥαγέντος ἑνὸς οἱ λοιποὶ ἀκινδυνοτέρην δύναμιν ἔχουσι καὶ ῥήγνυται πρῶτος μὲν ὁ ἐκείνου ἐχόμενος,
ἔπειτα ὁ ὕστατος. ὅταν οὖν μηκέτι ἐν τῇ μήτρᾳ περιέχηται τὸ παιδίον ἀμβλωθὲν, οὐδὲ τὰς κινήσεις αὐτοῦ σώζεσθαι δυνατόν ἐστιν. ὁμοίως δὲ τούτοις εἰσὶν ἀπίθανοι καὶ
ὅσοι φασὶ τὸν ἕβδομον μῆνα καὶ τὸν ἔνατον τὰς ἀποκυήσεις
τῶν ἐμβρύων ἔχειν. τὸν δὲ ὄγδοον καὶ δέκατον τὰς παρὰ
φύσιν ἀποστάσεις ὑστεριζούσας ἑνὶ μηνὶ τῶν κατὰ φύσιν,
ὅπερ κατὰ τὸ δεύτερον τῶν ἐπιδημιῶν εἰρῆσθαί φασι, κατ᾽
ἐκείνην τὴν λέξιν, ἐν ᾗ φησι, τῇ ὑστεραίῃ, ὡσανεὶ τῷ
ὑστέρῳ χρόνῳ ἢ μηνί. προεξηγησάμεθα δὲ τοῦτο κατ᾽
ἐκεῖνο τὸ βιβλίον, ἐγὼ δὲ εἰ λεγόμενον αὐτὸ πρότερον ἑο-
ράκειν οὕτως ἔχον, ἐζήτουν ἂν αὐτοῦ φιλοπονώτερον τὴν
αἰτίαν. ἐπεὶ δ᾽ ἐν πολλαῖς χρόνων προθεσμίαις ἐθεασάμην
τὰ τῆς ὑστέρας πάθη κρινόμενα καὶ συμφωνοῦντά γε ταῖς
τῶν κρισίμων ἡμερῶν περιόδοις, ἃς αὐτὰς ἐδίδαξεν ἐν προ-

lieri partus tempora adveniunt, tunc puero, commoto
manibusque et pedibus fefe agitanti aliquando, intimarum
membranarum dirumpere accidit: una effracta, reliquae
imbecilliorem facultatem habent; atqui prima foetum ambiens laceratur, deinde ultima. Quando igitur, nec dum
utero foetus per abortum ejectus continetur, neque ut
motus ipfius incolumes ferventur fieri poteft. Perinde
vero atque ifti neque illi fide digni funt, qui feptimum
menfem ac nonum foetuum partus efficere, octavum vero
ac decimum egreffiones propter naturam uno menfe naturalibus tardiores efficere afferunt, quod fecundo popularium morborum libro dictum effe volunt in illis verbis,
ubi dixit, poftero; ac fi dixiffet pofteriorem tempore aut
menfe; fed hoc prius in eo libro declaravimus, at ego fi
hoc dictum ita fe habere prius vidiffem, perquifiviffem
utique ipfius caufam diligentius; fed quoniam per multa
ftata tempora uteri affectus judicari et judicatoriorum die-

Ed. Chart. IX. [360. 361.]　　　　Ed. Baf. V. (444. 445.)

γνωστικῷ, καταλείπω τὴν ζήτησιν τῆς αἰτίας, οὔτε διὰ
παντὸς ὁρῶν τὸ εἰρημένον οὕτως ἔχον οὔθ᾽ ὡς πολύ. τε-
θεαμένον δ᾽ ἴσως κατὰ τύχην ἐπὶ δυοῖν ἢ τριῶν γυναικῶν
τὸν ταῦτα γράψαντα συμβὰν οὕτως, εἶθ᾽ ὁ Ἱπποκράτης
αὐτός ἐστιν εἴτε Θέσσαλος εἴτ᾽ ἄλλος τις, ἀποφήνασθαι
προπετέστερον ἡγοῦμαι καθολικὴν ἀπόφασιν ἐπὶ πράγματι
μήτε διὰ παντός, ὡς ἔφην, μήτε πολλάκις γινομένῳ. ταῦτα
μὲν οὖν ἡμῖν τέλος ἐχέτω. μνημονεύσωμεν δὲ τῶν προ-
θέντων ἐν τῇ γραφῇ τὸν καὶ σύνδεσμον ἐν τῷ μεταξὺ τοῦτο,
ἐς καρηβαρίην τρέπεται καὶ τοῦ κατὰ τὸ βρέγμα ὀδύναι
καὶ ποιήσωμεν ὅλην τὴν γραφὴν τοιάνδε· ὅσῃσιν ἀπὸ φθορῆς περὶ ὑστέρην καὶ οἰδημάτων ἐς καρηβαρίην (445)
τρέπεται καὶ κατὰ τὸ βρέγμα ὀδύναι καὶ ὅσαι ἄλλαι ἀπὸ
ὑστερέων, ταύτησιν ἐν ὀκτὼ ἢ δέκα μησὶν ἐς ἰσχίον τελευτᾷ.
ἰατρικὸν γάρ τινα διορισμὸν εἰς πρόγνωσιν χρήσιμον, οὐκ
αἰτιολογικὸν ἐπεισάγουσι τῷ πρόσθεν λόγῳ τοιαύτην ἀξιοῦντες εἶναι τὴν διάνοιαν. ὅσαις γυναιξὶν [361] οἰδημάτων

rum circuitibus confonare perfpexi, ut ipfe in libro de
praefagiis docuit, caufae inventionem relinquo, quum neque femper neque plerumque ita fieri videam. Verum
fcriptorem hunc, five Hippocrates fit five Theffalus five
alius quispiam, in duabus forfan aut tribus mulieribus
ita eveniffe fortuito confpicatum, inconfultius de re neque femper neque crebrius incidente, ut diximus, in
univerfum pronunciaffe exiftimo. Sed de his hactenus a
nobis dictum efto. Eorum autem meminerimus, quae in
narratione Hippocrates conjunctionem et interjecerunt inter eam partem, in capitis gravitatem vertitur et eam in
fyncipite dolores, totamque fcripturam ita conftituemus.
Quibuscunque a perditione circa uterum et tumoribus in
capitis gravitatem commutatur et in fincipite dolores et
quicunque alii ab uteris, iis octo menfibus aut decem in
coxendicem definit. Medicinalem fane quandam praefcri-
ptionem ad praefagiendum utilem, non caufas reddentem
priori fermoni adjungunt, talem judicantes effe fententiam:

ἐν ταῖς μήτραις, ἐπ᾽ ἀμβλώσει γινομένων, ἐς καρηβαρίαν
τρέπεται καὶ κατὰ τὸ βρέγμα αὐταῖς ὀδύναι γίνονται ταύταις ἐν ὀκτὼ ἢ δέκα μησὶν ἐς ἰσχίον μετάστασίς ἐστι τῶν
τὰς μήτρας λυπούντων, ὡς οὔτε πάντων τῶν κατὰ τὰς
ὑστέρας οἰδημάτων καὶ τὸ βρέγμα τὰς ὀδύνας ἐργαζομένων
οὔτε πάντων ἐς ἰσχίον κατασκηπτόντων, ἀλλ᾽ ἐκείνοιν μόνον
ὅσα κατὰ τὸ βρέγμα ποιεῖται τὰς ὀδύνας. ἀλλ᾽ οὐδὲ τοῦτο
παραφυλάξας εὖρον οὕτω γινόμενον, οὐ μὴν οὐδ᾽ αὐτοί τινα
λόγον αὐτοῦ λέγουσι. διὰ τί γὰρ ἐκεῖνα μόνα τῶν κατὰ
τὰς μήτρας οἰδημάτων ἐς ἰσχίον ἀποσκήπτειν ἀξιοῦσιν ὅσα
κατὰ τὸ βρέγμα τὰς ὀδύνας ἐποιήσατο, λέγειν οὐκ ἔχουσιν.
οὐδ᾽ ἡμεῖς οὖν αὐτοῖς πιστεύσομεν, ὡς ἂν μήτε δι᾽ ἐμπειρίας εἰληφότες τοῦ λόγου τὴν πίστιν μήτ᾽ ἐκ τῆς τοῦ πράγματος φύσεως ἐνδεικτικῶς. εὔδηλον δ᾽ ὅτι καὶ τὴν λέξιν
ἐκείνην, καθ᾽ ἣν καὶ ἄλλαι ἀπὸ ὑστερέων ὁ Ἱπποκράτης
ἔγραψεν, ἐξηγοῦνται διττῶς. ἔνιοι μὲν ἐπὶ τὰς ἐν τῇ μήτρᾳ διαθέσεις ἀναφέροντες τὸν λόγον, ὡς οὐδὲν ἧττον, ἀπα-

quibuscunque mulieribus iu utero ex abortu tumoribus
excitatis in capitis gravitatem fit commutatio et in fyncipite iisdem dolores fiunt, iftis octo et decem menfium
fpatio in coxendicem uterum vexanlia recumbunt; tanquam non omnibus uteri tumoribus fincipiti dolorem inferentibus, neque omnibus in coxendicem abfcedentibus,
fed illis tantummodo qui in fincipite dolores creant.
Verum quum id quoque ego obfervaverim, haud ita fieri
compertum habui. Quin etiam neque ipfi hujusce rei aliquam rationem afferunt: cur enim foli illi uteri tumores,
qui fincipiti dolores intulerunt, in coxendicem ab iis
migrare putentur, affignari caufa non poteft. Quamobrem
neque nos ipfis crediderimus, utpote neque ab experientia neque ex rei natura indicatorie fermonis hujus affirmationem confequuti. Illud quoque in confeffo eft eam
partem quam ita fcripfit Hippocrates, et quaecunque aliae,
ab uteris, duobus modis explanari. Quidam fane ad uteri
affectus fermonem referuut tanquam omnibus ipfis aut

σῶν αὐτῶν, τῆς προειρημένης τὰς καρηβαρίας τε καὶ κατὰ
τὸ βρέγμα μάλιστα γινομένας ὀδύνας ἑπομένας ἐχουσῶν.
ἔνιοι δ᾽ ἐπὶ τὰς τῆς κεφαλῆς διαθέσεις ἀναφέρουσι τὸν λόγον, ὡς εἰ καὶ οὕτως ἔγραψεν. ὅσαις ἀπὸ φθορῆς καὶ οἰδημάτων ἐς καρηβαρίαν τρέπεται, κατὰ τὸ βρέγμα εἰσὶν
ὀδύναι καὶ ἄλλαι δὲ τῆς κεφαλῆς διαθέσεις αἱ ἀπὸ ὑστερῶν γινόμεναι κατὰ τὸ βρέγμα μάλιστα διασημαίνουσιν.
ἄλλας διαθέσεις ἀκούσωμεν τὰς ἀναλόγους τῇ καρηβαρίᾳ,
καλοῦσι δὲ τὰς μέν τινας αὐτῶν κεφαλαίας, τὰς δὲ ἡμικρα-
νίας, τὰς δὲ κεφαλαλγίας ἁπλῶς.

γ'.

Οἱ φοξοὶ οἱ μὲν κρατεραύχενες ἰσχυροὶ καὶ τἆλλα καὶ τοῖσιν
ὀστέοισιν, οἱ δὲ κεφαλαλγέες καὶ ὠτόρρυτοι, τουτέοισι
ὑπερῶαι κοῖλαι καὶ ὀδόντες παρηλλαγμένοι.

minus quam praedictus capitis gravitates et in fincipite
dolores evenientes habentibus. Alii vero ad capitis affectus fermonem referunt, ac fi ita omnem verborum feriem
fcripfiffet: quibuscunque a perditione et tumoribus in capitis gravitatem vertitur, in fincipite dolores funt et alii
quoque capitis affectus ab utero exorti in fincipite maxime fefe oftendunt. Alios affectus intelligamus capitis
gravitati proportione refpondentes, aliquos autem ex ipfis
cephalaeas vocant, aliquos hemicranias, aliquos cepha-
lalgias, id eft capitis dolores fimpliciter.

III.

*Qui acuminato funt capite et valida quidem cervice; tum
caeteris tum offibus robufti funt. Qui vero caput dolent, fluentes habent aures, his palatum concavum eft
et dentes perverfa ferie pofiti.*

Ed. Chart. IX. [361. 362.]   Ed. Baf. V. (445.)

Κἀνταῦθα πάλιν οὐδὲν διαφέρει πύιερα κρατεραύχενες ἐν πέντε συλλαβαῖς ἢ κρατραύχενες ἐν τέτρασί τις γρά-
ψειε. τοὺς γὰρ κρατεροὺς ἔχοντας τοὺς αὐχένας, ὅπερ ἐστὶν
ἰσχυροὺς, ἑκατέρα τῶν φωνῶν σημαίνει. τὸ μέντοι μα-
κραύχενες, ὅπερ ἔνιοι γράφουσι τὴν παλαιὰν ὑπαλλάττοντες
γραφὴν, οὐ ταὐτὸν δηλοῖ. κρατερὸς μὲν γὰρ αὐχὴν ὁ ἰσχυρὸς ὀνομάζεται, διὰ σκληρότητα καὶ μέγεθος ὀστῶν τοιοῦτος γινόμενος τοὐπίπαν. οὕτως δ᾽ ἔχουσι καὶ οἱ περικείμενοι
τοῖς ὀστέοις μύες τε καὶ τένοντες καὶ σύνδεσμοι. μακροὶ δ᾽
αὐχένες οὐχ ὅπως ἐν ἀρετῆς μέρει γίνονται, ἀλλὰ καὶ
μοχθηροὶ τοὐπίπαν εἰσὶ, παραπλησίως τῷ στενῷ καὶ μακρῷ θώρακι. καὶ [362] γὰρ καὶ τοῦτον εὐρὺν εἶναι προσῆκεν, οὐ πλατὺν μόνον ἢ μακρόν. εὐρὺς δ᾽ ἐν τῇ κατὰ βάθος τε καὶ πλάτος διαστάσει καὶ θώραξ καὶ αὐχὴν καὶ πᾶν
ὁτιοῦν ἄλλο γίνεται μόριον, ὅταν ἀνάλογον ἀλλήλοις αὐξηθῇ
ταῦτα. πάντως δ᾽ ἐπ᾽ αὐτῶν ἐστι καὶ τὸ μῆκος, ἤτοι μεῖζον ἢ ἴσον γε τοῖς συμμέτρως ἔχουσιν. ὁ μὲν οὖν θώραξ
τῶν ἐντυγχανόντων ἡμῖν ἀνθρώπων οὐ φαίνεται, πρὶν γυ-

Hoc loco etiam nihil refert, utrum craterauchenes
Graeca voce per quinque fyllabas aut cratrauchenes per
quatuor quispiam fcripferit: robuftis enim cervicibus homines utraque vox fignificat. Macrauchenes vero, id eft
longicolli, ut nonnulli veterem fcripturam permutantes
fcribunt, non eandem rem fignificat. Valida enim cervix
robufta nominatur ob duritiam magnitudinemque offium,
plerumque talis exiftens, ita quoque fe habent ipfi cir-
cumpofiti mufculi, tendones et copulae; at longae cervices tantum abeft ut vi aliqua polleant, ut etiam prorfus vitiofae fint, perinde atque anguftum longumque pectus, quandoquidem id amplum effe, non latum dumtaxat
aut longum, oportet. Amplum autem in lati profundique
dimenfione pectus, collum et aliud quodque membrum
confiftit, cum proportione inter fe congrua ea aucta fuerint, in ipfis vero prorfus et longitudo aut major eft aut
aequalis iis quae moderate fe habent. Hominum quidem
nobis obviam venientium pectora non prius apparent

Ed. Chart. IX. [362.]   Ed. Baf. V. (445.)

μνωθῆναι τὸ σῶμα. τὴν δὲ κεφαλὴν εὐθέως ὁρῶμέν τε
καὶ γνωρίζομεν ὅ τι περ ἂν ἔχῃ κατά τε τὴν διάπλασιν
καὶ τὸ μέγεθος σφάλμα· κατὰ μὲν τὸ μέγεθος, εἴτε σμι-
κροτέρα τοῦ προσήκοντος ἢ μείζων γεγονυῖα, κατὰ δὲ τὴν
διάπλασιν ἢ ἀκριβῶς στρογγύλην, τήν τε κατὰ μέτωπον
ἐξοχὴν καὶ τὴν κατὰ τὸ ἰνίον ἀπολωλεκυῖα τελέως, ἢ φοξὴ
προμηκεστέρας τοῦ δέοντος ἔχουσα τὰς ἐξοχὰς, ἤτοι γ᾽ ἀμφοτέρας ἢ τὴν ἑτέραν ἢ μίαν ἔχουσα μόνην, ἀπολωλεκυῖα
δὲ τὴν ἑτέραν. ἐπὶ μὲν οὖν τῆς μείζονός τε καὶ φοξῆς
ἐπισκέπτεσθαι προσήκει τό τε ποσὸν τῆς ὑπεροχῆς καὶ τὴν
τοῦ αὐχένος ὑπεροχὴν, εἰς τὸ διαγνῶναι πότερον ἄμεινον
αὐτοῖς ἢ χεῖρον ἡ κεφαλὴ κατεσκεύασται. δέδεικται γὰρ
ἐν τοῖς ὑγιεινοῖς ὑπομνήμασιν οὐ μικρὰ χρεία γινομένη
τοῖς ἰατροῖς ἔκ τε τοιαύτης γνώσεως εἰς φυλακὴν τῆς τοῦ
μέρους ὑγίας καὶ τὴν ἐσομένην ἐπανόρθωσιν, εἰ φθάσειέ
ποτε μαθεῖν. ἐπὶ δὲ τῆς ἐναργῶς μικρᾶς ἐγνωκέναι μὲν
χρὴ τὴν σμικρότητα, προσεπισκέπτεσθαι δὲ ἐκ περιουσίας
καὶ τὰ κατὰ τὸν τράχηλον. ἐπειδὴ στελέχει παραπλησίως

quam eorum corpora nudata fuerint: fed caput illico ad-
fpicimus et quodnam in formatione ac magnitudine vitium
habeat cognofcimus: in magnitudine, fi minus fit aut
majus quam conveniat; in formatione, fi exquifite rotundum fit, frontis occipitiique prominentia carens penitus aut acutum productiores, quam deceat, eminentias
habens aut utrasque aut altera tantum: aut una dumtaxat
eminentia praeditum, altera vero privatum. In majore
itaque capite et acuto et exceffus quantitas confideranda
eft et ipfius cervicis excellentia, ut ipfis meliusne an
deterius caput formatum fit, dignofcere valeamus. Declaratum eft enim in libris de tuenda fanitate non mediocrem utilitatem medicos ex hujusmodi cognitione percipere et ad fervandam membri fanitatem et ad futuram
vitii emendationem, fi quando didiciffe prius acciderit.
Sed in capite evidenter parvo parvitatem quidem noviffe
opus eft et ea praeterea, quae ad collum pertinent, ex
abundanti confideranda, quoniam perinde ac truncus dorfi

818 ΙΠΠΟΚΡΑΤΟΥΣ ΕΠΙΔΗΜΙΩΝ ΣΤ

Ed. Chart. IX. [362.]   Ed. Baf. V. (445.)

ἡ ῥάχις ὡς ἐκ ῥιζώσεως πέφυκε τῆς κεφαλῆς. ἐμαθες γὰρ
ἐξ ἐγκεφάλου τῷ νωτιαίῳ μυελῷ τήν τε τῆς γενέσεως ἀρχὴν εἶναι καὶ τὴν τῶν δυνάμεων χορηγίαν. περιέχουσι δὲ
τοῦτον οἱ σπόνδυλοι λεπτὸν μὲν ὄντα μικροὶ, παχὺν δὲ
γενόμενον εὑρεῖς. ὥσπερ οὖν ὁ μέγας μὲν θώραξ εὐρυχωρίαν
τε μεγάλην ἔνδοθεν ἔχει, καθ᾽ ἣν ἄθλιπτα καὶ μεγάλα δύο
σπλάγχνα περιέχεται πνεύμων καὶ καρδία. ὁ δὲ σμικρὸς
ἀνάλογον αὐτῷ καὶ ταῦτα ἔχει σμικρά τε καὶ στενοχωρού-
μενα. κατὰ τὸν αὐτὸν τρόπον ἡ κεφαλὴ καὶ ἡ ῥάχις ἀνάλογον ἑαυταῖς ἔχουσιν ἐγκέφαλόν τε καὶ νωτιαῖον. ὅταν μὲν
εἰς μέγεθος ἐπιδῶσιν, αὐτούς τε μεγάλους εὐρείας τε τὰς
τοῦ πνεύματος χώρας ἐν αὐτοῖς ποιοῦσιν, αἱ δὲ σμικραὶ
τἀναντία. φαίνεται δὲ καὶ τὰ τῆς διανοίας βεβλαμμένα
τοῖς ἐναργῶς ἔχουσιν, ἤτοι πάνυ μεγάλας ἢ πάνυ σμικρὰς
τὰς κεφαλάς. ἀλλ᾽ αἱ μὲν σμικραὶ μοχθηραὶ διὰ παντός,
αἱ δὲ μεγάλαι γένοιντ᾽ ἄν ποτε κατὰ τὸ σπάνιον ἐπὶ ῥώμῃ

fpina ex capïte tamquam ex radice praegerminat. Alibi
enim didiciſtis, medullae dorſi a cerebro et ortus initium
et facultatum copiam ſuggeri: hanc medullam vertebrae
includunt, tenuem quidem puſillae, craſſiorem autem factam ampliores. Quemadmodum igitur magnum pectus
ampla interius cavitate inane eſt, in qua duo magna viſcera, pulmones ſcilicet atque cor, nulla ex parte com-
preſſa continentur: perinde et exiguum pectus proportione
ſibi reſpondentia haec viſcera continet, exigua videlicet
et in anguſtiis verſantia; haud aliter caput et dorſi ſpina
magnitudine reſpondentia et cerebrum et medullam includunt. Quum enim membra haec grandiora ſunt et cerebrum et medullam ampliores latioresque ſpiritus cavernas
in ipſis efficiunt; at ſi puſilla fuerint, contrarium evenit.
Vis praeterea cogitandi iis, qui aut nimis magna capita
aut nimis exigua evidenter poſſident, oblaeſa eſt. Sed
exigua capita ſemper prava ſunt: magna vero, licet raro,
nonnunquam tamen et bona fuerint et ob facultatis eo-

ιε τῆς κατὰ ταῦτα δυνάμεως καὶ πλήθει τῆς ὕλης, ἐξ ἧς
διεπλάσθησαν, ὅπερ ὑπάρξαι φασὶ καὶ Περικλεῖ τῷ Ἀθη-
ναίῳ ξυνετωτάτῳ γενομένῳ. σκώπτεται γοῦν ὑπὸ τῶν κω-
μικῶν ἐπὶ μεγέθει κεφαλῆς. ἔτι δὲ μᾶλλον, ἐὰν καὶ τὸ
κατὰ φύσιν σχῆμα φυλάττῃ καὶ τὸν αὐχένα κρατερὸν ἔχῃ
καὶ τοὺς ὀφθαλμοὺς δεδορκότας δριμὺ, γνωστέον ἄριστα
διακεῖσθαι τὴν τοιαύτην κεφαλήν. αἱ δὲ φοξαὶ, καὶ γὰρ
καὶ τούτων ἔφην τινὰς οὐκ εἶναι μεμπτὰς, γίνονται μὲν
ὑπαλλαττομένης κατά τι τῆς ἀρίστης διαπλάσεως, ἥτις
ἔοικε προμήκει σφαίρᾳ τεθλιμμένῃ καθ᾽ ἑκάτερον οὔσῃ·
ἤτοι δὲ λείπουσαν ἔχουσι τὴν κατ᾽ ἰνίον ἢ μέτωπον ἐξοχὴν
ἢ περαιτέρω [363] τοῦ προσήκοντος ηὐξημένην. ὡς τὸ
πολὺ μὲν οὖν, ἔφην, ὥσπερ τὴν μεγάλην, οὕτω καὶ ταύτας
εὑρήσεις μεμπτάς. ἐν δὲ τῷ σπανίῳ γίνονται καὶ τούτων
τινὲς ἀγαθαὶ, τῆς διαπλαττούσης δυνάμεως τὴν ὕλην, ἐξ ἧς
ἐγενήθη κυούμενος ὁ ἄνθρωπος, ἰσχυρᾶς ὑπαρχούσης, ὡς
μὴ νικηθῆναι τῷ πλήθει τοῦ ῥυέντος ἐπὶ τὸ χωρίον αἵμα-

rum formatricis robur et materiae, unde creata funt,
ubertate, quali capite Pericles Athenienfis vir prudentiffi-
mus fuiffe traditur; unde et comici ejus capitis magnitudinem dicteriis laceffunt. Praeterea vero magis grande
caput bonum fit, fi et naturalem figuram retineat et cervicem validam et oculos acute cernentes habeat: tunc
enim optime hujusmodi caput fefe habere fciendum eft.
Verum acuta capita, nam et ex his quaedam non effe
improbanda affirmavimus, optima figura aliquantulum permutata fieri dicimus. Optima enim capitis figura oblongo
orbi utrinque compreffo fimilis eft, deficit autem acuto
capiti aut occipitii aut frontis eminentia aut ultra quam
deceat productam habet. Plerumque igitur, ut dixi, quemadmodum magnum caput, ita et hujusmodi acuta, men-
dofa improbaque reperies; raro tamen et ex his aliqua
bona fuerint, facultate materiam, ex qua homo in utero
creatus eft, efformante admodum valida, neque fanguinis
in uterum defluentis multitudine fuperata, fed contra

τος, ἀλλ' ἐξαρκέσαι τε καὶ ἀντισχεῖν αὐτὸ καὶ διαπλάσαι
καλῶς. ἐπεὶ τοίνυν ἤτοι διὰ τὴν ἔνδειαν ὁποτέρας τῶν ἐξο-
χῶν ἢ διὰ τὴν ἐπαύξησιν αἱ φοξαὶ γίνονται κεφαλαὶ, πρῶτον μέν σε χρὴ προσέχειν τὸν νοῦν πότερον αὐξηθείσης ἢ
μειωθείσης, οὐ μεμπτὸν δ' ἀεὶ, τὸ προσαυ- (446) ξηθεί-
σης. ἀλλὰ συνεπισκέπτεσθαι χρὴ τηνικαῦτα πρῶτον μὲν
τὴν εὐσχημοσύνην τῆς ἐπαυξήσεως· αἱ γὰρ ἀπρεπεῖς ἐπαυ-
ξήσεις εἰσι μοχθηραί· δεύτερον δὲ πότερον ἡ κατ' ἰνίον
ἐξοχὴ τῆς κεφαλῆς αὐτῆς γέγονε μείζων ἢ τὸ κατὰ πρόσωπον μέρος ηὔξηται, βέλτιον εἶναι νομίζοντα αὐξηθῆναι τὴν
κατ' ἰνίον. αὐτίκα γὰρ ἥ τε κυριωτάτη τῶν κοιλιῶν ἐστὶ
τοῦ ἐγκεφάλου καὶ ἡ τοῦ νωτιαίου μυελοῦ ῥίζωσις. εἶτα
καθεξῆς σκοπεῖν τὸν αὐχένα πότερον ἀσθενὴς ἢ κρατερός
ἐστιν. ἐὰν γὰρ ἥ τ' ἐξοχὴ μήτ' ἀσχήμων ᾖ μήθ' ὑπερ-
βαλλόντως μεγάλη, γενναῖός τε αὐτὴν ἐκδέχεται τράχηλος,
ἀποδέχου τὴν ὀξότητα τῆς τοιαύτης κεφαλῆς. ἰσχυροὺς γὰρ
εὑρήσεις τούτους τά τε ἄλλα κἂν τοῖς ὀστοῖς. ἐπίσκεψαι

ejus vim fuſtinere, reſiſtere eleganterque effingere potens
fuit.   Quando igitur ob alterutrius eminentiae defectum
aut exceſſum acuta capita redduntur, primum quidem te
illud animadvertere decet, utrum aucta aut diminuta prominentia acutum caput evaſerit: vitioſum enim ſemper eſt
ex comminuta mucronatum caput: non ſemper malum ex
adaucta.   Verum autem praeterea conſiderare convenit inprimis quidem decoram incrementi formam; deformia enim
incrementa prava ſunt: ſecundo utrum capitis exceſſus,
qui in eo occipitio eſt, plus quam ea, quae a facie eſt,
pars excreverit: melius enim putandum eſt, occipitii emi-
nentiam majorem eſſe, ibi namque et nobiliſſimus cerebri
ſinus et dorſi medullae exortus locati ſunt.   Poſtea deinceps cervicem conſiderato, imbecillane ſit an robuſta;
nam ſi eminentia neque indecora fuerit, neque ultra modum grandis validumque eam collum ſuſtineat, hujusmodi
capitis acumen probato: hos enim homines et aliorum
membrorum, ſed oſſium praecipue viribus pollere compe-

δ' ἐνταῦθα τίνα λέγει τὰ ἄλλα, πότερα τὰ κατὰ θώρακα
καὶ ἧπαρ, ὡς εἶναι τὰς τρεῖς ἀρχὰς τοῖς τοιούτοις γενναίας,
οὐ μόνον τὴν κατὰ τὸν ἐγκέφαλον· ἢ τἄλλα μόνα λέγει διὰ
τὰ τὴν πρώτην ἀρχήν τε καὶ γένεσιν ἐκ τῆς κεφαλῆς ἔχοντα.
ταῦτα δέ ἐστι νωτιαῖος καὶ νεῦρα καὶ σὺν αὐτοῖς ἡ τῶν
ὀστῶν οὐσία καὶ ἡ τῶν μυῶν, ἅπερ ἐξ ἀνάγκης συναυξάνε-
ται καὶ συγκρατύνεται τῇ κεφαλῇ. καὶ ταῦτα δὲ εὑρήσεις
ὡς τὸ πολὺ συναυξανόμενα. τοῦ γὰρ αἵματος, ἐξ οὗ διεπλάσθησαν τὰ κατὰ τὴν κεφαλὴν, ὄντος πολλοῦ τε καὶ εὐ-
χρήσιου καὶ τὴν ζωτικὴν δύναμιν, ἣν ἐκ καρδίας ἐδείξαμεν
ὁρμᾶσθαι καὶ τὴν φυσικήν τε καὶ θρεπτικὴν ὀνομαζομένην,
ἣν ἐξ ἥπατος ἔμαθες ἐπιῤῥεῖν ταῖς φλεψὶν, εὔλογον ὑπάρχειν εὐθὺς ἐξ ἀρχῆς ἰσχυρᾶς. καὶ δὴ τῷ τοιούτῳ ζώῳ τὰ
ὡς θεμέλια τοῦ παντὸς σώματος ἀναγκαῖον εἶναι γενναῖα.
τῆς δ' ἐναντίως ἐχούσης κεφαλῆς, κατά τε τὸ μοχθηρὸν
σχῆμα καὶ τὴν μικρότητα, προσεπισκέψασθαι τά τε καθ'
ὑπερῶαν ἐν τῷ στόματι χωρία. καλεῖται δ' οὕτως τὸ μέρος ἐκεῖνο τῆς ὑψηλῆς χώρας αὐτοῦ, ὅσον ὑπὲρ τὰς ἐκ τῆς

ries. Sed hoc loco et illud perpendito, quid fi voluerit,
quum dixerit et aliis: num intellexerit pectus et jecur,
ut ejusmodi hominibus tria generofa principia infint, non
folum cerebrum: an et alia illa fola dicat, quae primum
initium et ortum ex capite habent; ea vero funt dorfi
medulla et nervi et cum ipfis offium mufculorumque materia, qui necessario una cum capite augefcunt et robo-
rantur.　　Haec membra vero plerumque in fimul augeri
comperies.　　Quando enim fanguis, ex quo capitis partes
creatae funt, multus atque bonus eft, vitalem quoque
potentiam, quam ex corde prodire oftendimus, nutricem-
que vocatam quam ex jecore in venas promanare didicifti,
ftatim ab initio robuftas effe credibile eft; atqui hujusmodi animali prima veluti fundamenta totius corporis
magnifica effe ac generofa necesse eft.　　At in capite contra deformi effigie et exiguitate vitiofa, praeterea et in
ore palati partes infpicito; ita vero appellant in eo altio-
ris fpatii partem illam, quae fupra foramina e naribus in

ῥινὸς εἰς αὐτὸ συντερήσεις ἐστὶ μετέωρον. εὑρήσεις γὰρ οὖν
καὶ τοῦτο κοῖλον, ἐφ' ὧν ἡ φοξότης ὀξεῖά τε καὶ ἀσχήμων
ἐγένετο. καὶ γὰρ οὖν καλοῦσιν οἱ ἄνθρωποι τούτους μάλιστα φοξούς. ἐπὶ πολλῶν δὲ καὶ ὀδόντες παρηλλαγμένοι
φαίνονται, τουτέστιν οὐ κατ' εὐθὺ τοῖς ἄνωθεν οἱ κάτωθεν
οὔθ' οἱ τομεῖς τοῖς τομεῦσιν οὔθ' οἱ κυνόδοντες τοῖς κυνό-
δουσι οὔθ' αἱ μύλαι ταῖς μύλαις, ἀλλ' οἷον ἀνεσπασμένον
τε ἅμα καὶ διεστραμμένον αὐτοῖς φαίνεται τὸ στόμα. τούτους οὖν εὑρήσεις κεφαλήν τε συνεχῶς ἀλγοῦντας καὶ
ῥευματιζομένους τὰ ὦτα, ποτὲ μὲν ἰχῶρι λεπτῷ καὶ
ὑγρῷ, ποτὲ δὲ οἷον πυώδει τε καὶ δυσώδει, τῶν ἀσθε-
νῶν μορίων εἰωθότων καὶ πολὺ καὶ μοχθηρὸν περίττωμα
γεννᾶν. ὁπότ' οὖν σαφὴς ἐγένετο ἡ ῥῆσις, [364] μικρόν
τι προσθεὶς ἐπ' ἄλλην μεταβήσομεν. τὸ δὲ μικρὸν τοῦτ'
ἐστὶν ἀνάμνησις ἑνὸς τῶν εἰρημένων μοι κατὰ τὴν ἀρχὴν
τοῦδε τοῦ λόγου. φαίνεται γὰρ ἤδη σαφῶς ὑπομνήματι
μᾶλλον ἢ συγγράμματι τὸ προκείμενον ἐοικέναι βιβλίον,

ipfum pertinentia fublimis eft; invenies enim et hanc
partem illis cavam, quorum acutum valde caput ac deforme eft; hos autem praecipue vocant homines φοξοὺς,
hoc eft acuti capitis. In multis quoque dentes male pofiti videntur, id eft non recte e regione fuperiores cum
inferioribus committuntur, neque incifores cum incifori-
bus, neque canini cum caninis, neque molares cum mo-
laribus; fed veluti revulfum juxta atque diftortum in
ipfis os apparet. Hos igitur crebro dolore capitis vexari
confpicies ipforumque aures deftillatione laborare, nonnunquam fanie quadam tenui et liquida, nonnunquam ceu
purulento humore ac foetido emanante: imbecilla namque membra multum planumque excrementum colligere
confueverunt. Igitur quum jam fcriptoris fermo expla-
natus fuerit, paucis quibusdam additis, aliam partem
tranfibo. Ea vero pauca hujusmodi funt, reminifcentia
fcilicet unius, quod a me hujus fermonis initio dictum
fuit; videtur enim jam aperte liber ifte commentario ma-

ἑαυτῷ τινὰ γράφοντος εἰς ἀνάμνησιν τοῦ Ἱπποκράτους, ὡς
ἕκαστον ἔτυχεν ἤτοι θεασάμενος ἢ διὰ λογικῆς σκέψεως
ἐξευρών. οὐδὲν γὰρ οὐδ᾽ ἐγγὺς οἰκεῖόν ἐστι τῇ πρώτῃ ῥήσει πρὸς τὴν δευτέραν, καθάπερ οὐδὲ τῇ τρίτῃ πάλιν πρὸς
ταύτας.

δ᾽

Ὅσοισιν ὀστέον ἀπὸ ὑπερῴης ἀπῆλθε, τουτέοισι μέση ἵζει
ἡ ῥίς. ὅσοισι δὲ, ὅθεν οἱ ὀδόντες, ἄκρη σιμοῦται.

Τὸ διαφράττον ὀστοῦν τοὺς δύο πόρους τῆς ῥινὸς
ἐστήρικται κατ᾽ ἄλλου τινὸς ὀστοῦ λεπτοῦ, τὴν μὲν ἀρχὴν
ἔχοντος ἄνωθεν ἐκ τοῦ μεσοφρύου, τελευτῶντος δ᾽ ἐπὶ τὸ
πέρας τῆς ῥινὸς, ἔνθα τὰ πτερύγια. κατὰ τοῦτο μὲν οὖν
τὸ μέρος ἐπίκειται τὸ διάφραγμα τῆς ῥινὸς, ἐκείνοις τοῖς
χωρίοις, εἰς ἃ τὰ πέρατα τῶν τομέων ὀδόντων ἀνήκει. τὸ

gis quam jufto volumini fimilis effe, Hippocrate fibi
ipfi, ut memoriae fubveniret, nonnulla fcribente, prout
unumquodque aut experientia comprehendiffet aut rationali meditatione excogitaffet. Nulla enim cognatio vel
propinquitas primae parti cum fecunda intercedit, quemadmodum rurfus neque tertiae cum iftis.

IV.

Quibus os a palato difceffit, iis medius confidit nafus.
Quibus vero unde dentes procedunt, inde fummus nafus
fimus efficitur.

Quod os duo nafi interfepit foramina, id alio quodam
offe tenui fulcitur furfum ab intercilio principium habente
et in extremum nafi, ubi alae fitae funt, definente. In
ea igitur parte pofitum eft nafi interfeptum illis in locis
ad quae inciforum dentium extrema perveniunt. Pars

Ed. Chart. IX. [364.] Ed. Baf. V. (446.)

δ' ἀνωτέρω τούτων ὑπερώα μὲν ὀνομάζεται, στηρίζεται δ'
ἐπ' αὐτῆς τὸ μέσον τοῦ διαφράγματος τῆς ῥινός. ἔνθα ἂν
οὖν ἀπόληταί τι τῶν στηριζόντων ὀστῶν, καταπῖπτον ἐνταῦθα τὸ διάφραγμα κοίλην ἐργάζεται κατ' ἐκεῖνο τὸ μέρος
τὴν ῥῖνα, καὶ καλεῖται ταύτης τὸ σύμπτωμα σιμότης.

έ.

Αἱ τῶν νηπίων ἐκλάμψιες ἅμα ἥβῃ ἐστὶν οἷσι μεταβολὰς
ἴσχουσι καὶ ἄλλας καὶ ἐς νεφρὸν ὀδύνη βαρεῖα, ὅταν
πληρῶνται σίτου.

Ταύτην τὴν γραφὴν ἁπάντων μὲν τῶν ἐξηγητῶν εἰδότων, ἁπάντων δὲ τῶν παλαιῶν ἀντιγράφων ἐχόντων, ἔνιοι
τῶν νεωτέρων μεταγράφειν ἐπεχείρησαν ἄλλος ἄλλως, οἱ
μὲν ἐπιλήψιες γράφοντες, οἱ δὲ καταληψιες, οἱ δὲ ἐπι-
λάμψιες. ἡ δ' ἐξήγησις αὐτῶν ἐπιληψίαν αὐτῷ βούλεται
δηλοῦσθαι, παυομένην ὡς τὰ πολλὰ τοῖς ἐκ νηπίου ἔχουσιν

autem his fuperior palatum quidem nominatur; ea vero
medium nafi interfeptum nititur. Itaque ubi fulcientium
offium aliquod decidens perierit, ibi interfeptum illa in
parte nafum concavum efficit atque id ejus fymptoma
fimitas vocatur.

V.

*Puerorum fulgores una cum pubertate in quibusdam mu-
tationes habent, atque etiam alias et ad renem urget
dolor gravis, quum cibis implentur.*

Hanc omnibus explanationibus fcripturam cognofcentibus et omnibus antiquis codicibus eam habentibus, nonnulli recentiores alius aliter eam mutare conati funt.
Quidam enim epilepfies fcribunt, aliqui catalepfies, alii
epilampfies, hoc eft effulgefcentiae. Ipforum autem interpretatio ab ipfo morbum comitialem fignificari vult, qui

αὐτὴν, ἐν τῇ τῆς παιδικῆς ἡλικίας εἰς τὴν ἡβικὴν μεταβολῇ.
καὶ γὰρ φαίνεται γινόμενον οὕτως, ἐὰν μή τις ἐν τῷ χρόνῳ
τούτῳ πλημμελῶς διαιτώμενος αἴτιος αὐτῷ γένηται τοῦ
[365] διαμεῖναι τὸ νόσημα. γίνεται μὲν οὖν ὡς τὸ πολὺ
διὰ ψυχρὰν ἐγκεφάλου κρᾶσιν, συνεζευγμένης ὑγρότητος αὐτῇ τὰ πολλά. σπάνιοι γὰρ αἱ ἐκ μορίου τινὸς ὁρμώμεναι,
θεραπεύεται δ᾽ ὅταν ἡβάσκωσιν, ἐὰν καὶ τἄλλα τις ὡς
προσήκει πράττῃ, διὰ τὴν ἐπὶ τὸ ξηρότερόν τε καὶ θερμότερον μεταβολὴν τῆς κράσεως ὅλου τοῦ σώματος. ὅπως
γὰρ ὁ ἀκμάζων θερμότερός ἐστι τοῦ παιδὸς ἔμαθες ἐν τοῖς
περὶ κράσεων, ἔνθεν καὶ ὅπως ὁ παῖς οὐκ ἀκμάζοντός ἐστι
θερμότερος. ὁ μὲν ἀκμάζων ἁπλῶς θερμότερος, ὁ δὲ παῖς
οὐχ ἁπλῶς, ἀλλ᾽ ὅτι πλέον ἔχει τὸ ἔμφυτον θερμόν. ἐκλάμψεις οὖν τοῦ θερμοῦ βούλονται λέγειν αὐτὸν οἱ καλέσαντες ἑαυτοὺς Ἱπποκρατείους, ἐκ μεταφορᾶς ἀπὸ τῆς ἐκτὸς
φλογὸς, ἥτις ὅταν ἐπικρατήσῃ τῆς ὕλης, ὥστε ἑαυτῇ
συνεξομοιῶσαι πᾶσαν, ἐξέλαμψέ τε καὶ φανερὰ πᾶσιν ἐγέ-

plerumque ab infantia laborantibus in ipfo a puerili aetate ad pubertatem tranfitu evanefcere confuevit. Etenim
id ita fieri compertum eft, nifi quifpiam eo tempore vitiofa victus ratione utens, fibi ipfi confervandi morbi
auctor fuerit. Oritur fane plerumque ob frigidam cerebri temperaturam, humiditate adjuncta frequenter idque
faepius accidit, quoniam raro ex alicujus membri vitio
provenit. Finitur autem quo tempore pubefcunt, fi et in
aliis aegrotus, ut decet, fe gefferit, quia totius corporis
temperamentum ad ficcius calidiusque convertitur. Quo
enim pacto juvenis puero calidior fit, in libris de temperamentis didicifti: ubi etiam quo modo puer juvene fit
calidior declaravimus: juvenis quidem abfolute calidior,
puer vero non abfolute, fed eo quod plus innati calidi
poffideat. Illi itaque qui fe ipfos Hippocraticos nominant, ipfum fulgores calidi dicere volunt, per translationem ab externa flamma, quae quum materiam vicit eamque fibi ipfi omnem affimilavit, effulget manifeftaque omni-

νετο, κατακεκρυμμένη πρόσθεν, ἡνίκα τὴν ὕλην ὑγρὰν οὖσαν ἐξήραινεν. ὁ δέ γε Ζεῦξις, ὡσαύτως δ᾽ αὐτῷ καὶ τῶν
ἐμπειρικῶν τινες, οὐχ οὕτως ἀκούουσι τὴν ἔκλαμψιν, ἀλλ᾽
ἑτέρῳ τινὶ τρόπῳ· μαθήσῃ δὲ τῆς τοῦ Ζεύξιδος ῥήσεως
παραγραφείσης ὧδε. νήπια λέγει ὁ Ἱπποκράτης τὰ μέχρι
ἥβης, ταῦτα δὲ κατὰ τὸν τοῦ ἡβάσκειν χρόνον ἐκλάμπει,
ἐμφατικῶς ἄγαν τῇ μεταφορᾷ χρησάμενος. καὶ γὰρ σαρ-
κοῦται τὰ τηνικαῦτα μᾶλλον καὶ εὐερνέστερα γίνεται καὶ τῷ
χρώματι καὶ τῷ εἴδει χαριέστερα καὶ τῇ δυνάμει καὶ λογισμῷ βελτίονα. ἀθρόως δὲ γίνεται τοιαῦτα ὥστε καὶ τῶν
εὐειδῶν φύσει τότε μᾶλλον ἐκλάμπει τὸ κάλλος. ὁ δ᾽ αὐτὸς οὗτος Ζεῦξις νήπιά φησιν εἰρῆσθαι πάντα τὰ παιδία,
καθότι καὶ Ἡρόφιλος ὠνόμασεν αὐτὰ οὕτως. καὶ γὰρ περὶ
τούτου γράφει τόνδε τὸν τρόπον διὰ ταύτης τῆς λέξεως·
φαίνεται νήπια λέγων ὁ Ἱπποκράτης τὰ ἕως ἥβης καὶ οὐχὶ
τὰ νεογνὰ μέχρι τῶν πέντε ἢ ἓξ ἐτῶν, ὡς νῦν οἱ πλεῖστοι
λέγουσιν. ἤρκει δὲ καὶ ὁ Ἡρόφι- (447) λος τὰ τηλικαῦτα
λέγων νήπια, δι᾽ ὧν φησι· τοῖς νηπίοις οἳ γίνεται σπέρ-

bus redditur, quum prius humidam materiam exficcans
occultaretur. At Zeuxis et cum ipfo pariter nonnulli empirici fulgorem haud ita interpretantur, fed altero quodammodo; intelliges autem ex Zeuxidis fermone in hunc
modum defcripto: Infantes ufque ad pubertatis annos appellat Hippocrates, ifti autem pubefcendi tempore effulgent.
Atque hic magnam vim exprimendi habente translatione
ufus eft; tunc enim magis carnofi fiunt et adultiores, co-
loreque et forma gratiores, viribus ingenioque praeftan-
tiores. Repente autem ac fimul haec omnia eveniunt,
eorumque qui natura formofi funt tunc magis effulget
pulcritudo　Idem ifte autem Zeuxis infantes appellari
omnes pueros inquit, quemadmodum et Herophilus ipfos
appellavit: de hac enim re hunc in modum fcribit hifce
verbis: videtur Hippocrates infantes nominaffe ufque ad
pubertatis annos, non eos tantum, qui nuper funt nati,
ad quinque vel fex annos, ut plerique nunc intelligere folent. Contentus fuit autem et Herophilus tam grandes

ματα μεγάλα, καταμήνια, κύημα, φαλακρότης. οὐ γὰρ τοῖς
μέχρι τῆς προειρημένης ἡλικίας παραγινομένοις λέγει μὴ
γίνεσθαι ταῦτα, τουτέστιν ἀπὸ τῆς πρώτης εὐθέως γενέσεως, ὅπερ τινὲς δεχόμενοι καταγελῶσιν αὐτοῦ, ὡς τὰ πᾶσι
γιγνωσκόμενα διδάσκοντος, ὧν ἐστὶ καὶ ὁ Καλλίμαχος, ἀλλὰ
τοῖς μέχρις ἥβης, ἐπειδή τινες ὑπέλαβον καὶ ἐν τούτοις
ταῦτα γίνεσθαι. ταῦτα μέν σοι καὶ τὰ τοῦ Ζεύξιδος· ἐμοὶ
δ᾽ ὅπως εἰρῆσθαι δοκεῖ τὰ νήπια καὶ πρόσθεν μὲν εἶπον,
ἀναλήψομαι δὲ καὶ νῦν ἔτι σαφέστερον τὸν λόγον. τὸ τῆς
ἐπιληψίας πάθος ἤτοι κατὰ φυσικὴν γίνεται δυσκρασίαν,
ὅταν ὑγρὸς ὁ ἐγκέφαλος ἱκανῶς ᾖ καὶ τηνικαῦτά γε καὶ
παιδίων ὀνομάζεται τὸ νόσημα, καθάπερ αὐτὸς ἐδήλωσεν
ἐν τῷ περὶ ὑδάτων καὶ ἀέρων καὶ τόπων ὧδέ πως γράψας·
τοῖς παιδίοις συμπίπτειν σπασμούς τε καὶ ἄσθματα, ἃ νομίζουσι τὸ παιδίον ποιέειν καὶ νοῦσον εἶναι. κατὰ ταύτην
τὴν ῥῆσιν εὔδηλον ὅτι προσυπακοῦσαι δεῖ τὸ παιδίων πάθος, ὡς εἶναι τὴν λέξιν ταύτην· ἃ νομίζουσι τὸ παιδίων πάθος ποιεῖν καὶ ἱερὴν νοῦσον εἶναι. γίνεται δὲ καὶ δι᾽ ἁμαρ-

natu infantes vocare per haec verba: infantibus non
erumpunt femina multa, neque menftrua purgamenta, iidem non concipiunt, non calvefcunt. Neque enim praedictam aetatem natis haec accidere negat, hoc eft a primo
ftatim ortu, ut nonnulli accipientes ipfum derident, tanquam res omnibus notas edocentem, e quorum numero
eft etiam Callimachus, fed illis qui ad pubertatem ufque
pervenerunt, quod nonnulli et in iftis ea fieri opinaren-
tur. Hactenus Zeuxis loquutus eft: at mihi quid per infantes fignificare videatur et antea quidem dixi et nunc
iterum manifeftiori fermone repetam. Comitialis affectus
aut a naturali intemperie provenit, cum humidum valde
cerebrum eft, tuncque morbus ifte puerilis adpellatur,
quemadmodum ipfe in libro de aquis, aëre et locis ita
fcribens fignificavit: Pueris accidere convulfiones et fu-
fpiria five anhelitus; quae putant puerilem efficere et facrum morbum effe. In his verbis clare patet, illi dictioni, *puerilem,* fubintelligendum effe affectum, ut loquutio

τήματα τοῖς παιδίοις ταὐτὸ τοῦτο πάθος, ἰατρικῆς θεραπείας δεόμενον. ὅταν δὲ δι᾽ ὑγρότητα γίνεται, νηπίοις οὖσιν εὐθὺς ἄρχεται καὶ παύεται μηδὲν ἡμῶν πραγματευο-
μένων, ἐν τῇ τῆς ἡλικίας μεταβολῇ, ὡς οἷς ἂν ἄρξηται
παιδίοις, [366] μὴ κατὰ τὴν πρώτην εὐθὺς ἡλικίαν, βρέ-
φεσεν οὖσιν, ἀλλ᾽ ἐν τῷ προϊέναι, δηλόν ἐστιν ἐξ ἁμαρτημάτων, τούτοις τῶν κατὰ τὴν δίαιταν, ἤ τινος ἔξωθεν αἰτίας ἑτέρας, ἐσχηκὸς τὴν γένεσιν, ἐφ᾽ ὧν οὐ χρὴ τὴν μεταβολὴν τῆς ἡλικίας ἀναμένειν, ἀλλὰ τὴν γεγονυῖαν τὴν
διάθεσιν ἐν αὐτοῖς νοσώδη θεραπεύειν. ἐκεῖνό γε μὴν ἄξιον
οὐ σμικρᾶς ζητήσεώς ἐστιν, ἐὰν κατὰ τὴν παλαιὰν γραφὴν
ἐκλάμψιας ἀκούσωμεν, ὡς ὁ Ἱπποκράτης καὶ ὁ Ζεῦξις ἤκου-
σιν. ὁ γὰρ λόγος ἐστὶ τοιοῦτος. αἱ τῶν νηπίων, ὅταν
ἡβάσκωσιν ἐκλάμψεις τοῦ θερμοῦ καὶ ἄλλας μέν τινας ἐν
αὐτοῖς ἴσχουσι μεταβολὰς καὶ μέντοι καὶ τὴν τῶν νεφρῶν
πεῖσιν ἣν αὐτὸς ἐφεξῆς διηγεῖται. παραλειφθήσεται γὰρ ἐν
τῷ τοιούτῳ λόγῳ τὸ τῆς ἐπιληψίας ὄνομα καὶ κατὰ τοῦτο

ita fe habeat; quae putant pnerulum affectum efficere et
facrum morbum effe. Accidit autem bic idem affectus
pueris etiam ob errata medici orationem poftulans. Quando
vero ob humiditatem oritur, plane infantes ftatim invadit
definitque aetatis converfione, nullum nobis negotium fa-
ceffens. Quapropter quoscunque pueros non a prima ftatim aetate, quum adhuc funt infantuli, fed annorum progreffu vexare inceperit, procul dubio ob peccata in victus
ratione commiffa aut ob aliam quampiam externam caufam exortus eft; in quibus aetatis converfionem praefto-
lari non convenit, fed factum morbofum affectum difcutere. Illud utique non exigua confideratione dignum eft,
fi fecundum antiquam lectionem fulgores acceperimus, ut
Hippocrates et Zeuxis acceperunt: oratio enim hujusmodi
eft: Infantium, quum pubefcunt, fulgores calidi et alias
quidem nonnullas in ipfis mutationes habent, quin etiam
renum affectionem, quam ipfe deinceps explanat. Prae-
termittetur enim et in hoc fermone epilepfiae nomen.

Ed. Chart. IX. [366.]   Ed. Baf. V. (447.)

φαίνονταί τινες οὐκ ἀλόγως ἐπιλήψεις γράψαντες, ὥσπερ
ἔνιοι καταλήψεις. ἐχρῆν δ᾽ αὐτοὺς ὡς οὐχ εὑρόντας οὕτω
γεγραμμένον, ἀλλ᾽ ὡς ἄμεινον οὕτω γράφειν, εἰπόντας, ἐπὶ
τὴν εἰρημένην ἐξήγησιν ἀφικνεῖσθαι. προκειμένου δὲ τοῦ
καὶ συνδέσμου τοῦτον πάλιν ἀφαιροῦσιν ἔνιοι, δύο βουλόμενοι λόγους εἶναι κατ᾽ οὐδὲν ἀλλήλοις κοινωνοῦντας, ἕνα
μὲν ἐκ τῆσδε τῆς ῥήσεως αὐτάρκως δηλούμενον. αἱ τῶν
νηπίων ἐκλάμψιες ἅμα ἥβῃ ἔστιν οἷσι μεταβολὰς ἴσχουσι
καὶ ἄλλας. ἕτερον δὲ τοιόνδε, ἐς νεφρὸν ὀδύνη βαρεῖα, ὅταν
πληρῶνται σίτου. καὶ τὰ τοίτων συνεχῆ περὶ νεφρίτιδος
αὐτοῦ διδάσκοντος, ἀφ᾽ ἑτέρας ἀρχῆς, οὐχ ὡς τοῖς παιδίοις
ὅταν ἡβάσκῃ εἰς τοῦτο τὸ νόσημα τῆς ἐπιληψίας μεθισταμένης οὐ γὰρ φαίνεται κατὰ τὴν ἡλικίαν ταύτην νεφρῖτις
γενομένη, καθάπερ ὁ κατὰ τὴν κύστιν λίθος. οὗτος μὲν
γὰρ παιδίοις μᾶλλον, νεφρῖτις δὲ τοῖς παρακμάζουσι γίνεται. παραγράψωμεν οὖν ἐφεξῆς τὰ περὶ νεφρίτιδος οὕτω
λεγόμενα.

Atque ideo nonnulli haud absque ratione fcribere videntur epilepfes, quemadmodum et alii catalepfes. At hos
decebat tanquam non ita fcriptum invenientes, fed quod
melius effet ita fcribere dicentes, ad praedictam explanationem accedere. Quum vero haec vox et appofita fit,
hanc rurfum alii adimunt, duas orationes nullo vinculo
inter fe connexas effe volentes; unam hifce verbis fatis
declaratam, infantium fulgores, fimulatque pubefcunt, in
nonnullis mutationes habent et alia; alterum hoc modo
dicentes, in renem dolor gravis cum cibo replentur et
reliqua quae fequuntur, de renum vitiis ipfo tradente, ab
altero initio; non quod in pueris, quum pubefcunt, in
hoc vitium comitialis morbus tranfeat, haud enim ea
aetate renum morbus creari videtur, quemadmodum vefi-
cae lapis: ifte namque in pueris magis, renum autem
affectus in declinante potius aetate contingit. Adfcriba-
mus igitur ea deinceps, quae de renum vitiis in hunc
modo ab eo tradita funt.

στ'.

Ἐς νεφρὸν ὀδύνη βαρεῖα, ὅταν πληρῶνται σίτου, ἐμέουσί
τε φλέγμα. ὅταν δὲ πλεονάζωσιν αἱ ὀδύναι, ἰώδεα, καὶ
ῥάους μὲν γίνονται, λύονται δὲ ὅταν σίτων κενωθῶσιν,
ψάμμια τε πυῤῥὰ ὑφίσταται, αἱμαιῶδές τε οὐρέουσι·
νάρκη μηροῦ τοῦ κατ᾽ ἴξιν. ἐλινύειν οὐ ξυμφέρει, ἀλλὰ
γυμνάζεσθαι, μὴ ἐμπίπλασθαι. τοὺς νέους ἐλλεβορίζειν,
ἰγνύην τάμνειν, οὐρητικοῖς καθῆραι, λεπτῦναι καὶ ἀπα-
λῦναι.

Ὀδύνην βαρεῖαν ἤτοι τὴν ὡς βαρέος τινὸς ἐγκειμένου
κατὰ τὸ χωρίον αἴσθησιν φέρουσαν ἢ τὴν χαλεπὴν ἀκούειν
οἷόν τ᾽ ἐστίν. ἀληθὲς γὰρ ἑκάτερόν ἐστι, κατὰ διαφέροντας
χρόνους ἐν τοῖς νεφροῖς γινόμενον. ἐπειδὴ σφοδρότατα μὲν
ὀδυνῶνται κατά τε τὰς γενέσεις καὶ διεξόδους τῶν [367]
λίθων, ἐν δὲ τῷ λοιπῷ χρόνῳ τὰς ὀδύνας ὡς βαρέος τινὸς
ἐγκειμένου κατὰ τὸν τόπον ἔχουσιν. ὅσοι μὲν οὖν ἡγοῦνται

VI.

In renem dolor gravis procidit, quum cibo replentur vo-
muntque pituitam. Quum vero ubertim excreverint,
aeruginofa mejunt et leviores quidem evadunt. Solvun-
tur autem dolores, vacuati cibis, arenulae fulvae fub-
fident et cruentam urinam mejunt; femoris e regione
pofiti ftupor percipitur. Quiefcere non confert, fed
exerceri, non repleri. Juvenes veratro purgare oportet,
poplitis venam incidere; urinam cientibus expurgare,
attenuare ac emollire.

Dolorem gravem aut tanquam alicujus rei gravis loco
incumbentis fenfum inferentem aut acerbum intelligere
poffumus. Siquidem utrumque verum eft, diverfis tamen
temporibus in renibus fieri: in calculorum enim crea-
tione atque exitu acerbiffime dolent, reliquo autem tempore, ut rei cujuspiam gravis loco incumbentis dolorem
percipiunt. Quicunque igitur in renum cavis lapillos

Ed. Chart. IX. [367.]   Ed. Baf. V. (447.)

κατὰ τὴν κοιλίαν τῶν νεφρῶν συνίστασθαι τοὺς λίθους, ἐν
τῇ διεξόδῳ μόνῃ τῇ κατὰ τοὺς οὐρητῆρας ὀδυνᾶσθαί φασι
τοὺς πάσχοντας. ὅσοι δὲ ἐν αὐτῇ τῇ σαρκὶ τῶν νεφρῶν,
οὐκ ἐν μόναις ταῖς διεξόδοις, ἀλλὰ καὶ καθ᾽ ὃν γίνονται
χρόνον ἐνταῦθα καὶ καθ᾽ ὃν εἰς τὴν κοιλίαν τῶν νεφρῶν
διεξέρχονται. τοῦ δ᾽ ἐν ταῖς σαρξὶν αὐτῶν συνίστασθαι
τοὺς λίθους ἀνάλογον τοῖς ἐπὶ τῶν ἀρθριτικῶν πώροις
ἐπάγονται μάρτυρα τὴν ἐκ τοῦ περὶ φύσιως ἀνθρώπου καὶ
διαίτης λέξιν ἔχουσαν οὕτω. ὁκόσοισι ψαμμοειδὲς ὑφίσταται, ἢ πῶροι ἐν τοῖσιν οὔροισι, τούτοισι τὴν ἀρχὴν φύματα ἐγένετο πρὸς τῇ φλεβὶ τῇ παχείῃ καὶ διεπύησεν.
ἔπειτα δὲ οὐ ταχέως ῥαγέντων τῶν φυμάτων πῶροι συνε-
σιάθησαν ἐκ τοῦ πύου, οἵτινες ἔξω θλίβονται διὰ τῶν
φλεβῶν σὺν τῷ οὔρῳ εἰς τὴν κύστιν. αὕτη μὲν οὖν ἡ Ἱπ-
ποκράτειός ἐστι ῥῆσις, οὐκ ἀδύνατον δὲ ἑκατέρως γίνεσθαι
τοὺς ἐν τοῖς νεφροῖς λίθους κατά τε τὸν ἄρτι εἰρημένον
τρόπον καὶ τὸν ὀλίγον ἔμπροσθεν, καθ᾽ ὃν ἐν ταῖς κοιλίαις
αὐτῶν ἔφαμεν, ἐξοπτώμενον ἐν τῷ γούνῳ καὶ ξηραινόμενον

concrefcere arbitrantur, in folo per urinarios meatus transitu laborantes dolere ajunt.   At quicunque in ipfa renum
carne calculos creari fibi perfuaferunt, non folum inter
exeundum, verum etiam creationis tempore eo in loco
dolorem ipfos inferre teftantur; deinde et quando in renum finus pervadunt.   Calculos autem in renum carnibus generari, proportione tophis in articulorum morbo
genitis refpondentes, orationem in teftem adducunt ex
libro de natura hominis et victus ratione ita fe habente.
Quibuscunque arenofum fubfidet aut tophi in urinis, iftis
ab initio tubercula fecundum venam craffam orta funt et
fuppuraverunt.   Poftea vero non celeriter ruptis tuberculis, tophi ex pure concreti funt, qui foras per venas
cum lotio in veficam traduntur.   Haec eft fane Hippocratica narratio.   Caeterum renum calculi utroque fieri
modo poffunt et nuper dicto et eo, quem paulo ante declaravimus, quum in ipforum finibus temporis intervallo
exuftum arefactumque craffum et vifcidum humorem ad

832   *ΙΠΠΟΚΡΑΤΟΥΣ ΕΠΙΔΗΜΙΩΝ ΣΤ*

Ed. Chart. IX. [367.]   Ed. Baf. V. (447.)
παχὺν καὶ γλίσχρον χυμὸν, εἰς πωρώδη σύστασιν ἀφικνεῖσθαι. κατὰ τὸν αὐτὸν χρόνον, ἐάν τ᾽ ἔμφραξις ᾖ κατ᾽ αὐτοὺς ἐάν τε μετρία φλεγμονὴ, βάρους μᾶλλον, οὐκ ὀδύνης
αἴσθησις γίνεται, καθάπερ κἀν τῷ ἥπατι διὰ τὸ βραχυτάτων νεύρων, ὥσπερ τοὺς νεφροὺς, οὕτω καὶ τὸ ἧπαρ μετέ-
χειν, τὰς δ᾽ ὀδύνας ἐν τοῖς νεφροῖς μάλιστα γίνεσθαί φησι,
καθ᾽ ὃν χρόνον πληροῦνται σίτου. δύο δὲ σημαινούσης
τῆς σῖτος φωνῆς παρ᾽ αὐτῷ, καθ᾽ ἑκάτερον τῶν σημαινομένων ἀληθὴς ὁ λόγος ἐστίν. ἐάν τε ἐπὶ τῶν ἐσθιομένων
ἀκούηται σιτίων, ἒξ ὧν αἵματος ἀθροίζεται πλῆθος, ἄν τ᾽
ἐπὶ τῶν ἐν τοῖς ἐντέροις περιττωμάτων τῆς τροφῆς. ὀνομάζει γὰρ ποτὲ καὶ ταῦτα σῖτα, ὡς ἐν τοῖς περὶ διαίτης
ὀξέων. οἶσι γὰρ, φησὶν, ἐγκατακέκλεισται σῖτος τοῖς ἐντέροις, ἢν μή τις ὑποκενώσας τὴν γαστέρα τὸ ῥύφημα δοίη,
βλάψει μεγάλως. ἡ μὲν οὖν διὰ τὸ οὕτω λεγόμενον σῖτον
ὀδύνη γινομένη κατὰ τοὺς νεφροὺς, ἐπὶ τὸ θλίβεσθαί τε
καὶ βαρύνεσθαι πρὸς τὸ πλῆθους τε καὶ βάρους τοῦ πε-

tophi ſpiſſitudinem redigi aſſerebamus. Eodem quoque
tempore ſi obſtructio aliqua in ipſis fiat aut mediocris
phlegmone, gravitatis magis quam doloris ſenſu efficitur,
quemadmodum et in jecore, propterea quod ut renes, ita
et jecur perexiguis nervis praeditum eſt. Dolores autem
eo potiſſimum tempore in renibus excitari dicit, quod
replentur cibo. Quumque duo ab hac voce, *cibus*, apud
ipſum ſignificentur, in utroque ſignificato veridica oratio
eſt, ſive de aſſumptis cibariis, ex quibus ſanguinis multitudo creatur, ſive de alimenti recrementis, quae in inteſtinis colliguntur, intelligas: nonnunquam enim et ita
cibos nuncupat, ut in libro de ratione victus in acutis,
ita inquiens: Quibus enim cibus in inteſtinis occluſus eſt,
niſi quis alvum prius ducens ſorbitionem dederit, vehementer laedet. Dolor itaque a cibo ita ſignificante exci-
tatus in renibus, qui multitudine pondereque excrementorum premantur onerenturque, ſimulatque iſta deleta ex-
pulſaque fuerint, remittitur atque plane finitur. At dolor

ριττωμάτων, εὐθέως ἅμα τῷ διαχωρῆσαι κάτω ταῦτα, καθίσταταί τε καὶ παύεται τελέως. ἡ δ᾽ ἐκ τοῦ κατὰ τὰς
φλέβας ἀθροισθέντος πλήθους, ὅταν εἰς τοὺς νεφροὺς κατασκήψῃ, κἂν φλεβοτομηθῶσιν, οὐκ εὐθέως λύεται, διά τε
τὸ πυκνὸν τῆς τῶν νεφρῶν οὐσίας καὶ ὅτι διὰ πολλῶν αὐτοῖς ἐπικειμένων σωμάτων, ἡ τῶν ἔξωθεν ἐπιτιθεμένων βοηθημάτων ἀφικνουμένη δύναμις ἐκλύεται. λύει (448) δὲ
αὐτῆς τὰς ὀδύνας οὐ μόνον, ἀλλὰ καὶ ἡ διὰ τῆς ἄνω γαστρὸς ἔκκρισις, ἢ γίνεται κοινόν τι σύμπτωμα τοῖς κῶλον
πάσχουσι καὶ νεφρόν. καὶ γάρ τοι καὶ συνεχῶς οἱ νεφροὶ
τῷ κώλῳ καὶ τὸ κῶλον τοῖς νεφροῖς συνάπτονται αὐτὰ τοῦ
περιτοναίου, κατ᾽ ἀρχὰς μὲν οὖν οἱ ἔμετοι φλεγματώδεις
γίνονται. τοιοῦτος γὰρ ἐν τῇ γαστρὶ γεννᾶται χυμὸς ὡς
τὸ πολὺ διὰ πλῆθος σίτου, καὶ μᾶλλον ἐὰν παχέα ταῦτα
καὶ φύσει φλεγματωδίστερα τύχῃ· ἐὰν δὲ αὐξάνηταί τε καὶ
παραμένῃ τὰ πάθη, προσγίνεται τοῖς οὕτω πάσχουσι ἰώ-
δης ἔμετος, ἐπί τε ταῖς ὀδύναις καὶ ταῖς ἀγρυπνίαις διαφθει-
ρομένου τοῦ αἵματος, καὶ μάλισθ᾽ ὅταν [368] ἅμα τούτοις

ex fanguine in venis contracto proveniens, quando in
renes incubuerit, etiamfi venam caecideris, haud illico
difcutitur et ob renum corporis denfitatem et quoniam
ob multa ipfis fuperinjecta corpora exterius appofitorum
remediorum facultas ad renes jam debilior affecta pervenit. Solvit autem ipforum dolores non id folum, verum etiam et per fuperiorem ventrem facta excretio, quam
tam coli, quam renum dolore vexatis commune quoddam
fymptoma eft: continenter enim renes laxo inteftino et
laxum inteftinum renibus per tunicam peritonaeum vocatam copulantur. Inter initia itaque pituitofi vomitus
fiunt: hujusmodi enim fuccus in ventriculo creatur plerumque ex ciborum multitudine, ac multo magis, fi ifti
craffi naturaque pituitofiores exftiterint. Quod fi incre-
fcant perfeverentque affectus, iis ita patientibus vomitus
aeruginofus fupervenit, ob dolores ac vigilias corrupto
fanguine, idque maxime quum una febricitaverint et in-

Ed. Chart. IX. [368.]   Ed. Baf. V. (448.)

πυρέξωσι καὶ ἀσιτήσωσι. καὶ ῥᾴους μὲν, φησὶν, ἐπὶ τοῖς
ἐμέτοις γίνονται, παύονται δὲ τῶν παροξυσμῶν, οὐ γὰρ δὴ
τῆς γε διαθέσεως, ὅταν σίτων κενωθῶσιν. ἑκατέρως δὲ καὶ
νῦν ἔνεστι δέξασθαι τὸ τῶν σίτων ὄνομα καὶ μᾶλλον ἐπὶ
τῶν κατὰ τὴν γαστέρα καὶ τὰ ἔντερα. ψαμμία δὲ πυῤῥὰ,
φησὶν, ἱφίσταται δηλονότι τοῖς οὔροις. καὶ γὰρ καὶ φαίνεται τοῦτο γινόμενον, ἐὰν τὸ πυῤῥὸν ἀκούσῃς τοιοῦτον εἶναι
τὴν χρόαν ὁποία καὶ ἡ σανδαράχη καλουμένη· διὸ καί τινες μὲν τῶν ὁμιλησάντων ἐπιμελῶς, τοῖς ἔργοις τῆς τέχνης
ὀροβοειδεῖς ὑποστάσεις γίνεσθαί φασιν αὐτοῖς, ἔνιοι δὲ
σανδαραχώδεις, ἔστι δ᾽ ὅτε καὶ ὄντως πυῤῥάς. αἱ μὲν οὖν
πρότεραι δύο καὶ τοῖς ἡπατικοῖς συνεδρεύουσι πάθεσιν, ἡ
τρίτη δὲ τοῖς κατὰ τοὺς νεφροὺς, ὥσπερ κἀπειδὰν οἷαιπερ
αἱ ψάμμοι κατὰ τὴν χρόαν ὑποστάσεις γίνονται. ἀλλήλων
μὲν γὰρ διαφέρει τὰ χρώματα τῶν ὑφισταμένων τοῖς οὔροις τῷ μᾶλλον καὶ ἧττον. γίνονται δ᾽ ἐξ ὕλης παχείας
μὲν καὶ γλίσχρας πάντως, ἤτοι δὲ τὸ παχὺ πλέον ἢ τὸ

edia macerati fuerint. Et melius quidem, inquit, a vomitibus habent: ab acceſſionibus quidem liberantur, ſed
non ab affectu, cum cibis vacuati ſint. Utroque autem
modo et nunc cibi nomen accipere poſſumus, ſed potius
de ventris inteſtinorumque excrementis intelligere debemus. Arenulae autem rufae, inquit, ſubſident, hoc eſt
in urinis: id enim accidere evidens eſt, ſi rufum colorem
talem eſſe intellexeris, qualis eſt et ſandaracha quae vocatur. Quapropter et nonnulli in artis operibus diligenter verſati ſubſidentias oroboides appellant, hoc eſt ervi
ſimiles; alii ſandarachodes, id eſt ſandarachae colorem
referentes; interdum et re vera rufas nominant. Nempe
duae priores et jecinoris affectus comitantur; tertia renum morbos ſequitur, quemadmodum et quando veluti
arenae colore ſubſidentiae evadunt. Nam in urinis ſub-
ſidentium colores majoris minorisque ratione inter ſe differunt, verum ex materia craſſa tenacique modo craſſitu-
dinem majorem, modo tenacitatem, modo utramque pari-

ΚΑΙ ΓΑΛΗΝΟΤ ΕΙΣ ΑΤΤΟ ΤΠΟΜΝΗΜΑ Α. 835

Ed. Chart. IX. [368.] Ed. Baf. V. (448.)

γλίσχρον ἐχούσης, ἰσάζον πάντως ἀλλήλοις. ἐὰν μὲν οὖν
ἐκ φλέγματος γλίσχρου μόνου καὶ παχέος ἡ σύστασις γένηται, τεφρώδης ἐστὶ χρόα, παραπλησία τῇ τοῖς ἄλλοις ὑπαρ-
χούσῃ πώροις, ὅσοι κατά τε τὰ θερμὰ φύσει τῶν ὑδάτων ἐν
πολλοῖς χωρίοις ὁρῶνται τοῖς λίθοις ἐπιτρεφόμενοι καὶ ἄλλοις ἐν ἀγγείοις ἔνθα θερμαίνεται τὸ ὕδωρ. γένοιτο δ᾽
ἂν ποτε κἀκ τῆς πυώδους ὑγρότητος ἢ μικτῆς ἐκ πυώδους
καὶ φλεγματώδους ἐν σώματι ζώου τοιοῦτος πῶρος, ὥσπερ
καὶ τοῖς ἀρθριτικοῖς. ὁ γὰρ αὐτὸς τρόπος τῆς γενέσεως
πάντως ἐστὶ τούτοις καὶ τοῖς ἐν νεφροῖς συνισταμένοις λίθοις. ἐὰν μέντοι μιχθῇ τισιν ὀλίγον αἵματος, φλέγματι
παχεῖ τε καὶ γλίσχρῳ, κατὰ τὴν ἐπικράτειαν ἡ χρόα γίνεται τῶν ὑφισταμένων τοῖς οὔροις, ἐνίοτε μὲν οἷον ὠχρό-
λευκος ἢ ἐρυθρόλευκος ἢ ξανθόλευκος, ἔστι δ᾽ ὅτε καὶ πυρρὰ,
συντελοῦντος εἰς τὰς τῶν χρωμάτων διαφορὰς καὶ αὐτοῦ
τοῦ κατὰ τὸ αἷμα χρώματος. οὐ γὰρ ἀκριβῶς ἐρυθρόν
ἐστιν ἀεὶ τοῖς ἀνθρώποις, ἀλλ᾽ ἐνίοτε μὲν ἐπὶ τὸ μελάντερον, ἐνίοτε δ᾽ ἐπὶ τὸ ξανθότερόν τε καὶ πυρρότερον ῥέπον.

bus omnino portionibus habente, plane fiunt. Itaque fi
ex fola pituita craffa et vifcida fubfidentia facta fit, color
cinereus erit, aliorum tophorum colori fimilis, qui in aquis
fponte calidis multis in regionibus lapidibus adnafci ac-
crefcereque cernuntur, et in vafis alioqni, ubi aqua cale-
fit. Quin etiam in animalis corpore ex purulento humore et ex purulento pituitofoque compofito, hujusmodi
tophus nonnunquam creari poteft, quemadmodum et in
articulorum morbis accidere confuevit: eodem enim prorfus modo in his et renum affectibus lapides concrefcunt.
At fi quibusdam parum fanguinis cum pituita craffa len-
taque miftum fit, urinarum fubfidentiae color pro fucci
majore copia evadet, nonnunquam veluti ex pallido albo-
que miftus aut ex rubro et albo aut ex flavo et albo.
Nonnunquam vero et rufus erit et ipfo fanguinis colore
ad colorum differentias faciente; neque enim fanguis hominibus exquifite ruber femper eft, fed interdum quidem
ad atrius, interdum ad flavius et rufius vergit. Aut igi-

836   ΙΠΠΟΚΡΑΤΟΥΣ ΕΠΙΔΗΜΙΩΝ ΣΤ

Ed. Chart. IX. [368.]   Ed. Baf. V. (448.)

ἢ τοίνυν ἁπάσας ἃς εἶπον ἄρτι διαφορὰς τῶν χρωμάτων
πλὴν τῆς τεφρώδους, ἡγητέον ὑπὸ τῆς τοῦ πυῤῥὸν δηλοῦσθαι φωνῆς, εἰπόντος αὐτοῦ, ψαμμία πυῤῥὰ ὑφίστασθαι,
ἢ τὸ προκείμενον τὸ αἱματῶδες ἀπὸ κοινοῦ δεκτέον εἰρῆσθαι. λέγω δὴ τό ποτε. ὥσπερ γὰρ αἱματῶδες αὐτοῖς
φαίνεταί ποτε γινόμενον τὸ οὖρον, οὔτε διὰ παντὸς οὔτ᾽
ἐπὶ πάντων τῶν νεφριτικῶν ὑπάρχον τοιοῦτον, παραπλησίως
καὶ ψαμμία ποτὲ φαίνεται πυῤῥὰ τοῖς οὔροις ὑφιστάμενα.
δέδεικται μὲν γὰρ ἐν τοῖς τῶν φυσικῶν δυνάμεων ὑπομνήμασιν ἕλκων εἰς ἑαυτὸν ὁ νεφρὸς ὅσον ἐν ταῖς φλεψὶν ὀῤ-
ῥῶδές τε καὶ λεπτὸν ἀναμέμικται τῷ αἵματι. τῶν δὲ ἐς
τὴν κοιλίαν αὐτοῦ διηθούντων τὸ τοιοῦτον πῶρον ἐπὶ
πλέον ἀναστομωθέντων, συνδιηθεῖταί τι καὶ τῶν παχυτέρων. ὅταν οὖν τοῦτο θερμαινόμενον ἐν τῇ κοιλίᾳ τοῦ νεφροῦ πωροειδῆ λάβῃ σύστασιν, ἐὰν μὲν ἡ τῶν νεφρῶν
ἀποκριτικὴ δύναμις διώσηται πᾶν αὐτὸ σὺν τοῖς οὔροις,
αἱ ψαμμώδεις ἐν αὐτοῖς ὑποστάσεις γίνονται. ἐὰν δὲ ἐμπε-
πιλημένον τε καὶ δυσαπόλυτον ᾖ τῇ κοιλίᾳ τοῦ νεφροῦ, δε-

tur omnes, quas modo recenfui, colorum differentias
praeter cinereum ab hac voce, rufum, fignificari putandum eft, ipfo dicente arenulas rufas fubfidere aut adjectam
illam vocem, fanguinem ex communi fenfu dictam fuiffe
accipiendum eft.   Dico autem nonnunquam, quemadmodum enim cruentum ipfis interdum lotium emittitur, non
femper tamen neque in omnibus renum affectibus, pariter et interdum arenulae rufae in urinis fubfidentes apparent. In commentariis namque de naturalibus potentiis,
quicquid in venis ferofi tenuisque cum fanguine permiftum
eft, renem ad fe ipfum attrahere demonftravimus, meatibus autem id in renis ventriculum percolantibus latius
patefactis, aliquid etiam ex craffioribus fuccis illabitur.
Quando igitur iftud calefactum in renis cavo ad tophi
confiftentiam redactum fuerit, fi renum vis expulforia
omne id una cum lotio extruferit, arenofae in ipfo fubfidentiae fiunt; quodfi renis cavo impactum tenacius in-

χομένου ἑαυτῷ τι παραπλήσιον ἕτερον ἐκ τῆς κοίλης φλεβὸς,
ἐπὶ πλέον αὐξάνεται. περιπλάττεται [369] γὰρ ἀεὶ τὸ ἐπιῤ-
ῥέον τῷ προϋπάρχοντι, καὶ οὕτως ὁ πῶρος ἀξιόλογος τῷ
μεγέθει συνίσταται. τινὲς δὲ εἰρήκασι, διά τι αἷμα οὐροῦσιν; ὅτι ἐπειδὴ ὁ λίθος ἐξιὼν, ὅταν γωνοειδής ἐστι, πλήτ-
τει τὰ παρακείμενα μόρια καὶ αἷμα ποιεῖ ἐκκρίνεσθαι. ἐὰν
δὲ ἀραιωθῇ μὲν ἡ εἰς τὸν νεφρὸν ἐκ τῆς κοίλης φλεβὸς εἴσο-
δος, ὑγρὸν δ᾽ ᾖ τὸ αἷμα καὶ μήτε πολὺ μήτε γλίσχρον,
αἱματῶδες οὕτω τὸ οὖρον γίνεται. τὴν δ᾽ εἰς τὸ σκέλος
διήκουσαν ὀδύνην ναρκώδη διὰ τὴν τῶν ἐπικειμένων ἀγγείων τῇ ῥάχει τῆς κοίλης φλεβὸς καὶ τῆς μεγάλης ἀρτηρίας
πρός τε τοῖς νεφροῖς καὶ τὰ σκέλη κοινωνίας ἡγητέον γίνεσθαι. μέγισται γὰρ ἐπ᾽ αὐτοὺς τοὺς νεφροὺς ἀποπεφύ-
κασι, μεθ᾽ ἃς οὐ μεγάλαι τινὲς ἐν ὀσφύϊ, κἄπειθ᾽ ἑκάτερον τῶν ἀγγείων διχῆ σχισθὲν εἰς ἑκάτερον ἀφικνεῖται τῶν σκελῶν, εἰς ὅλον αὐτὸ διανεμόμενον. ὅσοι δὲ
διὰ τῶν οὐρητήρων ἤ τινων ὑμένων ἢ νεύρων ἢ καὶ τοῦ
περιτοναίου λέγουσι κοινωνίαν εἶναι τοῖς νεφροῖς πρὸς τὰ

haerefcat, aliquid aliud ejusdem materiae ex vena cava
fufcipiens fibique apponens, plus augetur, femper enim
quod recens influit, priori circumaffigitur, atque ita infigni
magnitudine tophus grandefcit. Verum nonnulli inquiunt,
cur fanguinem mejunt? quoniam calculus egrediens quum
angulofus fit, proximas particulas vulnerat et cruorem
evocat. Quod fi ex vena cava in renem pertinens meatus patentior fiat, fanguis autem liquidus fit, neque multus, neque vifcidus, cruentum ita lotium redditur. At
dolorem ftupidum in crus defcendentem propter vaforum
dorfo incumbentium, cavae fcilicet venae magnaeque arteriae cum renibus et cruribus conjunctionem, ortum habere putandum eft. Maximae namque in ipfos renes ex-
pullulant; poft eas quaedam haud magnae in lumbos inferuntur: poftea utrumque conceptaculum bipartito divifum
in utrumque crus delabitur per ipfumque totum diftribuitur. Quicunque vero per meatus urinarios aut quasdam
membranas aut nervos vel etiam peritonaeum cùm cruri-

838   ΙΠΠΟΚΡΑΤΟΥΣ ΕΠΙΔΗΜΙΩΝ ΣΤ

Ed. Chart. IX. [369.]   Ed. Baf. V. (448.)
σκέλη, παντάπασιν ἀπείρως ἔχουσιν ἀνατομεῖν. τὰ μὲν
οὖν συμβαίνοντα τοῖς νεφριτικοῖς ἄχρι δεῦρο τοῦ λόγου
διῆλθεν ὁ Ἱπποκράτης. ἐφεξῆς δὲ περὶ τῆς ἰάσεως αὐιῶν
γράφει κατὰ τὴν ἐχομένην ῥῆσιν. ἐλιννύειν οὐ συμφέρει,
ἀλλὰ γυμνάσια, μὴ ἐμπίπλασθαι, τοὺς νέους ἑλλεβορίζειν,
ἰγνύην τάμνειν, οὐρητηρῖσι καθαίρειν, λεπτῦναι καὶ ἀπα-
λῦναι· ὑποτύπωσιν ἑαυτῷ διὰ κεφαλαίων ἐν τῇδε τῇ ῥήσει πεποίηται τῆς τῶν νεφρῶν ἰάσεως. τὰ μὲν κοινὰ πάσης ἡλικίας τε καὶ σώματος ἕξεως γράψαι, τὰ δὲ ἴδια νέων
τε καὶ ἰσχυρῶν. ἔστι δὲ κοινὰ τὰ μὲν πρῶτα γεγραμμένα,
τό τ᾽ ἐλιννύειν, ὅπερ ἡσυχίαν ἄγειν δηλοῖ καὶ φησιν αὐτοῖς
ἀσύμφορον εἶναι, καὶ τὰ γυμνάσια. ταῦτα γὰρ ἡγεῖται
συμφέρειν, ὡς ἂν δηλονότι καὶ τὸ πλῆθος κενοῦντα καὶ τὸ
φλεγματῶδές τε καὶ παχὺ καὶ ἄπεπτον ἅπαν εἰς πέψιν τε
ἄγοντα καὶ λεπτύνοντα καὶ ῥωννύντα τὰ μόρια τοῦ σώματος
ἅπαντα. νοῆσαι δέ σε χρὴ νῦν αὐτὸν λέγειν, οὐ πάντως
τὰ μεγάλα γυμνάσια, ὡς ἱππασίας ἢ ὁπλομαχίας ἢ τὸ πα-

bus fociari affeverant, diffecandorum corporum plane im-
periti funt. Quaenam igitur renum laborantibus accidant,
haectenus narravit Hippocrates.   Deinceps vero de ipforum curatione hifce verbis loquitur: quiefcere non conducit, fed exercitationes, non impleri, juvenes veratro
purgare, poplitem caedere, urinariis evacuare, tenuare et
mollire. Sibi ipfi formulam quandam renum curationis
hifce verbis per capita conftituit, nonnulla quidem omnis
aetatis corporisque habitus communia, nonnulla juvenum
et robuftorum proprie fcribens. Communia funt autem
quae primo fcripta funt et quiefcere, quod ipfe ἐλιννύειν
vocat, quod otiofe vivere fignificat, quod ipfis non conducere ait, et exercitationes; has enim conducere arbitratur tanquam multitudinem evacuantes et pituitofum, craffum immaturumque omnem ad maturitatem ducentes et
attenuantes et corporis omnes particulas roborantes. Sed
te animadvertere oportet, ipfum non prorfum magnas
exercitationes in praefentia dicere, veluti equitationes aut

Ed. Chart. IX. [369.]   Ed. Baf. V. (448.)

λαίειν ἢ παγκρατιάζειν ἢ σκάπτειν ἤ τι τοιοῦτον πράττειν
ἕτερον, ἀλλ᾽ ἅπασαν ἁπλῶς κίνησιν ἥτις ἂν ἱκανὴ δια-
πονῆσαι τὸ σῶμα κατὰ ἀναλογίαν τῆς θ᾽ ἡλικίας καὶ τῆς
ἕξεως καὶ τῆς ῥώμης τοῦ νεφριτικοῦ. ἀλλὰ καὶ τὸ μὴ ἐμπίπλασθαι κοινὸν ἁπάσης ἡλικίας καὶ σώματος ἕξεως ἐστὶ
παράγγελμα. τὰ δὲ ἐφεξῆς τοῦδε τοῖς νέοις, ὡς αὐτὸς εἶπεν, ἁρμόττοντα γράφει λέγων ὧδε· τοὺς νέους ἐλλεβορίζειν, ἰγνύην τάμνειν. ἐλλεβορίζειν μὲν ἐὰν πάνυ χρόνιον ἦ
τὸ πάθος καὶ ὡς ἂν εἴποι τις μοχλείας δεόμενον, εἰς ταῦτα
γὰρ ἐλλεβόρῳ χρώμεθα   φλεβοτομίαν δὲ ἐπὶ τῶν αἷμα
πλέον ἢ παχὺ κατὰ τὰς φλέβας ἠθροικότων. εἰ δὲ ἀμφοῖν
αὐτὸς ἄνθρωπος δέοιτο τῶν βοηθημάτων, εὔδηλόν ἐστιν ὡς
ἀπὸ φλεβοτομίας ἀρκτέον ἐστί. ἔμαθες δ᾽ ὅτι τὰ μὲν ἄνω
τοῦ ἥπατος μόρια τῆς ἀπ᾽ ἀγκῶνος δεῖται φλεβοτομίας, τὰ
δὲ κάτω, ἀπὸ τῶν σκελῶν ἐν ταῖς ἰγνύαις τεμνόντων ἡμῶν
τὰς φλέβας ἢ πάντως γε παρὰ τὰ σφυρά. τὸ δ᾽ ἐφεξῆς
εἰρημένον, οὐρητικοῖσι καθαίρειν, ἐπὶ πάντων ἐστὶ χρήσι-

armis aut lucta aut pancratio certare aut humum fodere
aut id genus aliud facere; fed omnem abfolute motionem,
quae pro aetatis, habitus roborisque renibus aegrotantis
ratione corpus exercere valeat. Verum etiam non impleri,
cujusque aetatis et corporis habitus commune documentum eft. Quae fequuntur, juvenibus, ut ipfe ait, congruentia fcribit, ita dicens: Juvenes veratro purgare, poplitem incidere. Veratro quidem purgare, fi valde antiquus affectus fit et ceu vectibus, ut ita dixerim, extru-
dendus: ad hujusmodi enim morbos veratro utimur;
venam autem caedere, ubi fanguis aut multus aut craffus
in venis abundet. Quodfi utroque auxilio ipfe homo indigeat, a venae fectione incipiendum effe patet. Alias
autem didicifti, membra fupra jecur cubiti venae fectionem poftulare; infra vero crurum, in poplitibus venas
nobis caedentibus aut omnino faltem juxta malleolos.
Quod deinceps dixit: urinariis mundare omnibus utile eft,

840   ΙΠΠΟΚΡΑΤΟΥΣ ΕΠΙΔΗΜΙΩΝ ΣΤ

Ed. Chart. IX. [369. 370.]   Ed. Baf. V. (448. 449.)
μον, οὐχ (449) ἁπλῶς δὲ εἶπεν οὐρητικοῖς χρῆσθαι δεῖν,
ἀλλὰ προσθεὶς τὸ καθαίρειν ἐνεδείξατο τὸν τρόπον τῆς ἀπ'
αὐτῶν γινομένης ὠφελείας, ἐκκαθαιρόντων οὐ μόνον τὰ
κατὰ τοὺς νεφροὺς ἐμπεπλασμένα γλίσχρα καὶ παχέα, σὺν
αὐτοῖς δὲ καὶ τὰ κατὰ τὰς φλέβας [370] ἐμφερόμενα τῷ
αἵματι παρὰ φύσιν. τὸ δ' ἐπὶ τῇ τελευτῇ τῆς ῥήσεως εἰρημένον, λεπτῦναι, χρήσιμόν ἐστιν ἅπασι τοῖς νεφριτικοῖς,
ὅσους τε παρασκευάζομεν εἰς ἐλλεβόρου λῆψιν, ὅσους τε χωρὶς τούτου καὶ διὰ φλεβοτομίας θεραπεύομεν ἢ καὶ μετὰ
τὴν τούτου προσαγωγήν. εἴρηται δὲ τὸ μὲν λεπτῦναι περὶ
τῶν χυμῶν, τούτοις γὰρ προσήκει λεπτῦναι, τὸ δὲ ἀπαλῦ-
ναι περὶ τῶν στερεῶν. ἑκάτερον γὰρ χρήσιμον ἐπὶ τῶν
τὸν ἐλλέβορον ληψομένων εἰς τὸ τῆς καθάρσεως ἀκίνδυνον.
ἐὰν οὖν ἄνευ τοῦ προλεπτῦναι τοὺς χυμοὺς ἢ τὰ σώματα
μαλακῦναι δι' ὧν ὁ ἔμετος καὶ πρὸς τὰς ἐντάσεις καὶ τοὺς
σπαραγμοὺς εὐάγωγα παρασκευάσαι δῶμεν ἐλλέβορον, εἰς
κίνδυνον ἄξομεν πνιγμοῦ, διὰ τὸ πάχος τῶν χυμῶν, ἤτοι
δὲ σπασθήσεται διὰ τὸ σκληρὸν ἐν τοῖς σπαραγμοῖς ὁ κα-

neque fimpliciter dixit urinariis utendum effe, fed hoc
verbum, mundare, adjiciens modum adjumenti ab ipfis
provenientis declaravit, non folum tenacia et craffa renibus inhaerentia purgantibus, verum etiam cum ipfis et ea,
quam iu venis praeter naturam fanguini mifta innatant,
educentibus. Quod autem in calce narrationis dictum eft,
tenuare, omnibus renum vitio laborantibus ufui eft et
quos ad veratri fumptionem praeparamus et quos fine hoc
per fanguinis miffionem curamus vel etiam poft ejus af-
fumptionem. Dictum eft autem, tenuare, de humoribus;
hos enim tenuare convenit; mollire, de membris folidis;
fiquidem utrumque veratrum haufturis percommodum eft,
ut tuto purgatio fiat. Igitur nifi humores pertenuati fuerint et membra, per quae fit vomitus, mollia reddita
fint et ad diftentiones detractionesque, antequam demus
veratrum, tractabilia effecta, in fuffocationis difcrimen,
ob humorum craffitiem aegrum adducemus aut nervorum
convulfiones in vellicationibus, ob membrorum in dila-

ΚΑΙ ΓΑΛΗΝΟΥ ΕΙΣ ΑΥΤΟ ΥΠΟΜΝΗΜΑ Δ. 841

Ed. Chart. IX. [370.]   Ed. Baf. V. (449.)

θαιρόμενος ἢ ἀγγεῖόν τι ῥήξει. καὶ χωρὶς δὲ τοῦ διδόναι
τὸν ἑλλέβορον ἄριστόν ἐστι τοὺς μὲν χυμοὺς λεπτοὺς εἶναι,
μαλακὰ δὲ πρὸς τὴν διέξοδον αὐτῶν ἐπιτήδεια τὰ τῶν νεφρῶν σώματα. τὴν ἀρχὴν γὰρ οὐδὲ γεννηθήσεταί ποτε λίθος ἐν αὐτοῖς, ἐὰν ἀμφότερά τις αὐτὰ διαφυλάττῃ.

ζ'.

Γυναικεῖα τῇσιν ὑδαταινούσῃσιν ἐπὶ πολὺ παραμένει, ὅταν
δὲ μὴ ταχὺ ἴῃ, ἐποιδέει.

Ὑδαταινούσας ἔνιοι μὲν ἤκουσαν τὰς ἐχούσας ἐπιτηδείως ἁλῶναι τῷ κατὰ τὸν ὕδερον πάθει, τινὲς δὲ τὰς φύσει λεπτὸν καὶ ὑδατῶδες ἐχούσας αἷμα. δυνατὸν δέ ἐστιν
ἐπ' ἀμφοτέρων ἀκοῦσαι τοῦ λελεγμένου καὶ μᾶλλόν γε ἐφ' ὧν
φύσει τὸ αἷμα λεπτόν ἐστι, μηδεμιᾶς νοσώδους διαθέσεως
ἑτέρας ὑποτρεφομένης ἐν τῷ σώματι. ταύταις γὰρ ἡ ἔμ-
μηνος κάθαρσις, ἣν γυναικεῖα κέκληκεν, ἐπὶ πολὺ παραμένει.

---

tando duritiam quae purgatur, capietur aut vafculum aliquod dirumpetur. Quin etiam licet veratrum non prae-
beatur, optima res eſt humores tenues eſſe et renum
ipforum corpora mollia, ut per ipfa tranfire facile humores poffint: nam ab initio neque calculus in ipfis unquam generabitur, fi quis haec ambo diligenter obfervet.

VII.

*Muliebria aqua laborantibus diutius perſeverant; quum
vero non celeriter prodeant, tumores efficiunt.*

Aqua laborantes nonnulli intelligunt eas, quae ut
aqua inter cutem corripiantur, idoneae funt; nonnulli
eas, quae tenuem naturaliter aquofumque fanguinem habent. Poteſt autem et de utrisque dictum eſſe intelligi,
fe magis de illis quarum fanguis natura fubtilis eſt, nullo
alio morbofo affectu corpus infeftante: in iftis enim menftrua purgatio, quam muliebria vocavit, diu permanet.

διττὸν γάρ ἐστι καὶ αὐτὸ τοῦτο τὸ ἐπὶ πολὺ δυνάμενον
ἀκούεσθαι, τὸ μὲν ἕτερον ἐπὶ τῶν ἡμερῶν ἐν αἷς αἱ τοιαῦται γυναῖκες καθαίρονται, τὸ δὲ ἕτερον ἐπὶ τῆς ἡλικίας
αὐτῶν. ἐπὶ μὲν οὖν τῶν ἡμερῶν ἀκουόμενον, δηλώσει πλείοσιν ἐφεξῆς ἡμέραις καθαίρεσθαι ταύτας τῶν ἄλλων γυναικῶν, ἐπὶ δὲ τῆς ἡλικίας ἄχρι πλειόνων ἐτῶν. ὄντως γὰρ
ἀθροίζεται ταίταις πολὺ καὶ λεπτὸν αἷμα, καθάπερ ταῖς
ἐναντίως διακειμέναις ὀλίγον τε καὶ παχύ. λευκαὶ μὲν οὖν
εἰσὶν αἱ πρότεραι καὶ μαλακαί, μέλαιναι δὲ καὶ σκληραὶ
καὶ λεπταὶ τοὐπίπαν αἱ τὸ μελαγχολικώτερον αἷμα γεννῶσαι,
καὶ πρόδηλον ὅτι ταῖς ἐξ ἀρχῆς κράσεσιν ἐναντίως ἔχουσιν.
αἱ μὲν γὰρ ὑδαταίνουσαι νῦν ὑπ᾽ αὐτοῦ λεγόμεναι τῆς
ὑγροτέρας τε καὶ ψυχροτέρας, αἱ δ᾽ ἐναντίαι τῆς ξηρο-
τέρας τέ εἰσι καὶ θερμοτέρας κράσεως. ἐὰν δὲ κατὰ πάθος ὑδαταίνωσιν, οὐ πάσαις καταμήνια πλείοσιν ἡμέραις γίνεται. ἐνίοτε γὰρ αὐτὸ τὸ [371] ἐπέχεσθαι τοῦ πάθους
αὐταῖς αἴτιον γίνεται. πάλιν δὲ τὸ ἐπέχεται δι᾽ ἔμφρα-
ξίν τε τῶν κατὰ τὴν μήτραν στομάτων γίνεται καὶ διὰ πά-

Dupliciter enim et id ipfum diu intelligi poteſt aut de
diebus, quibus ejusmodi mulieres purgantur aut de ipſarum aetate; ſi de diebus intelligas, ſignificabit, pluribus
deinceps diebus iſtas, quam alias mulieres purgari; ſi de
aetate, per plures annos menſtrua excrementa durare: nam
revera in iſtis multus tenuisque ſanguis colligitur, quemadmodum contrario modo affectis paucus et craſſus. Albae quidem ſunt priores et molles, nigrae autem durae
et graciles omnino eae, quae atrabilarium ſanguinem procreant, clarumque eſt iſtas ab initio contrariis inter ſe
temperaturis conſtare: nam quae ab ipſo nunc aqua laborantes vocantur, humidioris ſunt ac frigidioris temperamenti; his contrariae ſiccioris atque calidioris. Quod ſi
ex morbo aqua abundaverint, non omnibus menſes pluribus diebus feruntur; interdum enim ipſa ſuppreſſio morbi
earum cauſa eſt; rurſus ſuppreſſio ob oſculorum uteri ob-

χος τοῦ αἵματος. ὅθεν ἔνιοι τῶν ἀξιούντων ἐπὶ τῶν κατὰ
πάθος ὑδαταινουσῶν τὸν λόγον εἶναι τῷ παραμένει ῥήματι
κατὰ τὴν τελευταίαν συλλαβὴν προσθέντες τὸ ν΄ γράφουσι,
γυναικεῖα τῇσιν ὑδαταινούσῃσιν ἐπὶ πολὺ παραμένειν, ὑπακοῦσαι κελεύοντες ἡμᾶς τὸ προσῆκον, ὡσεὶ καὶ οὕτως εἰρήκει, γυναικεῖα τῇσιν ὑδαταινούσῃσιν ἐπὶ πολὺ χρὴ παραμένειν, ἵνα συμβουλευτικός τε καὶ θεραπευτικὸς ὁ λόγος ᾖ,
τοῦ γινομένου· μόνον ἐπ᾽ αὐτοῦ περιέχων διήγησιν. ὁμολο-
γεῖν δὲ τούτῳ φασὶ καὶ τὸ κατὰ τὴν τελευτὴν εἰρημένον,
ὅταν δὲ μὴ ταχὺ ᾖ, ἐποιδέει. βούλεσθαι γὰρ αὐτὸν ὥσπερ
ἐν πλείοσιν ἡμέραις, οὕτως καὶ δι᾽ ὀλίγου χρόνου καθαίρεσθαι τὰς τοιαύτας γυναῖκας, ἐπειδὴ βραδυνόντων τῶν
καταμηνίων οἰδήματα γίνεται, καίτοι τοῦτο κἀπὶ τῶν ὑδατῶδες ἐχουσῶν αἷμά φησι συμβαίνειν. καὶ γὰρ καὶ ταύταις
αἱ σάρκες ὑδατωδέστεραι γίνονται, μὴ κατὰ προθεσμίαν
ἀπαντώσης τῆς καθάρσεως.

---

ftructionem fanguinisque craffitiem efficitur.   Quapropter
nonnulli arbitrantes dictum hoc de mulieribus ex morbo
aqua abundantibus accipiendum effe, loco verbi permanent permanere legunt, fic muliebria aqua laborantibus
permanere diu, fubintelligere nos, conveniens, jubentes,
ac fi ita dixiffet, muliebria aqua laborantibus diu convenit permanere, ut confultorius juxta et curatorius fermo
fit, ejus tantum, quod fit, narrationem in fe continens.
Huic fententiae confentire ajunt id, quod in calce fermonis dictum eft, quum vero celeriter non ferantur, intumefcunt.   Velle enim ipfum dicunt, pluribus diebus,
ita et brevi tempore, hujusmodi mulieres expurgari, quoniam tarde exeuntibus menftruis purgamentis tumores
fiunt.   Atqui hoc etiam et in habentibus aquofum fanguinem contingere ait; iftis etenim carnes aquofiores generantur, haud ftatis temporibus accedente purgatione.

η'.

Ἐν Κρανῶνι αἱ παλαιαὶ ὀδύναι ψυχραὶ, αἱ δὲ νεαραὶ
θερμαί. αἵματι δὲ αἱ πλεῖσται καὶ τὰ ἀπὸ ἰσχίου ψυχρά.

Καὶ ταῦτα ἑαυτῷ φαίνεται γεγραφὼς ὁ Ἱπποκράτης
ἀναμνήσεως ἕνεκεν ἐν κεφαλαίῳ βραχεῖ, διὸ καὶ ἀσαφέστε-
ρος ὁ λόγος ἐστίν. ἄδηλον γὰρ εἴτε ὀδύνας μόνον ἐν Κρανῶνι γεγονέναι φησὶ καὶ ταύτας ἤτοι κατὰ τὴν κοιλίαν ἢ
καὶ ἄλλο τι μέρος, εἴτε ὀδυνώδη πάθη. τὸ δ᾽ οὖν τὰς
μὲν παλαιὰς ὀδύνας ψυχρὰς γενέσθαι, τὰς δὲ νεαρὰς θερμὰς καίτοι δοκοῦν σαφῶς εἰρῆσθαι, περιέχει καὶ αὐτό τινα ἀσάφειαν· ἤτοι γὰρ παλαιὰς λέγει τὰς πάλαι γεγονυίας
ἢ τὰς χρονιζούσας, ὥσπερ γε καὶ τὰς νεαρὰς ἤτοι τὰς
νῦν συνισταμένας ἢ τὰς ταχέως παυομένας καὶ ψυχρὰς,
ἤτοι τὰς ψύξεως αἴσθησιν φερούσας ἢ τὰς ἀπὸ τῶν θερμαινόντων παρηγορουμένας. ὡσαύτως δὲ καὶ θερμὰς ἤτοι
τὰς θερμότητος αἴσθησιν ἐχούσας ἢ παρηγορουμένας ὑπὸ

VIII.

*Cranone vetufti dolore frigidi, recentes calidi. Eorum
plerique a fanguine creabantur. Quae etiam ab ifchio
exoriebantur pathemata, frigida.*

Haec quoque fibi ipfi fcripfiffe videtur Hippocrates
reminifcentiae caufa fub brevi compendio, propter quod
et obfcurior oratio eft. Dubium eft enim, doloresne
tantum in Cranone factos fuiffe dicat, eosque in ventrene
an etiam in alia quapiam parte, an vero affectus cum dolore conjunctos. Illud autem antiquos dolores frigidos
effe, novos autem calidos, etfi clare dictum effe videatur, obfcurum tamen nonnihil atque ambiguum eft. Aut
enim antiquos dicit, qui jam pridem excitati fuerunt aut
diu perfeverantes, quemadmodum et recentes aut nunc
excitatos aut cito definentes et frigidos aut frigoris fenfum inferentes aut qui a calidis mitigantur; pariter et

τῶν ψυχόντων. ἔνιοι δὲ ψυχρὰς μὲν εἰρῆσθαί φασι τὰς
βραχείας, θερμὰς δὲ τὰς μεγάλας, οὐ συνήθως τοῖς Ἕλ-
λησιν ἀκούοντες τῶν σημαινομένων. ἐν τίνι δὲ τοῦ ἔτους
ὥρᾳ ὁ Ἱπποκράτης ταῦτα ἔγραψεν ἀγνοοῦντες ἡμεῖς οὐδὲ
περὶ τοῦ πότε συνέστησαν ἢ πῶς ἢ μέχρι πόσου παρέμει-
ναν αἱ ὀδύναι δυνάμεθα σαφῶς εὑρεῖν. τὸ δ᾽ οὖν τὰς νεαρὰς μὲν αὐτῷ αἵματι γίνεσθαι τοὐπίπαν ἐν ἴσῳ, τοῦ ὑφ᾽
αἵματος θερμοῦ τε δηλονότι καὶ πολλοῦ, ἐπὶ δὲ τῶν παλαιῶν μὴ προσθεῖναι τὸν χυμόν, ἐνδεικτικόν ἐστι τοῦ τὰς
παλαιὰς ὑφ᾽ ἑτέρου τινὸς χυμοῦ γίνεσθαι ψυχροῦ καὶ τὰ
ἀπὸ ἰσχίου δὲ ψυχρὰ γεγονέναι φησὶν αὐτοῖς, ἤτοι πάθη
λέγων ἢ ἀλγήματα, ψυχροῦ δηλονότι καὶ ταῦτα ἐργαζομέ-
νου χυμοῦ. θαυμάσαι [372] δ᾽ ἐστὶ πολλοὺς τῶν ἐξηγητῶν εἰς μὲν τὰς τοιαύτας ῥήσεις, ἐν αἷς οὐδέν ἐστι βεβαίως
εὑρεῖν, ἀναπόδεικτα γράφοντας πολλά. καθ᾽ ἃς δ᾽ ἀποδεῖ-
ξαί τι δυνατόν ἐστι καὶ χρησίμως εὑρεῖν, ἤτοι μηδὲν ὅλως

calidos aut caloris fenfum facientes aut qui a frigidis fo-
piantur. Quidam etiam dolores frigidos vocatos effe dicunt, qui leves funt; calidos, qui vehementes: aut fecundum ufitatum Graecis loquendi morem fignificationes
has accipientes. Verum quo anni tempore Hippocrates
haec facta fuiffe fcripferit, nos ignorantes, neque etiam
quando excitati fint aut quomodo aut quamdiu permanferint dolores, evidenter invenire poffumus Sed novos
quidem dolores prorfus fanguine creatos effe idem eft, ac
fi dixiffet ex fanguine calido videlicet ac multo; at de
antiquis doloribus loquens quum fuccum non adjecerit,
fignum eft ab altero quodam fucco frigido ipfos ortos
fuiffe et ea quae ex coxendice frigida ipfis oborta effe ait,
ut affectus dicens aut dolores, frigido fcilicet et iftos humores concitante. At multos explanatores demirari licet
in hujusmodi locationes, de quibus nihil affirmari poteft,
multa fine demonftratione fcribentes; ubi vero aliquid
demonftrari et utiliter inveniri poteft aut nihil penitus

γράφοντας ἢ βραχέα καὶ ἀναπόδεικτα, καθάπερ προστά-
γματα.

ϑ'.

Τὰ ἐς ῥίγεα ἰσχυρὰ ἰόντα οὐ πάνυ τι πρηΰνεται, ἀλλ' ἐγγὺς ἀκμῆς.

Οὕτως ἴσασιν γεγραμμένην τὴν ῥῆσιν οἱ παλαιότεροι
τῶν ἐξηγητῶν. οἱ δὲ νεώτεροι πρὸς τὸ σαφέστερον ὑπαλλάξαντες αὐτὴν ὧδέ πως γράφουσι· τὰ ῥίγεα ἰσχυρὰ ἐόντα
οὐ πάνυ τι πρηΰνεται, ἀλλ' ἐγγὺς ἀκμῆς. καὶ βούλονται
τὴν λέξιν τήνδε διδάσκειν ἡμᾶς, ὅσα τοῖς νοσοῦσιν ἰσχυρὰ
γίνονται ῥίγη, μὴ πάνυ τι ταῦτα πραΰνεσθαι και· (450)
ἄλλον τινὰ καιρὸν τῆς νόσου, ἀλλὰ μόνον ὅταν ἐγγὺς ᾖ τῆς
ἀκμῆς, κατὰ δὲ τὴν προτέραν γραφὴν, τὰ ἐς ῥίγεα ἰσχυρὰ
ἰόντα τουτέστι ἀφικνούμενα πάθη, προσυπακοῦσαι γὰρ δεῖ
τὸ πάθος, προσήκει αὐτὸν ἀκοῦσαι μὴ πραΰνεσθαι ταῦτα

aut pauca et fine demonftratione tanquam mandata fcribentes.

IX.

*Qui affectus ad vehementes rigores procedunt, non ad-
modum nifi prope ftatum mitefcunt.*

Ita fcriptum effe hunc fermonem, antiqui explanatores agnofcunt. At recentiores ipfum in clariorem permutantes ita fcribunt, rigores validi exiftentes non admodum
mitigantur, fed prope ftatum, hancque locutionem id nos
docere volunt, omnes validos in morbo rigores non admodum ullo alio morbi tempore mitefcere, praeterquam
quum prope ftatum eft. Secundum priorem autem fcripturam qui in rigores validos tendunt, hoc eft perveniunt
affectus, fubintelligendus eft enim affectus, oportet ipfum
intelligere, hos ante ftatum non mitefcere. Quidam fane

πρὸ τῆς ἀκμῆς. ἔνιοι μὲν οὖν ἀκμῆς αὐτὸν μεμνῆσθαί
φασι τοῦ ὅλου καιροῦ τοῦ νοσήματος, ἔνιοι δὲ τῆς τῶν
κατὰ μέρος παροξυσμῶν. ὡς τὸ ῥῖγος, ὅταν ἰσχυρὸν ᾖ,
μὴ παυόμενον πρὸ τοῦ πλησιάσαι τὸν τῆς ἀκμῆς καιρόν.
φαίνεται μὲν οὖν τοῦτο γινόμενον ἐνίοις καὶ καλοῦμεν αὐτὸ
ῥῖγος ἀνεκθέρμαντον, οὐκ ἰσχυρόν. ἐγχωρεῖ δὲ καὶ κατὰ
τὴν δύναμιν ἰσχυρὸν αὐτὸ φάναι, κακοηθέστερον γάρ ἐστι
πολὺ τοῦ σφοδροῦ μὲν ὑπερβάλλοντος, ἐν τάχει δὲ παυομέ-
νου. τὴν δ᾽ ὅλην τοῦ νοσήματος ἀκμὴν ἀκούοντί σοι, μάλιστα ἐπὶ τεταρταίων πυρετῶν ὁ λόγος ἐστὶ χρήσιμος. ἐάν
τε γὰρ ἅμα ῥίγεσιν ἰσχυροῖς ἐμβάλλωσιν οἱ παροξυσμοί,
μηδὲν ἐνδιδόντων αὐτῶν, ἀδύνατόν ἐστιν ἤδη τὴν ἀκμὴν
ἀπειληφέναι τὸ νόσημα καὶ δηλονότι πολὺ μᾶλλον, οὐδὲ τὴν
παρακμὴν ἐλπίζειν χρὴ τοῦ τοιούτου τεταρταίου γενήσεσθαι, πρὶν λωφῆσαι τὸ ῥῖγος, ὥσθ᾽ ὁ λόγος ἐστὶ προγνωστικὸς ἐπὶ τῶν εἰς ῥίγη σφοδρὰ πυρετῶν ἰόντων, ὧν οὐχ
οἷόν τε λύσιν γενέσθαι πρὸ τοῦ πραϋνθῆναι τὸ ῥῖγος, καὶ
τοῦτο γίνεσθαι πλησίον τῆς ἀκμῆς. συμβαίνει δὲ τὰ τοιαῦτα

ipfum, ſtatus, qui univerſi morbi pars eſt meminiſſe dicunt; alii vero ejus, qui in privatis exacerbationibus invenitur: ut rigor quum vehemens eſt, antequam tempus
ſtatus adventet, non deſinat. Id quidem nonnullis evidenter accidit, iſtumque appellamus rigorem *anectherman-*
ton, Graeco vocabulo, hoc eſt calefieri nequeuntem, non
validum. Contingit autem et vi rigorem ipſum fortem
dicere: multo enim malignior eſt, quam qui immodice
vehemens fit et celeriter deſinat. Quod ſi univerſae ae-
gritudinis ſtatum intelligas, maxime in quartanis febribus
ſermo iſte utilis fuerit. Nam ſi cum validis rigoribus acceſſiones invadant, ſi nihil remittantur rigores, fieri non
poteſt ut ad ſtatum morbus pervenerit: quin etiam multo
minus hujusce quartanae declinationem fore ſperandum eſt
prius, quam rigor ſedatus fuerit. Quare ſermo prognoſti-
cus eſt de febribus ad rigores vehementes adſcendentibus,
qui prius quam rigor ſedatus ſit, diſcuti nequeunt; id
autem prope ſtatum efficitur. At id genus rigores ex

ῥίγη διὰ ψυχρὸν πάνυ φλέγμα τὸ ὑαλῶδες ὀνομαζόμενον ἢ
τὸν μελαγχολικὸν χυμόν. ἀλλ' ἐπὶ μὲν τῷ ψυχρῷ φλέγματι
τὸ δυσεκθέρμαντον, οὐ τὸ σφοδρὸν γίνεται ῥῖγος. ἐπὶ δὲ
τῷ μελαγχολικῷ ποτὲ μὲν ἀμφότερα, ποτὲ δὲ θάτερον ἀλλ'
ὁ μὲν τοιοῦτος χυμὸς διὰ τετάρτης φέρει τὸν παροξυσμὸν,
ὁ δ' ὑαλώδης τὸν ἀμφημερινόν. οὐδὲν μὴν οἱ ἐξηγηταὶ τῶν
τοιούτων διαιροῦσιν. ἀλλ' ἐν οἷς οὐδὲν ὠφελοῦσι τοὺς μα-
θη- [373] τὰς ἐπὶ πλεῖστον ἐκεῖνα διέρχονται. καὶ γὰρ
οὖν καὶ κατὰ τὴν ἑξῆς ῥῆσιν ἰατρικωτάτην οὖσαν ἐλέγχον-
ται τῶν ἀξιολογωτάτων θεωρημάτων οὐδὲν ἐπιστάμενοι.

ι'.

Πρὸ ῥίγεος αἱ ἐπισχέσιες τῶν οὔρων ἢν ἐκ χρηστῶν ἴωσι
καὶ κοιλίη διέλθῃ καὶ ὕπνοι ἐνίωσιν, ἴσως δὲ καὶ ὁ τρόπος τοῦ πυρετοῦ, ἴσως δὲ καὶ τὰ ἐκ κόπων.

frigidiffima pituita vitrea nominata aut ex atrae bilis fucco
proveniunt,   verum ex praegelida pituita rigor fit non
vehemens, fed aegre incalefcens, ex fucco autem melancholico nonnunquam utroque modo, nonnunquam alter-
utro; fed hujusmodi fuccus quarto quoque die acceffionem facit, vitreus vero quotidie.   Nihil plane hujuscemodi rerum interpretes declarant; fed illa uberrime
accuratiffimeque perfequuntur, quae nullum penitus fructum
auditoribus ferunt: nam et in fequenti fermone, plurimum medicinalis eruditionis continente, nullum ex cele-
berrimis praeceptis fcire deprehenduntur.

X.

Ante rigorem urinarum fuppreffiones, fi cum bonis fignis
procefferint et alvus dejecerit fomnique affuerint.   Fortaffis vero tum febris modus, tum etiam fortoffis quae
ex laffitudinibus oboriuntur, confideranda funt.

Οὐκ οἶδα ὅ τι εἴπω, νὴ τοὺς θεοὺς, ὅταν ὠφελιμώτατον
θεώρημα μυριάκις ἐπὶ τῶν νοσούντων φαινόμενον ἀγνοῶσιν
οἱ τὸ βιβλίον ἐξηγησάμενοι. τὸ μὲν οὖν τῶν ἄλλων ἧττον
ἄν τις θαυμάσειε, τὸ δὲ Σαβίνου καὶ Ῥούφου τοῦ Ἐφε-
σίου, τοῖς Ἱπποκράτους συγγράμμασιν ὡμιληκότων ἀνδρῶν
οὐ παρέργως, ἄξιον ὄντως ἐστὶ θαύματος, εἰ μὴ πολλάκις
ἐθεάσαντο ῥίγους κρισίμου προηγησαμένην ἐπίσχεσιν οὔρου.
περὶ ἧς νῦν ὁ Ἱπποκράτης γράφει, προγιγνώσκειν ἡμᾶς διδάσκων ἐσόμενον ἐν νόσῳ κρίσιμον ῥῖγος. ἐὰν ἐν ὀξεῖ πυρετῷ τἆλλά σοι σημεῖα σωτήρια φαίνηται καὶ κρίσιν ἐλπί-
ζῃς ὑπόγυιον ἔσεσθαι, γινώσκειν σε χρὴ τῶν οὔρων ἐπισχεθέντων ἐξ ἀνάγκης ἔσεσθαι τὸ κρίσιμον ῥῖγος. ἐὰν δὲ καὶ
ἡ νὺξ προηγήσηται δύσφορος, ἥ τε ἡμέρα κρίσιμος ᾖ, βε-
βαιότερόν ἐστι προερεῖν ἔσεσθαι τὸ ῥῖγος. ἐὰν δὲ τὸ διὰ
σφυγμοῦ σημεῖον ὡς ἔμαθες ἐνδείξηταί σοι ταὐτὸν, μὴ μόνον ἔσεσθαι τὸ ῥῖγος, ἀλλὰ καὶ σφοδρὸν ἔσεσθαι βεβαίως
ἔλπιζε. τὸ τοίνυν ἐκ χρηστῶν ἤτοι τῶν οὔρων μόνων ἢ
καὶ τῶν ἄλλων ἅμα αὐτοῖς τῶν ἀγαθῶν σημείων ἀκούειν

Per deos quid dicere debeam, neſcio, quando utiliſſimum praeceptum milliesque in laborantibus deprehenſum
libri hujus interpretes ignorant. Sed alios quispiam minus demiretur; Sabinus vero Rufusque Epheſius, viri in
libris Hippocratis diligentiſſime verſati, magna profecto
admiratione digni ſunt, niſi frequenter judicatorio rigori
urinae ſuppreſſionem anteceſſiſſe viderint, de qua in praeſentia Hippocrates meminit, nos judicatorium rigorem in
morbo futurum praeſagire edocens. Si in acuta febre et
alia ſigna tibi ſalubria videantur et judicationem paulo
poſt fore ſperes, te ſcire oportet, ſuppreſſo lotio judicatorium rigorem neceſſario futurum. Quod ſi et nox difficilis anteceſſerit et dies judicatorius ſit, certius futurus
rigor praedici poterit. At ſi nota ex arteria pulſata, ut
didiciſti, idem tibi oſtenderit, non rigorem modo, verum
etiam acerbiſſimum rigorem indubitanter fore exſpectato.
Illud igitur ex bonis aut urinis ſolis aut etiam ex aliis
bonis ſignis una cum ipſis urinis te intelligere oportet.

850 ΙΠΠΟΚΡΑΤΟΥΣ ΕΠΙΔΗΜΙΩΝ ΣΤ

Ed. Chart. IX. [373.] Ed. Baf. V. (450.)

σε χρὴ τηλικαύτη μὲν ἡ δύναμίς ἐστι τῶν ἐν τοῖς οὔροις
σημείων ἐν τοῖς ὀξέσι πυρετοῖς, ὥστε καὶ μόνῃ πιστεύειν
αὐτῇ. προσερχομένων δὲ καὶ τῶν ἄλλων, πρόγνωσις ἔσται
σοι βεβαιοτάτη καὶ ἀμετάπτωτος, ὡς τὸ διηνεκὲς ἔχειν. αἱ
μέντοι τῶν οὔρων ἐπισχέσεις γίνονται καὶ τῆς κοιλίας ἐκκρινούσης πολλά. δηλοῦται γὰρ ἐνταῦθα ῥέπειν ἡ ὀῤῥώδης
ὑγρότης, ἧς ἔμαθες, ὅταν πλεονάζῃ, τρεῖς εἶναι κενώσεις,
τὴν διὰ γαστρὸς, τὴν δι' οὔρων, τὴν δι' ἱδρώτων. ἐὰν μὲν
οὖν ἡ κοιλία πλείω διαχωρήσῃ, τῇ τῶν οὔρων ἐπισχέσει
θαῤῥεῖν οὐ προσῆκεν εἰς τὴν τοῦ ῥίγους πρόγνωσιν. ἐὰν
δὲ καὶ αὕτη μηδ' ὅλως προχωρήσῃ προεγνωκότι σοι τὸ νόσημα πλησίον εἶναι κρίσεως, ἀναγκαῖόν ἐστι ῥιγῶσαί τε καὶ
ἱδρῶσαι τὸν κάμνοντα. τί ποτε οὖν σημαίνει τὸ καὶ ὕπνοι
ἐνέωσιν; εἰ μὲν γὰρ ὡς ἕν τι τῶν ἀγαθῶν σημείων εἴρηται, τὸ μέγιστον εἰς τὰ παρόντα συμφωνήσει· τὸ δὲ ἦν ἐκ
χρηστῶν ἴωσιν, ὥσπερ τι παράδειγμα λελεγμένον. εἰ δ' ὡς
καὶ τοῦτο τοῦ γενησομένου ῥίγους ὂν σημεῖον, οὐχ ἁπλῶς
σε χρὴ γινώσκειν περὶ τοῦδε. πολλάκις μὲν γὰρ ἡ προη-

Tanta nempe fignorum ab urina in acutis febribus vis eſt,
ut et foli ipſi credendum ſit; aliis vero accedentibus etiam,
divinatio tibi erit firmiſſima perpetuoque veridica. Verum
urina etiam, alvo multa excernente, ſupprimitur; illuc
enim ſeroſam humiditatem vergere ſignum eſt, cujus redundantis triplicem evacuationem eſſe didiciſti, per alvum, per lotium, per ſudores. Igitur ſi alvus plura dejecerit, urinae ſuppreſſae ad futurum rigorem praeſentien-
dum fidere non convenit; at ſi alvus fluxa non ſit pro-
ximamque eſſe morbi judicationem praenoveris, aegrotum
rigere ſudareque neceſſe eſt. Quid ſibi volunt autem verba
illa: *Et ſomni adſint?* nam ſi unum quiddam ex bonis
ſignis adductum eſt, maxime dictis in praeſentia quadrabit. Illud vero, ſi ex bonis fluxerint, velut exemplum
quoddam dictum eſt. Quod ſi hoc tanquam futuri rigoris
ſignum ſit, non ſimpliciter id a te intelligendum eſt; plerumque enim nox judicationem antecedens, antecedens,

γησαμένη τῆς κρίσεως νὺξ τοῦ τε ῥίγους καὶ τῆς ἐπ᾽ αὐτῷ
κρίσεως γίνεται δίσφορος, ὑπότε βεβαιοτάτην ἕξεις σὺν
τοῖς εἰρημένοις τὴν τοῦ γενησομένου ῥίγους πρόγνωσιν.
ἐνίοτε δὲ ἐν [374] τῷ σπανίῳ μεθ᾽ ὕπνων χρησιῶν εὔφο-
ρος γίνεται ἡ νὺξ καὶ φαίνεται τούτοις οὐχ ὁ τοῦ ῥίγους
δηλωτικὸς σφυγμός. ἀλλ᾽ ὁ τῆς ἐκκρίσεως. ἔμαθες δὲ περὶ
τούτων ἱκανῶς ἐν τῇ τῶν σφυγμῶν πραγματείᾳ προσεπι-
σκοπεῖσθαι δὲ καὶ τὸν τρόπον τοῦ πυρετοῦ κελεύει σε, τουτέστι εἰ θερμὸς καὶ χολώδης καὶ καυσώδης ἢ τῶν ἄλλων
τίς. ὅσα γὰρ ἐν τοῖς ὀξέσι πυρετοῖς καὶ μάλιστα τοῖς καυσώδεσι γίνεται ῥίγη κριτικά, ταῦτα ἔμαθες ἐπὶ τῇ ξανθῇ
χολῇ διὰ τῶν αἰσθητικῶν σωμάτων φερομένη πρὸς τὸ ἐκτὸς,
ἀποτελεῖσθαι διὰ τοῦτο καὶ οἱ ἐκ κόπων πυρετοὶ, χολωδέ-
στατοι τὴν κρᾶσιν ὄντες, εἰς τὴν πρόγνωσίν σοι καὶ αὐτοὶ
συντελοῦσιν. αὕτη μὲν οὖν ἡ ἀπὸ τῶν προκαταρκτικῶν
αἰτίων εἰς τὴν πρόγνωσιν ὠφέλεια, λελεγμένη μὲν ὡς ἐπὶ
παραδείγματος ἑνὸς, ἐσομένη δέ σοι χρήσιμος, κἀπὶ τῶν
ἄλλων αἰτίων τῶν προκαταρκτικῶν, ὅσα χολωδέστερον ἐργά-

inquam, rigori et judicationi poſt ipſum factae, moleſta
eſt, quando firmiſſimam cum antedictis rigoris futuri praeſenſionem habebis. Interdum autem, ſed raro cum ſomnis
placidis tranquilla nox eſt, atque in iſtis non rigorem,
ſed excretionem ſignificans pulſus apparet. Sed de iſtis
abunde in voluminibus de pulſibus actum eſt. Te praeterea jubet Hippocrates et modum febris contemplari, hoc
eſt, an calida fit et bilioſa et ardens, an ex aliis quaepiam; nam quaecunque in acutis febribus et potiſſimum
ardentibus rigores judicatorii fiunt, hos ex bile flava extra venas per ſenſoria corpora delata excitari didiciſti.
Propterea et febres ex laſſitudinibus provenientes temperaturae bilioſiſſimae ad praeſenſionem tibi et ipſae con-
ducent. Haec itaque eſt ab externis cauſis ad divinatio-
nem percepta utilitas, unico quidem veluti exemplo explicata, tibi autem et in aliis externis cauſis, quaecunque

Ed. Chart. IX. [374.]   Ed. Baf. V. (450.)

ζεται τὸ σῶμα. ταῦτα δέ ἐστιν ἐγκαύσεις τε καὶ ἀγρυπνίαι καὶ φροντίδες καὶ λῦπαι καὶ θυμοὶ καὶ τροφῆς ἔνδεια καὶ τῶν χολωδῶν ἐδεσμάτων πλεονεξία. πρώτη μέν
σοι καὶ ἀσφαλεστάτη διάγνωσις εἰς τὸν τρόπον τῶν πυρετῶν ἀπὸ τῶν φαινομένων κατὰ τὸ σῶμα γενήσεται, καθάπερ ἔμαθες ἐν τοῖς περὶ διαφορᾶς τῶν πυρετῶν. ἐφεξῆς
δὲ καὶ ἡ ἀπὸ τῶν προκαταρχόντων αἰτίων εἰς ἀσφαλεστέ-
ραν πίστιν, ὧν εὗρες, οὐ σμικρὰ συντελέσει. θαυμαστὸν
οὖν ὅπως τοῦτο τὸ θεώρημα χρησιμώτατον ὃν ἔλάθη τοῖς
ἐξηγητάς.

ια'.

Ἀποστάσιες οὐ μάλα οἷσι ῥίγεα.

Σπανίως ἀποστάσεις γίνονται τοῖς μετὰ ῥίγους πυρέττουσιν, ὥσπερ ἐν τεταρταίοις πυρετοῖς καὶ τριταίοις. αἱ
γὰρ ἐν ταῖς παρακμαῖς τῶν τοιούτων παροξυσμῶν ἐκκρίσεις

biliofius corpus efficiunt, futura percommoda. Hae funt
autem, morae fub fole aeftivo, vigiliae, cogitationes, an-
gores animi, ira, alimenti inopia, bilioforum ciborum
nimius ufus. Primam fane tutiffimamque naturae febrium
notitiam ex iis quae in corpore apparent, acquirentes,
quemadmodum in commentariis de differentia febrium didicifti; fecunda vero et ab externis caufis notitia ad eorum quae invenifti certiorem fidem haud parum expediet.
Mirandum eft igitur quonam pacto haec utiliffima con-
templatio explanatores latuerit.

XI.

Abfceffus non admodum quibus rigores oboriuntur.

Raro abfceffus illis, qui cum rigore febricitant, eveniunt, quemadmodum in quartanis tertianisque febribus
videre licet. In iftarum enim acceffionum remiffionibus

Ed. Chart. IX. [374. 375.]   Ed. Baf. V. (450. 451.)

κενοῦσι τὸ πλῆθος, ὥστε πάνυ χρὴ πολλὴν εἶναι τὴν περιουσίαν τῶν λυπούντων χυμῶν, ἵν' ἡ φύσις ἀποστάσεως
δεηθῇ.

ιβ'.

(451) Αἱ τῶν σκελέων ἐκθηλύνσιες, οἷον ἢ πρὸ νόσου
ὁδοιπορήσαντι ἢ ἐκ νόσου αὐτίκα, διότι ἴσως τὸ ἐκ κόπων εἰς ἄρθρα ἀπέστη, δι' ὃ αἱ τῶν σκελέων ἐκθηλύνσιες.

Οὐκ ἔστι γνῶναι σαφῶς πότερον τὰς ἀσθενείας μόνας
ἐκθηλύνσεις εἴρηκεν ἢ τὰς σὺν ἀτροφίᾳ τῶν σκελῶν ὅλων
γινομένας. ὅσον μὲν γὰρ ἐπὶ προτέρῳ τῶν προειρημένων
παραδειγμάτων, ἐγχωρεῖ καὶ τὰς σὺν ἀτροφίᾳ νοεῖν. ὅσον
δ' ἐπὶ τῷ δευτέρῳ, καθ' ὅ φησι, διότι ἴσως τὸ ἐκ κόπων
εἰς ἄρθρα ἀπέστη, τὰς ἰσχνότητας οὐκ ἄν τις [375] εὐλόγως ἀκούσειεν, ἀλλ' ἁπλῶς τὰς ἀσθενείας, αἵ τινες δύνανται καὶ χωρὶς ἰσχνότητος, ἤτοι ἐκλύτους τὰς ἐνεργείας ἐρ-

---

excretiones multitudinem educunt, propter quod permul-
tam effe oportet vexantium humorum abundantiam, ut
naturae abfceffum facere neceffe fit.

XII.

*Crurum effoeminationes veluti aut ante morbum aut fta-
tim a morbo iter facienti fiunt, atque ideo fortaffis,
quod ex laffitudinibus aliquid in articulos abfceffit, ex
quo etiam crurum effoeminationes.*

Evidenter cognofci nequit, utrum folas imbecillitates
effoeminationes dixerit, an eas quae ex penuria nutrimenti
omnium crurum fiant. Quantum enim ad prius ex antedictis exemplis pertinet et eas quae per inopiam alimenti
fiant, intelligere licet; quantum vero ad fecundum fpe-
ctat, quum dicit, eo quod fortaffe id, quod ex laffitudinibus, in articulos decubuit, extenuationes quispiam recte
intelligere nequeat, fed abfolute imbecillitates, quae et

854   ΙΠΠΟΚΡΑΤΟΥΣ ΕΠΙΔΗΜΙΩΝ ΣΤ

Ed. Chart. IX. [875.]   Ed. Baf. V. (451.)

γάσασθαι τῶν σκελῶν ἢ τὰς ἀποστάσεις ὑποδέχεσθαι. τὸ
δὲ ἐπὶ τῷ τέλει προσκείμενον, δι᾽ ὃ αἱ τοῖν σκελοῖν ἐκθηλύνσιες, εἴρηται καὶ κατὰ τὴν ἀρχὴν τῆς ῥήσεως. ὅθεν
ἔνιοι τῶν ἐφεξῆς γεγραμμένων ἡγούμενον αὐτὸ ποιοῦσι.
πρῶτον μὲν ἀφαιροῦντες τὸ διότι, συμμετακοσμιοῦντες δὲ
αὐτῷ τινὰ καὶ τῶν ἐκ τῆς ἑπομένης ῥήσεως. ὅπερ δὲ καὶ
τὴν ἀρχὴν εἶπον ἀναμνήσω καὶ νῦν. ἔστι δὲ τοῦτο τὸ πολυειδῶς γεγράφθαι τὰς ἐν τούτῳ τῷ βιβλίῳ ῥήσεις, ὥσπερ
καὶ τήνδε, μετὰ τοῦ διεσπάσθαί τινας οὐκ ὀρθῶς ἢ συνῆφθαι πάλιν οὐ προσηκόντως. ὧν εἰ μνημονεύσοιμι πάντων
ἅμα τῷ διελέγχειν τοὺς ἁμαρτάνοντας, εἰς ἄπειρον ἐκταθήσεται μῆκος ὁ λόγος.

_____

ιγ'.

Φύματα ἔξω ἐξοιδέοντα καὶ τὰ ἀπόρεα καὶ τὰ κορυφώδεα
καὶ τὰ ὁμαλῶς ξυμπεπαινόμενα καὶ μὴ περίσκληρα καὶ

citra maciem crurum actiones debilitare vel etiam abſceſſus excipere queunt. Quod in calce autem ſermonis
adjectum eſt, ex quo crurum effoeminationes, dictum fuit
et ab initio: quapropter nonnulli eorum quae deinceps
ſcripta ſunt, iſtud antecedens faciunt, primum quidem
haec verba: *ex quo*, auferentes, unaque cum iis aliqua
ex ſequentibus permutantes. Verum quod ab initio dixi,
et nunc repetam. Hoc eſt autem hujusce libri ſententias
varie ac multifariam ſcriptas eſſe, quemadmodum et hanc,
quarum praeterea nonnullae haud recte diſjunctae ſunt;
aliae contra haud congrue copulatae. Quorum omnium
ſi meminerim ſimulque errantes confutare velim, in im-
menſam longitudinem producetur oratio.

_____

XIII.

Quae tubercula foras protulerant, acuminata, aequabiliter
commatureſcentia, neque in ambitu dura, deorſum ten-

Ed. Chart. IX. [375.]   Ed. Baf. V. (451.)
κατάῤῥοπα καὶ τὰ μὴ δίκραια ἀμείνω. τὰ δ' ἐναντία
κακὰ καὶ ὅσῳ πλείστως ἐναντία κάκιστα.

Ἀπὸ τῶν ἐν τῇ γῇ φυομένων οἱ ἄνθρωποι φύματα
κεκλήκασιν τοὺς παρὰ φύσιν ὄγκους ὅσοι τοὐπίπαν ἄνευ
τῆς ἔξωθεν αἰτίας γίνονται, μάλιστα οὖν ὀνομάζουσιν οὕτω
τὰ πρὸς τὸν ἐκτὸς τόπον ἐπειγόμενα. τῷ δ' οὐκ ἔχειν ἕτερον ὄνομα καὶ τὰ πλατέα καὶ βραχεῖ τοῦ κατὰ φύσιν ὑψη-
λότερα καὶ ταῦθ' ὡσαύτως ἐνίοτε προσαγορεύουσιν, ὅπερ
καὶ Ἱπποκράτης ἐποίησεν, ἀγαθὰ μὲν εἶναι λέγων τὰ ἔξοι-
δοῦντα, τουτέστιν ἐφ' ὧν ἀξιόλογος ἡ ἐξόγκωσις ἢ ὅσα τὴν
αὔξησιν οὐκ ἐς τὴν ἔσω χώραν, ἀλλ' εἰς τὴν ἔξω ποιεῖται,
καθάπερ ἐν προγνωστικῷ γράφων εἶπεν· "Ὅσα μὲν ἔξω
τρέπεται ἄριστά ἐστιν ὡς μάλιστα ἐκκλίνοντα καὶ εἰς ὀξὺν
ἀποκορυφοῦντα. ὅσα δὲ, φησὶν, ἔσω ῥήγνυται, ἄριστά ἐστιν
ἃ τῶν ἔξω χωρίων μηδὲν ἐπικοινωνεῖ, κάλλιον μὲν γὰρ ἔξω
ῥέπειν. εἰ δὲ ἔσω ῥέπει, βέλτιον πάλιν ἐν τούτοις ἐστὶν

dentia, neque bifida meliora funt. Contraria mala et
quae plurimum contraria, peſſima.

Ab iis, quae ex terra progerminant, Graeci homines
phymata vocaverunt, hoc eſt tubercula, eos praeter naturam tumores, qui prorſus ſine cauſa externa proveniunt,
ſed potiſſimum eos hoc nomine vocant, qui extra corporis ſuperficiem extuberant. Verum ob nominis alterius
inopiam interdum et latos pauloque naturalibus partibus
elatiores hoc eodem nomine appellant, quod et Hippocrates hoc loco fecit, bona eſſe tubercula extumeſcentia
dicens, hoc eſt quibus inſignis tumefactio ineſt aut quaecunque non introrſum, ſed extrorſum verſas augeſcunt,
quemadmodum in libro praeſagiorum ſcribens dixit: quaecunque exterius vergunt, optima ſuñt, quam maxime extrorſum ſpectantia et in aciem turbinata; ſed quaecunque,
ait, introrſum rumpuntur, optima funt, quae externas
partes minime attingunt. Melius quidem eſt extrorſum

Ed. Chart. IX. [375. 376.]   Ed. Baf. V. (451.)

ἅπασιν αὐτῶν τὴν ῥοπὴν ἐς τὴν ἔσω χώραν πεποιῆσθαι.
τῶν μὲν οὖν φυμάτων ἡ γένεσις ἐν ἐπιγαστρίῳ τέ ἐστιν ἢ
καὶ κατὰ θώρακα. τούτοις γὰρ ὑπόκεινται χῶραι κεναὶ,
τὸν παρὰ φύσιν ὄγκον ἐκδεχόμεναι τῶν ἔσω ῥεψάντων
φυμάτων. αὐτῶν δὲ τῶν ἐξογκουμένων ἔξω, τὰ ἀπόξεα
καὶ κορυφώδη κρείττονα τῶν πλατέων ἐστὶν, ὡς ἂν ὑπὸ
θερμοτέρων τε καὶ λεπτοτέρων τῇ συστάσει γινόμενα χυμῶν καὶ διὰ τοῦτο ταχέως ἐκπυϊσκόμενα. τὰ γὰρ ὑπὸ παχέων καὶ γλίσχρων γινόμενα ὡς ἂν ψυχρῶν ὄντων, πλατέα
τέ ἐστι καὶ δύσπεπτα καὶ σήπεται μᾶλλον, οὐ πέττεται χρόνῳ πλείονι, σὺν τούτοις δὲ ἐπαινεῖ καὶ τὰ ὁμαλῶς ἐκπυϊσκόμενα. τὰ γὰρ ἐκ μέρους μέν τινος ἑαυτῶν ἐκπυήσαντα,
τὸ λοιπὸν δὲ ἅπαν ἀνεκπύητον ἔχοντα, πρῶτον μὲν αὐτῷ
τὰ [376] χρονιώτερα τῶν ἄλλων ἐκπυησάντων εὐθέως εἶναι μοχθηρὰ, δεύτερον δὲ τῷ δυσχερεῖ τῆς θεραπείας.
ἄλλων μὲν γὰρ δεῖται τὰ διαπυήσαντα τῶν ἰαμάτων, ἄλλων
δὲ τὰ ἀνεκπύητα. καὶ τὰ μὴ περίσκληρα δὲ βελτίω τῶν
περισκλήρων ἐστίν. ὀνομάζει δὲ περίσκληρα τὰ τὸ μέσον

vergere, fed fi intro declinent, melius rurfum in iftis
omnibus eft ipforum eruptionem in interiores locos fieri.
Tuberculorum fane generatio in abdomine atque etiam
pectore eft, iftis enim inanes cavitates fubfunt tuberculorum introrfum fpectantium praeter naturam tumorem
excipientes. Sed ex iis, quae exterius intumefcunt, acuta
ac turbinata latis meliora funt, utpote ex calidioribus te-
nuioribusque materiae fuccis procreata et idcirco celeriter
fuppurantia; nam ex craffis tenacibusque conftantia, utpote frigidis et lata funt et aegre coquuntur, quin etiam
putrefcunt potius quam coquantur longiori tempore. Praeterea laudat et aequabiliter fuppurantia. Nam quae ex
aliqua parte fuppurant, reliquum vero totum non fuppu-
rans habent, primum quidem eo quod aliis ftatim fuppurantibus diuturniora funt, fecundo vero quod difficilius
curantur, pejora cenfentur, aliis enim auxiliis fuppurantes
partes egent, aliis non fuppurantes. Non circumdura
autem circumduris meliora funt. Circumdura vocat au-

Ed. Chart. IX. [376.]   Ed. Baf. V. (451.)

ἑαυτῶν ἔχοντα μαλακὸν καὶ διαπνίσκον, ὅσον δὲ ἐν κύκλῳ
τούτου σκληρὸν καὶ δυσεκπύητον ἢ ὅλως ἀνεκπύητον. ἐπαινεῖ δὲ καὶ τὰ κατάῤῥοπα φίματα. ταῦτα δέ ἐστιν ὅσα κατὰ τὴν κάτω χώραν τὴν κορυφὴν ἑαυτῶν ἴσχει τῆς ἐκπυή-
σεως. ἐνταῦθα γὰρ ἀναστομωθέντα τὰς ἀποῤῥύσεις εὐπε-
τεῖς λαμβάνει, εἰ μὴ λάθοι γέ σε τῶν ἀνωμάλων ὄντα.
καὶ τούτοις γὰρ τὸ μέν τι χρηστὸν ὑπάρχει, τὸ δέ τι μοχθηρόν. ὅσα δὲ τὴν ἐκπύησιν ὁμαλὴν ἔχοντα τὴν κορυφὴν ἐν τοῖς κάτω μέρεσι ποιεῖται, ταῦτα ἄριστα. καὶ
τὰ μὴ δίκραια δὲ βελτίω τῶν δικραίων εἶναί φησιν. εὑρίσκεται γὰρ τῶν δικραίων τὸ μέσον οὐκ ἀπαθὲς μὲν, ἀνεκπύητον δὲ καὶ σκληρόν. εὔδηλον δ᾽ ὅτι τῶν ἐναντίως
ἀλλήλοις διακειμένων φυμάτων ὧν διῆλθεν, ὅσα πλεῖστον
ἀλλήλων διαφέρει ταῖς ἰδέαις, ταῦτα καὶ ταῖς δυνάμεσι
καὶ τοῖς ἤθεσι διαφέρει πάμπολυ. πλάτος γὰρ ἱκανὸν ἐχουσῶν τῶν εἰρημένων διαφορῶν, ἀναγκαῖον εἶναι μέν τι μέσον
τῶν ἐναντίων. ἀποκεχωρηκέναι δὲ τοῦ μέσου τὸ μὲν μᾶλλον, τὸ δὲ ἧττον, οἷον ἐπὶ τῶν σκληρῶν καὶ μαλακῶν· ἐπὶ

tem, quae in medio mollia fuppurantiaque funt. circum
vero dura et aegre aut nequaquam fuppurantia. Laudat
praeterea et tubercula declivia: haec funt autem deorfum
verfus aciem fuae fuppurationis habentia. Hoc enim loco
aperta facile defluere materias finunt, nifi ea ex inae-
qualibus effe te latuerit, in iis enim aliquid boni ineft et
aliquid mali: verum quaecunque aequaliter fuppurantia
aciem in inferioribus habent, haec omnium optima. Non
bifida etiam bifidis meliora effe nos admonet: in bifidis
enim medium non fine vitio invenitur, fed crudum atque
durum. At clare patet, ex tuberculis, quae diximus, contrario inter fe modo habentibus, quaecunque plurimum
inter fe formis diffident, haec viribus ac moribus etiam
longe diftare. Nam fatis magnam latitudinem praedictis
differentiis habentibus, aliquod inter contraria medium
effe neceffe eft et a medio aliud magis, aliud minus re-

μιᾶς γὰρ ἀντιθέσεως ὡς ἐπὶ παραδείγματος ἀρκέσει τὸν
λόγον ποιήσασθαι. τὸ μὲν σκληρὸν τοῦ μαλακοῦ φαυλότε-
ρόν ἐστιν. αὐτοῦ δὲ τοῦ σκληροῦ τὸ μᾶλλον σκληρόν. εἰ
δέ ἐστι σκληρότερον, εἴη χαλεπώτατον, οὕτω δὲ καὶ τὸ μὲν
μετρίως μαλακὸν, ἀγαθὸν μετρίως ἐστί, τὸ δὲ τελέως μαλακὸν, ἀγαθὸν καὶ τοῦτο τελέως. ὥσπερ οὖν ταύτης τῆς
ἀντιθέσεως ἤκουσας, ἐπὶ τὰς εἰρημένας ἁπάσας γε μεταφέ-
ροις.

ιδ'.

Τὸ θηριῶδες φθινοπώρου καὶ αἱ καρδιαλγίαι καὶ τὸ μελαγχολικόν.

Εἴτε τὰς ἀσκαρίδας, εἴτε τὰς ἕλμινθας λέγει τὸ
θηριῶδες, εἴτε ἐλέφαντα καὶ καρκίνον, εἴτε φθίσιν ὡς
τινες ἤκουσαν, εἴτε πᾶν τὸ κακόηθες. εἰκότως ἐν φθινοπώρῳ τὰ τοιαῦτα γίνεται πάντα, διά τε τὴν κακοχυμίαν
τῆς ὥρας καὶ τὴν τοῦ περιέχοντος ἀνώμαλον κρᾶσιν. οὐδὲν

cedere: ut in duris ac mollibus, in una fiquidem oppofitione tanquam exemplo fermonem facere fatis erit, durum quidem molli pejus eft, inter dura, magis durum;
duriffimum vero peffimum eft. Ita fane mediocriter molle
mediocriter bonum eft et, perfecte molle perfecte bonum.
Quae itaque in hac oppofitione audivifti, ad praedictas
omnes applicare poteris.

XIV.

*Ferinum autumno et cardialgiae et horridum et melan-
cholicum procreantur.*

Seu ventris vermiculos, qui afcarides dicuntur, et
lumbrici ferinum vocet; feu elephantem et cancrum, feu
phthifin, ut nonnulli voluerunt, feu omne malignum vitium: jure autumno haec omnia procreantur et ob mali
fucci, tum temporis abundantiam et ob aëris inaequalita-

Ed. Chart. IX. [376. 377.]   Ed. Baf. V. (451. 452.)
οὖν θαυμαστὸν εἰ καὶ καρδιαλγίαι καὶ τὸ φρικῶδες καὶ τὸ
μελαγχολικὸν ἐπικρατεῖ κατὰ τὴν φθινοπωρινὴν ὥραν. ἅπαντα γὰρ ἕπεται ταῦτα τοῖς προειρημένοις αἰτίοις. εἴρηται δὲ
ἡμῖν ἐπὶ πλέον ἐν τῇ τοῦ δευτέρου τῶν ἐπιδημιῶν ἐξηγήσει
περὶ τῶν κατὰ τὸ φθινόπωρον ἁπάντων.

ιέ.

[377] Πρὸς τὰς ἀρχὰς τοὺς παροξυσμοὺς ἐπισκέπτεσθαι καὶ ἐν ἁπάσῃ τῇ νούσῳ, ὡς τὸ ἐν δείλῃ παροξύνεσθαι καὶ ὁ ἐνιαυτὸς εἰς δείλην καὶ αἱ ἀσκαρίδες.

Κἀν τῷ δευτέρῳ τῶν ἐπιδημιῶν οὕτως ἐγέγραπτο πρὸς
τὰς ἀρχὰς τῶν νούσων σκεπτέον εἰ αὐτίκα ἀνθεῖ. χρῆται
(452) γὰρ ἐνίοτε τῇ πρὸς τὰς ἀρχὰς φωνῇ ὁ Ἱπποκράτης,
ὡσεὶ καὶ κατὰ τήνδε τὴν λέξιν εἶπε· πρὸς τὰς ἀρχὰς τῶν
νούσων διαφέρει τὸ σκοπεῖσθαι εἰ αὐτίκα ἀνθεῖ, καθάπερ
κἀν τῷ φάναι ὃ καὶ πρὸς τὸ θερμαίνειν καὶ ψύχειν καὶ

tem, temperiem. Nihil igitur mirum, fi et cordis dolores et horrores et atra bilis autumnali tempore abunde
generantur; omnia enim haec antedictas caufas comitantur. Caeterum in enarratione fecundi voluminis de morbis vulgaribus latiffime de omnibus autumno graffantibus
morbis difputavimus.

XV.

In principiis exacerbationes confiderandae funt, ac in omni
morbo, qualis eft fub vefperam exacerbationis motus et
num annus in vefperam vergat et afcarides ferociant.

Et fecundo de morbis popularibus libro hoc modo
fcriptum eft: Ad initia morborum confiderandum, fi con-
feftim florent; utitur enim interdum Hippocrates hac voce
ad initia, quemadmodum et hoc in fermone ufus eft: ad
initia morborum refert confiderare, num ftatim floreant,
quemadmodum et in dicendo, quod et ad calefaciendum

ξηραίνειν καὶ ὑγραίνειν, πολλὰ ἄν τις εὕροι τοιαῦτα. οὐ
γὰρ ὡς ἐναντιούμενος, οὐδ᾽ ὡς ἀντιλέγων, ἀλλ᾽ ὡς συνεργοῦντα πρὸς τὸ θερμαίνειν καὶ ψύχειν καὶ ξηραίνειν καὶ
ὑγραίνειν χρῆται, πολλὰ, φησὶν, ἄν τις εὕροι τοιαῦτα. δέδεικται δὲ καὶ τοῦθ᾽ ἡμῖν, ἐν οἷς ἐξηγούμεθα τὸ δεύτερον
τῶν ἐπιδημιῶν. εἰ δ᾽ οὐχ οὕτως ἐθέλοι τις ἀκούειν τῆς
λέξεως, ἀναγκαῖόν ἐστι τὸ πρὸς τὰς ἀρχὰς ἀντὶ τοῦ κατὰ
τὰς ἀρχὰς ἢ περὶ τὰς ἀρχὰς ἀκούειν. οὐ μὴν ἐν ταῖς ἀρχαῖς γε μόναις τοῦτο παραινεῖ σκοπεῖν, ἀλλ᾽ ἐν ὅλαις ταῖς
νόσοις, εἶτα παράδειγμα προσέθηκεν ὃ δυνατόν ἐστιν ἀναγνῶναι διττῶς, καθ᾽ ἕνα μὲν τρόπον, τὸ ἐς δείλην παροξύνεσθαι καὶ ὁ ἐνιαυτὸς, εἶτ᾽ ἀφ᾽ ἑτέρας ἀρχῆς ἐς δείλην
καὶ αἱ ἀσκαρίδες· καθ᾽ ἕτερον δὲ τρόπον, οἷον τὸ ἐς δείλην
παροξύνεσθαι καὶ ὁ ἐνιαυτὸς ἐς δείλην. εἶτα ἀπ᾽ ἄλλης
ἀρχῆς καὶ ἀσκαρίδες. ἀναλόγως γάρ τινα ἔχειν ἡγεῖται τὴν
ἡμέραν πρὸς ὅλον τὸν ἐνιαυτὸν, ὡς τῷ μὲν ἑωθινῷ καιρῷ
τὸ ἔαρ ἐοικέναι, τῇ δὲ μεσημβρίᾳ τὸ θέρος, τῇ δὲ ἑσπέρᾳ
τὸ φθινόπωρον, τῇ δὲ νυκτὶ τὸν χειμῶνα. λέλεκται δὲ καὶ

et refrigerandum et ficcandum et humectandum, multa
fane quispiam hujusmodi invenerit; neque enim ut ad-
verfans, neque ut contradicens his verbis utitur, fed ut
ad calefaciendum, refrigerandum, ficcandum et humectandum juvantia, multa, inquit, hujusmodi invenīre quispiam poffit; id vero et a nobis in illis commentariis declaratum eft, quibus fecundum librum de morbis vulgaribus
explanavimus. Quod nifi quis ita velit dictionem accipere, ita neceffario intelligenda haec verba funt, ad initia,
hoc eft fecundum initia aut circa initia. Neque tamen
in folis initiis id confiderandum effe nos admonet, fed in
morbis univerfis. Deinde exemplum adjecit, quod bifariam legi poteft, uno quidem modo ad vefperam exacerbari et annus, deinde ab altero principio, ad vefperam et
afcarides; alio item modo ut ad vefperam exacerbari et
annus ad vefperam, deinde ab alio principio et afcarides.
Diem namque toti anno proportione refpondere cenfet,
ut matutino tempori ver fimile fit, meridiei aeftas, vefperi

Ed. Chart. IX. [377. 378.]   Ed. Baf. V. (452.)
περὶ τούτων ἐπὶ πλέον ἐν οἷς ἐξηγούμεθα τὴν ἐν τῷ δευτέρῳ τῶν ἐπιδημιῶν ῥῆσιν, ἧς ἀρχὴ, αἱ ἀσκαρίδες δείλης.

ιστ'.

Νηπίοισι βηχίον ξὺν γαστρὸς ταραχῇ καὶ πυρετῷ ξυνεχεῖ, σημαίνει μετὰ κρίσιν διμηναίῳ τὸ ξύμπαν εἰκοσταίῳ καὶ οἰδήματα ἐς ἄρθρα.

"Ἅπαντες ὁμοίως πιστεύοντες τοῖς γεγραμμένοις οἱ ἐξηγησάμενοι, μετὰ τοῦ μηδὲ νοεῖν, ὧν ἐπαινοῦσιν, ἔνια. καίτοι τινὰ μὲν, εἰ καὶ κακοζηλό- [378] τερον εἰπεῖν, οἷον νεῦρα τῆς τέχνης ἐστὶν, τινὰ δὲ πάνυ σμικρὰν ἔχει τὴν ὠφέλειαν, ἔνια δὲ οὐδὲ σμικρὰν, ὥσπερ καὶ τὸ κατὰ τὴν προκειμένην ῥῆσιν. ἐγὼ γὰρ ὅσα μὲν ἀεὶ φαίνεται γινόμενα κατὰ τοὺς ἀῤῥώστους, ὡσαύτως ἀξιομνημόνευτα νομίζω, καὶ τούτων αὐτῶν μάλιστα τὰ μεγάλην ἔχοντα τὴν χρείαν, ὥσπερ ὀλίγον ἔμπροσθεν ἔλεγον, ἐπὶ τῆς κατὰ τὸ ῥῖγος

autumnus, nocti hiems. Dictum eft autem et de his uberius, ubi fecundi morborum popularium voluminis eam partem declaravimus, cujus initium eft, afcarides vefperi.

XVI.

Infantibus oborta tufficula cum ventris perturbatione et febre affidua, fignificat poft judicationem bimeftri in totum vigefimo die ad articulos etiam tumores fore.

Omnes enarratores fcriptis fimiliter credunt, nec eorum quae laudant quaepiam intelligunt, fiquidem non nulla, et fi affectare dixerim, veluti artis nervi funt, alia perexiguam utilitatem afferunt, alia vero neque exiguam, quemadmodum id quod in praefenti parte proponitur. Etenim ego quaecunque in aegrotantibus eodem femper modo fieri videntur, memoratu digna cenfeo et ex his ipfis ea potiffimum quae magno ufui funt, quemadmodum paulo ante de praefenfione ex rigore dicebam. Interdum

862   *ΙΠΠΟΚΡΑΤΟΥΣ ΕΠΙΔΗΜΙΩΝ ΣΤ*

Ed. Chart. IX. [378.]   Ed. Baf. V. (452.)

προγνώσεως. ἐν σφοδροτάτῳ γὰρ ἐνίοτε πυρετῷ μετ᾽ ἀγρυπνίας καὶ ἄσης καὶ δίψους καὶ δυσφορίας, ἔσθ᾽ ὅτε δὲ καὶ
παραφροσύνης, ἁπάντων ταραττομένων καὶ κλαιόντων τῶν
οἰκείων τοῦ κάμνοντος, ἔνεστιν ἐπιστημονικῶς προειπόντα
ῥῖγός τε καὶ ἱδρῶτα καὶ λύσιν τοῦ νοσήματος, Ἀσκληπιὸν
εἶναι δοκεῖν. ἐπὶ δὲ τοῦ νῦν λεγομένου, πρῶτον μὲν οὐ
σαφές ἐστιν ὃ λέγει. δεύτερον δὲ κἂν ἁπάσας αὐτοῦ τὰς
πιθανὰς ἐκδοχὰς ὑπόθηταί τις ἔχεσθαι τῆς τοῦ γράψαντος
γνώμης, οὐδὲν ἐξ αὐτῶν ἐστι προειπεῖν· ὑποκείσθω γάρ τι
νήπιον βῆττον, ἅμα γαστρὸς ταραχῇ καὶ πυρετῷ συνεχεῖ,
κἄπειτα κρινόμενον ὁπωσοῦν ἐν ᾗπερ ἂν ἡμέρᾳ βούληταί
τις, εἴτ᾽ οὖν ὀγδοηκοστῇ μετὰ τὴν ἀποκύησιν, εἴθ᾽ ἑξηκοστῇ, διττῶς γὰρ ἐξηγήσαντο τὴν λέξιν τήνδε, διμηνιαίῳ
τὸ σύμπαν εἰκοσταίῳ, τινὲς μὲν δὲ ἀπὸ γενετῆς διμηνιαῖον
εἶναι βουλόμενοι, καθ᾽ ἣν ἡμέραν κρίνεται τὸ παιδίον, εἰκοσταῖον δ᾽ ἀφ᾽ ἧς ἡμέρας ἤρξατο νοσεῖν, τινὲς δὲ διμηνιαίῳ γινομένῳ τὴν νόσον ἀρξαμένην κριθῆναι μεθ᾽ ἡμέρας
εἴκοσι, καὶ τούτων οὕτως ἐχόντων ἡμᾶς προλέγειν, ὅτι τούτῳ

namque in vehementiſſima febre adjuncta vigilia, faſtidio,
ſiti, impatientia, nonnunquam et delirio, omnibus aegrotantis domeſticis perterritis ac flentibus, quempiam licet
rigorem et ſudorem morbique ſolutionem ſcienter prae-
dicentem, Aeſculapium eſſe videri. Sed in propoſita ſententia primum quidem quid dicat, obſcurum eſt; deinde
etſi omnes ipſius ſcriptoris veriſimiles intellectus habere
quispiam ſe crediderit, nihil tamen ex ipſis praedicere
poterit. Eſto enim infans aliquis tuſſiens, ventre per-
turbato, cum febre perpetua; deinde utcunque, quo quis
velit, die judicetur; ſive octogeſimo a partu ſive ſexage-
ſimo: duobus enim modis ſermo iſte declaratus eſt, bime-
ſtri, prorſus vigeſimo, nonnulli quidem ab ortu bimeſtrem
eſſe volentes, quo die infans judicatur, vigeſimum autem
a die quo aegrotare incepit: at nonnulli ajunt duos menſes nato morbum accidiſſe, atque viginti dies poſt initium
judicatum eſſe, hisque hunc in modum habentibus nos
praedicere poſſe, puerulo iſti a judicatione abſceſſum ali-

τῷ παιδίῳ καὶ ἀπόστασίς τις εἰς ἄρθρα γενήσεται μετὰ
τὴν κρίσιν. καὶ μὴν οὔτε διὰ παντὸς οὔθ᾽ ὡς τὸ πολὺ συμβήσεται τοῦτο. χρὴ δὲ τὰς προῤῥήσεις ἢ ἀμεταπταίστους
εἶναι διὰ παντὸς ἢ σπανιάκις σφάλλεσθαι. τὸ δ᾽ ὀλιγάκις
μὲν ἐπιτυγχάνειν, πλεονάκις δ᾽ ἀποτυγχάνειν, οὐ τεχνικόν.

ιζ΄.

Ἢν μὲν κάτω τοῦ ὀμφαλοῦ καταστῇ τὰ ἄνω ἐν τοῖσι κάτω
ἄρθροισιν, ἀγαθόν. ἢν δὲ ἄνω, οὐχ ὁμοίως λύει τὴν
νοῦσον, ἢν μὴ ἐκπυήσῃ.

Ὅτι μὲν ἔτι περὶ τῶν παιδίων λέγει ταῦτα, δῆλόν ἐστι
διὰ τῶν ἐφεξῆς εἰρησομένων. ὅ γε μὴν λόγος οὗτος οὐ τῶν
ἐπὶ μέρους ἐστὶν, ἀλλὰ τῶν καθόλου καὶ κατὰ τὸ δεύτερον
τῶν ἐπιδημιῶν καὶ κατὰ τοὺς ἀφορισμοὺς καὶ κατὰ τὸ
προγνωστικὸν εἰρημένος, ἃ προεξηγησάμεθα. βούλεται γὰρ
τὰς μὲν ἐκ τῶν ἄνω χωρίων, εἰς τὰ κάτω τοῦ ὀμφα-

quem in articulos impetum effe facturum. Atqui neque
femper neque plerumque iftud eveniet. Praedictiones
autem aut veraces effe in perpetuum decet aut raro mentiri, nam raro veritatem affequi et plerumque aberrare
nequaquam artificiofum eft.

XVII.

*Quod fi fuperne quidem deorfum infra umbilicum in in-
ferioribus articulis conftiterint, bonum; fi vero inferne
furfum, non peraeque morbum folvunt, nifi fuppu-
raverint.*

Quod de pueris adhuc ifta loquatur, ex inferius dicendis conflat. Verum fermo ifte non de particularibus
eft, fed de communibus et in fecundo de morbis popularibus et in aphorifmis et in libro praefagiorum reperitus,
quos omnes locos dudum explanavimus. Vult enim Hippocrates ex fuperioribus locis in inferiora umbilico factos

λοῖ γινομένας ἀποστάσεις, ἀγαθὰς εἶναι, τὰς δὲ μὴ τοιαύτας, οὐκ ἀγαθάς. ἐκλύει δ' αὐτῶν τι τῆς κακίας, ἐὰν
ἐκπυήσῃ τὰ οἰδήματα. κέχρηται δὲ κἀνταῦθα τῇ προσηγορίᾳ τοῦ οἰδήματος, ἐπὶ τοῦ γενικοῦ σημαινομένου τῶν
παρὰ φύσιν ὄγκων, ὡς καὶ πρόσθεν εἴρηται.

ιη'.

[379]　Τὰ δ' ἐν ὤμοισιν ἐκπυέοντα τοῖσι τηλικούτοισι
γαλιάγκωνας ποιέει.

Ὅτι περὶ τῶν νηπίων ἔτι διαλέγεται, σαφὲς αὐτὸς
ἐποίησεν εἰπὼν, τοῖσι τηλικούτοισιν, ἀξιῶν ἡμᾶς ἐπὶ τὴν
ἀρχὴν ἀναφέρειν τοῦ λόγου καὶ τὰ νῦν εἰρημένα. κατά τινα
δὲ τρόπον γαλιάγκωνες οἱ τοιοῦτοι γίνωνται, μεμάθηκας ἔν
τε τῷ περὶ ἄρθρων αὐτοῦ συγγράμματι καὶ τοῖς ἡμετέροις
ὑπομνήμασιν εἰς αὐτό.

abſceſſus ſalubres eſſe; non hujusmodi autem, haud ſalubres, ſed eorum malignitas aliquantulum obtunditur, ſi
oedemata ſuppuraverunt. Uſus eſt autem et hoc loco
oedematis appellatione in communi ſignificato omnium
praeter naturam tumorum, ut antea dictum eſt.

XVIII.

*Qui vero tumores in humeris ſuppurantur tantulis, iis
muſtellina brachia efficiunt.*

Quod de infantibus adhuc diſputet, ipſe declaravit
inquiens, tantulis, dignum cenſens nos et modo dicta ad
initium ſermonis referre. Verum quomodo iſti breviori
humero reddantur, in libro de articulis noſtrisque in
ipſum commentationibus didiciſti.

ιθ'

Λύσειε δ' ἂν καὶ ἑλκυδρίων κάτω ἔκθυσις, ἢν μὴ στρογγύ-
λα καὶ βαθέα ᾖ· τὰ δὲ τοιαῦτα ὀλέθρια καὶ ἄλλως
παιδίοισιν.

Παρὰ τὸ ἐκθύειν, ὅπερ ἐστὶν ἐξορμᾶν, τὴν ἔκθυσιν εἴρηκεν ἐκτεινομένης τῆς μέσης συλλαβῆς, ὡσεὶ καὶ ἐξόρμησιν
εἴρηκε. λύειν δ' αὐτά φησι τὰς ἀποσκήμματος δεομένας
διαθέσεις, ἢν μὴ στρογγύλα καὶ βαθέα ᾖ, τουτέστιν εἰ μὴ
κακοήθη μάλιστα γένοιτο· καὶ γὰρ ἀνιαρὰ τοῖς βρέφεσιν, οὐ
δυναμένοις φέρειν οὔτε τὰς ὀδύνας οὔτε τὴν θεραπείαν,
καὶ ἄλλως δυσίατα τὰ τοιαῦτα.

κ'.

Λύσειε δ' ἂν καὶ αἷμα ῥυὲν, μᾶλλον δὲ τοῖσι τελειοτέροισιν
ἐπιφαίνεται.

XIX.

Solvet autem ulcufculorum in partes inferiores eruptio,
nifi rotunda et profunda fuerint. Hujusmodi namque
tunc maxime pueris perniciofa funt.

Ab hoc Graeco verbo ἐκθύειν, quod erumpere fignificat, vocabulum ἔκθυσιν, hoc eft eruptionem derivavit
Hippocrates, media fyllaba producta, perinde ac fi cum
impetu exitum dixiffet. Ipfa vero affectus abfceffu egen-
tes difcutere inquit, nifi rotunda et profunda fint, hoc
eft nifi fummopere maligna fuerint. Infeftu namque infantibus funt, neque dolores, neque curationem ferre po-
tentibus, quin et alioqui aegre fanabilia hujusmodi ulcera funt.

XX.

Solvet etiam morbum fanguinis profluvium, quod magis
in adultioribus proditur.

Ed. Chart. IX. [379. 380.]   Ed. Baf. V. (452. 453.)

"Ότι μὲν αἷμα ῥυὲν πᾶσι τοῖς τοιούτοις ὠφέλιμόν ἐστι,
πολλάκις ἤδη μεμαθήκαμεν. ἐπὶ δὲ τῶν νηπίων, ὑπὲρ ὧν
διαλέγεται τὴν ἀρχὴν, οὐδὲ ἐπιφαίνεται τὸ αἷμα πλὴν εἴ
που σπανίως. διὸ καὶ προσέθηκεν αὐτὸς, μᾶλλον δὲ τοῖσι
τελειοτέροισιν ἐπιφαίνεται, τουτέστι τοῖς ἐπὶ πλέον ηὐξημέ-
νοις. τίνα δ' ἔτι πάθη τὰ δι' ὧν εἶπεν ἀποστάσεών τε
καὶ αἱμοῤῥαγιῶν καὶ ἑλκυδρίων κρινόμενα τοῖς νηπίοις, οὐ
πάνυ σαφῶς ἐδήλωσεν. ἡ γὰρ ἀρχὴ τῆς ῥήσεως ἦν, νηπίοισι (453) βηχίον σὺν [380] γαστρὸς ταραχῇ καὶ
πυρετῷ συνεχεῖ. δύναται δὲ καὶ τῶν κατὰ τὸ πλευρόν τε
καὶ πνεύμονα καὶ τῶν καθ' ἧπάρ τε καὶ γαστέρα δι' ὧν
εἶπε συμπτωμάτων δηλοῦσθαι.

κα'.

Δάκρυα ἐν τοῖσι ὀξέσι τῶν φλαύρως ἐχόντων ἑκόντων μὲν
χρηστὸν, ἀκόντων δὲ παραῤῥέοντα κακόν.

Sanguinem profecto emanantem omnibus id genus vitiis prodeſſe faepius jam didicimus; in infantibus autem,
de quibus fermonem fecit, ab initio neque fanguis apparet, praeterquam raro. Ideo et ipfe addidit : frequentius
autem perfectioribus id incidit, hoc eſt iis, qui funt ad-
ultioris aetatis. Qui affectus autem fint, qui per abfceffus quos dixit et fanguinis profluvia et ulcufcula, in infantibus judicantur, non clare admodum aperuit: initium
enim fermonis erat, infantibus tufficula cum ventris perturbatione et febre continente, poteſt autem ex iis, quae
dixit, fymptomatibus et de lateris, pulmonis, jecinoris
atque ventriculi affectibus intelligi.

XXI.

Lacrimae in acutis male habentibus ſpontaneae quidem,
bonae; involuntariae vero praeterfluentes, malae.

Περὶ τῶν τοιούτων δακρύων εἴρηται μὲν κἂν τῷ προγνωστικῷ καὶ ἐν τοῖς ἀφορισμοῖς. ἀλλὰ τελεώτερον ἐν τῷ
πρώτῳ τῶν ἐπιδημιῶν, ἔνθα φησὶν, ὁκόσοισιν ἐν πυρετοῖς
ὀξέσι, μᾶλλον δὲ καυσώδεσιν, ἀέκουσι δάκρυα παραῤῥεῖ, τούτοισιν ἀπὸ ῥινῶν αἱμοῤῥαγίην προσδέχεσθαι, ἢν μήτ᾽ ἄλλο
ὀλεθρίως ἔχωσιν. ἐπὶ τοῖσι δὲ φλαύρως ἔχουσιν οὐχ αἱμοῤῥαγίην, ἀλλὰ θάνατον σημαίνει. καὶ ἡμεῖς ἐξηγησάμεθα
τὴν ῥῆσιν ἐν τοῖς εἰς ἐκεῖνο τὸ βιβλίον ὑπομνήμασιν

κβ΄.

Οἷσι περιτείνεται βλέφαρον, κακόν.

Ἡ αὐτὴ διάθεσις ἐργάζεται τὸ τοιοῦτον βλέφαρον τῇ
κατὰ τὸ προγνωστικὸν εἰρημένῃ. δέρμα τὸ περὶ τὸ μέτωπον σκληρὸν καὶ περιτεταμένον. ὅτι δὲ ἐπὶ τῶν ὀξέων νοσημάτων λέλεκται καὶ τοῦτο καὶ τἄλλα τὰ ἐφεξῆς αὐτοῦ,
κατὰ τὸ προγνωστικὸν ὑπ᾽ αὐτοῦ δεδήλωται καὶ κατὰ τήνδε

De lacrimis hujusmodi dictum fane eſt et in libro
praefagiorum et in aphorifmis; fed accuratius in primo
volumine de morbis popularibus, ubi ait: Quibuscunque
in acutis febribus, magis autem in ardentibus, involuntarie lacrimae cadunt, his de naribus fanguinis profluvium
exfpectandum eſt, niſi alia perniciofe habeant; in male
autem habentibus non fanguinis profluvium, fed mortem
fignificant. Et nos in ejus libri explanationibus hunc
fermonem declaravimus.

XXII.

Quibus circumtenduntur palpebrae, malum fignificatur.

Idem affectus talem palpebram efficit, qualis in praefagiorum libro defcriptus eſt. Cutis circa frontem dura
et praetenfa. Quod autem de acutis morbis hoc et alia
deinceps in prognofticorum volumine dicta fint, ab ipfo
declaratum fuit et hifce in verbis dicente: Lacrimae in

Ed. Chart. IX. [380. 381.]　　　　Ed. Bas. V. (453.)
τὴν ῥῆσιν εἰπόντος, δάκρυον ἐν τοῖς ὀξέσι τῶν φλαύρως
ἐχόντων ἑκόντων μὲν χρηστὸν, ἀκόντων δὲ παραῤῥέον κακόν.

κγ'.

Κακὸν δὲ καὶ τὸ ἐπιξηραινόμενον οἷον ἄχνη.

Φαίνεται γινόμενον καὶ τοῦτο ἐν τοῖς ὀξέσι νοσήμασιν,
ὅταν ἐσχάτως ᾖ ξηρὰ, σὺν ἀῤῥωστίᾳ δυνάμεως, μικρῶν
πάνυ λημυδρίων ἐκπιπτόντων κατὰ τοὺς ὀφθαλμοὺς, εἶτ'
αὖθις ἐπιξηραινομένων.

κδ'.

[381]　Καὶ τὸ ἀμαυρὸν κακόν.

Ἐν τοῖς ὀξέσι νοσήμασι τὸ ἀμαυροῦσθαι τὰς ὄψεις,
ἀῤῥωστίαν καὶ νέκρωσιν σημαίνει τῆς ὀπτικῆς δυνάμεως.

acutis male habentium voluntarie quidem emanantes bonae
funt; involuntarie autem, malae.

XXIII.

Malum quoque quod in oculis inarefcit veluti arida fpuma.

Id quoque in morbis acutis fieri cernitur, quum
fumme aridi funt et vires imbecillae, perexiguis lacrymu-
lis ab oculis excidentibus, deinde ibi inarefcentibus.

XXIV.

Oculorum quoque hebetatio ac retufio malum.

In acutis morbis obfcurari oculorum aciem, infirmitatem et interitum viforiae potentiae fignificat.

ΚΑΙ ΓΑΛΗΝΟΥ ΕΙΣ ΑΥΤΟ ΥΠΟΜΝΗΜΑ Α. 869

Ed. Chart. IX. [381.] Ed. Baf. V. (453.)

κέ.

Καὶ τὸ αὐχμηρὸν κακόν.

Ἦν μὲν καὶ τὸ οἶον ἄχνην ἔχον αὐχμηρὸν, ἀλλὰ νῦν, ὅτι κἂν χωρὶς ἄχνης ᾖ, μοχθηρόν ἐστιν ἐδήλωσε.

κστ.

Καὶ οἱ ῥυτιδούμενοι ἔνδοθεν.

Ὅταν ὁ ἐπιπεφυκὼς ὑμὴν τοῖς κινοῦσι τὸν ὀφθαλμὸν μυσὶν, ὁ μέχρι τῆς στεφάνης ἐκτεινόμενος, ἔκλυτος καὶ χαλαρὸς γένηται, ῥυτιδοῦσθαι συμβαίνει τοὺς ὀφθαλμοὺς ἔσωθεν. εἰ γὰρ ἔξωθεν ῥυτιδωθεῖεν, εἴη ἂν οὕτω γε τοῦ δέρματος τὸ πάθος. ὅτι δὲ ἀσθενείας καὶ καταψύξεώς ἐστι σημεῖον τὸ τοιοῦτον δηλοῖ καὶ τὸ συμβαῖνον ἐπὶ τῶν πάνυ γερόντων· ὁρῶνται γὰρ αὐτῶν οἱ ὀφθαλμοὶ ῥυτιδούμενοι.

XXV.

Squalor etiam malum.

Erat quidem et habens veluti fpumam fqualidum, fed nunc, etiamfi fine fpuma fit, malum effe fignificat.

XXVI.

Quique intro corrugantur, malum denunciant.

Quando membrana mufculis oculum moventibus agnata, ad circulum ufque coronam appellatum porrecta, diffoluta relaxataque fuerit, tunc oculos interius corrugari accidit: nam fi exterius corrugati fuerint, erit fane cutis ipfius haec affectio. Imbecillitatis autem ac refrigerationis hoc fignum effe teftimonio eft id, quod in valde fenibus contingit; ipforum enim oculi rugofi effe cernuntur.

870 ΙΠΠΟΚΡΑΤΟΥΣ ΕΠΙΔΗΜΙΩΝ ΣΤ

Ed. Chart. IX. [381. 382.]   Ed. Baf. V. (453.)

κζ'.

Οἱ πεπηγότες καὶ οἱ μόγις στρεφόμενοι καὶ οἱ ἐνδεδινη-
μένοι.

Περὶ τῶν ὀφθαλμῶν καὶ ταῦτα διῆλθεν. οἱ μὲν γὰρ
πεπηγότες, ὅπερ ἐστὶν ἀκίνητοι, τελειοτάτην ἐνδείκνυνται
νέκρωσιν τῆς κατὰ τοὺς μῦς δυνάμεως, ὑφ' ἧς ἐκινοῦντο
πρόσθεν ὅτ' εἶχον κατὰ φύσιν. οἱ δὲ μόγις στρεφόμενοι
πλησίον ἥκουσι τῆς τοιαύτης διαθέσεως. οἱ δὲ ἐνδεδινη-
μένοι παραφροσύνην ἢ τρόμον ἐνδείκνυν- [382] ται τῶν
τὸν ὀφθαλμὸν κινούντων μυῶν. γίνεται δὲ τὰ τοιαῦτα πάντα
ἐν ὀξέσι νοσήμασι κινδυνώδεσι διὰ τὴν τῆς ἀρχῆς κάκωσιν.

κη'.

Καὶ ὅσα ἄλλα παρεῖται.

Τίνα ταῦτ' ἐστὶν ἃ λέγει παρεῖσθαι τῶν συμβαινόντων
τοῖς ὀφθαλμοῖς; ἢ δηλονότι τὰ κατὰ τὸ προγνωστικὸν εἴρη-

XXVII.

Concreti etiam oculi quique vix vertuntur et intro con-
voluti, malum.

De oculis haec quoque differuit. Nam concreti, hoc
eſt immobiles, perfectiſſimam ejus potentiae exſtinctionem
ſignificat, a qua muſculi, quum naturaliter affecti erant,
movebantur. Illud autem et vix verſiles proximum iſti
affectum declarat; obtorti autem oculi aut delirium aut
tremorem ipſos moventium muſculorum indicant. Haec
omnia vero in acutis et periculoſis morbis ob principis
membri noxam oboriuntur.

XXVIII.

Et quae caetera praetermittuntur.

Quaenam ſunt haec, quae oculis evenientia omiſſa
eſſe dicit? an ſcilicet ea, quae in praeſagiorum volumine

Ed. Chart. IX. [382.]   Ed. Baf. V. (453.)

μένα κατὰ τήνδε τὴν ῥῆσιν. ἢν γὰρ τὴν αὐγὴν φεύγωσιν
ἢ δακρύωσιν ἢ διαστρέφωνται ἢ ὁ ἕτερος τοῦ ἑτέρου ἐλάσ-
σων γίνηται ἢ τὰ λευκὰ ἐρυθρὰ ἴσχωσιν ἢ πελιδνὰ ἢ μέλαινα φλέβια ἐν ἑωυτοῖσιν ἢ λῆμαι περὶ τὰς ὄψεις ἢ ἐναιω-
ρούμενοι φαίνωνται ἢ ἐξίσχοντες ἢ ἔγκοιλοι ἰσχυρῶς γινόμενοι. προεξηγησάμεθα δὲ ἐν ἐκείνῳ τῷ βιβλίῳ σὺν τοῖς
ἄλλοις ἅπασι καὶ ταῦτα.

κθ'.

Πυρετοὶ οἱ μὲν δακνώδεες τῇ χειρὶ, οἱ δὲ πρηέες, οἱ δὲ
οὐ δακνώδεες μὲν, ἐπαναδιδόντες δὲ, οἱ δὲ ὀξέες μὲν, ἡσσώμενοι δὲ τῆς χειρός, οἱ δὲ περικαέες μὲν εὐθέως, οἱ
δὲ διὰ παντὸς βληχροὶ, ξηροὶ, οἱ δὲ ἁλμυρώδεες, οἱ δὲ
πεμφιγώδεες ἰδεῖν δεινοὶ, οἱ δὲ πρὸς τὴν χεῖρα νοτιώ-
δεες, οἱ δὲ ἐξέρυθροι, οἱ δὲ ἔξωχροι, οἱ δὲ πελιοὶ καὶ
τὰ ἄλλα τοιαῦτα τοιουτότροπα.

Κἀνταῦθα πάλιν ἐπὶ τῇ τελευτῇ τοῦ λόγου προσέθηκε
καὶ τὰ ἄλλα τοιαῦτα, διὰ τὸ μόνας αὐτῷ τὰς ἀξιολόγους

per haec verba enumerata funt? Si lucem enim fugiant
aut lacrimentur aut invertantur aut alter altero minor
fit aut alba rubra appareant aut in ipfis venulas lividas
aut nigras habeant aut lippitudines circum oculos aut fi
fufpenfi videantur aut prominentes aut valde cavi. Prius
autem in eo libro cum aliis omnibus et haec explanavimus.

XXIX.

Febrium quaedam manui mordaces funt, quaedam vero
mites. Quaedam non mordaces quidem apparent, fed
infurgentes. Aliae autem acutae quidem, fed quae ma-
nui cedant. Quaedam illico perurentes, quaedam fem-
per debiles et aridae, quaedam etiam falfuginofae.

Rurfum et hoc loco in fine fermonis adjecit et id
genus alia, quoniam ab ipfo folae febrium infignes diffe-

διαφορὰς τῶν πυρετῶν ὑποτετυπῶσθαι. πρώτας μὲν οὖν
ἔγραψε τὰς κατ᾽ αὐτὴν τὴν οἰκείαν τῶν πυρετῶν οὐσίαν,
οὐσία δὲ αὐτῶν ἐστὶν, οὐ καθ᾽ Ἱπποκράτην μόνον καὶ τοὺς
ἀρίστους ἰατροὺς, ἀλλὰ καὶ κατὰ τὴν κοινὴν πάντων ἀνθρώπων ἔννοιαν ἡ παρὰ φύσιν θερμασία, μάλιστα μὲν εἰς
ὅλον ἐκτεταμένη τὸ ζῶον, εἰ δὲ μὴ, ἀλλὰ πάντως, ἤτοι
γε ἐν τοῖς πλείστοις μορίοις ἢ ἐν τοῖς κυριωτάτοις ὑπάρ-
χουσα· καὶ πολλάκις γε τὸ μὲν ἅπαν δέρμα θερμασίαν
οὐδεμίαν σαφῆ ἔχειν φαίνεται παρὰ φύσιν, οὔθ᾽ ἡμῖν τοῖς
ἔξωθεν ἁπτομένοις οὔτε τοῖς κάμνουσιν, αἰσθάνονται δὲ
αὐτῆς οἱ νοσοῦντες ἐν τῷ βάθει καὶ φασι διακαίεσθαι τὰ
σπλάγχνα καὶ πρὸς τούτῳ γε ἔνιοι καὶ ἀσσώδεις εἰσὶ καὶ
διψώδεις, καὶ ἄγρυπνοι. νῦν οὖν ὁ Ἱπποκράτης τὰς διαφορὰς τῶν πυρετῶν γράφει, ὅσαι διαγινώσκονται τοῖς ἰατροῖς,
οὐκ ἐξ ὧν οἱ κάμνοντες λέγουσι, [383] ἀλλ᾽ ἐξ ὧν αὐτοὶ
διά τε τῆς ἀφῆς καὶ τῆς ὄψεως ἐναργῶς αἰσθάνονται. πρῶται δέ εἰσι καὶ κυριώταται καὶ κατὰ τὴν οἰκείαν οὐσίαν,

rentiae defignatae funt.   Primas itaque differentias fcripfit ab ipfa propria febrium effentia acceptas.   Effentia
vero febrium eft, non fecundum Hippocratem modo atque praeclariffimos medicos, fed etiam fecundum communem omnium hominum notionem, praeter naturam caliditas, maxime quidem in totum animal effufa; fin minus,
at omnino vel in plurimis partibus vel in nobiliffimis ac-
cenfa.   Saepius namque univerfa cutis nullam evidentem
praeter naturam caliditatem, neque nobis exterius turgentibus, neque ipfis laborantibus, prae fe ferre videtur;
fed in profundo corpore ipfam aegrotantes fentiunt, vi-
fceraque fibi incendio flagrare ajunt: nonnulli praeterea
et faftidio afficiuntur et fiticulofi funt atque pervigiles.
Nunc igitur Hippocrates febrium differentias, quaecunque
a medicis dignofcuntur, non ex iis quae laborantes referunt, fed ex iis quae ipfi tactu vifuque evidenter percipiunt, enumerat.   Primae autem funt et praecipua et
ex propria, ut dixi, febrium effentia acceptae, quae per

ὡς ἔφην, τῶν πυρετῶν, αἱ διὰ τῆς θερμασίας. οὐ γὰρ ἐν
τῇ τῶν ἀρτηριῶν κινήσει ἡ τῶν πυρετῶν ἐστὶν οὐσία. τοῦτο
γὰρ ὅπως ἡμάρτηται τοῖς περὶ τὸν Ἐρασίστρατόν τε καὶ
(454) Χρύσιππον, ἤδη μεμάθηκας. ἡ τοίνυν πυρεκτικὴ
θερμασία τοῖς ἁπτομένοις τῶν πυρεττόντων σωμάτων ἤτοι
δριμεῖα καὶ δακνώδης ἐστὶν ἢ μετρίως ἀνιαρά. τὸ γὰρ ἡ-
δὺ καὶ οἰκεῖον, ὁποῖον ὑπάρχει τῇ κατὰ φύσιν, οὐδέποτε
ἔχει. καθάπερ οὖν καὶ ἄλλα πολλὰ κατὰ τὸ μᾶλλόν τε καὶ
τὸ ἧττον ἀλλήλων διαφέροντα τοῖς πέλας ἑρμηνεύομεν εὐ-
φημότερον, οὐκ ἀληθέστερον, οὕτω καὶ περὶ τῆς βραχέως
ἀνιαρᾶς θερμασίας ἐνίοτέ φαμεν ὡς οὐδὲν ὅλως ἀνιαρὸν
ἔχει, προβάλλοντες αὐτὴν τῇ σφοδρὸν ἐχούσῃ τὸ λυπηρόν.
ἐνίοτε μὲν οὖν ἡ θερμασία φαίνεται πλείστη τε ἅμα καὶ
δριμυτάτη, πολλάκις δὲ ὀλίγη μὲν, οὐκ ἀπολειπομένη δὲ
τῆς δριμυτάτης, ἢ πάλιν δριμυτάτη μὲν, οὐ μὴν πολλή γε.
καὶ τούτων ἕκαστον ὧν εἶπον ἐνίοτε φαίνεται μετ᾽ ὀλίγον
χρόνον, οὐ κατὰ τὴν πρώτην ἐπιβολὴν τῆς χειρός. ὥσπερ
γε καὶ μειοῦσθαι τὰ κατὰ τὴν πρώτην ἐπιβολὴν φανέντα

calorem traduntur; neque enim arteriarum motu febrium
eſſentia continetur; hac in re namque quo modo Eraſi-
ſtratus et Chryſippus hallucinati funt, alias didiciſti. Febrilis
igitur caliditas febricitantia corpora tangentibus aut acrem
mordacemque aut mediocriter moleſtam feſe offeret, ſuave
enim illud atque familiare, quale naturali colori ineſt,
nequaquam habet. Quemadmodum igitur et alia pleraque
majoris minorisque ratione inter ſe differentia adſtantibus
gratiora loquendo, quam veriora, explicamus, ita et caliditatem parum moleſtam interdum nihil moleſti triſtis-
que habere dicimus, ipſam ſcilicet calori valde infeſto
comparantes. Itaque nonnunquam caliditas plurima juxta
atque acerrima videtur, plerumque vero non pauca quidem, ſed ab acerrima differens aut rurſum acerrima quidem, ſed non multa. Et hae ſingulae, quas dixi interdum aliquo tempore poſt, non primo ſtatim manus impo-
ſitu apparent; quemadmodum et quae primo tactu magnae

874 ΙΠΠΟΚΡΑΤΟΥΣ ΕΠΙΔΗΜΙΩΝ ΣΤ

Ed. Chart. IX. [383.]   Ed. Baf. V. (454.)

κατὰ μέγεθός τε καὶ δριμύτητα δόξει σοί ποτε μέχρι χρόνου πλείονος ἐπιβεβλημένης τῷ κάμνοντι τῆς χειρός. καὶ
τοίνυν ἐνίοτε μὲν αὐχμηρὰ καὶ κατάξηρος φαίνεται ἡ θερμασία, καθάπερ εἰ λίθου τινὸς ἡψάμεθα θερμοῦ. πολλάκις
δὲ φαντασίᾳ τῇ νοτιώδει καὶ ὑγρᾷ πάνυ ἀτμώδης, ὥστ᾽ αἰσθάνεσθαι σαφῶς ἀναφερομένου τινὸς, ἐκ τοῦ τῶν καμνόντων σώματος ἀτμοῦ παμπόλλου καὶ τούτων πάλιν αὐτῶν
ὥσπερ καὶ τῶν προειρημένων, ἔνια μὲν εὐθὺς ἐξ ἀρχῆς
φανέντα διαμένει, τινὰ δ᾽ ἤτοι προσαυξανομένην ἢ διαλυο-
μένην ἔχει τὴν ἐξ ἀρχῆς φανεῖσαν διαφοράν. ἔνια δὲ καὶ
γενομένην ἑτέραν οὐδ᾽ ὅλως ἐξ ἀρχῆς πεφυκυῖαν καὶ δια-
φθειρομένην τελείως τῶν ἐξ ἀρχῆς ἑωραμένων. αἱ μὲν οὖν
κατ᾽ αὐτὴν τῶν πυρετῶν τὴν οὐσίαν διαφοραὶ τοιαῦταί
τινές εἰσι. περὶ δὲ τῶν ἄλλων ἐφεξῆς ὀψόμεθα, πότερον
γὰρ ὀρθῶς ἔχει τὰς εἰρημένας ἐφαρμόσαι τῇ λέξει τοῦ Ἱπποκράτους. ἐν τῷ μὲν τοίνυν φάναι, πυρετοὶ μὲν οἱ δακνώδεις τῇ χειρὶ, οἱ δὲ πρηέες, ἐνδείκνυταί σοι τὸν λόγον
αὐτῷ γίνεσθαι περὶ τῶν διὰ παντὸς, ἤτοι δακνωδῶν ἢ

acresque vifae funt, nonnunquam per longum tempus,
injecta in aegrotantem manu, diminui videbuntur. Igitur
fqualida interdum atque valde arida caliditas apparet
perinde atque fi lapidem aliquem calefactum tangamus;
plerumque vero roridam fe humectatam et halituofam re-
praefentat, ut halitus quidam permultus ex laborantium
corpore emanans perfpicue fentiatur. Atque horum rurfus ipforum quemadmodum et praedictorum quaedam ftatim ab initio apparentia perfeverant, nonnulla vero aut
augefcentem aut decrefcentem, quae ab initio apparuit,
qualitatem habent, nonnulla et alteram nequaquam a principio vifam ac penitus ab iis, quae a principio apparuerunt, differentem. Differentiae itaque ab ipfa febrium
effentia acceptae hujusmodi funt. De reliquis autem pofterius videbimus; prius enim bene eft enumeratas differentias Hippocratis verbis accommodare. Quum dicit
igitur, febres quidem aliae manui mordaces, aliae vero
mites, tibi fignificat ab ipfo de febribus in totum mor-

πρηέων φαινομένων. ἐπιφέρων γοῦν λέγει, οἱ δὲ οὐ δακνώδεες μὲν, ἐπαναδιδόντες δὲ, δηλῶν ἐνταῦθα τοὺς ἐξ ἀρχῆς
μὲν οὐ φανέντας δακνώδεις ἐπικειμένῃ τῇ χειρὶ μέχρι πλείονος αἴσθησιν ἐργαζομένους δακνώδη τούτοις δ᾽ ἔμπαλιν
ἔχουσιν ἐφ᾽ ὧν φησιν, οἱ δὲ ὀξέες μὲν, ἡσσώμενοι δὲ τῆς
χειρός. ἐν ἀρχῇ γὰρ φανέντες ὀξεῖς ἐκλύονται κατὰ βραχύ.
τὸ δὲ ὀξέες ἐπὶ τῆς ταχέως ἀπαντώσης τῇ χειρὶ θερμασίας,
ἐνδεικνυμένης τε τὴν ἑαυτῆς κίνησιν ὠκεῖαν, ἀκούειν σε
χρὴ, καθάπερ ὀξεῖς τινὰς ὀνομάζομεν δριμεῖς, ἐν ἴσῳ τῷ
ταχεῖς, ὀξέα τε νοσήματα λέγομεν, ὅσα ταχέως διεξέρχεται
τοὺς ἰδίους καιροὺς ἄχρι τῆς τελευτῆς, εἴτε χερσὶν εἴτε
χειρὶ λέγοις πρὸς τῷ τὰς εἰρημένας διαφορὰς γινώσκειν,
οὐδὲν διοίσει. δῆλον μὲν γὰρ ἦν τῷ γε νοῦν ἔχοντι τὰς
τοιαύτας διαφορὰς οὐ τοῖς ὀφθαλμοῖς, ἀλλὰ ταῖς χερσὶν
αἰσθητὰς εἶναι. προστιθέασι δὲ ἅπαντες ἄνθρωποι καὶ τὰς
τοιαύτας προσθήκας, ἐνίοτε [384] φύσει πρὸς τοῦτο ἀγό-

dacibus aut mitibus apparentibus fermonem fieri. Sub-
jiciens igitur, inquit, aliae non mordaces quidem, fed
poft infurgentes, per haec verba fignificans, febres initio
mordaces diutius inhaerente manu, mordacitatis fenfum
inferentes; contra vero atque iftae illae fe habent, de
quibus dicit: aliae acutae quidem, fed a manu victae,
initio enim acutae quum apparuerint, paulatim remittuntur. Eam autem dictionem acutae, de caliditate celeriter
manui occurente fuumque ipfius velocem motum often-
dente te intelligere opus eft: quemadmodum acutos aliquos et acres nominamus; quod idem eft ac fi celeres
dixeris. Acutos etiam morbos dicimus, quicunque propria tempora ufque in finem velociter pertranfeunt. Sive
autem manibus five manui dicas, ad cognofcendas praedictas differentias nihil refert; quandoquidem mentem fa-
nam habenti clarum eft, id genus differentias non oculis,
fed manibus fenfiles effe. Adjiciunt autem et omnes homines quandoque hujusmodi appendices, ad hoc natura

876 ΙΠΠΟΚΡΑΤΟΥΣ ΕΠΙΔΗΜΙΩΝ ΣΤ

Ed. Chart. IX. [384.] Ed. Baf. V. (454.)

μένοι, συναυξανούσας τὴν ἐνέργειαν τῶν λεγομένων καὶ μάλιστα ἐπ᾽ ἐκείνων τῶν πραγμάτων, ἐφ᾽ ὧν ἐστὶ διὰ τεκμηρίων τινῶν καὶ σημείων εὑρεῖν τὸ ζητούμενον, οὐκ αἰσθητὴν ποιήσασθαι τὴν διάγνωσιν. οὕτως οὖν καὶ ὁ Ἱπποκράτης οὐ μόνον ἐν ἀρχῇ τοῦ λόγου τῶν χειρῶν ἐμνημόνευσεν,
ἀλλὰ κἂν τῷ φάναι, οἱ δὲ ὀξέες μὲν, ἡσσώμενοι δὲ τῆς
χειρός. ἐφεξῆς δὲ τὴν κατὰ μέγεθος αὐτῶν διαφορὰν ἐνδεικνύμενος ἔφην, οἱ δὲ περικαεῖς εὐθέως, οἱ δὲ διὰ παντὸς βληχροί. κατά τι μὲν οὖν ἡ τοιαύτη φαντασία γίνεται
τοῖς ἁπτομένοις, ὡς ἤτοι πολλὴν εἶναι δοκεῖν ἢ ὀλίγην τὴν
θερμασίαν, αὖθις ὀψόμεθα, νυνὶ δ᾽ ὅτι φαίνεται μόνον
εἰπεῖν ἀρκέσει. καθάπερ γὰρ ἐκτὸς, εἰ καὶ τοὺς ὀφθαλμούς
τις ἐγκαλύψας ἅπαιτο φλογός, ἤτοι πολλῆς αἰσθάνεται τῆς
κατ᾽ αὐτὴν οὐσίας ἢ ὀλίγης, οὐδεμιᾶς ἐν τῇ ποιότητι τῆς
θερμασίας αἰσθανόμεθα διαφορᾶς, οὕτως ἔχει κἀπὶ τῶν
πυρετῶν. ἐνίοτε γὰρ ἡ μὲν κατὰ τὴν ποιότητα διάγνωσις
τῆς θερμασίας ἡ αὐτὴ φαίνεται τῇ καθ᾽ ἕτερόν τι σῶμα,
διαφέρειν δ᾽ ἀλλήλων δοκοῦσι ποσότητι. τῶν δ᾽ ἐφεξῆς

ducti, quae dictorum evidentiam augeant et in illis rebus
maxime, in quibus per conjecturas quasdam et figna, non
per fenforiam cognitionem, quod quaeritur, invenire licet. Ita ergo et Hippocrates non folum fermonis initio
manuum meminit, fed etiam cum dixit: aliae acutae
quidem, fed quae a manu vincuntur. At deinceps febrium in magnitudine differentiam demonftrans, inquit,
aliae ftatim perurentes, aliae in totum debiles, ob quid
igitur hujusmodi imago tangentibus fefe offerat, ut multa
aut pauca caliditas videatur, in pofterum rejiciamus;
nunc folum quod ita appareat dixiffe abunde eft. Quemadmodum enim in externis, fi oculis quis velatis flammam tetigerit aut multam fentiet ipfius fubftantiam aut
paucam, nullam in clarioris qualitate differentiam percipiens. Hoc itidem modo in febribus habet; interdum
namque caloris fecundum qualitatem dignotio eadem cum
illa apparet, quae in alio corpore fit, fed multitudine inter fe differre videntur. Ex verbis autem fequentibus

Ed. Chart. IX. [384.]   Ed. Baf. V. (454.)

εἰρημένων, τὸ μὲν ξηροὶ σαφὲς ἱκανῶς ἐστι, τὸ δ᾽ ἁλμυρῶδες ἀσαφές. οὐ γὰρ ἁφῆς αἰσθητὸν, ἀλλὰ τῆς γεύσεως
μόνης τὸ ἁλμυρόν ἐστι. ἔστι δὲ μᾶλλον ἀσαφὲς τὸ ἐφεξῆς
εἰρημένον, ἔνθα φησὶν, οἱ δὲ πεμφιγώδεες ἰδεῖν δεινοί.
εὑρίσκομεν δὲ ἐνταῦθα διάφορον τὴν γραφήν. ἐν μὲν τοῖς
πλείστοις τῶν ἀντιγράφων προκειμένου τοῦ ἰδεῖν τῷ
πεμφιγώδεες, ἐν ὀλίγοις δὲ μετὰ τὸ ἰδεῖν καὶ τὸ δεινοὶ
προσγεγραμμένον. μόνον δὲ τῶν ἐξηγητῶν εὗρον οὕτως γεγραμμένον εἰδότα Σαβῖνον, ᾧ καὶ Μητρόδωρος ἠκολούθησεν ὅσοι τ᾽ ἀπ᾽ αὐτῶν εἰσὶ μέχρι νῦν. καὶ μὴν κατ᾽ ὀλί-
γιστα τῶν ἀντιγράφων εὗρον ἁπλῶς γεγραμμένον, οἱ δὲ
πεμφιγώδεες, οὔτε τοῦ ἰδεῖν οὔτε τοῦ δεινοὶ προσγεγραμμένον. τοὺς μὲν οὖν ἁλμυρώδεας ἐπὶ τὴν ἁφὴν ἄγων τις
ἐρεῖ τοὺς ὀδαξησμόν τινα ποιοῦντας εἶναι τοῖς ἁπτομένοις,
ὥσπερ ὑφ᾽ ἅλμης τε καὶ πάντων τῶν ἁλμυρῶν γίνεται σωμάτων. τοὺς δὲ πεμφιγώδεις, τοὺς πνευματώδεις. αἰσθανόμεθα γὰρ πολλάκις ἀναφερομένης διὰ τοῦ τῶν πυρεττόν-

illud aridae fatis clarum eft, fed illud, falfuginofae, obfcurum; neque enim falfum tactu, fed tantum guftatu
fenfibile eft. Eft vero adhuc magis obfcurum, quod fequitur, quum dicit, aliae πεμφιγώδεες, adfpectu terribiles: nam hoc loco diverfam fcripturam reperimus. In
plurimis quidem codicibus huic voci, πεμφιγώδεες, adjacet haec, adfpectu; in paucis poft hanc vocem, adfpectu
et haec, terribiles, adjecta eft. Solum autem inter explanatores Sabinum inveni, qui exemplar ita fcriptum
agnofceret, quem Metredorus fequutus eft et quicunque
ab ipfis ufque ad hoc derivati funt, nihilominus tamen
in pauciffimis codicibus fimpliciter fcriptum inveni, aliae
πεμφιγώδεες, neque hac voce, adfpectu, neque hac, terribiles, addita. Salfuginofas autem febres ad tactum aliquis redigens, eas effe dicet, quae pruritum aliquem ac
morfum tangentibus inferunt, ut a muria et reliquis fal-
fis corporibus excitari folet. Pemphigodees autem febres,
hoc eft fpiritibus affluentes interpretamur; fentimus enim

των δέρματος αερώδους τινος απορροής, ως εί γε μη τούτους, αλλα τους μετα φλυκταινῶν λέγει, παραλελοιπως αν
εἴη των αναγκαίων τινα διαφοραν, εκ του γένους των προειρημένων, όσας έφην είναι κατ' αυτην μάλιστα την ουσίαν
των πυρετῶν. ως γαρ δακνῶδες ισχυρῶς η σφοδρον η ξη-
ρον η αυχμηρον είναι φαίνεται το της θερμασίας είδος επι
πολλῶν πυρετῶν, ούτω και πνευματῶδες, αισθανομένης της
χειρος αναφερομένου τινος επ' αυτην πνεύματος, ενίοτε μεν
ατμώδους, ενίοτε δε ξηρου. πλείω δε σημαίνοντος του τε
πέμφιγος ονόματος άλλος άλλων των εξηγητῶν προχειρι-
σάμενος, ως εν μόνον εκείνο σημαίνον, όπερ αυτος βούλεται, πιθανος είναι δοκεί τοις ακούουσιν. ήρκει μεν ουν
ίσως ειρησθαι πεμφιγώδεις πυρετους τους πνευματώδεις,
ότι τε του γένους εστι των άχρι δευρο γεγραμμένων διαφορῶν, ότι τε παραλελοιπέναι δόξει ταύτην, εί μή τις
ακούσαιεν ούτως. αλλα και το προσκεισθαι κατα τα πλεῖστα των αντιγράφων το ιδεῖν τῷ πεμφιγώδεες αναγκαίον

plerumque per febricitantium cutem aëreum quendam ha-
litum affluentem. Quod nifi tales, fed eas quae cum pu-
ftulis funt, pemphigodees febres quis effe velit, aliquam
ex neceffariis differentiis praetermiferit, ex praedictarum
videlicet genere, quas ab ipfa maxime febrium effentia
affumi diximus. Ut enim mordax valde aut vehemens
aut arida aut fqualens in multis febribus caloris fpecies
effe videtur, ita etiam flatuofa manu quendam in ipfam
fpiritum exilientem nonnunquam halituofum, nonnunquam aridum, percipiente. Verum quum plura hoc pemphix fignificet, aliud alius explanator accipiens, tanquam
unum illud folum quod ipfe pofuit, fignificet, probabilis
audientibus effe videtur. Forfan igitur fane fatis eft dixiffe, pemphigodees febres flatuofas effe, ficque in genere hactenus dictarum differentiarum cenferi et eum, qui
non ita intellexerit, hanc differentiam praetermififfe videri. At quum in plerisque exemplaribus haec vox, adfpectu, ifti, pemphigodees, adjecta fit, neceffe nobis eft

Ed. Chart. IX. [384. 385.]   Ed. Baf. V. (454.)

ἡμῖν γίνεται καὶ γραμματικῆς ἀδολεσχίας ἐφάψασθαι, χρησίμης ἐνίοτε καὶ αὐτῆς εἰς τὰ τοιαῦτα γινομένης. ἀκριβέστερον μὲν οὖν περὶ τῶν ζη- [385] τουμένων παρ᾽ Ἱπποκράτει λέξεων, ἑτέρωθι πεπραγματεύμεθα, νυνὶ δ᾽ ἀρκέσει τοῖς γραμματικοῖς ἀκολουθήσαντα κατὰ τὴν ἐκείνων διάταξιν εἰπεῖν τι περὶ τῶν κατὰ τὴν πέμφιγα σημαινομένων. δοκεῖ μὲν γὰρ αὐτὴν ἐπὶ τῆς πνοῆς Σοφοκλῆς ἐν Κόλχοις λέγειν,

Ἀπῆξε πέμφιξ Ἰονίου πέλας πόρου,
καὶ αὐτὸς ἐν Σαλμωνεῖ Σατύροις·

         καὶ τάχ᾽ ἂν Κεραύνια
πέμφιξι βροντῆς καὶ δυσοσμίας βάλοι.

Αἰσχύλος δὲ ἐν Προμηθεῖ δεσμώτῃ·

     εὐθεῖαν ἕρπε τήνδε. καὶ πρώτιστα μὲν
     Βορεάδας ἥξεις πρὸς πνοάς, ἵν᾽ εὐλαβοῦ

grammaticam garrulitatem interdum et ipfam ad haec utilem attingere. Sed exactius quidem de obfcuris apud Hippocratem dictionibus alibi proprio opere egimus. In praefentia vero fatis erit, me grammaticorum dicta fequutum fecundum eorum placida de vocis hujus, *pemphix*, fignificatis aliquid dicere. Videtur enim Sophocles ipfum in Colchis pro flata accipere, ita dicens.

     Abduxit pemphix, non prope venti fecundi.
Et idem in Salamine Satyris:

        Et fore utique ceraunia
        Pemphigibus tonitrui et tetri odoris occupaverint.

Aefchylus autem in Prometheo:

            Devincte recta,
       Rependo autem et quam primum quidem
       Boreae veneris ad flatus cape

βρίμον καταιγίζοντα μή σ' ἀναρπάσῃ
δυσχειμέρῳ πέμφιγι συστρέψας ἄφνω.

ἐπὶ δὲ τῶν ἀκτίνων αὐτῶν δοκεῖ χρῆσθαι τῷ τῆς πέμφιγος
ὀνόματι Σοφοκλῆς ἐν Κόλχαις κατὰ τάδε (455) τὰ ἔπη·
κἀπεθαύμασα
τηλέσκοπον πέμφιγα χρυσέαν ἰδών.

οὕτω καὶ Αἰσχύλος ἐν Ξαντρίαις·

ἃς οὔτε πέμφιξ ἡλίου προσδέρκεται
οὔτ' ἀστερωπὸν ὄμμα Λητώας κόρης.

ἐπὶ δὲ τῆς ῥανίδος ὁ αὐτός φησιν ἐν Προμηθεῖ·

Ἐξευλαβοῦ δὲ μή σε προσβάλλῃ στόμα
Πέμφιξ· πικρὰ γὰρ κοὐ διὰ ζόης ἀτμοί.

καὶ ἐν Πενθεῖ·

Μηδ' αἵματος πέμφιγα πρὸς πέδῳ βάλῃς.

Fremitum irruentem ne
Te rapiat procellofa pemphige convertens repente.

Et pro radiis ipfis uti videtur hac voce, pemphix, Sophocles in Colchis hifce carminibus:

Et utique admiratus fum hoc
Contemplans pemphiga auream intuitus

Ita et Aefchylus:

Ex adverfo neque pemphix folis adfpicitur neque
fidereum
Os Latoniae puellae

Pro gutta autem idem accepit in Prometheo:

Bene cave, ne tibi incidat
Pemphix: amara enim et pro vita halitus.

In Pentheo quoque:

Ne fanguinis vero pemphiga in folum fparferis.

ἐπὶ δὲ τοῦ νέφους δοκεῖ τετάχθαι κατὰ τόδε τὸ ἔπος ἐν
Σαλμωνεῖ Σατύροις παρὰ Σοφοκλεῖ·

πέμφιγι πᾶσαν ὄψιν ἀγγέλῳ πυρός,
καὶ παρ' Ἰβίκῳ·
πυκινὰς πέμφιγας πιόμενοι.

λέλεκται δὲ οὗτος ὁ λόγος αὐτῷ κατά τινα παραβολὴν ἐπὶ
χειμαζομένων εἰρημένην. διὸ καὶ τῶν προγνωστικῶν οἱ
πλεῖστοι ἐπὶ τῶν κατὰ τοὺς ὄμβρους σταγόνων εἰρῆσθαί
φασι τὰς πέμφιγας. ὁ δὲ Καλλίμαχος ὧδε·

μὴ διὰ πεμφίγων ἐνάγουσιν ἕα.
ὁ δὲ Εὐφορίων οὕτως·
ἠπεδαναὶ πέμφιγες ἐπιτρύζουσι θανόντα.

τὰ μὲν οὖν ἐκ τοῦ πέμφιγος σημαινόμενα καὶ δὴ λέλεκται, προείρηται δὲ καὶ περὶ τῶν δύο σημαινομένων ἐξ αὐτῶν, ἐπειδὴ
πάντες τῶν ἐξηγητῶν οἱ ἄριστοι καὶ κατὰ ταῦτα ἐδέξαντο τῇ
λέξει κεχρῆσθαι τὸν Ἱπποκράτην. νυνὶ δὲ τῶν εἰρημένων σημαινομένων ἐγχωρεῖ προσθεῖναι καὶ ἄλλο τρίτον, ἵνα πεμφιγώδεις ἀκούσωμεν εἰρῆσθαι τοὺς οἷον σπινθήρων ἐξαλλομένων καὶ

Pro nebula etiam pofita effe videtur hoc in carmine apud
Sophoclem in Salamine Satyris:

Pemphige omnem tarde ridens ignis.

Et apud Ibycum:

Denfas pemphigas epoti.

Dictus eft autem ab eo fermo ifte per quandam comparationem de iis, quae procella jactantur, dici folitam. Idcirco et plurimi ex iis qui futura praefagiunt, de ftillis,
quae per imbres cadunt, dictas effe pemphigas ajunt. Sed
Callimachus hunc in modum ait: ne per pemphigas in-
ducentibus permitte. Sed Euphorion ita inquit: Flori-
bus pemphiges admurmurant mortuis. Pemphigis itaque
fignificata jam recenfuimus, deque duobus ex iftis fupra
mentionem fecimus, quod omnes videlicet optimi explanatores Hippocratem fecundum illa fermonem fuum feciffe
voluerunt. At nunc modo dictis fignificatis et aliud tertium adjeciffe convenit, ut pemphigodees febres eas in-

ἀπαντώντων τῇ χειρὶ φαντασίαν ἀποστέλλοντας· καὶ εἶεν
ἂν οἱ τοιοῦτοι πυρετοὶ σύνθετοί τινες ἐκ δυοῖν ἁπλῶν τῶν
ἤδη προειρημένων, τοῦ τε πνευματώδους καὶ πυρώδους.
ἐναντιωθήσεται δὲ τῇ ἐξηγήσει ταύτῃ μόνον ἕν γ᾽, εἰ προσ-
κέοιτο τῷ πεμφιγώδεες τὸ ἰδεῖν. εἰκότως οὖν ἀφῃρήκα-
σιν αὐτό τινες. οἱ δὲ οὐκ ἀφελόντες ἤτοι τοὺς μετὰ φλυκταινῶν ἤκουσαν ἢ τοὺς τῆς ψυχῆς ἁπτομένους. ἐπεὶ δὲ
οἱ μετὰ φλυκταινῶν ἀπὸ συμπτώματος ὀνομάζονται, πιθανῶς ἂν ἀκούοιμεν ἀπὸ συμβεβηκότος οὕτως αὐτὸν ὀνομάζειν
τοὺς λοιμώδεις πυρετούς. ἔτι γὰρ ἀμέλει καὶ τοῦθ᾽ ἕν τι
πυρετῶν εἶδος. ὅτι δ᾽ ἐν αὐτῷ φλύκταιναι γίνονται καὶ ὁ
Θουκυδίδης μαρτυρεῖ γράφων οὕτως· καὶ τὸ μὲν ἔξωθεν
ἁπτομένῳ [386] σῶμα οὔτε ἄγαν θερμὸν ἦν οὔτε χλωρὸν, ἀλλ᾽ ὑπέρυθρον, πελιδνὸν, φλυκταίναις μικραῖς καὶ ἕλκεσιν ἐξηνθηκός. ὅσοι δὲ τοὺς τῆς ψυχῆς ἁπτομένους
πυρετοὺς εἰρῆσθαί φασι πεμφιγώδεις, πόῤῥω τῆς προκειμένης τῶν πυρετῶν διαφορᾶς ἀπεχώρησαν. ὠνόμαζον γὰρ

telligamus, quae veluti fcintillarum exfilientium manuique
noftrae occurfantium imaginem reddunt, atque hujusmodi
febres ex duabus fimplicibus jam praedictis compofitae
fuerint; flatuofis fcilicet atque igneis. Huic autem decla-
rationi folum illud adverfabitur, fi huic dictioni pemphigodees adjiciatur haec adfpectu. Non immerito igitur
quidam hanc abftulerunt. Qui non abftulerunt autem, aut
febres cum tuberculis intellexerunt aut eas, quae animam
vitiant. Et quoniam cum tuberculis febres a fymptomate
cognominantur, probabiliter fane a fymptomate ipfum
peftilentes febres denominare intelligere poffumus: eft
enim revera et haec una febrium fpecies. Quod autem
in ipfa tubercula oriantur et Thucydides teftatur, ita fcribens: Et exterius quidem tangenti corpus neque valde
calidum erat, neque viride, fed fubrubrum, lividum, tuberculis exiguis et ulceribus efflorefcens. At quicunque
febres animam laedentes pemphigodees appellatas effe contendunt, longe a propofita febrium divifione aberrant:

Ed. Chart. IX. [386.]   Ed. Baf. V. (455.)

ἔνιοι τῶν παλαιῶν καὶ φρενιτικόν τινα πυρετόν, ὥσπερ
ἀμέλει καὶ ληθαργικὸν καὶ πλευριτικὸν καὶ περιπνευμονικόν.
ἀλλ᾿ ὁ νῦν προκείμενος τῇ ῥήσει κατάλογος τῶν πυρετῶν
ἀπὸ τῆς κατὰ τὴν θερμασίαν διαφορᾶς ἐστι, ἐν ᾗ δύναται
καὶ ὁ λοιμώδης περιέχεσθαι, σηπεδονῶδες ἔχων τὸ θερμὸν,
ὁ φρενιτικὸς δὲ οὐ δύναται διά τε τὸ μὴ σύνηθες εἶναι,
καθάπερ ἄλλοις, οὕτω καὶ τῷ Ἱπποκράτει πυρετοῦ ἰδέαν
ὀνομάζειν τὴν φρενῖτιν, οὔτε ἀπὸ συμπτώματος, ὥσπερ ὁ
τὰς φλυκταίνας γεννῶν εἴη λελεγμένος, ἐν ταῖς εἰρημέναις
διαφοραῖς αὐτὸν περιέχεσθαι, καθάπερ καὶ τοὺς ἄλλους ὧν
ἀρτίως ἐμνημόνευσεν. εὑρίσκεται γὰρ ὁ τῶν φρενιτικῶν
πυρετὸς τὴν θερμασίαν ἔχων δακνώδη διὰ παντὸς ὁμοιόνως
ἐν παντὶ χρόνῳ τῆς ἐπιβαλλομένης ἀφῆς, ὥστ᾿ εἰρῆσθαι
πρῶτον ἁπάντων αὐτῶν. οὐκοῦν οὐδ᾿ ὅσοι τοὺς ἁλμυρώδεις πυρετοὺς εἰρῆσθαί φασιν ἀπὸ τῆς αὐτοῖς τοῖς κάμνουσιν ἐν τῷ στόματι γινομένης αἰσθήσεως, ἀποδεξόμεθα
τὴν ἐξήγησιν αὐτῶν. φαίνεται γὰρ ὁ Ἱπποκράτης ἁπάσας
ἐφεξῆς τὰς πρὸς χεῖρα διαγνώσεις εἰρηκέναι, κατὰ τὴν τῆς

nonnulli enim veteres medici et febrem quandam phreniticam appellaverunt, quemadmodum fane et lethargicam
et pleuriticam et peripneumonicam. Sed febrium enume-
ratio nunc in praefenti fermone propofita a differentia
caloris accipitur, fub qua et peftilens febris putridum
calorem habens contineri poteft. Phrenitica non poteft,
quum non aliis, ita et Hippocrati mos fit febris fpeciem
phrenitin afferere; neque a fymptomate nuncupata, qualis ea eft, quae puftulas excitat, in dictis differentiis ab
ipfo includitur, quemadmodum neque aliae, quarum proxime mentio facta eft. Phreniticorum namque febris calorem habere mordacem invenitur in omne corpus aequabiliter et omni injectae manus tempore perfufum; quare
prima omnium ipfarum dicta eft. Itaque neque eorum
interpretationem admittimus, qui falfas febres a qualitate
aegrotantium ipforum ore, fenfu percepta nominatas effe
confirmant. Hippocrates namque omnes, quae ad tactum
fpectant, notitiam fecundum caloris differentiam, in quo

θερμασίας διαφοράν, ἐν ᾗ τὸ γένος ὅλον ἐστὶ καὶ ἡ οὐσία τῶν πυρετῶν. εἰ γὰρ καὶ τὸν λοιμώδη δεξαίμεθα λελέχθαι πεμφιγώδη, τὴν μὲν προσηγορίαν ἀπὸ συμβεβηκότος ἕξει, τὸ δ᾽ εἶδος αὐτὸ κατὰ τὴν οἰκείαν οὐσίαν τῶν πυρετῶν. κατὰ τὸν αὐτὸν δὲ λόγον οὐδὲ οἱ τοὺς ἁλμυρώδεις εἰρῆσθαι φάντες, ὅσοι πάνθ᾽ ὅσων ἂν ὁ κάμνων γεύηται φαίνεσθαι ποιοῦσιν ἁλμυρὰ, τῶν προκειμένων ἐν τῇ νῦν διδασκαλίᾳ διαφορῶν τοῦ πυρετοῦ μνημονεύουσι, καὶ εἴπερ ἐν τῇ τῶν πυρετῶν διαφορᾷ καὶ τούτους ὁ Ἱπποκράτης ἐτίθετο, πάντως ἂν κἀκείνους ἅμ᾽ αὐτοῖς εἶπεν, ἐφ᾽ ὧν καὶ τὸ σίαλον αὐτὸ καὶ πάνθ᾽ ὅσων ἂν γεύηται, πικρὰ φαίνεται. ταύτας μὲν οὖν τὰς διαφορὰς οὐκ ἐν ταῖς τῶν πυρετῶν, ἀλλ᾽ ἐν ταῖς τῶν χυμῶν διαγνώσεσιν ἄμεινον τίθεσθαι, τοὺς δὲ πυρετοὺς ἐν τῇ τῆς θερμασίας. ὥσπερ γὰρ οἱ χυμοὶ τῆς γεύσεως εἰσὶν αἰσθητὰ, κατὰ τὸν αὐτὸν λόγον οἱ πυρετοὶ τῆς ἁφῆς. ὅτι δὲ τὸ δεινοὶ καλῶς προσέθηκαν οἱ περὶ τὸν Σαβῖνον οὕτως γράψαντες τὴν λέξιν, οἱ δὲ πεμφιγώδεες ἰδεῖν δεινοὶ καὶ πρόσθεν μὲν εἶπον, ἀλλὰ καὶ νῦν ἀνα-

genus febrium univerſum atque eſſentia conſiſtit, deinceps enumeraſſe viſus eſt. Etenim ſi peſtilentem febrem pemphigodea nominatam eſſe probaverimus, appellationem quidem ab accidente, ſpeciem vero ipſam ſecundum propriam febrium eſſentiam ſortita erit. Eadem quoque ratione et ſalſas febres eſſe dicentes, quae omnia, quotquot guſtet aegrotans, ſalſa videri efficiant, neque iſti propoſitarum in praeſenti doctrina febris differentiarum meminerunt. Quod ſi inter febrium differentias et iſtas Hippocrates collocaſſet, omnino et illas una cum his enumeraſſet, in quibus et ipſa ſaliva et omnia quae guſtet febricitans amara videantur. Has quidem differentias non inter febrium, ſed potius inter ſaporum notitias collocare ſatius eſt; febres autem inter caloris differentias enumerandae ſunt; quemadmodum enim ſapores guſtatu, ita et febres tactu ſentiuntur. Verum quod neque Sabinus recte hanc vocem, terribiles, adjecerit, ita ſeriem verborum ſcribens, aliae pemphigodees adſpectu terribiles antea

μνήσω. δεινοὺς γὰρ ἰδεῖν αὐτοὺς εἰρῆσθαι, πρὸς ἡμῶν μέν,
ἐὰν μετὰ φλυκταινῶν καὶ ἑλκώσεων γίνωνται, κατ᾽ αὐτοὺς
δέ, ὅταν παρακόπτωσι καὶ φοβερὸν ἐμβλέπωσι. περὶ δὲ
τούτων ἀμφοτέρων ἥντινα χρὴ γνώμην ἔχειν, προειρήκαμεν.
ὁμοίως δὲ ἥμαρτον καὶ οἱ πνευματώδεις μὲν αὐτοὺς εἰρῆσθαι λέγοντες, οὐ πρὸς τὴν ἁφὴν τὴν διάγνωσιν ἀναφέροντες, ἀλλ᾽ ἐπὶ δυσπνοίας εἴδη, ἐν ᾗ μέγα καὶ πυκνὸν γίνεται τὸ πνεῦμα. πιθανώτατον οὖν ἐστιν ἢ πρὸς τὴν ἁφὴν
πνευματώδη νομίζειν ἢ τὸν λοιμώδη λελέχθαι πεμφιγώδη.
προστεθέντος δὲ κατὰ ῥῆσιν τῷ πεμφιγῶδες τοῦ δεινοί,
ὁ λοιμώδης μόνος ἐστὶ δηλούμενος, οὗ τὸ πρὸς ἄλλους διαφέρον ἐστὶ τὸ σηπεδονῶδες εἶναι τὸ θερμόν, οἱόνπερ καὶ
τῷ νῦν γινομένῳ πολυχρονιωτάτῳ λοιμῷ. διὰ [387] τοῦτο
οὖν οὐδὲ θερμοὶ καὶ διακαεῖς ἐνεφαίνοντο τοῖς ἁπτομένοις
οἱ λοιμάττοντες, καίτοι τά γ᾽ ἔνδον ἰσχυρῶς διακαιόμενοι,
καθάπερ καὶ ὁ Θουκυδίδης ἔφη· καὶ τοῦ μὲν ἔξωθεν ἁπτομένῳ σῶμα οὔτ᾽ ἄγαν θερμὸν ἦν οὔτε χλωρὸν ἦν, ἀλλ᾽

dixi et nunc in memoriam revocabo, nempe terribiles
adſpectu ipſos dictos eſſe, a nobis quidem, fi cum puſtulis et ulceribus fint; ab ipfis autem fi infaniant et torve
intueantur. De his autem ambobus quid fentire oporteat,
ante retulimus. Pari modo peccaverunt et illi, qui febres iſtas fpirituofas dictas eſſe voluerunt, non ad tactum
notitiam referentes, fed ad difficilis refpirationis fpeciem,
in qua magnus creberque fpiritus redditur. Igitur veri-
fimillimum eſt, febrem pemphigodea dictam eſſe aut fpi-
rituofam, quae ad tactum referatur aut peſtilentem. In
fermone autem quum huic voci, pemphigodees, haec, terribiles, adjecta fit, fola peſtilens febris denotatur, cnjus
ab aliis calor per putredinis excellentiam differt; ficut in
hac noſtrae tempeſtatis longiſſima peſtilentia vifum eſt.
Atque idcirco neque calidi et perurentes, qni peſte laborabant, tangentibus videbantur, quamvis interius magno
flagrarent incendio, quemadmodum et Thucydides ajebat
et exterius quidem tangenti corpus neque valde calidum

886 ΙΠΠΟΚΡΑΤΟΥΣ ΕΠΙΔΗΜΙΩΝ ΣΤ

Ed. Chart. IX. [387.]   Ed. Baſ. V. (455.)

ὑπέρυθρον, πελιδνὸν, φλυκταίναις σμικραῖς καὶ ἕλκεσιν ἐξηνθηκός τὰ δὲ ἐντὸς οὕτως ἐκαίετο, ὥστε μηδὲ τῶν πάνυ
λεπτῶν ἱματίων καὶ σινδονίων τὰς ἐπιβολὰς, μήτ᾽ ἄλλο τι
ἢ γυμνοὶ ἀνέχεσθαι. εἴρηταί γε μὴν ἡ πέμφιξ κἀν ταῖς
ἰδίαις γνώμαις ἃς εἰς Εὐρυφῶντα τὸν καὶ ἰατρὸν ἀναφέρουσι κατὰ τήνδε τὴν λέξιν· οὐρέει ὀλίγον ἑκάστοτε καὶ κάει
καὶ ἐφίσταται πέμφιξ οἷον ἐλαίου χλωρῆς ὥσπερ ἀράχνιον.
ἐοίκασι γοῦν οὗτοι πέμφιγα καλεῖν οὐχ ὅλην τὴν φλύκται-
ναν, ἀλλὰ μόνον τὸ περιγράφον αὐτὴν ἔξωθεν ἀραχνίῳ
παραπλήσιον. συντελέσας δ᾽ οὖν ὁ Ἱπποκράτης τὰς οἰκει-
οτάτας τε καὶ πρώτας διαφορὰς τῶν πυρετῶν, ἑξῆς ἐπὶ
τὰς κατὰ χρόαν μεταβάς φησιν, οἱ δὲ ἐξέρυθροι, οἱ δὲ ἔξωχροι, οἱ δὲ πελιοί. ἐξερύθρους μὲν εἶπεν οὐχ ἁπλῶς ἐρυθροὺς καὶ μετὰ τούτους ἑξῆς πάλιν ἐξώχρους, οὐκ ὠχροὺς,
πελιοὺς δ᾽ ἁπλῶς οὐδὲν αὐτοῖς ἐπιτάσεως τοῦ δηλουμένου
προσθεὶς, ὡς εἰ καὶ πελιδνοτάιους τούτους εἰρήκει. τοῦτο
μὲν γὰρ ἀεὶ μοχθηρὸν τὸ χρῶμα. τὸ δὲ τῶν ἐρυθρῶν τε

erat, neque viride, fed fubrubrum, lividum, puſtulis exiguis et ulceribus efflorefcens; interiora autem ita ureban-
tur, ut neque valde fubtilium veſtimentorum, neque lin-
teolorum velamenta, neque aliud quicquam praeter nudi-
tatem ferre poſſent. Dicta eſt fane pemphix et in Gnidiis
fenteutiis, quas Eriphonti medico attribuunt hifce verbis:
Mingit parum fubinde et urit et fupernatat pemphix, ut
olei viridis inſtar araneae. Videntur fane iſti pemphiga
vocare non totam ampullam, fed folum id, quod ipfam
exterius araneae inſtar circumfcribit. Quum abfolviſſet
igitur Hippocrates maxime proprias et principes febrium
differentias, deinceps ad eas, quae a colore fumuntur,
trangreſſus inquit: Aliae valde rubrae, aliae valde pallidae, aliae vero lividae. Valde rubras dixit non ſimpliciter rubras et poſt has deinceps iterum, valde pallidas,
non pallidas; lividas vero ſimpliciter, nihil ipſis incrementi ſignificativum adjiciens, ut ſi et ipfas lividiſſimas
dixiſſet; femper enim color iſte malus eſt, fed ruber ac

Ed. Chart. IX. [387.]   Ed. Baf. V. (455. 456.)

καὶ ὠχρῶν σύνηθες. οἱ δὲ ἐξέρυθροι, τουτέστιν οἱ σφοδρᾶς ἐρυθροὶ, σφοδροτάτην μὲν ἐμφαίνουσι τὴν θερμασίαν, τὴν δ᾽ ὕλην αἷμα, καθάπερ οἱ ἔξωχροι τὴν ὠχρὰν χολήν. ἐπισκέπτου δὲ ἐπ᾽ αὐτῶν τὰ διαχωρούμενα, κἂν μὲν μετὰ χολῆς εὑρίσκῃς, ἐξ ἀναχύσεως αὐτῆς γίνωσκε τὴν κατὰ φύσιν χροιὰν ὑπηλλάχθαι, ἐὰν δὲ ἄνευ χολῆς, τὴν ἐν διαφορᾷ πυρὸς τίθεσο τὴν χρόαν. οὗτοι μὲν οὖν οἱ πυρετοὶ μαρασμὸν (456) ἐπιφέρουσιν, ἐὰν μὴ φθάσωσί ποτε μετὰ ῥίγους καὶ ἱδρῶτος κριθῆναι, οἱ δὲ ἐξέρυθροι τῶν συνόχων εἰσὶν ὑπὸ φλεβοτομίας ὠφελούμενοι τῆς ἄχρι λειποψυχίας ἀγούσης. ὡς ἐν τῇ τῆς θεραπευτικῆς μεθόδου πραγματείᾳ μεμάθηκας, ἔνθα καὶ ἡ χρεία μεγάλη φαίνεται τῆς τῶν τοιούτων διαφορῶν γνώσεως, ἰδίαν ἑκάστης αὐτῶν ἐχούσης θεραπείαν. οἱ δὲ πελιοὶ τῶν πυρετῶν, ἀπὸ τῆς χρόας καὶ οὗτοι δηλονότι τὴν ἐπωνυμίαν εἰληφότες, ἐλλείπειν σημαίνουσι τὸν αἱματικὸν χυμόν. καὶ δηλονότι σὺν αὐτῷ καὶ τὸ ἔμφυτον θερμὸν καὶ διὰ τοῦτό εἰσιν ὀλέθριοι. ὧν ἔνιοι καὶ τὰς διὰ κενώσεως ἐπιφερομένας συγκοπὰς ἐπιφέρουσι,

pallidus ufitati et familiares funt. Febres autem valde rubentes vehementiſſimam caliditatem indicant et materiam eſſe fanguinem, quemadmodum valde pallidae pallidam bilem teſtantur. In ipſis vero dejectiones conſidera: nam fi eas bile tinctas inveneris, ex ejus effuſione naturalem colorem permutatum eſſe cognoveris; at fi fine, in differentia febris colorem ponito. Hujusmodi febres profecto niſi cum rigore atque fudore aliquando praejudicatae fuerint, tabem inferunt. Valde rubrae autem inter fynochos numerantur et venae fectione ad animi uſque defectum ducente juvantur, ut in voluminibus de arte curatrice didiciſti, ubi et magna utilitas ex hujusmodi differentiarum cognitione percipitur, ipſis videlicet fingulis propriam medicationem requirentibus. At lividae febres a colore fane et ipfae cognomen adeptae fanguineum fuccum deficere nunciant et cum ipfo itidem ingenitum calidum, atque idcirco mortiferae funt; ex quibus nonnullae fyncopas evacuationem fequentes efficiunt, de quibus in li-

Ed. Chart. IX. [387. 388.]   Ed. Baf. V. (456.)

περὶ ὧν ἔμαθες ἐν τῇ θεραπευτικῇ μεθόδῳ. τοὺς τοιούτους
πυρετοὺς Εὐρυφῶν ὀνομάζει πελιὰς γράφων ὧδε· πελιὰς
πυρετὸς ἴσχει καὶ βρεγμὸς ἄλλοτε καὶ ἄλλοτε καὶ τὴν κεφαλὴν ἀλγέει καὶ τὰ σπλάγχνα ὀδύνη ἴσχει καὶ ἐμέει χολὴν
καὶ ὅταν ὀδύνη ἔχῃ, ἐνορᾷν οὐ δύναται ὅτι βαρύνεται,
καὶ ἡ γαστὴρ ξηρὴ γίνεται καὶ ὁ χρὼς πελιὸς ἅπας καὶ τὰ
χείλεα οἷάπερ μόρα τρώξαντι καὶ τῶν ὀφθαλμῶν τὰ λευκὰ
πελιὰ καὶ ἐξορᾷ ὥσπερ ἀπαγχόμενος, ὅτε δὲ ἧσσον τοῦτο
πάσχει, καὶ μεταβάλλει πολλάκις. ἀλλὰ κἂν τῷ περὶ νούσων Ἱπποκράτει γεγραμμένῳ τῷ δοκοῦντι τοῖς περὶ τὸν
Διοσκορίδην ὑφ᾽ Ἱπποκράτους γεγράφθαι τοῦ Θεσσαλοῦ
υἱέος εἴρηταί τις νόσος πελιή. τοῦ βιβλίου δέ ἐστιν ἡ
ἀρχὴ ἥδε· οὐρέεται πολλὴν, ὅταν ὑπερθερμανθῇ ἡ κεφαλή. περὶ δὲ τῆς πελιῆς νόσου κατὰ λέξιν οὕτω γράφει.
πελιὴν πυρετὸς ἴσχει ξηρὸς καὶ φρὶξ ἄλλοτε καὶ ἄλλοτε καὶ
τὴν κεφαλὴν ἀλγέει καὶ τὰ σπλάγχνα ὀδύνη ἴσχει [388]
καὶ ἐμέει χολὴν, καὶ ὅταν ἡ ὀδύνη ἔχῃ, οὐ δύναται ἐνορᾷν,
ἀλλὰ βαρύνεται, καὶ ἡ γαστὴρ ξηρὰ γίνεται καὶ ἡ χρόα

bris de arte curatrice notitiam accepifti. Id genus febres
Euriphon lividas nominat ita fcribens: livida febris
habetur et fynciput alias et alias caput dolet et vifcera
dolor torquet et vomit bilem; et quum dolor cruciat, intueri nequit, quoniam gravatur et venter ficcus redditur
et cutis tota livida et labia qualia exefis moris effe folent, oculorum alba livefcunt; adfpicit perinde ac fi
ftranguletur, interdum vero minus id patitur, faepius
etiam commutat. Quin etiam et in libro de morbis Hippocrati adfcripto, quem Diofcorides ab altero Hippocrate,
Theffali filiu fcriptum effe voluit, de quodam morbo livido mentio fit; libri autem initium tale eft, multam
urinam facit, quando caput excalefactum fuerit. Sed de
livido morbo ad verbum haec fcribit: Morbum lividum
febris arida comitatur et horror alias et alias capitis dolor et vifcera dolor male habet et bilem vomitu rejicit,
quumque dolor vexat, nequit intueri, fed gravatur et

Ed. Chart. IX. [388.]   Ed. Baf. V. (456.)

πελιδνὴ καὶ τὰ χείλεα καὶ τῶν ὀφθαλμῶν τὰ λευκὰ πελιδνὰ
καὶ ἔξορᾷ ὡς ἀγχόμενος. ἐνίοτε καὶ τὴν χρόαν μεταβάλλει,
καὶ ἐκ πελιδνοῦ ὑπόχλωρος γίνεται. τινὲς δὲ πάλιν ἐνταῦθα μοχθηρῶς ἐξηγήσαντο πελιὸν πυρετόν, ἐφ' οὗ τὰ διαχωρήματα πελιὰ φαίνεται. τούτοις γὰρ ἀκόλουθόν ἐστι καὶ
μέλανα καλεῖν πυρετόν, ἐφ' οὗ μελάνων ἔκκρισις γίνεται.
καταλείπεται οὖν ἔτι τὸ τέλος τῆς ῥήσεως ἐξηγήσασθαι,
γεγραφότος αὐτοῦ καὶ τὰ ἄλλα καὶ τὰ τοιαῦτα, τουτέστι
τοῖς εἰρημένοις. εἰρήκει δ' ὑστέρας τὰς κατὰ τὴν χρόαν
διαφορὰς, οὐ κατὰ τὴν οὐσίαν αὐτὴν οὔσας τῶν πυρετῶν,
ἐγγυτέρω γε μὴν τῶν ἄλλων τῶν ἀπό τινος συμβεβηκότος
γινομένων, ὥσπερ ὅταν ἤτοι διαλείποντας ἢ συνεχεῖς λέγωμεν εἶναι τοὺς πυρετούς. καὶ τῶν διαλειπόντων τὸν μὲν
τριταῖον, τὸν δὲ ἀμφημερινὸν, τὸν δὲ τεταρταῖον, καὶ τῶν
συνεχῶν τὸν μὲν ἡμιτριταῖον, τὸν δὲ καυσώδη, τὸν δὲ κρυ-
μνώδη, τὸν δὲ τυφώδη, τὸν δὲ λοιμώδη, τὸν δὲ ἐλεώδη,
τὸν δὲ ἠπίαλον. ὁ δὲ Πραξαγόρας καὶ φρενιτικοὺς καὶ λη-

venter aridus redditur et cutis livida; et labia et oculorum alba livent, adfpicitque ac fi ftranguletur; interdum
et colorem mutat, atque ex livido fubviridis efficitur.
Alii vero rurfum hoc loco lividam febrem male interpretati funt, eam fcilicet, in qua lividae dejectiones apparent: iftis namque pari ratione conveniret et nigram febrem eam appellare, in qua nigrae materiae expulfio fit.
Supereft nempe adhuc extremum dictionis Hippocraticae
explanandum, ubi, inquit, et alia fimilia praedictis fcilicet fimilia. Recenfuit autem poftremas fecundum colores
differentias, non fecundum ipfam febrium effentiam, aliis
tamen quae ab aliquo accidente proveniunt propinquio-
res, quemadmodum cum aut intermittentes aut continuas
febres effe dicimus et intermittentium hanc tertianam,
illam quotidianam, aliam vero quartanam; at continuarum
aliam femitertianam, aliam ardentem, aliam gelidam,
aliam fuccenfam, aliam peftilentem, aliam paluftrem, aliam
hepialam. Caeterum Praxagoras inter acutarum febrium

Ed. Chart. IX. [388.]   Ed. Bas. V. (456.)

θαργικοὺς καὶ πρός γε τούτοις ἰκτερικούς τινας ὀνομάζει
πυρετοὺς ἐν ταῖς διαφοραῖς τῶν ὀξέων. οἱ δὲ νεώτεροι καὶ
συνοχόν τινα καλοῦσι πυρετὸν οὐ μόνον συνεχῆ, καὶ διαφοράς γε αὐτοῦ τίθενται τόν τε ὁμότονον ἢ ἀκμαστικὸν
ὀνομαζόμενον καὶ τὸν ἐπακμαστικὸν καὶ τὸν παρακμαστικόν.
καθ᾽ ἑκατέραν δ᾽ αὖ τομὴν κοινὴν καὶ πρὸς τὰς ἄλλας νόσους ἐνίους μὲν ὀξεῖς πυρετοὺς ὀνομάζομεν, ἐνίους δὲ χρο-
νίους καὶ κατ᾽ ἄλλην, εὐήθεις τε καὶ κακοήθεις. καὶ μέντοι
καί τινας μὲν τεταγμένους ἢ ἀτάκτους, ἄλλους δ᾽ αὖ πάλιν
περιοδίζοντας καὶ πεπλανημένους. ἔνιοι δὲ τῶν παλαιῶν
καὶ τοὺς ἀπὸ διαφερόντων μορίων ἀναπτομένους ἀπ᾽ ἐκείνων ὠνόμαζον, πλευριτικόν τινα πυρετὸν λέγοντες, ἡπατικόν
τε καὶ σπληνικόν, ἑτέρους δ᾽ ἀπὸ ξυμπτώματος κωματώ-
δους, καταφορικὸν, ληθαργικὸν, φρενιτικόν, ἰκτερικόν. ὑπὲρ
ὧν ἁπάντων ἐν ταῖς περὶ αὐτῶν πραγματείαις ἔμαθες. ἐν
δὲ τῷ νῦν ἐνεστῶτι λόγῳ τὰ τῆς ἐξηγήσεως αὐτάρκως πε-
πέρανται. πρὸς γὰρ τῷ τὴν ἐμὴν γνώμην ἀποφήνασθαι καὶ

differentias et phreniticas et lethargicas, praeterea et icte-
ricas quasdam nuncupavit.   At recentiores medici non
folum continuam, fed etiam fynochum febrem quandam
appellaverunt ejusque differentias pofuerunt omotonam
videlicet feu acmafticam vocatam et epacmafticam atque
paraemafticam.   Item fecundum aliam divifionem aliis
quoque morbis communem, nonnullas acutas febres appellamus, nonnullas diuturnas.   Alia quoque divifione
boni moris febres et mali moris dicimus, quinetiam alias
ordinatas aut inordinatas.   Praeterea quasdam ftatum circuitum fervantes et erraticas.   Quidam autem veteres a
diverfis membris accenfas febres ab illis cognominabant,
lateralem febrem aliquam vocantes et jecorariam et liena-
riam; alias vero a fymptomate foporificam, fomnolentam,
lethargicam, phreniticam, aeruginofam.   De quibus omnibus in propriis de ipfis libris late notitiam adeptus es;
fed in praefenti fermone, quae ad explanationem pertinent, abunde tractata funt.   Non meam enim folum fen-

τῶν ἐνδόξων ἐξηγητῶν ἐμνημόνευσα, τοὺς ἄλλους ἅπαντας
παραλιπὼν ὅσοι περὶ διαφορᾶς πυρετῶν ἀπεφήναντό τι χωρὶς ὑπομνημάτων ἐξηγητικῶν, ἐν οἷς ἐστὶ καὶ Ἀρχιγένης,
ὧν ἐν ἑτέρᾳ πραγματείᾳ μνημονεύσω.

λ'.

Αἱ ξυντάσιες τοῦ σώματος καὶ οἱ σκληρυσμοὶ τῶν ἄρθρων
κακὸν καὶ αὐτὸς διαλελυμένος καὶ αἱ κατακλάσιες τῶν
ἄρθρων κακόν.

[389] Τῷ μὲν οὖν συντεταμένῳ τὸ κεχαλασμένον
ἐστὶν ἐναντίον, τῷ σκληρῷ τὸ μαλακόν. αὐτὸς γοῦν ἐν τοῖς
ἑξῆς ἐρεῖ δέρματος σκληροῦ μάλθαξις, συντεταμένου χάλα-
σις. εἴτε δέρμα συντεταμένον εἴτε ἄρθρον εἴτε σῶμα λέγοιτο, πρὸς τὸ κατὰ φύσιν ἔχον αὐτὸ παραβάλλοντες οὕτως εἰρῆσθαι νοήσομεν. ὅπερ οὔτε συντεταμένον, οὔτε κεχαλασμένον, ἀλλὰ συμμέτρως ἔχον ἐστί. συντείνεται μὲν

tentiam protuli, verumetiam illuftrium interpretum mentionem feci, alios omnes filentio involvens, quicunque
de febrium differentia feorfum ab explanatoriis commentariis aliquid prodiderunt, inter quos eſt et Archigenes,
de quibus in alio volumine fermonem faciam.

XXX.

Contenfiones corporis articulorumque durities malum. Et
aeger ipfe exfolutus et artuum confractiones malum
portendunt.

    Contenfo relaxatum contrarium eſt, duro molle;
quare ipfe deinceps dicturus eſt, cutis durae mollitio,
contenfae relaxatio. Sive cutem contenfam five articulum five corpus dicat, ad naturaliter affectum ipfum
conferentes, ita dictum fuiſſe intelligemus. Secundum
naturam autem fe habet, quod neque contenfum neque
laxatum, fed mediocriter fe habet. Contenfa fane inter-

οὖν τὰ συντεινόμενα ποτὲ μὲν δι᾽ οἰκείαν διάθεσιν, ἔστι
δ᾽ ὅτε πρός τινων ἑτέρων ἑλκόμενα· διὰ μὲν τὴν οἰκείαν
διάθεσιν, ὅταν ἤτοι παγῇ διὰ ψύξιν ἰσχυρὰν ἢ ξηρανθῇ
διά τι τῶν ξηραινόντων αἰτίων. ἔστι γὰρ ὡς ἔμαθες πλείω,
τείνεται δὲ ὑπὸ τῶν συνεχῶν ἔνια ξηραινομένων ἢ φλεγμαινόντων ἢ πηγνυμένων. ἔμπαλιν δὲ χαλαρὰ γίνεταί τινα
παρὰ τὸ κατὰ φύσιν ὑγρότητι πολλῇ διαβρεχόμενα χωρὶς
ψύξεως. σκληρύνεται δὲ τὰ σκληρυνόμενα ξηραινόμενα διὰ
ψύξιν ἢ σκίῤῥον ἢ ξηρότητα. φλεγμονὴ γὰρ οὐ σκληρὸν,
ἀλλ᾽ ἀντίτυπον ἐργάζεται τὸν ὄγκον, ὁμοίως τοῖς πεπληρω-
μένοις ἀσκοῖς ὑγρᾶς οὐσίας ἢ ἀέρος. ὥσπερ δὲ τῷ σκληρῷ
παραπλήσιον φαινόμενον τὸ ἀντίτυπον ἀπὸ κοινοῦ συμβεβηκότος, ἐπειδὴ καὶ τὸ σκληρὸν ἀντίτυπόν ἐστι, πάμπολυ
διαλλάττει κατὰ τὴν οἰκείαν φύσιν, οὕτως καὶ τῷ μαλακῷ
σώματι τὸ ἔκλυτον ὁμοιότητά τινα ἔχον ὡς πρὸς τὴν αἰσθητὴν φαντασίαν οὐ τὴν αὐτὴν ἔχει διάθεσιν. ἀῤῥωστού-
σης γὰρ τῆς τοὺς μῦς κινούσης δυνάμεως ἔκλυτά τε καὶ
πάρετα φαίνεται κείμενα τὰ τῶν ἀῤῥώστων σώματα. ταύ-

dum per proprium affectum contenduntur, interdum a
quibusdam aliis attracta; per proprium quidem affectum,
cum aut vehementi frigore conglaciata aut ab aliqua ex-
ficcante caufa arefacta fuerint, funt enim, ut novifti, plures: diftenduntur autem quaedam continuis particulis,
quum arefiunt aut inflammantur aut congelafcunt. Contra quaedam ultra naturales fines relaxantur multo humore, fine frigore madentia. Obdurefcunt autem quae
dura fiunt frigore ficcefcentia aut fcirrho aut ficcitate:
phlegmone namque non durum, fed refiftentem tumorem
efficit, perinde atque utres funt lividae materiae atque
aëris pleni. Quemadmodum autem renitens duro fimile
apparet, ob commune accidens, nam durum quoque renitens eft, longe tamen fecundum propriam naturam differt, ita et molli corpori exolutum fimile quum fit aliquantulum, quantum ad fenfibilem apparentiam pertinet,
non eodem tamen affectu praeditum eft; fiquidem aegrotantium corpora potentia mufculorum motrice debilitata,

Ed. Chart. IX. [389.]   Ed. Baf. V. (456.)

την μεν οὖν τὴν διάθεσιν ἐδήλωσεν εἰπὼν, καὶ αὐτὸς διαλελυμένος, ἐφεξῆς δὲ σαφῶς ἔφη, καὶ αἱ κατακλάσιες τῶν ἄρθρων. ἔνιοι δὲ τὴν τρίτην συλλαβὴν οὐ διὰ τοῦ α γράφουσι κατακλάσιες, ἀλλὰ διὰ τοῦ ι κατακλίσιες. ὅπως δὲ ἄμεινόν ἐστι γράφειν εὑρήσομεν, ἀναμνησθέντες τῶν εἰρημένων ἐν τῷ προγνωστικῷ περὶ κατακλίσεως ἐν τῇδε τῇ ῥήσει. κεκλιμένον δὲ χρὴ καταλαμβάνεσθαι τὸν νοσέοντα ὑπὸ τοῦ ἰατροῦ ἐπὶ τὸ πλευρὸν τὸ δεξιὸν ἢ τὸ ἀριστερὸν καὶ τὰς χεῖρας καὶ τὰ σκέλεα ὀλίγον ἐπικεκαμμένα ἔχοντα. πρόσχες δὲ ἐνταῦθα τῷ τὰς χεῖρας καὶ τὰ σκέλεα ὀλίγον ἐπικεκαμμένα ἔχοντι. τὸ γὰρ ἤτοι μηδ' ὅλως ἢ πλέον τοῦ προσήκοντος ἐπικεκάμφθαι μοχθηρὸν ἑκάτερον. ὅτι μὴ κατὰ φύσιν, αὐτὸς γοῦν εἶπεν, οὕτως γὰρ καὶ οἱ πλεῖστοι τῶν ὑγιαινόντων κατακλίνονται, διὰ τοῦτο ἐφεξῆς ἐρεῖ, ὕπτιον δὲ κεῖσθαι καὶ τὰς χεῖρας καὶ τὰ σκέλεα ἐκτεταμένα ἔχοντα ἧσσον ἀγαθόν. ἐδείχθη δέ σοι δυνάμεως ἀρρωστίαν ἡ τοιαύτη κατάκλισις ἐνδείκνυσθαι καὶ ταύτης ἔτι

exoluta et abjecta jacere cernuntur. Hunc itaque affectum manifeftavit dicens: et ipfe diffolutus, deinceps vero manifefte fubdidit et articulorum cataclafies, hoc eft confractiones. Sed quidam tertiam fyllabam non per a fcribunt, cataclafies, fed per i cataclifies, hoc eft decubitas. Utro modo autem melius fuerit fcribere, facile inveniemus, fi eorum reminifcemur, quae in libro de praefagiis, de decubitu per haec verba tradidit. Aegrotantem vero a medico deprehendi oportet in dextrum latus aut finiftrum decumbentem et crura manusque paulum inflexas habentem. Animadverte vero hic, crura et manus paulum inflexas habentem: nam aut nequaquam aut plus quam conveniat, inflexas effe, utrumque malum eft, quia praeter naturam fint. Ipfe igitur dixit, ita enim et plurimi recte valentium cubant, id circo poftea fubjunxit: Supinum autem jacere manibus cruribusque extentis minus bonum. Tibi vero declaratum eft facultatis infirmitatem ab hujusmodi decubitu indicari et adhuc magis ab

μᾶλλον ἡ ἐφεξῆς εἰρημένη κατὰ τήνδε τὴν λέξιν· εἰ δὲ
καὶ προπετὴς γίνοιτο καὶ καταῤῥέοι ἀπὸ τῆς κλίνης ἐπὶ τοὺς
(457) πόδας, δεινότερόν ἐστιν. ταύτας οὖν τὰς κατακλίσεις ἐν τῇ νῦν προκειμένῃ ῥήσει διὰ τῆσδε τῆς λέξεως ἐδήλωσε, καὶ αὐτὸς διαλελυμένος, εἴ γε τὸ τὰς χεῖρας καὶ τὰ
σκέλη ὀλίγον ἐπικεκαμμένα ἔχειν ἐπαινεῖται, τὸ περαιτέρω
τοῦδε μείζονα κόλασιν ἐμφαίνει τῶν ἄρθρων, οὕτως γὰρ
αὐτὴν ὠνόμασεν. ἐν δὲ τῷ προγνωστικῷ κατὰ τήνδε τὴν
λέξιν· θανατῶδες δὲ τὸ κεχηνότα καθεύδειν καὶ τὰ σκέλεα ὑπτίου κειμένου συγκεκαμμένα εἶναι καὶ διαπεπλεγμένα,
ὅπερ σημαίνει τὸ διεστῶτα μέχρι πλείονος. εἴ- [390] τε
δὲ συγκεκαμμένα εἴτε διαπεπλεγμένα γράφοι, καθ' ἑκάτερον ἐμφαίνεται κεκλάσθαι τὰ ἄρθρα. καὶ διὰ τοῦτο ἄμεινόν ἐστι γράφειν ἐνταῦθα, κατακλάσιες τῶν ἄρθρων διὰ
τοῦ α, τὸ γὰρ διὰ τοῦ ι κατακλίσιες οὐ πάνυ τι καλῶς
ἐπὶ τῶν ἄρθρων λέγεται, τῷ παντὶ σώματι τὰς τοιαύτας
προσηγορίας εἰθισμένου τοῦ Ἱπποκράτους, οὐ τοῖς ἄρθροις
ἐπιφέρειν.

---

eo, qui deinceps his verbis exprimitur: At fi pronus fuerit e lectuloque ad pedes delabatur, gravius eſt. Tales
igitur decubitus in praeſenti ſermone per haec verba ſignificavit; et ipſe diſſolutus, ſiquidem manus et crura parum inflexas habere laudabile eſt, quod ultra hos fines
tranſit, majorem articulorum fractionem indicat. Ita namque ipſam appellavit; at in libro de praeſagiis in his
verbis: Mortiferum eſt autem ore aperto dormire crura-
que ſupini jacentis inflexa eſſe et explicita, quod ſignificat latiſſime diſtantia. Sive autem inflexa ſive explicata
ſcribat, utroque modo articulos confractos eſſe indicat.
Atque ideo melius hoc loco fuerit cataclaſies articulorum
per a ſcribere, hoc eſt confractiones; nam per i ſcribere
catacliſies, hoc eſt decubitus, non admodum recte articulis quadrat, univerſo corpori hujusmodi appellationes non
articulis Hippocrate attribuere ſolito.

λα'.

῎Ομματος θράσος παρακρουστικὸν καὶ ῥίψεις καὶ κατακλά-
σεις κακόν.

Τὸ μὲν θράσος παρακρουστικόν ἐστι σημεῖον καὶ μάλιστα ὅταν ἀναιδημόνως γίνηται, καθότι λέλεκται πολλάκις.
ἡ δὲ ῥίψις τῶν ὀμμάτων ἐναντίον σύμπτωμά ἐστι τῷ θρα-
σεῖ βλέμματι. δηλοῖ γὰρ τοὺς μὴ δυναμένους ἐπὶ πλέον
ἀναπεπταμένους ἔχειν τοὺς ὀφθαλμοὺς ὑπ' ἀῤῥωστίας τῆς
διοικούσης τὰ βλέφαρα δυνάμεως. κατάκλασιν δὲ λέγει τῶν
ὀφθαλμῶν, ὅταν διαστρέφηται τὰ βλέφαρα, καθάπερ ἐν τῷ
προγνωστικῷ διῆλθεν εἰπών, ἢν καὶ καμπύλον γένηται ἢ
πελιὸν βλέφαρον ἢ χεῖλος ἢ ῥὶς, κακόν.

XXXI.

*Oculi ferocitas delirium portendit; crebrae quoque ac in-
ordinatae projectiones perverfionesque malum.*

Audacia quidem nota eft delirii maximeque quum im-
pudens eft, ficuti plures dictum eft. Oculorum autem
abjectio audaci adfpectui contraria eft, declarat namque
prae facultatis palpebras regentis imbecillitate oculos diutius apertos patere non poffe. Infractionem vero oculorum appellat, quum palpebrae invertuntur, ut in libro
de praefagiis narravit, inquiens: Sin incurva fuerit aut
livida palpebra aut labium aut nafus, malum.

ΙΠΠΟΚΡΑΤΟΥΣ ΕΠΙΔΗΜΙΩΝ ΣΤ. ΚΑΙ ΓΑΛΗΝΟΥ ΕΙΣ ΑΥΤΟ ΥΠΟ- ΜΝΗΜΑ Β.

Ed. Chart. IX. [391. 392.]   Ed. Baf. V. (457.)

α'.

[391] *Εὐρῦναι, στενυγρῶσαι, τὰ μὲν, καὶ τὰ δὲ μή.*

[392] Θεραπειῶν εἰσι καὶ οὗτοι τρόποι, τοῖς ἐναντίοις ἁρμόττοντες παθήμασιν. εὐρῦναι μὲν γὰρ δεῖ τὰ πε-
πυκνωμένα, πυκνῶσαι δὲ τὰ πέρα τοῦ προσήκοντος εὐρυ-
σμένα. διὸ καὶ τὴν δευτέραν συλλαβὴν τοῦ στενυγρῶσαι,

HIPPOCRATIS EPIDEM. VI. ET GALENI IN ILLUM COMMEN- TARIUS II.

I.

*D*ilatare, confiringere, haec quidem certe, illa vero
minime.

Curationum et ifti modi funt contrarii affectibus convenientes: dilatare namque denfata oportet, denfare autem,
quae ultra decens amplificata funt.   Ideo fecundam fyllabam hujus vocis στενυγρῶσαι cum tenui fpiritu, non

ΚΑΙ ΓΑΛΗΝΟΥ ΕΙΣ ΑΥΤΟ ΥΠΟΜΝΗΜΑ Β. 897

Ed. Chart. IX. [392.]   Ed. Baf. V. (457.)
ψιλοῖντες οὐ δασύνοντες ἀναγνωστέον ἐστίν. οὐ γὰρ ἔγκει-
ται τὸ ὑγρὸν ἐν τῇ λέξει, καθάπερ ἄν τις οἰηθείη, μὴ γινώσκων ὑπὸ τῶν Ἰώνων τὸ στενὸν ὀνομάζεσθαι στεννυγρόν.
ἀλλὰ τοῦτό γε μαρτύριόν ἐστιν αὔταρκες, τὸ παρὰ τῷ Σι-
μωνίδῃ γεγραμμένον ἐν τοῖσδε τοῖς ἔπεσιν·

> οὐκ ἄν τις οὕτω δασκίοις ἐν οὔρεσιν
> ἀνὴρ λέοντ᾽ ἔδεισεν, οὐδὲ πάρδαλιν,
> μοῦνος στεννυγρῇ συμπεσὼν ἐν ἀτραπῷ.

ταυτὸν σημαίνει τῷ στενῇ. στενοῦνται δὲ καὶ ἀνευρύνον-
ται παρὰ τὴν κατὰ φύσιν συμμετρίαν, ἐνίοτε μὲν ἀγγείων
τινῶν ἢ μορίων αἰσθητὰ στόμια, πολλάκις δὲ λόγῳ θεωρη-
τά, κατά τε τὸ δέρμα κἂν τῷ βάθει· καὶ χρὴ τὰ μὲν πε-
πυκνωμένα διοίγειν καὶ ἀραιοῦν, μετρίως ἐκθερμαίνοντα, τὰ
δὲ ἀναπεπταμένα συνάγειν, στύφοντά τε καὶ ψύχοντα. τέ-
λειον δὲ ἔχετε τὸν περὶ τούτων λόγον, ὥσπερ καὶ τῶν ἄλλων θεραπευτικῶν λογισμῶν εἰρησόμενον ἐν τῇ τῆς θεραπευτικῆς μεθόδου πραγματείᾳ.

---

cum craſſo legendum eſt: neque enim cum hac dictione
ὑγρὸν, ut quis forſan putare poſſet, compoſita eſt: nam
ignorat iſte ab Ionibus anguſtum ſtenygron appellari.
Hujus autem rei teſtis locuples Simonides fuerit in his
carminibus ita ſcribens:

> *Non ſane quisquam ſic umbroſis in montibus*
> *Vir leonem timuit, neque pardalim,*
> *Solus ſtenygro, id eſt anguſto occurrens tramite.*

Idem enim ſignificat, quod arcto. Arctantur autem et
dilatantur ultra naturalem modum interdum vaſculorum
quorundam aut membrorum ſenſilia oſcula; plerumque
vero et ratione viſibilia tam in cute, quam in profundo
corpore poſita; atque denſata aperire et rarefacere mediocriter calefaciendo, patentia vero cogere adſtringendo ac
refrigerando opus eſt. Sed perfectum de his ſermonem,
ſicut et de aliis curativis praeceptis, in libro de arte curandi faciendum habebitis.

β'.

Χυμοὺς τοὺς μὲν ἐξῶσαι, τοὺς δὲ ξηρᾶναι, τοὺς δὲ ἐνθεῖναι, καὶ τῇ τι μὲν, τῇ τι δὲ μή.

Κἂν τῷ περὶ χυμῶν ἐμάθετε περὶ τούτων τελεώτερον,
ὥσπερ κἂν τοῖς ἡμετέροις θεραπευτικοῖς, ὡς ποτὲ μὲν αἰσθητῶς ἐκκενοῦν προσήκει τοὺς πλεονάζοντας χυμοὺς ἢ
ἐμέτοις ἢ κλυσῖηρσιν ἢ διὰ καθαιρόντων φαρμάκων ἢ δι'
οὔρων ἢ δι' ἱδρώτων ἢ διὰ φλεβοτομίας ἢ δι' αἱμοῤῥοΐδος
ἢ διὰ μήτρας ἢ ἀποσχάζοντας, ἐνίοτε δὲ διαφορεῖν τοῖς
ἔξωθεν ἐπιτιθεμένοις φαρμάκοις, ὧν ὠνόμαζε τοῦτο μὲν
ξηρᾶναι, τὸ πρότερον δὲ ἐξῶσαι. κοινοῦ δὲ ἀμφοτέροις
ὄντος τοῦ κενῶσαι, τὸ ἐναντίον τῷ τρίτῳ ἔγραψεν, ὀνομά-
σας ἐνθεῖναι, τουτέστι γεννῆσαι τοὺς λείποντας χυμούς.
εὔδηλον δ' ὅτι διὰ τῶν ἐσθιομένων καὶ πινομένων ἐντίθε-
μεν τούτους, ἐκλεγόμενοι τάς τε προσηκούσας ποιότητας

II.

Humores hos quidem expellere, illos vero exficcare decet;
alios autem addere, et hae quidem parte, illa vero
minime.

Et in libro de fuccis iftorum doctrinam accuratius
traditam didiciftis, quemadmodum et in noftris de curatione libris proditum eft.   Quod videlicet nonnunquam
redundantes humores fenfibiliter evacuare convenit aut
vomitionibus aut clyfteribus aut purgatoriis medicinis aut
per lotia aut per fudores aut per venae fciffionem aut
per ani fanguifluas vocatas venas aut per uterum aut fca-
rificando; interdum vero digerere, exterius adhibitis medicamentis, oportet, ex quibus modis hunc exficcare appellavit, priorem vero expellere.   Quumque utrique commune fit evacuare, quod tertio contrarium erat, fcripfit,
ipfum addere vel imponere nominans, hoc eft deficientes
humores creare.   Clarum eft autem nos per cibos potus-

αὐτῶν καὶ τὰς ποσότητας, καὶ φροντίζοντες ὅπως πεφθῇ τε
καὶ ἀναδοθῇ καὶ προστεθῇ τοῖς σώμασι. τὸ δὲ καὶ τῇ τι
μὲν, τῇ τι δὲ μὴ, κἂν εἰ μὴ ἐλέλεκτο, σαφὲς ἦν. ἐνίοτε μὲν
γὰρ ἐφ᾽ ἑνὸς ἀνθρώπου τινὰ μὲν εἰς ὄγκον ἠρμένα μόρια
κενώσεως δεῖται, τινὰ δὲ ἀτροφοῦντα προσθέσεως.

γ΄.

[393] Λεπτῦναι, παχῦναι, τεῦχος, δέρμα, σάρκας καὶ
τἄλλα, καὶ τὰ μὲν, τὰ δὲ μή.

Τεῦχος μὲν ἀκουστέον ἐστὶν ὅλον τὸ σῶμα· καὶ γὰρ
λεπτῦναι πεπαχυσμένον ἀμέτρως αὐτὸ καὶ παχῦναι λελε-
πτυσμένον οὐκ ὀλιγάκις ἡμῖν πρόκειται. πολλάκις δ᾽ οὐχ
ὅλον, ἀλλ᾽ ἤτοι σάρκας τινὰς ἢ τὸ δέρμα μόνον, ἐνίοτε δὲ
τοὺς χυμοὺς, οὓς ἐδήλωσε προσθεὶς καὶ τὰ ἄλλα. τὸ δὲ καὶ

que ipforum qualitates idoneas et modum feligentes, utque
concoquantur, digerantur corporibusque imponantur, pro-
curantes iftos reparare. Illud autem partim quidem fic,
partim vero non, etfi non dictum fuiffet, manifeftum
erat: interdum enim uno in homine aliquae particulae in
tumorem elatae evacuationis, aliquae nutrimento carentes
repletionis indigent.

III.

*Vas, corpus, cutem, carnes extenuare, incraffare oportet,
atque alia, et haec quidem, illa vero minime.*

Per vas totum corpus intelligendum eft: nam ipfum
immodice craffum extenuare et emaciatum plenius reddere,
haud raro nobis propofitum eft; plerumque vero non totum, fed aut carnes aliquas aut cutem folam, interdum
et humores, quos fignificavit illa verba adjiciens *et alia.*

Ed. Chart. IX. [393.]   Ed. Baf. V. (457.)
τὰ μὲν, τὰ δὲ μὴ, κατὰ τὸν αὐτὸν εἴρηται λόγον, ὡς ἐπὶ
τῆς πρὸ ταύτης ῥήσεως ἐξηγησάμην.

δ΄.

Λειῆναι, τρηχῦναι, σκληρῦναι, μαλθάξαι, τὰ μὲν, τὰ
δὲ μή.

Κοινὸν καὶ καθόλου σκοπὸν ἰαμάτων παρ᾽ αὐτοῦ με-
μαθηκὼς ἔπεσθαι δυνήσῃ τοῖς λεγομένοις ἐν μέρει πᾶσι
θεραπευτικοῖς λογισμοῖς. εἰ γάρ ἐστι τὰ ἐναντία τῶν
ἐναντίων ἰάματα, λεᾶναι μὲν δεήσει τὰ τετραχυσμένα παρὰ
φύσιν, τραχῦναι δὲ τὰ λεῖα γεγονότα. τραχύνεται μὲν οὖν
καὶ φάρυγξ πολλάκις αἰσθητῶς καὶ ἀρτηρία τραχεῖα καὶ
στόμα καὶ ὅλον τὸ δέρμα κατά τε τὰς ψωρώδεις καὶ λεπρώ-
δεις διαθέσεις, ἐξανθήμασί τέ τισι, τοῖς μὲν κεγχρώδεσιν,
τοῖς δ᾽ ἐλάττοσι τούτων ἢ μείζοσι. τραχύνεται δὲ καὶ τὰ
κατὰ γαστέρα πολλάκις, ὅταν δι᾽ αὐτῶν ἐκκρίνεται πλείων
χολώδης χυμὸς ἄκρατος. ἔσθ᾽ ὅτε δὲ καὶ ἐξ ἐδεσμάτων

Illud vero *et haec quidem, ea vero non*, eo modo intelligendum eſt, quo proximum ſermonem explanavi.

IV.

*Lenire, exaſperare, indurare, emollire, et haec quidem,
illa vero minime.*

Commune et in univerſum medicamentum propoſitum
quum ab ipſo didiceris, ſingula omnia curationis praecepta conſequi poteris. Nam ſi contrariorum contraria
ſunt medicinae, praeter naturam exaſperata complanare,
laevia exaſperare opus erit. Aſperantur ſane fauces plerumque ſenſibiliter et aſpera arteria et os et univerſa
cutis in ſcabioſis leproſisque affectibus et puſtulis quibusdam milii granulorum inſtar, aliquibus minoribus, aliquibus majoribus. Aſperantur quoque et ventris partes plerumque quum per ipſas bilioſus ſuccus merus copioſusque
excernitur, interdum vero et ex acribus erodentibusque

Ed. Chart. IX. [393. 394.]   Ed. Baf. V. (457. 458.)

δριμέων τε καὶ δακνωδῶν γίνεται τοῦτο. καὶ δηλονότι διὰ
τῶν ἰωμένων τὰς τραχύτητας φαρμάκων τὴν θεραπείαν ποιεῖσθαι χρὴ τῶν τοιούτων, ὅπερ ὠνόμασε λεᾶναι. τοῖς δὲ
εἰρημένοις ἐναντίως διακείμενα τὰ τραχυνθῆναι δεόμενα,
κατὰ μὲν τὸ δέρμα, περί τε τὰς τῆς κεφαλῆς καὶ τοῦ γενείου τρίχας γίνεται. περὶ μὲν τὰς τῆς κεφαλῆς ἐν ἀλω-
πεκίαις καὶ ὀφιάσεσι καὶ μυδριάσεσιν, ἐπὶ δὲ τοῦ γενείου
τῶν βραδέως αὐτοῦ καὶ μόγις φυόντων, ἐφ' ὧν καὶ αὐτῶν
ἐπειράθημεν ἁπάντων πρὸς ἀλωπεκίας ἁρμοζόντων φαρμάκων. ἐν δὲ τοῖς ἄλλοις μέρεσι τοῦ σώματος, ἔν τε τῷ χειλῶν καλῶν ἕλκη ἢ κόλπους ὅλους, ἐνιέντες φάρμακα ῥυπτι-
κὰ (458) τραχύνομεν τὰ μόρια. καὶ τὴν γαστέρα γλίσχρου φλέγματος ἐμπεπλησμένην ἐνίοτε τραχυντικοῖς φαρμάκοις διαῤῥύπτομεν, ἐν ταυτῷ δ' [394] ἐστὶ τῷ γένει
καὶ τῶν αἱμοῤῥοΐδων καθάρσεων προκλητικοὶ πεσσοί. καὶ
μέντοι τὰς ἐν τοῖς βλεφάροις συκώσεις προτραχύνοντές τινι
πρότερον οὕτως ἐπαλείφομεν τὰ καθαιρετικὰ φάρμακα,
πράττοντες τοῦτο χάριν τοῦ παραδέξασθαι τὴν δύναμιν

alimentis id fequitur. Atque hinc evidens eft, per medicamina afperitatem tollentia curationem effe faciendam,
quod ipfe complanare appellavit. Contra autem atque
haec fe habent, quibus exafperatio convenit. In cute
quidem et circa barbae capitisque pilos id accidit: circa
pilos quidem capiti, ut in alopeciis vocatis et ophiafi et
mydriafi; in barba vero quum tarde vixque pili exoriuntur, in quibus et ipfi omnia medicamina ad alopecia facientia experti fumus. At in aliis corporis particulis, ubi
funt cava ulcera et integri finus, abfterforias medicinas
infundentes, locos illos exafperamus. Et ventriculum tenaci pituita refertum exafperantibus medicamentis nonnunquam detergemus. Ejusdem generis funt et peffi per
fanguifluas venas purgationes proritantes. Quin etiam
palpebrarum tubercula, Graeci fycofes vocant, prius aliquo exafperantes, ita detractoriis medicamentis oblinimus,
idque facimus, ut ulcerata tubercula in profundum vires

αὐτῶν εἰς τὸ βάθος τὰς ἠλωμένας ἐξοχάς. ὥστε γοῦν ἐμὲ
χρώμενον ἐπ᾽ αὐτῶν δέρμασί τε θαλαττίων κητῶν τραχέσι
καὶ σηπίας ὀστράκοις καὶ κισσήρει, καὶ τούτων μὴ παρόντων αὐτῷ τῷ κυαθίσκῳ τῆς μήλης, στενὸν ἐχούσης, οὐκ
εὐρὺ τὸ πέρας. ἀλλὰ τὸ τοῖς ἀχῶρας καὶ τὰ κηρία κα-
λούμενα καὶ τὰς μυρμηκίας, ὅσα τε ἄλλα τοιαῦτα φαρμάκοις ἐκτῆξαι βουλόμεθα, προτραχύνοντες ἤτοι διὰ τῶν
ἡμετέρων ὀνύχων μετρίως ἢ δι᾽ ὀθόνης σκληρᾶς ἢ διά τινος τῶν προειρημένων, οὕτως ἐπιτίθεμεν αὐτοῖς τὰ φάρμακα σκληρῦναι, μαλθάξαι. καὶ τούτων ἡμῖν χρεία γίνεται,
πολλάκις μὲν ἐφ᾽ ὅλου τοῦ σώματος, ἐνίοτε δὲ ἐφ᾽ ἑνὸς μορίου. τοὺς μὲν γὰρ ὕποιδόν τε καὶ ὑδερικὴν ἔχοντας ὅλην
τὴν ἕξιν τοῦ σώματος σκληρύνομεν διά τε σινδόνων προα-
νατρίβοντες καὶ σκληρᾷ τρίψει χρώμενοι καὶ γυμνάζοντες
ἐν κόνει. τοὺς δ᾽ οὐ φέροντας ταῦτα φαρμάκοις ξηραίνουσι
προσπλαστοῖς, ἀλουσίᾳ τε καὶ ταῖς εἰρημέναις τρίψεσι,
πρὸς δύναμιν δηλονότι καὶ κατὰ βραχὺ χρώμενοι ταῖς παρ-
αυξήσεσιν αὐτῶν. ἓν δὲ μόριον ἐνίοτε διακείμενον οὕτως ἀνά-

medicaminum accipiant. Noviſtis ſane in iſtis me mari-
narum beſtiarum, quae cete vocantur, coriis aſperis et
ſepiae teſtis et pumice utentem, hisque non praeſentibus
ipſo parvo cyatho ſcalpelli, anguſtum non latum extremum habentis. Verumetiam achoras et vocatos favos et
myrmecias verrucas et quaecunque id genus alia medicamentis diſcutere volumus aut noſtris unguibus aut duriore
linteolo aut aliquo ex antedictis prius mediocriter fricantes, deinde ipſis medicamina ſuperdamus. Obdurare, mollire, haec nobis quoque uſu veniunt, plerumque in omni
corpore, nonnunquam in parte una. Nam eos, qui univerſo corporis habitu ſubtumido et in hydropem vergente
ſunt, duriores reddimus linteis prius fricantes et aſpera
frictione utentes atque in pulvere exercentes; haec autem
non ferentes, medicamentis emplaſticis arefaciunt medici
et lavationis abſtinentia et dictis frictionibus, pro viribus
ſcilicet atque paulatim eas augentes. Verum unam interdum particulam ita affectam ſecundum ea, quae dixi, cu-

λογον οἷς εἴρηκα θεραπεύομεν. ἐπὶ δὲ τῶν κώλων μάλιστα
φαίνεται συνεχῶς τοῦτο γινόμενον, ἀλλὰ καὶ τῶν ἑλκῶν πάντων ὅταν σαρκωθῇ, τὴν ἐπούλωσιν οὕτω ποιούμεθα. σκλη-
ρυνομένη γὰρ ἡ σὰρξ δερματοῦται καὶ οὐλὴ γίνεται. πάλιν
δὲ ἐκ τῶν ἐναντίων μαλθάσσεται τά τε τετυλωμένα καὶ τῶν
φλεγμονῶν αἱ σκιρρούμεναι, καθ' ὃν τρόπον καὶ ἡ τοῦ
σκιρρουμένου σπληνὸς ἴασις γίνεται. καὶ τὸ παχυνόμενον
δέρμα κατὰ τὸ πάθος, ὃ καλοῦμεν ἐλέφαντα, καὶ τῶν οὐλῶν
δὲ καὶ τὰς σκληροτέρας τοῦ προσήκοντος μᾶλλον μαλάσσο-
μεν, ὥσπερ τὰς πάνυ μαλακὰς σκληρύνομεν.

έ.

Ἐπεγεῖραι, ναρκῶσαι.

Τὸ μὲν ἐπεγεῖραι τὴν αἴσθησιν καὶ τὴν κίνησιν τῶν
ἐκλελυμένας ἐχόντων αὐτὰς εὔδηλόν ἐστιν οὐ σμικρὰν
χρείαν παρέχον τοῖς ἰατροῖς. τὸ δὲ ναρκῶσαι κατὰ μόνας

rabimus. In extremis autem membris potiffimum id fieri
adfidue cernitur. Ulcerum quoque omnium, cum carne
repleta funt, cicatricem hoc modo facimus: durefcens
enim caro cutis naturam induit cicatrixque efficitur. Iterum per contraria, callofa et in fcirrhum verfae phlegmo-
nae molliuntur, quemadmodum et obdurati lienis medela
perficitur et craffefcentem cutem in affectu, quem elephantem vocamus et cicatrices, quam conveniat, duriores
remollimus, ficut molliores induramus.

V.

Excitare, ftupefacere.

Excitare fenfum et motum in iis qui eos debilitatos
habeant, non mediocrem ufum medicis praebere omnibus
notum eft. At ftupefacere in folis vehementibus doloribus

Ed. Chart. IX. [394. 395.]   Ed. Baf. V. (458.)

τὰς σφοδρὰς ὀδύνας γίνεταί ποτε χρήσιμον, ἡνίκα τὰ δι᾽ ὀπίου καὶ μανδραγόρου καὶ ὑοσκυάμου φάρμακα προσφέρομεν. αὐτὸς γὰρ εἶπε, νάρκη δὲ μετρίη ὀδύνης λυτική. ἐὰν γοῦν τὶς σφοδροτέροις ἢ πλείοσι χρήσηται τοῖς ναρκωτικοῖς φαρμάκοις, καταψύχεταί τε καὶ νεκροῦται τὰ σώματα.

στ΄.
[395] Καὶ τὰ ἄλλα ὁκόσα τοιαῦτα.

Τὰ κατὰ τὴν ὁμοίαν τοῖς προειρημένοις γινόμενα ἐναντίωσιν λέγει, θερμαινόντων ἢ ψυχόντων ἢ ὑγραινόντων ἢ ξηραινόντων ἢ ἐμβαλλόντων τὸ ἐκπεπωκὸς ἢ ἐκτεμνόντων τὸ πυρὰ φύσιν ὅλῳ τῷ γένει τοῦ σώματος ἢ ἀποτεμνόντων τῷ μεγέθει παρὰ φύσιν ἢ τὸ διεστραμμένον ἐξευθυνόντων ἢ ἐκφραττόντων τὸ ἐμπεφραγμένον ἢ τἄλλα ὅσα κατὰ θεραπευτικὴν εἴρηται πραγματείαν, ἅπαντα κοινὸν ἔχοντα σκοπὸν τὴν τῶν ἐναντίων τοῖς πάθεσι προσαγωγήν.

interdum ex ufu fuerit, cum medicamenta ex opio, mandragora et alterco exhibemus: nam ipfe dixit, *ftupor vero moderatus dolorem folvit.* Quod fi quis potentioribus aut pluribus medicamentis ftupefactoriis utatur, refrigerantur exftinguunturque corpora.

VI.

Et caetera quaecunque funt hujusmodi.

Illa dicit, quae per contrarietatem antedictis fimilem fiunt aut refrigerando aut calefaciendo aut humectando aut exficcando aut intrufa expellendo aut illud excidendo, quod toto genere inimicum eft corpori, aut abfcindendo, quod magnitudine naturalem modum excedit, aut contortum dirigendo aut obftructum recludendo aut reliqua quaecunque in arte curativa dicta funt. Quorum omnium commune propofitum eft contraria affectibus adhibere.

ΚΑΙ ΓΑΛΗΝΟΥ ΕΙΣ ΑΥΤΟ ΥΠΟΜΝΗΜΑ Β. 905

Ed. Chart. IX. [395.]　　　　　　　　Ed. Baf. V. (458.)

ζ'.

Παροχετεύειν.

Τρόπους θεραπειῶν ἐπὶ χυμοῖς ἐνταῦθα διδάσκειν ἄρχεται, γεγραμμένους τελειότερον ἐν τῷ περὶ τῶν χυμῶν,
εἰρήσονται δὲ καὶ νῦν ἀναμνήσεως ἕνεκα. παροχέτευσιν
μὲν ὀνομάζειν εἴωθεν ὁ Ἱπποκράτης, ὅταν χυμός τις δεό-
μενος κενώσεως μὴ καθ᾽ ὃ δεῖ χωρίον ὁρμήσῃ φέρεσθαι.
καὶ μέντοι μηδὲ πόρρω πάνυ τοῦ προσήκοντος, μηδ᾽ εἰς
τὸν ἐναντιώτατον τόπον, ἀλλ᾽ οἷον εἰ δι᾽ οὔρων ὁρμήσει
ἐκκενοῦσθαι, κεκακωμένης κύστεως ἢ νεφρῶν. παροχετεύειν
γὰρ ἄμεινον ἐνταῦθα διὰ τῆς γαστρός, ὥσπερ εἰ καὶ διὰ
γαστρὸς τὴν ὁρμὴν σχοίη φέρεσθαι, κεκακωμένων ἐντέρων.
ἔμπαλιν γὰρ ἐπὶ τούτων εἰς οὖρα προτρέψομεν ἔρχεσθαι,
τὸν χρήζοντα κενώσεως χυμόν. ἐπὶ δὲ γυναικῶν ἐνίοτε
διὰ μήτρας ἢ κατὰ τοὐναντίον ἔστιν ὅτε τὸν διὰ μήτρας
ῥοῦν γινόμενον ἐπ᾽ οὖρα καὶ γαστέρα παροχετεύσομεν. εἰ δὲ
ἐπί τινος τῶν τοιούτων κενώσεων ἐμέτους κινήσαιμεν, ἀν-

VII.

Derivare.

Curationum modos ad fuccos pertinentes hic docere
incipit, in libro de fuccis accuratius defcriptos, fed nunc
quoque reminifcentiae caufa narrabuntur. Derivationem
fane appellare confuevit Hippocrates, quando fuccus aliquis evacuationis indiget, neque per convenientem regionem ferri inceperit, neque tamen valde procul a convenienti, neque ad remotiffimum locum. Ut fi per lotii
vias exire tentaverit vitiata vefica aut renibus; tunc enim
per alvum derivare falius fuerit. Quemadmodum etiam
fi per alvum vitiatis inteftinis ferri inclinaverit: contra
enim in iftis fuccum evacuandum ad urinarios meatus
dirigemus. In mulieribus vero nonnunquam ad uterum
aut e contrario interdum uteri profluvium ad urinae vias
ac alvum derivabimus. At fi in aliqua id genus evacuatione vomitum citaverimus, revulfionem hanc nominat,

906　　*ΙΠΠΟΚΡΑΤΟΥΣ ΕΠΙΔΗΜΙΩΝ ΣΤ*

Ed. Chart. IX. [395. 396.]　　　　　　Ed. Baf. V. (458.)

τίσπασιν ὀνομάζει τοῦτο, καθάπερ εἰ καὶ τοὺς ἐμέτους ἀν-
τισπάσομεν, ἐρεθίζοντες ἐπὶ μήτραν ἢ κύστιν ἢ ἕδραν.

η'.

Παροχετεύειν, ὑπείξαντα ἀντισπᾶν αὐτίκα, ἀντιπίπτοντα
ὑπεῖξαι.

[396] Τῷ παροχετεύειν ἀκόλουθον ἦν ἐπενηνέχθαι
τὸ ἀντισπᾶν, ἔπειθ᾽ οὕτω διδάσκειν ὅπως ἄν τις ἄριστα
ποιήσαιτο τὴν ἀντίσπασιν. ὁ δ᾽ Ἱπποκράτης ὑπερβὰς
τὸ ἀντισπᾶν εἰπεῖν εὐθέως ἧκεν ἐπὶ τὸ χρησιμώτατον ἐγνῶσθαι τοῖς μέλλουσι καλῶς ἀντισπᾶν τοὺς κακῶς ἐπί τι μόριον ὁρμήσαντας χυμούς. οὐ γὰρ ἐπιμένειν χρή γε τοῖς ἀντισπῶσι βοηθήμασι διὰ παντός, ἀλλὰ παρεντιθέναι τινὰ
καιρὸν, ἀργὸν τῶν ἀντισπώντων, ἵνα τὸν φθάσαντα χυμὸν
ἐστηρίχθαι κατὰ τὸ πάσχον μόριον ἐάσωμεν ἐκκριθῆναι.
διαμείνας γὰρ ἐν αὐτῷ διττῶς ἀνιάσῃ, τὸ μέν τι τῷ πλήθει διατείνων, τὸ δέ τι τῇ ποιότητι λυπῶν. ἐὰν δὲ ἐάσαις

ut fi vomitus etiam retraxerimus, ad uterum aut veſicam
aut ſedem incitantes.

VIII.
Derivare, cedentem ſtatim revellere, renitentia emollire.

Conſentaneum erat, ut derivationi revulſionem ſub-
jungeret ſicque deinde pro quo modo quis optime revulſionem faceret, edoceret. Sed Hippocrates revulſionem
ſilentio praeteriens, illico ad illud ſe contulit, quod bene
revulſuris humores male in membrum aliquod irruentes,
utiliſſimum cognitu erat. Neque enim ſemper in retrahentibus auxiliis permanendum eſt, ſed aliquod tempus,
quod retrahentibus vacet, interponere oportet; ut ſuccum,
qui in affecto membro prius inhaeſerit, excerni permitta-
mus: in membro enim remanens, ipſum bifariam contri-
ſtabit et multitudine diſtendens et qualitate diſcrucians.
At ſi humores in particulam prius illatos exire permiſeris,

ἐκκριθῆναι τοὺς φθάσαντας ἐπὶ τὸ μόριον ἐνηνέχθαι χυμοὺς, ἐλευθερώσεις αὐτὸν τοῦ πόνου. ῥᾷόν τ᾽ ἀνύσεις τι
τοῖς ἀντισπαστικοῖς βοηθήμασιν, οὐκέτ᾽ ἐφ᾽ ἑαυτὸ διὰ τὸν
πόνον ἐρεθίζοντος τοὺς χυμοὺς τοῦ μορίου πρὸς τὴν ῥοπὴν
ἣν ἐξ ἀρχῆς οὐκ ὀρθῶς ἐπεπόιηντο.

θ'.

Ἄλλον χυμὸν μὴ τὸν ἰόντα ἄγειν, τὸν δὲ ἰόντα συνεκχυμοῦν, ἐργάσασθαι τὸ ὅμοιον, οἷον ὀδύνη ὀδίνην παύει. τὰ
ἀνόμοια ἢν ῥέπῃ ἄνωθεν ἀρθέντα, κάτωθεν λύειν καὶ
τὰ ἐναντία ταῦτα, οἷον κεφαλῆς κάθαρσις, φλεβοτομίη,
ὅτε οὐκ εἰκῆ ἀφαιρέεται.

Τὸ μὲν ἄλλον χυμὸν, μὴ τὸν ἰόντα ἄγειν, εὔδηλόν ἐστιν
ἐξ ὧν ἐμάθομεν ἐν ἀφορισμοῖς τε καὶ ἐν τοῖς περὶ χυμῶν. ἐὰν
μὲν γὰρ ὁ λυπῶν ἐκκρίνηται συμμέτρου τῆς κενώσεως οὔσης,
δέχεσθαι χρὴ μηδὲν αὐτὸν περιεργαζόμενον. ὥσπερ εἰ καὶ

ipfam dolore liberabis faciliusque revulforiis auxiliis aliquid proficies, non amplius in fe ipfum membro propter
dolorem fuccos proritante, ultra eam, quam a principio
non recte acceperant, inclinationem.

IX.

Humorem alium non prodeuntem educere oportet, prodeun-
tem vero una ex vafis effundere, fimile quoddam opus
facere, velut fi dolor dolore fedetur. Diffimilia fi fur-
fum fublata tendant per inferiora folvere convenit, at-
que his contraria facere, veluti purgatio, venae fectio,
fi quando non inconfulto detrahatur.

Alium quidem fuccum non exeuntem ducere, ex iis
patet, quae in aphorifmis et in libro de fuccis tradita
funt. Nam fi humor infeftans excernatur, cum moderata
eft evacuatio, id nihil aliud curantem admittere oportet,
quemadmodum fi immodica fuerit, ipfum medicum aliquid

Ed. Chart. IX. [396. 397.]   Ed. Baſ. V. (458. 459.)

μὴ συμμέτρως γένοιτο πράττειν αὐτόν τι, ποτὲ μὲν ἐπέ-
χοντα τὸ πλῆθος, ποτὲ παροξύνοντα τὸ τῆς κενώσεως ἔλλι-
πὲς, ὅπερ ὠνόμασεν αὐτὸς τὸν ἰόντα συνεκχυμοῦν. ἐκχυ-
μώσεις γὰρ εἴωθε τὰς ἐκ τῶν ἀγγείων ἐκχύσεις καὶ κενώσεις ὀνομάζειν, (459) τὸ δὲ ἐργάσασθαι μεμάθηκας ἐπὶ
τοῦ μεταλλάττειν ἢ μιγνύναι λεγόμενον. ἄδηλον οὖν εἴτε
τῷ προειρημένῳ συντακτέον εἴτε τῷ ἑξῆς εἰρημένῳ αὐτὸ
προσακτέον, ἑκατέρως γὰρ οὐκ οἰκείως φαίνεται λέγεσθαι.
διὸ καί τινες μὲν ὡς ἑπόμενον αὐτὸ τοῖς προειρημένοις ἐκείνοις συνῆψαν, εἶτ᾿ ἀφ᾿ ἑτέρας ἀρχῆς, τὸ ὅμοιον οἷον ὀδύνην
ἡ ὀδύνη παύει. τινὲς δὲ ἀρχὴν ἐποιήσαντο τῶν ἐφεξῆς τὸ
[397] ἐργάσασθαι τὸ ὅμοιον. ἐπεὶ δὲ, ὡς ἔφην, ἑκατέρως
λεγόμενον οὐδετέρως ἐστὶ πιθανὸν, ἐπὶ τοῦ μεταγράφειν
αὐτὸ παρεγίνοντο πολλοὶ, καθάπερ καὶ τὰ ἄλλα ὅσα καθ᾿
ἓν ὄνομα τὴν ἀσάφειαν ἔχει. καὶ τινὲς μὲν τὴν δευτέραν
συλλαβὴν διὰ τοῦ γ καὶ ι γράφουσιν, ὀργίσασθαι, τινὲς δὲ
τὴν πρώτην διὰ τοῦ ε καὶ ρ, τὴν δὲ δευτέραν διὰ τοῦ γ

facere necesse est, nonnunquam evacuationis redundantiam
ſupprimentem, nonnunquam ejus defectum incitantem,
quod ipſe nominavit exeuntem συνεκχυμοῦν, hoc est una
effundere. Conſuevit enim ecchymoſes appellare ex va-
ſculis effuſiones et inanitiones; facere autem idem, quod
permutare aut miſcere, ſignificare didiciſti. Ambiguum
vero est, utrum antedictis connectendum ſit an deinceps
dicto applicandum, utroque enim modo non proprie dici
videtur; atque ideo nonnulli ipſum tanquam conſequens
antedicta cum illis conjunxerunt; deinde ab altero principio poſuerunt, ſimile, ut dolorem dolor ſedat. Verum
alii ſequentium principium hoc fecerunt, facere ſimile.
Quoniam vero, ut dixi, utroque modo dictum neutro veriſimile est, multi ad ipſius ſcripturam permutandam ſe
converterunt, quemadmodum et alia, quaecunque uno in
nomine obſcuritatem continent. Et nonnulli quidem per
o et ρ primam ſyllabam, ſecundam vero per γ et ι ſcribunt, ὀργίσασθαι, id est iraſci; alii primam ſyllabam per

καὶ α, ἐργάσασθαι τὸ ὅμοιον. εἶτ' ἐφεξῆς φασιν ἐν παραδείγματος μοίρᾳ λελέχθαι τὸ οἷον ὀδύνη ὀδύνην παύει. γέγραπται μὲν οὖν τοῦτο κατὰ πολλὰ τῶν ἀντιγράφων, ὀρθῶς δὲ ἐν τοῖς κατὰ Διοσκορίδην οὐ γέγραπται. φαίνεται
μὲν γὰρ ὡς ἐξηγήσει προσγραφὲν ὑπό τινος, αὖθις δὲ εἰς
τοὔδαφος ὑπὸ τοῦ βιβλιογράφου μετατεθεῖσθαι. τό γε μὴν
διὰ τοῦ γ καὶ ι γραφόμενον ὀργίσασθαι πάνυ κακόζηλόν
ἐστι καὶ πόῤῥω τῆς Ἱπποκράτους ἑρμηνείας, ἐάν τε ἐφ'
ἡμῶν αὐτῶν ἐάν τε ἐπὶ τῶν θεραπευομένων λέγηται μορίων ἐάν τε ἐπὶ τῶν χυμῶν. τὸ γὰρ οἷον εἰς ὀργὴν αὐτὰ
προτρέψαι καὶ ἐπεγεῖραι πρὸς τὴν ἔκκρισιν ἡγοῦνται δηλοῦσθαι διὰ τοῦ ὀργήσασθαι ῥήματος. ἀλλὰ ταῦτα μὲν
εὐκαταφρόνητα καὶ σμικρά, καθάπερ καὶ πάνθ' ὅσα περὶ
τῆς λέξεως ἐξήγηται, τῆς τῶν πραγμάτων ἀληθείας φυλαττομένης. ἐὰν δὲ κἀκεῖνα κινῆται, φευκτέον ἡμῖν ἐστὶ τὰς
τοιαύτας γραφάς, ὥσπερ κἀνταῦθα, σχεδὸν ἁπάντων τῶν
ἐξηγητῶν προσιεμένων, θεραπείας τινὰς ἐνίοτε διὰ τῶν
ὁμοίων γίνεσθαι, καὶ μὴ διὰ παντὸς ὑπὸ τῶν ἐναντίων,

ε et ρ, fecundam per γ et α, ἐργάσασθαι, hoc eft facere.
Deinde ajunt, deinceps loco exempli additum fuiffe illud,
veluti dolorem dolor fedat.　Sane ita in multis codicibus
fcriptum reperitur, fed recte in Diofcoridis exemplaribus
fcriptum non eft: videtur enim ab aliquo explanationi
adjectum fuiffe, poftea vero inter auctoris ipfius verba ab
libri fcriptore fuiffe infertum.　Verum, quod per γ et ι
fcriptum eft, ὀργίσασθαι, id eft irafci, affectatum admodum et ab Hippocratis elocutione longe alienum eft, five
de nobis ipfis, five de iis, quae curantur membris, five
de humoribus dicatur: nam ipfa veluti ad iram concitare
et ad expulfionem ftimulare, fignificari ajunt per hoc
verbum ὀργίσασθαι.　Sed haec contemnenda exiliaque funt,
quemadmodum et reliqua omnia, quae incolumi rerum
veritate de vocabulis difputantur.　Quod fi et ipfae res
labefactentur, hujusmodi a nobis fcripturae fugiendae funt,
ficut hoc loco omnibus fere interpretibus curationes quasdam interdum per fimilia fieri concedentibus et non fem-

910   ΙΠΠΟΚΡΑΤΟΥΣ ΕΠΙΔΗΜΙΩΝ ΣΤ

Ed. Chart. IX. [397.]   Ed. Baf. V. (159.)
ὅπερ αὐτὸς ὁ Ἱπποκράτης ὑπονοήσας τινὰς οἰήσεσθαι δι᾽ ἑνὸς
παραδείγματος ἐνεδείξατο τὴν ἀπάτην αὐτῶν, ἐν ἀφορισμοῖς
γράψας· ἔστιν ὅκου ἐπὶ τετάνου ἄνευ ἕλκεος, νέῳ εὐσάρ-
κῳ, θέρεος μέσου, ψυχροῦ πολλοῦ κατάχυσις ἐπανάκλησιν
θέρμης ποιέεται, θέρμη δὲ ταῦτα ῥύεται. ψυχρὸν γὰρ πάθος ὄντα τὸν τέτανον ὁμοίῳ βοηθήματι δύξει τις λύεσθαι,
ψυχρὸν ὕδωρ καταχέων αὐτῷ. τὸ δ᾽ οὐχ οὕτως ἔχει, θερμασίας γὰρ ἐπανάκλησιν ποιησάμενον ὠφελεῖ, ὡς εἴ γε μὴ
ποιήσαιτο ταύτην, ἐσχάτως βλάψει. ὥσπερ δὲ τοῦτο δοκοῦν εἶναι βοήθημα ψυχρὸν τῷ θερμαίνειν ὠφελεῖ ποτὲ
πάθος ψυχρὸν τὸν τέτανον, οὕτως ἕτερα θερμαίνοντα κατὰ
συμβεβηκὸς ψύχει, διαφοροῦντα τὴν πυρώδη θερμασίαν.
καί μοι περὶ τούτων ἐν ὅλῃ τῇ τῆς θεραπευτικῆς μεθόδου
πραγματείᾳ γέγραπται, διὰ τῶν ἐναντίων βοηθημάτων τῷ
πάθει τὴν θεραπείαν ἐπιδεικνύντι γίνεσθαι διὰ παντός. οἱ
δὲ δι᾽ ὀδύνης μείζονος ἡγούμενοι θεραπεύεσθαι τὴν ἐλάσ-
σονα μέγιστόν τι παρορῶσιν. οὐ γὰρ ἡ ὀδύνη τὴν θεραπείαν ἐργάζεται τῆς ὀδύνης, ἀλλὰ τὸ σὺν τῇ ὀδύνῃ βοήθη-

per a contrariis, quod ipfe Hippocrates fufpicatus alioquin
quosdam opinaturos, unico exemplo eorum deceptionem
indicavit in aphorifmis fcribens: Quandoque in nervorum
diftentione fine ulcere juveni carnofo, aeftate media, frigidae multae infufio caloris revocationem facit; calor antem haec fanat.   Frigidum namque affectum nervorum
diftentionem fimili auxilio fe curare quispiam putaverif,
fi frigida ipfum aqua confperferit; id vero haud ita habet, nam retractionem caloris efficiens juvat, quam nifi
efficeret, fummam noxam inferret.   Atqui ficuti hoc auxilium frigidum effe cum videatur, calefaciendo, nonnunquam frigidum morbum nervorum diftentionem tollit, ita
alia contra calefacientia ex accidenti refrigerant, igneum
calorem digerentia; de his vero mihi in omnibus de methodo curativa libris late difputatum eft, per auxilia affectui adverfantia femper curationem fieri declaranti. Sed
qui majori dolore minorem curari arbitrantur, mirifice
falluntur, neque enim dolor dolorem curat, fed remedium,

μα τοῦ ποιοῦντος αὐτὴν πάθους. ἔμαθες γὰρ ὡς οὐδενὸς
συμπτώματος ἡ θεραπεία γίνεται πρώτως, ἀλλ' ἀεὶ τῆς ἐργαζομένης αὐτὸ διαθέσεως. εἰ δέ τις οὐδέποτε μὲν πρώτως, ἐνίοτε δὲ κατὰ συμβεβηκὸς φαίη τὰ ὅμοια τῶν ὁμοίων
εἶναι θεραπευτικὰ, διὰ μέσων τῶν πρώτως ἐναντίων, ἀληθῆ
τέ φησι καὶ μεμάθηκας ἐπιστημονικῶς αὐτὸ διά τε τῆς θεραπευτικῆς πραγματείας καὶ προσέτι διὰ τῶν εἰς τοὺς
ἀφορισμοὺς ὑπομνημάτων. ὃ δὲ λέγουσί τινες ὡς καύσας
τις ἰσχίον, ὡς ἐπὶ τῶν ἰσχιαδικῶν, δι' ὀδύνης ὀδύνην ἰάσα-
το, πρόδηλον ἔχει τὴν ἀτοπίαν. οὐ γὰρ διὰ τὴν ὀδύνην
ἐθεραπεύθη τὸ πάθος, ἀλλὰ διὰ τὴν καῦσιν, ᾗ συμβέβηκε
κατὰ τύχην ὀδύνη. θλάσας γέ τοί τις ἢ τεμὼν ἢ ὅπως
[398] ἑτέρως εἰς ὀδύνην ἀγαγὼν τὸ μόριον οὐκ ἂν ἰάσαιτο.
καίτοι γ' εἴπερ ἦν ἡ ὀδύνη τῆς ὠφελείας αἰτία, ἐιὰ
παντὸς ἂν ἐθεράπευσε ἰσχιάδας. οὕτω δὲ καὶ τὸν ὀδυνιώ-
μενον ὀδόντα δι' ὀδοντάγρας κομισάμενός τις, ἀνώδυνον ἐργάσατο τὸν ἄνθρωπον, οὐ διὰ τὴν γενομένην ὀδύνην δαι-

quod cum dolore affectum doloris auctorem delet. Nam
alibi didicifti, nulli fymptomati primario, fed i᷉fum
creanti affectui curationem femper deberi. Quod fi quis
neutiquam primo, fed interdum ex accidenti fimilia fimilibus curari per media illa, quae primo contraria funt,
dixerit, ifte vera dicit, idque ita effe et ex libro ᴐᴇ ratione curandi per fcientiam didicifti et adhuc ex ᴊoftris
in aphorifmos commentariis. Quod vero aliqui licunt
quempiam, coxa adufta, ut in coxendicis morbo ontin-
git, dolore dolorem fanaviffe, nimirum perfpicue abfurdum eft; neque enim a dolore, fed ab exuftione, ᴄui forte
dolor adjunctus erat, aegritudo fanata fuit. Nam ᴊ quispiam contudiffet aut fecuiffet aut quocunque aliᴄ modo
dolorem membro intuliffet, nequaquam ipfum fanᴈre potuiffet; atqui fi dolor fanitatis auctor effet, undelbet ex-
citatus coxendicis morbum tollere debuiffet. Eodeᴎ modo
et dentem dolore vexatum fi quis evellens, homiᴈem dolore liberet, non per dolorem in extrahendo denᴇ con-

ρουμένου τοῦ ὀδόντος, ἀλλὰ διὰ τὴν διαίρεσιν ᾗ συνυπῆρ-
χεν ἡ ὀδύνη, ὡς εἴ γε καὶ χωρὶς ὀδύνης ἦν ἐξελεῖν αὐτὸν,
ὁμοίως ἂν ὁ κάμνων ἀνώδυνος ἐγένετο. καθάπερ γε καὶ
χωρὶς ἐξαιρέσεως, ἐὰν θλίβων τις ἢ διακινῶν αὐτὸν ὀδυ-
νήσῃ, τὸ μὲν ἄλγημα σφοδρότερον ἐποίησεν, οὐδὲν δὲ ὠφέλησεν. ἑκατέρωσε τοίνυν εὔδηλόν ἐστιν ἀνωφελῆ τοῖς ὀδυνωμένοις εἶναι τὴν ὀδύνην, ὅσον ἐφ' αὑτῇ. διά τε γὰρ τῶν
ἀνωδύνων βοηθημάτων πολλὰ θεραπεύεται τῶν ὀδυνωμένων
μορίων, ἐφ' ἑτέρων τε πολλάκις ὀδύναι μεγάλαι, διὰ τῶν
προσφερομένων ἔξωθεν γινόμεναι, παῦλαν οὐδεμίαν τοῖς
διά τι πάθος ὀδυνωμένοις ἐπιφέρουσιν. ἓν γὰρ μόνον ἐστὶ
τὸ ἰώμενον, ὅπερ ἂν ἐκκόπτῃ τὴν διάθεσιν ὁπωσοῦν, ἐάν τε
χωρὶς ὀδύνης, ἐάν τε σὺν ταύτῃ· κατὰ δὲ τὸν αὐτῆς λόγον
ὀδύνη παύειν ὀδύνην οὐ πέφυκεν, ἀλλὰ τοὐναντίον ἅπαν
παροξύνειν. τοῦτο μὲν οὖν τὸ παράδειγμα φανερῶς ἐστι
κίβδηλον, ἐφ' ἕτερον δέ τι μεταβάντες ὧν εἰρήκασι καὶ τὴν
κατ' ἐκεῖνον μοχθηρίαν θεασώμεθα. φασὶν οὖν ἔμετον ἐμέ-

citatum, fed per extractionem, cui dolor conjunctus erat,
id affecutus fuit, quoniam fi citra dolorem etiam dentem
eximere potuiffet, pariter aegrotans a dolore liber evafif-
fet, quemadmodum fi et absque evulfione quis dentem
premens aut quatiens dolorem irritet, dolorem quidem
acerbiorem reddiderit, nihil tamen levamenti attulerit.
Utrinque apparet igitur, quantum in ipfo eft, inutilem
dolentibus effe dolorem. Etenim per auxilia anodyna vocata, hoc eft dolorem fedantia, multa dolentia membra
fanantur; in aliis vero plerumque dolores magni per exterius adhibita illati ex aliquo affectu, dolentibus nullum
laxamentum praebuerunt; unum enim folum eft, quod
medeatur, quod affectum utcunque, five citra dolorem,
five cum dolore exfcindit; dolor vero fuapte natura non
dolorem fedare, fed contra omnino irritare idoneus eft.
Hoc igitur exemplum evidenter falfum eft; verum ad alterum quoddam eorum, quae ifti dicunt, tranfeuntes illius quoque abfurditatem contemplemur. Dicunt igitur

Ed. Chart. IX. [398.]   Ed. Baf. V. (459.)

τῷ θεραπεύεσθαι πολλάκις καὶ κλυστῆρι δριμεῖ διαχωρήματα
δακνώδη. ἔστι δὲ κἀνταῦθα μία μὲν ἴασις ἐκκόψαι τὴν
διάθεσιν, ὑφ᾿ ἧς ἤτοι ναυτιώδεις εἰσὶν ἢ συνεχῶς ἐξίσταν-
ται δακνόμενοι. γίνεται δὲ τοῦτο διττῶς, ὡς ἔμαθες, καθ᾿
ἕνα μὲν τρόπον ἐκκενωσάντων ἡμῶν τοὺς χυμούς, ὅσοι τήν
τε ναυτίαν καὶ τὴν τῶν ἐντέρων δῆξιν εἰργάσαντο. καθ᾿
ἕτερον δὲ, πεμψάντων τε καὶ μεταβαλλόντων εἰς ποιότητα
χρηστὴν ἢ ἐπικερασάντων. ἐδείχθη δὲ κἀπὶ τούτων ἡ ἴασις ὑπὸ τῶν ἐναντίων γινομένη. τό τε γὰρ ὅλως ἐκκενῶσαι
τὴν ἀλλότριόν τε καὶ παρὰ φύσιν χυμὸν ἐναντίον ἐστὶ τῷ
ἴσχειν, ἥ τε κατὰ ποιότητα μεταβολὴ διὰ τῆς ἐναντίας γίνεται ποιότητος. ἀλλ᾿ οὐ χρὴ ζητεῖν ἐνταῦθα, δεδειγμένου
καθ᾿ ὅλην τὴν θεραπευτικὴν μέθοδον, ἀεὶ διὰ τῶν ἐναντίων
γίνεσθαι τὴν θεραπείαν. ἐπεὶ δὲ πολλάκις ἀπό τε τῶν ἐμπειρικῶν καὶ τῶν μεθοδικῶν λόγων ἀναγόμενοι διαβάλλειν
ἐπιχειροῦσιν αὐτό, παραπλησίους λέγοντες λόγους, οἷς ἄρτι

vomitum vomitu et acri clyſtere mordaces dejectiones ſaepe
curari. Eſt vero et in hoc caſu una ſane curatio affectum
exſcindere, ob quem vel nauſeabundi ſunt vel crebro inteſtinorum morſu ſtimulati, ad exonerandum ventrem con-
ſurgunt. Id autem, ut didiciſtis, bifariam fit, uno quidem
modo nobis eos humores evacuantibus, qui et nauſeam
ſtomacho et inteſtinis morſum inferunt; altero autem eos
cum coquentibus et in optimam qualitatem mutantibus aut
contemperantibus. Oſtenſum vero eſt et in his medicationem per contraria fieri: nam prorſus evacuare alienum
naturaeque inimicum humorem, ejusdem retentioni contrarium eſt et qualitatis mutatio per contrariam qualitatem fit. Caeterum hujusmodi quaeſtionis agitandae hic
locus non eſt, cum in omnibus curativae methodi voluminibus ſemper a contrariis curationem fieri demonſtrave-
rimus. At quoniam ſaepius empiricorum methodicorum-
que rationibus adducti quidam hoc medicinae fundamentum
impugnare atque evertere conantur, rationes proxime

διῆλθον, ἴσως ἄμεινόν ἐστι μετὰ τὸ συμπληρῶσαι τὴν ἐξήγησιν τοῦ προκειμένου, ποιῆσαί τι βιβλίον, ἐν ᾧ δειχθή-
σεται τὰ ἐναντία τῶν ἐναντίων ἰάματα ὑπάρχοντα μόνα
πρώτως τε καὶ καθ᾽ ἑαυτά. κατὰ συμβεβηκὸς γὰρ καὶ φαλακρὸς ἰατρὸς φαλακρὸν ἄῤῥωστον ὅμοιος ὅμοιον ἰᾶσθαι
δύναται καὶ φοξὸς φοξὸν καὶ χωλὸς χωλόν. τὸ δὲ γενησό-
μενον βιβλίον ἐπιγραφήσεται περὶ τοῦ καλῶς ὑπὸ Ἱπποκράτους εἰρῆσθαι, τὰ ἐναντία τῶν ἐναντίων ὑπάρχειν ἰάματα.
νυνὶ δ᾽ ἀφικόμεθα πάλιν ἐπὶ τὴν τῆς προκειμένης ῥήσεως
ἐξήγησιν, ἐν ᾗ διὰ τοῦ ε καὶ ρ τὴν πρώτην συλλαβὴν ἔφην
ἐν τοῖς παλαιοῖς ἀντιγράφοις γεγράφθαι, μετὰ τοῦ καὶ τοὺς
παλαιοτάτους ἐξηγητὰς ἐπίστασθαι ταύτην. ἐφυλάξαντο δὲ
αὐτὴν καὶ οἱ περὶ τὸν Διοσκορίδην καίτοι πολλὰς τῶν ἀρχαίων γραφῶν ὑπαλλάττοντες. εἴη ἂν οὖν ὁ Ἱπποκράτης
ὡς ἐν ὑπομνήματι γεγραφὼς ἑαυτῷ [399] καθάπερ ἄλλας
πολλὰς συμβολικῶς τε καὶ βραχέως, οὕτω καὶ τὸ ἐργάσασθαι τὸ ὅμοιον (460) προειρηκὼς ὡς ἐνίοτε βέλτιόν ἐστι
συμπράττειν τοῖς κρινομένοις, ἐπήνεγκεν ὁρμᾶσθαι τὸ ὅμοιον,

dictis fimiles afferentes, fortaffe melius fuerit, poftquam
praefentis libri explanationem abfolvero, libellum aliquem
componere, in quo apertiffime demonftretur, contraria
fola primo atque per fe contrariorum effe remedia, ex
accidenti namque calvus medicus calvum aegrotantem,
fimilis fimilem medicari poteft et ob longi acutique capitis
aegrotantem et claudus claudum. Futuri autem libri in-
fcriptio talis erit: Quod recte ab Hippocrate dictum fit
contrariorum contraria effe remedia. Nunc iterum ad
propofitae vocis declarationem revertamur, in qua per
ε et ρ primam fyllabam in veteribus codicibus fcriptam
effe et hanc vetuftiffimos interpretes agnofcere dicebamus.
Hanc vero et Diofcoridis fectatores fervaverunt, quamvis
multas ex antiquis fcripturis permutarent. Hippocrates
igitur, ut per commentarium fibi ipfi, quemadmodum et
alia multa conjecturaliter ac breviter, ita et hoc forte
fcripfit, facere fimile, cum praedixiffet, nonnunquam melius effe iis quae vacuantur, auxiliari, fubdidit, efficere

τουτέστιν ἀναμίξαι τῷ κενουμένῳ καλῶς χυμῷ τὸ ὅμοιον.
ἐγχωρεῖ δὲ καὶ τὸ ἐπιφερόμενον αὐτῷ, τὰ ἀνόμοια, κατὰ
τὴν αὐτὴν διάνοιαν ἐξηγήσασθαι. καὶ γὰρ καὶ τοὺς ἀνομοίους χυμοὺς συνεκχυμοῦν προσήκει τοῖς καλῶς κινουμένοις.
εἰ δὲ κἀπὶ τοῦ μεταβάλλειν καὶ ἀλλοιῶσαι καὶ πέψαι βούλοιτό τις ἀκούειν τὸ ἐργάσασθαι, καὶ οὕτω ἂν ἔχοι νοῦν
ἰατρικὸν ἡ λέξις. ἐὰν γὰρ ἐκκρίνηταί τις καλῶς χυμός,
συνεκχυμῶσαι τούτῳ, τουτέστιν ἐξομοιῶσαί τε καὶ συνεκκρῖ-
ναι προσήκει τοὺς δεομένους κενώσεως, ἐάν τε ὁμοιότητά
τινα ἔχωσι πρὸς αὐτὸν, ἐάν τε ἀνομοιότητα, δυνατόν ἐστι
καὶ διελόντα τὴν λέξιν ὡς τελευτὴν ποιήσασθαι τῆς προτέρας ἐργάσασθαι τὸ ὅμοιον, τῆς δὲ δευτέρας, ἐπ' αὐτὴν
πάλιν ἀρχὴν ποιήσασθαι τήνδε, τὰ ἀνόμοια, εἰ ῥέποι
ἄνω ἀρθέντα, κάτω λύειν, ὡς εἶναι τὴν διάνοιαν τοιάνδε,
τὰ ἀνόμοια ὑγρὰ τοῖς μορίοις εἰς ἅπαν, ἄνω μὲν ἀρθέντα,
κάτω λύειν, εἰ δὲ κάτω ῥέψειεν, ἀντισπᾶν ἄνω, νοούντων
ἡμῶν ἀνόμοια λελέχθαι, τὰ τοῖς τόποις οὐκ οἰκεῖα. τὴν δ'

fimile, hoc eſt commiſcere cum eo, qui bene evacuetur
humore, alium ſimilem. Poſſumus autem et quod ſequitur, diſſimilia, in eandem ſententiam interpretari; etenim
diſſimiles quoque humores nna cum iis, qui congrue eva-
cuantur, exhaurire convenit. Si quis autem operari vel
efficere, ita explanare velit, hoc eſt mutare et alterare:
et concoquere, ita quoque medicinalem ſententiam ſermo
habuerit. Si enim ſuccus aliquis merito excernatur, συνεκχυμῶσαι τούτῳ, id eſt iſti ſimiles reddere, unaque evacuationis indigenter ſuccos excernere convenit, ſive ipſi
aliquo modo ſimiles ſive diſſimiles ſint. Poſſumus quoque
et ſermonem dividentes, ſinem prioris facere, efficere
ſimile; poſterioris autem rurſum principium hoc ſtatuere;
diſſimilia ſi ſurſum vergant elata per inferna ſolvere, ut
hujusmodi ſententia ſit, humores membri in totum diſſimiles ſurſum verſus petentes deorſum trahere; ſi vero
deorſum vergant, ſurſum revellere; nobis ea diſſimilia
dicta eſſe intelligentibus, quae a locis aliena ſunt. Eo-

αὐτὴν ἐξήγησιν ποιησόμεθα καὶ κατὰ τὴν ἑτέραν γραφήν,
ἐφ᾽ ἧς ἡ πρώτη συλλαβὴ διὰ τοῦ ο καὶ ρ γέγραπται. τὸ
γὰρ ὀργίσασθαι τὸ ὅμοιον ἐροῦμεν δηλοῦν ἕκαστον ἡμῶν
ἐργάσασθαι χρῆναι ἐκχυμουμένους χυμούς, ὁμοίους τοῖς
κενουμένοις, ὡσαύτως δὲ καὶ τοὺς ἀνομοίους ὁμοίους ποιη-
τέον. δύναται δ᾽ ἴσως, ὥσπερ ᾠήθησαν ἔνιοι, ὀργίσασθαι
ἐκ μεταφορᾶς ἀπὸ τῶν ὀργώντων εἰρῆσθαι ζώων. καὶ γὰρ
φαίνεται χρώμενος αὐτὸς οὕτως ὅταν εἴπῃ, φαρμακεύειν
ἐν τοῖσι λίην ὀξέσιν, ἢν ὀργᾷ αὐθημερόν. ἐπὶ γὰρ τῶν
ἑτοιμοτάτων εἰς ἔκκρισιν ἐπειγομένων τε πρὸς κένωσιν ὑγρῶν,
ἐνταῦθά τε καὶ κατ᾽ ἄλλους ἀφορισμοὺς φαίνεται χρώμενος
τῇ ὀργᾷν φωνῇ. οὕτως οὖν καὶ νῦν εἰκός φασιν εἰρῆσθαι
περὶ τῶν χυμῶν, ὀργίσασθαι, τὸ πρὸς ἔκκρισιν ἑτοίμους
αὐτοὺς παρασκευάσαι, πάλιν οὖν ἀφ᾽ ἑτέρας ἀρχῆς εἴς τι
χρήσιμον ἀγάγωμεν ὡς οἷόν τε τὸν λόγον. ἐπεὶ γὰρ ἔφη
τὰ ἄνω ἀρθέντα, κάτω λύειν καὶ τὰ ἐναντία τὸ αὐτό, τὰ
μὲν ἀρθέντα τὰ οἷον ὁρμήσαντα δηλοῦν ἡγητέον, ἵνα περὶ

dem modo et alteram fcripturam explanabimus, ubi prima
dictionis fyllaba per o et ρ fcripta eft.   Nam, irritare
fimile, id fignificare dicemus, ut fcilicet unusquisque noftrum ut humores effundantur aeque atque ii qui evacuan-
tur, efficere debeat; pariter autem et diffimiles reddendi.
Sed forfan, ut nonnulli crediderunt, hoc verbum irritare
per translationem ab animalibus turgentibus, hoc eft in
venerem concitatis dictum effe poterit: ita enim ipfe uti
videtur, cum dixit in aphorifmis: Medicari in valde acutis, fi turgeat, eodem die, nam in humoribus ad exitum
paratiffimis et ad evacuationem properantibus, in proxime
dicto et in aliis aphorifmis hac voce, *turgere*, uti videtur. Ita igitur et hoc loco, ajunt, par eft ab eo de humoribus irritare dictum effe, hoc eft ad expulfionem
habiles ipfos efficere.   Rurfum itaque ab altero initio ad
aliquod utile, quoad ejus fieri poffit, orationem converta-
mus.   Poftquam enim dixit furfum elata deorfum folvere
et contraria itidem, elata quidem idem quod concitata

τῆς πρώτης γενέσεως τοῦ πάθους ὁ λόγος αὐτῷ γένηται,
κελεύοντι πρὸς τοὺς ἐναντίους τόπους ἀντισπᾶν αὐτίκα,
κάτωθεν μὲν ἐπὶ τῶν ἄνωθεν ἐχόντων τὴν γένεσιν, ἄνωθεν
δὲ ἐπὶ τῶν κάτωθεν, ὅπως τῷ μὲν αὐτῷ λογισμῷ χρώμενοι τὴν βοήθειαν ποιώμεθα, πρὸς διαφέροντας δὲ ἄγωμεν τόπους. ἐὰν γοῦν αἰσθώμεθα κατασκῆπτον εἰς πόδας
καὶ σκέλη ῥεῦμα, διὰ τῶν κατ᾿ ἀγκῶνα φλεβῶν ἀφαιρήσο-
μεν αἵματος ἢ καθαίρωμεν ἐμέτοις, οὐχ ὥσπερ ἔνιοι νομίζουσι μηδέποτε ἀντισπᾶν ἄνω, κἂν εἰς τὰ κάτω χωρία
τὴν ὁρμὴν τῶν χυμῶν ποιησαμένων μέγα τι μέλλη γενέσθαι
πάθος ἐν αὐτοῖς. ἔστι δὲ καὶ τὸ ἄνωθεν ἀρθέντα νοεῖν
εἰρῆσθαι κατὰ τῶν ὁρμησάντων χυμῶν ἄνω, ἵνα τὰ ἀρθέντα κυριώτερον ἢ λελεγμένον. ἡ μέντοι διάνοια ἡ αὐτὴ
καὶ νῦν μένει. τοὺς μὲν γὰρ αἰρομένους ἄνω χυμούς, τουτέστι μετεωριζομένους, ἀντισπᾶν χρὴ κάτω μὴ καλῶς ὁρμῶν-
τας, τοὺς δ᾿ ἔμπαλιν ἐναντίως, οἷον ἐπὶ κεφαλῆς κάθαρσιν
διὰ ὑπηλάτου φαρμάκου, παραλαμβάνοντας καὶ φλεβοτομίαν
ἀπ᾿ ἀγκῶνος. ἀμφότερα γὰρ ἐκκενοῦσι καὶ ἀντισπῶσι κάτω.

fignificare putandum eſt, ut de primo affectus exortu ipſi
ſermo fiat, jubenti ad contraria loca ſtatim retrahere
deorſum quidem in iis quae ſuperius ortum habent, ſurſum vero in iis quae inferius; ut eadem regula utentes
opem feramus et ad differentia loca abducamus.　Igitur
ſi in pedes et crura flexionem decumbere ſenſerimus, ex
cubiti venis ſanguinem mittemus aut vomitu purgabimus;
non, ut quidam putant, nequaquam ſurſum retrahendum
eſt, licet, ad inferiora proruentibus ſuccis, magnus aliquis
in ipſis morbus futurus ſit.　Poteſt autem intelligi et
illud, ſurſum elata, de humoribus ſuperiora petentibus,
ut ea vox, *elata*, magis proprie dicta ſit; ſententia vero
et nunc eadem remanet.　Humores namque ſurſum elatos,
hoc eſt ſublime petentes, deorſum verſus retrahere haud
recte impetum facientes oportet et contra decurrentes in
oppoſitum ducendi ſunt, ut in capite vitiato purgatione
per alvum et ſectione venae cubiti utendum eſt: utrumque enim evacuat retrahitque deorſum.　Veriſimile autem

Ed. Chart. IX. [399. 400.]   **Ed. Baf. V. (460.)**

πι- [400] θανὸν δέ ἐστι καὶ τἀναντία λελέχθαι πρὸς αὐτοῦ κατὰ τοιαύτην τινὰ διάνοιαν. τὰ ἄνωθεν ἀρθέντα καὶ γεννηθέντα πάθη κάτω μὲν ἀντισπᾷν εὐθέως ἐν ἀρχῇ προσήκει. καὶ τἀναντία δὲ τούτων πράττειν ἐφεξῆς, ὅπερ ἐστὶ τοπικῶς κενοῦν, οἷον ἐπὶ κεφαλῆς. τῷ γοῦν ὄπισθεν κεφαλῆς ὀδυνωμένῳ ἐν μετώπῳ ἡ ὀρθὴ φλὲψ τμηθεῖσα ὠφελέει, τοπικὸν οὖσα βοήθημα.

ι΄.

Αἱ ἀποστάσιες, οἷον βουβῶνες, σημεῖον μὲν τῶν τὰ βλαστήματα ἐχόντων, ἀτὰρ καὶ ἄλλων, μάλιστα δὲ περὶ τὰ σπλάγχνα. κακοήθεες δὲ οὗτοι.

Πνεῦμα δὲ πυκνὸν μὲν ἐὸν ὀδύνην σημαίνει ἢ φλεγμονὴν ἐν τοῖς ὑπὲρ τῶν φρενῶν χωρίοις. μέγα δὲ ἀναπνεόμενον καὶ διὰ πολλοῦ χρόνου παραφροσύνην σημαίνει, ψυχρὸς δὲ ἐκ τοῦ μυκτῆρός τε καὶ στόματος προερχόμενον ὀλέθριον κάρτα ἤδη γίνεται.

------

fuerit et contraria ab ipfo in hujusmodi fenfum dicta effe: Superius elatos humores et creatos affectus ad inferiora ftatim ab initio retrahere convenit et contraria his deinceps facere, quod eft a loco evacuare; ut in capite pofteriora capitis dolentem recta frontis vena incifa juvat, quae locale remedium eft.

X.

Abfceffus quales bubones, figna quidem funt locorum propagines habentium, tum aliorum, tum praecipue vifcerum; at hi maligni funt.

Spiritus autem creber phlegmonem in partibus fupra interfeptum fignificat. Magnus vero et longo temporis intervallo poft rediens delirium oftendit. Frigidus vero fi ex nafo et ore prodierit, jam valde perniciofus eft.

ια'.

Πνεύματα σμικρά πυκνά, μεγάλα ἀραιά, σμικρά ἀραιά, πυκνὰ μεγάλα. εἴσω μεγάλα, ἔξω σμικρά. τὸ μὲν ἐκτεῖνον, τὸ δὲ κατεπεῖγον. διπλῆ ἔσω ἐπανάκλισις οἷον ἐπιπνέουσι, θερμὸν, ψυχρόν.

ιβ'.

Ἰητήριον χασμέων συνεχέων μακρόπνους.

Καὶ ταύτην τὴν ῥῆσιν ἐν τῷ δευτέρῳ τῶν ἐπιδημιῶν ἐξηγησάμεθα

ιγ'.

Ἐν τοῖσιν ἀπότοισι καὶ μόγις βραχύπνους.

[401] *Ὥσπερ ἐν τῷ δευτέρῳ τῶν ἐπιδημιῶν τὰ πλεῖστα τῶν ἀντιγράφων ἔχει τὴν ῥῆσιν οὕτω γεγραμμένην, ἐν τοῖσιν ἀπότοισι καὶ μόγις μακρόπνους, οὕτως ἐνταῦθα,*

XI.

Spiritus parvi, denfi; magni, rari; parvi, rari; denfi, magni; intus magni, extra parvi; hic extendens, ille urgens. Dupla intro revocatio, qualis fuperfpirantibus. Calidus, frigidus.

XII.

Affiduarum ofcitationum longa fpiratio medela eft.

Hunc quoque textum in fecundo epidemiorum libro explanavimus.

XIII.

Non aut vix bibentibus brevis fpiratio.

Quemadmodum in epidemiorum fecundo plurima exemplaria textum ita fcriptum continent: *Non aut vix bibentibus longa refpiratio:* fic hic, *brevis refpiratio.* A

920   ΙΠΠΟΚΡΑΤΟΥΣ ΕΠΙΔΗΜΙΩΝ ΣΤ

Ed. Chart. IX. [401.]   Ed. Bas. V. (460.)

βραχύπνους. εἴρηται δὲ αὐτάρκως ἡμῖν ὑπὲρ ἑκατέρας τῆς
γραφῆς ἐν τοῖς εἰς τὸ δεύτερον τῶν ἐπιδημιῶν ὑπομνήμασι.

ιδ΄.

Κατ᾿ ἴξιν καὶ πλευρέων ὀδύνη καὶ συντάσιες ὑποχονδρίων
καὶ σπληνὸς ἐπάρσιες καὶ ἐκ ῥινῶν ῥήξιες καὶ ὦτα κατ᾿
ἴξιν· τούτων τὰ πλεῖστα ταῦτα καὶ εἰς ὀφθαλμούς.

Ἐν τοῖς πλείστοις τῶν ἀντιγράφων ἡ λέξις οὕτως ἔχει
καθότι νῦν γέγραπται. σπανίως δ᾿ ἂν εὕροις καὶ τήνδε
κατ᾿ ἴξιν καὶ πλευρέων ὀδύνη καὶ τῶν ὑποχονδρίων τάσιος
καὶ σπληνὸς ἐπάρσιος καὶ ἐκ ῥινῶν ῥήξιος, ἥν τινα κἀγὼ
προσίεμαι γραφὴν οὖσαν ἰατρικήν τε καὶ σαφῆ. καὶ μέντοι δηλούμενον κἀκ τῆς ἑτέρας λέξεως ταὐτόν ἐστι καὶ
προεξηγησάμεθά τε κατὰ τὸ δεύτερον τῶν ἐπιδημιῶν ταύτην τὴν ῥῆσιν. νυνὶ μέντοι περιττότερον πρόσκειται τὸ
τῶν ὤτων καὶ τῶν ὀφθαλμῶν, ὡς καὶ τούτων τῶν μορίων
ὑποπεπτωκότων τῷ κατ᾿ ἴξιν, ὥσπερ καὶ τὰ ἄλλα διττῶς.

nobis autem de utraque lectione in commentariis fecundi
epidemiorum abunde dictum eft.

XIV.

*In directum laterum dolor, praecordiorum diftentiones,
lienis tumores et ex naribus eruptiones fieri debent. In
auribus item directio et magna ex parte talia in oculis
fpectanda funt.*

In plurimis exemplaribus ita perftat lectio, prout
nunc fcripta eft.   Hanc tamen et raro inveneris doloris
laterum, tenfionis hypochondriorum, tumoris lienis et ex
naribus eruptionis.   Quam lectionem ego quoque ut medicam et dilucidam admitto.   Et fane quod ex altera lectione fignificatur, idem eft.   Et antea in fecundo epidemiorum hanc lectionem explicavimus.   In praefenti fane
fupervacaneum eft quod de auribus et oculis additur, quod
hae partes his fubjaceant quae fecundum rectitudinem

ἐνίοτε μὲν γὰρ ἐξ ἑαυτῶν εἰς ἕτερά τινα μόρια τὰς ἀποθέσεις ποιεῖται κατ᾿ εὐθυωρίαν, ἐνίοτε δὲ ἑτέρων πασχόντων εἰς ὀφθαλμοὺς ἢ εἰς οὓς ταῦτα ἀποσκήπτει.

ιε΄.

Πότερον μὴν ἄρα πάντων ἢ τὰ μὲν κάτωθεν ἄνω, οἷα τὰ
παρὰ γνάθους ἢ καὶ ὀφθαλμὸν ἢ καὶ οὓς, τὰ δὲ ἄνωθεν κάτω οὐ κατ᾿ ἴξιν. καίτοι καὶ τὰ συναγχικὰ ἐρυθήματα καὶ πλευρῶν ὀδυνήματα κατ᾿ ἴξιν.

'Εν τῷ δευτέρῳ τῶν ἐπιδημιῶν οὐκέθ᾿ ἡ λέξις αὕτη
πρόσκειται, καθ᾿ ἣν ἀπορεῖ πότερον ἐκ μὲν τῶν κάτω τῆς
ἀποστάσεως ἄνω γινομένης χρησίμως ἀεὶ φυλάττεται τὰ
κατ᾿ εὐθυωρίαν. ἐκ δὲ τῶν ἄνωθεν κάτω διαφθείρονταί
τε καὶ γίνονταί τινες οὐ κατ᾿ ἴξιν ἀποστάσιες. ἄδηλον οὖν
ἐστὶν ὁπότερα γέγραπται πρότερον, τὰ κατὰ τὸ δεύτερον

fiunt duobus modis.   Interdum enim ex feipfis in alias
quasdam partes fecundum rectitudinem depofitiones efficiunt; interdum vero et aliis affectis in oculos vel aurem
hae decumbunt.

XV.

Confiderandum fane utrum omnia fecundum rectitudinem
fiant, an ea quidem quae inferne furfum, qualia quae
circa maxillas aut oculos aut aurem fiunt. An vero
quae fuperne deorfum non in directum tendant? Quamquam anginae tumores rubicundi laterumque dolores
fecundum rectitudinem fiunt.

In fecundo de morbis popularibus non eft adjecta
haec dictio, per quam dubitat, utrum ex inferioribus in
fuperiora abfceffu facto, femper membri rectitudo utiliter
fervetur; ex fuperioribus autem in inferiora corrumpan-
tur ac fiant quidam non fecundum regionem abfceffus.

τῶν ἐπιδημιῶν ἤ ταῦτα. οὐ γὰρ δήπου ἐκ τοῦ, δεύτερον
μὲν ἐκεῖνα, τοῦτο δ᾽ ἕκτον ἐπιγεγράφθαι, πρότερον τὰ κατ᾽
ἐκεῖνο γεγράφθαι νομι- (461) στέον, ἐν μὲν τοῖς πρὸς
ἔκδοσιν ὑπ᾽ αὐτοῦ γεγονόσιν, εὐλόγως τῆς τοιαύτης λέξεως
ἐμφαινομένης, ἐν δὲ τοῖς ὑπομνήμασιν οὐκ ἔτι. [402] τὰ
γὰρ ἐν διαφόροις ἤ χάρταις ἤ δέλτοις ὑφ᾽ Ἱπποκράτους γεγραμμένα τὸν υἱὸν αὐτοῦ Θεσσαλὸν ἀθροίσαντά φασι ταυτὶ
τὰ δύο βιβλία συνθεῖναι, τό τε δεύτερον καὶ τὸ ἕκτον, ἔνιοι
δὲ καὶ τὸ τέταρτόν φασι. πρὸς ἔκδοσιν δ᾽ ὁμολογεῖται γεγονέναι τὸ πρῶτόν τε καὶ τρίτον. διὸ καί τινας ἐπὶ προτέροις τοῖς κατὰ τὸ δεύτερον τῶν ἐπιδημιῶν ὕστερα γέγραπται τὰ κατὰ τουτο τὸ ἕκτον, εἰκός ἐστι θεασάμενον
ὕστερον αὐτὸν ἀπόστασιν εἰς τὰ κάτω γενομένην ἐπ᾽ ἀγαθῷ,
μὴ κατ᾽ ἴξιν, οὕτως γράψαι τὰ κατὰ τήνδε τὴν ῥῆσιν. εἰ
δ᾽ ἀπορῶν μὲν ἐνταῦθα, κρίνας δὲ ὕστερον ὑπὲρ ὧν ἀπορεῖ βεβαίως ἀπεφήνατο κατὰ τὸ δεύτερον τῶν ἐπιδημιῶν,
ἐκείνοις μᾶλλόν ἐστι πιστευτέον. ἐν δ᾽ οὖν τούτοις οἷς νῦν
γράφει, καίτοι τὰ κυναγχικὰ ἐρυθήματα καὶ πλευρέων

Ignorum vero eſt, utrum ſecundus, iſte vero ſextus liber
inſcriptus ſit, ex eo illius ſententias prius ſcriptas fuiſſe
putandum eſt. In illis enim quae ab ipſo, ut divulgaren-
tur, ſcripta ſunt, rationabiliter hujusmodi ordo apparet;
in commentariis autem non itidem.   Scripta namque ab
Hippocrate in diverſis vel chartis vel tabulis ejus filium
Theſſalum collegiſſe ajunt, duosque hos libros, ſecundum videlicet atque ſextum integraſſe, nonnulli et quartum addunt.   Primum vero atque tertium, ut ederentur,
compoſitos eſſe conſtat.   Atque ideo quidam dicunt ſi
quae in ſecundo libro continentur, prius ea, quae in
ſexto, poſterius ſcripta ſunt, Hippocratem par eſt, cum
poſtea abſceſſum in inferiora non e regione utiliter factum
vidiſſet, ita praeſentem ſententiam conſcripſiſſe; ſin autem
hoc loco dubitans, poſterius ea de quibus dubitavit di-
judicans, conſtanter in ſecundo de morbis popularibus
libro ſententiam tulit, illis potius credendum eſt. In his
igitur quae nunc ſcribit, atqui et anginae, rubores et

ὀδυνήματα, κατ᾽ ἕξιν ἀκοῦσαι χρὴ περὶ μεταστάσεως οὐ
τῆς ἐκ τῆς πλευρᾶς εἰς τὰς κυναγχικὰς, ἀλλὰ τῆς ἐκ τῶν
κυναγχικῶν εἰς τὰς πλευρὰς εἶναι τὸν λόγον. αὕτη γὰρ
ἄνωθεν κάτω γίνεται, περὶ ἧς ἀπορῶν προείρηκει, τὰ δὲ
ἄνωθεν κάτω οὐ κατ᾽ ἴξιν. ταῦτ᾽ οὖν ἀνθυπενέγκας ἑαυτῷ,
μετὰ ταῦτα ἐπιφέρει τὰ κατὰ τὴν ἑξῆς ῥῆσιν οὕτως ἔχοντα.

ιστ'.

Ἢ καὶ τὰ κάτω τοῦ ἥπατος, ἄνωθεν διαδιδόντα, οἷον εἰς
ὄρχιας καὶ κιρσούς.

Τοῖς κυναγχικοῖς τὰς τῶν πλευρῶν ὀδύνας κατ᾽ ἴξιν
γίνεσθαι προειπὼν, ἑξῆς ζητεῖ πότερα καὶ περὶ τῶν εἰς τὰ
κάτω τοῦ σώματος ἀποσιάσεων ἀεὶ φυλάττεται τὸ κατ᾽ ἴξιν
ἢ οὔ, καθάπερ ἐν τῇ πρὸ ταύτης ῥήσει διηπόρησεν. ἀλλ᾽
ἐκεῖ μὲν ἔφη τὰς εἰς τὰ κάτω τοῦ ἥπατος, ὅρον ὡς ἔοικε
τιθέμενος τὸ ἧπαρ τῶν ἄνω τε καὶ κάτω τοῦ σώματος

costarum dolores, fecundum rectum, de transmutatione,
non ex coflarum morbo in anginam, fed ex angina in
coſtarum vitium, fermonem effe intelligendum. Haec enim
a fuperioribus in inferiora fit, de qua ambigens praedixerat, quae a fuperis in inferiora, non fecundum rectum.
Haec itaque cum fibi ipfi objecta fubintuliffet, poftea ea
infert, quae in fequenti oratione ita fe habent.

XVI.

An quae fuperne infra jecur diftribuuntur, qualia quae in
teftes et varices decumbunt, haec quoque fpectanda funt.

Angina laborantibus coftarum dolores fecundum rectum fieri praefatus, deinceps quaerit, in abfceffibus ad
inferiora corporis depulfis, femper fitus rectitudo fervetur,
nec ne, quemadmodum in proximo ante hunc fermonem
dubium revocavit. Sed ibi dixit, abfceffus, qui ad inferiora; nunc dixit, abfceffus infra jecur, fuperiorum in-

924   ΙΠΠΟΚΡΑΤΟΥΣ ΕΠΙΔΗΜΙΩΝ ΣΤ

Ed. Chart. IX. [402. 403.]   Ed. Bas. V. (461.)
ἁπάντων μορίων. ἔζευκται γὰρ αὐτοῦ τὰ κυρτὰ τῷ διαφράγματι, καὶ διὰ τοῦθ᾽ ὅσα τοῦ ἥπατός ἐστιν ἄνω, ταῦτα
καὶ τοῦ διαφράγματος ἄνω τετύχηκεν ὄντα, τὰ κατὰ τὴν
καρδίαν δηλονότι καὶ πνεύμονα καὶ τὸν ταῦτα περιέχοντα
θώρακα καὶ πολὺ μᾶλλον ἔτι τὰ κατὰ τὸν τράχηλόν τε καὶ
κεφαλήν. τὰ δ᾽ ἄλλα πάντα κάτω τοῦ σώματός ἐστι, πρὸς
ἄλληλα μέντοι παραβαλλόμενα καὶ αὐτῶν τῶν ἄνω τὰ μὲν
μᾶλλόν ἐστιν ἄνω, τὰ δ᾽ ἧττον. ἔθος δ᾽ ἐστὶν ἡμῖν ἐν
τοῖς οὕτω λεγομένοις πᾶσιν, ἐνίοτε τὸ μὲν ἧττον ἄνω κάτω
λέγειν, ὡς πρὸς τὸ ὑπερκείμενον αὐτοῦ παραβάλλουσι. τὸ
δ᾽ ἧττον κάτω καὶ τοῦτ᾽ ἄνω πρὸς τὰ κάτωθεν αὐτοῦ καὶ
διὰ τὴν ἀμέλειαν τῆς τοιαύτης ἑρμηνείας εἰς ἔθος οὐκ ὀλίγον ἐκτεταμένης, ὁμωνυμία τέ τις γίνεται καὶ ταραχὴ κατὰ
τοὺς λόγους, ἧς δὴ μεμνη- [403] μένοι, ὅταν ἀκούσωμεν
λέγοντος αὐτοῦ τὰς εἰς τὰ κάτω, τῶν ἀποστάσεων ἀμείνους
εἶναι, σκοπεῖσθαι χρὴ κατὰ τίνα τρόπον χρήσεως εἴρηκε
κάτω, μετὰ τοῦ καὶ προσδιορίζεσθαι τὰ τῶν μορίων ἀξιώ-

feriorumque omnium corporis partium jecur, ut videtur,
terminum ſtatuens. Ipſius enim devexum transverſo ſepto
adnexum eſt, quocirca et quaecunque ſupra jecur, haec
eadem et ſupra ſeptum exſtant, cor ſcilicet, haec ambiens
pectus adhucque multo magis collum et caput; reliqua
omnia in inferioribus corporis eſſe dicuntur. Eorum etiam,
quae ſuperius ſunt, ſi inter ſe conferantur, aliqua magis
ſupra ſunt, aliqua minus. Nobis vero eſt conſuetudo in
omnibus ita dictis, interdum, quod minus ſupra eſt, infra eſſe dicere, ut ad ſuperius ipſo comparantibus, quod
autem minus infra eſt et id inferioribus comparantes, ſuperius eſſe diximus. Ac propter hujusmodi locutionis
incuriam conſuetudine longinqua confirmatam, nobis am-
biguitas quaedam atque confuſio in ſermonibus oritur,
quam memoria complectentes, cum Hippocratem dicentem
audiverimus, abſceſſus in inferioribus corporis partibus
obortos meliores eſſe, conſiderare debemus, ſecundum
quem ſignificationis modum, inferius eſſe acceperit ſimul-

ματα. διὰ τοῦτο γὰρ, ὡς ἐπὶ τὸ πλεῖστον αἱ ἄνω τῶν
ἀποστάσεων εἰσὶ χαλεπώτεραι, διότι κινδυνωδέστερα ταῦτά
ἐστι τὰ πάσχοντα τὸ αὐτὸ πάθος τοῖς κάτωθεν. ἐάν τε
γὰρ ἐγκέφαλος, ἐάν τε λάρυγξ ἢ στόμαχος ἢ πνεύμων ἢ
θώραξ ἢ καρδία φλεγμήνῃ, θανατῶδες γίνεται τὸ νόσημα.
τῶν δὲ κάτω τοῦ ἥπατος φλεγμηνάντων, ὀλίγοι πάνυ διαφθείρονται καὶ μάλιστα ἐὰν ὀρθῶς θεραπεύωνται· καὶ
αὐτοῦ δὲ τοῦ ἥπατος τὰ κυρτὰ τῶν σιμῶν πολὺ κινδυνω-
δέστερα· καί τινες αὐτὰ τῶν ἄνω μερῶν τοῦ σώματος ὅλου
τίθενται, καθάπερ καὶ τῆς γαστρὸς τὸ στόμα. ταῦτα μὲν
οὖν ἡμῖν κατὰ τὸ πάρεργον εἰρήσθω, καίτοι γ᾿ οὐκ ὄντα
πάρεργα, τὸ δ᾿ ὑπόλοιπον τῆς εἰς τὴν προκειμένην ῥῆσιν
ἐξηγήσεως ἐφεξῆς ποιησόμεθα. ζητεῖν γὰρ ἔοικεν ὁ Ἱπποκράτης ἢ καὶ τὰ κάτω τοῦ ἥπατος ἐκ τῶν ἄνω διαδιδόντα,
οἷον τὰ εἰς ὄρχεις καὶ κιρσοὺς ἄμεινόν ἐστι γενέσθαι κατ᾿
ἵξιν ἢ κἂν μὴ κατ᾿ ἵξιν γένηται, δύναται βοηθεῖν αὐτοῖς
ὁμοίως. ἐπὶ τινων μὲν οὐδὲ δυνατὸν γνῶναι τὸ κατ᾿ ἵξιν.

que membrorum dignitates definiemus. Ideo namque ut
plurimum abfceſſus in ſuperioribus excitati difficiliores
ſunt, quod membra illa majus, quam inferiora difcrimen
afferunt, cum utraque eodem affectu vexata ſunt. Sive
enim cerebrum, five guttur aut gula aut pulmo aut pectus
aut cor inflammata fint, mortifera aegritudo, membris
infra jecur inflammatis pauci admodum pereunt, potiſſimum fi recta curatio adhibeatur. Quin etiam jecoris
ipfius devexum concavo longe periculofius eft et nonnulli
ipfum inter fuperiores corporis totius partes, quemadmodum et os ventriculi, reponunt. Haec itaque a nobis
obiter dicta fint, etfi non praeter propofitum fint; reliquum vero explanationis in propofitum fermonem deinceps abfolvamus. Quaerere namque videtur Hippocrates,
utrum quae infra jecur ex fuperioribus delabuntur, ut in
teftes et varices, e regione fieri melius fit; aut licet non
e regione fiant, fuperiorum tamen partium vitiis aeque

926 ΙΠΠΟΚΡΑΤΟΥΣ ΕΠΙΔΗΜΙΩΝ ΣΤ

Ed. Chart. IX. [403.] Ed. Baf. V. (461.)
οἷον ὅτι κιρσοὶ μανίαν ἰάσαντο, κατ᾽ ἴξιν γενομένης τῆς
ἀποστάσεως. οὐ γάρ ἐστι διακρῖναι πότερον ἐν τοῖς δεξιοῖς
μέρεσι τοῦ ἐγκεφάλου τῆς διαθέσεως γενομένης ἐμάνησαν
ἢ ἐν τοῖς ἀριστεροῖς, ὥσπερ οὐδ᾽ ἂν βηττόντων χρονίως
ἄνευ πλευρᾶς ἀλγήματος ἀπόστασις εἰς ὄρχιν γένηται. καίτοι τάχα κἀπὶ τούτων διαφυλόττεται τὸ κατ᾽ ἴξιν, εἰ καὶ
μὴ γινώσκομεν ἡμεῖς βεβαίως ὁπότερον μέρος τοῦ πνεύμονος ἢ τοῦ ἐγκεφάλου πέπονθεν. ἀλλὰ καὶ μελαγχολίαν αἱ-
μορῤοῖς ἰάσαιτο πολλάκις οὐδ᾽ ἐνταῦθα γινωσκόντων ἡμῶν
τὸ κατ᾽ ἴξιν. ὅτι δὲ καὶ διὰ μήτρας αἵματος κένωσις δαψιλὴς πολλὰ τῶν νοσημάτων ἰᾶται πρόδηλον. ἀλλ᾽ οὐδ᾽
ἐνταῦθα δυνατὸν γνῶναι πότερον διὰ τῶν τῆς δεξιᾶς μήτρας φλεβῶν ἡ ἔκκρισις ἢ διὰ τῶν τῆς ἀριστερᾶς ἢ δι᾽
ἀμφοτέρων ἐγένετο. ταύτῃ μὲν οὖν δυσδιάγνωστον ἢ ἄγνω-
στον ἔχει τὸ κατ᾽ ἴξιν ἐφ᾽ ὧν δ᾽ ἐστὶ διαγνῶναι τὸ κατ᾽
ἴξιν κἀπὶ τούτων ὡς ἔοικεν ὁ Ἱπποκράτης σκεπτέον εἶναι

auxiliari queant. In nonnullis plane neque an e regione
facta fint, dignofci poteft: ut quod varices e regione
facto abfceffu furorem curaverint, neque enim perfpicere
licet, in dextrisne cerebri partibus an in finiftris, affectu
oborto, in furorem acti fuerint, quemadmodum neque
diutius tuffientibus fine lateris dolore abfceffus in tefticu-
lum fiat. Atqui forfan et in his locis recta oppofitio fer-
vatur, etfi utra pulmonis aut cerebri pars affecta fit, haud
certo fciamus, quoniam et melancholiam fanguinis per
venas fedis effufio plerumque fanare poteft, neque tunc
loci nobis paffi rectam oppofitionem cognofcentibus. Sanguinis quoque ex utero copiofum profluvium multos curare morbos omnibus in aperto eft, fed neque hic an ex
dextri uteri venis an ex finiftri, an ex utroque excretio
facta fit agnofcere poffumus. In his itaque affectibus
cognitu difficilis eft aut omnino ignota languentis membri
recta oppofitio, in quibus vero ipfam dignofcere licet et
in iis Hippocrates, ut videtur, confiderandum effe ait,

φησιν ἢ διὰ παντὸς, ἐπὶ τῶν εἰς τὰ κάτω μόρια γινομένων ἀποστάσεων, ἀμείνους εἰσὶν αἱ κατ᾽ ἴξιν.

ιζ'.

Σκεπτέα ταῦτα, ὅπῃ καὶ ὅθεν καὶ διὰ τί.

"Αδηλον εἴτε μόνοις τοῖς ὑστάτοις εἴτε πᾶσι τοῖς
προειρημένοις ὑπὲρ τῶν κατ᾽ ἴξιν τε καὶ οὐ κατ᾽ ἴξιν ἀποστάσεων ἐπενήνεκται τοῦτο.   τὸ δ᾽ οὖν λεγόμενον αὐτὸ
τοιόνδε ἐστίν. ἐπισκέπτεσθαί φησι χρῆναι τό τε χωρίον εἰς
ὃ ἡ ἀπόστασις [404] γίνεται.   τοῦτο γὰρ ἐκ τοῦ ὅπη σημαίνεται, οὐ μόνον δὲ τοῦτο, ἀλλὰ καὶ ἐξ οὗ.   καὶ τοῦτο
γὰρ ἐκ τοῦ ὅθεν δηλοῦται καὶ πρὸς τούτοις ἔτι τὴν αἰτίαν
δι᾽ ἢν ἀπόστασις γίνεται.   τοῦτο γὰρ αὖ πάλιν ἐκ τοῦ διὰ
τί σημαίνεται.   χρὴ γὰρ εἰδέναι πότερον ὑπὸ τῆς φύσεως
ἐπὶ πέψει τοῦ νοσήματος ἢ μεταῤῥυέντος ἀπέπτως τοῦ λυ-
ποῦντος, ἐξ ἑτέρου μέρους εἰς ἕτερον ἡ ἀπόστασις ἐγένετο.
δύναται δέ τις καὶ χωρίζειν ἀπὸ τῶν προειρημένων τὴν

num femper ex abfceffibus ad inferiora tranfmutatis, meliores illi fint, qui fecundum rectam oppofitionem fiunt.

XVII.

Haec animadvertenda, quo, unde et quamobrem.

Solisne ultimis an in praedictis omnibus de abfceffibus tum his qui fecundum rectitudinem, tum his qui
non e regione decumbunt, hoc illatum fit, abditum eft.
Quod autem dicit hujusmodi, ipfum eft.   Confiderandus,
inquit, locus eft, in quem decumbit abfceffus.   Hac enim
voce, *quo*, fignificatur.   At non folum hoc, fed etiam
pars, ex qua manat confideranda, quod per *unde* declaratur.   Praeterea caufa qua abfceffus oritur fpectanda
eft; hoc etiam rurfus ex dictione *quamobrem* fignificatur.
Scire namque oportet, utrum a natura morbi coctione
aut vexante humore incocto ex una parte in alteram
transfluente abfceffus oriatur.   Poteft aliquis hunc tex-

928   ΙΠΠΟΚΡΑΤΟΥΣ ΕΠΙΔΗΜΙΩΝ ΣΤ

Ed. Chart. IX. [404.]   Ed. Baf. V. (461.)
ῥῆσιν ταύτην, ἀρχὴν τῶν ἐφεξῆς εἰρημένων ποιεῖσθαι κατὰ
τὸν προγεγραμμένον τρόπον.

ιη΄.

Σκεπτέα ταῦτα ὅπη καὶ ὅθεν καὶ διὰ τί φλέβες κροτάφων,
οὐχ ἱδρυμέναι, οὐδὲ χλώρασμα λαμπρόν.

Εἶπον ὅτι καὶ οὕτως δύναταί τις διαιρεῖν τὴν ὅλην
ῥῆσιν, ὥσπερ γε καὶ κατ᾽ ἄλλον τινὰ τρόπον τόνδε   φλέβες
κροτάφων οὐχ ἱδρυμέναι, οὐδὲ χλώρασμα λαμπρὸν, ἦν πνεῦμα ἐγκαταλείπηται καὶ τὰ ἐφεξῆς. καὶ γὰρ εἰ μὴ τὸ χλώρασμα λαμπρὸν ἐνέκειτο τῷ λόγῳ, δυνατὸν ἦν πυλνειδῶς
διαιρεῖν ὡς ἂν ὑπομνήματος ὄντος, οὐ συγγράμματος, ἤκου-
σεν γὰρ ἤδη περὶ τούτου. παρεγκειμένου δὲ καὶ τοῦ, χλώρασμα λαμπρὸν, ἔτι καὶ μᾶλλον ἀσαφὴς γίνεται ὁ λόγος.
εἴπομεν γὰρ ἤδη ὅτι καὶ τὰς ἄλλας ῥήσεις ἐν αἷς τὸ χλωρὸν ὄνομα γέγραπται, μὴ δύνασθαι γνωσθῆναι σαφῶς,

tum a praedictis feparare ac deinceps dicendorum initium
in praefcriptum modum facere.

XVIII.

Haec confideranda, quo, unde et quamobrem venae tem-
porum non firmentur, neque viror pellucidus fit.

Dicebam et hunc in modum totum fermonem dividi
poffe, quemadmodum et alio quodam modo, eo videlicet,
venae temporum non firmae, neque viriditas fplendida,
fi fpiritus in ipfis relinquatur et alia deinceps. Nifi enim
viriditas fplendida in oratione interjecta effet, multi for-
miter dividi poffet, quippe quod commentarius non liber
fit: fuperius enim intellexifti de hoc. Hoc autem interjecto, viriditas fplendida, adhuc etiam magis obfcura oratio reddita eft. Alibi enim etiam fuperius diximus, ubi
haec *viride* fcripta eft, qualisnam per ipfam color figni-

Ed. Chart. IX. [404.]   Ed. Baf. V. (461. 462.)

ὁποῖόν τι χρῶμα δηλοῦται δι' αὐτοῦ. καθάπερ οὐδ' εἰ
χλόασμα εἴη γεγραμμένον, ὥσπερ ἔνιοι γράφουσιν. ὁρῶμεν
γὰρ καὶ νῦν ἔτι καθάπερ κατὰ τὴν Κῶ αὐτὴν τὴν Ἱπποκράτους πατρίδα καὶ πᾶσαν τὴν ἡμετέραν Ἀσίαν, χλωρὰ
μὲν ὀνομαζόμενα καὶ λάχανα καὶ δένδρα καὶ φυτὰ τὰ οἷον
χλοερά. χλωράζειν τε τὰ κτήνη λέγομεν τὰ τὴν ἐαρινὴν
βοτάνην ἐσθίοντα. (462) λέγουσί γε μὴν καὶ τῶν ἀνθρώπων ἐνίους χλωρούς, οὐκ ἔχοντας ὁμοίαν τῇ χλόῃ τὴν χρόαν,
ἀλλὰ μᾶλλον ὠχράν. ἄδηλον οὖν ἐστὶ πότερον τὴν ὕπω-
χρον χρόαν ὁ Ἱπποκράτης ὀνομάζει χλωράν τε καὶ χλοερὰν,
ὅπερ ὁρᾶται πάνυ πολλοῖς συμβαῖνον ἢ τὴν χλόῃ παραπλησίαν, ὃ πάνυ σπανίως φαίνεται γινόμενον. οὔσης οὖν ἀσαφοῦς καὶ αὐτῆς ταύτης λέξεως, ἔτι μᾶλλον ἀσάφεια γίνεται
προσκειμένου τοῦ λαμπρόν. ἄπορον γὰρ εὑρεῖν ὅ τί ποτε
βούλεται δηλοῦν ἐκ τοῦ γράψαι χλώρασμα λαμπρόν. καὶ
διὰ τοῦτ' ἄρα πᾶσαν τὴν τοιαύτην ἀσάφειαν θελήσαντές
τινες φυγεῖν τῶν ἐξηγητῶν, ἔγραψαν, οὐ χρῶμα λαμπρὸν,

ſicetnr, non poſſe manifeſte intelligi, quemadmodum neque ſi *chloaſma* ſcriptum ſit, ut nonnulli ſcribere conſueverunt. Videmus enim etiamnum hac tempeſtate, ut
in Co ipſa Hippocratis patria, ita et in tota noſtra Aſia,
viridia quidem appellari olera et arbores et ſtirpes, veluti
χλωρὰ id eſt herbida; et pecudes Graeci χλοερὰ dicunt,
quod ſigniſicet herbas verno tempore pabulari. Dicunt
quidem et homines quosdam virides, non quod herbae
ſimilem colorem habeant, ſed potius pallidum. Incertum
eſt igitur utrum Hippocrates ſubpallidum colorem viridem atque herbaceum dixerit, quod permultis accidere
conſpicitur: an herbae coloris ſimilem, quod perraro accidiſſe viſum eſt. Igitur quum vox haec per ſe obſcura
ſit, adjecta hac dictione, *ſplendida*, major adhuc obſcuritas oritur: difficile namque eſt excogitare, quidnam per
haec verba ſignificare voluerit, *viriditas ſplendida*. Atque
idcirco nonnulli interpretes hanc omnem obſcuritatem
evitare cupientes, hoc modo ſcripſerunt, neque *color ſplen-*

Ed. Chart. IX. [404. 405.]   Ed. Baf. V. (462.)
ἀκούειν τέ φασι δεῖν ἐπὶ τοῦ κατὰ φύσιν τοῦ κάμνοντος
χρώματος τὸ λαμπρόν. οὕτω δὲ καὶ οἱ περὶ τὸν Σαβῖνον
διηνέχθησαν.

ιθʹ.

[405]   Φλέβες κροτάφων οὐχ ἱδρυμέναι, οὐδὲ χλώρασμα
λαμπρὸν, ἢν πνεῦμα ἐγκαταλείπηται ἢ βὴξ ξηρὴ, μὴ θη-
ριώδης, εἰς ἄρθρα στηρίζειν προσδέχεσθαι δεῖ κατʼ ἴξιν
τῶν ἐντασίων τῶν κατὰ τὴν κοιλίην, ὡς ἐπὶ τὸ πουλύ.

Εἶπον ὅτι καὶ χωρὶς τοῦ πρώτου μέρους τῆς ῥήσεως
ἀναγινώσκειν ἐστὶ δυνατὸν αὐτὸ καθʼ ἑαυτὸ, ἢν πνεῦμα
ἐγκαταλείπηται καὶ τὰ ἐφεξῆς αὐτῷ γεγραμμένα. πνεῦμα δὲ
δηλονότι νῦν ἀκούσομεν τὸ πλέον τοῦ κατὰ φύσιν, ἵνʼ ὁ
λόγος ᾖ τοιοῦτος. ἐὰν ἐν νόσῳ ῥᾳστωνήσαντές τινες ἔχωσι
τάς τε τῶν κροτάφων φλέβας οὐχ ἱδρυμένας, ὅπερ ἐστὶν
ἐπὶ πλέον διαστελλομένας, καὶ τὸ χρῶμα μὴ κατὰ φύσιν ἢ

didus, intelligendumque effe ajunt fplendidum de aegrotantis nativo colore, ita quoque et Sabinus opiuatus eft.

XIX.

*Venae temporum non confiftentes, neque viror fplendidus
fit, fi fpiritus intus deficiat aut tuffis ficca ferina non
fuerit, ut in articulos decumbat exfpectare oportet, plu-
rimumque fecundum diftentionem ventris rectitudinem.*

Jam dixi et fine prima hujus fermonis parte, iftam
per fe hunc in modum legi poffe, fi fpiritus intus relinquitur et quae deinceps fcripta funt. Spiritum vero nunc
intelligemus eum, qui quod naturaliter conveniat, major
fit, ut oratio in hunc modum fe habeat: Si in morbo
aliqui fublevati temporum venas habeant non firmatas,
hoc eft latius diftentas et non genuinus color fit, ac re-

τ' ἀναπνοῇ πλείων ἢ καὶ τὰ ἄλλα τὰ ἐφεξῆς εἰρημένα, τούτοις εἰς ἄρθρα τὴν ἀπόστασιν ἔσεσθαι προσδοκᾶν χρή. τὰ
δὲ ἐφεξῆς εἰρημένα τάδε ἐστί. πρῶτον μὲν τὸ ξηρὴ βὴξ,
δεύτερον δὲ τὸ μὴ θηριῶδες. ἡ μὲν οὖν ξηρὰ βὴξ λέγεται
συνήθως ἐφ' ἧς οὐδὲν ἀναπτύεται. τοῦτο δ' οὕτως ῥηθὲν
ἐν μὲν συγγράμματι προφανῶς ἐνδείκνυται τὸν γράψαντα
χαίρειν αἰνιγματώδει λέξει· τὸν δ' αὐτῷ τινὰ ὑπογραφὴν
ἐν ὑπομνήματι πεποιημένον οὐκ ἄν τις μέμψαιτο. πολλὰ
γὰρ οὕτως εἰώθαμεν ἡμῖν αὐτοῖς ὑποτυποῦσθαι συμβολικῶς.
ἴσως οὖν καὶ νῦν ἑαυτῷ ταῦτ' ἔγραψεν ὁ Ἱπποκράτης, ἐπὶ
πλειόνων παθῶν ποιούμενος τὸν λόγον, ἐνταυθοῖ μὲν ἐπὶ
τῆς ξηρᾶς βηχὸς ἐν περιπνευμονίας καὶ πλευρίτισι· καὶ γὰρ
καὶ τὸ πνεῦμα τούτοις ὁμολογεῖ· τὰ δ' ἔμπροσθεν ἡνίκα
περὶ τῶν κατὰ τὸ πρόσωπον ἔγραψεν ἐπὶ πυρετῶν θερμῶν
καὶ διακαῶν. ἐγχωρεῖ δὲ καὶ περὶ τῶν κατὰ τὸν θώρακα
καὶ πνεύμονα λελέχθαι κἀκεῖνα. γενήσεται τοιγαροῦν σύμπας
λόγος τοιόσδε. ἐὰν ἐπὶ πλέον ἅμα τοῖς εἰρημένοις αἱ βῆχες

liqua deinceps enarrata, iſtis in articulos abſceſſus exſpectandus eſt. Quae ſequuntur vero hujusmodi ſunt,
primum quidem hoc, arida tuſſis, ſecundum autem illud,
non ferina. Aridam tuſſim eam, per quam nihil exſpuitur, appellare mos eſt. Iſtud ſane, ita in libro accurate
compoſito conſcriptum, auctorem aenigmatica locutione
gaudere aperte demonſtrat; at ſibi ipſi adumbrationem
quandam per commentarium ſcribentem nullus jure utique
reprehendat; multa enim ſic nobis ipſis per quasdam notas deſignare conſuevimus. Forſan igitur et nunc ſibi ipſi
haec ſcripſit Hippocrates de pluribus affectibus ſermonem
faciens, hoc quidem loco de tuſſi arida in pulmonem et
coſtarum inflammationibus: nam et haec vox, *ſpiritus,*
illis adſtipulatur; ſed ſuperius dicta, quum de iis, quae
in facie contingunt, ſcriberet, de ſebribus calidis et per-
urentibus intelligenda ſunt; caeterum et illa de pectoris
pulmonumque affectibus dicta eſſe poſſunt. Integra igitur
oratio talis erit: Si diutius una cum antedictis tuſſes ari-

Ed. Chart. IX. [405. 406.]　　　　Ed. Baf. V. (462.)

ὦσι ξηραὶ, προσδέχεσθαι τὴν ἀπόστασιν εἰς ἄρθρα. διορισμὸν δέ τινα ταῖς βηξὶ προσγράψας ἀσαφῆ ζήτησιν ἑτέραν εἰργάσατο, τίνες εἰσὶν αἱ θηριώδεις βῆχες. ἔνιοι μὲν
οὖν ἐπὶ ταῖς ἕλμινσιν, ὅταν ἐπὶ τὸ στόμα τῆς κοιλίας ἀνενε-
χθεῖσαι δάκνωσι, τὰς βῆχάς φασι γίνεσθαι ξηρὰς, ὅπερ
εἰ ὄντως ἐφαίνετο συμβαῖνον, οὐκ ἂν ἦν ζήτημα. νυνὶ δὲ
μυριάκις εἴδομεν ἄνευ βηχῶν ἕλμινθας ἐνοχλούσας τὰ κατὰ
τὸ στόμα τῆς γαστρὸς καὶ διὰ τοῦθ᾽ οἱ πλείους τῶν ἐξηγητῶν ἐπ᾽ ἄλλας ἐξηγήσεις ἐτράποντο τινὲς μὲν τὸ θηριῶδες ἐπὶ τῶν φυσικῶν εἰρῆσθαι λέγοντες ἐπειδὴ γρυποῦνται
τοὺς ὄνυχας ὥσπερ τὰ θηρία, τινὲς δὲ ἐπὶ κακοήθους. ἐν
γὰρ ταῖς κρισίμοις ἀποστάσεσιν ὥσπερ ἄπεπτον εἶναι χρὴ
τὴν νόσον, οὕτω καὶ περιεστηκυῖαν. ἥ τε γὰρ πεττομένη
χωρὶς ἀποστάσεως ἐπαγγέλλεται τὴν λύσιν, ἥ τε ὀλέθριος,
οὐδὲ γενήσεσθαί τινα κρίσιμον ἀπόστασιν. ἐὰν δὲ ἐπὶ πλέον
ἄπεπτόν τε διαμένῃ τὸ νόσημα καὶ μὴ κακόηθες ᾖ, προσδέχεσθαι χρὴ γενήσεσθαί τινα ἀπόστασιν, ὅτε δὲ ἄπεπτόν
τε ἅμα καὶ περιεστηκὸς τὸ νόσημα, χρὴ δια- [406] μένειν

dae ſint, abſceſſum in articulos exſpectare convenit. Sed
conditionem quandam tuſſibus obſcuram adſcribens, quaeſtionem alteram excitavit, quaenam ſint ferinae tuſſes.
Nonnulli ſane lumbricos inteſtinorum, quum ad oſtiolum
ventriculi repentes ipſum mordeant, aridas tuſſes excitare
ajunt; quod ſi revera ita accidere compertum foret, nulla
prorſus quaeſtio eſſet; ſed millies absque ulla tuſſi lumbricos os ventriculi inſeſtantes vidimus. Quocirca plures explanatores ad alias interpretationes ſe converterunt; quidam hanc vocem, ferinae, de phthiſicis dictam eſſe volentes, quoniam ipſorum ungues, ut ferarum incurvantur;
nonnulli de maligno morbo; in judicatoriis namque abſceſſibus, ut crudum, ita et ſanabilem eſſe morbum oportet;
concoctus enim citra abſceſſum ſolutionem nuntiat, per-
nicioſus autem neque ullum judicatorium abſceſſum fore
promittit. At ſi diutius et crudus morbus perduret, neque malignus ſit, tunc aliquem fore abſceſſum exſpectan-
dum eſt. Quod autem crudus una et malignitate carens

ἄχρι πλείονος, ἵν' ἐλπίσωμεν ἀπόστασιν ἔσεσθαι, σαφῶς
αὐτὸς ἐδήλωσεν ἐν προγνωστικῷ γράψας οὕτως. ὅσοι δ'
ἂν οὖρα λεπτὰ καὶ ὠμὰ οὐρέωσι πολὺν χρόνον, ἢν τἆλλα
ὡς περιεσομένοισι σημεῖα ᾖ, τούτοισιν ἀπόστασιν δεῖ προσδέχεσθαι εἰς τὰ κάτω τῶν φρενῶν χωρία. γενήσεται τοιγαροῦν ὁ σύμπας λόγος τοιοῦτος. ἐὰν ἄπεπτον διαμένῃ τῶν
κατὰ θώρακα καὶ πνεύμονα νοσημάτων τι καὶ μηδὲν ἔχῃ
κακόηθες, ἀπόστασιν χρὴ προσδέχεσθαι. τοῦ δ' ἄπεπτον
εἶναι σημεῖον ἡ ξηρὰ βήξ. ἐὰν γὰρ ἀναπτύωσί τι πέψεώς
ἐστι γνώρισμα. τοῦτο δ' αὖ τὸ ἀναπτυόμενον, εἰ μὲν ὑγρὸν
καὶ λεπτὸν εἴη, μετρίας, εἰ δὲ ταχὺ, τελείας. εἴρηται δὲ
ἐπὶ πλέον περὶ τῶν τοιούτων ἔν τε τοῖς εἰς τὸ περὶ διαίτης
ὀξέων ὑπομνήμασι κἂν τοῖς περὶ κρίσεων, οὐδὲν ἧττον κἀπὶ τῶν ἐν ταῖς νόσοις καιρῶν. ὃ δὲ ἐπὶ τῷ τέλει τῆς ῥήσεως ἔγραψεν, ἔνθα φησὶ τῶν ἐντασίων τῶν κατὰ τὴν κοιλίαν, οἱ πλεῖστοι μὲν τοῖς προειρημένοις, ἔνιοι δὲ καὶ καθ'
ἑαυτὸ μόνον ἰδίαν ἔχειν φασὶ τὴν διάνοιαν. ἐὰν μὲν οὖν

diutius morbus perfeverare debeat, ut abfceffum fore fpe-
randum fit, manifefte ipfe in libro de praefagiis ita fcribens declaravit: Quicunque fane lotia tenuia et cruda
multum temporis fecerint, fin alia perdurationis figna ad-
fint, in iftis abfceffum ad partes interfepto inferiores exfpectare oportet. Erit itaque tota oratio hujusmodi: Si
aliquis pectoris aut pulmonis morbus crudus permaneat
nihilque malignitatis habeat, abfceffus exfpectandus eft.
Quod crudus fit, fignum eft arida tuffis: nam fi quid ex-
fpuant, concoctionis indicium eft. Id autem, quod exfpuitur, fi liquidum ac tenue fit, mediocris; fi craffum,
perfectae concoctionis nota erit. Verum de his et commentariis librorum de ratione victus in acutis et in libris
de judicationibus uberius difputatum eft, neque minus
etiam in libello de quatuor morbi temporibus Sed quod
in calce hujus partis adjecit dicens, diftentionum quae in
ventre, plurimi quidem cum antedictis copulant, nonnulli
vero et per fe folum propriam habere fententiam affe-

συνάψαντες αυτὸ τοῖς προειρημένοις ἀναγνῶμεν, ὁ λόγος
ἔσται τοιοῦτος. ὅταν ἐπὶ τοῖς προειρημένοις, ἐλπίσῃς ἀπόστασιν ἔσεσθαι, τὰς κατὰ κοιλίαν ἐντάσεις προσεπίβλεπε.
δυνήσῃ γὰρ ἐκ τούτων εὑρεῖν ἢ εἰς τὸ δεξιὸν μέρος τοῦ
σώματος ἢ εἰς τὸ λαιὸν ἡ ἀπόστασις ἔσται τοῦ νοσήματος·
αἱ γὰρ ἐντάσεις αὗται κατ᾽ ἴξιν ἑαυτῶν ἀγγέλλουσιν ἔσεσθαι τὰς ἀποστάσεις. ἐὰν δὲ πάλιν αὐτό τις ἀναγινώσκει
τὸ κατ᾽ ἴξιν τῶν κατὰ τὴν κοιλίαν ἐντάσεων, ὁ λόγος ἔσται
τοιοῦτος. ὥσπερ ὅταν ἐπὶ τοῖς ἀναπνευστικοῖς ὀργάνοις
πάσχουσιν, ἀπέπτως τε καὶ περιεστηκῶς ἀποστάσεις ὁρῶμεν γινομένας, οὕτως κἀπὶ τῶν κατὰ τὴν κοιλίαν εὑρήσεις
συμβαῖνον. ἔσονται δὲ αὗται κατ᾽ ἴξιν τῶν πεπονθότων
μορίων.

———

κ΄.

*Ἔχουσι δὲ οὗτοι οἱ πλεῖστοι καὶ ἐξέρυθρα καὶ τῇ φύσει
τοῦ λευκοχρωτέρου τρόπου καὶ οὐχ αἱμορραγέουσι ῥῖνες ἢ
σμικρὰ αἱμορραγέουσι.

———

runt. Igitur fi quidem cum antedictis conjungentes lege-
rimus, fermo talis erit: Quum jam antedictis abfceffum
fore fpectaveris, ventris diftentiones praeterea confpice:
ex his enim comprehendere poteris, utrum in dextram
corporis partem an in finiftram morbi abfceffus futurus
fit: hujusmodi namque diftentiones fecundum ipfarum
rectum fitum abfceffus fore nuntiant.   Quod fi iterum
iftud per fe aliquis legat, fecundum earum, quae in ventre fiunt, diftentionum rectum fitum, fententia erit:
Quemadmodum in fpirabilibus inftrumentis quodam morbo
et fanabili laborantibus abfceffus fieri cernimus, et in
ventris partibus incidere comperies; erunt autem et ipfi
e regione paff orum membrorum.

———

XX.

Horum autem plerisque qui natura candidioris funt habitus, etiam facies impenfe rubet, neque fanguis ex naribus aut paucus profluit.

———

Τὰ πρόσωπα δηλονότι προσυπακουστέον ἔχειν αὐτοὺς
ἐξέρυθρα κατὰ τὰς νόσους, εἶναί τε φύσει τοῦ λευκοχρωτέρου τρόπου ἐν γὰρ τοῖς πολλοῖς τῶν μελλόντων ἀπόστασίν τινα ἕξειν, ἐν νοσήμασι περιεστηκῶς χρονίζουσι, διαμένει τὸ πρόσωπον ἐρυθριῶν καὶ μάλισθ᾽ ὅταν ἡ ἀπόσκηψις
ἔσεσθαι μέλλοι πρὸς τὰ ὦτα. τίσι δὲ φαίνεται τῶν οὕτως
ἐχόντων τὸ πρόσωπον ἐξέρυθρον, ἐδήλωσεν εἰπὼν εἶναι τοὺς
τοιούτους ἀνθρώπους τοῦ λευκοτέρου τρόπου. τοῖς γὰρ με-
λαντέροις φύσει, κἂν πλεονάσῃ ποτὲ αἷμα κατὰ τὸ πρόσωπον οὐ διασημαίνει σαφως. ἐν δὲ τοῖς λευκοῖς σώμασι
κἀπὶ τῶν ἐκτὸς ὅταν βραχύ τι παρεμπέσοι χρόας ἑτερογε-
νοῦς, εὐθέως εὔδηλον γίνεται. τοῦτο μὲν οὖν αὐτῷ παρέγκειται, τὸ δὲ λόγου συνεχὶς ἔστι τοιόνδε, τούτοις ἐξέρυθρον ἔχουσι τὸ [407] πρόσωπον, ὅταν περιεστηκὸς χρονίζῃ
τὸ νόσημα, δι᾽ ἀποστάσεων ἐλπιζέτω κρίσιν γενέσθαι, πλὴν
εἰ φθάσειεν αἱμορῥογία διὰ ῥινῶν γενομένη, κενῶσαι τὸ
μέλλον κατασκῆψαι (463) εἴς τι τῶν ἄρθρων περιττὸν
αἷμα. ὅσοι δ᾽ οὕτως ἔχοντες ὡς εἶπον ἢ οὐδὲν ὅλως αἱ-

Subintelligendum plane est, ipsos in morbis facies
valde rubicundas habere ac naturaliter albioris esse coloris; si quidem multi in morbis salubriter longis, quum
futurus abscessus est, facie diu rubescunt praecipueque si
secundum aures excitari debeat. Quibus vero ita se habentibus facies ita rubescat, declaravit inquiens, hujusmodi
homines albioris esse coloris: nigrioribus enim natura,
etsi nunquam sanguis in facie exuberet. non tamen evidenter apparet; at in alba corpora et in ipsa externa
quum exiguum quippiam alterius coloris inciderit, statim
omnibus conspicuum est. Hoc quidem ipsi adjectum est.
Sed orationis continuitas talis fuerit: Istis valde rubeutem
faciem habentibus, quum salubris aegritudo perdurat, per
abscessus judicationem fore sperandum est, nisi de naribus
sanguinis profluvium redundantem sanguinem evacuatione
praevertat, qui in aliquem articulum impetum facturus
erat. At quibuscunque ita habentibus aut nihil penitus

μορραγοῦσιν ἢ σμικρὰ καὶ οὐκ ἄξια τῆς ὑπερβολῆς τοῦ νοσήματος οὕτως τὰς ἀποστάσεις ἴσχουσι.

κα.́

Καὶ ἦν μὲν ῥυέντων ἐγκαταλείπηται, ἕτοιμον.

Ἦν χωρὶς τοῦ μὲν ἐγέγραπτο συνδέσμου, σαφὴς ἡ λέξις ἦν· εἰρηκὼς γὰρ ὅτι τοῖς ἐξέρυθρον ἔχουσι τὸ πρόσωπον αἱ ὑποστάσεις γίνονται, μὴ ῥυέντος αἵματος ἐκ ῥινὸς
ἢ σμικροῦ ῥυέντος, εἰκότως ἂν ἐπήνεγκεν, ἐὰν λείπηταί τι
ῥυέντος, ἕτοιμόν ἐστι τὸ νόσημα πρὸς ἀπόστασιν, ἐπεὶ δὲ
ὁ μὲν σύνδεσμος πρόσκειται, προσυπακοῦσαι προσῆκεν, ἢν
μὴ ἐγκαταλείπηται, οὐκ ἔσται ἡ ἀπόστασις, οὐ μόνον δὲ ἐν
τοῖς ὑπομνήμασιν, ἅπερ ἀναγράφουσιν ἑαυτοῖς οἱ ἄνθρωποι,
τοιαύτας ἐστὶ λέξεις εὑρεῖν, ἀλλὰ καὶ ἐν συγγράμμασιν, ὡς τοῦ
μὲν συνδέσμου προειρημένου, μηκέτ' ἀνταποδοθῆναι μηδὲν

fanguinis aut modicum neque morbi magnitudine dignum
effluxerit, hunc in modum abfceffus eveniunt.

XXI.

*Et quidem ſi quid ex his quae effluunt, intus relinquatur,
promptus eſt ad abſceſſum morbus.*

Niſi ea conjunctio, quidem, ſcripta fuiſſet, perſpicua
narratio eſſet. Nam quum dixiſſet, faciem valde rubicun-
dam habentibus non effuſo de naribus ſanguine aut pauco
effuſo abſceſſus excitari, merito ſubjunxit, ſi effuſo aliquid relinquitur, ad abſceſſum morbus paratus eſt. At
quoniam ea conjunctio, quidem, adjecta eſt, ſubintelligere
praeterea convenit, ſin autem intus aliquid non relinquitur, abſceſſus non erit. Non ſolum autem in commentariis, quos ſibi ipſi homines conſcribunt, hujusmodi lo-
cutiones juvare licet, ſed etiam in libris accurate ſcriptis,
ut conjunctione quidem praepoſita, nihil praeterea ipſi

αὐτῷ, καὶ τοῦτ᾽ ἔγνων μάλιστα τοὺς περὶ τὸν Διοσκορίδην
εἰδότας, ἐπειδὴ καὶ γραμματικώτεροι τῶν ἄλλων εἶναι
προσποιοῦνται, φυλάξαι τὴν παλαιὰν γραφὴν, ἣν οἵ τ᾽ ἐξηγηταὶ πάντες ἴσασι καὶ τὰ ἀντίγραφα πάντ᾽ ἔχουσι, ἢ εἴπερ ἐδόκει περιττὸς ὁ μὲν σύνδεσμος εἶναι, περιελεῖν αὐτὸν τολμῆσαν μᾶλλον, οὐ μεταγράφειν εἰς τὸ μή. τὸ γὰρ
καὶ ἦν μὴ ῥυέντων ἐγκαταλείπηται, ἕτοιμον ἑαυτῷ μάχεται,
τοῦ μὲν ἐγκαταλείπηται, τὰ μὴ τελέως, ἀλλ᾽ ἐκ μέρους κενούμενα δηλοῦντος, τοῦ δὲ καὶ ἦν μὴ ῥυέντων, τοὐναντίον
ἐμφαίνεται, ὥσπερ καὶ τοῦ δαψιλῶς ῥυῆναι. καθάπερ οὖν
ἐπὶ τούτου, τὸ ἐγκαταλείπηται λέγειν οὐ προσῆκον, οὕτως
οὐδ᾽ ἐφ᾽ οὗ μηδ᾽ ὅλως ἐρρύη. καὶ γὰρ εἰ μὴ ἐπὶ τοῦ λυ-
ποῦντος χυμοῦ δεξόμεθα, τὸ ἐγκαταλείπεσθαι λελέχθαι,
καθάπερ ἔνιοι βούλονται, πρὸς τὸ νόσημα μεταδόντες τὸν
λόγον ὡς ἐν ταῖς ἐλλιπέσιν αἱμορραγίαις, ἐγκαταλείπεται
νοῦν ἕξει. ῥυέντος γὰρ αἵματος, οὐ μὴν αὐτάρκως, ἐλλιπεῖς

refpondens fubjungatur. Id autem maxime Diofcoridis
fectatores animadvertiffe novimus: quippe qui fe magis
quam alios grammaticae peritos effe jactant et veterem
lectionem tuentur, quam omnes explanatores agnofcunt et
omnes codices retinent. Aut fi conjunctio *quidem* plane
fupervacua vifa fuiffet, ipfam expungere quam in hanc
vocem, *non*, convertere maluiffent. Haec enim locutio,
etfi non effufis intus relinquitur, paratus eft, fecum ipfa
pugnat, hac voce, intus relinquitur, ea, quae non in totum, fed ex parte evacuata funt, fignificante; ea vero
etfi non effufis, contrarium indicante, ficut et hac copiofe
fluxiffe. Quemadmodum igitur hoc loco, intus relinquitur, dicere non convenit, ita et neque ubi nihil prorfus
effluxit. Nam nifi de vexante humore intus relinqui
dictum effe, ut nonnulli voluerunt, acceperimus, ifti enim
ad morbum orationem referunt, quod in fanguinis parcis
effufionibus accidere folet, haec pars, intus relinquitur,
infinuat. Effufo enim fanguine, fed non quantum fatis

αἱ κρίσεις γίνονται τῶν νόσων, ἐφ' ὧν προσήκει λέγεσθαι
τὸ ἐγκαταλείπεσθαι.

κβ'.

[408] Δίψα ἐγκαταλειφθεῖσα καὶ στόματος ἐπιξηρασίη
καὶ ἀηδίη καὶ ἀποσιτίη τοῦτον τὸν λόγον.

Ὅταν τοῦ πυρετοῦ παυσαμένου μείνῃ τινὰ τῶν συμπτωμάτων, ἐγκαταλείπεσθαί τι λέγεται τῆς νόσου λείψανον.
ἐμνημόνευσεν οὖν ὁ Ἱπποκράτης ὡς ἐν παραδείγματι τῶν
κυριώτατα ὑπολειπομένων, δίψαν καὶ στόματος ξηρότητα καὶ
ἀηδίαν καὶ ἀποσιτίαν, τουτέστιν ἀνορεξίαν, ὥστε ἐξήγησις
αὕτη ἡ ῥῆσίς ἐστι τοῦ προειρημένου κατὰ τὴν ἔμπροσθεν
ῥῆσιν, ἔνθα φησὶ, καὶ ἣν μὲν ῥυέντων ἐγκαταλείπηται. διττῶς γὰρ ἀκούομεν τοῦ ἐγκαταλείπεσθαι, καθ' ἕνα μὲν τρόπον ἐπὶ τοῦ νοσοποιοῦντος χυμοῦ, καθ' ἕτερον δὲ ἐπὶ τῆς

eſt, imperfectae morborum judicationes fiunt, in quibus
iſtud, intus relinquitur, dicere conveniens eſt.

XXII.

Eadem ratione ſi ſitis remaneat, orisque ſiccitas et inſua-
vitas et cibi faſtidium.

Quando finita febre altera ſymptomata remanent,
aliquid intus relinqui morbi reliquiarum dicitur. Hippocrates igitur eorum exempli cauſa meminit, quae inter
remanentia principatum obtinent, ſitis videlicet et oris
ſiccitatis et inſuavitatis et inappetentiae, id eſt privatio-
nis appetitus. Quare hujusmodi ſermo id, quod in ante-
cedente comprehenſum eſt, enucleat, ubi ajebat: etſi quidem effuſis intus relinquatur. Bifariam enim intus relinqui intelligimus, uno quidem modo humorem morbi

νοσώδους διαθέσεως. ἐξηγεῖται οὖν τὰ γνωρίσματα τῆς
ἐγκαταλειπομένης διαθέσεως νοσώδους.

κγ΄

Πυρετοὶ δὲ οὐκ ὀξεῖς οἱ τοιοῦτοι, ὑποστροφώδεες δέ.

Καὶ τοῦθ᾽ ἕν ἐστι τῶν συντελούντων εἰς τὴν τῶν ἐσομένων ἀποσκημμάτων πρόγνωσιν. οἱ γὰρ ὀξεῖς πυρετοὶ καὶ
ταχέως κρίνονται καὶ δι᾽ ἐκκρίσεων ἔχουσι τελέαν τὴν λύσιν. οἱ δ᾽ οὐκ ὀξεῖς καλούμενοι ὑποστροφώδεες καὶ χρονίζουσι καὶ λύσεις ἐλλιπεῖν ποιησάμενοι, μετὰ ταῦτα πάλιν
ὑποστρέφουσι καὶ δευτέραν ἔκκρισιν ἐξ ἀποσκήμματος ἔχουσι
τελέαν τὴν λύσιν.

κδ΄.

Τὰ ἐγκαταλειπόμενα μετα κρίσιν ὑποστροφώδεα.

auctorem, altero autem morbofum affectum, nunc mor-
bofi affectus intus relicti figna explanat.

XXIII.

*Febres autem non acutae hujusmodi funt; fed quae rever-
fiones faciunt.*

Et hoc unum ex iis eft, quae ad futurorum abfcef-
fuum praefenfionem faciunt; fiquidem acutae febres cito
judicantur et per excretionem ex toto confumuntur; non
acutae autem, quae revertentes nominantur et diuturnae
funt et imperfectas folutiones habent: poftea rurfum exoriuntur et per fecundam in abfceffum expulfionem integre folvuntur.

XXIV.

*Quae poft judicationem relinquuntur, recidivas facere con-
fueverunt.*

'Η αὐτὴ ῥῆσις ἥδε κἂν τῷ δευτέρῳ τῶν ἐπιδημιῶν γέγραπται καὶ μετὰ ταύτην ἄλλαι μέχρι τῆς, ὅσοι τριταιοφυεῖς, ἃς ὑπερβησόμεθα διὰ τὸ προεξηγήσασθαι.

κε΄.

[409]   Τὸ γοῦν πρῶτον σπληνῶν ἐπάρσιες ἦν μὴ ἐς ἄρθρα τελευτήσῃ ἢ αἱμοῤῥαγίη γένηται ἢ δεξιοῦ ὑποχονδρίου ἔντασις, ἢν μὴ ἐξοδεύῃ οὖρα. αὐτὴ γὰρ ἡ ἐγκα-
τάληψις ἀμφοτέρων αἱ ὑποστροφαὶ τουτέων εἰκότως. ἀπόστασιν οὖν ποιέεσθαι αὐτῶν μὴ γινομένας. τὰς δὲ ἐκ-
κλίνειν γινομένας, τὰς δὲ ἀποδέχεσθαι ἢν ἴωσιν, οἶαι
δεῖ καὶ ᾗ δεῖ. ὁκόσαι δὲ μὴ σφόδρα ξυνδρᾶν, τὰς δὲ
ἀποτρέπειν, ἢν πάντη ἀξύμφοροι ὦσι. μάλιστα δὲ ταύτας μελλούσας· εἰ δὲ μὴ, ἀρχομένας ἄρτι.

Hic idem fermo et in fecundo de morbis popularibus
fcriptus eft et poft hunc alii ad eum ufque, quaecunque
tertianae naturam habent, quos fupra declaratos prae-
teribimus.

XXV.

Primum itaque lienum tumores, nifi in articulos definant
vel fanguis a naribus profluat aut dextri hypochondrii
contenfio, nifi urinae exierint et vias fibi fecerint. Ipfa
namque utrorumque interceptio horum jure quodam recidivas faciet. In igitur abfceffus procurare convenit,
fi non fiant; qui vero jam fiunt, declinare, eos autem,
qui, quales et qua oportet prodierunt, recipere. Qui
vero non fatis prodeunt, eos juvare decet; alios vero
prorfus inutiles advertere et maxime qui futuri funt,
alioqui quum recens coeperint.

κστ'.

Ὅσοι τριταιοφυεῖς, τούτοισιν ἡ νὺξ δύσφορος ἡ πρὸ τοῦ παροξυσμοῦ.

Τίνας ποτὲ λέγει τριταιοφυεῖς, ἐξήγηται, διότι καὶ περὶ τῶν ἡμιτριταίων τε καὶ τῶν παρεκτεταμένων τριταίων. ἓν γὰρ μόνον ὡμολόγηται τοῖς νεωτέροις ἰατροῖς ἐν τῇ τῶν εἰρημένων ὀνομάτων ἐξηγήσει, τὸ κατὰ τῶν ἀκριβῶν τριταίων ὡς ἐντὸς τῶν δώδεκα ὡρῶν αὐτὸν περιγράφεσθαι, τὰς δὲ ὑπολοίπους ὥρας ἀπυρέτους εἶναι. τῆς γὰρ τῶν μεθοδικῶν ἀλλοκότου χρήσεως τοῦ τῶν ἡμιτριταίων ὀνόματος οὐδὲ μεμνῆσθαι καλόν. εἴπερ δὲ ὁ ἀκριβὴς τριταῖος ἐλάττονα τῶν δώδεκα ὡρῶν ἔχει τὸν παροξυσμόν, ὁ πέντε καὶ δέκα ὥρας παροξυνόμενος ἅπαντα τὸν ὑπόλοιπον ἔχων χρόνον ἀπύρετον, ὀνομασθήσεται τριταῖος ἁπλῶς ἄνευ προσθήκης. εἰ δὲ βούλοιτό τις ἀκριβολογεῖσθαι, τριταῖος οὐκ ἀκριβής. καὶ εἴπερ αὐτὸς ὁ Ἱπποκράτης εἶπεν, πυρετοὶ ὁκόσοι μὴ διαλείποντες διὰ τρίτης ἰσχυρότεροι γίνονται,

XXVI.

Quaecunque tertianae naturam habent, his nox ante accessionem molesta est.

Quasnam febres tertianae naturam habentes intelligat, explanatum fuit, femitertianas videlicet et extenfas tertianas. In uno enim folo recentiores medici concordant tum praedicta vocabula enucleant, in exquifitis fcilicet tertianis, quod intra duodecim horarum fpatium tertianae exacerbatio confcribitur, reliquae autem horae febre vacant, de methodicorum namque menftruofo femitertianarum nominis abufu neque ulla mentio facienda eft. At fi exquifita tertiana minorem quam duodecim horarum acceffionem habet, cujus acceffio quintedecim horarum fpatio continetur, ea tertiana fimpliciter absque ulla adjectione vocabitur, ac fi quis accuratius loqui velit, tertiana non exquifita. Atqui fi ipfe Hippocrates pronunciavit: Febres, quaecunque non intermittentes tertio quo-

πάντες κακοί. ὅτῳ δ᾽ ἂν τρόπῳ διαλείπωσι, σημαίνει ὅτι
ἀκίνδυνον. ἄπαντες οἱ διὰ τρίτης μὲν παροξυνόμενοι, πανό-
μενοι δὲ εἰς ἀπυρεξίαν, ἀκίνδυνοι γενήσονται. ἀλλ᾽ εἴπερ
ἀκινδύνους τούους εἶναι φήσομεν ἑπόμενοι τῇ γνώμῃ τοῦ
Ἱπποκράτους, οὐκ ἀκίνδυνον δὲ τὸ ἡμιτριταῖον αὐτὸς οἶ-
δεν, οὐκ ἔσται τῶν διαλειπόντων ὁ πυρετὸς οὗτος. ἀλλ᾽ οἱ
μὲν οὐκ ἔλαττον τῶν εἰκοσιτεσσάρων ὡρῶν ἔχοντες τὸ τοῦ
διαλείμματος, ἅπαντες ἁπλῶς τριταῖοι λεχθήσονται. οἷς δὲ
τὸ μὲν διάλειμμα τοῦ χρόνου τούτου βραχύτερον, οἱ δὲ
παροξυσμοὶ μακρότεροι, οὗτοι παρεκτεταμένοι τριταῖοι.
προσήκουσι δὲ τοὐπίπαν εἰς τὰ τρία διαστήματα, τεττάρων
τῶν πάντων [410] ὄντων κατὰ τὴν διὰ τρίτης ἡμέρας περίοδον. δύο μὲν γὰρ ἡμέραι, δύο δὲ νύκτες ἐν τῷ μεταξὺ
τῶν δύο παροξυσμῶν γίνονται πᾶσι τοῖς διὰ τρίτης παρο-
ξυνομένοις. σπανίως δ᾽ εὕροις τὸν ὑπὲρ τὰ τρία διαστήματα παροξυνόμενον εἰς ἀπυρεξίαν ἀφικνούμενον, ὃν οἱ περὶ
τὸν Ἀγαθῖνον εἰώθασι μέγαν ἡμιτριαῖον ὀνομάζειν. ὥσπερ

que die vehementiores evadunt, omnes malae; quocunque
autem modo intermittant, nullum inftare periculum fignum
eft, omnes tertio quoque die exacerbatae, in integritatem
autem definentes, difcrimine vacabunt.   Quod fi mentem
Hippocratis fequentes has difcrimine vacare dixerimus,
femitertianam vero ipfe non fine difcrimine effe cognovit,
ex intermittentium numero febris ifta non fuerit; fed febres, quarum integritatis tempus non brevius horis viginti
quatuor eft, omnes fimpliciter tertianae vocabuntur; quibus vero integritatis intervallum hoc tempore brevius eft,
exacerbationes vero longiores, iftae protenfae tertianae
dicuntur.   Verum quum quatuor omnia intervalla fint,
omnino ad tria ufque perveniunt fecundum eum, qui tertio quoque die fit, circuitum.   Duo namque dies duae-
que noctes inter duas acceffiones interponuntur in omnibus, quam tertio quoque die exacerbantur; raro autem
febrem ultra tria intervalla exacerbatam et ad integritatem finientem reperies, quam Agathinus magnam femiter-

γε μέσον μὲν, ᾧ χρόνος ἴσος γίνεται παροξυσμοῦ τε καὶ
διαλείμματος, ᾧ μείων ὁ τοῦ παροξυσμοῦ χρόνος. ᾧ δ᾽
ἐντὸς τῶν εἰκοσιτεσσάρων ὡρῶν ὁ χρόνος περιγράφεται τοῦ
παροξυσμοῦ, μικρὸν ἡμιτριταῖον ὀνομάζουσι τοῦτον, ὥστε
οὔτε τριταῖον οὔτε παρεκτεταμένον ὀνομάζει ποτὲ τριταῖον.
εἰ γὰρ ὁ μὲν ἀκριβὴς τριταῖος οὐχ ὑπερβάλλει τὰς δώδεκα
ὥρας, ὁ δ᾽ ὑπὲρ ταύτας εὐθύς ἐστι μικρὸς τριταῖος, οὐδεὶς ἔσται τριταῖος ἁπλῶς, ἔτι δὲ μᾶλλον οὐδ᾽ ἐκτεταμέ-
νος τριταῖος· οὐχ ὑπαρχόντων δὲ τούτων, οὐδ᾽ ἀκριβῆ τριταῖον ὀνομάζειν ἀναγκαῖον ἔσται. μηδενὸς γὰρ ἀκριβοῦς
ὄντος, ἡ προσθήκη ματαία. πῶς οὖν ὁ Ἱπποκράτης ἀκριβῆ τριταῖον εἴωθε καλεῖν, ἐνὸν ἁπλῶς ὀνομάζειν τριταῖον,
εἴπερ οὗτος μόνος ἐστὶ τριταῖος ὁ τῶν δώδεκα ὡρῶν ὀλιγο-
χρονιώτερον ἔχων τὸν παροξυσμόν. εὔδηλον οὖν ὅτι τοῦτον
μὲν ἀκριβῆ καλεῖ καὶ μᾶλλόν ἐστι τὸν καὶ τὰ ἄλλα ἔχοντα
γνωρίσματα τὰ γεγραμμένα πρὸς ἡμῶν ἐν τοῖς περὶ κρίσεων
(464) ὑπομνήμασιν. ἁπλῶς δὲ τριταῖον τὸν ὑπὲρ τὰς

tianam appellare confuevit, quemadmodum illam mediam,
cujus acceffionis integritatisque tempora aequalia funt,
cujus acceffionis tempus brevius eft et cui intra quatuor
et viginti horarum fpatium acceffionis tempus concluditur,
hunc parvam femitertianam vocat, quare neque tertianam
neque protenfam tertianam unquam nominat.　Nam fi
exacta tertiana duodecim horas non fuperat, has autem
fuperans illico longa tertiana eft, nulla erit tertiana fimpliciter: adhuc vero magis, neque extenfa tertiana, quibus haud pofitis, neque exactam tertianam nominare neceffe fuerit; quum nulla enim fit non exacta, adjectio
haec vana erit.　Quonam igitur pacto exquifitam tertianam
Hippocrates appellare confuevit, quum tertianam fimpliciter appellare liceret, fi quidem ea fola tertiana eft, quae
duodecim horis breviorem acceffionem habet?　Conftat
igitur hanc ab eo exquifitam tertianam effe vocatam, adhuc magis eam, quae et alias notas a nobis in commentariis de judicationibus fcriptas habeat; fimpliciter vero

δώδεκα ὥρας ἐκτεταμένον ἔχοντα τὸν παροξυσμόν. ἐὰν δὲ
τὰς εἴκοσι τέσσαρας ὑπερβάλλῃ, τριταῖον μακρὸν ἢ ἐκτεταμένον ὀνομάσομεν τοῦτον. ὅστις δ᾽ ἂν ὑπὲρ τὰ τρία διαστήματα τὸν παροξυσμὸν ἐκτείνῃ, τοῦτον ὀλιγάκις ἂν εὕροις
εἰς τὴν καλουμένην εἰλικρίνειαν ἀφικνούμενον. οὐ μὴν οὐδ᾽
ἡμιτριταῖον ἤδη καλέσομεν αὐτὸν, ἐὰν μήτε τὰς ἐπαναλήψεις ποιῆται φρικώδεις, μήτε ἐν τῇ ἑτέρᾳ τῶν ἡμερῶν
ἕτερον ἔχῃ παροξυσμὸν ἐπαναλήψεως χωρίς. τοῦτον μὲν
οὖν ἡμιτριταῖον ὀνομάσομεν. ἐὰν δέ τις διὰ τρίτης παρο-
ξύνηται πυρετός, οὐδὲ βραχὺ διάλειμμα ποιούμενος ὡς δοκεῖν ἐν αὐτῷ πλησίον εἶναι τὸν κάμνοντα τῆς εἰλικρινοῦς
ἀπυρεξίας, τοῦτον ὀξὺν ὀνομάσομεν πυρετὸν, αὐτὸ τοῦθ᾽
ὅπερ ὑπάρχει περὶ αὐτοῦ λέγοντες, ὡς διὰ τρίτης παροξύ-
νει. μόνος οὖν ἔτι τῶν διὰ τρίτης παροξυνομένων ὀνομασθήσεται τριταιοφυής, ὁ πλησίον ἀπυρεξίας ἀφικνούμενος.
εἰ δέ τις καὶ τοὺς ἄλλους ἅπαντας ὀξεῖς πυρετοὺς, ὅσοι
διὰ τρίτης παροξύνουσι, τριταιοφυεῖς ὀνομάζειν θέλει, δόξει

tertianam ultra duodecim horas extenfam acceffionem habentem; quod fi quatuor et viginti horas exceſſerit, tertianam longam aut extenfam hanc appellabimus. Quae
vero ultra tria intervalla exacerbationem producat, raro
in vocatam integritatem defînere invenietur; verum neque
femitertianam ftatim iftam vocabimus, fi neque repetitiones horridas faciat, neque altero die acceffionem alteram
fine repetitione habeat; hanc quidem femitertianam appellabimus. Sed fi qua febris tertio quoque die exacerbetur, neque per minimum intervallum ita mitefcat, ut
in eo febricitans prope finceram integritatem effe videatur, hanc acutam febrem nominabimus id ipfum, quod
eft de ipfa dicentes, quod videlicet tertio die exacerbatur. Sola igitur adhuc ex his, quae tertio die exafpe-
rantur, tritaeophyes, hoc eft tertianae naturam fapiens,
nominabitur, quae ferme in integritatem remittitur. Si-
quis vero et alias omnes acutas febres, quaecunque alternis diebus irritantur, tritaeophyes nominare velit, for-

τάχα καὶ αὐτὸς οὐκ ἀλόγως ἐπὶ ταύτην ἀφῖχθαι τὴν δόξαν.
οὐ μὴν τῶν γε εἰς ἀπυρεξίαν ληγόντων τινὰ πυρετῶν ὑφ'
Ἱπποκράτους ἡμιτριταῖον ὀνομάζεσθαι συγχωρήσομεν. ἀκίνδυνοι μὲν γὰρ οὗτοι, κινδυνώδης δὲ ἡμιτριταῖος. ἐν τῷ
μεταξὺ δ' αὐτῶν εἰσὶν αὐτοὶ παραφυεῖς, οὕς φησι δύσφο-
ρον ἔχειν τὴν πρὸ τοῦ παροξυσμοῦ νύκτα. πάντως μὲν γὰρ
ἐκείνοις ὑπάρχει τοῦτο, τοῖς δ' ἐκτεταμένοις τριταίοις οὐ
πᾶσιν. ὅπως δὲ μὴ πρᾶγματ' ἔχοιμι, πολλάκις ὑπὲρ τοῦ
κατὰ τὸν ἡμιτριταῖον σημαινομένου καὶ γράφων καὶ τοῖς
πυνθανομένοις ἀποκρινόμενος, ἐν ἰδίᾳ περὶ τούτου ἔγραψα
βιβλίον· ἐν μέντοι τοῖς ἀφορισμοῖς χωρὶς τῶν τριταιοφυῶν
μνημονεῦσαί φησιν ἁπλῶς ὁ Ἱπποκράτης. ὅσοις δὲ κρίσις
γίνεται, τουτέοισιν [411] ἡ νὺξ δύσφορος ἡ πρὸ τοῦ
παροξυσμοῦ. ἡ δὲ ἐπιοῦσα εὐφορωτέρη ὡς ἐπὶ τὸ πολύ.
κρίσιν δ' οἱ μὲν ἤκουσαν, ὑφ' ἧς ὀξύῤῥοπος γίνεται μεταβολή τις ἀξιόλογος, οἱ δ' ἁπλῶς τὸν παροξυσμόν. εἰώθει
δὲ ὄντως ἡ νὺξ δύσφορος ἡ πρὸ τοῦ παροξυσμοῦ γίνεσθαι σχεδὸν ἅπασι τοῖς διὰ τρίτης παροξυνομένης πυρετοῖς,

fan et ipfe non fine ratione in hanc fententiam defcen-
diffe videbitur; non tamen quampiam ex febribus in integritatem definentibus ab Hippocrate femitertianam vocari
concedemus: iftae namque fecurae funt, femitertiana vero
periculofa; inter quas tritaeophyes appellatae mediae funt,
quas noctem ante acceffionem moleftam habere dicit: prorfus enim hoc ipfis proprium eft; extenfis vero tertianis
non omnibus. Caeterum, ut ne moleftia afficiar faepius
de femitertianae fignificato fcribens interrogantibusque
refpondens, unum hac de re libellum feparatim compofui.
In libris fane aphorifmorum nullam de febribus, tritaeophyes, quae vocantur, mentionem Hippocrates faciens
abfolute dixit: Quibuscunque judicatio fit, his nox molefta, quae ante acceffionem; fubfequens autem, tolerabilior
plerumque.   Judicationem vero aliqui eam intellexerunt,
in qua repentina quaedam atque infignis mutatio fit: aliqui fimpliciter acceffionem fignificari voluerunt. In omnibus autem ferme tertio quoque die acceffionem habentibus

ἄνευ τῶν ἀκριβῶν τριταίων· εἰ δέ ποτε κἀπὶ τούτων γένηται, κρίσιν ἔπεσθαι σημαίνει κατὰ τὴν ἐπιοῦσαν ἡμέραν
καὶ μάλιστ᾽ εἰ καὶ τὰ ἄλλα σημεῖα τοῦ γενήσεσθαι τὴν κρίσιν ὁμολογεῖ.

κζ'.

Βῆχες ξηραὶ, βραχία ἐρεθίζουσαι, ἐν πυρετοῖσι καυσώδεσι,
κἂν οὐ κατὰ λόγον διψώδεες, οὐδὲ γλῶσσαι καταπεφρυγμέ-
ναι, οὐ τῷ θηριώδει, ἀλλὰ τῷ πνεύματι. δῆλον δέ· ὅταν
γὰρ διαλέγωνται ἢ χάσκωσι, τότε βήσσουσιν. ὅταν δὲ
μὴ, οὔ. τοῦτο δ᾽ ἐν τοῖσι κοπιώδεσι πυρετοῖσι μάλιστα
γίνεται.

Καὶ κατὰ τοὺς ἀφορισμοὺς ἔγραψεν περὶ τῶν αὐτῶν
ὧδέ πως. ὁκόσοισιν ἐπὶ πολὺ βῆχες ξηραὶ, βραχὺ ἐρεθί-
ζουσιν ἐν πυρετοῖσι καυσώδεσιν, οὐ πάνυ τι διψώδεές εἰσι.
τὸ τοίνυν οὐ πάνυ τι διψώδεες ἴσον δύναται τῷ οὐ κατὰ
febribus, praeter exquifitas tertianas, nox ante accehio-
nem revera molefta effe folet. Quod fi et in exactis tertianis id nonnunquam eveniat, judicationem fequenti die
futuram portendit potiffimumque fi et reliqua futurae judicationis indicia confentiant.

XXVII.

*Tuſſes aridae parum irritantes in febribus ardentibus, etſi
non ſecundum proportionem ſiticuloſae, neque linguae
valde torrefactae, non ferino, ſed ſpiritu; conſtat autem: Quando enim loquuntur aut os hiat, tunc tuſſiunt.
Quando non loquuntur, neque hiant, non tuſſiunt; hoc
vero in febribus laborioſis maxime evenit.*

Et in aphorifmis de iisdem hoc pacto fcripfit: quoscunque diutius tuſſes aridae parum irritant in febribus ardentibus, non admodum fiticuloſi funt. Id igitur non admodum fiticuloſi id fignificat, quod non fecundum por-

λόγον διψώδεις. ἐν γὰρ τοῖς καυσώδεσι πυρετοῖς ἄνευ ξηρᾶς βηχὸς ἰσχυρῶς γίνονται διψώδεις. ἐὰν δὲ προσγένηται ξηρὰ βὴξ, ἄδιψοι μὲν οὐ δύνανται γενέσθαι. θραύεται
δ᾽ αὐτῶν τὸ σφοδρὸν τοῦ δίψους, ὡς διψῆν μὲν ἔτι, μὴ
μέντοι κατὰ τὴν ἀναλογίαν τοῦ πυρετοῦ. τὸ δ᾽ ἐρεθιζού-
σας βραχέα γίνεσθαι τὰς βῆχας οὐκ ἀργῶς πρόσκειται.
σφοδραὶ γὰρ γινόμεναι διαθερμαίνουσι τὰ κατὰ θώρακα
καὶ πνεύμονα μόρια. κἀκ τούτου τόν τε πυρετὸν ἐπαύξουσι
καὶ τὴν βῆχα. μικραὶ δ᾽ εἴπερ εἶεν αἱ βῆχες ἐκ διαλειμμάτων τε μακροτέρων γινόμεναι, μέχρι τοσούτου κινοῦσι
τὰ μόρια, μέχρι τοῦ παραγενέσθαι τινὰ εἰς αὐτὰ ὑγρότητα.
καὶ οὕτω συμβήσεται μήτε σπαράττειν αὐτὰς ἰσχυρῶς
μήτε ἐξάπτειν τὸν πυρετὸν, ὑγρότητά τε παρέχειν τοῖς μορίοις πρὸς τὰ κινούμενα, κατὰ τὰς βῆχας ἀφικνουμένην
μετρίας, δι᾽ ἣν οἱ κάμνοντες ἀδιψότεροι γενήσονται. γινομένων δὲ βηχῶν καὶ διά τινα κακοήθειαν τοῦ νοσήματος,
ἣν ἐφεξῆς ὁποία τίς ἐστιν ἐρῶ, ταύτης ἀφορίζων τὰς ἐν
τῷ νῦν λόγῳ βῆχας, οὐ τῷ θηριώδει φησὶν αὐτὰς, ἀλλὰ

portionem fiticulofi. In ardentibus namque febribus fine
arida tuſſi magnopere fitiunt; quod fi tuſſis arida accedat,
fiti quidem carere non poſſunt, fed ipforum fitis acrimo-
nia retunditur, ut aliquantum plane, fed non fecundum
febris magnitudinem fitiant. Illud autem, parum irritantes tuſſes excitari, non fruftra adjicitur: nam vehementes
fi fiant, pectoris pulmonisque partes calefaciunt, atque
inde febrem fitimque adaugent, ac fi pufillae tuſſes fint
et per longiora intervalla excitentur, tantifper membra
commovent, dum in ipfa humor aliquis delabatur, atque
ita evenit neque tuſſes vehementer agitare, neque febrem
accendere humoreque particulas irrigare, ad ipfos modica
tuſſi commotas defluente, propter quem laborantes minus
fiticulofi reddentur. Siccis autem tuſſibus ex aliqua etiam
morbi malignitate nafcentibus, quam deinceps qualisnam
fit dicam, ab eis has, de quibus tunc loquitur, diftin-
guens, ait, non ferino, fed fpiritu. Aliqui vero fimpli-

948 ΙΠΠΟΚΡΑΤΟΥΣ ΕΠΙΔΗΜΙΩΝ ΣΤ

Ed. Chart. IX. [411. 412.]   Ed. Baf. V. (464.)
τῷ πνίγεσθαι. τινὲς δ᾽ οἴχ ἁπλῶς τὸ κακόηθες ἅπαν
ἡγοῦνται λέγειν αὐτὸν θηριῶδες, ἀλλ᾽ ἔνιοι μὲν τὴν φθίσιν,
ἐπειδὴ γρυπουμένων τῶν ὀνύχων, θηρίοις κατά γε τοῦτο
ἐοικότες φαίνονται. τινὲς δὲ θηρίωμα καλεῖσθαί φασιν
ἰδίως τὸ ἐν τῷ πνεύμονι ἕλκος. ἔνιοι δ᾽ ὅταν ἐπὶ τὸ στόμα τῆς γαστρὸς ἀνέλθωσιν ἕλμινθες, ἐρεθίζειν αὐτάς φασι
βῆχας, μήτε λόγῳ τοῦτο ἀποδεῖξαι δυνάμενοι, μήτε τῇ
πείρᾳ. τὸ κακόηθες οὖν ἄμεινον ἀκούειν θηριῶδες, ἐάν τε
ἀπὸ κεφαλῆς καταφερομένου ῥεύματος βήττωσιν, ἐάν τε ἐφ᾽
ἕλκει τῶν κατά τι τῶν ἀναπνευστικῶν, ἢ τοῖς κατὰ ταῦτα
γινομένοις ἀποστήμασιν, ἐάν τε ἐπὶ τοῖς καλουμένοις ἐμπυήμασιν. ἕτεραι δὲ τούτων εἰσὶν αἱ κακόηθες οὐκ ἔχου-
[412] σαι διὰ δυσκρασίαν τῶν ἀναπνευστικῶν ὀργάνων
ἢ τραχύτητα τῆς φάρυγγος ἢ τῆς τραχείας ἀρτηρίας ἀπο-
τελούμενα, ποτὲ μὲν ἐξ ἐδεσμάτων ἢ πομάτων τραχυνόν-
των, ἐνίοτε δὲ κἀκ τοῦ περιέχοντος ἀέρος. ἐν γοῦν ἀφορισμοῖς αὐτὸς ἔγραψεν· Ἢν δὲ βόρειον ᾖ, βῆχες, φάρυγγες,
κοιλίαι σκληραὶ, δυσουρίαι φρικώδεες, ὀδύναι πλευρέων,

citer ipsum omnem malignitatem, ferinum, vocare arbitrantur; sed alii quidem phthisin, quoniam curvescentibus
unguibus feris, quantum ad hoc attinet, similes esse videntur; alii vero, cum in os ventriculi lumbrici adscen-
derint, tunc ipsos tusses excitare ajunt, neque tamen ratione hoc, neque experientia demonstrare possunt. Ferinum igitur satius est malignum intelligere, sive ex capite
humore destillante, sive ex alicujus spirabilium viscerum
ulcere, sive ex aliquo in iisdem orto abscessu, sive ob ea,
quae vocantur empyemata, tussiant; aliae vero tusses sunt
ab eis diversae. ·ˆ· ·ˆ·, quae malignae non sunt aut ex
instrumentorum spirabilium intemperie aut faucium arte-
riaeve asperitate obortae, nonnunquam etiam ex alimentis potionibusve exasperantibus, alias vero et ex ambientis
aëris qualitate concitatae. In aphorismis enim ipse scripsit: si vero aquilonia tempestas fuerit, tusses, fauces,
ventres duri, difficultates urinae, horridi, dolores costa-

στηθέων. ὁ γὰρ εἰσπνεόμενος ἀὴρ, ὅταν ἱκανῶς ᾖ ψυχρὸς,
ἐνίοτε μὲν τὰ κατὰ τὴν φάρυγγά τε καὶ τὴν τραχεῖαν ἀρτη
ρίαν μόρια τραχύνει τε καὶ καταψύχει, ποτὲ δὲ καὶ τῷ
πνεύμονι παντὶ καὶ τῷ θώρακι δυσκρασίαν ἐργάζεται· πολλάκις δ᾽ ἀμφότερα τὰ εἰρημένα συμπίπτει καὶ βήσσουσι
μετρίως ἐπ᾽ αὐτοῖς βῆχας ξηράς. σημεῖον δὲ τῶν οὕτως
ἐχόντων ἐστὶ τὸ ἐρεθίζεσθαι κατὰ τὰς εἰσπνοὰς, ὅταν
ἀθρόως ἐμπίπτῃ διαλεγομένοις τε καὶ χάσκουσι καὶ διὰ
τοῦ στόματος εἰσπνέουσιν. ὅταν δὲ διά τε τῆς ῥινὸς εἰσ-
πνέωσι καὶ θερμὸν τὸν ἔξωθεν ἀέρα κατὰ τὸν οἶκον αὐτῶν ἐργάσηταί τις ἢ παντάπασιν ἐλάχιστα βήσσουσιν ἢ
οὐδ᾽ ὅλως, διὸ καὶ πρὸ τῶν ῥινῶν ὀθόνιον ἔνιοι προστιθέντες οὕτως εἰσπνέουσι, πεπειραμένοι παροξύνεσθαι τὰς
βῆχας, ὅταν ἀθρόως ἢ ψυχρὸς ὁ ἔξωθεν ἀὴρ ὁμιλῶν τοῖς
προκατεψυγμένοις τε καὶ τετραχυσμένοις μορίοις. μάλιστα
δέ φησιν ἐν τοῖς κοπιώδεσι πυρετοῖς τοῦτο γίνεσθαι. τίνας
δὲ κοπιώδεις ὀνομάζει πυρετοὺς, ἄδηλον. ἀρά γε τοὺς διὰ
τὰς σφοδρὰς κινήσεις γινομένους, ἢ κἂν αὐτόματοι συστῶσι

rum, pectorum. Aër namque admodum frigidus infpira-
tus interdum faucium afperaeque arteriae loca exafperat
atque refrigerat, nonnunquam et toti pulmoni pectorique
intemperiem affert, faepius vero et ambo haec contingunt
modiceque ex his arida tufficula vexantur. Quod haec
ita fe habeant, fignum eft, ipfos cum fpiritum attrahunt,
ad tuffim provocari, cum multus fimul aër ipfis loquen-
tibus et hiantibus et ore fpiritum ducentibus intraverit,
fed cum per nares attrahunt et aërem externum quispiam
in aedibus ipforum calefecerit, tunc aut omnino parum
aut nequaquam tuffiunt. Quocirca et ob nares quidam
panniculum ponentes, ita infpirant, exacerbari tuffim experti, cum aër externus frigidus multus fimul membris
prius refrigeratis atque exafperatis obvius fiat. Maxime
autem laboriofis febribus id accidere inquit; quas autem
laboriofas febres vocet, ignotum eft, num eas quae ex
vehementibus motionibus accenduntur, an eas quae fponte

τὴν κοπιώδη φέροντας αἴσθησιν. τὰ μὲν δὴ τοιαῦτα σχεδὸν οὐδὲ παραφυλάττει τὶς ἰατρὸς, οὔτε τῶν νῦν ὄντων
οὔτε τῶν ἔμπροσθεν γεγονότων, καίτοι παράδειγμα τὴν Ἱπποκράτους ἔχοντες ἀκρίβειαν, ἣν ἐχρῆν μιμεῖσθαι, τοὺς ἀληθείας ἀντιποιουμένους αὐτῆς δι' ἑαυτὴν, οὐ διὰ δόξαν ἢ
χρηματισμόν. ἐγὼ δ' οὖν ἐνόησα ἄμεινον εἶναι τῇ πείρᾳ
βασανίσαι τὸ λεγόμενον. τοῖς μὲν (465) ἀπὸ τῶν ἔξωθεν
πόνων κοπιώδεσι πυρετοῖς εἶδον ἐπιγινόμενα τοιαῦτα βη-
χία, τοῖς δ' ἄλλοις οὐ πάντως τι, καὶ αὐτοῖς δὲ τοῖς διὰ
τοὺς ἔξωθεν πόνους οὐχ ἁπλῶς, ἀλλὰ τοῖς γε ἐν κρύει κάμνουσι καὶ τοῖς ἐν θάλπει σφοδρῷ καὶ μάλιστα δι' ὁδοῦ
κόνιν ἐχούσης, ὥστε καὶ κατὰ συμβεβηκός τι μᾶλλον, οὐ
διὰ τὴν κοπιώδη διάθεσιν ἐφαίνοντό μοι βήττειν. τῷ γὰρ
τραχυνθῆναι τὰ περὶ τὴν φάρυγγα χωρία, διὰ κρύος ὡς
ἔφην, ἢ κόνιν ἢ τὴν ἐκ τοῦ περιέχοντος αὐτοῖς ἐγγενομένην
ἄμετρον ξηρότητα καὶ πρὸς τούτοις ἔτι διὰ τὴν δυσκρασίαν
τῶν αὐτῶν ὀργάνων οὗτοι βήττουσιν. ἐμάθετε γὰρ ὅτι καὶ
διὰ δυσκρασίαν γίνονται βῆχες.

laffitudinis fenfum inferentes exoriuntur: hujusmodi fane
differentias nullus fere aut noftrae tempeftatis medicus aut
antiquus obfervat, etfi exemplum Hippocratis habeant,
quam imitari eos deceret, qui veritatem ipfam propter fe,
non gloriae aut lucri caufa confequi ftudent. Ego vero,
quod dictum eft, experientia examinare fatius effe animadverti. Laboriofis quidem febribus ab externis fatigationibus artis hujusmodi tufficulas accidere confpexi; aliis
vero non omnino. Quin et ipfis febribus ab externis
laboribus ortis non fimpliciter, fed per frigus aut vehementem aeftum et maxime in via pulverulenta laborantibus. Quamobrem et ex accidente quodam potius, quam
ex laboriofo affectu tuffire mihi videbantur. Nam propterea, quod faucium loca, ob frigus, ut dixi, aut pul-
verem aut immodicam ariditatem ipfis ab aëre circumfufo
genitam exafperata fint, ad haec etiam propter ipforum
inftrumentorum intemperiem ifti tuffi divexantur: fiquidem et propter intemperiem tuffes exiftere alibi didiciftis.

κη'.

Μηδὲν ὑπερορᾷν, μηδὲν εἰκῇ.

Τοῦτο μὲν καὶ αὐτὸ καθ᾽ ἑαυτὸ λεγόμενόν τε καὶ γραφόμενον οὐδὲν δεῖται πρὸς πίστιν ἢ νόησιν ἑτέρων, ἤτοι
προειρημένων ἢ ἐπιφερομένων. ἐνταυθοῖ μέντοι καὶ πάντως προσηκόντως ἐπὶ τῷ προκειμένῳ τέτακται. τὰ γὰρ
τοιαῦτα θεωρήματα σμικρὰ καὶ λεπτὰ καὶ οὐδενὸς ἄξια
φαίνεται τοῖς πολλοῖς καὶ διὰ τοῦτο ὑπερορῶσιν αὐτῶν,
ὥστε μὴ τῷ λόγῳ σκέπεσθαι, μήτε τῇ πείρᾳ περὶ φύσεως
τοιούτων πραγμάτων. ὥσπερ δὲ τοῦ μηδὲν [413] δεῖν
ὑπερορᾷν παράδειγμά ἐστιν ὁ προειρημένος λόγος, οὕτω
καὶ τοῦ μηδὲν προπετῶς, μηδὲ ἀπερισκέπτως συγκατατίθε-
σθαι, καθάπερ αὐτὸς ἐγὼ κατ᾽ αὐτὴν τὴν πρὸ ταύτης ῥῆσιν ἔπραξα κἂν ταῖς ἄλλαις ἁπάσαις. οὐ γὰρ Ἱπποκράτους μόνον, ἀλλὰ κἂν τοῖς ἄλλοις παλαιοῖς, οὐχ ἁπλῶς οἷς
ἂν εἴποι τις αὐτῶν πιστεύω. βασανίζω δὲ καὶ αὐτὸς τῇ
τε πείρᾳ καὶ τῷ λόγῳ, πότερον ἀληθές ἐστιν ἢ ψεῦδος ὃ

XXVIII.

Nihil contemnere, nihil temere.

Id quidem et ipſum per ſe dictum et ſcriptum nullo
alio ex praedictis aut ex ſubſequentibus indiget ut intelligatur aut ipſi fides adhibeatur; hoc vero loco omnino
appoſite ad id, de quo agitur, haec ſententia collocata eſt.
Hujusmodi namque praecepta pleriſque exigua, vilia nulloque pretio digna videntur, atque propterea ab ipſis con-
temnuntur, ut neque ratione neque experientia harum
rerum naturam contemplentur. Quemadmodum vero, quod
nihil deſpicere oporteat, praedictus ſermo exemplum eſt,
ita etiam quod nihil temere, nihil inconſiderate affirman-
dum ſit, ut ego ipſe in oratione, quae ante hanc eſt et
in aliis omnibus feci. Neque id in Hippocratis ſolum
ſcriptis, ſed et in aliis omnibus antiquorum libris obſervo,
ut non temere, quae quiſque ipſorum dixerit, approbem;
ſed experientia et ratione, verumne an falſum ſit, quod

γεγράφασιν. ὅσοι δ᾽ ἂν πρὸς ἑνὸς ἑαυτοὺς ἤτοι δούλους
ἢ ἐξελευθέρους ἀπεφήναντο, εὐθέως ἅμα τὸ γεγραμμένον
εὑρεῖν τε παρ᾽ αὐτῷ, πιστεύουσιν ἀπερισκέπτως τε καὶ
εἰκῇ. καθάπερ καὶ ἐπὶ τοῦ μάλιστα καὶ τοῖς κοπιώδεσι
ξηρὰς γίνεσθαι βῆχας οὔτε ὁποίοις κοπιώδεσιν εἶπεν ἐζή-
τησαν. ἆρά γε τοῖς ἀπὸ καμάτων τε καὶ τῆς ἔξωθεν ταλαιπωρίας ἢ καὶ τοῖς χωρὶς τούτων ἴσχουσι τὴν αὐτὴν
διάθεσιν, οὔτε πότερον ἁπλῶς ἢ καὶ κατὰ συμβεβηκὸς ὁ
κόπος αὐτοῖς ἐγένετο. ὅπερ δὲ ἐπὶ τούτων, τοῦτο κἀπὶ
μυρίων ἄλλων ἴστε συμβαῖνον, αὐτοῖς τε τοῖς τὰ συγγράμματα γράψασι καὶ τοῖς ἐξηγησαμένοις αὐτὰ καὶ πολὺ μᾶλλον ἔτι τούτου τοῖς ὁσημέραι περιτρέχουσιν ἐν ταῖς πόλεσιν ἰατροῖς, ἀλόγῳ τριβῇ μόνῃ χρωμένοις. καὶ γὰρ ὑπερορῶσι πολλῶν ὡς μικρῶν, οὐκ εἰδότες ὅτι πολλῶν ἐνίοτε
σμικρῶν συνερχομένων ἐν ἐξ αὐτῶν κεφάλαιον ἀξιόλογον
ἀθροίζεται, προπετῶς τε συγκατατίθενται τοῖς γεγραμμένοις ὑπό τινος ἀνδρός, οὗπερ ἂν αὐτὸς ἑαυτὸν ἕκαστος
ἀποφήνῃ δοῦλον. εἰ δὲ μὴ τοῦτό τις ποιήσειεν, ἀλλὰ κατ᾽

fcripferunt, examino. At qui fe unius auctoris doctrinae veluti fervos aut libertinos addixerunt, fimul atque
ab eo fcriptum aliquod invenerunt, inconfiderate ac temere credunt. Ut in hoc dicto maxime laboriofis febribus aridas tuffes excitari, neque in quibus laboriofis id
fieret, quaefiverunt: numquid ab fatigationibus et externa
vexatione, an et citra haec eundem affectum habentibus,
neque utrum fimpliciter, an ex accidenti laffitudo ipfis
evenerit. Quod vero in his, id etiam in aliis infinitis
contingere fciatis et ipfis, qui libros confcripferunt et iis,
qui eos interpretati funt et adhuc multo magis illis medicis, qui quotidie in civitatibus circumcurfant, fola ir-
rationabili exercitatione utentes. Multa enim ifti velut
exigua defpiciunt, nefcientes multis interdum exiguis con-
junctis unam ex ipfis fummam haud contemnendam in-
tegrari, temereque alicujus viri fcriptis affentiunt, cui
ipfe fe ipfum unusquisque fervum tradiderit. Sin autem

ἕτερόν γε τρόπον ἐνίοτε τῷ φανέντι πιθανῷ κατὰ τὴν πρώτην ἐπιβολὴν τῆς φαντασίας συγκατατιθέμενος, ἄνευ τοῦ
χρόνῳ πολλῷ σκέψασθαι, καθ᾽ ἑαυτόν τε καὶ μετ᾽ ἄλλων
ἀπεφήνατο προπετῶς ὑπὲρ τοῦ σπανίως ὀφθέντος, ὡς πολλάκις ἢ διηνεκῶς φαινομένου· καὶ τάς γε ἐν ταῖς αἱρέσεσι
διαφωνίας ἐντεῦθεν εἰκὸς μάλιστα γεγονέναι, δοξοσόφων τε
καὶ φιλαύτων ἀνθρώπων τὰ πιθανὰ, χωρὶς τοῦ μετὰ πολλῶν πολλάκις ἀνασκέψασθαι, πιστευσάντων ὑπάρχειν ἀληθῆ.
καθάπερ δὲ νῦν ἐπὶ σημειωτικοῦ θεωρήματος ὡς ἐπὶ παραδείγματος ἐποιήσαμεν τὸν λόγον, οὕτω κἀπὶ τῶν θεραπευτικῶν, οὐχ ὑπερορᾶν τινὸς χρὴ τῶν δοκούντων εἶναι
μικρῶν, οὔτ᾽ εἰκῇ καὶ ἀβασανίστως πιστεύειν ταῖς εἰρημέναις αὐτῶν δυνάμεσιν, ὡς ἐν τῇ θεραπευτικῇ πραγματείᾳ
μεμαθήκαμεν.

κθ΄.

Ἐκ προσαγωγῆς τἀναντία προσάγειν καὶ διαναπαύειν.

quis id non fecerit, at alio certe modo ei nonnunquam
quod primo imaginationis captu verifimile vifum fuerit
abfque longioris temporis et per fe et una cum aliis con-
templatione aſſentiens, rem raro viſam, perinde ac fi plerumque aut aſſidue confpiceretur, temere celebrat. Atqui
fectarum diffidia hinc maxime orta eſſe par eſt, hominibus fapientiae opinionem affectantibus fibique nimium
tribuentibus, quae verifimilia viſa fuerint, non faepius
una cum multis confiderata, vera eſſe credentibus. Quemadmodum vero nunc de fignificativo praecepto exempli
loco fermonem fecimus, ita quoque in curativis nullum
eorum, quae puſilla eſſe videantur, fpernendum eſt, neque
temere atque inexplorate dictis ipforum facultatibus credendum, ut in libris de methodo curandi praecepimus.

XXIX.

Per adjectionem contraria adhibere et interquiefcere.

Ed. Chart. IX. [413. 414.]　　　　Ed. Baf. V. (465.)

Θεραπευτικὴν συμβουλὴν καλεῖν ἔξεστί σοι καὶ ὑγιεινὴν
αὐτὴν ἐπιδεικνύναι, τό τε μηδὲν ὑπερορᾶν καὶ τὸ μηδὲν
εἰκῇ, καθάπερ ἐπὶ παραδείγματός τινος τούτου τοῦ λόγου.
τῶν γοῦν ἐθῶν, ὡς μικροῦ παραδείγματος ὑπερορῶσιν ἔνιοι
τῶν ἰατρῶν, μηδεμίαν ἀπ᾽ αὐτῶν ἔνδειξιν εἰς διαφορὰν θεραπείας ἡγούμενοι γίνεσθαι, τινὲς δ᾽ οὐχ ὑπερορῶσι μὲν,
ἀπὸ δὲ μοχθηρῶν ἐθῶν ἐνίους ἐπὶ τὰ ἐναντία μετάγειν ἐπι-
χειροῦντες ἀθρόως, οὐ σμικρὰ σφάλλονται. χρὴ δὲ οὔτε
ὑπερορᾶν αὐτῶν οὔτ᾽ ἀθρόως μετάγειν, ἀλλὰ καὶ κατὰ βραχὺ
καὶ μετὰ τοῦ διαναπαύειν [414] αὐτούς. διττῶς δέ ἐστι
τοῦ διαναπαύειν ῥήματος ἀκοῦσαι. καθ᾽ ἕνα μὲν τρόπον,
ἵνα μὴ μόνον τοὐναντίον ἔθος κατὰ βραχὺ μετάγωμέν τινας, ἀλλὰ καὶ μεταξὺ διαναπαύωμεν ὅλην τὴν μεταβολὴν,
οἷον ὅταν ἐξ ἀργίας ἄγωμεν εἰς τὰ γυμνάσια, πρῶτον μὲν
ἀπὸ τῶν βραχυτάτων ἀρξόμεθα καὶ κατὰ βραχὺ ταῦτα
παραυξήσομεν, εἶτα παραβαλοῦμέν ποτε μίαν ἢ καὶ δύο
ἡμέρας ἀργάς. καθ᾽ ἕτερον δὲ τρόπον ἐστὶν ἀκοῦσαι τοῦ

Curativum confilium atque falubre hoc tibi appellare
licet, Hippocratemque illud, quod prius dixerat, nihil
negligere et nihil temere in hoc fermone veluti exemplo
declarare. Confuetudines igitur, ut rem pufillam nonnulli
medicorum defpiciunt, nullam ab ipfis indicationem, quae
medelam commutet, oriri arbitrantes. At alii non con-
temnunt quidem, a pravis vero confuetudinibus quosdam
ad contrarias repente traducere conantes non modico errore tenentur, quandoquidem neque ipfas negligere, neque
ftatim traducere convenit, fed paulatim et ipfos interquiefcere permittendo. Bifariam autem verbum inter quiefcere
intelligere poffumus: uno quidem modo ut non folum in
contrariam confuetudinem paulatim aliquos transferamus,
fed et antequam univerfa mutatio facta fit, inter mutan-
dum quiefcamus, ut quando ex otio ad exercitationes
convertimus, primum quidem a breviffimis incipiemus, atque paulatim has adaugebimus, deinde nonnunquam unum
vel etiam duos otiofos dies interponemus; altero modo

διαναπαύειν, ὡς ἀντιδιῃρημένου τῷ προσάγειν. ἵν᾿ ἐφ᾿ ὧν
μὲν οὐκ ὂν ἔμπροσθεν ἔθος ἐμποιῆσαι βουλόμεθα, προσά-
γωμεν αὐτὸ κατ᾿ ὀλίγον, ἐφ᾿ ὧν δὲ τὸ πρότερον ὑπάρχον
καταλῦσαι, κατὰ βραχὺ πάλιν ἐπὶ τούτων ἀναπαύωμεν.

λ΄.

Τῷ ὄπισθεν κεφαλῆς ὀδυνωμένῳ ἡ ἐν μετώπῳ ὀρθὴ φλὲψ
τμηθεῖσα ὠφέλησεν.

Οἱ παλαιότεροι τῶν ἐξηγητῶν ὠφέλησεν ἐπὶ παρελη-
λυθότος χρόνου γεγραμμένον ἐπίστανται. καὶ φασί γε τὸ
μὲν ὠφελεῖ κατὰ τοὺς ἀφορισμοὺς γεγράφθαι, καθολικὴν
ἀπόφασιν ἐν τούτοις ποιησεμένου τοῦ παλαιοῦ. τὸ δ᾿
ὠφέλησεν ἐνταῦθα πρὸς ὑπόμνησιν αὐτῷ γεγραφότος ἐπί
τινος ἑνὸς, ἵνα ὅταν ἐπὶ πολλῶν πειραθῇ τοῦ βοηθήματος,
ἀποφήνασθαι τολμήσῃ καθόλου περὶ αὐτοῦ. δῆλον δ᾿ ὅτι

haec vox, *interquiefcere*, intelligenda eſt, tamquam illi
verbo, *adhibere*, contraria fit; ut in quos, quae prius
haud inerat, confuetudinem inducere volumus, ipfam paulatim inducamus: a quibus vero prius fervatam removere,
paulatim rurfum et iſtos quiefcere, hoc eſt definere ju-
beamus.

XXX.

*Pofteriora capitis dolentem in fronte recta vena incifa
juvit.*

Veteres interpretes hoc verbum, *juvit*, in tempore
praeterito fcriptum agnofcunt dicuntque in aphorifmis,
juvat, in praefenti tempore fcriptum eſſe, antiquo magi-
ſtro in eo volumine communem fententiam pronuntiante.
Hoc autem loco eum ad propriae memoriae praefidium de
uno quodam, *juvit*, fcripfiſſe, ut poftea, cum in multis
hoc remedium expertus eſſet, ipfum in univerfum pro-
mulgare auderet; conftat autem remedium hoc locale eſſe

Ed. Chart. IX. [414.]   Ed. Baf. V. (465.)
καὶ τοπικόν ἐστι τὸ βοήθημα τοῦτο καὶ ἀντισπαστικὸν ἐπὶ
τἀναντία. τὴν δὲ ὀρθὴν ἐν μετώπῳ φλέβα καὶ πρὸ τῆς
ἀνατομῆς ἐναργῶς ἐστιν ἰδεῖν, ἡ δὲ ἀνατομὴ συῤῥεῖν ταῖς
ἑκατέρωθεν αὐτὴν ἐπιδείκνυσιν. οὐκ ὀρθῶς οὖν ἔνιοι περὶ
τῆς τομῆς ᾠήθησαν λελέχθαι τὸ ὀρθίη. οὐ γὰρ διὰ τὸ
σχῆμα τῆς τομῆς ἡ ὠφέλεια γίνεται τοῖς ὀδυνωμένοις, ἀλλὰ
διὰ τὴν κένωσιν τοῦ αἵματος.

λα΄.

Αἱ διαδέξιες τῶν ὑποχονδρίων, ἐξ οἵων εἰς οἷα καὶ ἄλλαι
καὶ τῶν σπλάγχνων τῶν φλεγμονῶν οἷα δύναται, εἴτ᾽ ἐξ
ἥπατος σπλὴν καὶ τἀναντία καὶ ὅσα τοιαῦτα.

Οὐ μόνον ἐξ οἵων καὶ ἄλλαι γεγραμμένον εὑρίσκομεν,
ἀλλὰ καὶ ἐξ οἵων οἷα ἀλλοιοῦσι καὶ ἐξ οἵων οἷα ποιοῦσι·
καὶ τὴν μὲν πρώτην γραφὴν οἵ τε παλαιοὶ τῶν ἐξηγητῶν
ἴσασι καὶ Ῥοῦφος. τὴν δ᾽ ἐξ οἵων οἷα ἀλλοιοῦσιν, οἱ περὶ
Σαβῖνον καὶ Διοσκορίδην. τὸ δ᾽ ἐξ οἵων οἷα ποιοῦσιν οἱ

et ad contraria revulſorium. Rectam autem in fronte
venam et ante diſſectionem evidenter conſpicere licet;
iſtam vero una cum illis, quae utrimque adjacent, con-
fluentem eſſe diſſectio oſtendit. Haud bene igitur quidam
hanc vocem, recta, de inciſione dictam eſſe autumant,
neque enim propter ſectionis figuram, ſed propter ſanguinis effuſionem dolentibus utilitas affertur.

XXXI.

Exceptiones praecordiorum, ex quibus et alia et viſcerum
inflammationum, qualia poſſunt, ſive ex jecore lien et
e contrario et quaecunque hujusmodi.

Non ſolum ex qualibus et aliae ſcriptum invenimus, ſed etiam, ex qualibus qualia alterant et ex qualibus qualia faciunt. Ac primam quidem lectionem enarratores agnoſcunt et Rufus; hanc vero, ex qualibus qualia
alterant, Sabini Dioſcoridiſque ſectatores; Lyci autem

περὶ τὸν Λύκον. ἔστι δὲ τῆς παλαιᾶς γραφῆς ἤ διάνοια
καθολικόν τι διδάσκουσα, τῶν δ᾽ ἄλλων, ἐν μέρει. περὶ
γὰρ τῶν καθ᾽ ὑποχόνδριον διαδοχῶν ἀποφαίνονται μόνον,
οὐ περὶ πασῶν. ἄμει- (466) νον δὲ ἐν οἷς ἐγχωρεῖ καὶ
ἀληθές ἐστι, τὸ καθόλου μᾶλλον ἡγεῖσθαι διδάσκειν αὐτὸν
οὐ τὸ κατὰ μέρος ὁ μὲν οὖν καθόλου λόγος ἐστὶ τοιοῦτος.
[415] τὰς δὲ διαδοχὰς ἐπισκέπτεσθαι προσήκει, τάς τε
καθ᾽ ὑποχόνδριον καὶ τὰς ἄλλας ἁπάσας, ἐξ οἵων γίνονται
παθῶν ἤ μερῶν εἰς οἷα μέρη τε καὶ πάθη, καθάπερ ἐφ᾽
ἥπατός τε καὶ σπληνός. αὐτὸς γὰρ ἐμνημόνευσε τούτων
ἕνεκα παραδείγματος, εἰδότων ἡμῶν ἐπικινδύνους μὲν εἶναι
τὰς εἰς ἧπαρ ἐκ σπληνὸς, ἀκινδύνους δὲ καὶ πρὸς ἀγαθοῦ
μᾶλλον, ὅσαι διαδοχαὶ νοσημάτων ἀφ᾽ ἥπατος εἰς σπλῆνα
γίνονται. πάντα δὲ τὰ περὶ τῶν ἀποστάσεων ἅς τε ἡ φύσις εἴωθε μόνη ποιεῖσθαι καθ᾽ ἑαυτὴν, ἅς θ᾽ ἡμεῖς ἤ μετ᾽
ἐκείνης ἤ μόνοι, κατά τε τὸ περὶ χυμῶν καὶ τὸ δεύτερον
τῶν ἐπιδημιῶν προεξήγημαι. καὶ ἄλλαι δέ τινές εἰσι γρα-
φαὶ παρ᾽ ἅς ἔγραψα, κατά τε τήνδε καὶ πολλὰς ἄλλας ῥή-

difcipuli, ex qualibus qualia faciunt. Sed antiquae lectio-
nis fententia commune quoddam edocet, aliae vero privatum: de exceptionibus enim folum, quae in praecordiis
fiunt, non de omnibus loquuntur. Satius eft autem, ubi
fieri poteft, verumque eft arbitrari Hippocratem commune
potius, quam privatum documentum tradere. Communis
itaque fermo talis eft: exceptiones autem confiderare convenit et in praecordiis et in aliis omnibus membris ortas,
ex quibus affectibus aut locis, in quos affectus et loca
fiant, ut in jecore ac liene. Ipfe enim iftorum exempli
caufa meminit, nobis fcientibus ex liene in jecur exceptiones periculofas effe, difcrimine autem vacare, potius-
que utiles effe, quaecunque morborum tranfumtiones ab
jecore in lienem fiunt. Omnia vero, quae ad abfceffus
pertinent et quos natura fola per fe, quosque nos aut una
cum ipfa moliri confuevimus et in libro de fuccis et in
fecundo de morbis popularibus fuperius explanavimus.
Aliae quoque lectiones funt praeter eas, quas in hoc et

σεις. ἀλλ᾽ ἐγὼ κατ᾽ ἀρχὰς εὐθέως ὀλίγων ἔφην μνημονεύειν ἐξηγήσεών τε καὶ γραφῶν, ὅπως μὴ πολλὰ γίνωνται τὰ τοῦ προκειμένου γράμματος ὑπομνήματα.

λβ'.

Ἀντισπᾶν, ἢν μὴ ᾖ δεῖ ῥέπῃ, ἢν δὲ ὅπη δεῖ, τουτέοισι δεῖ στομοῦν, οἵως ἕκαστα ῥέπῃ.

Ἔμαθες ἤδη καὶ περὶ τούτων, ὡς ἀκτέα μέν ἐστιν ἦ ῥέπει τῶν συμφερόντων χωρίων, ἀποτρεπτέα δὲ καὶ ἀντισπαστέα τὰ μὴ καλῶς ῥέποντα. τὸ δὲ στομοῦν εἴρηκε νῦν οὐχ ὡς ἐπὶ τῶν ἀποσκημμάτων εἰώθαμεν λέγειν, ἀντὶ τοῦ διελθεῖν σμίλῃ, γενικώτερον δὲ τούτου, καθὸ καὶ τὸ ἀναστομοῦν περιέχεται καὶ φλέβας ἡμῶν ἀναστομούντων ἐν αἱμορροΐσι καὶ τὰς διὰ ῥινῶν ἢ μήτρας κενώσεις. καί τινας σύριγγας ἐκ χρόνου μὲν ἱκανοῦ συνήθεις, ἐστεγνωμένας δὲ κατά τινα καιρόν. καὶ δι᾽ ὤτων δέ τινος ἐκκαθαιρομένου

in aliis multis locis adfcripfi; fed ego initio ftatim me paucas interpretationes lectionesque memoraturum effe promifi, ne hujusce libri fierent commentaria.

XXXII.

Revellere, fi, quo non oportet, vergat; fin autem, quo oportet, his oportet aperire, quemadmodum fingula vergunt.

Alias jam et haec didicifti, ducenda plane effe, quo vergunt, per convenientes regiones; avertenda autem atque revellenda, quae non bene vergant. Aperire autem dixit nunc, non ut in abfceffibus dicere confuevimus, pro eo quod eft fcalpro dividere; fed in communiori fignificato accipitur, fub quo recludere continetur, et venas nobis in marifcis et venas nafi atque uteri, quum per haec itinera evacuamus, recludentibus et fiftulas aliquas fatis longo tempore patere confuetas, fed aliqua de caufa

συνήθως τὰ κατὰ τὸν ἐγκέφαλον, ἐπισχεθείσης ἀθρόως τῆς
κενώσεως ἰλίγγου καὶ σκοτώσεων ἐπιγενομένων, ἐρεθίσαντες
ἐπ᾽ ὦτα διὰ τῶν ἀναστομωτικῶν φαρμάκων, εἴδομεν εὐθέως
ὠφεληθέντα τὸν ἄνθρωπον.

λγ´·

Τὰ πλατέα ἐξανθήματα οὐ πάνυ τι κνησμώδεα, οἷα Σίμων
εἶχε χειμῶνος, ὃς ὅτε πρὸς πῦρ ἀλείψαιτο ἢ θερμῷ λού-
σαιτο, ὠνίνατο, ἔμετοι οὐκ ὠφέλεον, οἴομαι, εἴ τις ἐξε-
πυρία, ὀνίνασθαι ἄν.

Ὡς ἐπὶ φυμάτων εἴπομεν ὅσα ὑπὸ θερμοῦ γίνονται
χυμοῦ, ταχὺ κρίσιμά τε εἶναι καὶ ἥκιστα πλατέα, τὰ δὲ
ὑπὸ ψυχροῦ πλατέα καὶ χρόνια. κατὰ τὸν αὐτὸν λόγον
ἐπίστασθαι χρὴ καὶ περὶ τῶν ἐξανθημάτων. οὐ γὰρ ὅλῳ
τῷ γένει διαφέρει τῶν φυμάτων, ἀλλὰ τῇ ποιότητι τοῦ γεν-
νῶντος αὐτὰ χυμοῦ. γεννῶνται δὲ καθαιρούσης τὸ βάθος

obſtructas. Et aliquo per aures cerebri purgamenta ejicere
folito, ſi repente evacuatio ſuppreſſa ſit ac proinde ver-
tigo oculorumque tenebrae ſupervenerint, ſi ad aures materiam per aperientia medicamenta incitemus, ſtatim hominem ſublevatum noverimus.

XXXIII.

*Laetae puſtulae non admodum pruriginoſae, quales Simon
hieme habebat, qui quum ad ignem inungeretur aut calida lavaretur, juvabatur. Vomitus non juvabant. Puto,
ſi quis calida fomenta adhibuiſſet, utilitatem percepiſſet.*

Ut de tuberculis dicebamus, quaecunque ex calido
humore naſcuntur, celeris videlicet ea judicationis eſſe,
ac minime lata; ex frigido vero, lata atque diuturna: eadem ratione et de puſtulis differendum eſt; neque enim
toto genere, ſed humoris ipſas generantis qualitate, at
tuberculis differunt. Egerminant autem natura corporis

Ed. Chart. IX. [415. 416.]   Ed. Baf. V. (466.)
τοῦ σώματος τῆς φύσεως, ὥσπερ ἐνίοτε δι᾽ ἐκκρίσεως, οὕτω
καὶ δι᾽ ἀποθέσεως ἐπὶ τὸ δέρμα. τοὺς μὲν γὰρ λεπτο-
[416] τέρους τε καὶ ὑδατωδεστέρους χυμοὺς διαφορεῖ λε-
πτύνουσα. τῶν δὲ παχυτέρων ἐμπλαττομένων τῷ δέρματι
καὶ μᾶλλον κατὰ τὴν ἐπιδερμίδα πυκνὴν οὖσαν, ἐξανθήματα
γίνονται. καὶ τοῦτο συμβαίνει μᾶλλον ἐκείνοις, ὅσοις πυ-
κνότερόν τε καὶ σκληρότερόν ἐστι τὸ δέρμα. δυσχερὴς γὰρ
ἡ δι᾽ αὐτοῦ γίνεται τῶν παχυτέρων τε καὶ γλισχροτέρων
χυμῶν διέξοδος. οὕτως οὖν καὶ τῷ Σίμωνι τοῦ χειμῶνος
ἐξανθήματα πλατέα γίνεσθαι, καθ᾽ ὃν ἂν χρόνον ἀξιολόγως
θερμανθῇ τὸ σῶμα, λουτροῖς χρησαμένῳ ἢ ἀλειψαμένῳ
παρὰ πυρί. τῷ δ᾽ ἄλλῳ χρόνῳ κατὰ τὸ βάθος ἔμειναν οἱ
τῶν τοιούτων ἐξανθημάτων αἴτιοι χυμοί. εἶτα φησὶ μηδὲν
αὐτὸν ὑπὸ τῶν ἐμέτων ὀνίνασθαι. πότερον δ᾽ αὐτὸς ὁ Ἱπποκράτης ἦν ὁ συμβουλεύσας χρῆσθαι τοῖς ἐμέτοις ἢ ἄλλος
τις, οὐκ ἐδήλωσεν, οὐ μὴν οὐδ᾽ ἀναγκαῖον ἡμῖν ἐπίστασθαι.
μόνον γὰρ ἀρκεῖ τὸ γνῶναι τοὺς πρὸς τὸ δέρμα ῥέψαντας
χυμοὺς δι᾽ ἐκείνου χρῆναι κενοῦν. ἐπειδὴ πόρρω πάλιν

altiores fedes repurgante, ut nonnunquam per excretionem, ita et per depofitionem ad cutaneas partes. Sub-
tiliores fiquidem dilutioresque fuccos extenuans natura
difcutit; craffioribus autem cuti, fed potius pelliculae
epidermis, quae vocatur, utpote denfiori inhaerefcentibus
puftulae exoriuntur; id magis illis incidit, quicunque
denfiore ac duriore cute funt; difficilis eft enim per ipfam
pinguiorum tenaciorumque fuccorum tranfitus. In hunc
modum igitur et Simoni hieme latas puftulas effloruiffe
narrat, quo tempore corpus lavationibus ufo aut prope
ignem peruncto infigniter calefactum fuit: alio tempore
autem fucci id genus puftularum auctores interius latita-
bant. Deinde, inquit, ipfum nullum ex vomitibus fructum percepiffe. Utrum vero Hippocrates an alius quispiam vomitionibus uti confuluerit, non declaravit; verum
neque id fcire nobis neceffe eft: tantum illud noviffe fatis fit, fuccos ad cutem vergentes per eam effe evacuan-
dos: nam iterum ad intima corporis revulfio ipfis valde

αὐτοῖς ἐστιν ἡ εἰς τὸ βάθος ἀντίσπασις, ὡς διὰ γαστρὸς ἢ
ἐμέτων ἐκκενοῦσθαι. ἴσως οὖν οἰήσῃ με λέγειν μηδέποτε
καθάρσει χρῆσθαι τῇ διὰ γαστρὸς ἐπὶ τῶν τοιούτων· ἐγὼ
δ᾽ οὔ φημι τοῦτο, μεμάθηκας γὰρ ἐν τοῖς θεραπευτικοῖς
ὠφελίμους εἶναι τὰς καθάρσεις ἐφ᾽ ὧν ἡ περιουσία τῶν
χυμῶν ἐστὶ παμπόλλη. πρὶν γὰρ οὕτω κενῶσαι, τὸ πλεονάζον αὐτῆς ἢ διὰ φλεβοτομίας ἢ διὰ καθάρσεως, ἐάν τις
ἐκπυριῶν μόνον, ὅπερ ἐστὶ τοῖς θερμαίνουσι χρώμενος, ἐπιχειρῇ διαφορεῖν, ἐπισπάσεται μᾶλλον ἢ κενώσει διὰ τοῦ
δέρματος· ἀλλ᾽ ἥ γε τῶν ἐμπεπλασμένων τῷ δέρματι πάντως θεραπεία ἐστὶ διὰ τῶν ἐκπυριώντων τε καὶ θερμαινόντων φαρμάκων, καὶ μάλισθ᾽ ὅταν ᾖ πλατέα. δηλοῦται γὰρ
ὃ γεννῶν αὐτὰ χυμὸς οὐ θερμὸς οὐδὲ λεπτὸς ὑπάρχων,
ἀλλ᾽ ἱκανὸς παχὺς ἢ ψυχρός. ἐμάθετε δ᾽ ἤδη καὶ περὶ
τῶν φυμάτων ἔμπροσθεν ὡς τὰ μὲν ἀποκορυφοῦντα εἰς
ὀξὺ καὶ οἷον ὀργῶντα θερμῶν χυμῶν ἐστιν ἔγγονα, τὰ δὲ
ἐναντία ψυχροτέρων. τὸ δ᾽ ὀργᾶν αὐτὰ διά τε τῶν κνη-
σμωδῶν καὶ τῆς ὀδύνης ἔνεστι διαγινώσκειν. τὰ μὲν γὰρ

longinqua eft, ut per alvum aut vomitum evacuentur.
Sed forfan me dicere putabis numquam purgatione per
alvum in talibus utendum eſſe. Ego vero non id dico;
nam in libris de arte curandi, in quibus corporibus permulta humorum copia eft, iis utiles eſſe purgationes didiciſti: priusquam enim ita redundantem materiam aut
venae fciſſione aut purgatione quis eduxerit, fi fovens,
hoc eft calidis utens, ipfam difcutere conetur, plus attra-
het quam per cutem evacuabit. Sed cuti inhaerentium
fuccorum curatio prorfum per fotus et calida medicamenta
praeftatur, ac praecipue fi latae puftulae fuerint; fignum
eft enim earum fuccum non calidum, non tenuem, fed
admodum craffum ac frigidum eſſe. Jam vero et tuberculorum fuperius notitiam habuiftis, quod videlicet in
acutum faftigiata et veluti turgentia calidorum fuccorum
gemina funt, contra fefe habentia frigidorum. Ipfa vero
turgere ex pruritu atque dolore dignofcere licet: moderate

μετρίως θερμὰ κνησμοὺς μόνον ἐργάζεται, τὰ δ᾽ ἐπὶ πλέον
ἥκοντα τοῦ θερμαίνειν εὐθέως δάκνει καὶ ἀνιᾷ.

λθ'.

Ὁκόσα πεπαίνεσθαι δεῖ, ἐγκατακεκλεῖσθαι δεῖ, τἀναντία δὲ
ξηραίνειν καὶ ἀνεῷχθαι.

Καὶ περὶ τούτου πολλάκις ἀκηκόατε καὶ μάλιστα ἐν
τοῖς περὶ τῶν ἐκπυϊσκόντων φαρμάκων, ὡς οὐ χρὴ διαφο-
ρητικὴν αὐτῶν εἶναι τὴν δύναμιν, ἀλλὰ τὴν ὀνομαζομένην
ἐμπλαστικήν· ταῦτα γὰρ ἀποστέγει καὶ συνέχει καὶ ἀπο-
κλείει τὸ ἔμφυτον θερμὸν, οὐκ ἐῶντα διαπνεῖσθαι. πέττεται
δὲ ὑπὸ τούτου τὰ περιττώματα. πάλιν δὲ κἀνταῦθα μὴ
παρακούσητε μηδ᾽ οἰηθῆτε πάντα με λέγειν τὰ δύσπεπτα
καὶ ἴσχοντα πῦον μηδ᾽ ὅλως οὕτω θεραπεύεσθαι. σήπεται
γὰρ ἔνια τῶν τοιούτων ὑπὸ ἐμπλαστικῶν φαρμάκων ἢ διὰ
μοχθηρίαν τῶν ἐργασαμένων αὐτὰ χυμῶν ἢ δι᾽ ἀσθένειαν

enim calida pruritus folum excitant, fed vehementius calefacientia ſtatim mordent atque contriſtant.

XXXIV.

*Quaecunque concoqui opus eſt, occludi convenit; contraria
vero exſiccare atque aperire.*

Et de his faepius noſtram fententiam audiviſtis et
maxime ubi de ducentibus ad fuppurationem medicamentis
locuti fumus, non oportere fcilicet eorum facultatem dis-
curforiam eſſe, fed retentoriam atqne inhaeforiam, a
Graecis emplaſticam appellatam; haec enim impediunt,
retinent atque occludunt inſitum calidum ipſum difflari
non permittentia; ab hoc vero excrementa concoquuntur.
Caeterum me rurſum hoc loco obaudite ac nolite putare
me omnia concoctu difficilia nuliumque pus habentia ita
curari dicere. Nonnulla enim ex his emplaſticis iſtis medicamentis putrefiunt aut propter humorum ipſa crean-

τοῦ πάσχοντος μορίου, τὴν ἔμφυτον θερμασίαν οὕτως ἔχοντος ὀλίγην τε καὶ ἄῤῥωστον, ὡς μηδ᾽ ἐπιχειρεῖν τῇ πέψει
τῶν κατασκηψάντων ἐπ᾽ αὐτὸ χυμῶν. [417] ἐπὶ τούτων
οὖν ἀμυχαῖς τε βαθυτάταις ἀνοίγομεν τὸ δέρμα καὶ πολλάκις γε καὶ διατέμνομεν ἄχρι βάθους, κατὰ πολλὰ μέρη τοῦ
πεπονθότος μορίου, φαρμάκοις τε χρώμεθα ξηραντικωτάτοις.
ἐφεδρεύει γὰρ ταῖς τοιαύταις φλεγμοναῖς ἡ καλουμένη γάγγραινα, νενικημένης κατ᾽ αὐτὰς ἤδη καὶ πλησίον ἡκούσης
τοῦ τελέως ἀποσβεσθῆναι τῆς ἐμφύτου θερμασίας. ἐφ᾽ ὧν
οὖν φλεγμονῶν ἢ ὅλως ὄγκων ὡντινῶν οὐκ ἐν κινδύνῳ
σβέσεώς ἐστι καὶ τελείας ἀπωλείας ἡ ἔμφυτος θερμασία,
καὶ διὰ τοῦτο δύναται βοηθείας τυχοῦσα κρατῆσαι τῶν χυμῶν, ἐπὶ τούτων χρώμεθα τοῖς ἐμπλαστικοῖς φαρμάκοις,
ἅπερ ἐν αὐτῷ τούτῳ σαφῶς ἐδήλωσεν εἰπών· ὅσα πεπαίνεσθαι δεῖ, τὰ δ᾽ ἐγγὺς ὄντα τοῦ γαγγραινοῦσθαι καὶ τὰ
ἤδη σηπόμενα, τὴν ἀρχὴν οὐδὲ δεῖ- (467) ται πεπαίνεσθαι. διὸ τὰ μὲν, ὡς ἔφην, κενώσεσί τε διὰ μυχῶν καὶ

tium pravitatem aut ob affecti membri imbecillitatem ingenitum colorem, ita pufillum aegrumque habentis, ut
neque humorum in ipfum delapforum concoctionem aggrediatur. Porro in horum curatione fcarificationibus altiffi-
mis cutem refcindimus et plerumque ufque ad profundum
in multis affecti membri partibus diffecamus, medicamini-
busque ficcantiffimis utimur. Hujusmodi namque inflammationibus gangraena impendet, ab ipfis devicto jam ac
prope ad perfectam exftinctionem accedente calore ingenito.
In quibus igitur inflammationibus aut omnino quibus in
tumoribus innatum calidum non ut exftinguatur funditus-
que aboleatur periculum fubiit, atque ideo remedio ad-
hibito vincere humores poteft, ad id genus vitia medicamentis emplafticis utimur, quae per haec verba manifefte
declaravit inquiens, quaecunque concoqui opus eft. At
quae ad id devenerunt, ut mox in gangraenam cafura fint,
et quae jam computrefcunt, ftatim neque concoctionem
poftulant. Idcirco alia quidem, ut dixi, evacuationibus per

Ed. Chart. IX. [417.]   Ed. Bas. V. (467.)
τομῶν καὶ φαρμάκοις ἰσχυροτάτοις θεραπεύομεν. τὰ δ'
ἤδη σηπόμενα τέμνομέν τε καὶ καίομεν. καλῶς οὖν προσέθηκε, τὰ ἐναντία δὲ ξηραίνειν καὶ ἀνεῷχθαι, τουτέστι τὰ
μὴ δεόμενα διαπυΐσκεσθαι. χρεία γάρ ἐστιν ἐπὶ τῶν δια-
πυησάντων, ἀνεῷχθαί τε τὰς ἐκροὰς ἁπάσας καὶ ξηραίνεσθαι τὰ πεπονθότα μόρια. δῆλον οὖν ἐκ τούτων οὐκ ὀρθῶς ὑπ' ἐνίων γεγράφθαι, ὅσα ξηραίνεσθαι, κατακεῖσθαι
δεῖ, τουτέστιν ἡσυχάζειν κατακείμενα. πρὸς γὰρ τῷ σμικρὸν
εἶναι τοῦτο καὶ πρόδηλον ὡς μὴ δεῖσθαι πεφροντισμένως
ὑπὲρ αὐτοῦ τὸν Ἱπποκράτην γράψαι καὶ ἡ ἀντίθεσις ἐδήλωσε μὴ πρὸς τὴν κατάκλεισιν, ἀλλὰ πρὸς τὸ κατακεκλεῖ-
σθαι γεγονυῖαν. τοῖς γὰρ κατακεκλεισμένοις καὶ ἀποστεγο-
μένοις ἐναντία τὰ διαφορούμενά τ' ἐστὶ καὶ τὰ ξηραινόμενα. ταύτῃ τῇ ῥήσει τινὲς συνάπτουσι τὴν ἐφεξῆς, καὶ
μάλισθ' ὅσοι βούλονται γεγράφθαι μετὰ ταύτην, τὸ οἷον
ὥσθ' ὅλον τὸν λόγον εἶναι τοιοῦτον· ὅσα πεπαίνεσθαι δεῖ,
ἐγκατακεκλεῖσθαι δεῖ. τἀναντία καὶ ξηραίνειν καὶ ἀνεῷχθαι.

ſcarificationes et inciſiones medicamentisque valentiſſimis
curamus; alia vero jam putria recidimus atque perurimus.
Recte itaque adjecit, contraria vero exſiccare ac aperire,
hoc eſt ſuppuratione non egentia; opus eſt enim in non
admittentibus ſuppurationem omnes exitus recludere af-
fectaque membra arefacere. Ex his itaque patet, non
recte a quibusdam ſcriptum eſſe, quaecunque exſiccari
opus eſt, jacere oportet, hoc eſt jacentia quieſcere: praeter id enim quod exiguum quoddam eſt ac manifeſtum,
ut accurate de ipſo Hippocratem ſcribere opus non eſſet
et oppoſitio ipſa declarat, quae non verbo *jacere*, ſed
voci *occluſa eſſe* reſpondet: occluſis namque et cohibi-
tis contraria ſunt quae digeruntur atque ſiccantur. Huic
ſermoni quidem ſequentem copulant et maxime qui poſt
vocem hanc, *quemadmodum*, ſcriptam eſſe volunt, ut tota
oratio ita ſe habeat, quaecunque concoqui opus eſt, occludi
convenit, contraria vero exſiccare atque aperire.

λε'.

Οἷον ὀμμάτων ῥοωδέων, ἢν ἄλλως φαίνηται συμφέρειν, ἀν
τισπᾶν εἰς φάρυγγα.

Καίτοι γε οὐχ ὅμοιόν ἐστι τὸ κατὰ τήνδε τὴν λέξιν
διδασκόμενον τῷ προειρημένῳ. τὸ γὰρ ξηραίνειν καὶ ἀνεῷ
χθαι διαφέρει τοῦ ἀντισπᾶν. πῶς οὖν προειρηκὼς τἀναν
τία δεῖ ξηραίνειν καὶ ἀνεῷχθαι, δύναιτ᾽ ἂν ὡς παράδειγμα
λέγειν ἐπὶ τῶν ῥοωδῶν ὀμμάτων ἀντισπᾶν εἰς φάρυγγα.

λστ'.

Καὶ ὅπη ἐρευξις λυσιτελέει καὶ ὅσα ἄλλα τοιαῦτα.

[418] Ἕν τι τῶν κατ᾽ εἶδος ἀντισπαστικῶν βοηθη
μάτων, τοῦτ᾽ ἔστι συμβουλεύοντος ἡμῖν αὐτοῦ τὰ χρόνια τῶν
ὀφθαλμῶν ῥεύματα μετάγειν, ἀντισπῶντας ἐπὶ φάρυγγα, διὰ
φαρμάκων δηλονότι δριμέων, οἷς διαχρίειν τε δεήσει τὸν
οὐρανίσκον, ἀνακογχυλίζεσθαί τε κελεύειν, ἐάν γε μηδὲν ἐκ

XXXV.

Sicut oculorum fluxu laborantibus, fi aliter videtur conducere, in fauces retrahere convenit.

Atqui quod haec verba docent, praedicto fimile non
eſt; ſiccare enim et aperire aliud eſt quam retrahere.
Quomodo igitur, quum praedixerit, contraria exſiccare
oportet et aperire, poterit exempli loco de oculis fluxione
vexatis dicere, retrahere in fauces.

XXXVI.

Et ubi eructatio confert et quaecunque alia ejusmodi.

Auxiliorum revellentium haec una quaedam ſpecies
eſt, ipſo nobis conſulente diuturnas oculorum fluxiones
traducere, ad fauces videlicet per acria medicamenta retrahentibus: quibus palatum inungere: utque gargarizent
jubere conveniet, ſi nihil ex hoc pejus effecturi ſumus.

τούτου μέλλοιμεν ἐργάσασθαι χεῖρον· ἐφ' ὧν γὰρ εὐλαβού-
μεθα μή πως εἰς τὴν τραχεῖαν ἀρτηρίαν καὶ τὸν πνεύμονα
τραπῇ τὸ ῥεῦμα, φυλαξόμεθα τὴν τοιαύτην ἀντίσπασιν.
ὥσπερ οὖν ἐπὶ τούτου συνεβούλευσεν, οὕτω κἀπὶ τῶν ἄλλων
ἀξιοῖ σε προορᾶσθαι, μή τι τῶν μορίων, εἰς ἃ τὴν ἀντίσπασιν ἐργάζῃ, κινδυνεύσῃ μεγάλως βλαβῆναι. τινὲς δ'
ἐπὶ τῶν καλουμένην ῥοιάδα κατ' ὀφθαλμὸν ἐχόντων τὸν
λόγον τοῦτον αὐτῷ γεγονέναι φασὶν, ὥσπερ καὶ ὁ Λύκος,
ὃς ἀποτείνας μακρὸν λόγον, ἐκ τῶν ὀφθαλμῶν εἰς ὑπερῴαν
φησὶ διήκειν πόρον ἐκκενοῦντα ταύτῃ τὸ κατ' αὐτοὺς
γεννώμενον περίττωμα. κεῖσθαι δὲ τὸν πόρον τοῦτον παρὰ
τὸν μέσον κανθὸν καὶ γίνεσθαι ῥοιάδα κατὰ τρόπους τρεῖς,
ἤτοι τοῦ πόρου μύρου μύσαντός πως ἢ φραχθέντος ἢ τοῦ
περιττώματος πολλοῦ συλλεγομένου κατὰ τὸν ὀφθαλμὸν, ὡς
ὑπερχεῖσθαί τι, μὴ δεχομένου πᾶν αὐτὸ τοῦ πόρου διὰ φυσικὴν στενότητα. καὶ κατὰ τρόπον ἄλλον, ὅταν οὐλὴ κατὰ
τὸν κανθὸν γενομένη τυφλώσῃ τὸν πόρον, ἢ καὶ μετὰ τὰς
ἐκτομὰς τῶν ἀκανθίδων γίνεσθαί φησι καὶ ἄλλως, ἑλκωθέν-

Nam in quibus fufpicamur, ne forte in afperam arteriam
et pulmones fluxio divertat, tunc ab hujusmodi revulfione
cavemus. Quemadmodum igitur hoc loco confuluit, ita
et in aliis te animadvertere jubet, ne quod ex membris,
ad quae materiam retrahis, magnum detrimentum fubire
periclitetur. Aliqui vero de oculis vitio, quod rhyas
vocatur, laborantibus, ab ipfo fermonem hunc factum
effe ajunt, quemadmodum et Lycus voluit, qui longam
orationem contexens ab oculis in palatum ufque meatum
quendam pertinere dicit, illorum excrementa per hanc
regionem evacuantem: hunc meatum prope majorem angulum fitum effe, ac morbum eum, quem rhyada nominant,
tribus modis fuboriri, aut foramine aliquo modo claufo aut
obftructo aut multo excremento in oculo; alio item modo,
quum cicatrix in angulo effecta meatum obcaecaverit:
quam ex poft acanthidum collecto, adeo ut effundatur,
nequeunte meatu ob naturalem anguftiam ipfum totum
continere: vocatarum acanthidum excifionem et aliter

Ed. Chart. IX. [418.]   **Ed. Baf. V. (467.)**

τυς τοῦ τύπου. ταύτην μὲν οὖν ἀνίατον εἶναι, τὰς δ' ἄλλας ἰασίμας, ἀντισπώντων ἡμῶν εἰς φάρυγγα. τὸ δὲ καὶ
ὅπη ἔρευξις λυσιτελέει, προσκείμενον συμβολικῶς ἑαυτῷ
γράψαντος τοῦ Ἱπποκράτους. ὅτι μὲν γὰρ ἔνθα λυσιτελής
ἐστιν ἔρευξις, ἐνταῦθα χρὴ κινεῖν ἐρυγὰς εὔδηλον. ἐπὶ
τίνων δ' ἐστὶ λυσιτελὴς οὐκ εἶπε, ἀλλ' οὐδὲ κατὰ τοὺς
ῥοιώδεις ὀφθαλμοὺς ὅμοιόν ἐστι τούτῳ, διὸ καὶ παρεγκεί-
μενον ἀτάκτως ἀσάφειαν εἰργάσατο. περὶ μὲν γὰρ τῶν
ῥοιωδῶν ὀφθαλμῶν ἀντισπαστικὸν ἔγραψε βοήθημα. τὸ δ'
ὅπη ἔρευξις λυσιτελέει, δυοῖν θάτερον, ἤτοι γ' ἐπὶ τῶν ῥοιωδῶν εἰρῆσθαι χρὴ καὶ φαίνεται μηδὲν ἐρυγὴ συντελοῦσα
πρὸς τὴν ἴασιν αὐτῶν ἢ τινος ἀρχὴν ἑτέρου λόγου. διὸ
καὶ τινες ἠναγκάσθησαν χωρίσαντες τῶν προειρημένων αὐτὸ
ἑτέραν ῥῆσιν ποιήσασθαι τοιάνδε. καὶ ὅκου ἔρευξις λυσιτελεῖ καὶ ὅσα ἄλλα τοιαῦτα τὰς ἐφόδους ἀνεστομῶσθαι. ἀλλ'
οὐδὲ τοῦτο πάλιν οἰκείως ἐπιφέρεσθαι δόξει, οἷον ῥῖνες καὶ
τὰ ἄλλα ὧν δεῖ καὶ τὰ ἐφεξῆς. ὅσοι τοίνυν αὐτὸ καθ' ἑαυτὸ

ulcerato loco obduci ait; hanc infanabilem effe, alias vero
curabiles, nobis ad fauces materiam retrahentibus. Illud
autem et ubi eructatio confert, adjectum eft, Hippocrate
per notas quasdam fibi ipfi confcribente. Quod enim ubi
eructatio conducit, ibi ructus citare conveniat, fatis conftat; quibus autem conducat, non dixit. Sed neque in
oculis rhyade laborantibus quicquam huic fimile eft, propterea et fine ordine interpofitum obfcuritatem peperit:
ad oculos enim rhyade vexatos revulfivum auxilium fcripfit. Haec autem verba et ubi eructatio confert et de
oculis rhyate tentatis dicta effe convenit, fed nihil ad
ipforum medicationem eructatio conferre videtur, aut alterius effe orationis initium. Propterea et nonnulli coacti funt, ipfa a fuperius dictis feparantes, alteram locutionem hunc in modum inftituere, et ubi eructatio confert
et quaecunque alia ejusmodi tranfitus aperiri; verum neque item haec quae fubjiciuntur, ut nares et alia quibus
opus eft et reliqua ifti locutioni refpondere ac propria

μόνον ὑποτετυπῶσθαί φασιν ἑαυτῷ τὸν Ἱπποκράτην. τὸ
ὅκου ἔρευξις λυσιτελεῖ, νομίζουσιν αὐτὸν ἀξιοῦν ἐρυγὰς ἐνίοτε
συμβουλεύειν κινεῖν. καὶ ἁρμόττειν γε αὐτάς φασιν ἐπὶ τῶν
ἐμπνευματουμένων τὴν γαστέρα καὶ μάλιστα ἐφ᾽ ὧν οὐ διέρχεται κάτω τὸ φυσῶδες πνεῦμα. καὶ μέντοι καὶ τὸν στόμαχον ἀτονοῦντά φασι ῥώννυσθαι διὰ τῶν ἐρυγμῶν, ὡς δι᾽
οἰκείου γυμνασίου, καὶ κινεῖν γε τὰς ἐρυγὰς συμβουλεύουσιν
οὐ μόνον διὰ φαρμάκων, ἀλλὰ καὶ αὐτὸν ἐπιτηδεύοντα συνεχῶς ἐρυγγάνειν, κἂν ὀλίγου τινὸς αἰσθάνηται πνεύματος
ἐν τῷ στομάχῳ. Σαβῖνος δὲ ἐκ βομβυλίου στενοστόμου πίνοντα κελεύει κινεῖν ἐρυγάς. ἔνιοι δὲ καὶ τὰς κενώσεις
τοῦ φυσώδους πνεύματος, ὁπό- [419] θεν ἂν γίνωνται καὶ
ὁπωσοῦν, ἔρευξιν αὐτὸν ὠνομακέναι φασί. καθ᾽ οὓς καὶ
βὴξ καὶ πταρμὸς καὶ λὺγξ καὶ φῦσα δι᾽ ἕδρας ἐκκρινομένη
καὶ αἱ καθ᾽ ὅλον τοῦ σώματος διαπνοαὶ τοῦ πνεύματος,
ἐρεύξεις κληθήσονται. τινὲς δὲ καὶ πᾶσαν ἔκκρισιν ὠνομάσθαι φασὶν ἔρευξιν, οὐ μόνον ἐὰν πνεύματος, ἀλλὰ κἂν τι-

eſſe videntur. Itaque quicunque Hippocratem iſtud ſolum
per ſe ſibi ipſi notaſſe ajunt, ubi eructatio confert, ipſum
cenſere putant, ut interdum ructus movendos eſſe conſu-
lamus: hosque illis, quorum venter inflatus eſt, convenire
affirmant, atque illis potiſſimum, in quibus flatuoſus ſpiritus per inferna exhalare non poteſt. Quin etiam et os
ventriculi infirmum per eructationes tamquam per propriam exercitationem corroborari ajunt; eructationesque
citare conſulunt, non per medicamina ſolum, ſed etiam
ipſum aſſidue ructare ſtudentem, quum quemlibet exiguum
ſpiritum in ore ventriculi ſentiat. At Sabinus ex vaſculo
anguſti oris bibentem ructus movere jubet. Alii vero
flatuoſi ſpiritus expulſiones undecunque ſane et utcunque
fiant, eructationem ipſum appellaſſe contendunt; ſecundum quorum ſententiam tuſſis, ſternutatio, ſingultus, ventris crepitus atque per omne corpus ſpiritus difflationes,
eructationes vocabuntur. Nonnulli autem et omnem excretionem non ſpiritus modo, verum etiam aliquorum hu-

Ed. Chart. IX. [419.]　　　　　　　Ed. Baf. V. (467.)
νῶν ὑγρῶν ᾖ, τὴν τοῦ ποιητοῦ λέξιν ἐπαγόμενοι μαρτύριον,
ἔνθα φησίν·

'Ερευγομένης ἁλὸς ἔξω,

μοχθηρὰν ὁδὸν ἐξηγήσεως ταύτην τεμνόμενοι. τὰ γὰρ ὑπὸ
τῶν ποιητῶν σπανίως εἰρημένα κατά τινα τρόπον ποιητικὸν, ἐὰν ὡς κυρίως λελεγμένα τὶς ἐξηγῆται, διαστρέφειν
δυνήσεται καὶ τὰ σαφῶς εἰρημένα πάντα.

λζ'.

Τὰς ἐφόδους ἀνεστομῶσθαι, οἷον ῥῖνας καὶ ἄλλα, ὧν δεῖ
καὶ ὡς δεῖ καὶ οἷα καὶ ὅπη καὶ ὅτε καὶ ὅσα δεῖ, οἷον
ἱδρῶτας καὶ τἄλλα δὴ πάντα.

Τοῦτο καθ' ἑαυτὸ μὲν ἄξιόν ἐστι μνημονεύεσθαι. συμφέρει γὰρ ἀνεστομῶσθαι τοὺς ἐκκριτικοὺς πάντας πόρους
τῶν περιττωμάτων καὶ τῷ προειρημένῳ δὲ συνάπτεσθαι
δύναται, διττὴν χρείαν παρεχόμενον· ἰδίαν μὲν ἐπὶ τῶν

midorum eructationem appellatam effe dicunt, poëtae verba
in teftimonium recitantes, ubi inquit:

Eructante mari foras.

Hancque vitiofam explanandi viam aperiunt. Nam fi a
poëtis raro et quodam poëtico modo dicta, ut propria
accepta quis interpretetur, etiam omnia dilucide narrata,
pervertere poterit.

XXXVII.

*Tranfitus aperiri, ut nares et alia quibus opus eft, et ut
convenit et qualia et ubi et quando et quantum oportet, ut fudores et alia plane omnia.*

Id per fe quidem memoratu dignum eft; conducit
enim omnes fupervacuorum excretorios meatus aperiri,
et cum fuperioribus verbis conjungi poteft, duplicem fic
utilitatem praebens, propriam quidem in oculis rhyade

ῥοιωδῶν ὀμμάτων, κοινὴν δὲ πάντων ἐφ᾽ ὧν ἀντισπᾶν ἢ
παροχετεύειν προσῆκεν· ἐὰν γὰρ ἀντισπάσεως μὲν ᾖ χρεία,
φοβούμεθα δ᾽ αὐτὴν ποιήσασθαι, παροχετεύειν τὸ αἷμα
προσήκει καὶ κενὸν ὅλον ἐργάζεσθαι τὸ σῶμα. τὰ δὲ ἐφεξῆς
γεγραμμένα πολλάκις ἤδη παρ᾽ ἑαυτοῦ μεμαθήκαμεν ἐπὶ
πάσης κενώσεως ὄντα χρήσιμα. δεῖ γὰρ οὐχ ἁπλῶς ὅταν
χρεία κενώσεως, ἐπ᾽ αὐτὴν παραγίνεσθαι, ἀλλὰ προδιορι-
σάμενον ὅπως ταύτην ποιήσασθαι χρὴ, καὶ ὁποῖα προσῆκεν εἶναι τὰ κενωθησόμενα καὶ καθ᾽ ὅτι χωρίον, ἐν τίνι
τε καιρῷ καὶ μέχρι πόσου. λεκτέον δὲ καὶ νῦν ἀναμνήσεως
ἕνεκα περὶ ἑκάστου διὰ βραχέων. τὸ μὲν ὡς δεῖ, τοιόνδε
τι σημαίνει, τὰς ἀφόδους ἀναστομωτέον, οὐ (468) μὴν
ἁπλῶς καὶ ὡς ἔτυχεν, ἀλλ᾽ ὡς δεῖ. τοῦτο δὲ σημαίνει τὸν
τρόπον δι᾽ οὗ ποιησόμεθα τὰς κενώσεις, οἷον ἐπὶ τῶν κατὰ
γαστέρα διὰ κλυστῆρος, διὰ βαλάνου, δι᾽ ὑπηλάτου φαρμάκου καὶ καθ᾽ ἕκαστον αὐτῶν δι᾽ ὡντινῶν. καὶ γὰρ καὶ
κλυστῆρες πολυειδῶς συντίθενται καὶ βάλανοι καὶ τὰ κατω-
τερικά τε καὶ ὑπήλατα καλούμεθα φάρμακα. τὸ μὲν οὖν

morbo vexatis; communem vero omnium, in quibus retrahere aut derivare convenit. Nam ſi revulſione opus
ſit, ipſam autem facere vereamur, derivare ſanguinem ac
totum corpus inanire convenit; ſed quae deinceps ſcripta
ſunt, perſaepe jam ab ipſo in omni evacuatione commoda
eſſe didicimus. Oportet enim quum evacuatio requiritur,
non ſimpliciter ad ipſam accedere, ſed prius definientem,
qua ratione facienda ſit et quae debeat eſſe evacuanda
materia, per quam regionem, quo tempore et qua men-
ſura. Nunc vero etiam reminiſcentiae cauſa de ſingulis
breviter agamus. Iſtud quidem ut convenit, tale quoddam ſignificat: tranſitus recludendi ſunt, non ſimpliciter
quidem ac utcunque, ſed ut convenit; id vero modum
ſignificat, quo evacuationes facimus, ut in iis, quae in
ventre ſunt, per clyſterem, per glandulam, per ſubducens
medicamentum et in horum ſingulis per quaedam certa:
nam et clyſteres et glandulae et ſubducentia vocata medicamenta multiformiter componuntur. Eae igitur parti-

ὡς δεῖ τοιοῦτόν τι σημαίνει. τὸ δὲ οἷα τὸ ποιὸν τῶν
κενουμένων δηλοῖ, τουτέσιιν ἆρά γε ὑδατώδη καὶ λεπτὰ
κενοῦν ἐστὶ βέλτιον ἢ φλεγματώδη χυμὸν ἢ πικρόχολον ἢ
μελαγχολικὸν, ἤ τινα τούτων ἢ καὶ πάντας. τὸ δὲ ὅπη
τὸ μέρος τοῦ σώματος ἐνδείκνυται δι' οὗ χρὴ κενοῦν. κἂν
γὰρ ὅτι διὰ τῶν κάτω κενῶσαι προσήκει γνῶμεν, ἀλλὰ δι'
οὗ γε τῶν κάτω χωρίων, προδιορίσασθαι δεῖ, διὸ καὶ τινες
ἀντὶ τοῦ ὅπη τὸ οὗ δεῖ γεγράφασιν, ἐνδεικνύμενοι τὸ δι'
οὗ, πότερα διὰ κύστεως ἢ διὰ γαστρὸς ἢ δι' ὑστέρας. καὶ
πάλιν ἄνω, πότερα διὰ ῥινῶν ἢ διὰ στόματος. ἔστι δέ τις
καὶ δι' ὅλου τοῦ σώματος κένωσις, ἥ τε διὰ τῶν ἰδρώτων
καὶ ἡ διὰ τῆς [420] ἀδήλου καλουμένης διαπνοῆς. τό γε
μὴν ὅτε σαφῶς τοῦ καιροῦ δηλωτικόν ἐστιν ἐν ᾧ χρὴ κενοῦν, ἆρά γε κατ' ἀρχὰς πρὶν πεφθῆναι τὴν νόσον, ὅταν,
ὡς αὐτὸς ἔλεγεν, ὀργᾷ καὶ πρὸς τὴν ἔκκρισιν ἐπείγεται τῶν
ὑγρῶν ἡ διήκουσα τὰ ζῶα φύσις ἢ μετὰ τὸ πεφθῆναι τοὺς
λυποῦντας χυμούς. καὶ γὰρ καὶ τοῦτο αὐτὸς ἐδίδαξεν, ὥσπερ

culae, *ut convenit*, tale quiddam fignificant; hae vero
qualia evacuandorum qualitatem innuit, hoc eſt numquid
aquoſa et tenuia evacuare melius fit, an pituitoſum ſuccum an bilioſum an melancholicum; et horum num aliquem an et omnes. Ea vox, *ubi*, partem corporis, per
quam evacuare oporteat, indicat. Etſi namque per inferiora faciendam eſſe evacuationem cognoſcamus, nihilominus per quam ex inferioribus partibus facienda fit,
definire opus eſt. Propterea et quidam loco hujus vocis,
ubi, *qua*, ſcripſerunt, per quam partem fignificantes, utrum
per veſicam an alvum an uterum: item per ſuperiora,
utrum per nares aut os: eſt quaedam etiam per omne
corpus evacuatio et quae per ſudores et quae per laten-
tem vocatam tranſpirationem, ea vox, *quando*, evidenter
tempus, quo fit evacuandum, declarat, utrum ſcilicet ab
initio ante morbi concoctionem, quando, ut ipſe inquit,
materia turget et natura animalia regens ad humorum excretionem compellitur; an poſt vexantium humorum con-

καὶ τὸ πρότερον ἐν ἀφορισμοῖς. τὸ δὲ ὅσα δεῖ, κατὰ τὴν
τελευτὴν τῆς ῥήσεως εἰρημένον, ἐνδείκνυται τὴν ποσότητα
τῶν κενουμένων ἧς αὐτῆς ἐστοχάσθαι δεῖ τὸν ἰατρόν. εἶτ᾽
ἐν παραδείγματος μοίρᾳ πρόκειται τὸ οἷον ἱδρῶτες. καίτοι
γὰρ ὠφέλιμος εἶναι δοκῶν τοῖς νοσοῦσιν ὁ ἱδρὼς, ὅμως καὶ
αὐτὸς συμμετρίας χρῄζει. τὸ γοῦν ἄμετρον αὐτοῦ διαλύει
τὴν δύναμιν. ὅπου δ᾽ ἐπὶ τῶν ἱδρώτων, ἡ ὑπερβολὴ τοῦ
πλήθους ἐστὶ βλαβερά. πολλοῦ δή τοι μᾶλλον ἐπὶ τῶν ἐμουμένων ἢ διαχωρουμένων ἢ δι᾽ αἱμοῤῥοΐδων ἢ διὰ μήτρας
κενουμένων.

λη'.

Ἐπὶ τοῖσι μεγάλοισι κακοῖσι πρόσωπον ἢν ᾖ χρηστὸν, σημεῖον χρηστόν· ἐπὶ δὲ τοῖσι σμικροῖσι, τἀναντία σημαῖνον τῇ εὐσημείῃ, κακόν.

coctionem; nam et hoc ipfe quemadmodum et prius dictum
in aphorifmis docuit. Illud vero *et quantum convenit*,
in calce fermonis dictum materiae evacuandae quantitatem oftendit, quam fibi proponere et conjectura percipere
medicum oportet. Deinde loco exempli illud ponitur, *ut
fudores.* Quamvis enim aegrotantibus conducere fudor
videatur, attamen et ipfe modo eget: immodicus enim
vires debilitat. Quum in fudoribus vero excelfus multi-
tudinis noxius fit, multo fane magis in iis, quae evomun-
tur aut dejiciuntur aut per marifcas aut uterum eva-
cuantur.

XXXVIII.

*In ingentibus malis facies fi fit bona, fignum optimum,
in parvis autem contraria bonae fignificationi fignificans malum.*

Καὶ ταύτης τῆς ῥήσεως τὸ δεύτερον μέρος ἄλλος ἄλλως
γράφει τῶν ἐξηγησαμένων τὸ βιβλίον. εἰ δὲ προσθείη τὶς
αὐτῇ τὸ τῇ ἄρθρον, οὐδὲν ἕξει ζήτημα τοιάδε γενομένη.
ἐπὶ δὲ τοῖς μικροῖς τἀναντία σημαῖνον τῇ εὐσημείῃ, κακὸν,
ἵνα καὶ ὁ σύμπας λόγος ᾖ τοιοῦτος· ἐπὶ τοῖς μεγάλοις κακοῖς, εἶτ᾽ οὖν πάθεσιν ἢ συμπτώμασιν, ἐὰν ᾖ τὸ πρόσωπον χρηστὸν, τουτέστιν ὅμοιον τῷ κατὰ φύσιν, ἀγαθόν ἐστι
σημεῖον. ἐπὶ δὲ τοῖς μικροῖς πάλιν οὖν κἀνταῦθα πάθεσιν ἢ συμπτώμασιν, ἐὰν τἀναντία σημαῖνον γένηται τὸ πρόσωπον τῇ προειρημένῃ εὐσημείῃ, κακόν τι δηλώσει. τινὲς
μὲν οὖν ἄντικρυς ὡς ἐξ ἀρχῆς γενομένης τῆς λέξεως μετὰ
τοῦ ἄρθρου, τὴν ἐξήγησιν ἐποιήσαντο, μὴ δηλώσαντες ὅτε
τὰ παλαιὰ τῶν ἀντιγράφων οὐκ ἔχει τὸ τῇ γεγραμμένον
τῷ εὐσημείῃ, τάχα τοῦ πρῶτον γράψαντος τὸ βιβλίον ἁμαρ-
τάνοντος. ἔνιοι οὐ μόνον ἑτέρως ἔγραψαν, ἀλλὰ καὶ τὴν
ἐξήγησιν οὐ προσήκουσαν ἐποιήσαντο. φυλαττόμενος δ᾽ ἐγὼ
καθάπερ ἐν ἀρχῇ προεῖπον, εἰς μῆκος ἐκτείνειν τὰ ὑπομνήματα, παραλιπεῖν ἔγνωκα τὰ πολλὰ τῶν οὐκ ὀρθῶς εἰρημέ-

Et iftius orationis fecundam partem ex libri enarra-
toribus alius aliter fcribit: at fi quis ipfi articulum τῇ
addiderit, omnis quaeftio tolletur hunc in modum: in
parvis autem contraria fignificans τῇ εὐσημείῃ τῇ, hoc eft
bonae fignificationi, malum; ut et integra oratio talis fit,
in ingentibus malis five affectionibus five fymptomatibus,
fi fit facies bona, hoc eft naturali fimilis, bonum eft
fignum. In parvis vero, rurfum et hic affectibus aut
fymptomatibus intellige, fi facies fuerit fignificans contraria bonae fignificationi, malum aliquod fignificabit. Nonnulli quidem palam tamquam ab initio lectio articulum τῇ
haberet, ita explanaverunt, non edocentes, vetera exemplaria eum articulum bonae fignificationi adjectum non
habere, fortaffe primo libri fcriptore decepto. Alii non
folum aliter fcripferunt, fed etiam abfurdam explanationem commenti funt. Ego vero, ut ab initio dixi, cavens
ne longius commentaria producerem, multa minus recte

νων. ἱκανὸς γὰρ εἶναί μοι δοκεῖ σκοπὸς ἐξηγήσεως, ἐὰν
ἀληθῆ τε διδάσκη τὶς ἐν αὐτῇ καὶ κατὰ τὴν γνώμην τοῦ
παλαιοῦ. καθάπερ καὶ νῦν ἔνεστι ποιησάμενον ἀπηλλάχθαι
πολυλογίας, ἐὰν γὰρ μεγάλων ὄντων τῶν παθῶν, τὸ πρόσωπον, ἐὰν ᾖ συμπεπτωκὸς ἀξίως τοῦ νοσήματος, χρηστὸν
εἶναι σημεῖον. ἐπὶ δὲ τοῖς μικροῖς ἐξ ὑπεναντίου κακόν
τι σημαίνειν, ἔξεστιν οὖν καὶ τούτοις, εἴ τις ἀρέσκοιτο, χρῆσθαι. ἐγὼ δ᾽ ἐπὶ τὴν παλαιὰν γραφὴν καὶ τοῖς ἄλλοις
ἅπασιν ἐξηγηταῖς ὁμολογουμένην μεταβήσομαι.

λθ'.

[421] Παρὰ τὸ μέγα, οὗ ἡ γυνὴ ὄπισθεν τοῦ ἡρώου,
ἰκτεριώδεος ἐπιγενομένου.

Εἴτε τῆς προγεγραμμένης ῥήσεως ἐστὶ τέλος τὸ παρὰ
τὸ μέγα οὗ, τοῦτο λεξίδιον, εἴτε τόπου τινὸς δηλωτικὸν,
ἐάσω ζητεῖν τοῖς τὰ μὲν ἰατρικὰ παρατρέχουσιν, ὡς γραμματικοῖς δὲ μᾶλλον ἢ ὡς ἰατροῖς ἐξηγεῖσθαι προαιρουμένοις.

dicta filentio praeterire decrevi. Satis namque congruens
explanationis propofitum mihi effe videtur, fi et vera quis
in ipfa et ad veteris mentem edoceat: quemadmodum et
nunc facienti a loquacitate difcedere licet. Nam fi in
magnis affectibus pro eorum magnitudine facies collapfa
non fit, bonum fignum eft; in parvis autem e contrario
malum quoddam fignificat. Licet igitur et his, fi cui
placeant, uti. Ego vero ad veterem lectionem et ab
omnibus aliis explanatoribus conceffam me recipiam.

XXXIX.

*Apud magnum, ubi mulier poft heroum, arquato fuper-
veniente.*

Sive fuperioris locutionis finis eft haec particula,
apud magnum, aut loci alicujus index, illis quaerendum
relinquam, qui medicinalia praetereuntes, ut grammatici
quam medici interpretari maluerunt. Satis eft enim de

ἀρκεῖ γὰρ ἐπὶ μὲν τοῦ, παρὰ τὸ μέγα, τοσοῦτον εἰπεῖν,
ὅσον οἱ παλαιοὶ τῶν ἐξηγητῶν εἶπον, ὡς ἤτοι θέατρον ἢ
ᾠδεῖον ἢ γυμνάσιον ἡρώων ἢ οἴκημά τι δηλοῦται διὰ τῆς
μέγα λέξεως ἢ ὁτιοῦν ἄλλο τι τοιοῦτον. μεταβάντα δ᾽
ἐφεξῆς, εἴ τι πρὸς τὰ τῆς τέχνης ἔργα χρήσιμόν ἐστιν,
ἐκεῖνο σκοπεῖν, ὅτι τοῦ ἡρῴου ὄπισθεν ἢ ὅτι τοῦ Μενε-
λάου, τινὲς οὕτω γράφουσιν, ὁ ἄῤῥωστος ἐκεῖνος κατέκειτο,
χρήσιμον ἔχει τι, καθάπερ οὐδὲ τὸ τούτων ἐφεξῆς εἰρημένον, ἰκτεριώδεος ἐπιγενομένου. εἰ καὶ ὅτι μάλιστα χρήσιμον ἦν αὐτῷ τῷ Ἱπποκράτει, πρὸς ἀνάμνησιν, ἴσως μὲν
τῶν προειρημένων, ἴσως δὲ καὶ αὐτὸ καθ᾽ ἑαυτό. πάθους
γὰρ ἢ χρώματος ἰκτεριώδους ἐπιγενομένου τῇ γυναικὶ ἐπι-
μέμνηται κἀνταῦθα παρά τε τοῖς παλαιοῖς ἐξηγηταῖς καὶ
τοῖς ἀντιγράφοις ἡ ῥῆσις παραγέγραπται. κατ᾽ ἄλλους δέ
τινας ἐξηγητὰς πρόσκειται τῷ ἰκτεριώδεος ἐπιγενομένου τὸ
παρέμενεν. ὥσπερ αὖ καθ᾽ ἑτέρους μετὰ τῆς ἀποφάσεως τὸ
οὐ παρέμενεν. ἔνιοι δὲ τὸ αὐτῇ προστιθέασιν. ἀλλὰ τοῦτο

his vocibus, *apud magnum*, illud tantum dixiſſe, quod
veteres interpretes dixerunt aut theatrum aut odion, id
eſt locum, ubi poëmata recitabantur aut gymnaſium heroum aut domum aliquam aut quodlibet aliud hujusmodi
ab hac voce, *magnum*, ſigniſicari. Transgreſſum autem
deinceps ad artis opera illa conſiderare utile eſt. Quod
per heroum aut poſt Menelaum, quidam enim ita ſcribunt, aegrotus ille jaceret, nihil quicquam utilitatis habet; quemadmodum neque quod deinceps dictum eſt, *arquato ſuperveniente*, et ſi quam maxime ipſi Hippocrati
ad reminiſcentiam utile foret, fortaſſe quidem praedictorum, forte vero et ipſum per ſe; affectus enim aut coloris arquati mulieri ſupervenientis memoriam revocat.
Et hoc loco apud veteres explanatores et in vetuſtis codicibus verba haec in margine dicta ſunt: ſecundum alios
quosdam etiam interpretes his vocibus, *arquato ſuperveniente*, haec adjecta eſt, permanſit, quemadmodum et
apud quosdam alios cum negatione, non permanſit; nonnulli vero et hanc vocem ipſi apponunt. Sed iſtud qui-

μὲν τῇ λέξει τὴν διαφορὰν, οὐκ ἐν τῇ διανοίᾳ λαμβάνει.
τὰ δὲ πρότερα τὴν διάνοιαν ἐπὶ τοὐναντίον ὑπαλλάττει, τὸ
γὰρ ἰκτεριῶδες πάθος ἢ χρῶμα τῆς ἑτέρας γραφῆς παραμεῖναι δηλούσης, ἡ ἑτέρα φησὶ μὴ παραμεῖναι. καθ᾽ ἑαυτὴν οὖν γεγραμμένης τῆς προκειμένης ῥήσεως, οὔτ᾽ εἰ παρέμενεν οὔτ᾽ εἰ μὴ παρέμενεν, ἔχει τι χρήσιμον ἡμῖν τοῖς
οὐκ εἰδόσιν ὅπως ἐνόσησεν ἢ τίνα διάθεσιν ἔσχεν. εἰ δὲ
τοῖς ἐπιγεγραμμένοις συνάπτοιτο, περιττὸν ὅλως ἐστίν. ἀρκεῖ γὰρ εἰρῆσθαι μόνον τὸ, ἰκτερώδεος ἐπιγενομένου,
παραδείγματος τούτου τοῦ περὶ τὸ πρόσωπον φανέντος, ὡς
τῶν ἄλλων δοκούντων μικρῶν εἶναι μόνων, ἐδήλωσε τοὐναντίον, ἐπειδὴ μεγάλως ἐξετράπη τοῦ κατὰ φύσιν. καὶ γὰρ
τὸ ἐπιφερόμενον τοῦτό με διδάξει διαμαρτυρεῖν, ἐφ᾽ ὃ με-
ταβαίνειν ἤδη καιρὸς ἐάσαντα τὰς ἄλλας ἐξηγήσεις τῆς προκειμένης ῥήσεως. ἴσως γὰρ καὶ τὰ νῦν εἰρημένα παρὰ
τὴν ἐμαυτοῦ προαίρεσιν μηκύνει, παραλιπεῖν ἐγνωκότος
ὅσα τοὺς ἀναγινώσκοντας αὐτὰ νέους οὐδὲν εἰς τὴν τέχνην

dem in locutione differentiam, non in fententia facit, at
priora fenfum in contrarium mutant: nam quum arqua-
tum affectum aut colorem altera lectio permanfiffe fignificet, altera non permanfiffe affirmat. Per fe igitur praefens fermo fcriptus neque fi permanfit, dicat, neque fi
non permanfit, quicquam utilitatis nobis afferre poteft,
quomodo aegrotaret aut quomodo affecta effet ignoranti-
bus. At fi fupra fcriptis annectatur, prorfum fupervacuus
eft; fatis eft enim hoc folum dictum effe, arquato fuper-
veniente, hoc exemplo citra faciem apparente, tamquam
alia exigua effe, fi fola dicta forent, viderentur; at ipfe
contrarium fignificavit, quoniam valde a naturali ftatu
mutata eft. Quod enim infertur, hoc me teftari docebit,
ad quod alias praefentis fermonis explanationes dimitten-
tem tranfire jam tempus eft. Fortaffis enim et ea quae
nunc dicta funt, praeter noftrum propofitum longiora fuerunt: quum praetermittere decreverim, quaecunque legentibus ipfa adolefcentibus nihil ad artem profutura funt.

ΚΑΙ ΓΑΛΗΝΟΤ ΕΙΣ ΑΤΤΟ ΤΠΟΜΝΗΜΑ Β. 977

Ed. Chart. IX. [421. 422.]   Ed. Baf. V. (468. 469.)
ὀνίνησιν. οὐ γὰρ σοφιστικὴν παρασκευὴν πρόκειταί μοι παρασκευάζειν αὐτοὺς, ἣν ἐμίσησα διὰ παντὸς, ἀλλ᾽ ἐπὶ τὰ τῆς τέχνης ἔργα κατά τε πρόγνωσιν καὶ θεραπείαν, ἃ κἀμοὶ διὰ παντὸς ἠσκήθη.

μ΄.

(469) [422] Ὁ παρὰ Τιμενέῳ ἀδελφιδῇ, οὗτος μελάγχρους.

Εἰ πρὸς τὰ τοῦ προσώπου λελεγμένα καὶ τοῦτ᾽ ἀναφέροι τις, ἕξει τι χρήσιμον ὡς ἐν παραδείγματος μοίρᾳ λελεγμένον. εἰκὸς γὰρ καὶ τοῦτον ἐπὶ μικροῖς τοῖς ἄλλοις ἐκτροπὴν τοῦ σώματος εἰς τὸ παρὰ φύσιν ἐσχηκότα μεγάλην ἀποθανεῖν ἢ κινδυνεῦσαι διὰ τοῦτο μόνον. εἰ δὲ καὶ μελάγχλωρος εἴη γεγραμμένον ἀντὶ τοῦ μελάγχρους, ὡς ἐν ἐνίοις τῶν ἀντιγράφων εὕρομεν, ἔτι καὶ μᾶλλον δόξει κάκωσίν τινα μεγάλην ἐνδείκνυσθαι τοῦτο μόνον τὸ χρῶμα, καίτοι τῶν ἄλλων μικρῶν γενομένων τῷ κάμνοντι.

Neque enim ad fophifticam facultatem, quam prorfus odio perfeqnor, eos praeparare conftituo; fed artis opera in praefagiendo atque curando, in quibus etiam me femper exercui.

XL.

Qui apud Timenei neptem, ifte nigro viridique colore fuffufus.

Si ad ea, quae de facie dicta funt et hoc quis refert, aliquid utilitatis percipiet, ac fi loco exempli dictum fit. Par eft enim et hunc, cum alia effent exigua, corpore a naturali ftatu longe permutato propter id folum aut mortuum effe aut in mortis difcrimine verfatum. Quod fi μελάγχλωρὸς fcriptum fit pro eo quod eft μελάγχρους, hoc eft nigrae cutis, ut in quibusdam codicibus reperimus, adhuc etiam magis folus ifte color magnam quandam noxam fignificare videbitur, quamvis alia in aegrotante exigua forent.

μα'.

Ἐν Περίνθῳ τὸ γονοειδὲς, τὸ τοιοῦτον ὅτι κρίσιμον καὶ τῶν ἤτρων τὰ τοιαῦτα. ὅτι αἱ οὐρήσεις ῥύονται, ὅτι οὔτε φύσης πολλῆς οὔτε κόπρου πολλῆς γλίσχρης διελθούσης ἐλαπάσσετο. οὐ γὰρ δὴ μέγα ἦν τὸ ὑποχόνδριον. κράμβην ἑβδομαῖος ἔφαγεν, ἔτι δύσπνους ὢν, τὰ περὶ τὸ ἦτρον ἐλαπάσσετο, εὐθύπνους ἐγένετο, ἡ κοιλίη αὐτῷ ἐξετίναξεν.

Οὐκ ἀρχὴν τῆς προκειμένης ῥήσεως, ἀλλὰ τελευτὴν τῆς προτέρας οἱ περὶ Σαβῖνον ἡγοῦνται τὸ ἐν Περίνθῳ. καθόλου μὲν γάρ φησι τὸν νῦν λόγον εἶναι, ἐν μέρει δ' ἐκεῖνον, εἰωθότα δὲ τοῖς ἐν μέρει λόγοις τὸν Ἱπποκράτην προσγράφειν ἤτοι τὰ τῶν χωρίων ἢ τὰ τῶν παθόντων ὀνόματα. καίτοι οὗτος ὁ νῦν λεγόμενος λόγος ὅτι τῶν ἐπὶ μέρους ἐστὶ δῆλον ἐξ ὧν ἐπιφέρων αὐτὸς εἶπεν ὁ Ἱπποκράτης, ὅτι οὔτε πολλῆς φύσης οὔτε κόπρου πολλῆς γλίσχρης διελθούσης ἐλαπάσσετο· πολλὰ δ' ἐν τοῖς τῶν ἐπιδημιῶν γέ-

XLI.

In Perintho feminis speciem referens, tale judicatorium; et quae circa abdomen talia, quia mictus liberant, quoniam neque flatu multo neque stercore multo tenaci dejecto evacuabatur; neque enim magna erant praecordia. Braissicam septimo die comedit, adhuc aegre spirans, partes circa abdomen purgatae sunt, recte spirans effectus est, alvus ipsi expulit.

Non praesentis sermonis initium, sed prioris finem has voces, in *Perintho*, Sabinus esse censet; hunc enim sermonem communem, illum privatum esse dicit; consuevisse autem Hippocratem privatis sermonibus aut locorum aut aegrotantium nomina adjicere. Atque praesens sermo, quod in parte sit, ex his constat, quae ipse Hippocrates subdens ait: quod neque multo flatu neque stercore multo tenaci dejecto evacuabatur. Multa vero in voluminibus de morbis popularibus, in quibusdam parti-

γραπται μὲν ἐπί τινων ἑωραμένα κατὰ μέρος, ὑποπέπτωκε δὲ καθολικοῖς θεωρήμασιν, ἤτοι διηνεκέσιν ἢ ὡς τὸ πολὺ γενομένοις. οὕτως οὖν καὶ νῦν γονοειδὲς εἴτε οὖρον εἴτε διαχώρημα γινόμενον ἐν Περίνθῳ κρίσιμον ἐφάνη, πότερον ἢ ὀλίγοις ἢ πολλοῖς ἢ ἑνὶ τὸ τοιοῦτον συμβαίνει κατὰ τὴν λέξιν αὐτοῦ τοῦ Ἱπποκράτους οὐ διώρισται. πιθανώτερον δ᾽ ἐστὶν ἐπὶ πολλῶν αὐτὸ πεφυκέναι κατ᾽ ἐκεῖνον τὸν καιρὸν ἐπιδημῆσαν, ἡνίκα ἔγραφεν ὁ Ἱπποκράτης ταῦτα. ὅταν μὲν γὰρ ἐφ᾽ ἑνός τινος γενόμενόν τι γράφῃ, προστίθησιν ἤτοι τὸν τόπον τῆς πόλεως ᾧ τὸν ἄνθρωπον εἶδε κατακείμενον ἢ τὴν ἡλικίαν ἢ τοὔνομα. τῶν πόλεων δ᾽ εἴωθε μνημονεύειν ὀνομαστὶ κατ᾽ ἐκείνας τὰς διηγήσεις ἐν αἷς πολλοὺς ἐθεάσαντο παθόντας ταῦτα. τοῦτο μὲν οὖν οὐ μεγάλην ἔχει διαφορὰν ὡς πρὸς τὰ τῆς τέχνης ἔργα καὶ συναπτέτω τις οἷον βούλεται τὸ ἐν Περίνθῳ. τὸ γονοειδὲς δὲ οὖρον ἢ καὶ διαχώρημα γένοιτ᾽ ἄν ποτε κρίσιμον, ὅταν ὁ καλούμενος ὑπὸ Πραξαγόρου χυμὸς ὑαλώδης ἐκκενοῦται. τὸ δὲ καὶ τῶν ἤτρων τὰ τοιαῦτα, δεῖται μὲν οὖν τὸ προειρη-

culatim vifa fcripta funt, univerfalibus autem praeceptis aut plerumque veris fubjecta funt. Sic igitur et nunc gonoides, hoc eft feminis fpeciem referens, five lotium, five alvi recrementum ejectum, in Perintho judicatorium apparuit; utrum paucis an uni iftud acciderit, non eft ex ipfius Hippocratis verbis definitum; fed veri fimilius eft iftud eadem tempeftate, qua haec Hippocrates fcribebat, in multos graffans apparuiffe. Quando enim aliquod in uno quopiam fieri fcribit aut locum civitatis, in quo hominem decumbentem vidit aut aetatem aut nomen apponit. Civitatum autem nomine proprio meminiffe in illis narrationibus folitum eft, in quibus multos eadem paffos confpicatus eft; hoc vero quantum ad artis opera pertinet, non multum refert, et hoc, in Perintho, cum quibus velit quispiam conjungito. At feminis fpeciem referens lotium vel etiam dejectio fuerit fane judicatorium, quoniam humor a Praxagora vitreus nominatus evacuatus eft; fed hoc *et quae circa abdomen talia*, ad antedictum fane re-

Ed. Chart. IX. [423.]   Ed. Baf. V. (469.)

[423] μένον ἀναφέρεσθαι, τὰ γὰρ τοιαῦτα πρὸς ἕτερον ἀναφέρεσθαι λέγεται. προείρηται δὲ οὐδὲν περὶ τῶν ἤτρων. ἴσως οὖν ἢ ἐν τῷ γράφεσθαι τὸ πρῶτον ἀντίγραφον ἐκ τῶν ὑπομνημάτων τοῦ Ἱπποκράτους παρελείφθη τι τοιοῦτον γεγραμμένον, ἢ αὐτὸς ἑαυτῷ τοῦθ᾽ ὑπεμνημονεύσατο πρὸς τὸν πρῶτον ἄῤῥωστον ἀναφερόμενον, ὑπὲρ οὗ προεῖπε τοῦτο μόνον, ὃ παρὰ Τιμενέῳ ἀδελφιδῇ, οὗτος μελάγχρους. ἔνιοι δὲ διὰ ταύτην τὴν ἀπορίαν ὧδέ πως διπλῆν διῆλθον τὴν ῥῆσιν, ὅτι κρίσιμον καὶ τῶν ἤτρων, ὡσεὶ καὶ οὕτως ἐγέγραπτο. τὸ γονοειδὲς οὖρον ὅτι κρίσιμόν ἐστι καὶ τῶν κατὰ τὸ ἦτρον παθῶν ἐπισπᾶσθαι χρή, καὶ πάλιν ἀπ᾽ ἄλλης ἀρχῆς. τὰ τοιαῦτα ὅτι αἱ οὐρήσιες ῥύονται, ἵν᾽ ἀκούσωμεν τὰ τοιαῦτα, τὰ κατὰ τὸ ἦτρον γινόμενα. καὶ τούτου γε μαρτύριον ἐφεξῆς ἔγραψεν ὅτι οὔτε ἡ φύσης πολλῆς οὔτε κόπρου πολλῆς γλίσχρης διελθούσης ἐλαπάσσετο, τουτέστιν οὐδενὸς ἄλλου γενομένου τὸν κατὰ τὸ ἦτρον ὄγκον λῦσαι δυναμένου, ἐπὶ μόνοις τοῖς γονοειδέσιν οὔροις ἐκρίθη τὸ νόσημα. τάχα γὰρ τοιοῦτόν τι τὸ ἦτρον ἦν ὁποῖον καὶ ἐν

ferri debet: talia enim ad alterum referri dicuntur, nihil autem de abdominibus praedictum eft. Fortaffis igitur cum primum exemplar ex Hippocratis commentariis defcriberetur, aliquod hujusmodi fcriptum omiffum fuit; aut ipfe fibi ipfi hoc, quod ad primum aegrotum referatur, memoriae caufa fcripfit, de quo id folum praedixerat: qui apud Timenei neptem, ifte nigrae cutis erat. Verum nonnulli propter hanc ambiguitatem fic fane duplicem lectionem explanabant, *judicatorium* et quae citra abdomen, perinde ac fi ita fcriptum effet: feminis fpeciem referens urina judicatoria eft et ab affectibus abdominis extrahi oportet; iterumque ab alio initio dicatur, talia quia mictus fanant, ut intelligamus, *talia* quae in abdomine fiunt. Atque hujus rei teftimonium deinceps fcripfit, quod neque multo flatu neque ftercore multo tenaci dejecto evacuabantur, hoc eft nullo alio affecto, quod abdominis tumorem diffolvere poffet, per fola feminis fimilia lotia morbus judicatus eft.   Forfan enim tale quoddam abdomen

Ed. Chart. IX. [423.]   Ed. Baf. V. (469.)
τῷ προγνωστικῷ διῆλθεν αὐτὸς ἐν τῇδε τῇ λέξει. τοὺς δ᾽
ἐκ τῶν ὑποχονδρίων πόνους τε καὶ κυρτώματα, ἢν νεαρά
τε ᾖ καὶ μὴ σὺν φλεγμονῇ, λύει βορβορυγμὸς ἐγγενόμενος
ἐν τῷ ὑποχονδρίῳ, καὶ μάλιστα μὲν διεξελθὼν σὺν κόπρῳ
τε καὶ οὔρῳ, εἰ δὲ μὴ καὶ αὐτὸς διαπεραιωθῇς, ὠφελέει
δὲ καὶ ὑποκαταβὰς ἐς τὰ κάτω χωρία. οὐ γὰρ δὴ φλεγμονὴν ἤ τι ταύτης ἔτι δυσλυτώτερον ἐν ἥπατι συστὰν ἢ ἐν
ἐντέροις ἢ ἐν γαστρὶ, γονοειδές οἷρον ἔλυσεν ἂν μόνον γενόμενον. διὰ τοῦτ᾽ οὖν ἐπήνεγκεν αὐτός· οὐ γὰρ δὴ μέγα
ἦν τὸ ὑποχόνδριον, ὡς εἴ γε ἦν μέγα, μὴ ἂν λυθέντος αὐτοῦ, διὰ τῆς τοῦ γονοειδοῦς ἐκκρίσεως. ἐπεὶ δὲ τὸ ἐπιφερόμενον οἳ πάνυ τι φαίνεται συνᾴδειν τοῖς οὕτω προειρημένοις, διὰ τοῦτό τινες ἀπ᾽ ἄλλης ἀρχῆς ἀνέγνωσαν
αὐτὸ, δασύνοντες κατὰ τὴν πρώτην συλλαβὴν τὴν οὐ καὶ
ποιοῦντες ἄρθρον ἀρσενικὸν πτώσεως γενικῆς, ὡσεὶ καὶ οὕτως εἶπεν· οὐ γὰρ δὴ ἀνθρώπου μέγα ἦν τὸ ὑποχόνδριον,
κράμβην ἑβδομαῖος ἔφαγεν, ἔτι δύσπνους ἐών. ἐπεὶ δὲ τὸ

erat, quale in praefagiorum libro ipfe per haec verba
narravit: ex praecordiis dolores et tumores, fi recentes
fint et absque inflammatione, folvit ftrepitus in praecordiis
ortus et maxime quidem cum ftercore et lotio et flatu
egreffus: fi vero ipfe non transgreffus fit, juvat faltem et
in inferiores partes defcendens. Neque enim phlegmonen
aut aliquod aliud ipfa etiam contumacius in jecore aut
inteftinis aut ventriculo conflatum, feminis fimile lotium
folum redditum difcutere potuiffet. Propterea igitur ipfe
intulit: neque enim magna erant praecordia; quoniam, fi
magna fuiffent, non utique per urinae femini fimilis excretionem diffolvi atque attenuari potuiffent. Caeterum
quoniam quod fubditur, cum ita praedictis non admodum
concordare videtur, idcirco nonnulli ab alio initio ipfum
legebant, hanc vocem οὐ cum fpiritu craffo fcribentes et
articulum mafculinum genitivi cafus facientes, ut fi et ejusmodi oratio effet: cujus enim hominis magna erant praecordia, brafficam is feptimo die comedit, adhuc aegre fpirans;

ἦτρον ἐλαπάχθη, εὐθύπνους ἐγένετο, τουτέστιν εὔπνους τε
καὶ κατὰ φύσιν ἀναπνέων. οὐ μὴν ἔγραψε πότερον ὑπαγα-
γοῦσα τὴν κοιλίαν ἢ κράμβη τὴν ὠφέλειαν ἐποίησεν ἢ κατὰ
τὸν τῆς ἀναλώσεως λόγον. ἔνιοι δὲ ὡς κληθέντος αὐτοῦ
τὴν εὐθύπνους λέξιν ἐξηγήσαντο, σημαίνεσθαι λέγοντες ἐξ
αὐτῆς τὸν ὀρθοπνοϊκὸν καλούμενον τῆς δυσπνοίας τρόπον.
ἐν γὰρ ταῖς αἰνιγματώδεσι ῥήσεσιν ὅ τι ἄν τις ἐθέλη δύναται λέγειν, οὐδὲν ἡμῶν ἀξιόλογον ὠφελουμένων ἐν αὐταῖς.
ἐν αἷς οὐδὲ τὴν Ἱπποκράτους γνώμην ἔνεστι μαθεῖν ἀκριβῶς, ἀλλὰ τὴν τῶν ἐξηγητῶν.

μβ'.

Περὶ τοῦ αἵματος τοῦ ἰχωροειδέος, ὅτι ἐν τοῖσι πτοώδεσι
τὸ τοιοῦτον ἢ ἐν τοῖσιν ἠγρυπνηκόσιν, καὶ εἴτε φαῦλον
εἴτε χρηστόν.

[424] Οὐχ ἁπλῶς τὸ λεπτὸν καὶ ὑδατῶδες αἷμα
καλεῖν αὐτὸν ἰχωροειδές ὑποληπτέον ἐστὶν, ἀλλὰ τὸ μετά

poſtquam vero abdomen purgatum eſt, recte ſpirans ſuit,
hoc eſt bene ſpirans et naturaliter ſpiritum ducens. Non
ſcripſit tamen, utrum ducens alvum braſſica ſubſidio fuit,
an digeſtionis ratione. Sed quidam hanc vocem, recte
reſpirans, explanaverunt, orthopnoicon vocatum difficilis
ſpirationis modum ab ipſa ſignificari dicentes. In aenig-
maticis enim ſermonibus, quidquid libuerit, quisque dicere poteſt, nullam inſignem utilitatem nobis ex illis per-
cipientibus, in quibus neque certam Hippocratis mentem,
ſed explanatorum perdiſcere licet.

XLII.

De ſanguine ichoroide quod in pavidis talis aut in vigi-
lantibus et ſive malus ſive bonus.

Non ſimpliciter tenuem et aqueum ſanguinem ab ipſo
ichoroidea vocari ſuſpicandum eſt, ſed eum qui venenoſa

Ed. Chart. IX. [424.]   Ed. Baf. V. (469. 470.)

τινος ιώδους καὶ κακοήθους δυνάμεως. ἐν γὰρ τῷ δευτέρῳ
τῶν ἐπιδημιῶν αὐτὸς ἔγραψε καὶ ὑπὸ τῷ δέρματι ἰχῶρες
ἐγίνοντο, ἐγκαταλαμβανόμενοι δὲ ἐθερμαίνοντο καὶ κνησμὸν
ἐνεποίουν, εἶτα φλυκταινίδες ὥσπερ πυρίκαυστου ἀνίσταντο
καὶ ὑπὸ τὸ δέρμα καίεσθαι ἐδόκεον. εὔδηλον οὖν ὅπως
ὑπὸ τῶν ἰχώρων οὐ σμικρὰ συμπτώματα (470) γίνεσθαί
φησι. καὶ ὁ Πλάτων δὲ ἐν τῷ Τιμαίῳ τοιοῦτόν τι σημαίνει
διὰ τῆς ἰχώρων προσηγορίας ὧδέ πως λέγων· ἰχὼρ δὲ ὁ
μὲν αἵματος ὀῤῥὸς πρᾶος, ὁ δὲ μελαίνης χολῆς, ὀξείας
δὲ, ἄγριος. ἰχωροειδὲς οὖν αἷμα καλεῖται τὸ περιέχον ἐν
ἑαυτῷ μοχθηρὰν ὑγρότητα λεπτὴν, οὐχ ὑδατώδη καὶ ἄδη-
κτον, ἀλλὰ δακνώδη καὶ διαβρωτικήν. εἰπόντος δὲ τοῦ
Πλάτωνος, ἰχὼρ δὲ ὁ μὲν αἵματος ὀῤῥὸς πρᾶος, ὁ δὲ μελαίνης χολῆς, ὀξείας δὲ, ἄγριος, εὔδηλον ἐγένετο ἡμῖν, καθάπερ ἐπὶ τοῦ γάλακτος ὀῤῥώδης τίς ἐστιν ὑγρότης οἷον
περιήθημα καὶ περίχυμα τοῦ παχυτέρου ἐν ἑαυτῷ, τὸν αὐτὸν τρόπον ἐπὶ πάντων εἶναι χυλῶν τε καὶ χυμῶν, ὀῤῥώδη
τινὰ καὶ λεπτὴν ὑγρότητα. διοίσουσιν οὖν ἀλλήλων δηλον-

aliqua et maligna facultate praeditus fit. In fecundo namque de morbis popularibus ipfe fcripfit: et fub cute ichores creabantur; inclufi autem calefcebant et pruritum ex-
citabant; deinde puftulae ut ambuftis exurgebant et fub
cute uri fe putabant.   Conftat igitur ut ex ichoribus
haud exigua fymptomata oriri dicat.   Plato etiam in Timaeo per hanc vocem, *ichores*, tale quiddam fignificat,
haec inquiens: Ichor autem fanguinis quidem ferum mitis; nigrae vero bilis, fed acidae, ferus.   Ichoroides itaque fanguis vocatur in fe pravam ac tenuem humiditatem
continens, non aqueam et morfu carentem, fed mordacem et erodentem.   Dicente autem Platone, ichor vero
fanguinis quidem ferum mitis, nigrae vero bilis, fed acidae, ferus nobis declaratum eft, quemadmodum in lacte
ferofa quaedam humiditas eft, veluti colamentum et cir-
cumfluitans crafliorem ejus partem, eodem fane modo in
omnibus fuccis et humoribus ferofum quendam, at tenuem
liquorem reperiri.   Different autem inter fe fecundum

Ed. Chart. IX. [424.]   Ed. Baf. V. (470.)
ότι κατὰ τὰς φύσεις τῶν χυμῶν ὧν εἰσὶν ὀῤῥοὶ καὶ γενήσεται χαλεπώτατος μὲν ὁ τῆς μελαίνης χολῆς, ἧττον δὲ
χαλεπὸς ὁ τῆς ξανθῆς, καὶ τούτου μᾶλλον ὁ τοῦ φλέγματος.
ἐπιεικέστατος δὲ πάντων ὁ τοῦ αἵματος ὀῤῥός τε καὶ ἰχώρ.
οὐδὲ γὰρ ἐν τῷ παρόντι διοίσει λέγειν οὕτως ἢ ἐκεῖνος, ἀλλ᾽
ἐπειδὴ διττῶς τὸ αἷμα λέγομεν, ἐνίοτε μὲν ἀντιδιαιρουμένως
πρὸς τοὺς ἄρτι λεγομένους χυμούς, ἐνίοτε δὲ κατ᾽ ἐπικράτειαν ὅλον τὸν ἐν τοῖς ἀγγείοις χυμὸν, ἰχωροειδὲς αἷμα νῦν
ἀκουστέον ἐστὶ τὸ κατὰ τὸ δεύτερον σημαινόμενον, ὥσπερ
καὶ λέγειν ἐστὶ καὶ σύνηθες ἅπασι τοῖς ἰατροῖς ἐν ταῖς
φλεβοτομίαις, ἐνίοτε μὲν ὀῤῥῶδες. ἐνίοτε δὲ μελαγχολικὸν ἢ
φλεγματῶδες ἢ χολῶδες, ἔστι δ᾽ ὅτε κατὰ φύσιν ἔχον ἐκ-
κεκρίσθαι τὸ αἷμα. διὰ παντὸς μέν ἐστι πτοώδεις, ὅπερ
ἐστὶ τεταραγμένους μετὰ φόβου, ποιήσει τὸ ἰχωροειδὲς αἷμα
καὶ ἀγρύπνους γε προσέτι. ἐὰν δὲ καὶ μοχθηροῦ χυμοῦ
τινὸς, μὴ μόνον τοῦ αἵματος ὀῤῥὸς ἐν τοῖς αἱματικοῖς ἀγγείοις περιέχηται καὶ παραφροσύνας καὶ φρενίτιδας καὶ μανίας ἐργάσεται. ἀλλὰ νῦν γε τοῦ αἱματώδους ἔοικεν ὀῤῥοῦ

eorum fcilicet humorum naturas, quorum ferum effe di-
ceretur et erit infeftiffimum atrae bilis ferum; minus in-
feftum flavae, minus item quam hoc pituitae; fed
omnium mitiffimum eft fanguinis ferum et ichor: nihil
enim in praefentia referet hoc aut illo modo dicere.
Verum quoniam bifariam fanguinem appellamus, interdum
eum a nuper dictis humoribus diftinguentes, interdum a
fuperante omnes in vafculis fuccos fanguinem vocantes,
ichoroides fanguis nunc in fecunda fignificatione accipien-
dus eft; quemadmodum et omnes medici in venae fectione
dicere affolent, interdum ferofum, interdum melancholicum aut pituitofum aut biliofum, nonnunquam et naturalem fanguinem effluxiffe dicentes. Omnino quidem
pavidos, hoc eft cum terrore perturbatos, praeterea etiam
vigiles ichoroides fanguis efficiet; quod fi vitiofa alicujus
fucci non modo fanguinis ferum in fanguinariis vafculis
contineatur et deliria et phrenitidas et furores pariet, fed
hoc loco fanguinei feri meminiffe videntur, quoddam fibi

ΚΑΙ ΓΑΛΗΝΟΥ ΕΙΣ ΑΥΤΟ ΥΠΟΜΝΗΜΑ Β. 985

Ed. Chart. IX. [424. 425.] Ed. Baf. V. (470.)
μνημονεύειν, ἀνάμνησιν ἑαυτῷ τινὰ γράφων τήνδε. δειλίαν
μὲν ἐργάζεσθαι τὸν φλεγματικὸν ὁρρὸν εἰκός ἐστιν, οὐ μὴν
ἀγρυπνίαν ἢ ταραχὴν ἢ κίνησιν ψυχῆς πτοώδη. τὸ νωθρὸν
γὰρ αὐτῷ καὶ ψυχρὸν ὑπάρχει μόνον, οὐ τὸ δακνῶδές τε
καὶ κακόηθες, εἰ μή ποτ' ἄρα καὶ τοῦτο διαφθαρὲν ὀξὺ
ἢ ἁλμυρόν τε γένοιτο. ἀλλ' ἐκεῖνό γε ζητήσεως ἄξιόν ἐστιν
ὅπερ ἔφη καὶ εἴτε φαῦλον εἴτε χρηστόν. εἰ μὲν γὰρ ἁπλῶς
τι ἀποφαίνοιτο φαῦλον εἶναι τὸ ἰχωροειδὲς αἷμα, καλῶς δόξει λέγειν. τὸ γὰρ οὕτω λεγόμενον πᾶν πρὸς τὸ κατὰ φύσιν παραβάλλεται· εἰ δέ τις τῶν ἄλλων χυμῶν ἰχῶρσιν ἀν-
τιπαραβάλλων τὸν τοῦ αἵματος ἰχῶρα, μὴ πονηρὸν ἢ ἀγαθὸν εἶναι λέγοι καὶ οὕτως ἀληθεύειν ὀρθῶς νομισθείη.
πολλάκις δ' εἰώθασι καὶ οἱ νῦν ἄνθρωποι καὶ οἱ παλαιοὶ
τὸ ἧττον μοχθηρὸν ὀνομάζειν ἀγαθὸν ἢ χρηστὸν ἢ [425]
ἐπαινετὸν ἤ τι τοιοῦτον, καὶ μάλισθ' ὅταν ᾖ μεγάλη τις
ὑπεροχὴ τοῦ πάνυ μοχθηροῦ πρὸς τὸ μετρίως ἀποκεχωρηκὸς τοῦ κατὰ φύσιν, ὥστε καὶ τὸ ἰχωροειδὲς αἷμα ζητοῦν-
τος τοῦ Ἱπποκράτους, εἴτε φαῦλον εἴτε χρηστόν ἐστι, δυνά-

ipfi memoriae fubfidium fcribens. Timiditatem quidem
pituitae ferum facere par eſt, non tamen vigiliam aut
perturbationem aut animi motum cum terrore: torpor
enim ipfi et frigus ineſt folum atque malignitas; nifi forte
et ipfa plane vitiata, acida aut falfa evaferit. Sed illud
profecto quaefitu dignum eſt, quod ipfe inquit *et five
malus five bonus.* Nam fi quis abfolute malum eſſe
ichoroidea fanguinem afferat, recte dicere videbitur: omnis
enim fanguis ita vocatus naturali comparatur. At fi quispiam aliorum fuccorum ichoribus fanguinem comparans,
non pravum eum aut bonum eſſe dicat, iſte quoque verum dicere haud injuria putabitur. Plerumque autem et
noſtrae tempeſtatis homines et antiqui minus malum, bonum aut probum aut laudabile aut aliqua id genus voce
appellare confueverunt, et praefertim cum magnus quidam
exceſſus fuerit, valde pravi ab eo, quod modice a naturali
ſtatu difceſſerit. Quare et ichoroides fanguis, quaerente
Hippocrate, malusne an bonus fit, poſſumus nos ita ferre

Ed. Chart. IX. [425.]   Ed. Baf. V. (470.)
μεθα ἂν ἡμεῖς ἀποφήνασθαι, τῷ μὲν ἀρίστῳ προβαλλόμε-
νον αἵματι φαῦλον ὑπάρχειν αὐτὸ, τοῖς δ᾽ ἄλλοις ἅπασιν,
οἷσιν ἰχὼρ ἑτέρου τινὸς ἀναμέμικται χυμοῦ μοχθηροῦ, πολλῷ βέλτιόν τε καὶ αἱρετώτερον καὶ διὰ τοῦτο χρηστόν.

μγ΄.

Οἷσι σπλὴν κατάῤῥοπος, πόδες καὶ χεῖρες καὶ γούνατα θερμὰ, ῥὶς καὶ ὦτα ψυχρὰ ἀεί. ἦρα διὰ τοῦτο ὅτι λεπτὸν
τὸ αἷμα, ἦρα καὶ φύσει τὸ τοιοῦτον οὗτοι ἔχουσιν.

Ὅτι μὲν κατάῤῥοπος σπλὴν ὁ κάτω τὴν ῥοπὴν ἔχων
λέγεται καὶ δι᾽ αὐτῆς τῆς φωνῆς ἐστι μαθεῖν. εἴτε δ᾽ ἐπὶ
τῶν κατ᾽ αὐτὸν ὄγκων ἐν τοῖς κάτω μέρεσι συνισταμένων
εἴθ᾽ ὅταν εἰς αὐτὰ τὰ κάτω μόρια τοῦ σώματος ὠθεῖ τοὺς
ἐν αὐτῷ μοχθηροὺς χυμοὺς, ὠνόμασε κατάῤῥοπον σπλῆνα,
τοῦτο οὐκέθ᾽ οἷόν τε πρὸς τῆς φωνῆς διδαχθῆναι δυνατόν
γε μήν ἐστιν ὅσον ἐπὶ τῇ τῶν πραγμάτων φύσει, κατ᾽ ἄμφω
τὰ εἰρημένα δέξασθαι κατάῤῥοπον ὑπ᾽ αὐτοῦ λελέχθαι τὸν
fententiam. Optimo quidem fanguine comparatus malus
eft; aliis vero omnibus, quibus alterius cujusdam vitioſi
fucci ichor admixtus fuerit, longe melior et optabilior
atque idcirco bonus eft.

XLIII.

*Quibus lienis eft declivis, pedes et manus et genua calida;
nafus et aures frigidae femper; num propter hoc quod
fanguis? num et natura talem iſti habent?*

Quod declivis lienis deorfum vergens dicitur et ex
ipfa voce difcere licet. Utrum autem ob ipfius tumores
in partibus inferioribus excitatos an cum in ipfas inferiores corporis partes vitiofos in fe contentos humores de-
pellit, idcirco declivem lienem appellaverit, hoc non item
ex voce hac percipi poteft. Poffumus quidem, quantum
ad rerum naturam pertinet, fecundum utrumque dictum
modum declivem lienem ab ipfo vocatum effe intelligere;

Ed. Chart. IX. [425.]　　　　　　　　Ed. Baf. V. (470.)
σπλῆνα. πόδες γάρ φησι καὶ χεῖρες καὶ γόνατα θερμά, ῥὶς
δὲ καὶ ὦτα ψυχρά. τὰ μὲν οὖν γόνατα καὶ τοὺς πόδας ἐν
καταῤῥόπῳ σπληνὶ θερμὰ φαίνεσθαι λόγον ἔχει, καθάπερ
καὶ τὰς ῥῖνας καὶ τὰ ὦτα ψυχρά· τὰς δὲ χεῖρας οὐκ ἔστιν
εὔλογον θερμὰς ὑπάρχειν ἐν καταῤῥόπῳ νοσήματι. μᾶλλον
μὲν γὰρ ἄν τις αὐτὰς τῶν ἄνω θείη μορίων, εἰ δὲ μὴ,
ἀλλ᾽ οὐ τῶν κάτω. τοῦ δ᾽ οὖν ὦτα μὲν καὶ ῥῖνας εἶναι
ψυχρὰ, τὰ κάτω δὲ θερμὰ, σκοπῶν τὴν αἰτίαν ὁ Ἱπποκράτης ἔφη, ἀρά γε διὰ τοῦτο ὅτι τε λεπτὸν ἔχουσι τὸ αἷμα
ἢ ὅταν σπλῆνες γένωνται κατάῤῥοποι, τινὲς δ᾽ οὐ τοῖς
σπλησὶν ἀντιδιαιρεῖσθαί φασι τὸ ἄρα καὶ φύσει τὸ τοιοῦτον οὗτοι ἔχουσιν; ἀλλὰ τῷ μετ᾽ αὐτὸν γεγραμμένῳ καὶ
ποιοῦσιν ὅλην τὴν λέξιν τοιαύτην. ἆρα καὶ φύσει τὸ τοιοῦτον οὗτοι ἔχουσιν ἢ τοῖς ἐμπυήμασιν; ἐπισκεπτέον οὖν ἐφεξῆς ἀκριβέστερον ὑπὲρ αὐτοῦ ἢ τοῖς ἐμπυήμασι, τούτοις
προειρημένοις συνάπτουσιν οἱ οὕτω γράφοντες. ὅσοι δ᾽ ἀρχὴν αὐτὸ βούλονται τῶν ἐφεξῆς γεγραμμένων τὸ ἢ ἀφαι-
ροῦσι καὶ τοιάνδε τινὰ ποιοῦσι τὴν λέξιν· τοῖς ἐμπυήμασιν

pedes enim, inquit, et manus et genua calida; naſus autem et aures frigidae. Genua quidem et pedes declivi
liene calida apparere rationabile eſt, quemadmodum et
nares et aures frigidas; manus autem in declivi morbo
calidas eſſe nulla ratio demonſtrat; potius enim quispiam
ipſas inter ſuperiores partes collocaverit; ſin minus, at
ſaltem neque inter inferiores. Quod igitur aures et naſus frigidi ſint, inferiores vero partes calidae, cauſam
ſpeculans Hippocrates inquit, utrum propterea quod tenuem habent ſanguinem, cum lienes declives ſunt? Aliqui vero non lienis contra reſpondere iſtud ajunt, num
et natura talem iſti habent? ſed illi, quod poſtea ſcriptum
eſt, totumque ſermonem ita conſtituunt, num et natura
talem iſti habent, ut ſuppurationibus? Conſiderandum
igitur deinceps exquiſitius de ipſo erit, an, ut ſuppurationibus, cum iſtis praedictis ita ſcribentes copulent; ſed
qui hoc deinceps ſcriptorum initium eſſe volunt, hanc
vocem, ut, auferunt ac talem orationem faciunt: ſuppu-

Ed. Chart. IX. [425. 426.]   Ed. Baf. V. (470.)

ὅρος, τοῖσι μέλλουσιν ἐκπυΐσκειν, αἱ κοιλίαι ἐκταράσσονται.
γνώρισμα τῶν μελλόντων ἐκπυΐσκειν τιθέμενοι τὴν ταραχὴν
τῆς γαστρός. εἴη δ᾽ ἂν οὐ πάντων τῶν ἐκπυΐσκόντων, ἀλλὰ
μόνων ὅσα ῥήγνυνται τῇ διὰ τῶν ἐντέρων ἐκκρίσει, τὸ σημεῖον τοῦτο γράφων ὁ Ἱπποκράτης. εἰ δ᾽ ἄνευ τοῦ διορίσασθαι περὶ ποίων λέγει τὴν ἑρμηνείαν ἐποιήσατο, θαυμαστὸν οὐδέν, ἐὰν τοῦ κατ᾽ ἀρχὰς εἰρημένου μεμνήμεθα τοῦ
γράφειν ἑαυτῷ ταῦτα παρασκευάς τινας εἰς συγγράμματα.
μόνον γὰρ ἥκει πρὸς ἀνάμνησιν ὧν βούλεται δηλοῦν ἑαυτῷ,
προκείμενον ἐν γραφῇ τὸ, κοιλίαι ἐκταράσσονται, λέγοντος
αὐτοῦ κοιλίας ἐπιταράσσεσθαι τοῖς τοιούτοις ἐμπυήμασιν,
ὧν μελλόντων ῥήγνυσθαι προδιϊδροῦταί τις ἰχὼρ λεπτὸς ἐκ
τοῦ πύου, δι᾽ ὧν δακνόμενα τὰ ἔντερα ταραχήν τινα τῆς
γαστρὸς ἐρ- [426] γάζεται, τουτέστι δήξεις τε καὶ προθυμίας συνεχεῖς ἐπ᾽ ἀποκρίσεις· ἔνιοι δὲ καὶ τοιάνδε τινὰ
γραφὴν ἴσασι.

rationibus terminus, fuppuraturis ventres perturbantur,
fuppuratorum indicium ventris perturbationem ftatuentes.
Non de omnibus autem fuppurantibus, fed de iis folis,
quae per inteftinorum excretionem erumpunt, figuum hoc
fcribit Hippocrates. Quod vero fine diftinctione, de quibus intelligat, narrationem fecerit, nihil mirum, fi ejus,
quod a principio dictum eft, meminerimus, ipfum videlicet fibi ipfi haec ut materiam quandam ad libros confi-
ciendos praefcribere; folum enim ad eorum, quae fignificare fibi ipfi vult, reminifcentiam pertinet in fcriptura
pofitum; iftud fcilicet, ventres perturbantur, ipfo dicente
ventres in hujusmodi fuppurationibus perturbari, quae
cum erupturae funt, ichor quidam tenuis ex pure prius
exfudat, a quo inteftina demorfa conturbationem ventri
inferunt, hoc eft morfus et affiduas excernendi cupidita-
tes. Aliqui vero et hanc lectionem agnofcunt.

μθ'.

Τοῖσιν ἐμπυήμασιν ὀμφαλὸς ὅρος, οἷσι μέλλουσιν ἐκπυΐσκειν, κοιλίαι ταράσσονται.

Βουλόμενος δηλοῦσθαι συντόμως τὸ διὰ τοῦ προγνωστικοῦ σαφῶς εἰρημένον, ἥκιστα δὲ τὰ ὑποκάτω τοῦ ὀμφαλοῦ εἰς διαπύησιν τρέπεται. οἷς μέντοι μέλλει διαῤῥήγνυσθαι τὸ ἐμπύημα, κοιλίαι προεπιταράσσονται. πολυειδῶς δὲ καὶ ἄλλως γράφουσι καὶ διαιροῦσιν οὐ ταύτην μόνον τὴν ῥῆσιν, ἀλλὰ καὶ τῶν ἄλλων τὰς πλείστας, ἐξηγησάμενοι τοῦτο τὸ βιβλίον, ὡς ἀποῤῥεῦσαί τινα τῶν ἐπὶ τὰ τῆς τέχνης ἔργα σπευδόντων. φαίνονταί τινες ποιεῖν ὅπερ ὁ Τίμων εἶπεν·

εἰκάζων τί θέλεις, ὀλίγον κρέας, ὀστέα πολλά.

τινὲς δὲ καὶ τὴν ἑξῆς ῥῆσιν ἧς ἀρχὴ, σπλὴν (471) σκληρὸς οὐ τὰ ἄνω, ταύτῃ συνάπτουσιν, ἵνα ἐπὶ τῶν κατὰ σπλῆνα διαφορῶν ὁ λόγος ᾖ γινόμενος αὐτῷ· μεταβάντες οὖν ἐπ᾽ ἐκείνην ἴδωμεν τὰς διαφορὰς, ἔχουσι γάρ τι χρήσιμον.

XLIV.

Suppurationibus. umbilicus terminus, quibus fuppuraturis ventres turbantur.

Voluit brevibus docere, quod in praefagiorum libro clare dictum fuit; minime vero, quae infra umbilicum in fuppurationem vertuntur; at quibus eruptura fuppuratio, ventres prius conturbantur. Verum et aliter multis modis fcribunt ac dividunt non haec folum verba, fed etiam alia plurima hujusce libri interpretes, ut quis ad artis opera feftinans multum retardetur, ac nonnulli id facere videntur, quod Timon per fimilitudinem dixit:

Quid vis? pauca caro, offa multa.

Quidam autem et fequentem fermonem, cujus initium eft: *lienis durus,* non fuperius cum praefenti conjungunt, ut de lienis differentiis oratio ipfi habita fit. Tranfeuntes igitur ad ipfum differentias iftas videamus, aliquid enim utilitatis continent.

Ed. Chart. IX. [426.] Ed. Baf. V. (471.)

μέ.

Σπλὴν σκληρὸς οὐ τὰ ἄνω, κάτω στρογγύλος, πλατὺς, παχὺς, μακρὸς, λεπτός.

Τῶν ἐν σπληνὶ παρὰ φύσιν ὄγκων ἐν ταύτῃ τῇ ῥήσει
διαφορὰς ἔγραψεν, ὑποτυπούμενος ἑαυτῷ τάχα, διότι καταρ-
ῥόπου σπληνὸς ἐμνημόνευσεν. ἡ γοῦν πρώτη διαφορὰ μία
τῶν τοιούτου σπληνός ἐστιν, ὁπόταν μὲν σκληρὸς ᾖ, μὴ μέντοι τὰ ἄνω, πρόδηλον ὅτι τὸ κάτω σκληρός ἐστιν. ἡ δευτέρα δὲ ὧν εἶπεν ἐν τῇ προκειμένῃ ῥήσει διαφορὰ· τῶν καταῤῥόπων σπληνῶν αὐτῶν πάλιν ἐστὶν ἰδία. τούτων γὰρ
τῶν καταῤῥόπων σπληνῶν κοινῶς ἐχόντων τὰ μὲν ἄνω μέρη
μὴ ἔχειν σκληρὰ, τὰ κάτω δ᾽ ἔχειν, ὁ μέν τίς ἐστι στρογγύλος, ὁ δὲ πλατὺς, ὁ δ᾽ ἐπὶ μῆκος ηὐξημένος, ἤτοι σὺν
ὄγκῳ παρὰ φύσιν ἢ χωρὶς τούτου μόνην ἐσχηκὼς τὴν κατὰ
τὸ μῆκος ἐπίδοσι. ἐδήλωσε δὲ τὴν μὲν προτέραν ἐν τῷ
φάναι, παχὺς, μακρός· τὴν δὲ δευτέραν ἐν τῷ μακρὸς,
λεπτός. δὶς γὰρ τοῦ μακρὸς ὑφ᾽ Ἱπποκράτους γεγραμμένου

XLV.

*Lienis durus non fuperius, inferius teres, latus, craffus,
longus, tenuis.*

Tumorum lienis praeter naturam differentias his verbis fcripfit fibi ipfi fortaffe defignans, quoniam declivis
lienis paulo ante meminerat.   Prima igitur differentia
hujusmodi lienis eft, quum durus fuerit, fed non fuperius, manifeftum eft quod in ima parte durus eft.   Secunda vero ex iis quas in propofitis verbis recenfuit dif-
feren ia iterum ipforum declivium lienum propria eft;
iftorum enim delirium lienum commune quum fit, fuperiores partes non duras habere, fed imas, aliquis teres
eft, aliquis latus, aliquis in longitudinem excrevit aut cum
tumore praeter naturam aut fine eo, folum longitudinis
incrementum habens.   Priorem quidem differentiam innuit
dicens: craffus, longus; fecundam vero quum dixit, longus, tenuis.   Nam quum vox haec, *longus*, bis ab Hip-

καθάπερ ἄν τις εἰκάσειε, τὸ ἕτερον ἀφεῖλον οἱ ἐγγραφόμε-
νοι καὶ τοιαύτην ἐποίησαν τὴν ῥῆσιν, οἵαν ἄρτι προέγραψα.
κατὰ λόγον δ᾽ ἐστὶ πρώτης μὲν αὐτῶν μεμνημονευκέναι διαφορᾶς, καθ᾽ ἣν ἔφη, σπλὴν σκληρὸς οὐ τὰ ἄνω, τουτέστι
τὰ κάτω σκληρὸς, ὥσπερ καὶ κατάῤῥοπός ἐστιν. εἶτα πάλιν αὐτοῦ διαφορὰς τέσσαρας εἴρηκε· μίαν μὲν ἐν ᾗ στρογγύλος ἐστὶ, δευτέρα δὲ ἐν ᾗ πλατὺς, ἀμφοτέρων τούτων
ἐχουσῶν κοινὸν τὸ μὴ προσηυξῆσθαι κατὰ μῆκος τὸν σπλῆνα.
δύο δ᾽ ἄλλας διαφορὰς τὴν μὲν ἑτέραν καθ᾽ ἣν μακρὸς
καὶ παχὺς γίνεται, τὴν δ᾽ ὑπόλοιπον καθ᾽ ἣν μακρὸς καὶ
λεπτός. δὶς γὰρ, ὡς ἔφην, γεγραμμένου τοῦ μακρὸς, εἰκός
ἐστιν ὡς περιττὸν παρελθεῖν [427] τὸν ἀντιγραφάμενον ἐκ
τῶν ἀρχαίων ὑπομνημάτων. ἡ μὲν οὖν παλαιὰ γραφὴ τοιαύτη τίς ἐστιν, ἐν ᾗ τὸ μακρὸς ἐγώ φημι δὶς ὑφ᾽ Ἱπποκράτους εἰρημένον ἅπαξ γραφῆναι πρὸς τοῦ βιβλιογράφου.
δυνατὸν δ᾽ ἴσως ἐστὶ κἂν ἅπαξ ὑπ᾽ αὐτοῦ τοῦ Ἱπποκράτους
ᾖ γεγραμμένον ἐν τῷ μεταξὺ τοῦ τε παχὺς καὶ λεπτὸς ἀπὸ
κοινοῦ δέξασθαι, συνῆφθαι τῷ τε προειρημένῳ καὶ τῷ μετ᾽

pocrate, ut quis conjicere poteft, fcripta foret, alteram
exemplaris fcriptores ademerunt, talemque orationem, qualem nuper ante fcripfi, reddiderunt. Ratioui autem confentaneum eft, ipfum primae differentiae meminiffe, ubi
inquit, lienis durus non fuperius, hoc eft ab ima parte
durus, quemadmodum et declivis eft. Deinde rurfum
ipfius quatuor differentias enumeravit, unam per quam
teres eft, fecundam per quam latus; quibus ambabus
commune eft, in longitudinem protenfum non effe lienem,
duas reliquas differentias ponit, unam quidem longi et
craffi lienis, alteram longi et tenuis. Quum bis enim, ut
dixi, haec vox *longus* fcripta effet, par eft eum qui ex
veteribus codicibus defcripfit, hanc ut fupervacuam omi-
fiffe. Vetus quidem lectio talis eft, in qua vocem hanc,
longus, ab Hippocrate bis pofitam, femel a librario fuiffe
defcriptam ego contendo. Forfan autem etfi ab ipfo
Hippocrate femel inter has voces, *craffus et tenuis*, fcripta effet, a communi fenfu intelligi poffet et cum prae-

αὐτὸ λεγομένῳ. πολλὰ γὰρ καὶ ἄλλα τοιαῦτα τοῖς παλαιοῖς
εὑρίσκεται. τοὺς δ᾽ ἐξηγητὰς ἐθαύμασα πολυειδῶς μετα-
γράψαντας τὴν ῥῆσιν, ἄλλον ἄλλως. εἴπερ γὰρ ὅλως ἀπο-
χωρεῖν τις τολμᾷ παλαιᾶς γραφῆς, κατά τι πιθανὸν χρὴ
τοῦτον πράττειν ὥσπερ ἔφην ἐγὼ νῦν εὔλογον εἶναι, ἐφ᾽ ὧν
δὶς γεγραμμένου τοῦ μακροῦ παραλελεῖφθαι τὸ ἕτερον. ὅτι
δ᾽ οὕτως ἔχουσαν τὴν γραφὴν ἐπίστανται πάντες οἱ παλαιοὶ
ἐξηγηταὶ μαρτυρία καὶ περὶ τοῦ Ζεύξιδος ἂν εἴη ἀρίστη.
οὗτος γὰρ ὡς κακῶς ἐξηγησαμένου τοῦ Γλαυκίου τὴν προκειμένην ῥῆσιν οὐδὲν μὲν ἐγκαλεῖ περὶ τῆς γραφῆς, καίτοι
γ᾽ ἀπόρου καὶ ταύτης τῆς λέξεως φαινομένης αὐτῷ, ὅτι δὲ
προσέθηκεν ἀποφάσεις τοῖς εἰρημένοις μέμφεται. φησὶ γὰρ
ἀπορούμενον αὐτὸν καὶ μὴ δυνάμενον ἐξηγήσασθαι τὴν προκειμένην ῥῆσιν ἅπασι τοῖς προειρημένοις ἀποφάσεις προστεθεικέναι, ὡς εἰ καὶ οὕτως ἔγραψεν ὁ Ἱπποκράτης· κάτω
στρογγύλος, οὐ πλατύς, οὐ μακρός, οὐ λεπτός. ἡγεῖτο γὰρ
Γλαυκίας ἀδύνατον εἶναι τὸν σπλῆνα ταῦτα τὰ πάθη δέξασθαι, μὴ δυνάμενα συνυπάρχειν, ὥσπερ ἀναγκαῖον ὂν ἐφ᾽

dicta et cum fequenti conjungi: nam et multa id genus
alia apud veteres reperiuntur. Verum explanatores ego
demiratus fum, haec verba multis modis alium aliter tran-
fcribentes. Si:quis enim prorfum a veteri lectione dis-
cedere audeat, aliqua verifimili de caufa id facere debet,
ficut ego nunc rationabile effe dixi, quum dictio haec,
longus, bis fcripta foret, alteram effe omiffam. Quod
hujusmodi autem lectionem omnes veteres explanatores
agnofcant et Zeuxis locupletiffimus teftis eft. Ipfe namque Glauciam utpote male praefentia verba interpretatum,
nihil quantum ad lectionem pertinet reprehendit, quamvis et ifta locutio ipfi ambigua videatur; fed quod dictis
negationes addiderit vitio vertit: ipfum enim haefitantem
et propofita verba enucleare nequeuntem omnibus praedictis negationibus adjeciffe inquit, perinde ac fi ita
fcripfiffet Hippocrates, inferius teres, non latus, non craffus, non longus, non tenuis. Glaucias namque lienem
omnia haec vitia fufcipere non poffe arbitrabatur, quae

ἑνὸς ἀνθρώπου πάντων ἀκούειν αὐτῶν. ἀλλ᾽ οὐ διαφορὰς
ἐφεξῆς αὐτῶν γράψαι τὸν Ἱπποκράτην πρὸς ἀνάμνησιν ὡς
ἔμπροσθεν ἔγραψε δυσπνοίας τε καὶ πυρετῶν, οὕτω νῦν
τῶν ἐν τοῖς καταῤῥόποις σπλησὶ παρὰ φύσιν ὄγκων. εἰ δ᾽
ἔξεστι προστιθέναι τοῖς καταφατικοῖς εἰρημένοις ἀποφάσεις,
ἅπαν οὕτω τις διαφθείρει δόγμα καὶ γνώμην οὐδεμίαν φυλάξει τῶν παλαιῶν βεβαίαν.

μστ'.

Ἧσσον τοῖς ἀπὸ κεφαλῆς κορυζώδεσιν.

Οὐδὲν ἄλλο ἔχομεν νοεῖν ἢ ὅτι τὰ εἰρημένα τῷ σπληνὶ
συμβαίνειν ἧττον γίνεται τοῖς ἀπὸ κεφαλῆς κορυζώδεσι. αἰτίαν δὲ τούτου καὶ Ῥοῦφός φησι καὶ Σαβῖνος, διότι τὸ
αἷμα καθαίρεται τῇ κορύζῃ. διὰ τοῦτο γὰρ οἴονται τὸ
μηδὲν ἥκειν ἐπὶ τὸν σπλῆνα. βέλτιον δ᾽ εἰς καθολικὸν ἀνά-
γεσθαι λόγον, οὐκ εἰς κατὰ μέρος αὐτό. πάνυ γάρ ἐστι

una confiftere minime valerent: quafi in uno homine
omnia haec intelligenda effe neceffe foret et non fibi
ipfi deinceps differentias memoriae caufa Hippocrates perfecutus effet, ut antea difficilis fpirationis et febrium, ita
et nunc tumorum praeter naturam in declivibus lienibus.
Quodfi affirmative dictis negationes addere licet, hoc modo
aliquis omnia placita depravabit, nullamque veterum fententiam ftabilem confervabit.

LXVI.

Minus capitis gravedine laborantibus.

Nihil aliud intelligere poffumus quam quod vitia
lieni accidere dicta minus capitis gravedine laborantibus
eveniunt. Hujus vero caufam et Rufus et Sabinus dicunt, quia fanguis per gravedinem repurgatur; propterea
enim putant nihil in lienem defcendere. At fatius fuerit ad communem rationem, non ad privatam haec verba

σπάνιον ἐν ὅλῳ τῷ σώματι δύο τινὰ μόρια παραπλησίως ἔχειν
ἀσθενῆ. τοῖς πλείστοις γὰρ ἕν γε τοιοῦτον φαίνεται γινόμενον,
εἰς ὁ κἂν πληθώρα κἂν κακοχυμία τις ἐν τῷ σώματι γένηται,
πάντα συῤῥεῖ τὰ περιττά. φθάσαντος δ᾽ ἑνὸς αὐτὰ δέξασθαι, τὰ λοιπὰ κατὰ φύσιν ἔχοντα διαμένει. οὐ μόνον οὖν
τοῖς ἀπὸ κεφαλῆς κορυζώδεσιν, ἀλλὰ καὶ τοῖς τῶν ἀναπνευστικῶν τὶ μορίων ἢ τῶν κατὰ νεφροὺς καὶ ἧπαρ ἢ κοιλίαν ἀσθενὲς ἔχουσι φύσει, μᾶλλον ἐκεῖνο πάσχον εὕροις ἂν
ἢ τὸν σπλῆνα. τούτου δὲ ὄντος κοινοῦ καὶ καθόλου, προσθείη ἄν τις ἴδιον τῶν νῦν λεγομένων, ἐφ᾽ ὧν ἀθροίζεται
φλεγματῶδες ὑγρὸν ἢ [428] λεπτὸν καὶ ὑδατῶδες, οἷοί
πέρ εἰσι καὶ οἱ ἀπὸ κεφαλῆς κορυζώδεις, τούτοις μὴ πάνυ
τι τοὺς παρὰ φύσιν ὄγκους ἐν σπληνὶ συνίστασθαι, παχέσι
καὶ μελαγχολικοῖς ἑπομένους χυμοῖς.

μζʹ.

Ἡ περὶ τὸν νοσέοντα οἰκονομίη καὶ αἱ ἐς τὴν νοῦσον

redigere: perrarum enim eft in omni corpore duo aliqua
membra aequaliter eſſe debilia: nam in plurimis unum
plane ejusmodi deprehenditur, in quod ſeu plenitudo ſeu
vitioſi humores contracti ſunt, omnia ſupervacua feruntur; unum autem, ſi haec praeoccupaverit, reliqua membra
in naturali ſtatu permanent. Non ſolum itaque capitis
gravedine affectis, ſed etiam aliquam ſpirabilium partium
aut ſecundum renes et jecur et ventriculum infirmam
naturaliter habentibus, eam magis quam lienem vitiis obnoxiam eſſe reperies. Hoc vero commune cum ſit et
univerſale, proprium eorum quae nunc dicuntur adjiciat.
In quibus pituitoſus humor aut tenuis et aqueus colligitur, quales profecto et illi ſunt, qui capitis gravedine
vexantur, iſtis haud ita ſaepe praeter naturam tumores,
qui ex craſſis melancholicisque humoribus conſtant, in
liene procreari.

XLVII.

Circa aegrotantem adminiſtratio et de morbo interroga-

ΚΑΙ ΓΑΛΗΝΟΤ ΕΙΣ ΑΤΤΟ ΤΠΟΜΝΗΜΑ Β. 995

Ed. Chart. IX. [428.]   Ed. Baf. V. (471.)

ἐρωτήσιες, ἃ διηγεῖται, οἷα, ὡς ἀποδεκτέον οἱ λόγοι,
τὰ πρὸς τὸν νοσέοντα, τὰ πρὸς τοὺς παρεόντας καὶ τὰ
ἔξωθεν.

Ἐξεῦρεν οἰκεῖον ὄνομα τῶν μελλόντων ῥηθήσεσθαι λόγων, οἰκονομίην εἰπών. οὐ γὰρ ὡς ἐν τοῖς ἄλλοις σχεδὸν
ἅπασι συγγράμμασιν, ἤτοι διαγνώσεις παθῶν ἢ θεραπείας
ἢ προγνώσεις τῶν ἐσομένων ἔγραψεν, οὕτω καὶ νῦν. ἀλλ'
ὅπως ἄν τις ἐπιδεξίως, οἷς ἐμάθομεν ἰατρικοῖς θεωρήμασι
χρῷτο, διέρχεται κατὰ τὴν προκειμένην ῥῆσιν, οὐ κατὰ μέρος ἐν αὐτοῖς, ἀλλὰ τὰ καθόλου κεφάλαια μόνον γράφων.
καὶ πρῶτον γε μέμνηται κατὰ ταῦτα τῶν ἐρωτήσεων, ἃς ὁ
ἰατρὸς δηλονότι ποιεῖται πρὸς τὸν κάμνοντα, δευτέρου δὲ
τῶν διηγήσεων αὐτοῦ. πολλὰ γὰρ εἰώθασιν οἱ κάμνοντες
διηγεῖσθαι, δυνάμενα τὴν γνώμην ἐνδείξασθαι τοῦ λέγοντος.
ὡς εἴ γε μὴ πρότερον εἰδείημεν αὐτὸν ἐξ αὐτῶν ὧν ἂν
διηγήσατο, συνήσομεν, ὁποῖός τίς ἐστιν, οὕτως αὐτῷ προσφέρεσθαι. φρόνιμον μὲν γὰρ εἰ γνωρίσαις εἶναι τόνδε τινὰ

tiones. Quae narrat, qualia, ut accipiendi fermones.
Quae ad aegrotantem, quae ad adftantes, quae ad
externos.

Proprium dicendorum nomen invenit oeconomiam, id
eft adminiftrationem inquiens. Neque enim ut in aliis
fere omnibus libris aut affectuum notitias aut curationes
aut futurorum praefenfiones fcripfit, ita et in praefentia
fecit, fed quo quis modo medicinalibus quae didicit
praeceptis commode uteretur, in propofito fermone declarat, non ipfa fingula, fed communia tantum capita
defcribens. Atque inter haec primo de interrogationibus,
quibus medicus fcilicet aegrotantem interrogat, mentionem
facit; fecundo de laborantis fermonibus. Multa enim laborantes confueverunt, quae dicentis mentem patefacere
poffunt, ut, nifi prius ipfum noverimus, ex his quae
narraverit, qualecunque fit ipfius ingenium, ita nos ipfi

τὸν ἄνθρωπον, ἔτι τε μὴ δειλὸν, ἀληθεύειν πειραθήσῃ μηδὲν ὑποστελλόμενον τῶν κατὰ τὴν νόσον ἐσομένων. ἄφρονα
δὲ καὶ δειλὸν ὦν ἂν εὐθυμότερος γένοιτο, πάντα ταῦτα
ἐρεῖν μετὰ τοῦ μηδὲν μέγα ψεύδεσθαι. κἂν ἀναγκασθῇς
δέ ποτε διὰ δειλίαν ἐσχάτην τοῦ κάμνοντος ἐπαγγείλασθαι
σωτηρίαν αὐτῷ βεβαίαν. ἀλλ᾽ ἐξελθών γε τοῖς κηδομένοις
αὐτοῦ τἀληθῆ φράζε. πειρῶ δὲ καὶ αὐτοῖς τοῖς κάμνουσι,
κἂν ἄκρως εἰσὶ δειλοὶ, μὴ (472) καθάπερ οἱ προχείρως
ψευδόμενοι τὴν σωτηρίαν ἐπαγγέλλεσθαι χωρὶς τοῦ προσ-
θεῖναί σε τὴν ἀρχὴν ἔσεσθαι ταύτην, ἅπαντα πράττοντος
αὐτοῦ καλῶς καὶ πειθομένου τοῖς προστάγμασι τῶν ἰατρῶν.
οὕτω γὰρ οὔτ᾽ ἐκεῖνος ἀθυμήσει καὶ σὺ πολλάκις ἀληθεύ-
σεις. τὰ γὰρ πλεῖστα τῶν ἐπισφαλῶν νοσημάτων ἀνατρέ-
πουσι τοὺς κάμνοντας ἀπειθοῦντας τοῖς ἰατροῖς. ὡς ὀλίγα
πάνυ τὰ πάντως ἀναιρεθήσεται, ἐὰν μήθ᾽ ὁ ἰατρὸς ἁμαρτά-
νοι μήθ᾽ ὁ νοσῶν μήθ᾽ οἱ ὑπηρέται, μήτ᾽ ἄλλο τι τῶν
ἔξωθεν ἐκ τύχης γένηται βλαβερόν. ὅσοι γὰρ ἐν σφαλεροῖς

accommodare fciamus. Nam fi prudentem hominem hunc,
praeterea non timidum elfe cognoveris, vera ipfi dicere cona-
beris, nihil eorum quae in morbo futura funt, fubtrahens,
neque diffimulans; at fi ftultum atque timidum, omnia ea
quibus ipfe meliori animo futurus fit dicito, neque tamen magnopere mentiaris. Quod fi interdum ob extremam laborantis formidinem ipfi certam falutem polliceri
coactus fueris, egreffus faltem, ejus curam gerentibus
vera dicito. Ipfis quoque laborantibus etfi maxime ti-
midis, ne, ut aperte mentientes faciunt, falutem polliceri tentato, nifi illud addideris imprimis, fanitatem
quidem affuturam, omnia ipfo recte agente et medicorum praeceptis obtemperante. Ita enim neque ille animum defpondebit et tu plerumque vera retuleris; nam
plurimi periculofi morbi aegrotos medicis morem haud gerentes necant; quandoquidem perpauci admodum prorfus
mortiferi funt, fi neque medicus erret, neque aegrotus,
neque miniftri, neque aliud quicquam extrinfecus fortuito

νοσήμασι πλέον ἢ προσῆκεν τοὺς κάμνοντας εὐθύμους
ποιοῦσι, πολλαπλασίαν αὐτοῖς ἀθροίζουσι δυσθυμίαν ἐν ταῖς
ἑξῆς ἡμέραις, ὅταν ἤτοι χεῖρον φαίνηται τὸ νόσημα γινόμενον ἢ χρονίζῃ παρὰ τὴν ἐπαγγελίαν τῶν ἰατρῶν. ἀλλὰ
καὶ θαῤῥήσαντες, ὡς ἀκινδύνως νοσοῦντες οἱ πλείους τῶν
ἀνθρώπων, οὐ πάνυ κατήκοοι γίνονται τῶν ἰατρῶν. ἄμεινον
μὲν οὖν ἐπίστασθαι τὸ τοῦ κάμνοντος ἦθος, ἔμπροσθεν
ὅθ᾽ ὑγίαινε πεπειραμένον. εἰ δὲ νῦν αὐτῷ πρῶτον ἐτυγχά-
νομεν, ἐξ ὧν διηγεῖται συνήσομεν ὁποῖός τίς ἐστιν. ἐφ᾽ ὧν
δὲ προγινώσκομεν, ἔξὸν μέν τι πρὸς τὴν νόσον [429] ἐξευρίσκειν. εἰ γὰρ κόσμιος ὢν φύσει θρασέως ἀποκρίνεται
καὶ φρόνιμος ὢν ἄφρων φαίνεται κατὰ τὴν διήγησιν, ἔνδειξις ἡμῖν ἐντεῦθεν ἔσται τοῦ βεβλάφθαι τὴν διάνοιαν αὐτῷ.
καθάπερ εἰ καὶ νήφων καὶ φροντιστὴς ἢ ἀγρυπνητικὸς εἴη
καὶ φύσει χαίρων τῷ διηγεῖσθαι μακρὰ, νωθρὸς φαίνοιτο
περὶ τὰς διηγήσεις ἢ τὰς ἀποκρίσεις, κᾆξ αὐτῆς δὲ τῆς
φωνῆς ἔνεστί τι τεκμήρασθαι περὶ τῆς νόσου. τινὲς μὲν
γὰρ μόγις φθέγγονται, τινὲς δὲ βραγχώδες ἢ ὀξὺ περὶ τὸν

noxium inciderit. Quicunque enim in periculofis morbis
plus quam deceat aegrotantes hilares et bonae fpei plenos
reddunt, in multo majorem conjiciunt triftitiam fequentibus diebus, quum aut in pejus morbus cecidiffe videtur, aut ultra promiffa medicorum producitur. Quin etiam
plures homines confifi, perinde ac fi fine periculo aegro-
tent, medicis non obtemperant. Itaque laborantis ingenium, prius quum recte valebat, expertos fcire melius
eft; at fi nunc primum ipfi occurrimus, de ejus locutione,
qualisnam fit, percipiemus. Ex iis vero, quae praefci-
mus, aliquid ad morbum utile invenire licet; nam fi
natura modeftus audacter refpondet, prudens item natura
fi loquendo imprudens deprehenditur, hinc ejus mentem
laefam effe nobis indicabitur, quemadmodum etiam fi fo-
brius cogitabundus aut pervigil et natura loquax in lo-
cutionibus atque refponfionibus tardus torpensque appareat.
Item ex ipfa voce aliquando de morbo conjectura deprehendi poteft: quidam enim vix vocem edunt, aliqui rau-

*τῆς νόσου καιρόν. ἔνιοι δὲ ψελλίζουσί τε καὶ τραυλίζουσιν,
ὧν ἕκαστον ὁποῖόν τι σημαίνει μεμάθηκας ἐν ἑτέροις. ἐκ
μὲν δὴ τῶν τοιούτων ὁ ἰατρὸς γνώσεταί τι περὶ τοῦ νοσοῦντος, ὁποῖος τὴν γνώμην καὶ τὸ ἦθος, αὐτῆς δὲ τῆς
νόσου τίς θ᾽ ἡ ἰδέα. πάλιν δ᾽ αὐτὸς ἐπιδείξεται τῷ τε
κάμνοντι καὶ τοῖς ἀμφ᾽ αὐτὸν ὁποῖός τίς ἐστι τὴν τέχνην
ἐξ αὐτῶν τῶν ἔργων. καὶ ῥῖνα μὲν γὰρ ὠξυμμένην καὶ
ὀφθαλμοὺς κοίλους καὶ κροτάφους συμπεπτωκότας ἰδών τις
ἐν ὀξεῖ νοσήματι πυνθάνεται μή τις κένωσις αὐτῷ γέγονεν
ἢ ἀγρυπνία καὶ λύπη, μὴ σιτίων ἔνδεια καὶ κόπος ἰσχυρός.
εἰ δ᾽ ἀσύμπτωτον θεασάμενος, ἐρήσεται μή τις συνήθων
ἐκκρίσεων ἐπίσχεσις ἢ παρὰ τὸ ἔθος ἀργῶς καὶ πλησμονῆς
διηλήθη. δυνήσεται δὲ καὶ περὶ ψύξεως, ἐγκαύσεώς τε
καὶ οἰνοπόσεως πολλῆς, ὅσα τε ἄλλα τοιαῦτα πυνθάνεσθαι
κατὰ τρόπον, ὥστε ἐν αὐτῷ τούτῳ πρῶτον ἐπαινεθῆναι πρὸς
τῶν παρόντων. ἐὰν γὰρ τὰ προγεγονότα καὶ τὰ προγινω-
σκόμενα τῷ τε κάμνοντι καὶ τοῖς ἀμφ᾽ αὐτὸν ὁ ἰατρὸς*

cam aut acutam ipſo morbi tempore, nonnulli balbi ac
blaeſi ſunt; haec ſingula quid ſignificent alibi didiciſti.
Ex his plane medicus aliquid ad aegroti notitiam pertinens elicere poterit, qualis videlicet ſit ejus mens atque
mores et ipſius morbi quae ſpecies ſit. Rurſum vero ipſe
et aegroto et adſtantibus qualis in arte medica ſit, ex
ipſis interrogationibus demonſtrabit. Nam quispiam in
acuto morbo naſum acuminatum, oculos cavos tempora-
que ſubſidentia intuitus interrogat, num evacuatio aliqua
ipſi acciderit aut vigilia et moeror, num ciborum abſtinentia et fatigatio magna. Sin autem faciem minime
contabuiſſe inſpexerit, ſciſcitabitur num aliqua ex uſitatis
excretionibus ſuppreſſa ſit, num praeter morem otioſe et
largo cibo uſus vitam duxerit. Poterit item et de frigore,
aeſtu, nimio vini potu et id genus aliis omnibus appoſite
percontari, ut in hoc ipſo primum a praeſentibus laude-
tur. Etenim ſi praeterita et aegrotanti adſtantibusque
praeſcita medicus interrogando veſtiget, ſtatim ipſum ad-

Ed. Chart. IX. [429.] Ed. Baf. V. (472.)
πυνθάνηται, θαυμάζουσιν εὐθέως αὐτὸν, ὥσπερ εἰ καί τινα
τῶν ἐναντίων τοῖς γεγονόσιν ἐρωτᾷ, καταγινώσκουσιν.
ἀλλὰ καὶ τῶν συμβεβηκότων τοῖς κάμνουσιν ἔνια, πρὶν ἀκοῦσαι
παρ᾽ αὐτῶν, ἐν μέσῳ σχήματι λέξεως, ἐρωτήσεώς τε καὶ
ἀποφάσεως, ἐὰν εἰπὼν ἐπιτύχῃ, θαυμάζεται. λέλεκται δ᾽
ἅπαντα ταῦθ᾽ ἡμῖν ἑτέρωθι καὶ νῦν, ὡς ἔφην, Ἱπποκράτους
αὐτὰ μόνα, τά τε πρῶτα κεφάλαια διερχομένου καὶ ἡμεῖς
κατά τινα πρώτην τομὴν αὐτὰ διήλθομεν εἰ δὲ τὰ κατὰ
μέρος ἅπαντα λέγοιμι, τά τε εἰς τὸ προγνωστικὸν ὑπομνήματα καὶ τὰ περὶ κρίσεων, ἐνταῦθα μεταφέρειν ἀναγκασθήσομαι. τούτων δ᾽ ἔξωθέν ἐστιν εἰς τὴν οἰκονομίαν τε καὶ
χρῆσιν ὠφελοῦντα καὶ τῶν ὑφ᾽ Ἡροδότου γραφέντων ἔνια
κατὰ τὸ βιβλίον ὃ ἐπέγραψεν αὐτὸς ἰατρόν. εἴρηται δὲ
καὶ πρὸς ἡμῖν ἐν οἷς καὶ περὶ τοῦ προγινώσκειν διερχό-
μεθα. ἀναλαβόντες οὖν αὖθις ἐξ ἀρχῆς τὰ κεφάλαια τοῦ
λόγου μεταβῶμεν ἐπί τι τῶν ἐξ ἀρχῆς γεγραμμένων. ὥσπερ
ἐν τῷ βίῳ τὸ κτᾶσθαι τὰ προσήκοντα πάντα, λέγω δὲ

mirantur, quemadmodum damnare folent, quando aliqua
iis quae facta funt contraria perquifivit. Verum etiam fi
eorum aliqua quae aegrotis acciderunt, priusquam ab ipfis
audivit, in media locutione in interrogando ac refpon-
dendo ipfe forte dixerit, magnam fui admirationem concitat. Haec fane omnia a nobis alibi tradita funt et hoc
loco, ut dictum eft, haec fola primaque capita, recenfente
Hippocrate, nos quoque fecundum primam quandam divifionem ipfa narravimus, quae fi omnia fingulatim dicere
voluero, et in prognoftica explanationes et de judicationibus commentaria huc transferre coactus fuero. Sed praeterea ad oeconomiam ufumque conducunt quaedam ab
Herodoto infcripta in libro, quem ipfe medicum infcri-
pfit; a nobis vero et ubi de praefagiendo fermonem fecimus, dicta funt. Igitur rurfum ab initio orationis noftrae capita repetentes, ad aliquod eorum, quae primo
fcripta funt, tranfeamus. Quemadmodum in vita omnia
opportuna poffidere, veftes dico, utenfilia, fervos, jumenta

ἐσθῆτα καὶ σκεύη καὶ οἰκέτας, ὑποζύγιά τε καὶ ἄλλα θρέμ-
ματα καὶ οἰκείας καὶ σῖτον καὶ χέδροπα καὶ τραγήματα καὶ
οἶνον καὶ ἔλαιον, ὅσα ἄλλα τοιαῦτα, διαφέρει πάμπολυ τοῦ
χρῆσθαι τούτοις προσηκόντως, ὅπερ ὀνομάζουσιν οἰκονομίαν.
οὕτω καὶ κατὰ τὴν ἰατρικὴν οὐ ταυτόν ἐστι τὸ μαθεῖν τὴν
τέχνην τῷ χρήσασθαι προσηκόντως οἷς ἔμαθέ τις, ἐπιστάμενος ἐν καιρῷ μὲν αὐτὸς ἐρωτήσειν καὶ εἰπεῖν, ἐν καιρῷ δ᾽ ἀκοῦσαί τι τοῦ κάμνοντος ἢ τῶν οἰκείων αὐτοῦ δια-
λεχθῆναί τε αὐτοῖς, ὅπως εἰς τὴν ὑπηρεσίαν ὡς χρησιμώ-
τατοι γίνονται, προνοήσασθαί τε τῶν ἔξωθεν, ἃ παρορᾶ-
ται τοῖς ἰατροῖς καὶ τοῖς οἰκείοις τοῦ κάμνοντος. ὧν μάλιστα χρήσιμα τὰ περὶ τὰς κατακλίσεις εἰσὶν ἢ τῶν οἰκιῶν
ὅλην μοχθηρῶν οὐσῶν ἢ τῶν οἴκων ἐν οἷς οἱ νοσοῦντες
κατάκεινται δι᾽ ὀσμὴν μοχθηρὰν ἢ ἀέρα θερμὸν ἢ ψυχρὸν
ἰσχυρῶς ἢ εὐρῶτος πλήρη. καὶ περὶ [430] τῆς ἐνοχλήσεως
δὲ τῆς ἐκ τῶν γειτνιώντων ἢ τῆς τῶν παρόντων κατὰ τὰς
δημοσίας ὁδοὺς προνοήσασθαι χρὴ τὸν ἰατρόν, διαλεχθῆ-
ναι δὲ περὶ τούτων ἁπάντων τοῖς οἰκείοις τε καὶ φίλοις

et alias pecudes, aedes item, frumentum, legumina, bella-
ria, vinum, oleum aliaque id genus omnia, ab eorum
convenienti uſu, quem oecononiam vocant, longe differt.
Sic et in medicina artem didiciſſe et iis, quae quis didicit, appoſite uti haud idem eſt: ut ipſe in tempore in-
terrogare et dicere ſciat; in tempore aliquid ab aegrotante
aut ejus familiaribus audire ipſosque edocere, ut ad ſer-
vitia utiliſſimi ſint et extrinſecus incidentia animadver-
tant, quae a medicis et aegroti domeſticis negliguntur.
Inter quae maxime utilia ſunt quae ad decubitus pertinent vel ad aedes prorſus malas vel ad cubicula, in quibus aegroti jacent, propter odorem tetrum aut aërem calidum ſeu frigidum valde aut ſitu aut putredine vitiatum.
Praeterea moleſtiae ac vexationibus, quae a vicinis aut
iis qui in publicis viis verſantur, aegrotis adhibentur,
medicum proſpicere convenit, ac de his omnibus cum
familiaribus amicisque aegrotantis differere.   Haec eſt

νοσοῦντος. αὕτη γὰρ ἐστι καὶ τοιαύτη τις ἡ περὶ τοὺς
κάμνοντας οἰκονομία.

μη'.

῞Οτι ἐν θερμοτέρῳ στερεωτέρων, ἐν τοῖσι δεξιοῖσι καὶ μέλανες διὰ τοῦτο καὶ ἔξω αἱ φλέβες καὶ χολωδέστεροι μᾶλλον.

Οὐδὲν θαυμασιόν ἐστι κἀνταῦθα παραλελεῖφθαι τὸ
συνέχον μάλιστα τὸν ὅλον λόγον. οὐ γὰρ σύγγραμμά ἐστι
τὸ βιβλίον τοῦτο πρὸς ἔκδοσιν γεγονός, ἀλλὰ παρασκευαί
τινες ἢ ὑποτυπώσεις ὁποίας ἑαυτοῖς εἰώθαμεν ποιεῖσθαι,
ὡς εἴ γε σύγγραμμα ἦν, οὕτως ἂν ἀρχόμενος ὡς ἐν τοῖς
ἀφορισμοῖς ἔγραψε, προσέθηκε τὰ ἐφεξῆς, τὸν ὅλον λόγον
ποιησάμενος τοιοῦτον. ἔμβρυα τὰ μὲν ἄρρενα ἐν τοῖσι δεξιοῖσι μέρεσι τῆς μήτρας μᾶλλον εὑρίσκεται συνιστάμενα,
τὰ δὲ θήλεα κατὰ τὸν ἕτερον κόλπον αὐτῆς τὸν ἀριστερόν.
εἰκός γάρ ἐστιν ἐν τῷ θερμοτέρῳ μέρει τῆς μήτρας τὸ
θερμότερον συνίστασθαι. θερμότερον δέ ἐστι τὸ ἄρρεν, ὡς

enim atque hujusmodi circa laborantes vocata oeconomia,
id eſt adminiſtratio.

XLVIII.

*Quoniam in calidiore firmiorum, in dextris et nigri. Id-
circo et extra venae et longe bilioſiores.*

Hoc quoque loco id, quod maxime totam orationem
continuat, omiſſum eſſe nihil mirum eſto, neque enim
liber iſte compoſitio eſt, ut divulgetur, edita; ſed apparatus quidam vel annotationes, quales nobis ipſi conficere
ſolemus. Nam ſi integer liber eſſet, ita ſane incipiens,
ut in aphoriſmis ſcripſit, quae conſequuntur adjeciſſet,
totam orationem talem reddens: foetus maſculi quidem in
dextris uteri partibus conſiſtere magis inveniuntur, foeminae in altero ejus ſinu, ſiniſtro videlicet. Decens enim
eſt in calidiore uteri parte calidiorem foetum coaleſcere;
calidior eſt autem maſculus, ut ipſius venarum magnitudo

δηλοῖ καὶ τὸ τῶν φλεβῶν μέγεθος ἐν αὐτῷ καὶ ἡ χρόα.
μελάντεροι γὰρ τοὐπίπαν οἱ ἄνδρες τῶν γυναικῶν. οὕτω
μὲν εἰ σύγγραμμα ἔγραφεν ὁ Ἱπποκράτης, ὁμοίως τῷ περὶ
ἀγμῶν καὶ ἄρθρων καὶ προγνωστικῷ καὶ τοῖς ἄλλοις τοῖς
τοιούτοις ἐπεποίητο τὴν ἑρμηνείαν. ἐπεὶ δ᾽, ὡς ἔφην, ἑαυτῷ μόνῳ ταῦτα ὑπετυπώσατο, διὰ τοῦτο περιλέλειπται τὸ
κεφάλαιον τοῦ λόγου, μὴ δηλώσαντος αὐτοῦ περὶ τῶν κατὰ
τὴν κύησιν ἀῤῥένων λέγεται ταῦτα. τὸ μέντοι ἄῤῥεν ἐν τῷ
δεξιῷ μέρει τῆς μήτρας κυΐσκεσθαι καὶ ἄλλοι τῶν παλαιο-
τάτων ἀνδρῶν εἰρήκασιν. ὁ μὲν γὰρ Παρμενίδης οὕτως
ἔφη, δεξιτεροῖσι μὲν κούρους, λαιοῖσι δ᾽ αὖ κούρας. ὁ δ᾽
Ἐμπεδοκλῆς οὕτως·

ἐν γὰρ θερμοτέρῳ τὸ κατ᾽ ἄῤῥενα ἔπλετο γαίης.

καὶ μέλανες διὰ τοῦτο καὶ ἀνδρωδέστεροι ἄνδρες καὶ λαχνήεντες
μᾶλλον. ὅτι δὲ ἀληθὲς ἡ περὶ τῆς κράσεως τοῦ ἄῤῥενος ὡς
θερμοτέρου δόξα, τελέως ὁ λόγος ἐν τοῖς περὶ κράσεως ὑπομνήμασιν ἐξείργασται. νυνὶ δ᾽ ὡς πολλάκις εἶπον, οὐκ ἀπο-

et color indicat; nigriores enim plerumque viri mulieribus
funt. Ita namque fi exactum opus fcripfiffet Hippocrates,
quale eft de fracturis, de articulis, de praefagiis atque
id genus, alia locutione ufus fuiffet; quoniam vero, ut
dixi, haec fibi ipfi veluti delineavit, idcirco orationis
caput omiffum eft, ipfo non fignificante de mafculis utero
contentis haec dicta effe: marem fane in dextra uteri
parte concipi et alii vetuftiffimi viri teftati funt. Parme-
nides enim ita inquit: in dextris quidem pueros, finiftris
vero puellas. At Empedocles fic:

In calidiore enim parte terrae mafculus fuit.

Et nigri idcirco et viriliores viri et hirfuti magis.
At opinionem de maris temperatura ut calidiore veram
effe exquifite in commentariis de temperamentis explicavimus. Nunc vero, ut faepius repetivimus, Hippocratica

δεικνύναι τὰ δόγματα πρόκειται τὰ Ἱπποκράτεια, ὅτι μὴ
πάρεργον, ἀλλὰ τὴν λέξιν ἐξηγεῖσθαι. καὶ ταύτην οὖν τινες
τῶν νεωτέρων ἐξηγητῶν ἐτόλμησαν μεταγράφειν (473) τὸ
στερεωτέρων καὶ ποιῆσαι στερεώτεροι. δοκεῖ γὰρ αὐτοῖς
ἄλογον εἶναι τὸ δεξιὸν μέρος τῆς μήτρας ὥσπερ θερμότερον,
οὕτω καὶ στερεώτερον λέγεσθαι. φαίνεται γὰρ ὁμοίως ἔχον
ὅσον ἐπὶ στερεότητι καὶ διὰ τοῦτο χρῆναι γράφειν φασὶν,
ὅτι θερμοτέροις στερεώτερον ἐν τοῖσι δεξιοῖσι καὶ μέλανες
διὰ τοῦτο, δηλούσης τῆς λέξεως ἐν τῷ θερμοτέρῳ τῆς μήτρας μέρει κυΐσκεσθαι στερεώτερον, ἐν ἴσῳ τῷ ἰσχυρότερον
καὶ εὐρωστότερον, ἐπειδὴ καὶ θερμότερόν ἐστι φύσει. περὶ
δὲ τῆς ἀληθείας τοῦ δόγματος οὐ νῦν ὡς ἔφην εἶναι λέγειν
καιρός. ἐπεὶ δ᾽ ἔνιοι πρὸς τοὺς εἰπόντας ἅπαντα δεξιὰ
μέρη τῶν ἀριστερῶν εἶναι θερμότερα καὶ ἰσχυρότερα διὰ
τὴν τοῦ ἥπατος θέσιν, ἀντιλέγοντες ἔφασαν, [431] ἀλλ᾽
ἔκ τε τῶν ἀριστερῶν ἡ καρδία κεῖται καὶ φαίνεται μήθ᾽ ὁ
δεξιὸς ὀφθαλμὸς τοῦ ἀριστεροῦ μᾶλλον βλέπων μήτε τὸ οὖς
ἀκοῦον ἢ τὸ σκέλος βαδίζον, ἀλλ᾽ ἐπὶ τῆς χειρὸς μόνης τὸ

decreta, niſi obiter ratione confirmare non decrevimus,
ſed ejus tantum verba interpretari. Verum et hanc lectionem nonnulli recentiores explanatores immutare auſi ſunt,
hanc dictionem, *firmiorum*, in hanc *firmius* converten-
tes; iſtis namque rationabile eſſe videtur dextram partem
uteri ut calidiorem, ita firmiorem eſſe debere: ſimiliter
enim quantum ad firmitudinem pertinet ſeſe habere videtur. Atque ideo ſcribendum eſſe ajunt, quoniam in calidioribus firmius in dextris et nigri, hoc ſignificantibus verbis, in calidiore vulvae ſinu conceptum eſſe firmius, quod
idem ſignificat ac valentius et robuſtius, quandoquidem
et calidius eſt natura. De veritate autem hujusce placiti
in praeſentia, ut dixi, non eſt tempus diſſerendi. Caeterum quoniam nonnulli adverſus dicentes omnes dextras
partes ſiniſtris ob jecoris ſitum calidiores eſſe ac valentio-
res, contradicentes inquiunt: At in laeva parte cor ponitur, neque dexter oculus exactius quam ſiniſter cernere,
neque dextra auris audire aut dextrum crus melius am-

τοιοῦτον δοκεῖ πιθανὸν εἶναι, διὰ τοῦτο ὀλίγα πρὸς αὐτοὺς
εἰρήσεται. μεγίστη γὰρ ἀπόδειξις τοῦ τὰ πλεῖστα τῶν ἀῤῥένων ἐν τοῖς δεξιοῖς μέρεσι κυΐσκεσθαι τὸ ἐκ τῆς ἀνατομῆς τῶν ζώων φαινόμενον. δύο γοῦν ἐχούσης κόλπους τῆς
μήτρας συναπτομένους, κατὰ τὸν αὐχένα κοινὸν ἀμφοῖν ὄντα,
τὰ μὲν ἄῤῥενα τοὐπίπαν ἐν τῷ δεξιῷ φαίνεσθαι κυΐσκόμενα,
τὰ θήλεα δ᾽ ἐν θατέρῳ, κάλλιον ἦν τούτου φαινομένου ζητῆσαι τὴν αἰτίαν, οὐκ ἀνατρέπειν πειρᾶσθαι τὸ ἀληθὲς,
ἀγνοίᾳ τῆς αἰτίας. ἀλλ᾽ ὑμεῖς γε καὶ τὴν αἰτίαν ἐν ταῖς
ἀνατομικαῖς ἐγχειρήσεσιν ἐμάθετε, θεασάμενοι πρὸς μὲν
τὸ δεξιὸν μέρος τῆς μήτρας, μετὰ τὸ καθαρθῆναι τὸ αἷμα,
κατὰ τοὺς νεφροὺς ἀφικνούμενον, εἰς δὲ τὸ ἀριστερὸν
ἀκάθαρτόν ἐστι καὶ ὀῤῥῶδες. ἐθεάσασθε δὲ καὶ τὴν καρδίαν ἐν τῷ μέσῳ τοῦ θώρακος κειμένην, οὐκ ἐν τοῖς ἀριστεροῖς. οἰηθῆναι δέ τινας ἐνταῦθα κεῖσθαι μᾶλλον αὐτὴν
εἰκός ἐστιν ἐκ τοῦ διασημαίνειν τὸν σφυγμὸν κατὰ τοῦτο
τὸ μέρος, ὡς ἂν τῆς ἀριστερᾶς ἐν αὐτῇ κοιλίας σφυζούσης.

bulare cognofcitur, fed in dextra manu folum id verifimile eſſe videtur. Idcirco pauca in iſtos dicentur: maxima namque demonſtratio, quod plurimi mares in dextra
parte concipiantur, illud eſt, quod ex animalium diſſe-
ctione confpicitur. Duos quidem finus habente utero per
cervicem ambobus communem copulatos, mares fane plerumque in dextro, foeminae vero in altero concipi deprehenduntur. Quare fatius erat hujusce rei fenfui ap-
parentis caufam explorare et non veritatem fubvertere
caufae ignoratione conari. Sed vos et caufam in libro
de diſſecandi arte didiciſtis, ad dextram uteri partem per
renes fanguinem repurgatum, ad finiſtram vero immun-
dum adhuc atque feorfum defcendere intuiti; cor etiam
in medio pectore, non in finiſtris collocatum eſſe vidiſtis.
In hac autem parte quidam ipfum magis fitum eſſe haud
injuria crediderunt, quoniam pulfus hoc in loco percipitur, nempe finiſtro cordis ventriculo fefe in ipfo com-
movente.

μθ'.

Συνεκρίθη, συνέστη ὀξύτερον, κινηθὲν ἐμολύνθη καὶ βραδύτερον αὔξεται καὶ ἐπὶ πλείω χρόνον.

Πολλάκις εἶπον ἐν τούτῳ τῷ βιβλίῳ μυρίας εἶναι γραφὰς, διὰ τὴν ἀσάφειαν ἄλλων ἄλλως αὐτὰς ῥυθμιζόντων,
ὡς ἂν ἑκάστῳ δόξῃ τὸ τῆς ἐξηγήσεως ἔσεσθαι πιθανόν. ἀλλ'
ἐγὼ τὰς παλαιὰς γραφὰς προαιροῦμαι, κἂν ἀπίθανοι δοκῶσιν εἶναι καὶ μείζονα τὴν ἀπορίαν ἔχοιεν. δι' αὐτὸ γὰρ
πιστεύοι ἄν τις αὐτὰς οὕτως εἰρῆσθαι. διότι καίτοι γ'
ἀπορίας οὔσης περὶ τὴν ἐξήγησιν, ὅμως οἱ παλαιότατοι τῶν
ἐξηγητῶν ἐν ταύταις ὁμολογοῦσιν. εἰ δέ γ' ἐτόλμων αὐτὰς
μεταγράφειν, εἰς εὐπορωτέραν ἂν ὑπήλλαττον λέξιν ὥστε
πιθανὴν γενέσθαι τὴν ἐξήγησιν. εἰ τοίνυν τῆς προκειμένης
ῥήσεως οὕτως νῦν γεγραμμένης ἐν τοῖς παλαιοῖς ἀντιγράφοις.
εἰδότων δὲ καὶ τῶν παλαιῶν ἐξηγητῶν οὕτως αὐτὴν ἔχουσαν ἔξειλον οἱ πλεῖστοι τῶν νεωτέρων τὸ ἐμολύνθη. τινὲς
δὲ καὶ τῷ κινηθὲν προσέθηκαν τὸ βραδύτερον, ὡς γενέσθαι

XLIX.

Concretum eft, conftitutum eft, citius motum eft, inquinatum eft et tardius augetur et per longius tempus.

Crebrius dixi hoc in libro mille eſſe lectionum modos, propter obſcuritatem aliis aliter ipſas concinnantibus,
ut cuique explanatio veriſimilis fore viſa fuerit. Sed ego
veteres ſcripturas praepono, etſi minime veriſimiles eſſe
videantur, majoremque legentibus ambiguitatem praebeant.
Ob id enim ipſum quispiam eas ita dictas fuiſſe credat,
quoniam licet ſit explanatio dubia, nihilominus inter ve-
tuſtiſſimos interpretes de his convenit; ſin ipſas autem
mutare auſi eſſent, in clariorem locutionem permutaſſent,
ut ipſa interpretatio veriſimilior foret. Propoſitis igitur
verbis ita nunc in antiquis codicibus ſcriptis et vetuſtis
explanatoribus hujusmodi lectionem agnoſcentibus plurimi
recentiorum hanc vocem, inquinatum eft, exemerunt. Aliqui vero ei voci, motum eft, eam tardius addiderunt, ut

τὴν λέξιν τοιαύτην, συνεκρίθη, συνέστη ὀξύτερον, κινηθὲν
βραδύτερον αὔξεται. τινὲς δὲ τὸ καὶ διὰ τοῦτο προὔταξαν
τῆς λέξεως ὡς γενέσθαι τοιάνδε. καὶ διὰ τοῦτο συνεκρίθη,
συνέστη. τό γε μὴν τῆς διανοίας οὐ μέγα παραλλάττοι
κατὰ πάσας τὰς γραφὰς, βούλονται γὰρ οἱ ἐξηγηταὶ συγκρι-
θῆναι καὶ συστῆναι διὰ τοῦτο θᾶττον τὸ ἄῤῥεν τοῦ θήλεος,
ὅτι θερμότερόν ἐστι, καὶ κινηθῆναι δὲ θᾶττον αὐτὸ διὰ
τοῦτό φασιν. καὶ μέντοι καὶ ὡμολόγηται σχεδὸν ἅπασι τοῖς
ἰατροῖς οὐ μόνον διαπλάττεσθαι θᾶττον, ἀλλὰ καὶ κινεῖσθαι τὸ ἄῤῥεν τοῦ θήλεος. εἴρηται δὲ περὶ τούτων σαφῶς
κἂν τῷ περὶ φύσεως παιδίου, ὥσπερ γε καὶ παρὰ Διοκλεῖ
κατὰ τὰ περὶ γυναικείων συγγράμματα. Ῥοῦφος δέ φησι
Διογένη τὸν Ἀπολλωνιάτην μόνον ἐναντίοις ἀποφήνασθαι
κατὰ τὸ περὶ φύσεως [432] δεύτερον· ἐγὼ δὲ οὐκ ἐνέτυχον
τῷ βιβλίῳ. μαρτυρεῖταί γε μὴν καὶ πρὸς αὐτῶν τῶν κυουσῶν καὶ θᾶττον ἀρχόγενα κινεῖσθαι καὶ πλείονας καὶ σφοδροτέρας κινήσεις φαίνεσθαι κινούμενα τὰ ἄῤῥενα. λέγεται
δ' ἐν τῇ προκειμένῃ ῥήσει, ὅτι μὲν θᾶττον ἐκινήθη τε καὶ

locutio ejusmodi fit, concretum eft, conftitutum eft citius,
motum tardius augetur. Item alii has voces et propter
hoc orationi praepofuerunt, ut talis fiat et propter hoc
concretum eft, conftitutum eft. Sententia quidem in
omnibus his lectionibus haud ita multum diverfa eft;
volunt enim interpretes marem quam feminam citius
concrefcere atque conftitui eo quod calidior fit, atque ob
hoc idem ipfum citius moveri ajunt; quin etiam inter
omnes fere medicos marem quam feminam non folum con-
firmari, fed etiam moveri citius conftat. De his autem
et in libro de natura pueri aperte narratum eft, quemadmodum et apud Dioclem in voluminibus de mulierum
morbis. Rufus autem folum Apolloniatem Diogenem in
contrariam habere fententiam inquit in fecundo libro
de natura, fed liber ille in manus noftras non venit.
Quin etiam et ipfae uterum gerentes, mares et citius
moveri incipere et pluribus validioribusque motibus agi-

Ed. Chart. IX. [432.]　　　　　　　　　Ed. Baſ. V. (473.)
συνέστη, τουτέστιν ἐπάγη τε καὶ ἐστερεώθη. μετὰ ταῦτα
δ᾽ αὔξεται βραδύτερον τοῦ θήλεος τὸ ἄῤῥεν, αὔξησιν δὲ
πότερον ἢ ἦν κινούμενον ἴσχει μόνην ἢ τὴν ἐφεξῆς λέγει
νῦν ἄδηλον. ἀληθὲς δέ ἐστιν ὅτι καὶ μετὰ τὴν ἀποκύησιν
αὔξεται τό τε θῆλυ θᾶττον καὶ ἵσταται πρότερα τὰ τῆς
αὐξήσεως αὐτῷ. τοῦ μὲν αὔξεσθαι θᾶττον μαλακότης αἰτία τοῦ σώματος. ῥᾷον γὰρ ἐπιδίδωσι διατεινόμενα τὰ
τοιαῦτα σώματα πρὸς τὰς τρεῖς διαστάσεις, μῆκος, βάθος
καὶ πλάτος. ἵστασθαι δὲ καὶ παύεσθαι τὴν αὔξησιν αὐτοῖς
προτέροις τῶν ἀῤῥένων, οὐκέτι διὰ τὴν μαλακότητα τοῦ
σώματος, ἀλλὰ διὰ τὴν ἀσθένειαν ὑπάρχει. δύναμις γάρ
ἐστιν ἐν τοῖς ζώοις φυσικὴ, τὴν αὔξησιν αὐτῶν ἐργαζομένη,
δι᾽ ἣν ἀῤῥωστοτέρα μὲν οὖσα ἐπὶ πλέον αὔξεται, θᾶττον
δὲ παύεται τῆς αὐξήσεως, ἀσθενοῦς ὑπαρχούσης. εἴπερ
οὖν ὁ Ἱπποκράτης αὐτὸς ἔγραψε τὸ ἐμωλύνθη, τοιοῦτον ἂν
φαίνοιτο σημαίνειν, οἷον κἂν τῷ δευτέρῳ τῶν ἐπιδημιῶν,

tare apparere teſtantur. Dicitur autem in propoſitis verbis quod citius concretus eſt et conſtitutus eſt, hoc eſt
compactus et firmus factus eſt. Poſtea vero mas quam
femina tardius creſcit; incrementum autem utrum id, quod
in utero folum fit, an quod a partu, in praefentia dicat
in obſcuro eſt; fed illud verum eſt, quod a partu foemina,
quum velocius adoleſcit, tum prius incrementum in ipſa
finitur. Quod celerius augeſcat, corporis mollitudo in
cauſa eſt; ejusmodi namque corpora in tres diſtantias,
longum ſcilicet, profundum ac latum exporrecta, facile
incrementum ſuſcipiunt. Verum quod incrementum in
ipſis prius quam in maribus definat ac finem fumat, non
item ob corporis mollitudinem, fed propter imbecillitatem
id accidit; facultas eſt enim in animantibus naturalis,
quae ipſorum incrementi effectrix eſt, propter quam imbecilliorem quidem plus augeſcunt, fed citius creſcere ob
ejus imbecillitatem definunt. Si quidem igitur ipſe Hippocrates hanc vocem, inquinatum eſt, ſcripſiſſet, tale quiddam fignificare videtur, quale et in ſecundo de morbis

Ed. Chart. IX. [432.]   Ed. Baſ. V. (478.)
ἔνθα φησίν· ἀριστερὸν παρ' οὓς οἴδημα, τῇ δ' ὑστεραίη
καὶ δεξιόν. ἧσσον δὲ τοῦτο καὶ συνελειαίνετο ταῦτα καὶ
ἐμωλύνθη καὶ οὐκ ἀπεπυήσατο. τὸ γὰρ τῆς ὀξείας κινήσεως καὶ μεταβολῆς παυσάμενον καὶ ἀποψυχθὲν οὕτως ὠνόμασεν.

___

ν'.

Ὅτι ἐστερεώθη καὶ χολωδέστερόν τε καὶ ἐναιμότερον, τοῦτο
θερμότερόν ἐστι τὸ χωρίον τῷ ζώῳ.

Διὰ τοῦτό φησι τὸ ἄῤῥεν στερεώτερόν τε καὶ χολωδέστερον καὶ ἐναιμότερον γενέσθαι, διότι καὶ τὸ χωρίον ἐν
ᾧ κυΐσκεται τοιοῦτον ὑπάρχει. λέγει δὲ δηλονότι τὸν δεξιὸν
κόλπον τῆς μήτρας, καὶ ταύτην τὴν ῥῆσιν ἄλλος ἄλλως γράφει. πάντες μέντοι τὴν αὐτὴν διάνοιαν φυλάττουσι, διότι
καὶ τὸ λίαν ἀκριβῶς ζητεῖν ὁποία τίς ἐστιν ἡ ὄντως Ἱπποκράτους λέξις περιττόν. ἄμεινον γὰρ οὐ τοῦτο σκοπεῖν,
ἀλλ' εἰ τὸ λεγόμενον ἀληθές. ἡ δ' ἀλήθεια διὰ τῶν ἀνα-

vulgaribus, ubi ait: ſecundum autem ſiniſtram tumor,
poſtero autem die et ſecundum dextram, minor vero iſte;
et complanabantur hi et inquinati ſunt et non ſuppuraverunt: nam a celeri motu tranſmutationeque deſinens ac
refrigeratum ita nominavit.

___

L.

Idcirco ſolidus factus eſt et bilioſior et magis ſanguino-
ſus, quia iſte calidior eſt locus antmali.

Propter hoc, inquit, marem ſolidiorem, bilioſiorem
et ſanguinis pleniorem creatum eſſe, quoniam locus, in
quo gignitur, ejusmodi eſt. Dicit autem dextrum uteri
ſinum. Haec quoque verba alius aliter ſcribit, omnes
tamen eundem ſenſum ſervant, quandoquidem et accurate
nimis, quaenam ſit vera Hippocratis dictio, inquirere
ſupervacuum eſt, melius eſt enim non hoc ſpeculari, ſed
an id quod dicitur verum ſit. Veritas autem, ut dixi-

τομῶν, ὡς ἔφην, εὑρίσκεται, τῶν ἀῤῥένων τοὐπίπαν ἐν τῷ
δεξιῷ κόλπῳ τῆς μήτρας κυϊσκομένων. εἴρηται δὲ καὶ ἡ
αἰτία τοῦ θερμότερον εἶναι τοῦτο καὶ αὐτὴ διὰ τῆς ἀνατομῆς ἐγνωσμένη.

mus, per diſſectiones exploratur, maribus plerumque in
dextra uteri parte conceptis. Cauſa quoque, quod haec
pars calidior ſit, tradita eſt et ipſa per diſſectionem
cognita.

Printed in the United States
By Bookmasters